Deutsche Gesellschaft für Chirurgie

Kongressband 2001
Redigiert von W. Hartel

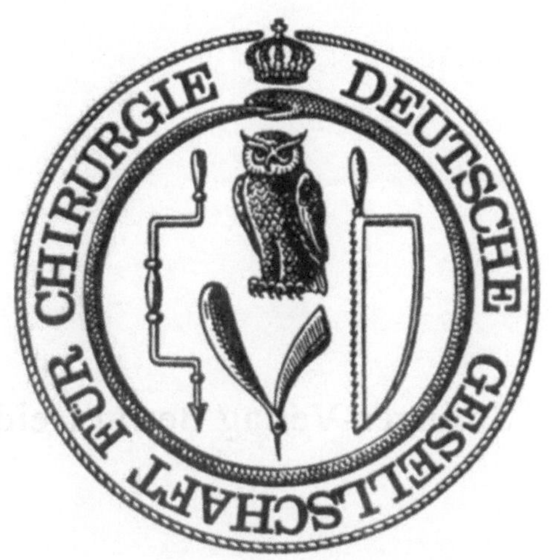

Springer-Verlag Berlin Heidelberg GmbH

panta rhei

– Umdenken –

118. Kongress der Deutschen Gesellschaft für Chirurgie
1.–5. Mai 2001, München

Präsident: K. Schönleben
Redigiert von W. Hartel

Mit 155 Abbildungen und 148 Tabellen

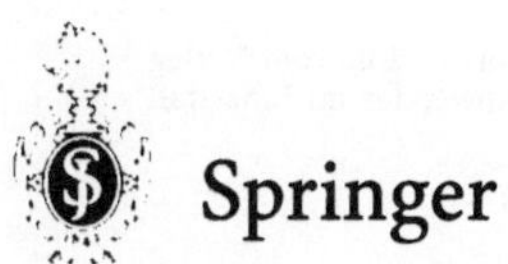

Springer

Ab Band 120 Kongreßorgan der Deutschen Gesellschaft für Chirurgie. „Archiv für klinische Chirurgie" begründet 1860 von B. v. Langenbeck. Herausgegeben von Th. Billroth, E. Gurit, E. v. Bergmann, W. Körte, A. v. Eiselsberg, A. Bier, F. Sauerbruch, E. Payr, A. Borchard, O. Nordmann u. a. Bis Band 117 (1921) Berlin, A. Hirschwald, ab Band 118 Berlin, Springer.

Seit 1948 (Band 207/260) unter dem Titel „Langenbecks Archiv für klinische Chirurgie" vereinigt mit: Deutsche Zeitschrift für Chirurgie. Begründet 1872 von A. v. Bardeleben, W. Baum u. a. Herausgegeben von H. v. Haberer und F. Sauerbruch. Bis Band 254 Leipzig-Berlin, F. C. W. Vogel, ab Band 255 (1941) Berlin, Springer.

Ab Band 324 (1969) unter dem Titel „Langenbecks Archiv für Chirurgie".

Ab Band 338 (1975) vereinigt mit Bruns' Beiträge für Klinische Chirurgie. München, Urban & Schwarzenberg.

Professor Dr. K. Schönleben
Präsident der Deutschen Gesellschaft für Chirurgie 2000/01
Klinikum der Stadt Ludwigshafen, Chirurgische Klinik,
Bremserstraße 79, 67063 Ludwigshafen/Rh.

Professor Dr. W. Hartel
Generalsekretär der Deutschen Gesellschaft für Chirurgie
Steinhölzle 16, 89198 Westerstetten-Vorderdenkental

Unter redaktioneller Mitarbeit von Frau Dr. R. Nowoiski
Geschäftsstelle der Deutschen Gesellschaft für Chirurgie, Berlin

ISSN 1432-9336

ISBN 978-3-540-42694-3

Die Deutsche Bibliothek – CIP-Einheitsaufnahme
panta rhei : München, 1.–5. Mai 2001 / Hrsg.: K. Schönleben.

(... Kongress der Deutschen Gesellschaft für Chirurgie ; 118)
(Kongressband ...; Deutsche Gesellschaft für Chirurgie ; 2001)
ISBN 978-3-540-42694-3 ISBN 978-3-642-56458-1 (eBook)
DOI 10.1007/978-3-642-56458-1

http://www.springer.de/medizin

Ursprünglich erschienen bei Springer-Verlag Berlin Heidelberg New York 2001

Gedruckt auf säurefreiem Papier SPIN-Nr. 10853201 24/3130 hs 543210

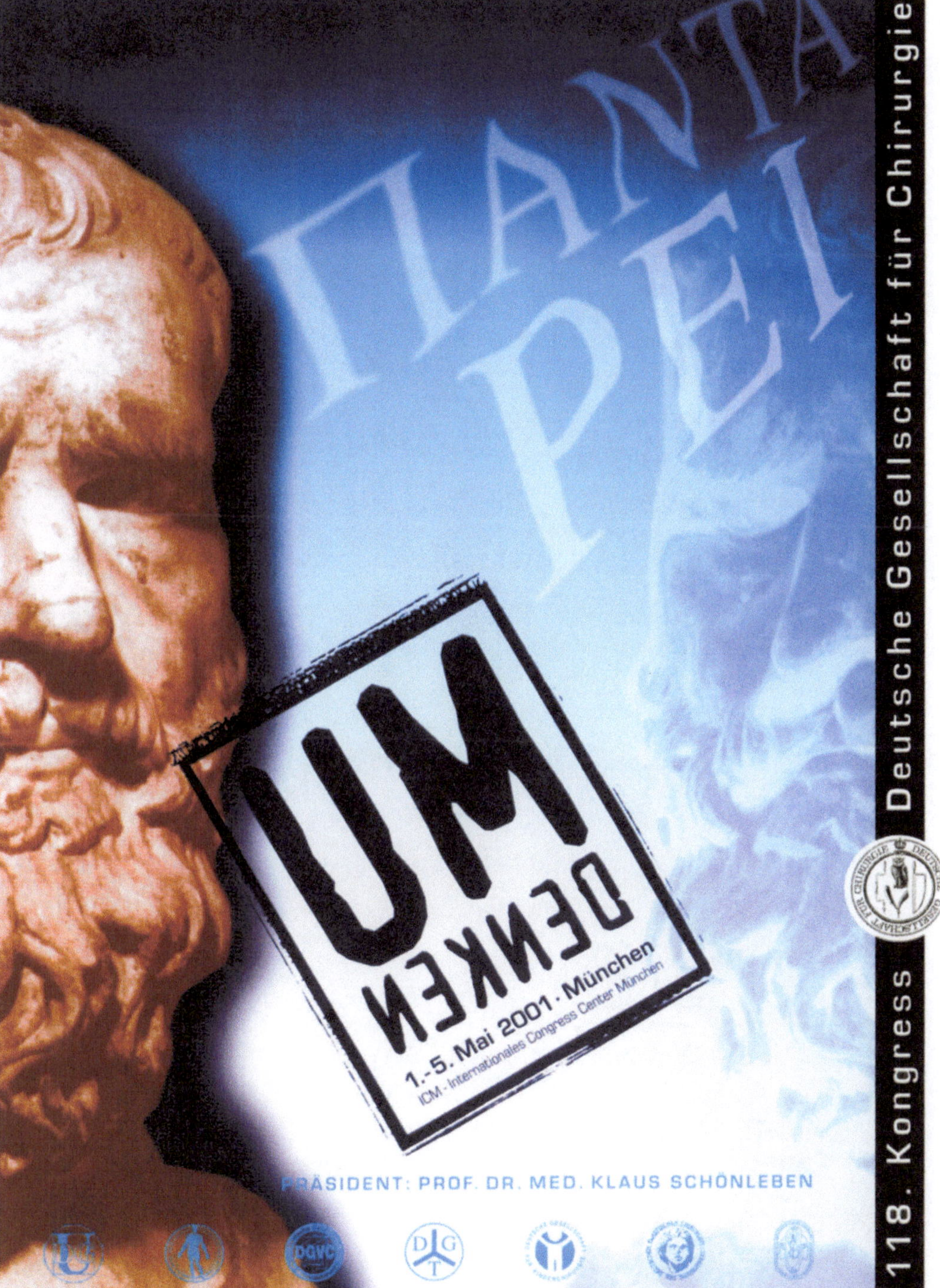

ΠΑΝΤΑ
ΡΕΙ
UM
DENKEN
1.-5. Mai 2001 · München
ICM - Internationales Congress Center München
PRÄSIDENT: PROF. DR. MED. KLAUS SCHÖNLEBEN
118. Kongress Deutsche Gesellschaft für Chirurgie

Inhaltsübersicht

Inhaltsverzeichnis/Contents

Hauptvorträge, die im Kongreßband fehlen, sind bis zur Drucklegung nicht vorgelegt worden.

Begrüßungsansprachen, Totenehrung, Eröffnungsansprachen, Ehrungen und Preise, Mitgliederversammlung

Viszeralchirurgie

Onkologie

Fortschrittsberichte der operativen Therapie

Adjuvante/neoadjuvante Therapiekonzepte

Regionale Chemotherapie

Behandlung von Peritonealmetastasen

Prophylaktische Operationen bei hereditärer Disposition

Endokrine Chirurgie

Schilddrüse und Nebenschilddrüse

Transplantationschirurgie

Lebendspende

Chirurgie lebensbedrohlicher Komplikationen

Gastroduodenale Ulcera

Unfallchirurgie

Allgemeine Themen

Wirbelsäulenfrakturen

Beckenverletzungen

Verletzungen an Humerus, Femur, Radius und Carpus

Verletzungen des Fußskeletts

Verletzungen am Knie

Verletzungen an Bändern und Kapseln

Weichteilverletzungen

Intramedulläre Verfahren bei Kindern

Gefäßchirurgie

Gefäßmißbildungen

Chirurgie der Aorta

Gefäßverletzungen

Endovaskuläre versus konventionelle Therapie

Probleme des alloplastischen Gefäßersatzes

Phlebothrombose

Kinderchirurgie

Hämangiome/Lymphangiome

Ventrale Spaltbildungen

Sportverletzungen und Rehabilitation

Akute Notzustände bei Kindern

Plastische Chirurgie

Sekundäre Gesichtsrekonstruktionen

Defektdeckung am Rumpf

Narbenkorrekturen/plastischer Wundverschluß

Herz- und allgemeine Thoraxchirurgie

Thoraxtrauma

Multimodale Therapie des Bronchialkarzinoms

Lungenmetastasen

Fachgebiets- und schwerpunktübergreifende Themen

Perioperative Gerinnungsstörungen

Pfählungsverletzung

Behandlungsstrategien bei Wundheilungsstörungen

Ambulantes Operieren – Anspruch und Wirklichkeit

Komorbidität

Forensische Aspekte beim Einsatz neuer Technologien

Standpunkte

Neue Operationsmethoden

Chirurgie und Recht

Allgemeine Themen

Das MRSA-Problem

Für den Nachwuchs

Ist die Chirurgie männlich?

Qualitätssicherung – Quo vadis?

Zentrumsbildung an Krankenhäusern

Tropenchirurgie

Friedenssichernde Missionen

Chirurgische Forschung

Klinische Wissenschaft am Krankenhaus

Molekulare Grundlagen von Tumoren

Molekulare Grundlagen der Wundheilung

Poster

Viszeralchirurgie

Unfallchirurgie

Gefäßchirurgie

Kinderchirurgie

Plastische Chirurgie

Herz- und allgemeine Thoraxchirurgie

Chirurgische Forschung

Video

Viszeralchirurgie

Unfallchirurgie

Herz- und allgemeine Thoraxchirurgie

Verzeichnis der Erstautoren

Begrüßungsansprachen, Totenehrung
Eröffnungsansprachen, Ehrungen und Preise
Mitgliederversammlung

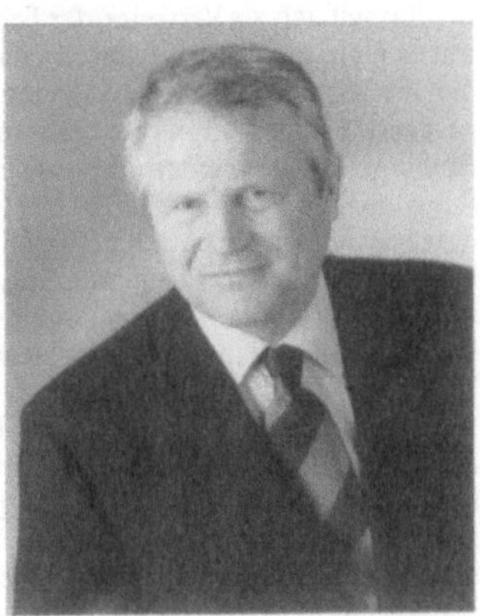

Musikalische Einleitung:
„Villa Musica" Rheinland-Pfalz,
Blechbläserquintett es BRASSo
Canzona Samuel Scheidt (1585 - 1654)

Begrüßung durch den Präsidenten

Prof. Dr. med. Klaus Schönleben, Präsident der Deutschen Gesellschaft für Chirurgie: Sehr verehrte Gäste, liebe Kolleginnen und Kollegen, meine sehr verehrten Damen und Herren! Zur Eröffnung des 118. Kongresses der Deutschen Gesellschaft für Chirurgie, die gleichzeitig auch die Jahreskonferenz der Deutschen Gesellschaft für Viszeralchirurgie ist, darf ich Sie in einem der schönsten Opernhäuser dieser Welt sehr herzlich begrüßen.

Prinzregent Luitpold stand für den Namen Pate, nachdem das Theater in nur zwei Jahren im Januar 1901 fertiggestellt war. Es sollte als hauptstädtisches Pendant zum Bayreuther Festspielhaus gelten, das 25 Jahre vorher errichtet worden war. Die elitäre Zielsetzung war, vorwiegend als Richard Wagner Festspielhaus und für Klassikvorstellungen zu dienen. Richard Wagner hatte selbst zu Lebzeiten noch bauliche Vorgaben gemacht, die auch eingehalten wurden. So finden Sie den Zuschauerraum amphitheatrisch angeordnet und es gibt keine Ränge und keine Logen.

Im August 1901, also vor fast genau 100 Jahren, wurde das Prinzregententheater festlich eingeweiht; wie es damals hieß: mit Fanfarenklängen unter Anteilnahme der wirklichen Crème der Gesellschaft. Wie sich die Bilder doch gleichen! Auch heute trifft sich hier neben hochrangigen Gästen die Crème unserer chirurgischen Gesellschaften, die Fanfarenklänge wurden durch die Bläserklänge des Quintettes es BRASSo ersetzt. Ich hoffe, sein schwungvoller Vortrag hat Sie nicht nur feierlich, sondern auch gnädig gestimmt. Denn ich kann Sie von hier aus nicht alle persönlich begrüßen, obwohl ich das wirklich gern täte.

Persönlich begrüßen möchte ich aber doch Herrn Hans Zehetmair, den Bayerischen Staatsminister für Wissenschaft, Forschung und Kunst, Herrn Joachim Lorenz, Berufsmäßiger Stadtrat der Landeshauptstadt München, Herrn Prof. Jörg-Dietrich Hoppe, den Präsidenten der Bundesärztekammer, Herrn Prof. Jens Witte, den Präsidenten des Berufsverbandes der Deutschen Chirurgen, Herrn Prof. Bodner, den Ordinarius für Chirurgie in Innsbruck als Vertreter der ausländischen Gäste, Herrn Prof. Riemann, den Präsidenten der Deutschen Gesellschaft für Innere Medizin, der gleichzeitig auch mein gastroenterologischer Partner an unserer Klinik in Ludwigshafen ist. Ich begrüße Herrn Prof. Dr. Stockamp, den Pastpräsidenten der Deutschen Gesellschaft für Urologie, ebenfalls aus unserer Ludwigshafener Klinik. Und ich begrüße Herrn Prof. Dr. Jani, den Generalsekretär der Deutschen Gesellschaft für Orthopädie und Traumatologie; er ist aber aus Mannheim. Weiterhin begrüße ich Herrn Prof. Götz, den Präsidenten der Deutschen Gesellschaft für Anästhesiologie und Operative Intensivmedizin.

Meine sehr verehrten Damen und Herren! Eingangs habe ich erwähnt, dass der Kongress der Deutschen Gesellschaft für Chirurgie auch gleichzeitig Jahreskongress der Viszeralchirurgen ist. Selbstverständlich aber sind auch alle anderen deutschen wissenschaftlichen Schwerpunkt- und Fachgesellschaften vertreten. Sie sind sogar ganz wesentlich vertreten; denn sie sind auch an der wissenschaftlichen Kongressgestaltung maßgeblich mitbeteiligt. Schließlich ist das, was wir die deutsche Chirurgie nennen, kein amorphes Gebilde, sondern seit langem durch die wissenschaftliche und fachliche Spezialisierung geprägt. So darf ich Sie auch im Namen unserer Schwerpunkt- und Fachgesellschaften begrüßen, die sich heute schon unter dem Dach der Deutschen Gesellschaft für Chirurgie zusammengefunden haben – eine Entwicklung, die wir alle einvernehmlich für die Zukunft intensivieren wollen.

Ich darf Ihnen die mitwirkenden Schwerpunkt- und Fachgesellschaften in alphabetischer Reihenfolge vorstellen. Sie sehen die Embleme hier auf der linken Seite unseres Banners: Deutsche Gesellschaft für Gefäßchirurgie, vertreten durch ihren Präsidenten Herrn Prof. Schweiger, Deutsche Gesellschaft für Herz-, Thorax- und Gefäßchirurgie, vertreten durch den Präsidenten Herrn Prof. Dr. Birnbaum, Vereinigung der Plastischen Chirurgen, vertreten durch Prof. Steinau und Prof. Germann, Deutsche Gesellschaft für Thoraxchirurgie, vertreten durch ihren Präsidenten Herrn Prof. Kaiser, Deutsche Gesellschaft für Unfallchirurgie, vertreten durch ihren Präsidenten Herrn Prof. Kirschner, und Deutsche Gesellschaft für Viszeralchirurgie, vertreten durch Herrn Prof. Becker.

Herr Prof. Schweiger, Präsident der Deutschen Gesellschaft für Gefäßchirurgie wird Sie nun im Namen der wissenschaftlichen Schwerpunkte und Fachgesellschaften begrüßen. Ich darf Sie, Herr Schweiger, um ein kurzes Grußwort an unsere Gäste bitten.

Prof. Dr. Schweiger, Präsident der Deutschen Gesellschaft für Gefäßchirurgie: Herr Präsident, meine Damen und Herren! Auf die Frage, worüber ich denn heute sprechen solle, sagte mir Präsident Schönleben: Sprechen Sie über die Einheit. Ich als Vertreter der Fachgebiets- und Schwerpunktgesellschaften soll über die Einheit sprechen? Waren es nicht gerade diese Gesellschaften, die durch ihre Gründung die Einheit der Chirurgie zerstört haben? Basis der Einheit der Chirurgie war eine jahrhundertelange Tradition und eine gemeinsame Interessenlage aller Chirurgen, weil eben alle Chirurgen waren. Diese Einheit gibt es nicht mehr. Es gibt sie nicht mehr, weil es heute den Chirurgen im Sinne des Universalchirurgen nicht mehr gibt. Beim Studium der Vorlage für die neue Weiterbildungsordnung werden Sie die Berufsbezeichnung Chirurg oder Facharzt für Chirurgie vergeblich suchen. Stattdessen sind Schwerpunktchirurgen entstanden, und alle von uns, die heute schwerpunktübergreifend tätig sind, haben sich längst ihre eigenen Schwerpunkte gesetzt und ihre Grenzen festgelegt. Denn niemand ist heute noch imstande, das gesamte inzwischen so riesengroße Spektrum der Chirurgie in Kompetenz und hoher Qualität zu beherrschen. Durch diese Zersplitterung oder besser Diversifizierung der Chirurgie sind unterschiedliche und zum Teil divergierende Interessenlagen entstanden.

Wo also bleibt die Einheit? Uns allen gemeinsam ist die Idee der Chirurgie, die Praktizierung von Medizin durch chirurgische Techniken und Möglichkeiten. Diese gemeinsame Basis dürfen wir nie leichtfertig aufgeben. Nur gemeinsam können wir unsere gemeinsamen Interessen durchsetzen und unsere Belange nach außen vertreten. Wir sind deshalb alle entschlossen, eine neue Art der Einheit zu schaffen. Diese neue Art der Einheit wird die chirurgische Tradition nicht verleugnen, sie wird aber auch nicht in der Vergangenheit leben. Es wird in ihr nicht immer die Harmonie vorherrschen, es wird eher eine Einheit der zwar konstruktiven, aber kontroversen Diskussionen sein; wenn Sie so wollen eine Art von multikultureller Einheit.

Meine Damen und Herren! Im Namen der Fachgebietsgesellschaften und der Schwerpunktgesellschaften begrüße ich Sie sehr herzlich zu dieser Jahrestagung der Deutschen Gesellschaft für Chirurgie. Dieser Kongress demonstriert die Einheit der Chirurgie nach außen. Im Innern, im wissenschaftlichen Teil, erwarten wir kontroverse Diskussionen; denn ein wissenschaftlicher Kongress ohne Widersprüche und ohne gegensätzliche Meinungen wäre schlichtweg unchirurgisch. – Ich danke Ihnen.

Prof. Dr. med. Klaus Schönleben, Präsident der Deutschen Gesellschaft für Chirurgie: Meine sehr verehrten Damen und Herren! Vielen herzlichen Dank, Herr Schweiger, für diese eindringlichen Worte. Es ist wirklich die Diskussion untereinander das Salz in der Suppe einer jeglichen wissenschaftlichen Betrachtung, und wir werden schon immer dafür sorgen, dass es nicht allzu viel Einheitlichkeit gibt, vor allem in wissenschaftlicher Hinsicht.

Grußworte

Prof. Dr. med. Klaus Schönleben, Präsident der Deutschen Gesellschaft für Chirurgie: Meine Damen und Herren! Was wäre der Deutsche Chirurgenkongress ohne die traditionelle Begrüßung durch die Bayerische Staatsregierung. Herr Staatsminister Zehetmair, wir freuen uns auf Ihr Grußwort für die Gäste.

Staatsminister Hans Zehetmair, Bayerischer Staatsminister für Wissenschaft, Forschung und Kunst: Herr Präsident, Hohes Präsidium, sehr verehrte Fest- und Ehrengäste, Professores, Doktores, meine sehr verehrten Damen und Herren! Auch ich freue mich, dass ich Sie im Namen der Bayerischen Staatsregierung und unseres Ministerpräsidenten hier im Prinzregententheater zu Ihrem Deutschen Kongress begrüßen darf.

Ich freue mich, dass in diesem Haus, wenn das Wort Richard Wagner kommt und Wagner überhaupt, immer Kontroverse angesagt ist. Herr Prof. Schweiger, das bin ich bei Bayreuth gewöhnt. Von daher ist es für mich nichts Außergewöhnliches. Aber ich dachte mir schon, dass das gleich kommt am Anfang und dass ich mich da nicht einmischen sollte, sondern dass ich bei meinem Grußwort einen anderen Aufhänger finden sollte, und den habe ich gefunden:

Ich habe ihn gefunden, weil ich gelesen habe, dass Sie Ihren 118. Kongress unter das Motto des griechischen Philosophen Heraklit gestellt haben: ΠΑΝΤΑ ΡΕΙ – Alles ist im Fluss, alles ist in Bewegung. Das hat mir gefallen, da muss ich nichts Abgeschriebenes sagen zur minimalinvasiven Chirurgie in der Viszeralchirurgie; dazu kann ich ohnehin wenig beitragen. Das wissen Prof. Siewert und andere ebenso. Aber der Altphilologe stürzt sich dann natürlich auf einen alten Griechen, und er kann es nicht lassen, bei seinem Lieblingsgebiet etwas zu verweilen.

Gefallen findet der Altphilologe natürlich allein schon daran, dass die griechische Antike bei einem medizinischen Kongress überhaupt bemüht wird. Dem griechischen Denken entspricht – Prof. Schweiger hat die Berechtigung für meine Ausführungen schon gebracht – nicht nur die gesamte Philosophie des Abendlandes, sondern vor allem unser wissenschaftliches Denken. Man mag sich in der Vielfalt der philosophischen Anschauungen des Altertums verirren, und nur mehr wenigen ist die Einsicht in die Unterschiede von Heraklitismus auf der einen Seite, Eleatismus auf der andern Seite, Epikurismus hier, Stoa dort, oder auch Platonismus und seinem Verhältnis zum Nominalismus und Aristotelismus gegeben. – Ich muss Sie auch ein bisschen ärgern, nachdem ich nachher einiges anhören muss, was ich nicht verstehe. Ich denke, darauf dürfte es letztlich nicht ankommen.

Entscheidend ist die Erkenntnis, dass der Weg gleich zu welcher Erkenntnis über das Wort, über die vernünftige Rede führt. Die Griechen waren nun mal Meister der Rhetorik, sie sind die Schöpfer des wissenschaftlichen Disputs mit Rede und Gegenrede, mit Argumenten und Gegenargumenten. Insofern drängt es sich geradezu auf, das Motto für einen wissenschaftlichen Kongress, zumal der Chirurgie, in der griechischen Philosophie zu suchen. Im wissenschaftlichen Austausch wird die Brücke von der Philosophie zur Wissenschaft geschlagen: Über Wortgefechte gelange ich zur Klarheit des Gedankens. Umgekehrt muss jeder vernünftige, das heißt dem Wesen der Welt entsprechende Gedanke klar formuliert werden können. Das Ringen um Erkenntnis im wissenschaftlichen Gespräch, auch heute noch ein Merkmal eines gelungenen Austausches unter Kolleginnen und Kollegen, ist der Ausgangspunkt für die eminent wichtige Bedeutung des agon, des Wettkampfes im alten Griechenland.

Der Soziologe Max Weber hat einmal gesagt, das Wesen von Forschung und Wissenschaft liege – im Gegensatz zur Kunst – darin, niemals vollendet zu sein, stets nach Weiterentwicklung zu rufen. Das Wesen einer wissenschaftlichen Erkenntnis liegt aber auch darin, irgendwann von einer weiterführenden Erkenntnis abgelöst, übertroffen zu werden. Forschung und Wissenschaft sind also durch eine lineare – und nach unserem Verständnis natürlich aufsteigend lineare – Linie, nicht durch einen Kreislauf charakterisiert. Die wissenschaftliche Arbeit, so Max Weber, ist eingespannt in den Ablauf des Fortschritts, und dieser Fortschritt gehe prinzipiell ins Unendliche. Max Weber nimmt diesen Gedanken zum Ausgangspunkt einer Diskussion darüber, warum man etwas betreibt, „das in Wirklichkeit nie zu Ende kommt und kommen kann".

Betrachtet man die Entwicklung der Chirurgie in den letzten Jahren und Jahrzehnten, so stehen für einen Laien und potentiellen Patienten die Erfolge bei der Entwicklung neuer patientenschonender Operationstechniken bis hin zur genannten minimal-invasiven Chirurgie im Vordergrund. Eugen Roths Ausspruch über die Chirurgie: „Ja, der Chirurg, der hat es fein: Er macht dich auf und schaut hinein" hat sich heute zum Wohl der Patienten glücklicherweise in vielen Fällen überholt.

Meine Damen und Herren! Erlauben Sie mir noch kurz einen Orts- und Zeitwechsel vom Griechenland der Antike ins Bayern des angehenden 21. Jahrhunderts. Die Bayerische Staatsregierung fühlt sich dem wissenschaftlichen Fortschritt und der Förderung von Forschung und Wissenschaft in besonderer Weise verpflichtet. Aus dieser Verpflichtung heraus hat der Freistaat Bayern aus Privatisierungserlösen in den letzten Jahren 8 Milliarden DM zusätzliche Mittel bereit gestellt, um das Potenzial, das in den Spitzentechnologien steckt, für Bayern und Deutschland zu erschließen. Die thematischen Schwerpunkte dieser Offensive liegen in den Bereichen Life Sciences, Informations- und Kommunikationstechnologie, neue Werkstoffe, Umwelttechnik, Mechatronik. Der weitere Ausbau der Forschungslandschaft Bayerns ist ein Ziel, dem die Bayerische Staatsregierung oberste Priorität einräumt. Es wird – neben den wichtigen Akzenten, die Bayern für die Wissenschaft und Forschung innerhalb der „Offensive Zukunft Bayern" setzt – auch dadurch deutlich, dass der neue Doppelhaushalt 2001/2002 eine überproportionale Steigerung der regulären Haushaltsmittel für Wissenschaft und Forschung beinhaltet. Eine ganz entscheidende Entwicklung des Wissenschafts- und Kulturstandortes Bayern leistet hier der Hochbauhaushalt. Gegenüber 577 Millionen DM im vergangenen Jahr stehen heuer und im kommenden Jahr 660 Millionen DM zur Verfügung. Dass sich Bayern im angehenden 21. Jahrhundert gerade auch der Verantwortung für die Hochschulmedizin bewusst ist, zeigt sich, wenn man die Baumittel im Doppelhaushalt 2001/2002 für die Hochschulklinika betrachtet. Im vergangenen Doppelhaushalt 1999/2000 waren für die bayerischen Universitätsklinika noch Baumittel von rund 225 Millionen DM veranschlagt. Im Haushalt 2001/2002 konnten die Ansätze für die Universitätsklinika auf 550 Millionen DM mehr als verdoppelt werden. Meine Damen und Herren, wir haben also hier als gastgebendes Land auch unser Bemühen unter Beweis gestellt, dass wir Ihren Bestrebungen, Ihren wissenschaftlichen Forschungsbemühungen, auch die begleitenden Rahmenbedingungen geben.

Ich will zum Ende meiner begrüßenden Worte nochmals Eugen Roth bemühen, der sich nicht nur mit dem Chirurgen an sich, sondern auch mit medizinischen Kongressen befasst hat. An einem so schönen Tag wie heute muss ich das schon sagen. Eugen Roth hat ein ganzes Gedicht dem Thema „Kongressitis" gewidmet, in dem er Folgendes feststellt:

„... Anstatt sich früher still daheim
Der jüngsten Forschung süßen Seim
Zu saugen aus der Fachzeitschrift,
Die Ärzteschaft sich heute trifft
In Tokio und in Daxelburg,
Wo Internist und Chirurg
Bereden teils und teils belauschen,
Das neuste Wissen auszutauschen. ..."

Ich bin mir sicher, dass Eugen Roth seine skeptische Haltung gegenüber medizinischen Fachkongressen nicht aufrecht erhalten könnte, wenn er heute beim 118. Kongress der Deutschen Gesellschaft für Chirurgie – und das am geschützten Tag der Arbeit – anwesend sein dürfte.

Ich wünsche Ihnen noch einen angenehmen Verlauf der Eröffnungsveranstaltung im Münchner Prinzregententheater, in dem wir in wenigen Wochen das hundertjährige Jubiläum begehen werden – mit der Crème natürlich wiederum, wie Sie gesagt haben. Ich freue mich, dass Sie im Anschluss daran zum Empfang der Bayerischen Staatsregierung im Gartensaal dann meine Gäste sind. Ganz besonders aber wünsche ich Ihnen einen anregenden, einen spannenden und erfolgreichen Kongress. – Vielen Dank.

Prof. Dr. med. Klaus Schönleben, Präsident der Deutschen Gesellschaft für Chirurgie: Vielen Dank, Herr Staatsminister, für diese wirklich lieben Worte an unseren Kongress und auch Ihre Annäherung an die Antike. Auch Eugen Roth haben Sie zweimal zitiert. Ich habe schon befürchtet, Sie zitieren ihn noch ein drittes Mal. Er hat nämlich einmal auch gesagt: „Und wenn du noch so gut chirurgst, es kommt der Fall, den du vermurkst." Ich bin Ihnen sehr dankbar, dass Sie das uns heute nicht unterlegt haben.

Meine sehr verehrten Damen und Herren! Seit einigen Jahren wechselt die Deutsche Gesellschaft für Chirurgie jährlich zwischen Berliner Luft und Münchner Atmosphäre. Es ist kein Geheimnis, dass die deutschen Chirurgen und vor allem auch die Kollegen aus dem Ausland, aus Österreich und der Schweiz, besonders gern nach München kommen. Ich bitte nun Herrn Stadtrat Lorenz, diese Liebe zu München mit seinem Grußwort zu festigen. Herr Stadtrat!

Joachim Lorenz, berufsmäßiger Stadtrat der Landeshauptstadt München: Sehr geehrter Herr Staatsminister, sehr geehrte Herren Präsidenten, sehr geehrte Damen und Herren Festgäste! Leider kann der Oberbürgermeister der

Landeshauptstadt München Sie heute nicht persönlich begrüßen. Ich übernehme dies in seiner Vertretung gern und heiße Sie in seinem Namen in unserer Landeshauptstadt München herzlich willkommen.

Die Stadt München ist einer der größten kommunalen Krankenhausträger in Deutschland und stellt mit vier Großkrankenhäusern und einem Fachkrankenhaus zirka ein Drittel der Bettenkapazität in der Stadt München; ein weiteres Drittel steht unter der Obhut von Herrn Staatsminister Zehetmair, das restliche Drittel teilen sich private und freigemeinnützige Krankenhausträger. Sie sehen, wir haben uns die Krankenhausbetten gut aufgeteilt.

Als für den Gesundheitsbereich zuständiger berufsmäßiger Stadtrat freue ich mich sehr, dass Sie Ihren Kongress hier in München abhalten, und ich begrüße ganz besonders die ausländischen Gäste. Sehr viele Jahre war es München, der nach wie vor heimlichen Hauptstadt, vorbehalten – von Ihnen schon erwähnt, Herr Prof. Schönleben –, die deutschen Chirurginnen und Chirurgen jährlich zum Kongress Ihrer Gesellschaft hier in München zu empfangen. Dass wir dieses Recht nun mit Berlin teilen, sehen Sie bitte als Ausdruck der Liberalitas Bavariae. Ich bin sicher, Sie fühlen sich wohl in der bayerischen Landeshauptstadt München, und ich hoffe, dass Sie neben Ihrer Arbeit auch einige Zeit mitgebracht haben, um am Rande dieses Kongresses die großen und eventuell auch die kleinen Sehenswürdigkeiten in München zu besichtigen.

Der 118. Kongress der Deutschen Gesellschaft für Chirurgie hat sich zur Aufgabe gemacht, Fortschrittsberichte zu geben, Standortbestimmung durchzuführen und dabei auch die ökonomisch wirksamen Vorteile chirurgischer Behandlungsverfahren offen zu legen. Das traditionelle Spannungsfeld zwischen Nichtmedizinern und Medizinern werde ich angesichts Ihrer Überzahl durch medizinische Äußerungen meinerseits nicht belasten. Als für den Gesundheitsbereich zuständiger berufsmäßiger Stadtrat erlauben Sie mir aber doch einige wenige Anmerkungen. – Ich bin kein Altphilologe, deshalb werde ich nicht in die Bereiche abschweifen wie Herr Staatsminister Zehetmair. Ich komme von der Ausbildung her von der Wirtschaftswissenschaft und werde ein wenig auf die Ökonomie und die Gesundheit meine Grußworte lenken.

Ich begrüße es sehr, dass Sie Ihr medizinisches Handeln auch unter ökonomischen Aspekten betrachten und diskutieren werden. Die nun in Angriff genommene Umstellung der Entgeltsysteme auf Fallpauschalen führt möglicherweise zu einer der größten Umwälzungen der bundesdeutschen Krankenhausgeschichte und stellt für alle Beteiligten im Gesundheitssystem sicherlich eine große Herausforderung dar. Die erheblich gestiegenen Anforderungen an die Dokumentation durch das bevorstehende Entgeltsystem lässt landauf landab Ärztinnen und Ärzte in Unruhe verfallen. So wird mir zumindest aus unseren fünf Krankenhäusern berichtet. Unsere Krankenhausleitung – und dabei beziehe ich sowohl die Verwaltungsdirektionen als auch die Ärztlichen Direktionen als auch die Pflegedirektion ein – stellen sich allerdings schon heute den Herausforderungen zur Umsetzung des neuen Entgeltsystems. Dieses neue System birgt auch eine Reihe von Chancen. Es besteht in der Möglichkeit, Ballast abzuwerfen und neue Strukturen mit leistungsgerechter Bezahlung zu etablieren.

Fallpauschalensysteme lassen aufgrund der einheitlichen Bewertung von Leistungen sehr gute Vergleiche zwischen Krankenhäusern zu, und infolgedessen wird ein größerer Anreiz zur Wirtschaftlichkeit damit einhergehen. Im Gegensatz zu einem tagesgeldbezogenen System bietet ein pauschaliertes Entgeltsystem keine Anreize zu medizinisch nicht erforderlichen langen Verweildauern in den Krankenhäusern. Es ergibt sich automatisch die Notwendigkeit, dass diagnostische und therapeutische Maßnahmen so schnell wie möglich erfolgen. In Australien, dem Ursprungsland der in Deutschland einzuführenden Fallpauschalen, liegt zum Beispiel die Rate der Patientinnen und Patienten, die für geplante Operationen am Tag des Eingriffs aufgenommen werden, bei über 95 %. Mir konnte leider unsere Krankenhausleitung keine vergleichbaren deutschen Zahlen mitgeben.

Nach Ansicht aller Fachleute wird das Fallpauschalensystem auch zu einer weiteren Spezialisierung mit weiterer Qualitätssteigerung der medizinischen Leistung führen. Damit ist der Weg offen zu weiterer Profilierung der Spitzenmedizin am Gesundheitsstandort Deutschland. Gerade in diesem Punkt habe ich in meiner Aufgabe als der für die Versorgung der Bevölkerung politisch Verantwortliche eine leise große Sorge, dass die kompetente flächendeckende Absicherung der Grundversorgung hinter die Aspekte der Spitzenmedizin zurücktritt. Ich bin mir aber sicher, dass Sie als Chirurginnen und Chirurgen bei der Neuausrichtung der Weiterbildungsordnung den Aspekt der Grundversorgung fest im Auge behalten werden. Medizinische Versorgung muss ein Dreiklang sein aus medizinischem Sachverstand, hoher sozialer Kompetenz und ökonomischen Gesichtspunkten. Dies war die Herausforderung in der Vergangenheit, dies wird die Herausforderung heute und auch in der Zukunft sein. Auch wenn ich mit der Artikulation meiner Sorgen als Krankenhausträger mich bereits an den Rand Ihrer berufspolitischen Diskussion herangewagt habe und eigentlich nur ein kurzes Grußwort überbringen sollte, möchte ich meine Bemerkungen zu den Fallpauschalen und den möglichen Auswirkungen der Gesundheitsreform 2000 als Beitrag für Ihre Diskussion in den kommenden Tagen verstanden wissen.

Ich wünsche Ihnen einen erfolgreichen Kongress zu unser aller Nutzen. – Vielen Dank für die Aufmerksamkeit.

Prof. Dr. med. Klaus Schönleben, Präsident der Deutschen Gesellschaft für Chirurgie: Meine sehr verehrten Damen und Herren! Die Zusammenarbeit der Deutschen Gesellschaft für Chirurgie und des Berufsverbandes der deutschen Chirurgen mit der Bundesärztekammer hat sich unter der Ägide von Herrn Prof. Hoppe, dem Präsidenten der Bundesärztekammer, besonders entwickelt und gefestigt. Es ist uns deshalb eine große Freude, Herr Prof. Hoppe, dass Sie uns die Grußworte im Namen der Bundesärztekammer überbringen wollen.

Prof. Dr. med. Jörg-Dietrich Hoppe, Präsident der Bundesärztekammer: Sehr geehrter Herr Präsident Schönleben, sehr geehrte Herren des Vorstandes, sehr geehrter Herr Staatsminister, sehr geehrter Herr Stadtrat Lorenz, meine Damen und Herren, liebe Kolleginnen und Kollegen! Ich bedanke mich wie jedes Jahr für die freundliche Einladung und komme ausgesprochen gern und bringe Ihnen die Grüße der Bundesärztekammer, ihres Vorstandes und der Geschäftsführung zum 118. Kongress der Deutschen Gesellschaft für Chirurgie.

„ΠΑΝΤΑ ΡΕΙ" hat mir auch gefallen, muss ich ehrlich sagen, weil auch mein Vater Altphilologe war und ich auch eine Menge mitgekriegt habe, wenn auch in ganz anderer Weise beflügelt hoffentlich, denn ich halte diesen Satz, den Sie schon geschrieben haben in Heft 4/2000 – die erste Einladung enthielt ihn ja schon, er ist jetzt nachgedruckt worden – für eine prophetische Aussage in politischem Sinne. Auch Ihre Kritik ist angekommen. Sie haben in einem kleinen Absatz Ihrer Einladung von damals geschrieben, es hat mich sehr elektrisiert: „Auch zementierte Strukturen in den Systemen der stationären und ambulanten Versorgung und der ärztlichen Standesorganisationen sind zu überdenken und zu verbessern, um Platz zu schaffen für Konzepte und Strategien, die der Gegenwart gerecht werden."

Gut, das machen wir jetzt. Die Welt sieht heute anders aus als vor einem Jahr. Ich kann mich gut erinnern, vor einem Jahr im Schauspielhaus in Berlin habe ich gedacht, wir haben Stillstand in der Politik; wir haben eigentlich nur noch ein Thema, das Thema heißt Patientenrechte, und es wird von allen Seiten beleuchtet. Das ist mittlerweile geschehen, und wir haben festgestellt, dass es kaum ein Land in der Welt gibt, in dem die Patientenrechte besser geschützt sind als in der Bundesrepublik Deutschland, nur nicht in einem Gesetz, sondern in einer Vielzahl von gesetzlichen Bestimmungen, in denen das niedergelegt ist.

Die Welt sieht deswegen anders aus, weil ein Wunsch von Herrn Dr. Eckart Fiedler, dem Vorsitzenden des Vorstandes der Barmer Ersatzkasse, und mir, eine politische Runde einzusetzen – wir haben den Namen „Runder Tisch", dafür benutzt – in Erfüllung gegangen ist. Die neue Gesundheitsministerin Frau Ulla Schmidt hat diesen Gedanken und den Wunsch aufgegriffen und gründet einen solchen Runden Tisch, der sich mit mittelfristigen und langfristigen Perspektiven der Gestaltung des Gesundheitswesens beschäftigen soll. Am 7. Mai, also am nächsten Montag, wird die erste Runde, die erste Zusammenkunft dieses Runden Tisches sein. Ich schätze, dass die Themen vorkommen: Finanzierung des Gesundheitswesens solidarisch, Eigenverantwortung, was gehört wohin. Man hört ja allerlei. Ich war gestern auf der Festveranstaltung des 97. Deutschen Bädertages in Bad Kissingen und habe erfahren, dass offensichtlich die Menschen sehr bereit sind, aus dem privaten Konsum Geld in einer Größenordnung auszugeben, was wir nicht vermutet hätten. Also sie sind bereit, viel mehr Eigenverantwortung zu übernehmen, als man ihnen von mancher Seite unterstellt. Ich habe die Worte von Herrn Oberbürgermeister Diehl in Wiesbaden – Sie haben sie auch gehört, Herr Prof. Riemann – noch im Ohr, der auch dieses Thema angerissen und gesagt hat, wir können nicht alles solidarisch aus dem Arbeitgeber-/Arbeitnehmer-Verhältnis finanzieren; es müssen weitere Quellen erschlossen und die Eigenverantwortung, sprich: Selbstbezahlung aus dem privaten Konsum, herangezogen werden.

Der zweite Punkt wird der Leistungsumfang sein. Es war vom Leistungskatalog die Rede, den es ja bekannter Weise nicht gibt, sondern wir haben die Festlegung im Gesetz, dass Notwendiges ausreichend, zweckmäßig und wirtschaftlich human erbracht werden muss. Was sich daraus ergibt aus der Behandlung der Patienten, ist eben der Leistungskatalog. Aber er ist nicht als solcher positiv formuliert, sondern ergibt sich aus den Zusammensetzungen.

Dann soll das Thema Gesundheitsziele eine Rolle spielen: mehr Prävention, mehr Gesundheitsvorsorge, vielleicht auch wieder Neubelebung der Idee der Früherkennung. Und dann natürlich der Dauerbrenner Strukturen: Hausarzt/Facharzt, ambulant/stationär, Integrationsversorgung, Qualitätssicherung in umfassendstem Sinne, und etwas, was die Hochschullehrer unter uns betreffen wird, die Ärztliche Approbationsordnung und ihr vorgeschaltetes Gesetz, die Bundesärzteordnung, werden auch auf dem Prüfstand stehen. Diese gesetzlichen Bestimmungen werden zwar nicht an einem Runden Tisch, aber in einem weiteren politischen Prozess angegangen werden und sollen alsbald einer Novellierung zugeführt werden, wobei dann auch der Bundesrat einbezogen wird bzw. einbezogen werden muss, weil er sowohl dem Gesetz als auch der Novelle der Approbationsordnung zustimmen muss. Dort liegt eine Novelle, die aber wohl nicht mehrheitsfähig ist, und deshalb muss das ganze Thema von Grund auf angepackt werden. Der Sachverständigenrat der Konzertierten Aktion hat wichtige Impulse zu allen diesen Themen gegeben, die wir mit verwerten werden am Runden Tisch. Dass das übergekommen ist nach draußen, das möchte ich noch einmal klarstellen, geht aus diesem Gutachten in der Art nicht hervor. Es steht da drin, wir wären zu teuer und zuwenig qualitativ, und das alles nur, weil die Ärzte sich nicht fortbildeten. Das ist eine Botschaft, die dem Gutachten so nicht zu entnehmen ist. Sie ist nicht unterlegt und schon gar nicht bewiesen. Auf die Einzelheiten mag ich in diesem Grußwort jetzt nicht eingehen. Wir haben eine neue Sachlichkeit und mein Wunsch wäre es sehr – ich denke, wir sind uns da einig –, dass wir kein neues Überfallgesetz bekommen sozusagen wie bei dem Gesundheitsstrukturgesetz 2000 oder auch Anfang der 90er Jahre, sondern dass wir so viel Konsens wie möglich herstellen, um die Turbulenzen, die sich mit der Einführung der diagnosebezogenen Fallpauschalen ergeben müssen, zu vermeiden, weil wir dann im Vorhinein denken können und nicht im Nachhinein haftig sozusagen nachdenken müssen, wie wir nun mit diesem Problem fertig werden. Also meine Prognose ist ähnlich wie die der Frankfurter Allgemeinen Zeitung: Es handelt sich hier, so hat Herr Stüber geschrieben, um eine kleine Revolution. Ich bin sicher, es wird eine große Revolution geben und es wird auch das eine und andere Desaster geben. Schon allein die Vorstellung, dass damit das Feuerwehrprinzip bei der Versorgung der Bundesrepublik Deutschland mit Krankenhäusern aufgegeben wird und wir das Ganze jetzt wettbewerblich organisieren – in Klammern: während wir den niedergelassenen Sektor in eine staatliche Bedarfsplanung überführen – deutet schon darauf hin, dass Unordnung in den Gedanken und auch in den Gesetzen besteht.

Neben der Gesundheits- und Sozialpolitik werden wir auf dem nächsten Ärztetag, der in Ludwigshafen sein wird – das ist im Moment die Hochburg sozusagen der Medizin und der Gesundheitspolitik und der ärztlichen Politik – die Situation des ärztlichen Nachwuchses besprechen. Die Novellierung der Musterweiterbildungsordnung, die angesprochen worden ist, werden wir besprechen. Sie ist notwendig wegen der Modernisierung und der Weiterentwicklung der Bereinigung der 92er Ordnung, die die erste Ordnung nach der Wiedervereinigung Deutschlands war und deswegen aus zwei alten Ordnungen zusammengesetzt werden musste, wobei natürlich dann immer mal Bereinigungsbedarf entstehen muss. Die Integration von Fort- und Weiterbildung ist ein wichtiges Ziel dieser Weiterbildungsordnung. Zertifikate sollen auch während der Berufsausübung niedergelassener Ärztinnen und Ärzte insbesondere erworben werden können, die als Weiterbildungszertifikate dann firmieren. Und wir haben, das ist auch neu seit der letzten Novelle der Weiterbildungsordnung, mittlerweile die Vorschrift, dass alle Ärztinnen und Ärzte im ambulanten Sektor im sozialen Sicherungssystem und de facto alle Ärztinnen und Ärzte in leitender Stellung in Krankenhäusern nur noch als Fachärzte tätig werden dürfen. Wir haben also de facto die

Pflichtweiterbildung. Für Sie speziell: Kommt das Common-trunc-Prinzip, das wir im vorigen Jahr in Berlin diskutiert haben, oder kommt es nicht? Es kommkt, es ist beschlossen, dass es kommen wird. Wir werden in diesem Jahr nur den Paragraphenteil besprechen und beschließen ohne die Bezeichnung, also die richtige Auseinandersetzung mit Inhalten, die man andernorts auch Stoff nennt, die kommt erst später. Das wird wohl 2002 oder 2003 der Fall sein. Dann werden wir auch neue Diskussionsrunden zwischen den wissenschaftlichen Gesellschaften, den Berufsverbänden und der Bundesärztekammer haben, auf die ich mich freue.

Ich wünsche Ihnen zu diesem 118. Kongress allen nur denkbaren Erfolg, auch und insbesondere in diesen speziellen Fragen wie Anwendung und Ausformulierung der diagnosebezogenen Fallpauschalen jetzt einmal aus meiner egoistischen Sicht gesehen besonders vielen Erfolg und alles Gute für diese Tage hier in München. – Vielen Dank.

Prof. Dr. med. Klaus Schönleben, Präsident der Deutschen Gesellschaft für Chirurgie: Vielen Dank, Herr Hoppe.

Meine Damen und Herren! Der jüngere, aber inzwischen großgewachsene Bruder der Deutschen Gesellschaft für Chirurgie ist der Berufsverband der Deutschen Chirurgen. Die gemeinsame Arbeit beider Verbände wird hoffentlich die Zukunft unseres Faches in Deutschland prägen. Den Präsidenten unseres Berufsverbandes, Herrn Prof. Jens Witte, möchte ich sehr herzlich begrüßen und ihn bitten, einige Grußworte an uns zu richten.

Prof. Dr. med. Jens Witte, Präsident des Berufsverbandes der Deutschen Chirurgen: Sehr geehrter und geschätzter Herr Präsident Schönleben, sehr geehrte Damen und Herren!

Mit besonderer Freude kann ich Ihnen heute den Gruß des Berufsverbandes der Deutschen Chirurgen überbringen, zeichnet sich doch in rasantem Tempo ein nicht erhofftes Zusammenwachsen der deutschen Chirurgen ab. Nach Karl Valentin war früher sogar die Zukunft besser. Für den jetzigen Konsens gilt das aber grundsätzlich nicht. Wir tragen diesen Konsens und können hier wie dort mit gegenseitiger Anerkennung, Toleranz und Taktgefühl das ersehnte Fundament schaffen, möglichst ohne verkleinernde Ironie. In diesem Sinne hat unser Ehrenpräsident Prof. Hempel über Jahre den BDC geprägt. Wir leben diesen Konsens einfach fort und bauen ihn wie bislang mit allen chirurgischen Fachdisziplinen aus.

Meine Damen und Herren! Auch Chirurgen neigen dazu, sich der Sonne zuzuwenden, um alle Schatten hinter sich zu lassen. Die viel beklagte Schwächung unseres Berufes ist aber über weite Strecken auch von innen, aus uns selbst heraus, geschehen. Wir sind zwar tief davon überzeugt, draußen zögen zu viele einen eigenen Vorteil daraus, ärztliche Werte systematisch herunterzusetzen. Sicher trifft das zu. Selbstkritisch muss man aber immer wieder feststellen, dass der Prozentsatz schwarzer Schafe wie in allen Berufen so auch bei uns sehr gut verteilt ist. Nicht nur außerhalb der Medizin beginnt das Gewissen für manche dort, wo der Vorteil endet. Einem BDC-Präsidenten sei an dieser Stelle gestattet, auch einmal darauf hinzuweisen. Auch unter dem Aspekt sollten wir die Chancen und Herausforderungen wie DRGs, Fehlbelegung, ambulantes Operieren im Krankenhaus – die DRG-Vorphase wird jetzt glücklicherweise auf zwei Jahre verlängert – im Haus der Chirurgen nutzen und so einem Motto: Es wäre doch gelacht, wenn wir nicht auch den Erfolg noch klein kriegten, begegnen und es möglichst verhindern. Außerhalb des Berufsverbandes der Deutschen Chirurgen braucht die Chirurgenfamilie jetzt nur noch zu definieren, was uns fachlich trennt, nicht aber mehr, wo sich Einzelinteressen überschneiden. Singen wir wieder von einem Blatt, dann klingt es schöner denn je. Die Amerikaner sagen: There is no substitution for verbal contact. Das vorzügliche Kongressprogramm unseres Präsidenten wird all dies nachhaltig unterstreichen. – Ich danke Ihnen und wünsche uns allen eine schöne Woche.

Prof. Dr. med. Klaus Schönleben, Präsident der Deutschen Gesellschaft für Chirurgie: Vielen Dank, Herr Witte, für die lieben Worte.

Meine Damen und Herren! Unsere Kollegen aus dem Ausland sind zu unserem Kongress stets herzlich willkommen. Sie bereichern unsere Tagung nicht nur mit ihrer Persönlichkeit, sondern auch ihren wissenschaftlichen Beiträgen. Wir freuen uns, sehr viele ausländische Wissenschaftler hier in den nächsten Tagen begrüßen zu können. Es ist uns eine Ehre, dass Herr Prof. Bodner aus Innsbruck im Namen der ausländischen Gäste Grußworte an uns richten wird. Herr Prof. Bodner.

Prof. Dr. med. Ernst Bodner, Ordinarius für Chirurgie der Chirurgischen Universitätsklinik Innsbruck: Sehr geehrter Herr Präsident, meine Damen und Herren! Es war im Jahre 1967, als ich – zu jener Zeit noch Assistenzarzt in Ausbildung – zum ersten Mal den Kongress der Deutschen Gesellschaft für Chirurgie besuchen durfte. Präsident war damals Prof. Werner Wachsmuth, bei dem ich einige Jahre vorher in Würzburg als einer der ersten Auslandsstipendiaten der Deutschen Bundesregierung die Chirurgievorlesungen gehört habe. Die Grußadresse namens der ausländischen Teilnehmer hat Prof. Franz Barth(?) aus Graz gesprochen.

Seither sind fast dreieinhalb Jahrzehnte vergangen und in dieser Zeit hat sich sehr vieles verändert. Früher erhielt man seine praktische Ausbildung an einer chirurgischen Schule. Man war Schüler in Österreich zum Beispiel von Schönbauer oder von Breitner. Das theoretische Wissen hat man sich aus den Fachzeitschriften ergänzt und erweitert, und auf Kongressen, wo sich die kompetentesten Vertreter des Faches getroffen haben, hat man die wissenschaftliche Diskussion erlebt. Inzwischen haben die chirurgischen Schulen im herkömmlichen Sinn ihre Bedeutung weitgehend verloren. Das neueste Fachwissen ist jederzeit innerhalb von Minuten weltweit über medizinische Datenbanken verfügbar, und das Kongresswesen hat sich in fast unüberschaubarer Weise aufgesplittert, wobei oft vordergründig der Kongresstourismus blüht und nicht wenige der Meinung sind, dass der Informationswert bei kleineren streng themenbezogenen Symposien größer wäre als jener der großen Weltkongresse.

Es fragt sich also, ob Veranstaltungen wie der Deutsche und natürlich auch der Österreichische Chirurgenkongress unter diesen Umständen noch zeitgemäß sind. Wenn ich mich noch zurückerinnere, so weiß ich noch sehr genau, mit welchem Wissensdurst und mit welcher wissenschaftsgläubigen Ehrfurcht ich seinerzeit den Vorträgen und Diskussionen gelauscht habe; wie viele offene Fragen mir dabei bewusst geworden sind und wie viele Anregungen ich damals, 1967 und auch in den Jahren danach, ich von diesen Kongressen mit nachhause genommen habe. Aber das ist es nicht allein. Es sind vor allem die persönlichen Kontakte, die meines Erachtens nur in direktem Gespräch und nicht über E-Mail gepflegt werden können. Für mich haben viele dieser Begegnungen nicht nur zu dauerhaften Freundschaften geführt, sondern auch, was mir stets dankbar bewusst ist, meinen erfolgreichen Werdegang günstig beeinflusst.

Aber auch politisch hat sich die Landschaft inzwischen grundlegend geändert. Wir Österreicher waren echte Ausländer; ich habe fast jedes Mal von München kommend an der Grenze bei Kufstein oder Mittenwald auf Anordnung der Zollbeamten den Kofferdeckel öffnen müssen. Inzwischen gibt es zwischen unseren Ländern keine Passkontrolle mehr, und ab dem kommenden Jahr werden wir auch eine gemeinsame Währung besitzen, sodass ich mir gar nicht mehr sicher bin, inwieweit ich als Österreicher die ausländischen Gäste noch vertreten kann. Gleichzeitig ergeben sich jedoch neue Perspektiven. Mit der geplanten geographischen Erweiterung der Europäischen Union, vor allem in Richtung Osteuropa, wird es naheliegend zu einer vornehmen Aufgabe, sich künftig auch mit den Chirurgen dieser Länder näher zusammenzuschließen. Durch meine Beziehungen zu Tschechien und zur Slowakei weiß ich, wie gern die dortigen Ärzte sich an der deutschen und österreichischen Medizin orientieren wollen und wie gern sie berufliche und menschliche Beziehungen pflegen möchten, zumal sie zu einem großen Teil der deutschen Sprache mächtig sind. Meines Erachtens stünde es der Deutschen Gesellschaft für Chirurgie sehr gut an, die Rolle, die sie seit vielen Jahren für uns Österreicher spielt, künftig auch für die im Zuge der Osterweiterung uns näherrückenden Chirurgen zu übernehmen. Der Deutsche Chirurgenkongress bekäme als der deutschsprachige Chirurgenkongress eine wichtige neue Funktion dazu.

In diesem Sinne bedanke ich mich im Namen der gegenwärtigen und der zukünftigen ausländischen Gäste bei der Deutschen Gesellschaft für Chirurgie für vorausschauendes Verständnis und Bemühen und wünsche dem heurigen Kongress einen interessanten und über die Grenzen hinaus strahlenden Verlauf.

Ansprache des Präsidenten

Prof. Dr. med. Klaus Schönleben, Präsident der Deutschen Gesellschaft für Chirurgie: Meine sehr verehrten Damen und Herren! Die Präsidentenreden unserer Gesellschaft folgen einer bewährten Systematik, der ich mich gern anschließen will. Man spricht über die Tradition und hebt dankbar Dankenswertes hervor. Man würdigt die eigenen Lehrer und Vorbilder und bringt Gedanken persönlicher Präferenz, die, wenn sie philosophischen bzw. ethischen Inhalts sind, gern in Eklektizismus, also der Blütenlese unterliegend, oder man spricht einfach über Aktuelles.

Aktuelles und Tradition sind keine Gegensätzlichkeiten. Der chirurgischen Tradition sind wir verpflichtet; so kann man die Tradition pathetisch beschwören. In unseren Kreisen gilt das gern auch als Imperativ; man muss ihm aber nicht folgen, wenn die Substanz der Tradition nicht definiert und auf Wertigkeit überprüft ist. Zu Recht sind wir stolz auf unsere chirurgische Tradition, was uns aber nicht in konfortabler Selbstgefälligkeit verharren lassen darf. In einer Welt der Globalisierung und des immer rasanteren Wandels wird zu viel elitäres Selbstverständnis schnell zum Selbstmissverständnis. Unreflektiert entartet Tradition leicht zum Mythos. Der Mythos aber ist inhaltlich festgelegt, oft unrealistisch und trickreich auslegbar. Wohlverstandene Tradition zu pflegen heißt, Inhalte immer wieder in Frage zu stellen, der Vernunft zu unterwerfen und bewährten dynamischen Entwicklungen anzupassen. Bernhard von Langenbeck, der Mitbegründer der Deutschen Gesellschaft für Chirurgie, hat ihr als traditionelle Pflicht auferlegt, die Reinheit der chirurgischen Lehre zu wahren. In seherischer Klugheit hat er dieses gebot zeitlos gehalten, indem er keine detaillierten Vorgaben damit verknüpfte.

Was wohlverstandene Tradition ist, lässt sich kaum besser ausdrücken als mit Helmut Thieleckes schon klassisch gewordener Definition; er sagte: „Tradition pflegen heißt nicht, die Asche zu bewahren, sondern die Flamme hüten". Eine gute Tradition ist es, chirurgische Vorbilder und Lehrer zu ehren. Das kann mit unterschiedlicher Intention geschehen. Für die einen ist es Usus, für die anderen ist es Verpflichtung, mir ist es ein Bedürfnis. Ich überspringe Hippokrates, Paracelsus, Billroth und Sauerbruch und komme direkt zu Hermann Bünte, meinem verehrten Lehrer und Vorbild. Ich freue mich sehr, dass Sie hier sind, lieber Herr Professor Bünte. Ich weiß aber auch, dass ich meinen Enthusiasmus zügeln muss. Denn mit Lob in der Öffentlichkeit verscherzt man sich schnell das Wohlwollen, und das möchte ich auch heute noch nicht riskieren. Ihre Erziehungsprinzipien blieben meist unausgesprochen, aber vorgelebt, nämlich durch Ihre humanitäre Einstellung als Arzt, durch Ihre herausragende, ja geniale chirurgische Technik, und durch Ihre weitsichtige und kritische Einstellung auch zur chirurgischen Wissenschaft. Ihr Vorbild ist heute noch Maßstab für uns, Ihre Schüler. Im Namen aller Ihrer Schüler möchte ich Ihnen sehr herzlich danken.

Meine Damen und Herren, ich habe Ihnen Gedanken zur aktuellen Entwicklung angekündigt. Mit Blick auf das antik geprägte bildliche Motiv für den diesjährigen Kongress befürchten Sie möglicherweise eher Anachronismen. Für Anachronismen aber steht der griechische Philosoph Heraklit, den Sie hier abgebildet sehen, absolut nicht. Im Gegenteil. Sein Ausspruch: ΠΑΝΤΑ ΡΕΙ, der vielfach schon gefallen ist – alles fließt, nichts besteht – markiert in aphoristischer Kürze ein komplexes Gedankengebäude. Er will vermitteln, dass unter dem unaufhörlichen Fluss der Dinge doch ein einheitliches Gesetz steht, ein Gesetz des Fortschreitens im Fluss des Werdens bei ständig sich erneuerndem Widerspiel gegensätzlicher Kräfte. Wie aktuell diese Gedankenstrukturen geblieben sind, äußert sich darin, dass nicht nur Hegel, Nietzsche und Marx sich damit befasst haben, sondern dass sie auch heute noch die moderne philosophische Entwicklungslehre berühren.

Das Widerspiel gegensätzlicher Kräfte findet ganz unphilosophisch, aber höchst pragmatisch und politisch wirksam in unserer Gegenwart statt. Das muss uns in vielerlei Hinsicht ein Umdenken abringen, aber nicht im Sinne von Revolution, sondern von Evolution. Wie ambulant das Umdenken sein kann, soll eine grafische Darstellung hier auf unserem Kongressplakat versinnbildlichen. So sind wir gehalten, aktiv umzudenken aus vernünftiger Einsicht, aus wissenschaftlicher Erkenntnis und aus ökonomischen Notwendigkeiten. Wir müssen umdenken, aber auch einfordern von jenen, die Gegenwart und Zukunft unseres Berufes richtungsweisend beeinflussen. Umdenken bleibt aber fruchtlos, wenn es uns nicht gelingt, sinnvolle Änderungen auch weiterzuführen.

Lassen Sie mich mit unseren wissenschaftlichen Fachgesellschaften beginnen.

Gegenwartskonfrontation und Zukunftserwartung setzen neue Maßstäbe. Die Politisierung unseres beruflichen Umfeldes mit allen Konsequenzen für unsere Tätigkeit braucht ärztliches Korrektiv. Dafür aber ist die alleinige Pflege der Wissenschaftlichkeit nicht ausreichend. Wir müssen in unseren Verbänden auch politische Arbeit leisten, nicht jedoch jeder Verband für sich, sondern in konzertierter Aktion. Ist diese Erkenntnis neu? Beileibe nicht! Schon vor mehr als 100 Jahren hat Rudolf Virchow folgenden Appell an uns Ärzte gerichtet; er sagte: „Wenn die Ärzte eine freie Stellung halten, annehmen und behaupten wollen, dann bedarf es einer starken Vereinigung. Dann können sie nur Schutz finden in einer großen Assoziation – einer Assoziation, welche wirklich getragen wird von der energischen Mitwirkung ihrer Mitglieder."

Wahrscheinlich hat Virchows Bereitschaft 100 Jahre lang große Zustimmung gefunden, aber bis heute keine praktische Umsetzung im Sinne der Institutionalisierung einer solchen Assoziation. Die Deutschen Gesellschaft für Chirurgie will das aber jetzt vorantreiben. Ihre Umstrukturierung in eine Dachgesellschaft, in welche alle chirurgischen Disziplinen ihre feste Heimat finden, haben alle Präsidenten der letzten Jahre engagiert angegangen. Auch ich habe in diesem knappen Präsidentenjahr sehr dafür gekämpft, das allerdings mit wechselndem Kriegsglück, weil kritische Stellungnahme vielfach als Sakrileg empfunden wurde, aber auch weil Misstrauen, Angst vor Machtverlust und eindimensionale Interessen den Blick auf zwingende Notwendigkeiten gelegentlich zu verstellen schienen. Eine erste Schlacht aber ist gewonnen. Wir haben eine gemeinsame Strukturkommission aus allen chirurgischen Schwerpunkten und Fachgesellschaften gegründet, die vor drei Wochen erstmals getagt, außerordentlich konstruktiv gearbeitet und zukunftsweisende Konzepte vorbereitet hat. Glücklicherweise hat mein Nachfolger im Amt diese Sache auch zu seiner eigenen gemacht, sodass die Kontinuität in dieser Angelegenheit ex officio gewahrt bleibt. Das ist keine Selbstverständlichkeit, denn es hat sich schon öfter in unserer Gesellschaft ereignet, dass zündende Ideen der jeweiligen Amtsträger oft nur ein kurzlebiges Feuer entfachen konnten, weil mit Ausscheiden aus dem Amt oft auch die Beteiligung am operativen Geschehen erloschen ist. Keinesfalls möchte ich natürlich die Urheberschaft für diese im Entstehen begriffene Dachorganisation für mich in Anspruch nehmen. Die Vorgänger und der Generalsekretär haben durch überzeugende Kommunikationsarbeit und durch richtungweisende Satzungsänderungen die entscheidenden Voraussetzungen dafür geschaffen.

Die Chancen für eine Funktion Gemeinsames Haus der Deutschen Chirurgie wachsen damit, dass ein gemeinsames chirurgisches Haus als Gebäude schon vorhanden ist. Im Februar dieses Jahres sind wir zusammen mit dem Berufsverband der Deutschen Chirurgen und den wissenschaftlichen Schwerpunkten und Fachgesellschaften offiziell in das historische Mutterhaus der Deutschen Gesellschaft für Chirurgie, das von-Langenbeck-Haus in Berlin, wieder eingezogen. Es zeichnet sich definitiv ab, dass dies nicht nur der administrativen Vereinfachung dient oder aus Verpflichtung einer Tradition gegenüber geschieht. Unsere derzeitige Entwicklung signalisiert nämlich unser Umdenken in Richtung auf eine gemeinschaftliche wissenschaftliche, politisch schlagkräftige und damit auch patientendienliche Zukunft der deutschen Chirurgie. Unser altes und neues Chirurgisches Haus steht in unserer alten und neuen Hauptstadt und damit im Epizentrum künftiger politischer und sozialer Entwicklung. In Berlin hat sich im Makrokosmos der Politik die Einheit der beiden deutschen Staaten vollzogen. Die endgültige Einigkeit möge der Einheit noch folgen. Gleiches kann für den Mikrokosmos unserer Chirurgischen Gesellschaft gelten. Wir müssen Einheit und Einigkeit nicht nur beschwören, wir müssen sie auch betreiben.

Nun zum fachlichen Aspekt des Umdenkens. Es bedarf keiner besonderen Erwähnung, dass situationsgerechtes Umdenken schon immer Grundlage und Voraussetzung für chirurgischen Erfolg gewesen ist. Das Umdenken aber gewinnt dadurch eine besondere Aktivität, dass die Situation und der Erfolg neue Abmessungen erfahren haben. Die Situation unseres diagnostischen und therapeutischen Spektrums wird sich durch neue Erkenntnisse aus der Grundlagenforschung und Humangenetik noch im Laufe der Zeit ändern. Spektakuläre Entwicklungen in der operativen und instrumentellen Technik lassen eine Revolution des klassischen chirurgischen Eingriffs erwarten. Zunehmend ersetzt jetzt schon die Operation mit minimalinvasivem Zugang bei gleicher Effizienz unter Einhaltung bewährter chirurgischer Therapieprinzipien den herkömmlichen Eingriff. Über die bisher bekannten Techniken hinaus werden Roboter und computergesteuerte Navigationssysteme bereits heute in der Bauchchirurgie, am Stützsystem sowie in der Herz- und Thoraxchirurgie erfolgreich eingesetzt. Das Wort „Telechirurgie" schwebt immer noch durch die Gazetten, aber sie ist noch kaum Wirklichkeit geworden. Im Erfolg chirurgischer Therapiemaßnahmen hat aber das Skalpell, in welcher technischen Version auch immer, seine absolute Vorherrschaft verloren. Multimodale Therapiestrategien verbessern entscheidend die Langzeitergebnisse. Als Beispiel gelte die Tumortherapie. Damit wird von Langenbecks „chirurgisches Reinheitsgebot" aber keineswegs unterlaufen. Der Chirurg darf nur die Vorherrschaft bei der operativ zu behandelnden Erkrankung nicht verlieren. Er muss den diagnostischen und therapeutischen Duktus in jeder Phase der Betreuung mitbestimmen und mitgestalten. Wer sich als Chirurg auf die Arbeit mit dem Skalpell reduzieren lässt, verkennt das Selbstverständnis unseres Faches. Er gefährdet seinen Anspruch, wenn er anderen, chirurgisch weniger Kundigen, die fachspezifische Vorbereitung und Nachbetreuung überlässt. Unterlassungen aus Bequemlichkeit werden durch Kompetenzverlust bestraft. Inkompitente Partner verlieren im interdisziplinären Regime an Bedeutung. Zudem könnte so dann den chirurgischen Weiterbildungsforderungen inhaltlich nicht mehr entsprochen werden. Gleichwohl aber gebietet kluges und verantwortungsvolles Umdenken die Öffnung für das interdisziplinäre Konzept. Jetzt muss ich schon wieder Rudolf Virchow zitieren; es ist eigentlich schade, dass er kein Chirurg gewesen ist. Er hat den Therapeuten seiner Zeit folgende Empfehlung gegeben: er forderte nämlich „Die Vereinigung des Wissens, die gegenseitige Mitteilung des Wissenswerten und den Anschluss aller einzelnen Abteilungen und Zweige der Wissenschaft aneinander". Damit hat Virchow in klaren Worten schon vorgegeben, was wir heute in moderner Nomenklatur an Neuerung preisen, zum Beispiel als „Innovatives Konzept in der kooperativen Interaktion zur disziplinären Horizontalvernetzung". Wie immer man es ausdrückt, wir sind diesem Prinzip verpflichtet, wenn wir patientenorientiert handeln wollen. Dabei verliert der Chirurg weder Gesicht noch Terrain, wenn er solches Umdenken technisch und strukturell untermauert. Sein Primat muss im Erlernen und Anwenden der für die chirurgische Erkrankung wirksamen Therapiemaßnahmen liegen. Auch endoskopische und andere interventionelle Techniken kann dies betreffen. Dass dabei „vice versa" fachspezifisch abgesteckte Claims überschritten werden, ist ein Merkmal problemorientierter Behandlung. Die so genannte problemorientierte interdisziplinäre Behandlungseinheit ist keine deutsche Erfindung. Sie wird im angelsächsischen Bereich schon länger erfolgreich praktiziert. In Deutschland begegnen wir ihrer Verwirklichung aber mit existenziellen Ängsten, vor allem für das sog. kleinere Krankenhaus. Das ist sicherlich nicht berechtigt. Denn auch am kleineren Krankenhaus werden sich problemorientierte Zentren herauskristallisieren, die sich auf die Spezialitäten der chirurgischen Regelversorgung konzentrieren. Häufige Krankheiten sind häufig, und seltene sind selten. Dieser banale Hinweis auf die Mengenverteilung gelte auch für die politische Gewichtung.

Der Glorienschein um den virtuosen medizinischen Fortschritt darf die Bemühungen um die flächendeckende chirurgische Regelversorgung nicht in den Schatten stellen.

Damit, meine Damen und Herren, sind wir direkt bei unserer derzeitigen Gesundheitspolitik. „Pecuniae publicae exhaustae sunt" – „Die Kassen sind leer". Mit diesem historischen Ausruf hat Cicero schon vor mehr als 2000 Jahren politische Entscheidungen forciert. Solche Hinweise auf pekuniäre Defizite haben im Laufe der Geschichte manches Unheil angerichtet! Jetzt bei uns eine Gesundheitsreform, die unser Gesundheitssystem harmonisieren soll. Wie unscharf unsere Legislative doch formuliert! Mit Harmonisierung umschreibt man doch nur euphemistisch die Forderung nach Einsparung. Und was bedeutet Gesundheitsreform? In logischer Deutung heißt das doch, dass die Gesundheit reformiert werden soll. Wie schön, wenn das ginge; denn dann ließe sich vielleicht eine Gesundheitsstruktur gestalten, ein Begriff, der auch sehr gebräuchlich ist. Wie aber definiert man Gesundheitsstruktur? Eine Definition muss es wohl geben, sogar eine justiziable, denn wir haben doch ein Gesundheitsstrukturgesetz. Hoffentlich findet sich die Unschärfe der Begrifflichkeiten nicht in den definitiven Gesetzesinhalten wieder. Verwunderlich wäre das nicht. Es kann schwierig sein, aus alten Irrtümern neue schlüssige Konzepte zu konstruieren.

An dieser Stelle wäre es natürlich reizvoll, einige Ungereimtheiten unserer Gesundheitsgesetze anzuprangern. Das aber würde eine differenzierte Sachdiskussion erfordern, welche dieser Rahmen nicht erlaubt. Nur eines ist sicher: Man wird unseren Gesundheitspolitikern noch Nachdenken abverlangen. Die Zeichen für sach- und fachgerechtes Nachdenken stehen derzeit günstig. Die neue Gesundheitsministerin hat signalisiert, dass sie sich erst mit fachkompetenten ärztlichen Vertretern an den „Runden Tisch" setzen will, bevor die letzten Novellierungen unserer Gesundheitsgesetze wieder novelliert werden. An schlüssigen Argumenten wird es uns Ärzten nicht fehlen, um die Einsicht der Entscheidungsträger zu gewinnen. Aber nur dann werden stimmige Gesetzesfügungen zu erarbeiten sein, wenn der Spagat zwischen öffentlicher Erwartung und den Verfügbarkeiten gelingt, bzw. wenn sozialpolitische und wahlpolitische Erwägungen sich nicht neutralisieren.

Auch die ganz aktuelle Gesundheitsdiskussion stimmt nachdenklich und könnte ein Umdenken anregen. Die Focussierung auf das erkrankte Haustier nämlich verdrängt, bewusst oder unbewusst, die derzeit ungelösten Probleme der Patientenversorgung. Ohne Zweifel ist es Aufgabe der Regierung, für die Verfügbarkeit einwandfreier Grundnahrungsmittel zu sorgen, weniger notwendig erscheint aber die kostenträchtige Tierseuchenhysterie, von der man nicht weiß, ob sie durch Medieneifer oder durch handfeste marktpolitische Interessen geschürt wird. Das Risiko zum Beispiel, an BSE zu erkranken, rangiert auf etwa Platz 800 der Skala gesundheitlicher Gefährdung. Zur Beherrschung von Tierseuchen werden aber klaglos Abermillionen und auch Ministerposten zur Verfügung gestellt. Not und Erkrankung der Menschen dagegen werden per Dekret „gedeckelten" Budgets unterworfen; das beschädigt Ministerposten weniger. Wie weit Platons Widerspiel der gegensätzlichen Kräfte doch reicht.

Gegensätzliche Kräfte aus Gesetzesmacht haben auch das Gesicht unserer Krankenhäuser verändert, was vor allem unseren älteren Ärzten ein Umdenken schon abverlangt hat. Das altehrwürdige Hospiz, welches vom gütigen Verwalter, vom Chefarzt und von der Mutter Oberin in einer Synthese aus hippokratischer Verpflichtung und christlichem Ethos geleitet war, gehört der Vergangenheit an. Die Halbgötter in Weiß sind längst nach Walhall verbannt, aber aus der Asche abgebrannter ärztlich hierarchischer Tradition sind neue Halbgötter aufgestiegen. Diese Heroen tragen jedoch statt weißer Mäntel und Stethoskop Nadelstreifenanzüge und Laptop. Rasch ist in ihnen aber die gewisse divine Kraft der Weisungsbefugnis gewachsen, die aber einem anderen Credo folgt als dem „salus aegroti suprema lex". Marktwirtschaft heißt die Devise. Unter ihrem Diktat verwandelt sich das Krankenhaus zum Gesundheitszentrum GmbH, das keine Patienten mehr kennt, sondern nur Kunden. Allein diese Umbenennung verkündet den Paradigmenwechsel, und zwar nicht nur hinsichtlich einer neuen Wirtschaftlichkeit. Das noch unvollkommene Konzept der neuen Wirtschaftsform äußert sich unter anderem darin, dass der Arzt für die Krankenversorgung planwirtschaftliche Vorgaben erhält, die er nach marktwirtschaftlichen Prinzipien erfüllen soll. Ein ausgereifter Widersinn, den man bald durch ein noch unausgereiftes DRG-System ausmerzen will. Bleiben werden jedenfalls Begriffe wie „Slim Production", „Budget Management", „Controlling", „Outsourcing", „Benchmarking". Sie werden raumgreifend die medizinische Terminologie ergänzen. Humanitas und Ethos in der Krankenversorgung reduziert und komprimiert man dagegen auf die Begrifflichkeit Patientenorientierung. Die Patientenorientierung allerdings spielt in der Unternehmenswerbung eine große Rolle. Stimmt ja auch, denn an der Effizienz der ärztlichen Arbeit am Patienten orientiert sich die Prosperität des Unternehmens. Das Geld, das durch Ärzte und Schwestern an der Patientenfront verdient wird, ernährt die nimmersatte wohlgedeiende Etappe, die nicht nur uns, sondern zunehmend auch sich selbst verwaltet. Die Verantwortung für das Betriebsergebnis der Fachabteilung wird aber auf den ärztlichen Leiter heruntergebrochen. Im Fall defizitärer Resultate hat man dann auch schnell einen Schuldigen gefunden. So müssen wir vermutlich bald Betriebswirte werden, um gute Ärzte bleiben zu können. Noch sind trotz Kostendämpfung Defizite in der Krankenversorgung vermeidbar. Die kontinuierliche Erziehung zum betriebswirtschaftlichen Umdenken hat fraglos schon jetzt Rationalisierungseffekte bewirkt – Rationalisierungseffekte, die aber durch Überfrachtung mit profanen Pflichten uns in den eigentlichen ärztlichen Aufgaben einschränken. Um dem zu begegnen, müssen wir an den entscheidenden Schaltstellen ein Umdenken einfordern. Ganz selbstverständlich wird nämlich der ausufernde administrative Aufwand für Budgetverwaltung, Qualitätsmanagement, forensische Absicherung, Bearbeitung von Kassenanträgen und last not least die gewinnentscheidende Dokumentation für die neuen Entgeltsysteme unseren ärztlichen Mitarbeitern aufgebürdet. Die personellen Ressourcen aber bleiben gleich oder werden gar vermindert. Richtig ist, dass ärztliche Kompetenz solche Aufgaben am besten versieht. Falsch ist die Annahme, dass das daraus resultierende das Gedeihen des Krankenhauses mit der Hinwendung zum Patienten Schritt halten kann. Die Mehrzahl der Chirurgen, auch unser Nachwuchs, arbeitet heute noch mit hoher ärztlicher Moral oft selbstlos sich einbringend. Dies nicht nur aus Begeisterung für den Beruf, sondern auch anstehenden gesundheitlichen Notlagen gehorchend. Gerade chirurgische Erkrankungen lassen sich weder BAT-Schalterstunden noch Arbeitszeitgesetzen unterwerfen. Ärztliches Pflichtbewusstsein und bürokratischer Zwang fordern deshalb Altruismus ein. Solcher Altruismus in Form unbezahlter Mehrarbeit wird aber als Rechtsbruch gewertet. Er wird sogar zivilrechtlich verfolgt, und zwar vom selben Gesetzgeber, der die Personalressourcen vermindert, aber den administrativen Aufwand vermehrt. Diese Groteske und Widersprüchlichkeit wird ganz aktuell in Hessen und Rheinland-Pfalz inszeniert. Es finden nämlich derzeit gezielte Überprüfungsaktionen der Arbeitszeitregelungen durch die zuständigen Gesundheitsministerien statt.

Wen sollte es verwundern, dass solch widersprüchlicher Dirigismus ein ungedeihliches Umdenken bei uns Ärzten provoziert. In einigen Ländern Europas mangelt es schon an chirurgischem Nachwuchs, in Deutschland geht die Zahl der Arbeit suchenden Chirurgen gegen null. Es gibt nämlich durchaus komfortablere Alternativen, um im ärztlichen Beruf wenig Geld für den Lebensunterhalt zu verdienen.

Die für Deutschland konzipierte Weiterbildungsordnung für Chirurgie wird viele Spezialisten hervorbringen. Noch nicht projektiert ist, wie es finanziert werden soll, dass die deutschen Krankenhäuser ihre Struktur so verändern, dass dem so ausgebildeten spezialisierten Nachwuchs Arbeitsplätze geboten werden können. Auch durch das Zusammenwachsen Europas werden sich die unsicheren Berufsaussichten nicht verbessern, weil die Restriktion im Gesundheitswesen europaweit greift. Wir Deutschen geben uns enthusiastisch dem Europagedanken hin, laufen aber Gefahr, im gesundheitspolitischen Anpassungsprozess Fehler zu übernehmen, unter welchen andere jetzt schon leiden. Es gibt keinen Zweifel darüber, dass unsere ältere Generation in der chirurgischen Passion ungebremster, zielorientierter, unter besseren Zukunftsaussichten sich ausleben konnte. Ich bewundere es an unserer chirurgischen Jugend, auch an meinen Mitarbeiterinnen und Mitarbeitern, mit welcher Hingabe sie trotz aller Unbill für diesen faszinierenden Beruf zu begeistern sind. Woran mag das liegen? Antoine Saint Exupéry erklärt es uns und gibt damit auch einen Hinweis, was wir Lehrer tun müssen, um weitere gute Ärzte und engagierte Chirurgen ausbilden zu können. Er sagte nämlich: „Wenn du ein Schiff bauen willst, so trommle nicht Männer zusammen, um Holz zu beschaffen, Werkzeuge vorzubereiten, Aufgaben zu vergeben und die Arbeit einzuteilen, sondern lehre die Männer die Sehnsucht nach dem weiten endlosen Meer."

So, meine Damen und Herren, relativiert sich jegliches Umdenken. So gilt die Ambivalenz des Umdenkens auch für unsere eigene Einstellung. Der Pessimist denkt zurück, spricht von einer Krise im Gesundheitswesen, in welcher er den apokalyptischen Niedergang ethischer und moralischer Werte sieht. Der Realist stellt sich pragmatisch der aktuellen Herausforderung, und wenn er umsichtig, ja weitsichtig kämpft, darf er sogar Optimist sein; denn schließlich eröffnet jede Krise neue Chancen. Echte Ausfälle sind nur dann zu befürchten, wenn Einfälle fehlen. Sie wissen: ΠΑΝΤΑ ΡΕΙ. Hippokrates, Seneca und auch der alte Geheimrat Goethe, der natürlich in keiner Präsidentenrede fehlen darf, befinden einhellig, nur in unterschiedlichen Sprachen: „Die Kunst ist lang und kurz ist unser Leben". Das gilt auch für unsere chirurgische Kunst, die wir schmeichelhaft gern als solche bezeichnen. Auch unsere Kunst wird lang leben durch Intuition, durch Wissen und durch zähe Arbeit.

Eingangs habe ich einen griechischen Philosophen zitiert. Abschließend komme der Genius loci zu Wort, ein bayerischer Philosoph, nämlich Karl Valentin. Er hat zur Kunst etwas gesagt, was zwanglos auch für unsere chirurgische Kunst gilt. Er sagt nämlich: „Kunst ist was Schönes, macht aber viel Arbeit". – Vielen Dank.

Totenehrung

Prof. Dr. med. Klaus Schönleben, Präsident der Deutschen Gesellschaft für Chirurgie: Meine Damen und Herren! Wir kommen jetzt zur Totenehrung. Seit dem letztjährigen Kongress haben Vorstand und Präsidium die traurige Nachricht erhalten, dass 42 Mitglieder unserer Gesellschaft verstorben sind. Wir möchten jetzt den Verstorbenen unser Angedenken widmen. Unsere Trauer, unsere Empfindung für die Verstorbenen, aber auch die Anteilnahme für die Hinterbliebenen lassen sich nicht wahrhaftiger ausdrücken als mit einem Zitat Hermann Hesses. Er sagte: „Die Dahingegangenen bleiben mit dem Wesentlichen, womit sie auf uns gewirkt haben, mit uns lebendig, solange wir leben." Ich bitte nun, sich im Gedenken an die Verstorbenen zu erheben.

(Die Anwesenden erheben sich) - Andante aus Quintett Nr. 3
Victor Ewald (1860 - 1935)

Liste der Verstorbenen

Günter Barthold	15. 07. 1913 - 01. 01. 1999
Paul G. Höhle	18. 06. 1920 - 21. 03. 1999
Lars Roehl	04. 01. 1920 - 03. 09. 1999
Hermann Kolde	27. 03. 1921 - 22. 11. 1999
Hans Eckert	18. 08. 1917 - 17. 02. 2000
Hans Peter Jensen	07. 11. 1921 - 08. 03. 2000
Erich Jäger	07. 12. 1919 - 18. 03. 2000
Eberhard Schenk	23. 12. 1930 - 27. 03. 2000
Wilhelm Aust	25. 05. 1917 - 24. 04. 2000
Georg Bertele	18. 07. 1907 - 09. 05. 2000
Jürg Fred Amman	26. 05. 1937 - 16. 05. 2000
Karl H. Baetzner	04. 02. 1912 - 17. 02. 2000
Hans Heinrich Fiedler	04. 10. 1920 - 18. 06. 2000
Theodor Tiwisina	04. 02. 1919 - 21. 06. 2000
Folker Weyand	01. 04. 1937 - 22. 06. 2000
Christo Bayeff-Filloff	25. 04. 1922 - 05. 07. 2000
Joachim Langhagel	28. 03. 1914 - 19. 07. 2000
Åke Senning	14. 12. 1915 - 21. 07. 2000
Johannes Eble	17. 08. 1929 - 31. 07. 2000
Martin Jürgen Protze	03. 04. 1945 - 24. 08. 2000
Franz Danne	29. 04. 1916 - 01. 09. 2000
Hans-Martin Becker	29. 06. 1931 - 13. 09. 2000
Wolfgang Schultze	21. 07. 1920 - 27. 09. 2000
Hugo Meurer	14. 04. 1913 - 13. 10. 2000
Hans Gropp	20. 01. 1927 - 29. 10. 2000
Rolf Lanz	20. 10. 1926 - 02. 11. 2000
Martin Nagel	24. 06. 1926 - 12. 12. 2000
Ernst Häberlin	21. 12. 1907 - 18. 12. 2000
Helmut Rahm	03. 07. 1920 - 18. 12. 2000
Franz Reuter	05. 01. 1913 - 26. 12. 2000
Theodor Burckhardt	19. 01. 1916 - 29. 12. 2000
Ulrich Schneider	02. 05. 1930 - 04. 01. 2001
Gottfried Glenk	27. 02. 1917 - 15. 01. 2001
Engelbert Lenz	31. 12. 1910 - 18. 01. 2001
Eberhard Gögler	28. 09. 1920 - 22. 01. 2001
Peter Matthaes	07. 10. 1933 - 29. 01. 2001
Helmuth Denck	11. 02. 1927 - 30. 01. 2001
Bernhard Duchardt	06. 10. 1913 - 12. 02. 2001
Günther Bredow	03. 11. 1921 - 18. 02. 2001
Reinhold Schultze	20. 05. 1929 - 18. 02. 2001
Alfons Seeholzer	02. 03. 1925 - 11. 03. 2001
Karl Vossschulte	01. 06. 1907 - 06. 04. 2001

Ehrenmitgliedschaften der Deutschen Gesellschaft für Chirurgie

Prof. Dr. med. Klaus Schönleben, Präsident der Deutschen Gesellschaft für Chirurgie: Meine sehr verehrten Damen und Herren! Es ist ein traditioneller Höhepunkt unserer Eröffnungsveranstaltung, den neuen Ehrenmitgliedern der Deutschen Gesellschaft für Chirurgie die Ehrenmitgliedschaft öffentlich und offiziell anzutragen. Ich bitte deshalb die Herren Prof. Dr. Hermanek, Prof. Dr. Peter, Prof. Dr. Tscherne, Prof. Dr. Wong und Prof. Cameron auf die Bühne zu kommen.

Ich bitte die neuen Ehrenmitglieder und auch Sie, meine Damen und Herren, anzuerkennen, dass ich für die Würdigung im Einzelnen auf unsere Eröffnungsbroschüre verweisen möchte, welche über die Begründung für die Ehrenmitgliedschaft und auch über den wissenschaftlichen Werdegang der neuen Ehrenmitglieder wesentlich ausführlicher unterrichtet, als ich das jetzt im vorgegebenen Zeitrahmen machen könnte.

Wir ehren Herrn Prof. Dr. med. Paul Hermanek, der sich als Pathologe mit seiner richtungsweisenden und beispielhaften klinischen Arbeit große Verdienste um die nationale und internationale Chirurgie gemacht hat. Herr Prof. Hermanek, meinen persönlichen herzlichen Glückwunsch, es freut mich sehr, ich darf Ihnen die Urkunde überreichen.

Prof. Dr. med. Dr. h.c. Paul Hermanek: Herr Präsident, Herr Generalsekretär, meine Herren des Vorstandes, meine sehr geehrten Damen und Herren! Die Verleihung der Ehrenmitgliedschaft ist für einen Pathologen etwas ganz Besonderes und eine hohe Auszeichnung. Ich sehe in ihr allerdings in erster Linie die Anerkennung meines Faches Pathologie, speziell der Arbeitsrichtung, der ich viele Jahre hindurch gefolgt bin, einer Pathologie, die klinische Interessen wahren will und die mit Hilfe zur Diagnostik und zur Therapie primär den Interessen des Patienten dient; einer Pathologie, die in der bisweilen immer noch als „Stückchendiagnose" verächtlich gemachten Untersuchung von Biopsien einen wesentlichen Inhalt der Pathologie sieht und die auch in der Schnellschnittuntersuchung nicht etwa eine unliebsame Unterbrechung des Institutsbetriebes sieht, sondern eine wesentliche Hilfe zu einer morphologiegesteuerten Therapie. Einer Pathologie, die am besten gekennzeichnet wird in der Form, wie Lord Moyniham vor langen Jahren gesagt hat: the pathology of the living. Eine solche Pathologie ist nur möglich durch eine enge und vertrauensvolle Zusammenarbeit von Klinik und Pathologie. Es ist ein großes Glück für mich gewesen, in den vielen Jahren sehr viele Kollegen, sehr viele Mitglieder dieser Gesellschaft, zu finden, die zu dieser Zusammenarbeit in der täglichen Diagnostik und in der täglichen Therapie wie auch zu gemeinsamen Studien bereit waren. Allen diesen Mitgliedern möchte ich heute und hier meinen besonderen Dank aussprechen.

Prof. Dr. med. Klaus Schönleben, Präsident der Deutschen Gesellschaft für Chirurgie: Vielen Dank, Herr Hermanek.

Wir ehren weiterhin Herrn Prof. Dr. Klaus Peter, einen Anästhesisten, der mit seinem beruflichen und wissenschaftlichen Lebenswerk stets zur unverzichtbaren Brüderschaft zwischen Anästhesisten und Chirurgen beigetragen hat. Herr Prof. Peter meinen herzlichen Glückwunsch.

Prof. Dr. med. Dr. h.c. Klaus Peter: Herr Präsident, Hohes Präsidium, meine sehr verehrten Damen und Herren! Ich fühle mich sehr geehrt persönlich, aber auch mein Fach. Es ist einfach ein schöner Moment, wenn man Ehrungen erhält, und es ist ein wunderbarer Moment, wenn man eine Ehrung der Deutschen Gesellschaft für Chirurgie erhält. Es macht mich auch glücklich. Ich fühle mich dankbar verbunden dieser Gesellschaft, mit der ich Jahrzehnte schon lebe. Ich fühle mich aber auch verpflichtet, weiter alles zu tun für das Gemeinsame unserer beiden Fachgebiete zum Wohle der Patienten. – Ich danke Ihnen sehr.

Prof. Dr. med. Klaus Schönleben, Präsident der Deutschen Gesellschaft für Chirurgie: Die Deutsche Gesellschaft für Chirurgie ehrt weiterhin Herrn Prof. Dr. med. Harald Tscherne, einen Chirurgen, der als erster Ordinarius für Unfallchirurgie in Deutschland angetreten ist und national und international die Unfallchirurgie richtungsweisend beeinflusst hat und ihr richtungsweisende Impulse gegeben hat. Herr Prof. Tscherne, herzlichen Glückwunsch.

Prof. Dr. med. Harald Tscherne, Direktor der Unfallchirurgischen Klinik der Medizinischen Hochschule Hannover: Sehr geehrter Herr Präsident, meine Damen und Herren! Ich danke dem Präsidium der Deutschen Gesellschaft für Chirurgie für diese hohe Auszeichnung, die mich gleichermaßen ehrt und erfreut. In einer solchen Stunde darf der Dank nicht dem Heute gelten. Er gilt in erster Linie meinen Lehrern Walter Erhard, der mich auf ein solides unfallchirurgisches Fundament gestellt hat, Franz Spath, der mich im großen Haus der Billrothschen Schule heimisch gemacht hat, und Moritz Müller, der mir neue Dimensionen der Traumatologie eröffnet hat. Der Dank gilt aber auch der Deutschen Gesellschaft für Chirurgie, die mir in über 30jähriger Mitgliedschaft immer wieder neue Impulse gegeben hat. Ich habe nie einen Zweifel daran gelassen, dass die deutsche Unfallchirurgie nur im Verbund mit der Gesamtchirurgie gedeihen und bestehen könne. Mein Dank gilt auch meinen Mitarbeiterinnen und Mitarbeitern, die mit mir gemeinsam die Hannoversche Unfallchirurgische Schule geprägt haben. Nicht zuletzt vielen Dank meiner lieben Frau. Dass ich hier stehe, ist auch ihr Verdienst. – Danke.

Prof. Dr. med. Klaus Schönleben, Präsident der Deutschen Gesellschaft für Chirurgie: Die Deutsche Gesellschaft für Chirurgie ehrt weiterhin Herrn Prof. John Wong aus Hongkong, einen international renommierten Chirurgen. Viele deutsche Chirurgen haben bei ihm gelernt, besonders was die Oesophagus-Chirurgie anbelangt, deren internationalen Standard er wesentlich beeinflusst hat.

We honour Prof. John Wong from Hongkong, an international well known Visceral surgeon as many German surgeons learned from him the influence especially the current standard of the Esophagus Surgery.

Prof. John Wong, M. D. Departement of Surgery University of Hongkong, Medical Center, Queen Mary Hospital: Mr. President, distinguished officers of the society, ladies and gentlemen! To be elected an honoury member of the German Society of Surgery is a high honour bestowed to few. Therefore I am aware and sincerely appreciate the significance of this occasion which associates me to the Society extra ordinary historical achievements.

My relationship will now to German Surgeons has gone back 25 years when I first met Prof. Fritz Linder in Hongkong on the occasion of his visit to my predecessor. Since then the exchange of surgeons between us has florished and we are very, very happy to receive the many distinguished surgeons that had come to Hongkong. In addition I have had the opportunity to interact with collegues from Germany in Germany and internationally. And it is always interesting to hear the unmistakable firm news of my German collegues on many of these occasions. It is also matter of pride for me, to make friends and professional collegues of so many of the leaders of surgery of Germany. I have learnt much from them not only about surgery but about life. It is therefore an honour an a real personal pleasure for me to be accepted in your Society and especially as an honoury member. – I thank you very much. Vielen Dank!

Ehrungen der Deutschen Gesellschaft für Viszeralchirurgie

Prof. Dr. med. Klaus Schönleben, Präsident der Deutschen Gesellschaft für Chirurgie: Meine Damen und Herren! Auch die Deutsche Gesellschaft für Viszeralchirurgie ernennt ein Ehrenmitglied. Ich würde deshalb Herrn Prof. Becker ans Mikrofon bitten.

Prof. Dr. med. Becker, Präsident der Deutschen Gesellschaft für Viszeralchirurgie: Herzlichen Dank, Herr Präsident.

Die Deutsche Gesellschaft für Viszeralchirurgie veranstaltet ihren Jahreskongress in der Regel im Rahmen des Deutschen Chirurgenkongresses. Während der Eröffnungsveranstaltung der Deutschen Gesellschaft für Chirurgie ernennt die Deutsche Gesellschaft für Viszeralchirurgie ein Ehrenmitglied. Zu Ehrenmitgliedern können Personen ernannt werden, die sich um die Entwicklung und Förderung der Viszeralchirurgie hervorragend verdient gemacht haben.

In diesem Jahr ist die Wahl auf Herrn Prof. John L. Cameron gefallen, einem der prominentesten Vertreter der modernen Viszeralchirurgie. – The document is in German but at least we tried to translate it:

The German Society of Visceral Surgery appoints Prof. Dr. John L. Cameron The Williams Stuart Halstedt Professor and Chairman Department of Surgery The Johns Hopkins University School of Medicine in recognition of his major scientific contributions to surgical therapy of gastrointestinal disease especially of the pancreas and its particular influence regarding the cooperation between American and German surgeons to ist honoury fellow. – Congratulations!

Prof. John L. Cameron, MD Department of surgery The Johns Hopkins Hospital The Johns Hopkins University School of Medicine: President Becker, President Schönleben, ladies and gentlemen! It is of course a great honour for an American to receive honoury fellowship in your Society. It is a particular honour for someone from the Johns Hopkins Hospital because the relationship between our hospital in Baltimore and German surgery dates back well over 100 years. Our first chief in surgery Dr. William Stuart Halstedt was the first American to be made an honoury member of this Society and he received that great honour in 1914. He was a great friend of German surgery and German surgeons and when he was appointed to his position as chief of Surgery in 1889 he introduced into the United States a system for surgeons for training surgeons that gradually spread throughout the United States and that system was based upon the german system which he had learnt so well during many trips back and forth between United States and Germany. So the seeds of American surgery and American surgical training programs were carried by Dr. William Stuart Halstedt from this Society and from Germany to The Johns Hopkins Hospital in Baltimore/Maryland.

In addition, my field and the reason that I am here is my interest in pancreatic surgery. Dr. Halstedt was the first surgeon to resect a periampulary tumor. He did it locally by taking out a little bit of duodemum. Whipple (?) is given credit in many parts of the world for being the first surgeon to introduce a regional resection for these peremptory tumors. But all of course in this room known it was the German surgeon Kausch from Berlin tho really introduced the first regional resection and all of us in the United States have followed suit – many of us have adopted that operation, extended it and I thank Dr. Kausch as well as the German Society for Visceral Surgery for this great honour. Thank you very much!

Rudolf-Nissen-Preis

Präsident Dr. med. Becker, Präsident der Deutschen Gesellschaft für Viszeralchirurgie: Wir kommen jetzt zur Verleihung des Rudolf-Nissen-Preis der Deutschen Gesellschaft für Viszeralchirurgie. Der Rudolf-Nissen-Preis ist eine Auszeichnung für einen Viszeralchirurgen, dessen gesamtchirurgische Leistung zum wesentlichen medizinischen Fortschritt in der gastroenterologischen Chirurgie bzw. Gastroenterologie geführt hat. Die Zuerkennung des Rudolf-Nissen-Preises ist mit einer erklecklichen Geldprämie verbunden, die von der Firma Ethicon gestiftet wurde. – It is a great honour for me now to ask Sir Alfred Cuschieri – to come up on the stage.

I know it is not necessary but forgive me that I give a short introduction to Sir Alfred Cuschieri. Sir Alfred Cuschieri was born on Malta where he also received his first medical education before moving to England. Prof. Cuschieri is now head of the Sir James Black Center, Department of Surgery and Molecular Oncology University of

Dundee. He is one of the best known pioneers of minimal access surgery with strong research interest in surgical technolocy and biomaterial. He is a fellow of five Royal Colleges and the Royal Society of Edinburgh. He serves on the Council of the Royal College of surgeons of Edinburgh and he is the director of the minimal access training unit for Scotland. Today the German Society of Visceral Surgery awards his first Rudolf-Nissen-Preis to this outstanding surgeon and scientist Prof. Sir Alfred Cuschieri. – Congratulations!

Sir Alfred Cuschieri, M. D. Professor of Surgery, Department of Surgery and Molecular Oncology Ninewalls Hospital and Medical School Dundee: Prof. Becker, ladies and gentlemen, I am honoured and deeply grateful. I've received many honours and I've been very lucky to do so. And of course i have been great appleased by this. But the Rudolf-Nissen-Preis is special. I am grateful to you to recognize my work and give me the first of such prestigious prize of the Visceral Society of Germany. I'm grateful, too especially as it is in this magnificent hall. – Prof. Siewert told me, that „Tristan“ was first played in this concert and this he has never been known to be wrong. I believe it. But this is magnificent.

I am of course aware that this honour reflects on the British Surgery as well – and I bring to you, Sir, the felicitations of the British Association of Surgery of Great Britain and Ireland, and also the felicitations of the presidents of the Colleges of England and Edinburgh for a successful congress here. On listening to the various laudations.

I could not help but remind myself of a historical fact. In 1904 at the 21. Meeting of the Deutsche Gesellschaft für Chirurgie a certain Professor called Kelling read two papers to this Association and I believe it was in Munich. Accept that he changed one of them now he would not be allowed to do that nowadays. And the reason why he changed one of them because he presented a thesis on some experimental work he had been performing on dogs with laparascopies. He was doing, however, experiments on a 'Lufttamponade' as he called it. He was using great pressure in the patient cavity to stop bleeding from the stomac and when my historical memory serves me right, he actually asked the relatives of one patient who was bleeding to try this on him. But, in fact, the relatives declined and the patient died. But you know, of course, what has happened. As a result of that some eighty years later the first laparascopy … took place. And that really I think had a significant impact on surgery in all its specialities throughout world.

I thank you, Sir, for acknowledging me, for awarding me this prize and I will always treasure it with the fondest of memories. – I thank you, Prof. Becker!

Ernennung zum Senator auf Lebenszeit der Deutschen Gesellschaft für Chirurgie

Prof. Dr. med. Klaus Schönleben, Präsident der Deutschen Gesellschaft für Chirurgie: Meine sehr verehrten Damen und Herren! Ich habe nun die große Freude, Ihnen anzukündigen, dass wir zwei neue Senatoren auf Lebenszeit ernennen, nämlich Herrn Prof. Dr. Hartwig Bauer und Herrn Prof. Dr. Günther Hierholzer. Prof. Hierholzer kann leider heute nicht da sein, aber Prof. Bauer ist hier. Ich möchte es nicht versäumen, ihm vor Ihnen seine Senatorenschaft auf Lebenszeit sozusagen zu verordnen.

Preisverleihungen und Stipendien der Deutschen Gesellschaft für Chirurgie

Prof. Dr. med. Klaus Schönleben, Präsident der Deutschen Gesellschaft für Chirurgie: Meine Damen und Herren! Die Deutsche Gesellschaft für Chirurgie ist eine wissenschaftliche Fachgesellschaft. Somit sind die Pflege und die Unterstützung der wissenschaftlichen Arbeit eines ihrer Hauptanliegen. Ich darf Sie versichern, dass an den deutschen Kliniken und auch an den chirurgisch-experimentellen Abteilungen und Instituten hochkarätige wissenschaftliche Arbeit geleistet wird, die sich international hochrangig präsentieren kann. Die Auswahlkomitees für die einzelnen Preise – jetzt kommen wir zu unseren Preisverleihungen – haben sich sehr schwer getan und hatten vielfach die Qual der Wahl, weswegen in einigen Fällen die Preise auch geteilt worden sind. Die Preisträger und Preise im Einzelnen – ich darf auf unsere Eröffnungsbroschüre verweisen – sind dort ausdrücklich gewürdigt, auch die Preisträger, die am Mittwoch und am Freitag ihre Preise während der Mitgliederversammlung erhalten werden.

Wir alle wissen, dass nur einer den Preis entgegennehmen kann. Wir alle wissen aber auch, dass regelhaft ganze Arbeitsgruppen an diesen Spitzenleistungen beteiligt waren, die zwar heute leider ungenannt bleiben müssen, denen aber unser Dank und unsere Anerkennung gleichermaßen gebühren.

Ich darf zunächst Herrn Prof. Hopt aus Rostock bitten, auf die Bühne zu kommen. Herr Prof. Hopt erhält den **Erich-Lexer-Preis,** gestiftet von der Ethicon GmbH. Er ist mit 10 000 DM dotiert und mit einer Medaille verbunden. (Prof. Dr. Hopt: Danke schön.)

Ich darf dann Herrn Bartsch bitten. Herr Bartsch erhält den **Von-Langenbeck-Preis,** den die Deutsche Gesellschaft für Chirurgie vergibt, der mit 20 000 DM dotiert ist. Herr Bartsch, herzlichen Glückwunsch.

Den **Johannes-von-Mikulicz-Radecki-Georg Kelling-Förderpreis,** den ebenfalls die Deutsche Gesellschaft für Chirurgie vergibt und der mit 5000 DM dotiert ist, erhält Herr Dr. med. Michael Hünerbein stellvertretend für die Arbeitsgruppe aus der Carité in Berlin.

Der Förderpreis **Chirurgische Intensivmedizin,** gestiftet von der Fresenius AG, dotiert mit 10 000 DM, wird in diesem Jahr geteilt und vergeben an Herrn Dr. Martijn van Griensven, Hannover, und Herrn Prof. Dr. med. Claus-Dieter Heidecke aus Greifswald. Ich bitte die beiden Herren zu mir zu kommen.

Den **Jubiläumspreis der B. Braun Melsungen AG,** auch dotiert mit 10 000 DM, erhält Herr Prof. Dr. med. Christof Hottenrott aus Frankfurt/Main für seine Tätigkeit in der Arbeitsgemeinschaft Medien und für die Versorgung der Videothek. Er legt großen Wert darauf, dass die vielen hochkarätigen Chirurgen, die dabei mitgewirkt haben, auch genannt werden. Aber wir wollen jetzt keine Ausnahme machen. Ich schlage Ihnen einfach vor, Sie teilen den Preis, dann ist alles in Ordnung.

Den **Wolfgang-Müller-Osten-Preis** der Wolfgang-Müller-Osten-Stiftung, der mit 15 000 DM dotiert ist, erhält Herr Prof. Dr. rer. nat. Edmund Neugebauer aus Köln.

Das **Rudolf-Geissendörfer-Stipendium** als Fortbildungshilfe, gestiftet von der Rudolf-Geissendörfer-Stiftung und dotiert mit 10 000 DM, erhält Herr Dr. med. Steffen Pistorius aus Dresden.

Schließlich wird in diesem Jahr erstmals das **Felicien-Steichen-Stipendium** vergeben. Dieses Stipendium wurde gestiftet von der Firma Tyco Health Care Auto Suture. Auch dieses Stipendium wird geteilt. Es ist mir eine große Freude und Ehre, Herrn Felicien-Steichen aus New York ganz herzlich begrüßen zu können. Er ist extra zur Übergabe dieses Preises hierher gekommen und wird selbst die Übergabe dieses geteilten Preises vornehmen. Preisträger sind Herr Dr. med. Florian Krug und Herr Dr. rer. nat. Joachim Gross. Ich bitte die beiden Herren.

Abschluss

Prof. Dr. med. Klaus Schönleben, Präsident der Deutschen Gesellschaft für Chirurgie: Meine Damen und Herren! Wir sind am Ende unserer Eröffnungsveranstaltung. Anschließend darf ich Sie im Namen der Bayerischen Staatsregierung zum Empfang im wunderschönen Gartensaal dieses Theaters einladen.

Sie werden in Ihrer Broschüre auf der ersten Seite auch etwas über unsere wunderbare Musik finden. Wir haben in Rheinland-Pfalz die sog. Villa Musica. Das ist eine Vereinigung, die sich junger und begabter Künstler annimmt – so auch unserem Bläserquintett. Ich darf Ihnen versichern, sie sind hervorragende Musiker, sie sind nur noch nicht weltberühmt. Aber wenn Sie in zehn Jahren wieder herkommen, werden Sie sicher große und bekannte Künstler vor sich haben. Ich darf das Bläserquintett es BRASSo bitten.

Musikalischer Ausklang:

Foggy Day/Nice Work if you can get it – George Gershwin (1898 – 1937) und
Aus der Suite Americana Nr. 1: Son de Mexiko – Enrique Crespo (geb. 1941)

Mitgliederversammlung, Teil I

Prof. Dr. med. Klaus Schönleben, Präsident der Deutschen Gesellschaft für Chirurgie: Meine sehr verehrten Damen und Herren, liebe Kolleginnen und Kollegen, werte Gäste! Im Namen des Vorstandes und des Präsidiums darf ich Sie herzlich zu unserer ersten Mitgliederversammlung begrüßen.

Ich glaube, unser Kongress hat sich gut angelassen. Die Eröffnungsveranstaltung gestern war gut gefüllt und auch der Abend danach war recht nett. Heute scheint die Sonne in München und damit auch auf unseren Kongress. Ich hoffe, dass die Schatten, die geworfen werden, nicht allzu lange und nicht allzu dunkel werden.

Die erste Mitgliederversammlung ist traditionsgemäß recht kurz, es wird nur das Allerwichtigste besprochen. Sie dient vor allem zur Vorbereitung auf die II. Mitgliederversammlung am Freitagnachmittag, auf der die Wahlen stattfinden werden und der Präsident dann seinen ausführlichen Bericht abgeben wird. Das zweite Anliegen dieser Mitgliederversammlung ist es, die Stipendiaten bekannt zu geben. Ich hoffe, die Stipendiaten sind alle da; sie sind vom Herrn Generalsekretär angeschrieben worden.

Ich möchte jetzt gleich das Wort dem Herrn Generalsekretär übergeben, der Ihnen seinen Bericht abstatten wird.

Bericht des Generalsekretärs

Generalsekretär Prof. Dr. med. Wilhelm Hartel: Herr Präsident, liebe Kolleginnen und Kollegen! Es ist in der Tat so, dass diese traditionell kurze Sitzung zwei Teile hat: einmal die Bekanntgabe der Stipendien und zweitens die Erinnerung und Vorbereitung auf die Wahlen am Freitag.

Ich beginne zunächst mit den *Stipendiaten*. In einer Sitzung am 04.12.2000 in Stuttgart wurden zusammen mit den Herren Schönleben, Encke, Siewert und Junghanns von vier Bewerbern aus Entwicklungsländern mit vollständigen Unterlagen folgende Herren mit Stipendien à 10000 DM zum Besuch unseres Kongresses ausgewählt. Es handelt sich aber nicht nur um den Besuch dieses Kongresses, sondern es schließen sich daran Hospitationen an, die teilweise vorher schon begonnen worden sind oder die im Anschluss an den Kongress eingeleitet werden. Diese Stipendiaten sind die Herren Tripati und Raghunandan, beide aus Indien. Herr Tripati hat seine Hospitation bei Herrn Horch in Köln schon begonnen; der zweite indische Kollege wird es im Anschluss an den Kongress tun.

In Ergänzung dazu wurden drei weitere Stipendien mit gleicher Dotierung an Bewerber aus der Dritten Welt vergeben. Es sind damit fünf zusammen. Die Auswahl wurde am 27.11.2000 in Berlin vom Vorstand der Müller-Osten-Stiftung getroffen. Dieser Vorstand besteht aus dem von Herrn Müller-Osten selbst bestimmten Vorstandsvorsitzenden, dem Juristen Dr. jur. Andreas Pochhammer, Berlin, Prof. Hempel, Hamburg, als Vertreter des Berufsverbandes, und dem Generalsekretär als Vertreter der Gesellschaft. Die drei Stipendien fielen auf Herrn Dr. Juma aus Sansibar, Herrn Martinsons aus Riga und Herrn Dr. Ghidai aus Eritrea.

In der vorhin erwähnten Sitzung vom 04.12.2000 wurden zudem unter acht Bewerbern drei Kollegen bzw. eine Kollegin für den Besuch des 101. Japanischen Kongresses in Tokio, der erst kürzlich stattgefunden hat, bestimmt. Die Kosten übernimmt die Japanische Gesellschaft für Chirurgie. Es handelt sich um die Kollegin Frau Dr. Christiane Bruns von der Chirurgischen Universitätsklinik Köln, Schwerpunkt experimentelle Onkologie, Herrn Dr. Frank Marusch, Cottbus, Schwerpunkt Qualitätssicherung, und Herrn Dr. Schemmer, Chirurgische Universitätsklinik Heidelberg, Schwerpunkt Transplantationschirurgie. Im Gegenzug werden von der Japanischen Gesellschaft für diesen Kongress drei Kollegen zu uns geschickt. Sie haben sich gestern Abend schon vorgestellt und waren heute Morgen im Büro; sie werden ebenfalls nach Besuch des Kongresses in Deutschland hospitieren. Diese Sache ist sehr eingelaufen, da besteht ein sehr enger Kontakt zwischen der Japanischen und der Deutschen Gesellschaft für Chirurgie wie auch bei den im Zweijahresturnus stattfindenden Joint-Meetings. Das nächste wird übrigens in Berlin sein im nächsten Jahr.

Schließlich hat nach gemeinsamer Prüfung der Unterlagen mit den Herren Junghanns, Ulrich, Gebhard und Trede sowie Vorschlag auf der letzten Präsidiumssitzung Ende Februar in Berlin das Präsidium folgende vier Herren aus acht Bewerbungen, wiederum mit vollständigen Unterlagen, zu einem Stipendium à 10000 DM akzeptiert. Es sind Herr Dr. med. Peter Schrenk, AKH Linz/Österreich – er will Brustkrebszentren in den USA besuchen –, Herr Privatdozent Dr. med. Bernd Markus von der Chirurgischen Universitätsklinik Frankfurt, Herr Privatdozent Dr. Jan

Schmid von der Uniklinik Heidelberg und Herr Privatdozent Dr. Achim Hellinger aus Marburg. Dazu unsere herzliche Gratulation. Die Herren sind alle von mir benachrichtigt worden. Ich habe bei einem Blick durch die Reihen schon gesehen, dass praktisch alle da sind. Ich kann wie meine Vorgänger nur sagen: Bitte schreiben Sie mir dann einen Bericht, schicken Sie ein Bild mit, wir werden dann in den Mitteilungen Ihren Bericht weiter verbreiten.

Ich komme zu den *Wahlen*, die in unserer II. Mitgliederversammlung am Freitag vorzunehmen sind. Die Positionen und Vorschläge des Präsidiums wurden zeitgerecht in Heft 1 und 2 unserer Mitteilungen bekannt gegeben. Ich wiederhole sie, um sie frisch in Erinnerung zu bringen:

Es ist einmal die Position des *II. stellvertretenden Präsidenten 2002*, dann Präsident 2003, zu wählen. Dafür ist vom Präsidium Herr Prof. Dr. Norbert Haas aus Berlin vorgeschlagen worden. Ich kann schon jetzt für alle weiteren Wahlvorschläge, die noch kommen werden, sagen, dass irgendwelche neuen Vorschläge, um die bis zum 20.04. in den Mitteilungen gebeten worden ist, nicht eingetroffen sind.

Neben dem II. stellvertretenden Präsidenten Haas ist der *Schatzmeister* neu zu wählen. Das Präsidium hat die Wiederwahl von Herrn Junghanns vorgeschlagen, der dieses Amt, wie die Satzung erlaubt, wieder gern wahrnehmen würde.

Drittens ist der *Vertreter der niedergelassenen Chirurgen* als Substitution für Frau Dr. Ungeheuer zu wählen. Dafür ist vorgeschlagen worden Herr Dr. Jürgen Meier zu Eissen aus Hannover.

Viertens ist zu wählen der *Vertreter der ausländischen*, aber deutschsprachigen *Chirurgen* als Nachfolger von Herrn Bodner. Hier hat das Präsidium nach entsprechender Beratung Herrn Prof. Dr. Felix Harder aus Basel vorgeschlagen.

Als *Vertreter der Herzchirurgen* wird Herr Prof. Dietrich Birnbaum aus Regensburg zur Wahl am Freitag vorgeschlagen.

Als *Vertreter der Kinderchirurgen* letztlich hat die Deutsche Gesellschaft für Kinderchirurgie im Einverständnis mit dem jetzigen Positionsinhaber Herrn Prof. Festge sich noch mal auf Herrn Prof. Festge geeinigt. Ich habe rechtzeitig bekannt gegeben, dass ein Vorschlag kommen müsste; es ist der Vorschlag Festge gekommen. Auch er steht wie Herr Junghanns zur Wiederwahl an. Ob die ganze Periode durchgehalten werden muss, steht dahin. Das kann man natürlich auch interimsmäßig dann ändern.

Wie gesagt, weitere Vorschläge sind bis zum 20. April nicht eingegangen. Ich darf Sie also zu der Wahl am Freitag herzlich einladen. Sie beginnt an gleicher Stelle hier um 14 Uhr. Dazu sind die Mitgliederausweise notwendig.

In dieser Sitzung am Freitag werden wir auch zwei – ich würde sagen unbedeutende, aber dennoch für das Finanzamt bedeutende – Satzungspunkte vorstellen und ihre Änderung vorschlagen. Es geht um zwei Punkte. Es geht einmal um das Billroth-Haus in Bergen, das am 13. Juli dieses Jahres eingeweiht wird. Es ist praktisch fertig, es ist ein wunderbares Haus geworden. Wir werden jetzt entsprechend die Festvorbereitungen treffen und die Einladungen verschicken. Kurz und gut: Dieses Billroth-Haus war ursprünglich als eine Stiftung der Deutschen Gesellschaft für Chirurgie und der entsprechenden Vereinigungen in Österreich und der Schweiz gedacht, und die Stadt Bergen sollte sich an dieser Stiftung ebenfalls beteiligen. Das Geld ist nicht zusammengekommen. Daraufhin hat die Deutsche Gesellschaft für Chirurgie – darüber habe ich fortlaufend in den Mitgliederversammlungen berichtet – das Projekt in die eigene Hand übernommen. Aber es ist jetzt keine Stiftung mehr, sondern es ist jetzt eine Bildungseinrichtung, ein Bildungszentrum Billroth-Haus. Für das Finanzamt muss der Name „Stiftung“ weg und „Bildungszentrum Billroth-Haus“ rein. Ich werde Ihnen am Freitag den Passus noch an einem Dia zeigen, damit Sie sehen, wie das schriftlich aussieht.

Der letzte Punkt betrifft Satzungspunkt 16.2. Der muss ebenfalls geändert werden. Unsere Vorfahren haben dort eigentlich eine ganz gute Version reingebracht. Sie haben gesagt, wenn sich – theoretischer Weise – die Deutsche Gesellschaft für Chirurgie einmal auflöst, müssen wir angeben, wo das Geld, das Vermögen hingeht. Sie haben das aber nur teilweise festgelegt, teilweise offen gelassen. Sie haben gesagt, der Vorstand bestimmt dann eine gemeinnützige Institution, an die das Geld gehen soll. Damit ist das Finanzamt Berlin, dem wir unterliegen, nicht einverstanden. Sie möchten wissen, an wen das geht. Nach Beratung in Vorstand und Präsidium hat man sich auf die Deutsche Forschungsgemeinschaft (DFG) geeinigt. Die Deutsche Forschungsgemeinschaft hat ihre Gemeinnützigkeitsbescheinigung am Finanzamt Berlin hinterlegt. Unser Wirtschaftsprüfer wird am Freitag zugegen sein und würde, wenn juristische Fragen sind, diese beantworten. Also es besteht Konsens, dass der Passus so heißen soll: „Bei der Auflösung der Gesellschaft wird das Vermögen der DFG übergeben.“ Das wird Ihnen als Text vorgelegt werden.

Das ist eigentlich ziemlich alles, was ich in meinem zweigeteilten Bericht zu sagen habe. Vielleicht sollte ich in eigener Sache noch darauf hinweisen, dass ein bisschen abseits, um auch Geld zu sparen, ein nicht kleiner Stand der Deutschen Gesellschaft für Chirurgie eingerichtet worden ist mit Ausstellung von alten Instrumenten; Sie kennen das ja. Das ist ergänzt jetzt durch Darstellungen von Schwerpunkten, von Gesellschaften. Sie hängen alle da mit ihren Zielen, mit ihren Leuten, die das betreiben. Es wäre sicherlich sehr schön, wenn man dort einmal einen Besuch macht. Dort wird auch das Buch „Langenbeck-Haus im Spiegel der Geschichte der Deutschen Gesellschaft für Chirurgie“ für Mitglieder für 49 DM verkauft. Viele von Ihnen kennen das schon, es ist hoch künstlerisch aufgemacht, es kostet eigentlich etwas über 90 DM. Den Differenzbetrag trägt für die Mitglieder die Deutsche Gesellschaft.

Das ist der Part, den ich heute Morgen zu vertreten habe mit der nochmaligen Einladung für Freitag zur Hauptsitzung. – Vielen Dank.

Prof. Dr. med. Klaus Schönleben, Präsident der Deutschen Gesellschaft für Chirurgie: Vielen Dank, Herr Generalsekretär, für Ihren Bericht. Die wesentlichen Punkte dieser Sitzung sind damit abgearbeitet. Ich möchte Sie auch noch einmal auf den Freitag hinweisen. Mitgliederausweis bitte mitbringen und pünktlich kommen, weil wegen der Wahlen kurz nach 14 Uhr die Türen geschlossen werden müssen. Wenn der Wahlvorgang läuft, darf niemand mehr den Saal verlassen oder betreten.

Ich habe noch eine Bitte. Heute Nachmittag 16 Uhr ist im Saal V die Internationale Sitzung Viszeralchirurgie, auf der unsere drei neuen Ehrenmitglieder über viszeralchirurgische Probleme sprechen werden: Herr Wong aus Hongkong, Herr Cameron aus Baltimore und Herr Cuschieri aus Dundee. Ich glaube, es wird eine sehr interessante Sitzung werden, und wir sollten darauf achten, dass nicht nur die Referenten dort sitzen. – Vielen herzlichen Dank.

Mitgliederversammlung, Teil II

Prof. Dr. med. Klaus Schönleben, Präsident der Deutschen Gesellschaft für Chirurgie: Meine sehr verehrten Damen und Herren! Ich darf Sie sehr herzlich zu unserer II. Mitgliederversammlung begrüßen, die auch für verschiedene Dinge entscheidend sein wird. Wir freuen uns über die rege Teilnahme.

Wahlen

Prof. Dr. med. Klaus Schönleben, Präsident der Deutschen Gesellschaft für Chirurgie: Ich darf bitten, die Türen zu schließen. Wir wollen möglichst schnell in den Wahlvorgang einsteigen. Hat jeder einen Wahlschein? – Dann noch die Frage: Sind auch Nichtmitglieder im Saal? Nichtmitglieder müssten den Saal verlassen, zumindest solange der Wahlvorgang läuft. – Das ist nicht der Fall. Dann danke ich Ihnen sehr herzlich.

Ich darf mich schon jetzt sehr herzlich bei Herrn Kollegen Loeprecht bedanken, der in altbewährter Weise und mit großer Routine auch heute wieder den Wahlvorgang durchführen wird und der die Auszählung organisiert hat. Ich darf Ihnen auch Herrn Notar Martin Regensburger vorstellen, der zu unserer Rechten sitzt. Er wird alles überwachen, dass alles seine Richtigkeit hat. – Ich würde jetzt schon bitten, dass Sie mit den Wahlkästen herumgehen zum Einsammeln. Dadurch können wir die Sache beschleunigen. – Es kommt die Frage, ob alle ihre Stimme abgegeben haben. Dann könnten wir bereits mit der Auszählung beginnen. Hat jeder seine Stimme abgegeben? – Das ist der Fall. Herr Loeprecht, Sie können anfangen. (Auszählung der Stimmen – Bekanntgabe der Ergebnisse der Wahlen Seite 21)

Bericht des Präsidenten

Prof. Dr. med. Klaus Schönleben, Präsident der Deutschen Gesellschaft für Chirurgie: Meine sehr verehrten Damen und Herren! Es ist kein Geheimnis, dass das Präsidentenjahr ein sehr arbeitsreiches ist. Kein Präsident kann sich völlig aus der klinischen Arbeit ausklinken, er hat schließlich auch eine Klinik zu leiten, sodass die ehrenvollen Präsidentenpflichten die Frage nach der Freizeitgestaltung weit zurückdrängen. Das ist ganz klar. Ich darf sagen, dass ich mich wirklich sehr gerne und mit großem Einsatz diesen reizvollen Pflichten gewidmet habe. Wegen einiger Terminüberschreitungen konnte ich natürlich nicht alle Regionalkongresse und alle wichtigen wissenschaftlichen Sitzungen besuchen, um dort die Präsenz unserer Deutschen Gesellschaft für Chirurgie in jeder Hinsicht zu belegen. Ich denke aber doch, dass es mir gelungen ist, die wichtigsten Veranstaltungen aufzusuchen, über die ganze Nation verteilt und auch in Österreich. Mit eingehenden Einzelheiten will ich Sie nicht traktieren; es gibt wichtigere Dinge als über meine Reisetätigkeit zu berichten.

Es war für unsere deutsche Chirurgie insgesamt und auch für die einzelnen Gesellschaften ein ereignisreiches Jahr. Ich möchte drei Ereignisse besonders herausheben:
Erstens den Wiedereinzug der Deutschen Gesellschaft für Chirurgie und der wissenschaftlichen Schwerpunkt- und Fachgesellschaften in das Von-Langenbeck-Virchow-Haus zusammen mit dem BDC,
zweitens die erfolgreiche Arbeit der Gemeinsamen Weiterbildungskommission des Berufsverbandes der Deutschen Chirurgen, der Deutschen Gesellschaft für Chirurgie und der Assoziierten Schwerpunkt- und Fachgesellschaften,
drittens die Bemühungen der Deutschen Gesellschaft für Chirurgie, sich eine neue Struktur als Dachorganisation zu geben.

Zunächst zum Von-Langenbeck-Virchow-Haus. Noch ist es leider nicht so weit, dass das traditionelle Mutterhaus der Deutschen Gesellschaft für Chirurgie, welches Herz und Zentrum der wissenschaftlichen und fachlichen Entwicklung der deutschen Chirurgie bis zum Zweiten Weltkrieg gewesen ist, auch wieder in den Besitz unserer Gesellschaft zu überführen. Der Herr Generalsekretär wird Ihnen nachher noch einiges über die schwierigen politischen und juristischen Verquickungen im Detail näher berichten. Gemeinsam mit dem Berufsverband der Deutschen Chirurgen und den meisten Schwerpunkt- und Fachgesellschaften ist es uns aber gelungen, dort zumindest als Mieter wieder einzuziehen. Wir haben den Wiedereinzug in das Von-Langenbeck-Virchow-Haus am 22./23. Februar dieses Jahres während der Tagung der Berliner Chirurgischen Gesellschaft festlich begangen, auch unter Beteiligung des Regierenden Bürgermeisters Eberhard Diepgen. Gleichzeitig wurde dort auch nach mehr als 50jähriger Pause die erste Präsidiumssitzung der Deutschen Gesellschaft für Chirurgie wieder durchgeführt und abgehalten. Es sei nicht verhohlen, dass es mich schon ein bisschen mit Stolz erfüllt hat, dass ich in dieser historischen

Stunde als Präsident unserer Gesellschaft dabei sein durfte, wenngleich ich an dieser Stelle besonders hervorheben möchte, dass mein Verdienst dabei eines der geringeren war. Denn das Zustandekommen des Wiedereinzugs war nur möglich durch die nimmermüde und zähe Arbeit unseres Generalsekretärs und der Präsidenten der vergangenen Jahre.

Die Wiederaufnahme dieser Tradition möge unsere Gesellschaft und die gesamte deutsche Chirurgie in eine Zukunft der Einigkeit und der Einheit unseres Faches führen. Das Wiederzusammenfinden unter einem Dach soll auch versinnbildlichen, dass wir unsere Zukunft nicht nur administrativ, sondern auch fachlich und politisch in Einigkeit und Einheit gestalten wollen. Die gemeinsame Arbeit unserer einzelnen wissenschaftlichen Fachgesellschaften und Schwerpunktgesellschaften der Deutschen Gesellschaft und des Berufsverbandes hat in vielen Bereichen längst begonnen, sehr erfolgreich zum Beispiel in der Mitgestaltung der neuen Weiterbildungsordnung für Chirurgie.

Damit komme ich gleich zu meinem zweiten Punkt. (Schaubild) Die Grafik zeigt das Konzept der Kommission zur Novellierung der Musterweiterbildungsordnung für das Gebiet Chirurgie. Nach mehreren Sitzungen der Gemeinsamen Weiterbildungskommission der verschiedenen Gesellschaften - Deutsche Gesellschaft, Berufsverband, die autorisierten Delegierten aller wissenschaftlich-chirurgischen Fachgesellschaften sowie der Deutschen Gesellschaft für Orthopädie und Traumatologie und des Berufsverbandes der Ärzte für Orthopädie - konnte ein einstimmig getragenes Konzept vorbereitet werden, welches dem Vorsitzenden der Ständigen Weiterbildungskommission der Bundesärztekammer, Herrn Dr. Helmut Koch, zur Vorlage beim 104. Deutschen Ärztetag 2001 jetzt im Mai in Ludwigshafen zugestellt worden ist. Dieses Konzept ist übrigens auch in der Märzausgabe des „Chirurgen" und in den Informationen des Berufsverbandes veröffentlicht worden. Sie können es auch im Internet abrufen. Herr Witte hat mir freundlicherweise dieses Dia zur Verfügung gestellt, an welchem ich ganz kurz die wichtigsten Inhalte dieses Konzepts wiederholen möchte.

Das Gebiet Chirurgie soll in Zukunft aus acht Fachgebieten bestehen: Allgemeinchirurgie, Unfallchirurgie, Orthopädie, Gefäßchirurgie, Thoraxchirurgie, Viszeralchirurgie, Plastische Chirurgie, Kinderchirurgie und Herzchirurgie. Es wird in Zukunft Fachärzte für diese einzelnen Fächer geben. Als gemeinsame Basis soll der sog. common trunc dienen - wahrscheinlich gibt es kein besseres deutsches Wort als common trunc -, der jeweils beinhaltet ein halbes Jahr Ambulanz und Notfallmedizin, ein halbes Jahr Stationsdienst, ein halbes Jahr Intensivmedizin und ein halbes Jahr zur freien Wahl innerhalb der Fächer des Gebietes. Nach dem common trunc wäre eine freiwillige Prüfung durch die wissenschaftlichen Fachgesellschaften wünschenswert, aber es ist nicht sicher, ob sich das durchsetzen lassen wird. Danach erfolgt ein Ausbildungsjahr in der sog. assoziierten Disziplin. Das heißt, für die Ausbildung wird ein Jahr Tätigkeit in einem Fach innerhalb des Gebietes Chirurgie abzuleisten sein, wobei die wissenschaftlich-chirurgischen Gesellschaften jeweils für ihr Fach festlegen, welche Weiterbildungsinhalte im assoziierten Jahr anerkannt werden. Ein Querabgleich unter den einzelnen Fachgebieten wird auf jeden Fall erforderlich sein. Die Dauer der fachspezifischen Weiterbildung beträgt dann mindestens drei Jahre. Die Weiterbildungskommission bzw. die in der Weiterbildungskommission beteiligten Spezialgebiete sind gerade dabei, die Inhalte für diese drei Jahre in den einzelnen Säulen festzulegen. Danach erfolgt die Facharztprüfung natürlich durch die Landesärztekammern, wie es bei uns das Gesetz vorsieht.

Das war jetzt im Schnellgang ein Blick durch dieses komplexe Gebilde zur orientierenden Information. Es gilt jedoch hervorzuheben, dass, wenn diese Weiterbildungsordnung Anwendung findet, in Zukunft, wie ich vorhin schon gesagt habe, nur Fachärzte für weitergebildet werden, die dann auch, sofern sie nicht andere Qualifikationen noch erwerben, wahrscheinlich nur in diesem Gebiet tätig werden dürfen. Das wird das Spezialistentum in Deutschland natürlich fördern. Wir müssen schauen, ob auch die Infrastruktur an unseren Krankenhäusern zu schaffen sein wird, dass diese so ausgebildeten Spezialisten auch ihre Arbeitsplätze finden werden. Es gibt aber keinen Zweifel darüber, dass ein solches System die Qualität der chirurgischen Weiterbildung verbessern wird und auch eine Anpassung an andere europäische Weiterbildungssysteme ermöglichen wird.

Nicht nur in unserem Gebiet Chirurgie, sondern in der gesamten Medizin werden wir uns zukünftig mit Strukturverwerfungen auseinandersetzen müssen, nicht nur was die Ausbildung anbelangt. Sie sind aber zum Teil jetzt schon unwiederbringlich, weil gesetzlich schon festgelegt. Das wird uns noch viel Flexibilität und auch Anpassung abfordern. Das Motto unseres Kongresses ΠΑΝΤΑ ΡΕΙ Umdenken sollte ja auch darauf abzielen, dass wir nicht nur umdenken, sondern in vielerlei Hinsicht auch umhandeln, umstrukturieren müssen. Das kann natürlich auch für die wissenschaftlichen Fachgesellschaften dienen.

Damit bin ich bei meinem dritten Punkt, bei der geplanten Umstrukturierung unserer Deutschen Gesellschaft für Chirurgie. Schon seit Jahren, zuletzt festgelegt in der ab 1999 gültigen Fassung unserer Satzung, hat es sich unsere Gesellschaft zur Aufgabe gemacht, als Dachorganisation zu gelten, in der alle chirurgischen wissenschaftlichen Gesellschaften auch ihre Verbandsheimat sozusagen finden sollen. Diese Absicht ist bisher immer eingesehen worden, aber noch nicht mit Verve vorangetrieben worden, weil diese Aufgabe natürlich auch nicht ganz leicht zu lösen ist. Der Druck, der zur Zeit durch die dirigistischen gesundheitspolitischen und berufspolitischen Entwicklungen auf uns ausgeübt wird, verbietet aber einzelkämpferische Maßnahmen und gebietet Schulterschluss und wirksame Vertretung aller gemeinsamen wissenschaftlichen und fachlichen Interessen. Unsere Gesellschaft hat deshalb bei der letzten Präsidiumssitzung im Februar eine Strukturkommission gegründet, die jetzt vor gut drei Wochen erstmals getagt und, wie ich meine, außerordentlich konstruktiv und zukunftsweisend gearbeitet hat. Die Mitglieder dieser Kommission sind jeweils zwei Vertreter aller Schwerpunkt- und Fachgesellschaften und der Deutschen Gesellschaft für Chirurgie. Es soll in der Zusammensetzung eine bleibende Kommission sein, welcher der aktuelle Präsident der Deutschen Gesellschaft für Chirurgie vorsitzt. Erster Stellvertreter ist jeweils ein Vertreter der Schwerpunkte und zweiter Stellvertreter ein Vertreter der wissenschaftlichen Fachgebiete. Ich kann Ihnen leider jetzt die damals erarbeiteten Ergebnisse nicht vorlegen, ich kann sie auch nicht an die Wand werfen. Wir haben wohl ein Ergebnisprotokoll, aber das ist noch nicht untereinander abgestimmt, und wir sollten jetzt nichts veröffentlichen, was noch nicht sicher festgelegt ist.

Ich wäre damit im Wesentlichen am Ende meines Berichtes. Wir werden uns darüber im Klaren sein, dass der Schulterschluss in Zukunft in unserem Fach absolut notwendig sein wird. Ich weise nur darauf hin, die neuen Entgeltsysteme werden uns fordern; wir wissen noch gar nicht, wie sie auf unsere Universitäten und auf unsere Kliniken wirken werden. Wir wissen noch nicht, wie wissenschaftliche Leistungen honoriert werden, und wir wissen auch noch nicht, wie überhaupt eine leistungsgerechte Vergütung definiert wird. Das sind nur einige Probleme, die wir nicht reagierend erwarten dürfen, die wir eher agierend mit unserer wissenschaftlich-fachlichen Kompetenz auch beratend auf einen guten Weg bringen müssen. Wir hoffen sehr, dass wir, auch zusammen mit dem Berufsverband, durch diese Umstrukturierungsmaßnahmen eine bessere und stärkere Vertretung nach außen und nach obenhin erreichen können. In diesem Zusammenhang möchte ich auch noch auf die am heutigen Nachmittag und morgen früh stattfindenden Sitzungen, die sich mit berufspolitischen Problemen beschäftigen, hinweisen.

Meine Damen und Herren! Ich bin am Ende. Ich danke Ihnen für Ihre Geduld. Ich danke Ihnen auch für das Vertrauen, das Sie dem Vorstand und dem Präsidium der Deutschen Gesellschaft für Chirurgie entgegenbringen. Die nächste Zukunft ad personas werden wir gleich nach dem Wahlergebnis erfahren.

Ich möchte das Wort jetzt an den Herrn Generalsekretär übergeben. Ich würde, wenn ich das vorschlagen darf, nach dem Bericht des Herrn Generalsekretärs dann die Diskussion eröffnen.

Bericht des Generalsekretärs

Prof. Dr. med. Wilhelm Hartel, Generalsekretär: Herr Präsident, liebe Kolleginnen und Kollegen! Ich möchte einfach wie jedes Jahr die Themen einmal aufscheinen lassen, damit Sie die Punkte kennen, über die ich berichten werde.

Es ist wie immer zunächst einmal die Mitgliederbewegung, dann Geschäftsstelle Berlin. Das kann ich ganz kurz machen, da komme ich nur auf die Personen zu sprechen. Ich werde über das Billroth-Haus in Bergen eine Auskunft geben. Dann hat sich entscheidend Neues erfreulicherweise in Richtung Entwicklung in den Arbeitsgemeinschaften unserer Gesellschaft getan. Schließlich habe ich zu sprechen in Verbindung mit der BSE-Krise über unsere Vertreter beim Robert-Koch-Institut in Berlin. Letztlich kommen dann die Auslandsaktivitäten, Zusammenarbeit mit der Bundesärztekammer, der AWMF und, wie ich zuletzt in der I. Mitgliederversammlung gesagt habe, eine kleine unwesentliche Satzungsänderung, die wir durchziehen sollten, damit wir keine Schwierigkeiten mit dem Finanzamt kriegen. Hier wären auch juristische Fragen durch den hier anwesenden juristischen Berater unserer Gesellschaft und gleichzeitig Wirtschaftsprüfer, Herrn Dr. Mihm, zu beantworten.

Ich komme zunächst zur Mitgliederbewegung. Sie ist weiterhin erfreulich. Wir haben 221 neue Mitglieder in diesem Jahr bekommen. Wir haben durch diesen Kongress selber einen sehr beachtlichen Schub von Neuaufnahmen gehabt, und zwar von 60 neuen jungen Kollegen, die der Gesellschaft beigetreten sind. Das war ähnlich wie in der Zeit von Herrn Herfarth. Wir hatten damals erstmals gesagt, wenn sie Mitglieder werden, dürfen sie am Kongress unentgeltlich teilnehmen. Das ist eben der Erfolg. Allerdings ist der Eintritt in die Gesellschaft aus den neuen Ländern mit 30 weiterhin relativ gering. 47 Mitglieder sind im vergangenen Jahr verstorben. Darunter sind die früheren Präsidenten Prof. Dr. Hans-Martin Becker und Herr Prof. Dr. Karl Vossschulte, den wir am 11. April in Gießen beerdigt haben. Die Gesamtzahl der Mitglieder beträgt jetzt bis auf ein paar 6000. Ich würde sehr gern erleben, dass diese Grenze ganz deutlich und gut überschritten wird. Ich muss sagen, ich finde es einfach unmöglich, wenn Assistenten oder Oberärzte von Universitätskliniken nicht Mitglieder einer wissenschaftlichen Gesellschaft sind. Sie sollen es selbstverständlich an den anderen Krankenhäusern auch sein, aber bei ersteren ist es fast Zwang.

Ich komme zur Geschäftsstelle in Berlin. Sie haben es jetzt statt mit Frau Bauer mit Frau Dr. Nowoiski als Büroleiterin zu tun. Die Sekretärin ist Frau Prestel, Buchhalterin Frau Mohrbacher, nur damit Sie die Namen einmal gehört haben. Es kommt noch eine vierte Teilzeitkraft hinzu. Das sind die wesentlichen Mitarbeiter. Wir haben die erste Präsidiumssitzung in der neuen Geschäftsstelle abgehalten und das auch bildlich dokumentiert. Wir werden Ihnen in Heft 3 die Sitzung und die Festvorlesung von Herrn Peiper in Bildern und mit den Texten der Vorträge noch einmal in Erinnerung rufen.

Ich komme jetzt noch zu einem Punkt, den wir mit dem BDC sehr kurzfristig ins Auge gefasst haben. Das war die gemeinsame Benutzung von Personal. Die war aber doch nicht so gut zu machen in dem Augenblick, da wir kamen, weil der Betrieb einfach weiterlaufen musste und sollte. Wir konnten kein Risiko eingehen. Jeder ist da zunächst einmal in seinem Bereich geblieben. Wir werden bald wieder neue Annäherungsversuche starten. Aber in dem Augenblick ging es nicht. Ich bin jedenfalls zufrieden, dass wir den Wechsel von München nach Berlin ohne große Pannen überstanden haben.

Ich möchte noch auf ein Buch hinweisen, das anlässlich dieser Übersiedlung entstanden ist, ein künstlerisch hervorragend aufgemachtes Buch von einem Hamburger Verleger mit dem Titel: „Das Langenbeck-Haus im Spiegel der Deutschen Gesellschaft für Chirurgie". Wer etwas über das Langenbeck-Haus wissen will, muss es sowieso haben, aber es ist praktisch alles drin, was auch wesentlich in unserer Vergangenheit, in unserer fast 130jährigen Geschichte ist. Das Buch wird zu einem Vorzugspreis von 49 DM an unserem Stand verkauft, es kostet draußen 98 DM. Den Differenzbetrag hat die Gesellschaft schon bezahlt.

Ich komme zu meinem dritten Punkt. Das ist das Billroth-Haus in Bergen. Es ist jetzt fertig, ich habe oft genug darüber berichtet. Die Einweihung wird am 13. Juli sei. Der dann tätige Präsident Herr Siewert, der Schatzmeister und ich werden in Kürze hochfahren nach Bergen und vor Ort festlegen, wie diese Einweihungsfeier ablaufen soll. Wir werden sehr bald dann auch die Einladungen verschicken. Wir haben unsere Schweizer und österreichischen Kollegen schon vorgewarnt, sie werden selbstverständlich kommen. Die Stadt Bergen wird ebenfalls teilnehmen, ich denke auch die benachbarten Universitäten Greifswald und Rostock, die das Haus natürlich mit benutzen wollen. Dieses Haus wird allen offen stehen, die etwas mit der Wissenschaft und dem Geist und der Musik von Billroth zu tun haben; sie können dort tagen. Das gilt selbstverständlich auch für die Industrie.

Ich komme zu den Arbeitsgemeinschaften. Ich habe Ihnen gesagt, da hat sich einiges getan. Das erste ist, dass die Arbeitsgemeinschaft CAEL, Arbeitsgemeinschaft Entwicklungsländer, jetzt nicht nur gegründet worden ist, sondern auch ihre erste Sitzung in Homburg/Saar abgehalten hat. Ich habe an dieser Sitzung teilgenommen; Herr Post ist der Vorsitzende. Wir sollten diese Arbeitsgemeinschaft sehr unterstützen, weil ich glaube, dass ein so reiches Land wie wir die Verpflichtung hat, sich weiterhin um die Entwicklungsländer zu kümmern. Ich meine auch, dass diese Bemühung einen Teil der Berechtigung abgibt, den Allgemeinchirurgen zu erhalten. Denn der ist doch gefragt, wie ich heute Morgen in einer Sitzung noch einmal ganz deutlich sehen konnte.

Die zweite Arbeitsgemeinschaft, die sich jetzt – wie soll ich sagen – sehr stark weiterentwickelt hat und die im letzten Jahr gegründet wurde, ist die sog. CAMIC, Chirurgische Arbeitsgemeinschaft für minimalinvensive Chirurgie. Sie hat zuletzt vor vier Wochen in Stuttgart unter dem Vorsitz von Herrn Bittner getagt. Wir haben dort und auch im Präsidium angeregt und beschlossen, dass sie mindestens einmal im Jahr mit der CAES zusammen ihre Sitzung haben soll. Sie gehören eigentlich zusammen, aber jetzt sollten sie sich auch einmal getrennt entwickeln, dann kann man Annäherungsversuche erneut ins Auge fassen.

Ich komme dann zu einer weiteren Arbeitsgemeinschaft, die meines Erachtens von großer Zukunftsbedeutung hat. Das ist CATC, Chirurgische Arbeitsgemeinschaft Telechirurgie. Der Vorsitzende ist Prof. Schlag. Diese Arbeitsgemeinschaft wendet sich nicht nur an Chirurgen, die sich mit computerassistierter Chirurgie/Navigationssystemen befassen, sondern auch an benachbarte wissenschaftliche Gesellschaften. Prof. Schlag wird in Bälde den ersten großen Auftrag bekommen, und zwar über Prof. Nerlich, der international aufgefordert ist, einen sehr breiten Kongress über dieses Thema abzuhalten. Prof. Schlag wird da den deutschen Part organisieren. Er weiß das, es ist gerade vor ein paar Tagen geschehen.

Es ist zwar keine Arbeitsgemeinschaft worüber ich jetzt rede, sondern es ist die Lehrakademie der Deutschen Gesellschaft für Chirurgie unter Herrn Eigler, der sekundiert worden ist von den Herren Post und Bauer. Diese Lehrakademie hat einen sehr vielversprechenden Start genommen. Wir haben heute eine Besprechung gehabt, sodass sie auch in die Regionalvereinigungen hineingetragen werden kann. Es ist natürlich bei einem solch zukunftsträchtigen Unternehmen nicht unüblich, dass auch andere berechtigterweise an dieser Lehrakademie teilnehmen möchten; das ist der Berufsverband. Die Berechtigung ist deswegen um so größer, weil die Gelder für diese Lehrakademie aus der Müller-Osten-Stiftung stammen. Ich bin mit dieser Frage in der Präsidiumssitzung des Berufsverbandes konfrontiert worden und habe spontan Verständnis dafür gehabt. Ich habe meine Vorstands- und Präsidiumskollegen davon unterrichtet, die das gleiche Echo signalisiert haben. Jetzt muss man darüber sprechen, wie man dieses gemeinsam macht. Die finanzielle Regelung über die Müller-Osten-Stiftung ist jedenfalls garantiert. Wir haben fortlaufend über die Aktivitäten dieser Lehrakademie berichtet, zuletzt in Heft 1 und 2. Wir werden das weiterhin tun, sodass man sich ein Bild davon machen kann, was diese Lehrakademie leistet.

Nun möchte ich auf die Chirurgische Arbeitsgemeinschaft Medien zu sprechen kommen, und zwar deswegen, weil sie sehr erfolgreich im letzten November unter dem Vorsitz von Herrn Hottenrott getagt hat. Da alle Preise, die wir so vergeben, genannt worden sind, aber sonst keine Gelegenheit mehr wäre, den Edgar-Ungeheuer-Preis zu nennen, möchte ich sagen, dass er auf dieser Tagung im November verliehen worden ist. Er ist an Herrn Peek von der Arbeitsgruppe Plastische Chirurgie von Herrn Exner aus Frankfurt gegangen und hatte das Thema: „Der freie mikrochirurgische Perforatorlappen vom Unterbauch. Ein neuer Standard in der Brustrekonstruktion".

Nun komme ich zum Robert-Koch-Institut. Die Deutsche Gesellschaft für Chirurgie ist aufgefordert worden, dorthin Vertreter zu schicken. Wir hatten zunächst die Herren Saeger und Wentzensen geschickt, aber die Deutsche Gesellschaft für Unfallchirurgie hat dann selbstverständlich beansprucht, dass Herr Wentzensen für sie geht, weil er sowieso der Kommission bei uns über Krankenhausbau und Krankenhaushygiene mitzuarbeiten hat. Wir haben daraufhin Herrn Saeger Herrn Buhr, der ohnehin in Berlin wohnt und dann nicht reisen muss, beigesellt. Herr Buhr hat schon an den ersten Sitzungen teilgenommen; die ersten Berichte sind geliefert. Auch sie werde ich demnächst in den Mitteilungen veröffentlichen.

Ich komme zu meinem sechsten Punkt, Auslandsaktivitäten. Hier gibt es zwei Dinge, die die Gesellschaft im Augenblick schwerpunktmäßig betreibt. Das ist eine gemeinsame Sitzung unseres Präsidiums mit dem Royal College of Surgeons of England im historischen Gebäude in London. Das wird am 1./2. Februar sein. Die Herren Siewert und Encke sind dort gewesen und haben die Vorgespräche mit den Engländern geführt. Sobald die Themen usw. alles abgestimmt sind, wird es frühzeitig bekannt gegeben.

Die zweite Aktivität ist das traditionelle im dreijährigen Abstand stattfindende deutsch-japanische Joint Meeting in Berlin vom 18. bis 20. Juni. Hier sind ins Auge gefasst vor allem onkologische Themen, Transplantation, Splitlever, Biomaterialien. Auch das werden wir bekannt geben, sodass die entsprechenden ....(kurzzeitiger Ausfall der Tonübertragung) ... In diesem Gremium waren von der Gesellschaft vertreten Neuhaus, Siewert und der Generalsekretär....

Ein weiteres wichtiges Gremium ist die AWMG. Sie wissen, dass das eine Vereinigung von 130 wissenschaftlichen Gesellschaften ist. Herr Encke hat im vergangenen Herbst die Präsidentschaft dieser meines Erachtens sehr hoch angesiedelten Gesellschaft übernommen. Ich selber war bis dahin sechs Jahre lang Vizepräsident. Ich habe dieses Amt turnusmäßig aufgegeben, werde aber als Delegierter der Gesellschaft weiterhin zusammen mit Herrn Encke dort tätig sein. Dort spielt weiterhin das Leitlinienproblem eine zentrale Rolle. Ich bin sicher, dass die Gesellschaften sich damit weiterhin stark befassen müssen. Das muss sowohl die Deutsche Gesellschaft für Chirurgie als auch jede einzelne wissenschaftliche Gesellschaft.

Zum Abschluss komme ich zu zwei Punkten, die ich in dem ersten Teil unserer Mitgliederversammlung angekündigt habe. Ich habe Ihnen gesagt, dass Punkt 2.2 unserer Satzung geändert werden muss, weil die Verhältnisse so, wie wir sie ursprünglich angenommen haben, nicht stimmen. Die Satzung wurde gemacht, als eine Stiftung Billroth-Haus beabsichtigt war. Das hätte bedeutet, dass die Deutsche Gesellschaft, die Stadt Bergen, die Österreicher und die Schweizer sich daran beteiligt hätten. Das ist nicht zustande gekommen. Wir sind alleiniger Besitzer dieses Hauses, und deswegen muss der ursprüngliche Text, der den Begriff Theodor-Billroth-Stiftung bürgerlichen Rechts beinhaltet, umgewandelt werden in den Begriff „Bildungszentrum Theodor Billroth". Ich werde Ihnen gleich den verbesserten Text als Dia an die Wand werfen.

Es kommt eine zweite Änderung, das habe ich auch in der I. Mitgliederversammlung angekündigt. Das ist die Änderung, wo es um das Vermögen der Deutschen Gesellschaft für Chirurgie geht, wenn sie sich auflösen sollte. Sie tut es nicht, sie ist sehr vital. Unsere Vorfahren haben, wie soll ich sagen, eine Regelung getroffen, die klug war, die alles offen ließ nach dem Motto, wir bestimmen später, wer das Geld kriegt, er muss nur gemeinnützig sein. Aber unser Finanzamt in Berlin verlangt hier eine konkrete Aussage, und man hat sich innerhalb des Präsidiums der Deutschen Gesellschaft geeinigt bzw. keine Einwände dagegen gehabt, dass wir das Vermögen der DFG übertragen. Die DFG hat ihre Gemeinnützigkeitsbescheinigung in Berlin hinterlegt. Das Finanzamt wäre mit dieser Regelung einverstanden. Wenn zu diesen Punkten juristische Fragen sind, Herr Dr. Mihm, würde sie beantworten.

Ich würde zunächst den ersten Punkt – Umwandlung in „Bildungszentrums Theodor Billroth" – Ihnen projizieren und dann fragen, ob Sie mit dieser Änderung einverstanden sind. Wir brauchen eine Zweidrittelmehrheit, dann würde der Punkt in diesem Sinne geändert. Darf ich um das erste Dia bitten. (Schaubild) Sie sehen hier den neuen Text, den wir als Ersatz gewissermaßen einfügen wollen, der selbstverständlich mit der Betätigung dieses Bildungszentrums im Sinne von Theodor Billroth verknüpft ist und praktisch das Gleiche enthält wie vorher, nur dass der Name geändert worden ist, weil es eben nicht mehr so ist, wie es geplant war. Darf ich um Ihre Zustimmung bitten durch einfaches Handaufheben, sind Sie damit einverstanden, dass wir diesen Punkt so ändern? – Ich glaube, der Blick in den Saal zeigt, dass dieses der Fall ist. – Ich danke Ihnen.

Satzungsänderung der DGCH

Die neue Fassung von Punkt 2.2.7 soll lauten:

Errichtung und Unterhaltung eines Bildungszentrums „Billroth-Haus"
im Geburtshaus des Chirurgen Prof. Dr. Theodor Billroth in Bergen auf Rügen
zur Förderung von Wissenschaft, Kunst und Kultur,
insbesondere auf dem Gebiet der medizinischen Wissenschaft und der Musik
zum Andenken an den Chirurgen und Musikliebhaber Theodor Billroth".

Zum nächsten Punkt, Übertragung unseres Vermögens in Richtung DFG darf ich Ihnen zunächst einmal den alten Text zeigen. Bitte das zweite Dia. (Schaubild) Sie sehen, ein Überschuss usw. wird dann an eine als steuerbegünstigt anerkannte Körperschaft gegeben, die Körperschaft war also offengelassen. Es müsste jetzt heißen, die Formulierung stammt auch von unserem Juristen, Herrn Dr. Mihm, bitte das nächste Dia (Schaubild), dass das an die DFG geht. Ich bitte auch hier Ihre Zustimmung durch Handaufheben zu bekunden, darf ich darum bitten. – Vielen Dank, meine Damen und Herren. Ich bin damit am Ende meines Berichts. – Vielen Dank.

Die neue Fassung von Punkt 16.2 soll lauten:

Im Falle der Auflösung der Gesellschaft oder beim Wegfall steuerbegünstigter Zwecke
werden ihre Mittel zunächst zur Abdeckung ihrer Verbindlichkeiten verwendet.
Das danach verbleibende Vermögen fällt an die Deutsche Forschungsgemeinschaft DFG
als steuerbegünstigter Körperschaft, die es unmittelbar und ausschließlich
für steuerbegünstigte Zwecke zu verwenden hat.

Prof. Dr. med. Klaus Schönleben, Präsident der Deutschen Gesellschaft für Chirurgie: Vielen Dank, Herr Generalsekretär. Ich darf vorschlagen, dass wir gleich noch den Bericht des Schatzmeisters, Herrn Junghanns, erhalten. Es wird hier auch noch abzustimmen sein. Es wäre deshalb gut, wenn wir den Bericht vorziehen.

Bericht des Schatzmeisters

Prof. Dr. med. Klaus Junghanns, Schatzmeister: Herr Präsident, Herr Generalsekretär, liebe Kolleginnen und Kollegen! Mein Bericht über den Jahresabschluss 2000 basiert auf dem Bericht unseres Steuerberaters und Wirtschaftsprüfers Dr. Nihm. Der Bericht ist für alle im Kongresssekretariat einzusehen.

Im Bereich unserer regelmäßigen Ausgaben und Einnahmen hat sich nur wenig im Vergleich zu den Vorjahren geändert. Wir haben wieder eine leichte Erhöhung der Mitgliedsbeiträge um 28 000 DM durch mehr Mitglieder;

der Herr Generalsekretär hat darüber berichtet. Dafür haben wir entsprechend unserem letztjährigen Präsidiumsbeschluss 100 000 DM mehr für Stipendien aufgewendet. Die Rechtspacht war um 236 000 DM niedriger als im Vorjahr, dafür dank günstiger Wertpapieranlagen das Wertpapierergebnis etwas höher, um 39 000 DM. Die Ausgaben für unsere Angestellten waren durch die Abfindungen an unsere altgedienten Mitarbeiterinnen und umzugsbedingte teilweise Doppelbesetzung und Reisekosten mit 144 000 DM höher. Die reinen Personalkosten liegen aber durch die geringere Zahl der Mitarbeiter bereits in München und jetzt auch in Berlin unter jenen des Vorjahres. Wir hoffen, dass dies so bleibt.

Es gelang uns, unsere Räume in der Elektrastraße nach kleineren Umbau- und Renovierungsmaßnahmen für 26 000 DM ohne Zeitverlust zu einem Preis zu vermieten, der ziemlich genau unseren Mietkosten im Langenbeck-Haus in Berlin entspricht. Aber der Umzug nach Berlin mit allen Einrichtungs-, Reise- und Personalzusatzkosten gesondert betrachtet hat etwa 400 000 DM gekostet. Die Aufwendungen für das Billroth-Haus auf Rügen betrugen 804 000 DM, die nach Fertigstellung ab zirka Juli erfolgende Vermietung an einen Angestellten der Baubehörde in Bergen, der in dem Bau die Hausmeistertätigkeit übernimmt, wird aber zusammen mit der Vermietung der Räume für Veranstaltungen ungefähr die laufenden Kosten dort in den nächsten Jahren decken.

Rein buchhalterisch haben wir aber trotz dieser höheren Ausgaben eine fast ausgeglichene Bilanz, da wir die vorgetragene Betriebsmittelrücklage aus dem letzten Jahr jetzt aktivieren konnten und verbraucht haben. Die seit langem vorgetragene Rücklage von 800 000 DM für das Billroth-Haus verbleibt uns also noch für die Ausgaben für das Billroth-Haus in diesem Jahr. Wenn diese höher ausfallen sollten, genügen wir damit nur den Anforderungen der Finanzverwaltung, die unser Vermögen mit Argwohn betrachtet. Eine gemeinnützige Gesellschaft darf keine größeren Geldbeträge langfristig ansammeln. Wir hoffen, dass wir die Anerkennung der Gemeinnützigkeit trotzdem wieder erhalten, die wir jetzt für die Jahre 1998 bis 2000 gerade rückwirkend beantragt haben und die in Berlin geprüft wird.

Noch ein Wort zu unserer Rechtspacht. Sie wissen, dass wir für die Kongressgestaltung von MCN oder von Hechler eine Rechtspacht bekommen. Das Münchner Finanzamt hat neuerdings begonnen, dieses Instrument der Rechtspacht zur finanziellen Organisation von Kongressen zu beanstanden. Bisher hat das Finanzamt Berlin, wo wir geprüft werden, noch keine ähnliche Idee entwickelt. Wir sollten auch hier nicht in vorauseilendem Gehorsam unser so bewährtes System ändern. Wir sind aber trotzdem dabei, uns Gedanken über eine Änderung des Instituts Rechtspacht gemeinsam mit unserem Wirtschaftsprüfer zu machen.

(Schaubild) Insgesamt haben wir weiterhin eine stabile finanzielle Situation. Wir hoffen in unser aller Interesse auch wieder auf einen günstigen Abschluss dieses Kongresses.

Zuletzt noch eine lästige Pflicht: Auch wir müssen ab 01.01. auf den Euro umsteigen. Wir haben die Summen ausgerechnet, die dann in Zukunft in Euro nötig sein werden. Sie wissen, dass Sie 250 DM als ordentliche Mitglieder bezahlen; das ist ein außerordentlich niedriger Betrag im Vergleich zu anderen wissenschaftlichen Gesellschaften bei uns. Wir haben den Betrag seit fünf Jahren halten können und hoffen ihn auch weiter zu halten. Bei Umrechnung auf einen vernünftigen Wert kommen wir auf 130 Euro, was eine leichte Erhöhung von 2,18 Euro ist, entspricht aber nur 1,4 % der Gesamtsumme. Die Mitglieder in der chirurgischen Ausbildung in den ersten acht Jahren zahlen 65 Euro. Das ist auch etwas mehr, dafür macht es sich aber günstiger, wenn die Mitglieder aus den fünf neuen Bundesländern etwas weniger zahlen. (Schaubild) Sie sehen hier die Zahlen. Ich hoffe nicht, dass dies einen neuen Ost-West-Konflikt hervorruft. Ich bitte Sie um die Zustimmung zu diesen neuen Mitgliedsgebühren in Euro. Ich glaube nicht, dass es so wesentlich ist, dass es eine Schwierigkeit macht bei der Zustimmung. Auch hier bräuchten wir Ihre Abstimmung. Wenn ich gleich fragen darf: Wer ist dafür, dass wir so umstellen? – Vielen Dank. Wer ist dagegen? – Enthält sich jemand der Stimme? – Vielen Dank für Ihre Zustimmung. Dann werden wir das ab 01.01. nächsten Jahres so umsetzen. – Ich danke Ihnen fürs Zuhören.

Bericht der Kassenprüfer

Prof. Dr. med. Hans-Detlef Saeger, Kassenprüfer: Herr Arbogast und ich waren Kassenprüfer. Nach dem Bericht des Schatzmeisters teilen wir als Kassenprüfer mit, dass wir den Geschäftsbericht zur Einsicht vorliegen hatten, dass wir ihn durchgesehen haben und dass wir keine Unregelmäßigkeiten feststellen konnten. Wir beantragen deshalb, Herrn Schatzmeister Junghans zu entlasten.

Prof. Dr. med. Klaus Schönleben, Präsident der Deutschen Gesellschaft für Chirurgie: Sie sind meinem Vorschlag zuvorgekommen. Ich bitte darüber abzustimmen. Wer ist dagegen, dass der Rechenschaftsbericht von Herrn Junghanns anerkannt wird? – Keiner ist dagegen. Wer enthält sich? – Eine Enthaltung, der Rest dafür.

Wir haben das Ergebnis der Wahlen noch nicht. Wir können deshalb die Diskussion über die Berichte einleiten. Wer möchte dazu diskutieren, wer hat Fragen? – Bitte.

N. N.: In dem Bericht des Generalsekretärs ist die Xenotransplantation erwähnt worden. Ich habe nicht ganz verstanden, welche Bedeutung diese Bemerkung hat. Mich würde das interessieren. Kann man das erläutern? Sie sprachen von einem Moratorium, oder wie soll man verstehen, was da gemeint ist?

Prof. Dr. med. Klaus Schönleben, Präsident der Deutschen Gesellschaft für Chirurgie: Herr Neuhaus.

Prof. Dr. med. Neuhaus: Darf ich die Frage beantworten. Es gab eine Kommission zur Xenotransplantation beim Wissenschaftlichen Beirat der Bundesärztekammer, und da die Xenotransplantation mit ihrer Perspektive humaner Einsatz in zwei bis drei Jahren deutlich in den Hintergrund gerückt ist, schien die Notwendigkeit auch nicht mehr so dringend, diese Kommission weiterzuführen. Denn diese Kommission hätte ein Papier produziert, das der

Forschung auch in gewissen klinischen Feldern erhebliche Fesseln angelegt hätte, zum Beispiel eine extracorporale Leberperfusion mit einer Schweineleber wäre de facto unmöglich geworden. Auch der experimentelle oder teilexperimentelle Einsatz von Schweineleber oder anderen Tierzellen wäre erheblich erschwert worden. Wir hätten für alles große Forschungsanträge an die Kommission schicken müssen usw., das kennen Sie ja. Erfreulicherweise, um dieses zu vermeiden, hat man gesagt, das ist jetzt nicht vordringlich, das können wir bis zu einem Zeitpunkt verschieben, wo die Xenotransplantation solider Organe wirklich in den Bereich der Realitäten rückt. Das war der Hintergrund.

N. N.: Was bedeutet das jetzt? Ich selbst bin klar anderer Ansicht. Wir können sehen, dass in der Welt, in anderen Ländern, selbstverständlich bei solchen sich anbahnenden Entwicklungen man darüber nachdenkt, wie man die in richtige Bahnen lenkt. Ich hätte gedacht, gerade die Zeit, die nun besteht, hätte man darüber auch bei der Bundesärztekammer nachdenken können. So schnell geht das ja nicht. Ich sehe nicht eine solche Behinderung, es sei denn, dass diese Behinderung natürlich wegen der Probleme, die bekannt sind bei der Xenotransplantation, ja einen Sinn haben. Also ich wollte eigentlich nur wissen, was dieses Votum bedeutet.

Prof. Dr. med. Neuhaus: Es ist kein Votum eigentlich. Aber Sie sehen es bei der Praeimplantationsdiagnostik, was heute politisch mit Neuerungen, die in sensiblen Bereichen angestoßen werden, passiert. Bevor überhaupt irgendwie etwas Vernünftiges diskutiert werden kann, ist die Gesellschaft bei Verboten. Das wäre bei der Xenotransplantation nach den vorliegenden Papieren wohl auch so gekommen. Deswegen bin ich eigentlich sehr glücklich, dass diese Sache zunächst mal in den Hintergrund rückt. Also da war nicht etwas Besonderes passiert, sondern es wurde nur die Dringlichkeit dieser Kommission nicht mehr gesehen.

Prof. Dr. med. Klaus Schönleben, Präsident der Deutschen Gesellschaft für Chirurgie: Vielen Dank. Gibt es noch weitere Kommentare zu diesem Problem? Es gibt sicher noch andere, die wir diskutieren müssen, Fragen zum Billroth-Haus, Fragen zum Langenbeck-Virchow-Haus, Fragen zur chirurgischen Weiterbildung? – Das ist nicht der Fall. Dann können wir den nächsten Punkt angehen.

Forumpreis

Prof. Dr. med. Klaus Schönleben, Präsident der Deutschen Gesellschaft für Chirurgie: Die Kommission hat heute getagt und der Forumpreis sollte heute während der II. Mitgliederversammlung vergeben werden. Herr Prof. Meßmer hat wohl der Kommission vorgestanden. Wenn Sie freundlicherweise hochkämen, Herr Meßmer, und uns einen Bericht über das Ergebnis dieser Kommission geben würden.

Prof. Dr. med. Konrad Meßmer: Herr Präsident, meine sehr geehrten Damen und Herren! Der Forumspreis ist ein wissenschaftlicher Preis, der für den besten Beitrag im Forum vergeben werden soll. Die Vorauswahl erfolgt aufgrund der Entscheidung des Forumausschusses aufgrund der höchsten erreichten Punktzahl in den einzelnen Fachgebieten. Die sechs Beiträge sind heute in der Fritz-Linder-Preisträger-sitzung präsentiert und diskutiert worden. Die Preisrichter bestanden aus Herrn Prof. Beger, Prof. Rothmund und mir selbst. Wir sind zu der Entscheidung gekommen, dieses Jahr keinen Forumspreis zu vergeben. Bei dieser Sitzung wird entschieden über Inhalt, Präsentation und Diskussion der Ergebnisse. Wir empfehlen aufgrund dieser Sachlage, dass wir uns zu keiner Preisvergabe entscheiden konnten, dem Präsidium und dem Forumsausschuss, die Auswahlbedingungen für den Forumspreis und für die Fritz-Linder-Preisträgersitzung zu ändern, sodass in der nächsten Periode der hochangesehene wissenschaftliche Preis wieder vergeben werden kann. Danke schön.

Prof. Dr. med. Klaus Schönleben, Präsident der Deutschen Gesellschaft für Chirurgie: Vielen Dank, Herr Meßmer. Es ist auch eine wichtige Aufgabe einer Kommission, einmal einen Preis nicht zu vergeben. – Bitte schön, eine Frage.

N. N.: Ich möchte kurz eine Frage an das Komitee der Fritz-Linder-Preisträgersitzung stellen. Es hat es meines Wissens noch gar nicht gegeben, dass ein Preis nicht vergeben wurde. Es gibt ja klare Kriterien, anhand deren sechs Beiträge ausgewählt wurden. Die Diskussion ist mir jetzt momentan nicht vor Augen. Es sind verschiedene Probleme heute Morgen aufgetreten, die sämtlich die Redner nicht zu verantworten haben. Ich bedauere, dass das Gremium sich nicht zu einer Preisvergabe hat entschließen können. Das wirkt nämlich demotivierend auf die Beitragenden für das Forum.

Prof. Dr. med. Klaus Schönleben, Präsident der Deutschen Gesellschaft für Chirurgie: Wer möchte dazu einen Kommentar abgeben? – Herr Meßmer, Herr Beger?

Prof. Dr. med. Konrad Meßmer: Herr Präsident, meine Damen und Herren! Es ist kein Geheimnis, dass in diesem Kongresszentrum Probleme mit der technischen Präsentation von Dias und Laptopbeiträgen gewesen sind. Das war natürlich kein Grund für die Preisrichter, keinen Preis zu vergeben, sondern es ging um Originalität, Innovation, Präsentation und Diskussion; die technischen Probleme waren hier natürlich ausgeschaltet. Aber Sie müssen natürlich einer Preiskommission die Freiheit der Entscheidung lassen. Sie muss auch einmal das Recht haben, keinen Preis zu vergeben. Ich glaube, die Mitglieder der Kommission stehen dazu. Sie sollten das respektieren.

Video-/Filmpreis

Prof. Dr. med. Klaus Schönleben, Präsident der Deutschen Gesellschaft für Chirurgie: Gut. Aber jetzt wollen wir mal positive Preisvergabe machen. Wir können heute schon den Video-/Filmpreis verleihen. Ist Herr Privatdozent Rudolf Hatz im Saal? – Herr Hatz erhält den Video-/Filmpreis für seinen Beitrag: Thorakoskopische Eingriffe am Oesophagus. Dieser Preis ist mit einem Scheck verbunden. Es gibt höhere Preise, aber es sind immerhin 3000 DM. – Herr Hatz, bitte schön.

Wahlen (Fortsetzung)

Prof. Dr. med. Klaus Schönleben, Präsident der Deutschen Gesellschaft für Chirurgie: Meine sehr verehrten Damen und Herren! Die Spannung steigt. Wir haben das Wahlergebnis. Es sind insgesamt 276 Stimmen abgegeben worden.

Ich darf zunächst das Ergebnis für den *II. stellvertretenden Präsidenten 2001/2002,* der dann Präsident 2002/2003 wird, bekannt geben. Herr Haas wurde mit sehr guter Mehrheit gewählt. Herr Haas, ich darf Sie zunächst fragen, ob Sie die Wahl annehmen. Wenn Sie sich äußern wollen, kommen Sie bitte hoch.

Prof. Dr. med. Norbert Haas: Herr Präsident, meine Damen und Herren! Ich nehme die Wahl an. Ich danke Ihnen für das entgegengebrachte Vertrauen. Diese Wahl ist höchste Ehre und Auszeichnung, aber auch eine Herausforderung, die in mich gesetzten Erwartungen der Deutschen Gesellschaft für Chirurgie zu erfüllen.

Erlauben Sie mir mit großer Freude zuerst dem neuen Ehrenmitglied unserer Gesellschaft Harald Tscherne, meinem unfallchirurgischen Lehrer und Freund, für die Förderung und Unterstützung meiner beruflichen Laufbahn zu danken. Ich hatte das große Glück, dass neben Harald Tscherne meine weiteren chirurgischen Lehrer Hans-Georg Borst und Rudolf Pichlmayr waren, große chirurgische Leitbilder. Mein Dank gilt aber auch all denen, die meinen beruflichen Werdegang wohlwollend begleitet haben und mir stets mit Rat und Tat zur Seite standen und stehen. Ich danke meinen Mitarbeitern für die gemeinsam geleistete harte Arbeit der vergangenen Jahre in Berlin. Diese Wahl ist gleichzeitig ein Zeichen, dass die deutsche Unfallchirurgie einen festen Bestandteil der deutschen Chirurgie darstellt. Wir werden auf dem eingeschlagenen Weg der Neustrukturierung der Deutschen Gesellschaft für Chirurgie weiterhin mit aller Energie mitarbeiten und dazu beitragen, dass die traditionsreiche Deutsche Gesellschaft für Chirurgie in eine neue glanzvolle Zukunft aufbricht. – Vielen herzlichen Dank.

Prof. Dr. med. Klaus Schönleben, Präsident der Deutschen Gesellschaft für Chirurgie: Vielen Dank, Herr Haas.

Ich gebe das nächste Wahlergebnis bekannt, *Wahl des Schatzmeisters.* Herr Junghanns hat sich wieder der Wahl gestellt. Er wurde mit großer Mehrheit wieder gewählt. Ich frage Herrn Junghanns: Nehmen Sie die Wahl an?

Prof. Dr. med. Klaus Junghanns: Ich nehme die Wahl an und danke Ihnen für Ihr Vertrauen.

Prof. Dr. med. Klaus Schönleben, Präsident der Deutschen Gesellschaft für Chirurgie: Zur dritten Wahl, *Wahl des Vertreters der niedergelassenen Chirurgen,* stand zur Wahl Herr Meier zu Eissen aus Hannover. Er wurde mit deutlicher Mehrheit gewählt. Herr Meier zu Eissen, nehmen Sie die Wahl an?

Dr. med. Jürgen Meier zu Eissen: Ich nehme die Wahl an und danke für das entgegengebrachte Vertrauen.

Prof. Dr. med. Klaus Schönleben, Präsident der Deutschen Gesellschaft für Chirurgie: Als *Vertreter der Chirurgen aus dem deutschsprachigen Ausland* stand Herr Harder aus Basel zur Wahl. Herr Harder wurde mit weit ausreichender Mehrheit gewählt. Herr Harder.

Prof. Dr. med. Felix Harder, Basel: Sehr geehrter Herr Präsident, meine Damen und Herren! Ich freue mich riesig über diese Wahl ins Präsidium. Ich danke Ihnen für das Vertrauen. Ich nehme diese Wahl sehr gern an. Ich betrachte die Wahl persönlich quasi auch als eine Erweiterung langjähriger Freundschaften mit einer ganzen Reihe deutscher Chirurgen und ihrer Kliniken, an denen mehrere junge Basler Chirurgen wertvolle Weiterbildungsjahre verbringen konnten. Ich muss erst noch lernen, was es heißt, Vertreter der deutschsprachigen Chirurgen im Ausland zu sein. Wie Sie hören, bin ich das. ich vertrete offenbar die Deutschschweizer Chirurgen unter Ausschluss der Rätoromanen, Tessiner und französisch sprechenden Schweizer, habe ein Ohr in Österreich und kümmere mich vielleicht um deutschsprachige Splittergruppen wie in Westrumänien verbliebene Banatschwaben oder ältere Elsässer, die noch deutsch sprechen. Ich werde mich bemühen, dies alles zu erfüllen. Ich danke Ihnen für die Wahl.

Prof. Dr. med. Klaus Schönleben, Präsident der Deutschen Gesellschaft für Chirurgie: Wir werden der Bewältigung Ihrer großen Aufgabe mit Freuden entgegensehen, Herr Harder.

Zum *Vertreter des Gebietes Herzchirurgie* stand zur Wahl Herr Birnbaum aus Regensburg. Ist Herr Birnbaum da? (Generalsekretär Prof. Dr. med. Wilhelm Hartel: Herr Birnbaum musste zu einem Kongress nach Amerika, wo er beteiligt ist. Ich darf für ihn sagen, wenn er gewählt würde, dass er die Wahl gern annähme.) – Herr Birnbaum wurde mit der gleichen deutlichen Mehrheit gewählt. Ich will es nicht mehr immer anders sagen, sonst wird es interpretiert. Wir wissen jetzt, dass er die Wahl annehmen wird.

Als *Vertreter des Gebietes Kinderchirurgie* wurde Herr Festge aus Greifswald ebenfalls mit gleich deutlicher Mehrheit gewählt. Herr Festge.

Prof. Dr. med. Andreas Festge: Ich nehme die Wahl gern an und bedanke mich.

Prof. Dr. med. Klaus Schönleben, Präsident der Deutschen Gesellschaft für Chirurgie: Vielen Dank.

Meine Damen und Herren, das Ergebnis aller Wahlen ist damit bekannt gegeben. Wir kommen zum Punkt Verschiedenes.

Verschiedenes

Prof. Dr. med. Klaus Schönleben, Präsident der Deutschen Gesellschaft für Chirurgie: Ich möchte unter Punkt Verschiedenes auch dem Notar Herrn Regensburger danken. Er hat die Wahl überwacht. Sie können bestätigen, dass alles mit rechten Dingen verlaufen ist? (Zustimmung von Notar Regensburger) – Vielen herzlichen Dank. Sie haben den Kommentar verstanden. Er konnte sich von der ordnungsgemäßen Auszählung der Stimmen überzeugen.

Prof. Dr. med. Wilhelm Hartel, Generalsekretär: Um die Dinge vielleicht zu erleichtern, würde ich diejenigen bitten, die gewählt worden sind, zum Herrn Notar zu gehen. Denn man kann die Unterschriften, die eventuell notwendig sind, jetzt schon leisten. Dann braucht nicht nachgeschickt zu werden.

Prof. Dr. med. Klaus Schönleben, Präsident der Deutschen Gesellschaft für Chirurgie: Sind zum Punkt Verschiedenes noch Fragen da? – Das ist nicht der Fall. Dann danke ich Ihnen sehr herzlich und beende hiermit die Mitgliederversammlung.

Schlussveranstaltung

Prof. Dr. med. Klaus Schönleben, Präsident der Deutschen Gesellschaft für Chirurgie: Meine sehr verehrten Damen und Herren, liebe Kolleginnen und Kollegen, verehrte Gäste!

Der wissenschaftliche Teil des 118. Kongresses der Deutschen Gesellschaft für Chirurgie ist beendet, der Kongress aber noch nicht vorbei. Als Apotheose darf ich den Schlussvortrag von Herrn Daniel Goeudevert ankündigen. Herr Goeudevert ist Ihnen sicherlich bekannt aus seinen öffentlichen Diskussionen im Fernsehen oder als Festredner bei Veranstaltungen ganz anderer Art. Ich darf ganz kurz zu seinem Lebenslauf etwas sagen:

Er ist Franzose, geboren in Reims, hat Literatur an der Sorbonne in Paris studiert, ist aber ab 1965 in die Automobilbranche eingestiegen und war dort zunächst in Frankreich bei Citroen und Renault tätig, später dann in Deutschland als Vorstandsvorsitzender der Fordwerke und auch als stellvertretender Vorstandsvorsitzender der Volkswagen AG. Seit etlichen Jahren hat er sich wieder aktiv der Literatur zugewandt, in die er aber seine große Erfahrung als Manager mit einbringt. Seit 1995 ist er Projektleiter der Europäischen Managerschule in Dortmund. Er hat zahlreiche Bücher geschrieben, die sicher viele von Ihnen kennen, wie z. B. „Die Zukunft ruft“ oder „Wie ein Vogel im Aquarium“ und „Mit Träumen beginnt die Realität“. Sein letztes Buch ist, wie ich gerade erfahren habe, vor zwei Wochen erschienen und heißt: „Der Horizont hat Flügel. Über die Zukunft der Bildung.“

Herr Goeudevert ist ein veritabler Europäer. Er spricht nicht nur alle Sprachen Europas fließend, sondern hat sich auch mit der geschichtlichen Entwicklung Europas immer auseinandergesetzt. Er ist Ritter der Ehrenlegion Frankreichs und trägt das Große Verdienstkreuz des Verdienstordens der Bundesrepublik Deutschland. Ich bin sehr dankbar, dass ich Herrn Goeudevert für diesen Abschluss hier gewinnen konnte. Ich bitte ihn, dass er jetzt seinen Vortrag hält: „Umdenken als Bestandteil einer Unternehmensphilosophie“. – Herr Goeudevert.

Festvortrag

„Umdenken als Bestandteil einer Unternehmensphilosophie"

D. Goeudevert

David Goeudevert, Genf : Meine sehr verehrten Damen und Herren, liebe Spezialisten der Medizin der Zukunft! Ich sagte Prof. Schönleben, worauf ich mich heute eingelassen habe, weiß ich noch nicht vom Thema her und vom Publikum. Ich muss mich nämlich ein bisschen aufwärmen, und ich weiß auch, dass das interessant sein muss. Denn irgendwann lande ich irgendwo auf einem Tisch, wo Sie agil sein werden und mich behandeln, und wenn Sie mich erkennen und die Rede war nicht gut, dann befürchte ich das Schlimmste.

Auf der andern Seite bin ich sehr überrascht und sehr angenehm überrascht, dass Sie so zahlreich zu der Schlussveranstaltung und zu dieser Rede bleiben, wissend, dass das sehr ungewöhnlich ist, wenn man das Programm sieht. Es gibt danach kein Buffet und kein Essen, trotzdem sind Sie da. Ich bedanke mich dafür. Außerdem wird mir wahrscheinlich nicht mehr passieren, was mir einmal in Amerika passiert ist. Da war auch so ein dunkler Saal, auch so eine Einrichtung und Räumlichkeit, und ich war auch der Schlussredner, also der Tiefpunkt oder Höhepunkt, wie man will. Es war auch ein ganz langer Tag mit Rednern so schwierig, nicht fünf Tage so interessant wie bei Ihnen, wo Sie Lesungen gehabt und sogar BMW besichtigt haben, also wunderbar. Und als ich so zum Pult kam, war es so, dass man es nicht so richtig im Saal bemerken konnte wie heute, aber da waren so gut wie alle verschwunden. Es blieb nur noch eine Dame vorne, bei der ich mich natürlich herzlich bedankt habe, dass sie zu meiner Rede geblieben war, und sie hat genervt geantwortet: Ich muss ja wohl, ich bin die nächste Rednerin. Ich hoffe, das passiert Ihnen nicht, Herr Schönleben, und jeder bleibt auch zum Schlusswort.

Thema: Umdenken. Es hat mich eigentlich gewundert, dass ein Kongress von Chirurgen und Medizinern zum Thema Umdenken etwas hören möchte. Vielleicht ist es eines meiner Klischees, was die Medizin angeht. Ich gehe davon aus, dass Sie permanent mit umdenkenden Gedanken oder Gedanken der anderen Art unterwegs sind. Dazu werde ich ganz kurz kommen und ich möchte nicht mehr als 40, 45 Minuten sprechen, um Ihre Geduld nicht zu strapazieren. Ich hoffe, dass ich das einhalten kann.

Ich könnte meinen Vortrag auch ein bisschen anders betiteln. Ich habe auch gesagt, könnte er nicht etwa so heißen: Neues Denken – ist das eine Utopie? Brauchen wir überhaupt ein neues Denken? Ich werde versuchen, Ihnen vorzutragen und Sie davon zu überzeugen, wenn ich das kann, dass wir wirklich ein neues Denken brauchen. Deshalb auch mein letztes Buch über die Bildung, über die Zukunft der Bildung. Denn ich glaube, dass in dieser Gesellschaft, wo Politik und Wirtschaft, aber überhaupt Wirtschaft so dominant geworden ist, leider auch in Ihrem Bereich, man wirklich ein Umdenken und ein neues Denken braucht. Denn alles ist natürlich, was zum Beispiel Bildung und Ausbildung angeht, gezielt auf Ausbildung, das heißt gezielt auf einen Zweck, auf ein Objekt, wie man so schön sagt. Das heißt, ich lasse mich ausbilden, damit ich auf dem Arbeitsmarkt, weltweit möglicherweise, einen Platz finde.

Aber ist das alles, was der Mensch braucht, nur das, eine Ausbildung? Denn wir sind immer mehr ausgebildet ohne richtige Bildung, und da ist unsere Urteilskraft irgendwann natürlich am Ende. Auch deswegen, weil wir in unserer europäischen Kultur viel zuviel aus Amerika übernehmen, und da ist Bildung kein besonderes Wort, ist da fast nur Ausbildung. Wir brauchen überhaupt Menschen in jedem Bereich unserer Gesellschaft, die ihre Klischees durchsprechen, und zwar ganz besonders ihre starren Gedankengebäude. Ich glaube, wir brauchen ein neues Denken in jedem Bereich. Aber warum eigentlich? Bedeutet Denken immer nur die Suche nach Neuem? Oder ist es nicht gleichzeitig auch eine Überprüfung des Bestehenden? Was stimmt nicht mit dem jetzigen Sosein, wo ist etwas schiefgelaufen? Beurteilen wir unsere gegenwärtige Situation nicht richtig, und wie stellen wir uns die Zukunft vor? Über die Zukunft macht sich sowieso keiner Gedanken, vielleicht in Ihrem Bereich mehr, aber zum Beispiel im Bereich der Politik oder auch der Wirtschaft ist die Zukunft ein Tabuwort, denn Zukunft bedeutet, dass man sich Gedanken darüber macht, und Gedanken verbrauchen Zeit, und Zeit will keiner vergeuden.

Ich meine, alle diese Fragen stehen im Zusammenhang. Es gibt offensichtlich Zeitpunkte im Bewusstsein der Menschen, wo Antworten dringender denn je gefordert sind. Mir scheint, wir haben einen solchen Punkt erreicht. Fast unmerklich sind wir an einem Scheitelweg angekommen. Nachdem sich die Menschen während der letzten 300 Jahre ungefähr mit der Frage des Wie beschäftigt hatten, ging es in den letzten 100, 130 Jahren mit beschleunigender Tendenz um die Frage des Wieviel. Das nächste Jahrhundert wird sich, wie Malraux schon einmal gesagt hat, in erster Linie mit der Frage des Warum zu beschäftigen haben. Ich glaube, das ist sehr wichtig, dass man das in jeder Beziehung versteht und auch in der Schule verbreitet: Die Frage des Warum ist die entscheidende Frage des 21. Jahrhunderts. Das gilt natürlich auch für Ihren Bereich besonders.

Ich betrachte dies als Zwischenergebnis unserer sog. Informationsgesellschaft. In den letzten Jahren oder Jahrzehnten hat die Informationstechnologie eine atemberaubende Entwicklung vollzogen. Die Geschwindigkeit, mit der heute Nachrichten um den Globus verbreitet werden, ist kaum noch nachvollziehbar. Diese Geschwindigkeit hat unsere Beziehung zum Begriff Zeit fast unbemerkt, aber grundsätzlich verändert. Man kann ein paradoxes Phänomen beobachten. Logischerweise, würde man denken, dass, wenn alles noch schneller geht, besonders die Umwandlung von Lösungen, sich die den Menschen angeborene Ungeduld beruhigen müsste. Das Gegenteil jedoch geschieht. Je schneller es geht, desto ungeduldiger werden die Menschen und wollen alles noch schneller haben. Das gilt nicht nur für die Erwachsenen. Ich bin beim Kauf meines vierten Handys, drei sind überflüssig, aber trotzdem. Das heißt, ich werde immer ungeduldiger, von Laptop nicht zu reden. Das gilt auch für die zukünftigen Generationen. Gucken Sie mal wie ein Kind heute auf das Angebot des Marktes reagiert. Das geht nicht schnell genug, da ist nicht das letzte Modell genug usw. Wir kommen mit dieser Herausforderung Beschleunigung in jeder Beziehung unserer Gesellschaft nicht ganz gut zurecht.

Mit dem Tempo der weltweiten Nachrichtenverbreitung hat sich auch die Menge der Neuigkeiten und Informationen vervielfacht. Sind wir nicht heute schon restlos überfordert, wenn wir versuchen, alle Informationen gründlich zu bearbeiten? Dazu ein Gespräch mit einem Krebsforscher aus Strassburg vor ungefähr sechs, sieben Monaten, ein Tischgespräch mit ihm, wo er mir sagte, dass das Internet das Nonplusultra seines Berufes geworden war und ist, und dass er im Grunde genommen aus der ganzen Welt so viele Informationen zu seiner ganz engen Sparte von Krebsforschung und besonderen Krebsart bekommt. In der Diskussion habe ich ihn gefragt, wie viel er denn überhaupt bekommt. Da sagte er, ungefähr 16 volle Berichte aus der ganzen Welt pro Tag. Ja, und wie oft? 365 Tage im Jahr. So. Und meine bescheidene und naive Frage war: Können Sie das richtig verarbeiten? Da sagte er: Nein, aber dafür habe ich einen Referenten. Aber der Referent hat nicht das Wissen des Professors, er filtert anders. Ich bin eigentlich ein bisschen trocken mit der Antwort geblieben: Was macht der eigentlich mit der ganzen Menge von Informationen, wie wird das überhaupt bearbeitet, geschweige denn, dass er weiter operieren und behandeln muss. Das heißt, zuviel ist manchmal richtig zuviel, und den Umgang mit diesem Zuviel hat keiner gelernt und die Schule lehrt das auch nicht. Noch nie haben die Menschen soviel gewusst wie wir Zeitgenossen, aber wie viel von diesem Wissen haben wir auch verstanden?

Wenn man heute überall hört und liest, dass wir in einer Zeit leben, wo das Wissen am meisten verbreitet wird – man verwechselt Wissen und Verstehen. Es gibt natürlich Wissen, aber es gibt viel Wissen, das nicht verstanden wird und nicht richtig bearbeitet wird. Außerdem, ich möchte sequenzenweise etwas sagen: Wir reden sehr oft von Wissen, aber denken an Daten. Daten sind keine Informationen, Information ist kein Wissen, Wissen muss verstanden werden. Diese vier Begriffe müssen wir immer verbreiten: Daten sind keine Information, Information ist kein Wissen. Dazwischen sind Brücken zu werfen, wo natürlich Hilfe gebraucht wird: Hilfe in der Schule, Hilfe in der Familie für Jugendliche, Hilfe in anderen Bereichen.

Und haben wir nicht die Tendenz, Information mit Kommunikation zu verwechseln? Die Begriffe, die wir unser Leben lang benutzt haben, werden jetzt auf die Welt geschmissen, und man glaubt, man hätte sie verstanden. Informationsgesellschaft ist nicht Kommunikationsgesellschaft. Ich habe in den letzten zwei Jahren eine Statistik in drei Firmen geführt, die ganz definitiv E-Mail eingeführt haben – der Traum der sog. papierlosen Fabrik, der papierlosen Firma, der sich wahrscheinlich, Gott sei Dank, nicht erfüllen wird –, und diese drei Firmen in Deutschland und Frankreich haben entschieden, E-Mail systematisch einzusetzen. Für mich war das Ergebnis natürlich hochinteressant, indem ich festgestellt habe, dass in diesen drei Firmen auf dem Niveau von Abteilungsleitern diejenigen, die das E-Mail am schnellsten eingesetzt haben, diejenigen waren, die vorher nie Kontakt mit ihren Mitarbeitern hatten. Das heißt, das ist der beste Beweis dafür, dass der Begriff Schirm, man schirmt sich ab, in dieser Beziehung hundertprozentig war. Denn viele Menschen in der Verantwortung in der Gesellschaft oder in der Wirtschaft sind menschenscheu und tragen trotzdem Verantwortung für andere Menschen. E-Mail ist natürlich eine Brücke, eine Krücke fast, die eventuell gefährlich sein könnte. E-Mail ist kein Kommunikationssystem. Aber es erleichtert natürlich unser Leben. Ich versuche es zum Beispiel so, und ich sage nicht, dass ich vielleicht etwas Besonderes gefunden habe: Ich bekomme E-Mails, weil ich viel unterwegs bin, aber meine E-Mails öffne ich, wenn ich zurück bin, und ich antworte nur telefonisch, nie per E-Mail. Und wenn ein E-Mail kein Telefon angekündigt hat, dann bitte ich per E-Mail: Schicken Sie mir eine Telefonnummer, dass ich mit Ihnen reden kann. Ich kann in meiner altmodischen Art keinen Abschluss zu irgendwelchen Terminen für irgendwelche Aktivitäten machen, ohne dass ich eine Stimme, mindestens eine Stimme höre.

Ich glaube, das sind Sachen, wo man sich eventuell Gedanken machen müsste. Wer hat denn überhaupt noch eine Übersicht über all das, was in der Welt vor sich geht? Jeder Redner beschwört die weltweite Wirtschaftskrise zum Beispiel, von der wir alle Zeugen sind. Wir sind in einer wirtschaftlichen Situation, die als Krise bezeichnet werden kann, weltweit. Aber müssten nicht selbst die Politiker von der Konsequenz einer globalen Orientierungskrise sprechen? Das ist natürlich, was mir in der Politik der modernen Zeit fehlt: Die Politiker sind nicht dazu fähig, Ökonomen zu sein; dafür sind Ökonomisten da, die Wirtschaftswissenschaftler, Wirtschaftskapitäne, und für die Medizin die Mediziner. Aber es sieht so aus, dass die Politiker dieser Welt sich fast ausschließlich in dem Bereich der Ökonomie entfalten wollen, von gebildeten Politikern ganz zu schweigen, wenn man an die letzte Wahl in Amerika denkt. Also Datenbanken für abrufbares Wissen können nicht die einzige Antwort auf die Frage nach den Zeichen der Zeit sein. Ich muss sagen, mit Bildung und Politik bin ich ziemlich hart ins Gericht gegangen, weil Politiker, die nur ein Produkt eines Systems Wirtschaft sind – ich würde sagen, da ist typisch die Wahl von Bush in Amerika, der, soweit ich höre und lese, sogar mit der englischen Sprache schon Probleme hat, aber er hat dafür seinen Vater –, weil solche Politiker im Grunde genommen welche sind, die natürlich etwas machen können. Man kann noch mehr als je zuvor Wahlversprechungen machen – denken wir an die Bildung, denken wir an die Umwelt, denken wir an CO2-Reduzierung – und, ohne rot zu werden, einen Tag danach sagen: April, April, ich mache was anderes. Bildung ist für mich auch etwas, was Anstand zu etwas bedeutet – was man sagt, muss man auch sein, wie einmal der verstorbene Alfred Herrhausen geschrieben hat, mit Recht: Alles, was man denkt, muss man auch sagen, und alles, was man sagt, muss man auch tun. Aber alles, was man tut, muss man auch sein. Das gilt für die Wirtschaft wie für die Politik leider in der letzten Sparte: Alles, was man tut, muss man auch sein. Das ist die größte Schwierigkeit. Das hat auch mit Charakterbildung zu tun.

Datenbanken für abrufbares Wissen können nicht die einzige Antwort auf die Fragen der Zeit sein. Schließlich ist es der einzelne Mensch, der mit Informationen umgeht. Er erfährt Neues, fügt es seinen bisherigen Kenntnissen hinzu und arbeitet damit – in den meisten Fällen nach bestem Wissen und Gewissen. Aber Wissen und Gewissen ist auch etwas, was zur Zeit schwer zu unterscheiden ist. Deshalb habe ich in dem letzten Buch auch am Anfang geschrieben: Eine Ausbildung ohne Bildung führt zwangsläufig zu Wissen ohne Gewissen. Und natürlich resigniert der einzelne Mensch. Denn die Flut von neuen Informationen ist von ihm gar nicht zu bewältigen. Man muss natürlich auch sehr vorsichtig sein mit dieser Sucht nach Informationen, mit dieser Sucht nach der Menge statt der Qualität manchmal. Ich erzähle gern die Geschichte mit dem Wetterdienst in Frankreich, der natürlich in Paris ist, natürlich nationalisiert; der Staat natürlich der beste Platz, um den Wetterdienst zu steuern. Er hat vor kurzem angekündigt in allen Zeitungen, dass er den größten Rechner der Welt bei Fujitsu gekauft hat. Also vor zehn Jahren hatten sie einen Rechner, der, ich weiß nicht, 300 Millionen Rechnungen pro Sekunde leisten konnte, und jetzt haben sie einen Rechner, ich weiß nicht, mit 30 Milliarden Rechnungen pro Sekunde; egal, die Zahlen spielen keine Rolle. Interessant war, in allen Berichten war nur über die Kapazität des Rechners berichtet, aber mit keinem Wort über die Qualität der Wetterdienstaussage für die Zukunft. Das ist ganz typisch, die waren ganz offensichtlich von sich selbst sehr voreingenommen: Wir haben die größte Rechnerkapazität der Welt im Wetterdienst. Aber was mich interessiert als Bürger: Wird die Aussage dann treffender sein als je zuvor? Das ist doch, was mich interessiert. Ob der das mit 3 Milliarden besser macht als mit 2 Millionen, das muss er mir beweisen, und das ist bis jetzt nicht bewiesen worden.

Die Gretchenfrage dabei lautet: Nach welchen Kriterien selektieren wir? Haben wir den nötigen Orientierungsrahmen, in den wir unsere Informationen einordnen können? Hier müssen wir notgedrungen ein Defizit feststellen. Verbindliche Orientierungen gibt es nicht. In unserer so pluralistischen Gesellschaft ist das Individuum auf sich allein gestellt. Leitbilder funktionieren nicht mehr, traditionelle gesellschaftliche Organisationen und Institutionen wie Kirche, Staat, Parteien und Gewerkschaften, ja bis hin zur Familie, haben an Stabilität und Glaubwürdigkeit eingebüßt.

Lassen Sie mich mit noch einem Wort auswandern in Ihren Bereich. Heute Morgen im Flugzeug las ich, breit und klar in der „Welt" zum Beispiel geschildert, von der Stammzellengeschichte, der ganzen Geschichte mit Genmanipulation, Stammzellen usw. Mich stört an sich, meine Damen und Herren, dass zu diesem wesentlichen Element der Zukunft, das Sie direkt und indirekt betrifft, fast ausschließlich die Kirche etwas zu sagen hat, gefolgt von der Politik. Frau Bulmahn in Deutschland hat nach der Aussage von Lehmann gesagt: Ich halte mich ein bisschen zurück. In diesen Bereichen will ich als Bürger dieser Welt mehr als Zurückhaltung. Ich will eine Position, ich will eine Aufklärung. Ich will, dass man mir hilft in diesem Dschungel von Informationen, besonders was diese Technik anbetrifft, mir ein eigenes Urteil machen, damit ich als Weltbürger auch einmal wählen kann, was ich will und was ich nicht will. Außerdem: Das ist für mich als schon alter Greis gar nicht mehr wichtig, das ist für meine Enkelkinder wichtig. Ich möchte auch in der Lage sein, in meiner Urteilskraft, die ich – Neues Denken. Ist das eine Utopie? – bei mir neu entwickeln möchte, auch eine Diskussion mit meinen Enkelkindern führen können, wenn sie mich fragen, für welche Art von Gesellschaft ich arbeite. Das weiß ich noch nicht, weil die Egoismen so krass geworden sind. Wir haben auch keine Ideologien mehr. Wir sind total ausgeliefert an unser marktwirtschaftliches System liberaler Prägung, das sich jetzt so beschleunigt, dass das eine andere Herausforderung ist.

Zum Thema Globalisierung möchte ich ganz kurz noch etwas sagen. Ich glaube, man hat falsch gelesen, wenn man sehr oft gehört hat, die Globalisierung wäre eine Falle, so der Titel eines nicht uninteressanten Buches. Aber die Globalisierung ist keine Falle. Die Globalisierung ist, das wissen die Mediziner, eine tolle Geschichte, – dass man heute als Chirurg nach Amerika fliegen kann und dann vom Kollegen aus Amerika so viel lernen kann wie hoffentlich auch die Amerikaner von Deutschland, aber das würden sie nie sagen, oder die Deutschen von Frankreich, die Franzosen von England, egal was. Aber das ist schon die Globalisierung, an die ich denke, und vielleicht morgen China und Indien. Das Problem ist nicht die Globalisierung, die ist gut. Das Problem ist die Beschleunigung in der Globalisierung, in die habe ich deshalb Globalisierungsfalle umbenannt. Die Gesellschaft hat heute mit einer Beschleunigungsfalle zu tun, nicht mit einer Globalisierungsfalle.

Das ist sehr wichtig, dass man sich darüber Gedanken macht. Denn sehr schnell kommt natürlich die Frage: Wofür sprechen Sie, Herr Goeudevert, wollen Sie eine Verlangsamung unserer Entwicklung? Ich glaube es nicht. Ich glaube, man könnte vielleicht mit dieser Beschleunigung mitmachen, wenn man einige kurze Pausen einlegen würde zum Nachdenken. Aber Denken ist ein schwieriges Gut, das hat schon Goethe entdeckt, es ist unheimlich schwierig. Und die Umwandlung des Denkens in Handeln ist noch schwieriger, und es kostet auch Zeit.

Im Grunde genommen ist festzuhalten, wenn man einen Blick über den Globus und die Entwicklung der Menschheit wirft, dass zum Beispiel in der Wirtschaft ein Wachstum in der Form, wie es heute ist, nicht mehr denkbar ist. Ich weiß, das ist eventuell provokativ gesagt, aber ich halte dafür, weil dieses Wachstum viel zu nah an den Finanzmärkten aufgehängt ist und man weiß, dass man da in eine total irrationale Welt hineingerutscht ist. Zum einen grenzen wir zu einer anderen Wirtschaftsform immer mehr Menschen aus; in unserer Hochtechnologie benötigen wir noch die Höchstqualifizierten. Außerdem, das muss man sagen, ich sagte das schon vor Monaten, ich bin nicht stolz darauf, ich wurde manchmal dafür kritisiert bei Lesungen oder Vorträgen: Die Armut wächst auch in unserem eigenen Land. Erst vor zehn Tagen wurde über die Armutssituation auch in Deutschland berichtet, und zwar offiziell an die Bundesregierung. Es sind übrigens ungefähr die Zahlen, die Sie auch in Frankreich finden, dass Sie nicht glauben, Deutschland hätte eine besondere Situation. Und bei dieser besonderen Situation der Armut in Europa innerhalb unseres Wirtschaftssystems ist das allerschlimmste Land das United Kingdom, in allen Bereichen. Ich sage immer, wir erleben heute etwas, was man in den achtziger Jahren nie für möglich gehalten hätte, die Konsequenzen der harten Politik von Margaret Thatcher. Ich sage immer ein bisschen provokativ: Der erste BSE-Fall

Europas hat einen Namen: Margaret Thatcher. So hat es angefangen. Das muss man sehen. Ich höre aber auch, dass Sie in der Medizin knapp sind. Bei der letzten Seuche mussten die Franzosen fast 600 Veterinäre, also Tierärzte, nach England schicken, weil durch die Reduzierung der Ausgaben für die Ausbildungssysteme usw. die Spezialisten dort absolut knapp waren, sodass man mit der Seuche überhaupt nicht umgehen konnte. Ich muss sagen, das ist auch die Konsequenz einer bestimmten Politik, die man nur noch auf der Oberfläche betrachtet und bewundert, über die man sich zu wenig Gedanken macht.

Zum andern ist unsere Wirtschaftsform im globalen Maßstab ineffizient, solange wir die externen Kosten unseres Wirtschaftens nicht in unsere Produkte und Dienstleistungen einfließen lassen. Die Welt der Ideologieblöcke ist Vergangenheit. Die große Herausforderung ist für uns alle wirklich die Existenzsicherung der Menschen, nicht das Versprechen eines Schlaraffenlandes. Für uns in Europa muss die Entwicklung der zentral- und mitteleuropäischen Staaten ein besonderes Anliegen sein. Diese Nähe ist für uns gleichzeitig eine Herausforderung, aber auch eine Gefahr. Es gibt Schlagwörter, die wir nicht mehr sehen, die aber immer noch existieren, das Thema der Migrationsströme. Da braucht man auch in der Politik und in der Wirtschaft ein neues Denken. Denn es ist wahr, dass die Migrationsströme weltweit nur einzudämmen sind, wenn die Wirtschaft sich völlig anders entwickelt, das heißt wenn sie an Ort und Stelle, wo die Menschen weiterleben möchten, investiert und nicht nur aus unseren Ländern exportiert. Man darf nicht so schnell umblättern, wenn Informationen auf uns zukommen, dass plötzlich 150 Chinesen in einem Container erstickt sind in England, oder dass kürzlich in Südfrankreich ein Schiff mit 600 Kurden, fast die Hälfte Kinder, absichtlich an Land gebracht worden ist. Die Länder der Dritten Welt lassen sich nicht länger ignorieren. Die EU-Konferenz und die Konferenzen danach haben gezeigt, dass wir ohne sie nicht unsere Wirtschaftsform weiterbetreiben können. Es bewegt sich etwas, aber leider nicht in der Form, wie ich es mir gewünscht hätte, in Konsens und Dialog, es bewegt sich mit Gewalttätigkeit; Davos war ein Thema, Kanada war ein anderes Thema. Das heißt, wir sind jetzt die Befürworter des einen oder des anderen Systems. Daher ist es notgedrungen, dass man an einen Tisch kommt und dass die Gemeinnutzaktivitäten in dieser Welt eine immer größere Rolle spielen werden.

Meine Damen und Herren! Nehmen wir Deutschland als Beispiel. Umweltschutz ist für mich immer ein Anliegen gewesen, auch als ich Automobilhersteller war. Da habe ich mich immer bemüht, eigentlich an Auto zu denken in dem Sinne: Was bringt das, wie viel Auto braucht der Mensch? Das ist schwer einzuschätzen. Denn der Mensch, besonders der Mann, will mehr Auto, als er eigentlich braucht. Es war im Grunde genommen nicht einfach. Wir hatten damals in der Bundesrepublik eine Partei, die hieß Die Grünen, die diese ganze Gedankenbewegung getragen und hochgetragen haben, und deshalb sind sie an die Macht gekommen mit dem Ergebnis, dass davon heute nicht mehr viel übrig geblieben ist oder nur wenig. Das ist ein bisschen schade, aber es bleibt einiges. Künast wahrscheinlich ist ein Erscheinungsbild, das mich eher ermutigt zu glauben, die Grünen sind noch da. In Frankreich zum Beispiel sind sie zwar in der Regierung, aber haben nichts zu sagen und denken völlig anders als grün. Sie wussten vor kurzem bei einer katastrophalen Situation in der Bretagne mit einem Schiff mit Öl nichts anderes, als Greenpeace als Berater zu holen. Ich bin ein Befürworter von Greenpeace, nur hat Greenpeace ein völlig anderes Regelsystem und völlig andere Werte zu verteidigen. Ich glaube, man könnte auch mit Greenpeace einiges an Beratung tun, wenn in der Politik dieses Thema Umwelt nicht zu kurz kommen würde oder nur noch zu interpretieren wäre als Kostenbelastung statt als Chance für die Zukunft.

Kurz zum Schluss. Wir haben in den letzten 50 Jahren, habe ich gesagt, eine Gesellschaft der Ungeduld geschaffen. Eine der größten Herausforderungen ist, mit dem Begriff Zeit umgehen zu lernen, nachdem wir den Begriff Raum weitgehend bewältigt haben. Etwas plakativ gesagt: Die letzten 100, 120 Jahre haben sich wirklich mit dem Begriff Raum beschäftigt – wir bewegen uns schneller, wir fliegen zum Mond, wir werden wahrscheinlich zum Mars fliegen. Das ist das Jahrhundert der großen schweren Technologien mit Stahl und Beton usw. Dieses Jahrhundert verlassen wir. Der Begriff Raum ist so gut wie bewältigt. Ich glaube, es gibt da nicht mehr so viel auszuschöpfen, es sei denn quantitativ. Das heißt, statt 1000 Kilometer kann ich 10 000 Kilometer in der Stunde fliegen, aber das ist nicht mehr so wichtig. Aber der Begriff Zeit ist eine völlig andere Dimension. Die Herausforderung des 21. Jahrhunderts ist auch völlig anderer Natur. Zum Beispiel ist Tatsache, dass wir in den nächsten Jahrzehnten, um nicht zu sagen in den nächsten 50 Jahren, mit drei Hauptelementen beschäftigt sein werden in der Umwelt. Das muss immer wieder gebracht werden.

Wir wissen zum Beispiel, dass die kriegerischen Auseinandersetzungen der nächsten 20 Jahre fast ausschließlich mit der Versorgung mit Trinkwasser zu tun haben werden. Trotzdem werden in Amerika immer noch, vor kurzem in Arizona, Golfspiele weiterentwickelt, obwohl man weiß, dass man für die Erhaltung eines Greens ungefähr das Hundertfache an Wasser braucht wie für das Wachsen eines Korns. Die Amerikaner sind nicht bereit, in dieser Situation von ihrem Verhalten abzuweichen. Deshalb habe ich großes Vertrauen, dass aus Europa vielleicht etwas Neues kommt. Das Thema Umwelt ist für mich ein Thema, das absolut ungelöst bleibt, wo zur Zeit vieles noch wacklig ist. Ich will nicht mehr auf das Thema Bush zurückkommen.

Der andere Punkt ist die Herausforderung, die uns die Biotechnologie anbietet. Es ist völlig klar, dass das ein völlig anderes Feld ist als das Feld des schnellen Autos, des schnellen Flugzeugs der letzten 80 Jahre. Genmanipulation ist auch ein enormes Thema, das Sie natürlich besser verstehen als der allgemeine Menschenverstand, obwohl die „breite Masse" der Menschen eigentlich ein besseres Verständnis dafür haben könnte. Der große Unterschied, der ein Umdenken, ein neues Denken erfordert, liegt nach meiner Auffassung darin, dass die rasante Entwicklung der Technologie dieser Art Schwertechnologie in den letzten 100 Jahren das Umfeld des Menschen geändert hat, nicht aber den Menschen als solchen, den Menschen als Lebewesen, nicht grundsätzlich verändert hat. Aber die Technologien, die ich jetzt erwähnt habe – Umwelt, Gen und Bio – und die im Kern natürlich viele Chancen tragen, die ich nicht abstreiten will, haben das Risiko, den Menschen deutlich verändern zu können. Aber wenn man an mein Wesen geht oder an das Wesen der nächsten Generation – es handelt sich vielleicht um 20 oder 30 Jahre -, dann frage ich natürlich, ob wir genug Konsens, genug Verständnis haben; ob wir nicht auch in diesem Bereich nicht alles zu schnell nach vorn treiben lassen in der Hoffnung, dass natürlich einige Risiken da existieren, aber nicht unbedingt alles eingestellt werden sollte.

Von der Politik erwarte ich eigentlich wenig, und das ist nicht abwertend für die Politik, weil die Politik wie gesagt die Geisel der Wirtschaft geworden ist in den sog. modernen Ländern. Die Politik interpretiert das Thema Gen- oder Biotechnologie fast ausschließlich unter der Frage: Erhalten wir uns den Wettbewerbsvorteil, wenn wir da weitermarschieren, oder hängen daran viele Arbeitsplätze? Ich meine, ich hätte kein Problem, das mit der Autoindustrie zu verbinden und zu sagen: Roboter sind Jobkiller – die Diskussion der 70er Jahre – oder ist es etwas anderes? Aber hier ist es eine völlig andere Dimension der Diskussion.

Dass ein Politiker mir sagt, wenn wir nicht in der Gentechnologie bleiben und unsere Forscher da nicht nach vorn treiben fast unter dem Motto: egal, wo das hinführen könnte, dann haben wir vielleicht einen Wettbewerbsnachteil gegenüber anderen Ländern, dann akzeptiere ich das; vielleicht haben wir auch Arbeitsplätze verloren. Ich möchte nur, dass man mich – ich sage: mich – und dass man uns als Bürger, als mündige Bürger betrachtet und die Diskussion ein bisschen erweitert. Das kann nicht nur eine Sache der Kirche sein, auch nicht nur eine Sache des neu gegründeten Ethischen Komitees; es muss wirklich ein Bestandteil zum Beispiel von Wahlkampagnen sein. Ich meine, dass die Politik gut beraten wäre, einmal das Niveau zu heben und zu fragen, was die Menschen da eigentlich interessieren könnte. Es kann sein, dass die Menschen daran nicht interessiert sind, weil sie zu wenig davon verstehen. Aber ist das nicht unsere Pflicht, ein Verständnisniveau zu haben, wozu man im Englischen common knowledge sagt, dass man wirklich mit allen Menschen darüber diskutieren kann? Ich habe auch an die Biotechnologie gedacht und da auch an ein neues Denken gedacht.

Lassen wir einmal das Genmanipulieren, das Klonen von Menschen, das kommt auf uns zu. Ich bin auch unfähig, da eine klare Sicht zu haben. Ob es gut ist oder schlecht, weiß ich nicht. Ich möchte nur als Bürger Gelegenheit haben, mir darüber Gedanken zu machen mit den Spezialisten, und diese Möglichkeit ist mir nicht gegeben. Mir natürlich ja, weil ich in einer besonderen Position bin und ein Riesenglück habe, dass ich mir darüber Gedanken machen darf und die auch äußern darf, mit Menschen auch zu reden, die da ein Wissen haben. Aber ich möchte das ein wenig verbreitern; ich sehe, dass das knapp ist.

Nehmen wir zum Beispiel die genmanipulierten Nahrungsmittel. Genau wie in den 50er Jahren mit der rasanten Entwicklung und der Reduzierung der Preise der Traktoren habe ich mir gedacht – ich war damals im Club of Rome mit einem Inder –, dass wir dadurch wahrscheinlich Hungersnot in den meisten Ländern der Dritten Welt reduzieren werden. Das hat null gebracht, absolut null. Jetzt, heute, hört man, dass die genmanipulierten Nahrungsmittel, Sete usw., auch diesen Effekt haben könnten. Ich habe auch daran geglaubt. Aber das Denken ist geblieben; das Denken ist betriebswirtschaftlich und nicht volkswirtschaftlich. Die Monsantopäpste aus Amerika haben vor ungefähr zwei Jahren die berühmte Saat Terminator gebracht. Von Terminator hat schon jeder gehört, das ist eine besondere Saat, die nur einmal produziert; nach der ersten Ernte ist die Saat fruchtlos. Jedes Kind versteht, erlauben Sie mir das vulgäre Wort, dass das eine Schweinerei ist. Denn seit tausend Jahren haben die Bauern dieser Welt, ob reich oder arm, immer einen Teil der Ernte reserviert für die nächste Ernte. Mit dieser Saat Terminator gibt es kein Wenn und Aber, man muss jedes Jahr bei dem Produzenten neue Sete kaufen. Dass das eine Lösung für die Hungersnot in der Welt sei, ist natürlich eine absolute Lüge. Warum hat Monsanto vor ungefähr sechs Monaten diese Saat aus dem Markt genommen, in Amerika übrigens? Weil von den Europäern wohlgemerkt und dann übernommen in Aktivitäten der Konsumenten in Amerika der Druck so groß war, dass Monsanto entschieden hat, sich von dieser Entwicklung zu entfernen.

Hungersnot in der Welt durch die Entwicklung von Biotechnologien, meine Damen und Herren: Da müssen Sie auch eine Statistik im Kopf haben, die nicht unbedingt Ihr Bereich ist; deshalb glaube ich, dass ich da etwas sage, was Sie nicht unbedingt jeden Tag lesen. Man muss wissen, dass 98 % der Mittel für die Forschungsarbeit der großen Firmen, die in diesem Bereich tätig sind, ausschließlich mit Pestiziden und Herbiziden zu tun haben. 98% der Forschung beschränkt sich auf Pestizide und Insektizide, und nicht auf etwas, was einen Durchbruch zu einer besseren Verbreitung des Wohlstandes in der Welt haben könnte. Ich habe einmal im Fernsehen bei Christiansen das Thema Monsanto erwähnt, und ich habe einen Brief vom Vorstand von Monsanto bekommen. Der Brief war nicht böse; gut dokumentiert, die Dokumentation war ganz interessant. Sie haben gesagt: Herr Goeudevert, Sie haben das gesagt, das ist zwar eine halbe Wahrheit – das ist auch eine Wahrheit –, aber Sie sollten wissen, wie viel wir investieren, es sind 140 Millionen Dollar pro Jahr, um etwas zu tun für Kindergärten usw. Aber das war nicht die Antwort auf meine Frage. Natürlich kann ich mir vorstellen, dass so ein Unternehmen ab und zu sich ein gutes Gewissen holt, indem es in andere Bereiche investiert. Ich möchte nur, dass sie genauso viel Aufwand erbringen, nicht in Geld, aber nun an Denken und Nachdenken in Bereichen, wo man eventuell darauf verzichten würde, Sete an die Welt zu bringen.

Ja, wir brauchen Visionen, wir brauchen ein neues Denken. Die Visionen, schrieb einmal Victor Hugo, sind nichts anderes als Logik mit Mut. Man darf nicht Visionen als Spinnereien sehen. Logik mit Mut, das ist nichts anderes als Visionen. Ich glaube, dass wir da noch viel zu tun haben. Mit dieser Definition von Logik mit Mut kann man an die Politik gehen und sagen: Seien Sie Visionär, von Ihnen erwarte ich eine Richtung, nicht eine Beschleunigung und einen Rhythmus, den Rhythmus gibt wohl die Wirtschaft oder die Gesellschaft, und die kapieren auch schnell. Denn diese Beschleunigungsgesellschaft hat natürlich die Tendenz, nach Rezepten zu suchen, weil das Denken so viel Zeit braucht wie gesagt, und diese Rezepte holen wir bei Management-Gurus oder anderen, die das manchmal eventuell besser haben. Es ist natürlich immer eine Gefahr. Ich denke immer an den schönen Satz von Saint-Exupéry mit dem Schiff, den man kennt, aber es ist etwas anderes. Er sagt, wenn Sie ein Schiff einmal richtig steuern wollen, dann richten Sie sich nach dem Licht der Sterne und nicht nach den Lichtern vorbeifahrender Schiffe. Das ist immer, was man tut. Man tut, was Sie gestern in der Autoindustrie gesehen haben, sehr oft: Warum entwickeln wir solche Modelle, die der Mensch eigentlich nicht unbedingt in solchem Umfang braucht, es sei denn, er will sein Ego darstellen. Aber weil die Firma X oder Y wahrscheinlich nur mehr auf die Konkurrenz schielt und glaubt, wenn die in der Lage ist, das zu tun, dann glaubt, dass sie das auch noch besser machen könnte. Ich habe mich immer fasziniert gezeigt, als ich noch in der Automobilindustrie war, über die Abteilung Marketing, weil ich immer geglaubt habe, Marketing ist die Schnittstelle oder Nahtstelle zwischen Kundenwünschen oder -bedürfnissen und dem, was man eigentlich leisten soll. Das ist aber nicht der Fall. Die Marketingabteilungen dieser Welt sind nur da, um, was die Firma entschieden hat an den Mann zu bringen, an die Menschen zu kommunizieren, und nichts anderes. Also ein Feedback vom Kunden kommt sehr selten vor. In dem Bereich wäre also auch an den Kunden zu denken. Ich halte auch viele Vorträge bei der New Economy zu dem Thema, und ich höre auch das Echo, dass diese Start-up-Firmen sehr besessen sind von ihrer Technologie, aber an den Kunden als Menschen wenig denken. Man sagt immer: Aber Sie sehen doch, mit dieser neuen Gesellschaft der Infotechnologie werden die Kundenbedürfnisse richtig gedeckt. Meine Damen und Herren, das ist auch ein Irrtum. Es werden nicht die Kundenbedürfnisse – ich will gar nicht an den Maßstab Pyramide denken – gedeckt, aber insgesamt ist von Kundenbedürfnissen nicht die Rede. Was man macht durch diese beschleunigende Gesellschaft und Technologie: Man weckt Erwartungen bei den Kunden, die sofort nach dem Angebot natürlich gestillt werden. Aber das hat mit Bedürfnissen nichts zu tun.

Ich möchte, um in der Zeit zu bleiben, vielleicht zum Schluss kurz eine Geschichte erzählen, die mir heute Morgen durch den Kopf kam, wo ich gesagt habe, vielleicht passt das zum neuen Denken und zu der Notwendigkeit, dass wir uns eventuell anders benehmen in jedem Bereich unserer Welt und unserer Aktivität und unseres Handelns.

Die erste Geschichte ist aus einem Buch von Siegmund Freud, das ich noch aus meiner Studienzeit im Kopf hatte und das ich mir vor einem Jahr gegriffen und wieder durchgelesen habe, ein kleines Buch, das heißt „Unbehagen in der Zivilisation". Wenn Sie Gelegenheit haben, zwischen zwei Operationen ein Buch zu lesen, es ist nicht zu lang, aber wenn Sie die Zeit nicht haben, ich habe es für Sie heute extra zusammengefasst. Was Freud sagt in diesem Buch, ist faszinierend. Er sagt im Grunde genommen, die Menschheit ist dreimal gedemütigt worden. Sie ist gedemütigt worden einmal nach der Entdeckung von Kopernikus, als Kopernikus gesagt hat, die Erde ist nicht Zentrum des Universums, sie ist ein Planet unter vielen anderen; die Sonne wäre schon bedeutender, und davon gibt es auch mehrere. Das war die erste Demütigung, insbesondere, weil wir lange Zeit geglaubt haben, unterstützt von der Kirche und Religion, dass die Erde etwas Besonderes wäre.

Die zweite Demütigung kam von Charles Darwin, als Darwin gesagt hat, selbst der Mensch ist nichts Besonderes, wir sind eine Tierart, wir sind in der Evolutionskette vielleicht etwas Besonderes, weil wir wissen, dass wir sterben werden, und wir haben durch die Evolution vielleicht mehr Kopf, aber weniger Empfindsamkeit; die Tiere können sehr viel mehr aufnehmen durch die Gefühle, die sie noch haben, als der Mensch selbst, aber wir haben Vorteile. Wir sind einfach in der Evolutionskette nicht etwas Besonderes – zweite Demütigung.

Da das nicht ausreicht, hat Freud mit seiner Entdeckung die dritte Demütigung gebracht an die Menschheit Er hat gesagt: Selbst unser Ich ist etwas, was ich nicht voll beherrschen kann. Mein Ich ist hin- und hergeschaukelt je nach den vielen Sachen, die Sie kennen, ob das Erziehung, ob das Sex oder etwas anderes ist, egal. Aber wir sind nicht Meister unseres Ich. Es gibt ein Unterbewusstsein, es gibt Kräfte in mir, die ich aus dem Umfeld eingebaut habe aus meiner Kultur, meinem Erbe, die aus mir manchmal mehr eine Geisel, ein Produkt machen als einen Menschen, der alles beherrschen könnte. Das ist die dritte Demütigung.

Meine Damen und Herren! Ohne ein neues Denken, ohne ein neues Denken als keine Utopie zu betrachten, sondern als Notwendigkeit an dieser Kreuzung der Menschheit, an dem Punkt, wo wir Menschen in einer Gesellschaft sind, die wirklich nach ihrer Zukunft sucht, wo wir wirklich ein Jahrhundert verlassen, das uns zwar viel Wohlstand gebracht hat, aber uns zurückgelassen hat mit vielen offenen Fragen, wo wir die neue Herausforderung haben, die ich erwähnt habe, die den Menschen als Wesen eventuell verändern könnte, glaube ich, meine Damen und Herren, dass wir in einer Situation sind, wo wir die vierte Demütigung, wenn wir nicht darauf achten, erleben könnten, und zwar eine Demütigung, wo eigentlich der Mensch so viel Technologie entwickelt hat, dass er damit glaubt, die Technologie beherrschen zu können, obwohl er Geisel dieser Technologie geworden ist. Wenn wir einmal einfach um uns herum schauen in unserem Verhalten, wenn wir am Abend statt wieder in den Computer oder Fernseher zu gucken, einmal die Ruhepause des Denkens wieder in unser Leben einbauen und sagen, im Grunde genommen: warum und wo gehe ich hin, wozu das Ganze, das wird die Leistung am morgigen Tag nicht einschränken, das wird nur einen anderen Inhalt geben. Ich glaube, wenn wir das nicht machen, werden wir immer mehr Geiseln unserer entwickelten Technologie. Die Technologie beherrscht uns schon wahnsinnig, wenn nicht als Mensch, als denkendes Wesen, dann als Verbraucher und Konsument. Ich habe mit meinen Handys gespielt, aber wer ist nicht Geisel dieses Systems oder anderer Sachen? Beim Auto war es dasselbe.

Wir brauchen wirklich eine Denkpause. Wir sind es schuldig den nächsten Generationen. Es wird 20 Jahre dauern, wenn wir es jetzt packen, bis wir es erreichen. Ich glaube, wir haben es nötig. Wenn wir glauben, es ist alles Utopie, es ist nicht denkbar, man kann die Zukunft sowieso nicht voraussehen, man braucht nur etwas tun, und dann wird wohl etwas daraus werden. Ich denke an die wunderbare Philosophin Hannah Arendt. Sie hat einmal gesagt: „Die Zukunft vorauszusehen ist nicht schwierig. Man braucht nur Versprechungen zu machen und sie einzuhalten." Darüber sollten die Politiker nachdenken. – Ich danke für Ihre Aufmerksamkeit.

Ich komme wieder. Ich möchte zum Schluss noch etwas sagen, was mir zu Herzen geht. Ihre Reaktion, glauben Sie mir, ermutigt mich, weiterzusprechen. Erlauben Sie mir, mit einem kleinen Scherz zu enden. Es gibt, wie ich gelesen habe, jetzt einen Lachtag weltweit. Das sollten wir zum Schluss dieser wunderschönen fünf Tage einmal einbauen. Ich hoffe, Sie werden darüber lachen.

Es gibt in der Geschichte fünf Persönlichkeiten, die wirklich die Geschichte der Menschheit geprägt haben. Es sind fünf jüdische Gestalten. Die erste Persönlichkeit war Moses. Er hat geglaubt, alles ist Gesetz. Dann kam Jesus Christus, er hat geglaubt, alles ist Liebe. Dann kam Karl Marx, er hat geglaubt, alles ist Geld. Dann kam Siegmund Freud, mein bester Freund, und er hat geglaubt, alles ist Sex. Der Letzte war dann Einstein, und der hat gesagt, alles ist relativ. – Danke schön.

Schlusswort des Präsidenten

Prof. Dr. med. Klaus Schönleben, Präsident der Deutschen Gesellschaft für Chirurgie: Vielen Dank, Herr Goudevert, für den grandiosen Vortrag. Sie haben am Beifall gemerkt, es hat uns allen unheimlich Spaß gemacht. Es waren wirklich sehr sehr schöne Worte.

Alles ist relativ, meine Damen und Herren. Auch ein Kongress hat etwas Relatives, denn er hat irgendwann einmal ein Ende, und das ist heute und jetzt. Es gibt noch einige Worte zu sagen. Man steht natürlich als Präsident einer solchen Tagung immer irgendwie im Mittelpunkt, ob berechtigt oder unberechtigt. Man nimmt wohlwollend Komplimente entgegen, Kritik wird nicht so offen ausgesprochen. Aber wenn ich auf die letzten Tage so zurückblicke, glaube ich schon, dass unser Kongress einigermaßen angemessen verlaufen ist. Das ist aber natürlich nicht allein mein Verdienst, es gilt in vielerlei Hinsicht und vielen Menschen Dank zu sagen, die so tatkräftig und erfolgsorientiert mitgearbeitet haben.

Mein Dank gilt natürlich allen Rednern, Vorsitzenden und Diskutanten, die das Herz des Kongresses, das wissenschaftliche Programm, ausgestaltet haben. Mein Dank gilt den Vertretern der wissenschaftlichen Fachgesellschaften und Schwerpunktgesellschaften, die Garanten für die Inhalte und für die Qualität des Programms gewesen sind.

Mein Dank gilt der Messeleitung, die uns das moderne Ambiente und die moderne Technik funktionierend zur Verfügung gestellt hat. Mein Dank gilt den Damen und Herren von der Firma MCN, Medizinische Kongressorganisation Nürnberg, vor allem Frau Schwarz, Frau Akabogu und Frau Lindig, die so großartig für uns organisiert haben. Mein Dank gilt selbstverständlich auch den ausstellenden Industrieunternehmen, die durch ihre Ausstellergebühren und das Sponsoring die finanzielle Seite unseres Kongresses ganz wesentlich mitgetragen haben.

Mein Dank gilt den Damen und Herren von der Geschäftsstelle in Berlin. Sie haben großartig mit uns zusammengearbeitet. Der Umzug von München nach Berlin ist so gut wie nicht ins Gewicht gefallen.

Mein Dank gilt natürlich auch Herrn Prof. Hartel, dem Generalsekretär, der sich als sicherer Lenker wirklich sehr eingesetzt hat für unsere Sache. Er ist immer bemüht, unsere Gesellschaft voranzubringen und sie auch im Innersten zusammenzuhalten.

Mein Dank gilt auch den Mitarbeitern, die nicht nur tatkräftig, sondern auch ideenreich an der Kongressvorbereitung und am Kongressablauf mitgewirkt haben. Hervorzuheben ist, dass keiner von ihnen für diesen Kongress freigestellt worden ist. Wir haben die Aufgaben so geteilt, dass ein organisches Ganzes dabei herausgekommen ist. Sie haben weitergearbeitet und haben auch ihre Ausbildung nicht unterbrochen. Ich kann nur jedem empfehlen, der seine Mitarbeiter noch nicht wirklich kennt, einen Kongress auszurichten. Sie werden dabei ungeahnte und unbekannte Talente entdecken, so wie ich das Glück hatte.

Bevor ich Ihnen nun meine Mitarbeiter im Einzelnen kurz vorstelle, möchte ich noch den **Posterpreis** bekannt geben und verleihen. Prof. Siewert, der die Posterkommission geleitet hat, hat mir vorhin das Ergebnis mitgeteilt. Der Gewinner des Posterpreises ist Herr Dr. med. Dieter Broering aus Hamburg für seine Arbeit: „Vergleich von Split-Lebertransplantation und Leberlebensspende im Kindesalter: Ist die Leberlebensspende noch gerechtfertigt?" Koautoren sind Herr oder Frau L. Müller, R. Ganschow, J.-S. Kim, M. Burdelski und X. Rogiers. – Bitte kommen Sie herauf. Die Urkunde wird später überreicht, sie wird erst noch geschrieben. Aber einen wichtigen Teil habe ich Ihnen übergeben, es ist der ausgestellte Scheck.

Nun darf ich meine Mitarbeiter kurz auf die Bühne bitten. Sie sehen, wir haben ein ganzes Projektteam gehabt. Ich darf es im Einzelnen vorstellen: Frau Dr. Eibl war zuständig für die Printmedien, für die Logistik, für die Programmzusammenstellung und vieles andere mehr.

Ich darf Ihnen Frau Dr. Salopek vorstellen, die die künstlerische Ausgestaltung unseres Programms, unserer vielen Programme, übernommen hat, und die auch die Ruderregatta zusammen mit Prof. Bartels organisiert hat. Sie hat in vielerlei Hinsicht uns allen geholfen.

Ich darf Ihnen Frau Ina Külbs vorstellen, unsere immer präsente, immer freundliche, immer kompetente und ansprechbereite Kongresssekretärin. Viele von Ihnen werden mit ihr telefoniert haben.

Ich darf Ihnen Frau Schäfer vorstellen, die Sie vielleicht schon kennen. Ich bin nämlich schon der vierte Präsident, dem sie beratend zur Seite steht, und ich darf Ihnen meine langjährige Sekretärin Frau Peter vorstellen. Sie wird von uns allen liebevoll auch als „Chefin" bezeichnet. Sie ist nicht nur zuständig gewesen für die Tagesarbeit, die auch noch stattfindet, sondern sie hat auch die Kongresskorrespondenz für mich geschrieben, und sie hat auch immer dann ihre Fittiche über die Mitarbeiter ausgebreitet, wenn mein fränkisches Temperament ihr nicht angemessen erschien.

Ich darf Ihnen unseren Chefideologen, Cheforganisator, den Oberstrategen, meinen Oberarzt Dr. Hessenauer, vorstellen. Er hatte alle Zügel immer stets im Griff, seine Mitarbeiter, mich und das ganze Kongressgeschehen. Ich habe ihm großen Dank zu zollen, weil er bei der Kongressvorbereitung und -durchführung ganz ganz tolle Arbeit geleistet hat.

Ich darf Ihnen Herrn Dr. Seelig vorstellen, der mir bei der Ausarbeitung des wissenschaftlichen Programms zusammen mit den Mitgliedern der Schwerpunkte und Fachgebiete sehr geholfen hat. Er hat selber gute Ideen eingebracht. Ich wünsche ihm auch eine gute wissenschaftliche Zukunft.

Ich darf Ihnen Herrn Klippel vorstellen. Er ist unser EDV-Freak. Alles was man ihm sagte, setzte er sofort in ein Programm um. Er hat die ganze EDV-Arbeit für unseren Kongress gemacht. Er wird hoffentlich auch seine Erfahrung den Nachfolgern, wenn es gewünscht wird, zur Verfügung stellen.

Ich darf Ihnen noch Herrn Dr. Vetter vorstellen, der mich in der wirtschaftlichen Arbeit, das heißt Geld einwerben, und in anderen wirtschaftlichen Dingen sehr unterstützt hat.

Alle haben zusammen mitgeholfen, dass dieser Kongress in dieser Form, wie er heute zu Ende geht, stattfinden konnte. – Jetzt hätte ich bald die Bücher vergessen, die großen für die Mädchen und die kleinen für die Jungs. Vielen herzlichen Dank.

Ein Kongress geht zu Ende. Der nächste kündigt sich an. Ich bitte Prof. Siewert, seine Einladung für das nächste Jahr auszusprechen.

Einladung zum 119. Kongress der Deutschen Gesellschaft für Chirurgie

Prof. Dr. med. J. R. Siewert: Lieber Herr Schönleben, Sie haben gedankt, aber wir haben Ihnen zu danken. Das möchte ich zuallererst tun. Wir danken Ihnen für einen ganz großartigen Kongress. Sie haben am Ende Ihrer Präsidentenrede gesagt, ich will zitieren: „Kunst ist ein Vergnügen, aber sie kostet viel Arbeit." Sie haben ein Kunstwerk an Kongress geschaffen, der sehr viel Arbeit gekostet hat. Ich weiß, wie Sie und Ihre Mitarbeiter ihre Zeit investiert haben. Dafür danke ich Ihnen im Namen der Gesellschaft, aber natürlich auch im Namen aller Teilnehmer ganz besonders herzlich. – Sie kriegen gleich Gelegenheit, noch einmal zu klatschen.

Ich möchte einige ganz wenige Highlights erwähnen: die Eröffnungsfeier endlich einmal in zwei Stunden und nicht länger, es war hervorragend, ein Festabend, der selten gelungen war. Es ist gelungen, Wiesn- und Oktoberfeststimmung in den Mai zu transferieren, und natürlich eine Abschlussveranstaltung, die auch ihresgleichen sucht und die vor allen Dingen auch die Brücke geschlagen hat zum nächsten Kongress. Alles das, was wir eben gehört haben über Informationstechnologie, wollen wir unter dem Stichwort „Digitale Revolution in der Chirurgie" im nächsten Jahr mit Ihnen gemeinsam verarbeiten. Dazu lade ich Sie nach Berlin ein. Es wird Ihnen nicht verborgen geblieben sein, dass ich in Berlin geboren bin. Insofern lade ich Sie nach zu hause in Berlin ein. Der Kongress wird vom 7. bis 10. Mai sein, also eine Woche später, es hat technische Gründe. Ich freue mich sehr, Sie dann in Berlin begrüßen zu können.

Ich möchte zum Abschluss noch einmal auf die Eröffnungsveranstaltung zurückkommen. Lieber Herr Schönleben, in diesem Haus hat sehr lange Herr Everding gewirkt. Herr Everding hat auch eine Definition wie Valentin über Kunst gehabt. Herr Everding hat immer gesagt: „Kunst kommt von Können. Käme es von Wollen, hieße es Wullst." Sie waren ein ganz großer Könner. Vielen Dank.

Prof. Dr. med. Klaus Schönleben, Präsident der Deutschen Gesellschaft für Chirurgie: Meine sehr verehrten Damen und Herren! Damit sind wir nun wirklich am Ende. Ich danke Ihnen sehr herzlich, dass Sie so lange ausgehalten haben. Bitte versäumen Sie es nicht, wenn Sie noch Zeit haben, zur Ruderregatte nach Oberschleißheim zu fahren. Die Vorläufe sind schon im Gange. Es sind 48 Mannschaften aus den verschiedenen Disziplinen angetreten. Ich verspreche Ihnen nicht nur einen spannenden Wettkampf, sondern auch einen fröhlichen Wettkampf. Das Ambiente haben wir noch entsprechend gestalten können, dass es nicht ganz so ernst wird. Es steht Ihnen ein Bus-Shuttle-Service zur Verfügung. Gleich unten vor dem Tor können Sie einsteigen und werden dann hingefahren. – Vielen Dank für Ihren Besuch, vielen Dank für alles, was Sie für uns getan haben. Auf ein herzliches Wiedersehen in Berlin!

Viszeralchirurgie

Onkologie

Fortschrittsberichte der operativen Therapie

Multimodale Therapiekonzepte beim Oesophaguskarzinom

J. R. Siewert und K. Ott

Chirurgische Klinik, Technische Universität München, Ismaningerstraße 22, 81675 München

Multimodality Treatment Concepts in Esophageal Cancer

Summary. The role of preoperative chemotherapy for esophageal cancer still remains controversial. Only one study of the recently published, randomized controlled trials in potentially resectable esophageal cancer has shown improvement in survival by preoperative chemotherapy compared to surgery alone. Nevertheless, there has been a consistent observation that in patients who respond to preoperative therapy survival was significantly prolonged. Therefore, a diagnostic test that allows prediction of response is considered to be crucial for the future use of preoperative chemotherapy in patients with esophageal cancer. Molecular markers for response prediction and reliable non-invasive techniques such as FDG-PET are not yet established. At the moment therefore responder shoud undergo esophagectomy for definitive curative treatment, whereas non-responder may undergo individualized salvage therapy.

Key words: Neoadjuvant treatment – Esophageal cancer – Individualized treatment concepts

Zusammenfassung. Die neoadjuvante Therapie beim Ösophaguskarzinom wird noch immer kontrovers diskutiert. Die bei resektablen Ösophaguskarzinomen durchgeführten Phase III Studien zeigen bis auf eine Studie keinen Prognosevorteil für die neoadjuvant behandelten Patienten. Bei nicht R0 resektablen Patienten gibt es vorwiegend Phase II Studien, die keine definitiven Schlüsse ermöglichen. Fakt ist jedoch, dass durch neoadjuvante Therapie Patienten, die auf die neoadjuvante Therapie ansprechen einen eindeutigen Prognosevorteil haben. Ziel muß daher die Responseprädiktion bzw. die Responsefrüherkennung zur Individualisierung der Therapie sein. Zuverlässige molekulare Marker zur Responseprädiktion sind noch nicht etabliert, die Responsefrüherkennung durch FDG-PET erscheint sehr vielversprechend. Derzeit sollten Responder im Rahmen eines definitiv kurativen Ansatztes ösophagektomiert werde, bei Non-Respondern müssen individuelle palliative Therapieentscheidungen gefällt werden.

Schlüsselwörter: Neoadjuvante Chemotherapie – Ösophaguskarzinom – Individualisierte Therapieentscheidung

Multimodale Therapiekonzepte beim Oesophaguskarzinom spielen eine zunehmend grössere Rolle. Im eigenen Krankengut werden 39% aller Plattenepithelkarzinome in neoadjuvanten Therapieprotokollen behandelt. Beim Adenokarzinom sind dies 17%.

Im Rahmen der multimodalen Therapiekonzepte ist es in den letzten Jahren zu einem Paradigmawechsel gekommen, in dem die Schwerpunkte deutlich von einer postoperativen Therapie in Richtung auf eine präoperative Therapie verlagert worden sind. Ursachen dafür sind, dass die postoperativen Therapiemodalitäten insgesamt enttäuscht haben und ihre Effektivität nach wie vor unbelegt ist. Für präoperative, d.h. neoadjuvante Therapieprotokolle sprechen eine Reihe von theoretischen Argumenten, so z.B.: der Tumor ist noch unberührt, d.h. er verfügt über eine intakte Blut- und Lymphzirkulation; das postoperativ häufig beobachtete Phänomen des Tumorzellentrapments fehlt. Theoretisch hat eine präoperative Therapie auch Einfluß auf die Tumorzelldissemination. Die Patienten sind in der Regel noch in einem guten Allgemeinzustand, so dass die Therapie unmittelbar beginnen kann [1, 2].

Neoadjuvante Therapieprotokolle

Eine Durchsicht der Literatur zeigt, dass derzeit 8 Phase III Studien zur neoadjuvanten Therapie beim resektablen Oesophaguskarzinom publiziert sind [3–10]. Alle Studien sind nicht in der Lage, einen Prognosegewinn durch eine neoadjuvanten Therapie beim resektablen Oesophaguskarzinom nachzuweisen. Diese bislang allgemein akzeptierte Aussage muss allerdings unter dem Eindruck der MRC-Studie aus dem Jahr 2000 revidiert werden (Tabelle 1). Hier zeigt die Patientengruppe mit neoadjuvanter Therapie und nachfolgender Chirurgie eine deutlich höhere R0-Resektionsrate und auch eine deutlich verbessertes 2-Jahres Überleben als im Vergleich zur nur operierten Gruppe [11].

Von größerem Interesse ist derzeit die neoadjuvante Therapie beim primär nicht R0-resezierbaren Oesophaguskarzinom. Zu dieser Fragestellung liegen bislang nur Phase II Studien vor. Es ist auch nicht zu erwarten, dass es in naher Zukunft Phase III Studien geben wird, weil definitionsgemäß hier das Oesophaguskarzinom nicht R0-resektabel ist, was zu Problemen in der Kontrollgruppe führt. Die Durchsicht aller publizierten Daten lässt allerdings ein wichtiges Faktum erkennen: von der neoadjuvanten Therapie profitieren in aller erster Linie Patienten, die auf diese Therapie positiv ansprechen (sog. Responder) [7]. Diese Aussage gilt sowohl für das Plattenepithelkarzinom wie in der eigenen Erfahrung auch für das Barrettkarzinom (Tabelle 2). Respon-

Tabelle 1. MRC Clinical Trial 2000. „Preop. CTx + S vs. S" in resectable Esophageal-Ca

	CS group	S group	
Barrett-Ca	66%	67%	
lower 1/3	64%	63%	
R0 Res.	84%	71%	S.
30 day. Mort.	9%	10%	
Morbidity	38%	41%	
Med. Survival	17,4 m	13,4 m	S.
2 y. Survival	45%	35%	S.

P. I. Clark ESMO 2000
n = 802 (5-FU + Sicp./Random.)

Tabelle 2. Neoadjuvante CTX bei Barrett-Ca. 2 Phase II Studien MRI/C follow up median 38 Mon. (3–78 Mon.)

		median	2 J.	3 J.	5 J.
alle	(n = 64)	22,6	49%	37%	37%
Res	(n = 60)	26,9	52%	39%	39%
R0	(n = 42)	36,0	59%	48%	48%
R1	(n = 15)	18,6	32%	21%	21%
R2	(n = 3)	8,1	0%	0%	0%
Resp.	(n = 20)	n.e.	77%	77%	77%

der unter neoadjuvanter kombinierter Chemoradiotherapie zeigen höhere R0-Resektionsraten, ein verbessertes Gesamtüberleben und ein längeres rezidivfreies Überleben [12].

Aus dieser Tatsache muss die Konsequenz gezogen werden, dass künftig möglichst nur Responder einer derartigen neoadjuvanten Therapie unterzogen werden sollten. Response-Prediction und Response-Früherkennung sind damit zu wesentlichen Inhalten der klinischen Forschung im Rahmen neoadjuvanter Therapieprotokolle geworden.

Wünschenswert wäre natürlich eine Response-Vorhersage. Dafür bieten sich molekulare Marker, aus Biopsien an (Tabelle 3). Bislang sind die vorliegenden Daten aber noch überwiegend experimentell und haben noch keinen Eingang in die klinische Routine gefunden.

Klinisch relevanter ist derzeit die sog. Response-Früherkennung durch FDG-PET. Hier zeigt sich sowohl für das Plattenepithelkarzinom wie auch für das Barrettkarzinom, dass eine deutliche Abnahme der Stoffwechselaktivität im PET als sicheres Zeichen des Response gewertet werden kann [19], [20], (Tabelle 4). Zumindest für das Barrettkarzinom konnte nachgewiesen werden, dass diese Response-Evaluation bereits 14 Tage nach Therapiebeginn zuverlässig möglich ist. Können diese PET-Daten bestätigt werden, würde erstmals eine Response-Frühevaluation möglich, die früh entscheiden ließe, ob es Sinn macht mit der neoadjuvanten Therapie fortzufahren oder nicht. Allerdings wirft die Möglichkeit der Response-Frühevaluation auch neue Probleme auf. Wie verfährt man mit den Respondern? Hier ist in der eigenen Erfahrung die second-line Chirurgie dringend empfehlenswert. Zum einen lässt sich der Beweis einer partiellen oder kompletten histopathologischen Tumorregression nur in einer histologischen Untersuchung des Gesamtpräparates nachweisen; zum anderen bietet die second-line Chirurgie einen definitiv kurativen Ansatz. Dies umso mehr als die Chirurgie bei den Respondern mit einer durchaus vertretbaren geringen Morbidität und Mortalität durchgeführt werden kann.

Sehr viel problematischer ist die Frage nach dem weiteren Vorgehen bei den sog. Non-Respondern zu beantworten. Hier zeigt die eigene Erfahrung, dass derartige Patienten nur mit einer hohen Morbidität und Mortalität operiert werden können (Tabelle 5). Darüber hinaus ist auch

Tabelle 3. Responseprädiktion

- Molekulare Marker an Biopsien
  - p53 Wildtyp (Seitz, 1995; Nabeya, 1995)
  - keine Thymidylatsynthase Überexpression (Lenz, 1996; Metzger, 1997)
  - p21 WAFI Expression (Sarbia 1998)
  - keine cyclin D1 Expression (Sarbia 1999)

Tabelle 4. Responsemonitoring durch FDG-PET

Tumortyp	n	Responder	Schwellenwert	Sens.	Spez.
SCC[a]	27	-72%±11	-52	100%	55%
AEG I[b]	40	-54%±17	-35%	93%	95%

[a] präoperatives Restaging (nach Abschluß der RCTx)
[b] nach 2 Kursen CTx

Tabelle 5. Neoadjuvante CRTx beim Plattenepithel-Ca des Oes

	Responder n=26 (41%)	Non-Responder n=38 (59%)
R0-Rate:	n=22 (85%)	n=26 (68%)
Morbidität:	n=13 (50%)	n=14 (37%)
30-d-Mort.	n= 0 (0%)	n= 3 (8%)

Brücher 2001

die Rate der R0-Resektionen deutlich niedriger als bei den Respondern. Bei der Indikation zur Oesophagektomie bei Non-Respondern sollte künftig deshalb größte Vorsicht walten. Besser erscheint es auf andere palliative Therapiemodalitäten auszuweichen.

Zusammenfassend lässt sich zur neoadjuvanten Therapie beim Oesophaguskarzinom folgendes feststellen: Prinzipiell ist die neoadjuvante Therapie gut durchführbar. Sie kann ambulant erfolgen. Derzeit gibt es noch keine etablierten Protokolle, so dass derartige Patienten in klinischen Studien eingebracht werden sollten. Eine Prognoseverbesserung ist nur für Responder belegt. Es ist zu hoffen, dass möglichst bald Methoden zur Response-Prediction zur Verfügung stehen. Derzeit stellt die FDG-PET-Untersuchung eine vielversprechende Methode der Response-Früherkennung dar. Responder sollten der Oesophagektomie unter kurativen Ansatz zugeführt werden. Non-Responder bedürfen der individuellen palliativen Therapie.

Literatur

1. Fink U, Stein HJ, Bochtler H, Roder JD, Wilke HJ, Siewert JR (1994) Neoadjuvant therapy for squamous cell esophageal carcinoma. Ann Oncol 17-26
2. Fink U, Stein HJ, Wilke H, Roder JD, Siewert JR (1995) Multimodal treatment for squamous cell esophageal cancer. World J Surg 2:198-204
3. Roth JA, Pass HI, Flanagan MM, Graeber GM, Rosenberg JC, Steinberg S (1988) Randomized clinical trial of preoperative and postoperative adjuvant chemotherapy with cisplatin, vindesine, and bleomycin for carcinoma of the esophagus. J Thorac Cardiovasc Surg 2:242-248
4. Nygaard K, Hagen S, Hansen HS, Hatlevoll R, Hultborn R, Jakobsen A et al. (1992) Pre-operative radiotherapy prolongs survival in operable esophageal carcinoma: a randomized, multicenter study of pre-operative radiotherapy and chemotherapy. The second Scandinavian trial in esophageal cancer. World J Surg 6:1104-1109
5. Schlag PM (1992) Randomized trial of preoperative chemotherapy for squamous cell cancer of the esophagus. Chirurgische Arbeitsgemeinschaft für Onkologie der Deutschen Gesellschaft für Chirurgie Study Group. Arch Surg 12:1446-1450
6. Maipang T, Vasinanukorn P, Petpichetchian C, Chamroonkul S, Geater A, Chansawwaang S et al. (1994) Induction Chemotherapy in the Treatment of Patients With Carcinoma of the Esophagus. Surg Oncol 191-197
7. Law S, Fok M, Chow S, Chu KM, Wong J (1997) Preoperative chemotherapy versus surgical therapy alone for squamous cell carcinoma of the esophagus: a prospective randomized trial. J Thorac Cardiovasc Surg 2: 210-217
8. Kelsen DP, Ginsberg R, Pajak TF, Sheahan DG, Gunderson L, Mortimer J et al. (1998) Chemotherapy followed by surgery compared with surgery alone for localized esophageal cancer. N Engl J Med 27:1979-1984
9. Kok TC, van Lanschot JJB, Siesema PD, Klooswijk BIJ, van der Gaast A, Splinter TAW et al. (1998) Neo-adjuvant chemotherapy compared with surgery in esophageal squamous cell cancer. Can. J Gastroenterol 12 Suppl. B, A297, Abstract
10. Ancona E, Ruol A, Santi S, Merigliano S, Sileni VC, Koussis H et al. (2001) Only pathologic complete response to neoadjuvant chemotherapy improves significantly long-term survival in resectable esophageal squamous cell carcinoma. Final report of a randomized controlled trial of preoperative chemotherapy versus surgery alone. Cancer, in press
11. Clark PI (2000) Medical research council randomised trial of surgery with or without pre-operative chemotherapy in resectable cancerf the oesophagus (MRC Upper GI Tract Cancer Group). Ann of Oncol. 4 Suppl., Vol 111, Abstract
12. Ott K, Fink U, Dittler HJ, Helmberger H, Becker K, Busch R, Siewert JR (2000) Preoperative Chemotherapy (CTX) of High Dose 5-FU (HD-FU) + Folinic Acid (HD-FA) + Biweekly Cisplatin without (Group A) or With Paclitaxel (Group B) in Patients (PTS.) with Locally Advanced Adenocarcinoma of the Esophagus. Proc Asco 19: 287 (abstract 1122)
13. Seitz JF, Perrier H, Monges G, Giovannini M, Gouvernet (1995) Multivariate analysis of the prognostic and predictive factors of response to concomitant radiochemotherapy in epidermoid cancers of the esophagus. Value of immunodetection of protein p53. J.Gastroenterol Clin Biol 19(5):465-474
14. Nabeya Y, Loganzo F Jr, Maslak P, Lai L, de Oliveira AR, Schwartz GK, Blundell ML, Altorki NK, Kelsen DP, Albino AP (1995) The mutational status of p53 protein in gastric and esophageal adenocarcinoma cell lines predicts sensitivity to chemotherapeutic agents. Int J Cancer 20; 64(1):37-46
15. Lenz HJ, Leichman CG, Danenberg KD, Danenberg PV, Groshen S, Cohen H, Laine L, Crookes P, Silberman H, Baranda J, Garcia Y, Li J, Leichman L (1996) Thymidylate synthase mRNA level in adenocarcinoma of the stomach: a predictor for primary tumor response and overall survival. J Clin Oncol. 14(1):176-182
16. Metzger R, Leichman CG, Danenberg KD, Danenberg PV, Lenz HJ, Hayashi K et al. (1998) ERCC1 mRNA levels complement thymidylate synthase mRNA levels in predicting response and survival for gastric cancer patients receiving combination cisplatin and fluorouracil chemotherapy. J Clin Oncol 16(1): 309-316
17. Sarbia M, Stahl M, Fink U, Willers R, Seeber S, Gabbert HE (1998) Expression of apoptosis-regulating proteins and outcome of esophageal cancer patients treated by combined therapy modalities. Clin Cancer Res. 4(12): 2991-2997

18. Sarbia M, Stahl M, Fink U, Heep H, Dutkowski P, Willers R, Seeber S, Gabbert HE (1999) Prognostic significance of cyclin D1 in esophageal squamous cell carcinoma patients treated with surgery alone or combined therapy modalities.Int J Cancer. 19; 84(1):86–91
19. Brucher BL, Weber W, Bauer M, Fink U, Avril N, Stein HJ, Werner M, Zimmerman F, Siewert JR, Schwaiger M. (2001) Neoadjuvant therapy of esophageal squamous cell carcinoma: response evaluation by positron emission tomography. Ann Surg. 233(3):300–309
20. Weber WA, Ott K, Becker K, Dittler HJ, Helmberger H, Avril NE, Meisetschläger G, Busch R, Siewert JR, Schwaiger M, Fink U (2001) Prediction of response to preoperative chemotherapy in adenocarcinomas of the esophagogastric junction by metabolic imaging. J Clin Oncol, in press

Fortschritte in der onkologischen Viszeralchirurgie – Oesophaguskarzinom

J. R. Siewert und H. J. Stein

Chirurgische Klinik und Poliklinik, Klinikum rechts der Isar, Ismaningerstraße 22, 81675 München

Advances in Oncologic Surgery – Esophageal Cancer

Summary. Compared to adenocarcinoma of the esophagus (Barrett cancer) the prevalence of esophageal squamous cell cancer is decreasing. Patients with squamous cell cancer have a less favorable risk profile for surgical therapy, a higher prevalence of lymphatic spread in early tumor stages, and more frequently an invasion of lymphatic vessels (lymphangiosis carcinomatosa) than patients with adenocarcinoma. A transthoracic en-bloc esophagectomy is therefore the procedure of choice for squamous cell esophageal cancer. The prognosis after surgical resection is worse for squamous cell esophageal cancer as compared to adenocarcinoma. In patients with early Barrett cancer a limited surgical approach is possible. The results of radical transmediastinal esophagectomy compare favorably to transthoracic esophagectomy in patients with locoregional Barrett cancer.

Key words: Esophageal cancer – Barrett cancer

Zusammenfassung. Im Vergleich zum Adenokarzinom (Barrett-Karzinom) ist die Prävalenz des Plattenepithelkarzinoms eher rückläufig. Patienten mit Plattenepithelkarzinom weisen ein höheres Risikoprofil auf. Das Plattenepithelkarzinom geht mit einer frühen Lymphknotenmetastasierung einher. Die Lymphangiosis Karzinomatosa gehört auch in frühen Stadien zum Regelbefund. Aus diesem Grund ist immer die transthorakale en-bloc Oesophagektomie indiziert. Die Prognose dieses Tumortyps ist schlechter als die des Barrett-Karzinoms. Beim Barrett-Karzinom setzt die Lymphknotenmetastasierung später ein. Bei Frühbefunden (high grade Dysplasia, T1-Karzinome) hat die limitierte Chirurgie einen gesicherten Platz. Für die meist distal gelegenen Barrett-Karzinome erscheint die radikale transmediastinale Oesophagektomie ausreichend, die Ergebnisse sind im Vergleich zur transthorakalen Resektion nicht unterschiedlich.

Schlüsselwörter: Ösophaguskarzinom – Barrett Karzinom

Der Blick auf die chirurgische Epidemiologie des Oesophaguskarzinoms zeigt, dass es im Laufe der letzten 20 Jahre zu einer stetigen Zunahme der Adenokarzinome der Speiseröhre (sog. Barrett-Karzinom) gekommen ist. Demgegenüber bleibt die Prävalenz des Plattenepithelkarzinoms annähernd gleich bzw. ist im chirurgischen Bereich sogar leicht rückläufig. Im Jahre 2000 ist in etwa der Break-Even-Punkt erreicht worden, d.h. die Barrett-Karzinome scheinen vollends die Plattenepithelkarzinome bzgl. der Prävalenz (Abb. 1) überholt zu haben [1].

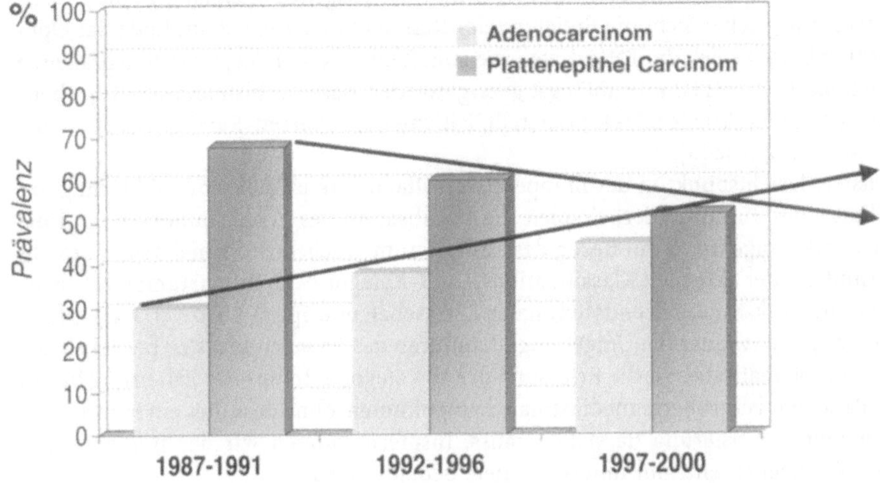

Abb. 1. Zunahme der Prävalenz des Adenocarcinoms

Ein Blick auf die Stadienverteilung zum Zeitpunkt der Diagnosestellung zeigt, dass es keine erwähnenswerten Unterschiede zwischen dem Plattenepithel- und dem Adenokarzinom gibt. Allerdings muss diese Aussage dahingehend aktualisiert werden, dass es in letzter Zeit zu einer immer häufiger werdenden Frühdiagnostik beim Barrett-Karzinom als Folge der von vielen Gastroenterologen duchgeführten Surveillance-Untersuchung beim Barrett-Oesophagus gekommen ist [1].

Unterschiede zwischen Adeno- und Plattenepithelkarzinom

Entscheidend ist, dass das Barrett-Karzinom sich bei einem ganz anderen Patiententyp entwickelt als das Plattenepithelkarzinom. Während das Plattenepithelkarzinom überwiegend sozial niedrigere Bevölkerungsschichten betrifft, findet sich das Barrett-Karzinom besonders häufig unter sog. Akademikern. Beide Tumortypen betreffen fast ausschließlich das männliche Geschlecht. Patienten mit einem Barrett-Karzinom sind etwa 10 Jahre älter als Patienten mit einem Plattenepithelkarzinom. Während beim Plattenepithelkarzinom geradezu regelhaft eine intensive Alkoholanamnese bis hin zur Alkoholabhängigkeit besteht, sind Patienten mit einem Barrett-Karzinom nur sog. „Gesellschafter-Trinker" und praktisch niemals alkoholabhängig. Daraus resultieren deutliche Unterschiede in den postoperativen Verläufen. Erwähnt sei noch, dass beim Plattenepithelkarzinompatienten in etwa einem Drittel der Fälle gleichzeitig eine Leberzirrhose besteht, während Patienten mit einem Barrett-Karzinom häufig an einer koronaren Herzkrankheit leiden [2].

Ein Blick auf das eigene Krankengut mit 1,090 Fällen zeigt, dass über die Gesamtperiode von 18 Jahren gesehen, 40% aller resezierten Patienten ein Barrett-Karzinom hatten. Während die Plattenepithelkarzinome über die Gesamtlänge der Speiseröhre gleichmäßig verteilt sind, findet sich bei den Barrett-Karzinomen eine Dominanz in der unteren Hälfte [1].

Indikationsstellung

Der Schlüssel zum Erfolg liegt in der präoperativen Erfassung der für die Therapieentscheidung relevanten Prognosefaktoren und in der konsequenten Patientenselektion. Die Berücksichtigung beider Faktoren führt zu einer adäquaten Indikationsstellung.

Multivariate Analysen zeigen übereinstimmend, dass der prägende unabhängige prognostische Faktor aus chirurgischer Sicht die Erzielung der Residualtumorfreiheit am Ende der Operation ist. Darüber hinaus spielt die TNM-Kategorie zum Zeitpunkt der Diagnose eine prägende prognostische Rolle. Erstmals konnte unlängst gezeigt werden, dass der histologische Typ ebenfalls einen unabhängigen Prognosefaktor darstellt. Patienten mit Barrett-Karzinom haben eine signifikant bessere Prognose [3].

Wesentlichster Gesichtspunkt in der präoperativen Diagnostik ist daher die Abklärung der R0-Resektabilität eines Tumors. Hierbei spielt die Lokalisation des Primärtumors eine große Rolle. Entscheidende Frage ist, ob ein Bezug des Tumors zum Tracheo-Bronchialsystem besteht oder nicht (Grundlage der aktuellen Klassifikation). Die T-Kategorie des Primärtumors ist ebenfalls von Bedeutung. Sie kann durch endoluminalen Ultraschall und Spiral-CT zuverlässig erfasst werden. Auch hier gilt es wieder die Umgebungsstrukturen des Primärtumors zu berücksichtigen. Wesentlich problematischer ist die Erfassung der N-Kategorie. In unserer Erfahrung haben praktisch alle Patienten vergrößerte mediastinale Lymphknoten, ohne dass dies ein Hinweis auf eine Lymphknotenmetastasierung darstellen muss. Insofern räumen wir der präoperativen Diagnostik der N-Kategorie eine nur untergeordnete Bedeutung ein.

Entscheidend ist der Ausschluss von Fernmetastasen (M-Kategorie). Hier wird immer wieder diskutiert, wie weit die entsprechende Diagnostik gehen muss. Unumstritten ist der perkutane Ultraschall und das CT vom Abdomen und Thorax. In letzter Zeit ist die PET-Untersuchung in den Mittelpunkt des Interesses gerückt. In der Tat lassen sich auch in der eigenen Erfahrung mittels PET zuverlässig Fernmetastasen eines Oesophaguskarzinoms nachweisen bzw. ausschließen. Die Durchsicht der Literatur zeigt, dass in etwa 25% der Fälle durch die FDG-PET Untersuchung eine Änderung des Tumorstadiums erfolgen muss [4].

Kernstück der Patientenselektion ist die Risikoanalyse. Hierfür gibt es in der Literatur festgelegte Fakten, die vor allen Dingen dahin zielen, dass die Funktionen der relevanten Organsysteme isoliert erfasst wird und ggf. in einem Scoring zusammengefasst werden [5].

Therapieentscheidung

Ist eine R0-Resektion des Tumors wahrscheinlich und weist der Patient ein vertretbares Risiko für die Oesophagektomie auf, ist die Indikation zur primären Operation unserer Erfahrung nach gegeben (Abb. 2).

Erscheint der Tumor nicht R0-resektabel, ist der Patient aber dennoch von der Risikoanalyse her belastbar, ist eine neoadjuvante präoperative Therapie (Kombination von Radio- und Chemotherapie) zu diskutieren (s. Vortrag „Multimodale Therapieprinzipien bei Oesophaguskarzinom"). Patienten mit hohem Operationsrisiko sollten sowohl von der Operation wie auch von neoadjuvanten Therapieprotokollen ausgeschlossen werden. Als Kontraindikationen müssen die

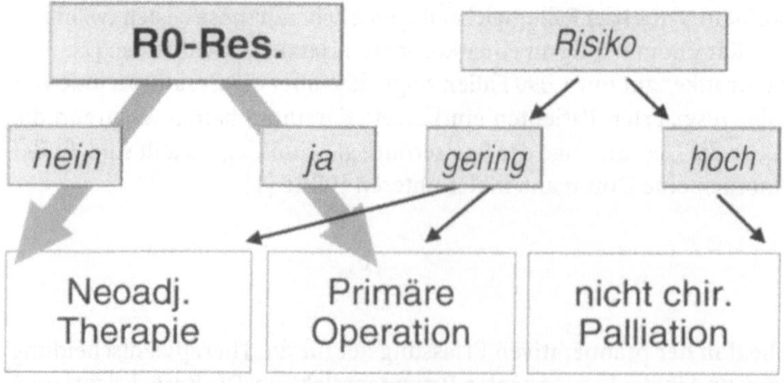

Abb. 2. Therapieentscheidung beim Ösophaguskarzinom

dekompensierte Leberzirrhose, ein Nicht-Ansprechen unter neoadjuvanter Radiochemotherapie und eine nicht therapierbare koronare Herzkrankheit gelten.

Verfahrenswahl (s. Abb. 3)

Grundsätzlich stehen sowohl die transthorakale Oesophagektomie wie auch die transmediastinale Oesophagektomie alternativ zur Verfügung. Im Bereich des cervicalen wie des distalen Oesophagus bzw. der Cardia gibt es Indikationen zu einer limitierten Resektion bei Frühbefunden unter Rekonstruktion mit freiem oder gestieltem Jejunuminterponat [6]. Grundsätzlich zeigt die eigene Erfahrung, dass die transthorakale Resektion risikoreicher ist und mit einer höheren Mortalität einhergeht. Die transmediastinale Resektion kann mit deutlich niedrigerer Mortalität ausgeführt werden. Grundsätzlich gilt aber auch, dass Patienten mit einem Barrett-Karzinom eine deutlich niedrigere Mortalität aufweisen als Patienten mit einem Plattenepithelkarzinom [3].

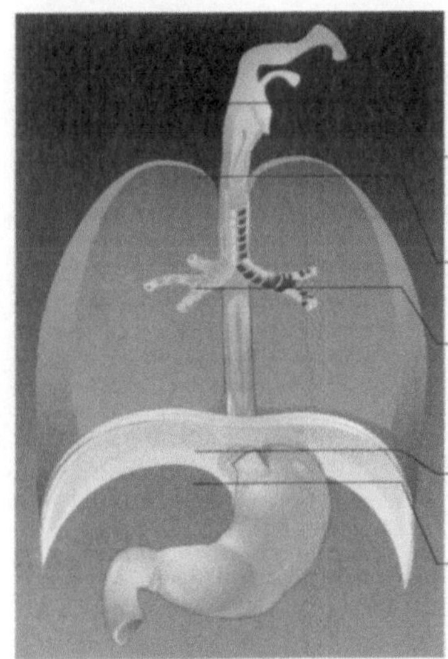

Abb. 3. Chirurgische Verfahrenswahl beim Ösophaguskarzinom

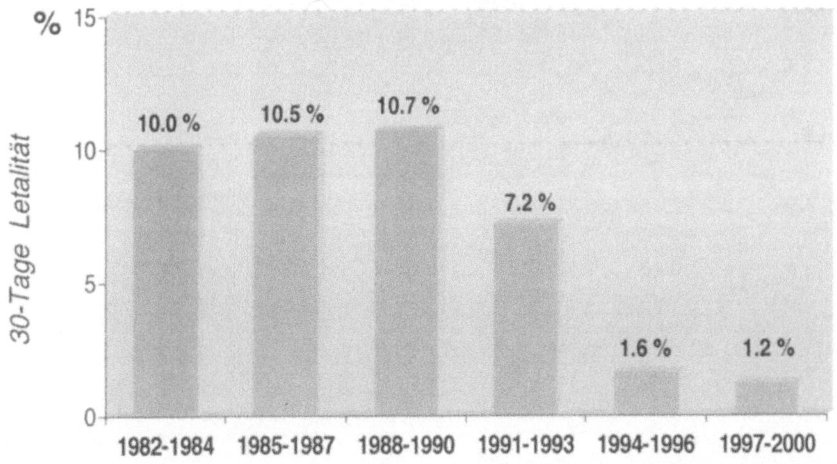

Abb. 4. Abnahme der postoperativen Mortalität nach Ösophagektomie

Die Mortalität der Oesophagektomie ist in den letzten Jahren deutlich zurückgegangen. In der eigenen Klinik liegt sie derzeit unter 2% (Abb. 4). Ursachen dafür sind eine wesentlich verbesserte Indikationsstellung, eine sicherer gewordene Intensivmedizin incl. eines zuverlässigen Komplikationsmanagements und eine Standardisierung der chirurgischen Eingriffe. Diese Standardisierung ist insbesondere in Hinblick auf das postoperative Komplikationsmanagement entscheidend.

Die transthorakale en-bloc Oesophagektomie inklusive der mediastinalen und abdominalen Lymphadenektomie (sog. 2-Feld-Lymphadenektomie) ist beim Plattenepithelkarzinom der Regeleingriff. Beim in der Regel distal gelegenen Barrett-Karzinom kann dagegen die radikale transmediastinale Oesophagektomie zum Einsatz kommen [7]. Sie erbringt beim distal gelegenen Barrett-Karzinom die gleiche lokoregionale Radikalität wie die transthorakale Resektion. Die Speiseröhrenrekonstruktion erfolgt regelhaft durch eine schlanke Magenschlauchbildung [8]. Nur wenn der Magen als Ersatzorgan nicht zur Verfügung steht, wählen wir das Kolon.

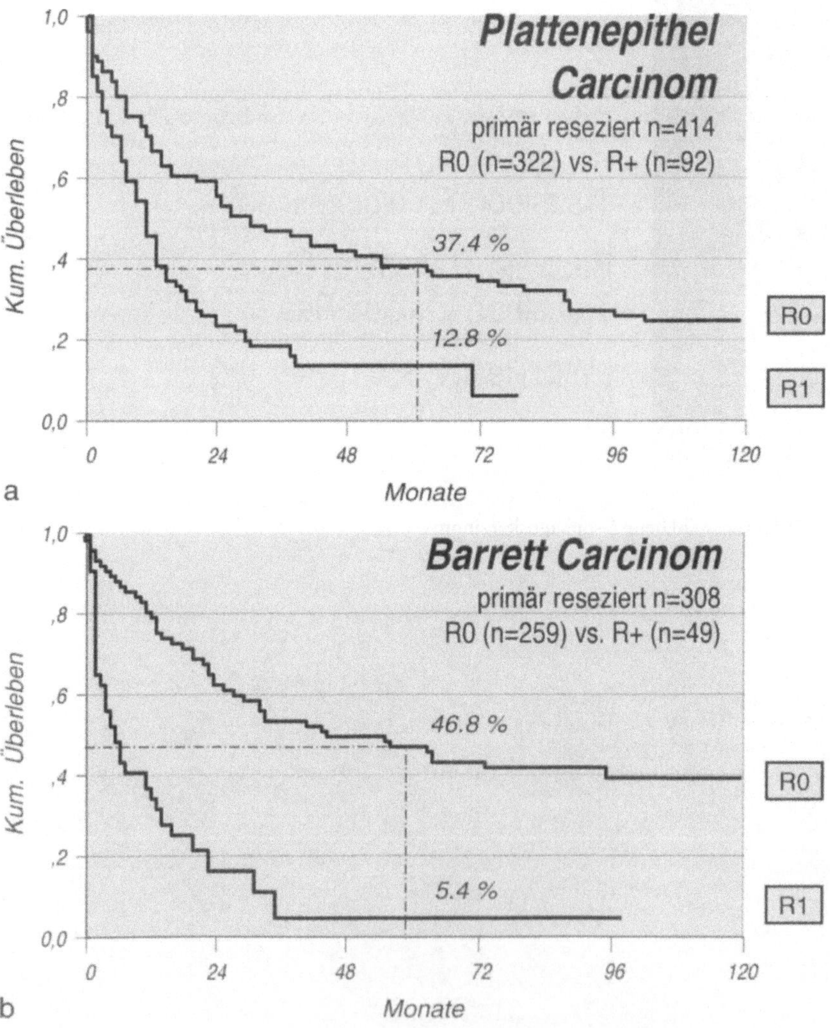

Abb. 5. Überlebenskurven nach R0-Resektion beim Plattenepithel Carcinom (**a**) und Adenocarcinom (Barrett Carcinom (**b**) des Ösophagus

Prognose

Die 10-Jahres-Überlebenskurven der Adenokarzinome wie auch der Plattenepithelkarzinome ist in der Abb. 5 dargestellt. Es ist eindeutig erkennbar, dass die Adenokarzinome eine statistisch signifikant bessere Prognose haben. Die 5-Jahres-Überlebenraten sind durchaus mit den Zahlen japanischer Kliniken vergleichbar und liegen im Spitzenfall international publizierter Ergebnisse [9]. Die Tatsache, dass in letzter Zeit immer häufiger Frühkarzinome im Bereich eines Barrett-Oesophagus zur Beobachtung kommen, hat dazu geführt über limitierte Resektionsverfahren nachzudenken. Diese sind in Form der gestielten Jejunuminterposition nach limitierter distaler Oesophagusresektion inzwischen allgemein anerkannt (Merendino Prozedur). Die Prognose sog. high grade Dyplasia bzw. T1-Karzinome ist auch nach limitierter Chirurgie exzellent [6].

Zusammenfassend kann folgendes festgehalten werden

Die Prävalenz des Plattenepithelkarzinoms ist eher rückläufig; die Patienten sind häufig Alkoholiker und weisen ein höheres Risikoprofil aus. Das Plattenepithelkarzinom geht mit einer frühen Lymphknotenmetastasierung einher. Die Lymphangiosis Karzinomatosa gehört auch in frühen Stadien zum Regelbefund. Aus diesem Grund ist immer die transthorakale en-bloc Oesophagektomie indiziert. Die Prognose dieses Tumortyps ist schlechter als die des Barrett-Karzinoms. Das Barrett-Karzinom wird immer häufiger. Die Patienten unterscheiden sich deutlich von Patienten mit einem Plattenepithelkarzinom insbesondere im Hinblick auf das operative Risiko. Die Lymphknotenmetastasierung setzt beim Barrett-Karzinom später ein (möglicherweise Folge der langjährigen Reflux-Oesophagitis mit Verödung der submucösen Lymphabflusswege). Bei Frühbefunden (high grade Dysplasia, T1-Karzinome) hat die limitierte Chirurgie einen gesicherten Platz. Für die meist distal gelegenen Barrett-Karzinome erscheint die radikale transmediastinale Oesophagektomie ausreichend, die Ergebnisse sind im Vergleich zur transthorakalen Resektion nicht unterschiedlich. Insgesamt ist die Prognose dieses Tumortyps besser.

Literatur

1. Siewert JR, Stein HJ, Sendler A, Molls,M, Fink U (2001) Esophageal cancer: Clinical management. In: Kelsen DA (editor) Principles and Practice of Gastrointestinal Oncology. Lippincott Willimas & Williams, Philadelphia (in press)
2. Bollschweiler E, Schroder W, Holscher AH, Siewert JR (2000) Preoperative risk analysis in patients with adenocarcinoma or squamous cell carcinoma of the oesophagus. Br J Surg 87:1106–1110
3. Siewert JR, Stein HJ, Feith M, Brücher BLDM, Bartels H, Fink U (2001) Tumor cell type is an independent prognostic in esophageal cancer: Lessons learned from more than 1000 consecutive resections at a single institution in the Western world. Ann Surg (in print)
4. Stein HJ, Brücher BLDM, Sendler A, Siewert JR (2001) Esophageal cancer: Patient evaluation and pretreatment staging. Surg Oncol (in press)
5. Bartels H, Stein HJ, Siewert JR (1998) Preoperative risk-analysis and postoperative mortality of osophagectomy for resectable oesophageal cancer. Br J Surg 85:840–844
6. Stein HJ, Feith M, Müller J, Werner M, Siewert JR (2000) Limited resection for early adenocarcinoma in Barrett's esophagus. Ann Surg 232:733–742
7. Bumm R, Feussner H, Bartels H, Stein HJ, Dittler HJ, Höfler H, Siewert JR (1997) Radical transhiatal esophagectomy with two-field lymphadenectomy and endodissection for distal esophageal adenocarcinoma. World J Surg 21:822–831
8. Siewert JR, Stein HJ, Liebermann D, Bartels H (1995) The gastric tube as esophageal substitute. Dis Esophagus 8:11–19
9. Ando N, Ozawa S, Kitagawa Y, Shinozawa Y, Kitajima M (2000) Improvement in the results of surgical treatment of advanced squamous cell esophageal carcinoma during 15 consecutive years. Ann Surg 232:225–232

Zukunft des Magenbandes: Der laparoskopische Verfahrenswechsel zum Roux-Y-Magenbypass

O. M. Schöb, R. Schlumpf, M. Weber, S. Hillinger und R. Hauser

Chirurgische Klinik, Spital Limmattal, Urdorferstrasse 100, 8952 Schlieren, Schweiz

Future of Gastric Banding: Laparoscopic Gastric Bypass a Primary Option?

Summary. Laparoscopic gastric banding (GB) as surgical option for morbid obesity is often problematic due to stagnation in weight loss and functional disorders in the later postoperative course. In interdisciplinary postoperative follow-up of 187 GB patients over 30 months, 65 (35%) showed a pouch dilatation, 21 (11%) combined with anterior (4) or posterior (17) slippage and rebanding. In 88 (47%) motility disorders were observed, which had to be treated in 51 (27%) with procinetic agents. 10 (5.3%) are in evaluation for change of strategy, 4 have already had a laparoscopic Roux-Y-bypass with good results. We conclude that in more than 50% of a interdisciplinary patient collective unfavourable long-term results can be observed following GB and that laparoscopic bypass probably should be the first option in bariatric surgery.

Key words: Laparoscopic gastric banding – Laparoscopic gastric bypass – Motility disorder

Zusammenfassung. Das Magenbanding (GB) als operative Option zur Behandlung der morbiden Adipositas ist problematisch durch häufiges Nichterreichen des Zielgewichts und bandbedingte funktionelle Störungen. Von 187 interdisziplinär untersuchten GB-Patienten über 30 Monate postop. zeigen 65 (35%) eine Pouchdilatation, 21 (11%) kombiniert mit anterior (4) oder posterior (17) Slippage mit Rebanding. Bei 88 (47%) wurden Motilitätsstörungen dokumentiert, welche bei 51 (27%) nur durch Prokinektika beherrschbar sind. 10 (5,3%) sind in Evaluation zum Verfahrenswechsel, 4 erhielten bereits einen laparoskopischen Roux-Y-Magenbypass mit gutem Resultat. Wir schlussfolgern, dass in über 50% eines interdisziplinär behandelten Patientengutes ungünstige Langzeitergebnisse nach GB auftreten und möglicherweise der primäre Bypass zu favorisieren ist.

Schlüsselwörter: Magenbanding – Laparoskopischer Magenbypass – Motilitätsstörungen

Multimodale Therapiekonzepte beim Magencarcinom

H.-J. Meyer, H.-R. Zachert, G. J. Opitz, C. Raab und H. Wilke

Klinik für Allgemein- u. Viszeralchirurgie, Städt. Klinikum Solingen, Gotenstraße 1, 42653 Solingen

Multimodality Treatment for Gastric Cancer

Summary. The prognosis of gastric cancer is still poor even after curative R0 resection. Therefore, among various multimodality treatments a lot of phase II/III studies have been carried out evaluating preoperative chemotherapy. Although some positive results have been obtained after this procedure, neoadjuvant chemotherapy is still an experimental approach. In the future the prediction and evaluation of response must be defined more exactly. Using intraoperative radio- or intraperitoneal (hyperthermal) chemotherapy reduction of regional relapse or peritoneal carcinomatosis could be obtained without increased survival in general. According to experience in Japan adjuvant (immuno-)chemotherapy can increase the overall survival rates and even in the Western hemisphere some actual studies with adjuvant chemo- +/– radiotherapy could demonstrate a benefit of survival in patients with lymph node metastases. Nevertheless, multimodality treatment strategies must be investigated in further uniforme prospective study protocols.

Key words: Gastric cancer – R0 resection – Multimodality treatment – Prediction and evaluation of response

Zusammenfassung. Die Prognose des Magencarcinoms ist auch nach R0-Resektion weiterhin unbefriedigend. Unter der Vielzahl multimodaler Therapiekonzepte mit perioperativem Einsatz der Chemo- +/– Strahlentherapie kam in verschiedenen, vor allem Phase II-Studien, die einer Operation vorgeschaltete Chemotherapie zur Anwendung. Trotz teilweise positiver Ergebnisse stellt die präoperative Chemotherapie einen experimentellen Ansatz dar, da relevante Daten prospektiver Studien weitgehend fehlen. Zukünftig müssen bei solchem Vorgehen Untersuchungen zur Responseprädiktion und -evaluation im Vordergrund stehen. Die intraoperative Strahlen- oder intraperitoneale (hypertherme) Chemotherapie zeigte in einigen Studien eine Reduktion der Lokalrezidivrate bzw. Peritonealcarcinose, ohne daß generell eine Verbesserung der Überlebenszeit zu verzeichnen war. Während in vielen asiatischen Untersuchungen die adjuvante (Immuno-)Chemotherapie zu einer Steigerung der Überlebensrate führte, konnten in der westlichen Welt erst einige aktuelle Ergebnisse zur adjuvanten Chemo- +/– Strahlentherapie, besonders bei nachgewiesener Lymphknotenmetastasierung, eine Verbesserung der Überlebenszeiten aufweisen. Alle o.a. Therapieansätze müssen unter randomisierten Studienbedingungen weiter überprüft werden.

Schlüsselwörter: Magencarcinom – R0-Resektion – Multimodale Therapie – Response-Prädiktion und -Evaluation

Ein entscheidender Erfolg der Monotherapie Chirurgie in der Behandlung des Magencarcinoms ist in den letzten Jahren ausgeblieben, trotz gesteigerter operativer Sicherheit mit ansteigenden Resektionsraten bzw. bei Abnahme der postoperativen Morbidität und Letalität. Die Stagnation der Behandlungsergebnisse ist vor allem darauf zurückzuführen, daß auch bei Verbesserung und Ausweitung der präoperativen Untersuchungsverfahren der überwiegende Anteil der Carcinome in fortgeschrittenen Tumorstadien diagnostiziert wird. Bei angestrebtem Ziel der Chirurgie mit kompletter Tumorresektion können bei lokal fortgeschrittenen Tumoren zum einen multiviszerale Resektionen mit erweiterter Lymphadenektomie, zum anderen multimodale Therapiekonzepte zum Einsatz kommen. Dabei steht eine Vielzahl perioperativer Zusatztherapien mit prä-, intra- oder postoperativer Gabe von Chemotherapeutika unterschiedlicher Kombinationen bzw. Applikationen zur Verfügung, ggf. mit zusätzlicher Immuntherapie; ferner auch die percutane oder intraoperativ durchgeführte Bestrahlung. Obwohl die Bedeutung und Notwendigkeit möglicher Zusatztherapien generell erkannt ist und in vielen Phase II/III-Studien bereits überprüft worden ist, kann die Indikation zu einem solchen Vorgehen weiterhin nicht eindeutig gestellt werden. Dies bestätigt sich auch in der klinischen Realität bei einer Umfrage in der Bundesrepublik Deutschland aus dem Jahre 2000 an insgesamt 76 universitären Einrichtungen und Kliniken der Maximalversorgung. Es zeigte sich dabei, daß nur 30% der befragten Institutionen eine präoperative Chemotherapie beim Magencarcinom nach festen Regeln oder unter Studienbedingungen eingesetzt haben. Allerdings bestand in mehr als der Hälfte der befragten Institutionen großes Interesse an der Durchführung von Studien zur präoperativen Chemotherapie. Eine adjuvante Therapie wurde hingegen in weniger als 20% bereits durchgeführt, Interesse für ein solches Vorgehen wurde in etwa 40% bekundet [3, 10–12, 14, 23, 25].

Die Frage zur Bedeutung multimodaler Therapiekonzepte beim Magencarcinom ist somit weiterhin offen; die bisher vorliegenden Studienergebnisse sind dabei oftmals weder im chirurgischen Vorgehen noch bei der Wahl bzw. Kombination der Zusatztherapien standardisiert und bei differierenden Selektionskriterien zur Patientenauswahl unterscheidet sich das Ausmaß des diagnostischen Vorgehens, z. B. mit obligater oder fakultativer Durchführung einer Endosonographie bzw. Laparoskopie, ganz erheblich. Ferner hat sich nach bisherigen Erfahrungen gezeigt, daß gerade bei einer präoperativen Therapie nur die sog. „Responder" von diesem Vorgehen profitieren. Auch wenn eine Vielzahl von tumor- und molekularbiologischen Prognosefaktoren oder -markern beim Magencarcinom bekannt ist, erscheint eine exakte Vorhersage des möglichen Ansprechens auf eine vorgeschaltete Therapie bisher nicht eindeutig möglich. Bisherige Untersuchungen zur Expression des p53-Proteins, des Enzyms Thymidilat-Synthase oder des ERCC1-Gens können u. U. auf eine nur begrenzte Chemosensitivität bei Einsatz von 5-Fluorouracil bzw. Cisplatin hinweisen. In gleicher Weise gestaltet sich eine frühzeitige Evaluation einer Remission nach vorgeschalteter Therapie im Sinne eines „Tumorshrinking oder Down-Sizing" als schwierig. Erfolgversprechend haben sich erste Ergebnisse der Positronen-Emissions-Tomographie (PET) mit 18-FDG (Fluor-Desoxyglucose) beim Oesophagus- und Carcinomen des oesophagogastralen Überganges gezeigt; schwieriger ist die Evaluierung des möglichen Ansprechens bei Tumoren im mittleren und unteren Magendrittel, vor allem bei Vorliegen eines diffusen Carcinomtyps [2, 12, 13, 16–18, 20, 25].

Präoperative Therapiekonzepte

Beim präoperativen Einsatz der Chemotherapie ist zwischen dem eigentlichen neoadjuvanten Ansatz bei potentiell resektablen Stadien sowie der präoperativen Chemotherapie bei lokal fortgeschrittenen oder primär irresektablen Tumoren zu unterscheiden. Ohne die Ergebnisse der verschiedenen Phase II/III-Studien abschließend beurteilen zu können, haben alle diese Untersuchungen gezeigt, daß eine präoperative Chemotherapie weder zu einer Zunahme der therapiebedingten Letalität noch zu einer gesteigerten postoperativen Morbidität oder Letalität, auch nicht bei erweiterten Resektionen, geführt hat [12, 17, 20, 23]. Unter den verschiedenen Thera-

Tabelle 1. Neoadjuvante Chemotherapie beim potentiell resektablen Magencarcinom (Ergebnisse von Phase III-Studien; [12])

Autor		Pat. (n)	Chemo-therapie	R0-Res. (%)	Med. Überlebenszeit (Mon.)
Yonemura	(1993)	26	nur Op	15	8*
		29	MMC/P/E/UFT S IV	38	17
Kang	(1996)	54	nur Op	61	30
		53	FEP	78	43
Walsh	(1996)	55	nur Op	n.a.	11*
		58	FP+RTx	n.a.	16
Songun	(1999)	29	nur Op	62	12,8
		27	FAMTx	55	13,1

Abkürzungen: MMC = Mitomycin C, *P* = Cisplatin, *E* = Etoposid, *UFP* = Tegafur, *F* = 5-Fluorouracil, *A* = Adriamycin, *MTx* = Methotrexat, *RTx* = Strahlentherapie
* $p < 0{,}05$
n. a. = nicht angegeben

pieregimen kamen vor allem die Kombination von 5-Fluorouracil, Folinsäure und Cisplatin bzw. Etoposid, Adriamycin und Cisplatin zur Anwendung. Die Phase II-Studien zur neoadjuvanten Chemotherapie haben nun im Vergleich zur primären Chirurgie keine signifikanten Verbesserungen der R0-Resektionsraten (70 bis 83%) erbringen können, auch war keine signifikante Steigerung der Gesamtprognose zu erreichen [2, 12, 20]. Phase III-Studien, mit unterschiedlichen Studienprotokollen und teilweise unter Einsatz einer präoperativen Strahlentherapie, zeigten bei insgesamt kleinen Patientenkollektiven zwar teilweise eine Steigerung der R0-Resektionsrate (Tabelle 1), allerdings ohne Verbesserung der medianen Überlebenszeit bzw. lediglich eine mögliche Verbesserung der Überlebensrate nach vorgeschalteter Chemo-Strahlentherapie im Vergleich zu außerordentlich unbefriedigenden Ergebnissen nach primärer Chirurgie [22]. Eine weitere Studie wurde abgebrochen, da nach neoadjuvanter Gabe von FAMTx die Rate der R0-Resektionen ebenfalls nicht gesteigert werden konnte und keine Unterschiede der medianen Überlebenszeit von jeweils 13 Monaten zu beobachten waren [21].

Eine präoperative Chemotherapie wurde auch bei Patienten mit lokal fortgeschrittenen oder potentiell irresektablen Magencarcinomen in verschiedenen Phase II-Studien eingesetzt; dabei zeigten sich erhebliche Unterschiede in der Evaluierung der Tumorstadien, vor allem hinsichtlich der obligaten Anwendung einer Endosonographie oder chirurgischen Laparoskopie im prätherapeutischen Untersuchungskonzept. Es konnte allerdings in allen Studien nachgewiesen werden, daß eine Prognoseverbesserung nur dann zu erreichen war, wenn es unter dieser vorgeschalteten Chemotherapie zu einer deutlichen Tumorregression gekommen war. Es konnten dann R0-Resektionsraten zwischen 60 und 80% erreicht werden, wobei die mediane Überlebenszeit 15 bis 18 Monate betrug (Tabelle 2a). Historische Ergebnisse zur primären chirurgischen Resektion wiesen demgegenüber mediane Überlebenszeiten von nur etwa 9 Monaten auf [2, 8, 12–14, 18, 25]. Auch bei durch primäre Laparotomie festgestellter Irresektabilität konnte durch die nachfolgende Chemotherapie in etwa der Hälfte der Fälle eine deutliche Remission erreicht werden, die dann eine komplette Tumorresektion in etwa 50% der Fälle ermöglichte. In verschiedenen Fällen ist auch in solch fortgeschrittenen Tumorstadien Langzeitüberleben möglich: so beträgt in eigenen Untersuchungen die 7-Jahres-Überlebensrate 20% (Tabelle 2b). Allerdings muß auch bei Patienten mit kompletter Tumorresektion in etwa 2/3 der Fälle mit dem Auftreten von intraabdominellen Rezidiven oder Fernmetastasen gerechnet werden [11, 18, 23]. Zur definitiven Beurteilung zum Wert einer präoperativen Chemotherapie sind weiterhin die Ergebnisse randomisierter Studien zu fordern: aktuell werden solche Multizenterstudien in England und in der Schweiz durchgeführt; ob eine randomisierte Phase III-Studie der EORTC bei z. Z. schwieriger Patientenrekrutierung weiter fortgeführt wird, ist dabei noch offen [12, 13, 20, 25].

Tabelle 2a. Präoperative Chemotherapie beim lokal fortgeschrittenen Magencarcinom (Ergebnisse von Phase II-Studien; [12])

Autor		Pat. (n)	Chemo-therapie	maj. Resp. (%)	R0-Res. (%)	med. Überlebenszeit (Mon.)
Findlay	(1994)	35	ECF	80	36	7
Rougier	(1994)	27	CDDP/5FU	56	60	16
Alexander	(1995)	21	5FU/FA/IFN	38	65	17
Fink	(1994)	30	EAP	63	78	18
Kelsen	(1996)	29	FAMTx	n. a.	61	15,3

Abkürzungen: E=Etoposid, *C/CDDP*=Cisplatin, *F*=5-Fluorouracil, *FA*=Folinsäure, *IFN*=Interferon, *A*=Adriamycin, *MTx*=Methotrexat
n. a.=nicht angegeben

Tabelle 2b. Präoperative Chemotherapie beim lokal irresektablen Magencarcinom (Ergebnisse von Phase II-Studien; [23])

Autor		Pat. (n)	Chemo-therapie	maj. Resp. (%)	R0-Res. (%)	Überlebenszeit (%)
Phase II						
Wilke	(1989, 94)	35	EAP	69	47	20-7 Jahre
Plukker	(1991)	20	5-FU/MTx	n. a.	45	10-4 Jahre
Popiela	(1997)	18	EAP	71	56	11-5 Jahre

Abkürzungen: E=Etoposid, *F*=5-Fluorouracil, *A*=Adriamycin, *P/CDDP*=Cisplatin , *MTx*=Methotrexat
n. a.=nicht angegeben

Intraoperative Therapiemaßnahmen

Bei der auch nach präoperativer Chemotherapie nachgewiesenen hohen Rate lokoregionärer Rezidive bzw. intraperitonealer Metastasierung kamen zusätzlich verschiedene lokal wirksame oder systemische Therapiekonzepte bei lokal fortgeschrittenen Magentumoren zum Einsatz.

Die intraoperative Strahlentherapie (IORT) konnte lediglich in einer Studie eine Verbesserung der Überlebensraten im Stadium II bis IV erbringen. Andere Untersuchungen, auch unter randomisierten Bedingungen durchgeführt, wiesen in aller Regel eine Senkung der lokalen Rezidivrate auf, allerdings konnte nur in verschiedenen Subgruppen eine Steigerung der Gesamtüberlebenszeit nachgewiesen werden. Nach IORT wird dabei auch über eine erhöhte postoperative Morbidität bzw. Letalität berichtet, vor allem durch das Auftreten von Pancreasfisteln, Abszedierungen oder anderer septischer Komplikationen [1, 12, 15].

Intraperitoneal applizierte Chemotherapeutika wurden ebenfalls mit dem Ziel einer verbesserten lokalen intraabdominellen Tumorkontrolle eingesetzt, so das Mitomycin C, gebunden an Aktivkohle oder andere Chemotherapeutikakombinationen als kontinuierliche hypertherme Peritonealperfusion. Japanische Untersuchungen konnten in aller Regel eine deutlich verbesserte Gesamtüberlebenszeit bei Reduktion der peritonealen Metastasierungsrate nachweisen, während dies in europäischen Studien nicht in gleicher Weise nachvollzogen werden konnte; eine Studie mußte bei signifikanter Steigerung der intraabdominellen Abszesse und Reoperationsrate sogar abgebrochen werden [14]. Die kontinuierliche hypertherme Perfusion der Peritonealhöhle mit Chemotherapeutika zeigte ebenfalls in japanischen Untersuchungen eine Senkung der peritonealen Rezidivraten, allerdings bei gesteigerter Morbidität und Letalität nach dieser Kombinationstherapie (Tabelle 3). Ferner konnte das Auftreten von Organ- oder Metastasen anderer Lokalisation nicht beeinflußt werden. Generell hat sich dabei nachweisen lassen können, daß die intraoperative oder früh postoperative intraperitoneale Chemotherapie im Vergleich zur später durchgeführten Therapie bessere Ergebnisse erbringen konnte. Allerdings ist gerade bei der hyper-

Tabelle 3. Intraoperative kontinuierliche hypertherme Peritonealperfusion beim Magencarcinom (Ergebnisse von Phase III-Studien; [12])

Autor		Pat. (n)	Chemo-therapie	Peritoneal-rezidive (%)	Überlebenszeit	
					med. (Mon.)	5-JÜR (%)
Hamazoe	(1994)	40	nur Op	59	66	52,5
		42	MMC	39	77	64,2
Fujimuru	(1994)	81	nur Op	22	n. a.	3J-35
		79	Cisplatin	9	n. a.	57
Yonemura	(1995)	18	nur Op	22	n. a.	23
		22	Cispl/MMC	9	n. a.	68
Hirose	(1999)	42	nur Op	42	22	17*
		15	Cispl/E/MMC	26	33	39

Abkürzungen: Cispl. = Cisplatin, *E* = Etoposid, *MMC* = Mitomycin C
* $p < 0,05$
n. a. = nicht angegeben

thermen peritonealen Perfusion bzw. hypoxischen regionalen Chemotherapie der außerordentlich hohe apparative und logistische Aufwand und nicht zuletzt auch die individuelle Belastung des Patienten zu berücksichtigen, so daß derzeit solche Verfahren nur in wenigen Zentren durchgeführt werden [6, 8, 10, 14, 20, 24, 25].

Postoperative Therapiekonzepte

Seit mehr als 30 Jahren kommt unter den postoperativen Zusatztherapien die adjuvante Chemotherapie zum klinischen Einsatz, um etwaig vorhandenen Minimalresidualtumor nach erfolgter R0-Resektion zu eleminieren. Viele asiatische Studien berichten dabei über positive Ergebnisse. Eine kritische Analyse zeigt allerdings, daß auch in Japan in 16 von 21 Studien zur adjuvanten Therapie lediglich in verschiedenen Subgruppen der Patienten signifikante Überlebensvorteile nachzuweisen waren. In fünf Studien fanden sich zwar insgesamt signifikante Verlängerungen der Überlebenszeit, dabei lag lediglich in einer Studie ein chirurgischer Kontrollarm vor, in zwei Studien waren hohe Ausfallsraten unter der Therapie zu verzeichnen und in weiteren zwei Studien kam die kombinierte Immunochemotherapie zur Anwendung. Letztere erbrachte zudem verbesserte Ergebnisse im Vergleich zur alleinigen Chemotherapie [19]. Weitere Untersuchungen, z. B. aus Korea, konnten im Stadium III des Magencarcinoms signifikant verbesserte Überlebenszeiten nach Immunochemotherapie im Vergleich zur alleinigen Chemotherapie bzw. Chirurgie nachweisen [9].

Im Gegensatz zu solchen Ergebnissen konnten Untersuchungen aus nicht asiatischen Ländern in aller Regel keinen Vorteil einer adjuvanten Chemo- +/– Radiotherapie aufzeigen. Eine Metaanalyse von 11 randomisierten Studien zur adjuvanten Chemotherapie mit über 2000 Patienten konstatierte dabei, daß ein solches Therapiekonzept nicht als Standard einzustufen ist [7]. Eine weitere Studie aus Frankreich konnte keinen Vorteil für eine adjuvante Chemotherapie erbringen; demgegenüber konnten andere aktuelle Metaanalysen zeigen, daß im Stadium III bzw. bei stattgehabter oder ausgedehnter Lymphknotenmetastasierung eine Verbesserung der Überlebenszeiten nach adjuvanter Chemotherapie zu beobachten ist [4, 5, 12 – 14, 20]. Die Aussage von Hermanns scheint somit relativiert zu werden, vor allem auch unter Berücksichtigung der Ergebnisse einer adjuvanten Chemo-/Strahlentherapie, die in einer amerikanischen Studie nachgewiesen werden konnte [10]. Unabhängig von der Diskussion zum Ausmaß der Lymphknotendissektion und der Definition „kurative Resektion" wurden insgesamt 556 Patienten mit einem Adenocarcinom des Magens im Stadium Ib bis IV ohne Fernmetastasierung in dieser prospek-

Tabelle 4. Adjuvante Chemo- und Strahlentherapie beim Magencarcinom im Stadium I B bis IV M0. Ergebnisse der Intergroup study INT-0116 (n gesamt=603; [10])

Therapieregimen

CTX (gesamt 3 Zyklen)	: 5 FU (425 mg/m²)/FA (20 mg/m²)
RTx (nach 1. Zyklus)	: 45 Gy (1,8 Gy/d)
Toxizität Grad III/IV	: 41%/32%
Letalität	: 1% (n=3)

Ergebnisse
(follow up median: 3,3 Jahre)

	adj. CTx/RTx	Kontrolle	Benefit
DFS (3 Jahre)	49%	32%	44%
OS (3 Jahre)	52%	41%	28%
med. ÜLZ (Mon.)	42	27	

Abkürzungen: adj. CTx/RTx=adjuvante Chemo-/Strahlentherapie, *5 FU*=5-Fluorouracil, *FA*=Folinsäure, *DFS*= krankheitsfreies Überleben, *OS*=Gesamtüberleben, *med. ÜLZ*=mediane Überlebenszeit

tiv randomisierten Untersuchung ausgewertet. Bei einer Nachbeobachtungszeit von 3 Jahren konnte sowohl eine Verbesserung des krankheitsfreien- (49% vs. 32%) wie Gesamtüberlebens (52% vs. 41%) nach adjuvanter Therapie im Vergleich zur alleinigen Chirurgie erreicht werden. Die mediane Überlebenszeit nach adjuvanter Therapie betrug 42 Monate gegenüber 27 Monate nach kurativer Resektion. Therapiebedingt verstarben 3 Patienten (1%) an den Folgen toxischer Komplikationen (Tabelle 4). Ob ein solches Vorgehen nun bereits als „Standardtherapie" eingestuft werden sollte, erscheint sicherlich fraglich. Ergebnisse der weiteren Nachbeobachtung sollten ebenso abgewartet werden wie die Einleitung weiterer Studien mit einem solchen Therapiekonzept. Insgesamt könnte sich aber beim Magencaricinom die zunehmende Bedeutung einer adjuvanten Therapie bei Risikopatienten, vor allem bei Nachweis von Lymphknotenmetastasen, abzeichnen.

Schlußfolgerungen

Die insgesamt wenig befriedigende Gesamtprognose von Patienten mit einem Magencarcinom erfordert und rechtfertigt sicherlich die Überprüfung weiterer Ansätze im multimodalen Therapiekonzept. Spektakulär neue Gesichtspunkte haben sich allerdings in den letzten Jahren nicht ergeben können. Neben weiter zu fordernder Intensivierung der Frühdiagnostik stellt die Chirurgie mit angestrebter kompletter Tumorentfernung die Therapie der ersten Wahl dar. Auch bei einer Vielzahl von abgeschlossenen oder laufenden Studien stellen multimodale Konzepte vorerst weiterhin einen experimentellen Ansatz dar. Erste positive Ergebnisse einer präoperativen Chemotherapie bei lokal fortgeschrittenen Tumoren müssen in multizentrischen, prospektiv randomisierten Studien überprüft werden. Schwerpunkte der klinischen Forschung sollten auf die Selektion der Patienten mit möglicher Prädiktion des „Response" und frühzeitigem Nachweis desselben ausgerichtet sein. Nur dann ist es möglich, Patienten einer intensiven präoperativen Therapie zu unterziehen bzw. frühzeitig zu einer operativen Therapie zu wechseln. Vorliegende Studienergebnisse zeigen nämlich, daß in aller Regel nur die „Responder" von einem solchen präoperativen Therapiekonzept profitieren. Die u. U. zunehmende Bedeutung adjuvanter Maßnahmen beim Magencarcinom muß durch weitere relevante Studien untermauert werden. Ein neuer Weg könnte sich auch durch den Einsatz spezifischer monoklonaler Antikörper abzeichnen. Die intraoperative Strahlen- oder intraperitoneale Chemotherapie hingegen hat in den letzten Jahren in der westlichen Welt sicherlich nicht weiter an Bedeutung gewinnen können. Die bereits vor mehr als 100 Jahren von Billroth auf die in der Behandlung des Magencarcinoms gesetzte Hoffnung der Chemotherapie konnte also bisher nicht mit gesicherten –, noch weniger mit Evidence based unterlegten Daten, erfüllt bzw. bestätigt werden.

Literatur

1. Abe M, Takahashi M, Ono K et al. (1988) Japan gastric trials in intraoperative radiation therapy. Int J Radiation Oncology Biol Phys 15:1431–1433
2. Ajani JA, Yao JC (2000)Preoperative therapy of local-regional gastric cancer: rationale and review of trials. Jpn J Cancer Chemother 27:392–394
3. Bösing NM, Heise JW, Röher HD (2000) Anwendungspraxis multimodaler Therapiekonzepte beim Magenkarzinom in Deutschland. Zentralbl Chir 125:341–347
4. Earle CC, Maronn JA (1998) Adjuvant chemotherapy after curative resection for gastric cancer: revisiting a meta-analysis of randomized trials. Proc ASCO 17:263 (A)
5. Floriani I, Mar E, Cascinu S et al. (2000) Efficacy of adjuvant chemotherapy after curative resection for gastric cancer: a meta-analysis for published randomized trials. Proc ASCO 19:1017 (A)
6. Hamazoe R, Maeta M, Kaibara N (1994) Intraperitoneal thermochemotherapy for prevention of peritoneal recurrence of gastric cancer. Cancer 73:2048–2052
7. Hermans J, Bonenkamp JJ, Boon JJ et al. (1993) Adjuvant therapy after curative resection for gastric cancer: metaanalysis of randomized trials. J Clin Oncol 11:1441–1447
8. Kelsen D, Karpeh M, Schwartz G et al. (1996) Neoadjuvant and postoperative chemotherapy for high risk patients with gastric cancer. J Clin Oncol 14:1818–1828
9. Kim JP, Kim YW, Yang HK et al. (1994) Significant prognostic factors by multivariate analysis of 3926 gastric cancer patients. World J Surg 18:872–878
10. Macdonald JS (2001) Gastric cancer. Educ Book ASCO:77–80
11. Meyer HJ, Jähne J, Wilke H (1993) Perspectives of surgery and multimodality treatment in gastric carcinoma. J Cancer Res Clin Oncol 119:384–394
12. Meyer, HJ, Wilke H (2001) Aktueller Stand multimodaler Therapiekonzepte beim Magencarcinom. Viszeralchirurgie 36:12–19
13. Morant R (2001) Neoadjuvant and adjuvant chemotherapy of locally advanced stomach cancer. Onkologie 24: 116–121
14. Rosen H (1999) Magenkarzinom. Optimierung durch neoadjuvante und adjuvante Therapie? Zentralbl Chir 124:387–393
15. Rüwer H, Hesselmann S, Schäfer U et al. (2000) Die intraoperative Radiotherapie als Bestandteil multimodaler Therapiekonzepte bei epithelialen Tumoren des Gastrointestinaltraktes. Chirurg 71:682–691
16. Schackert HK, Bornhäuser M, Dörr W et al. (2000) Biologische Grundlagen multimodaler Therapieansätze. Zentralbl Chir 125:306–314
17. Schumacher C, Fink U, Siewert JR (2000) Präoperatives Down-staging beim fortgeschrittenen Magencarcinom. Zentralbl Chir 2000 125:333–340
18. Schumacher C, Fink U, Becker K et al. (2001) Neoadjuvant therapy for patients with locally advanced gastric carcinoma with Etoposide, Doxirubicin and Cisplatinum. Cancer 91:918–927
19. Sano T, Sasako M, Katai H et al. (1999) Randomized controlled trials on adjuvant therapy for gastric cancer: Japanese experience; in: Nakajima T, Yamaguchi T (Eds.): Multimodality therapy for gastric cancer. Springer Tokyo, Berlin, Heidelberg, New York: 7–17
20. Sendler A, Stein HJ, Fink U et al. (2000) Neue Therapieansätze bei Tumoren des oberen Gastrointestinaltraktes (Ösophagus, Magen). Chirurg 71:1447–1457
21. Songun I, Keizer HJ, Hermans J et al. (1997) Preoperative chemotherapy for operable gastric cancer (POCOM): results of the Dutch randomised trial. Proc ASCO 16:277 (A)
22. Walsh TN, Noonan H, Hollywood D et al. (1996) A comparison of multimodal therapy and surgery for esophageal adenocarcinoma. N Engl J Med 335:462–468
23. Wilke H, Meyer HJ, Stahl M et al. (1998) Aktueller Stand der neoadjuvanten Chemotherapie beim Magencarcinom. Onkologe 4:310–316
24. Yu W, Whang I, Suh I et al. (1998) Prospective randomized trial of early postoperative intraperitoneal chemotherapy as an adjuvant to resectable gastric cancer. Ann Surg 228:347–354
25. Zacherl J, Jakesz R (2000) Stand der chirurgischen Studien in der Onkologie, Teil 1. Chirurg 71:646–657

Wie kann man die Effektivität multimodaler Therapiekonzepte evaluieren? Aus der Sicht des Pathologen

K. Becker[1], U. Fink[2], K. Ott[2], R. Busch[3], J. R. Siewert[2] und H. Höfler[1]

[1] Institut für Pathologie, [2] Chirurgische Klinik und Poliklinik und [3] Institut für Medizinische Statistik und Epidemiologie, Technische Universität München, Klinikum rechts der Isar, Ismaninger Straße 22, 81675 München

How to Evaluate the Efficacy of Multimodal Therapy Regimens? The Standpoint of the Pathologist

Summary. Prognostically relevant histopathological grading of tumor regression (grades I–III) is possible, although laborious. Morphological changes after chemotherapy indicate a specific response to treatment with central fibrosis and residual tumor islands in the periphery. Prognostic factors, such as TNM categories, UICC-R status, tumor size, and lymphangiosis, which are not intrinsic part of regression grading still correlate with patient survival.

Key words: Morphological response evaluation – Gastric cancer – Neoadjuvant chemotherapy

Zusammenfassung. Eine prognostisch relevante pathologische Regressionsgraduierung (Grad I–III) ist möglich, aber mit einem hohen Arbeitsaufwand verbunden. Die morphologischen Veränderungen nach Ctx deuten einen zentrifugalen Verlauf der Tumorregression mit narbiger Verödung zentraler Abschnitte und Residualtumor an der Peripherie an. Auch nach Ctx sind Prognosefaktoren wie TNM-Kategorien, UICC-R-Status, Tumorgröße und Lymphangiose, die in einer Regressionsgraduierung nicht berücksichtigt werden, hochsignifikant mit dem Survival korreliert.

Schlüsselwörter: Morphologische Response-Evaluation – Magenkarzinom– Neoadjuvante Chemotherapie

Multimodale Therapiekonzepte in Form einer neoadjuvanten Radio- und/oder Chemotherapie im Gastrointestinaltrakt stellen den Pathologen vor die Aufgabe, bei fortgeschrittenen Tumoren nach vorausgegangener Therapie einschließlich der Operation spontane von induzierten Regressionsphänomenen zu differenzieren, wohingegen die klinische Response-Evaluation den Verlauf des Ansprechens während der Therapie beurteilt. In den wenigen morphologischen Arbeiten über Response-Evaluation an Tumoren des Gastrointestinaltraktes finden sich unterschiedliche Regressionsgraduierungen bei uneinheitlichen Untersuchungsmethoden, die einen Vergleich verschiedener Studienergebnisse erschweren [10, 11, 14, 20].

Ziel einer morphologischen Regressionsgraduierung ist die prognostisch relevante Bewertung der induzierten Tumorregression. Es liegt nahe, neben einer pathologischen Regressionsgraduierung auch den Einfluß einer Therapie auf bekannte Prognosefaktoren zu untersuchen. Bei Magenkarzinomen stellen Residualtumorklassifikation und die anatomische Ausdehnung des Primärtumors einschließlich seiner Metastasen entsprechend der UICC-TNM-Klassifikation die wichtigsten Prognosefaktoren dar. Kontrovers beurteilt in verschiedenen Studien werden Tumorlokalisation, Tumordurchmesser, Blut- und Lymphgefäßinvasion [9].

Am Beispiel von lokalfortgeschrittenen Magenkarzinomen nach neoadjuvanter Chemotherapie (PLF), Operation und standardisierter prospektiver pathomorphologischer Untersuchung werden Befunde einschließlich der pathologischen Regressionsgraduierung und ihre prognostische Relevanz nach Chemotherapie diskutiert.

Morphologische Untersuchung

Seit 1987 werden Magenkarzinome nach Ctx in sehr aufwendiger Weise bearbeitet und beurteilt. Nach photographischer Dokumentation einschließlich Anfertigen einer Photokopie des Magenpräparates mit Orientierung der Schnittebenen und zur Dokumentation von Residualtumor und makroskopischer Beurteilung der Tumorgröße (<4,5 cm, 4,5–8 cm, >8 cm max. Durchmesser) erfolgt eine Einbettung des gesamten, makroskopisch erkennbaren Tumorbettes in 0,5 cm dicken Stufen von proximal nach distal orientiert, alle Schnittpräparate vom Tumorlager routinemäßig HE, EvG und PAS gefärbt, zweifelhafte epitheliale Zellen immunhistochemisch identifiziert (CK 1/3). Die histologische Typisierung, der Malignitätsgrad und die Klassifikation nach Lauren erfolgt entsprechend den Richtlinien der WHO [19], die Tumorausdehnung und die Radikalität der Operation wird entsprechend den Richtlinien der UICC [17] beurteilt. Eine Lymphangiosis carcinomatosa wird als negativ=0, geringgradig=1+ (1–3 befallene Lymphgefäße/LPF) und schwergradig=2+ (>3 befallenen Lymphgefäße/LPF) graduiert.

Regressionsgraduierung (pathologisch)

Zur Bestimmung des Regressionsgrades in Anlehnung an Shimasoto et al. [16] werden die Menge des Residualtumorgewebes in Verhältnis zum gesamten Tumorlager in Prozent beurteilt und drei Regressionsgrade unterschieden: Regressionsgrad 1: 1a) komplette (0% Residualtumor/Tumorbett)/1b) subtotale Tumorregression (<10% Residualtumor/Tumorbett), 2) Regressionsgrad 2=partielle Tumorregression, 10–50% Residualtumor/Tumorbett, 3) Regressionsgrad 3=geringe/keine Tumorregression, >50% Residualtumor/Tumorbett. (Die Regressionsgraduierung bezieht sich nur auf den Primärtumor.)

Als morphologisch rel. spezifische Ctx – induzierte Phänomene zur Abgrenzung spontaner regressiv-reaktiver Veränderungen können gelten: histiocytäre Schaumzellen, azelluläre Schleimseen in muzinösen Karzinomen >1 cm, reaktive Gefäßveränderungen an der Tumorperipherie, narbige Verödung im Tumorzentrum und eine knotenförmige Hyalinose in Lymphknoten [2].

Morphologie nach Ctx

Nach neoadjuvanter Chemotherapie im Falle eines Ansprechens entsprechen die histologischen Veränderungen einer subakuten resorbierenden Entzündung mit Übergang in eine narbige Fibrose. In 20% der Fälle erbrachte die vollständige histologische Untersuchung der Tumoren neben einer Bindegewebsvermehrung in Submucosa und perigastrischem Gewebe eine tumorzellfreie lumennahe Narbenzone mit z.T. diskontinuierlich wachsendem Residualtumor in äußeren Abschnitten des Tumorlagers, d.h. an der Grenze zu Mukosa/Submukosa, zum Peritoneum und im Bereich der tiefsten Infiltration der Magenwand und des angrenzenden Weichteilgewebes oder im Bereich infiltrierter Nachbarorgane. Dieser zonale Aufbau mit zentraler, tumorzellfreier Narbenzone und Residualtumor an der Peripherie spricht für einen zentrifugalen Verlauf einer Tumorregression nach Zytostase.

Stagingparameter, UICC-R-Status, Regressionsgrad

Nach multimodaler Therapie von lokal fortgeschrittenen Karzinomen des Magens finden sich in 91% magenwandüberschreitende Karzinome (ypT2b–T4), 74% sind nodal positiv (yN1–3). In fast der Hälfte dieser Fälle ist eine Lymphangiose nachweisbar (45%). Trotz fortgeschrittener Infiltrationstiefen nach Ctx sind die Resektionsränder in 76% tumorfrei entsprechend einem UICC-R0-Status. Eine subtotale Regression (Reg.-Grad 1a/b) stellt mit 14% ein eher seltenes Ereignis dar. In unserer Studie war kein einziger Fall einer kompletten Regression zu beobachten, 50% entsprachen einem Regressionsgrad 2, 36% einem Regressionsgrad 3.

Prognostische Relevanz

Bei univariater Analyse der dargestellten Prognosefaktoren korrelieren ypT, ypN und UICC-R-Status mit dem Survival statisch hochsignifikant ($p<0{,}001$, Signifikanz-Level $p<0{,}05$). Die pathologische Regressionsgraduierung (0–<10%, 10–50% und >50% Residualtumor) erweist sich ebenfalls als prognostisch signifikant ($p=0{,}003$) ebenso wie die Lymphangiose ($p=0{,}003$) und der Tumordurchmesser ($p=0{,}007$).

Diskussion und Interpretation der Befunde

Infolge eines zentrifugalen Regressionsverlaufs mit Residualtumor an der Stelle der tiefsten Infiltration ist im Falle einer Response bei fortgeschrittenen Magenkarzinomen nur als Ausnahme mit einer niedrigen pT-Kategorie zu rechnen, wie der hohe Anteil fortgeschrittener Infiltrationstiefen von 91% nach Ctx erkennen läßt.

Der nodale Status gilt als wesentlicher Prognosefaktor bei Magenkarzinomen ohne Ctx. Nach unseren Ergebnissen liegen nach Ctx überwiegend nodal positive Fälle vor. Unter den als ypN0 kategorisierten Fällen (26%) werden Fälle subsummiert, die primär tumorfrei sind, Fälle mit regressiven Lymphknotenmetastasen und Fälle, in denen die Ctx zu einer Destruktion der Microcarcinose geführt hat, wie wir in einer eigenen Studie nachweisen konnten [3]. Es erscheint zur Zeit zumindest fraglich, ob alle diese Fälle prognostisch gleich zu bewerten sind.

Der hohe Anteil der R0-Resektionsrate läßt sich durch Zerstörung zentraler Tumormassen mit nachfolgender narbiger Schrumpfung, Verkleinerung des Tumorvolumens und besserer Demarkation erklären, die zu einer Verbesserung der Operabilität führt. Aus anderen Studien wurden R0-Resektionsraten von 62% bis 90% berichtet [5].

Lymphangiosis carcinomatosa: Die Invasion von Blut- und Lymphgefäßen konnte bereits bei Tumoren wie dem Mammakarzinom [16], oder bei unvorbehandelten Magenkarzinomen mit schlechter Prognose korreliert werden. Die Lymphangiosis carcinomatosa ist bei unvorbehandelten Magenkarzinomen nach den Untersuchungen von Gabbert [7, 8] als hochsignifikanter unabhängiger Prognosefaktor anzusehen, dessen Inzidenz parallel zu zunehmendem Tumordurchmesser und zunehmender Tiefeninfiltration verläuft. In einem auffallend hohen Prozentsatz (45%) war auch nach Chemotherapie bei Untersuchung des gesamten Tumorlagers ein Tumoreinbruch in Lymphgefäße nachzuweisen als Ausdruck dafür, daß durchweg weit fortgeschrittene Magenkarzinome mit fortgeschrittener Tiefeninfiltration und z.T. großen Tumordurchmessern therapiert wurden.

In eigener Studie stellte die Tumorgröße bei unvorbehandelten Magenkarzinomen einen signifikanten Prognosefaktor dar [4]. Die hohe prognostische Relevanz der Tumorgröße findet einerseits eine Erklärung in der engen Korrelation von Flächenausdehnung und Lymphangiosis carcinomatosa, andererseits ist ein kleiner Tumor in Wirklichkeit als verkleinerter Tumor als Folge einer Ctx-induzierten Regression anzusehen.

Regressionsgraduierung: Die vorgestellte Regressionsgraduierung ist mit hohem Arbeitsaufwand verbunden, um auch minimale Tumorresiduen zu erfassen. Sie korreliert jedoch signifikant mit dem Survival (p=0,003). Eine hochgradige Regression entsprechend einem Regressionsgrad I ist in der Mehrzahl der Fälle nicht zu erwarten. Die klinischen Berichte über hohe Raten von kompletter Response nach Ctx von bis zu 50% decken sich nicht mit pathologisch kompletten Responseraten von 0–5% in der Literatur [5].

Die durchgeführten Untersuchungen führen zur Identifikation verschiedener prognostischer Parameter, die von einander unabhängig die individuelle Prognose der Patienten möglicherweise entscheidend beeinflussen und in herkömmlicher TNM-Klassifikation oder dargestellter Regressionsgradierung nicht zu integrieren sind.

Dennoch stellt der morphologische Regressionsgrad die einzige Möglichkeit dar, Zusammenhänge zwischen Tumormorphologie und Therapieinduzierter Tumorregression aufzudecken und erscheint als Basis für weitere molekularbiologische Untersuchungen unverzichtbar. Dabei dürften besonders Fälle mit höhergradiger Regression von wissenschaftlichem Interesse sein, um Responder zu identifizieren und dem Fernziel einer Responseprädiktion näher zu kommen.

Für die Zukunft erscheint es sinnvoll, durch Integration von Regressionsgrad und weiteren Prognosefaktoren wie z.B. TNM-Kategorien, Tumorgröße und Lymphangiosis carcinomatosa in einen Prognosescore Patientensubgruppen mit unterschiedlicher Prognose zu identifizieren, die von postoperativer adjuvanter Therapie mit einer Prognoseverbesserung profitieren könnten [1].

Literatur

1. Becker K, Mueller J, Fink U, Busch R, Siewert JR, Höfler H (2000) Morphologische Responseevaluation beim neoadjuvant chemotherapierten Magenkarzinom. Verh Dtsch Ges Path 84:164–174
2. Becker K, Mueller J, Fink U, Matzen K, Sendler A, Dittler HJ et al. (1997) The interpretation of pathologic changes of the resection specimen following multimodal therapy for gastric adenocarcinomas, in: Siewert JR, Roder JD (Eds) Progress in gastric cancer research. Monduzzi, Milan, 1275–1279
3. Becker K, Fumagalli U, Mueller J, Fink U, Siewert JR, Höfler H (1999) Neoadjuvant Chemotherapy for Patients with locally Advanced Gastric Carcinoma. Effect on Tumor Cell Microinvolvement of Regional Lymph Nodes. Cancer 85,7:1484–1489
4. Böttcher K, Becker K, Busch R, Roder JD, Siewert JR (1992) Prognosefaktoren beim Magenkarzinom. Chirurg 63:656–661
5. Fink U, Stein HJ, Schuhmacher C, Wilke HJ (1995) Neoadjuvant chemotherapy for gastric cancer: update. World J Surg 19:509–516
6. Fischer HP (1985) Therapieinduzierte Tumorregression – morphologische Befunde an malignen primären und sekundären Lebertumoren nach hochdosierter regionaler Zytostase. Pathologe 6:16–23
7. Gabbert HE, Meier S, Gerharz CD, Hommel G (1992) Neue histomorphologische Prognosefaktoren beim Magenkarzinom. Chirurg 63:647–655
8. Gabbert HE, Meier S, Gerharz CD, Hommel G (1991) Incidence and prognostic significance of vascular invasion in 529gastric cancer patients. Int J Cancer 49:203
9. Hermanek P, Gospodarowicz MK, Henson DE, Hutter RVP, Sobin LH (1995) Prognostic Factors in Cancer. Springer, 47–63
10. Japanese Research Society for Gastric Cancer (1995) Japanese classification of gastric carcinoma, 1st english ed. Nishi M, Omori Y, Miwa K, Kanehara and co (Eds), Tokyo
11. Kiyabu M, Leichman L, Chandrasoma P (1992) Effects of preoperative chemotherapy on gastric adenocarcinoma. Cancer 70:2239–2245
12. Lauren P (1965) The two histological main types of gastric carcinoma: An attempt of a histopathological classification. Acta Pathol Microbiol Scand 64:3143
13. Lee AKC, DeLellis RA, Silverman ML, Heatly GJ, Wolfe HJ (1990) Prognostic significance of peritumoral lymphatic and blood vessel invasion in node-negative carcinoma of the breast. J Clin Oncol 8:1457–1465
14. Robey-Cafferty S, Ajani J, Ota D, Roth J, Bruner J (1991) Histological Observations and P-Glycoprotein Expression in Gastric and Esophageal Adenocarcinomas Treated with Preoperative Chemotherapy. Arch Pathol Lab Med 115:807–812

15. Roder JD, Böttcher K, Siewert JR, Busch R, Hermanek, P, Meyer HJ (1993) Prognostic Factors in Gastric Carcinoma. Cancer 72:2089–2097
16. Shimosato Y, Oboshi S, Baba K (1971) Histological evaluation of effects of radiotherapy and chemotherapy for carcinomas. Jpn J Clin Oncol 1:19–35
17. UICC TNM Classification of Malignant Tumours. 5. Edition. (1997), in: Sobin LH, Wittekind CH (Eds), Wiley-Liss, New York, Chichester, Weinheim, Brisbane, Singapore, Toronto
18. Torres C, Wang H, Turner J, Shahsafaei A, Odze R (1999) Prognostic significance and effect of Chemoradiotherapy on Microvessel Density (Angiogenesis) in Esophageal Barrettís esophagus – associated Adenocarcinoma and Squamuous Cell Carcinoma. Human Pathology, Vol. 30, 7:753–758
19. Watanabe H, Jass JR, Sobin LH (1990) Histological typing of esophageal and gastric tumours, 2nd Ed. WHO International histological classification of Tumours. Springer, Berlin Heidelberg New York Tokyo
20. Yonemura Y, Kinoshita K, Fujimura T, Fushida S, Tosiji S, Matsuki N, Tanaka S, Kamata T, Takashoma T, Kimura H, Miyasaki I (1996) Correlation of the Histological Effects and Survival after Neoadjuvant chemotherapy on Gastric Cancer patients. Hepato-Gastroenterology 43:1260–1272

Magenfrühkarzinom: Endoskopische Therapie

W. Schmitt und T. Heid

Krankenhaus München-Neuperlach, Oskar-Maria-Graf-Ring 51, 81737 München

Early Gastric Cancer: Endoscopic Therapy

Summary. Endoscopic removal of early gastric cancers is limited to low risk situation: T_{1m} (=mucosa) L_0 V_0 G_{1-2} R_0. In 40 patients pretherapeutic staged as low risk cancers the complete endoscopic removal of the lesion was performed. In 75% (29 out of 40) the pathological specimen proved a low risk cancer. In 16% (5 out of 29) we found recurrency of the tumor (follow up median 2.5 years). These neoplasms were also removed. From the 25% highrisk cases (S_m, G_3) 11 patients were operated on. Only 2 patients had residual tumor. The complication rate of the endoscopic procedures was only 10% (4× bleeding with transfusion of blood-units, 1× perforation), no patient died.

Key words: Early gastric cancer - Endoscopy

Zusammenfassung. Die Basis für die Entscheidung zu einer lokalen endoluminalen Therapie eines Magenfrühkarzinoms stellt das histologische Staging dar. Deshalb wird die Läsion bei vermuteter Low-risk-Situation zunächst endoskopisch komplett entfernt. Ergibt sich ein T_1 L_0 V_0 G_{1-2} R_0-Stadium ist hiermit die definitive kurative Therapie erfolgt. Nur das Stadium T_{1m} L_0 V_0 G_{1-2} R_0 ist zugelassen für die endoskopische Behandlung. Bei 40 Patienten (Altersdurchschnitt 75 Jahre) mit Magenfrühkarzinom fanden sich in 75% (29 von 40) eine Low-risk-Situation. Bei 16% (5 von 29) traten im Follow up nach durchschnittlich 2½ Jahren Rezidive auf, welche erneut endoskopisch entfernt wurden. Von den High-risk-Fällen (25% = 11 von 40) wurden 9 operiert. Bei nur 2 Fällen fand sich ein Residualtumor. Die Komplikationsrate der endoskopischen Verfahren lag bei 10% (4× transfusionspflichtige Blutung, 1× Perforation), die Letalität bei 0%.

Schlüsselwörter: Magenfrühkarzinom - Endoskopie

Einleitung

Das Magenfrühkarzinom ist definiert als reines Mukosa-Karzinom (T_{1m}- oder T_{1a}-Stadium) und als T_{1sm}- oder T_{1b}-Stadium, wenn bereits eine Submukosa-Invasion vorliegt. M-Stadien weisen in nur ca. 3% Lymphknotenmetastasen auf (N+). SM-Stadien sind in bis zu 20% N+ [1, 2]. Außerdem spielen der Differenzierungsgrad (Grading) und die Größe des Karzinoms eine bedeutende Rolle.

Tabelle 1. Magenfrühkarzinom. Endoskopische Therapie

Indikationen bzw. *Low-risk-Situation*:

1. Nur Mukosatyp (T_{1m})
2. I, IIa ≦ 2–3 cm
   IIc ≦ 1 cm
3. G_1 und G_2-Tumore
   (*kein* G_3 !)
4. L_0, V_0
5. R_0

Obligat: Nachsorge
H. p. – Eradikation

In Deutschland ist das Magenfrühkarzinom (noch) eine Erkrankung des älteren Menschen (über 70 Lebensjahre).

Das T_{1m}-Stadium hat im Gegensatz zu allen anderen Stadien des Magenkarzinoms eine exzellente Prognose. Deshalb darf die lokale (chirurgische oder endoskopische) Therapie nur nach strenger Beachtung von Sicherheitskriterien (sogenannte Low-risk-Situation) erfolgen. (Tabelle 1)

Japanische Daten des endoluminal endoskopischen Vorgehens zeigen bei über 500 Fällen eine 5-Jahres-Überlebensrate von 95% und eine Null-Letalität [3, 4].

Methodik

Videoendoskopische Polypektomie (EPE), endoskopische Mukosaresektion (EMR), endoskopische Resektion mit einem cap fitted – Endoskop (EMRC = Kappentechnik), Bandingverfahren, sowie Kombinationen. Außerdem Einsatz von Färbemethoden (Indigocarmin) und Endosonographie (ohne mini probe) prätherapeutisch. Pinnen der Makropartikel auf Kork zur histologischen Untersuchung [5, 6].

Ergebnisse

Im Zeitraum von 05/95 bis 02/01 wurden bei 40 Patienten endoluminal Magenfrühkarzinome abgetragen. Das Durchschnittsalter betrug 75 Jahre (55–91 Lebensjahre). Polypöse Frühkarzinome (I, IIa+b) lagen in 34 Fällen vor mit einer durchschnittlichen Größe von 1,8 cm (0,3–5,0 cm). Eingesenkte Form (IIc) fanden sich in 6 Fällen mit einer durchschnittlichen Größe von 1,5 cm (1,0–2,0 cm). (Tabelle 2)

Das histologische Staging am EMR-Präparat war in 29 Fällen (dies entspricht 75%): T_{1m} G_2 R_0. Diese Fälle waren somit kurativ behandelt. In 11 Fällen (dies entspricht ca. 25%) lag keine Low-risk-Situation vor. (Tabelle 3)

Tabelle 2. Magenfrühkarzinom. Endoskopische Klassifikation

polypös (I, IIa+b) Größe 1,8 cm (0,3–5,0)	n = 34
eingesenkt (IIc) Größe 1,5 cm (1,0–2,0)	n = 6
	n = 40

Tabelle 3. Magenfrühkarzinom. Histologie nach EMR

(75%)	29× T_{1m} G_2 R_0	: low risk
(25%)	11×	: high risk
	8× Op.	3× keine Op.
n = 40		

Tabelle 4. Magenfrühkarzinom. High-risk-Fälle (nach EMR). TNM-Klassifikation postoperativ

2× T_{1m} G_2 R_2	→	Op: T_{1m} G_2 N_0 R_0
1× T_{1sm} G_2 R_0	→	Op: T_{1sm} G_2 N_0 R_0
1× T_{1sm} G_2 R_1	→	Op: T_{1sm} G_2 N_0 R_0 (kein Residualtumor !)
1× T_{1m} G_3 R_x	→	Op: T_{1m} G_3 N_0 R_0
1× T_{1sm} G_2 L_1 R_0	→	Op: T_{1sm} G_2 N_0 R_0
1× T_{1sm} G_3 L_1 R_0	→	Op: T_{1sm} G_3 N_0 R_0
1× T_{1m} G_3 R_x	→	Op: abgelehnt a) Laser: Perforation nach 4 Wochen b) Notfallop.: N_0 R_0 (kein Residualtumor !)
(n=8)		

Tabelle 5. Magenfrühkarzinom. High-risk-Fälle (nach EMR). *Keine* Op.

1× T_{1sm} G_3 R_1	: Op. verweigert
1× T_{1sm} G_2 R_0	: keine Op., 91 Jahre
1× T_{1sm1} G_2 R_0	: keine Op., da initiales S_{m1}-Stadium, 75 Jahre, hohes Corpus
(n=3)	

Tabelle 6. Magenfrühkarzinom. Endoskopische Therapie. Follow-up: 2,5 Jahre (2 Monate–5 Jahre)

T_{1m} G_2 R_0 low risk 29 Fälle	
24 *ohne* Rezidiv	5 (=16%) mit erneuter Neoplasie

Bis auf 3 Fälle (1× Op-Verweigerung, 1× wegen Aetas 91 Jahre, 1× S_{M1}-Stadium = initiales T_{1b}-Stadium) wurden alle Patienten einer chirurgischen Therapie zugeführt. Hauptgründe für die nachfolgende onkologische Operation waren eine S_m-Infiltration und eine G_3-Histologie. (Tabelle 4 und 5)

Im Follow-up (halbjährliche Kontrollen) der 29 ausschließlich endoskopisch therapierten Fälle trat bei 2 Patienten ein metachrones Minifrühkarzinom (4 mm, 2 mm) T_{1m} an anderer Stelle im Magen auf. Diese wurden ebenfalls endoskopisch entfernt und sind zahlenmäßig bei den 29 Fällen nicht als Extrafälle gezählt worden. In einem Fall wurden 2 kleine Adenome entdeckt und entfernt. In einem Fall traten in dreimonatigem Abstand 2 flache Lokalrezidive (<0,5 cm) auf, die erneut endoskopisch entfernt wurden. Der 80-jährige Patient mit Sitz des Tumors in der Cardia (kein Barrett !) ist seit 1½ Jahren jetzt tumorfrei. Ein Patient, 81 Jahre, entwickelte nach 1 Jahr ein kleines mukosales Lokalrezidiv, welches in EMRC-Technik entfernt wurde. Nach 1¾ Jahren bildeten sich 2 kleine Adenome aus, die mit Laser entfernt wurden.

Alle 29 Patienten erhielten eine H. p.-Eradikationstherapie.

Komplikationen: Kein Patient ist verstorben (Letalität 0%). Bei 4 Patienten trat eine transfusionspflichtige Blutung auf. Bei einem Patienten kam es nach Laserung zu einer Perforation. Dem Patienten war wegen der G_3-Situation die Op. empfohlen worden, die er aber ablehnte, sodass er wegen der Komplikation (unfreiwillig) doch operiert wurde (T_{1m} G_3 N_0 R_0-Stadium). (Tabelle 6)

Diskussion

Die gesicherte Indikation für eine lokale endoskopische Therapie von Magenfrühkarzinomen ist lediglich das Mukosa-Stadium (T_{1m}) bei kleinen Tumoren, die gut bis mäßig differenziert sind (Grading G_1 und G_2) und keine Angioinvasion aufweisen (L_0 und V_0-Status). Diese Konstellation beschreibt die Low-risk-Situation. Eine Entfernung im Gesunden (histologiebasiert) als R_0 ist zu fordern. Prätherapeutisch läßt sich trotz endosonographischer Diagnostik [3, 7] eine High-risk-Situation in bis zu 25% der Fälle nicht ausschließen. Verantwortlich sind hier im Wesentlichen die falsche Einschätzung der Tiefeninvasion (doch S_m) und ein inhomogener Differenzierungsgrad des Tumors (G_2- und G_3-Anteile).

Tabelle 7. Magenfrühkarzinom. Endoskopische Therapie (n=40)

Fazit:

- Kurative EMR: 85% (35 von 40)
- Low-risk-Fälle: 75% (29 von 40)
- Rezidive: 16% (5 von 29)
  (lokal und alio loco)
- Klassifikation low risk versus high risk in 25% erst am EMR-Präparat möglich!

Deshalb wird bei vermuteter Low-risk-Situation der Tumor zunächst endoskopisch komplett entfernt und die endgültige Klassifikation erfolgt ausschließlich histologiebasiert am EMR-Präparat.

Nichthistologiebasierte Ablationstechniken wie Laser, Argonplasmakoagulation oder photodynamische Therapie wurden in dieser Serie nicht verwendet; diese Techniken sind in ihrem Stellenwert umstritten [10].

Bei 40 Magenfrühkarzinomen wurden 35 (=85%) kurativ endoskopisch entfernt, eine Low-risk-Situation fand sich aber nur in 75% (29 von 40). Von den High-risk-Fällen (25%=11 Patienten) wurden 8 nachoperiert: nur in 2 Fällen fand sich ein Residualtumor.

Bei den kurativ ausschließlich endoskopisch behandelten Low-risk-Fällen (75%=29 von 40) traten bei einer durchschnittlichen Nachbeobachtungszeit von 2½ Jahren in 16% (5 von 29) Rezidive auf (lokal und alio loco). Diese wurden ebenfalls endoskopisch entfernt (Tabelle 6 und 7). Kein Patient ist im Beobachtungszeitraum an seinem Tumor verstorben!

Bei der sehr kleinen Gruppe der Magenfrühkarzinome am Gesamtkollektiv der Magenkarzinome besteht beim T_{1m}-Stadium (Mukosakarzinom) eine ausgezeichnete Langzeitprognose (5-Jahres-Überlebensrate über 95%) [1]. Die Letalität der Behandlungsverfahren muß dem Risiko der Lymphknoten-metastasierung bei nicht onkologisch-chirurgischer Behandlung gegenübergestellt werden [8]. Da das Risiko der Lymphknotenmetastasen bei T_{1m}-Stadien nur max. 3% [1, 2] beträgt, spricht bei einer sehr niedrigen Komplikationsrate (10%) und relativ geringem instrumentellem Aufwand und niedriger Belastung der Patienten vieles für das endoluminal endoskopische Vorgehen. Allerdings muß sich dieses Verfahren messen lassen an den Ergebnissen der lokalen chirurgischen Therapie (offen chirurgisch, laparaskopisch, Rendezvous-Techniken, ect.), wobei hochsitzende (cardianahe) Karzinome hier eine besondere Problemzone darstellen. Zu berücksichtigen ist auch, dass es sich in Deutschland beim Magenfrühkarzinom in der Regel um eine Erkrankung des älteren Menschen handelt.

Da europäische [9] und auch deutsche Langzeitergebnisse sowohl für die endoluminal endoskopische als auch für die chirurgischen lokalen neuen Verfahren fehlen, muß die Behandlung dieser Gruppe von Magenfrühkarzinomen (Low-risk-Situation) auf interdisziplinär arbeitende Zentren begrenzt bleiben.

Alle Fälle von Magenfrühkarzinomen, die nicht in die Low-risk-Gruppe eingeordnet werden können (alles außer T_{1m} L_0 V_0 G_{1-2} R_0) müssen onkologisch-chirurgisch reseziert werden.

Zusammenfassung

Die Basis für die Entscheidung zu einer lokalen endoluminalen Therapie eines Magenfrühkarzinoms stellt das histologische Staging dar. Deshalb wird die Läsion bei vermuteter Low-risk-Situation zunächst endoskopisch komplett entfernt. Ergibt sich ein T_1 L_0 V_0 G_{1-2} R_0-Stadium ist hiermit die definitive kurative Therapie erfolgt. Nur das Stadium T_{1m} L_0 V_0 G_{1-2} R_0 ist zugelassen für die endoskopische Behandlung.

Bei 40 Patienten (Altersdurchschnitt 75 Jahre) mit Magenfrühkarzinom fanden sich in 75% (29 von 40) eine Low-risk-Situation. Bei 16% (5 von 29) traten im Follow up nach durchschnittlich 2½ Jahren Rezidive auf, welche erneut endoskopisch entfernt wurden.

Von den High-risk-Fällen (25% = 11 von 40) wurden 9 operiert. Bei nur 2 Fällen fand sich ein Residualtumor.

Die Komplikationsrate der endoskopischen Verfahren lag bei 10% (4× transfusionspflichtige Blutung, 1× Perforation), die Letalität bei 0%.

Literatur

1. Sano T, Kobori O, Muto T (1992) Lymph node metastasis from early gastric cancer: endoscopic resection of tumour. Br J Surg 79:241–244
2. Ishigami S, Hokita S, Natsugoe S (1998) Carcinomatous infiltration into the submuca as a predictor of lymph node involvement in early gastric cancer. World J Surg 22:1056–1060
3. Ono H, Kondo H, Gotoda T (2001) Endoscopic mucosal resection for treatment of early gastric cancer. GUT 48: 225–229
4. Miyata M, Yokoyama Y, Okoyama N, Joh T, Itoh M (2000) What are the appropriate indications for endoscopic mucosal resection for early gastric cancer? Analysis of 256 endoscopically resected lesions. Endoscopy 32: 773–778
5. Shim CS (2001) Endoscopic mucosal resection: An overview of the value of different techniques. Endoscopy 33: 271–275
6. Inoue H, Kawano T, Tani M et al. (1999) Endoscopic mucosal resection using a cap: techniques for use and preventing perforation. Can J Gastroenterol 13:477–480
7. Gottumukkala SR, Waxman I (2000) High-frequency US probe sonography-assisted endoscopic mucosal resection. Gastrointest Endosc 52:S39–S49
8. Böttcher K, Siewert JR, Roder JD, Busch R, Hermanek P (1994) Risiko der chirurgischen Therapie des Magencarcinoms. Chirurg 65:298–306
9. O'Mahony S (2001) Endoscopic mucosal resection for early gastric cancer. GUT 48:151
10. Ell C, Gossner L, May A (1998) Photodynamic ablation of early cancers of the stomach by means of mTHPC and laser irradiation: preliminary clinical experience. GUT 43:354–349

„Lymph node revealing solution" beim Magenkarzinom – Bedeutung einer speziellen Aufarbeitungstechnik des Fettgewebes für das Lymphknotenstaging

S.P. Mönig, K. Prenzel, S.E. Baldus, T.K. Zirbes, T.D.C. Pham, H.P. Dienes und A.H. Hölscher

Klinik für Visceral- und Gefäßchirurgie, Universität zu Köln, Joseph-Stelzmann-Straße 9, 50924 Köln

Lymph Node Revealing Solution in Gastric Carcinoma: Impact of a New Processing Technique of Fat Tissue for Lymph Node Staging

Summary. To determine if the application of a defined processing technique of fat tissue (LRNS) improves lymph node staging in gastric cancer, a total of 10 patients underwent standardized D2 gastrectomy with conventional preparation of the lymph nodes. Subsequently so-called LRNS was added to the fat tissue, which facilitated the detection of lymph nodes. With the aid of this technique an additional 123 lymph nodes were isolated (mean 12.2 LN/patient, range 3–20; $p=0.0003$). The detection rate of extremely small lymph nodes (<3 mm) was increased by 42% compared to conventional preparation technique ($p=0.0017$). After the LRNS lymph node analysis in none of the cases an up-staging of the N-status became necessary. A routine application of the LRNS method in gastric carcinoma is not yet recommended and is restricted to cases with small lymph node numbers following standardized lymphadenectomy or scientific investigations.

Key words: Gastric cancer – Lymph node staging – LNRS

Zusammenfassung. Kann durch den Einsatz einer speziellen Aufarbeitungstechnik des Fettgewebes (LNRS) das Lymphknotenstaging beim Magenkarzinom verbessert werden? Bei insgesamt 10 Patienten erfolgte nach D2-Gastrektomie zunächst eine konventionelle Lymphknotenpräparation. Danach wurde dem Fettgewebe eine sogenannte LNRS zugefügt, mit deren Hilfe bislang nicht sichtbare LK detektiert werden können. Mit Hilfe dieser Methode konnten zusätzlich 123 LK mit einem Mittelwert von 12,2 LK/Patient (Bereich: 3–20) präpariert werden. Die Detektion von kleinsten LK (<3 mm) konnte im Vergleich zur konventionellen Aufarbeitungstechnik um 42% erhöht werden. In keinem Fall mußte nach Analyse der LNRS-LK ein Up-Staging bezüglich des N-Status erfolgen. Eine Anwendung der LNRS-Methode beim Magenkarzinom ist in der Routine eher nicht zu empfehlen und bleibt zur Zeit Studien bzw. Fällen mit geringer LK-Anzahl nach standardisierter LAD vorbehalten.

Schlüsselwörter: Magenkarzinom – Lymphknotenstaging – LNRS

Dissektionstechnik – Ist der Ultraschall das beste Medium?

H. Raestrup[1], L. Schnieder[2], S. Klingele[2], K. Manncke[1], C. Kleessen[3], G. Buess[2] und H. D. Becker[1]

[1] Universitätsklinik für Allgemeine Chirurgie, Hoppe-Seyler-Straße 3, 72076 Tübingen
[2] Sektion für Minimal Invasive Chirurgie, Universitätsklinikum Tübingen, Waldhoernlestraße 22, 72072 Tübingen
[3] Anatomisches Institut, Eberhard-Karls-Universität Tübingen, Österbergstraße 3, 72074 Tübingen

Dissection Techniques: Is Ultrasonic the Best Device?

Summary. Preventive hemostasis is extremely important in endoscopic surgery. Ultrasonic dissectors are used very often. We tested the occlusion safety of bipolar forceps and ultrasonic dissector for porcine vessels. Thermographic videos showed maximum temperature up to 200°C when using one ultrasonic dissector. The lateral damage zone in vivo and in vitro measured between 2 and 6 mm.

Key words: Hemostasis – Ultrasonic dissection – Bipolar dissection

Zusammenfassung. In der endoskopischen Chirurgie ist präventive Blutstillung bei der Gewebsdissektion besonders wichtig, Ultraschalldissektoren sind weit verbreitet. Hinsichtlich Verschlußsicherheit an tierischen Gefäßen wurden bipolare Pinzetten und Ultraschalldissektor verglichen. Thermographien zeigten maximale Temperaturen bis 200°C bei einem untersuchten Ultraschalldissektor, die laterale Schädigungszone betrug bei Tiergewebe in vivo und postmortal in vitro mindestens 2 mm, teilweise bis 6 mm.

Schlüsselwörter: Blutstillung – Ultraschalldissektion – Bipolare Dissektion

In der endoskopischen Chirurgie ist präventive Blutstillung bei der Gewebsdissektion besonders wichtig, da Blutungen zeitaufwendiger und schwieriger zu stillen sind als in der offenen Chirurgie. Für komplexe laparoskopische Eingriffe sind zur Zeit Ultraschalldissektoren weit verbreitet. Sie machen einen Instrumentenwechsel durch den Trokar unnötig, weil sowohl koaguliert als auch durchtrennt wird. Nachteilig sind die scheinbar langsame Dissektionsgeschwindigkeit und die hohen Kosten, da die Ultraschallscheren meist als Einmalartikel eingesetzt werden müssen.

Im Tierversuch und in vitro mit frisch vom Schlachthof gewonnenem Gewebe wurden bipolare Hochfrequenzinstrumente (bipolare Pinzetten (Erbe, Ethicon)) und ein Ultraschalldissektor (Sonosurg®, Olympus) hinsichtlich ihrer physikalischer Eigenschaften miteinander verglichen. Isolierte Gefäße vom Schwein wurden koaguliert, anschließend mit konventioneller Schere (n=199 bipolaren Koagulationen) bzw. beim Ultraschallgerät (n=189) durch dieses selbst durchtrennt. Die Verschlußsicherheit der Koagulationsstelle wurde mit Flüssigkeit unter einem Druck von über 300 mbar getestet. Bipolar koagulierte Gefäße waren zu 84% dicht, mit Ultraschall-

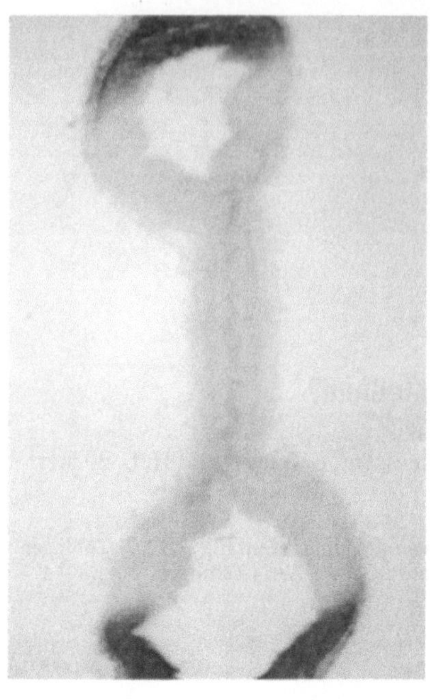

Abb. 1. Ausmaß der thermischen Schädigung, dargestellt an mangelnder LDH-Anfärbbarkeit

scheren konnten Dichtigkeiten von 50% erreicht werden. Bei Gefäßdurchmessern größer 3,5 mm erwiesen sich bipolar koagulierte (n=84) zu 15% ausreichend verschlossen, mit Ultraschalldissektor (n=74) zu 55%.

Um das Ausmaß des Hitzeschadens in der Umgebung der Instrumente zu untersuchen, wurde makroskopisch die sichtbare Koagulationszone ausgemessen und anschließend das Gefäßstück histologisch untersucht. Bei konventionellen Färbungen (HE, PAS, Giemsa, Bindegewebsfärbungen) zeigte sich nur bei 10% überhaupt ein Schädigungsnachweis. Bei enzymhistochemischem Nachweis von LDH (Laktatdehydrogenase) fand sich jedoch ein 2 bis 4 mm breiter Schädigungssaum lateral der Instrumenteneinwirkungszone (Abb. 1).

Bei n=59 Gefäßen wurden Infrarot-Temperaturechtzeitmessungen von bipolarer und Ultraschalldissektion vorgenommen. Dabei ergaben sich maximale Temperaturen von 200°C am Ultraschalldissektor.

Im klinischen Bereich wurden Hitzeschäden durch Applikation von Ultraschalldissektoren am betreffenden Gewebe bisher nur vereinzelt berichtet (Darm, Magen, Gallengang). Im eigenen Krankengut eines einzelnen Operateurs konnte die Operationszeit bei n=180 Fundoplicationes z.B. durch Gebrauch des Ultraschalldissektors (Ethicon) von durchschnittlich 150 auf 62 min gesenkt werden, eine Gewebsschädigung am Magen trat in keinem Fall auf.

Ergebnisse der chirurgischen Therapie hepatisch metastasierter neuroendokriner Tumore

A. Pascher, I. M. Sauer, B. Wiedenmann, Th. Steinmüller und P. Neuhaus

Klinik für Allgemein-, Viszeral- und Transplantationschirurgie, Charité, Campus Virchow, Augustenburger Platz 1, 13353 Berlin

Surgical Therapy of Liver Metastasis from Neuroendocrine Tumors

Summary. We evaluated the role of surgical therapy in the treatment of hepatic metastasis from neuroendocrine tumors (NET) compared with conservative treatment options. The clinical course of 52 patients (42% of all NET patients) was analyzed retrospectively (median age 55 years; ♀:♂=23:29). There were three groups of therapy: R0 resection, debulking and conservative treatment. *Results:* Perioperative mortality was 0%. 1- and 5-year survival rates (SVR) as follows: *R0 resection* (n=19): 94%/81%; recurrence-free SVR: 79%/56%; R0 resection regarding time of first diagnosis: 94%/85%; *debulking* (n=15): 87%/54% ($p<0.05$ versus R0 resection), regarding time of first diagnosis: 87%/72%; *nonresective therapy* (n=18): 94%/70%. *Conclusion:* 5-year survival was significantly higher in patients treated by R0 resection. Palliative resective therapy should be considered in patients with functional NET and large tumor masses causing symptoms of hormonal excess treated inadequately by conservative therapy.

Key words: Neuroendocrine tumor – Liver metastasis

Zusammenfassung. Zur Evaluierung des Stellenwertes der chirurgisch-resektiven Therapie bei hepatisch metastasierten neuroendokrinen Tumoren (NET) gegenüber anderen Therapieoptionen wurde die Erfahrung mit 52 Patienten retrospektiv analysiert. Die Patienten wurden in drei Therapiegruppen eingeteilt: R0-Resektion, Debulking, keine Leberresektion. Der Anteil an allen registrierten NET lag bei 42% (medianes Alter 55 Jahre; ♀:♂=23:29). *Ergebnisse:* Die perioperative Mortalität war 0%. Es ergaben sich folgende 1- und 5-Jahres-Überlebensraten (ÜL): R0-Resektion (n=19): 94% bzw. 81%; rezidivfreie ÜL: 79% bzw. 56%; bezogen auf Erstdiagnose (ED): 94% bzw. 85%; Debulking: (n=15): 87% bzw. 54% ($p<0{,}05$ gegenüber R0-Resektion), bezogen auf die ED: 87% bzw. 72%; Konservative Behandlung (n=18): 94% bzw. 70%. *Folgerung:* Es zeigte sich ein Überlebensvorteil in Patienten mit R0-Resektion im 5-Jahres-ÜL. Die Indikation zur palliativen Leberresektion besteht in der Reduktion der funktionellen Masse bei konservativ unzureichend behandelbaren funktionellen NET.

Schlüsselwörter: Neuroendokrine Tumore – Lebermetastasen

Die Kryotherapie von primären und sekundären malignen Lebertumoren: Ergebnisse bei 66 Patienten

J.K. Seifert, A. Heintz, F. Mattes und Th. Junginger

Klinik für Allgemein- und Abdominalchirurgie, Johannes-Gutenberg-Universität, Langenbeckstraße 1, 55101 Mainz

Cryotherapy of Primary and Secondary Malignant Liver Tumours: Results from 66 Patients

Summary. We aimed to assess the results of cryotherapy for malignant liver tumours. Between 1/96 and 3/01 66 patients with liver tumours were treated with cryotherapy on 72 occasions. 45 patients had colorectal primaries. In 34 patients cryotherapy was combined with liver resection. One patient died in the perioperative period and 15 of the remaining 65 developed complications (23%). 32 of 45 patients with colorectal primaries had a preoperatively elevated CEA serum level, which returned to the normal range in 22 (69%). At a mean follow up of 20 months, 38 of 56 patients with complete tumour treatment ("R0") developed recurrent tumour, 10 of these with involvement of the cryosite (18%). Median survival and three year survival were 27 months and 34% for all patients and 29 months and 39% for patients with colorectal primaries. Cryotherapy for liver metastases is feasible with acceptable morbidity and results regarding survival are encouraging.

Key words: Liver metastases – Cryotherapy – Resection – Survival

Zusammenfassung. Von 1/96 bis 3/01 wurden bei 66 Patienten mit Lebertumoren 72 kryotherapeutische Eingriffe durchgeführt. Bei 45 Patienten lagen colorectale Primärtumoren vor. Bei 34 Patienten kam die Kryotherapie in Kombination mit Leberresektion zur Anwendung. Ein Patient starb im perioperativen Verlauf und 15 (23%) entwickelten Komplikationen. Bei 22 der 32 Patienten (69%) mit präoperativ erhöhten CEA-Spiegeln bei colorectalen Metastasen lagen diese postoperativ im Normbereich. Nach einer mittleren Nachbeobachtung von 20 Monaten haben 38 der 56 Patienten mit „R0-Therapie“ ein Tumorrezidiv entwickelt, davon 10mal unter Beteiligung der Kryoablationsstelle (18%). Die mediane Überlebenszeit und die 3-Jahres-Überlebensrate betrugen 27 Monate und 34% (alle Patienten) und 29 Monate und 39% (colorectal). Kryotherapie von Lebermetastasen ist mit vertretbarer Morbidität durchführbar bei vielversprechenden Überlebensraten.

Schlüsselwörter: Lebermetastasen – Kryotherapie – Leberresektion – Überlebensraten

Diagnostik von Pankreastumoren: MRT oder Mehrzeilenspiral-CT?

J. Gaa[1], A. Hartmann[2], S. Diehl[1], W. Neff[1], J. Sturm[2], C. Düber[1] und S. Post[2]

[1] Institut für Klinische Radiologie und [2] Chirurgische Klinik, Klinikum Mannheim gGmbH, Universitätsklinikum, Fakultät für Klinische Medizin Mannheim der Universität Heidelberg, Theodor-Kutzer-Ufer 1 – 3, 68167 Mannheim

Diagnosis of Pancreatic Tumors: MRI or Multidetector Spiral CT?

Summary. Recent technical advances in the field of abdominal MRI and multi-detector spiral-CT (MSCT) have resulted in improved diagnostic capabilities of pancreatic tumors. Preliminary data demonstrate slight advantages of MRI in the detection of liver metastases and papillary tumors as well as in the differential diagnosis of pancreatic masses while MSCT might be advantageous in the assessment of vascular infiltration, particular in unccoperative patients.

Key words: Magnetic Resonance Imaging – Multidetector spiral-CT – Pancreatic Tumors

Zusammenfassung. Aufgrund der technischen Weiterentwicklungen sowohl in der Hard- als auch Software moderner MR-Geräte sowie der Entwicklung der Mehrzeilen Spiral-CT (MSCT) wurden in der Diagnostik von Pankreastumoren große Fortschritte erzielt. Erste, noch vorläufige Ergebnisse einer pro-spektiven Studie zeigen eine leichte Überlegenheit der MRT bezüglich der Detektion von Lebermetastasen und Papillentumoren sowie der Differenzierung von raumfordernden Pankreasprozessen. Die MSCT scheint hinsichtlich der Beurteilung der lokalen Gefäßinfiltration besonders bei unkooperativen Patienten vorteilhaft zu sein.

Schlüsselwörter: Magnetresonanztomographie – Mehrzeilen Spiral-CT – Pankreastumoren

Das duktale Adenokarzinom des Pankreas stellt mit 95% den überwiegenden Anteil der malignen Pankreastumoren dar. Die Inzidenz dieses Tumors hat in den letzten Jahren konstant zugenommen, und unter den Krebstodesfällen in der westlichen Welt rangiert das Adenokarzinom des Pankreas derzeit an 4. Stelle [14]. Für die mit einer 5-Jahresüberlebensrate von 5% äußerst ungünstige Prognose sind 4 Hauptfaktoren anzuschuldigen: (1.) Die fehlende Möglichkeit einer bei asymptomatischen Patienten frühzeitgen Diagnosestellung, (2.) die Schwierigkeiten in dem exakten Staging eines Pankreastumors, (3.) die hohe Morbidität sowie Mortalität, und (4.) das Fehlen einer effektiven adjuvanten Chemotherapie.

Trotz der in den meisten Fällen ungünstigen Prognose kommt den radiologischen Verfahren zur Diagnostik und Stadiumeinteilung von Pankreastumoren eine wichtige Bedeutung zu [11]. Es hat sich jedoch in den letzten Jahren gezeigt, daß diese diagnostischen Algorithmen zunehmend umfangreicher und auch erheblich teurer wurden. Sie umfassen derzeit die konventionelle, endoskopische und laparoskopische Sonographie, die Spiral-Computertomographie (CT), die

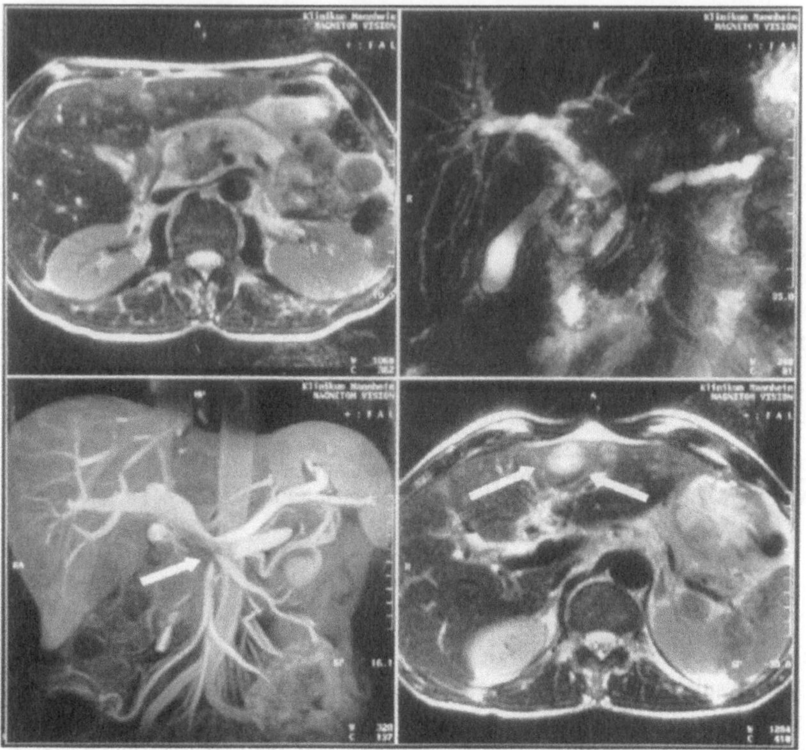

Abb. 1. „One-stop-shop" MRT (Schnittbild, MRCP und 3D-MRA) bei inoperablem Pankreaskopfkarzinom mit Infiltration des Venenkonfluens und Leberfiliae (Pfeile)

Magnetresonanztomographie (MRT), die endoskopisch retrograde Cholangiopankreatikographie (ERCP), die konventionelle Katheterangiographie, die Positronen-Emissions-Tomographie und die Laparoskopie. Die immer komplexer werdenden Möglichkeiten, das Pankreas und seine benachbarten Strukturen bildlich darzustellen, bringen jedoch auch die Gefahr mit sich, daß bei jedem Patienten mit einem vermuteten Pankreastumor eine Vielzahl von bildgebenden Verfahren „kritiklos" angewandt wird. Im Gegensatz zu der Spiral-CT, die in den meisten pankreatikobiliären Zentren als das Verfahren der Wahl gilt, war die MRT aufgrund ihrer langen, im Bereich von mehreren Minuten liegenden Meßzeiten und der dadurch bedingten Bewegungsartefakte in der Diagnostik von Pankreastumoren bisher nur von untergeordneter Bedeutung [1].

Aufgrund der jüngsten technischen Weiterentwicklungen sowohl in der Hard- als auch in der Software moderner MR-Geräte hat sich in der abdominellen MR-Diagnostik jedoch ein grundlegender Wandel vollzogen [5, 6]. Durch erheblich schnellere Schaltzeiten der Magnetfeldgradienten lassen sich jetzt MR-Bilder innerhalb von 50–100 msec erstellen und somit unerwünschte Bewegungsartefakte vollständig unterdrücken [4]. Leistungsfähige Spulensysteme (sog. „Phased-Array" Spulen) führen zu einer deutlichen Signalverstärkung aus dem Körperinneren und erlauben dardurch die Anfertigung von MR-Bildern mit einer höheren bzw. der CT nunmehr vergleichbaren Ortsauflösung [3]. Neben der verbesserten Bildqualität ergeben sich durch die Entwicklung neuer MR-Techniken (Abb. 1) wie der Magnetresonanzcholangiopankreatikographie (MRCP) und der ultraschnellen, dreidimensionalen Magnetresonanzangiographie (3D-MRA) gerade bei abdominellen Fragestellungen neue diagnostische Möglichkeiten [7–9].

Die durch diese Fortschritte zu erwartenden theoretischen Vorteile der MRT wurden vor einigen Jahren in einer prospektiven Studie bei 58 Patienten mit gesicherten Pankreastumoren untersucht und mit den Ergebnissen der abdominellen Sonographie, der Spiral-CT, der viszera-

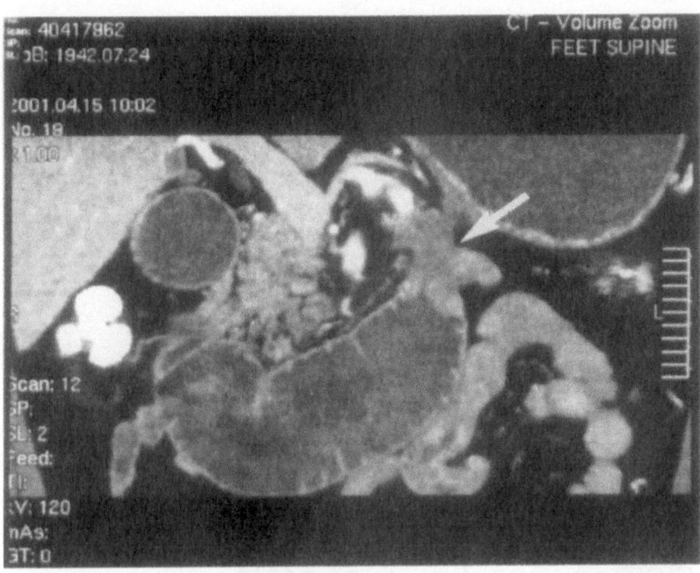

Abb. 2. MSCT bei Pankreasschwanzkarzinom mit Infiltration der Flexura duodenojejunalis (Pfeil)

len Katheterangiographie und der ERCP verglichen [12]. In Hinblick auf organüberschreitendes Tumorwachstum, Lebermetastasen, Lymphknotenbefall und Gefäßinfiltration als Zeichen der Inoperabilität erreichte die Schnittbild-MRT unter Einbeziehung von MRCP und 3D-MRA eine globale Treffischerheit von 95.7%, 93.5%, 80.4% und 89.1%, die Sonographie 85.1%, 87.2, 76.6% und 84.0%, die Spiral-CT 74.4%, 87.2%, 69.2% und 79.5%. Die globale Treffsicherheit der konventionellen Angiographie zur Frage der Gefäßinfiltration betrug nur 69% bei einer Sensitivität von 43% und einer Spezifität von 100%. Alle relevanten Gefäßanomalien konnten mit der MR-Angiographie zuverlässig präoperativ dargestellt werden. Mit Hilfe der MRCP konnten sowohl Papillen als auch periampulläre Tumoren nachgewiesen werden, die in den transversalen Schnittbildern nicht detektierbar waren. Darüberhinaus war der Einsatz der MRCP hilfreich in der Differenzierung distaler Gallenwegskarzinome von Pankreaskopftumoren. Allerdings ist auch durch den kombinierten Einsatz von MRCP und MR-Schnittbild eine sichere Differenzierung fokaler Organvergößerungen bei chronischer Pankreatitis und Pankreaskarzinom (sog. „Dilemmafälle") nicht immer zu erwarten. Selbst intraoperativ kann dieses Problem („Dilemmafälle") in bis zu 15% aller Fälle nicht geklärt werden [13]. Die Ergebnisse dieser Pilotstudie konnten mittlerweile in einer weiteren prospektiven Studie an 140 Patienten mit Pankreastumoren bestätigt werden [2].

Die Einführung der Spiral-CT in die klinische Praxis zu Beginn der Neunziger Jahre stellte einen bedeutsamen Fortschritt in der abdominellen Diagnostik dar, indem sie erstmals die lückenlose Erfassung der parenchymatösen Oberbauchorgane in einer Atemanhaltephase ermöglichte. Insbeondere in der Pankreasdiagnostik resultierten hierdurch signifikante Verbesserungen. Derzeit erfolgt die Einführung der Mehrzeilen Spiral-CT (MSCT) in die klinische Praxis [10]. Im Unterschied zur herkömmlichen einzeiligen Spiral-CT erfolgt die Datenakquisition bei der MSCT mit mehreren (z.B. 4 oder 8) parallelen Detektorzeilen bei einer Rotationsgeschwindigkeit von nur noch 500 msec. Diese hohe Geschwindigkeit der MSCT kann dazu genutzt werden, um entweder gleiche Volumina in kürzerer Zeit oder um gleiche Volumina in vergleichbarer Zeit mit einer höheren Ortsauflösung zu akquirieren (Abb. 2). Die höhere Ortsauflösung bei dünner Kollimation vermindert Teilvolumenartefakte und kann dadurch den Nachweis kleiner Läsionen der Leber und des Pankreas verbessern.

In einer derzeit noch laufenden prospektiven Studie wurden bisher 30 Patienten mit histologisch gesicherten Pankreastumoren sowohl mit der „one-stop-shop" MRT (inklusive MRCP und

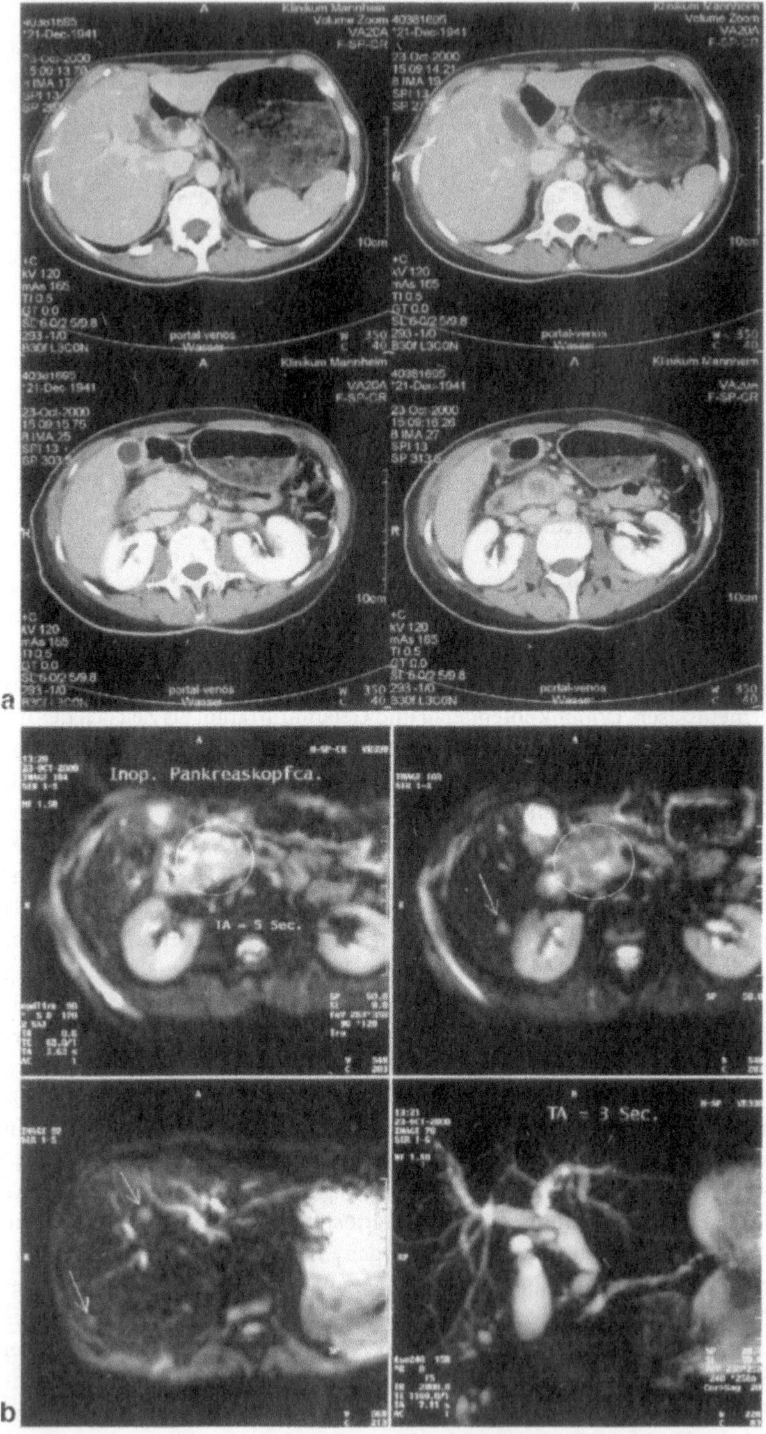

Abb. 3 a und b. Vergleich von MSCT (**a**) und MRT (**b**) bei hepatisch metastasierten Pankreaskopfkarzinom. Im Gegensatz zur MSCT zeigt die MRT mehrere Lermetastasen (Pfeile) mit einer Größe zwischen 5 und 8 mm

3D-MRA) als auch der MSCT untersucht. Die vorläufigen Ergebnisse lassen dabei folgende Tendenz erkennen. Die MRT zeigt eine leichte Überlegenheit bezüglich der Detektion von Lebermetastasen und Papillentumoren sowie in der Differenzierung von raumfordernden Pankreasprozessen durch die MRCP (Abb. 3a und b). Die MSCT scheint hinsichtlich der Beurteilung der lokalen Gefäßinfiltration besonders bei unkooperativen Patienten aufgrund der kürzeren Atemanhaltezeit vorteilhaft zu sein. Unbefriedigend sind beide Verfahren weiterhin im Nachweis der Peritonealcarcinose. Insgesamt wird die MRT in der eigenen Klinik auch gegenüber der MSCT bevorzugt zu der Abklärung von raumfordernden Prozessen des hepato-pankreatiko-biliären Systems eingesetzt.

Literatur

1. Bluemke DA, Cameron JL, Hruban RH, Pitt HA, Siegelman SS, Soyer P, Fishman EK (1995) Potentially resectable pancreatic adenocarcinoma: spiral CT assessment with surgical and pathologic correlation. Radiology 197: 381-385
2. Böhm C, Gaa J, Wendl K, Jungius KP, Trede M, Georgi M (1999) The "one-stop-shopping" MRI of pancreatic tumors: results of a new concept. ECR 254
3. Campeau NG, Johnson CD, Felmlee JP, Rydberg JN, Butts RK, Ehman RL, Riederer SJ (1995) MR imaging of the abdomen with a phased-array multicoil: prospective clinical evaluation. Radiology 195:769-776
4. Edelman RR, Wielopolski P, Schmitt F (1994) Echo-planar imaging. Radiology 192:600-612
5. Gaa J, Hatabu H, Jenkins RL, Finn JP, Edelman RR (1996) Liver masses: replacement of conventional T2-weighted spin-echo MR imaging with breath-hold MR imaging. Radiology 200:459-464
6. Gaa J, Fischer H, Laub G, Georgi M (1996) Breath-hold MR imaging of focal liver lesions: comparison of fast and ultrafast techniques. Eur Radiol 6:838-843
7. Gaa J, Georgi M, Trede M (1997) New concepts in MR imaging of pancreatic tumors. Imaging Decisions MRI 2:2-7
8. Gaa J, Laub G, Edelman RR, Georgi M (1998) Erste klinische Ergebnisse mit der ultraschnellen, kontrastverstärkten 2-Phasen 3D-MR-Angiographie im Abdomen. Fortschr. Röntgenstr. 169:1-5
9. Reinhold C, Bret PM (1996) Current status of MR cholangiopancreatography. Amer. J. Roentgenol. 167:285-1295
10. Schöpf UJ, Becker C, Brüning R, Hong C, Rust GF, Helmberger T, Leimeister P, Stadie A, Niethammer M, Klingemann B, Reiser M (1999) Computertomographie des Abdomens mit der Mehrzeilen-Detektor Spiral-CT. Radiologe 39:652-661
11. Trede M (1985) The surgical treatment of pancreatic carcinoma. Surgery 97:28-35
12. Trede M, Rumstadt B, Wendl K, Gaa J, Tesdal IK, Lehmann KJ, Meier-Willersen HJ, Pescatore P, Schmoll J (1997) Ultrafast Magnetic Resonance Imaging improves the staging of pancreatic tumors. Ann. Surg. 226:393-407
13. Trede M, Carter DC (eds.) (1997) Surgery of the pancreas. 2nd. ed., London: Churchill Livingstone
14. Warshaw AL, del Castillo C (1992) Pancreatic carcinoma. New Engl J Med 326:455-465

Die Magnet-Resonanz-Cholangio-Pankreatikographie (MRCP) beim Kind

Th. Doede und S. Schmitz

Klinik Kinderchirurgie, Klinikum der Friedrich-Schiller-Universität, Bachstraße 18, 07740 Jena

Magnetic Resonance Cholangio-Pancreatography (MRCP) in Childhood

Summary. *Introduction:* The visualization of hepatopancreatic ducts is up to date difficult, especially because of the invasivity of ERCP in childhood. *Methods:* Retrospective analysis of all up to August 1, 2000, in the Universitätsklinikum Benjamin Franklin Berlin performed MRCP in childhood. *Results:* 7 examinations were performed without problems, 2 chronic torsions of gall bladder, 2 chronic pancreatitis, one choledocholithiasis, one common-channel syndrome and one choledochal cyst have been seen. *Discussion:* The visualization of intrahepatic ducts, pancreatic tail and stenosis are difficult, but turbospin technique makes it possible to perform MRCP in seconds.

Key words: Biliar ducts - Pancreas - MRCP - Child

Zusammenfassung. *Einleitung:* Die Bildgebung des hepatopankreatischen Gangsystems stellt noch immer eine Schwachstelle dar, aufgrund der Invasivität der ERCP besonders im Kindesalter. *Methodik:* Retrospektive Auswertung aller bis 1.8.2000 im Universitätsklinikum Benjamin Franklin, Berlin, durchgeführten MRCPs im Kindesalter. *Ergebnisse:* 7 Untersuchungen waren problemlos durchführbar, 2 chronische Gallenblasentorsionen, 2 chronische Pankreatitiden, eine Choledocholithiasis, ein common-channel-Syndrom sowie eine Choledochuszyste wurden gesehen. *Diskussion:* Die Darstellung des intrahepatischen Gangsystems, des Pankreasschwanzes sowie von Stenosen sind Schwächen der Technik, die Turbospin-Technik aber ermöglicht die Ableitung in Sekunden.

Schlüsselwörter: Gallenwege - Pankreas - MRCP - Kind

Perianale Präkanzerosen
(M. Bowen, M. Paget, Carcinoma in situ, Buschke-Löwenstein-Tumor)

J. Jongen[1], M. Reh[2], J.-U. Bock[1] und G. Rabenhorst[3]

[1] Proktologische Praxis und Abteilung Chirurgische Proktologie, Park-Klinik, Goethestraße 11, 24116 Kiel
[2] Klinik für Haut- und Geschlechtskrankheiten, Christian-Albrechts-Universität, Kiel
[3] Abteilung Pathologie, Städtisches Krankenhaus, Kiel

Perianal Premalignant Lesions

Summary. Perianal premalignant lesions are rare. Any suspicious perianal lesion or any perianal exanthema, that does not heal by non-surgical treatment has to be biopsied for histology. Many premalignant lesions are diagnosed as an incidental finding after anorectal surgery: any anorectal specimen must be examined by the pathologist. Leukoplakia is a facultative premalignant condition. High-grade anal intraepithelial neoplasia (AIN) is an in situ squamous cell carcinoma, associated with papillomavirus infection. Bowen's disease and Bowenoid papulosis are clinical variations of high-grade AIN. Buschke-Löwenstein tumour (giant condyloma) is a locally destructive tumour, that does not infiltrate or cause metastases. Paget's disease is a premalignant lesion like AIN, associated with other malignancies.

Key words: Bowen's disease – Anal intraepithelial neoplasia – Paget's disease – Giant condyloma

Zusammenfassung. Perianale Präkanzerosen kommen selten vor. Jede verdächtige perianale Veränderung oder jedes Perianalekzem, das nicht auf konservative Therapie reagiert, sollte histologisch abgeklärt werden. Viele Präkanzerosen werden als Zufallsbefund in analen Operationspräparaten diagnostiziert: jedes proktologische Präparat muss dem Pathologen zur Verfügung gestellt werden. Leukoplakie ist eine fakultative Präkanzerose. Bei der analen intraepithelialen Neoplasie (AIN) III handelt es sich um ein in situ Karzinom, assoziiert mit HPV-Infektion. M. Bowen sowie Bowenoide Papulose müssen als klinische Varianten der AIN angesehen werden. Der Buschke-Löwenstein-Tumor ist ein lokal destruktiv wachsender Tumor, der nicht infiltriert oder metastasiert. Der M. Paget ist wie die AIN eine obligate Präkanzerose.

Schlüsselwörter: M. Bowen – Anale intraepitheliale Neoplasie – M. Paget – Riesenkondylom

Leukoplakie: häufig auf dem Boden einer Kraurosis, die sich in den Analbereich ausgedehnt hat. Klinisch imponieren weißliche Plaques, die einen quälenden Juckreiz auslösen. In etwa 17% der Fälle ist mit Karzinombildung zu rechnen. Bei verdächtigen, therapieresistenten Läsionen großzügige Indikation zur Probeexzision (Immunsupprimierten!).

Anale Intraepitheliale Neoplasie (AIN): diese ist zusammen mit Bowenoiden Papulose und M. Bowen eine HPV(16 und 18) assoziierte Läsion. Histologisch ist sie identisch mit HPV-assoziierten Veränderungen im Genitalbereich (CIN, VIN, PIN, VAIN), die häufig meta- oder synchron vorkommen können! Alter der Patienten: 4. Dekade, F > M. Häufig als Zufallsbefund beschrieben in proktologischen Operationspräparaten. Vermehrtes Vorkommen bei Immunsupprimierten. Therapie: großzügige Exzision der Läsion. Da die zugrunde liegende HPV-Infektion nicht ausgerottet werden kann, sind engmaschige Kontrollen notwendig, die Rezidivrate nach 5 Jahren wird mit 30% angegeben.

M. Bowen (BD): ein nicht-verhornendes intraepitheliales Plattenepithelkarzinom. Klinisch: erythematöse, gerötete Plaques mit unregelmäßigen Rändern und schuppender bzw. verkrusteter Oberfläche. Verwechslung mit Ekzem häufig!! Alter: 5. und 6. Dekade, F > M. KEIN vermehrtes Vorkommen von anderen, nicht-Hautmalignitäten. Invasives Wachstum bei analem BD wird in 2 - 6% der Fälle beschrieben. Therapie: großzügige Exzision der Läsion empfohlen. Rezidivrate bei sparsamer Exzision 50 - 60%, bei großzügiger Exzision 10 - 30%. Regelmäßige Kontrolluntersuchungen notwendig, da die Läsion auch multifokal vorkommen kann und es auch häufiger zu malignen Hauttumoren kommen kann.

Bowenoide Papulose (BP): histologisch wie AIN/M. Bowen. Meistens multiple, braun-livide aber auch leukoplakische, papulomakulöse Läsionen im Anogenitalbereich. Alter: 2. und 3. Dekade, F > M. Verlauf ist benigne, obwohl invasives Wachstum beschrieben ist. Therapie: Exzision der Läsionen. Häufig bei Frauen mit BP oder Partnern von Patienten mit BP CIN (gynäkologische Untersuchung notwendig).

Buschke-Löwenstein-Tumor: HPV 6 und 11 assoziiertes Riesenkondylom. Großer, blumenkohlartiger Tumor, der lokal penetrierend und destruierend wächst. Definitionsgemäß ist die Basalmembran NICHT durchbrochen und es kommt nicht zu Metastasen. Bei etwa der Hälfte der Fälle ist aber ein invasives Wachstum vorhanden, so dass es als Therapie nur die radikale lokale Exzision oder abdominoperineale Resektion (APR) gibt. Lokale Rezidive: 50 - 60%; erhebliche postoperative Mortalität und Morbidität. Regelmäßige Nachuntersuchung sind wegen Rezidiven notwendig.

M. Paget (PD): Adenokarzinom der Haut, ausgehend von apokrinen Schweißdrüsen. Klinisch: nässende, ekzematöse Dermatose mit unspezifischen Beschwerden, häufig vorbehandelt als Perianalekzem. Alter: 6. und 7. Dekade, F > M. PD kann multifokal auftreten. In 30 - 86% mit anderen (meta- und synchronen) Malignitäten assoziiert. Invasives Wachstum mit Metastasen in 25 - 38% beschrieben. Therapie: bei PD großzügige Exzision, bei invasivem PD APR. Rezidive werden in 28 - 80% beschrieben, da diese auch nach längerer Zeit (> 5 Jahren) sich entwickeln können, sind auch regelmäßige Nachuntersuchungen über längere Zeiträume notwendig.

WICHTIG: Bei immunsupprimierten Patienten (HIV/Organtransplantierten) werden vermehrt präkanzeröse Läsionen sowie maligne Hauttumoren beschrieben. Bei unklaren Befunden ist die chirurgische (Probe-)Exzision perianaler Läsionen mit anschließender histologischer Untersuchung immer notwendig und ohne großen Aufwand möglich. Die histologische Untersuchung JEDES proktologischen Operationspräparates, wie unauffällig auch, ist OBLIGAT. Der Pathologe sollte über die Klinik des Patienten, eventuelle Komorbidität und mögliche Vorbehandlungen informiert werden.

Einleitung

Präkanzerosen im Analbereich werden regelmäßig beschrieben, sie sind aber insgesamt relativ selten: in einer Periode von 18 Jahren (1983 - 2000) wurden in einer ausschließlich proktologischen Praxis etwa 30.000 Patienten untersucht. In dieser Zeit wurde bei 6 Patienten ein M. Bowen, bei 8 Patienten eine Bowenoide Papulose, bei 5 Patienten eine anale intraepitheliale Neoplasie (AIN III°), bei einem Patienten ein M. Paget diagnostiziert (20 Patienten). Zum Vergleich: in der gleichen Zeitperiode wurde bei 37 Patienten ein maligner Analtumor (25 Plattenepithelkarzinome, 7 kloakogene Karzinome, 2 Melanome und 3 Basaliome) diagnostiziert. Etwa 1–5% aller malignen Tumoren im Kolon, Rektum und Anus sind Analkarzinome! Die Chance, dass eine Präkanzerose oder ein Plattenepithelkarzinom in einer allgemeinchirurgischen Praxis bzw. Abteilung diagnostiziert und behandelt wird, kann als relativ gering angesehen werden. Somit ist es wichtig, Kenntnisse über Präkanzerosen zu haben: jede suspekte anale Läsion oder jedes Perianalhautekzem, das nicht auf die übliche konservative oder chirurgische Behandlung reagiert, muß biopsiert oder besser exzidiert werden. Dabei ist es wichtig, mit einem in dieser Materie erfahrenen Pathologen zusammenzuarbeiten. Sehr wichtig ist auch die Information, die die Probe oder das Präparat begleitet: sie gibt dem Pathologen häufig willkommene Hilfe in der pathologischen Differentialdiagnostik und somit auch in der Behandlung dieser seltenen Läsionen.

Da häufig Präkanzerosen bzw. Analkarzinome in proktologischen Operationspräparaten als Zufallsbefund beschrieben werden, ist die pathologische Aufarbeitung jedes Operationspräparates, wie unauffällig es auch sein mag, OBLIGAT.

Immunsupprimierte Patienten (HIV/Organtransplantierte Patienten) entwickeln vermehrt (Humanes-Papilloma-Virus(HPV)-assoziierte) präkanzeröse Läsionen sowie maligne Hauttumoren [1–3], so dass bei diesen Patienten gezielte proktologische, dermatologische, gynäkologische und urologische Untersuchungen angezeigt sind.

Leukoplasie (auf dem Boden eines Lichen sclerosus et atrophicus- bzw. einer Kraurosis vulvae et ani bzw. penis et ani)

Auf dem Boden einer Kraurosis, die in 30% der Fälle auch perianal erscheint, können sich leukoplakische Veränderungen entwickeln. Bei der Kraurosis/Leukoplakie handelt es sich um eine häufig quälend juckende Dermatose mit zunächst weißlichen, porzellanartigen Läsionen, die zu flächenhaften Herden konfluieren; später werden diese Herde zu glänzenden, pergament- bzw. zigarettenpapierartigen flachen Läsionen. Zuletzt tritt eine Atrophie ein. Die Erkrankung kommt häufiger bei Frauen als Männern vor (3:1), betrifft überwiegend ältere Patienten, obwohl Läsionen bei Jugendlichen beschrieben worden sind [4–6]. Die Therapie besteht in der Anwendung von kortikosteroidhaltigen Externa. Bei verdächtigen Läsionen, Ulzerationen, chronischen und therapierefraktären Läsionen ist eine großzügige Indikation zu Probebiopsie zu stellen. Die Leukoplakie ist eine fakultative Präkanzerose. In etwa 17% der Fälle ist mit Karzinombildung (Carcinoma in situ, Bowenoide Leukoplakie, invasives Plattenepithelkarzinom) zu rechnen [4, 5].

Insbesondere bei immunsupprimierten Patienten (HIV-Patienten/Organtransplantierten) kann sich hinter einer Leukoplakie ein Carcinoma in situ verstecken [7].

Anale Intraepitheliale Neoplasie (AIN)

AIN I und II werden definiert durch gering- bis mittelgradige Dysplasien der perianalen bzw. intraanalen Haut, AIN III ist definiert durch schwere Dysplasien und wurde früher wahrscheinlich klassifiziert als M. Bowen oder Carcinoma in situ. In der Literatur ab 1990 wird die AIN häufig zusammen mit M. Bowen/Bowenoider Papulose und/oder als Synonym des M. Bowen/der Bowenoiden Papulose beschrieben [8–13]. Morbus Bowen und Bowenoide Papulose sind daher wahrscheinlich verschiedene klinische Varianten der AIN, bedingt durch HPV-Infektionen.

AIN ist histopathologisch/zytologisch identisch mit zervikaler, vaginaler, vulvärer, und peniler intraepithelialer Neoplasie (CIN, VAIN, VIN, PIN), die Schwere der dysplastischen Veränderungen werden identisch (I, II und III) eingestuft.

Zur Ätiologie der AIN (aber auch der CIN, VIN etc.) wird immer eine Infektion mit HPV-Typ 16 und 18 beschrieben [8, 11, 14, 15].

AIN wird etwas mehr bei Männern als bei Frauen beschrieben; das Durchschnittsalter der Patienten ist etwa 40 Jahre, etwa 10–20 Jahre jünger als bei M. Bowen, etwa 10–20 Jahre älter als bei der Bowenoiden Papulose. AIN ist wie CIN nur histologisch diagnostizierbar. Es wird deswegen häufig als Zufallsbefund in proktologischen Operationspräparaten (Hämorrhoiden, Marisken, Vorpostenfalten, Condylomata acuminata) gestellt. Mit Podophyllin oder Trichloressigsäure vorbehandelte Condylomata acuminata können histologisch eine AIN I oder II zeigen.

Immunsupprimierte Patienten (HIV/Organtransplantierte) haben ein erhöhtes Risiko (14 bis 100-fach) für das Auftreten solcher intraepithelialen Neoplasien im Anogenitalbereich [1–3] und bedürfen einer regelmäßigen gynäkologischen, urologischen und proktologischen Untersuchung. AIN ist bei Frauen häufig syn- oder metachron anzutreffen mit VIN oder CIN! Scholefield et al. [16] konnten bei 10 von 28 Patientinnen mit analer HPV-Infektion eine CIN nachweisen; fünf dieser Patientinnen hatten eine AIN. Die gleiche Arbeitsgruppe [14] konnte bei 29 von 152 Frauen mit CIN III eine AIN nachweisen (davon 11 III. Grades!). Zwei der 11 Patientinnen mit AIN III hatten zusätzlich ein invasives Analkarzinom.

Die Diagnostik der AIN erfolgt durch die übliche proktologische Untersuchung, eventuell ergänzt durch Touchierung mit Essigsäure (5% für Haut, 3% für Schleimhaut) oder Benutzung von 1%iger Toluidin-Lösung (Collins Test), um eine eventuelle Probeexzision (PE) gezielt durchzuführen. Bei nachgewiesener AIN wird auch „Mapping“ empfohlen mit Stanz-PE in Höhe der Linea dentata, Anokutanlinie sowie perianal (bei 12, 3, 6, 9″ Steinschnittlage und dazwischen = 12–24 PE's).

Bei AIN I oder II erfolgt lediglich die Exzision der Läsion. Bei unauffälligem Verlauf können die Patienten nach 1 Jahr aus den regelmäßigen Nachuntersuchungen entlassen werden [8].

Bei AIN III als Zufallsbefund sollte die Wundheilung zunächst abgewartet werden. Ist die Wundheilung verzögert oder zeigt die Narbe ulzeröse Veränderungen, wird eine Untersuchung in Narkose und PE/Mapping empfohlen. Bei nachgewiesener AIN oder nicht im Gesunden sanierter AIN ist eine großzügige Exzision der betroffene Analregion notwendig: AIN III und invasives Plattenepithelkarzinom sind nebeneinander möglich! Bei ausgedehnten Befunden sind manchmal Hauttransplantationen bzw. Verschiebelappenplastiken notwendig. Danach ist eine engmaschige Nachuntersuchung (alle 6 Monate) notwendig. Ulzeröse Veränderungen sind verdächtig auf Rezidiv oder invasives Wachstum. Die Rezidivrate nach 5 Jahren wird mit 30% [10] oder höher eingeschätzt, da die zu Grunde liegende HPV-Infektion ja nicht beseitigt werden kann. Da bei der chirurgischen Therapie eine Exzision bis in das Fettgewebe erfolgt, sind andere Verfahren (Laser/Kryotherapie) abzulehnen, da die AIN auch Haarfollikel und Schweißdrüsen betreffen kann [8].

M. Bowen

M. Bowen ist ein nichtverhornendes intraepitheliales Plattenepithelkarzinom der Haut. Histologisch ist die Haut ersetzt durch abnorme unterschiedlich ausgereifte Keratozyten. Die Ausrichtung der Zellen geht zunehmend verloren. In den Zellkernen gibt es große und untypische Mitosen. Ähnliche Veränderungen gibt es bei der Bowenoiden Papulose, so dass manche Autoren, wie oben schon erwähnt, M. Bowen und Bowenoide Papulose als klinische Varianten einer HPV-assoziierten intraepithelialen Neoplasie beschreiben. Klinisch gibt es gut abgrenzbare, erythematöse, gerötete Plaques mit unregelmäßigen Grenzen. Die Plaques zeigen manchmal eine schuppende oder verkrustete Oberfläche. Auch pigmentierte Läsionen sind im Analbereich beschrieben worden. Da es häufig kaum oder nur unspezifische Beschwerden (Juckreiz, Blutungen, Nässen, „Wundsein“, Fremdkörpergefühl, Schmerzen, usw.) verursacht, wird häufig die Läsion zunächst als Ekzem fehlgedeutet. Daher wird empfohlen, jede Läsion, die nach 4 Wochen topischer Behandlung nicht reagiert, zu biopsieren. M. Bowen kommt im Alter von 40–60 Jahren vor, meistens betrifft es mehr Frauen als Männer [10, 11, 13, 17, 18]. Auch chronische, jahrelang bestehende Läsionen sind beschrieben worden [19]. Häufig wird die Diagnose M. Bowen als Zufallsbefund in Operationspräparaten nach proktologischen Operationen beschrieben [10, 11, 17, 18].

Ätiologisch wurden verschiedene Faktoren beschrieben: solare, toxische (Arseneinwirkung), immunosuppressive (HIV/Organtransplantatpatiente), virale (bei analer M. Bowen HPV-Virus 16 und 18 in 60–80% der Fälle [11], oder humanes Herpes Virus (HHV) Typ 8 in 2/3 der Fälle [13]).

In der Vergangenheit wurde auf ein vermehrtes Vorkommen von anderen (nicht-Haut-)Malignomen hingewiesen. Eingehende Untersuchungen konnten eine Assoziation NICHT nachweisen, so dass eine routinemäßige internistische Durchuntersuchung eines Patienten mit M. Bowen NICHT notwendig ist. Da aber Patienten mit M. Bowen in 30–50% der Fälle vor oder nach Diagnosestellung andere maligne Hauttumoren entwickelten, ist eine dermatologische Untersuchung immer zu empfehlen [13, 18, 20, 21].

Invasives Wachstum bei analem M. Bowen wird in etwa 2–6% [10, 19, 21, 22] beschrieben, häufig assoziiert mit CIN und VIN [11, 13].

Als Therapie wird die großzügige Exzision der Läsion („wide local excision") empfohlen, Rezidive werden in 10–30% der Fälle beschrieben [6, 10, 13, 18, 21–23]. Die Rezidivrate nach sparsamer Exzision beträgt 50–60% [10–13]. Eine Radiotherapie sollte erst bei invasivem Wachstum erwägt werden. Da die Rezidivrate nach 1 Jahr mit 16%, nach 5 Jahren mit 31% beschrieben wird [18] und es zu multiplen Läsionen an anderen Körperregionen bzw. zu anderen malignen Hauttumoren kommen kann, sind regelmäßige proktologische und dermatologische Nachuntersuchungen (alle 3–6 Monate) notwendig, insbesondere bei nachgewiesener HPV-Infektion.

Bowenoide Papulose

Die Bowenoide Papulose wurde in der Vergangenheit differentialdiagnostisch vom M. Bowen abgegrenzt [24–30]. Jetzt wird sie als HPV 16-assozierte intraepitheliale Neoplasie beschrieben und kann nur klinisch vom AIN/M. Bowen unterschieden werden [12, 22]. Es handelt sich meistens um multiple, braun-livide makulo-papulöse, aber auch leukoplakische Effloreszenzen im Anogenitalbereich [6, 12, 25–30]. Sie kommen häufiger bei Frauen als bei Männern vor. Das Alter der Patienten liegt in der 3. und 4. Lebensdekade (Periode der höchsten sexuellen Aktivität?). Die Läsionen verursachen keine oder nur unspezifische Beschwerden, so dass die Diagnose häufig als Zufallsbefund gestellt [25–30] wird. Der Verlauf ist meistens benigne. Spontanheilungen [26, 30] sowie invasives Wachstum sind beschrieben worden [31]. Die Exzision solcher Läsionen wird deswegen empfohlen, da es sich um eine intraepitheliale Neoplasie handelt [27–30]. Rezidive nach Exzision finden sich in etwa 20% [30]. Es findet sich auch eine CIN bei 60–90% der betroffenen Frauen bzw. Partnerinnen von Männern mit Bowenoider Papulose [11], so dass eine entsprechende regelmäßige, gynäkologische Untersuchung notwendig ist [13, 31].

Buschke-Löwenstein Tumor (Riesenkondylom, Condyloma acuminatum giganteum, verruköses Karzinom, Ackerman-Tumor)

Auch dieser Tumor wird in Zusammenhang mit HPV (Typ 6 und 11, [12, 32–37]) beschrieben. In der englischen Literatur sind insgesamt etwa 50 Fälle mit Buschke-Löwenstein-Tumor im Analbereich beschrieben (meistens als einzelne Fallberichte) [32, 34, 35, 38]. Definitionsgemäß wächst der Tumor lokal penetrierend und destruierend, durchbricht die Basalmembran aber nicht [39]. Der Tumor zeigt Areale mit kondylomartigen Veränderungen neben Arealen mit atypischen epithelialen Zellen oder gut differenziertem Plattenepithelkarzinom. Mitosen gibt es wenig. Metastasen gibt es nicht. Durch die Ausmaße des Tumors kann nur die komplette Exzision des Tumors Auskunft über ein invasives Karzinom geben. In den Fallberichten werden dann auch häufig infiltrierende Karzinome fälschlicherweise als Buschke-Löwenstein Tumor beschrieben [34, 35, 38, 40].

Klinisch imponieren Riesenkondylome; bei mehr als der Hälfte ist das umgebende Gewebe schon infiltriert. Bei Frauen greift der Tumor häufig über auf die Genitalregion. Der Tumor verursacht Schmerzen, Ausfluß, Blutungen, Veränderungen der Defäkation, Gewichtsverlust usw. Der Tumor ist häufig assoziiert mit sexuell übertragbaren Krankheiten (HIV/HPV/usw.), Drogen- und Alkohol-Abusus, Diabetes mellitus und mangelnder Hygiene [32, 34–36]. Der Tumor wird häufiger bei Männern als bei Frauen beschrieben. Das Durchschnittsalter der Patienten liegt bei etwa 40–50 Jahren. Wie schon vorher erwähnt, wird in 30–56% der Fälle ein invasives Wachstum beschrieben [32, 35, 38], insbesondere bei Riesenkondylomata kombiniert mit Analfisteln. Obwohl es definitionsgemäß nicht zu Metastasen kommt, gibt es Ausnahmen [40, 41].

Die Therapie besteht in der radikalen Exzision des Tumors bzw. abdominoperinealen Rektumexstirpation (APR). Die lokale Rezidivrate beträgt 50–60%, die postoperative Mortalität (häufig aufgrund intra- oder postoperativen Komplikationen) wird mit 21–25% beschrieben [32, 38]. Bei Auftreten eines Rezidivs wird eine APR empfohlen.

Als Alternative wird auch eine Immuntherapie (mit Interferon bzw. Eigenvakzination) mit guten Erfolgsraten [32, 37, 42, 43] beschrieben.

Wegen der möglichen Kokarzinogenität wird eine Radio- bzw. Chemotherapie nur adjuvant (prä-/postoperativ) eingesetzt [32, 44] oder bei möglich rascher Rezidiventwicklung [44].

Wegen der Rezidivhäufigkeit und Möglichkeit der malignen Infiltration sind regelmäßige Nachuntersuchungen notwendig.

M. Paget

Der M. Paget ist ein Adenokarzinom innerhalb der Epidermis: häufig als Einzelherd entstehend, es sind jedoch gleichzeitig Herde an anderen Prädilektionsstellen möglich. Der Tumor ist glandulären Ursprungs: er entwickelt sich aus apokrinen Schweißdrüsen [45–49]. Die Verteilung der Herde entspricht der Verteilung der apokrinen Schweißdrüsen. Klinisch zeigt sich eine nässende, ekzematöse Dermatose. Die Symptome sind unspezifisch: Juckreiz, Irritation, Knotenbildung, Blutung, „Wundsein". Die Anamnese ist meistens relativ kurz [19, 45, 46, 49, 50] (3–12 Monate). Wegen der Klinik und Seltenheit des M. Paget wird häufig die Läsion mit einem Ekzem [47–49] verwechselt. Frauen sind häufiger betroffen als Männer, meistens in der 6. und 7. Lebensdekade [45–50]. Da M. Paget multifokal auftreten kann, ist bei Diagnosestellung eine eingehende dermatologische Untersuchung notwendig [51]. Insgesamt kommt der M. Paget perianal sehr selten vor: im St. Mark's Hospital [46] wurden in 68 Jahren 8, in der Mayo Clinic [45] in 25 Jahren 13, in der Cleveland Clinic [49] in 11 Jahren10 Patienten, im Memorial Sloan Kettering Cancer Centre [50, 52] in 23 bzw. 35 Jahren 7 bzw. 10 Patienten, in Dänemark [47] wurden zwischen 1953 und 1982 22 Patienten behandelt. Der M. Paget ist häufig mit anderen Malignomen assoziiert (30–86% der Fälle), die vorher, synchron oder nachher diagnostiziert wurden [45, 47, 50]. Diese Assoziation kann auch daran liegen, dass es sich bei manchen Fällen eines analen M. Paget eigentlich um eine „pagetoide" Hautmetastasierung/Ausdehnung eines anorektalen Siegelringkarzinoms handelt [45, 46, 53, 54]. Die Ätiologie ist noch weitgehend unklar. Invasives Wachstum mit Metastasen wird in 25 bis 38% der Fälle beschrieben [12, 46, 47, 55]. Die Therapie der Wahl ist die großzügige Exzision der Läsion. Sollte invasives Wachstum festgestellt werden ist eine abdominoperineale Rektumexstirpation notwendig. Rezidive bei nicht invasivem, analen M. Paget werden in 28% [45], 80% [46], 38% [47], 60% [55] der Fälle beschrieben. Bei Rezidiven ist eine erneute großzügige Exzision möglich [45, 46, 55], aber auch andere Therapiemodalitäten werden diskutiert (adjuvante Radio-Chemotherapie, symptomatische Therapie [46]). Da auch nach längerer Zeit (>5 Jahre) Rezidive möglich sind [45–47, 49, 55], sollten bei behandelten Patienten regelmäßige Nachuntersuchungen (auch dermatologische) durchgeführt werden. Die Prognose des nicht invasiven M. Paget ist günstig [45, 46].

Literatur

1. Penn I (1986) Cancers of the anogenital region in renal transplant recipients. Cancer 58:611–616
2. Euvrard S, Kanitakis J, Chardonnet Y, Noble CP, Touraine JL, Faure M, Thivolet J, Claudy A (1997) External anogenital lesions in organ transplant recipients. A clinicopathologic and virologic assessment. Arch Dermatol 133:175–178
3. Ogunbiyi OA, Scholefield JH, Raftery AT, Smith JH, Duffy S, Sharp F, Rogers K (1994) Prevalence of anal human papillomavirus infection and intraepithelial neoplasia in renal allograft recipients. Br J Surg 81:365–367
4. Meyhöfer W (1981) Nichtvenerische Genitalerkrankungen der Frau. In: Korting GW. Dermatologie in Praxis und Klinik. Thieme, Stuttgart. Bd IV, 48.3–48.7
5. Balus L (1971) Lichen sclerosus et atrophicus der Vulvagegend als präcanceröser Zustand. Hautarzt 22:199–203
6. Riedler I (1988) "Bowenoid" Leukoplakia in the Anal Region. Klin Wochenschr 66:271–273
7. Forti RL, Medwell SJ, Aboulafia DM, Surawicz CM, Spach DH (1995) Clinical presentaton of minimally invasive and in situ squamous cell carcinoma of the anus in homosexual men. Clin Infect Dis 21:603–607
8. Scholefield JH (1999) Anal intraepithelial neoplasia. Clinical dilemma. Br J Surg 86:1363–1364
9. Brown SR, Skinner P, Tidy J, Smith JH, Sharp F, Hosie KB (1999) Outcome after surgical resection for high-grade anal intraepithelial neoplasia (Bowen's disease). Br J Surg 86:1063–1066
10. Marchesa P, Fazio VW, Oliart S, Goldblum JR, Lavery IC (1997) Perianal Bowen's disease: a clinicopathological study of 47 patients. Dis Colon Rectum 40:1286–1293
11. Cleary RK, Schaldenbrand JD, Fowler JJ, Schuler JM, Lampman RM (1999) Perianal Bowen's disease and anal intraepithelial neoplasia. Dis Colon Rectum 42:945–951
12. Krogh G, Lacey CJN, Gross G, Barrasso R, Schneider A (2000) European course on HPV associated pathology: guideline for primary care physicians for the diagnosis and management of anogenital warts. Sex Transm Inf 76:162–168
13. Cox NH, Eedy DJ, Morton CA (1999) Guidelines for management of Bowen's disease. British association of Dermatologists. Br J Dermatol 141:633–641
14. Scholefield JH, Hickson WGE, Smith JHF, Rogers K, Sharp F (1992) Anal intraepithelial neoplasia:part of a multifocal disease process. Lancet 340:1271–1273
15. Scholefield JH, Ogunbiyi OA, Smith JHF, Rogers K, Sharp F (1994) Treatment of anal intraepithelial neoplasia. Br J Surg 81:1238–1240
16. Scholefield JH, Sonnex C, Talbot I, Whatrup C, Mindel A, Northover JMA (1989) Anal and cervical intraepithelial neoplasia: possible parallel. Lancet ii:765–769
17. Beck DE, Fazio VW, Jagelman DG, Lavery IC (1988) Perianal Bowen's disease. Dis Colon Rectum 31:419–422
18. Sarmiento JM, Wolf BG, Burgart LJ, Frizelle FA, Ilstrup DM (1997) Perianal Bowen's disease: associated tumors, human papillomavirus, surgery, and other controversies. Dis Colon Rectum 40:912–918
19. Stearns MW, Grodsky L, Harrison EG, Quan S, Rob CG (1966) Malignant anal lesions. Dis Colon Rectum 9: 315–327
20. Jaeger AB, Gramkow A, Hjalgrim H, Melbye M, Frisch M (1999) Bowen disease and risk of subsequent malignant neoplasms: a population-based cohort study of 1147 patients. Arch Dermatol 135:790–793
21. Marfing TE, Abel ME, Gallagher DM (1987) Perianal Bowen's disease and associated malignancies. Results of a survey. Dis Colon Rectum 30:782–785
22. Kreyden OPh, Herzog U, Ackermann Ch, Schuppisser JP, Spichtin HP, Tondelli P (1996) 11 Fälle von analem M. Bowen. Schweiz Med Wochenschr 126:1536–1540
23. Cleary R, Schaldenbrand J, Fowler J, Schuler J, Lampman R (1999) Treatment options for perianal Bowen's disease: survey of members of The American Society of Colon and Rectal Surgeons. Dis Colon Rectum 42:A37
24. Hoede N (1981) Morbus Bowen. In: Korting GW. Dermatologie in Praxis und Klinik. Thieme, Stuttgart. Bd IV, 41.81–41.95
25. Lloyd KM (1970) Multicentric pigmented Bowen's disease of the groin. Arch Dermatol 101:48–51
26. Berger BW, Hori Y (1978) Multicentric Bowen's disease of the genitalia. Arch Dermatol 114:1698–1699
27. Wade TR, Kopf AW, Ackerman AB (1978) Bowenoid papulosis of the penis. Cancer 42:1890–1903
28. Wade TR, Kopf AW, Ackerman AB (1979) Bowenoid Papulosis of the genitalia. Arch Dermatol 115:306–308
29. Eichmann F, Sigg Ch, Schnyder UW (1980) Die bowenoide Papulose der Anogenitalregion: ein neues Krankheitsbild? Schweiz Wochenschr 110:1401–1405
30. Patterson JW, Kao GF, Graham JH, Helwig EB (1986) Bowenoid papulosis. A Clinicopathologic study with ultrastructural observations. Cancer 57:823–836
31. Bonnekoh B, Mahrle G, Steigleder GK (1987) Z Hautkr 62:773–785
32. Chu QD, Vezeridis MP, Libbey NP, Wanebo HJ (1994) Giant condyloma acuminatum (Buschke-Löwenstein tumor) of the anorectal and perianal regions. Analysis of 42 cases. Dis Colon Rectum 37:950–957
33. Sherman RN, Fung HK, Flynn KJ (1991) Verrucous carcinoma (Buschke-Löwenstein tumor). Int J Dermatol 10: 730–733
34. Björck M, Athlin L, Lundskog B (1995) Giant condyloma acuminatum (Buschke-Löwenstein tumour) of the anorectum with malignant transformation. Eur J Surg 161:691–694
35. Bertram P, Treutner KH, Rübben A, Hauptmann S, Schumpelick V (1995) Invasive squamous-cell carcinoma in giant anorectal condyloma (Buschke-Löwenstein tumor). Langenbecks Arch Chir 380:115–118
36. Greif C, Bauer A, Wigger-Alberti W, Elsner P (1999) Condylomata gigantea Buschke-Löwenstein. Dtsch Med Wochenschr. 124:962–964
37. Geusau A, Heinz-Peer G, Volc-Platzer B, Stingl G, Kirnbauer R (2000) Regression of deeply infiltrating giant condyloma (Buschke-Löwenstein tumor) following long-term intralesional interferon alfa therapy. Arch Dermatol 136:707–710

38. Creasman C, Haas PA, Fox TA, Balasz M (1989) Malignant transformation of anorectal giant condyloma acuminatum (Buschke-Löwenstein tumor). Dis Colon Rectum 32:481–487
39. Niederauer HH, Weindorf N, Schultz-Ehrenburg U (1993) Ein Fall von Condyloma acuminatum giganteum. Hautarzt 44:795–799
40. Ben Brahim E, Chadli-Debbiche A, Fraoua-Abdelmoula F, Lahmar-Boufaroua A, Bouchoucha S, Khalfallah MT, Mzabi-Regaya S (2000) Buschke-Löwenstein giant condyloma in the perianal region with inguinal invasion: a case report. Tunis Med 78:205–209
41. Dörner A, Winkler R, Mitschke H (1987) Der Buschke-Löwenstein-Tumor – ein malignes Condylom. Chirurg 58:842–844
42. Eftaiha MS, Amshel AL, Shonberg IL, Batshon B (1982) Giant and recurrent condyloma acuminatum. Appraisal of immunotherapy. Dis Colon Rectum 25:136–138
43. Abacarian H, Smith D, Sharon N (1976) The immunotherapy of anal condyloma acuminatum. Dis Colon Rectum 19:237–244
44. Feindt P, Schüder G, Kreißler-Haag D, Feifel G (1993) Monströser Buschke-Löwenstein-Tumor (Condylomata acuminata gigantea) mit Übergang in ein invasiv wachsendes Plattenepithelcarcinom. Chirurg 64:499–502
45. Sarmiento JM, Wolff BG, Burgart LJ, Frizelle FA, Ilstrup DM (1997) Paget's disease of the perianal region – an aggressive disease? Dis Colon Rectum 40:187–1194
46. Armitage NC, Jass JR, Richman PI, Thomson JPS, Phillips RKS (1989) Paget's disease of the anus: a clinicopathological study. Br J Surg 76:60–63
47. Jensen SL, Sjolin KE, Shokouh-Amiri MH, Hagen K, Harling H (1988) Paget's disease of the anal margin. Br J Surg 75:1089–1092
48. Tjandra J (1988) Perianal Paget's disease. Dis Colon Rectum 31:462–466
49. Beck DE, Fazio VW (1987) Perianal Paget's disease. Dis Colon Rectum 30:263–266
50. Williams SL, Rogers LW, Quan SHQ (1976) Perianal Paget's disease. Dis Colon Rectum 19:30–40
51. Kitajima S, Yamamoto K, Tsuji T, Schwartz RA (1997) Triple extramammary Paget's disease. Dermatol Surg 23: 1035–1031
52. Quan SHQ (1988) Rare tumours of the anus and rectum. In: Decose JJ, Todd IP. Anorectal Surgery. Churchill Livingstone, Edinburgh
53. Kubota K, Akusa T, Nakanishi Y, Sugihara K, Fujita S, Moriya Y (1998) Perianal Paget's disease associated with rectal carcinoma: a case report. Jpn J Clin Oncol 28:347–350
54. Koashi Y, Kitajima S, Schwartz RA, Tsuji T (1997) Perianal Paget's disease years after rectal adenocarcinoma removal. Dermatol Surg 23:1032–1034
55. Marchesa P, Fazio VW, Oliart S, Goldblum JR, Lavery IC, Milsom JW (1997) Long-term outcome of patients with Paget's disease. Ann Surg Oncol 4:475–480

Technik der laparoskopischen Hemikolektomie rechts

I. Baca

Zentralkrankenhaus Bremen-Ost, Klinik für Allgemein- und Unfallchirurgie, Züricher Straße 40, 28325 Bremen

Technique of Laparoscopic Right Colon Resection

Summary. Patho-anatomic feature such as easy mobilisation of the colon segment on mesocolon, technically easy approach to the central lymphovascular pedicle, and the possibility of relative uncomplicatet salvage and anastomosis warrent including this method in the procedures of modern colorectal surgery. Mobilisation from the vascularisized mesenterial bridges in a window technique, transection of the ileocolic lymphovascular pedicle, lateral and proximal mobilisation of ileocoecum, colon ascendence, right flexure and proximale transversum. After enlargment of one trocar incision the exteriorized colon is resected and an extracorporeal anastomois is performed in the standard manner. With this standardized method, right hemicolectomy is easy, practicable, and repeatable and can be done with all the advantages of minimally invasive surgery.

Key words: Laparoscopic – Colon carcinoma – Right hemicolectomy

Zusammenfassung. Pathoanatomische Besonderheiten, wie die leicht erreichbare Mobilität des Kolonsegmentes am Mesokolon, der technisch gut zugängliche zentrale Gefäßstiel und die relativ unkomplizierte Berge- und Anastomosentechnik predisponieren dieses Verfahren, es in die moderne kolorektale Chirurgie aufzunehmen. Mobilisation von zentral nach peripher mit stammnaher Präparation der gefäßtragenden Mesenterialbrücken in Fenstertechnik, trunkuläre Resektion des lymphovaskulären Stiels, latero-kaudale, laterale und proximale Mobilisation des Ileozökums, des Aszendens, der rechten Flexur und des proximalen Transversums. Bergung des Präparates nach Erweiterung der einer Trokarinzision. Offene Resektion und manuelle Herstellung der Anastomose. Bei den hier angegebenen standardisierten Vorgehen kann die re. Hemikolektomie leicht erlernbar, sicher durchfürbar und reproduzierbar mit allen Vorteilen des minimal invasiven Eingriffs für den Patienten vorgenommen werden.

Schlüsselwörter: Laparoskopie – Kolonkarzinom – Hemikolektomie rechts

Insbesondere der Hemikolektomie rechts, die sich derzeit auf ca 20% aller laparoskopischen Resektionen beim kolorektalen Karzinom beziffern läßt [9], wird allgemein ein höherer Schwierigkeitsgrad beigemessen, als den Eingriffen an Sigma und Rektum . Dennoch prädisponieren die pathoanatomischen Besonderheiten, wie leicht zu erzielende Mobilität des betroffenen Kolonsegmentes oder relativ unkomplizierte Berge- und Anastomosentechnik das laparoskopisch assistierte Verfahren der minimalinvasiven Rechtshemikolektomie, sich elektiv zu einer Standardtherapie, vergleichbar mit der Sigmaresektion, zu etablieren [2]. Da der resezierende Eingriff am Kolon, klassische Domäne der Tumorchirurgie, den etablierten Radikalitätsprinzipien unterliegt, ist dieses Postulat auch an das laparoskopische Verfahren zu richten. Daß Heilung, Langzeiterfolg und Sicherheit des Patienten signifikant mit der Qualität des chirurgischen Eingriffs korrelieren, ist belegt. Die nachfolgenden Ausführungen zur operativen Strategie, operationstechnischen Konditionen, Mobilisation und extraabdominellen Arbeitsschritten reflektieren daher als ein zentrales Thema die onkologisch relevanten Gesichtspunkte der laparoskopischen Rechtshemikolektomie

Operative Strategie

Indikation

a) Maligne Prozeße. Bis zum Abschluß der klinischen Langzeitevaluation Beschränkung der laparoskopischen Eingriffe auf: Elektiv-Eingriffe, frühe Tumorstadien , Palliativeingriffe zur Prophylaxe lokaler Tumorkomplikationen und Eingriffe in kurativer Intention nur im Rahmen klinischer Studien. Raumforderungen des rechtsseitigen Kolons können eine beträchtliche Größe entwickeln. Daher ist ab einem bestimmten Tumorvolumen die Indikation zur laparoskopischen Intervention kritisch zu prüfen.Die erweiterte Hemikolektomie zur kurativen Sanierung eines Karzinomes stellt für das laparoskopische Verfahren eine Ausnahmesituation dar, die aus unserer Sicht auf hochspezialisierte Teams beschränkt bleiben sollte, da der drei Quadranten betreffende Resektatumfang ein geübtes Handling erfordert, das auch den tumorchirurgischen Prinzipien gerecht wird.

b) Nichtmaligne Prozeße. Ein auf das Colon ascendens ausgedehnter Prozeß entzündlicher Genese und benigne Raumforderungen mit Überschreitung der Muscularis propria, die weder endoskopisch, noch laparoskopisch per Wedge- oder Segmentresektion abzutragen sind.

Arbeitsschritte

Die onkologischen Prinzipien der „no-touch-isolation" legen beim Karzinombefund den Standard in der Reihenfolge der Arbeitschritte fest. Hier die Reihenfolge der operativen Schritte im eigenen Vorgehen beim Karzinombefund: 1. Festlegen der Resektionsgrenzen, 2. Mobilisation von zentral nach peripher mit stammnaher Präparation der gefäßtragenden (A. und V. ileocolica, A. und V. colica dextra) Mesenterialbrücken in Fenstertechnik, 3. Trunkuläre Resektion des lymphovaskulären Stiels der A.ileocolica und A.colica dextra, 4. Laterokaudale Mobilisation des Ileozökums, 4. Laterale Mobilisation des Aszendens, 5. Mobilisation der rechten Flexur und des proximalen Transversums, 6. Resektion des rechten Astes der A.colica media, 7. Bergung des Präparates nach Erweiterung einer Trokarinzision. 8. Offenes Absetzen des Präparates proximal und distal, Resektion des Omentums, 9. Manuelle Herstellung der Anastomose (Ileotransversostomie), gegebenenfalls Verschluss des Mesenterialschlitzes, 10. Rückverlagerung des Darmes, Verschluss der Minilaparotomie, 11. Wiederaufbau des Pneumoperitoneums, Situskontrolle

Operationstechnische Konditionen

Lagerung des Patienten (Abb. 1a)

Zu Beginn der Präparation ist der freie Zugang zur Mesenterialwurzel erforderlich. Dies bedingt eine leichte Absenkung des Oberkörpers im Sinne einer Trendelenburg-Lagerung, die zur Ex-

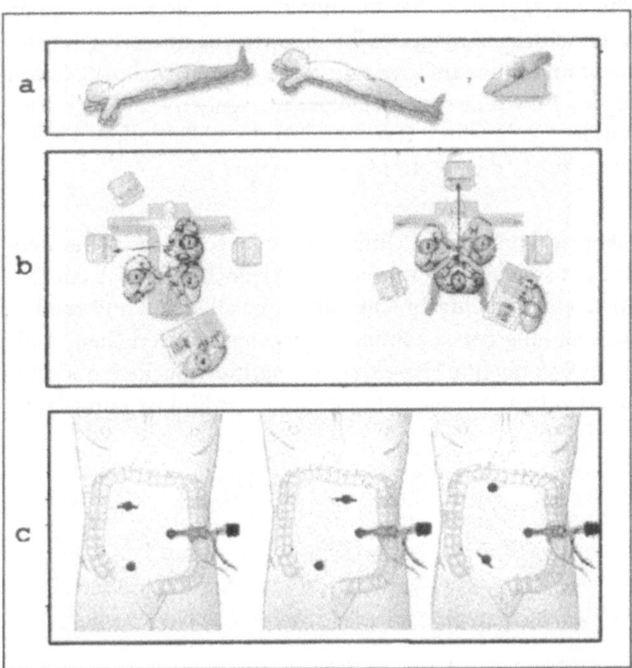

Abb. 1a–b. Operationstechnische Konditionen. a Lagerung, b OP-Team, c Zugangswege

position des Ileozökums verstärkt werden kann. Durch leichtes Abkippen des Operationstisches nach links verlagert sich dann der Dünndarm in den linken Oberbauch. Um optimale Sichtverhältnisse bei der Mobilisation der rechten Kolonflexur zu erzielen, wird die Trendelenburg-Position wieder aufgehoben, so daß Dünndarm, Transversum und Omentum nach links-kaudal verlagert werden. Der Oberkörper wird etwas angehoben (Anti-Trendelenburg-Position), die Linkskippung des OP-Tisches beibehalten.

OP-Team (Abb. 1b)

Mit Blick über das zu resezierende Darmsegment steht der Operateur an der linken Seite des Patienten, der kameraführende Assistent (erster Assistent) befindet sich links neben ihm. Der Operateur bedient bimanuell die über die Ober- und Unterbauchzugänge eingeführten Instrumente, der erste Assistent die links paraumbilikal eingebrachte Optik. Die erweiterte Rechtshemikolektomie erfordert eine Steinschnittlagerung, so daß der Operateur die gesamte Oberbauchpräparation bimanuell von kaudal aus durchführen kann.

Zugangswege (Abb. 1c)

a) Anlage des Pneumoperitoneums. Um ausreichend Abstand zu Colon ascendens, Zökumpol und rechter Kolonflexur zu erhalten, wird dieser erste Zugang, der der Aufnahme des Optiktrokars dient, im Bereich der linken Flanke auf Nabelhöhe angelegt. Eine Idealposition des Kameratrokars ist dann gegeben, wenn die Optik nahe genug an den zu resezierenden Bereich herangeführt werden kann, und darüberhinaus spätestens bei maximaler Rückzugsposition einen Überblick über den gesamte OP-Situs erlaubt. Die Anlage des Pneumoperitoneums erfolgt in der sogenannten offenen Technik. Das Pneumoperitoneum wird nun bis zu einem Druckplateau von 12 mmHG aufgebaut. Nach Einsetzen der 30° Optik zum ersten orientierenden Rundblick wird zunächst die Position des Lokalbefundes begutachtet. Danach wird die Lokalisation der Arbeitskanäle in Beziehung zu Abdominalsitus und Operationsgebiet festgelegt.

b) Einsetzen der Trokare. Zur laparoskopischen Standardhemikolektomie rechts sind neben dem Zugang für die Optik zwei Arbeitskanäle ausreichend. Wahlweise kann jedoch zusätzlich ein Trokar zur Aufnahme von Retraktionsinstrumenten eingebracht werden.Lokalisation und Kaliber der Zugänge, sowie Richtung und Ausdehnung der zur Präparatbergung erforderlichen Minilaparotomie sind variabel und jeweils an Kolonbefund, Resektatumfang, individuellem Abdominalsitus und den zum Einsatz kommenden Instrumenten auszurichten. Ihr Einsatz erfolgt stets unter Sicht.

Mobilisation

Operative Teilschritte

a) Exploration, Adhäsiolyse, Tumoridentifikation. Jeder Eingriff beginnt mit der systematischen Begutachtung der Peritonealhöhle.

b) Lymphovaskuläre/mesenteriale Resektion (Abb. 2a). Bei Vorliegen eines Karzinombefundes gelten auch für das laparoskopische Verfahren die Regeln und Standards der „no-touch-isolation"-Technik, die ein allen anderen Mobilisationsschritten vorangestelltes Unterbinden des Lymphabstroms vorsieht. Um simultan zur Resektion des Gefäßstiels die Lymphadenektomie durchzuführen, werden daher primär die nach lateral ziehenden Aa.ileocolica/colica dextra, Äste der A. mesenterica superior, aufgesucht, in Fenstertechnik freigelegt und abgesetzt. Dabei ist stets die Variabilität der Gefäße zu berücksichtigen. Für die erweiterte Hemikolektomie ist darüber hinaus die trunkuläre Ligatur der A.colica media vorzunehmen. Die Resektion der Gefäßbrücken erfolgt wahlweise mit Hilfe des linearen Stapler-Cutters oder nach Verschluß per Clip-Applikation bzw. Liga-Sure-Versiegelung.

c) Laterokaudale Dissektion (Abb. 2b). Das Herauslösen des Ileozäkums aus dem Retroperitonealsitus mit Präparationsrichtung nach kranial und medial ist beim benignen Befund des Rechtskolons erster Schritt der Mobilisation. Beim Malignom können unklare (Adipositas!) Mesenterialverhältnisse vor Resektion der Gefäßstämme eine primär laterokaudale Dissektion erforderlich machen, sofern dabei das tumortragende Segment nicht tangiert wird. Die laterokaudale Mobilisation erstreckt sich auf Zökalpol und terminales Ileum, kranialwärts auf Colon ascendens und Mesoascendens bis an die mesenteriale Wurzel im Abgangsbereich der lateralen Kolongefäße. Eine kaudal gewählte Einstiegsebene bietet den Vorteil, die gefährdeten Strukturen des iliakalen Übergangs mit den ersten präparativen Teilschritten darzustellen. Mit Fortschreiten der Präparation nach kranial werden zunächst die lateralen Bauchwandadhäsionen mittels Ultraschalldissektor oder Schere schrittweise bis an die Flexur abgelöst. Danach erfolgt die Herauslösung des Colon ascendens aus seinen retroperitonealen Anheftungen. Bei schichtgerechter Dissektion aortenwärts zwischen dem hinteren Blatt des Mesoaszendens und der Gerota'schen Faszie setzt sich die Präparation soweit fort, daß die Pars horizontalis des Duodenums unter Sicht und stumpf aus den mesenterialen Verklebungen herausgelöst werden kann. Zur atraumatischen Dissektion ist hier ein Präparierstiel unerlässlich, da sich die embryonal präformierten Gewebezüge am besten stumpf voneinander ablösen lassen.

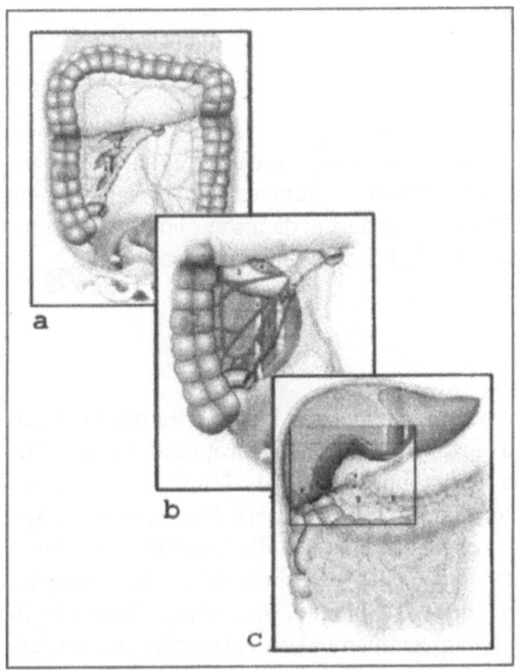

Abb. 2a–c. Mobilisation: Operative Teilschritte

d) Mobilisation der rechten Flexur/des proximalen Querkolons (Abb. 2c). Mit der Ablösung des Flexura coli dextra verändert sich die Statik des bereits mobilisierten kolomesenterialen Segmentes dahingehend, daß nun eine Dissektion kaudal der Flexur, beispielsweise an den Gefäßstämmen, aufgrund der Sichtbehinderung durch das herabfallende Konvolut erschwert sein kann. Es empfiehlt sich daher, die Resektion des Ligamentum hepatocolicum dann vorzunehmen, wenn das Präparat von laterokaudal (Ileozäkum) und an der Gefäßwurzel (A. mesenterica superior), fakultativ aber auch bereits linksmesokolisch (Querkolon) weitgehend abgesetzt ist, sodaß im letzten der operativen Teilschritte die retroperitoneale und duodenale Ablösung von dorsal erfolgen kann. Durch Retraktion des Querkolons nach kaudal ist ein Einstieg in die Bursa omentalis durch Inzision des Lig.gastrocolicum rechter Hand des duodenojejunalen Übergangs möglich. Wahlweise kann die Spaltung der gastrokolischen Anheftung auch von rechts kommend über die Resektion des Lig.duodenocolicum vorgenommen werden. Mit der Freilegung des proximalen Mesotransversums ist nun die Möglichkeit geschaffen, selektiv den rechten Ast der am Pankreaskopf aus der A. mesenterica superior abgehenden A. colica media einschließlich Vene per Clipapplikation oder Liga-Sure-Versiegelung zu unterbinden. Die Resektion erfolgt mittels Ultraschalldissektor oder Schere. Schrittweise läßt sich dann das Mesotransversum von kranial kommend unter dosiertem Zug am Mesokolon in Richtung rechte Flexur absetzen. Dort wird mit der vollständigen Resektion des Lig.hepatocolicums das Rechtskolon abschließend aus seiner Verankerung getrennt. Die Ablösung des kranialen Mesoaszendens von der Vorderfläche des Duodenums nach kaudal erfolgt wiederum stumpf mittels Präparierstiel.

Exteriorer Part

Präparatbergung

Die Bergung des tubulär in Kontinuität stehenden Präparates bedarf einer ausreichenden Mobilisation nach oral und aboral, sodaß die gleichzeitig zu eventrierenden Kolonschenkel spannungsfrei aus der erweiterten Trokarinzision ausgeleitet werden können. Die Minilaparotomie muß eine dem Kaliber des Präparates entsprechende Weite bieten, da insbesondere auf ein tumortragendes Kolonsegment keine Kompression oder Traktion ausgeübt werden sollte.

Resektion

Nach vollständiger Mobilisation des zu resezierenden rechtsseitigen Kolons wird das Pneumoperitoneum aufgehoben, der Trokar entfernt und die Inzision zur Minilaparotomie erweitert. Die Bergung des Präparates wird über eine Ringfolie vorgenommen, die in die Minilaparotomie eingebracht wurde. Das Konvolut wird vorsichtig vor die Bauchdecke luxiert, Torsion und heftiger Gewebezug an der Durchtrittstelle sind dabei zu vermeiden. Es folgt die Kontrolle der Durchblutung im Bereich der vorgesehenen Resektionslinie, gegebenenfalls wird die Skelettierung der Arkadengefäße extraabdominell zu Ende geführt. Auch das Omentum wird extraabdominell teilreseziert. Danach kann das Präparat über zwei Darmklemmen in konventioneller Weise abgesetzt werden.

Anastomose

Zur Fertigung der Anastomose nach Absetzen des vor die Bauchdecke verlagerten Präparates werden zunächst die Durchblutungsverhältnisse der tubulären Stümpfe begutachtet. Die Wundränder werden gereinigt, die terminoterminale Ileotransversostomie manuell durch eine fortlaufend einreihige Allschichtnaht hergestellt. Soweit erforderlich, wird im Anschluß der Mesenterialschlitz durch Einzelknopfnähte adaptiert. Anschließend wird das Kolon vorsichtig in die Bauchhöhle zurückverlagert, die Minilaparotomie in üblicher Technik verschlossen, das Pneumoperitoneum wieder aufgebaut.

OP-Abschluß

Nachdem die Begutachtung des Resektates Abb. 3 auf Vollständigkeit (mesenteriale/omentale Anteile) und Radikalität (Tumorlokalisation, Drainage-Region) abgeschlossen ist, erfolgt die Revision des gesamten Resektionsgebietes mit Kontrolle auf Bluttrockenheit. Bei diesem Arbeitsgang werden Spülsaugvorrichtung und Elektrokoagulation über den verbleibenden Trokar eingebracht. Die Einlage einer Zieldrainage ist bei regelhaftem Operationsverlauf nicht erforderlich.

Diskussion

Bislang vorliegende Daten belegen einen hohen Behandlungsstandard bei vergleichbarer Letalität und Komplikationsrate im Hinblick auf den „Goldstandard" der konventionell offenen Kolonresektion: Mortalität laparoskopisch und offen 0 bis 2,1% und Morbidität laparoskopisch 7 bis 31,1% und offen 15 bis 31,3% [9]. Auch die Datenlage im eigenen Kollektiv berechtigt zu einer solchen Einschätzung. Demnach erbrachte die Auswertung von 50 laparoskopischen Rechts-

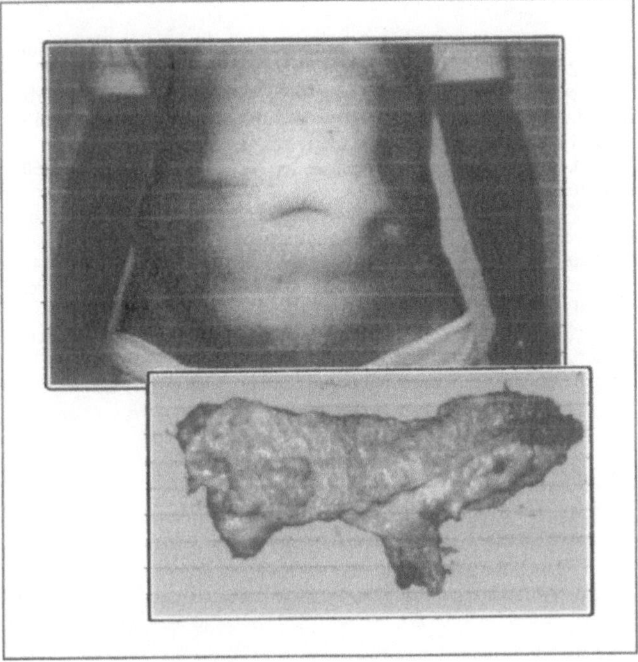

Abb. 3. OP-Abschluß: Präparatkontrolle, Situskontrolle, Wundverschluß

hemikolektomien (42 Patienten mit Malignom, 8 Patienten mit benignem Befund) eine Morbiditätsrate von 18% bei einer Mortalität von 2%.

Daß sich auch die Einhaltung der onkologischen Radikalitätsprinzipien laparoskopisch realisieren läßt, ist zwischenzeitlich dokumentiert [2–5, 7, 8]. Allerdings können fehlerhafte Indikationsstellung, Instrumentation oder Präparationstechnik Risiken einer inadaequaten Radikalität oder intraabdominellen Tumorzelldissemination bergen, wenn: der Tumor verletzt wird, der Tumor sehr voluminös (Dm > 8 cm) ist, der orale oder aborale tubuläre Sicherheitsabstand nicht eingehalten wird, der Resektatumfang laparoskopisch nicht nach Radikalitätsprinzipien bewältigt werden kann (Beispiel Tumor der Flexur), bei Sanierung eines Tumors mit Serosadurchbruch (T4) dieser häufiger mit Instrumenten oder Nachbarorganen in Berührung kommt, als konventionell [6] Daher sind neben der technischen Machbarkeit zwingend die maßgeblichen Zielparameter „Rezidivfreiheit“ und „Langzeitüberleben“ zu beurteilen, um zu einer Bewertung und weiteren Optimierung des laparoskopischen Verfahrens zu gelangen. Diese Prämisse erfordert derzeit die Evaluation potentiell kurativer kolorektaler Eingriffe im laparoskopischen Verfahren nach den Forderungen der beweisgestützten Medizin. Mit den in den kommenden Jahren zu erwartenden Langzeitergebnissen dürfte sich voraussichtlich ein positiver Impuls einstellen, der durch einen über die spezialisierten Zentren hinausreichenden Entwicklungschub hohe Anforderungen an die Möglichkeit einer umfassenden technischen Qualifikation stellen wird. Unter dem Aspekt des Lernkurveneffektes wird das Gelingen, diese grundlegende Option ausreichend verfügbar zu machen, entscheidenden Einfluss auf die Geschwindigkeit haben, mit der sich das Verfahren etablieren und Eingang in die klinische Routine finden kann.

Literatur

1. Baca I, Schultz Ch, Götzen V, Grzybowsky L (1997) Frühergebnisse bei gut- und bösartigen Erkrankungen. Eine prospektive Untersuchung von 120 Patienten. Zentralbl Chir 122:569–577
2. Baca I, Amend G (2001) Laparoskopische kolorektale Chirurgie (CD-ROM). Pabst Science Publishers (in Vorb.)
3. Franklin ME, Kazantsev GB, Abrego D, Diaz-EJA, Balli J, Glass JL (2000) Laparoscopic surgery for stage III colon cancer: long-term follow-up. Surg Endosc Jul; 14(7):612–616
4. Köckerling F, Schneider C, Reymond MA et al. (1998) Early results of a prospective multicenter study on 500 consecutive cases of laparoscopic colorectal surgery. Surg Endosc 12:37–41
5. Milson JW, Böhm B, Hammerhofer KA, Fazio V et al. (1998) A prospective, radomized trial comparing laparoscopic versus conventional techniques in colorectal cancer surgery: a preliminary report. J Am Coll Surg 187:46
6. Müller JM (1999) Videoendoskopische Chirurgie: Eine Standortbestimmung. Deutsches Ärzteblatt 96:1418–1424
7. Schwandner O, Schiedeck THK, Killaitis C, Bruch HP (1999) A case-controll-study comparing laparoscopic versus open surgery for rectosigmoidal and rectal cancer. In J Colorectal Dis 14:158
8. Schiedeck THK, Schwandner O, Baca I et al. (2000) Laparoscopic Surgery for the Cure of Colorectal Cancer: Results of a Prospective German Five - Center Study. Diseases of the Colo Rectum 43:1–7
9. Tittel A, Schumpelick V (2001) Laparoskopische Chirurgie: Erwartungen und Realität. Chirurg 72:227–235

Fortschritte in der onkologischen Viszeralchirurgie: Kolonkarzinom

Ch. Herfarth und J. Weitz

Chirurgische Klinik und Universität Heidelberg, Kirschnerstraße 1, 69120 Heidelberg

Advances in Oncologic Visual Surgery: Carcinoma of the Colon

Summary. The main progress in surgical oncology regarding colonic cancer has been made by standardizing the mode of resection: En block resection of the tumor-bearing colon segment together with the draining lymph nodes, including the lymph nodes at the origin of the respective main vessel, is mandatory. Minimal invasive surgery is an option for resection, however, results of ongoing multicenter trials have to clarify the situation. Adjuvant therapy is used for patients in stage III, who are not included in studies. Since quality of surgery has a major influence on prognosis, this factor also needs to be taken into account when judging the impact of adjuvant therapy. New chemotherapeutic agents have been proven to be valid for palliative and probably also for adjuvant treatment. Prophylactic surgery is routine for patients with ulcerative colitis and FAP, the benefit for patients with HNPCC has to be further evaluated. New knowledge on the individual prognosis might optimize treatment; most probably this will be accomplished by detection of minimal residual disease. The impact of the sentinel node concept in colon cancer is unclear.

New progress will be possible by an approach adapted to the individual problem together with accumulating and linking experience and knowledge.

Key words: Colon cancer – Prognosis factors – MRD – Sentinel node – Adjuvant therapy – Prophylactic surgery

Zusammenfassung. Der wesentliche Fortschritt in der onkologischen Viszeralchirurgie für das Kolonkarzinom liegt in der Standardisierung des Verfahrens der Monobloc-Resektion des Tumor tragenden Kolonanteils mit dem entsprechenden Lymphdrainagegebiet bis zum zentralen Gefäßansatz. Die Minimal-invasive Chirurgie ist eine Option. Die adjuvante Therapie hat Einfluß auf das Stadium III. Der bekannte Einfluß der chirurgischen Technik auf das Ergebnis erfordert auch die Definition dieses Einflusses. Für die palliative Therapie sind neue wirksamere Substanzen zu erwarten. Die prophylaktische bzw. präventive Chirurgie ist für die Colitis ulcerosa, Polyposis und bedingt für HNPCC gesichert. Neue Erkenntnisse sind für die Definition der individuellen Prognose zu erwarten. Damit ist eine Optimierung der Therapie möglich. Hierbei wird der Nachweis der minimalen Tumorzellbelastung eine Rolle spielen. Die Rolle des Wächterlymphknoten (Sentinel node) ist noch unklar.

Ein weiterer Fortschritt ist durch problemorientiertes Vorgehen mit entsprechender Vernetzung, Akkummulation von Erfahrung und Wissen möglich.

Schlüsselwörter: Kolonkarzinom – Prognosefaktoren – MRD – Sentinel node – Adjuvante Therapie – Prophylaktische Chirurgie

Der Fortschrittsbericht über das Kolonkarzinom muß *folgende Aspekte* berücksichtigen: Aus dem präoperativen diagnostischen Bereich die Prognosefaktoren, intraoperativ die Stadiendefinition, die mögliche Einführung der Analyse des Wächterlymphknotens (Sentinel Node) und die Definition der minimal verbleibenden Erkrankung (MRD). Die prophylaktische Chirurgie, der Stellenwert der laparoskopischen Chirurgie und der Zusatztherapien sind weitere Themen. Schließlich soll die Zusammenfassung des therapeutischen Konzeptes einen Ausblick erlauben.

Vorweg sei noch der *Standard der Kolonchirurgie* festgehalten. Es handelt sich stets um die kombinierte Operation unter Mitnahme des karzinomtragenden Kolonanteils, definiert durch die Gefäßregion zusammen mit dem gesamten Lymphdrainagegebiet bis zum apikalen Lymphknoten. Die Operation erfolgt von zentral nach peripher im Sinne der atraumatischen Tumorzellstreuung vermeidenden onkologischen Kolonchirurgie.

1. Prognosefaktoren

Zwischen sicheren und potentiellen Prognosefaktoren muß unterschieden werden. Die *sicheren* Prognosefaktoren sind die der Kategorie I. Der Prognosefaktor ist definitiv bewiesen und hat damit Einfluß auf die gesamte Therapieführung. Hierzu gehören die TNM-Kategorie, die R-Klassifikation, der Befund der Lymph- und Gefäßinvasion und die präoperative CEA-Erhöhung. Das College of American Pathologists hat die Prognosefaktoren in dieser Form definiert. Die Ergebnisse sind allgemein akzeptiert.

Zu den *potentiellen* Prognosefaktoren gehören zunächst die in der Kategorie IIA. Die prognostische Bedeutung dieser Faktoren wurde wiederholt gezeigt, die Erwähnung im Pathologiebericht ist wesentlich, aber weitere valide Studien werden empfohlen. Hierzu gehören die Tumordifferenzierung, die Stadiumdefinition nach neoadjuvanter Therapie und die R-Klassifikation nicht peritonealisierter Absetzungsränder.

Die Gruppe der potentiellen Prognosefaktoren der Kategorie IIB, III und IV sind äußerst vielfältig. Zu IIB gehören noch diejenigen mit Prognosebelegung in mehreren Studien, aber nicht ausreichender Datenlage, und die vielen molekularen Marker. Die Tumorgröße und der makroskopische Tumortyp sind ohne Relevanz.

Eine Übersicht von über 50 potentiellen Prognosemarkern führt verschiedene Gene, Proliferationsmarker und Differenzierungs- und Invasionsmarker an.

Unumstritten ist die Tatsache, daß auch der Chirurg einen wesentlichen Prognosefaktor darstellt. Variabilität der 5-Jahresüberlebenszahl in Abhängigkeit von der Klinik und von dem Operateur ist bekannt. Die SGKRK-Studie hat dies eindrucksvoll für Kolon- und Rektumkarzinom belegt, wobei die Schwankungen im Stadium II und III besonders groß sind.

2. Lymphknotenzahl

Von amerikanischer Seite wurde der Begriff des „Low- and High-Volume Centers" in der Karzinomchirurgie eingeführt. Für das Kolonkarzinom ergab die jüngste Publikation aus dem Jahre 2000 für die High-Volume Einrichtung, d.h. 27-64 Eingriffe/Jahr, eine geringere Mortalität und für das Stadium II und III ein besseres 5-Jahresüberleben. Alle Daten sind signifikant. Es ist aber zu beachten, daß unter „Low-Volume" weniger als 10 Patienten/Jahr angegeben sind.

Diese Beobachtungen fordern zu einer optimalen Qualitätskontrolle auf, die sich besonders auf die Lymphknotenzahl im Resektat beziehen. Voraussetzung für die Diagnose R0 ist die Untersuchung von mindestens 12 Lymphknoten. Mit diesem Parameter ist formal die adäquate chirurgische Lymphadenektomie *und* die ausreichende pathologische Aufarbeitung des Resektates belegt.

Interessant ist in diesem Zusammenhang, daß z. B. allein der Nachweis der Lymphknotenzahl im Resektat Einfluß auf das 5-Jahresüberleben zeigt. Bei Patienten im Stadium II haben diejenigen mit *über* 7 nachgewiesenen und untersuchten Lymphknoten eine signifikant bessere Prognose als die Stadium II-Patienten mit weniger als 7 Lymphknoten. Hier entspricht die Prognose dem Stadium III.

3. Der „Sentinel Node"

Noch nicht eingeführt in die Kolonkarzinomchirurgie, aber äußerst diskutiert wird die Stadiendefinition intraoperativ durch Definition des Wächterlymphknotens, des „Sentinel Node" (SN). Hinter den Überlegungen steht die Annahme der potentiellen Bedeutung der Untersuchung eines markierten Lymphknoten im Lymphdrainagegebiet. Die Technik erfolgt durch Umspritzen des Tumors mit Isosulfan-Blau. Die ersten 1–3 Lymphknoten, die sich blau anfärben, gelten als Wächterlymphknoten. Sie werden histopathologisch und immunhistochemisch bzw. durch PCR untersucht.

Während meist eine von peripher nach zentral durchgeführte Mobilisierung des Kolons vor der Lymphknotendarstellung erfolgt, führen wir unsere Untersuchungen zum Sentinel Node in situ aus. Als erster Schritt wird um den Tumor herum injiziert und ohne Berührung des Abflußgebietes markiert sich die Lymphdrainage.

Die bisher vorliegenden Daten zeigen, daß pro Patient ein bis drei Sentinel Nodes erkannt werden. Die Trefferquote ist 99%, und die Genauigkeit der Vorhersagen des Lymphknotenstatus sogar 96%. In 18% der Fälle war der Sentinel Node der einzig befallene Lymphknoten. Einschränkend ist jedoch zu bemerken, daß die Untersuchungen mit einer Reverse Transcriptase PCR in 46% der Fälle zusätzlich positive Lymphknoten nachweisen lassen. Nicht untersucht sind isolierte Tumorzellen in regionalen Lymphknoten (Minimal Residual Disease: MRD). Während die Bedeutung und Praktikabilität der Anwendung der Sentinel Node-Biopsie in der Mammakarzinomchirurgie und beim Melanom weitgehend belegt und auch in Zentren akzeptiert ist, bleibt die Bedeutung beim Kolonkarzinom noch unklar. Wesentlich ist, daß die Einschränkung der Lymphadenektomie beim Kolonkarzinom keinen echten Vorteil für das taktisch-strategische intraoperative Vorgehen bringt. Im Gegenteil, der Eingriff wird weniger zielgerichtet auf den zentralen sammelnden Lymphknoten ausgerichtet. Auch ist die Frage des Einflusses der MRD bzw. des Nachweises einzelner Tumorzellen im Lymphknoten noch nicht ausreichend definiert.

4. Nachweis von „Minimal Residual Disease" (MRD)

Für den Nachweis der MRD steht die Immunhistochemie zur Verfügung, die einzelne Zellen erkennen läßt, oder die RT-PCR. Die Sensitivität der Verfahren ist hoch, die Spezifität bei der PCR ist höher als bei der Immunhistochemie: die Zahl der falsch-positiven Ergebnisse steigt bei der immunhistochemischen Darstellung. Die RT-PCR hat den Vorteil der möglichen Automation im OP.

Die Bedeutung der MRD für die Prognose ist noch nicht ausreichend geklärt. Sie erklärt aber die Tumorprogression trotz kurativer Resektion, da sich bei einer Vielzahl von Patienten bereits im Stadium II disseminierte Tumorzellen im Blut, Knochenmark, den Lymphknoten und im Peritoneaum finden. Die mögliche Bedeutung der MRD liegt darin, daß intraoperativ die Tumorzellaussaat besser erkannt werden kann. Sie ermöglicht eventuell eine adjuvante Therapie. Neoadjuvant gibt es hierzu ebenfalls interessante Beobachtungen. Die große Herausforderung ist die Therapieüberwachung und die potentielle Nutzung der MRD als Surrogat-Marker. Auf jeden Fall würde die Kenntnis von MRD und individuelle Prognose eine gezielte Therapie für den bestimmten Patienten erlauben.

5. Minimal-invasive Chirurgie (MIC)

Rein technisch steht in den letzten 5 Jahren die Frage im Vordergrund, ob die laparoskopische Chirurgie (MIC) ausreichend chirurgisch-onkologisches Vorgehen ermöglicht. Für die laparoskopische Chirurgie beim Karzinompatienten spricht die Beobachtung, daß MIC eine geringere Zytokinantwort zeigt, so daß eine verminderte Immunsuppression angenommen werden könnte.

Die Forderung nach prospektiven chirurgisch-onkologischen Studien für MIC beim Kolonkarzinom ist immer wieder aufgeworfen worden. In der Literatur liegen 5 prospektive Studien vor, teilweise randomisiert, teilweise prospektiv nicht randomisiert oder retrospektiv, die sämtlichst hinsichtlich der Rezidivrate keine Differenz nachweisen. Die Nachbeobachtungszeit ist aber relativ kurz.

Um eine Differenz nachweisen zu können, sind große randomisierte Studien mit Fallzahlen von 1200 Patienten notwendig. Die deutsche Studie LAPKON und die europäische Studie COLOR sind für uns interessant. Rein theoretisch ist bei ausreichender Lymphadenektomie und fehlender Tumorkontamination ein gleiches Langzeitergebnis zwischen offener und minimaler geschlossener Chirurgie wahrscheinlich. Die technische Machbarkeit ist belegt. Es besteht kein Unterschied für die Zahl der herausgenommenen Lymphknoten und der ausreichenden Distanz des Absetzungsrandes. Der direkte postoperative Verlauf ist besser mit geringerem Schmerz und besserer Mobilisation bei MIC und der onkologische Langzeitverlauf scheint vergleichbar zu sein.

Offen ist aber die *Bewährung* im Alltag. Ist eine MIC-Kolonkarzinom-Chirurgie wirklich breit anwendbar? Hierbei muß berücksichtigt werden, daß eine sehr flache Lernkurve sowohl für den individuellen Operateur als für das gesamte Team zu registrieren ist. So sind große individuelle Fallzahlen zum Training und im Alltag notwendig. Es besteht eine große Abhängigkeit von der apparativen und instrumentellen Technik. Hier ist im Alltag die gesamte Organisation eines OPs umzustellen und die Gerätschaft, wie z. B. die Gerätschaft des operierenden Ophthalmologen, getrennt in der Reinigung, Pflege und Sterilisation zu behandeln. Wir müssen auch bei der Beurteilung einen kühlen Kopf bewahren: ein großer Druck besteht von seiten der „Peer-Group", d.h. der laparoskopisch führenden Meinungsträger in einer Klinik und einer chirurgischen Gemeinschaft. Die „Peer-Group" ist meinungsbildend und meinungsprägend. Dazu kommt die Überzeugung der Industrie und der steigende Wunsch des Patienten. Auch hier wird der Wunsch nach Problem-orientierter Zentrierung zunehmen, bzw. wir müssen entsprechende Organisationsstrukturen schaffen.

6. Das „frühe" Karzinom

In das Gebiet der reduzierten Chirurgie gehört auch die endoskopische Therapie bei kleinen Tumoren. Indiziert ist die endoskopische Chirurgie bei T1-Tumoren, G1/2, d.h. einer „low risk"-Resektion, während alle anderen Situationen eine lokale Abtragung nicht empfehlen lassen (Hermanek 1989). Interessant ist die Empfehlung, sich allein nach der Submukosa-Infiltration zu richten. In einer beginnenden Submukosa-Infiltration (S_{m1}) und bei einem gestielten Polypen mit S_{m2}-Infiltration ist eine Polypektomie oder eine endoskopische Mukosaresektion möglich, während die übrigen Verfahren S_{m3}, S_{m2}, G3 Lymph- und venöse Invasion eine Resektion notwendig machen. Für unseren Raum gilt die Empfehlung unserer Gesellschaft zusammen mit der Krebsgesellschaft und der Deutschen Gesellschaft für Verdauungs- und Stoffwechselkrankheiten entsprechend den von Hermanek erarbeiteten Vorschlägen G1/2, L0 und tumorfreie Absetzungsränder.

7. Prophylaktische Chirurgie des Kolonkarzinoms

Als prophylaktische oder präventive Karzinomchirurgie ist an der Spitze die familiäre Polyposis zu nennen. Hier gelten die anerkannten überbrachten Regeln der restaurativen Proktokolektomie beim Vollbild der Erkrankung bzw. subtotalen Kolektomie und ileorektalen Anastomose bei einer attenuierten Form der FAP ohne Rektumadenomatose. Noch nicht klar belegt, ist die Therapiewahl beim tiefsitzenden Rektumkarzinom. Das tiefsitzende Rektumkarzinom T3, T4 und TN+ sollte außerhalb von Studien durch eine radikale Proktokolektomie mit terminalen Ileostoma behandelt werden. Studien zum Sphinktererhalt in Kombination mit neoadjuvanter Therapie (Radio-Chemotherapie) sind dringend erforderlich.

Bei den hereditären nicht-polypoiden Kolonkarzinomen HNPCC gelten feste Regeln: bei isolierten Kolonkarzinomen mit Verdacht durch positive Bethesdakriterien eine onkologische Standardresektion, bei klinischer Sicherheit durch positive Amsterdamkriterien eine subtotale Kolektomie. Das gleiche gilt für den Nachweis einer Mutation. Beim multiplem kolorektalem Karzinom und beim metachronem Zweitkarzinom ist bei Verdacht die subtotale Kolektomie eher zu empfehlen als die onkologische Standardresektion. Während bei positiven Amsterdamkriterien und bei positiver Mutation die totale Kolektomie eher infrage kommt.

Ein besonderes Kapitel der präventiven Chirurgie stellt noch die Colitis ulcerosa dar. Hier steht ganz im Mittelpunkt der Nachweis von Epitheldysplasien, die bei entsprechenden zusätzlichen morphologischen Veränderungen auch bei „low grade"-Dysplasien zur Indikation der prophylaktischen Proktokolektomie führen. Im Zweifel sollte bei low grade-Dysplasie eine zweite pathologisch-histologische Meinung eingeholt werden. Die Regeloperation ist die restaurative Proktokolektomie. Eine Ausnahme bilden invasive Karzinomen im unteren Rektumdrittel. Je nach Stadium ist entweder eine totale Proktektomie zusammen mit der Kolektomie notwendig oder bei frühem Stadium eine restaurative Proktektomie bei Tumorsitz bis 2 cm oberhalb der Linea dentata. Der Versuch der vermehrten Kontinenzoperation durch neoadjuvante Radiochemotherapie im Stadium II und III sind abzuwarten.

8. Adjuvante Therapie

Für die adjuvante Therapie beim Kolonkarzinom gelten Standards. Im Stadium II ist ein Überlebensvorteil durch eine adjuvante Chemotherapie nicht nachgewiesen. Allerdings ist zu berücksichtigen, daß im Alltag die unterschiedliche chirurgische Therapie ein um 53% variables Ergebnis bringen kann. Aber auch im Stadium III übertrifft der chirurgische Unterschied der Therapie in einzelnen Kliniken mit 27% deutlich die Möglichkeit der absoluten Verbesserung des 5-Jahresüberlebens durch adjuvante 5-FU-Leukoverin-Therapie.

Eine Reihe von interessanten neuen Substanzen sind in klinischer Evaluierung oder eingeführt: orale 5-FU-Prodrugs (Capecitabin, Uracil/Tegafur), Oxaliplatin, Irinotecan. Die anfängliche Euphorie über die Anwendung des molekularen Antikörpers 17-1 A (Panorex) hat keine Bestätigung durch den Nachweis fehlender Prognoseverbesserung ergeben. Hier ist weiter die Ursache der Heterogenität der disseminierten Tumorzellen.

Hochinteressant ist die intraperitoneale Chemotherapie, die ein verbessertes Überleben im Stadium II über 5 Jahre gezeigt hat. Dies entspricht Beobachtungen über MRD unter anderen Kompartimenten. Die präoperative Induktionstherapie als neoadjuvante Therapie ist z.Zt. noch nicht wissenschaftlich ausreichend belegt.

Der Gewinn an Überleben durch eine palliative Chemotherapie ist gering, aber die Ansprechrate relativ hoch.

Resümé

Lassen Sie mich das Entscheidende zusammenfassen Die Resektion folgt dem Standard. MIC ist eine Option. Adjuvante Therapie hat Einfluß auf das Stadium III (Achtung Einfluß des Chirurgen). Für die palliative Therapie sind neuere wirksamere Substanzen zu erwarten. Die prophylaktische bzw. präventive Chirurgie ist für Colitis ulcerosa, Polyposis und bedingt für HNPCC gesichert.

Der Ausblick bezieht sich auf die bessere Definition der individuellen Prognose zur Optimierung der Therapie (MRD und molekulare Prognosefaktoren), den Einsatz neuer Techniken (Rolle des Sentinel Node noch unklar) und die weitere Entwicklung systemischer Therapieverfahren. Auf jeden Fall gilt für die Zukunft Problem-orientiertes Vorgehen mit chirurgischer und systemischer Therapie. Es ist durch Referenz, Vernetzung und Akkumulation von Erfahrung und Wissen (Evidenz) möglich.

Technik der Rektumresektion und der Exstirpation unter besonderer Berücksichtigung der TME

E. Bärlehner, St. Anders und B. Heukrodt

Klinikum Berlin-Buch, Chirurgische Klinik, Hobrechtsfelder Chaussee 100, 13125 Berlin

Technique of Rectal Resection and Extirpation under Special Regard of TME

Summary. Rectal cancer poses an immense challenge within the field of laparoscopic surgery. Sufficient enlargement on a monitor and improved instruments enable an optimal preparation and the total mesorectal excision. The standardized technique is the key to success. By December 2000, 138 rectal carcinomas were operated upon in laparoscopic technique at our hospital. The operating steps are adapted to the criteria of the "open" surgery. A rectal extirpation was performed in 13%, a continuity resection in 87%. The rate of local recurrence was 3.8% after a follow-up of 40 months, the survival rate in curatively operated patients was 90%.

Key words: Laparoscopic surgery – Rectal cancer – Operation technique – Results

Zusammenfassung. Das Rektumkarzinom stellt eine große Herausforderung für die laparoskopische Chirurgie dar. Die optimale Vergrößerung und miniaturisierte Instrumente ermöglichen eine optimale Präparation mit totaler mesorektaler Exzision. Die standardisierte Technik ist der Schlüssel zum Erfolg. Im Klinikum Berlin-Buch wurden bis Dezember 2000 138 Rektumkarzinome in laparoskopischer Technik operiert. Die Operationsschritte sind den Kriterien der offenen Chirurgie angepaßt. In 13% erfolgte eine Rektumexstirpation, in 87% eine Kontinuitätsresektion. Die Lokalrezidivrate betrug nach einem follow up von 40 Monaten 3,8% und das Tumorüberleben bei kurativ Resezierten 90%.

Schlüsselwörter: Laparoskopische Chirurgie – Rektumkarzinom – Operationstechnik – Ergebnisse

Das Rektumkarzinom nimmt wegen seiner hohen operationstechnischen Anforderungen einen besonderen Platz in der laparoskopischen kolorektalen Chirurgie ein. Unabhängig von generellen Bedenken gegenüber der laparoskopischen Chirurgie im Rektumbereich werden auch von Protagonisten der laparoskopischen kolorektalen Chirurgie Kontinuitätsresektionen von Tumoren des mittleren und unteren Rektumdrittels abgelehnt [3, 7]. Die komplizierte Anatomie des Beckens mit seinen Faszienblättern [4], die totale mesorektale Exzision [5], die unbefriedigenden Ergebnisse der konventionellen Chirurgie [6] und bisher ausstehende Langzeitergebnisse der laparoskopischen Technik kennzeichnen die Problematik.

Mit unserer Erfahrung an 138 laparoskopisch operierten Rektumkarzinomen können wir zeigen, daß Kontinuitätsresektionen in allen Rektumetagen nach onkologischen Kriterien möglich sind [1]. Die onkologischen Spätergebnisse sind denen der offenen Chirurgie mit TME vergleichbar.

Patienten

Von August 1993 bis Dezember 2000 wurden in der Chirurgischen Klinik des Klinikum Buch 642 laparoskopische kolorektale Eingriffe durchgeführt, davon 270 bei einem Karzinom. Unter diesen waren 138 im Rektum lokalisiert, 29 befanden sich im oberen, 62 im mittleren und 47 im unteren Rektumdrittel.

Technik

Es gilt das Prinzip, daß die intraperitonealen Strategien der MIC nicht von den klassischen Regeln abweichen dürfen. Eine anteriore Resektion erfolgte bei Karzinomen im oberen Drittel (>12 cm). Im mittleren und unteren Drittel erfolgte eine tiefe anteriore Mesorektumexzision und nur bei Tumoren mit geringerem Abstand als 2 cm von der Linea dentata die laparoskopisch assistierte Rektumexstirpation.

Die Lagerung der Patienten erfolgt in Steinschnittlage und extremer Trendelenburg-Position. Für die Operation sind 2 Monitore erforderlich, wobei der Laparoskopieturm am Fußende und der 2. Monitor über der linken Schulter plaziert wird. Der Patient liegt rutschfest auf Gelmatten. Der Operateur steht auf der rechten Seite, der kameraführende Assistent am Kopfende und der 2. Assistent auf der linken Seite. Der Optiktrokar wird 2–3 Querfinger oberhalb des Nabels platziert. 2 Querfinger unterhalb des Nabels pararektal und medial des Darmbeinstachels werden beiderseits 2 Arbeitstrokare eingebracht (5-Trokartechnik). Wir verwenden ausschließlich wiederverwendbare Trokare. Nur im rechten Unterbauch wird ein 12-mm-Einmaltrokar mit aufblasbarer Manschette (ORIGIN) zum sicheren gasdichten Verschluß des Hauptarbeitstrokars verwendet. Wir erhoffen uns damit die Vermeidung von Port-site-Metastasen an diesem Ort.

Das Sigma wird nach Durchtrennung der fetalen Verwachsungen von links mobilisiert. Dabei erfolgt die Darstellung der Vasa ovarica oder spermatica und die eindeutige Identifizierung des linken Ureters. Das Peritoneum wird auf der rechten Seite medial des rechten Ureters inzidiert und das Mesosigma auf der Gerota-Fascie unterfahren. Anschließend erfolgt zunächst die Darstellung der Arteria mesenterica inferior. Diese wird unmittelbar am Abgang aus der Aorta abdominalis mit 3 PDS-Clips verschlossen und durchtrennt. Die infrapankreatische Durchtrennung der Vena mesenterica inferior geschieht ebenfalls zwischen Clips. Weitere Mobilisierung des linken Kolons nach Durchtrennung der peritonealen Umschlagfalte. Dazu erfolgt die Durchtrennung des Ligamentum phrenicocolicum und die Mobilisierung der linken Flexur mit Ablösung des Omentum majus vom linken Querkolon und des Mesocolon transversum vom Pankreasunterrand. Nun Umschneidung des Peritoneum pararektal bis in die Excavatio rectovesicalis bzw. uterina. Das Rektum wird auf der Waldeyer-Fascie mobilisiert. Beckenwandnah werden die Paraproktien abgelöst und die Arteria rectalis media nach Clipverschluß durchtrennt. Die Präparation nach distal erfolgt in Abhängigkeit von der Höhenlokalisation der Läsion, bei Tumoren im mittleren und distalen Drittel mit kompletter Entfernung des Mesorektums. Pararektal ist die sorgfältige Schonung des Gefäßnervenbündels besonders gefordert. Distal wird das Rektum mit dem linearen Klammerschneideapparat abgesetzt, wobei sich uns das 45-mm-Instrument wegen der besseren Handlichkeit bewährt hat. Mit kompletter dorsolateraler Mobilisierung kann das Rektum unmittelbar oberhalb der Linea dentata abgesetzt werden, wobei 1–2 Magazine des GIA oder Linearcutters erforderlich sind.

Nach Erweiterung des Trokarkanals im linken Unterbauch zur Minilaparotomie und Schutz der Inzision durch eine Ringfolie wird das Resektat herausgeleitet und der Darm proximal durchtrennt. Anschließend erfolgt das Legen einer Tabaksbeutelnaht im oralen Darmschenkel und das

Einknüpfen der ILS-Andruckplatte (29 bis 33 mm, Ethicon). Nach Reposition des Darmes und Entfernung der Ringfolie erfolgt der schichtweise Verschluß der Minilaparotomie. Der Staplerschaft wird nach Wiederanlage des Kapnopneumoperitoneums transanal eingeführt, die Klammernahtreihe mit dem Zentraldorn perforiert, die Andruckplatte konnektiert und die Anastomose ausgeführt. Abschließend erfolgt die Prüfung auf Dichtigkeit durch Luftinsufflation und die Platzierung einer Easy-flow-Drainage im präsakralen Raum.

Bei der Rektumamputation erfolgt die abdominelle OP-Phase laparoskopisch wie oben angegeben mit Mobilisierung des Rektums bis zum Beckenboden. Das Resektat wird perineal entfernt, die Kolostomie im erweiterten Trokarkanal im linken Unterbauch angelegt. Eine Peritonealisierung des kleinen Beckens wird nur bei beabsichtigter postoperativer Bestrahlung vorgenommen.

Ergebnisse

Postoperative Komplikationen sahen wir in 16,7% und damit deutlich mehr als im Kolonbereich mit 11% und bei benignem Grundleiden mit 4,3%. Bedeutungsvoll ist die Anastomoseninsuffizienzrate mit 10%. Sie stellt aber keine laparoskopiespezifische Komplikation dar. Im pathohistologischen Gutachten wurden durchschnittlich 23 Lymphknoten untersucht, und bis auf eine Ausnahme bestand bei kurativen und palliativen Resektionen eine lokale R0-Situation. 48% der Patienten befanden sich in einem Metastasierungsstadium. Die Lokalrezidivrate bei 104 kurativ resezierten Karzinomen und einer medianen Beobachtungsdauer von 40 Monaten betrug 3,8%. Auffallend ist das Auftreten nach 3–4 Jahren. Das 4-Jahresüberleben des Tumorleidens betrug 84%, bei Scheidbach [8] 72,9%.

Fazit

Unter standardisierten Bedingungen und Studienkontrolle präsentiert die laparoskopische Rektumchirurgie beim Karzinom eine Bereicherung in der Behandlungsstrategie. Die minimale Invasivität führt zu einer Minimierung der Lokalrezidivrate und läßt damit einen positiven Einfluß auf die Gesamtprognose erwarten [2].

Literatur

1. Bärlehner E, Heukrodt B, Anders S (1996) Laparoskopische Rektosigmoidresektion wegen Karzinom. MIC 5:97–103
2. Bärlehner E, Decker T, Anders S, Heukrodt B (2001) Laparoskopische Chirurgie des Rektumkarzinoms – Onkologische Radikalität und Spätergebnisse. Zentralbl Chir 126:302–306
3. Böhm B, Schwenk W, Gründel K, Junghans T, Müller JM (1997) Die Bedeutung der laparoskopischen Technik beim primären colorectalen Carcinom. Chirurg 68:231–236
4. Gall FP (1991) Die tiefste Rektumresektion – transabdominaler Zugang. Chirurg 62:1–8
5. Heald RJ, Ryall RD (1986) Recurrence and survival after total mesorectal excision for rectal cancer. Lancet 1:1479–1482
6. Hohenberger W, Hermanek P, Jr, Hermanek P, Gall FP (1992) Decision-making in curative rectum carcinoma surgery. Onkologie 15:209–220
7. Köckerling F, Reymond MA, Schneider C, Hohenberger W (1997) Fehler und Gefahren in der onkologischen laparoskopischen Chirurgie. Chirurg 68:215–224
8. Scheidbach H, Schneider C, Bärlehner E, Konradt J, Köckerling F (2001) Laparoscopic anterior resection for rectal carcinoma. Surgical Oncology clinics of North America, Vol. 10 Nr. 3

Tumorchirurgie und Lebensqualität – Rekonstruktive Rektumchirurgie

R. Kasperk und V. Schumpelick

Chirurgische Universitätsklinik, RWTH Aachen, Pauwelsstraße 30, 52074 Aachen

Tumor Surgery and Quality of Life: Reconstructive Surgery of Rectum

Summary. Numerous innovations in recent years have allowed a variable therapeutic approach for rectal cancer with a concomitant drastic reduction in exstirpations. This development was paralleled by an increasing research into postoperative quality of life in colorectal cancer. This showed that a very ambitious preservation of the sphincter does not automatically lead to good quality of life. On the other hand is the expectation of healing a generally important factor in a good quality of life. Whether routine evaluation of quality of life data does in fact improve medical care is an open question.

Key words: Rectal cancer - Continence - Quality of life

Zusammenfassung. Zahlreiche Innovationen haben in den letzten Jahren zu einer erheblichen Differenzierung der Therapiemöglichkeiten für das Rektumkarzinom und somit einer drastisch verminderten Rate an Exstirpationen geführt. Parallel dazu hat die Analyse der postoperativen Lebensqualität im Rahmen der kolorektalen Chirurgie sich ebenfalls stark entwickelt. Hierbei ist festzustellen, daß ein bedingungsloser Sphinktererhalt nicht automatisch zu guter Lebensqualität führt. Demgegenüber ist die Heilungserwartung des Patienten ein generell wichtiger Bestandteil einer guten Lebensqualität. Die Frage, ob die routinemäßige Messung von Lebensqualitätsdaten tatsächlich zu einer Verbesserung der Patientenversorgung beiträgt, ist noch unbeantwortet.

Schlüsselwörter: Rektumkarzinom - Kontinenz - Lebensqualität

Einleitung

Die Lebensqualität von Patienten, die sich aufgrund eines Tumorleidens einer chirurgischen Maßnahme unterziehen müssen, wird durch viele gleichartige Faktoren eingeschränkt. Dies sind z.B. eine verkürzte Lebensspanne, Schmerzen, beeinträchtigte Ernährung, beeinträchtigte Berufsausübung, Einschränkungen sozialer Kontakte, etc. Für die Patienten mit einem Rektumkarzinom kommt als solitäre und herausragende Bedrohung ihrer Lebensqualität noch der Verlust der Kontinenz hinzu. Dies ist eine Bedrohung, die von dem Patienten vielfach noch weitaus unmittelbarer empfunden wird, als z.B. die Bedrohung durch eine im Verständnis des Patienten zunächst noch sehr abstrakte Bedrohung durch eine Verkürzung der Überlebenszeit.

Die Entwicklung der Rektumchirurgie zeichnet sich in den letzten 2 Jahrzehnten durch zahlreiche Innovationen aus. Dies betrifft nicht nur operativ technische Neuerungen (Klammernahtgeräte), sondern vor allen Dingen neue Erkenntnisse zur Tumorbiologie und zur Tumorausbreitung, zur Notwendigkeit von Sicherheitsabständen (Verminderung des distalen Sicherheitsabstandes, Betonung des lateralen Sicherheitsabstandes durch die totale Mesorektumexzision) und auch neue Erkenntnisse zur Funktion des Kontinenzapparates und zum Rektumersatz. Und schließlich gab es zahlreiche neue Erkenntnisse zur adjuvanten bzw. neoadjuvanten Radio/Chemotherapie (Kasperk). Dies alles hat dazu geführt, daß wir heutzutage den Patienten in Abhängigkeit von der genauen Lokalisation und der bereits präoperativ recht gut zu bestimmenden Stadienzuordnung des Tumors eine große Zahl möglicher Angriffe anbieten können. Neben der Erfüllung des nach wie vor dominierenden Therapiezieles Kuration ist es damit zumeist möglich, die Kontinenz zu erhalten.

Der Erfolg dieser Strategie läßt sich aus dem eigenen Patientenkollektiv überzeugend belegen. Vergleicht man den Anteil der Rektumexstirpationen an der Gesamtzahl der Eingriffe wegen Rektumkarzinom an der Chirurgischen Universitätsklinik der RWTH Aachen in den letzten 30 Jahren, so findet sich für die 70er Jahre ein Anteil von 39%, für die 80er Jahre ein Anteil von 19% und für die 90er Jahre ein Absinken auf knapp über 10%.

Das Konzept „Lebensqualität" in der Rektumchirurgie

Parallel zu dieser Entwicklung einer immer umfassenderen Erhaltung der Kontinenz ist seit Beginn der 70er Jahre eine weitere Entwicklung zu beobachten, ausgehend von dem Argument, daß in der Ergebnisbewertung der Rektumchirurgie die alleinige Betrachtung der gewonnenen Überlebenszeit nicht ausreicht (Devlin). Es wurde darüber hinaus gefordert, auch zu analysieren, welche Kosten die Patienten in Form von Morbidität und Funktionseinschränkung für diesen Gewinn an Überlebenszeit bezahlen müssen. Dies führte dann zum Konzept der „Lebensqualität" sowie wir es heute kennen und bewirkte eine rasante Zunahme der Publikationen zu diesem Thema. Im Bereich der colorektalen Chirurgie haben dabei in den letzten 30 Jahren außerordentlich zahlreiche Erhebungswerkzeuge Eingang gefunden. Hierbei handelt es sich stets um Bewertungssysteme, die versuchen, Zustandsänderungen im Bereich aller Dimensionen der Lebensqualität (somatische, soziale, emotionale und sexuelle Dimension) durch eine Punktevergabe zu gewichten, wobei dann schlußendlich die Lebensqualität durch eine Gesamtsumme ausgedrückt wird (Osoba). Selbst wenn man nur die gängigsten dieser Erhebungssysteme, die allesamt für sich in Anspruch nehmen können standardisiert und validiert zu sein, berücksichtigt, kommt man auf mehr als ein Dutzend (z.B. EORTC CR 38/C30, Gastrointest. LQ-Index, MOS SF-36, etc.). Diese Vielfalt veranlaßt einen kritischen Betrachter allerdings auch zu der Frage, ob alle Bewertungssysteme wirklich genau das gleiche messen, bzw. ob wir wirklich wissen, was wir messen, wenn wir meinen, Lebensqualität zu messen.

Daneben ist festzustellen, daß die Analyse von Lebensqualität im Bereich der colorektalen Chirurgie keineswegs eine Errungenschaft der letzten 20 Jahre ist. So hat bereits C. Dukes (der Pathologe!) 1947 im Lancet eine Studie publiziert, deren Grundlage ein persönlicher Besuch bei 100 Patienten war, die sich einem colorektalen Eingriff im St. Marks Hospital hatten unterziehen müssen (Dukes). Seine Bewertungskriterien waren genau diejenigen, die wir auch heute noch in unseren vermeintlich so modernen Erhebungswerkzeugen verwenden, nämlich allgemeiner Gesundheitsstatus, Arbeitsfähigkeit, soziale Bedingungen, Ernährung, mentale und emotionale Effekte der chirurgischen Maßnahmen.

Unabhängig von Scoring-Systemen oder kulturellen Unterschieden läßt sich Lebensqualität als die Kluft zwischen Erwartung des Patienten und späterer Realität definieren. Erwartungen sind Einschätzungen zukünftiger Zustände und dementsprechend variieren die Erwartungen zwischen Patienten. Alle Maßnahmen, die geeignet sind, diese Kluft zwischen Erwartung und Realität zu verringern, werden sich positiv auf die postoperative Lebensqualität auswirken. Dennoch wird es sich auch bei ausführlicher Aufklärung in manchen Fällen nicht vermeiden lassen, daß der postoperativ eintretende Zustand schlechter ist, als der Patient es erwartet, bzw. es sich vorstellen kann. Ein Beispiel hierfür ist eine Analyse, die wir an Patienten der eigenen Klinik durchführten, die ausnahmslos eine Proktokolektomie und Rekonstruktion mit ileumpouchanaler Anastomose erhielten. Eine Hälfte der Patienten wurde wegen einer Colitis ulzerosa und die andere Hälfte wegen einer familiären adenomatösen Polyposis operiert. Betrachtet man das postoperative Ergebnis zunächst aus der typischen „Chirurgenperspektive", so beinhaltet dies die Analyse der Kontinenz anhand eines Kontinenzscores. Es zeigt sich, daß die postoperativ gemessenen Scorewerte nicht nur in einer als gut bis sehr gut zu wertenden Höhe liegen, sondern sich auch zwischen den beiden Patientenkollektiven nicht unterscheiden. Analysiert man dann jedoch die postoperative „Patientenperspektive" anhand eines typischen Lebensqualitätsscores, so ergibt sich ein vollständig anderes Bild. Während die Colitis-ulzerosa-Patienten zu 83% eine bessere Lebensqualität angeben, findet sich bei den Polyposis-Patienten zu 67% eine verschlechterte Lebensqualität. Die Ursache liegt selbstverständlich in den unterschiedlichen Ausgangspunkten bzw. Erwartungen. Der Colitispatient ist postoperativ seine beeinträchtigenden Colitissymptome los und kämpft lediglich noch mit den weniger gravierenden Operationsfolgen. Umgekehrt ist es beim Polyposispatienten, der ja subjektiv aus völliger Gesundheit heraus, weil objektiv prophylaktisch operiert wurde und dementsprechend vor der Operation keinerlei Symptome hatte, wogegen er postoperativ die typischen Operationsfolgen merkt, die in seinem Zustand dann eine deutliche Einschränkung der Lebensqualität bedingen.

Hinsichtlich postoperativer Lebensqualität nach colorektaler Chirurgie erscheint die Annahme plausibel, daß sehr wahrscheinlich jeder Patient, der postoperativ ein Stomaträger ist, eine schlechtere Lebensqualität hat als Patienten, die kein Stoma erhalten haben. Dies läßt sich allerdings aus entsprechenden publizierten Studien nicht belegen. So analysierten Renner et al. ihr Kollektiv getrennt nach den Gruppen der anterioren Resektion, der coloanalen Anastomose und der Rektumexstirpation (Renner). Alle Patienten wurden einer ausgiebigen Lebensqualitätsanalyse unter Berücksichtigung von 10 Domänen unterzogen. Signifikante Unterschiede zwischen den 3 Patientenkollektiven fanden sich allerdings lediglich im Bereich der Domänen „spezifische Symptome" und „subjektive Qualität des Lebens", wobei es sich bei letzterer um einen summarischen Zahlenwert handelte, den die Patienten in Bezug auf ihre subjektiv empfundene Lebensqualität angeben sollten. Alle anderen Domänen, wie z.B. Sexualität, sozialer Kontakt, familiäre Beziehungen, Arbeit und Beruf, sowie Freizeit zeigten keine signifikanten Unterschiede.

Ein ähnliches Bild vermittelt eine Metaanalyse, in der 17 Studien zusammengeführt wurden, die sich alle mit der Frage der Lebensqualität bei Stoma versus Nicht-Stomapatienten befaßten (Sprangers). Trotz der großen Heterogenität hinsichtlich verwendeter Erhebungsinstrumente, Nachbeobachtungszeiten und Kollektivumfang läßt sich zusammenfassend feststellen, daß beide Patientengruppen insgesamt Defizite in allen Domänen der Lebensqualität aufweisen. Trendmäßig allerdings Stomapatienten in einigen Domänen stärker. Dies paßt auch sehr gut zum Kontext ähnlicher Lebensqualitätsanalysen im Zusammenhang mit Mammakarzinomchirurgie bzw. Extremitätensarkomen. Zusammengefaßt zeigen diese Studien, daß der besonders forcierte Erhalt von Körperteilen, sei es, daß es sich um einen Sphincter, um die Brust oder um eine Extremität handelt, nicht automatisch zu besserer Lebensqualität führt.

Allerdings läßt sich eine hohe Korrelation zwischen Lebensqualität und Heilungserwartung des Patienten belegen (Koller). Anders formuliert, ist Heilungserwartung offensichtlich ein wesentlicher Bestandteil einer guten globalen Lebensqualität beim Krebspatienten. Dies ist z.B. auch eine Erklärung dafür, warum sich manche Patienten, die aus ärztlicher Sicht durchaus keine guten Überlebenschancen haben, aber noch eine gute Lebensqualität haben, sich z.T. äußerst aggressiven oder gar toxischen Therapieschemata unterziehen. Der „Absturz" dieser Patienten von der zuvor guten auf eine schlechte Lebensqualität, wenn sich dann meist nach kurzer Zeit zeigt, daß ihre Heilungserwartung enttäuscht wird, ist allerdings vorprogrammiert. Es ist eine äußerst wichtige und bislang noch überhaupt nicht analysierte Frage, ob Maßnahmen, die zu realistischeren Heilungserwartungen führen, möglicherweise die Lebensqualität der Patienten verbessern würden.

Zusammenfassung und Ausblick

Bereits 1903 hat Witzel festgestellt, daß der Chirurg unter Umständen mit seiner Operation zufriedener ist als der Patient. Diese Diskrepanz zwischen Arzt- und Patientenperspektive ist inzwischen erkannt und es wird versucht, die Lücke durch intensive Analyse des Phänomens „Lebensqualität" zu schließen. Was allerdings noch fehlt, ist der Nachweis, daß die routinemäßige Messung, Dokumentation und der Vergleich von Lebensqualitätsdaten tatsächlich zu einer Verbesserung der Patientenversorgung beitragen kann.

Anlaß zur Sorge gibt daneben die in der Literatur zu beobachtende Tendenz, daß trotz aller Unschärfen und Unwägbarkeiten, die das Konstrukt „Lebensqualität" mit sich bringt, die entsprechenden Daten bereits für weitergehende Empfehlungen benutzt werden. Über viele Jahrzehnte waren die wesentlichsten Determinanten der therapeutischen Wirksamkeit bzw. Qualität die Daten zur Morbidität bzw. Letalität und zum Patientenüberleben. In den letzteren Jahrzehnten wurde dies ergänzt durch die sogenannte Lebensqualität und, zumindest im westeuropäischen Bereich erst in den letzten Jahren, durch Analysen von auftretenden Kosten. Darüber hinaus werden die Daten zum Patientenüberleben und zur Lebensqualität zu einem gemeinsamen Konstrukt, wie z.B. dem „quality adjusted life year" (QALY) verknüpft, was dann wiederum in Beziehung zu den durch die Behandlung verursachten Kosten gesetzt wird. Damit ist es dann möglich, die bislang höchste Stufe der ökonomischen Verarbeitung von medizinischen Daten zu erreichen, indem berechnet wird, bis zu welchem Kostenrahmen eine bestimmte Therapiemaßnahme noch sinnvoll finanzierbar ist. Größenordnungen von 50000 bis 100000 $ pro QALY werden hier genannt. Der aus der Ökonomie hierzu gehörende Terminus ist die Definition des sog. Grenznutzens einer Therapie. Ob die Sicherheit der zugrunde liegenden Daten eine derartig weit gefaßte Interpretation gestattet, ist als sehr zweifelhaft zu betrachten!

Literatur

Devlin H, Plant J, Griffin M (1971) Aftermath of surgery for anorectal cancer. Br Med J 3:413–418

Dukes C (1947) Management of a permanent colostomy, study of 100 patients at home. Lancet 5:12–14

Kasperk R, Willis S, Riesener KP, Schumpelick V (2001) Evidence-based Chirurgie des Rektumkarzinoms. Zentralbl Chir 126:295–301

Koller M, Lorenz W, Wagner K, Keil A, Trott D, Engelhard-Cabillic R, Nies C (2000) Expectations and quality of life of cancer patients undergoing radiotherapy. J R Soc Med 93:621–627

Osoba D (1994) Lessons learned from measuring health-related quality of life in oncology. J Clin Oncol 12:608–616

Renner K, Rosen H, Novi G, Hölbling N, Schiessel R (1999) Quality of life after surgery for rectal cancer. Dis Colon Rectum 42:1160–1167

Sprangers G, Taal G, Aaronson K, te Velde A (1995) Quality of life in colorectal cancer. Dis Colon Rectum 38:361–369

Analkanalkarzinom

A. Fürst und C. Gräb

Klinik und Poliklinik für Chirurgie, Universitätsklinik, Franz-Josef-Strauß-Allee 11, 93042 Regensburg

Anal Cancer

Summary. Anal cancer is a rare tumor which represents only 1% of all malignant gastrointestinal neoplasms. Histology reveals a squamous cell carcinoma in 80–90% of patients. Risk factors in the development of anal cancer are infections with human papilloma virus, receptive anal intercourse, history of sexual transmitted diseases, more than ten sexual partners, cancer of cervix, vagina or vulva in the patients history, or immunosuppressive therapy, e.g. following organ transplantation. A local tumor excision should only performed in small tumors <2 cm, if localized distal the dentate line without lymph node metastases. Primary radio-chemotherapy is the standard therapy (mitomycin C 10 mg/qm day 1 and day 29; 1000 mg 5-FU/qm during week 1 and 5; external radiation 1.8 Gy/d during 5 weeks, up to a total dose of 50 Gy). In cases of histologically persistent tumors or in cases of tumor recurrence an abdomino-perineal excision is required. Following primary radiochemotherapy the 5-year survival is 80% and 55%, if the tumor size exceeds 4 cm in diameter. The colostomy-free survival is 80% in curative treated patients.

Key words: Anal cancer – Radiochemotherapy – Salvage operation

Zusammenfassung. Das Analkanalkarzinom ist ein seltener Tumor, der ca. 1% aller bösartigen Neubildungen des Gastrointestinaltrakts ausmacht. Histologisch handelt es sich meist um Plattenepithelkarzinome. Risikofaktoren sind Infektionen mit humanem Papillomavirus, analer Geschlechtsverkehr, Geschlechtskrankheiten in der Anamnese, mehr als 10 Geschlechtspartner, ein früheres Cervix-, Vagina-, Vulvakarzinom oder eine Immunsuppression nach Organtransplantationen. Eine lokale Tumorexzision kann nur bei kleinen Tumoren <2 cm und distal der L. dentata gelegen ohne Lymphknotenbefall akzeptiert werden. Die Standardtherapie besteht in einer primären Radiochemotherapie (Mitomycin C 10 mg/qm Tag 1 und Tag 29; 5-FU 1000 mg/qm/24 h in der 1. und 5. Woche; externe Bestrahlung 1,8–2,0 Gy/Tag über 5 Wochen; ca. 50 Gy). Bei histologisch gesichertem persistierenden Tumor oder im Falle eines Tumorrezidives erfolgt die abdominoperineale Rektumexstirpation. Nach RCT ist die Prognose günstig mit einem 5-Jahresüberleben bis 80%, bei großen über 4 cm großen Tumoren bis 55%. Bei ca. 80% der kurativ behandelten Patienten ist ein permanentes Kolostoma vermeidbar.

Schlüsselwörter: Analkarzinom – Radiochemotherapie – Rektumexstirpation

Laparoskopische restaurative Proktokolektomie bei Colitis ulcerosa und Polyposis coli

H. Kessler[1], J. W. Milsom[2], P. W. Marcello[3] und W. Hohenberger[1]

[1] Chirurgische Universitätsklinik, Krankenhausstraße 12, 91054 Erlangen
[2] The Mount Sinai Medical Center, New York, NY, USA
[3] The Lahey Clinic, Burlington, MA, USA

Laparoscopic Restorative Proctocolectomy in Ulcerative Colitis and Familial Adenomatous Polyposis

Summary. With increasing experience, laparoscopic techniques have been applied even to extended colorectal operations as restorative proctocolectomy in ulcerative colitis and familial adenomatous polyposis. After initial medial transection of the three main vascular pedicles, the colon is dissected free laterally, from the sigmoid orally towards the ileum. The rectum is mobilized down to the pelvic floor. Over a Pfannenstiel incision, the bowel is extracted and the pouch is created. The anastomosis is completed in double-stapling technique. At two departments, 27 patients have been operated on. The median time of operation was 320 min (180–540). The median length of hospital stay was 8.1 days. There was no postoperative mortality. The complication rate was similar to conventional surgery at the same institutions. Three patients had to be re-operated on, two for ileal obstruction close to the pouch, one patient for bleeding from the pouch. In restorative proctocolectomy, laparoscopic techniques prove to be safely feasible. They have the potential to become an appealing alternative to open surgery.

Key words: Proctocolectomy – Laparoscopic surgery – Ulcerative Colitis – FAP

Zusammenfassung. Mit zunehmender Erfahrung kann die laparoskopische Technik auch bei ausgedehnten kolorektalen Eingriffen wie der restaurativen Proktokolektomie bei Colitis ulcerosa und familiärer Polypose eingesetzt werden. Nach initialer medialer Präparation der drei Hauptgefäßstämme wird das Colon lateral vom Sigma nach oral ausgelöst, bevor das Rektum bis zum Beckenboden mobilisiert wird. Die Extraktion des Darms und die Pouchanlage erfolgen über einen Pfannenstielschnitt, die Anastomose folgt in Doppelstaplertechnik. An zwei Institutionen wurden 27 Patienten operiert. Die mediane Operationsdauer betrug 320 min (180–540). Der mediane Krankenhausaufenthalt lag bei 8,1 Tagen. Kein Patient verstarb postoperativ, die Komplikationsrate war ähnlich der bei konventionellem Vorgehen. Drei Patienten mußten wegen Obstruktion der zum Pouch führenden Ileumschlinge und einer Pouchblutung reoperiert werden. Die laparoskopische Technik erweist sich bei restaurativer Proktokolektomie als sicher durchführbar und erscheint als attraktive Alternative zur offenen Chirurgie.

Die laparoskopische kolorektale Chirurgie hat sich erst in den vergangenen 10 Jahren entwickelt. Dies war ein schrittweiser Prozess, bei dem man die neue Technik zunächst auf unkomplizierte Fälle benigner Erkrankungen anwandte, bevor man nach Sammlung erster Erfahrungen dazu überging, auch in bestimmten Situationen mit Komplikationen - wie etwa Fisteln bei Morbus Crohn oder gedeckt perforierter Sigmadivertikulitis - die neue Operationstechnik anzuwenden. Parallel dazu began man, die minimal-invasive Technik auch bei frühen Stadien kolorektaler Karzinome zu verwenden [1]. Die ersten Erfahrungen im Bereich von Dünndarm, Colon und Rektum waren bei Resektionen des Ileocoecums und des Sigmas gesammelt worden. Mit zunehmender Erfahrung und Verbesserung der Technik wurde es möglich, auch ausgedehntere Darmresektionen vorzunehmen. Dies führte zur Anwendung der laparoskopischen Technik auch bei der restaurativen Proktokolektomie mit Ileumpouchbildung und ileo-pouch-analer Anastomose [2].

Indikationen

Wie in der konventionellen Chirurgie sind die Hauptindikationen einer laparoskopisch assistierten restaurativen Proktokolektomie die therapierefraktäre Colitis ulcerosa und die familiäre adenomatöse Polypose (FAP). Die Voraussetzungen zur Anwendung der neuen Technik sind dabei günstig, da es sich zumeist um junge, hochmotivierte Patienten handelt, die der neuen Methode aufgeschlossen gegenüberstehen und auch den kosmetischen Effekt der kleinen Schnitte nicht unterschätzen. Ein weiterer chirurgisch-technischer Vorteil ist darin zu sehen, dass bei der FAP die Patienten oft ohne Symptome sind und der Darm äusserlich nicht verändert ist, sodass die Operation einen rein prophylaktischen Charakter hat.

Gegen die Anwendung der neuen Technik sind Bedenken vorgebracht worden, da ein laparoskopisches Vorgehen bei einer derart ausgedehnten Operation als zu schwierig, zu zeitaufwendig und riskant angesehen wurde. Diese Ansichten spiegeln sich auch in den wenigen Publikationen wider, die zur minimal-invasiven Technik bei Colitis ulcerosa und FAP bisher erschienen sind [3, 4]. Erste Berichte waren enttäuschend und führten zu der Empfehlung, die laparoskopische Technik aufgrund hoher Komplikationsraten nicht bei Fällen von Colektomie oder Proktokolektomie einzusetzen [5].

Patienten und Methoden

Die hier zunächst beschriebenen Erfahrungen umfassen Daten von Patienten, die vom selben chirurgischen Team bei zwei verantwortlichen Chirurgen, bedingt durch Ortswechsel, an zwei Institutionen in zeitlich aufeinander folgenden Abschnitten gesammelt wurden (Cleveland Clinic Foundation, Cleveland, OH, USA, 1.7.1997 - 30.4.1998, und The Mount Sinai Medical Center, New York, NY, USA, 1.5.1998 - 30.4.1999). Die Erfassung der Daten erfolgte jeweils prospektiv im Rahmen der Datensammlung aller laparoskopischen kolorektalen Eingriffe an der jeweiligen Institution. In den genannten Zeiträumen wurden 27 Patienten mit Colitis ulcerosa (n=21) und FAP (n=6) erfasst, davon 14 an der Cleveland Clinic, 13 am Mount Sinai Medical Center operiert. Bei 22 Patienten erfolgte eine restaurative Proktokolektomie mit Pouchbildung und ileo-pouch-analer Anastomose (IPAA), bei 5 Patienten eine Restproktektomie mit Pouchbildung und IPAA nach vorangegangener konventioneller Colektomie in Diskontinuität in einer Akutsituation. Bei 9 Patienten wurde eine protektive Loop-Ileostomie angelegt. Eine Konversion zu konventionellem Vorgehen war bei einem Patienten notwendig, dessen Daten in die Gesamtzahl nicht eingingen.

Neben diesen Patienten wird über weitere 4 Patienten berichtet, die nach Rückkehr des Autors aus den USA im Zeitraum zwischen dem 1.5.2000 und dem 30.4.2001 an der Chirurgischen Universitätsklinik Erlangen in selber Technik operiert wurden. Die Erfassung der Daten erfolgt auch hier prospektiv. Drei der Patienten waren weiblich. Die Indikation zur laparoskopischen restaurativen Proktokolektomie ergab sich in je 2 Fällen aus einer Colitis ulcerosa bzw. FAP. Alle Patienten wurden mit einer protektiven Loop-Ileostomie versorgt, darunter eine Patientin erst sekundär nach Auftreten einer Komplikation.

Die Technik der laparoskopischen Colektomie wurde bereits in früheren Publikationen der Autoren beschrieben [1, 2, 6]. Es werden fünf Trokare implantiert, wobei sich der Patient in modifizierter Steinschnittlage befindet. Die Operation beginnt mit der Präparation von medial nach lateral. Das bedeutet, dass zuerst die großen Gefäßbündel (A. u. V. mes.inf., A. u. V. ileocolica und A. u. V. colica media) durchtrennt werden und das Mesocolon vom Retroperitoneum abgelöst wird. Die laterale Mobilisation des Colons beginnt am Sigma und wird nach proximal unter Abtrennung des großen Netzes vom Colon transversum bis zum terminalen Ileum fortgeführt. Die Mobilisierung des Rektums wird in der Mehrzahl der Fälle vollständig laparoskopisch bis zum Beckenboden und bis intersphinktär durchgeführt. Über einen 6 bis 8 cm langen Pfannenstielschnitt wird das Colon extrahiert, das Rektum mittels eines geraden Staplers am Beckenboden abgesetzt, das terminale Ileum durchtrennt und der J-Pouch geschaffen. Anschließend wird die pouch-anale Anastomose in Doppelstaplertechnik angelegt. Zuletzt wird ggfs. die Loop-Ileostomie durch den rechten M.rectus abdominis hindurch abseits vom Trokar im rechten Unterbauch vorgeschaltet.

Ergebnisse

Das mediane Lebensalter der 27 *in den USA* operierten Patienten lag bei 28,4 Jahren (12–58). Die mediane Operationsdauer betrug 320 min (180–540). Der mediane Blutverlust pro Operation belief sich auf 312 ml (100–600). Die mittlere Länge des Pfannenstielschnitts war 8,6 cm (6–12). Der erste Stuhlgang trat nach einem Median von 3,2 (1–8) Tagen auf, bei Ileostomie nach 3,0 Tagen (1–8). Der mediane Krankenhausaufenthalt lag bei 8,1 (4–10) Tagen, mit Ileostomie bei 8,0 (5–14) Tagen. Kein Patient verstarb nach der Operation. Ein verzögertes Einsetzen der Darmpassage erst nach mehr als 4 Tagen ergab sich bei 7 Patienten (26%). Bei zwei Patienten (7%) trat postoperativ ein intraabdomineller Abszeß auf, bei jeweils einem Patienten (4%) kam es zu einer Anastomosenstrikur sowie einer Blutung aus dem Pouch. Drei Patienten (11%) erlitten nach der Operation Wundinfektionen, die in einem Fall zur stationären Wiederaufnahme führten. Drei Patienten mußten wegen postoperativer Komplikationen reoperiert werden. In zwei Fällen kam es durch Knickbildung zu Verschlüssen der zum Pouch führenden Ileumschlinge, die einer konventionellen operativen Revision bedurften. In dem einen Fall einer postoperativen Blutung aus dem Pouch konnte die Blutstillung durch Naht von peranal aus erfolgen.

Das mediane Lebensalter der *in Erlangen* operierten Patienten lag bei 25,5 (22–45) Jahren. Die mediane Operationsdauer betrug 425 (330–510) Minuten. Der mediane postoperative stationäre Aufenthalt war 16 (10–22) Tage. Bei einer Patientin mit FAP, bei der zunächst keine protektive Loop-Ileostomie angelegt worden war, trat am 14. postoperativen Tag eine pouch-vaginale Fistel auf, sodaß sekundär, ebenfalls in laparoskopischer Technik, eine Ileostomie vorgeschaltet wurde. Diese Patientin entwickelte wenige Tage später eine weitere Komplikation, als sich das Omentum um den zum Stoma führenden Ileumschenkel wickelte, sodaß das Ileum durch eine Minilaparotomie befreit werden mußte. Abgesehen von einer Wundheilungsstörung bei einem weiteren Patienten ergaben sich keine Komplikationen bei den übrigen Patienten.

Diskussion

Zu Erfahrungen mit der laparoskopisch assistierten restaurativen Proktokolektomie liegen nur wenige Publikationen vor [4–10]. Bereits 1992 berichtete Wexner et al. [3] über erste Ergebnisse. Dieselben Autoren veröffentlichten in der Folgezeit weitere Daten [4, 5, 7]. Zwischen 1991 und

1993 wurden von dieser Arbeitsgruppe 22 Patienten operiert. Ihre Ergebnisse wurden mit 20 konventionell operierten Patienten in einer Fall-Vergleichs-Studie verglichen. Es ergaben sich keine Unterschiede bezüglich des Wiedereinsetzens der Stuhltätigkeit, des Beginns der oralen Nahrungsaufnahme und der Dauer der stationären Behandlung zwischen offener und laparoskopischer Operation. Hingegen waren bei laparoskopischer Operation die Operationszeit signifikant länger, der Transfusionsbedarf signifikant vermehrt und die Komplikationsrate signifikant höher (55 % gegenüber 30 % bei offener Operation). Die Autoren folgerten daraus, das laparoskopische Vorgehen nicht zu empfehlen, da es für den Patienten keinen Vorteil bringe. Diese Ergebnisse stehen im Widerspruch zu den vielen Berichten über Vorteile limitierter laparoskopischer Colonresektionen aus denselben Jahren. Seit diesen ersten Berichten haben sich zahlreiche Verbesserungen der chirurgischen Technik sowie der Instrumentation wie etwa die Einführung des harmonischen Skalpells ergeben, die das Vorgehen heute erleichtern und verkürzen [8].

Unser Interesse an der laparoskopischen Durchführung der restaurativen Proktokolektomie ergab sich erst nach Erfahrungen mit über 700 laparoskopischen kolorektalen Eingriffen an der Cleveland Clinic, darunter mehr als 100 Colektomien bei entzündlichen Darmerkrankungen oder FAP ohne Rektumbefall. Vergleicht man die hier vorgestellten Ergebnisse mit denen nach konventioneller Chirurgie aus der Cleveland Clinic [11], ergeben sich hinsichtlich der Häufigkeit von Komplikationen keine signifikanten Unterschiede.

Die Notwendigkeit der Anlage einer protektiven Loop-Ileostomie wird unterschiedlich beurteilt. An der Cleveland Clinic wird sie stets bei Colitis ulcerosa, nicht jedoch bei FAP als indiziert angesehen [10]. In Erlangen sehen wir die Indikation z. Zt. auch bei FAP als gegeben. Dabei spielt eine Rolle, daß die erste Patientin unserer Serie, die zunächst ohne Stoma blieb, eine Fistel entwickelte, die von der pouch-analen Doppel-Stapler-Anastomose zur Vagina verlief. Die Anlage einer protektiven Loop-Ileostomie dürfte über das raschere Einsetzen der Stuhltätigkeit, den rascher möglichen oralen Kostaufbau und das Entfallen der Phase der Gewöhnung an den Pouch den stationären Krankenhausaufenthalt verkürzen [10]. Wir sehen den kosmetisch nachteiligen Effekt einer weiteren, wenn auch kleinen Narbe dabei als sekundär an, da der Aspekt der möglichen Vermeidung von Komplikationen im Vordergrund steht.

Die Länge der Pfannenstielinzision hängt davon ab, ob auch die Mobilisation des Rektums laparoskopisch erfolgt. Da die Operation anspruchsvoll ist, kann zu Beginn der Lernkurve nach laparoskopischer Colonmobilisation die Dissektion des Rektums bis zum Beckenboden in offener Technik über einen längeren Pfannenstielschnitt erfolgen [8]. Auch hier sollte die Sicherheit des Patienten im Vordergrund stehen, da sowohl bei Colitis ulcerosa als auch bei FAP das Rektum bis zum Beckenboden, möglichst bis intersphinktär, freipräpariert werden muß, um die tiefe Absetzung und Anastomose im Bereich der Linea dentata sicherzustellen.

In einer gesonderten Analyse [10] wurden kürzlich die Ergebnisse der ersten 20 ausschließlich an der Cleveland Clinic laparoskopisch operierten Patienten mit 20 entsprechenden offenen Fällen (jeweils 13 Colitis ulcerosa und 7 FAP) in einer Fall-Vergleichs-Studie veröffentlicht. In keinem Fall mußte vom laparoskopischen zum offenen Vorgehen konvertiert werden. In beiden Gruppen ergaben sich keine intraoperativen Komplikationen. Die mediane Operationsdauer war mit 330 Minuten bei laparoskopischem Vorgehen um 100 Minuten länger. Signifikante Unterschiede zugunsten der laparoskopischen Gruppe ergaben sich beim ersten Stuhlgang (nach 2 Tagen vs. nach 4 Tagen bei konventioneller Operation, $p=0.03$) sowie beim stationären Aufenthalt, der bei laparoskopischer Operation 7 Tage betrug gegenüber 8 Tagen bei offener Operation ($p=0.02$). Hinsichtlich der postoperativen Komplikationen fand sich kein signifikanter Unterschied zwischen beiden Gruppen.

Die in allen Studien zu beobachtende längere Operationsdauer bei laparoskopischem Vorgehen ist angesichts der komplexen Operation und der neuen Methode nicht überraschend. Die Art der Rektumfreilegung, aber auch die Lernkurve haben Einfluß auf die Operationsdauer. Die Beobachtungen aus den USA, aber auch aus Erlangen zeigen, daß die Operationszeiten naturgemäß bei den ersten Fällen die längsten sind und mit zunehmender Erfahrung des Teams kürzer werden. Dabei muß stets berücksichtigt werden, daß das technische Vorgehen noch im Stadium der

Entwicklung ist. Die in der Fall-Vergleichs-Studie festgestellten klinischen Vorteile für den Patienten können die längere Operationsdauer mehr als aufwiegen. Im Gegensatz zu den ersten Ergebnissen von Wexner war daneben bei laparoskopischem Vorgehen nun keine erhöhte postoperative Komplikationsrate mehr festzustellen, ein Vorteil ergab sich aus der kürzeren stationären Behandlungsdauer.

Der Vergleich ergibt, daß die ohnehin auch nach konventioneller Operation kurzen stationären Aufenthalte in den USA nochmals reduziert werden können. Wie beim Vergleich USA-Deutschland üblich, war bei den in Erlangen operierten Patienten der Krankenhausaufenthalt länger, jedoch bei der letzten der vier operierten Patienten mit 10 postoperativen Tagen am kürzesten und dem amerikanischen Durchschnitt nahe.

Schlußfolgerungen

Die laparoskopisch assistierte restaurative Proktokolektomie ist technisch sicher durchführbar und führt nicht zu mehr Komplikationen als die konventionelle Vorgehensweise. Vorteile für den Patienten werden in einer kürzeren postoperativen Phase der Darmatonie und einer kürzeren stationären Behandlungsdauer erkennbar.

Mit weiteren Verbesserungen und Verfeinerungen der Instrumente und der chirurgischen Technik kann sich die laparoskopisch assistierte restaurative Proktokolektomie zu einer attraktiven Alternative zum konventionellen Vorgehen entwickeln.

Literatur

1. Milsom JW, Böhm B (1996) Laparoscopic colorectal surgery. 1st ed New York, Springer-Verlag
2. Milsom JW, Ludwig KA, Church JM, Garcia-Ruiz A (1997) Laparoscopic total abdominal colectomy with ileorectal anastomosis for familial adenomatous polyposis. Dis Colon Rectum 40:675–678
3. Wexner SD, Johansen OB, Nogueras JJ, Jagelman DG (1992) Laparoscopic total abdominal colectomy: a prospective trial. Dis Colon Rectum 35:651–655
4. Schmitt SL, Cohen SM, Wexner SD, Nogueras JJ, Jagelman DG (1994) Does laparoscopic-assisted ileal pouch-anal anastomosis reduce the length of hospitalization? Int J Colorectal Dis 9:134–137
5. Reissman P, Salky BA, Pfeifer J, Edye M, Jagelman DG, Wexner SD (1996) Laparoscopic surgery in the management of inflammatory bowel disease. Am J Surg 171:47–51
6. Kessler H, Sonoda T, Sim R, Milsom JW (2000) Laparoskopisch assistierte Proktokolektomie, Pouchbildung und ileo-pouch-anale Anastomose – Operationsplanung und systematisches Vorgehen. Langenbecks Archiv (Kongressband) 385:932–933
7. Sardinha TC, Wexner SD (1998) Laparoscopy for inflammatory bowel disease: pros and cons. World J Surg 22: 370–374
8. Hildebrandt U, Lindemann W, Kreissler-Haag D, Feifel G, Ecker KW (1998) Laparoscopically-assisted proctocolectomy with ileoanal pouch in ulcerative colitis. Zentralbl Chir 123:403–405
9. Lui CD, Rolandelli R, Ashley SW, Evans B, Shin M, McFadden DW (1995) Laparoscopic surgery for inflammatory bowel disease. Am Surg 61:1054–1056
10. Marcello PW, Milsom JW, Wong SK, Hammerhofer KA, Goormastic M, Church JM, Fazio VW (2000) Laparoscopic Restorative Proctocolectomy. Dis Colon Rectum 43:604–608
11. Fazio VW, Ziv Y, Church JM, Oakley JR, Lavery IC, Milsom JW, Schroeder T (1995) Ileal pouch-anal anastomoses complications and function in 1005 patients. Ann Surg 222(2):120–127

Anal- und Rektumulcera – Ätiologie, Diagnostik, Therapie (Ulcus recti simplex, radiogenes Ulcus, CED)

R. Winkler

Abteilung für Allgemeinchirurgie, Chirurgische Klinik, Martin-Luther-Krankenhaus, Lutherstraße 22, 24837 Schleswig

Perianal, Anal and Rectal Ulcers

Summary. Ulcers of the anorectal region are very variable in etiology and morphology. Often differential diagnosis is even possible by (excisional-)biopsy. As they are symptoms of any kind of disease, therapy has to be derived from this disease. Therefore surgery often only plays an additional part besides clearing the diagnosis, although the surgeon is mostly the first consultant, so being responsible for ongoing therapy. Some special diseases, their problems and therapeutical options, are described in detail.

Key words: Anal ulcer – Rektal ulcer – Morbus Crohn – Ulcus recti simplex

Zusammenfassung. Anorektale Ulcera sind in Ursachen und Erscheinungsbild äußerst mannigfaltig. Oft gelingt die Differenzierung erst durch die (Exzisions-)Biopsie. Da sie letztlich Symptom einer Erkrankung sind, richtet sich die Therapie nach der Grundkrankheit. Außer in der Diagnosesicherung haben chirurgische Maßnahmen häufig nur flankierenden Charakter, wenn auch dem Chirurgen vielfach die therapeutische Weichenstellung obliegt. Einige spezielle Krankheitsbilder, ihre Problematik und Therapie werden dargestellt.

Schlüsselwörter: Analulcus – Rektumulcus – Morbus Crohn – Ulcus recti simplex

Einleitung

Ulzerationen der Anorektalregion sind vergleichsweise häufig, vom Erscheinungsbild mehrdeutig und nur fakultativ eine chirurgische Aufgabe (Tabelle 1, 2). Überwiegend ist die Absicherung der klinischen Vermutungsdiagnose durch eine histologische Klassifikation erforderlich. Diese Forderung wird durch eine Tendenz zur Bagatellisierung und Verkennung, insbesondere bei den prämalignen Formen (Morbus Bowen, Morbus Paget) und dem Ulcus recti simplex unterstrichen.

Allgemeine Klinik

Das Beschwerdebild ist äußerst variabel. Da die Ulcera letztlich Symptome sind, wird es häufig von Art und Intensität der Grundkrankheit dominiert. Leitsymptom ist die Blutung, bei anorek-

Tabelle 1. Perianale Ulcera*

Überfeuchtungsdermatitis	**Analrandkarzinom**
Mechanisch (forcierte Reinigung)	**Perianaler Morbus Crohn**
Ekzematöser Formenkreis	Pyoderma gangraenosum
Herpes-Infektionen	Radioderm
Systemische Dermatosen	Lues I und II
Morbus Bowen	Tropeninfekte
Morbus Paget	HIV-Infektionen
Basaliom (Ulcus rodens)	

* Fettdruck=Diagnosen mit chirurgischer Option

Tabelle 2. Intraanale und rectale Ulcera*

Analfissur	**Ulcus recti simplex**
Hämorrhoidalprolaps	**Verletzungen**
Morbus Crohn	- Masturbation
Proktitis ulcerosa	- postoperatives Fissuräquivalent
Proktitiden	Medikamentös
- toxisch	- Ergotismus
- bakteriell	HIV-Infektionen
- radiogen	**Analkanalkarzinom**
- nicht klassifizierbar	**Rektumkarzinom**
- sonstige	**Sarkome**

* Fettdruck=Diagnosen mit chirurgischer Option

talen Ulcera meist als Defäkationsblutung, bei perianalen als Wischblut. Schmerzen sind in der Intensität ebenfalls sehr unterschiedlich, am ausgeprägtesten noch bei anodermalen Läsionen, hier mit deutlicher Verstärkung unter und nach der Defäkation („klassisch“: Fissurleiden); bei Randläsionen überwiegen zumeist Juckreiz und Brennen. Schleimabsonderungen, zum Teil eitrig tingiert, finden sich vorwiegend bei rektalen Prozessen. Eine Stuhlanamnese (Stuhlqualität, Entleerungsstörungen) vermag zur Differenzierung beitragen. Während ansonsten jedoch die Anamnese für proktologische Diagnosen von äußerst hohem Stellenwert ist und in über 80% schon die Diagnose stellen läßt, bleibt sie bei Ulcera vielfach unklar und ist erst über die Biopsie eindeutig zuzuordnen.

Diagnostik

Die Diagnostik orientiert sich an den Grundzügen proktologischer Diagnostik, hier mit dem Schwerpunkt primärer oder frühzeitiger (Exzisions-)Biopsie, wenn bei mutmaßlichen Dermatosen eine konsequente konservative Therapie nicht innerhalb von 6 bis 8 Wochen zur Ausheilung führt. Ergänzende Untersuchungen werden bei malignen Ulcera (Sonographie, Endosonographie, Computertomographie oder Kernspintomographie, intestinale Diagnostik, Tumormarker), beim Ulcus recti simplex (Defäkographie plus Colon-Doppelkontrasteinlauf, Manometrie, Endsonographie, fallweise EMG), bei den Morbus-Crohn-Ulcera (intestinale Diagnostik) und systemischen Dermatosen (z.B. auch HIV-Infektionen) erforderlich.

Allgemeine Therapie

Primär benigne imponierende Läsionen werden lokal nach den Gesichtspunkten der mutmaßlichen Grundkrankheit behandelt (z.B. toxische Ekzeme mit Steroiden, mykotische Ekzeme mit

Tabelle 3. Perianale Ulcera

Chir. Grundprinzipien	
Ulcus	Maßnahme
<1 cm	Exzisionsbiopsie amb. offen oder Primärnaht
1–2 cm	a) Biopsie b) Exzisionsbiopsie lokale Verschiebeplastik
>2 cm	a) Biopsie b) Ferguson-Plastik stationär

Antimykotika, Virusinfekte mit Virostatika, Crohnulcera mit Antibiotika, lokaler 5-ASA-Applikation, Steroiden u.a.). Unverzichtbar sind Verbesserungen der Analhygiene (postdefäkales Ausduschen, oft besser Reinigung mit ölgetränkten Vliestüchern, wie sie in der Babypflege verwandt werden) sowie der Stuhlqualität, insbesondere bei einer Neigung zu dünneren Stühlen (Stuhl „binder", z.B. Mucofalk, Enterotecnosal, Karaya-Wismuth u.a., Antiperistaltika, z.B. Loperamid). Nach auslösenden Noxen (Externa wie z.B. Waschmittel, Hygienemittel, „Hämorrhoidal-Therapeutika", Ergotamin-haltige Suppositorien – letztere aus Angst vor Verbot häufig verschwiegen) ist zu fahnden. Chirurgische Maßnahmen beschränken sich auf das primär unklare und das therapiefraktäre Ulcus (Tabelle 3).

Spezielle Krankheitsbilder

Zum Teil finden sich Darstellungen in anderen Beiträgen des Kurses; auf sie wird verwiesen (Fissur, perianale Präkanzerosen, Pyodermie, Karzinome u.a.).

Ekzematöser Formenkreis

Primär kein chirurgisches Problem, kann die Mannigfaltigkeit der Erscheinungsformen zu Trugbildern und schwerwiegenden Entscheidungsnöten führen. Vor allem mit den prämalignen Läsionen des Morbus Bowen und Morbus Paget sind langdauernde Fehldeutungen geläufig. Neben der bioptischen Abklärung chronischer Ulcera ist der Chirurg in der Behandlung begünstigender Begleiterkrankungen (Hämorrhoiden, Fistelleiden) gefordert. Die Chronizität der Ekzeme kann dabei auch dann operative Lösungen sinnvoll machen, wenn der Befund für sich genommen einen Eingriff (noch) nicht rechtfertigt. Besonders eindrucksvoll ist dies bei chronischen Überfeuchtungsdermatitiden zu beobachten, wo selbst ein therapierefraktäres chronisches, lichenifiziertes Ekzem nach Hämorrhoidektomie und Analplastik sich vollständig zurückbilden kann.

Anorektaler Morbus Crohn

Ulcera bei anorektalem Morbus Crohn sind vergleichsweise häufige Begleitveränderungen, selten aber primärer Therapieanlaß, da sie beschwerdeseitig häufig kaum in Erscheinung treten. Charakteristisch ist ihr dystroph schwärender Charakter meist mit deutlichen Randunterminierungen, aus denen nicht selten kurzstreckige subkutane Drainagefisteln entspringen.

Geradezu beweisend ist die Ausbildung von Hautbrücken, gleichsam die Reste einer ehemaligen Fistelbedachung, das Ulcerus dann dem Fistelgrund entsprechend. Ebenfalls fehlen hypertrophe Regenerate (Analpapillen, Marisken) selten, die oft durch ihre Plumpheit imponieren. Unverkennbar besteht ein destruktives Potential, das die Sphinktermuskulatur gefährdet bis hin zur Inkontinenz, vor allem wenn das Ulcus zum Quellbereich von tiefergehenden Fisteln wird.

Da das Ulcus einem aktiven Crohn-Focus entspricht und von daher eine transmurale Entzündung vorliegt, müssen sich chirurgische Maßnahmen auf ein Minimum beschränken. Hierzu zählt die Abtragung von Unterminierungen, randlicher Knotenbildungen und Hautbrücken sowie der Exzision subkutaner Fisteln, soweit sie über die Unterminierungszone hinausgehen, schließlich die Drainage tieferreichender Fisteln und Abszesse. Da sie wegen ihres Erscheinungsbildes oft als Fissuren angesprochen werden, wäre es fatal, sich durch diesen Eindruck zu einer lateralen Sphinkterotomie verleiten zu lassen. Nicht nur bringt dies nichts für die Heilung, sondern macht die Betroffenen unter Umständen inkontinent und kann eine Morbus-Crohn-Manifestation im Sphinkterotomiebereich provozieren. Medikamentös wäre neben einer lokalen 5-ASA-Therapie eine Imurek-Behandlung, bei ausgeprägt destruktiven Formen mit schlechter Heilungspotenz, wie sie auch nach operativer Revision auftreten kann, eine Anti-TNF-Alpha-Therapie (Infliximab) zu empfehlen.

Eine Sonderform paraanaler Ulzerationen ist das Pyoderma gangraenosum. Es handelt sich um relativ plötzlich aufschießende, 1 bis 2 cm durchmessende Nekrosezonen, nach deren Abstoßung wie ausgestanzt wirkende, schmierig eitrig absondernde Ulzerationen mit äußerst schlechten Heilungsbedingungen entstehen. Teilweise entwickeln sich aufwulstende Randwälle, zum Teil Unterminierungen, die auch eine sich schon formierende Epitheldecke wieder abheben können. Chirurgische Maßnahmen müssen sich auf die Beseitigung derartiger Unterminierungen beschränken. Eine Komplettexzision ist nicht zweckmäßig. Da es sich um eine kutane Manifestation des Morbus Crohn handelt, ist die Steroidtherapie angemessen zu erhöhen neben einer systemischen Antibiose und lokalen Antiseptika (Lavasept).

Radiogene Ulcera

Bei den heutigen Bestrahlungsmodalitäten sind chronische radiogene Ulcera vergleichsweise selten geworden. Die Problematik ist ihre schlechte Heilungspotenz, handelt es sich doch um Summationseffekte aus primär radiogen induzierten Schäden der Gefäße und ihrer Altersveränderungen, vor allem auch in Form der Mikroangiopathie. Lokale Reparaturversuche sind daher regelhaft von Mißerfolgen geprägt, großräumige Lösungen, etwa als Proktektomie mit koloanaler Anastomose, neben gravierenden Anastomosenproblemen auch mit Kontinenzeinbußen behaftet, da radiogen bedingte Sphinktervorschäden definitiv dekompensieren können. Mehrheitlich (fast 70%) bleibt bei behandlungsbedürftigen Läsionen auch im Wissen um deren Progredienzneigung nur die Stomaanlage, dann am besten als Hartmann-Operation mit subtotaler Proktektomie.

Ulcus recti simplex

Das Ulcus recti simplex ist das Chamäleon unter den rektalen Ulcera. Mit den klinischen Leitsymptomen der Defäkationsblutung und einem durch Abheilung und Neuschädigung variablen Erscheinungsbild gibt es Anlaß vielfältiger Fehldeutungen (Tabelle 4). Besonders fatal wird die Verkennung, wenn bei der Abheilungsvariante, der Proctitis cystica profunda, in der Biopsie submukös verlagerte Drüsenanteile als invasives Wachstum eines Karzinoms fehlinterpretiert werden. Ich kenne 8 Fälle, die darum rektumamputiert wurden und die korrekte Diagnose erst am exstirpierten Rektum gestellt wurde.

Tabelle 4. Ulcus recti simplex

Erscheinungsformen	Fehldiagnose
Hyperämisch-erosiv	Proktitis
	Hämorrhoiden
flach ulzerierend	Morbus Crohn
hypertroph-ulzerierend	Karzinom
hypertroph-regenerierend	Adenom

Ursächlich heute den Prolapssyndromen zugerechnet, kann bei den leichteren Formen durch Stuhlregulation (inkl. provozierter Stuhlentleerung), lokaler 5-ASA-Applikation und bei der häufigen Kombination mit einer Beckenbodeninsuffizienz Krankengymnastik und Biofeedback-Training eine Abheilung erreicht werden. Lokal chirurgische Maßnahmen, etwa der Ulcusexzision, können allenfalls in Verbindung mit den konservativen Maßnahmen befriedigen, sieht man von der verbindlichen pathologisch-histologischen Klärung ab. Sinnvoll sind allein die Rektopexie und Beckenbodenplastik, erforderlichenfalls mit kolorektaler Resektion. Verlangt die Befundschwere des Ulcus eine Exstirpation, handelt es sich bei der obligaten Lokalisation des Ulcus im unteren Rektum zumeist im Vorderwandbereich regelhaft um eine tiefe anteriore Resektion, die wegen der selten fehlenden Kontinenzminderung dann unbedingt als colopouchanale Rekonstruktion vorgenommen werden sollte.

Ergotismus

Beim Ergotismus finden sich oft tiefreichende, dystrophe, zum Teil ausgedehnt nekrotisierende Ulzerationen. Vergleichbar sind allenfalls Läsionen bei Morbus Crohn oder HIV-Infizierten. Situativ können sie zu Abszedierungen führen und in Verbindung mit ihrer Lokalisation im anorektalen Übergangsbereich die Kontinenz definitiv gefährden. Chirurgische Maßnahmen sollten sich auf reine Drainageoperationen beschränken, fallweise bei ausgeprägter Destruktion wird eine ausschaltende Stomaanlage erforderlich, um eventuell doch die Kontinenz retten zu können. Die Problematik ist, überhaupt an diese Zusammenhänge zu denken, da der Mißbrauch kaum je spontan vorgetragen wird und selbst auf Befragen häufig negiert wird aus Angst vor einem Verbot angesichts quälender Migräneanfälle. Ich kenne einen Fall, der erst nach über 1-jähriger vergeblicher Behandlung, primär als Morbus Crohn eingestuft, nach 3 Interventionen, schon mit Stomaanlage und nunmehr am Rande der definitiven Inkontinenz durch zufälliges Bekanntwerden eines nur für diese Verordnung tätigen Hausarztes geheilt werden konnte.

Postoperatives Fissuräquivalent

Diesen Namen wird man wohl in den Lehrbüchern vergeblich suchen. Ich verstehe hierunter jene Abheilungsstörungen, vornehmlich nach Operationen in der hinteren Kommissur, bei denen über Monate oder dauerhaft eine fissurartige Restwunde verbleibt ohne erkennbare weitere Abheilungstendenzen. Dabei wirken diese Restwunden durchaus sauber, die Randzonen initial auffallend weißlich, später zunehmend sklerosierend, nicht selten unter Ausbildung benachbarter hypertropher Analpapillen. Charakteristisch ist eine spornartige Abriegelung am Analrand, die auf die wohl wesentliche Ursache, die gestörte Drainage, verweist. Das Beschwerdebild ist meist sehr moderat, vornehmlich mit leichten Defäkationsschmerzen ohne Nachschmerzen, situativ mit Blutspuren, darin von den echten Fissuren deutlich unterschieden, auch wenn der Pathologe sie regelhaft als Fissur beschreibt.

Fehlen Sklerosierungen der Randzone, habe ich Abheilungen nach Unterspritzungen der benachbarten Mukosa mit Phenolmandelöl sowie regelmäßigen Ätzungen des Wundgrundes mit Silbernitrat erlebt. Liegen Randsklerosierungen vor, muß nachexzidiert werden, wobei besonders auf eine ausreichend große äußere Drainagerinne zu achten ist.

Literatur auf Anforderung beim Verfasser.

Laparoskopischer Wiederanschluß nach Hartmann-Operation

L. Köhler, A. Meyer und M. Lempa

Chirurgische Klinik, Kreiskrankenhaus Grevenbroich, Von-Werth-Straße 5, 41515 Grevenbroich

Laparoscopicaly Guided Reversal of Hartmann's Procedure

Summary. In 23 patients laparoscopically guided reversal of Hartmann's procedure was attempted. The postoperative course was followed prospectively. *Results:* In three cases (14%) conversion to the conventional technique was necessary due to adhesions. Median operative time was 114 (65–180) min. One patient developed an anastomotic breakdown. The stoma was reestablished. Three patients showed a wound infection. Their convalescence was fast (first evacuation 3.3 days, complete oral nutrition 3.6 days, hospitalisation 7.5 days). One patient developed an anastomotic stricture which needed endoscopic dilatation. *Conclusion:* Laparoscopically assisted Hartmann's reversal is technically demanding but feasible. Postoperative morbidity is low.

Key words: Diverticular disease – Hartmann procedure – Hartmann reversal – Laparoscopy

Zusammenfassung. Bei 23 Pat. mit vorheriger Hartmann-Resektion wurde ein lap. ass. Wiederanschluß angestrebt. Der postop. Verlauf wurde prospektiv erfaßt. *Ergebnis:* Bei 3 Pat. (14%) wurde aufgrund ausgeprägter Adhäsionen konvertiert. Die Op-Dauer betrug im Mittel 114 (65–180) Min. Ein Pat. entwickelte eine Anastomoseninsuffizienz. Erneut mußte ein Stoma angelegt werden. Eine Wundheilungsstörung trat bei 3 Pat. auf. Die Rekonvaleszenz war rasch (Darmtätigkeit nach 3,3 Tagen, volle Oralisierung 3,6 Tage, KH-Verweildauer 8,5 Tage). Ein Pat. entwickelte nach 6 Monaten eine Anastomosenstenose, die endoskopisch erfolgreich dilatiert wurde. *Schlußfolgerung:* Der lap. ass. Wiederanschluß nach Hartmann-Op ist technisch anspruchsvoll, aber möglich. Er weist eine geringe Morbidität auf.

Schlüsselwörter: Divertikelerkrankung – Hartmann-Op – Wiederanschluß – Laparoskopie

Nicht das neorektale Reservoir, sondern die „Motilitätsbremse" ist das Funktionsprinzip des Colon-J-Pouch

A. Fürst, K. Burghofer, L. Hutzel und K.-W. Jauch

Klinik und Poliklinik für Chirurgie, Universitätsklinik, Franz-Josef-Strauß-Allee 11, 93042 Regensburg

Neorectal Reservoir is Not the Functional Principle of the Colonic J-Pouch: Decreased Motility as a Possible Explanation

Summary. A prospective randomized study comparing colonic J-pouch and straight coloanal anastomosis was performed in 74 rectal cancer patients. The colonic J-pouch following rectal resection was superior with regard to continence for gas and liquids, compared to a straight coloanal anastomosis. Furthermore, stool frequency was significantly lower in the J-pouch group, compared with the coloanal reconstruction group. However, because the neorectal capacity decreased equally in both groups, we suggest that the advantage of the colonic J-pouch is not in creating a larger neorectal reservoir, but is related to decreased motility.

Key words: Colonic J-pouch – Rectal cancer – Anterior resection – Motility

Zusammenfassung. Die Colon-J-Pouch-Rekonstruktion nach tiefer anteriorer Rektumresektion zeigte in einer prospektiv randomisierten Studie mit 74 Patienten eine bessere Gas- und Flüssigkeitskontinenz im Vergleich zu Patienten mit gerader coloanaler Anastomose. Die Stuhlfrequenz lag in der Pouchgruppe mit durchschnittlich 2,5 Entleerungen pro Tag signifikant niedriger im Vergleich zur coloanalen Anastomose mit 4,7 Entleerungen täglich. Im Ergebnis der anorektalen Funktionsdiagnostik scheint nicht das neorektale Reservoir, sondern die „Motilitätsbremse" das Funktionsprinzip des Colonpouches zu sein. Der Colonpouch bietet funktionelle Vorteile gegenüber der geraden coloanalen Anastomose und kann somit grundsätzlich empfohlen werden.

Schlüsselwörter: J-Pouch – Rektumkarzinom – Anteriore Resektion – Motilität

Adjuvante und neoadjuvante Radiochemotherapie des Rektumkarzinoms – Präliminare Ergebnisse des Protokolls CAO/ARO/AIO 94

C. H. Schick, C. Rödel, R. Fietkau, R. Raab, R. Sauer und W. Hohenberger

Chirurgische Universitätsklinik Erlangen, Krankenhausstraße 12, 91054 Erlangen

Adjuvant and Neoadjuvant Radiochemotherapy in Rectal Cancer: Preliminary Results Protocol CAO/ARO/AIO 94

Summary. *Purpose:* In curative resectable rectal cancer operation is standard treatment. Adjuvant radiochemotherapy (RCT) is recommended in UICC stage II/III but preoperative RCT might be more efficient. In a multicentric controlled clinical trial the effects of adjuvant and neoadjuvant radiochemotherapy in rectal cancer are studied. *Materials and methods:* Patients up to the age of 75 years are included, in whom a low anterior or abdominoperineal resection is scheduled and curative resection (R0) is possible, judged by preoperative staging. Clinical stage has to be advanced (Mason CS III/IV, transrectal endosonography uT3/T4 or uN+). Patients will be randomized in one of two study arms: neoadjuvant: 50.4 Gy radiation and two courses 5-FU pre- and 4 courses postoperatively; adjuvant: radiation (50.4 Gy) and 6 courses of chemotherapy (5-FU) will be administered postoperatively. *Results:* In August 2000 615 patients are in the study. 2-year survival rate after 22 months median observation period is 89%. Local recurrence was found in 17 patients (3%), distant metastasis in 13%. Complication rate was not higher in the neoadjuvant group compared to adjuvant RCT: anastomotic leakage 12% vs. 12%, wound healing impairment 5% vs 6%, fistulas 1% vs. 2%. Acute toxicity degree 3/4 was lower: diarrhia 7% vs 14%, vomiting 0% vs. 2%, leukopenia 2% vs. 3% and erythema 13% vs. 14%. *Conclusion:* Neoadjuvant treatment does not increase peri- or postoperative morbidity and mortality and reduces toxicity. Rate of local recurrence is low. Long term results are not yet available.

Key words: Rectal cancer – Neoadjuvant therapy – Adjuvant therapy

Zusammenfassung. *Hintergrund:* Die Operation stellt für Patienten mit kurativ resektablem Rektumkarzinom die Standardbehandlung dar. Postoperative Radiochemotherapie (RCT) wird für Patienten im UICC-Stadium II und III empfohlen. Strahlen- und tumorbiologische Gründe sprechen für eine höhere Effektivität einer präoperativen Bestrahlung. Diese prospektiv randomisierte multizentrische Studie vergleicht die präoperative mit der postoperativen simultanen RCT. *Patienten/Methode:* Patienten mit einem Adenokarzinom des Rektums im fortgeschrittenen klinischen Stadium (Mason CS III/IV, uT3/4 oder uN+), Patienten mit Fernmetastasen, Zweitumoren oder präoperativ nicht lokal radikal operabel erscheinenden Karzinomen werden ausgeschlossen, werden randomisiert entweder neoadjuvant mit 50,4 Gy und 2 präoperativen von insgesamt 6 Kursen 5-FU oder adjuvant postoperativ behandelt.

Ergebnisse: Bis 8/2000 wurden 615 Patienten in 26 Zentren rekrutiert. Die Überlebensrate für das Gesamtkollektiv beträgt bei einer medianen Nachbeobachtungszeit von 22 Monaten nach zwei Jahren 89%. Die Lokalrezidivrate liegt derzeit bei 17 (3%), die Fernmetastasierungsrate bei 13%. Die postoperative Komplikationsrate war nach präoperativer gegenüber postoperativer RCT nicht erhöht: Anastomoseninsuffizienz 12% vs. 12%, Wundheilstörungen 5% vs. 6%, Fistelbildung 1% vs. 2%. Die Grad 3/4-Akuttoxizität der RCT betrug für Diarrhoe 7% vs. 14%, Übelkeit/Erbrechen 0% vs. 2%, Leukopenie 2% vs. 3% und Erythem 13% vs. 14%. *Schlußfolgerung:* Die präoperative RCT führte zu keiner Erhöhung postoperativer Komplikationen bei reduzierter Akuttoxizität. Bei insgesamt bislang sehr niedriger Lokalrezidivrate stehen Langzeitresultate noch aus.

Schlüsselwörter: Rektumkarzinom - Neoadjuvante Therapie - Adjuvante Therapie

Die Bedeutung der Erfahrung für die Ergebnisse in der Rektumchirurgie anhand einer prospektiven Multizenterstudie

F. Marusch, A. Koch, R. Zippel, U. Schmidt, S. Geißler, H. Lippert und I. Gastinger

Klinik für Allgemein-, Visceral- und Gefäßchirurgie, Otto-von-Guericke-Universität Magdeburg, Leipziger Straße 44, 39120 Magdeburg

The Role of Caseload Experience for the Short-Term Results Achieved in Rectal Surgery: Results of a Prospective Multicentre Study

Summary. The investigation was designed as a multicentre study involving 75 German hospitals that was carried out between January 1, 1999, and December 31, 1999. A total of 3756 patients were admitted to the study, of whom 1463 had a rectal carcinoma. The hospitals were divided into groups by caseload in the period under investigation as follows: <20, 20–40 and >40. The groups were identical in terms of age, sex, height weight, tumour stage, risk factors, and ASA classification. For a hospital volume of more than 40 patients/year the rectal excision rate, and for a hospital volume of more than 20 patients/year, the postoperative morbidity were significantly, reduced. The importance of a large caseload for the results of rectal surgery is reflected in a significant reduction in rectal excision rates and postoperative morbidity.

Key words: Experience – Caseload – Rectal cancer – Rectal excision rate

Zusammenfassung. Die Untersuchung wurde in Form einer prospektiven Multizenterstudie an 75 ostdeutschen Kliniken vom 1.1.–31.12.1999 durchgeführt. Es wurden 3756 Patienten erfaßt, davon 1463 mit einem Rektumkarzinom. Es erfolgte eine Unterteilung der Kliniken in solche mit einer Fallzahl von <20, 20–40 und >40 behandelten Patienten mit einem Rektumkarzinom. Die Gruppen waren identisch in Hinblick auf Alter, Geschlecht, Größe, Gewicht, Tumorstadien, Risikofaktoren, ASA-Klassifikation. Die Rektumexstirpationsrate war bei einer Fallzahl über 40 Patienten/Jahr und die postoperative Morbidität bei einer Fallzahl von über 20 Patienten/Jahr signifikant vermindert. Der Wert einer großen Fallzahl für die Ergebnisse in der Rektumchirurgie liegt in einer signifikanten Reduktion der Rektumexstirpationsraten und in der Verminderung der postoperativen Morbidität.

Schlüsselwörter: Erfahrung – Fallzahl – Rektumkarzinom – Exstirpationsrate

Backwash Ileitis bei Colitis Ulcerosa: Ein Risikofaktor für das Colitis ulcerosa assoziierte kolorektale Karzinom

U. A. Heuschen, U. Hinz, E. H. Allemeyer, F. Autschbach, C. Herfarth und G. Heuschen

Chirurgische Universitätsklinik, Kirschnerstraße 1, 69120 Heidelberg

Backwash Ileitis Is Strongly Associated with Colorectal Carcinoma in Ulcerative Colitis

Summary. Backwash ileitis (BWI) was analysed as potential risk factor for colorectal carcinoma (CRC) in ulcerative colitis (UC) in 590 consecutive patients who received restorative proctocolectomy. *Results:* CRC was diagnosed in 11.2% of all patients, in 29.0% of 107 patients with BWI. The latter patients showed significantly more multiple tumor growth (45.2%) than patients without BWI. The relative risk for CRC in patients with BWI was significantly higher than in patients with pancolitis without BWI, patients with left-sided colitis, respectively, in the multivariate analysis (odds ratio 19.36 vs. 9.58 vs. 1, $p<0.001$). *Conclusion:* BWI is strongly associated with CRC in patients with UC who undergo proctocolectomy. This should be taken into account for strategies in long-term colonoscopic surveillance of patients with UC.

Key words: Ulcerative colitis – Backwash ileitis – Colorectal carcinoma – Risk factors

Zusammenfassung. Backwash Ileitis (BWI) wurde als potentieller Risikofaktor für das kolorektale Karzinom (KRK) bei Colitis ulcerosa (CU) untersucht in 590 konsekutiven Patienten, die eine restaurative Proktokolektomie erhielten. *Ergebnisse:* Ein kolorektales Karzinom wurde in 11,2% aller Patienten, bzw. 29,0% von 107 Patienten mit BWI diagnostiziert. Bei den letztgenannten Patienten fand sich eine signifikant erhöhte Häufigkeit multiplen Tumorwachstums (45%). In der multivariaten Analyse war das relative Risiko für eine KRK signifikant erhöht bei Patienten mit BWI im Vergleich zu Patienten mit Pankolitis ohne BWI und zu Patienten mit linksseitiger Kolitis (19,36 vs. 9,58 vs. 1, $p<0,001$). *Schlußfolgerung:* CU-Patienten mit BWI haben ein signifikant erhöhtes Risiko für KRK. Dies muß für die Steuerung der koloskopisch-bioptischen Überwachungsprogramme bei CU-Patienten berücksichtigt werden.

Schlüsselwörter: Colitis ulcerosa, Backwash Ileitis – Kolorektales Karzinom – Risikofaktoren

Chemotherapie, nicht jedoch Radiotherapie verbessert die Prognose des resezierten Pankreaskarzinoms: Ergebnisse einer prospektiven randomisierten Multizenterstudie (ESPAC-1)

H. Friess, H.G. Beger, J. Neoptolemos, C. Bassi, L. Fernandez-Cruz, M.W. Büchler und die Mitglieder der ESPAC-1-Studiengruppe

Klinik für Viszerale und Transplantationschirurgie, Universität Bern, Inselspital, Murtensstrasse 35, 3010 Bern, Schweiz

Chemotherapy – Not Radiotherapy – Improves the Prognosis of Resected Pancreatic Cancer: Results of a Prospective Randomized Multicenter Study (ESPAC-1)

Summary. The prognosis of pancreatic cancer is poor and even after radical resection the 5-year survival is just 20%. Whether adjuvant radio- and/or chemotherapy following resection improves the prognosis is controversially discussed since no studies with sufficient patient numbers are available. The European Study Group for Pancreatic Cancer (ESPAC) compared in a prospective randomized controlled study three adjuvant treatment schedules – 6 cycles of chemotherapy (5-fluorouracil+Leucovorin); radiotherapy (2×20 Gy); combination of radiotherapy (2×20 Gy) followed by 6 cycles of chemotherapy (5-Fluorouracil+Leukovorin) with an untreated control group. 591 patients were included. After a median follow up of 10 (range 0–62) months, 227 patients (42%) are still alive. There was no advantage of radiotherapy: median survival with radiotherapy (n=175) 15.5 months versus no radiotherapy (n=178) 16.1 months. In contrast, patients with chemotherapy (n=238) lived significantly longer (median 19.7 months) compared with patients (n=235) without chemotherapy (median 14.0 months). This is the largest, controlled, randomized adjuvant treatment trial in resected pancreatic cancer. The present results indicate an advantage of adjuvant chemotherapy with 5-FU and leucovorin whereas postoperative radiotherapy offers no benefit.

Key words: Pancreatic cancer – Controlled randomized multicenter study – Adjuvant therapy

Zusammenfassung. Das Pankreaskarzinom hat eine überaus schlechte Prognose. Ob eine adjuvante Therapie nach Tumorresektion eine Prognoseverbesserung erzielen kann, ist bisher kontrovers diskutiert, insbesondere da keine aussagekräftigen Studien mit ausreichender Patientenzahl vorliegen. Die europäische Study Group for Pancreatic Cancer (ESPAC) hat daher eine prospektive randomisierte Multizenterstudie initiiert, in der 3 adjuvante Therapieschemata mit einer Beobachtungsgruppe verglichen wurden: 6 Zyklen Chemotherapie (5-FU+Leukovorin); Radiotherapie (2×20 Gy); Kombination von Radiotherapie (2×20 Gy) und nachfolgend 6 Zyklen Chemotherapie (5-FU+Leukovorin). In die Studie wurden insgesamt 591 Pat. einbezogen. Bei einer med. Nachbeobachtung von 10 Monaten (Range: 0–62 Monate) sind noch 227 Pat. (42%) am Leben. Die Auswertung zeigt keinen Nutzen einer

Radiotherapie (med. Überleben 15,5 Monate, 175 Pat.) versus keine Radiotherapie (med. Überleben 16,1 Monate, 178 Pat.). Im Gegensatz hierzu war ein signifikanter Überlebensvorteil (p<0,005) bei Pat. mit Chemotherapie (med. Überleben 19,7 Monate, 238 Pat.) versus keine Chemotherapie (med. Überleben 14,0 Monate, 235 Pat.) zu verzeichnen. Dies ist die grösste kontrollierte randomisierte Therapiestudie, welche bisher beim resezierten Pankreaskarzinom durchgeführt wurde. Eine adjuvante Chemotherapie (5-FU+Leukovorin) verbessert die Prognose nach Pankreaskarzinomresektion signifikant, während eine postoperative Radiotherapie nutzlos ist.

Schlüsselwörter: Pankreaskarzinom - Adjuvante Therapie - Randomisierte kontrollierte Studie - Chemotherapie - Radiotherapie

Wodurch wird der Zeitpunkt des Auftretens eines Lokalrezidivs beim Rektumkarzinom beeinflußt? Konsequenzen für die Nachsorge

S. Merkel, T. Meyer und W. Hohenberger

Chirurgische Universitätsklinik mit Poliklinik, Krankenhausstraße 12, 91054 Erlangen

Factors Influencing the Disease Free Interval in Patients with Locoregional Recurrence of Rectal Carcinoma. Consequences for Follow-Up

Summary. The data of 1351 patients with rectal carcinoma treated curatively from 1978 to 1995 were analysed. Median follow-up was 8 years. In 221 patients locoregional recurrence (LR) was observed. The earliest event was observed 2 months, the latest 148 months (extraluminal LR) after primary treatment. The rate of LR was significantly influenced by the pT category, pN category, grading, venous invasion, local tumour cell dissemination and the surgeon. The same risk factors also influenced the disease free interval in patients with LR. In patients with unfavourable risk factors LR was diagnosed earlier than in low risk patients. Low rates of LR and a long-term follow-up increased the number of late LRs. Prolonged after care has to be discussed for those patients with low risk for LR. In clinical studies with a 5-year LR rate of about 10% or less prolongation of follow-up is required to identify late LRs.

Key words: Rectal carcinoma – Locoregional recurrence – Late recurrence – Follow-up

Zusammenfassung. Von 1978 bis 1995 wurden 1351 Patienten mit einem Rektumkarzinom kurativ behandelt. Die mediane Nachbeobachtungszeit betrug 8 Jahre. Bei 221 Patienten wurde ein lokoregionäres Rezidiv (LR) beobachtet. Das früheste LR trat nach 2 Monaten, das späteste nach 148 Monaten (extraluminales LR) auf. Die LR-Rate wurde signifikant beeinflußt durch die pT- und pN-Kategorie, Malignitätsgrad, Veneninvasion, lokale Tumorzelldissemination und den Chirurg. Diese Faktoren beeinflußten auch den Zeitpunkt des Auftretens eines LR. Prognostisch ungünstige Faktoren führten zu einem früheren Auftreten der LRe, prognostisch günstige zu einer erhöhten Zahl an Spätrezidiven. Für solche Patienten sollte eine verlängerte Nachsorge diskutiert werden. In klinischen Studien mit 5-Jahres-LR-Raten von 10% oder darunter ist zur Identifikation von Spätrezidiven eine längere Nachbeobachtung gefordert.

Schlüsselwörter: Rektumkarzinom – Lokoregionäres Rezidiv – Spätrezidive – Nachsorge

Wie sicher ist die intrakorporale Anastomosierung?

G. Meyer, R. A. Lang, T. P. Hüttl und F. W. Schildberg

Klinikum Großhadern, Chirurgische Klinik und Poliklinik, Marchioninistraße 15, 81377 München

Are Intracorporeal Anastomoses Safe?

Summary. A recent German multi-centre study comprising 3070 laparoscopic colorectal resections indicates that complete intracorporeal anastomoses are done in only 1.8 %. In agreement with the literature, technically demanding hand-sutured anastomoses are no common practice either. Intracorporeal anastomosis is usually done using endoscopic linear stapling devices or the conventional circular stapler by performing end-to-end, end-to-side, and side-to-side anastomoses. These techniques are more frequently used in the upper than in the lower gastrointestinal tract. The date published so far, however, indicate that the complete intracorporeal anastomosis is a save technique in the hands of laparoscopically experienced surgical teams. This technique has very low rates of postoperative stenoses (0 – 10%) and, furthermore, very low rates of postoperative anastomotic leakages (0 – 8%).

Key words: Laparoscopy – Total intracorporal – Anastomosis – Complication

Zusammenfassung. Wie eine deutsche Multizenter Studie bei einer aktuellen Zwischenauswertung von 3070 kolorektalen laparoskopischen Resektionen zeigt, werden vollständig intrakorporale Anastomosen mit 1,8% nur selten hergestellt. Nach Literaturrecherche werden technisch anspruchsvolle Handnahtanastomosen, von wenigen Ausnahmen abgesehen, nur vereinzelt durchgeführt. Die intrakorporale Anastomosierung erfolgt mittels endoskopischer Linearstapler oder konventioneller Zirkulärstapler in End-zu-End-, End-zu-Seit- und Seit-zu-Seit-Technik. Dabei werden diese instrumentellen Techniken häufiger am oberen Gastrointestinaltrakt angewandt. Aufgrund der publizierten Daten ist festzustellen, dass in den Händen laparoskopisch erfahrener Teams die intrakorporale Anastomosierung eine sichere Methode mit geringem Stenose- (0 – 10%) und Insuffizienzrisiko (0 – 8%) darstellt.

Schlüsselwörter: Anastomosierung – Vollständig intrakorporal – Laparoskopie – Komplikation

Intrakorporale Anastomosen werden im Rahmen resezierender oder nicht-resezierender laparoskopischer Eingriffe mit dem Ziel durchgeführt, eine Minilaparotomie vollkommen zu vermeiden, wenn diese lediglich für die Anastomosenherstellung notwendig wäre. Voraussetzung für eine sinnvolle Indikation zur intrakorporalen Anastomosierung bei resezierenden Eingriffen ist, dass eine eventuelle Resektatbergung entweder ohne Bergelaparotomie möglich ist oder für die Bergung eine kleinere Bergelaparotomie notwendig ist, als es zur Anastomosenherstellung notwendig wäre. In vielen Fällen kann die intrakorporale Anastomosierung aber auch die Anlage einer Bergelaparotomie an einer funktionell oder kosmetisch günstigeren Lokalisation wie z.B. im Unterbauch unabhängig vom Ort der Anastomosierung ermöglichen.

Häufigkeit und Verbreitung vollständig intrakorporaler Anastomosen

Die intrakorporale Anastomosierung ist in der Regel technisch anspruchsvoller und es bedarf auch hierfür meist eines höheren Zeitaufwandes. Hinsichtlich der Verbreitung der speziell am unteren Gastrointestinaltrakt durchgeführten Anastomosen kann die deutsche Multizenterstudie *„Laparoskopische kolorektale Chirurgie"* einen objektiven Hinweis vermitteln. Eine aktuelle Zwischenauswertung [28] zeigt, dass bei 3070 laparoskopischen kolorektalen Resektionen nur in 1,8 % der Fälle die Anastomosierung vollständig intrakorporal erfolgte. Bei diesen 55 Operationen wurde die intrakorporale Anastomosierung in den meisten Fällen (n = 29) transanal mit dem Zirkulärstapler hergestellt. Wesentlich seltener waren Anastomosierungen mittels Handnaht (n = 12), Hernienstapler (n = 10) oder mit dem biofragmentablen Ring (n = 4). Aus diesen an einem breiten Kollektiv gewonnenen Daten kann erstens geschlossen werden, dass die intrakorporale Anastomosierung derzeit nur selten klinisch angewendet wird und zweitens dass instrumentelle Techniken gegenüber der Handnaht deutlich überwiegen. Letztere gilt nach wie vor als technisch extrem anspruchsvoll und daher riskanter.

Techniken und Ergebnisse

Handnaht

Eine aktuelle Literaturanalyse vom April 2001 ergab, dass vollständig intrakorporal mit der Hand genähte Anastomosen bislang nur von wenigen Arbeitsgruppen und mit überwiegend geringen Fallzahlen durchgeführt worden sind. Insgesamt finden sich 45 tierexperimentell [23, 44, 49] und immerhin 448 klinisch [21, 24, 25, 34, 42, 52, 54, 57] an verschiedenen Lokalisationen hergestellte Handnahtanastomosen. Diese im Vergleich zu der Stapleranastomose auf den ersten Blick überraschend hohe Zahl ist aber auf eine Arbeitsgruppe [24] zurückzuführen, die über 388 vollständig mit der Hand genähte Gastro-Jejunostomien im Rahmen von Bypass-Operationen wegen Adipositas berichtete. Die Konversionsrate betrug 3% (12/400). Es ist festzustellen, dass sich in der Literatur bislang keine einzige Mitteilung über eine Insuffizienz findet und lediglich die Arbeitsgruppe um Higa [24] in 5,3 % ihrer 388 Anastomosen Stenosen feststellen musste, die aber in allen Fällen über eine endoskopische Ballondilatation dauerhaft beseitigt werden konnten. Zwei dieser 388 Patienten mussten zudem wegen inkompletter Anastomosen reoperiert werden.

Klammernahttechniken

Mehr als die Handnaht bieten sich für die intrakorporale Anastomosierung standardisierte oder semi-standardisierte Klammernahttechniken an. Hier kommt in erster Linie der speziell für die laparoskopische Chirurgie entwickelte *lineare Endo-Stapler* in Betracht, mit dem sich z.B. Gastro-Jejunostomien entweder im Sinne einer Umgehungsanastomose oder nach B-II-Resektionen in gleicher Weise wie in der konventionellen Chirurgie herstellen lassen. Die in der Literatur mitgeteilten Fallzahlen, 33 GE's [7, 10, 13, 19] und 74 B-II-Resektionen [1–3, 16, 18, 20, 33, 37, 38, 56], sind begrenzt. Festzustellen bleibt, dass hier allerdings lediglich eine einzige Insuffizienz im Rahmen einer B-II-Resektion mitgeteilt wurde.

Ebenfalls mit dem *linearen Endo-Stapler* bietet sich die Seit-zu-Seit-Anastomose am Dünndarm und vor allen am Dickdarm insbesondere nach rechtsseitigen Kolonresektionen an. Über diese funktionelle End-zu-End-Anastomose liegen vier tierexperimentelle Studien [9, 43, 46, 51] mit 93 Fällen und sieben klinische [5, 6, 8, 14, 22, 25, 42] Mitteilungen mit 58 Fällen vor. Die mitgeteilte Insuffizienzrate beträgt experimentell 1,1% und klinisch 1,7%. Stenosen wurden nicht berichtet.

Auch mit dem für die konventionelle Chirurgie entwickelten *Zirkulärstapler* können intrakorporale Anastomosen hergestellt werden, wobei der Stapler entweder über einen speziellen 33-mm-Trokar oder direkt durch die Bauchdecke über eine kleine Hautinzision eingeführt werden kann. Eine mit dem Zirkulärstapler herstellbare Anastomose ist dabei die Gastro-Duodenostomie nach B-I-Resektion, über die es freilich nur sehr wenige Literaturmitteilungen mit kleiner Fallzahl gibt. 13 tierexperimentell [39] und sieben klinisch hergestellte Anastomosen [4, 36] konnten ohne Insuffizienz oder Stenose hergestellt werden. Bei keinem Patienten musste eine Konversion durchgeführt werden.

Häufiger sind dagegen Mitteilungen über ebenfalls mit dem Zirkulärstapler hergestellte vollständig intrakorporale Anastomosen bei transanaler Anwendung, wobei hier verschiedene technische Möglichkeiten bestehen. Bei insgesamt 46 tierexperimentell [15, 17, 29, 41, 45] sowie 131 klinisch [6, 11, 17, 22, 25, 27, 42, 50] in den verschiedenen Techniken hergestellten vollständig intrakorporalen transanalen Anastomosen fanden sich wiederum keine Mitteilungen über eine Insuffizienz, überraschenderweise auch keine Mitteilungen über Stenosen nach diesen Anastomosen. Auch diese Technik kann daher aufgrund der vorliegenden Literaturdaten als äußerst sicher angesehen werden.

Eine neuere und insbesondere in den USA zunehmend verbreitete Indikation für die intrakorporale Anastomosierung ist die Gastro-Jejunostomie bei Bypass-Operationen wegen krankhafter Fettsucht. Bisher publizierte Daten zeigen auch hier, dass es sich bei dieser Technik um ein sehr sicheres Verfahren handelt. So wurde über eine Insuffizienz und 13 Stenosen (9,8%) bei 133 Anastomosen am Menschen [35, 40, 48, 53, 55] berichtet. Tierexperimentell wurden von einer Arbeitsgruppe 5 Anastomosen ohne Insuffizienz hergestellt [12].

Eine weitere, in unserer Klinik entwickelte Technik ist die intrakorporale Anastomosierung mit Hilfe *einzeln platzierter Klammern aus dem Hernien-Stapler* [31, 32]. Eigene und mittlerweile auch von einer anderen Arbeitsgruppe [26] vorgelegte tierexperimentelle Daten sowie die eigenen klinischen Erfahrungen anhand von 16 mit dieser Technik intrakorporal an verschiedenen Abschnitten des Gastrointestinaltrakts hergestellten Anastomosen zeigen, dass auch mit dieser Technik intrakorporale Anastomosen sicher hergestellt werden können. Zwei der im Rahmen unserer tierexperimentellen Untersuchungen festgestellte Stenosen konnten in der späteren Videoanalyse auf einen technischen Fehler durch übermäßige Anwendung der Elektrokoagulation bei der Enterotomie zurückgeführt werden. Klinisch beobachteten wir eine Insuffizienz nach einer palliativen Flexurenresektion links.

Da die in der Literatur mitgeteilten Daten zur intrakorporalen Anastomosierung auf den Erfahrungen weniger Arbeitsgruppen beruhen und somit Expertenergebnisse sind, kann bezüglich der Sicherheit der intrakorporalen Anastomosierung die deutsche Mulizenterstudie vermutlich objektivere Daten liefern. Bei den 55 bisher erfassten intrakorporalen Anastomosen findet sich eine Insuffizienzrate von 3,6 % (Tabelle 1). Sie liegt somit nicht höher als die aus der kon-

Tabelle 1. Postoperative Komplikationen vollständig intrakorporaler Anastomosen (Deutsche Multizenterstudie „Laparoskopische kolorektale Chirurgie" [28]), n = 55

	N	%
Anastomoseninsuffizienz	2	3,6
Hämatom/Abszess	2	3,6
Pneumonie	1	1,8
Harnwegsinfekt	1	1,8
Ileus	3	5,5
Sonstige	7	12,7
Gesamt:	16	29,0

ventionellen Chirurgie bekannten Resultate. Auch die übrigen Komplikationen entsprechen denen der konventionellen Chirurgie.

Zu erwähnen sind noch zwei weitere Techniken, zu denen jedoch bisher nur tierexperimentelle Erfahrungen vorliegen. So führten wir nach laparoskopischer Gastrektomie bei 8 Schweinen eine vollständig intrakorporale Ösophago-Jejunostomie mit dem Zirkulärstapler durch. Hier wurde die Andruckplatte an einer Magensonde abgekippt fixiert und anschließend transösophageal eingebracht. Der Stapler selbst wurde über eine 3 cm Inzision ins Abdomen eingebracht und über das offene Lumen der Jejunalschlinge eingeführt. Das Krückstockende wurde wiederum mittels linearem Endo-Stapler verschlossen. Bei keinem Tier beobachteten wir dabei eine Insuffizienz oder Stenosebildung.

Zwei tierexperimentelle Untersuchungen einer Arbeitsgruppe [30, 47] befassten sich mit der intrakorporalen Anastomosierung mit Hilfe des biofragmentablen Ringes. Bei 13 Tieren fand sich jeweils eine Insuffizienz (7,7%) und eine Stenose (7,7%). Die Technik wurde jedoch insgesamt als relativ kompliziert dargestellt. Vermutlich aus diesem Grunde hat sich dieses Verfahren bislang klinisch nicht etablieren können.

Schlussfolgerung

Vollständig intrakorporale Anastomosen werden bislang nur selten durchgeführt. Sie werden derzeit überwiegend mit Hilfe instrumenteller Techniken durchgeführt und kommen häufiger am oberen als am unteren Gastrointestinaltrakt zur Anwendung. Die bisher mitgeteilten Ergebnisse ergeben ebenso wie die eigenen Erfahrungen keine Hinweise auf ein höheres Infektions-, Stenose- und Insuffizienzrisiko. Einschränkend ist aber festzuhalten, dass diese Ergebnisse die Erfahrung laparoskopisch äußerst versierter Teams mit relativ kleinen Fallzahlen in den einzelnen Techniken wiedergeben. Die intrakorporale Anastomose erscheint daher zumindest in Händen laparoskopisch erfahrener Operateure als sicher und zuverlässig. Mit einer weiteren Verbreitung in der Zukunft ist somit zu rechnen.

Literatur

1. Ablaßmaier B, Gellert K, Tanzella U, Müller JM (1996) Laparoscopic Billroth-II-gastrectomy. J Laparoendosc Surg 6:319–324
2. Azagra JS, De Simone P, Goergen M, Ibanez-Aguirre J (1997) The Current Role of Laparoscopic Surgery in the Treatment of benign Gastroduodenal Diseases. Eur J Coelio Surg 1:41–46
3. Ballesta-Lopez C, Bastida-Vila X, Catarci M, Mato R, Ruggiero R (1996) Laparoscopic Billroth II distal subtotal gastrectomy with gastric stump suspension for gastric malignancies. Am J Surg 171:289–292
4. Bärleher E (1999) Erste Erfahrungen mit der laparoskopischen Magenresektion bei benignen und malignen Tumoren. Zentralbl Chir 124:346–350
5. Begos DG, Arsenault J, Ballantyne GH (1996) Laparoscopic colon and rectal surgery at a VA hospital. Analysis of the first 50 cases. Surg Endosc 10:1050–1056
6. Bergamaschi R, Arnaud JP (1997) Immediately recognizable benefits and drawbacks after laparoscopic colon resection for benign disease. Surg Endosc 11:802–804
7. Bergamaschi R, Marvik R, Thoresen JE, Ystgaard B, Johnsen G, Myrvold HE (1998) Open Versus Laparoscopic Gastrojejunostomy for Palliation in Advanced Pancreatic Cancer. Surg Laparosc Endosc 8:92–96
8. Böhm B, Milsom JW, Fazio VW (1994) Laparoskopische Ileocoecalresektion beim M. Crohn. Zentralbl Chir 119: 420–426
9. Böhm B, Milsom JW, Stolfi VM, Kitago K (1993) Laparoscopic intraperitoneal intestinal anastomosis. Surg Endosc 7:194–196
10. Brune IB, Feussner H, Neuhaus H, Classen M, Siewert JR (1997) Laparoscopic gastrojejunostomy and endoscopic biliary stent placement for palliation of incurable gastric outlet obstruction with cholestasis. Surg Endosc 11:834–837
11. Brune IB, Schönleben K (1992) Laparoskopische Sigmaresektion. Chirurg 63:342–344
12. Cagigas JC, Martino E, Escalante CF, Ingelmo A, Estefania R, Gutierrez JM, Fleitas MG (1999) Technical alternatives in laparoscopic distal gastric bypass for morbid obesity in a porcine model. Obes Surg 9:166–170
13. Casaccia M, Diviacco P, Molinello P, Danovaro L, Casaccia M (1998) Laparoscopic gastrojejunostomy in the palliation of pancreatic cancer: reflections on the preliminary results. Surg Laparosc Endosc 8:331–334
14. Federmann G, Walenzyk J (1993) Laparoskopische Ileotransversostomie. Minim Invas Chir 4:160–162

15. Fleshman JW, Brunt LM, Fry RD, Birnbaum EH, Simmang CL, Mazor A, Soper N, Freeman L, Kodner IJ (1993) Laparoscopic anterior resection of the rectum using a triple stapled intracorporeal anastomosis in the pig. Surg Laparosc Endosc 3:119–126
16. Fowler DL, White SA (1996) Laparoscopic gastrectomy: five cases. Surg Laparosc Endosc 6:98–101
17. Franklin jr ME, Ramos R, Rosenthal D, Schuessler W (1993) Laparoscopic colonic procedures. World J Surg 17: 51–56
18. Gal I, Szivos J, Balint A, Hejjel L, Gyory I, Nagy B (1999) Laparoscopic gastric surgery. Early experiences. Acta Chir Hung 38:163–165
19. Giraudo G, Kazemier G, Van Eijck CH, Bonjer HJ (1999) Endoscopic palliative treatment of advanced pancreatic cancer: thoracoscopic splanchnicectomy and laparoscopic gastrojejunostomy. Ann Oncol 10 Suppl:278–280
20. Goh PM, Alponat A, Mak K, Kum CK (1997) Early international results of laparoscopic gastrectomies. 11: 650–652
21. Gurbuz AT, Watson D, Fenoglio ME (1999) Laparoscopic choledochoduodenostomy. Am Surg 65:212–214
22. Guillou PJ, Darzi A, Monson JRT (1993) Experience with laparoscopic colorectal surgery for malignant disease. Surg Oncol 2 (Suppl 1):43–49
23. Gutt CN, Riemer V, Kim ZG; Jacobi CA, Paolucci V, Lorenz M (1999) Impact of laparoscopic colonic resection and tumour growth on spread in an experimental model. Br J Surg 86:1180–1184
24. Higa KD, Boone KB, Ho T, Davies OG (2000) Laparoscopic Roux-en-Y gastric bypass for morbid obessity: technique and preliminary results of our first 400 patients. Arch Surg 135:1029–1034
25. Huscher C, Silecchia G, Croce E, Farello GA, Lezoche E, Morino M, Azzola M, Feliciotti F, Rosato P, Tarantini M, Basso N (1996) Laparoscopic colorectal resection. A multicenter Italian study. Surg Endosc 10:875–879
26. Jørgensen LS, Langkilde NC, Moller PK, Mortensen FV, Tei TM, Jacobsen NO (1998) Aseptic laparoscopic colon resection with intraabdominal anastomosis. An experimental study in pigs. Surg Endosc 12:1245–1248
27. Kleine U, Kraas E (1995) Indikation zur laparoskopischen Dickdarmchirurgie. Zentralbl Chir 120:400–404
28. Köckerling F et al. (2001) Multizenterstudie „Laparoskopische kolorektale Chirurgie". Persönliche Mitteilung
29. Köckerling F, Gastinger I, Schneider B, Krause W, Gall FP (1992) Laparoskopische kolorektale Chirurgie: Kolon- und Rektumanastomosen in Triple-Stapling-Technique. Minim Invas Chir 1:44–50
30. Köckerling F, Schneider I, Schneider C, Hohenberger W (1996) Laparoscopic intracorporeal anastomosis in the colon using the biofragmentable anastomotic ring – an animal study. Int J Colorectal Dis 11:299–302
31. Lange V, Meyer G, Schardey HM, Gutschow Ch, Schildberg FW (1993) Verschiedene Techniken für die laparoskopische Dünndarmanastomosierung. Eine vorläufige Mitteilung. Chirurg 64:408–411
32. Lange V, Meyer G, Schardey HM, Holker A, Lang R, Schildberg FW (1995) Different techniques of laparoscopic end-to-end small bowel anastomosis. Surg Endosc 9:82–87
33. Lonitier P, Leroux S, Ferrier C, Dapoigny M (1993) A technique of laparoscopic gastrectomy and Billroth II gastrojejunostomy. J Laparoendosc Surg 3:353–364
34. Machado MA, Herman P, Rocha JR, Machado MC (1999) Primary intrahepatic lithiasis: report of a case treated by laparoscopic bilioenteric anastomosis. Surg Laparosc Endosc Percutan Tech 9:207–210
35. Matthews BD, Sing RF, De Legge MH, Ponsky JL, Heniford BT (2000) Initial Results with a Stapled Gastrojejunostomy for the Laparoscopic Isolated Roux-en-Y Gastric Bypass. Am J Surg 179:476–481
36. Mayers TM, Orebaugh MG (1998) Totally laparoscopic Billroth I gastrectomy. J Am Coll Surg 186:100–103
37. Melotti G, Bonilauri S, Tamborrino E, Selmi I (1994) Laparoscopic gastric resection. Surg Endosc 8:434
38. Ming Q, Yanming S, Chenzhu Z, Zhongwei K (1994) Totally intra-abdominal laparoscopic Billroth II gastrectomy. Surg Endosc 8:434
39. Moriya H, Shimizu S, Okano T, Yamaguchi S (1997) Experimental study of laparoscopic gastrectomy: intracorporeal Billroth I gastroduodenostomy. Surg Laparosc Endosc 7:32–37
40. Nguyen NT, Ho HS, Palmer LS, Wolfe BM (1999) Laparoscopic Roux-en-Y gastric bypass for super/super obesity. Obes Surg 9:403–406
41. Olson KH, Balcos EG, Lowe MC, Bubrick MP (1995) A comparative study of open, laparoscopic intracorporeal, and laparoscopic assisted low anterior resection and anastomosis in pigs. Am Surg 61:197–201
42. Phillips EH, Franklin M, Carroll BJ, Fallas MJ, Ramos R, Rosenthal D (1992) Laparoscopic colectomy. Ann Surg 216:703–707
43. Pietrafitta JJ, Schultz LS, Graber JN, Hickok DF (1992) An experimental technique of laparoscopic bowel resection and reanastomosis. Surg Laparosc Endosc 2:205–211
44. Potvin M, Gagner M, Pomp A (1997) Laparoscopic Roux-en-Y gastric bypass for morbid obesity: a feasibility study in pigs. Surg Laparosc Endosc 7:294–297
45. Reymond MA; Tannapfel A, Schneider C, Scheidbach H, Kover S, Jung A, Reck T, Lippert H, Köckerling F (2000) Description of an intraperitoneal tumour xenograft survival model in the pig. Eur J Surg Oncol 26:393–397
46. Rosenberg MH, Sultan MR, Bessler M, Treat MR (1995) Laparoscopic harvesting of jejunal free flaps. Ann Plast Surg 34:250–254
47. Schneider IH, Schneider C, Thaler K, Reck T, Köckerling F (1994) Intraperitoneal colon anastomosis with laparoscopic purse string suture clamp and Valtrac ring. Langenbecks Arch Chir 379:188–192
48. Schauer PR, Ikramuddin S, Gourash WF (1999) Laparoscopic Roux-en-Y gastric bypass: a case report at one-year follow-up. J laparoendosc Adv Surg Tech A 9:101–106
49. Schüder G, Pistorius G, Plusczyk T, Hildebrandt U (1995) Technik und Qualität laparoskopisch handgenähter Darmanastomosen im Experiment. Zentralbl Chir 120:409–414
50. Sharpe DR, Redwine DB (1992) Laparoscopic segmental resection of the sigmoid and rectosigmoid colon for endometriosis. Surg Laparosc Endosc 2:120–124
51. Soper NJ, Brunt LM, Fleshman J Jr, Dunnegan DL, Clayman RV (1993) Laparoscopic small bowel resection and anastomosis. Surg Laparosc Endosc 3:6–12

52. Taniguchi S, Koga K, Ibusuki K, Sugio K, Uchimura Y (1997) Laparoscopic pylorus-preserving gastrectomy with intracorporeal hand-sewn anastomosis. Surg Laparosc Endosc 7: 354–356
53. Teixeira JA, Borao FJ, Thomas TA, Cerabona T, Artuso D (2000) An alternative technique for creating the gastrojejunostomy in laparoscopic Roux-en-Y gastric bypass: experience with 28 consecutive patients. Obes Surg 10: 240–244
54. Tinoco R, El-Kadre L, Tinoco A (1999) Laparoscopic Choledochoduodenostomy. J Laparoendosc Adv Surg Tech A 9: 123–126
55. Torre de la RA, Scott JS (1999) Laparoscopic Roux-en-Y gastric bypass: a totally intra-abdominal approach – technique and preliminary report. Obes Surg 9: 492–498
56. Watson DI, Devitt PG, Game PA (1995) Laparoscopic Billroth II gastrectomy for early gastric cancer. Br J Surg 82: 661–662
57. Wolharn R, Reuter F, von Kenne R, Clotten M, Szabo Z, Coburg AJ (1995) Laparoscopic Hand-Sewn Colon Anastomosis. Surg Endosc 9: 242

Indikationen zur Tumoroperation im Wandel der Zeit

M. Sachs

Klinik für Allgemein- und Gefäßchirurgie, Klinikum der Johann Wolfgang Goethe-Universität, Theodor-Stern Kai 7, 60590 Frankfurt a. M.

The Historical Development of the Indications of Oncologic Surgery

Summary. The change of indications in surgery on malignant tumors can be classified in three periods:

- From ancient times to the 19th century only superficial debreading was common practice. Of course the word "tumor" or "cancer" (Krebs, etc) was used in different ways describing palpation and growth of the tumor.
- Just from the second half of the 19th century a new sense of histopathological and anatomic spirit succeeded, why new reproductable diagnostics of malignant tumors became possible. The developement of aseptical surgery and anaesthetics made the therapy of tumors possible which were connected to inner organs. The indications were mostly palliative ones.
- From the second half of the 20th century the invention of moderne methodes in diagnostics and therapy made oncological surgery on high-risk patient with the aim of curing possible. The indications for resections can be made already on precancerosis (indicatio proph.) due to the falling numbers in morbidity and leathal outcome.

Key words: Oncoloy – Surgery – History

Zusammenfassung. Der Wandel in der Indikationsstellung wegen maligner Tumoren durchgeführter chirurgischer Operationen läßt sich in drei Zeitalter einteilen:

1) Von der Antike bis in das 19. Jh. hinein wurden Abtragungen von oberflächlich gelegenen Tumoren (Haut und Brust) durchgeführt. Allerdings wurde der Begriff *„Tumor"* bzw. *„Krebs (Scirrhus, Carcinoma, Cancer)"* von den Autoren uneinheitlich nach dem Tastbefund und dem Wachstumsverhalten definiert.
2) Erst im 19. Jh. setzte sich eine histopathologisch-anatomische Krankheitsvorstellung durch, wodurch eine reproduzierbare Diagnostik maligner Tumoren möglich wurde. Infolge der Entwicklung von Narkoseverfahren und aseptischen Operationstechniken wurden jetzt auch Tumoroperationen innerer Organe, allerdings meist aus palliativer Indikation, möglich.
3) Erst in der zweiten Hälfte des 20. Jhdt. nach Einführung moderner diagnostischer therapeutischer Verfahren konnte die Indikation zu einer potentiell kurativen Tumoroperation auch bei Risikopatienten gestellt werden. Die Indikation zur Resektion wurde auf Grund der stark gesunkenen Morbidität und Letalität auch bei Präkanzerosen gestellt (Indicatio prophylactica).

Schlüsselwörter: Onkologie – Chirurgie – Geschichte

Geschichte der Lymphadenektomie

H. Lippert und M. A. Reymond

Klinik für Allgemein-, Viszeral- und Gefäßchirurgie, Medizinische Fakultät, Otto-von-Guericke Universität Magdeburg, Leipziger Straße 44, 39120 Magdeburg

History of the Lymphadenectomy

Summary. The present reflection of lymphadenectomy's history shows that the following questions have been discussed since about 100 years: How does the lymph node dissection affect the treatment of cancer? Does it reduce the local recurrence rate? Does a lymph node dissection improve the survival rate or permit a more specific staging of the tumour's extension? The principles of metastatic ways as well as their mechanisms have already been discussed in the 1920s.

Key words: Lymphadenectomy – History – Pathology – Surgery

Zusammenfassung. Diese historische Betrachtung der Geschichte der Lymphadenektomie zeigt, dass folgende Fragen seit etwa 100 Jahren angesprochen worden sind: Welche Auswirkungen hat nun die Lymphknotendissektion? Trägt sie zu einer Verminderung der Lokalrezidivrate bei? Kann durch eine Lymphknotendissektion die Überlebensrate verbessert werden oder ermöglicht sie ein genaueres Staging der Tumorausdehnung? Sowohl die Grundzüge des Metastasierungsweges als auch deren Mechanismen wurden in den zwanziger Jahren erläutert.

Schlüsselwörter: Lymphadenektomie – Geschichte – Pathologie – Chirurgie

Eine wichtige Bedingung in der Diagnostik und Therapie von malignen Tumoren des Magen-Darm-Kanals leitet sich aus der interdisziplinären Zusammenarbeit von Klinik, bildgebender Diagnostik und Pathologie ab. Aus dem Standpunkt des Chirurgen ist es besonders interessant zurückzuschauen, wie diese Zusammenarbeit sich entwickelt hat. Am Beispiel der Lymphadenektomie bei Krebsleiden läßt sich diese Entwicklung sehr gut darstellen.

Vor etwa 150 Jahren setzte Rudolf Virchow mit seinen Ausführungen zu den „Krankhaften Geschwülsten" die ersten Grundlagen der modernen Tumorpathologie und deren Konsequenzen auf die chirurgische Behandlung. „*Oder es wird vielleicht in loco die Geschwulst vollständig exstirpiert; die nächsten Lymphdrüsen werden befühlt, man erkennt noch nichts Besonderes an ihnen, sie erscheinen nicht erheblich vergrössert, höchstens vielleicht ein wenig angeschwollen, wie bei allen Reizungszuständen. Man lässt sie drinnen, und nach kurzer Zeit fangen sie an zu wachsen, bilden eine selbständige Geschwulst; ja sie können einen grösseren Umfang erreichen als die ursprüngliche Geschwulst.*" (Virchow R. 1863)

Zu diesem Zeitpunkt waren keine Methoden zur histologischen Untersuchung gegeben. Diese Methoden waren von entscheidender Bedeutung für die weitere Entwicklung der Tumordiagnostik. Eine grundlegende Voraussetzung für diese Untersuchungen war die Einführung moderner Einbettungs- und Färbemethoden (die Paraffineinbettung wurde vom Berliner Bakteriologen Edwin Klebs 1869 entwickelt). Solange die Histologen ausschliesslich mit Frischpräparaten arbeiten mussten, konnte eine große Zahl der Tatsachen, die heute dem Medizinstudenten bereits im ersten Jahr bekannt sind, nicht entdeckt werden.

Diese neuen Methoden gaben die Möglichkeit zu einer genauen Festlegung der Tumorausbreitung zum Zeitpunkt der Chirurgie, und nicht mehr – wie bisher – zum Zeitpunkt des Todes des Patienten. Dadurch wurde zum ersten Mal eine dynamische Vision der Krebsentwicklung möglich, und dadurch auch eine Einsicht in die Verbreitungswege des Krebsgeschehens.

Zu dieser Frage der Verbreitungswege kann man in den Diskussionen des 33. Kongresses der Deutschen Gesellschaft für Chirurgie, 1904 in Berlin abgehalten, folgenden Kommentar von Prof. Petersen, Ordinarius zu Heidelberg, lesen: *Die gewöhnlichen Verbreitungswege des Carcinoms sind dreierlei Art: 1. Verbreitung durch kontinuierliches Wachsthum. 2. Verbreitung auf dem Lymphwege. 3. Verbreitung auf dem Blutwege. Daneben scheint es noch eine vierte Möglichkeit der Carcinomverbreitung zu geben, die sowohl ein grosses praktisches wie theoretisches Interesse hat: das sogenannte Impf-Carcinom.* In dieser Auflistung ist ein rein mechanistisches Denken zu erkennen. Jedoch haben moderne molekularbiologische Erkenntnisse diese Prinzipien zwar ergänzt, aber nicht grundsätzlich geändert.

Auch die anatomische Grundlage für die lymphatische Ausbreitung von Krebszellen war bereits zu Anfang des Jahrhunderts bekannt. 1903 hat Polya die gastrischen Lymphbahnen genau studiert und konnte drei Hauptabführwege für die Lymphe dokumentieren: A. gastrica sinistra (mit Lymphknoten der kleinen Kurvatur und Cardia), A. hepatica (sub- und retropylorisch gelegene Lymphknoten entlang der A.gastroepiploica dextra) und A. lienalis. Beim Rektumkarzinom wurde die Wichtigkeit der totalen mesorektalen Exzision schon in den 20er Jahren erkannt *„Aus der Verbreitung der Lymphbahnen geht hervor, dass das Karzinom des pelvinen Mastdarmes nach zweierlei Richtungen wächst: nach der Höhe und nach der Seite“*. Und weiter: *„Es werden beide Wege beschritten um (…) durch die präliminäre zentrale Unterbindung der Art. Haemorroidalis sup. (…), um radikal zu operieren (Exstirpation des Mesorectum und Mesocolon pelvinum).“* (Clairmont 1925)

Petersen führt noch weitere Überlegungen zu den Mechanismen der lymphatischen Ausbreitung auf: *„(…) es sind zwei wesentliche Bedingungen belegt, welche die Entstehung solcher retrograder Lymphmetastasen begünstigen. Es sind dies erstens Verödung der centralen Lymphbahnen (die Section hatte ergeben, dass alle central gelegenen Lymphdrüsen hochgradig krebsig entartet waren) und zweitens entzündliche Processe in dem peripheren Lymphgebiet. Durch die hierbei entstehende starke Exsudation können Carcinomzellen theils rein mechanisch peripherwärts befördert, vielleicht aber auch chemisch dorthin angelockt werden.“*

Aus diesen verschiedenen Schriften geht deutlich hervor, dass man bereits 1903 davon ausging, dass Tumorzellen sich über die Lymphbahnen ausbreiten. Die Lymphdrainagebahnen wurden richtig identifiziert. Dazu wurden auch chemische Vorgänge für die Tumorzellenverbreitung vermutet, die durch die Chemokinen-Forschung inzwischen bestätigt worden sind.

1917 gelang es H. Marcus zum ersten Mal maligne Zellen im Blut nachzuweisen. *„Das Wachstum der Geschwulstzellen in Lymph- und Blutgefässen führt zur Verschleppung der blastomatösen Elemente in den Lymph- und Blutbahnen des Körpers. Im strömenden Blut sind maligne Zellen auch nachgewiesen worden.* Die Tatsache, dass diese disseminierten Zellen nur in seltenen Fällen zur Entwicklung einer Metastase führt, wurde von Borst (1924) erstmals dokumentiert *„Wir müssen (…) eine prämetastatische Phase anerkennen, in welcher Geschwulstzellen zwar in den Säften kreisen, aber immer wieder unschädlich gemacht werden“*. Dazu auch Bauer (1928): *„Die Verschleppung von Zellen im Körper ist an sich noch kein Reservat maligner Tumoren. Wir wissen von Knochenmarksriesenzellen, Chorionepithelzellen, dass sie oft genug, besonders auf dem Blutwege verschleppt werden. Solche Zellen geraten aber damit sofort unter neue*

Bedingungen, an die sie nicht angepasst sind; sie gehen demzufolge wohl ausnahmslos zugrunde (...).

Es wurde auch in den zwanziger Jahren schon erkannt, dass – mindestens – zwei Bedingungen erfüllt werden müssen, damit eine Metastase sich in einem Lymphknoten oder in einem Organ entwickelt, nämlich ein Wachstumsvorteil der Krebszelle, und eine günstige Umgebung. *„Die Fähigkeit der Geschwulstzellen, nach Verschleppung an einen neuen Ort die schrankenlose Wucherung fortzusetzen und zu neuen malignen, sog. Tochtergeschwülsten, heran zu wachsen, die auch kurzweg Metastasen genannt werden, zeigt die erhöhte selbständige Existenzfähigkeit dieser Elemente an"* (Borst 1924) Und weiter: *„Nicht nur allgemeine, sondern auch lokale Bedingungen haben auf die Metastasenbildung großen Einfluß. (...) Wichtiger sind wahrscheinlich chemische Momente; der Stoffwechsel eines Organs wird die Ansiedlung bestimmter Tumorzellen erleichtern oder erschweren."*

Zur Wachstumsautonomie einer Krebszelle schrieb Bauer 1928 *„Die Eigengesetzlichkeit des Geschwulstwachstums im Gegensatz zum altruistischen Wachstum normaler Gewebe kann aus äusseren Wachstumbedingungen niemals erklärt werden"*. Und weiter: *„Wohl gehen auch verschleppte Tumorzellen zugrunde, aber ein nicht geringer Teil vermag sich doch dank seiner neuen Eigenschaften auch am neuen Ort zu halten und zu vermehren"*. Dass aus einer Einzelzelle sich wieder ein ganzer Tumor bilden kann, wurde von Bauer ebenfalls erkannt: *„Dass eine einzige Blastomzelle zum Wiederaufbau einer ganzen Geschwulst befähigt ist, wissen wir z.B. von Rous' Sarkom; wo bei der Gewebezüchtung eine einzige Zelle zur Regeneration des Sarkoms genügt"*.

Anhand der jetzt folgenden Originaldokumente kann man ersehen, dass die obenerwähnten Überlegungen zur Tumorpathologie dieser tumorpathologischen Erkenntnisse einen grossen Einfluss auf die Entwicklung der Krebschirurgie hatten. Es muss hier schon betont werden, dass diese Standards immer wieder in Frage gestellt werden, und dass die Grundproblematik des Stellenwertes der Chirurgie zwischen lokaler und systemischer Krebskrankheit immer noch äusserst aktuell ist.

Ein wichtiger Schritt in die Umsetzung der Tumorpathologie in therapeutische Massnahmen war die Entwicklung des TNM (Tumor-Node-Metastasis)-Systems zur Klassifikation der malignen Tumoren. Diese Klassifikation wurde zuerst von P. Denoix (Frankreich) in den Jahren 1943–1952 entwickelt, und in darauffolgenden Jahren bis zur heutigen, weltweit benutzten 5. Auflage ergänzt und korrigiert. Die Ziele dieser Klassifikation sind:

- dem Kliniker bei der Behandlungsplanung zu helfen
- Hinweise auf die Prognose zu geben
- Zur Auswertung der Behandlungsergebnisse beizutragen
- Den Informationsaustausch zwischen Behandlungszentren zu erleichtern
- Zur kontinuierlichen Erforschung der menschliche Krebserkrankung beizutragen.

Trotz dieser Klassifikation bleibt das Problem der Relevanz von mikroskopischen und submikroskopischen Tumorabsiedlungen immer noch z.T. ungelöst. Zu Anfang des Jahrhunderts waren die Chirurgen sich schon darüber bewußt, dass Krebszellen im Operationsfeld belassen werden, die klinisch nicht gesehen werden können. Jordan schrieb 1904: *„Da zur Zeit, in welcher die Carcinome zur Operation zu kommen pflegen, in der Regel schon ein Übergreifen auf das lymphatische System stattgefunden hat, so bleiben auch nach scheinbar radicaler Entfernung des Primärtumors meist Krebskeime im Bindegewebe, Lymphgefässen oder Lymphdrüsen zurück"* Aus diesen Überlegungen liessen sich chirurgische Schlussfolgerungen ziehen: *„...je radicaler wir den operativen Eingriff gestalten, je weniger Krebspartikel wir im Gewebe zurücklassen, desto längere Recidivfreiheit werden wir – gleiche Carcinomarten vorausgesetzt – erzielen."* (Jordan 1904). Es lässt sich auch zeigen, dass die Resektion der Lymphbahnen und die Sicherheitsabstände schon 1924 zu den Karzinomchirurgie-Standards gehörten . *„Was nun die Ausdehnung der Resektion betrifft, so wird man (...) beiderseitig handbreit im Gesunden exstirpieren; man wird auch vom Mesenterium bis in seine Wurzel hinein soviel als irgend möglich wegnehmen, weil hier die tumorzellführenden Lymphgefässe und Drüsen sich befinden."* (Schmieden 1924). Damit erhoffte man sich, die Rezidivrate zu senken und damit eine längere Überlebensrate der Krebspatienten zu erzielen.

Die Lymphknotendissektion hat den theoretischen Vorteil, daß klinisch okkulte Lymphknotenmetastasen entfernt werden, die Tumorausbreitung genauer bestimmt werden kann und adjuvante Therapien gezielt eingesetzt bzw. unterlassen werden können. Jedoch zieht dieses Verfahren eine erhöhte Morbidität und Mortalität nach sich. Es liegt auf der Hand, dass eine solche erweiterte Lymphknotendissektion bei schon disseminierter Krebskrankheit keinen Überlebensvorteil bringen kann. Die ultra-radikale Krebschirurgie, die in den 40er Jahren aufkam, versuchte alle lokoregionale Lymphgefässe und Drüsen zu entfernen, konnte sich aufgrund ihrer hohen Mortalität bei gleichzeitig niedriger Überlebensdauer nicht durchsetzen. Brunschwig und Prudente gehörten zu den vornehmlichen Verfechtern des operativen Ultraradikalismus. Als Beispiele für ultra-radikale Eingriffe möchten wir hier die erweiterte totale Duodenopankreatektomie (Brunschwig 1947) und die Oesophago-gastroduodeno-spleno-pankreatektomie (Prudente 1951) erwähnen. Zu diesem Thema schrieb Bauer 1963 in seinem Werk „Das Krebsproblem“: *„Die Tatsache, dass das Leben eines sonst nicht heilbaren Krebskranken ohne Operation verloren ist, ist noch keine Rechtfertigung, denn sie sind ja fast durchweg auch mit der Operation verloren“.*

Auf der Grundlage dieser enttäuschenden Erfahrungen versuchten die Chirurgen nun, ein Konzept der „optimalen Chirurgie“ zu entwickeln, d.h. für jedes Organ und Tumorstadium den chirurgischen Eingriff zu definieren, der folgende Bedingungen erfüllte:

- optimale Überlebenschancen
- minimale Mortalität
- minimale Morbidität
- maximale Funktionserhaltung/Lebensqualität.

Der Bedarf nach einer funktionserhaltenden Rektumchirurgie war schon in den zwanziger Jahren spürbar. *„In der Entwicklung (der Rektumchirurgie) macht sich deutlich der Zug zu immer radikalerem Vorgehen bemerkbar. (...) Das Extrem des radikalen Vorgehens findet die kombinierte Methode in dem Vorschlag von Quenu. (...) Auf der anderen Seite macht sich aber auch das Bestreben immer mehr geltend, das funktionelle Resultat nicht zu vernachlässigen, den Sphinkterapparat wenn möglich zu schonen oder durch besondere technische Vorschläge die Kontinenzverhältnisse zu bessern.“* (Clairmont 1925). Jedoch hat erst die flächendeckende Einführung der tiefen anterioren Resektion mit totaler mesorektaler Excision durch Heald ab 1986 wesentlich dazu beigetragen, den Anteil der funktionserhaltenden Rektumoperationen zu steigern, ohne Einbüsse in der Lokalrezidivrate oder im Langzeitüberleben zu bedeuten. Verglichen mit der Chirurgie zu Beginn des 20. Jahrhunderts, haben sich in den 70er und 80er Jahren entscheidende Veränderungen abgezeichnet. Dank dieser durch pathologische Gedanken eingeführten chirurgischen Entwicklungen ist es heute möglich, $^{3}/_{4}$ der Patienten, die an einem Rektumkarzinom leiden, durch lokal radikale Eingriffe zu heilen. Jedoch muss man auch vermerken, dass $^{1}/_{4}$ der Patienten, selbst nach optimaler Chirurgie, Fernmetastasen entwickeln, und dass bei diesen Patienten eine erweiterte Lymphknotendissektion zwecklos bleiben wird. (Köckerling 1998).

Diese historischen Betrachtungen haben folgende Fragen aufgeworfen: Welche Auswirkungen hat nun die Lymphknotendissektion? Trägt sie zu einer Veminderung der Lokalrezidivrate bei? Kann durch eine Lymphknotendissektion die Überlebensrate verbessert werden oder ermöglicht sie ein genaueres Staging der Tumorausdehnung? Diese Fragen bleiben zum Teil ungelöst. Zum Beispiel werden seit 1990 bei Mammakarzinomen und Melanomen Sentinel-node Biopsien durchgeführt, um eine axilläre/inguinale Dissektion zu vermeiden und die lokale Morbidität zu senken. Inwieweit dieses Vorgehen einen Einfluß auf die Überlebensrate hat, ist bisher noch unbestimmt.

Einleuchtend und beeindruckend bleibt in allen Fällen, wie unsere Vorgänger in der Krebspathologie und -chirurgie die wesentlichen Fragen zur Lymphknotendissektion schon vor einem Jahrhundert gestellt haben, ohne über die modernen Erkenntnisse der Molekularbiologie zu verfügen. Mit der Entwicklung der TNM-Klassifikation haben die Ergebnisse histopathologischer

Untersuchungen entscheidende Konsequenzen für die Behandlung von Patienten und für vergleichende Studien zur Therapieverbesserung auf nationaler und internationaler Ebene gefunden. Eine große Herausforderung wird noch die Integration der molekularen Daten in die Pathologie und deren Konsequenzen für die Patientenbehandlung darstellen.

Literatur

1. Bauer KH (1928) Mutationstheorie der Geschwulst-Entstehung, Übergang von Körperzellen in Geschwulstzellen durch Gen-Änderung, Springer, Berlin
2. Bauer KH (1963) Das Krebsproblem, Springer, Berlin
3. Clairmont P (1925) Mastdarm. In: Zweifel P, Payr E (eds) Die Klinik der bösartigen Geschwülste (II. Bd) Hirzel, Leipzig, 311–341
4. Borst M (1924) Allgemeine Pathologie der malignen Geschülste. In: Zweifel P, Die Klinik der bösartigen Geschwülste, Hirzel, Leipzig
5. Jordan (1904) Ueber Spätrecidive des Carcinoms, Verhandlungen der Deutschen Gesellschaft für Chirurgie, Dreiunddreissigster Congress, Berlin
6. Köckerling F, Reymond MA et al. (1998) J Clin Oncol
7. Marcus H (1917) Ztsch F Krebsf, Bd 16, H 2, S 217
8. Petersen (1904) Über das Impf-Carcinom, Verhandlungen der Deutschen Gesellschaft für Chirurgie, 33. Congress, Berlin
9. Schmieden V (1924) Darm. In: Zweifel P, Die Klinik der bösartigen Geschwülste, Hirzel, Leipzig
10. Virchow R (1983) Die krankhaften Geschwülste (1. Bd) August Hirschwald, Berlin

Endoluminale Therapie

Praeneoplasien und Neoplasien im Analbereich*

D. Geile, G. Osterholzer und J. Müller

Proktologisches Institut München-Ost, Chirurgische Privatklinik Bogenhausen, Denninger Straße 44, 81679 München

Anal Preneoplastic and Neoplastic Lesions

Summary. Classification of this lesions could be done concerning localisation and histological type. Squamous cell carcinoma of the anal canal are the most often to be found, but overall neoplasias in this region are very seldom. The most important role in pathogenesis seems to play infection with HPV viruses. Symptoms are in the beginning unspecific and similar to other common proctological diseases. Proctological diagnostic procedures are to be combined with cytological methods. Therapeutic management depends on malignant potential of the lesions and contains local excision, total operation and combined radiochemotherapy, which is today considered standard therapy of squamous cell carcinoma of the anal canal.

Key words: Anal Neoplasia – Anal Preneoplasia – AIN – Bowen's disease

Zusammenfassung. Die Einteilung dieser Läsionen erfolgt nach Lokalisation und histologischem Typ. Am häufigsten treten Plattenepithelcarcinome des Analkanals auf, wobei die Neoplasien des Analbereichs insgesamt sehr selten sind. Ein wichtiger ätiologischer Faktor sind Infektionen mit HPV-Viren. Die Symptomatik ist zunächst völlig unspezifisch und gleicht der anderer proktologischer Erkrankungen. Die Standarddiagnostik muß mit cytologischen Methoden kombiniert werden. Das Therapiekonzept umfaßt je nach maligner Potenz der Veränderung lokale Entfernung, Radikal-Operation und Radio-Chemotherapie, die heute als Standard bei Plattenepithelneoplasien des Analkanals gilt.

Schlüsselwörter: Anale Neoplasien – Anale Praeneoplasien – AIN – Mb. Bowen

Bei den folgenden Ausführungen kann es sich lediglich um eine Zusammenfassung der für den niedergelassenen Chirurgen notwendigen Kenntnisse von Ätiologie, Pathophysiologie, Diagnostik und Therapie handeln.

Eine Gliederung der Neoplasien läßt sich zum einen nach histologischem Typ, zum anderen nach der Lokalisation im Bereich des Analkanals und der Perianalregion treffen. Grundsätzlich hat sich die Nomenklatur heute auf die Unterscheidung zwischen Analrand-Carcinom und Analkanal-Carcinom festgelegt, wobei in der Regel das Plattenepithel-Carcinom gemeint ist. Im Analkanal wird nach nicht verhornendem (oberhalb der Linea dentata) und verhornendem (unter-

* Herrn Professor Dr. Lechner, Garmisch-Partenkirchen, in Dankbarkeit gewidmet

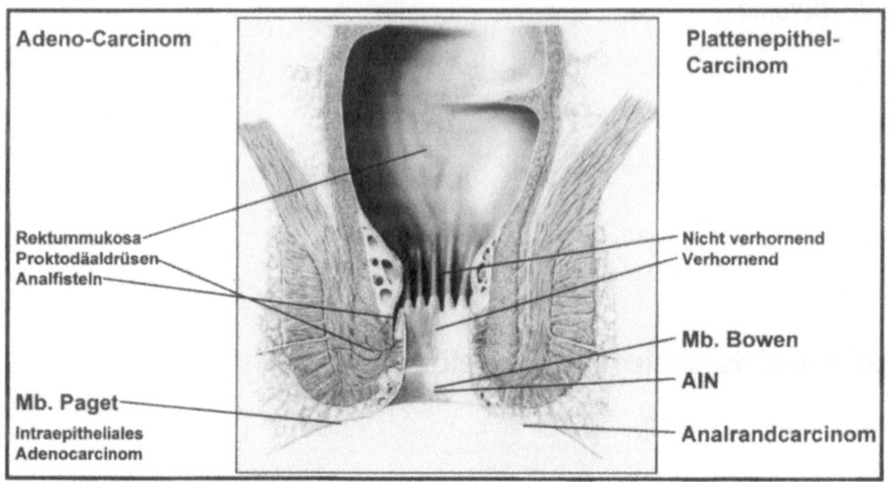

Abb. 1. Lokalisation und Histologie. Proktologisches Zentrum München-Ost, 2001

halb der Linea dentata) Plattenepithel-Carcinom unterschieden. Das Analrand-Carcinom ist außerhalb des Analkanals lokalisiert und kann definitionsgemäß in einem Umkreis von 6 cm perianal auftreten. Ebenso können im Bereich des physiologischerweise vorhandenen Plattenepithels Praeneoplasien wie der Morbus Bowen bzw. die anale intradermale Neoplasie (AIN) gefunden werden (siehe Abb. 1).

Adeno-Carcinome finden sich natürlich im Bereich der Rektummucosa und sind auch bei marginalem tief situiertem Wachstum als Rektum-Carcinome zu deklarieren. Außerdem können sich in den Proktodealdrüsen (sechs bis zehn physiologischerweise vorhanden) Adeno-Carcinome bilden, ebenso in Analfisteln. Beide Ursprungsorte werden gleich häufig befallen, allerdings handelt es sich um sehr seltene Carcinome, die auch in der Literatur als Fallberichte und Sammelstatistiken mit zweistelligen Zahlen maximal zu finden sind. Als Praeneoplasie muß der Morbus Paget im Bereich der Epidermis angesehen werden, es handelt sich um ein intraepitheales Adeno-Carcinom.

Daß es sich bei diesen analen Veränderungen um sehr seltene Erkrankungen handelt, geht aus der Analyse des Praxiskrankengutes aus den letzten drei Jahren hervor. Zwischen 1998 und 2000 sind in der proktologischen Praxis 5650 neue Patienten behandelt worden, an einschlägigen Diagnosen sind gefunden worden:

Condylomata acuminata	137 - 2,40%
Bowenoide Papulose	4 - 0.07%
Morbus Bowen	3 - 0,05%
Morbus Paget	2 - 0,03%
Anal-Carcinom (Plattenepithel)	20 - 0,35%.

Übereinstimmend wird in der Literatur die ätiologische Rolle der HPV-Virusinfektionen angenommen bzw. bestätigt. Bei 88% der Patienten mit Analkarzinom werden HPV-Viren gefunden (Frisch [5]). Tabelle 1 zeigt das Auftreten von HPV-Viren der Stämme 6, 11, 16 und 18 bei den verschiedenen Praeneoplasien und Neoplasien. Niedrig nummerierte Virusstämme sind bis jetzt bei Condylomata und AIN I und II gefunden worden, aber auch bei einer malignen Veränderung wie dem Morbus Bowen. In einem hohen Prozentsatz treten höher nummerierte Virusstämme bei den obligatorischen Praeneoplasien und dem Anal-Carcinom auf.

Daß Praeneoplasien in hohem Maß eine maligne Potenz beinhalten, nicht aber zwangsläufig zum invasiven Carcinom führen müssen, ist aus den bisher zitierten Entartungsraten zu ent-

Tabelle 1. HPV-Viren. Bei 88% der Patienten mit Anal-Carcinom (Frisch, N = 388)

HPV 6	HPV 11	HPV 16	HPV 18
Condylomata acuminata (bei 85% d. Pat., Surawicz)		High grade AIN (III)	High grade AIN
Low grade AIN (I, II)	Low grade AIN	Mb. Bowen (60–80% d. Pat., Sigel)	Mb. Bowen
Mb. Bowen	Mb. Bowen	invasives Analcarcinom (73% d. Pat., Frisch)	

nehmen. Während man davon ausgeht, daß Low grade AIN I und II bisher keine nachweisbare maligne Potenz aufweisen, muß bei High grade AIN III in 10 bis 30% von einer Entwicklung eines invasiven Carcinoms ausgegangen werden (Scholefieldt [10]). Cleary [2] hat in einer Veröffentlichung im Jahre 2000 ausgeführt, daß bei Warzenbildung in 33% AIN II und III vorliegen können – nicht zu verwechseln mit Condylomata acuminata. Die bowenoide Papulose dagegen zeigt nur bei 2,6% der befallenen Patienten eine Neigung zur Carcinom-Entwicklung (de Belikowsky [3]). Fazio [4] gibt an, daß mit einem Morbus Bowen in 2 bis 20% anogenitale Carcinome auftreten können, daß jedoch das Vorliegen anderer Carcinome im Gastrointestinaltrakt **nicht** häufiger anzunehmen ist – wie bisher geglaubt. De Belikowsky gibt eine Entartungsrate mit Bildung invasiver Carcinome in fast 30% an. Der Morbus Paget hat von allen Praeneoplasien bzw. in-situ-Veränderungen die höchste maligne Potenz mit bis zu 50% Übergang in ein invasives Carcinom.

Es ist für den betreuenden Arzt sehr wichtig zu wissen, daß die Symptome der analen Veränderungen völlig unspezifisch sind, daß also die üblichen Beschwerden analer benigner Erkrankungen wie Blutung, Pruritus, Nässen, Schmerzen, Fremdkörpergefühl, Knotenbildung etc. genau so bei analen Praeneoplasien und Neoplasien zu finden sind. Daher ist **immer** die komplette proktologische Untersuchung mit ihren fünf Untersuchungsgängen (Anamnese, Inspektion, digitale Untersuchung, Proktoskopie, Rektosigmoidoskopie) durchzuführen. Mit einer Pinselung mit 5%iger Essigsäure lassen sich flache Warzen besser erkennen, allerdings können AINs damit nicht unterschieden werden. Yamaguchi [11] hat in einer neuen Arbeit die bessere Darstellbarkeit von in-situ-Veränderungen maligner Potenz mit Indigocarmin-Einfärbung zeigen können. Für die Praxis ist die großflächig entnommene Zytologie mit Nachweis von Tumorzellen eine praktikable Maßnahme, allerdings ist das negative Ergebnis nicht wertbar. Es können so auch im sensiblen und hoch-sensiblen Bereich flächig Materialentnahmen getätigt werden. Ebenso ist gezeigt worden, daß die Färbung nach Papanicolaou eine hohe Treffsicherheit für AIN besitzt (50 bis 75%).

Beim Vorliegen eines Morbus Bowen bzw. einer AIN III (von vielen Autoren werden beide Veränderungen bereits als Identität angesehen) sind großzügige Exzisionen bzw. ein Biopsie-Mapping vorzunehmen. Das bedeutet, die Entnahme von mindestens 12 bis 16 Biopsien intra- und perianal, in vier Quadranden und drei Etagen zu gewinnen. Der Eingriff ist in Narkose durchzuführen, ebenso natürlich die Lokalexzision des Morbus Bowen, wobei der intraoperative Schnellschnitt zur Feststellung von Tumorzellen in den Resektionsrändern unerläßlich erscheint. Daher müssen Excidate lokal gekennzeichnet werden, um etwaige Nachresektionen zu erleichtern.

Im morphologischen Bild sind die praemalignen und malignen Veränderungen in ihren Anfangsformen ebenfalls unspezifisch, von verdickten warzenähnlichen rötlichen Knötchen bis zu pigmentierten flachen Hautarealen, von erosiv entzündlichen Veränderungen bis zur lichenifizierten Hautpartien, die einem chronischen Ekzem sehr ähneln, von flachen fissurähnlichen Ulcerationen bis zu erhabenen Tumoren sind höchst variationsreiche Bilder möglich. Der proktologisch untersuchende Arzt sollte auf jeden Fall jede Veränderung, die er nicht sicher einordnen kann, untersuchen bzw. histologisch abklären.

Tabelle 2. Therapiekonzept Praeneoplasien

• Warzen	entfernen!
• AIN I und II:	Kontrollen
• Bowenoide Papulose	Kontrollen, HPV-Therapie, Biopsie, u.U. Mapping (Cleary 2000)
• Mb. Bowen, AIN III:	ausgedehnte Excision, intraoperativer Schnellschnitt (Randbefall 19–34% (Brown) plastische Deckung der Defekte
Cave:	23,1% Rezidive trotzdem, nach Lokalexcision mit Sicherheitsabstand sogar 53,3% Rezidive (Marchesa, Fazio 25% Rezidive)
In Frage zu stellen!! – Diskussion Radiochemotherapie Follow up 3–6 monatlich Screening Cytologie	

Tabelle 3. Therapiekonzept Analrand-Carcinom

• Radikale lokale Excision	5 J. ÜLZ	80%
Kontraindikation: Halbe Circumferenz betroffen, tiefe Invasion, Zerstörung der Sphinkteren, LKn.-Infiltration		
• APR	5 J. ÜLZ	20–80% (?)
• Kombinierte Radio-Chemotherapie	5 J. ÜLZ	60–70% (Papillon 82)
Aber: 40% Rezidive, dann Excision empfohlen Kaum Organmetastasen		
• Radikale Lymphadenektomie bei Befall der inguinalen Lymphknoten		

Das Therapiekonzept bei Praeneoplasien zeigt Tabelle 2: Zunächst sind alle Veränderungen zu entfernen bzw. bioptisch abzuklären. Bei den Erkrankungen mit geringer maligner Potenz wie AIN I und II sowie der bowenoiden Papulose sind unter Umständen Kontrollen ausreichend, die Infektion mit HPV-Viren sollte mit den üblichen Mitteln behandelt werden (Podophyllin, Imiquimod). Biopsien und unter Umständen ein ausreichendes Mapping sind zu empfehlen. Der Morbus Bowen bzw. die AIN III bedarf der kompletten ausgedehnten Entfernung, wobei intraoperative Schnellschnittuntersuchungen gezeigt haben, daß der sichtbar freie Exzisionsrand noch in 19 bis 34% maligne Zellen enthält. Eine plastische Deckung der Defekte kann notwendig werden. Trotzdem ist in über 20% mit Rezidiven zu rechnen, nach Lokalexzision lediglich mit sichtbarem Sicherheitsabstand sogar in über 50%, daher also die Empfehlung zur Schnellschnittuntersuchung. Nachdem die Überlegenheit der kombinierten Radiochemotherapie bei der Behandlung des Anal-Carcinoms im Moment anzunehmen ist, nachdem es sich im Prinzip um Geschehen mit infektiöser Komponente handelt, bleibt zu diskutieren, ob die operative Entfernung auch weiterhin als die Methode der Wahl anzusehen sein wird, im Moment ist jedoch noch keine bessere Alternative bekannt. Ein Follow-up sollte drei- bis sechsmonatlich mindestens erfolgen, dabei können Zytologieabstriche großräumig entnommen werden.

Das Konzept für das Analrandkarzinom (Tabelle 3) ist nach übereinstimmender Meinung in der großräumigen lokalen Exzision zu sehen, wobei diese allerdings ihre Grenzen hat. Ist mehr als die halbe anale Circumferenz betroffen, gibt es eine tiefe Invasion, unter Umständen mit Zerstörung der Funktionsstrukturen wie der Sphinkteren, so muß die abdomino-perineale Rektumexstirpation indiziert werden. Bei Befall der Leistenlymphknoten kann eine radikale Lymphadenektomie ergänzend gemacht werden. 5 Jahres-Überlebensraten sind bei der möglichen lokalen Exzision bei 80% anzunehmen, das heißt also, daß die Prognose direkt abhängig ist von der Tumorgröße und der Infiltrationstiefe. Die Literaturangaben bezüglich der 5-Jahres-Überlebensrate nach abdomino-perinealer Exstirpation schwanken zwischen 20 und 80%. Die kombinierte Radiochemotherapie zeigt primär eine höhere durchschnittliche Überlebensrate (60 bis 70%), aber in 40% muß mit dem Auftreten von Rezidiven gerechnet werden, dann wird wiederum die operative Intervention empfohlen.

Tabelle 4. Therapiekonzept Analkanal-Carcinom

	Radio-Chemotherapie!		
Verbessert:	Lokale Situation, krankheitsfreie ÜLZ, erspart A.p.		
Cave:	nachfolgende Biopsien nicht zu früh entnehmen!		
• APR nachfolgend		3 J. ÜLZ	58% (Pocard 98)
• bei Tumorpersistenz oder Rezidiv		5 J. ÜLZ	45% (Allal 99)

Tabelle 5. Phase III trials in anal cancer

Trial [ref #]	Local control at 3 years, %	Overall survival at 3 years, %	
EORTC [4]			
Radiation alone	39	65	
Combined modality	58 (P=0.02)	72	
UKCCR [85]			
Radiation alone	39	58	
Combined modality	61 (P=0.0001)	65	
	Colostomy-free survival at 5 years, %	Disease-free survival at 5 years, %	Overall survival at 5 years, %
RTOG/ECOG [3]			
RT+5-FU	58	50	65
RT+5-FU+mitomycin	64 (P=0.17)	67 (P=0.006)	67 (P=0.7)

5-FU, 5-fluorouracil; EORTC, European Organization for the Research and Treatment of Cancer; ECOG, Eastern Cooperative Oncology Group; RTOG, Radiation Therapy Oncology Group; UKCCR, United Kingdom Coordination Committee on Cancer Research
Anal carcinoma: histology, staging, epidemiology, treatment; Ryan and Mayer, 2000

Übereinstimmend ist die Radiochemotherapie als das Therapiekonzept der Wahl beim Analkanal-Carcinom, verhornend oder nicht verhornend, dargestellt. Gesichert sind verbesserte Ergebnisse in Bezug auf die lokale Situation, auf die krankheitsfreie Überlebenszeit und auf die Ersparung eines Anus praeter. Gesichert ist auch die Überlegenheit der Kombination von 5-FU mit Mitomycin und die Überlegenheit der kombinierten Radiochemotherapie gegenüber der Radiotherapie allein. Dagegen besteht in Hinblick auf die Gesamtüberlebenszeit kein signifikanter Unterschied zu der radikalen operativen Therapie. Eine Untersuchung des vormals erkrankten Gebietes nach Abschluß der Radiochemotherapie sollte kurzfristig und regelmäßig erfolgen, allerdings sollten Biospsien mindestens 8 Wochen nach Beendigung der Therapie entnommen werden, da es sonst ernsthafte Probleme mit der Wundheilung geben kann und therapiebedingte Zellveränderungen mißgedeutet werden können. Wird eine operative Therapie nachfolgend noch notwendig, so liegt die 3-Jahres-Überlebensrate bei 58% (Pocard [7]), bei Tumorpersistenz oder Tumorrezidiv liegt die 5-Jahres-Überlebensrate bei unter 50% (Allal [1]) (siehe Tabelle 4).

In diesem Zusammenhang müssen noch einmal die Ergebnisse der EORTC-Studie (European Organization for the Research and Treatment of Cancer) zitiert werden, ebenso der UKCCR-Studie (United Kingdom Coordination Committee on Cancer Research) sowie der Studie der Ostländer (RTOG/ECOG). Die erstgenannten beiden Studien haben Radiotherapie allein mit kombinierter Radiochemotherapie verglichen, dabei zeigt sich eine signifikante Erhöhung der Zahl von Patienten, die nach drei Jahren rezidivfrei gewesen sind. In der Studie der Ostgruppe ist die Behandlung mit Radiotherapie und 5-FU verglichen worden mit der kombinierten Radiochemotherapie mit Mitomycin. Dabei ergibt sich eine signifikant höhere Überlebensrate nach drei Jahren (siehe Tabelle 5).

Literatur

1. Allal AS, Laurencet FM, Reymond MA, Kurtz JM, Marti MC (1999) Effectiveness of surgical salvage therapy for patients with locally uncontrolled anal carcinoma after sphincter-conserving treatment. Cancer 86:405–409
2. Cleary RK, Schaldenbrand JD, Fowler JJ, Schuler JM, Lampman M (1999) Perianal Bowen's Disease and Anal Intraepithelial Neoplasia. Review of the Literature. Dis Colon Rectum 42:945–951
3. De Belikovsky C, Lessana-Leibowitch M (1993) Bowen's disease and bowenoid papulosis: comparative clinical viral and disease progression aspects. Contracept-Fertil-Sex 21:231–236
4. Fazio VW (Hrsg) (1990) Current therapy in colon and rectal surgery. Toronto: Decker
5. Frisch M, Fenger C, van den Brule AJ, Sorensen P, Meijer CJ, Wallboomers JM et al. (1999) Variants of squamous cell carcinoma of the anal canal and perianal skin and their relation to human papillomaviruses. Cancer Res 59:753–757
6. Mappes HJA (2000) Gibt es noch chirurgische Indikationen in der Therapie des Analcarcinoms? Zentralbl Chir 125:365–369
7. Pocard M, Tiret E, Nugent K, Dehni N, Pare R (1998) Results of salvage abdominoperineal resection for anal cancer after radiotherapy. Dis Colon Rectum 41:1488– 1493
8. Ryan DP, Compton CC, Mayer RJ (2000) Carcinoma of ther anal canal. New England Journal of Medicine 342:792–800
9. Ryan DP, Mayer RJ (2000) Anal carcinoma: histology, staging, epidemiology, treatment. Curr Opin Oncol 12:345–352
10. Scholefield JH, Ogunbiyi OA, Rogers K, Sharp F (1994) Treatment of anal intraepithelial neoplasia: Br J Surg 81:1238–1240
11. Yamaguchi T, Moriya Y, Fujii T, Kondo H, Oono Y, Shimoda T (2000) Anal Canal Squamous-Cell Carcinoma: In situ, Clearly Demonstrated by Indigo Carmine Dye Spraying. Dis Colon Rectum 43:1161–1163

Endoluminale Therapie von neoplastischen Veränderungen des Gastrointestinaltraktes: Barrett Ösophagus – aus der Sicht des Chirurgen

H. J. Stein, M. Feith und J. R. Siewert

Chirurgische Klinik und Poliklinik, Klinikum rechts der Isar, Technische Universität München, Ismaningerstraße 22, 81675 München

Endoluminal Therapy of Neoplastic Changes of the Gastrointestinal Tract: Barrett Esophagus – the Surgeons Point of View

Summary. The need for radical subtotal esophagectomy and extensive lymphadenectomy in patients with early Barrett cancer, i.e. T1 tumors, is increasingly questioned. Based on the principles of surgical oncology, the precancerous nature of Barrett esophagus, and the high rate of lymph node metastases in patients with T1b tumors, the minimal extent of the procedure for early Barrett cancer must include the entire segment of the distal esophagus covered by intestinal metaplasia and a regional lymphadenectomy. In adequately selected patients this can be achieved by a limited surgical procedure with transhiatal resection of the distal esophagus and jejunum interposition, but not by endoscopic mucosal ablation or endoscopic mucosa resection. The high recurrence rates after endoscopic interventions does not support the use of these techniques in operable patients.

Key words: Early Barrett cancer – Limited resection – Esophagectomy – Mucosa resection

Zusammenfassung. Die Notwendigkeit einer radikalen Ösophagektomie und ausgedehnten Lymphadenektomie beim Frühcarcinom, d.h. T1-Carcinom, im Barrett Ösophagus wird zunehmend in Frage gestellt. Auf dem Boden der Prinzipien der onkologischen Chirurgie, der präkanzerösen Natur der Barrett Mukosa und der hohen Prävalenz von Lymphknotenmetastasen auch beim T1b Carcinom muß als minimales Resektionsausmaß beim Barrett Frühcarcinom eine Resektion des gesamten Anteils der Speiseröhre mit intestinaler Metaplasie sowie eine regionale Lymphadenektomie gefordert werden. Dies kann durch ein limitiertes chirurgisches Vorgehen mit transhiataler Resektion des distalen Ösophagus und Jejunuminterposition, aber nicht durch endoskopische Mukosaablation oder endoskopische Mukosaresektion, erreicht werden. Aufgrund der hohen Rezidivraten nach endoskopischer Intervention erscheint der breite Einsatz dieser Techniken bei operablen Patienten fragwürdig.

Schlüsselwörter: Barrett Frühcarcinom – Limitierte Resektion – Mukosaresektion

Einleitung

Die Inzidenz des Adenocarcinoms im distalen Ösophagus nimmt in der westlichen Welt nach wie vor rapide zu. Ein langjähriger gastroösophagealer Reflux mit konsekutiver Ausbildung einer spezialisierten intestinalen Epithelmetaplasie im distalen Ösophagus (sogenannter Barrett Ösophagus) stellt den wesentlichen bekannten Risikofaktor des Adenocarcinoms im distalen Ösophagus (sogenanntes Barrett Carcinom) dar [9, 10]. Mehrere Studien konnten zeigen, daß die Entstehung eines Barrett Carcinoms aus der intestinalen Metaplasie über verschiedene Zwischenstufen der Dysplasie erfolgt. Diese Metaplasie-Dysplasie-Carcinom Sequenz ermöglicht es, im Rahmen endoskopischer Überwachungsprogramme Frühstufen der malignen Entartung des Barrett Ösophagus zu identifizieren [10]. Als Konsequenz kommt es zu einer zunehmenden Diagnose von Patienten mit hochgradiger Dysplasie oder Frühcarcinomen, d.h. T1-Carcinomen, im Barrett Ösophagus. Im eigenen Patientengut hat sich die Prävalenz von Frühbefunden in der Population der resezierten Barrett Carcinome von weniger als 20% vor 1992 auf nahezu 40% seit 1997 erhöht [11].

Als chirurgischer Standard galt bislang bei der hochgradigen Dysplasie und beim Frühcarcinom im Barrett Ösophagus die radikale abdomino-thorakale oder transmediastinale subtotale Ösophagektomie mit Fundektomie und ausgedehnter Lymphadenektomie [7, 8]. Zwar können durch derartige radikale Eingriffe bei Frühcarcinom Langzeitüberlebensraten von über 85% erzielt werden, allerdings sind die damit verbundene Mortalität, Morbidität und die Einschränkung der Lebensqualität ganz erheblich [5]. Die Notwendigkeit einer radikalen Ösophagektomie und ausgedehnten Lymphadenektomie bei Frühcarcinomen im Barrett Ösophagus wird deshalb zunehmend in Frage gestellt. Als Alternativen werden endoskopische Intervention (photodynamische Therapie, Laser Ablation, Argonplasma-Koagulation oder endoskopische Mukosaresektion des Tumorbefundes im Barrett Ösophagus) und limitierte chirurgische Therapieverfahren diskutiert und praktiziert [1, 3, 4, 11]. Die wesentlichen Prinzipien der onkologischen Chirurgie sollten jedoch auch bei Einsatz limitierter Therapieverfahren berücksichtigt werden.

Vorbedingungen für eine limitierte Radikalität bei der hochgradigen Dysplasie und beim Frühcarcinom im Barrett Ösophagus

Die Voraussetzungen für eine Limitierung der Radikalität bei der Therapie von Tumorfrühstadien sind durch die Prinzipien der onkologischen Chirurgie klar definiert. Die wesentliche Bedingung ist, daß durch die Limitierung des Eingriffs die Chance auf Heilung bzw. Langzeitüberleben nicht beeinträchtigt werden darf. Dies erfordert, daß auch beim limitierten Vorgehen eine komplette makroskopische und mikroskopische Tumorentfernung mit ausreichendem Sicherheitsabstand (R0-Resektion) sowie eine adäquate Lymphadenektomie erfolgt [8]. Darüber hinaus sollte das limitierte Vorgehen mit einer deutlich niedrigeren Mortalität, Morbidität und Rate an Langzeitnebenwirkungen als beim radikalen Eingriff verbunden sein und eine bessere Lebensqualität ermöglichen. Des weiteren sollte beim Barrett Frühcarcinom zur Verhinderung des erneuten Auftretens eines Tumors die Präkanzerose (d.h. der Barrett Ösophagus) komplett entfernt und die zugrundeliegende prädisponierende Erkrankung (d.h. der gastro-ösophageale Reflux) möglichst kausal therapiert werden [10, 11].

Eine Analyse der Literatur und der eigenen Daten zeigt, daß die hochgradige Dysplasie im Barrett Ösophagus irreversibel ist und praktisch immer zum invasiven Carcinom fortschreitet oder zum Zeitpunkt der Diagnose häufig bereits mit einem invasiven Carcinom vergesellschaftet ist [10]. Des weiteren liegt bei bis zu 50% der Patienten ein multifokaler Tumor in der intestinalen Metaplasie vor [11]. Eine komplette Entfernung des gesamten Areals mit intestinaler Metaplasie ist demnach immer erforderlich.

Eine Lymphknotenmetastasierung liegt bei Patienten mit hochgradiger Dysplasie oder einem auf die Mukosa begrenzten Carcinom (T1m oder T1a Carcinom) im Barrett Ösophagus praktisch nie vor, während bei Submukosainfiltration (T1sm oder T1b Carcinom) bei bis zu 30% der Patienten Lymphknotenmetastasen oder Mikrometastasen beschrieben werden [11]. Bei Patienten mit hochgradiger Dysplasie oder Mukosacarcinom wäre damit zumindest theoretisch eine alleinige Destruktion oder Entfernung der gesamten Barrett Mukosa unter Belassung der Ösophaguswand als Therapieziel denkbar. Allerdings kann derzeit mit keiner verfügbaren Methode prä-therapeutisch zuverlässig zwischen hochgradiger Dysplasie bzw. Mukosacarcinom und Submukosacarcinom unterschieden werden. Auch der endoskopische Ultraschall mit Hochfrequenzsonden kann dieses Ziel derzeit nicht mit ausreichender Validität erreichen. Auch bei der prätherapeutischen Diagnose einer hochgradigen Dysplasie oder eines auf die Mukosa begrenzten Carcinoms kann demzufolge nicht auf die Resektion der gesamten Ösophaguswand und Lymphadenektomie verzichtet werden.

Limitierte Resektion mit Rekonstruktion durch Dünndarminterposition versus radikale Ösophagektomie beim Barrett Frühcarcinom

Basierend auf den oben aufgeführten Überlegungen erfolgte seit Juli 1997 im Rahmen einer prospektiven Studie bei 35 Patienten mit hochgradiger Dysplasie oder T1 Carcinom im Barrett Ösophagus über einen rein abdominellen Zugang eine limitierte Resektion des distalen Ösophagus, ösophago-gastralen Übergangs und proximalen Magens mit regionaler Lymphadenektomie im unteren hinteren Mediastinum und oberen abdominellen Kompartment [11]. Zur Verhinderung eines postoperativen gastro-ösophagealen Refluxes wird die Rekonstruktion durch Interposition eines gestielten isoperistaltischen Jejunumsegments (Modifikation der Operation nach Merendino [6]) durchgeführt. Als Vergleichsgruppe dienten 71 Patienten mit Barrett Frühcarcinom und radikaler subtotaler Ösophagektomie.

Tabelle 1 zeigt, daß sowohl durch die radikale subtotale Ösophagektomie als auch durch das limitierte chirurgische Vorgehen bei allen Patienten eine komplette Tumorresektion (R0-Resektion) und Resektion des gesamten Areals mit Barrett Mukosa erzielt werden kann. In der medianen Anzahl der entfernten Lymphknoten fand sich kein relevanter Unterschied zwischen radikaler Ösophagektomie und limitierter Resektion. Die radikale Ösophagektomie war jedoch mit einer deutlich höheren Morbidität und postoperativen Mortalität verbunden. Im postoperativen Follow up kam es bei 3/71 Patienten mit radikaler Ösophagektomie zu einem Tu-

Tabelle 1. Vergleich der radikalen subtotalen Ösophagektomie, ‚limitierter Resektion und Dünndarminterposition' und endoskopischer Mukosaresektion beim Barrett Frühcarcinom

	Radikale Ösophagektomie*	Limitierte Resektion*	Endoskopische Mukosaresektion**
Patienten-Zahl	71	35	64
Anzahl der Eingriffe/Patient	1	1	2,4
R0-Resektion	71/71 (100%)	35/35 (100%)	?
Komplette Entfernung der Barrett Mukosa	71/71 (100%)	35/35 (100%)	?
Mediane Anzahl entfernter Lymphknoten (Range)	22 (6–48)	19 (9–30)	0
Morbidität	31/71 (43,7%)	5/35 (14,3%)	8/64 (15,6%)
Mortalität	3/71 (4,2%)	0/35 (0%)	0/64 (0%)
Medianer Follow up	67 Monate	27 Monate	12 Monate
Rezidive	3**/71 (4,2%)	0/35 (0%)	9/64 (14%) 18/64 (28,1%)**
Persistierender Reflux	?	2/35 (5,7%)	?
Gute/excellente postoperative Lebensqualität	?	31/35 (88,6%)	?

*: Daten der Chirurgischen Klinik und Poliklinik, Klinikum rechts der Isar der TU München
**: nach Ell et al. [1]
***: Follow up nach 2 Jahren (Vortrag Ell et al. beim Jahreskongress der Deutschen Gesellschaft für Verdauungs- und Stoffwechselkrankheiten, September 2000, Hamburg)

morrezidiv. Bei allen drei Patienten mit Rezidiv bestand eine pT1sm Kategorie, alle dieser Patienten hatten mehr als 3 Lymphknotenmetastasen. Bei noch kurzem medianen Follow up ist bislang nach limitierter Resektion noch kein Rezidiv aufgetreten. In der Überlebensanalyse fand sich kein signifikanter Unterschied zwischen limitierter Resektion und radikaler Ösophagektomie.

Die funktionelle Nachuntersuchung nach limitierter Resektion und Dünndarminterposition zeigte bei 83,3% der Patienten eine gute Schluckfunktion ohne Hinweis auf Dysphagie, Sodbrennen, Regurgitation oder postprandiale epigastrische Beschwerden. Die postoperative Endoskopie und pH-metrie ergab bei 94% der Patienten keinen Anhalt für vermehrten Reflux in den Ösophagus als Zeichen der Effektivität des Dünndarminterponats als Antirefluxbarriere. Mehr als 92% der Patienten hatten 12 Monate postoperativ wieder ihr Ausgangskörpergewicht erreicht. Drei Patienten sind aufgrund von Magenentleerungsproblemen auf medikamentöse prokinetische Therapie angewiesen. Die Messung der postoperativen Lebensqualität mittels ‚Gastrointestinal Quality of Life Index [2]' zeigte 12 Monate postoperativ keinen Unterschied zu normalen Probanden.

Die limitierte Resektion mit regionaler Lymphadenektomie und Jejunuminterposition stellt damit eine aus chirurgisch onkologischer Sicht der radikalen Ösophagektomie vergleichbare Methode dar, und ist mit einer geringeren Morbidität und besseren Lebensqualität vergesellschaftet. Die Langzeitfunktionsfähigkeit eines Jejunuminterponats ist gesichert.

Limitierte Resektion mit Rekonstruktion durch Dünndarminterposition versus endoskopische Ablation oder Mukosaresektion beim Barrett Frühcarcinom

Ein Vergleich der resektiven Verfahren mit den endoskopischen Ablationstechniken (photodynamische Therapie, Argonplasma-Koagulation, Laser Ablation) ist schwierig, da bei den Ablationstechniken kein Präparat zur histopathologischen Untersuchung zur Verfügung steht und damit keine definitive Aussage zum eigentlich vorliegenden Tumorstadium möglich ist [3,4]. Aufgrund hoher Rezidivraten werden die endoskopischen Ablationstechniken bei Patienten mit hochgradiger Dysplasie oder T1 Carcinom im Barrett Ösophagus jedoch auch von der Mehrzahl der Fachgesellschaften abgelehnt und zunehmend weniger eingesetzt.

Im Gegensatz dazu stellt die endoskopische Mukosaresektion ein mit der chirurgischen Resektion gut vergleichbares Verfahren dar, da auch hier ein Resektionspräparat zur histopathologischen Analyse verfügbar wird. In einer Analyse von endoskopischen Mukosaresektionen bei 64 Patienten mit hochgradiger Dysplasie oder T1 Carcinom im Barrett Ösophagus zeigte sich eine der limitierten chirurgischen Resektion und Dünndarminterposition vergleichbare Komplikationsrate (Tabelle 1). Allerdings konnte trotz einer mittleren Anzahl von 2,4 Resektionsversuchen pro Patienten nur bei weniger als 80% der Patienten eine komplette Tumorresektion und Entfernung des gesamten Areals mit intestinaler Metaplasie erzielt werden. Dies resultierte in einer Tumorrezidivrate von 14% nach einer Nachbeobachtungszeit von median nur 12 Monaten [1] und nahzu 30% beim Follow up nach 2 Jahren (Vortrag Professor Ell beim Jahreskongress der Deutschen Gesellschaft für Verdauungs-und Stoffwechselkrankheiten, September 2000, Hamburg). Eine inkomplette Abtragung des Tumors und der Barrett Mukosa sowie die fehlende Lymphadenektomie scheinen für diese hohe Rezidivrate verantwortlich zu sein. Trotz der Argumentation, daß Rezidive erneut endoskopisch reseziert werden können, ist der Einsatz eines Therapieverfahrens mit einer derart hohen Rezidivrate bei einem potentiell heilbaren frühen Tumorstadium fragwürdig. Darüber hinaus liegen derzeit keine Angaben zur Lebensqualität und Persistenz bzw. Therapiebedürftigkeit der zugrundeliegenden gastroösophagealen Refluxkrankheit nach endoskopischer Mukosaresektion vor. Da durch die Mukosaresektion die zugrundeliegende Refluxkrankheit nicht beeinflußt wird und die Gefahr eines Tumorrezidivs hoch ist, scheint jedoch auch bei diesen beiden Parametern ein Vorteil für die limitierte chirurgische Resektion und Dünndarminterposition erkennbar.

Schlußfolgerung

Auf dem Boden der Prinzipien der onkologischen Chirurgie muß als minimales Resektionsausmaß beim Barrett Frühcarcinom eine Resektion des gesamten Anteils der Speiseröhre mit intestinaler Metaplasie sowie eine regionale Lymphadenektomie gefordert werden. Dies ist durch ein limitiertes chirurgisches Verfahren bei adäquat selektierten Patienten möglich und erscheint im Vergleich zur radikalen Ösophagektomie anhand der dargestellten Daten auch sinnvoll. Im Gegensatz dazu bleiben die wesentlichen Prinzipien der onkologischen Chirurgie bei der endoskopischen Therapie des Barrett Frühcarcinoms unberücksichtigt.

Literatur

1. Ell C, May A, Gossner L, Pech O, Günter E, Mayer G, Henrich R, Vieth M, Müller H, Seitz G, Stolte M (2000) Endoscopic mucosal resection of early cancer and high grade dysplasia in Barrett's esophagus. Gastroenterology 118:670–677
2. Eypasch EP, Williams JI, Wood-Dauphinee S, Ure BM, Schmülling C, Neugebauer E, Troidl H (1995) Gastrointestinal Quality of Life Index: development, validation and application of a new instrument. Br J Surg 82:216–222
3. Gossner L, May A, Stolte M, Seitz G, Hahn EG, Ell C (1999) KTP laser destruction of dysplasia and early cancer in columnar-lined Barrett's esophagus. Gastrointest Endosc 49:8–12
4. Gossner L, Stolte M, Sroka R, Rick K, May A, Hahn EG, Ell C (1998) Photodynamic ablation of high-grade dysplasia and early cancer in Barrett's esophagus by means of 5-aminolevulinic acid. Gastroenterology 114:448–455
5. Kirby JD (1999) Quality of life after esophagectomy: the patients' perspective. Dis Esophagus 12:168–171
6. Merendino KA, Dillard DH (1955) The concept of sphincter substitution by an interposed jejunal segment for anatomic and physiological abnormalities at the esophagogastric junction. Ann Surg 142:486–506
7. Nigro JJ, Hagen JA, DeMeester TR, DeMeester SR, Theisen J, Peters JH, Kiyabu M (1999) Occult esophageal adenocarcinoma: extent of disease and implications for effective therapy. Ann Surg 230:433–438
8. Siewert JR, Stein HJ (1997) Barrett's cancer: Indications, extent and results of surgical resection. Sem Surg Oncology 13:245–252
9. Stein HJ, Feith M, Feussner H (2000) The relationship between gastroesophageal reflux, development of Barrett's epithelium and cancer of the esophagus. Langenbeck's Arch Surg 385:309–316
10. Stein HJ, Feith M, Siewert JR (2000) Malignant degeneration of Barrett's esophagus. Clinical point of view. Rec Res Canc Res 155:119–122
11. Stein HJ, Feith M, Müller J, Werner M, Siewert JR (2000) Limited resection for early Barrett's cancer. Ann Surg 232:733–742

Endoluminale Therapie von neoplastischen Veränderungen des Gastrointestinaltraktes: Fragliches und Gesichertes. Magenfrühkarzinom: Chirurgisch

B. Kremer und V. Kahlke

Klinik für Allgemeine und Thoraxchirurgie, Christian-Albrechts-Universität, Arnold-Heller-Straße 7, 24105 Kiel

Endoluminal Therapy of Gastrointestinal Neoplasia: Proven and Questionable: Early Gastric Cancer: Surgical Treatment

Summary. Early gastric cancer (EGC) is defined as gastric carcinoma limited to the mucosa and submucosa of the gastric wall, corresponding to UICC stage pT1a or pT1b. The overall prognosis is excellent, with 5-year survival rates up to 95% reported by Japanese institutions as well as in some series from Europe and the USA. However, the therapeutic concept still is indifferent. New staging methods and advances in the endoscopic and laparascopic treatment opened new fields of therapeutic approaches. Therefore, referring to the results of japanese studies, for defined subtypes of EGC an endoscopic approach can be recommended. This, however, is related to a close follow up of these patients. In case of a surgical resection, radical D2-lymphadenectomy should be performed, especially in patients with submucosal invasion.

Key words: Early gastric cancer – Endoscopic mucosa resection

Zusammenfassung. Das Magenfrühkarzinom ist definiert als ein Magenkarzinom, welches auf die Mukosa oder Submukosa der Magenwand begrenzt ist und entspricht damit den UICC-Stadien pT1a und pT1b. Die Prognose des Magenfrühkarzinoms zeigt sich sowohl in japanischen als auch in europäischen und amerikanischen Studien mit einem 5-Jahres-Überleben bis zu 95% als exzellent. Fortschritte in den endoskopischen und laparoskopischen Interventionsmöglichkeiten ermöglichen neben der klassischen chirurgischen Resektion neue Therapieansätze. Aufgrund der bisherigen Studienergebnissen können für definierte Subgruppen des Magenfrühkarzinoms endoskopische Resektionsverfahren mit der entsprechenden Nachsorge empfohlen. Im Falle einer chirurgischen Resektion profitieren insbesondere die Patienten mit einem pT1b-Stadium von einer radikalen D2-Lymphadenektomie.

Schlüsselwörter: Magenfrühkarzinom – Endoskopische Mukosaresektion

Einleitung

Das Magenfrühkarzinom ist definiert als ein Magenkarzinom, welches auf die Mukosa oder Submukosa der Magenwand begrenzt ist, unabhängig von einer möglichen Lymphknotenbeteiligung.

Es entspricht damit den UICC-Stadien pT1a und pT1b. Die Prognose des Magenfrühkarzinoms zeigt sich sowohl in japanischen als auch in europäischen und amerikanischen Studien mit einem 5-Jahres-Überleben bis zu 95% als exzellent [1].

In großen japanischen Studien konnte gezeigt werden, dass die Prognose von der Tiefenausdehnung, dem maximalem Tumordurchmesser, der histologischen Differenzierung, dem Vorliegen einer Lymphangiosis oder einer Gefäßinvasion, der Lage des Tumors, dem Alter des Patienten sowie der Lymphknotenbeteiligung abhängig ist [1, 2, 3].

Insbesondere die mögliche Lymphknotenbeteiligung begrenzt den Einsatz endoskopischer und laparaskopischer Verfahren.

Inzidenz

In der überwiegenden Literatur der westlichen Länder wird die Inzidenz des Magenfrühkarzinoms mit 10–20% aller resezierten Patienten angegeben [1]. In japanischen Studien wird die Inzidenz mit 40% deutlich höher angegeben und auf das staatlich geförderte Screening zurückgeführt [1].

Subtypen

Es werden drei Subtypen (Typ I–III) des Magenfrühkarzinoms unterschieden, wobei der Typ I als der polypoide Typ, Typ II als der oberflächliche und Typ III als der ulzeröse Typ bezeichnet werden. Typ II wird in drei weitere Subtypen unterteilt, den oberflächlich erhabenen (Typ IIa), den oberflächlich flachen (Typ IIb) und den oberlächlichen Typ mit leichten Ulzerationen (Typ IIc).

Lymphknotenbeteiligung

Die Lymphknotenbeteiligung hat sich als einer der wesentlichen Faktoren, die die Prognose des Magenfrühkarzinoms bedingen, herausgestellt und wird in der Gesamtzahl zwischen 9–14% aller Magenfrühkarzinome angegeben [1, 2]. Die Wahrscheinlichkeit einer Lymphknotenmetastasierung zeigt sich abhängig von der Tiefenausdehnung, d.h. der Beteiligung von Mukosa oder Submukosa, aber auch von dem Subtyp, dem das Magenfrühkarzinom zugeordnet werden kann. So zeigen Studien eine Lymphknotenbeteiligung aller pT1a Magenfrühkarzinome zwischen 0% und 17%, während die pT1b-Stadien zwischen 13% und 30% Lymphknotenmetastasen haben. Nach Subtypen aufgeschlüsselt zeigt sich beim pT1a-Stadium, dass es in den Subtypen I–IIb in der Regel *keine* Lymphknotenmetastasen vorkommen, bei Vorliegen der Subtypen IIc und III hingegen in 2–3%. Betrifft das Karzinom hingegen auch die Submukosa (pT1b), so zeigen sich bei den Subtypen I–IIb in 12–14% und bei den Subtypen IIc und III in 23% Metastasen in Lymphknoten [2]. Aber auch die histologische Differenzierung und der maximale Größendurchmesser bedingen die Wahrscheinlichkeit von Lymphknotenmetastasen. Während bei G1 Tumoren lediglich 5% der Patienten Metastasen haben, steigt diese Rate bei G2-Differenzierung auf 20% und bei G3-Karzinomen auf 30% [4, 5]. Magenfrühkarzinome bis zu 2 cm Durchmesser haben in 1–5% Lymphknotenmetastasen, zwischen 2 cm und 4–5 cm in 11–25% und über 5–6 cm in 28–41% der Fälle. Diese Daten veranschaulichen die Notwendigkeit eines genauen und sicheren Stagings des Primärtumors, um die Wahrscheinlich von Lymphknotenmetastasen abschätzen zu können.

Therapeutische Möglichkeiten und Grenzen

Der klassische Ansatz der Therapie des Magenfrühkarzinoms besteht in der chirurgischen Resektion, wobei prinzipiell die Gastrektomie als Standardeingriff anzusehen ist. Je nach Lokalisation kommen auch eine subtotale oder proximale Resektion in Betracht. Über das Ausmaß der Lymphadenektomie beim Magenfrühkarzinom bestand lange Zeit Uneinigkeit. Otsuji et al. [3] konnten aber in einer Serie mit 423 Patienten zeigen, dass sogar lymphknoten-negative Patienten mit einem pT1b von einer radikalen D2-Lymphadenektomie profitieren, während in Patienten mit einem pT1a Stadium kein Unterschied in der 10-Jahres Überlebensrate zu finden war. Baba et al. [6] hingegen zeigte für beide Stadien einen Überlebensvorteil nach D2-Lymphadenektomie. Dieser Trend zeigte sich auch in anderen westlichen und japanischen Studien [1].

Im Bereich der endoskopischen Mukosaresektion (EMR) haben sich vor allem Miyata et al. [7] ob der Indikationsstellung verdient gemacht. Sie erreichten in 256 Patienten eine 5-Jahres-Überlebensrate von 94,6%, welche damit mit denen von chirurgischen Resektionen vergleichbar war. Eine primäre R0-Resektion war aber nur in 74% möglich, wobei die 26% nicht-R0-Resektion definiert waren als a) einen Residualtumor bei einer Kontroll-Endoskopie 7–10 Tage später, b) die endgültige Histologie ergab eine Invasion der Submukosa oder c) es trat an der Abtragungsstelle ein Rezidiv auf. In einer Multivarianzanalyse waren ein maximaler Durchmesser >1,5 cm, die Peace-meal Technik (d.h. Abtragung des Karzinoms in mehreren Schritten) sowie die G3-Differenzierung des Tumors mit einem erhöhten Risiko verbunden, dass die Läsion unvollständig abgetragen wurde. Neuere Techniken, wie die laparaskopisch-endoskopische Mukosaresektion, wie sie von Hiki et al. [8] vorgestellt wurde, sind erfolgsversprechende Ansätze, die aber bei noch kleinen Fallzahlen und kurzen medianen Nachbeobachtungszeiten noch nicht endgültig bewertet werden können.

Eigene Daten

In dem eigenen Patientengut ist die Häufigkeit des Magenfrühkarzinom mit 14,1% (n=58/411) vergleichbar mit den Ergebnissen anderer Studien Europas [1, 2, 3]. Bei 51 Patienten (88%) wurde eine chirurgische Resektion durchgeführt, hiervon bei 43 Patienten (84,3%) zusätzlich eine radikale D2-Lymphadenektomie und bei nur 8 Patienten (15,7%) lediglich eine D1-Lymphadenektomie angeschlossen. Bei 7 (12%) Patienten wurde eine EMR durchgeführt. Weder das Durchschnittsalter mit 62,8 Jahren, das Geschlechtsverhältnis Frauen:Männer 1:1,52 noch die durchschnittliche Liegedauer von 22,5 Tagen unterschieden sich signifikant von dem des Gesamtkollektivs. Mit einer 5-Jahres-Überlebensrate von 93% sind die eigenen Daten vergleichbar mit denen anderer Studien [1, 2, 3, 4, 5]. Die Krankenhausletalität von 5% (n=3) der Patienten verteilt sich 2:1 auf die chirurgisch und endoskopisch resezierten Patienten. In unserem Patientenkollektiv hatten insgesamt 6 Patienten (11%) Lymphknotenmetastasen, wobei je 3 sich aus der Gruppe der T1a und T1b rekrutierten. In dieser kleinen Patientengruppe von 58 Patienten hatte weder die Eindringtiefe, die Lymphknotenbeteiligung noch das Ausmaß der Lymphadenektomie einen signifikanten Einfluß auf das Überleben der Patienten. Dieses war insbesondere im Hinblick auf die z.T. kleinen Gruppen (6 Patienten mit histologisch befallenen Lymphknoten bzw. 8 Patienten bei denen eine D1-Lymphadenktomie durchgeführt wurde) nicht zu erwarten.

Therapeutische Konsequenzen

Aus den geschilderten Daten lassen sich in folgende Empfehlungen ableiten [2, 9]:

Endoskopische Mukosaresektion (EMR) kann unter enger Indikationsstellung durchgeführt werden bei:

1) G1-Tumoren vom Mukosa-Typ, Subtyp I oder IIa mit einem maximalen Durchmesser <2 cm. In Anlehnung an Miyata et al [7] erscheint ein maximaler Durchmesser <1,5 cm besser.
2) G1-Tumoren vom Mukosa-Typ, Subtyp IIb oder IIc, <1 cm ohne Ulkus

Unter erweiterter Indikationsstellung, d.h. bei multimorbiden Patienten, denen eine Operation nicht zuzumuten ist, erscheinen mittels EMR resektabel:

1) G1 - G2-Tumore vom Mukosa-Typ <3 cm
2) Multifokale G1-Tumore, jeweils vom Mukosa-Typ, jeweils <2 cm
3) G1 - G2-Tumore vom Submukosa-Typ, ohne Ulkus/Narbe

Für die laparaskopisch-endoskopische Kombinationsverfahren sehen Hiki et al. [8] die gleichen Indikationen wie für die EMR, erweitern diese allerdings um die Fälle, in denen eine EMR unsicher erscheint (z. B. wenn das Magenfrühkarzinom an unzugänglicher Stelle lokalisiert ist) und sehen aufgrund der Tatsache, dass in dem eigenen Patientenkollektiv auch bei Magenfrühkarzinomen vom Mukosatyp, G1 mit einem Durchmesser von 2 - 5 cm keine Lymphknotenmetastasen beobachtet wurden, diese Gruppe als eine Indikation für das laparaskopisch-endoskopische Kombinationsverfahren an. Wie erwähnt sehen die Autoren in diesem Verfahren einen vielversprechenden Ansatz, der aber noch in größeren Studien evaluiert weredn muß. Insbesondere bedürfen sowohl die EMR als auch das laparaskopisch-endoskopische Kombinationsverfahren einer intensiven Nachsorge, d.h. Gastroskopie alle 6 Monate über 5 Jahre [7, 8]. Die Indikation zur chirurgischen Therapie ergibt sich damit für alle Patienten bei denen o.g. Voraussetzungen nicht vorliegen, d.h. alle Magenfrühkarzinome mit einer histologischen Differenzierung G2/G3 oder einem pT1b Stadium (Ausnahme: multimorbide Patienten) sowie G1-Tumoren vom Mukosa-Typ, Subtyp I oder IIa mit einem maximalen Durchmesser >2 cm und G1-Tumoren vom Mukosa-Typ, Subtyp IIb oder IIc, >1 cm.

Zusammenfassung

Das Magenfrühkarzinom stellt eine eigene Entität unter den Magenkarzinomen dar und ist insbesondere im Hinblick auf die exzellente Prognose interessant. Studien konnten zeigen, dass für definierte Subgruppen des Magenfrühkarzinoms endoskopische Resektionsverfahren mit der entsprechenden Nachsorge empfohlen werden können, ohne dass eine Einbuße im Hinblick auf die Prognose befürchtet werden muß. Im Falle einer chirurgischen Resektion profitieren die Patienten von einer radikalen D2-Lymphadenektomie, insbesondere die Patienten mit einem pT1b-Stadium, so dass diese als Standard empfohlen werden sollte.

Literatur

1. Everett SM und Axon ATR (1997) Early Cancer in Europe. Gut 41:142 - 150
2. Jatzko, GR und Lisborg, PH (1998) Justification for endoscopic treatment of subgroups of early gastric cancer. Eur J Surg Oncol 24:266 - 268
3. Otsuij E et al. (2000) Outcome of prophylactic radical lymphadenectomy with gastrectomy in patients with early gastric carcinoma without lymph node metastasis. Cancer 89:1425 - 1430
4. Kurihara N et al. (1998) Lymph node metastasis of early gastric cancer with submucosal invasion. Br J Surg 85: 835 - 839
5. Moreaux J und Bougaran J (1993) Early gastric cancer. A 25-year surgical experience. Ann Surg 217:347 - 355
6. Baba H et al. (1994) Effect of lymph node dissection on the prognosis in patients with node-negative early gastric cancer. Surgery 117:165 - 169
7. Miyata M et al. (2000) What are the appropriate indications for endoscopic mucosal resection for early gastric cancer? Analysis of 256 endoscopically resected lesions. Endoscopy 32:773 - 778
8. Hiki Y et al. (2000) kombiniertes laparaskopisch-endokopisches Vorgehen beim Magencarcinom. Chirurg 71: 1193 - 1201
9. Tsujitani S et al. (1999)Less invasive surgery for early gastric cancer based on the low probability of lymph node metastasis. Surgery 125:148 - 154

Blutung des unteren Intestinaltraktes: Indikationen und Ergebnisse endoskopischer Therapie

M. Hahne und J. F. Riemann

Medizinische Klinik C, Klinikum der Stadt Ludwigshafen gGmbH, Bremserstraße 79, 67063 Ludwigshafen

Bleeding of the Lower Intestinal Tract: Indications and Results of Endoscopic Therapy

Summary. Colonoscopy is the method of choice in clarifying an intestinal bleeding if upper gastrointestinal bleeding is excluded. It allows identification of the bleeding source and immediate therapy by thermal, mechanical and injection procedures. Depending on the origin of the bleeding, the applied method and the examiner's abilities, hemostasis can be achieved in up to 100% of the cases with low rebleeding and complication rates.

Because there are only few prospective randomized trials comparing different endoscopical hemostasis methods, the examiner's competence and the local availabilities of endoscopic procedures are decisive for the results of endoscopic therapy.

Key words: Lower gastrointestinal hemorrhage – Bleeding sources – Endoscopic hemostasis

Zusammenfassung. Die Koloskopie ist nach Ausschluss einer oberen gastrointestinalen Blutung das Verfahren der Wahl zur Abklärung der intestinalen Blutung. Sie ermöglicht bei Identifikation der Blutungsquelle die sofortige Therapie mittels thermischer, mechanischer und Injektionsverfahren. Die Blutstillung erfolgt dabei je nach Ursache der Blutung, dem verwendeten Verfahren und der Kompetenz des Untersuchers in bis zu 100% der Fälle mit niedrigen Reblutungs- und Komplikationsraten.

Da für den unteren Gastrointestinaltrakt nur wenige prospektive, randomisierte, vergleichende Studien der einzelnen Blutstillungsverfahren vorliegen, entscheiden derzeit vor allem die Kompetenz des Untersuchers und die lokalen Verfügbarkeiten der Methoden über die Ergebnisse der endoskopischen Therapie.

Schlüsselwörter: Untere gastrointestinale Blutung – Blutungsursachen – Endoskopische Blutstillung

Einleitung

Nur 10% aller gastrointestinalen Blutungen haben ihre Ursache distal des Treitz'schen Bandes. Dabei finden sich 90% der Blutungsquellen im Bereich des Kolorektums, 10% im Dünndarm. Die untere intestinale Blutung kann akut (< 3 Tage) oder chronisch (> 3 Tage) verlaufen. Leichte akute Blutungen führen nicht zur hämodynamischen Instabilität des Patienten oder zu einer Gabe von

Blutprodukten. Die Hämatochezie als schwere akute Blutung kommt in ca. 10% der unteren intestinalen Blutungen vor und ist kreislaufwirksam. Die chronische Blutung des unteren Intestinaltraktes kann als intermittierende Meläna, als rezidivierender geringer peranaler Blutabgang oder als okkulte Blutung in Erscheinung treten. 80% der Blutungen sistieren spontan, was die Lokalisation der Blutungsquelle erschwert.

Die Ursachen unterer intestinaler Blutungen sind vielfältig. Am häufigsten ist die Divertikelblutung (41%), gefolgt von Neoplasien (Karzinome, Polypen; 14%), Angiodysplasien (11%), entzündlichen Veränderungen (11%) und anorektalen Erkrankungen (5%). Seltener sind iatrogene Blutungen (nach Polypektomie oder Radiatio), Raritäten sind aorto-enterische Fisteln, arteriovenöse Shunts oder Kolon- bzw. Dünndarmvarizen.

Jede untere „gastro“intestinale Blutung bedarf der endoskopischen Abklärung und wenn möglich/nötig der endoskopischen Therapie. Nach Ausschluß einer Blutung des oberen Gastrointestinaltraktes ist bei peranalem Blutabgang die Koloskopie die Methode der Wahl. Bei danach weiter unklarer Blutungsquelle liefert die Push-Enteroskopie in 46% der Fälle positive Befunde, die therapeutisch angegangen werden können. Die komplette Exploration des Dünndarmes in der intraoperativen Enteroskopie als noch weitergehende Maßnahme bei unklarer Blutung zeigt ebenfalls in 75–100% pathologische Befunde.

Endoskopische Therapie

Endoskopische Therapiemöglichkeiten sind zum einen Injektionen von sklerosierenden (Polidocanol, Ethanolamin, Alkohol, hypertone Salzlösungen, etc.) oder nichtsklerosierenden (verdünntes Suprarenin, Fibrinkleber etc.) Substanzen. Zum anderen kommen thermischen Methoden (monopolare/multipolare Elektrokoagulation, Hitzesonde, Laser, Argon Plasma Koagulation etc.) zum Einsatz. Mechanische Methoden (Hämoclip, Endoloop, Bandligaturen etc.) werden zunehmend eingesetzt [1].

Zuckerman und Prakash konnten 1998 in einer Metaanalyse von 13 Studien der letzten 20 Jahre zeigen, dass bei der akuten unteren intestinalen Blutung eine endoskopische Therapie in nur 12% der Fälle erfolgte [2]. Diese niedrige Rate an therapeutischen Eingriffen mag hauptsächlich an dem spontanen Sistieren der Blutung in 80% der Fälle liegen. In einzelnen Gruppen erfolgte die endoskopische Therapie in bis zu 49% der Fälle (Tabelle 1).

Divertikelblutung

Kolondivertikel sind in ca. 41% der Fälle für die untere intestinale Blutung verantwortlich. Als Blutungszeichen gelten dabei in der Endoskopie die aktive Blutung aus einem Divertikel, ein

Tabelle 1. Häufigkeit einer endoskopischen Therapie bei der initialen Koloskopie bei unterer intestinaler Blutung

Autor	Jahr	n	Endoskopische Therapie
Jensen	1988	80	39 (49%)
Rossini	1989	409	28 (7%)
Wagner	1992	45	2 (4%)
Goenka	1993	166	keine
Mäkeä	1993	52	keine
Richter	1995	78	13 (17%)
Geller	1997	524	89 (17%)
Prakash	1998	30	2 (7%)
Frühmorgen	2000	157	31 (20%)
Zuckerman*	1998	1064	189 (12%)

* 13 Studien der letzten 20 Jahre

Tabelle 2. Endoskopische Therapie bei Divertikelblutungen

Autor	Jahr	n	Methode	Hämostase	Reblutung
Foutch	1996	4	bipolare Koagulation	3	0
Ramirez	1996	4	Suprarenin-Inj.	4	0
Binmoeller*	1993	78	Hämoclip	78	5
Yoshikane	1997	1	Clip	1	0
Frühmorgen	2000	4	Suprarenin-Inj.	4	1
Ohyama	2000	18	Suprarenin-Inj., Elektrokoagulation, Hämoclip	6	insg. 25%
Jensen	2000	10	Suprarenin-Inj., bipolare Koagulation	10	0

* verschiedene Blutungsquellen

nicht-blutendes Gefäß im Divertikelbereich oder ein adhärentes Koagel am Divertikelhals. Häufig lässt sich die Blutungsquelle jedoch gerade bei einer angenommenen Divertikelblutung nicht sicher identifizieren [3].

Größere prospektive randomisierte Studien zur Therapie von Divertikelblutungen liegen nicht vor. An kleinen Fallzahlen konnten mit verschiedensten Verfahren (bipolare Koagulation, Suprarenininjektion, Hämoclips) gute Hämostaseraten um 75–100% und niedrige Reblutungsraten erreicht werden (Tabelle 2). Eine kürzlich erschienene Arbeit von Jensen et al. verglich bei 10 Patienten mit Divertikelblutung die Suprarenininjektion mit der bipolaren Koagulation und der Kombination aus beiden Verfahren [4]. Eine Hämostase konnte ohne Reblutungen in allen Fällen erreicht werden. Die Komplikationsraten sind bei allen vorliegenden Studien äußerst gering, bei der Elektrokoagulation wird in Einzelfällen ein erhöhtes Perforationsrisiko angegeben.

Angiodysplasien

Auch bei der Therapie der Angiodysplasien liegen lediglich Daten aus kleinen Serien mit bis zu 23 Patienten vor. Mittels Elektrokoagulation, Nd:YAG-Laser-Applikation sowie Suprarenin-/Polidocanol- oder Ethanolamin-Injektion wurden Blutstillungsraten zwischen 70 und 100% erreicht (Tabelle 3). Rezidivblutungen und Transfusionsbedarf konnten in 60–70% der Fälle deutlich gemindert werden. Eine 2001 von Canard und Védrenne publizierte Arbeit fasst mehrere Arbeiten zur Argon-Plasma-Koagulation (APC) zusammen (>65 Patienten) und vergleicht die Ergebnisse

Tabelle 3. Endoskopische Therapie bei Angiodysplasien

Autor	Jahr	n	Methode	Hämostase	Reblutung
Howard	1982	23	Elektrokoagulation	16 (70%)	3
Rutgeerts*	1985	59	Nd:YAG-Laser	57 (97%)	17
Caos	1986	12	Elektrokoagulation	11 (92%)	0
Santos	1988	17	Elektrokoagulation	13 (76%)	2
Spencer	1989	13	Elektrokoagulation, Laser	5 (38%)	1
Jaspersen	1994	15	Suprarenin-Inj. und Polidocanol	12 (80%)	1
Bemvenuti	1998	8	Ethanolamin-Inj.	8 (100%)	1
Ohyama	2000	4	Elektrokoagulation	3 (75%)	n.a.
Frühmorgen	2000	3	Elektrokoagulation	3 (100%)	1
Canard#	2001	>65	Argon Plasma Koagulation	68–100%	n.a.
		205	Laser	78–82%	15–47%

* oberer und unterer Gastrointestinaltrakt; n.a. = nicht angegeben; # 4 Studien zusammengefasst

Tabelle 4. Endoskopische Therapie bei Blutungen nach Polypektomie

Autor	Jahr	n	Methode	Hämostase	Reblutung
Rex	1992	9	Suprarenin-Inj., Elektrokoagulation	9 (100%)	0
Rosen	1993	7	Elektrokoagulation, erneute Schlingenabtragung	7 (100%)	1
Binmoeller	1993	44	Clips	43 (98%)	3
Frühmorgen	2000	12	Elektrokoagulation, Unterspritzung	12 (100%)	0

mit einer Studie zur Laserbehandlung von Angiodysplasien (205 Patienten) [5]. Bezüglich Erfolg der Blutstillung, Reblutungs- und Komplikationsraten sowie Anzahl der Sitzungen fanden sich keine signifikanten Unterschiede. Die Vorteile der APC gegenüber dem Laser-Einsatz sind ihre Komplikationsarmut mit weniger Rauch- und Dampfentwicklung, die „noncontact"-Methodik mit regulierbarer Eindringtiefe, die Möglichkeit der axialen, radialen und retrograden Applikation, die Robustheit der Applikatoren sowie die wesentlich niedrigeren Anschaffungs-, Nutzungs- und Erhaltungskosten des Verfahrens.

Blutungen nach Polypektomie

Nach Polypektomie kommt es in 0,8–2,5% durch unvollständige Gefäßkoagulation zu einer Blutung. Sie kann bis zu 14 Tage nach Polypektomie auftreten. Je nach Befund sind alle endoskopischen Blutstillungsverfahren einsetzbar (Nachresektion, Strangulation, Suprarenininjektion, Koagulation, Clips). Eine Blutstillung mit geringen Reblutungsraten wurde in kleinen Serien in 98–100% beschrieben (Tabelle 4). Zunehmend werden auch hier mechanische Verfahren eingesetzt. Binmöller et al. konnten schon 1993 43 von 44 Blutungen nach Polypektomie mit Hämoclips stillen. Es traten nur 3 Reblutungen auf [6].

Fazit

Die Koloskopie ist nach Ausschluss einer oberen gastrointestinalen Blutung das Verfahren der Wahl zur Abklärung der intestinalen Blutung. Sie ermöglicht bei Identifikation der Blutungsquelle die sofortige Therapie mittels thermischer, mechanischer und Injektionsverfahren. Die Blutstillung erfolgt dabei je nach Ursache der Blutung, dem verwendeten Verfahren und der Kompetenz des Untersuchers in bis zu 100% der Fälle mit niedrigen Reblutungs- und Komplikationsraten.

Da für den unteren Gastrointestinaltrakt nur wenige prospektive, randomisierte, vergleichende Studien der einzelnen Blutstillungsverfahren vorliegen, entscheiden derzeit vor allem die Kompetenz des Untersuchers und die lokalen Verfügbarkeiten der Methoden über die Ergebnisse der endoskopischen Therapie.

Literatur

1. Zuckerman GR, Prakash C (1999) Akute lower intestinal bleeding. Part II: Etiology, therapy, and outcomes. Gastrointest Endosc 19:228–238
2. Zuckerman GR, Prakash C (1998) Acute lower intestinal bleeding. Part I: Clinical presentation and diagnosis. Gastrointest Endosc 48:606–616
3. Frühmorgen P, Wehrmann K, Kobras S (2000) Notfallkoloskopie zur Therapie der massiven peranalen Blutung. Internist 41:1382–1390

4. Jensen DM, Machicado GA, Jutabha R, Kovacs TOG (2000) Urgent colonoscopy for the diagnosis and treatment of severe diverticular hemorrhage. N Engl J Med 342 (2): 78 – 82
5. Canard JM, Védrenne B (2001) Clinical application of Argon Plasma Coagulation in Gastrointestinal Endoscopy; Has the time come to replace the laser? Endoscopy 33 (4): 353 – 357
6. Binmoeller KF, Thonke F, Soehendra N (1993) Endoscopic hemoclip treatment for gastrointestinal bleeding. Endoscopy 25 (2): 167 – 170

Achalasie: Einfluß vorangegangener Dilatationen auf die Ergebnisse der Myotomie nach Haller

E. P. Cosentini, M. Memarsadeghi, J. Lenglinger, H. Puhalla, G. Stacher, E. Wenzl und J. Miholic

Universitätsklinik für Chirurgie, Währinger Gürtel 18–20, A-1090 Wien, Österreich

Achalasia: Influence of Previous Dilatations on Outcome After Heller's Myotomy

Summary. Dilatation and myotomy are effective treatment options for achalasia. Influence of preceding dilatations on postoperative outcome after myotomy was determined in 25 patients (12 with no or one preoperative dilatation [group I] and 13 with ≥2 preceding dilatations [group II]). Severity duration and intensity of dysphagia were assessed by a standardized questionnaire (score 0–5) before and after myotomy. LES pressures were measured manometrically. Median dysphagia score was 5 in both groups before myotomy, and 0 in group I vs. 3 in group II after myotomy (Wilcoxon: $p<0.05$). Median premyotomy LES residual pressure was 8 mmHg in group I and 12 in group II (n.s.). After myotomy LES pressure was 3 mmHg significantly lower in group I than in group II ($p<0.001$). Preceding dilatations could influence the outcome after myotomy.

Key words: Achalasia – Dysphagia – Dilatation – Myotomy

Zusammenfassung. Dilatation und Myotomie sind wirksame Behandlungsmethoden der Achalasie. Der Einfluß vorangegangener Dilatationen auf das Ergebnis nach Myotomie wurde bei 25 Patienten (12 ohne oder mit einer Dilat. [Gruppe I] und 13 mit ≥2 Dilatat. [Gruppe II]) untersucht. Schweregrad, Dauer und Ausmaß der Dysphagie wurden mit standardisierten Interviews (Score 0–5) prä-/postoperativ quantifiziert. Der UÖS-Residualdruck wurde manometrisch erfaßt. Der präop. Dysphagiescore war in Gruppe I+II gleich (median: 5), nach Myotomie in Gr. I signifikant niedriger (0 vs. 3) (Wilcoxon: $p<0,05$). Der mediane UÖS-Restdruck betrug präop. 8 mmHg (Gr. I) und 12 mmHg (Gr. II) (NS). Nach Myotomie lag er in Gr. I mit 3 mmHg signifikant niedriger als in Gr. II ($p<0,001$). Vorangegangene Dilatationen könnten das Ergebnis nach Myotomie beeinträchtigen.

Schlüsselwörter: Achalasie – Dysphagie – Dilatation – Myotomie

Lokale Resektion zur Behandlung der rektalen Tumoren

S. Stipa, F. Stipa, G. Lucandri, M. Ferri und V. Ziparo

Department of Surgery "Pietro Valdoni" University "La Sapienza" of Rome, Viale del Policlinico, 155, 00161 Rome, Italy

Local Excision in the Treatment of Rectal Tumors

Summary. We treated 160 patients (96 males, 64 females) with a mean age of 66 ± 12 years. 63 patients presented adenomas (AD) and 97 adenocarcinomas (ADC). In the ADC group 32 patients received preoperative chemoradiation (RT + CT), and 15 postoperative RT. In 7 patients with RT + CT the tumor disappeared. No hospital mortality was recorded. Morbidity was observed in 13% of AD group and 18% of ADC group. Hospital stay was less than 7 days for 72% of patients. Stages were: 10 pTis, 40 pT1, 29 pT2, 18 pT3. Recurrence was observed in 7 (11%) of AD and 23/97 ADC (24%). 0 pTis, 12% pT1, 24% pT2, 61% pT3. No patient with RT + CT and negative margins had recurrence with a minimum follow-up of 2 years (11 patients). Five-year cumulative survival was 100% for pTis, 92% for pT1, 75% for pT2 and 69% for pT3.

Key words: Microscopic surgical resection – Rectal tumors

Zusammenfassung. Wir behandelten 160 Pat., 96 Männer, 64 Frauen, Durchschnittsalter 66 ± 12 Jahre. 63 Pat. hatten Adenom (AD) und 97 Adenokarzinom (ADK). 32 Pat. in der ADK Gruppe unterzogen sich einer preoperativen Chemostrahlentherapie (CT + ST) und 15 einer postoperativen ST. Der Tumor verschwand bei 7 Pat. mit CT + ST. Es wurde keine Krankenhaus-Mortalität festgestellt. Morbidität wurde in 13% der AD-Gruppe und in 18% der ADK-Gruppe beobachtet. Der Krankenhausaufenthalt war weniger als 7 Tage in 72% des Pat. Stadium war 10 pTis, 40 pT1, 29 pT2, 18 pT3. Ein Rückfall wurde bei 7 (11%) Pat. der AD-Gruppe und bei 23/97 der ADK-Gruppe (24%) beobachtet. 0 pTis, 12% pT1, 24% pT2, 61% pT3. Kein Pat. mit CT + ST und negative Grenzlinie hatte einen Rückfall mit einem minimum Follow-up von 2 Jahren (11 Pat.). Fünfjähriges totales Überleben war 100% für pTis, 92% für pT1, 75% für pT2 and 69% für pT3.

Schlüsselwörter: Mikroskopische chirurgische Resektion – Rektale Tumore

Introduction

Anterior resection as far as coloanal anastomosis and abdominoperineal resection are the usual techniques for treating tumors of the rectum. The morbidity, mortality and recurrence rate have improved very much in the last decades, since the surgeons routinely perform total mesorectal excision (TME) and add chemo-radiation therapy. We are awaiting the results of the randomized

Table 1. Distance from the anal verge, circumferential rectal involvement and size of 63 adenomas and 97 carcinomas

	Adenomas		Carcinomas	
Disctance from the anal verge (cm)				
≤5	20	32%	39	40%
5.1–10	34	54%	53	55%
>10	9	14%	5	5%
Circumferential involvement				
One quadrant	38	62%	59	61%
Two quadrant	21	33%	29	30%
Three quadrant	3	5%	8	8%
Total circumference	1		1	1%
Size (cm)				
Average	3.4±1.5		3.4±1.7	
Minimum	1.5		0,7	
Maximum	8.0		9.0	

study started recently [1], comparing TME with and without preoperative radiotherapy. At the same time several surgeons are reporting their experience with local excision. Long term results are described by only a few surgeons. Herein we report the results of our consecutive serie.

Materials and Methods

From July 1990 through July 2000, 160 patients with a neoplastic lesion of the rectum were operated on with local excision. Sixty-three patients (39%) had adenoma and 97 patients (61%) had carcinoma. Selection criteria for local treatment of malignant lesions included: T1/T2 carcinoma <3 cm in size of the middle and low rectum, T3 tumors or those >3 cm in size who were medically unfit for major surgery or who refused permanent colostomy. Distance from the anal verge, circular location and maximum diameter of the tumor are reported in Table 1. The tumors were resected by disk-excision with an attempt to obtain tumor clearance at lateral resection margin of at least 1 cm. Neoadjuvant treatment with chemoradiation was administered to 32 patients (4 uT1, 18 uT2, 10 uT3). Patients were operated on 4 weeks after completion of radiation. Postoperative treatment with either chemoradiation (4 pT1, 2 pT2) or external beam radiation alone (3 pT2, 6 pT3) was administered to 15 patients. Median follow up of surviving patients was 41 months (range 2–78) for adenomas and 37 months (range 2–118) for carcinomas.

Results

Postoperative complications occurred in 25 patients (15%) (Table 2). The complication rate was 13% (8/63) for adenomas and 18% (17/97) for carcinomas. No differences have been reported among patients submitted to neoadjuvant treatment or not. Out of the 160 patients, 87 had a preoperative histological diagnosis of benign adenoma, although 24 (27%) proved to have in situ [7] or invasive carcinoma in the resection specimen (12 T1, 3 T2 and 2 T3).

73 patients had a preoperative diagnosis of carcinoma; 63 patients had postoperative diagnosis of benign adenoma. Resection margins were free of tumor in all but two patients. Ninety-seven patients had postoperative diagnosis of carcinoma. Among 32 patients receiving preoperative chemoradiation, 7 (22%) showed a complete response (2 uT1 and 5 uT2) and were classified according to EUS; 21 patients showed a reduction in size of the lesion but only in ten cases a downstaging was observed; in the remaining 4 patients there was no response. The distribution of path-

Table 2. Complications after local excision of 160 rectal neoplasms

	Adenoma	Carcinoma
Perforation	5	4
Rectal bleeding	0	6
Rectovaginal fistula	0	1
Temporary rectal stenosis	0	1
Temporary incontinence (RT+CH preop)	2	1
Deep vein thrombosis	1	0
Urinary sepsis	0	2
Gastrointestinal bleeding	0	1
Peripheric nerve lesion	0	1
Total	8	17

Table 3. T-stage and status of resection margin of 97 rectal carcinoma submitted to local excision

	Negative margin		Positive margin		Total
Tis	9	90%	1	10%	10
T1	39	98%	1	2%	40
T2	23	79%	6	21%	29
T3	12	67%	6	33%	18
Total	83	85%	14	15%	97

Table 4. Recurrence of disease in 97 rectal carcinoma submitted to local excision

	Negative margin		Positive margin		Total	
Tis	0/9	0%	0/1	0	0/10	0
T1	5/39	13%	0/1	0	5/40	12%
T2	4/23	17%	3/6	50%	7/29	24%
T3	6/12	50%	5/6	83%	11/18	61%
Total	15/83	18%	8/14	57%		

ological T-stage and the status of resection margins are shown in Table 3. Among 14 patients with positive resection margins, only one patient received an immediate anterior resection with colo-anal anastomosis. Five patients were treated with p.o. radiotherapy, while 8 patients did not receive any further treatment. Four patients had one or more lymphnodes in the specimen, all of which were free of metastases. Among patients with rectal adenomas, 2 patients with positive resection margins had recurrent disease and were treated with repeated endoscopic coagulation. They are both alive 43 and 41 months after the primary operation. Among 61 patients with negative margins, there were 5 recurrences (8%). Among carcinomas overall local recurrence rate was 24% (23/97); this rate decreased through years: it has been respectively 33% and 17% between 1990–1994 and 1995–1999 (p=n.s.). In four patients the local recurrence was associated with systemic disease. Median time to recurrence was 9.3 months (range 2–25). Recurrence rate according to T-stage and status of resection margins are shown in Table 4. In 71 patients with minimum follow up of 24 months the recurrence rate was 29% (21/71): 0/9 Tis, 20% T1 (4/20), 26% T2 (7/27), 67% T3 (10/15) ($p<0.001$). Concerning a comparison to radical surgery, no statistical differences have been found both for T1 carcinoma (8% vs 12%; $p=0.6$) and T2 carcinoma (18% vs 24%; $p=0.6$). Difference was highly significant for T3 carcinoma (18% vs 61%; $p=0.0001$). In patients with negative margins after local excision, better results were reported among those submitted to neoadjuvant treatment. Among patients with T1 tumour, none who received adjuvant treatment had local recurrence. Among patients with T2 tumour, those who received preoperative treatment had no recurrence. In this subgroup, 11 patients had been followed up for a minimum of 24 months. In patients with T3 tumour, the adjuvant treatment did not influence the outcome. Fifteen patients out of 23 who recurred had salvage operation. The other eight patients received medical treatment only, due to disseminated disease or poor general condition; their staging at first operation was T2 (2 patients) and T3 (6 patients). The T stage-specific disease-free 5-year survival rates were 92%, 75% and 69% for T1, T2 and T3 tumours, respectively; no significative differences were detected with radical surgery, which provided values of respectively 94%, 71% and 65%.

Discussion

EUS is a very appropriate technique for the study of rectal tumors: its accuracy for staging of tumour penetration ranges from 64% to 94%, with an average of 84% [2, 3]. Kim [4] has demonstrated that EUS, CT and Magnetic Resonance (MR) have an accuracy, respectively, of 81.1%, 56.2% and 81%, but MR has an higher cost than EUS. Another recent experience demonstrated similar results for EUS and MR [5]. Three-dimensional EUS is better than conventional EUS [6]. Concerning local excision and TEM, in particular, it has gained wide acceptance in the past decades for removing rectal adenomas [7]. A randomized multicentric randomized clinical trial comparing TEM and anterior resection for treating T1 rectal adenocarcinomas, clearly demonstrated that operating time, i.o. blood loss, lenght of hospitalization and p.o. analgesic demand favoured the local approach; mortality, morbidity, overall and disease-free long term survival did not differe significantly [8].

The most important problem concerns value of TEM in comparison to radical surgery. We did not find significative differences in local recurrence rates between local and radical resection both for T1 and T2 tumors; difference was significant for T3. However our recurrence rate in radical surgery is worse than that found by surgeons who routinely perform TME. In a cumulative experience of 1208 patients the recurrence rate was 8.58% [9].

We have reviewed experiences in the literature for local excision, dividing patients according to stage and type of treatment (Table 5). It is clear that common association of chemoradiation with local excision give the best results for T2 tumors: the recurrence rate is the same as radical surgery with the best technique.

Considering the survival rate and comparing our experience in radical surgery with TEM we have found no statistical difference. Enker [10] and Heald [11] reported a 5-year-survival rate of respectively 86% and 83% for stage Dukes B and 66% and 67% for stage Dukes C. The differences with our results of radical surgery and TEM are not significant. We would like to emphasize that none of our 14 T2 patients who received neoadjuvant treatment and who had negative resection margins had local recurrence since now and no died during follow up; 11 of them have a minimum follow up of 24 months. Preoperative RT is better than postoperative RT [12] and continuous infusion of 5 FU is better than in bolus administration [13, 14]. This was the protocol we used.

Table 5. Local recurrence after local excision (literature 1984–2001 cumulative data)

	T1	T2	T3
L.E.	60/519 (11.5%)	106/293 (36.1%) [a]	13/36 (36.1%)
L.E.+RT (pre or post)	27/310 (8.7%)	30/147 (20.4%) [b]	9/36 (25%)
L.E.+RT+CT (pre or post)	0/20	15/123 (12.2%)	5/18 (27.7%)

[a] $p=0.001$; [b] $p=0.06$

A significative downstaging effect can be obtained by preoperative chemoradiation: in the recent report by Janjan et al. a complete response was observed on 27% of patients, with downstaging more than 1 stage degree (T3→T2 or T2→T1) on 45% of patients [15]. However results of chemoradiation should be taken with caution: in the report of Dahlbert et al. [16] significative side effects (partial incontinence, toilette dependence, difficulty in rectal emptying) were observed on 30–50% of treated patients. We did not experienced such rate of side effects.

A limit of the technique is the lack of lymphnode removal; lymphnode metastases can be found in 20% of T2 tumors and 70% of T3 tumors [17]. Another limit of our study has been the lack of accuracy in histological examination: this is clearly demonstrated by patients who had negative resection margins but a subsequent local recurrence. Furthermore it would appear useful to routinely check for the presence of prognostic factors such as extramural venous invasion, perineural invasion, nodular-shaped lymphatic reaction, lympho-vascular invasion and angiogenesis; they have been demonstrated as reliable indicators of patient's prognosis in recent studies [18, 19, 20]. No cause-related mortality was observed in our experience and the morbidity was also unfrequent and severe only in 8 patients.

Another question is the results of salvage operations in patients who exhibit local recurrence: a close follow up is necessary to early detect them and to make salvage operation possible. We conclude that local excision and TEM in particular is worthwhile in adenomas and T1 carcinomas of the rectum; patients with T2 tumors should be always treated with preoperative chemoradiation. At operation margins have to be carefully controlled in order to achieve a complete tumor clearance; if they are involved, TEM must be extended to include residual tumor. Patients with T3 tumors should be treated with TEM only for palliative purpose.

References

1. Kapiteijn E, Kranenbarg EK, Steup WH, Taat CW, Rutten HJ, Wiggers T, van Krieken JH, Hermans J, Leer JW, van de Velde CJ (1999) Total mesorectal excision (TME) with or without preoperative radiotherapy in the treatment of primary rectal cancer. Prospective randomised trial with standard operative and histopathological techniques. Dutch ColoRectal Cancer Group. Eur J Surg 165(5):410–420
2. Hildebrandt U, Feifel G (1997) Preoperative staging: a critical analysis. In Rectal Cancer Surgery. Soriede O, Norstein J. Springer-Verlag Ed. Chapter 6, pp 81–100
3. Adams DR, Blatchford GJ, Lin KM, Ternent CA, Thorson AG, Christensen MA (1999) Use of preoperative ultrasound staging for treatment of rectal cancer. Dis Colon Rectum 42(2):159–166
4. Kim NK, Kim MJ, Yun SH, Sohn SK, Min JS (1999) Comparative study of transrectal ultrasonography, pelvic computerized tomography and magnetic resonance imaging in preoperative staging of rectal cancer. Dis Colon Rectum 42(6):770–775
5. Gualdi GF, Casciani E, Guadalaxara A, D'Orta C, Polettini E, Papalardo G (2000) Local staging of rectal cancer with transrectal ultrasound and endorectal magnetic resonance imaging: comparison with histologic findings. Dis Colon Rectum 43(3):338–345
6. Hunerbein M, Pegios W, Rau B, Vogl TJ, Felix R, Schlag PM (2000) Prospective comparison of endorectal ultrasound, three-dimensional endorectal ultrasound and endorectal MRI in the preoperative evaluation of rectal tumors. Surg Endosc 14:1005–1009
7. Mentges B, Buess G, Effinger G, Manncke K, Becker HD (1997) Indications and results of local treatment of rectal cancer. Br J Surg 84(3):348–351
8. Winde G, Nottberg H, Keller R, Schmid KW, Bunte H (1996) Surgical cure for early carcinomas (T1). Transanal Endoscopic Microsurgery vs anterior Resection. Dis Colon Rectum 39:969–976
9. McCall J, Wattchow DA (1997) Failure after curative surgery alone. In Rectal Cancer Surgery; Soriede O, Norstein J. Springer Ed. Chapter 3, pp 29–40
10. Enker WE, Merchant N, Cohen AM, Lanouette NM, Swallow C, Guillem J, Paty P, Minsky B, Weyrauch K, Quan SHQ (1999) Safety and efficacy of low anterior resection for rectal cancer. 681 consecutive cases from a specialty service. Ann Surg 230(4):544–554
11. Heald RJ, Moran BJ, Ryall RD, Sexton R, MacFarlane JK (1998) Rectal cancer. The Basingstoke experience with total mesorectal excision, 1978–1997. Arch Surg 133:894–899
12. Pahlman L, Glimelius B (1990) Pre- or postoperative radiotherapy in rectal and rectosigmoid carcinoma. Report from a randomized multicenter trial. Ann Surg 211:187–195
13. O'Connell MJ, Marterson JA, Wieand HS, Krook JE, MacDonald JS, Haller DG, Mayer RJ, Gunderson LL, Rich TA (1994) Improving adjuvant therapy for rectal cancer by combining protracted infusion fluorouracil with radiation therapy after curative surgery. N Engl J Med 331:502–507
14. Krook JE, Moertel CG, Gunderson LL (1991) Effective surgical adjuvant therapy for high-risk rectal carcinoma. N Engl J Med 324:709–715

15. Janjan NA, Khoo VS, Abbruzzese J, Pazdur R, Dubrow R, Cleary KR, Allen PK, Lynch PM, Glober G, Wolff R, Rich TA, Skibber J (1999) Tumor downstaging and sphincter preservation with preoperative chemoradiation in locally advanced rectal cancer: the MD Anderson Cancer Center experience. Int J Radiat Oncol Biol Phys, July 15; 44(5):1027–1038
16. Dahlberg M, Glimelius B, Graf W, Pahlman L (1998) Preoperative irradiation affects functional results after surgery for rectal cancer: results from a randomized study. Dis Colon Rectum, May; 41(5):543–549; discussion 549–551
17. Adloff M, Arnaud JP, Schloegel M, Thibaud D (1985) Factors influencing local recurrence after abdominoperineal resection for cancer of the rectum. Dis Colon Rectum 28:413–415
18. Ropponen KM, Eskelinen MJ, Lipponen PK, Alhava E, Kosma VM (1997) Prognostic value of tumour-infiltrating lymphocytes (TILs) in colorectal cancer. J Pathol 182(3):318–324
19. Harrison JC, Dean PJ, El-Zeky F, Van der Zwaag R (1994) From Dukes through Jass: pathological prognostic indicators in rectal cancer. Hum Pathol May; 25(5):498–505
20. Vermoeulen PB, Van den Eynden GG, Huget P, Goovaerts G, Weyler J, Lardon F, Van Marck E, Hubens G, Dirix LY (1999) Prospective study of intratumoral mirovessel density, p53 expression and survival in colorectal cancer. Br J Cancer, Jan; 79(2):316–322

Ergebnisse der Konsensuskonferenz der E.A.E.S. 1997/2000

L. Köhler

Chirurgische Klinik, Kreiskrankenhaus Grevenbroich, Von-Werth-Straße 5, 41515 Grevenbroich

Results of the Consensus Conference of the E.A.E.S. 1997/2000

Summary. With the aim of resolving the current controversy over the diagnosis and treatment of diverticular disease, this consensus conference set out to summarize the actual state of the art. Asymptomatic diverticulosis, diverticular disease, and complicated diverticular disease were defined separately. After two attacks of diverticular disease, elective resection should be considered. For patients in whom a concomitant carcinoma cannot be excluded and those with chronic complications (fistula, stenosis, or bleeding) surgery is also indicated. Laparascopic sigmoid colectomy is recommended only for uncomplicated and, after percutaneous drainage of abscesses, Hinchey stage I and II cases. Laparoscopic surgery has already begun to influence the management of diverticular disease, but the randomized controlled trials needed to support therapy decisions are largely missing.

Key words: Diverticular disease – Diagnostic procedures – Treatment options – Laparoscopy

Zusammenfassung. Ziel der Konsensuskonferenz ist Empfehlungen zur Diagnostik und Therapie der Divertikelerkrankung aufzustellen. Eine Indikation zur elektiven Operation besteht nach dem zweiten Schub der Divertikelerkrankung oder wenn ein Karzinom nicht ausgeschlossen ist oder chronische Komplikationen (Fisteln, Stenose, Blutung) vorliegen. Bei Patienten mit einer Immunsuppression wird die Indikation bereits nach dem ersten Schub gesehen. Das laparoskopische Vorgehen wird nur bei der unkomplizierten rezidivierenden Divertikulitis und nach perkutaner Drainage eines Abszesses und Hinchey I und II Stadium empfohlen. Obwohl die laparoskopische Sigmaresektion die Therapie der Divertikelerkrankung beeinflusst, werden randomisierte Studien dringend benötigt.

Schlüsselwörter: Divertikelerkrankung – Diagnostik – Therapie – Laparoskopie

Adjuvante/neoadjuvante Therapiekonzepte

Response Evaluation – Der Weg zu einer gezielteren Indikationsstellung

A. Sendler

Chirurgische Klinik und Poliklinik, Technische Universität München, Klinikum rechts der Isar, Ismaningerstraße 22, 81675 München

Response Evaluation: Possibilities for an Accurate Indication

Summary. Only patients, which respond to neoadjuvant therapy and in which a subsequent complete resection (R0) is possible, demonstrate a significant survival advantage compared to non-responders. Therefore, a sensitive response evaluation is of high clinical interest. Response evaluation by endoscopy, biopsy, endoluminal ultrasound or by CT scan showed unfavourable and overall nor reliable results. In recent studies, a accurate response prediction employing 18FDG-PET seems to be possible. Following neoadjuvant chemoradiation of esophageal cancer, a sensitive differentiation between responders and non-responders was possible in a retrospective study. In the beginning are investigations, to differentiate already after two weeks of therapy between both groups of patients.

Key words: Neoadjuvant therapy – Response evaluation – PET

Zusammenfassung. Nur Patienten, die auf eine neoadjuvante Therapie ansprechen und anschließend R0 reseziert werden können, profitieren mit einer signifikanten Verlängerung des Überlebens. Damit ist die Responsebeurteilung von großer Wichtigkeit, da sich unterschiedliche therapeutische Optionen ergeben. Die Response-Beurteilung durch Endoskopie, Biopsie, Endosonographie oder CT ergab nur unbefriedigende Ergebnisse. In retrospectiven Studien scheint sich die Möglichkeit anzudeuten, daß mit Hilfe der Positronen-Emissions-Tomographie (PET) mit 18-FDG eine relativ genaue Beurteilung des Ansprechens eines Tumors möglich ist. Noch im Anfangsstadium ist die Erfassung des Ansprechens mit Hilfe der PET bereits zu einem frühen Zeitpunkt unter laufender Therapie, nach ca. 2–3 Wochen.

Schlüsselwörter: Neoadjuvante Therapie – Response Evaluation – PET

Alle bisher publizierten Studien zeigen, daß nur Patienten, die auf die neoadjuvante Therapie ansprechen und anschließend R0 reseziert werden können, von der multimodalen Therapie mit einer signifikanten Verlängerung des Überlebens profitieren. Falls der Patient auf die Therapie nicht anspricht, ist nicht nur die Prognose per se schlecht sondern auch die postoperative Morbidität und Letalität erhöht. Damit ist eine sensitive Responsebeurteilung von hoher klinischer Relevanz, da sich für beide Gruppen unterschiedliche therapeutische Optionen ergeben würden. Auch würden sich die Nachteile einer neoadjuvanten Therapie wie die Entwicklung resistenter

Zellklone, die Verzögerung der Resektion bei potentiell resektablen Patienten und die Toxizität einer eventuell unwirksamen Therapie eingrenzen lassen.

Bisher werden in der klinischen Response-Beurteilung nach Radio-Chemotherapie oder alleiniger Chemotherapie die Endoskopie mit Biopsie und Endosonographie und die CT eingesetzt. Es zeigt sich jedoch, daß diese Methoden nicht sensitiv genug sind. Als neuere Untersuchungsmodalität zeigt die Positronen-Emissions-Tomographie (PET) erste erfolgversprechende Ergebnisse, das Ansprechen auf die Therapie eventuell schon kurz nach Therapiebeginn zu erfassen. Die rein klinische Untersuchung oder die Anamnese des Patienten liefert keine Hinweise auf das Ansprechen auf eine Therapie, die Symptomverbesserung muß nicht mit einer Tumorreduktion einhergehen.

Endoskopie, Re-Biopsie und Endosonographie

Auch eine vollständige Tumorreduktion in der Endoskopie muß nicht eine Änderung der Infiltrationstiefe des Tumors - die ja die T-Kategorie bestimmt - oder des Tumorstadiums bedeuten. Es ist bekannt, daß auf die neoadjuvante Therapie bei Oesophagus und Magenkarzinomen vor allem der exophytische, endoluminale Teil anspricht und die sich weiterhin in der Muscularis mucosa befindenden Tumorzellverbände vollständig epithelialisiert werden können. In diesem Zusammenhang ist auch die erneute Biopsie nach neoadjuvanter Therapie nicht hilfreich. So wurde in einer Studie trotz negativer Re-Biopsie und damit endoskopisch und bioptisch kompletter Remission (cCR) bei 41% der Patienten mit Plattenepithelkarzinom des Oesophagus im Resektat vitale Tumorzellen nachgewiesen [1]. Andererseits wurde bei 20% der Patienten mit keiner oder nur geringer klinischer Remission in der Histologie ein komplettes Ansprechen nachgewiesen.

Die Endosonographie - sonst die sensitivste Methode zu Erfassung der T-Kategorie - kann nicht zwischen fibrotischem Gewebe und/oder Tumorresiduen unterscheiden. Die Beurteilung der Lymphknotenmetastasierung ist zudem praktisch nicht möglich. Zusammengefaßt korreliert die endoskopische Beurteilung in weniger als 30% mit der pathohistologischen Befundung. Nach verschiedenen Studien liegt die Genauigkeit der Response-Beurteilung mittels Endosonographie bei 46-52%. Auch die Berechnung der Flächenreduktion nach neoadjuvanter Chemotherapie von Adenokarzinomen des Oesophagus führt nicht zu besseren Ergebnissen (Sensitivität: 43%, Genauigkeit: 58%, Daten der Chirurgischen Klinik der TUM).

Radiologische Responsebeurteilung – CT

Ein Problem der radiologischen Response-Beurteilung ist, daß die soliden Tumore des Gastrointestinaltraktes keine bi-dimensional meßbaren Läsionen darstellen. Die Beurteilung mittels Barium Breischluck und der Veränderung der Tumordicke ergab unbefriedigende Ergebnisse, dabei ist das Problem die exakt gleichen Schnittebenen in zeitlich unterschiedlichen Untersuchungen zu definieren. Auch die Spiral-Computertomographie erbringt nicht die notwendige Sensitivität zur Responsebeurteilung. Die Ergebnisse einer umfangreichen Studie finden sich in Tabelle 1 [2].

Tabelle 1. Beurteilung des Ansprechens auf eine neoadjuvante Chemotherapie mittels der CT bei 50 Patienten nach Radio-Chemotherapie des Oesophagus [2]

Sensitivität	62%
Spezifität	33%
NPV	41%
PPV	58%
Overstaging:	36%
Understaging:	20%

Positronen-Emissions-Tomographie (PET)

In ersten Studien scheint sich nun die Möglichkeit anzudeuten, daß mit Hilfe der Positronen-Emissions-Tomographie (PET) mit 18-FDG (Fluor-Desoxyglucose) eine relativ genaue Beurteilung des Ansprechens eines Tumors möglich ist. Das Prinzip beruht auf der gesteigerten Glucoseutilisation von malignen Tumoren. Es handelt sich somit um eine metabolische Analyse des Tumorverhaltens und nicht mehr um eine anatomische Darstellung der Ausdehnung. Die Methodik ist damit auch relativ unabhängig von der anatomischen Lage und Größe eines Tumors. In einer retrospektiven Analyse wurde nach Radio-Chemotherapie von Plattenepithelkarzinomen des Oesophagus gezeigt, daß bei einer um mehr als 35% verminderten Aufnahme von 18-FDG durch den Tumor nach Ende der Vorbehandlung die Patienten mit einer signifikanten Verlängerung des Überlebens profitierten [3]. Die Non-Responder hatten zudem nach der Resektion eine deutlich erhöhte Morbidität und Letalität, so daß sich die Frage stellt, ob diese Patienten nicht primär mit konservativen Therapien behandelt werden sollten.

Noch im Anfangsstadium ist die Erfassung des Ansprechens mit Hilfe der PET bereits zu einem frühen Zeitpunkt unter laufender Therapie, nach ca. 2–3 Wochen. So konnte bei Adenokarzinomen des distalen Oesophagus schon nach einer Therapiezeit von 2 Wochen das Ansprechen auf die gesamte Therapie relativ sicher vorhergesagt werden. Der positive Vorhersagewert (PPV) betrug 93% und der negative Vorhersagewert (NPV) 95% auf das Ansprechen auf die Therapie. Das Nicht-Ansprechen konnte zu 75% (PPV) bzw. 95% (NPV) vorhergesagt werden [4]. Die Beurteilung der Magenkarzinome nach oder während einer neoadjuvanten Therapie ist durch die Tatsache limitiert, daß sich diffuse Karzinome des mittleren und distalen Drittels wegen der oft geringen Tumorzellzahl nur schwer darstellen lassen. Zudem muß in prospektiven Studien geklärt werden, ob sich die bis jetzt uneinheitlichen sog. Cut-off Werte zur Responsebeurteilung vereinheitlichen lassen. Prospektive Studien müssen klären, ob die Trennschärfe der Methodik ausreichend ist, sicher die Non-Responder zu erfassen. Dann wäre es möglich, für beide Gruppen von Patienten – von denen die Non-Responder sicher eine weitaus schlechtere Prognose haben – unterschiedliche Therapieoptionen zu evaluieren.

Zusammenfassung

Bei Patienten mit lokal fortgeschrittenen Karzinomen des Oesophagus und des Magens ist die Beurteilung des Ansprechens auf neoadjuvante Therapie dringend erforderlich. Die bisherigen bildgebenden Verfahren haben dabei nicht die erforderliche Sensitivität und Spezifität ergeben. Mit der PET deutet sich eine Möglichkeit an – wenn auch bisher nur in retrospektiven Studien – das Erfassen der Response auf eine biologische Basis zu stellen. Erst wenn die Frage des Ansprechens auf eine Therapie valide beantwortet werden kann, ist der Weg frei zu Studien, in denen die weitere Therapie der Patienten differenziert betrachtet werden kann.

Literatur

1. Bates BA, Detterbeck FC, Bernard SA, Qaqish BF, Tepper JE (1996) Concurrent radiation therapy and chemotherapy followed by esophagectomy for localized esophageal carcinoma. J Clin Oncol 14:156–163
2. Jones DR, Parker LA, Detterbeck FC, Egan TM (1999) Inadequacy of computed tomography in assessing patients with esophageal carcinoma after induction chemoradiotherapy. Cancer 85:1026–1032
3. Brücher BL, Weber W, Bauer M, Fink U, Avril N, Stein HJ et al. (2001) Neoadjuvant therapy of esophageal squamous cell carcinoma: response evaluation by positron emission tomography. Ann Surg 233:300–309
4. Weber W, Ott K, Becker K, Dittler HJ, Schwaiger M, Siewert JR et al. (2001) Prediction of response to preoperative chemotherapy in adenocarcinoma of the esophagogastric junction by metabolic imaging. J Clin Oncol, 19:3058–3065

Neues in der endoskopischen und chirurgischen Antirefluxtherapie

S.M. Freys

Chirurgische Universitätsklinik, Josef-Schneider-Straße 2, 97080 Würzburg

New Developments in Endoscopic and Surgical Antireflux Therapie

Summary. In addition to well established operative procedures for the treatment of gastroesophageal reflux disease, several laparoscopic, combined laparo-endoscopic, endoscopically guided or assisted, and purely endoscopic procedures have been developed in recent years (semiabsorbable antireflux scarf, laparo-endoscopic intraluminal valvuloplastic, endoluminal gastroplication procedure (C. R. Bard Inc.), endoscopic radiofrequency delivery to the lower esophageal sphincter (=Stretta procedure, Curon Medical Inc.), endoscopic implantable biopolymer (Enteryx) (=LESA procedure, Enteric Medical Technologies Inc.). At present, initial positive experimental and clinical results demonstrate a possible reinforcement of the reflux barrier at the esophagogastric junction. Information on a broader clinical application, a possible spectrum of indications, and long-term results on the safety and endurance of these procedures are not yet available.

Key words: Laparoscopic Antireflux Therapy – Endoscopic Antireflux Therapy – Stretta Procedure – LESA Procedure

Zusammenfassung. In Ergänzung zu den etablierten Operationsverfahren bei gastroösophagealer Refluxkrankheit wurden in den vergangenen Jahren laparoskopische, kombiniert laparo-endoskopische, endoskopisch geführte bzw. assistierte und rein endoskopische Verfahren entwickelt (Partiell resorbierbarer Antireflux-Schal, Laparo-endoskopische intraluminale Valvuloplastik, Endoskopische Gastroplikatio (=Endoluminal gastroplication procedure, C. R. Bard Inc.), Endoskopische submuköse Radiofrequenz-Energie-Leitung in die glatte Muskulatur des UÖS (=Stretta procedure, Curon Medical Inc.), Endoskopische Injektion eines inerten Biopolymer (Enteryx) in die Submucosa des UÖS (=Lower Esophageal Sphincter Augmentation (LESA) procedure, Enteric Medical Technologies Inc.). Zum gegenwärtigen Zeitpunkt zeigen erste positive experimentelle und klinische Ergebnisse, daß durch diese Verfahren die Refluxbarriere am gastroösophagealen Übergang verstärkt werden kann. Aussagen zu einer breiten klinischen Applikation, einem möglichen Indikationsspektrum und langfristige Angaben zur Sicherheit und Beständigkeit dieser Verfahren sind derzeit noch nicht verfügbar.

Schlüsselwörter: Laparoskopische Antireflux-Therapie – Endoskopische Antireflux-Therapie – Stretta Procedure – LESA Procedure

Einleitung

Die Fundoplikatio nach Nissen stellt 10 Jahre nach Einführung der laparoskopischen Operationstechnik weltweit unbestritten das Standardverfahren bei der chirurgischen Therapie der gastroösophagealen Refluxkrankheit (GERD) dar. Alternativen zu diesem Verfahren sind partielle Fundoplikationsverfahren, die entweder generell bei allen operationspflichtigen Patienten mit GERD oder im Sinne eines „tailored concepts" bei einer Subgruppe von Patienten mit defekter Ösophagusperistaltik eingesetzt werden.

In Ergänzung zu diesen Operationsverfahren wurden in den vergangenen Jahren laparoskopische, kombiniert laparo-endoskopische, endoskopisch geführte bzw. assistierte und rein endoskopische Verfahren entwickelt, die zum einen Frühformen der Erkrankung, zum anderen auf eine konservative Therapie refraktäre Patienten mit speziellen, eine Operation kontraindizierenden Risiken therapieren sollen.

Methodik

1. *Partiell resorbierbarer Antireflux-Schal:* Hintergrund für dieses Verfahren ist die Tatsache, daß eine ringförmige Struktur um die Cardia gastroösophagealen Reflux verhindern kann, allerdings zeigte sich bei Verwendung vollständig nicht-resorbierbarer Materialien eine klinisch relevante Tendenz zu Migration und Perforation. Um dieses Problem zu überkommen, wurde eine schalförmige Prothese entwickelt, die zur besseren Biokompatibilität aus einem nicht-resorbierbaren Skelett und einem resorbierbaren Füllmaterial besteht [1]. Dieser Schal kann auf laparoskopischem Wege um den unteren ösophagealen Sphinkter (UÖS) geschlungen werden und dort als Refluxbarriere fungieren.
2. *Laparo-endoskopische intraluminale Valvuloplastik:* Bei diesem Verfahren handelt es sich um eine minimal invasive operative Technik, die kombiniert laparoskopisch-endoskopisch durchgeführt wird. Auf laparoskopischem Wege wird nach Einführen der Trokare in das Magenlumen endogastral eine Valvuloplastik am ösophagogastralen Übergang erstellt, indem endoskopisch transösophageal ein Invaginationstubus die distale Speiseröhre auf einer Länge von 4–5 cm in das Magenlumen vorschiebt und von abdominal endogastral die volle Wanddicke des in den Magen invaginierten Ösophagus und der cardialen Magenwand durch durchgreifende Klammern aneinander fixiert werden. Die Stabilität dieser 360°-Invagination wird durch intraluminale Injektion einer Sklerosierungslösung verstärkt [2]. Vorteile des Verfahrens sollen die fehlende Notwendigkeit der Dissektion der Cardia und der Mobilisation der Vasa gastricae breves sein, sowie eine mögliche Durchführung in Lokalanästhesie und Sedierung.
3. *Endoskopische Gastroplikatio* (= Endoluminal gastroplication procedure, C. R. Bard Inc.): Dieses endoskopisch geführte Verfahren verfolgt das Ziel, mit Hilfe eines auf einem flexiblen Endoskop aufgesetzten Zusatzgerät endoluminal eine Gastroplikatio, d.h. eine Einfaltung der subcardialen Magenwand durchzuführen. Die grundsätzliche Idee ist die Imitation einer Fundoplikatio von intraluminal, wobei jedoch nicht eine Verstärkung der Sphinkterregion sondern der unterhalb des Sphinkters gelegenen Region erzielt wird. Die subcardiale Magenwand wird in eine Saugkammer eingezogen und es erfolgt eine Vollwandnaht und damit eine lokale intraluminale Faltenbildung dieser Magenwand mit Hilfe einer durch diese Saugkammer axial gestochenen Hohlnadel.
4. *Endoskopische submuköse Radiofrequenz-Energie-Leitung in die glatte Muskulatur des UÖS* (= Stretta procedure, Curon Medical Inc.): Bei diesem endoskopisch assistierten Verfahren wird über ein transoral in den distalen Ösophagus eingeführtes Applikationssystem durch Einstechen von Nadeln in die Muskulatur von UÖS und Cardia eine thermische Läsion der Muskulatur erzeugt; durch diese Maßnahme soll es einerseits zu einer Unterbrechung nervaler Regelkreise der transienten UÖS-Relaxationen kommen, andererseits soll durch die nachfolgende narbige Abheilung eine Verstärkung und damit eine Verbesserung der Refluxbarriere erzielt werden.

5. *Endoskopische Injektion eines inerten Biopolymer (Enteryx) in die Submucosa des UÖS* (=Lower Esophageal Sphincter Augmentation (LESA) procedure, Enteric Medical Technologies Inc.): Das Ziel dieses Verfahrens ist eine rein endoskopische Behandlung der GERD durch submuköse Injektion eines radiographisch kontrastgebenden, nicht biodegradablen Biopolymer in den UÖS, das in einem flüssigen organischen Träger gelöst ist und als schwammige Masse präzipitiert, keine Antigen-Eigenschaften besitzt, keine Schrumpfung aufweist und zu keiner Migration im Gewebe führt. Durch die Ortsständigkeit des Materials soll es zu einer Verstärkung des UÖS kommen.

Ergebnisse

1. Es liegt gegenwärtig eine tierexperimentelle Untersuchung zur Anwendung des Antireflux-Schals an 20 Hunden vor [1]. Hier konnte neben der technischen Durchführbarkeit gezeigt werden, daß nach 2-jähriger Nachbeobachtung keine Perforation oder Migration und auch keine Obstruktion am ösophagogastralen Übergang auftraten. Histologisch zeigte sich ein komplikationsloses Einheilen des Schal-Gewebes in das periösophageale Gewebe mit Ersatz der resorbierbaren Anteile durch einwachsendes Bindegewebe. Manometrisch zeigte sich initial ein Anstieg aller 3 gemessenen Parameter (Gesamtlänge, intraabdominelle Länge und Ruhedruck des UÖS), im weiteren Verlauf (bis 2 Jahre) kam es jedoch zu einem vollständigen Rückgang dieser Parameter auf die präoperativen Werte. Langfristige Ergebnisse sind nicht verfügbar, somit ist die Dauer des erzielten Antirefluxeffektes unklar. Zusammenfassend handelt es sich hier um ein experimentelles Verfahren, klinische Indikationskriterien sind gegenwärtig noch nicht bekannt.
2. Es liegen gegenwärtig nur die Ergebnisse einer tierexperimentellen Untersuchung zur Durchführung der Valvuloplastik an 25 Pavianen vor [2]; bei einer medianen Dauer des Eingriffs von 20 Minuten konnte jeweils ein problemloser Kostaufbau erfolgen, im weiteren Verlauf fanden sich weder Ernährungsstörungen, noch Gewichtsverluste; nach 6 Monaten zeigten sich bei der endoskopischen Kontrolle jeweils eine „nippelartige" Klappenformation und keine Ösophagitis oder Strikturbildung sowie inflammatorische Polypen an den eingebrachten Klammern bei allen Versuchstieren; in durchgeführten Autopsien konnten „doughnut-förmige" fibrotische Ringstrukturen verifiziert werden. Bei manometrischen Nachuntersuchungen konnten eine signifikante Verlängerung der Sphinktergesamtlänge und eine signifikante Erniedrigung des Sphinkteröffnungsdruckes bzw. -öffnungsvolumens festgestellt werden. Vorläufig sehen die Autoren eine mögliche Indikation für dieses Verfahren bei frühen Stadien der GERD, bei Fehlen einer Hiatushernie und bei Medikamentenabhängigkeit, wobei als Vorteil die kurze Operationsdauer, die kurze Anästhesiezeit, eine kurze Hospitalisation und möglicherweise die Durchführung als ambulanter Eingriff hervorgehoben werden [2, 3]. Zusammenfassend handelt es sich bei dieser Methode um ein noch rein experimentelles Verfahren ohne umschriebene klinische Anwendungskriterien.
3. Tierexperimentell konnte bei 12 Hunden der Nachweis der Durchführbarkeit von endoskopischen Gastroplastiken mit endoluminalen Nahttechniken erbracht werden; hier zeigte sich ein signifikanter Anstieg des UÖS-Drucks von 4,6 auf 13,3 mmHg [4]. Die gleiche Arbeitsgruppe konnte bei 6 Schweinen mit gleicher endoskopischer Technik einen UÖS-Druckanstieg von 3 auf 6 mmHg und eine Verlängerung der UÖS-Gesamtlänge von 3 auf 3,8 cm nachweisen, gleichzeitig konnte eine signifikante Reduktion der ösophagealen Säureexposition von einem % Zeitanteil <pH 4 von 9,3 auf 0,2 in der pH-Metrie erzielt werden [5]. Eine weitere Arbeitsgruppe konnte bei 8 Affen diese Ergebnisse bestätigen und einen Anstieg von Gesamtlänge, intraabdomineller Länge und Ruhedruck des UÖS nachweisen; gleichzeitig fanden sich keine Strikturen oder durch die erfolgten Nähte hervorgerufene lokale pathologische Veränderungen [6]. Im klinischen Einsatz bei 102 Patienten mit GERD, die unter medikamentöser Langzeitbehandlung therapierefraktär waren, die eine operative Therapie ablehnten oder bei de-

nen eine notwendige Vollnarkose aufgrund von Begleiterkrankungen kontraindiziert war, zeigten sich folgende Ergebnisse [7]: ambulante Durchführung der Prozedur, mediane Dauer: 35 Minuten; postoperative Untersuchungen nach 12 (8–52) Wochen: signifikante Reduktion des Symptom-Scores von 5 auf 1 Punkt, signifikanter Anstieg der UÖS-Gesamtlänge von 2 auf 3 cm und des UÖS-Drucks von 5 auf 8 mmHg, signifikante Reduktion der ösophagealen Säureexposition von einem % Zeitanteil <pH 4 von 8,4 auf 2,7 in der pH-Metrie. Es konnte eine hoch signifikante Reduktion der Medikation mit Protonenpumpeninhibitoren (PPI) aufgezeigt werden. Komplikationen waren Hämatemesis bei 2, transiente Dysphagien bei 3 und eine Übersedierung bei 1 Patienten. Das Vorliegen einer Hiatushernie >2 cm und eines sensitiven Ösophagus waren Faktoren, die mit einem schlechten Ergebnis assoziiert waren. Klinische und endoskopische Nachuntersuchungen zeigten, daß Patienten mit einem guten Ergebnis dieses auch nach 2 und 4 Jahren aufwiesen und die Nähte nach diesem Zeitraum intakt waren. Insgesamt liegen somit für dieses Verfahren positive tierexperimentelle Ergebnisse und erste kurzfristige klinische Daten vor, die einen wirksamen Antirefluxeffekt zeigen. Einschränkend ist festzustellen, daß diese Methode sowohl bezüglich der Lokalisation (subcardiale Faltenbildung der Magenwand) als auch hinsichtlich der Nahttechnik (transmurale Stichtechnik) ein gänzlich anderes Prinzip als die chirurgische Fundoplikationstechnik verfolgt und somit keinen Ersatz für diese darstellt. Gegenwärtig belaufen sich die Kosten für eine einmalige Anwendung auf ca. ~1.000,– US$. Eine Freigabe durch die FDA (Food and Drug Administration der USA) liegt seit April 2000 für das System der Fa. BARD Inc. vor. Zusammenfassend handelt es sich bei diesem Verfahren momentan um ein experimentelles klinisches Verfahren mit noch unklaren klinischen Indikationskriterien und fehlenden Langzeitergebnissen.

4. Tierexperimentell konnte bei Anwendung der Radiofrequenz-Therapie an 13 Schweinen bzw. 6 Hunden eine Abnahme des Anteils transienter UÖS-Relaxationen um 52% nachgewiesen werden; es zeigte sich kein Einfluß auf den UÖS-Ruhedruck und die schluckassoziierten UÖS-Relaxationen, ebenso kein statistisch relevanter Einfluß auf die ösophageale Säure-Exposition oder die Zahl der Refluxepisoden [8,9]. Im klinischen Einsatz bei 10 Patienten, die wegen chronischer Refluxbeschwerden mit PPI oder H2-Rezeptor-Antagonisten therapiert wurden und keine Hiatushernie, keine schwere Ösophagitis und keine Komplikation der GERD aufwiesen, wurden 3 Monate nach Therapie folgende Befunde erhoben: Bei 9 von 10 Patienten war keine medikamentöse Therapie mehr erforderlich, es fanden sich statistisch signifikant eine Verbesserung des Symptom-Scores und eine Abnahme des Medikamentengebrauchs der Patienten; hinsichtlich der Ösophagusmotilität fanden sich keine Änderungen, wobei trendmäßig weniger transiente UÖS-Relaxationen auftraten [10]. Bei insgesamt 28 Patienten mit GERD, die von der selben Arbeitsgruppe in gleicher Technik behandelt wurden, ergaben sich keine signifikanten Nebenwirkungen, nach 6 Monaten waren 79% der Patienten ohne Medikation, die Säure-Exposition (% pH <4) verbesserte sich bei 75% der Patienten und die Frequenz einer Ösophagitis reduzierte sich von 39 auf 11% [11]. Insgesamt liegen somit spärliche tierexperimentelle Daten ohne überzeugende Ergebnisse sowie erste kurzfristige klinische Daten vor, die einen fraglichen Antirefluxeffekt zeigen. Dennoch liegt für dieses Verfahren eine FDA-Freigabe und CE-Zertifizierung vor. Zusammenfassend handelt es sich um ein experimentelles klinisches Verfahren mit noch unklarem Wirkmechanismus und fehlenden klinischen Indikationskriterien.
5. Tierexperimentelle Langzeitergebnisse nach Enteryx-Injektion (bis 6 Monate) zeigen Gewebereaktionen von akuter Entzündung bis chronischer Fremdkörperreaktion mit fibröser Enkapsulierung der injizierten Biopolymere; funktionell fanden sich ein signifikanter Anstieg des UÖS-Öffnungsdrucks [12]. Erste klinische Ergebnisse bei 15 Patienten mit stabiler GERD unter Therapie mit PPI und einer Hiatushernie <3 cm Größe zeigten, daß die Behandlung ambulant unter Sedierung und bei Gabe eines single-shot Antibiotikums möglich ist; es erfolgten zirkumferentielle Injektionen in den UÖS von maximal 4–5 ccm. Funktionell zeigten sich 4–12 Monate nach Injektion ein Anstieg des UÖS-Drucks von 12,2 auf 16,7 mmHg und eine Reduktion der ösophagealen Säureexposition von einem % Zeitanteil <pH 4 von 26±12

auf 9±8 in der pH-Metrie. Bei 4 der 15 Patienten wurde eine erneute PPI-Therapie erforderlich und bei 5 Patienten zeigte sich nach 6 Monaten keine Persistenz des Biopolymer am Injektionsort [13]. Insgesamt liegen somit noch sehr wenige tierexperimentelle Erfahrungen zu diesem neuen Injektionsmaterial vor, erste kurzfristige klinische Daten zeigen einen mäßigen Antirefluxeffekt. Aktuell besteht eine FDA-Freigabe für dieses Verfahren zur Durchführung einer Multicenter-Studie und es liegt eine CE-Zertifizierung vor. Zusammenfassend handelt es sich hier um ein experimentelles klinisches Verfahren mit noch fehlenden klinischen Indikationskriterien und fehlenden Kurz- und Langzeitergebnissen.

Zusammenfassung

Zum gegenwärtigen Zeitpunkt zeigen erste positive experimentelle und klinische Ergebnisse, daß neue laparoskopische bzw. endoskopische Verfahren durch Verstärkung der Schließmuskelregion am ösophagogastralen Übergang von außen, durch operative Verstärkung der Klappenfunktion, durch subcardiale Faltenbildung, durch Narbenbildung und durch Fremdkörperreaktion im Bereich des UÖS die Refluxbarriere am gastroösophagealen Übergang verstärken können. Aussagen zu einer breiten klinischen Applikation, einem möglichen Indikationsspektrum und langfristige Angaben zur Sicherheit und Beständigkeit dieser Verfahren sind derzeit noch nicht verfügbar.

Bei der Vielfalt der gegenwärtig im Entwicklungsstadium befindlichen Prozeduren ist es interessant festzustellen, daß alle Verfahren grundsätzlich ein gemeinsames Wirkprinzip verfolgen: die mechanische Augmentation des UÖS. Dieser Umstand belegt zugleich unmißverständlich die fortschreitenden Erkenntnisse, daß die Korrektur des wichtigsten pathophysiologisch ursächlichen Funktionsdefektes der GERD, der mechanischen Inkompetenz des UÖS, von erfolgbestimmender Bedeutung ist.

Literatur

1. Feussner H, Bonavina L, Collard JM, Holste J, Freys SM, Horváth ÖP, Rüdiger T, Stein HJ, Fuchs KH for the European Study Group of Antireflux Surgery (2000) Experimental evaluation of the safety and biocompatibility of a new antireflux prosthesis. Dis Esoph 13:234–239
2. DeMeester TR, Mason RJ, Filipi CJ (1998) Endoskopische intraluminale Valvuloplastik – Eine Therapie der Zukunft für die gastroösophageale Refluxkrankheit. Chirurg 69:158–162
3. Mason RJ, Filipi CJ, DeMeeser TR, Peters J (1997) A new intraluminal antigastroesophageal reflux procedure in baboons. Gastrointest Endosc 45:283
4. Kadirkamanathan SS, Evans DF, Gong F, Yazaki E, Scott M, Swain CP (1996) Antireflux operations at flexible endoscopy using endoluminal stitching techniques: an experimental study. Gastrointest Endosc 44(2):133–143
5. Kadirkamanathan SS, Yazaki E, Evans DF, Hepworth CC, Gong F, Swain CP (1999) An ambulant porcine model of acid reflux used to evaluate endoscopic gastroplasty. Gut 44:782–788
6. Martinez-Serna T, Davis RE, Mason R, Perdikis G, Filipi DJ, Lehman G, Nigro J, Watson P (2000) Endoscopic valvuloplasty for GERD. Gastrointest Endosc 52(5):663–670
7. Swain P, Park PO, Kjellin T, Gong F Kadirkamanathan SS, Appleyard M (2000) Endoscopic gastroplasty for gastro-esophageal reflux disease. DDW, ASGE-Vortrag, Abstract Nr. 4470
8. Utley DS, Kim M, Vierra MA, Triadafilopoulous G (2000) Augmentation of lower esophageal sphincter pressure and gastric yield pressure after radiofrequency energy delivery to the gastroesophageal junction: a porcine model. Gastrointest Endosc 52(1):81–86
9. Kim MS, Dent J, Holloway RH, Utley DS (2000) Radiofrequency energy delivery to the gastric cardia inhibits triggering of transient lower esophageal sphincter relaxation in a canine model. Gastroenterology 118(4) Suppl 2:A860
10. DiBaise JK, Akromis I, Quigley EM (2000) Efficacy of radiofrequency energy delivery to the lower esophageal sphincter in the treatment of GERD. Gastrointest Endosc 51(4):96
11. Triadafilopoulous G, Utley DS, DiBaise J, Nostrant T, Stollman NH, Rabine J, Kim MS, Vierra MA (2000) Radiofrequency energy application to the gastroesophageal junction for the treatment of gastroesophageal reflux disease. Gastrointest Endosc 51(4):223
12. Mason RJ (2000) Endoscopic augmentation of the cardia with a biocompatible injectable polymer in a porcine model. SAGES Meeting, Vortrag
13. Deviere J (2001) Endoscopic injectables as antireflux procedure. GEEMO Meeting, Vortrag

Medikamentöse Dauertherapie versus Antirefluxchirurgie bei der chronischen Refluxkrankheit

W. Rösch

Krankenhaus Nordwest, Steinbacher Hohl 2–26, 60488 Frankfurt/M.

Drug Therapy vs Antireflux Surgery in Chronic Reflux Disease

Summary. In endoscopy-negative reflux disease just 25% remain in remission after drug therapy, in reflux oesophagitis only 10%. Long-term management is therefore mandatory in this quality of life-impairing chronic disorder. Following the GENVAL consensus conference proton pump inhibitors (PPI) should be used primarily in a step-down regimen; isomere PPIs reduce duration of acute therapy by 50%. According to Klinkenberg-Knol et al. 100% of all patients with H_2-resistant reflux oesophagitis are asymptomatic and free of recurrency when dosage of PPI is adapted to a higher level. The same result was obtained in the prospective study by Lundell et al. comparing fundoplication and long-term management with omeprazole for 3 years.

Key words: Reflux disorders – PPI step-down therapy – Long-term management – Barrett oesophagus

Zusammenfassung. Nur 25% aller Patienten mit einer Endoskopie-negativen Refluxkrankheit und nur 10% aller Patienten mit einer Refluxösophagitis bleiben nach Beendigung einer Akuttherapie, bei der nach den Empfehlungen der GENVAL-Konferenz ein Step-down Management betrieben werden sollte, in Remission. Die Untersuchungen von Klinkenberg-Knol et al. haben gezeigt, dass 100% aller Patienten mit einer H_2-Blocker-resistenten Refluxösophagitis in Remission zu halten sind, wenn die PPI-Dosis im Laufe von 5 Jahren nach oben adjustiert werden darf. Dies deckt sich mit den Ergebnissen der einzigen prospektiven Studie von Lundell et al., bei der 310 Patienten mit einer Refluxösophagitis entweder mit einer Fundoplicatio versorgt oder 3 Jahre lang mit Omeprazol therapiert wurden. Operationsindikationen aus internistischer Sicht sind Volumenrefluxer, Patienten mit einer großen Hiatushernie und anhaltender Refluxsymptomatik sowie medikamentös nicht beherrschbare Reflux-assoziierte Atemwegserkrankungen.

Schlüsselwörter: Refluxkrankheit – PPI Step-down Therapie – Langzeit-Behandlung – Barrett-Ösophagus

Die Rezidivrate der Refluxkrankheit der Speiseröhre liegt zwischen 75% bei der Endoskopie-negativen Refluxkrankheit und 90% bei der Refluxösophagitis. Der medikamentösen Akuttherapie muss deshalb nach einem Auslassversuch bei einem symptomatischen Rezidiv eine

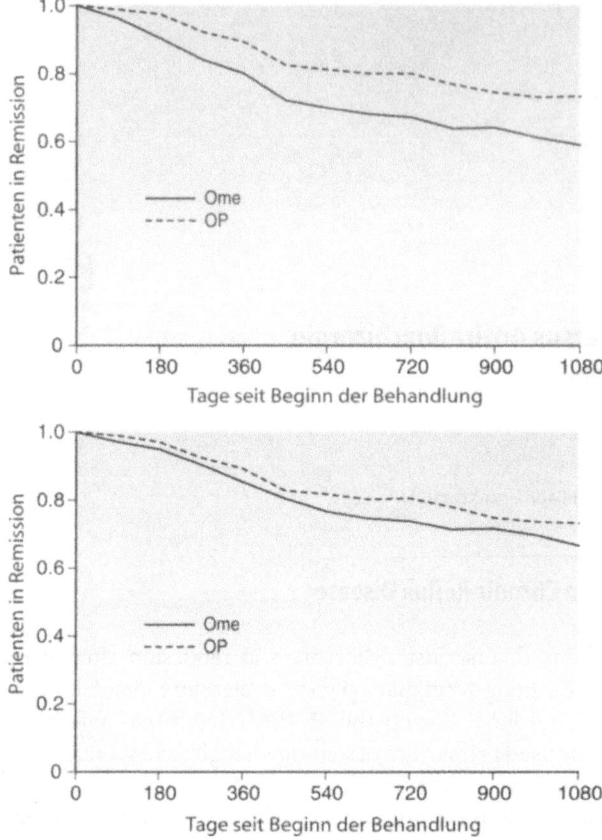

Abb. 1. Antireflux-Operation vs. Omeprazol-Langzeittherapie. Randomisierte, kontrollierte Studie. Patienten: n=310 (nach 36 Mon: OME; n=133-ARS: n=119). Lundell L. et al., Eur. J. Gastroenterol. Hepatol., 2000. *Oben:* ohne Dosisänderung; *unten:* mit Dosisanpassung

Langzeitbehandlung folgen, deren Modalitäten vom Ausmaß der Epithelläsionen bestimmt werden. Bei der „Refluxösophagitis Grad 0" sind 86% der Patienten mit einer on-demand-Therapie zufrieden, während bei der peptischen Striktur und dem Barrett-Ösophagus mit florider Refluxösophagitis eine Dauermedikation in der Standarddosierung erforderlich ist.

Den Empfehlungen der Genval-Konferenz folgend werden primär Protonenpumpenhemmer (PPI) eingesetzt, mit denen praktisch immer eine Ausheilung der erosiven Schleimhautdefekte gelingt [1]. Isomere Protonenpumpenhemmer (iPPI) verkürzen die Akuttherapie auf vier Wochen und sind auch in der Langzeittherapie den bislang verfügbaren PPI mit 93% Remissionserhaltung überlegen.

Nach den Untersuchungen von Klinkenberg-Knol et al. [2] lassen sich 100% der Refluxkranken in Remission halten, wenn die PPI-Dosis im Laufe der Jahre gelegentlich nach oben adjustiert werden darf. Zu ähnlichen Ergebnissen kommt eine prospektive Studie von Lundel et al. [3], bei der 310 Refluxkranke entweder einer Fundoplicatio oder einer PPI-Langzeit-Therapie unterzogen wurden (Abb. 1). Auch die Lebensqualität der Patienten entspricht dem einer gesunden Population, gleichgültig ob eine Antireflux-Operation oder eine Omeprazol-Langzeit-Therapie durchgeführt wurde (Abb. 2).

Die laparoskopische Fundoplicatio nach Nissen ist, einer Metaanalyse von 2.453 Patienten zufolge, mit einer Letalität von 0,2% und einer Morbidität von etwa 10% belastet (Tabelle 1). Die Rezidivrate einer Refluxösophagitis variiert, je nach Beobachtungsintervall, bei der offenen Fundoplicatio zwischen 8 und 44%.

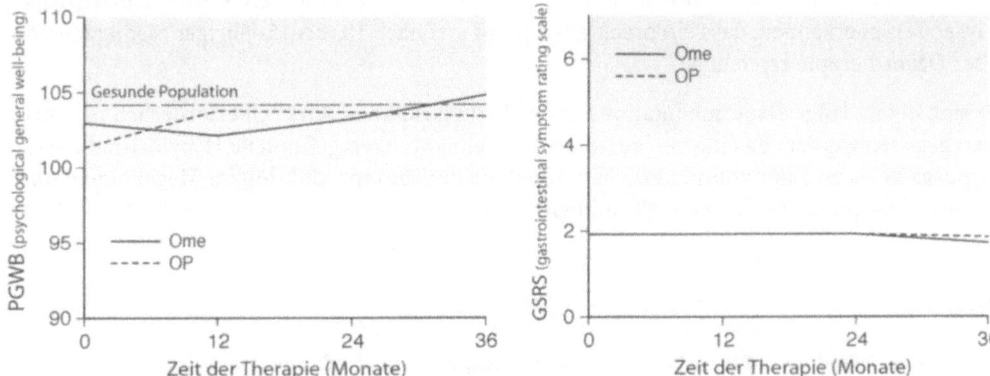

Abb. 2. Antireflux-Operation vs. Omeprazol-Langzeittherapie. Randomisierte, kontrollierte Studie. Patienten: n=310 (nach 36 Mon: OME; n=133-ARS: n=119). Lundell L. et al., Eur. J. Gastroenterol. Hepatol., 2000

Tabelle 1. Laparoskopische Nissen-Fundoplikatio (Publizierte Studien 1991–1995, 2.453 Patienten)

Postop. Komplikationen		OP-Komplikationen	
Frühe Dysphagie	20%	Mortalität	0,2%
Späte Dysphagie	5,5%	OP-Konversion	5,8%
Erneut Reflux	3,4%	Perforation	1,0%
Re-Operation	0,7%	Blutung	1,1%
Gas bloat	n. a.	Pneumothorax	2,0%
Extra-ösophageal	4,2%	Splenektomie	0,1%

Gesamtkomplikationsrate ohne frühe Dysphagie: 24%!
Perdikis et al., Surg. Laparosc. Endosc., 1997

Das Problem, das nach wie vor nicht befriedigend gelöst ist, stellt der Barrett-Ösophagus dar, der sich weder unter einer medikamentösen Langzeit-Therapie noch nach einer Antireflux-Operation zurückbildet, auch wenn mitunter das Gegenteil behauptet wird. Unter einer PPI-Dauertherapie bilden sich zwar Plattenepithelinseln innerhalb der Zylinderzellmetaplasie, doch entbindet dieses Phänomen nicht von bioptischen follow-up-Untersuchungen in zwei- bis dreijährigem Intervall. Auch eine ablative endoskopische Therapie mittels Mucosektomie oder Argon-Plasma-Beamer wird deshalb immer mit einer hochdosierten PPI-Behandlung kombiniert. Erste Daten des PPI-Lansoprazol von Quatu-Lascar et al. [4] zeigen, dass Proliferationsmarker der Zylinderzellmetaplasie, die eine Entwicklung in Richtung Dysplasie andeuten, sich unter einer PPI-Langzeit-Therapie normalisieren.

Ob die unlängst von Australien angebotene Variante einer offenen Nissen-Fundoplicatio mit einer proximal-selektiven Vagotomie ein neues Therapieprinzip darstellt, muss mangels fehlender Langzeitdaten offen gelassen werden [5].

Aus internistischer Sicht stellen Volumenrefluxer und medikamentös nicht beherrschbare Reflux-assoziierte Atemwegserkrankungen klassische Indikationen für eine laparoskopische Fundoplicatio dar.

Zusammenfassend lässt sich aus internistischer Sicht zur laparoskopischen Fundoplicatio folgendes sagen:

1. Die Operation ist nicht besser als eine PPI-Therapie mit erlaubter Dosisanpassung.
2. Die Operation erfordert erfahrene Operateure und eine sorgfältige Patientenselektion.
3. Langzeitergebnisse (mehr als 10 Jahre) fehlen (z. B. Haltbarkeit der Manschette).

4. Eine ökonomische Überlegenheit ist nicht belegt, im Gegenteil mehrere Kosten-Nutzen-Analysen lassen erkennen, dass ein break-even-point erst nach 10- bis 15-jähriger medikamentöser Dauertherapie erreicht ist.

Ob eine derart lange Dauermedikation bei der Refluxkrankheit wirklich erforderlich ist, muss offen gelassen werden, da eine bei jedem dritten Refluxkranken gefundene H. pylori-induzierte Corpusgastritis zu einer kontinuierlichen Abnahme der Säureproduktion im Magen und damit zu einem „Ausbrennen" der Refluxkrankheit führt.

Literatur

1. Dent J, Brun J, Fendrick AM et al. (1999) An evidence-based appraisal of reflux disease management – the Genval workshop report. Gut 44 (suppl 2): S1 – S16
2. Klinkenberg-Knol EC, Nelis F, Dent J et al. (2000) Long-term omeprazole treatment in resistant gastroesophageal reflux disease: Efficacy, safety, and influence on gastric mucosa. Gastroenterology 118: 661 – 669
3. Lundell J, Dalehbäck J, Hattlebäkk J et al. (1998) Omeprazole or antireflux surgery in the longterm management of gastroesophageal reflux disease: results of a multicentre, randomized clinical trial. Gastroenterology 114: A207
4. Quatu-Lascar R, Fitzgerald RC, Triadafilopoulous G (1999) Differentiation and proliferation in Barrett's oesophagus and the effects of acid suppression. Gastroenterology 117: 327 – 335
5. Bohmer RD, Roberts RH, Utley RJ (2000) Open Nissen fundoplication and highly selective vagotomy as a treatment for gastroesophageal reflux disease. Aust NZ J Surg 70: 22 – 25

Organisatorische Voraussetzungen für die Durchführung multimodaler Therapiekonzepte

M. Siess, R. Bumm, M. Molls, Ch. Peschel und J. R. Siewert

Klinikum rechts der Isar, Technische Universität München, Ismaningerstraße 22, 81675 München

Organisational Prerequisites for the Implementation of Multimodal Therapies

Summary. The increasing use of multimodal therapies confronts clinics with the need to create new organisational structures. The high degree of specialisation necessitates that the separate disciplines seek ways of working closer together. This is particularly the case when staging results have to be evaluated and a multimodal therapy course chosen or when quality management issues and the coordination of different steps of a treatment are being considered.

By establishing disease-oriented organisational structures and by institutionalising interdisciplinary cooperation, e.g. in daily tumor board meetings and in fixed disease management teams, the organisational prerequisites for implementing multimodal therapies are created.

Key words: Multimodal therapies – Organisational structures – Disease management

Zusammenfassung. Die zunehmende Anwendung multimodaler Therapieformen stellt neue Anforderungen an die Ablauforganisation in den Kliniken. Durch den hohen Grad an Arbeitsteilung ist eine weitaus engere interdisziplinäre Zusammenarbeit der Fachdisziplinen notwendig geworden. Dies gilt vor allem für die abschließende Beurteilung der Stagingergebnisse, für die Auswahl multimodaler Behandlungskonzepte, für das Qualitätsmanagement und für die Koordination der Behandlungsschritte. Durch die Etablierung einer krankheitsorientierten Organisationsform und die Institutionalisierung interdisziplinärer Zusammenarbeit, z. B. in täglichen Tumorboards und festen Disease Management Teams, werden die erforderlichen organisatorischen Voraussetzungen zur Durchführung multimodaler Therapiekonzepte geschaffen.

Schlüsselwörter: Multimodale Therapien – Organisationsstruktur – Disease management

Hintergrund

Durch die Einbeziehung verschiedener Fachgebiete in multimodale Therapiekonzepte konnten in den vergangenen zwei Jahrzehnten grundlegende Fortschritte in der Behandlung lokoregionaler Tumorerkrankungen erzielt werden. Die zunehmende Anwendung multimodaler Therapieformen stellt jedoch neue Anforderungen an die Ablauforganisation in den Kliniken. Kombinationstherapien erfordern durch den hohen Grad an Arbeitsteilung eine weitaus engere interdisziplinäre Zusammenarbeit der Fachdisziplinen als dies bisher der Fall war. Dies gilt vor allem für abschließende Beurteilung der Stagingergebnisse, für die Auswahl multimodaler Behandlungskonzepte bei der Therapieempfehlung, für das Qualitätsmanagement und für die Koordination der verschiedenen Behandlungsschritte.

Fragestellung

Die krankheitsorientierte Ausrichtung aller Abläufe kann möglicherweise die erforderlichen organisatorischen Voraussetzungen zur Durchführung multimodaler Therapien bieten.

Vorgehensweise

Kernstück einer krankheitsorientierten Organisationsform ist das interdisziplinär besetzte Tumorboard. Das Tumorboard ist auf bestimmte Tumorentitäten (z. B. GI-Tumore) fokussiert und muß das gesamte für die konsensuale Beurteilung der Stagingergebnisse und die interdisziplinäre Therapieempfehlung erforderliche onkologische Know How umfassen. Nur wenn zudem jeder Patient, der für eine Kombinationstherapie in Frage kommen kann, im Tumorboard noch vor Durchführung der Ersttherapie vorgestellt wird, werden die Voraussetzungen für eine qualitätsgesicherte Anwendung multimodaler Therapiekonzepte erfüllt. Die Durchführung von Kombinationstherapien erfordert ein fachübergreifendes Qualitätsmanagement, das durch interdisziplinäre Arbeitsgruppen (Disease Management Teams) aufgebaut und koordiniert werden muß. Interdisziplinäre Einrichtungen (z. B. für die Planung des Stagings oder das Follow Up) erleichtern die Koordination der Behandlung.

Schlußfolgerung

Durch die Etablierung einer krankheitsorientierten Organisationsform und die Institutionalisierung interdisziplinärer Zusammenarbeit werden alle erforderlichen organisatorischen Voraussetzungen zur Durchführung multimodaler Therapiekonzepte geschaffen. Die Vorteile der krankheitsorientierten Versorgungsstruktur müssen an entsprechend organisierten, onkologischen Kliniken genauer evaluiert werden.

Literatur

Bumm R, Siewert JR (1999) Die Situation der onkologischen Chirurgie in Deutschland 1998: Aktuelle Umfrageergebnisse. Chirurg 70:400–406

Hermanek P Jr, Wiebelt H, Riedl S, Staimmer D, Hermanek P und die Studiengruppe Kolorektales Karzinom (1994) Langzeitergebnisse der chirurgischen Therapie des Colonkarzinoms. Ergebnisse der Studiengruppe Kolorektales Karzinom (SGKRK). Chirurg 65:287–297

Siess M, Siewert JR (2001) Qualitätsmanagement in der Onkologischen Chirurgie – Grundlagen, Ziele und Erfahrungen. Onkologe 7(3):281–290

Siewert JR (1998) Onkologie im Spannungsfeld zwischen Realität und Vision. Vortrag zur Eröffnung des 23. Kongresses der Deutschen Krebsgesellschaft am 8. Juni 1998 in Berlin. Chirurg 69:Suppl 363–365

Die Rolle des Chirurgen in der Schmerztherapie in der onkologischen Chirurgie

M. Lempa

Kreiskrankenhaus Grevenbroich, St. Elisabeth, Chirurgische Klinik, Von-Werth Straße 5, 41515 Grevenbroich

The Role of the Surgeon in Pain Therapy in Oncologic Surgery

Summary. Cancer pain patients need a causal therapy whenever possible. Often surgical treatment offers effective pain therapy (e.g. biliodigestive anastomosis in obstructive cancer). In addition, chemotherapy and/or radiatio may be indicated. Simultaneous symptomatic pain management according to the guidelines for pain therapy in cancer pain should be started. In general, therapy of chronic malignant pain should follow the WHO schema for cancer pain.

Surgery and medical pain therapy can reduce 96–98% cancer pain effectively.

Key words: Pain therapy – Oncologic surgery – Cancer pain

Zusammenfassung. Schmerzen maligner Genese im Bereich der Chirurgie sollten nach Möglichkeit causal therapiert werden. Häufig läßt sich mit operativen Möglichkeiten eine effektive Schmerztherapie erreichen (z. B. biliodigestive Anastomosen bei obstruierendem Tumor). Daneben kann zusätzlich oder alternativ eine Chemotherapie oder Radiatio indiziert sein.

Zeitgleich muss ggf. mit einer symptomatischen medikamentösen Schmerztherapie begonnen werden. Diese sollte sich entsprechend der Leitlinie zur Tumorschmerztherapie am WHO-Stufenschema orientieren.

Durch das Zusammenwirken von chirurgischer medikamentöser Schmerztherapie läßt sich bei 96–98% der Patienten mit Tumorschmerz eine effektive Schmerzreduktion erreichen.

Schlüsselwörter: Schmerztherapie – Onkologische Chirurgie – Tumorschmerz

Aspekte der Schmerztherapie in der onkologischen Chirurgie

Bösartige Erkrankungen sind häufig mit Schmerzen verbunden. Bereits zum Zeitpunkt der Diagnosestellung leiden zwischen 39 und 49% aller Patienten mit malignen Erkrankungen an Schmerzen [1]. Unabhängig von der Art und Lokalisation des Primärtumors und vom Krankheitsstadium leiden im Mittel 50% aller Patienten mit bösartigen Erkrankungen unter Schmerzen. Bei fortgeschrittener Erkrankung sind es sogar durchschnittlich 70% [2]. Andere Symptome wie Übelkeit (21%), Erbrechen, allgemeine Schwäche (51%) oder Dyspnoe (19%) kommen erschwerend hinzu [3].

Die Ziele der onkologischen Chirurgie sind wo immer möglich die Heilung von der bösartigen Erkrankung, in jedem Fall aber die Wahrung oder Verbesserung der Lebensqualität. Adäquate Schmerztherapie ggf. verbunden mit einer entsprechenden Symptomkontrolle ist daher immer ein wesentlicher Bestandteil des Behandlungskonzeptes. Unter palliativen Bedingungen kommt der Schmerztherapie nochmals eine besondere Bedeutung zu.

Patienten mit bösartigen Erkrankungen, die der chirurgischen Therapie bedürfen, leiden häufig unter länger andauerndem oder sogar fortschreitendem Tumorschmerz. Die chirurgische Therapie kann dabei – auch wenn perioperativ zunächst die Wundschmerzen hinzukommen – viel zur Schmerzreduktion in solchen Situationen beitragen. Oft ist jedoch zusätzlich eine medikamentöse Schmerztherapie unverzichtbarer Bestandteil des Behandlungskonzeptes.

Neben den chirurgischen Möglichkeiten sind die medikamentöse Schmerztherapie sowie nicht-medikamentöse Therapieformen (Lagerung, Kälte, Wärme, Physiotherapie) und die psychische und soziale Komponente zu sehen. Dabei besteht eine enge Vernetzung und Wechselwirkung zwischen den verschiedenen Therapieansätzen.

Chirurgische Möglichkeiten der Schmerztherapie

Im Laufe Ihrer Erkrankung bedürfen ca. 10% aller Patienten, die an fortgeschrittenen bösartigen Erkrankungen leiden, die chirurgischen Therapien [4].

Bei vielen malignen Erkrankungen stellt die Operation bereits ein entscheidendes Element der Schmerztherapie dar: Operationen mit dem Ziel der Tumordekompression vermindern häufig den lokalen Druck oder den durch Obstruktion oder Kapselspannung entstandenen Schmerz. In ähnlicher Weise vermindern gastrointestinale Umleitungs- und Entlastungs-Operationen wie z. B die biliodigestiven Anastomosen die durch einen drohenden oder manifesten Verschluß ausgelösten Symptome [5].

Im Bereich der Traumatologie verfolgen die Implantation von Tumor-TEPs, stabilisierende Spondylodesen und Verbundosteosynthesen bei pathologischen Frakturen oder in seltenen Fällen auch palliative Amputationen diese Ziel. Ein Beispiel für die postoperative Schmerzreduktion nach Verbundosteosynthese bei einer pathologischen Humerusfraktur zeigt Abb. 1.

Eine weitere Möglichkeit der Schmerzreduktion stellen die Nervenblockaden und Neurolysen wie beispielsweise die Truncus coeliacus-Blockade beim Pankreaskarzinom dar. Diese kann entweder im Rahmen einer explorativen Laparotomie bei inoperablem Tumor durchgeführt werden [6] oder als minimalinvasives Verfahren als thorakoskopische Splanchnicectomie bei persistierendem Tumorschmerz [7].

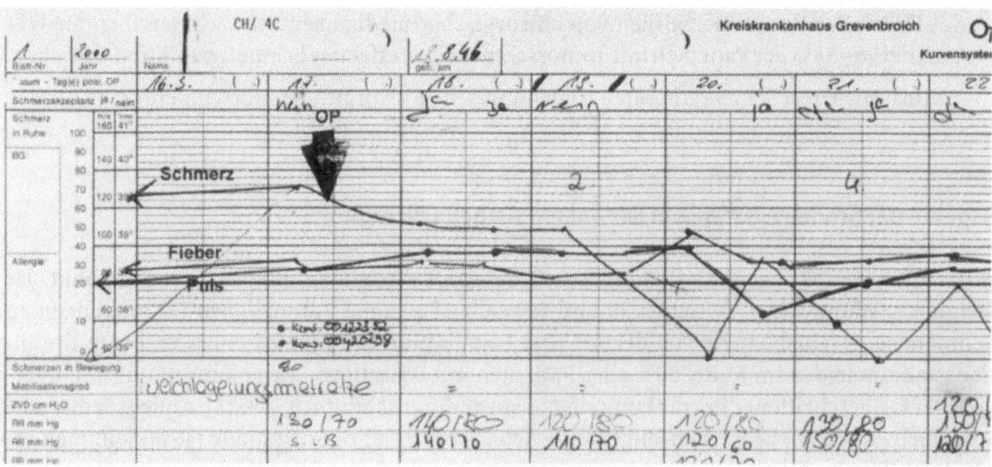

Abb. 1. Schmerzkurve bei Verbundosteosynthese einer pathologischen Humerusfraktur bei einer 54jährigen Patientin mit metastasierendem Magenkarzinom

Medikamentöse Möglichkeiten der Schmerztherapie

Die medikamentöse Schmerztherapie stellt ebenfalls einen Baustein der chirurgischen Schmerztherapie bei bösartigen Erkrankungen dar. Sie sollte ggf. bereits präoperativ beginnen und sich bei chronischen Tumorschmerzen an den Grundprinzipien der Tumorschmerztherapie, insbesondere dem WHO-Stufenschema [8] und der Leitlinie zur Tumorschmerztherapie orientieren [9]. Dabei ist der enteralen vor der parenteralen Applikation der Vorzug zu geben. Weitere Bestandteile sind eine konsequente „Symptomkontrolle" bei Übelkeit, Erbrechen und anderen Begleitsymptomen.

Die Stufe 1 beinhaltet die Nichtopioidanalgetica, d.h. die Nichtsteroidalen Antirheumatika (NSAR) und Metamizol. Diese Basismedikation sollte frühzeitig eingeleitet werden und im weiteren Verlauf ggf. unter zusätzlicher Gabe von Antiemetika oder stuhlregulierenden Maßnahmen auch beim Einsatz starker Opioide beibehalten werden.

Die Stufe 2 des WHO-Stufenschemas sollte dann gewählt werden, wenn mit der Stufe 1 keine ausreichende Analgesie erreicht werden kann. Stufe 2 beinhaltet die schwachen Opioide, die zusätzlich zur bestehenden Basismedikation der Stufe 1 verabreicht werden sollen. Wenn auch mit diesen Medikamenten keine suffiziente Schmerzreduktion zu erzielen ist, müssen die schwachen Opioide der Stufe zwei und durch die starken Opioide (Stufe 3) ersetzt werden. Die Basismedikation der Stufe 1 wird jedoch in jeden Falle beibehalten (vgl. Abb. 2).

Perioperativ kommt der Kombination aus chronischen Tumorschmerz (der ggf. durch die Operation gebessert wird und dem akut auftretenden postoperativen Wundschmerz eine besondere Bedeutung zu. Verfahren wir die Patientenkontrollierte Analgesie (PCA) können in dieser Situation den Patienten mit morphinpflichtigem Schmerz auch bei schnell wechselnden Schmerzintensitäten perioperativ eine adäquate Schmerztherapie ermöglichen.

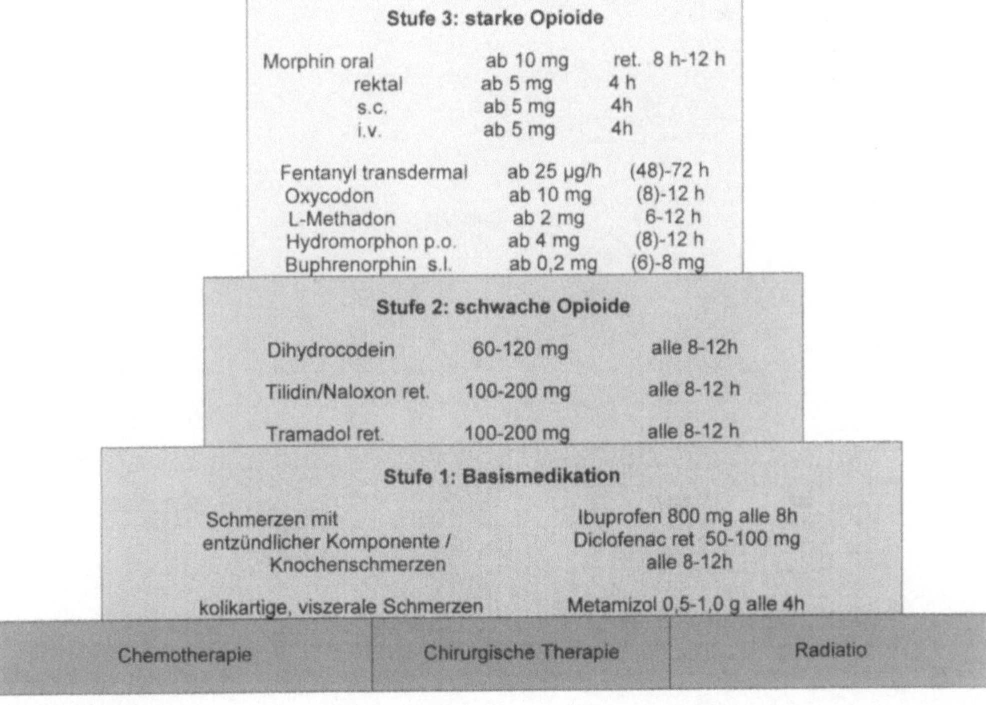

Abb. 2. Modifiziertes Stufenschema der WHO mit Beispielen für Analgetica und ihre Stellung im Stufenschema der WHO entsprechend der Leitlinie zur Tumorschmerztherapie

Schlußfolgerung

Eine effiziente Schmerztherapie kann in der onkologischen Chirurgie durch die Wahl eines geeigneten Operationsverfahrens in Kombination mit einer medikamentösen Tumorschmerztherapie erreicht werden. Bei konsequenter Anwendung der chirurgischen und konservativen Möglichkeiten kann bei 96% der Patienten mit Tumorschmerz eine adäquate Schmerzlinderung erreicht werden [10, 11].

Literatur

1. Daut RL, Cleeland CS (1982) The prevalence and severity of pain in cancer. Cancer 50: 1913–1918
2. Bonica JJ (1985) Treatment of cancer pain: current status and future needs. In: Advances in Pain Research and Therapy Vol. 9, Fields HI, Dubner R, Cervero F, New York, Raven Press 589–616
3. Vainio A, Auvinen A (1986) Prevalence of Symptoms among patients with advanced cancer: and international collaborative study. Journal of Pain and Symptom Management 12: 3–10
4. Pichlmaier H (1999) Editiorial. Palliative Chirurgie, Chirurg 70: 1395–1396
5. Sarr MG, Cameron JL (1982) Surgical management of unresectable carcinoma of the pancreas. Surgery Feb 91 (2): 123–133
6. Lillemoe KD, Cameron JL, Kaufman HS, Yeo CJ, Pitt HA, Sauter PK (1993) Chemical splanchnicectomy in patients with unresectable pancreatic cancer. A prospective randomized trial. Ann Surg May 217 (5): 447–55; discussion 456–457
7. Leksowski K (2001) Thoracoscopic splanchnicectomy for control of intractable pain due to advanced pancreatic cancer. Surg Endosc Feb 15 (2): 129–131
8. WHO (1986) Cancer pain relief, Genf: World Health Organization
9. Leitlinie zur Tumorschmerztherapie (1999) erstellt im Auftrag der Deutschen interdisziplinären Vereinigung für Schmerztherapie (DIVS). Tumordiagn u Ther 20: 105–129
10. Takeda F (1986) Results of field-testing in Japan of the WHO draft interim guidelines on relief of cancer pain. Pain Clin I: 83–89
11. Zech DJF (1998) Tumorschmerz – Gibt es eine Grenze der medikamentösen Therapie? In: Hankemeier U, Hildebrandt J, Neurodestruktive Verfahren in der Schmerztherapie. Springer Berlin, Heidelberg, New York

Stellenwert der Port-site Rezidive

M. A. Reymond, N. Bien, M. Pross und H. Lippert

Klinik für Allgemein-, Viszeral- und Gefäßchirurgie, Otto-von-Guericke Universität, Leipziger Straße 44, 39120 Magdeburg

Prevention of Port-Site Recurrences

Summary. Since laparoscopic surgery has been applied to cancer, an increased number of secondary tumors implanted in the abdominal wall have been reported. Quality of surgery is paramount in the incidence of port-site recurrences. In large prospective series of laparoscopic colorectal surgery, their incidence (around 0.85%) was similar to that reported in open surgery (0.6 to 1.6%) while it is higher for unapparent gallbladder cancer (around 15%) due to direct wound contamination. Viable tumor cells are seeded by inadequate surgical technique or released by advanced tumors. Tumor cells are carried across the abdominal cavity by peritoneal fluid currents and surgical instruments, not by CO_2 pneumoperitoneum. CO_2 modifies the morphology of mesothelial cells and inhibits peritoneal macrophages. Differences in retroperitoneal/subserosal/intraluminal tumor xenograft models show that CO_2 laparoscopy reduces tumor growth when compared to gasless laparoscopy and laparotomy. The local effects of pneumoperitoneum in the wound might be counteracted by using inert gases such as helium, drug-loaded CO_2 or various antiadhesive or cytotoxic agents. In clinical practice, port-site recurrences can be effectively prevented by careful surgical technique and prophylactic wound irrigation.

Key words: Laparoscopy – CO_2 pneumoperitoneum – Port-site recurrences

Zusammenfassung. Seit die laparoskopische Chirurgie in der Behandlung von Karzinomen angewendet wird, nimmt die Anzahl der dokumentierten sekundären Tumore zu, welche in die Bauchwand implantiert werden. Die chirurgische Qualität des Eingriffes ist für die Inzidenz von Port-site Rezidiven entscheidend. Große prospektive Studien über die laparoskopische colorectale Chirurgie zeigten, dass die Inzidenz (ca. 0,85%) ähnlich der in der offenen Chirurgie berichteten (0,6–1,6%) ist. Vitale Tumorzellen werden durch inadäquate Operationstechniken mobilisiert oder bei fortgeschrittenen Tumoren spontan freigesetzt und durch intraperitoneale Flüssigkeit und chirurgische Instrumente in der Peritonealhöhle verteilt, nicht durch das CO_2 Pneumoperitoneum. CO_2 verändert die Mesothelzellen und hemmt peritoneale Makrophagen. Die Unterschiede bei retroperitonealen/subserosalen/intraluminalen Tumormodellen zeigen, dass die CO_2-Laparoskopie das Tumorwachstum, verglichen mit der gaslosen Laparoskopie und der Laparotomie, verringert. Den lokalen Effekten des Pneumoperitoneums könnte durch die Verwendung von inertem Gas wie Helium, medikamentenbeladenem CO_2 oder verschiedenen antiadhäsiven oder zytotoxischen Mitteln entgegengewirkt werden. In der klinischen Anwendung kann Port-site Rezidiven durch sorgfältige chirurgische Techniken ?.........?.

Schlüsselwörter: Laparoskopie – CO_2-Pneumoperitoneum – Port-site Rezidive

„Das Tumorwachstum in Wunden ist von besonderem Interesse für den Chirurgen. Nach einer Laparotomie bei malignem Aszites ist es nicht selten, dass man kleine Tumorknoten innerhalb von Drainkanälen findet. Im Gegenteil dazu ist diese Beobachtung in Laparotomiewunden außergewöhnlich, wenn sie überhaupt auftritt." (Petersen 1904)

Seit die laparoskopische Chirurgie bei Karzinomen angewendet wird, wurde über eine zunehmende Zahl von Zweittumoren, welche in die Bauchwand implantiert wurden, berichtet. Diese nennt man „Port-site Rezidive". Seit dem dies erstmals nach kolorektaler Chirurgie beschrieben wurde (Alexander et al. 1993), wurde diese Komplikation bei hunderten von Patienten in der Literatur dokumentiert. Die Inzidenz von Port-site Rezidiven in der laparoskopischen kolorektalen Chirurgie wird auf etwa 4% geschätzt (Wexner et al. 1995a), wogegen die Inzidenz in der offenen Chirurgie bei 0,6–1,6% liegt (Hugues et al. 1983; Hohenberger et al. 1995). Zur gleichen Zeit zeigten zahlreiche Studien mit Kleintiermodellen einen reduzierenden adjuvanten Effekt des CO_2-Pneumoperitoneums auf das intraperitoneale Tumorwachstum (Jones et al. 1995; Jacobi et al. 1996a; Jacobi et al. 1996b; Hubens et al. 1996; Mathew et al. 1996). Deshalb scheint die Anwendung der Laparoskopie bei Karzinompatienten experimentell oder sogar unpassend zu sein (Wexner et al. 1995b; Hermanek 1994). Acht Jahre nach der richtungsweisenden Publikation von Alexander ist es nun möglich, die Signifikanz von Port-site Rezidiven nach laparoskopischer Karzinomchirurgie besser zu definieren.

Definition

Port-site Rezidive sind definiert als lokales, umschriebenes Tumorwachstum an der Stelle einer oder mehrerer Trokareinstichstellen oder an der Inzisionswunde nach laparoskopischer oder thorakoskopischer Karzinomchirurgie. Die Diagnose von Port-site Rezidiven sollte bioptisch bewiesen werden. Port-site Rezidive sind keine Hautmetastasen wie bei fortgeschrittenen Tumorleiden und sollten von einer Peritonealkarzinose unterschieden werden. Histologisch wachsen die Tumorzellen lokalisiert im fibrösem Gewebe oder dem subkutanen Fettgewebe der Inzisions- oder Trokarwunden. Eine peritumoröse entzündliche Infiltration ist normalerweise auch vorhanden (Tannapfel et al. 2000).

Inzidenz der Port-site Rezidive

Es ist inzwischen ausreichend dokumentiert, dass die Inzidenz von Port-site Rezidiven und Wundmetastasen in der laparoskopischen und offenen kolorektalen Chirurgie vergleichbar ist, wenn eine sorgfältige Technik angewendet wird (Stocchi et al. 2000; Reilly et al. 1996). Bisher wurde kein Unterschied in randomisierten Studien beobachtet (Lacy et al. 1998; Milsom et al. 1998; Sonoda et al. 2000). Jedoch unterstreichen große Unterschiede in der Inzidenz der Port-site Rezidive zwischen 0 und 21% und in der Qualität der laparoskopischen kolorektalen Resektion die Rolle des Chirurgen als prognostischer Faktor in der laparoskopischen Chirurgie. Das ist alles andere als eine Überraschung, seit auch große Unterschiede nach konventioneller kolorektaler Karzinomchirurgie beschrieben wurden (Hermanek et al. 1995). Auf der Basis von eigenen Patientenbeobachtungen (Reymond et al. 1997) schlussfolgerten wir, dass Port-site Rezidive möglicherweise hauptsächlich mit den technischen Fähigkeiten des Operateurs in Zusammenhang zu bringen sind. Dies stimmt mit einer Reihe von experimentellen (Hewett et al. 1999) und klinischen (Johnstone et al. 1996; Vukasin et al. 1996; Stocchi et al. 2000; Kranklin et al. 2000) Studien überein.

Klinische Studien

Studien über Port-site Rezidive konzentrieren sich auf den Chirurgen und dessen Einfluss auf das Vorhandensein und die Freisetzung von freien lebensfähigen Tumorzellen während der Operation. Vor fast hundert Jahren haben Chirurgen präzise klinische Studien zur postoperativen Aussaat nach abdominellen Eingriffen durchgeführt (Peterson 1904; Lawrie 1906). Natürlich stellen Port-site Rezidive ein anderes Beispiel des gleichen Phänomens der lokalen Rezidive dar und unterstreichen die Konsequenz der Wundkontamination mit lebensfähigen Tumorzellen – eine chirurgische Fehlleistung.

Einige typische Situationen sind mit Port-site Rezidiven nach Laparoskopien verbunden. Unklare Gallenblasenkarzinome und multiple Kolontumore repräsentieren eine signifikante Anzahl an Port-site Rezidiven in der Literatur. In solchen Fällen beginnt der Chirurg die Operation mit einer falschen Kenntnis über die Erkrankung. Daraus folgt, dass unerwartete Komplikationen auftreten können. Ein gutes Beispiel sind Port-site Rezidive nach Cholezystektomien bei zufällig entdeckten Gallenblasenkarzinomen (Manger et al. 1997), wo eine Inzidenz von 14–16% berichtet wird (Z'graggen et al. 1998; Lundberg et al. 1999). Von 409 Patienten, welche einer laparoskopischen Cholezystektomie bei unbekanntem Gallenblasenkarzinom unterzogen wurden, entwickelten 70 (17%) ein Inzisionsrezidiv, die richtige Bergetechnik wurde jedoch nur bei 8 von diesen Patienten durchgeführt (Paolucci et al. 1999).

Bei kolorektalen Karzinomen sind die meisten Port-site Rezidive, über die berichtet wurde in einem fortgeschrittenen Tumorstadium. Von 72 Port-site Rezidiven, welche in der Literatur nach kolorektaler Chirurgie erwähnt wurden, sind 56 (78%) im Stadium Dukes C und D (Wittich et al. 2000). Solche Rezidive sind in der Mehrheit der Fälle der Ausdruck einer disseminierten Erkrankung, zum Beispiel wenn disseminierte Tumorzellen in der Bauchhöhle während der primären Operation gefunden werden können. Natürlich gilt Patienten mit einem frühen Tumorstadium (Dukes A oder B), welche Port-site Rezidive entwickeln, ein größeres Augenmerk. In solchen Fällen können Port-site Rezidive kein Ausdruck einer fortgeschrittenen Erkrankung sein: sie werden vielmehr durch eine iatrogene Einpflanzung von Tumorzellen in die Trokarwunden während der Operation verursacht.

Tiermodelle

Tiermodelle halfen, einige Geheimnisse von Port-site Rezidiven und Wundrezidiven zu enthüllen, insbesondere woher die Zellen kommen, welche Zweittumore hervorrufen, wie sie sich verteilen und welche Effekte in der Port-site Wunde die Implantation begünstigen können. Es ist schwierig, alle veröffentlichten experimentellen Tierprotokolle mit der klinischen Anwendung in Zusammenhang zu bringen. Einige Probleme sind mit der Anwendung von Tiermodellen verbunden. Die meisten Studien verwenden Suspensionsmodelle, welche eine disseminierte Erkrankung wiederspiegeln. Wir haben einen Mangel an soliden Tumormodellen, welche die klinische Praxis reproduzieren. Art und Länge von chirurgischen Prozeduren an Kleintiermodellen angewendet, unterscheiden sich vom menschlichen Patienten (Fleshman et al. 2000).

Die verfügbaren Studien schlagen vor, dass möglicherweise die schlechten operativen Techniken und nicht die Art der Operation zur Tumorzellaussaat führen. Der Chirurg muss den Tumor verletzen, um Zellen in der Peritonealhöhle und an den laparoskopischen Instrumenten freizusetzen. In einem fortgeschrittenen Tumorstadium ist eine große Menge an Tumorzellen zu Beginn der Operation in der Bauchhöhle vorhanden und stellt einen großen Risikofaktor dar, da die Entwicklung von Port-site Rezidiven in verschiedenen intraperitonealen Aussaat-Modellen dosisabhängig erscheint. Die Bildung von Tumorzell-Aerosolen tritt nur bei grob kontaminierten und verlängerten Operationen auf, und stellt nicht den Hauptanteil beim Tumorzelltransport dar (Reymond et al. 1997; Ikramuddin et al. 1998; Texler et al. 2000). Tumorzellen werden durch einen peritonealen Flüssigkeitsstrom in der Peritonealhöhle verteilt. Dieser Flüssigkeitsstrom wird durch physikalische Faktoren wie laparoskopische Instrumente und Trokare (Hewett et al. 1999) beeinflusst. Natürlich begünstigen die Umstände, durch welche Port-sites in einen verlängerten Kontakt mit freien Tumorzellen gebracht werden (zum Beispiel während der CO_2-Exsufflation), die Port-site Kontamination.

CO_2-Pneumoperitoneum als ungünstiger Effekt

Obwohl das Problem der Port-site Rezidive hauptsächlich mit dem Chirurgen, der Technik und der Manipulation am tumorbefallenen Organ verbunden wird, zeigten einige andere Faktoren, welche direkt mit der Laparoskopie zu tun haben, einen Einfluss auf das Tumorwachstum. Es gibt eine Menge Hinweise, dass das CO_2-Pneumoperitoneum ungünstige Auswirkungen hat. Es vernichtet einige Vorteile des minimalen Zugangs, da es zu einer ungünstigen Modifikation des intraabdominellen Milieu führt. Die mögliche Stimulation des Tumorwachstums und die Suppression der lokalen Immunabwehr durch Kohlendioxyd konnte in vielen experimentellen Studien gezeigt werden.

Als die CO_2-Laparoskopie in intraperitonealen Wachstums-xenograft Modellen durchgeführt wurde, führte dies im Vergleich zur gaslosen Laparoskopie zu einer signifikanten Stimulation des Tumorwachstums, was in verschiedenen Studien dokumentiert wurde (siehe im Neuhaus 1998b). Dies unterscheidet sich von den Ergebnissen der letzten sieben Studien, in denen die CO_2-Laparoskopie und die Laparotomie in den gleichen peritonealen Aussaat-Modellen verglichen wurden. Diese Modelle spiegeln eine fortgeschrittene Erkrankung wieder, wobei es bei der Laparoskopie zu einem geringeren Tumorwachstum als bei der Laparotomie kam. Vor kurzem wurde ein ähnlicher Versuch mit einem intraluminalem Xenograft-Modell an Ratten durchgeführt, bei dem Port-site Rezidive in der Laparoskopie-Gruppe mit CO_2-Pneumoperitoneum im Vergleich zu einer gaslosen Laparoskopiegruppe und einer Laparotomie-Gruppe signifikant abnahmen (Gutt et al. 1999). Diese Ergebnisse unterstreichen einmal mehr, dass chirurgische Manipulationen die lokale Tumorausbreitung mehr stimulieren als die Errichtung eines CO_2-Pneumoperitoneums.

Vorbeugung von Port-site Rezidiven

Port-site Rezidiven kann durch Kontrolle der Quelle der Tumorzellen vorgebeugt werden, indem der Transport in die Wunde verhindert wird und/oder durch Modifikation der lokalen Bedingungen in der Wunde. Obwohl der Chirurg als Risikofaktor bei all diesen unterschiedlichen Schritten auftritt, ist es trotzdem überraschend, dass diese großen Unterschiede in der Inzidenz von Port-site Rezidiven zwischen den Operateuren berichtet wurden. Vor kurzem waren wir, durch die Benutzung von menschlichen Tumorzellinien (HeLa) in der Lage, das erste Tumor Xenograft-Modell mit Überlebensstudien an Schweinen zu entwickeln, welche das Testen unter anatomischen menschenähnlichen Bedingungen erlaubt (Reymond et al. 2000b). Die erste explorative Studie verband mehrere chirurgische und chemische präventive Maßnahmen und erreichte eine Risikoreduktion von 79% in der Inzidenz von Port-site Rezidiven (Schneider et al. 2001). Diese spezifischen vorsorglichen Maßnahmen wurden anderswo bereits beschrieben (Balli et al. 2000).

Nebenwirkungen durch CO_2 kann durch die Benutzung von gaslosen Techniken (Paolucci et al. 1995), von schwerem Gas zur Insufflation (Neuhaus et al. 1998a) oder durch die Beladung des CO_2 mit sorgfältig ausgewählten Medikamenten (Reymond et al. 2000) vorgebeugt werden. Welche dieser Optionen sich als die Beste erweist, wird von den Ergebnissen weiterer klinischer Studien abhängen. Wie auch immer ist die gaslose Laparoskopie durch die Tatsache der schlecht zu erreichenden seitlichen Einsichtnahme begrenzt. Weitere therapeutische Strategien schließen die Installation zytotoxischer und immunmodulierender Medikamente in Kombination mit der Laparoskopie und verschiedenen Gasen ein, welche, wie in experimentellen Studien berichtet wurde, das Tumorwachstum stark hemmen (Jacobi et al. 1997). Versetzt man während der Operation das Gas mit verschiedenen (zytotoxische, immunmodulierende, adhäsionsblockende) Medikamenten oder gibt diese intravenös, könnte man die Ergebnisse der kurativen Karzinomchirurgie verbessern.

Behandlung

Es gibt nur wenig Daten zur Behandlung von Port-site Rezidiven, im Besonderen zu den Ergebnissen der Behandlung, da die meisten Port-site Rezidive mit einer fortgeschrittenen Tumorerkrankung einhergehen. Bei isoliertem Auftreten von Port-site Rezidiven zeigt sich, dass mit der radikalen Exzision des Rezidiv gute Heilungschancen verbunden sind.

Perspektiven

Die Schlüsselfrage ist, ob die Tumorzellimplantation in die Bauchwand durch die Laparoskopie mit einem CO_2-Pneumoperitoneum, verglichen mit der traditionellen offenen Technik, erleichtert wird. Mittlerweile betrachten die meisten erfahrenen laparoskopischen Chirurgen das Auftreten von Port-site Rezidiven als einen lokalen Behandlungsfehler (Stocchi et al. 2000), welcher durch sorgfältige Techniken und vorsorgende Maßnahmen verhindert werden kann (Schneider et al. 2001, Balli et al. 2000). Tatsächlich werden uns weitergehende experimentelle Untersuchungen beim Verständnis der chirurgischen Tumorzellaussaat und dem Einfluss des chirurgischen Traumas auf das postoperative Tumorwachstum helfen.

Literatur

1. Alexander RJ, Jaques BC, Mitchell KG (1993) Laparoscopically assisted colectomy and wound recurrence [letter; comment]. Lancet 341:249–250
2. Balli JE, Franklin ME, Almeida JA, Glass JL, Diaz JA, Reymond M (2000). How to prevent port-site metastases in laparoscopic colorectal surgery. Surg Endosc 14:1034–1036
3. Fleshman JW (2000) Animal studies: tumor cell lines and application in experimental protocols. In: Reymond MA, Bonjer HJ, Köckerling F (Eds) Port-site and wound recurrences in cancer surgery. Springer Berlin Heidelberg
4. Franklin ME, Rosenthal D, Abrego-Medina D, Dorman JP, Glass JL, Norem R, Diaz A (1996) Prospective Comparison of Open vs. Laparoscopic Colon Surgery for Carcinoma. Dis Colon Rectum 39:S35–S46
5. Gutt CN, Riemert V, Kim ZG, Jacobi CA, Paolucci V, Lorenz M (1999) Impact of laparoscopic colonic resection on tumour growth and spread in an experimental model. Br J Surg 86:1180–1184

Die Lebensqualität als Indikationskriterium zur Antirefluxoperation

M. Fein, K.-H. Fuchs, S. M. Freys und H. Tigges

Chirurgische Universitätsklinik, Josef-Schneider Straße 2, 97080 Würzburg

Quality of Life as a Criterion for the Indication for Antireflux Surgery

Summary. 123 patients with reflux disease (88 m, 35 f; age: 48 ± 13 years), who had previously been treated with proton pump inhibitors and laparoscopic fundoplication in Würzburg (105 Nissen, 18 partial fundoplication), were evaluated preoperatively and 1 year thereafter for their quality of life using the gastrointestinal quality of life index (GQLI). Results: Quality of life is dramatically reduced in patients with reflux disease (GQLI 94 ± 22). A history of more than 2 years results in a significantly reduced quality of life (GQLI 91 ± 22, n = 93 vs. 103 ± 19, n = 30, p < 0.01). Following fundoplication, quality of life is significantly improved in both groups of patients (p < 0.001): GQLI 111 ± 24, bzw. GQLI 120 ± 20. This is an important argument for the indication for antireflux surgery.

Key words: Reflux disease – Antireflux surgery – Quality of life

Zusammenfassung. Bei 123 Refluxpatienten (88 M, 35 W; Alter: 48 ± 13 Jahre), die präoperativ mit Protonenpumpenblockern behandelt und in Würzburg laparoskopisch fundopliziert worden waren (105 mit Voll-, 18 mit Teilmanschette), wurde die Lebensqualität mit dem Gastrointestinal Quality of life index (GQLI) präoperativ und 1 Jahr postoperativ verglichen. Ergebnisse: Insgesamt war die Lebensqualität der Refluxpatienten deutlich reduziert (GQLI 94 ± 22), wobei bei einer Anamnesedauer über 2 Jahren eine signifikant schlechtere Lebensqualität beobachtet wurde (GQLI 91 ± 22, n = 93 vs. 103 ± 19, n = 30, p < 0,01). Durch die Fundoplikatio wurde in beiden Kollektiven die Lebensqualität signifikant verbessert (p < 0,001): GQLI 111 ± 24, bzw. GQLI 120 ± 20, ein wichtiges Argument für die Indikationsstellung zur Antirefluxoperation.

Schlüsselwörter: Refluxkrankheit – Antirefluxoperation – Lebensqualität

Chirurgische Radikalität und Indikation zur adjuvanten Therapie bei malignen Weichteiltumoren – Ergebnisse einer Registerstudie

H. Rieske, T. Junginger, C. Kettelhack, M. Schönfelder, H. D. Saeger, F. Krummenauer und P. Hermanek

Klinik und Poliklinik für Allgemein- und Abdominalchirurgie, Klinikum der Johannes Gutenberg-Universität, Langenbeckstraße 1, 55101 Mainz

The Extent of Radical Surgery and Indication for Adjuvant Therapy of Soft Tissue Sarcomas: Results of an Evaluation Study

Summary. This study carried out by the Surgical Oncology Work Group (CAO) of the German Society for Surgery was performed to analyse the strategies for treatment of soft tissue sarcomas in adults. In a period of 19 months the data on 292 patients were analysed prospectively. 39% of the tumors were treated in university hospitals, 36% in medical centres, 24% in regional hospitals. Limb-sparing treatment could be performed in 96% of the extremity tumors. Between the different hospitals there was no significant difference in the frequency of R0 resections. At university hospitals, however, local extended operations and additive measures were used more often. The indication for adjuvant radiotherapy differed: Despite of radical compartimental resection adjuvant radiotherapy was performed in 39% of the cases; after wide-excision of high-grade tumors, however, in 45% of the cases no adjuvant radiotherapy seemed to be necessary. In spite of less radical treatment in tumors of the trunk additional measures were not more frequently performed.

Key words: Soft Tissue Sarcoma – Surgery – Combined Modality Treatment – Register Study

Zusammenfassung. Ziel dieser Studie der Chirurgischen Arbeitsgemeinschaft Onkologie (CAO) der Deutschen Gesellschaft für Chirurgie war die Erfassung eines aktuellen Status des chirurgisch-onkologischen Vorgehens bei malignen Weichteiltumoren des Erwachsenen. In 19 Monaten wurden die Daten von 292 Patienten aus 99 Kliniken prospektiv erfaßt. 39% wurden an Uni-Kliniken, 36% in Schwerpunkt- und 24% in Krankenhäusern der Grundversorgung therapiert. An den Extremitäten konnte in 96% ein extremitätenerhaltender Eingriff durchgeführt werden. Die Häufigkeit einer R0-Resektion unterschied sich in den einzelnen Kliniken nicht signifikant, jedoch kamen lokal ausgedehntere Verfahren und additive Maßnahmen an Uni-Kliniken häufiger vor. Die Indikation zur adjuvanten Strahlentherapie differierte. Trotz radikaler Kompartmentresektion kam die adjuvante Strahlentherapie in 39% zur Anwendung; hingegen wurde auf sie nach weiter Exzision von high-grade Tumoren in 45% verzichtet. Am Stamm erfolgten trotz geringerer Radikalität adjuvante Therapien nicht häufiger.

Schlüsselwörter: Weichteilsarkom – Chirurgie – Multimodale Therapie – Registerstudie

Regionale Chemotherapie

Primäre Tumore der Leber: Radiologisch-Interventionelle Verfahren

P. L. Pereira[1], D. Schmidt[1], J. Trübenbach[1], C. W. König[1], R. Viebahn[2] und C. D. Claussen[1]

[1] Abteilung für Radiologische Diagnostik und [2] Abteilung für Allgemeine Chirurgie,
Eberhard-Karls-Universität Tübingen, Hoppe-Seyler-Strasse 3, 72076 Tübingen

Primary Livertumors: Interventional-Radiology Techniques

Summary. Primary liver tumors are one of the most common malignant tumors worldwide. Surgical resection of the tumors is considered the only potentially curative therapy. It has been estimated that only 20%-30% of patients with HCC (hepatocellular carcinoma) are surgical candidates. For this reason a number of alternative therapies have been used for the treatment of HCC. These include transarterial chemoembolisation (TACE), percutaneous alcohol instillation (PAI) and thermal ablative techniques. Thermal ablation for the treatment of HCC include both freezing (cryoablation) and heating (radiofrequency, microwave, laser and high-intensity focussed sonography) techniques. Of these techniques, percutaneous radiofrequency ablation (PRFA) is increasingly used for the local tumor destruction. The low rate of complications and the technical development increasing the efficacy of PRFA have shown that this is a very promising and safe technique.

Key words: HCC - TACE - PAI -Thermal ablative techniques

Zusammenfassung. Primäre Tumore der Leber gehören mit zu den häufigsten malignen Tumoren weltweit. Die chirurgische Resektion gilt als derzeit einzig kurative Therapie. Es wird geschätzt, dass nur etwa 20%-30% der Patienten mit HCC (hepatozelluläres Karzinom) für eine chirurgische Behandlung in Frage kommen. Daher wurden eine Vielzahl von alternativen Therapien, darunter die transarterielle Chemoembolisation (TACE), die perkutane Alkohol Instillation (PAI) und thermische Ablationsverfahren eingesetzt. Die Thermoablation von HCC kann sowohl durch Kälte (Kryoablation) als auch durch Hitze (Radiofrequenzablation, Mikrowellen, Laser und fokussiertem Ultraschall) erfolgen. Von diesen Verfahren wird zunehmend die perkutane Radiofrequenzablation (PRFA) zur lokalen Tumorzerstörung verwendet. Die geringen Komplikationsraten und die technische Weiterentwicklung, die zu einer höheren Effizienz der PRFA beiträgt, haben gezeigt, dass dies ein vielversprechendes und sicheres Verfahren ist.

Schlüsselwörter: HCC - TACE - PAI - Thermoablative Verfahren

Primäre Lebertumoren sind die vierthäufigste Entität maligner Tumoren weltweit. Dabei liegt der Anteil hepatozellulärer Karzinome an den primären Lebermalignomen bei etwa 80%, gefolgt von cholangiozellulären Karzinomen und Angiosarkomen. In Europa beträgt die Inzidenz des hepatozellulären Karzinoms 0,2 – 5 Erkrankungen pro 100.000 Einwohner und Jahr, wobei die durch Alkoholkonsum bedingte Leberzirrhose die häufigste Ursache darstellt. Die Mortalität der Erkrankung schwankt zwischen 1,9/100.000 in Bereichen niedrigster Inzidenz in den USA und bis zu 150/100.000 in Teilen Asiens. Die chirurgische Resektion als derzeit einzig kurativer Therapieansatz ist nur bei 20-30% der Patienten durchführbar. Verantwortlich dafür sind oft ein fortgeschrittenes Tumorstadium, eine begleitende Leberzirrhose oder schwere Begleiterkrankungen sowie eine für die Operation ungünstige Tumorlage. Aufgrund dieses Dilemmas bei der Therapie primärer Lebertumoren und der insgesamt unbefriedigenden klinischen Ergebnisse der systemischen und lokalen Chemotherapien wurden in den letzten Jahren als Alternative zur Resektion minimal invasive lokale Behandlungsverfahren entwickelt.

Transarterielle Chemoembolisation (TACE)

Die transarterielle Chemoembolisation (TACE) ist bis zum jetzigen Zeitpunkt das am häufigsten angewandte palliative Therapieverfahren bei hepatozellulären Karzinomen. Es handelt sich dabei um die Kombination von regionaler intraarterieller Chemotherapie und arterieller Gefäßembolisation. Dieses Verfahren zeigt eine höhere Effektivität als die regionale intraarterielle Chemotherapie allein. Als Embolisat werden häufig Gelfoam-Partikel genommen. Die Zytostatika, die bei der TACE am häufigsten zur Behandlung des HCC verwendet werden, sind Doxorubicin, Farmorubicin, Cisplatin und Mitomycin C. Die Konzentration von Zytostatika im Tumorgewebe konnte durch die Gabe von Lipiodol gesteigert werden. Lipiodol ist eine Substanz, die gemischt mit Zytostatika, gezielt von Tumorzellen aufgenommen wird. Ein weiterer Vorteil von Lipiodol liegt darin, dass mit Hilfe der Computertomographie (CT) die Verteilung von Lipiodol im Tumorgewebe beurteilt werden kann, da der Carrier gleichzeitig auch als relevanter Faktor die Eigenschaft eines Kontrastmittels besitzt. In histologisch kontrollierten Studien fand man heraus, dass die Zytostatikaeffekte bei homogener Lipiodolanreicherung, Nekrosen von >95% des Tumorvolumens in 22 – 47% der Fälle hervorrufen. Bei intra- und extrakapsulierter Tumorinfiltration verringert sich allerdings der Nekrosegrad auf 54 – 67% [1]. Es konnte bei enkapsulierten Tumoren <3cm in 70% der Fälle eine >95%-ige Nekrose erzielt werden, bei Tumoren >3cm war dies nur in 44% der Fälle möglich [2]. Tumore mit einer Größe von >10cm reduzieren den Therapieeffekt, da sich Lipiodol unter diesen Bedingungen inhomogen und peripher anreichert. Der Einsatz der TACE im Intervall von 3 Monaten erhöht zwar den Nekrosegrad, aber auch hier persistieren vitale Tumorzellen in den peripheren Bereichen. Die 3- und 5-Jahresüberlebensraten sind bei diesem Verfahren mit 50% bzw. 18% signifikant niedriger im Vergleich zu der chirurgischen Resektion mit 75% und 55% [3].

Perkutane Alkohol-Instillation (PAI)

Die perkutane Alkohol-Instillation mit hochprozentigem Äthanol ist ein seit 1987 bekanntes Verfahren. Aufgrund der reproduzierbaren lokalen Wirksamkeit, der einfachen Handhabung sowie der geringen Nebenwirkungen hat die PAI eine weite Verbreitung gefunden. Die Wirkung des hochprozentigen Äthanol beruht in der lokalen Dehydrierung sowie Gefäßthrombosierung. Dadurch kann im Tumorgewebe eine Koagulationsnekrose erzeugt werden. Die Instillation wird meist unter Ultraschallkontrolle durchgeführt. Dabei kommen 21 – 22 Gauge Nadeln zum Einsatz über die dann die Injektion von etwa 2 – 10 ml 96%-igem Äthanol in das Tumorgewebe erfolgt. Möchte man eine vollständige Tumorbehandlung, so sind mehrere Injektionen in 2- bis 3-tägigen Abständen erforderlich. Besonders gut geeignet zur PAI sind enkapsulierte HCC bis 3 cm Größe, wobei eine gute Abgrenzbarkeit im Ultraschall vorhanden sein sollte. Empfohlen wird die PAI bis zu einer Tumorgröße von 3 cm und einer Zahl von 3 Herden. Es lassen sich nach kontrollierten histologischen Studien Nekrosen von >90% erzeugen bei 70% – 90% der kleinen Tumoren. Die Überlebensraten der Patienten betragen 3 Jahre nach PAI 50%-80% und nach 5 Jahren noch 28%-48% [4]. Außerdem sind die Langzeitresultate bei singulären Tumoren < 5cm deutlich besser als bei größeren und multifokalen Tumoren. Typische Nebenwirkungen der PAI sind der lokale Schmerz, Fieber und Symptome einer Alkoholintoxikation.

Perkutane thermische Ablationsverfahren

Aufgrund der vorliegenden insgesamt ernüchternden klinischen Ergebnisse bei der Behandlung von HCC haben zunehmend die perkutanen thermischen Ablationsverfahren an Bedeutung gewonnen. Dabei wird gezielt Tumorgewebe durch lokales Überhitzen (Radiofrequenzablation, Laserablation, Mikrowellen und fokussiertem Ultraschall) oder durch lokales Gefrieren (Kryoablation) zerstört [5,6]. Hier hat sich insbesondere die Radiofrequenzablation als effektives Verfahren zur minimal-invasiven Therapie nicht-resektabler Lebertumoren erwiesen. Dieses Verfahren kann auch eingesetzt werden, wenn eine Resektion des Lebertumors sich aufgrund der Anzahl bzw. ungünstigen Lage der Tumoren nicht durchführen läßt. Grundlage dieses Thermoablationsverfahrens ist die lokale Zerstörung von Zellen mittels Wärmeenergie. Während der Radiofrequenzablation führt eine zwischen Ablationssonde und Neutralelektrode angelegte Spannung zu einem Stromfluß, der die Moleküle im Bereich dieses Stromkreises in Bewegung versetzt. Aufgrund des sinusförmigen Charakters des Stromflusses kommt es in den Bereichen der größten Stromdichte (aktive Nadelspitze) zu einer lokalen Erwärmung des Gewebes über 50 °C mit einer daraus resultierenden Proteindenaturierung und einer Hyalinisation von Kollagen im Sinne einer Koagulationsnekrose. Dabei wird die Größe der Nekrose von der applizierten Leistung, der Ablationsdauer und der Ablationssonde beeinflußt [7]. Einen sehr wichtigen Anteil an der Effektivität dieser Therapieform machen die modernen bildgebenden Verfahren aus. Vor allem bietet die Magnetresonanztomographie (MRT) aufgrund der Möglichkeit der multiplanaren Bildgebung, des hohen Weichteilkontrastes, der hohen zeitlichen und räumlichen Auflösung sowie der Sensitivität bezüglich der Temperaturveränderungen ideale Vorraussetzungen für die Durchführung und das Monitoring dieses minimal invasiven thermischen Ablationsverfahren [8]. Das Radiofrequenzablationsverfahren kann eingesetzt werden, wenn der Tumordurchmesser nicht größer als 6cm ist, nicht mehr als 3 Herde pro Leberlappen vorhanden sind und eine histologische Sicherung vorliegt. Zu den Ausschlußkriterien zählen nicht korrigierbare Gerinnungsstörungen. Der technische Erfolg einer Radiofrequenzablation (RFA) läßt sich am besten mit der Magnetresonanztomographie (MRT) beurteilen. Eine erfolgreiche RFA

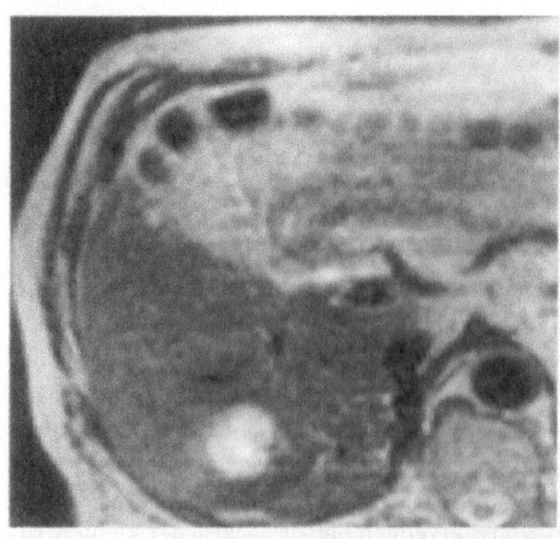

Abb. 1. T2-gew. MRT Aufnahme der Leber vor RFA

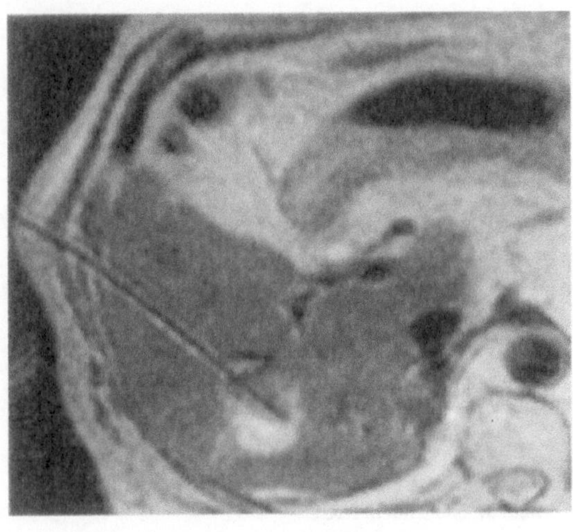

Abb. 2. T2-gew. MRT Aufnahme der Leber mit RFA-Sonde während der RFA

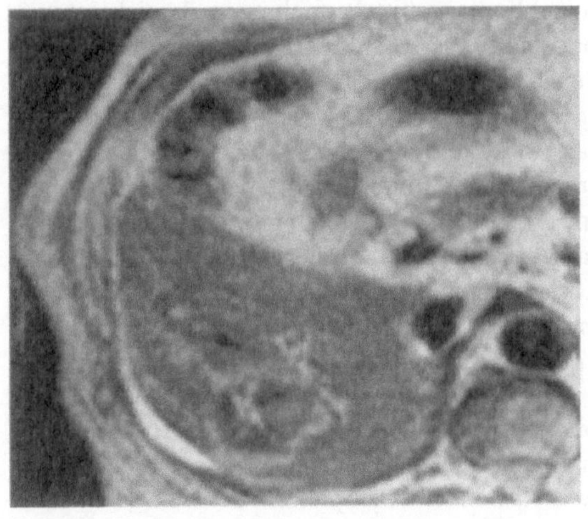

Abb. 3. T2-gew. MRT Aufnahme nach RFA

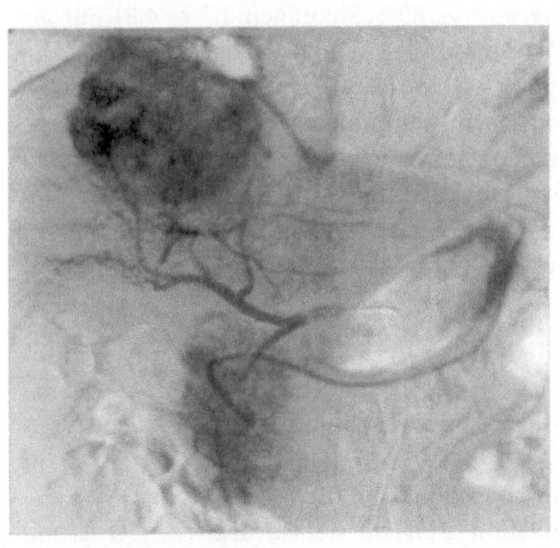

Abb. 4. HCC vor TACE

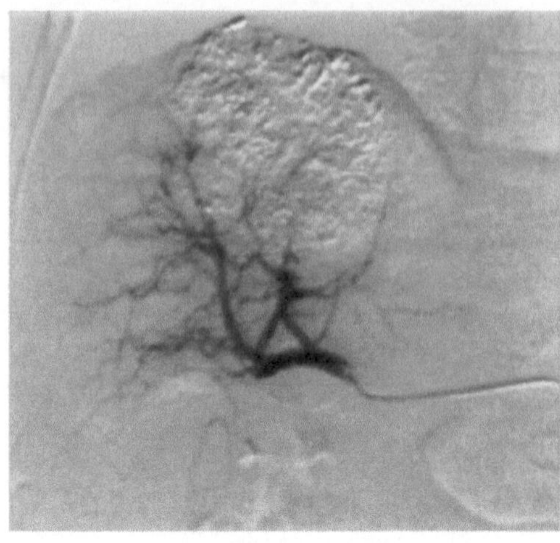

Abb. 5. HCC nach TACE

wird daher folgenderweise definiert: eine noduläre Kontrastmittelaufnahme im Bereich der initialen Tumorregion sollte nicht mehr erkennbar sein [9]. Eine Größenreduktion der Ablationszone innerhalb der 3-monatlichen Kontrolluntersuchungen kann im Sinne einer kompletten Ablation bewertet werden. Zur Prävention lokaler Rezidive überschreitet die Ablationszone bei der RFA analog der chirurgischen Resektion idealerweise den Tumorrand um mindestens 1 cm. Kann dies nicht erreicht werden werden, ist ein peripheres Tumorwachstum die Folge mit einer ungünstigen Geometrie der Tumorzone für eine erneute Ablation. Gemeinsames Ziel aller technischer Weiterentwicklungen war und ist es daher, ein möglichst großes Nekrosevolumen während einer RFA-Sitzung zu erzeugen. Eine der bedeutensten Weiterentwicklungen der RFA-Technologie stellen nach unserer Auffassung die geschlossen perfundierten Ablationssonden dar. Die Ablationszone, die konventionelle Sonden unmittelbar umgibt, wird bei den geschlossen perfundierten Sonden durch Kühlung zentrifugal verlagert. Dies führt letztendlich zu größeren Nekrosevolumina. Livraghi et al. haben 1999 die erste größere Serie von RFA von HCC mit geschlossen perfundierten Sonden vorgestellt. In dieser Arbeit wurde erstmals der Vergleich eines thermischen Ablationverfahrens mit einer bereits etablierten Therapieform des HCC geführt. In dieser prospektiven Studie wurde die RFA bei 42 Patienten mit 52 HCC (<3 cm) mit der perkutanen Alkoholinstillation bei 44 Patienten mit 66 HCC (<3 cm) verglichen. Es zeigte sich, dass mit der RFA ein höherer Anteil kompletter Nekrosen bei einer geringeren Anzahl von Therapiesitzungen erzielt werden konnte (komplette Nekrose: 90% vs. 80%; Sitzungen: 1,2 vs. 4,8). Für die Zukunft scheint die Entwicklung von „Cluster"-Ablationssonden erfolgverschprechend zu sein. Diese Sonden bestehen aus 3 geschlossen perfundierten Sonden, die in einem Abstand von 0,5 cm in Dreiecksform zueinander angeordnet sind. Die bisher publizierten Arbeiten haben gezeigt, dass ein Nekrosedurchmesser von bis zu 5,3 cm in vivo zu erreichen ist. Aus eigenen ersten klinischen Erfahrungen haben wir in Tübingen mit diesen „Cluster"-Ablationssonden Nekrosen bei HCC mit einem Durchmesser von bis zu 7 cm in einer Therapiesitzung erzeugen können [9]. Zusammenfassend sehen wir gegenüber den bisherigen Therapieformen bei der Radiofrequenzablation folgende Vorteile:

- geringe Belastung des Patienten durch den minimal invasiven Charakter des perkutanen Eingriffs
- die lokale Tumoreradikation ist auch bei ungünstiger Tumorverteilung und Lokalisation möglich
- neu aufgetretene Tumoren können nach chirurgischer Resektion therapiert werden
- Kombinationsmöglichkeiten der Radiofrequenzablation (RFA) mit der chirurgischen Resektion

Literatur

1. Choi BI, Kim HC, Han JK et al. (1992) Therapeutic effect of transcatheter oily chemoembolization therapy for nodular hepatocellular carcinoma: CT and pathologic findings. Radiology 182:709–713
2. Higuchi T, Kikuchi M, Okazaki M (1994) Hepatocellular carcinoma after transcatheter hepatic arterial embolization. A study of 84 resected cases. Cancer 73:2259–2267
3. Kanematsu T, Matsumata T, Shirabe K et al. (1993) A comparative study of hepatic resection and transcatheter arterial embolization for the treatment of primary hepatocellular carcinoma. Cancer 71:2181–2186
4. Livraghi T, Giorgio A, Marin G et al. (1995) Hepatocellular carcinoma and cirrhosis in 746 patients: long-term results of percutaneous ethanol injection. Radiology 197:101–108
5. Livraghi T, Goldberg SN, Lazzaroni S, Meloni F, Solbiati L, Gazelle GS (1999) Small hepatocellular carcinoma: Treatment with radio-frequency ablation versus ethanol injection. Radiology 210:655–661
6. Vogl TJ, Mack MG, Roggan A, Straub R, Eichler KC, Knappe V, Felix R (1999) Magnetic resonance-guided abdominal interventional radiology: laser-induced thermotherapy of liver metastasis. Endoscopy 29:577–583
7. Trübenbach J, Huppert PE, Pereira PL, Ruck P, Claussen CD (1997) Radiofrequency ablation of the liver in vitro: increasing the efficacy via perfusion electrodes. Fortschr Röntgenstr. 167:633–637
8. Trübenbach J, Pereira PL, Schick F, Claussen CD, Huppert PE (1998) MRI-guided radiofrequency ablation of liver tumors: A valuable and minimally-invasive therapeutic option. Min Invas Ther Allied Technol 7:533–539
9. Trübenbach J, König CW, Duda H, Schick F, Huppert PE, Claussen CD, Pereira PL (2000) Radiofrequency of hepatic neoplasms using a Clustered electrode – First clinical results. Fortschr Röntgenstr. 172:905–910

Regionale Chemotherapie – Extremitätenperfusion

T. Meyer und J. Göhl

Chirurgische Universitätsklinik Erlangen, Krankenhausstraße 12, 91054 Erlangen

Regional Chemotherapy: Isolated Limb Perfusion

Summary. Hyperthermic isolated limb perfusion with cytostatic drugs (HILP) is indicated in locoregional recurrences of malignant melanoma of the limbs. As a neoadjuvant treatment it is also used for non-curatively resectable soft tissue sarcoma or their recurrences on the extremities. Up to now, melphalan is still the standard drug in HILP for malignant melanoma. With melphalan, complete response can be achieved in 65–80% for clinically detectable intransit metastases (+/– regional lymph node metastases). The combination of tumor necrosis factor (TNF) alpha with melphalan has considerably improved response rates of HILP in sarcoma. In more than 80% of the patients the otherwise necessary amputation of the limb can be avoided. The combination of TNF with other drugs than melphalan could possibly further improve results of HILP in sarcoma patients. The high rate of local recurrences of malignant melanoma after HILP poses an unsolved problem yet.

Key words: Regional chemotherapy – Isolated limb perfusion – Malignant melanoma – Soft tissue sarcoma

Zusammenfassung. Die hypertherme isolierte Zytostatikaperfusion der Extremitäten (HILP) wird vor allem bei lokoregionären Melanomrezidiven und neoadjuvant bei primär nicht kurativ resektablen Weichteilsarkomen bzw. Sarkomrezidiven der Extremitäten eingesetzt. Für das maligne Melanom ist Melphalan bis heute das Standardmedikament. Hiermit können bei manifesten Intransitmetastasen (+/– regionären Lymphknotenmetastasen) komplette Remissionsraten von 65–80% erreicht werden. Für das Sarkom hat die Kombination von Tumor-Nekrose-Faktor(TNF) alpha mit Melphalan zu einer bedeutenden Verbesserung der Ansprechraten der HILP geführt. In über 80% der Fälle kann die ansonsten notwendige Amputation vermieden werden. Eine Kombination von TNF mit anderen Substanzen könnte die Ergebnisse weiter verbessern. Die hohe Rate an erneuten Lokalrezidiven von Melanomen nach HILP stellt weiterhin ein ungelöstes Problem dar.

Schlüsselwörter: Regionale Chemotherapie – Isolierte Extremitätenperfusion – Malignes Melanom – Weichteilsarkom

Die isolierte Zytostatikaperfusion der Extremitäten (HILP) blickt mittlerweile auf eine fast 45-jährige Geschichte zurück. Aufgrund des hohen technischen, personellen und finanziellen Aufwandes bleibt das Verfahren einzelnen spezialisierten Zentren vorbehalten. Die erste isolierte Extremitätenperfusion in Deutschland wurde 1975 an der Chirurgischen Universitätsklinik Erlangen durchgeführt.

Indikation

In *therapeutischer* Intention kommt die HILP heute bei manifesten Satelliten- und Intransitmetastasen maligner Melanome der Extremitäten, vor allem, wenn sie multipel und rezidivierend auftreten, zur Anwendnung. Die sog. *prophylaktische* Indikation bei high-risk Melanomen (über 1,5 mm Dicke) ohne manifeste lokoregionäre Metastasen kann aufgrund der vorliegenden Studienergebnisse nicht mehr empfohlen werden [1]. Sie kann auch bei bereits eingetretener Fernmetastasierung im Hinblick auf den Funktionserhalt der Extremität sinnvoll sein (*palliative* Indikation), wenn große, exulzerierte Melanommetastasen (bulky disease) bzw. multiple, symptomatische Intransitmetastasen vorliegen. In *neoadjuvanter* Intention werden im Rahmen eines multimodalen Therapiekonzeptes lokal fortgeschrittene und primär nicht funktions-/extremitätenerhaltend zu operierende Weichteilsarkome (Infiltration von Gefäß-/Nervenstrukturen) mit einer HILP behandelt. Dies betrifft vor allem hochmaligne, schlecht differenzierte Tumoren sowie lokale Sarkomrezidive. Auch hier kann das Verfahren bei Vorliegen systemischer Metastasen in rein *palliativer* Absicht zum Erhalt der Extremität durchgeführt werden.

Technik

In Allgemeinnarkose werden die Extremitätengefäße (A. u. V. subclavia/axillaris am Arm bzw. A. u. V. iliaca externa/femoralis am Bein) freigelegt und Kollateralgefäße ligiert. Beim Melanom führen wir regelhaft eine regionäre Lymphknotendissektion durch, sofern diese nicht bereits zuvor erfolgt ist (nur in Ausnahmen beim Sarkom). Nach systemischer Antikoagulation werden die Gefäße kanüliert und an einen extrakorporalen Kreislauf mit Rollerpumpen, Oxygenator und Wärmetauscher (Herz-Lungen-Maschine) angeschlossen. Zur Vermeidung von Ischämieschäden ist die Kanülierungsphase möglichst kurz zu halten (<5 Minuten). Die Erwärmung der Gliedmaße erfolgt zusätzlich zur Temperierung des Blut-Perfusatgemisches durch die Herz-Lungen-Maschine über eine zu Operationsbeginn extern angelegte, sterile Wärmematte. Um eine möglichst vollständige Isolierung zu erzielen, wird zur Ausschaltung von Kollateralverbindungen eine Gummizugbinde (Esmarchbinde) als Tourniquet rumpfnah an der Gliedmaße angelegt. Die Temperaturen in der Extremität und im Perfusat werden kontinuierlich registriert und der Säure-Basenstatus im Perfusat regelmäßig kontrolliert. Nach Erreichen der geplanten Gewebetemperatur wird das Zytostatikum in den arteriellen oder venösen Schenkel zugegeben. Vor Dekanülierung und Wiederanschluß an die Körperzirkulation wird eine Spülung der Extremität (z. B. 5% Humanalbumin, kolloidale oder Elektrolytlösungen) zur „Auswaschung" des Zytostatikums aus dem Gefäßbett vorgenommen.

Der Zugang zu den Axillarisgefässen bei der *Armperfusion* erfolgt über eine Hautinzision am lateralen Rand des M. pectoralis major. Die Perfusionskatheter (12–16 Ch) werden über eine separate Hautinzision medial durch den M. pectoralis eingeführt (knickfreies Anlaufen der Katheter). Das Gummiband-Tourniquet wird mit dosiertem Zug nach Polsterung der Weichteile (cave: Plexusschäden) über einen ventrosagittal in den Humeruskopf eingeschlagenen Steinmann-Nagel angewickelt. Die anzustrebende Flowrate im Perfusionkreislauf liegt zwischen 200–300 ml/min. Bei Armperfusionen erscheint uns eine Begrenzung der Perfusionsdauer auf 60 Minuten sowie des Temperaturmaximums auf maximal 41,0 °C wegen des erhöhten Risikos eines Kompartmentsyndroms empfehlenswert.

Der Zugang zu den Iliakalgefässen bei der *Beinperfusion* erfolgt über eine vertikale Hautinzision, knapp lateral der A. femoralis. Nach vorangegangener ilioinguinaler Lymphdissektion bevorzugen wir einen transabdominellen Zugang. Für die Kanülierung der A. und. V. iliaca externa werden Katheter der Stärke 14–16 Ch (arteriell) bzw. 20–22 Ch (venös) verwendet. Die A. iliaca interna wird temporär okkludiert. Das Gummiband-Tourniquet wird fest über einen von medial nach lateral in den vorderen oberen Darmbeinstachel eingeschlagenen Steinmann-Nagel um die Leiste gewickelt. Die anzustrebende Flowrate liegt zwischen 400–600 ml/min.

Trotz des Einsatzes zahlreicher diverser Zytostatika ist Melphalan bis heute das Standardmedikament beim *malignen Melanom*. Melphalan wird im eigenen Vorgehen ab einer Gewebetemperatur von 39 °C über 20 Minuten in den arteriellen Schenkel des Perfusionskreislaufes infundiert. Zusätzlich wird 1 mg Actinomycin D als Bolus in das venöse Reservoir injiziert. Nach Substanzzugabe wird die Perfusion über insgesamt 90 Minuten durchgeführt, wobei die Gewebetemperatur zwischen 40,5 °C und maximal 41,5 °C über die gesamte Zeit aufrechterhalten wird.

Beim *Sarkom* hat die Verwendung von Tumor-Nekrose-Faktor (TNF) vielversprechende Ergebnisse gezeigt. Der Einsatz der biologisch hoch wirksamen Substanz erfordert spezielle Erfahrung und *obligat* eine intraoperative, nuklearmedizinische Leckmessung z. B. mit Radionuklid-markierten Eiweißen (z. B. 99m-Tc-Albumin). Ein Leckrate bis maximal 5% kann toleriert werden. Bei einer Gewebetemperatur von 38 °C wird TNF als fraktionierter Bolus arteriell injiziert, nach 30 weiteren Minuten wird Melphalan in üblicher Dosierung in den arteriellen Perfusionschenkel infundiert und die Gewebetemperatur bis maximal 40,0 °C angehoben. Auf eine ausreichende Volumensubstitution und forcierte Diurese, ggf. Unterstützung der Kreislaufsituation mit Katecholaminen ist unbedingt zu achten. Nach dem multimodalen Therapiekonzept erfolgt 6–8 Wochen nach HILP die Resektion des Tumor mit histopathologischer Aufarbeitung des Präparates und Beurteilung der Remission.

Ergebnisse

Die Ergebnisse der HILP beim *Melanom* sind in den Tabelle 1 und 2 enthalten. In der Vergangenheit lag die mittlere komplette Remissionsrate nach Melphalan-Perfusion um 54%. Nach Modifikation der Perfusionstechnik konnte im eigenen Krankengut die komplette Remissionrate

Tabelle 1. Komplette Remission (CR) nach HILP mit Melphalan beim Melanom

	n	% CR (n)	Zytostatikum
Vaglini 1983	32	56 (18)	Melphalan
Minor 1985	22	65 (14)	Melphalan
Storm 1985	26	81 (21)	Melphalan
Kroon 1987	18	39 (7)	Melphalan
Santinami 1989	85	46 (39)	Melphalan
Di Filippo 1989	69	39 (27)	Melphalan
Skene 1990	67		Melphalan
Hohenberger 1990	41	49 (20)	Melphalan + Dactinomycin
Lejeune 1995	103	52 (54)	Melphalan
Thompson 1997	85	63 (74)	Melphalan + Dactinomycin
Eigene Serie 2000	52	73 (35)	Melphalan + Dactinomycin

Tabelle 2. Komplette Remission (CR) nach HILP mit TNF beim Melanom

Lejeune 1993	44	90 (39)	TNF + Melphalan + Interferon
Vaglini 1994	14	64 (9)	TNF + Melphalan + Interferon
Fraker 1996	23	61 (14)	Melphalan
	20	80 (16)	TNF + Melphalan + Interferon
Kettelhack 1997	21	65 (13)	TNF + Melphalan
Lienard 1998	33	69 (23)	TNF + Melphalan
	31	78 (24)	TNF + Melphalan + Interferon

Tabelle 3. Ergebnisse der HILP beim Weichteilsarkom

	n	Zytostatikum	LS [%]	CR [%]	OR [%]
Lejeune 2000	22	TNF/L-PAM	86	18	82
Lev-Chelouche 1999	53	TNF/L-PAM	85	38	92
Schraffordt-Koops 1998	102	Sammelstatistik (4 Studien, Diverse)		4	28
Eggermont 1996	186	TNF/L-PAM	82	29	82
Schwarzbach 1996	22	L-PAM, Cisplatin, Doxorubicin	73		
Rossi 1994	23	Doxorubicin	91		74

LS=limb salvage, CR=complete response, OR=overall response, TNF= Tumor-Nekrose-Faktor, L-PAM=Melphalan

stadienabhängig auf über 70% (65–80%) gesteigert werden und liegt damit im Bereich wie bei der Kombination mit TNF. Beim Melanom sehen wir deshalb derzeit keine Notwendigkeit einer Erweiterung des Regimes um TNF. Ausnahmen könnten große, gut vaskularisierte Melanommetastasen oder Therapieversager nach Melphalan-Perfusion darstellen.

Die Ergebnisse der HILP beim *Sarkom* sind in Tabelle 3 zusammengefasst. Die Kombination von TNF und Melphalan hat hier entscheidend zu einer Verbesserung der bislang enttäuschenden Ansprechraten geführt. Bei bis zu einem Drittel der Patienten wurden sogar komplette, histopathologisch bestätigte Remissionen beobachtet. Ein Extremitätenerhalt ist reproduzierbar bei ca. 80% der Patienten möglich.

Komplikationen

Nach einer Literaturrecherche [2] an über 2000 Patienten, die mit Melphalan alleine oder in Kombination mit anderen Substanzen perfundiert wurden, betrug die 30-Tage Mortaliät 0,6%. Die Leckage-verursachte Leukopenierate lag bei 0,7%, große Extremitätenamputationen waren bei 0,8% erforderlich (meist untere Extremität). Die Häufigkeit vaskulärer Komplikationen wird mit 2,1% angegeben (überwiegend arterielle Thrombosen) [3]. Bei den Spätfolgen nach HILP steht vor allem die Entwicklung eines Lymphödems in bis zu 30% (schwer <5%) im Vordergrund. Seltener sind eine Muskelatrophie, neurologische Symptome und Bewegungseinschränkung der Extremität durch endgradige Gelenkkontrakturen [4].

Perspektiven

Beim Melanom könnte die Rate kompletter Remissionen durch effektivere Zytostatika oder durch Beeinflussung von tumorimmanenten Resistenzfaktoren (z. B. Chemoresistenzgene) weiter erhöht werden. Ein Lokalrezidiv nach kompletter Remission kann möglicherweise durch eine adjuvante Therapie (z. B. Chemo-Immuntherapie, Tumorvakzine) verhindert oder zumindest verzögert werden. Dazu sind experimentelle und klinische Studien notwendig. Bei eingetretenem Lokalrezidiv konkurrieren wiederholte Exzisionen, lokale Oberflächenbestrahlung, systemische und intraläsionale Therapieformen mit einer erneuten Perfusion, sofern diese technisch noch möglich und von der Toxizität her vertretbar erscheint. In wieweit TNF in solchen Situationen bei einer Re-HILP eingesetzt werden sollte, gilt es zu klären. Die Einführung von TNF bei der HILP von Extremitätensarkomen hat einen bedeutenden Fortschritt erbracht. Da Melphalan nicht das Zytostatikum der Wahl beim Sarkom ist, wäre zu überprüfen, ob die Ansprechrate durch eine

Kombination von TNF mit anderen Medikamenten (z. B. Doxorubicin/Ifosfamid) weiter verbessert werden kann.

Literatur

1. Schraffordt-Koops H et al. (1998) Prophylactic isolated limb perfusion for localized high-risk limb melanoma: results of a multicenter randomized phase III trial. J Clin Oncol 16:2906–2912
2. Taber SW, Polk HC Jr. (1997) Mortality, major amputation rates and leukopenia after isolated limb perfusion with phenylalanine mustard for the treatment of melanoma. Ann Surg Oncol 4:440–445
3. Klicks RJ et al. (1998) Vascular complications of isolated limb perfusion. Eur J Surg Oncol 24:288–291
4. Vrouenraets BC et al. (1995) Long-term morbidity after regional isolated perfusion with melphalan for melanoma of the limbs. Arch Surg 130: 43–47

Literatur der Tabellen beim Verfasser.

Behandlung von Peritonealmetastasen

Klassifizierung der Peritonealkarzinose und deren Abgrenzung vom Pseudomyxoma peritonei

U. Schneider

Abteilung Pathologie, Robert-Rössle-Klinik, Universitätsklinikum Charité, Campus Buch, Lindenberger Weg 80, 13125 Berlin

Classification of Peritoneal Carcinomatosis and Differentiation from Pseudomyxoma peritonei

Summary. Pathological classification of peritoneal carcinomatosis depends on the underlying tumorentities. For confirmation cytodiagnostic is a simple and reliable method allowing differential diagnosis of non-epithelial primaries. For the early detection of peritoneal dissemination peritoneal lavage should be done routinely at first operation of gastrointestinal tumors.

Pseudomyxoma peritonei signifies a clinical condition, pathological classification requires evaluation of the primary lesion most often localised in the appendix which should be resected in all instances and entirely submitted for histological examination. For prognostic consideration additionally the peritoneal implants must be thoroughly sampled.

Key words: Peritoneal carcinomatosis – Cytodiagnostic – Pseudomyxoma peritonei – Pathological classification

Zusammenfassung. Die pathologische Klassifizierung der Peritonealkarzinose richtet sich nach den zugrundeliegenden Tumorentitäten. Für die Diagnosesicherung ist die Zytodiagnostik eine einfache und wenig eingreifende Maßnahme, die auch die Abgrenzung nichtepithelialer Primärtumore ermöglicht. Die peritoneale Lavage als Methode zur Früherfassung einer peritonealen Disseminierung bei der Erstoperation sollte routinemäßig durchgeführt werden.

Der Begriff Pseudomyxoma peritonei bezeichnet ein klinisches Krankheitsbild, die pathologische Klassifizierung erfolgt nach der zugrundeliegenden Läsion, die am häufigsten in der Appendix lokalisiert ist, diese sollte immer reseziert und ggf. vollständig histologisch aufgearbeitet werden. Für eine prognostisch relevante Beurteilung ist auch ein repräsentatives Sampling der z.T. heterogenen peritonealen Implantate erforderlich.

Schlüsselwörter: Peritonealkarzinose – Zytodiagnostik – Pseudomyxoma peritonei – Pathologische Klassifizierung

Wichtigster Mechanismus der peritonealen Tumordisseminierung ist die Implantation, die einer transmuralen Infiltration abdomineller Organe bzw. einem Tumorwachstum an der Organoberfläche und Tumorzellexfoliation folgt. Hieraus ergeben sich die häufigsten Primärtumorlokalisationen in Magen, Kolorektum und Ovar. Weitere Möglichkeiten sind lymphogene oder hämatogene Tumorausbreitung wie z. B. beim Mammakarzinom.

Bei gastrointestinalen Primärtumoren ist die Peritonealkarzinose (PC) eine sehr häufige Erstmanifestation eines Tumorrezidives. Wegen der erheblichen Konsequenzen für das weitere Vorgehen ist bei klinisch vermuteter PC eine zytologische oder bioptische Diagnosesicherung obligat. Da die diagnostische Ausbeute von Aszitespunktaten von aspiriertem Volumen und Tumorzellkonzentration abhängt, schließt der fehlende Tumorzellnachweis im Punktat - auch bei entzündlichem Befund - eine PC natürlich nicht aus. In diesem Fall sind auch wiederholte Punktionen diagnostisch durchaus sinnvoll. Bis zu einem aspirierten Volumen von ca. 100 ml sollte das gesamte Material in die Pathologie übersandt werden, da so durch Methoden der Zellanreicherung über die konventionelle Zytologie hinaus die Anwendung von Spezialmethoden wie Immunzytologie oder die Präparation eines Zellblockes wesentlich vereinfacht wird. Dies ist insbesondere für differentialdiagnsotische Fragestellungen bei unbekanntem Primärtumor von Belang. So kann die Zytodiagnostik als einfache und wenig eingreifende Methode die für das therapeutische Vorgehen essentielle Abgrenzung nicht-epithelialer Primärtumore wie Lymphome, Sarkome oder gastrointestinale Stromatumore sicher leisten. Dies dürfte für Mesotheliome als peritoneale Primärtumore in den meisten Fällen ebenfalls möglich sein. Das primäre seröse papilläre Karzinom des Peritoneum unterscheidet sich allerdings weder morphologisch, noch immunphänotypisch von den entsprechenden serösen ovariellen Primärtumoren. Bei zyotologischer Diagnose eines peritoneal disseminierten Karzinoms unbekannter Lokalisation können diagnostische Kategorien (Adenokarzinom, Plattenepithelkarzinom, endokrines Karzinom bzw. kleinzelliges Karzinom) erarbeitet werden, evtl. sind auch Hinweise auf die Primärtumorlokalisation möglich, meist jedoch keine definitive Festlegung.

Als Methode zur frühen Erfassung einer peritonealen Tumordisseminierung wurde die peritoneale Lavage für das Ovarialkarzinom bereits 1958 beschrieben, erst 1986 von der FIGO offiziell in das Staging für Ovarialkarzinome übernommen. Inzwischen findet die Methode in der gynäkologischen Onkologie breite Anwendung und ist auch bei Endometriumkarzinomen Bestandteil des Tumorstagings. Bei extragynäkologischen Tumoren existieren - nicht zuletzt aufgrund der japanischen Aktivitäten - die meisten Untersuchungen für das Magenkarzinom mit Durchführung der peritonealen Lavage vor anderweitiger operativer Manipulation. Betrachtet man zu diesem Thema nur aktuellere Arbeiten mit annähernd vergleichbaren Patientenkollektiven, so kommen sämtliche Autoren trotz unterschiedlicher methodischer Ansätze zu dem Ergebnis, dass dem mit einer Häufigkeit von 11 bis 35% geführten Tumorzellnachweis eine signifikante prognostische Wertigkeit zukommt. Dezidierte Angaben dazu, ob Tumorzell-positive Patienten im weiteren Verlauf häufiger ein Rezidiv in Form einer PC erleiden, finden sich nur vereinzelt, hier wird aber - mit unterschiedlicher Gewichtung - dem Tumorzellnachweis in der Lavage ein prädiktiver Wert hinsichtlich des späteren Auftretens einer PC zugeordnet.

Die UICC empfiehlt auch in ihrem aktuellen TNM-Supplement die Dokumentation eines Tumorzellnachweises in der Lavage als M1(cy+) oder R1(cy+) bzw. R1(soph). Hier liegt allerdings eine gewisse Inkonsequenz gegenüber der Handhabung bei gynäkologischen Tumoren, bei denen diese Befunde ja in die pT-Kategorie eingehen. Im Rahmen der Diskussion um perioperative intraperitoneale Therapieverfahren wäre sicher die Evaluation der Wertigkeit dieser Methode für eine rationellere Patientenselektion interessant.

Immunzytologische Untersuchungen können die Sensitivität des Tumorzellnachweises in der Peritoneallavage sicher deutlich steigern und ermöglichen die gelegentlich problematische Abgrenzung reaktiver Mesothelien gegen Tumorzellen, die Beurteilung sollte aber nur unter Berücksichtigung der morphologischen Befunde erfolgen. Werden unspezifische Reaktionen oder diagnostische „pitfalls" wie z. B. benigne Epithelien einer Endosalpingeose oder Endometriose nicht berücksichtigt, resultiert ein erheblicher Verlust an Spezifität mit einer Rate von „positiven" Ergebnissen bis zu 70%.

Das Pseudomyxoma peritonei (PP) wurde zuerst 1884 von Werth als klinisches Krankheitsbild mit muzinösem Aszites beschrieben, seitdem finden sich in der Literatur sehr unterschiedliche Auffassungen zu Definition und Ätiologie sowie Prognose und Verlauf dieser Läsion.

Im klinischen Gebrauch wird der Begriff des PP häufig für eine Gruppe sehr heterogener pathologischer Entitäten benutzt deren einzige Gemeinsamkeit in der massiven intraabdominellen Schleimansammlung besteht. Es werden dabei sowohl benigne als auch maligne muzinöse Tumore unterschiedlichster Primärlokalisationen subsummiert. Andererseits belegen Pathologen morphologisch identische Läsionen mit unterschiedlichen diagnostischen Termini. Ein histologisch benigne imponierender Tumor der Appendix mit gleichartigen peritonealen Implantaten wird vom einen als rupturiertes Adenom mit assoziiertem PP, vom anderen allein aufgrund der peritonealen Disseminierung als hochdifferenziertes muzinöses Appendixkarzinom bezeichnet. In dem Bemühen um eine reproduzierbare und klinisch relevante Klassifizierung haben Ronnett et al. 1995 anhand der morphologischen Analyse von 109 Fällen mit dem klinischen Bild eines PP zwei diagnostische Kategorien erarbeitet. In der mit dem Begriff der „Disseminierten peritonealen Adenomuzinose" (DPAM) bezeichneten Gruppe liegen nahezu ausschließlich Adenome der Appendix als Primärläsion zugrunde. Die peritonealen Implantate folgen einem charakteristischen, als „Wiederverteilungsphänomen" bezeichneten Ausbreitungsmuster, das der hautpsächlichen peritonealen Flüssigkeitszirkulation entspricht, typischerweise mit Aussparung der Dünndarmserosa. Eine Infiltration parenchymatöser Organe mit Ausnahme der Ovarien oder eine Lymphknotenbeteiligung sind die Ausnahme. Histologisch sind in massenhaft extrazellulärem Schleim nur wenige, meist in streifigen Verbänden gelagerte Tumorzellen nachweisbar, die keine oder nur minimale zytologische Atypien aufweisen. Demgegenüber liegen in der mit „Peritoneale muzinöse Karzinomatose" (PMCA) bezeichneten Gruppe muzinöse Karzinome unterschiedlichen Differenzierungsgrades zugrunde, die meist in Appendix, Colon oder Dünndarm lokalisiert sind. Makroskopisch besteht ein diffuses Ausbreitungsmuster mit Beteiligung der Dünndarmserosa, Lymphknotenbeteiligung und Infiltration parenchymatöser Organe sind die Regel. Histologisch sind im Schleim deutlich mehr Tumorzellen nachweisbar, die komplexe Wachstumsmuster, zytologische Atypien und eine unterschiedlich ausgeprägte proliferative Aktivität zeigen.

Bei Analyse des Verlaufes bilden die als DPAM klassifizierten Fälle eine homogene Guppe mit eher benignem oder über Jahre rezidivierendem Verlauf. Die Morbidität/Mortalität ist mit den durch die Schleimansammlung oder wiederholte operative Eingriffe bedingten Komplikationen assoziiert, die Fünfjahresüberlebensrate liegt bei 84%. Dagegen zeigt die Gruppe der PMCA einen wesentlich ungünstigeren Verlauf mit einer Fünfjahresüberlebensrate von 6,7%.

Bei fehlendem Nachweis einer Primärläsion – wie z. B. im Fall eines Konglomerattumors im rechten Unterbauch bei nicht auffindbarer Appendix – erfolgt die Klassifizierung anhand der Morphologie der peritonealen Implantate. Hier liegt wohl auch eine der Schwachstellen dieser Klassifikation, da die peritonealen Implantate nicht selten ein heterogenes Bild aufweisen. In der Verlaufsanalyse verhalten sich Fälle, die überwiegend das Bild einer DPAM zeigen und nur kleinherdig in dasjenige einer PMCA übergehen eher wie Fälle mit durchgehendem Bild einer PMCA und sollten auch als solche klassifiziert werden. Dies impliziert aber die Notwendigkeit eines ausgedehnten und repräsentativen histologischen Samplings der Implantate für eine zuverlässige und prognostisch valide Klassifizierung. Die morphologisch häufig äußerst problematische Differenzierung rupturierter Appendixadenome von hoch differenzierten muzinösen Adenokarzinomen verleiht der Notwendigkeit einer sorgfältigen morphologischen Beurteilung der peritonealen Implantate zusätzlich Gewicht.

In der Literatur immer wieder kontrovers diskutiert wird die Frage der Interpretation synchron aufgetretener muzinöser Tumore in Appendix und Ovar weiblicher Patienten. Einige Autoren favorisieren hier eine unabhängige Tumorentstehung, wobei die peritoneale Disseminierung sowohl von der Appendix, als auch vom Ovar ausgehen kann. Andere diskutieren eine multifokale Genese im Rahmen eines „neoplastischen Feldeffektes" im Peritoneum als sekundäres Müllersches System. Aufgrund vergleichender morphologischer, immunhistologischer und vereinzelt auch molekulargenetischer Untersuchungen geht derzeit aber die Mehrzahl der Autoren davon aus, dass die in diesem Kontext auftretenden ovariellen muzinösen Tumore sekundäre, von einem in der Appendix lokalisierten Primärtumor ausgehende Läsionen darstellen. Bei rupturiertem Appendixadenom werden die an der ovariellen Oberfläche lokalisierten Implantate sekundär in das Stroma inkludiert und können im weiteren Verlauf ovarielle Primärtumore, häufig unter dem Bild muzinöser Borderline-Tumore, imitieren. Diese Inklusionsvorgänge sind im Ovar ein häufiges Phänomen und in ihrer biologischen Wertigkeit von einer Parenchyminfiltration durch Karzinommetastasen different. Interessanterweise haben diese Untersuchungen auch zu einer Neubewertung des biologischen Verhaltens muzinöser Borderline-Tumore des Ovar geführt, deren bisherige Beurteilung z.T. durch die Fehlinterpretation sekundärer ovarieller Tumore als Primärtumore ohne Berücksichtigung zugrundeliegender Appendixtumore verfälscht war. Hieraus ergibt sich die Konsequenz, dass bei Staging-Untersuchungen vermeintlich peritoneal disseminierter muzinöser Ovarialtumore immer die Appendix reseziert werden sollte, da diese auch bei makroskopisch unauffälligem Befund einen muzinösen Primärtumor enthalten kann.

Literatur

Benevolo M, Mottolese M, Cosimelli M, Tedesco M et al. (1998) Diagnostic and prognostic value of peritoneal immunocytology in gastric cancer. J Clin Oncol 16:3406–3411

Bonenkamp J, Songun I, Herman J, van de Velde C (1996) Prognostic value of positive cytology findings from abdominal washings in patients with gastric cancer. Br J Surg 83:672–674

Chuaqui R, Zhuang Z, Emmert-Buck M, Bryant B et al. (1996) Genetic analysis of synchronous mucinous tumors of the ovary and appendix. Hum Pathol 27:165–171

Cuatrecasas M, Matias-Guiu X, Prat J (1996) Synchronous mucinous tumors of the appendix and the ovary associated with pseudomyxoma peritonei. A clinicopathologic study of six cases with comparative analysis of c-Kiras mutations. Am J Surg Pathol 20:739–746

Guerrieri C, Franlund B, Fristedt S, Gillooley J, Boeryd B (1997) Mucinous tumors of the vermiform appendix and ovary, and pseudomyxoma peritonei: histogenetic implications of cytokeratin 7 expression. Hum Pathol 28: 1039–1045

Hayes N, Wayman J, Wadehra V, Scott DJ, Raimes SA, Griffin SM (1999) Peritoneal cytology in the surgical evaluation of gastric carcinoma. Br J Cancer 79:520–524

Kodera Y, Nakanishi H, Yamamura Y, Shimizu Y et al. (1998) Prognostic value and clinical implications of disseminated cancer cells in the peritoneal cavity detected by reverse transcriptase-polymerase chain reaction and cytology. Int J Cancer 79:429–433

Kodera Y, Yamamura Y, Shimizu Y, Torii A et al. (1999) Peritoneal washing cytology: prognostic value of positive findings in patients with gastric carcinoma undergoing a potentially curative resection. J Surg Oncol 72:60–65

Lee K, Scully R (2000) Mucinous tumors of the ovary. A clinicopathologic study of 196 borderline tumors (of intestinal type) and carcinomas, including an evaluation of 11 cases with "pseudomyxoma peritonei". Am J Surg Pathol 24:1447–1464

Nekarda H, Geß C, Stark M, Mueller JD et al. (1999) Immunocytochemically detected free peritoneal tumour cells (FPTC) are a strong prognostic factor in gastric carcinoma. Br J Cancer 79:611–619

Prayson R, Hart W, Petras R (1994) Pseudomyxoma peritonei. A clinicopathologic study of 19 cases with emphasis on site of origin and nature of associated ovarian tumors. Am J Surg Pathol 18:591–603

Ronnett B, Kurman R, Zahn C, Shmookler B et al. (1995) Pseudomyxoma peritonei in women: a clinicopathologic analysis of 30 cases with emphasis on site of origin, prognosis, and relationship to ovarian mucinous tumors of low maligment potential; Hum Pathol 26:509–524

Ronnett B, Zahn C, Kurman R, Kass M et al. (1995) Disseminated Peritoneal Adenomucinosis and peritoneal mucinous carcinomatosis. A clinicopathologic analysis of 109 cases with emphasis on distinguishing pathologic features, site of origin, prognosis, and relationship to "pseudomyxoma peritonei". Am J Surg Pathol 19:1390–1408

Ronnett B, Shmookler B, Sugarbaker P, Kurman R (1997) Pseudomyxoma peritonei: New concepts in diagnosis, origin, nomenclature, and relationship to mucinous borderline (low malignant potential) tumors of the ovary. Anatomic Pathology 1997:197–226

Ronnett B, Shmookler B, Diener-West M, Sugarbaker P, Kurman R (1997) Immunohistochemical evidence supporting the appendiceal origin of pseudomyxoma peritonei in women. Int J Gynecol Pathol 16:1–9

Seidman J, Elsayed A, Sobin L, Tavassoli F (1993) Association of mucinous tumors of the ovary and appendix. A clinicopathologic Study of 25 cases. Am J Surg Pathol 17:22–34

Sugarbaker P (1996) Pseudomyxoma peritonei in Peritoneal Carcinomatosis: Drugs and Diseases. Kluwer Academic Publishers, Boston: 105–119

Vogel P, Rüschoff J, Kümmel S, Zirngibl H et al. (1999) Immunocytology improves prognostic impact of peritoneal tumour cell detection compared to conventional cytology in gastric cancer. Eur J Surg Oncol 25:515–519

Prinzip und Indikation zur Debulking-Operation bei Peritonealkarzinose

J. Jähne

Klinik für Allgemein-, Viszeral- und Gefäßchirurgie, Henriettenstiftung, Marienstraße 72–90, 30171 Hannover

Principles and Indication for Debulking in Peritoneal Carcinomatosis

Summary. Recent studies demonstrate that cytoreductive surgery (debulking) is a feasible option for the treatment of peritoneal carcinomatosis. Indications for such an approach, often combined with intraperitoneal chemotherapy, are malignant conditions of the appendix, the colon, the ovary and peritoneal mesothelioma. Cytoreduction may also be performed in gastric carcinoma predominantly however in prospectively planned studies. Carcinomas of the hepato-pancreatobiliary system should not be subjected to cytoreduction. The operation itself consists of complete peritonectomy of the parietal peritoneum, multivisceral resection including cholecystectomy, gastric and colonic resection as well as anterior rectal resection. Morbidity and mortality of these procedures are 30% and 1–6% respectively. Depending on the histology of the primary tumor, 5 years survival rates of up to 50–75% can be achieved.

Key words: Peritoneal Carcinomatosis – Debulking – Cytoreduction

Zusammenfassung. Die zytoreduktive Resektion (Debulking) kann eine kurative Therapieoption bei Peritonealkarzinose sein. Indikationen für ein solches Vorgehen sind Appendix-, Kolon- und Ovarialkarzinome sowie das peritoneale Mesothelium. Auch beim Magenkarzinom kann eine Zytoreduktion erfolgen, gegenwärtig wohl primär in prospektiven Studien. Die Peritonealkarzinose bei Karzinomen des hepato-pankreato-biliären Systems stellt keine Indikation zur Zytoreduktion dar. Die Operation besteht aus eine kompletten Peritonektomie des parietalen Peritoneums und multiviszeralen Organresektionen. Die Morbidität und Letalität solcher Eingriffe beträgt ca. 30% bzw. liegt zwischen 1–6%. In Abhängigkeit von der Histologie des Primärtumors können 5-Jahres-Überlebensraten von bis zu 75% erzielt werden.

Schlüsselwörter: Peritonealkarzinose – Debulking – Zytoreduktion

Einleitung

Trotz einer erheblichen Beeinträchtigung der Lebensqualität, bedingt durch Passagestörungen und Dyspnoe, resultiert die Diagnose einer Peritonealkarzinose häufig in therapeutischem Nihilismus. Diese Zurückhaltung überrascht insofern, als häufig keine sonstigen Fernmetastasen vorliegen, die Patienten sich oftmals in einem noch guten Zustand befinden und insbesondere

Appendix- und Ovarialkarzinome nur eine geringe Invasivität aufweisen. Hinzu kommt, daß mit zunehmendem Tumorvolumen die Sensitivität prinzipiell wirksamer systemischer Chemotherapiekonzepte abnimmt und große Tumoren eine Hypovaskularisation mit zentraler Hypoxie und Nekrose aufweisen, so daß die Zytostatika nur unzureichend im Tumor anreichern. Vor diesem Hintergrund erlagen operative Konzepte zur Behandlung der Peritonealkarzinome einen bedeutenden Stellenwert.

Debulking versus zytoreduktive Resektion

In den vergangenen Jahren wurde bei Vorliegen einer Peritonealkarzinose mehrheitlich ein Tumordebulking durchgeführt. Bei diesem gedanklich eher negativ besetzen Terminus impliziert die operative Therapie rein palliative Maßnahmen der Tumormassenverkleinerung zur Beseitigung von Symptomen, ohne daß eine Prognoseverbesserung resultiert. Dieses klassische Debulking läßt neue Konzepte der Behandlung der Peritonealkarzinome mit durchaus kurativem Therapieanspruch unberücksichtigt. Insofern gilt es, bei der operativen Behandlung der Peritonealkarzinose zwischen dem klassischen Tumordebulking in rein palliativer Intention und einer maximal zytoreduktiven Resektion in kurativer Absicht bei multimodalem Therapieansatz zu unterscheiden. Das Ziel der maximal zytoreduktiven Resektion ist die Schaffung einer R0-Situation bzw. das Zurücklassen von Tumorknoten mit einer maximalen Größe von 2 cm [2].

Indikation

Die Indikationsstellung zur zytoreduktiven Resektion sollte von der zugrundeliegenden Tumoridentität, dem Allgemeinzustand des Patienten und nicht zuletzt auch von der institutionseigenen Erfahrung abhängig gemacht werden.

Umfassendere Ergebnisse zur zytoreduktiven Resektion liegen insbesondere für das Appendix-, das Kolon-, das Magen- und das Ovarialkarzinom sowie für das peritoneale Mesotheliom vor (Tabelle 1). Bei unterschiedlich großen Fallzahlen können für das Appendixkarzinom 3- bzw. 5-Jahres-Überlebensraten zwischen 30 und 75% erzielt werden [5]. Dabei hängt die Prognose der Patienten ganz entscheidend vom Ausmaß der Zytoreduktion ab [5]. Vor dem Hintergrund der guten Ergebnisse beim Appendixkarzinom zeigen die ersten Studien mit allerdings kleinen Fallzahlen beim Kolonkarzinom ermutigende Ergebnisse [2, 3]. Auch beim Magenkarzinom zeigen erste, z. T. randomisierte Studien aus Japan deutliche Prognoseverbesserungen [6]. Gerade diese Studien sind z. T. jedoch so inhomogen konzipiert, daß die Indikationsstellung zur zytoreduktiven Resektion beim peritoneal metastasierenden Magenkarzinom außerhalb von Studien momentan noch zurückhaltend gestellt werden sollte. Demgegenüber ist die Indikation beim Ovarialkarzinom durch eine Fülle von Studien unbestritten [1]. Bei noch sehr kleinen Fallzahlen zum Mesotheliom zeichnet sich auch für diese Tumorentität eine Prognoseverbesserung mit einer medianen Überlebenszeit von 41 Monaten bei kompletter Resektion ab [4]. Demgegenüber stellt die

Tabelle 1. Überlebensraten nach zytoreduktiver Resektion bei Peritonealkarzinose unterschiedlicher Primärtumoren – Literaturüberblick

Primärtumor	Überleben
Appendix-Ca.	30%–75% (3–5 Jahre)
Kolon-Ca.	21%–59% (2–3 Jahre)
Magen-Ca.	14%–36% (3–5 Jahre)
Ovarial-Ca.	≈45% (5 Jahre)
Mesothelium	41 Monate (Median)

Peritonealkarzinose bei Tumoren des hepato-pankreato-biliären Systems z. Z. wohl keine Indikation zur zytoreduktiven Resektion dar.

Die Indikation zur Operation ist bei einer ausreichenden Organfunktion und einer allgemeinen Operabilität der Patienten gerechtfertigt. Entscheidend ist die Kooperation und das Engagement der Patienten sowie die Akzeptanz möglicher Einschränkungen der Lebensqualität. Die Operation sollte nur bei einer allgemeinen Erfahrung mit großen onkologischen Eingriffen und einem eingespielten OP- und Anästhesieteam erfolgen. Stets ist die Operation interdisziplinär zu planen, wobei perioperativ eine kompetente Pflege gewährleistet sein muß.

Prinzip der Operation

Die Operation erfolgt in Steinschnittlagerung des Patienten. Nach medianer Laparotomie, Evaluierung des intraoperativen Befundes und der Resektabilität erfolgt der Resektionsbeginn im rechten Oberbauch mit einer kompletten Mobilisation der Leber sowie einer Peritonektomie im rechten Subphrenium und Retroperitoneum. Tumorauflagerungen auf der Leber werden durch eine Resektion der Glisson'schen Kapsel angegangen. Neben einer Cholezytektomie erfolgt die Resektion des kleinen und großen Netzes und ggf. eine subtotale, distale Magenresektion. Anschließend wird die Peritonektomie im linken Subphrenium und linken Retroperitoneum, ggf. kombiniert mit einer Splenektomie und Pankreasschwanzresektion durchgeführt. Im weiteren erfolgt sodann die Peritonektomie im Mittelbauch beidseits, wobei hier Kolonresektionen unterschiedlichen Ausmaßes notwendig werden können. Tumorauflagerungen auf dem Dünndarmmesenterium können unter Wahrung der Durchblutungsverhältnisse gezielt exstirpiert werden. Letzter Arbeitsschritt ist die Peritonektomie im kleinen Becken und an der Harnblasenhinterwand mit meist notwendiger Sigma- und anteriorer Rektumresektion.

Bei einer Operationsdauer von etwa 9 Stunden beträgt die perioperative Morbidität ca. 30–40% bei einer Letalität zwischen 1 und 6% [2, 6]. Im eigenen Vorgehen lag die Operationsdauer bei 33 zytoreduktiven Resektionen, mehrheitlich durchgeführt wegen eines Appendixkarzinoms (n=22), bei 9,4 Stunden. Die perioperative Morbidität betrug 30% bei einer Letalität von 9,1%, wobei nach den letzten 17 Resektionen kein Patient verstorben ist.

Zusammenfassung und Ausblick

Bei bestimmten Tumorentitäten ist die Indikation zum Debulking im Sinne einer zytoreduktiven Resektion mit kurativem Therapieansatz gegeben. Ein Debulking in palliativer Intention ist bei symptomatischen Patienten unabhängig vom Primärtumor indiziert. Die Indikation zur zytoreduktiven Resektion kann jedoch immer nur individuell unter Berücksichtigung des Primärtumors, des Allgemeinzustandes und des Therapiewunsches des Patienten gestellt werden. Die Operation ist zeitaufwendig und erfordert umfassenden Erfahrung. Trotz der Fülle der vorliegenden Studien läßt der gegenwärtige Kenntnisstand zur ausgedehnten Resektion der Peritonealkarzinose noch keine allgemeingültigen Aussagen zur Wertigkeit diese Methode zu. Für die Zukunft sind einheitlichere Therapieschemata, eine stringentere Systematik z. B. im Hinblick auf die R-Klassifikation sowie eine zentrenorientierte Behandlung zu fordern.

Literatur

1. Jänicke F, Schattemann G, Kuhn W, Graeff H, Siewert JR (1994) Sekundäre Debulking-Operation beim Ovarialcarcinom. Chirurg 65: 10–17
2. Loggie BW, Fleming RA, McQuellon RP, Russel GB, Geisinger KR (2000) Cytoreductive surgery with intraperitoneal hyperthermic chemotherapy for disseminated peritoneal cancer of gastrointestinal origin. Am Surg 66: 561–568

3. Pestieau SR, Sugarbaker PH (2000) Treatment of primary colon cancer with peritoneal carcinomatosis: comparison of concomitant vs. delayed management. Dis Colon Rectum 43:1341–1346
4. Sebbag G, Yan H, Shmooklar BM, Chang D, Sugarbaker PH (2000) Results of treatment of 33 patients with peritoneal mesothelioma. Br J Surg 87:1587–1593
5. Sugarbaker PH, Chang D (1999) Results of treatment of 385 patients with peritoneal surface spread of appendiceal malignancy. Ann Surg Oncol 6:727–731
6. Yonemura Y, Fujimura T, Fushida S, Fujita H, Bando E, Nishimura G, Miwa K, Endon Y, Tanaka M, Sasaki T (1999) A new surgical approach (peritonectomy) for the treatment of peritoneal dissemination. Hepato-Gastroenterology 46:601–609

Prophylaktische Operationen bei hereditärer Disposition

Präventive Therapie des HNPCC – ein Studienkonzept

G. Möslein, J. Albrecht, Ch. Ohmann und H. K. Schackert

Chirurgische Klinik A, Heinrich-Heine-Universität, Moorenstraße 5, 40225 Düsseldorf

Prophylactic Surgery in HNPCC: A Study Protocol

Summary. Due to different pattern of penetrance and heterogenity, the role of prophylactic surgery must be individually defined for every hereditary cancer predisposition. For HNPCC (hereditary nonpolyposis colorectal cancer) subtotal colectomy at the time of colorectal cancer diagnosis is being recommended by the Cancer Genetics Studies Consortium Recent Guidelines from the DGVS (Deutsche Gesellschaft für Verdauungs- und Stoffwechselkrankheiten) state that to date no general recommendation favouring this approach can be made. The open question is: how effective is segmental resection and endoscopic surveillance in given time intervals compared with the reduction of risk by performing extended (prophylactic) surgery. Also the issue of dealing with rectal cancer as the first primary in HNPCC patients must be addressed. In order to answer these questions and after the lessons learned from BRCA mutation carriers and prophylactic mastectomies, quality of life measurement is mandatory for this study.

Key words: HNPCC – Subtotal colectomy – Prophylactic surgery – Endoscopic surveillance

Zusammenfassung. Der Stellenwert einer prophylaktischen Chirurgie muss, aufgrund der unterschiedlichen Penetranz und Heterogenität, für jedes hereditäre Krebsdispositionssyndrom neu definiert werden. Für HNPCC (hereditäres nicht-polypöses colorektales Karzinom) wird von dem Cancer Genetics Studies Consortium die Durchführung einer subtotalen Kolektomie zum Zeitpunkt der Darmkrebsdiagnose empfohlen. Die kürzlich von der DGVS (Deutsche Gesellschaft für Verdauungs- und Stoffwechselkrankheiten) veröffentlichten Leitlinien stellen fest, dass eine allgemeine Empfehlung zur prophylaktischen Kolektomie derzeit nicht gegeben werden kann. Die offene Frage ist: wie effektiv ist die Durchführung einer onkologischen Resektion mit regelmäßigen endoskopischen Vor- und Nachsorgeuntersuchungen versus einer Risikoverminderung durch erweiterte (prophylaktische) Chirurgie. Auch steht die Frage nach der geeigneten Maßnahme beim primären HNPCC-assoziierten Rektumkarzinom im Raum. Nach den Erfahrungen der Mutationsträgerinnen bei BRCA, ist die Erhebung der Lebensqualität im Rahmen dieser Studie unverzichtbar.

Schlüsselwörter: HNPCC – Subtotale Kolektomie – Prophylaktische Chirurgie –Endoskopische Vor- und Nachsorge

Einführung

Man geht davon aus, dass bei etwa 5% aller Karzinome organunabhängig eine hochpenetrante, meist autosomal dominant vererbte, genetische Prädisposition vorliegt. Hierzu gehören das MEN-Syndrom, das Retinoblastom, die familiäre adenomatöse Polyposis (FAP), das hereditäre Pankreaskarzinom, das Mamma-Ovar-Syndrom und auch HNPCC (hereditäres nicht-polypöses colorektales Karzinom) u. a. Bei einigen dieser Syndrome beruht die klinisch-therapeutische Strategie darauf, einer malignen Entartung durch vorherige prophylaktische (Teil-)Organentfernung entgegenzuwirken. Der erstrebte Benefit einer invasiven prophylaktischen Chirurgie wird abhängen von der Heterogenität des Syndroms (Alter, Organ(e)), der Penetranz der zugrundeliegenden genetischen Veränderung, der durch den Organverzicht verursachten Morbidität und der Morbidität und Mortalität der prophylaktischen Massnahme. Diesen Kriterien gegenüberzustellen ist die Effizienz eines konservativen Managements, die gegebenenfalls herabgesetzte Penetranz des Syndroms bei Mutationsträgern sowie die Organ- und Altersheterogenität des Syndroms. Aus den genannten Gründen muss der Stellenwert einer prophylaktischen Chirurgie syndromspezifisch definiert werden.

Ausgangssituation

HNPCC (Hereditary Non-Polyposis Colorectal Cancer) ist eine autosomal-dominant vererbte Tumordisposition mit hoher Penetranz (80–85%). Charakteristisch für die beschriebenen Veränderungen ist das frühe Auftreten von überwiegend rechtsseitig lokalisierten colorektalen Karzinomen, das Auftreten von syn- und metachronen colorektalen Karzinomen sowie von Karzinomen anderer Organlokalisationen, vor allem im Endometrium, den Nierenbecken/ableitenden Harnwegen, dem Dünndarm, aber auch im Magen, den Ovarien, den Gallengängen, im Gehirn und in der Haut. Colorektale Karzinome entstehen auch bei HNPCC in aller Regel durch Entartung eines zunächst gutartigen Polypen.

Diese treten im Vergleich zu den „sporadischen" Dickdarmkarzinomen früher und häufiger auf. Zudem weisen diese Adenome eine schnellere und aggressivere Tumorprogression auf.

Ein von einer HNPCC-Mutation betroffener Patient hat ein Lebensrisiko von etwa 80% für die Entwicklung eines colorektalen Karzinoms. Das Risiko eines zweiten colorektalen Karzinoms nach operativer Behandlung eines Ersttumors wird von verschiedenen Gruppen zwischen 15% (Burke et al. 1997) und 30% (Mecklin et Järvinen 1993) in fünf Jahren angegeben. Aufgrund dieser Zahlen ist eine Prävention und die Früherkennung von colorektalen Karzinomen in der Bevölkerungsgruppe von höchster Bedeutung. Diese Früherkennung zu evaluieren und zu verbessern, ist eine der Aufgaben des Verbundnetzes „Familiärer Darmkrebs", das von der Deutschen Krebshilfe gefördert wird.

Zusätzlich werden chemopräventive Ansätze, z. B. Stärke und Acetylsalicylsäure in der CAPP 2 Studie (CAPP – Colorectal Adenoma/Carcinoma Prevention Program) multinational bei diesen Patienten evaluiert. Auch werden in Einzelfällen primär prophylaktische Colektomien durchgeführt, jedoch ist dies in Deutschland kein übliches Vorgehen.

Die Therapie colorektaler Karzinome bei HNPCC-Patienten ist ebenso wenig evaluiert. Zwar wurde beobachtet, dass die 5-Jahresüberlebensrate bei HNPCC-assoziierten Karzinomen mit 86% deutlich besser ist, als die von Patienten mit „sporadischen" colorektalen Karzinomen mit etwa 59% (Aarnio et al. 1998), jedoch scheint in Anbetracht der hohen Zahl metachroner Tumoren ein erweiterter Eingriff mit Entfernung des Colons sinnvoll und wird von namhaften Autoren empfohlen (Mecklin et Järvinen/National Human Genome Research Institute Cancer Genetics Studies Consortium publiziert: Burke et al. 1997, Burn pers. Mitteilung 2000).

Im Gegensatz zu dem erweiterten Eingriff mit subtotaler Colektomie steht ein konservativer Ansatz, der mit dem Hinweis auf die hohe Rate von R-Resektionen und dem fehlenden Nachweis eines klinischen Benefits bei subtotaler Colektomie zu dem Schluß kommt, dass eine prophylaktische Chirurgie nicht empfohlen werden kann (Schmiegel et al. 2000). Dieser unbefriedigenden Situation trägt das Protokoll des Verbundnetzes der Deutschen Krebshilfe Rechnung, indem es ausführt, dass „die Frage der subtotalen Colektomie mit ileorektaler Anastomose bei Patienten, die bereits ein colorektales Karzinom entwickelt haben, auch unter HNPCC-Experten noch kontrovers diskutiert“ wird. Die oben dargestellte, teils hitzig geführte Diskussion um die Sinnhaftigkeit einer prophylaktischen Erweiterung der Tumorchirurgie, demonstriert klassisch die Notwendigkeit dieser Studie. Das für eine Studiendurchführung notwendige ethische Gleichgewicht des Wissens „clinical equipoise“ (Freedman, 1987) kann damit, wie kaum sonst, demonstriert werden. Die in Deutschland weit verbreitete Ablehnung einer prophylaktischen Chirurgie, der international gerade im angelsächsischen Raum eine genauso grundsätzliche Ablehnung der nicht adaptierten Tumorchirurgie gegenübersteht, zeigt deutlich, dass diese Meinungen sich auf divergierende Expertenmeinungen stützen und nicht auf Studienergebnisse.

HNPCC hat erheblichen Einfluss auf die Psyche der Betroffenen und ihre Lebensplanung. Dies drück sich besonders eindrücklich in den Beschreibungen des Syndroms aus (Lynch et al. 1997). Diese Belastung und die daraus entwickelten Lösungsstrategien unterscheiden sich bei Patienten mit vererblichen Karzinomveranlagungen deutlich; sie sind of abhängig von der Fami-

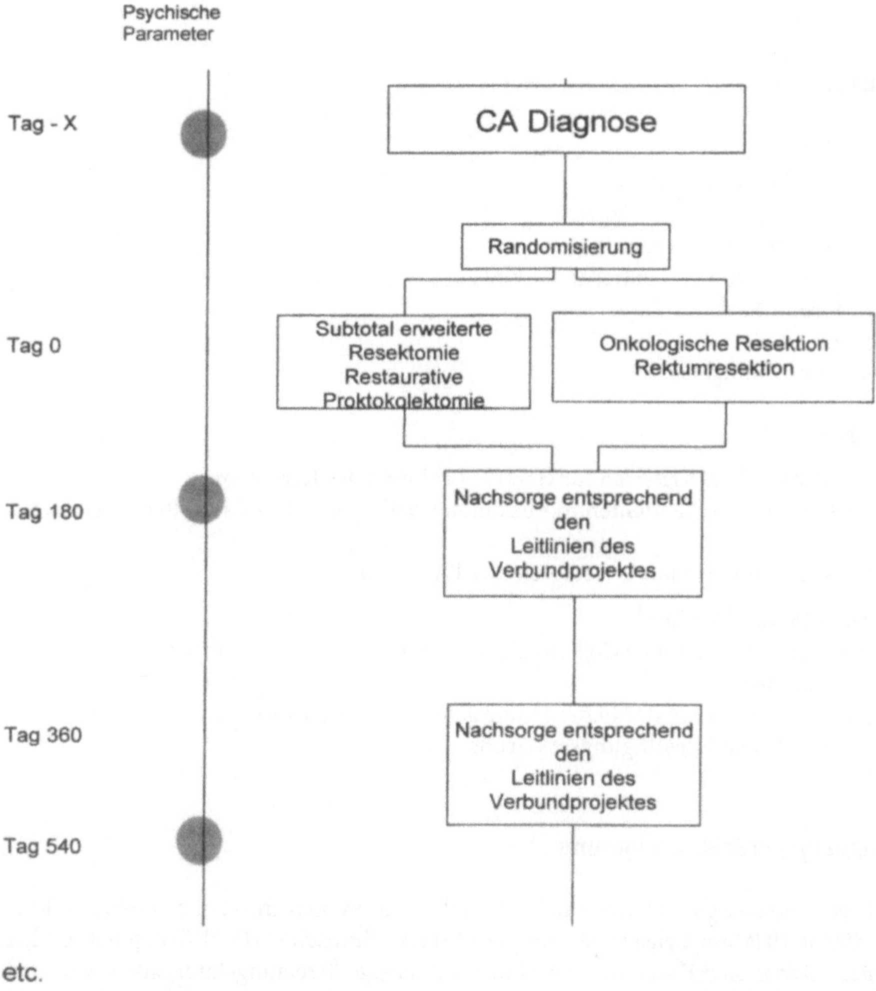

Abb. 1. Ablaufschema

liengeschichte, die die Entstehung zu prophylaktischer Chirurgie prägt (Matloff pers. Mitteilungen). Aus diesem Grund ist es wichtig, die Lebensqualität und den Einfluß von Chirurgie auf die Lebensqualität zu erfassen.

Bei dem Vergleich von brusterhaltender Chirurgie mit Ablatio mammae zeigte sich beim „early cancer", dass sich die psychische Morbidität beider Gruppen nicht unterschied (Fallowfield 1986). Dieser Unterschied könnte mit der erhöhten Angst der brusterhaltend operierten Frauen vor einem Lokalrezidiv erklärt werden (Baum et al. 1999). Eine Übertragung dieser Ergebnisse auf das colorektale Karzinom ist aus offensichtlichen Gründen nicht möglich. Die Ergebnisse zeigen aber, wie differenziert die Lebensqualität von Eingriffen evaluiert werden muss. Ein Nebenwirkungskatalog ist hierfür nicht ausreichend.

Studienziel

Primäres Studienziel

Vergleich von subtotaler Colektomie und restaurativer Proktocolektomie versus onkologischer Resektion bezüglich Überleben ohne Auftreten eines metachronen colorektalen Karzinoms über 5 Jahre.

Sekundäre Studienziele

1. Gesamtmortalität
2. Ursachenspezifische Mortalität
3. Operationsmortalität für beide Eingriffe
4. Compliance bezüglich Tumornachsorge
5. Zahl der diagnostizierten und entfernten dysplastischen Polypen
6. Psychische Morbidität
7. Lebensqualität
8. Zahl der täglichen Stuhlgänge

Einschlusskriterien

1. Erfüllung der Amsterdam-Kriterien für HNPCC + colorektales Karzinom
2. Colorektales Karzinom bei Patienten mit bekannter pathogener Mismatch-Repair-Gen-Mutation
3. Colorektales Karzinom < 40 Jahre + colorektales Karzinom

   Alter zwischen 18 und 65 Jahren
   Operationsfähigkeit für subtotale Colektomie nach Einschätzung des Chirurgen
   R0-Resektion angestrebt
   Bereitschaft der Patienten, an der in der Studie geforderten Nachsorge teilzunehmen
   Vorliegen einer gültigen Einwilligungserklärung

Zusammenfassung und Schlussfolgerung

Bei HNPCC liegen „historische" Daten vor, die die hohe Rate an metachronen colorektalen Karzinomen von 40% in 10 Jahren belegen. Järvinen zeigte in der finnischen HNPCC-Population eine Halbierung des colorektalen Karzinomrisikos durch 3-jährige Screening-Intervalle sowie eine Senkung der Gesamtmortalität um 65%. Eine Verringerung dieser Screening-Intervalle würde voraussichtlich noch bessere Ergebnisse erbringen.

Derzeit kann somit für HNPCC die Frage des Benefits einer prophylaktischen Chirurgie zum Zeitpunkt des ersten colorektalen Karzinoms (noch) nicht beantwortet werden. Eine in Deutschland durchgeführte prospektiv randomisierte Studie zur Klärung dieser Frage ist geplant, wobei neben dem primären Studienziel des Überlebens ohne colorektales Karzinom, die Frage der Lebensqualität im Mittelpunkt steht.

Studienbeginn

Es handelt sich um eine prospektive offene randomisierte klinische Studie.

Literatur

Aarnio M, Mustonen H, Mecklin JP, Järvinen HJ (1998) Prognosis of colorectal cancer varies in different high-risk conditions. Ann Med 30:75-80

Baum M, Houghton J (1999) Contribution of randomised controlled trials to understanding and management of early breast cancer. BMJ 319:568-571

Burke W, Petersen G, Lynch P et al. (1997) Recommendations for follow-up care of individuals with inherited predisposition of cancer. JAMA 277:915-919

Burn. Pers. Mitteilungen 2000

Burtles. Pers. Mitteilungen 2000

Fallowfield LJ, Baum M, Maguire GP (1986) Effects of breast conservation on psychological morbidity associated with diagnosis and treatment of early breast cancer NEJM 293:1331-1334

Freedman B (1987) Equipoise and the ethics of clinical research. N Engl J Med 317:141-145

Järvinen HJ, Aarnio M, Mustonen H, Aktan-Collan K et al. (2000) Controlled 15-Year Trial on Screening for Colorectal Cancer in Families with Hereditary Nonpolyposis Colorectal Cancer. Gastroenterology 118:829-834

Lynch AT, Smyrk T, Lynch J (1997) An Update of HNPCC (Lynch Syndrome). Cancer Genet Cytogenet 93:84-99

Mattloff E (2000) Pers. Mitteilungen

Mecklin JP, Järvinen H (1993) Treatment and follow-up strategies in hereditary nonpolyposis colorectal carcinoma. Dis Colon & Rectum 36:927-929

Schmiegel W, Adler G, Fölsch U et al. (2000) Kolorektales Karzinom - Prävention und Früherkennung in der asymptomatischen Bevölkerung - Vorsorge bei Risikogruppen. Dt. Ärzteblatt 97:A2234-2240

Benigne Tumoren – OP-Indikation?

F. Raulf

Abteilung Chirurgie II/Koloproktologie, Raphaelsklinik Münster, Klosterstraße 75, 48143 Münster

Benign Anal Tumors – Indications for Operative Treatment

Summary. Diagnostic and therapeutic options of the benign tumors in the anal region will be discussed. There is no systematic scheme for these tumors depending on the polymorph aspects and different matrices in the borderline between ecto- and entoderma. Because of the localisation either in perianal skin, fossa ischiorectalis or in the retrorectal space there is a need of different therapeutic options and approaches.

Key words: Benign anal tumors – Skin tags – Retrorectal tumors

Zusammenfassung. Diagnostik und therapeutische Implikationen der benignen Tumoren der Analregion werden dargestellt. Eine systematische Klassifikation fehlt, da die Grenzzone zwischen Ekto- und Entoderm ein polymorphes Erscheinungsbild der Tumoren bedingt. Die Lokalisation der Tumoren entweder in der perianalen Haut, im Ischiorektalraum oder Perirektal- bzw. Retrorektalraum bedingt völlig unterschiedliche Anforderungen an die Therapie, insbesondere den operativen Zugang.

Schlüsselwörter: Benigne Analtumoren – Mariske – Retrorektale Tumoren

Eine Klassifikation der benignen perianalen Tumoren ist nur schwer möglich. Wir finden hier insbesondere solche, die von epithelialen Strukturen ausgehen, flach wachsen und keine erkennbare „Tumormasse“ ausbilden. Andererseits wachsen intraanal und in der Tiefe des Perianal- bzw. Perirektalraumes Tumoren, die eine große Masse erreichen können, ohne von außen einfach durch die klinische Untersuchung erkannt zu werden. Wenn das Thema zudem als Frage formuliert ist, zeigt dies, daß man auch bezüglich der Behandlungsindikation geteilter Meinung sein kann.

Die häufigsten benignen *epithelialen Tumoren der Perianalregion* sind: Condylomata acuminata, Warze, Naevuszellnaevus, Komedo, Hämangiom.

Es sind überwiegend Tumoren, die auch als Hauttumoren in anderen Körperregionen anzutreffen sind. Allen diesen Tumoren gemeinsam ist, dass sie der direkten Inspektion zugänglich sind. Sie wachsen flächenhaft in bzw. auf der Haut. Es fehlt die tumoröse Gewebsvermehrung. Sie können dem weniger erfahrenen Chirurgen fast wie ein „chronisches Analekzem“ imponieren. Somit stellen sie ein diagnostisches Problem dar, das letztendlich nur durch die Exzision und bioptische Untersuchung zu klären ist. Das therapierefraktäre Analekzem ist rechtzeitig zu biopsieren!

Wir finden am Analrand aber auch Tumoren mit dem typischen Bild des ausgeworfenen Knotens, z.B. Condylomata acuminata, Analrandthrombosen, Marisken. Die Tumorbildung erfolgt entweder in kurzer Zeit (bei einer perianalen Thrombose) oder als Ergebnis einer längeren Entwicklung (im Fall der Mariske). Die Mariske stellt einen harmlosen Befund dar, der aber subjektiv den Betroffenen irritieren kann. Sie zeigt histologisch fibrosiertes Gewebe mit den übrigen Anteilen des Subkutangewebes. Der von Patienten beklagte „Knoten am After" kann gelegentlich schwer zu trennen sein von einem segmentären Analprolaps, einer Vorpostenfalte bei der Fissur oder von einer vermehrten Aufwulstung der physiologischerweise vorhandenen Falten am Analrand.

Die Indikation zur Abtragung der Mariske kann sich ergeben aufgrund einer Erschwernis der Analhygiene, bei Schmerzen oder bei makroskopisch suspekter Veränderung der bedeckenden Epidermis und/oder einer auffälligen Induration. Die kosmetische Indikation ist eher selten gegeben. Die Abtragung kann mit dem Skalpell oder der elektrischen Schlinge erfolgen, der Defekt verbleibt in der Regel offen. Die histologische Untersuchung ist obligat, da die makroskopische Erscheinung der differentialdiagnostisch bedeutsamen Hauttumoren so unspektakulär ist.

Aktuell wird das Problem der Marisken akzentuiert durch die Staplerhämorrhoidektomie. Der Patient erwartet nach der Hämorrhoidenoperation einen völlig glatten Analrand. Das Ausmaß zusätzlich bestehender Marisken kann die Indikation zur Stapler-OP einschränken. Im Rahmen der Operation können andererseits einzelne Marisken auch zusätzlich offen abgetragen werden. Dies führt postoperativ aber zu vermehrten Schmerzen.

Intraanale Tumoren sind der digitalen Untersuchung und der Inspektion mittels Proktoskop gut zugänglich. In der Mehrzahl handelt es sich hierbei um hypertrophierte Papillen. Sie können durch den Prolaps nach außen Probleme bereiten und sind dann abzutragen. Neben hypertrophierten Papillen finden sich gelegentlich auch benigne Tumoren ausgehend von den übrigen Anteilen der Darmwand wie Lipome, Leiomyome, Neurinome oder Neurofibrome.

Diagnostisch schwieriger zu bewerten sind die *subepithelial gelegenen Tumoren der Perianalregion sowie des Ischiorektal bzw. Perirektalraumes.* Die Region prädestiniert zur Ausbildung dieser Tumoren, da die Grenzzone zwischen Ektoderm und Entoderm in der Embryonalentwicklung eine unruhige Wachstumszone darstellt. Wir finden in der Mehrzahl Epidermoidzysten und Atherome. Hamartomatöse Tumoren können im weiteren Verlauf maligne entarten oder aber entzündliche Veränderungen erfahren. Sie sind letztendlich in der Dignität erst durch die Totalexstirpation zu klären.

Die typischen Weichgewebstumoren, ausgehend vom Bindegewebe, Fettgewebe, Muskelgewebe oder vom Gefäß-Nervengewebe treten erheblich seltener auf. Bei Tumoren mit unterschiedlichen Gewebskomponenten können umschriebene maligne Formationen entstehen, die histologisch schwer einzuordnen sind.

Das operative Vorgehen muß dabei das Ziel der Totalexstirpation ohne Verletzung des Tumors und der Nachbarstrukturen verfolgen. Bei der Operationsplanung zeigt sich die Kernspintomographie als überlegenes diagnostisches Verfahren, um den Bezug dieser Tumoren zur Levatorebene, zur peritonealen Umschlagsfalte und zur präsakalen Faszie zu klären.

Tumoren im Ischiorektalraum, die die Beckenbodenebene nicht durchbrechen, sind von paraanal gut erreichbar.

Tumoren der Beckenbodenebene, die aber noch komplett unterhalb der peritonealen Umschlagsfalte liegen, sind über den dorso-posterioren Zugang (analog zum Mason-Zugang zum Rektum) unter gleichzeitigem digitalen Gegendruck vom Rektum her zu entwickeln.

Tumoren oberhalb des Peritoneums im kleinen Becken sind erst darstellbar, wenn das Rektum unter Schonung der Gefäßversorgung von abdominell her mobilisiert ist. Die Vorderfläche des Kreuzbeins mit den sakralen Foramina ist nur auf diese Weise komplett darstellbar.

Zur operativen Taktik ist grundsätzlich zu berücksichtigen, daß die Exzision perianaler Hauttumoren ein deutliches Infektionsrisiko in sich birgt. Darum sollten kleine Hautdefekte hier regelhaft offen bleiben. Bei Malignitätsverdacht sollte schon im Rahmen des Ersteingriffs ausreichend weit exzidiert werden, da diese Tumoren ohne Beteiligung der darunterliegenden Muskulatur abgetragen werden könne. Die plastische Deckung erscheint nur bei größeren Substanzdefekten sinnvoll.

Die Weichgewebstumoren im Perianal- bzw. Perirektalraum werden selbstverständlich unter sterilen Kautelen angegangen, die Inzisionswunden im Bedarfsfall drainiert und immer durch Naht verschlossen. Wenn operativ nicht der einwandfreie Nachweis der kompletten Exstirpation zu führen ist oder wenn histologisch der Nachweis der Benignität im Gesamtpräparat unsicher bleibt, sollten auch bei benigner Klassifizierung programmierte lokale Kontrollen erfolgen. Wesentlich erscheint die sorgfältige präoperative Planung mit Festlegung des optimalen Zugangs (paraanaler-, dorso-posteriorer oder abdomineller Zugang?). Hierfür eignet sich die Kernspintomographie.

Literatur

1. Farthmann EH, Fiedler L (1986) Retrorektale und präsacrale Tumoren. Chirurg 57:496–501
2. Palmer JC, Scholefield JH, Coates PJ et al. (1989) Anal cancer and human papilloma viruses. Dis Colon Rectum 32:1016–1022
3. Schutte AG, Tolentino MG (1971) A second study of anal papillae. Dis Colon Rectum 14:435–450
4. Taylor BA, Williams GT, Hughes LE et al. (1989) This histology of anal skin tags in Crohn's disease: an aid to confirmation of the diagnosis. Int J Colorect Dis 4:197–199

Ergebnisse der EUROMEN-Studie zur prophylaktischen Thyreoidektomie beim hereditären Schilddrüsenkarzinom

J. Ukkat, O. Grimm und H. Dralle

Klinik für Allgemeinchirurgie, Universität Halle-Wittenberg, Ernst-Grube-Straße 40, 06097 Halle/S.

Early Thyroidectomy in Hereditary Medullary Thyroid Carcinoma: Results of the EUROMEN Study in 212 Patients

Summary. A European Study was conducted on patients harbouring a risk of developing medullary thyroid carcinoma (MTC) due to germline mutations in the proto-oncogene RET. Twenty-six European Centres participated. Tumour category had to be <pT1N1M0, patients had to be <20 years. 212 patients (208 with MEN 2A/FMTC, 4 with MEN 2B) could be included. Mean age was 11,4 years (range: 0,8-20 years). All patients underwent total thyroidectomy. In addition, lymphadenectomy of 1-4 lymph node compartments was performed in 139 patients. 141 patients had MTC without lymph node metastases (LNM), 3 patients MTC with LNM, 56 patients had C-cell hyperplasia. Hypoparathyroidism was temporary in 33 patients and permanent in 9 patients. Recurrent nerve palsy was temporary in 5 patients and never persisted.

Key words: MTC – MEN – Hereditary thyroid carcinoma – EUROMEN

Zusammenfassung. Für die EUROMEN-Studie wurden die Daten über die Operation klinisch nicht auffälliger Genträger der RET-Protooncogen Mutation, welche zum hereditären medullären Schilddrüsenkarzinom (MTC) führen kann, erfaßt. Es wurden 212 Patienten (208 MEN 2a/FMTC, 4 MEN 2b) mit einer maximalen Tumorkategorie pT1N1M0 im Alter 0,8 bis 20 Jahre (∅ 11,4) erfaßt. Neben der prophylaktischen Thyreoidektomie erfolgten 139 Lymphadenektomien von 1 bis 4 Kompartimenten. Histologisch fanden sich 141 MTC N0 und 3 MTC, N1 sowie 56 C-Zell-Hyperplasien. Der jüngste MTC Patient (MEN 2b) war 0,8 Jahre alt. Es traten 33 transitorische und 9 permanente Hypokalzämien, sowie 5 transitorische, keine permanente Recurrensparese auf. 26 europäische Zentren nahmen an der Studie teil.

Schlüsselwörter: MTC – MEN – Hereditäres Schilddrüsenkarzinom – EUROMEN

Colektomie bei chronischer Obstipation: Vergleich laparoskopischen und konventionellen Vorgehens

H. Kessler[1], B. L. Jerby[2], J. W. Milsom[2] und W. Hohenberger[1]

[1] Chirurgische Universitätsklinik, Krankenhausstraße 12, 91054 Erlangen
[2] The Cleveland Clinic Foundation, Cleveland, OH, USA

Total Colectomy for Slow Transit Constipation: A Comparison of Laparoscopic and Open Procedures

Summary. With total colectomy being the preferred surgical option in the management of slow transit constipation (STC), it is unknown whether a laparoscopic approach (LTC) offers the patient any advantages over open total colectomy (OTC). During a three-year period, 21 total colectomies were performed for STC and the patients (20 women, 1 man) were placed in groups according to the procedure (13 OTC, 8 LTC). The median operative time was 30 minutes longer in the LTC group (OTC 180, range 90–300 vs. LTC 210, range 180–310 minutes, p=0.037). The median time to first bowel movement in the LTC group was 2 days shorter (OTC 4 vs. LTC 2 days). Post-operative complications occurred in seven (56%) and in one (13%) of the OTC and LTC groups, respectively. The medium length of stay was 3 days shorter for the LTC patients (LTC 6.5 vs. OTC 9.5, p=0.054). On a scale of 1 to 10, both groups were highly satisfied with the postoperative results (median score: OTC 9, LTC 10). LTC is a safe and feasible operation for STC with short-term postoperative results equivalent to those achieved after OTC.

Key words: Total colectomy – Laparoscopic surgery – Slow transit constipation

Zusammenfassung. Bei chronischer Obstipation (CO) ist die Colektomie die bevorzugte chirurgische Option. Es ist unbekannt, ob ein laparoskopisches Vorgehen (LC) dem Patienten Vorteile im Vergleich zur konventionellen Methode bietet (KC). Während 3 Jahren wurden 21 Colektomien wegen CO durchgeführt. Die Patienten (20 weiblich) wurden entsprechend dem chirurgischen Procedere (13 KC, 8 LC) in 2 Gruppen unterteilt. Die mediane Operationszeit war bei LC 30 min länger (KC 180 min, Bereich 90–300 vs. LC 210 min, Bereich 180–310, p=0,037). Die mediane Zeit bis zum ersten Stuhlgang war bei LC 2 Tage kürzer (KC 4 vs. LC 2 Tage). Postoperative Komplikationen traten bei 7 Patienten (56%) nach KC bzw. 1 Patienten (13%) nach LC auf. Der mediane Aufenthalt im Krankenhaus war bei LC um 3 Tage kürzer (LC 6,5 vs. KC 9,5 Tage, p=0,054). Auf einer Skala des Wohlbefindens von 1 bis 10 waren beide Gruppen mit dem postoperativen Ergebnis sehr zufrieden (mediane Werte: KC 9, LC10). Die LC ist bei CO sicher durchführbar mit der KC vergleichbaren Kurzzeit-Ergebnissen.

Schlüsselwörter: Colektomie – Laparoskopische Chirurgie – Chronische Obstipation

Chromogranin (A, B, C) – Expression beim muzinösen Mammacarcinom

B. Labeck, H. Weiss, A. Amberg, C. Ensinger und P. Obrist

Bezirkskrankenhaus Hall, Milserstraße 10, 6060 Hall in Tirol/Österreich

Chromogranin (A, B, C): Expression in Mucinous Carcinomas of the Breast

Summary. We retrospectively evaluated the expression of chromogranin A, B and C and the correlation for metastasis in 59 patients with pure or mixed mucinous carcinoma of the breast. In the group of pure mucinous carcinomas (G1 = 28) no patient showed a positive lymph node status, whereas 32.3% of the group with mixed carcinomas (G2 = 31) revealed a positive lymph node status at the time of operation. In a median observation period of 51 months 7.1% of G1 and 19.4% of G2 showed distant metastasis. Chromogranins were expressed in 37.3% of all patients. G1 and G2 did not differ significantly in the expression of chromogranins. Chromogranin C was expressed in both groups and had no advantageous diagnostical value compared to chromagrainin A and B.

Key words: Chromogranins – Mucinous carcinoma of the breast

Zusammenfassung. Wir untersuchten die Expression von Chromogranin A, B und C und die Korrelation mit dem Metastasierungsverhalten retrospektiv bei 59 Patienten mit reinem oder gemischt muzinösen Mammacarcinom. In der Gruppe der rein muzinösen Mammacarcinome (G1 = 28) zeigte sich zum Zeitpunkt der OP keine Lymphknotenbeteiligung, während in der Gruppe der gemischt muzinösen Carcinome (G2 = 31) 32,3% positive Lymphknoten aufwiesen. Im medianen Beobachtungszeitraum von 51 Monaten kam es in G1 in 7,1% und in G2 in 19,4% zu einer Fernmetastasierung. Chromogranine wurden insgesamt zu 37,3% exprimiert. G1 und G2 unterscheiden sich nicht statistisch signifikant in der Expression von Chromogranin A, B und C. Chromogranin C wurde in beiden Gruppen exprimiert und scheint Chromogranin A und B diagnostisch nicht überlegen zu sein.

Schlüsselwörter: Chromogranine – Muzinöses Mammacarcinom

Endokrine Chirurgie

Schilddrüse und Nebenschilddrüse

Klinische und biochemische Diagnostik des pHPT und sHPT, Operationsindikation aus internistischer Sicht

B. O. Böhm

Sektion Endokrinologie, Universitätsklinikum Ulm, Robert-Koch-Straße 8, 89081 Ulm/Donau

Diagnosis of Primary and Secondary Hyperparathyroidism, Indications for Surgical Intervention

Summary. Hypercalcemia and a relative nonsuppressibility of parathyroid hormone by calcium are the biochemical hallmarks of primary hyperparathyroidism. An elevated PTH level should be defined in a highly sensitive and specific test system. Primary HPT is the single major cause of hypercalcemia in outpatients. A definitive medical option to manage PHP does not exist. Surgical neck exploration by an experienced surgeon has a very high success rate for cure in both symptomatic and asymptomatic disease forms. Secondary HPT is mostly due to renal failure. Nonsuppressibility of PTH by use of vitamin D sterols indicates parathyroid gland hyperplasia and autonomy of PTH secretion. Surgery should correct PTH excess and should lead to an optimal bone status.

Key words: Hypercalcemia – Hyperparathyroidism – Vitamin D sterols

Zusammenfassung. Der primäre Hyperparathyreoidismus präsentiert sich heute meist als Zufallsbefund. Erhöhtes Kalzium und erhöhtes biologisch aktives PTH sind seine biochemischen Leitbefunde. Eine hypokalzurische Hyperkalzämie sollte ausgeschlossen sein. Therapie der Wahl des symptomatischen und des sog. asymptomatischen pHPT ist die Operation. Beim sekundären HPT steht als Ursache die Niereninsuffizienz im Vordergrund. Bei Nichtansprechen des PTH nach Gabe von Kalzitriol, Vorliegen kardiovaskulärer Erkrankungen sowie vor NTX ist eine kausale Therapie des HPT anzustreben. Somit ergibt sich auch beim sHPT eine veränderte Sicht der OP-Indikation, d.h. zur frühzeitigen operativen Intervention.

Schlüsselwörter: Hyperkalzämie – Hyperparathyroidismus – Kalzitriol

Klinik des primären Hyperparathyreoidismus (pHPT)

Seitdem die Kalziumbestimmung Bestandteil des Routinelaboratoriums ist und Hyperkalzämien durch Screening entdeckt werden, zeigen eine Mehrzahl der Betroffenen mit Hyperkalzämie ein uncharakteristisches Beschwerdebild (Bushinsky & Monk, 1998). Gleichwohl finden sich auch heute noch Patienten mit Polyurie, Polydipsie, Übelkeit, Erbrechen, Gewichtsabnahme, Adynamie, Reflexabschwächung, psychischen Veränderungen, zum Teil mit Somnolenz oder komatö-

Tabelle 1. Klinik des asymptomatischer Hyperparathyreoidismus (nach Lundgren et al., 1998)

Häufigkeit von Krankheitstagen (Beobachtungsintervall: 5 Jahre)		
Frauen mit pHPT	(N=48):	17%
Kontrollen	(N=48):	7% [a]
Ursachen für Abwesenheit >1 Woche		
Kardiovaskuläre Erkrankungen		
Frauen mit pHPT:		111 Tage
Kontrollen:		1 Tag
Muskuloskeletale Probleme		
Frauen mit pHPT:		169 Tage
Kontrollen:		51 Tage
Vorzeitige Berentung		
Frauen mit pHPT 2x häufiger gegenüber Kontrollen		

[a] 7% Krankheitstage entspr. den Krankheitstagen der Hintergrundsbevölkerung

sen Zuständen. Die klassischen Organmanifestationen des symptomatischen pHPT sind Nephrolithiasis, Nephrokalzinose, Knochenschmerzen und eine erhöhte Wahrscheinlichkeit für Knochenfrakturen, Chondrokalzinose, peptische Ulzera, Cholezystolithiasis sowie eine Pankreatitis (Marx, 2000).

Eine erhebliche Unschärfe beinhaltet der Begriff des sogenannten asymptomatischen pHPT. Beim sogenannten asymptomatischen pHPT fehlen zwar die klassischen Organmanifestationen oder Symptome des Hyperkalzämiesyndroms, gleichwohl zeigen bereits diese Patienten eine erhebliche Hyperkalzämie-assoziierte Morbidität (Tabelle 1; Heath et al., 1980; Lundgren et al., 1998; Vestergaard et al., 2000).

Labordiagnostik

Erhöhtes oder unproportional hohes iPTH in Kombination mit einem erhöhten Serumkalzium führt zur Diagnose des pHPT (Chan et al., 1997; Marx 2000; John et al., 1999). Die entscheidende Differentialdiagnose ist die nicht behandlungsbedürftige familiäre hypokalzurische Hyperkalzämie.

Klinik des sekundären Hyperparathyreoidismus (sHPT)

Beim sekundären Hyperparathyreoidismus handelt sich es sich um eine reaktive Überfunktion der Nebenschilddrüsen resultierend aus Erkrankungen, die eine chronische Hypokalzämie und Hyperphosphatämie verursachen.

Die häufigste Ursache ist die chronische Niereninsuffizienz, bei der es bereits im Stadium der kompensierten Retention zu einer regulatorischen PTH-Erhöhung kommt. Letztlich führen die unzureichende Bildung des Vitamin D Metaboliten (1,25)-Dihydroxy-Vitamin D3 (Kalzitriol), verminderte Phosphatausscheidung und Hypokalzämie zum sHPT.

Labordiagnostik

Typischerweise zeigt sich ein deutlich stimuliertes intaktes Parathormon bei niedrignormalem oder erniedrigtem Kalzium verbunden mit erhöhtem Phosphatspiegel. Bei der Erstdiagnose ist auch die Bestimmung der Vitamin D hilfreich sowie eine direkte Beurteilung des Knochens

(Histologie) zum Ausschluss einer renalen Osteopathie und von Aluminium-Einlagerungen als Folge der Nierenersatztherapie. Es besteht die Möglichkeit zur frühzeitigen Prophylaxe durch diätetische Maßnahmen, Gabe von Phosphatbindern, Kalzitriol als auch Kalzium sowie einer Optimierung der Nierenersatztherapie mit Vermeiden der Azidose. Ab einem iPTH von etwa 400 pg/ml sinkt die PTH-Suppressionswahrscheinlichkeit durch diese konservative Maßnahmen jedoch erheblich. Der tertiäre HPT zeichnet sich durch ein Autonomwerden der Parathormonsekretion aus mit Kalziumerhöhung bedingt durch die vermehrte Kalziumfreisetzung aus dem Knochen. Anamnestisch findet sich stets der Hinweis auf einen langjährigen vorbestehenden sHPT (Marx 2000).

Operationsindikationen beim primären Hyperparathyreoidismus

Ziele der Operation sind neben der Korrektur der direkten biochemische Folgen eine möglichst vollständige Korrektur der mittelbaren Krankheitsfolgen. Für den pHPT konnte zum Teil erst in jüngster Zeit gezeigt werden, dass alle diese Therapieziele durch einen erfolgreichen Eingriff erreicht werden (Abdelhadi & Nordenström, 1998; Vestergaard et al., 2000). Die Indikation zur Operation besteht bei Vorliegen eines symptomatischen und gleichfalls beim sog. asymptomatischen pHPT.

Ein konservativer Ansatz mit Verlaufsbeobachtung kann nur noch sehr eingeschränkt empfohlen werden. Die vorliegenden Schemata zur Verlaufsbeobachtung berücksichtigen wichtige klinische Folgen des Hyperkalzämiesyndroms nicht.

Operationsindikation beim sekundären/tertiären Hyperparathyreoidismus

Im folgenden wird Bezug genommen auf die renale Form des sekundären/tertiären HPT. Insbesondere beim „renalen" Hyperparathyreoidismus besteht eine hohe Wahrscheinlichkeit des Autonomwerdens der PTH Sekretion, so dass frühzeitig eine medikamentöse Prophylaxe angezeigt ist. Die Indikationen zum operativen Eingriff sind: der schwere Hyperparathyreoidismus mit medikamentös nicht beherrschbarer Klinik sowie typische Knochenhistologie. Weitere Indikationen sind das Versagen der medikamentösen Therapie mit einer medikamentösen nicht beherrschbaren Erhöhung des Kalziumphosphatproduktes (Therapieziel: $< 5{,}0\ mmol^2/l^2$) ferner ausgeprägte extraossäre Kalzifikationen, die durch Bisphosphonate nicht therapiert werden können, eine rasch progredienter Gefäß- und Herzklappenverkalkung sowie als Notfallindikation die Kalziphylaxie. Aus modernen pathophysiologischen Überlegungen heraus favorisieren wir die totale Parathyreoidektomie mit ggf. zweizeitiger Reimplantation von NSD-Gewebe.

Perspektiven

Die Perspektiven eines konservativen Managements des pHPT sind bisher erheblich eingeschränkt (Silverberg et al., 1999). Möglicherweise lässt sich mit neuentwickelten Modulatoren des Kalziumrezeptors ein Einfluss auf den Parathormonsekretion nehmen (Brown et al., 1993; Collins et al., 1998; Goodman et al., 2000). Diese Kalzimimetika haben bisher in klinischen Studien einen länger anhaltenden PTH-suppressiven Effekt nicht nachweisen können (Olgaard & Lewin, 2001).

Zur Verhinderung eines Autonomwerdens eines sHPT ist ein konsequentes konservatives Management der Patienten notwendig.

Aktuell wird diskutiert, ob beim tHPT oder besser einer nicht mehr durch Kalzitriolbehandlung kontrollierbaren iPTH Sekretion, diese Patienten von einer totalen Parathyreoidektomie profitieren könnten. Eine Gruppe von Nephrologen favorisiert eine totale Parathyreoidektomie, anschließend die alleinige Therapie mit Vitamin-D Metaboliten und je nach Erfolg dieses Therapieansatzes erst zweizeitig eine Replanation von Nebenschilddrüsengewebe. Letztlich müssen prospektive Studien den positiven Beweis für dieses neue Therapiekonzept erbringen (Thomusch & Dralle, 2000). Für eine totale Parathyreoidektomie sprechen neue Daten zur Pathophysiologie der renalen Osteopathie, unter anderem die dominante Sekretion inhibitorischer PTH-Fragmente (7-84-PTH) beim sHPT (John et al., 1999; Slatopolsky et al., 2000).

Zusammenfassend bedürfen die Behandlungskonzepte des Hyperparathyreoidismus konsequenter als bisher prospektiver klinische Untersuchungen unter Einschluss „harter" klinischer Endpunkte. Konzeptionell ist somit ein *Um-denken* von Internisten zusammen mit Chirurgen gefordert.

Literatur

Abdelhadi M, Nordenström J (1998) Bone mineral recovery after parathyroidectomy in patients with primary and renal hyperparathyroidism. J Clin Endocrinol Metabol 83:3845

Brown EM, Gamba G, Riccardi D et al. (1993) Cloning and characterization of an extracellular Ca(2)+-sensing receptor from bovine parathyroid. Nature 366:575–580

Bushinsky DA, Monk RD (1998) Calcium. Lancet 352:306–311

Chan FKW, Koberle LMC, Thys-Jacobs S, Bilezikian JP (1997) Differential diagnosis, causes, and management of hypercalcaemia. Curr Probl Surg 34:447–523

Collins MT, Skarulis MC, Bilezikian JP, Silverberg SJ, Spiegel AM, Marx SJ (1998) Treatment of hypercalcemia secondary to parathyroid carcinoma with a novel calcimimetic agent. J Clin Endocrinol Metabol 83:1083–1088

Goodman WG, Frazao JM, Steward DAG, Turner SA, Liu W, Coburn JW (2000). A calcimimetic agent lowers plasma parathyroid hormone levels in patients with secondary hyperparathyroidism. Kidney Int 58:436–445

Heath H, Hodgson DF, Kennedy BS (1980) Primary hyperparathyroidism: incidence, morbidity, and potential economic impact in a community. N Engl J Med 302:189–193

John MR, Goodman WG, Gao P, Cantor TL, Salusky IB, Jüppner H (1999) A novel immunoradiometric assay detects full-length human PTH but not amino-terminally truncated fragments: implications for PTH measurement in renal failure. J Clin Endocrinol Metab 84:4287–4290;

Lepage R, Roy L, Brossard JH, Rousseau L, Dorais C, Lazure C, D'Amour P (1998) A non-(1-84) circulating parathyroid hormone (PTH) fragment interferes significantly with intact PTH commercial assay measurements in uremic samples. Clin Chem 44:805–809

Lundgren E, Szabo E, Ljunghall S, Bergström R, Holmberg L, Rastad J (1998) Population based case-control study of sick leave in postmenopausal women before diagnosis of hyperparathyreoidism. BMJ 317:848–851

Marx SJ (2000) Hyperparathyroid and hypoparathyroid disorders. N Engl J Med 343:1863–1875

Olgaard K, Lewin E (2001) Prevention of uremic bone disease using calcimimetic compounds. Annu Rev Med 52: 203–220

Silverberg SJ, Shane E, Jacobs TP, Siris E, Bilezikian JP (1999) A 10-year prospective study of primary hyperparathyroidism with or without parathyroid surgery. N Engl J Med 341:1249–1255

Slatopolsky E, Finch J, Clay P, Martin D, Sicari G, Singer G, Gao T, Dusso A (2000) A novel mechanism for skeletal resistance in uremia. Kidney Int 58:753–761

Thomusch O, Dralle H (2000) Endokrine Chirurgie und Evidenz-basierte Medizin. Chirurg 71:635–645

Vestergaard P, Mollerup CL, Frøkjær VG, Christiansen P, Blichert-Toft M, Mosekilde L (2000) Cohort study of risk of fracture before and after surgery for primary hyperparaythroidism. BMJ 321:598–602

Chirurgie des Schilddrüsenkarzinoms

H.-D. Röher, P.E. Goretzki, J. Witte und K.M. Schulte

Klinik für Allgemein- und Unfallchirurgie, Universitätsklinikum Düsseldorf, Moorenstraße 5, 40225 Düsseldorf

Surgery of Thyroid Cancer

Summary. Total thyroidectomy is still standard for treatment of differentiated carcinoma. Only encapsulated T1 tumors in low risk patients allow limited radicality with hemithyroidectomy. In T3/4 tumors a 50% regional lymphnode involvement is to be expected and therefore consequent systematic lymphnode dissection is advisible. Fine needle biopsy cytology is strongly recommended for early diagnosis and planning of surgery. Planning of reoperative surgery should be considered in case of recurrence before other treatment modalities. Our own experience is based on 708 patients (1986–1998).

Key words: Differentiated thyroid cancer – Operative radicality

Zusammenfassung. Standardeingriff des differenzierten Schilddrüsenkarzinoms ist unverändert die vollständige Thyreoidektomie mit Einschluß des zentralen Lymphknotenkompartments. Eingeschränkte Radikalität mit z.B. Hemithyreoidektomie ist zu beschränken auf gekapselte, nicht infiltrierend wachsende Karzinome T1, N0 bei Niedrigrisikopatienten. Jenseits von T3/T4-Tumoren ist mit einer über 50%igen regionalen Lymphknotenbeteiligung zu rechnen, die konsequente systematische laterale Dissektion empfehlenswert. – Bei im Median 6jähriger Nachbeobachtungsdauer erzielen T1/2-, N0/1a-, M0-Tumoren zu 93% Tumorfreiheit, T2/4, N1a/b, M0 nur noch zu 52%. – Für die Verdachtsdiagnose und die Eingriffsplanung sollte umfänglich Gebrauch von Punktionszytodiagnostik gemacht werden. Bei Rezidiven sind operative Möglichkeiten vor der Radiojod-Therapie auszuschöpfen. Aussagen basieren auf eigenen Erfahrungen bei 708 Patienten (1986–1998).

Schlüsselwörter: Differenzierte Schilddrüsenkarzinome – Operative Radikalität

Monitoring des N. laryngeus recurrens als Routinemaßnahme in der Schilddrüsenchirurgie

K.-M. Schulte, K. Cupisti und H.-D. Röher

Klinik für Allgemein- und Unfallchirurgie, Universitätsklinikum Düsseldorf, Moorenstraße 5, 40225 Düsseldorf

Monitoring of the Recurrent Laryngeal Nerve

Summary. Intra-operative monitoring of the recurrent laryngeal nerve by electromyography of the inner laryngeal muscles facilitates the nerves preparation. The positive and negative predictive values of the method with regard to vocal cord function have not sufficiently been examined. Prospective randomized data concerning the usefulness with regard to permanent nerve palsy rates are lacking. The impressive reduction in palsy rates over the last 20 years is due to routine preparation and protection of the visualized nerve. This principle must not be abandoned. Depending on the setting, neuromonitoring may be a valuable help. It is not an obligation in thyroid surgery.

Key words: Thyroid – Recurrent laryngeal nerve – Intraoperative monitoring

Zusammenfassung. Das intraoperative Neuromonitoring des N. laryngeus recurrens erlaubt eine wenig aufwendige Darstellung des Nerven durch Ableitung eines Elektromyogramms von der inneren Kehlkopfmuskulatur. Positiver und negativer prädiktiver Aussagewert mit Hinsicht auf die Stimmbandfunktion sind nicht hinreichend untersucht. Prospektiv-randomisierte Daten zur Effizienz bezüglich der Senkung der Rate von Rekurrensparesen fehlen. Die nachhaltige Reduktion der Rate an Rekurrensparesen im Laufe der letzten 20 Jahre ist der konsequenten anatomisch-orientierten Sichtpräparation und Schonung des Rekurrens zu verdanken. Dieses Prinzip darf nicht verwässert werden. Das Neuromonitoring ist eine wertvolle Hilfe, aber keine obligate Maßnahme bei Eingriffen an der Schilddrüse.

Schlüsselwörter: Schilddrüse – Rekurrens – Intraoperatives Monitoring

Schilddrüseneingriffe zählen zu den häufigsten viszeralchirurgischen Eingriffen. Eine wesentliche Kenngröße der Eingriffsqualität ist die Rate permanenter, also länger als 6 Monate bestehender, Rekurrensparesen. Legen wir eine Pareserate von nur 1% der gefährdeten Nerven an, so resultiert über die letzten 10 Jahre allein eine Heiserkeit bei geschätzten 10 000 bis 20 000 Patienten. Je nach Berufstätigkeit und sozialer Situation ist diese Dysphonie ein Bagatellsymptom oder eine funktionelle Störung von erheblichem Krankheitswert.

Seit 30 Jahren bemüht man sich deshalb um die Entwicklung einer Technik, die einen sicheren und effizienten Schutz vor Rekurrensparesen bietet. Im wesentlichen kommen heute Systeme zur Anwendung, bei denen eine bipolare Elektrode zwischen Schild- und Ringknorpel in die innere Kehlkopfmuskulatur eingestochen wird. Dort nimmt die Elektrode die Reizantwort als Summenaktionspotential im Sinne eines Elektromyogramms auf, welches nach Verstärkung als akustisches Signal ausgegeben wird. Die Stromstärke liegt hierbei zwischen 0,04 und 5 mA bei einer Reizfrequenz von 3 oder 30 Hz. Die Stimulation erfolgt durch eine frei im Situs bewegliche Stimulationsgabel. Das Signal wird erst in unmittelbarer Nervennähe ausgelöst. Ein anderes System verwendet die transtracheale Dauerstimulation des Nerven mit permanenter Signalableitung durch eine in der Stimmritze positionierte Tubuselektrode. Beide Systeme sind einfach zu handhaben und liefern gemäß verschiedenen nicht-randomisierten Studien brauchbare Informationen zur intra-operativen Funktionskontrolle.

Daraus leitet sich die Frage ab: Ist zu fordern, daß ein Neuromonitoring in allen Kliniken eingesetzt werden muß, die Schilddrüseneingriffe durchführen? Vor der Antwort auf diese Frage ist zunächst ein Blick auf das Bewährte erforderlich. In der Hand erfahrener oder gar spezialisierter Chirurgen liegt die permanente Pareserate seit geraumer Zeit konstant deutlich unter 1%. Es ist offen, ob die wenigen Paresen dieser Operateure tatsächlich auf eine Kontinuitätsunterbrechung des Nerven zurückgehen. Rekurrensparesen können ebenso als Postintubationssyndrom oder durch Anlage zentraler Venenkatheter entstehen. Insgesamt ist es im Zuge der vergangenen 20 Jahre zu einer nachhaltigen Verbesserung der Pareseraten bei Primäreingriffen an benignen Strumen gekommen. Wir stellten die Literatur über 46 625 Patienten zusammen und fanden eine permanente Pareserate von 2,6%. Die Werte gingen im Beobachtungsintervall von 4% auf etwa 0,1% bis 1,7% zurück, wobei die Ergebnisse an 4742 eigenen Patienten mit 0,6% im Trend liegen. Bei der Operation von Rezidivstrumen fanden wir bei 1291 Patienten der Literatur in 2,9% eine Rekurrensparese, wobei noch vor 10 Jahren eine Häufigkeit von 7–8% berichtet wurde. Die Rekurrensschädigung ist hierbei wohl auf Vernarbungen im Nervenlager zurückzuführen. Dies gilt insbesondere für die wahren Rezidive, bei denen im Rahmen der Voroperation die Grenzlamelle bereits berührt wurde. Die besagte nachhaltige Verbesserung der Pareserate ist auf die zunehmend geübte, schonende, aber gründliche Darstellung des N. laryngeus recurrens zurückzuführen, die den Nerv vor einer Verletzung schützt. Den Wert einer solchen Nervendarstellung haben verschiedene Arbeitsgruppen nachgewiesen, die synchron oder metachron eine Schilddrüsenpräparation mit oder ohne Präparation des N. recurrens durchführten. Hier findet sich in den Händen der jeweils selben Operateure durchgängig eine Verminderung der permanenten Pareseraten um rund die Hälfte, wenn der Nerv dargestellt wird.

Der entscheidende Vorteil des intraoperativen Neuromonitoring ist die Präparationshilfe bei schwierigem Situs. Das Auffinden des Nerven ist erleichtert, gelegentlich wird es durch das Monitoring erst möglich. Das Neuromonitoring bietet die Möglichkeit zu einer intraoperativen Funktionskontrolle. Dies hat praktische Konsequenzen. Findet sich auf der zuerst operierten Seite eine Funktionsstörung, so ist auf der Gegenseite entsprechende Zurückhaltung zur Vermeidung einer beidseitigen Läsion geboten. Ist andererseits auch nach radikaler Präparation eines Schilddrüsenkarzinoms das Monitoring intakt, so kann der Eingriff auf der Gegenseite mit der nötigen Radikalität fortgesetzt werden. Dem weniger Geübten mag das Monitoring helfen, seine Präparationskenntnisse unter Meidung riskanter Situationen zu erweitern. Es bleibt offen, ob die in der Literatur wiederholt geäußerte Auffassung zutrifft, das Neuromonitoring erlaube eine „forensisch sichere" Indikation und Schonung des Nerven. Die Evaluation des Aussagewertes der Methode ist nämlich keineswegs abgeschlossen. Wir verweisen in diesem Zusammenhang auf die interessanten Ergebnisse, die hier von Hermann und Mitarbeitern vorgestellt wurden: bei 180 gefährdeten Nerven lag nur in 92,7% eine Übereinstimmung zwischen intra-operativem Ergebnis oder Nervenstimulation und post-operativer Stimmbandfunktion vor. Immerhin fünf mal fand sich trotz einwandfreier Stimulation eine post-operative Rekurrensparese. Desgleichen ist der Aussagewert der Methode bei extralaryngealer Aufzweigung des Rekurrens, wie sie sich in 20% der Fälle findet, unklar. Das intraoperative Neuromonitoring ist eine willkommene Hilfe. Der Gutachter in einem Behandlungsverfahren mag seine Verwendung als Hinweis für das gewissenhafte Bemühen des Operateurs um Schonung der Nervenintegrität deuten. Ausdrücklich zurückgewiesen werden muß in diesem Zusammenhang der empirisch nicht gerechtfertigte Umkehrschluß, daß bei aufgetretener Rekurrensparese nach einer Operation ohne Neuromonitoring diese Unterlassung für die Nervenläsion verantwortlich zu machen sei.

Das Verfahren hat kaum Nachteile. Der zeitliche Aufwand der Vaguspräparation ist gering. Er wird in der eigenen Erfahrung meist durch eine erleichterte Verlaufsidentifikation wettgemacht. Es stellt sich die Frage nach zusätzlicher Traumatisierung, insbesondere des N. vagus, des Kehlkopfes mit Stimmbandhämatom, oder selten auch der Abszeßbildung durch Keimverschleppung. Der technische Aufwand ist gering. Das Verfahren ist leicht zu erlernen. Die Betriebskosten sind gering. Allerdings kostet die Anschaffung des zur Zeit gängigsten Stimulationsgerätes um 40 000,– DM. Zum Thema Kosten gehört der charakteristische Umstand, daß in unserer Technikgläubigen Zeit die seit Jahren geübte, zeitaufwendige Sichtpräparation des Nerven mit nachgewiesener Effizienz keine Berücksichtigung in der Entgeltung findet, während das in seiner Effizienz noch unklare apparative Neuromonitoring noch vor weiterer Verbreitung als eigene Abrechnungsziffer aufzufinden ist.

Prinzipiell kann, aber muß nicht, eine Indikation zum Neuromonitoring bei jeder Schilddrüsenoperation gesehen werden. Dies gilt zwecks Übung insbesondere in der Anfangsphase. Neuromonitoring sollte eingesetzt werden, wenn immer Unklarheiten bezüglich der Topographie des Nerven aufkommen. Bei Rezidiv-Eingriffen ist das Monitoring eine große Hilfe. Goldstandard bleibt die routinemäßige Sichtdarstellung des Nerven bei allen Eingriffen an der hinteren Schilddrüsenkapsel.

Fassen wir zusammen: Das Neuromonitoring ist eine nützliche Hilfe für das Auffinden des Nerven in schwieriger Situation. Hierhin gehören insbesondere die Rezidivstruma und jede Operation, welche die Grenzlamelle berührt, also namentlich Lobektomie und Thyreoidektomie. Die Prinzipien der anatomie-orientierten subtilen Präparation dürfen auch bei Verwendung des Neuromonitoring nicht verwässert oder gar verlassen werden. Die substantielle Verbesserung der Operationsergebnisse in den letzten 20 Jahren verdanken wir dem gesteigerten Problembewußtsein mit der daraus hervorgehenden routinemäßigen Präparation des Rekurrens bei allen Eingriffen an der dorsalen Schilddrüsenkapsel. Auch bei Verwendung des Neuromonitorings kann es zur Stimmbandparese kommen. Prospektive, randomisierte Studien müssen zeigen, ob die bei konsequenter Nervendarstellung erzielten Pareseraten von 0–1% durch zusätzliches Monitoring zu verbessern sind. Bis dahin betrachten wir das intraoperative Neuromonitoring des N. laryngeus rekurrens als eine wertvolle Präparationshilfe, die das Prinzip der konsequenten, anatomie-orientierten Nervendarstellung nicht ersetzt, sondern leichter und vielleicht sicherer umsetzen hilft. Der Einsatz in der klinischen Routine ist also generell willkommen, aber keineswegs obligat.

Literatur bei den Verfassern.

Neurostimulation des Nervus recurrens – Eine Routinemethode in der Schilddrüsenchirurgie?

K. M. Schulte, K. Cupisti und H. D. Röher

Klinik für Allgemein- und Unfallchirurgie, Universitätsklinikum Düsseldorf, Moorenstraße 5, 40225 Düsseldorf

Neuromonitoring of Recurrent Nerve: A Routine Procedure in Thyroid Operation?

Summary. *Introduction:* Thyroid operations belong to the most frequent procedures in Germany (100 000/year). An important quality parameter is the incidence of postoperative recurrent nerve paralysis. Intraoperative identification by visualization of the nerve with a paralysis rate of 1% is the present gold standard in dedicated centers. *Problem:* Can this results be further improved by use of an intraoperative neuromonitoring system (NM). *Results:* The use of NM is helpful in difficult situations (recurrent goiter, advanced carcinoma, anatomic variants), but a quality improvement is not yet proven. *Conclusion:* NM can not replace the current nerve identification by meticulous preparation of anatomic structures. It should be used at the discretion of the operative surgeon.

Key words: Neuromonitoring – Recurrent nerve paralysis – Thyroid operation

Zusammenfassung. *Einleitung:* In Deutschland gehört die Schilddrüsenoperation mit ca. 100 000/Eingriffen/Jahr zu den häufigsten Operationen. Eine wesentliche Kenngröße für die Qualität des Eingriffes ist die postoperative Recurrenspareserate. „Goldstandard“ ist bislang die Sichtschonung des Nerven durch intraoperative Darstellung mit Pareseraten um 1% in spezialisierten Zentren. *Fragestellung:* Es ist zu überprüfen, ob durch die Verwendung eines Neuromonitoringsystems (NM) eine Qualitätsverbesserung erzielbar ist. *Ergebnisse:* Das NM stellt bei schwierigen Eingriffen (Rezidiv, fortgeschrittenes Karzinom, anatomische Varianten) eine sinnvolle Hilfe dar. Bislang konnte jedoch ein Qualitätsgewinn durch NM nicht belegt werden. *Schlußfolgerung:* Das NM kann nicht zur obligaten Forderung erhoben werden und eine sorgfältige anatomische Präparation nicht ersetzen. Die Entscheidung seines Einsatzes liegt beim Operateur.

Schlüsselwörter: Neuromonitoring – Recurrensparese – Schilddrüsenoperation

Einleitung

In Deutschland werden jährlich ca. 90 000 Schilddrüsenoperationen durchgeführt. Der weitaus überwiegende Teil dieser Eingriffe, nämlich Erstoperationen bei benigner Struma (75%) gehört in einem Endemiegebiet wie Deutschland zum Repertoire eines Krankenhauses der Regelversorgung. Wesentliche Kenngröße für die Qualität von Schilddrüsenoperationen ist die Rate postoperativer Recurrensparesen mit Stimmbeeinträchtigung. Als „Goldstandard" für die Nervenschonung hat sich die intraoperative Darstellung des Nervus recurrens und seine Sichtschonung bei allen Eingriffen durchgesetzt, die über eine alleinige Isthmus- oder anteriore Teilresektion hinausgehen. Mit dieser Strategie wird in ausgewählten Publikationen eine Pareserate zwischen 0% und 1% erzielt. – Eine neuere Methode zur Sicherung der intakten Recurrensfunktion ist das „NEUROMONITORING" (NM), bei dem intermittierende oder permanente elektromyographische Ableitungen der Stimmbandmuskulatur akustisch und optisch registriert werden. Diese Methode gewährt eine über 90%ige Zuverlässigkeit.

Fragestellung

Es gilt zu prüfen, ob grundsätzlich in allen Kliniken, die Schilddrüseneingriffe durchführen, die Verfügbarkeit eines NM-Systems und ihr Einsatz bei jedem Eingriff zu empfehlen oder sogar zu fordern ist.

Natürlich sind es im wesentlichen zunächst einmal spezialisierte Zentren, die mit der Technik der prinzipiellen präparatorischen Recurrensnerv-Identifizierung und Sichtschonung Schädigungsraten auf unter 1% Häufigkeit reduzieren konnten. Durch weitere Verbreitung in die Routineanwendung sind diese gleichen Resultate in breiter Praxis belegt. In der eigenen Klinik erfolgt seit vielen Jahren die routinemäßige Nervus-recurrens-Darstellung. Bei Standardeingriffen von mehreren 1000 Patienten liegt die Recurrenspareserate um 0,9% inkl. Ausbildungseingriffe und Tätigkeit erfahrener Operateure. Erst in den letzten 2 Jahren erfährt das Neuromonitoring (Neurosign 100) Einsatz bei Standardeingriffen von ein- und doppelseitigen Resektionen oder Extirpationen bis hin zur vollständigen Thyreoidektomie. Ein überzeugender Zugewinn konnte bislang nicht dokumentiert werden. Demgegenüber bedeutete das NM eine sinnvolle Hilfe bei schwierigen Eingriffen, wie z.B. Struma-Rezidiv, fortgeschrittenen Karzinomen, anatomischen Normabweichungen und Besonderheiten.

Schlußfolgerung

Nach breiter Literaturinformation und inzwischen umfänglichen eigenen Erfahrungen stellt das Neuromonitoring in ausgewählten Situationen eine willkommene Hilfe dar. In Einzelfällen ist der Einsatz jedoch auch fehlleitend oder ergebnislos und somit ohne nutzbringende Hilfe. Die Verfügbarkeit derartiger technischer Hilfe sollte nicht dazu verleiten, die streng anatomische Operationsweise mit direkter Präparation und Sichtbarmachung vulnerabler Strukturen aufzugeben. Das NM stellt eine nützliche Ergänzung dar, über deren Verwendung der einzelne Operateur wertfrei entscheiden darf, ohne daß es zur obligaten Forderung erhoben werden kann.

Literatur bei den Verfassern.

Intraoperative Parathormonkinetik – Implikationen für das chirurgische Konzept

K. Nitschmann, F. Willcke, E. Klar und Ch. Herfarth

Abteilung für Allgemeine Chirurgie, Chirurgische Universitätsklinik Heidelberg, Im Neuenheimer Feld 110, 69120 Heidelberg

Intraoperative Parathyroid Hormone Analyses: Implications for the Surgical Concept

Summary. Between 1 July 1999 and 31 March 2001 seventy-five patients underwent parathyroid exploration with intraoperative PTH measurement. The reduction in detectable PTH levels of 90% of baseline 10 minutes after removal of an adenoma was shown in 73 cases. All 73 patients underwent successful parathyroidectomy and were cured for their hypercalcemia. In two cases with incomplete decrease of iPTH, their was a postoperative increase of the PTH concentration. Since 1/2000 in 66% we removed the adenoma without searching for any normal parathyroid glands if there was a 90% decrease in intact PTH concentration with a sensitivity, specifity and accuracy of 100%. The rapid intraoperative PTH analysis had excellent analytical performance if their is a decrease of 90% of baseline and predicted the success of parathyroid surgery in this series of patients. The iPTH testing is absolutely necessary in use of minimally invasive surgical parathyroidectomy. The use of iPTH monitoring reduce the operating time and minimize costs in therapy of patients with primary hyperthyroidism.

Key words: Intraoperative – PTH-monitoring – Minimally invasive parathyroidectomy

Zusammenfassung. Vom 1.7.99 bis 31.3.01 erfolgte bei 75 Patienten, bei denen eine Revision eines pHPT an unserer Klinik durchgeführt wurde, die intraoperative Parathormonbestimmung. Der geforderte Abfall um 90% gegenüber dem Ausgangswert nach Adenomentfernung konnte bei n=73 Patienten nachgewiesen werden. In allen Fällen kam es postoperativ zu einer Normalisierung des Serumcalciumspiegels. Bei zwei Patienten war der Abfall inkomplett, post-OP kam es hier wieder zu einem Anstieg des Parathormons. Seit 1/2000 erfolgte bei 66% der Patienten die Beendigung der Operation bei iPTH-Abfall um 90% ohne weitere Exploration und Probebiopsie eines normalen EPK nach EPK-Adenom-Extirpation bei einer Sensitivität, Spezifität und Accuracy von 100%. Die intraoperative PTH-Bestimmung zeigt bei einem Abfall des iPTH in den Normbereich und auf 1/10 des Ausgangswertes 10 Minuten nach Entfernung des Epithelkörperchenadenoms verläßlich die erfolgreiche Entfernung des hyperaktiven Nebenschilddrüsengewebes an. Sie stellt die Basis für den Einsatz minimal-invasiver Operationsmethoden dar und führt durch kürzere Operationszeiten zu einer Kostenreduktion.

Schlüsselwörter: Intraoperative Parathormonmessung – Minimal-invasive Epithelkörperchen-Extirpation

Ist die intraoperative Analyse des intakten Parathormons bei der Halsexploration wegen renalem Hyperparathyreoidismus sinnvoll?

S. Walgenbach*, G. Hommel und Th. Junginger

Klinik für Allgemein- und Abdominalchirurgie, Johannes-Gutenberg-Universität, Langenbeckstraße 1, 55101 Mainz (* *neue Anschrift:* Städtisches Krankenhaus, Chirurgische Abteilung, Postfach 1244, 23952 Wismar)

Is Intraoperative Monitoring of Parathormone in Cervical Exploration for Renal Hyperparathyroidism Useful?

Summary. The value of intraoperative parathormone monitoring (PTH Quick assay) was investigated. In 40 patients levels of intact parathyroid hormone were measured: Before excision, 5 min after excision of the right, 5 min after excision of the left parathyroids, first postoperative day. In 35 patients 4 parathyroids were identified in surgery and total parathyroidectomy with reimplantation was performed. Intraoperative median parathormone levels were 652 pg/ml, 434 pg/ml (56%), 120 pg/ml (19%), on first day 1,9 pg/ml. Three glands were identified in 5 patients, therefore no reimplantation was carried out. Intraoperative median parathormone levels were 987 pg/ml, 485 pg/ml (56%), 120 pg/ml (16%), on first day 83 pg/ml. Intraoperative parathormone monitoring is not useful in initial cervical explorations for renal hyperparathyroidism.

Key words: Renal hyperparathyroidism – Parathormon monitoring

Zusammenfassung. Der Wert der intraoperativen Parathormonanalyse mittels PTH-Schnellassay wurde evaluiert. Bei 40 Patienten erfolgten Bestimmungen des PTH-intakt: Ausgangswert, 5 min nach Exstirpation der rechten, 5 min nach Exstirpation der linken Epithelkörperchen, 1. p.op. Tag. Bei 35 Patienten wurden 4 Drüsen identifiziert, eine totale Parathyreoidektomie mit Autotransplantation durchgeführt. Die medianen Parathormonspiegel betrugen intraoperativ 652 pg/ml, 434 pg/ml (56%), 120 pg/ml (19%), 1. Tag 1,9 pg/ml. Bei 5 Patienten wurden 3 Drüsen identifiziert, die Eingriffe ohne Replantation beendet. Die medianen Parathormonspiegel betrugen intraoperativ 987 pg/ml, 485 pg/ml (56%), 120 pg/ml (16%); 1. Tag 83 pg/ml. Die intraoperative Parathormonanalyse liefert bei erstmaliger Halsexploration wegen renalem Hyperparathyreoidismus keine weiterführende Information.

Schlüsselwörter: Renaler Hyperparathyreoidismus – Parathormon

Familiäre adenomatöse Polyposis coli (FAP) assoziierte Schilddrüsen-Karzinome

R.S. Croner, A. Tandara, F. Willeke, P. Kienle, Ch. Herfarth und E. Klar

Chirurgische Universitätsklinik, Im Neuenheimer Feld 110, 69120 Heidelberg

Familial Adenomatous Polyposis Coli (FAP) Associated Carcinoma of the Thyroid Gland

Summary. Papillary thyroid carcinoma is one extracolonic manifestation affecting about 1–2% of patients with familial adenomatous polyposis. Concerning our FAP-register with 320 patients we found out four patients with papillary thyroid carcinoma. Two mutations were located on codon 639, one mutation on codon 413 and one mutation on codon 1194. Compared to the THYROFAP-study there was one mutation on codon 140, one mutation on codon 539 and thirteen mutations between codon 778 and codon 1309. All together there were 17 out of 19 mutations between codon 539 and codon 1309 which is 90%. All these patients had CHRPEs. For the reason that only 10% of all FAP patients with associated papillary thyroid carcinoma have no CHRPEs, in all FAP patients with CHRPEs ultrasonography of the thyroid gland should be performed throughout continuous care.

Key words: Familial adenomatous polyposis coli – Papillary thyroid carcinoma

Zusammenfassung. Bei der FAP sind nicht alle assoziierten Tumorerkrankungen aufgeklärt. Die Inzidenz des FAP-assoziierten Schilddrüsen-Ca wird in der Literatur mit 1–2% angegeben, wobei 90% auf das papilläre Schilddrüsen-Ca entfallen. In unserem FAP-Register mit 320 Patienten konnten wir vier Patientinnen mit papillären Schilddrüsen-Ca evaluieren. Zwei Mutationen lagen auf Codon 639, eine auf Codon 413 und eine auf Codon 1194. Verglichen mit der THYROFAP-Studie lagen hier die Mutationen je auf Codon 140 und 539 und 13 Mutationen zwischen Codon 778 und 1309. Zusammenfassend lagen 17 von 19 Mutationen im Bereich von Codon 539–1309, was 90% entspricht. Diese Patientinnen waren alle CHRPE-positiv. Da nur 10% aller FAP-assoziierten Schilddrüsen-Ca CHRPE negativ sind, sollte bei Patientinnen mit CHRPEs eine regelmäßige Sonographie der Schilddrüse erfolgen.

Schlüsselwörter: FAP – Schilddrüsenkarzinom – CHRPE

„Pitfalls" der intraoperativen Parathormonschnellbestimmung in der Nebenschilddrüsenchirurgie

K. Lorenz, J. M. Monchik und H. Dralle

Klinik für Chirurgie, Martin-Luther-Universität Halle-Wittenberg, Ernst-Grube-Straße 40, 06120 Halle/Saale

Pitfalls in Intraoperative Rapid Parathyroidhormone Assessment in Parathyroid Surgery

Summary. No clear consensus determines precise criteria of resection of all hyperfunctional parathyroid tissue using intraoperative rapid parathyroidhormone (IPTH) assays. A 50% fall in IPTH 10 min after resection is the most widely accepted indication of successful surgery. 128 patients with IPTH monitoring were studied, assessing baseline and 5 and 10 minute samples after resection. A false prediction by IPTH was found in 4 patients with multiglandular disease. Incorrect prediction of unsuccessful surgery was found in 6 patients, 4 of whom showed elevated manipulation levels during surgery. The assay demonstrated an overall 94% sensitivity, 50% specifity, positive predictive value of 96 and negative predictive value of 40. Thus two pitfalls could be identified: The 50% fall at 10 min, led to false prediction in patients with underlying multiglandular disease and intraoperative IPTH rise with manipulation led to incorrect prediction of surgical failure. Therefore the established criterion of 50% IPTH fall at 10 min should be corrected.

Key words: Intraoperative PTH – Parathyroidectomy – Pitfalls

Zusammenfassung. Es besteht kein Konsens des korrekten Erfolgskriteriums im Gebrauch der intraoperativen Parathormonschnellbestimmung (IPTH). Der Abfall um 50% des präoperativen Wertes 10 Min. nach der Resektion ist am verbreitetsten. 128 Pat. mit IPTH-Monitoring wurden untersucht. Erfaßt wurden Basalwerte sowie 5′ und 10′ nach Resektion. Die falsche Vorhersage vollständiger Resektion überfunktionellen Gewebes zeigte sich in 4 Fällen mit unerkannter Mehrdrüsenerkrankung, die falsche Vorhersage unzureichender Resektion in 6 Fällen. Der Test zeigte eine Sensibilität von 94%, Spezifität von 50%, positiv prädiktiven Wert von 96 und negativ prädiktiven Wert von 40. Als Pitfalls des 50%-Abfalls nach 10 Min. wurden identifiziert: Nichterkennen multiglandulärer Erkrankung mit falscher Erfolgsprädiktion sowie intraoperative IPTH-Erhöhung mit falsch negativer Prädiktion. Das Kriterium des 50%-Abfalls nach 10 Min. zu Resektion sollte korrigiert und nicht weiter gebraucht werden.

Schlüsselwörter: Intraoperative PTH – Parathyreoidektomie – Pitfalls

Transplantationschirurgie

Lebendspende

Therapie des akuten Leberversagen

C. Trautwein, M. P. Manns und K. H. W. Böker

Abteilung Gastroenterologie, Hepatologie und Endokrinologie, Medizinische Hochschule Hannover, Carl-Neuberg-Straße 1, 30625 Hannover

Definition

Als akutes Leberversagen wird der Ausfall der Leberfunktion bei Patienten die vorher keine chronische Leberkrankheit hatten bezeichnet. Diese Definition trennt das akute Leberversagen von Endstadien chronischer Leberkrankheiten, bei denen es ebenfalls zum Leberausfall kommen kann.

Das akute Leberversagen wird anhand einer typischen Befundkonstellation definiert. Es handelt sich dabei um die Kombination aus schwerer Leberinsuffizienz (mit Ikterus und Gerinnungsstörung) und einer Bewußtseinsstörung bei hepatischer Enzephalopathie. Die schlechte Spontanprognose des akuten Leberversagens tritt erst in dem Moment ein, in dem die Enzephalopathie zu der schweren Leberfunktionsstörung hinzutritt [1].

Ätiologie

Ein akutes Leberversagen kann aufgrund verschiedener Ursache auftreten. Tabelle 1 zeigt eine Auflistung der wesentlichen Diagnosen. Die häufigsten Ursachen eines akuten Leberversagens in Deutschland sind virale Hepatitiden und Medikamententoxizität. Zu den selteneren Ursachen zählen Knollenblätterpilz-Vergiftungen, akute Manifestationen des M. Wilson und das Budd-Chiari Syndrom.

Prognose

Die Prognose des akuten Leberversagens ist abhängig von der zugrundeliegenden Ätiologie, dem Alter des Patienten und der Dynamik, mit der sich das Krankheitsbild entwickelt [2]. Drei wesentliche Faktoren werden dadurch beeinflußt, nämlich den metabolischen Konsequenzen des Verlustes an funktionsfähiger Leberzellmasse, der Freisetzung toxischer Metabolite aus den zugrundegegangenen Leberanteilen und schließlich der Fähigkeit der verbliebenen Leberanteile zur Regeneration.

Abhängig von der Dynamik sollte das akute Leberversagen noch weiter unterteilt werden. Man spricht von fulminantem oder hyperakutem Leberversagen, wenn zwischen dem Ausfall der Leberfunktion und dem Beginn der Encephalopathie weniger als 7 Tage liegen, von akutem Leber-

Tabelle 1. Ursachen eines akuten Leberversagens

Virale Erkrankungen
Akute Hepatitis A
Akute Hepatitis B (mit oder ohne Delta Superinfektion)
(Akute Hepatitis C) [a]
NonA-nonB-nonC-Hepatitis
Akute Hepatitis E
Andere Viren: (HSV, HHV-6, CMV, EBV, VZV, Parainfluenza) [b]

Toxizität / Idiosyncrasie
Paracetamol Überdosis
Halogenierte Kohlenwasserstoffe
  Halothan, Isofluran, Enfluran
Idiosynkratische Reaktionen:
  INH, Rifampicin, NSAID, Gold, Sulfonamide, Tetracycline, Ketokonazol, MAO-Hemmer, trizyklische Antidepressiva, Allopurinol, Valproinsäure, Phenytoin, Disulfiram, Methyldopa, Amiodarone, Propylthiouracil, Dideoxyinosine, Marcumar.
Tetrachlor-Kohlenstoff

Sonstige Ursachen
Amanita-Intoxikation
Akute Schwangerschaftsfettleber
Reyes-Syndrom
(Autoimmune Hepatitis) [a]
Morbus Wilson
Budd-chiari-Syndrom
Hyperthermie/Hitzschlag
Sepsis

[a] Einzelfallberichte; [b] HSV = Herpes simplex virus, HV-6 = Herpesvirus Typ 6, EBV = Eppstein-Barr-Virus, VZV = Varizellen-Zoster-Virus, Parainfluenza Virus

versagen bei einer Zwischenzeit von 8–28 Tagen und von subakutem oder protrahiertem Leberversagen, wenn zwischen Ikterus und Encephalopathie mehr als 4 Wochen vergangen sind.

Diese Unterteilung ist sinnvoll, da es nach schneller fulminanter Schädigung aufgrund eines plötzlichen Ereignisses häufig zu einer schnelle Regeneration der Leber kommt. Daher ist es bei diesen Patienten häufiger möglich durch eine supportive Intensivmedizin die Zeit zu überbrücken bis es zu einer spontanen Restitution des Organs kommt. Im Gegensatz dazu ist die Möglichkeit der Regeneration bei akuter kontinuierlicher Schädigung (subakutes Leberversagens) schlechter und daher die Spontanprognose dieser Patienten ungünstig.

Ätiologisch sind die Medikamententoxizität und die NonA-NonB-NonC-Hepatitis prognostisch schlecht, die Hepatitis A dagegen eher günstig. Schlecht ist die Prognose bei Kindern unter 10 und Patienten über 40 Jahren.

Insgesamt hat sich die Prognose des akuten Leberversagens durch die Weiterentwicklung der Intensivmedizin über die letzten 20 Jahre zwar verbessert, die Überlebensraten nach Eintritt einer Encephalopathie liegt jedoch bei konservativer Therapie allein auch heute nur zwischen 30% und 60% je nach Patient und Diagnose, d.h. etwa jeder zweite Patient mit akutem Leberversagen braucht eine Lebertransplantation [3].

Patienten die ein akutes Leberversagen überleben, erholen sich in der Regel vollständig. Nur selten bleiben cerebrale, renale oder hepatische Residuen zurück [4].

Pathomechanismen des Multiorganversagens

Charakteristisch für den klinischen Verlauf des akuten Leberversagens ist die rasche Entwicklung eines Multiorganversagens. Frühzeitig kommt es im Verlauf zu einer deutlichen Schädigung der Immunabwehr, bakterielle Infektionen und Endotoxinämie sind häufig [5]. In der Folge werden Macrophagen aktiviert und setzen Zytokine und Tumor-Nekrosefaktor frei. Das klinische

Bild gleicht dem der Sepsis, mit Hypotension bis zum Schock und Störungen der Mikrozirkulation. Als Folge der Gewebehypoxie treten sekundäre Schädigungen an extrahepatischen Organen auf, z. B. am Darm mit weiterer Einschwemmung toxischer Substanzen und verstärkter Leberschädigung. Prognoseentscheidend sind die Schäden an Niere, Lunge und ZNS.

Histologisch sieht man konfluierende Nekrosen und einen die Zonen des Leberläppchens überschreitenden Verlust an Hepatozyten. Eine Leberbiopsie ist jedoch bei akutem Leberversagen wenig hilfreich, da sie weder die genaue Ätiologie in Fällen diagnostischer Unklarheit bestimmen kann, noch eine zuverlässige Aussage über die Spontanprognose ermöglicht. Versuche die Nekrosen zu quantifizieren und daraus prognostische Vorhersagen zu ermöglichen sind erfolglos geblieben [6], sodaß in der Regel das Risiko einer Leberbiopsie bei akutem Leberversagen größer ist als deren potentieller Nutzen.

Klinische Probleme und Therapie

Generelle Überlegungen

Wird bei einem Patienten die Diagnose eines akuten Leberversagens gestellt, sollten prinzipiell die Patienten auf Intensivstation möglichst in einem Transplantationszentrum behandelt werden (Abbildung 1, Tabelle 2). Abhängig von der Ätiologie des akuten Leberversagens sollten dort spezifische Therapiemaßnahmen eingeleitet werden und kontinuierlich die Indikation zur Lebertransplantation überprüft werden.

Spezifische Therapien des Leberversagens

Ein Schwangerschaftstest soll bei allen weiblichen Patienten mit Leberversagen unmittelbar durchgeführt werden. Handelt es sich um ein schwangerschaftsassoziiertes Leberversagen, muß

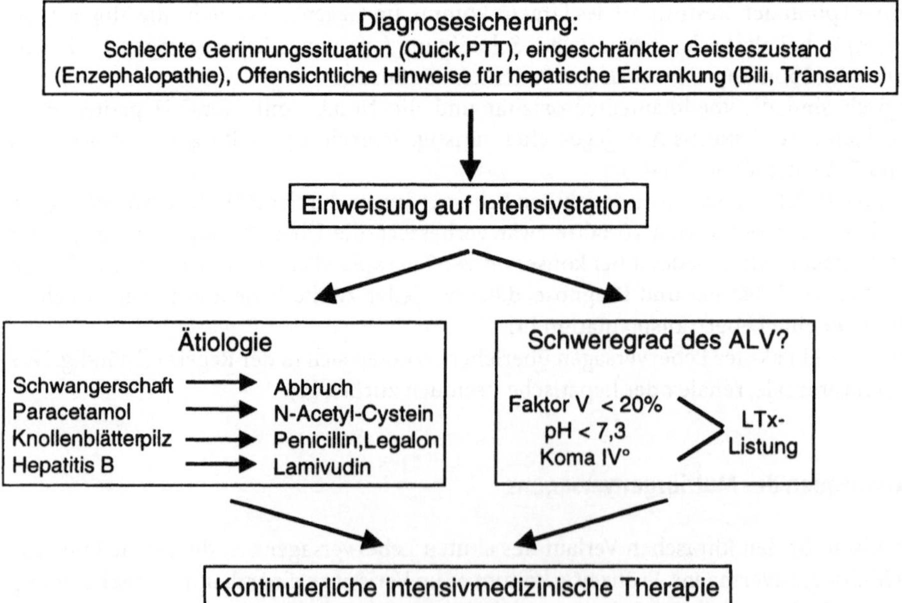

Abb. 1. Praktisches Vorgehen bei akutem Leberversagen

Tabelle 2. Spezifische Probleme und Therapieansätze beim akuten Leberversagen

Problem	Monitoring	Therapieoption
Encephalopathie	Gradierung 1–4 Ansprache Neurolog. Untersuchung	NPO Lactulose-Einläufe Flumazenil
Hirnödem	systolische RR-Spitzen intracranielle Druckmessung juguläre O_2-Sättigung	(Hyperventilation) Mannitol Thiopental Luxus-Oxigenierung
Hyperdynames Kreislaufversagen	EKG-Monitor i.a. Druckmessung Pulmonaliskatheter Lactat	Katecholamine, Glycylpressin ACC (?) Prostacyclin (?)
Nierenversagen	Urin-Menge Urin-Natrium Serum-Kreatinin	Hydratation optimieren Dopamin low-dose CAVH / CVVH
hepato-pulmonales Syndrom	$paO_2/paCO_2$ elektive Intubation Pulmonaliskatheter	cave Überwässerung hohes fiO_2 niedriger intrathorakaler Druck
Gerinnungsstörungen	Prothrombinzeit (Quick) Faktor II, V, AT III Fibrin-Spaltprodukte Thrombozyten	fresh frozen plasma (Soll >20%) AT III Substitution auf >50% low dose Heparin Blutungsprophylaxe mit PPI
Metabolische Entgleisung	BZ-Kontrollen Na^+, K^+, pH, HCO_3^- Harnstoff	Glucose Dauerinfusion i.v. Ernährung
Sepsis	Mikrobiolog. Kulturen Abstriche	prophylakt. SDD nach Intubation: Prophylakt.
Antibiose	CRP Procalcitonin	

NPO = „nichts per os"; keine orale Nahrungszufuhr; *ACC* = Acetyl-Cystein; *CAVH* = kontinuierliche arterio-venöse Hämofiltration; *CVVH* = kontinuierliche veno-venöse Hämofiltration; *SDD* = selektive enterale Darmdekontamination

wenn irgend möglich die Schwangerschaft beendet werden, womit die Leberfunktion in aller Regel kurzfristig normalisiert wird [7].

Antidote stehen für die Paracetamolintoxikation und - möglicherweise für die Vergiftung mit Amanita-Toxinen zur Verfügung. Bei Paracetamolintoxikation ist die frühzeitige, hochdosierte Gabe von Acetylcystein unter Umständen lebensrettend und muß solange durchgehalten werden, bis keine Metabolite der Substanz mehr nachweisbar sind. Möglicherweise profitieren die Patienten sogar von einer Gabe der Substanz bis zur Erholung der Leberfunktion [8]. Bei Knollenblätterpilzintoxikation wird Penicillin und Legalon (Mariendistel, Silibenin) gegeben, obwohl die Wirksamkeit strenggenommen nicht sicher erwiesen ist.

Für akute Leberversagen aufgrund von Hepatitis B Virusinfektionen wird heute die sofortige Gabe eines HBV-wirksamen Nukleosidanalogons empfohlen. Man gibt Lamivudin in Standarddosen von 100 mg/Tag, bzw. adaptiert an die aktuelle Nierenfunktion.

Darüber hinaus sind spezifische Therapien des akuten Leberversagens nicht als wirksam gesichert.

Enzephalopathie und Hirnödem

Die hepatische Encephalopathie gehört zu den essentiellen klinischen Befunden für die Diagnose eines akuten Leberversagens. Sie wird eingeteilt in 4 Schweregrade, wobei die Tiefe der Enze-

Tabelle 3. Gradeinteilung der hepatischen Encephalopathie

Grad	Bewußtseinslage und Intellekt	Persönlichkeit Auffälligkeiten	Neurologische Veränderungen	EEG
0	normal	unauffällig	keine	keine
Subklinisch	normal	unauffällig	nur in psychomotorischen Tests	keine
	Unruhe, verschobener Schlaf-Wach-Rhytmus	vergeßlich, leichte Verwirrtheit, erregt, reizbar	Tremor, Apraxie Koordinationsstörungen, veränderte Handschrift	verlangsamt, 5-cps, triphasische Wellen
II	Lethargie, langsame Reaktionen	zeitlich disorientiert, Amnesie, verminderte Hemmungen, inadaequates Verhalten	Asterixis, Dysarthrie Ataxie verminderte Reflexe	verlangsamt mit triphasischen Wellen
III	Somnolent aber erweckbar	örtlich disorientiert aggressiv Babinski-Zeichen Muskel-Rigor	Asterixis, gesteigerte Reflexe	verlangsamt mit triphasischen Wellen
IV	Coma, nicht erweckbar	Keine Funktion	Dezerebration	langsame 2–3 cps, Delta Wellen

phalopathie insbesondere in den Anfangsstadien eines Leberversagens und bei sogenanntem „late onset hepatic failure" deutlich wechseln kann (Tabelle 3).

Der Grad der Encephalopathie hat prognostische Bedeutung. Bleibt der Patient ansprechbar und orientiert (Encephalopathiegrade 1 und 2) so ist die Prognose gut; tritt jedoch eine höhergradige Encephalopathie ein, wird die Prognose generell deutlich schlechter und unvorhersagbarer [9]. Das Risiko eines Multiorganversagens und die Gefahr eines Hirnödems steigen parallel zum Grad der Encephalopathie an.

Die Pathophysiologie der Encephalopathie ist multifaktoriell und nicht vollständig geklärt. Funktionell kommt es zu einer Verschlechterung des neuronalen Energiestoffwechsels und einer Veränderung der Blut-Hirn-Schranke. Ammoniak, Phenole, Fettsäuren, Mercaptane und sogenannte Mittelmoleküle sind alle als verursachende Substanzen angeschuldigt worden.

75–80% der Patienten mit akutem Leberversagen und Enzephalopathie Grad 4 entwickeln ein Hirnödem, unabhängig von der dem Leberversagen zugrundeliegenden Ursache [10]. Jüngere Patienten sind besonders gefährdet und die Gefahr ist um so größer, je schneller sich das Vollbild des Leberversagens entwickelt.

Die Bedeutung der zerebralen Druckerhöhung liegt in ihren negativen Folgen für die Hirndurchblutung. Der zerebrale Perfusionsdruck errechnet sich als Differenz zwischen dem Hirndruck und dem arteriellen Mitteldruck, sodaß bei steigendem Hirndruck und fallendem arteriellem Mitteldruck der zerebrale Perfusionsdruck rasch abnimmt [11]. Kritisch sind Werte unter 50 mmHg, länger anhaltende Werte unter 40 mmHg werden nur selten überlebt [12].

Eine direkte Messung des intrakraniellen Druckes muß angestrebt werden, wird jedoch durch die ausgeprägte Gerinnungsstörung im Verlauf immer schwerer möglich. Patienten die eine zunehmende Encephalopathie entwickeln sollten darum möglichst frühzeitig eine peridurale Hirndrucksonde erhalten [13]. Bei einer eventuell nachfolgenden Transplantation ist die Hirndruckmessung von großem Vorteil, da es im Verlauf der Operation zu erheblichen Schwankungen des zerebralen Perfusionsdrucks kommen kann [14]. Die Komplikationsrate der periduralen intracraniellen Druckmessung liegt insgesamt bei etwa 4% bei Verwendung moderner Drucksonden [15].

Patienten die in Gefahr sind ein Hirnödem zu entwickeln, sollten in ruhiger Umgebung gepflegt werden, der Oberkörper soll 45% angehoben gelagert werden und direkte Manipulationen am Patienten sollen auf ein Minimum beschränkt bleiben. Patienten mit Encephalopathie Grad

3 oder 4 sollten elektiv intubiert werden um zu verhindern, daß eine Aspiration entritt und um eine maschinelle Hyperventilation zu ermöglichen.

Ein Monitoring des Sauerstoffgehalts in der V.jugularis im Vergleich zur arteriellen Sauerstoffspanung ermöglicht eine Abschätzung des cerebralen Sauerstoffverbrauchs [16]. Auch ein Anstieg des jugulären Lactatspiegels deutet auf eine ungenügende Sauerstoffversorgung des Gehirns hin.

Therapeutisch ist die Hyperventilation auf paCO2 Werte zwischen 30 und 35 mmHg nur in Frühstadien erfolgversprechend. Nimmt mit fortschreitender Druckerhöhung der cerebrale Blutfluss ohnehin ab, so ist keine Hyperventilation mehr angezeigt. Mannitol zur osmotischen Hirnödemtherapie ist das wichtigste Therapieprizip. Es ist besonders in frühen und mittleren Stadien des Hirnödems wirksam, verliert in späten Stadien jedoch deutlich an Effizienz [17].

In späten Stadien sind eine Verminderung des Sauerstoffbedarfs durch Gabe von Thiopental und eine Verbesserung des Sauerstoffangebots durch Erhöhung des inspiratorischen Sauerstoffs („Luxus-Oxygenierung") die einzig verbleibenden Therapieansätze [18]. Eine Überwässerung der Patienten mit fulminantem Leberversagen muß durch sorgfältige Volumenüberwachung und Flüssigkeitsbilanzierung verhindert werden.

Fällt der cerebrale Perfusionsdruck unter 50 mmHg muß durch Katecholamine der arterielle Mitteldruck angehoben werden. In diesem Stadium sollte der Patient flach gelagert werden, um den cerebralen Blutfluss zu optimieren.

Kardiovaskuläres System und Hämodynamik

Typischerweise findet sich bei Patienten mit akutem Leberversagen ein hypotoner, hyperdynamer Kreislauf, ähnlich der Situation bei Patienten mit Sepsis. Die Patienten mit Grad 3–4 Encephalopathie und hohem Hirndruckrisiko müssen mit einem Pulmonaliskatheter überwacht werden, um sie optimal zu hydrieren und die peripheren Widerstände mit Katecholaminen präzise einstellen zu können. Persistiert das hypotone Kreislaufversagen trotz adäquater Hydratation so ist die Prognose sehr schlecht.

Insgesamt sollen als Zielgrößen der hämodynamischen Maßnahmen folgende Richtwerte erreicht werden: Ein Herzindex von über 4,5 $l/min/m^2$, ein peripherer Widerstandsindex von über 700 $dyn/s/cm^5$ und ein Sauerstoffverbrauch von über 170 $ml/min/m^2$.

Nierenversagen

30% bis 75% der Patienten mit akutem Leberversagen entwickeln ein Nierenversagen [19]. Das Nierenversagen bei Leberversagen ist gekennzeichnet durch eine extreme intrarenale Vasokonstriktion. Diese ist lange Zeit reversibel und führt erst nach protrahiertem Verlauf zu bleibenden Schäden an der Niere. Die Prognose des akuten Leberversagens wird durch das zusätzliche Nierenversagen erheblich verschlechtert.

Eine Nieren-Ersatztherapie soll frühzeitig, noch vor Erreichen der sonst üblichen Dialysekriterien begonnen werden, um eine Überwässerungen der Patienten mit Lungenödem und der vermehrten Gefahr eines Hirnödems zu vermeiden. Die Patienten sind häufig kreislaufinstabil, daher sind kontinuierliche Hämofiltrationsverfahren gegenüber intermittierender Dialyse vorzuziehen.

Infektionen

Patienten mit fulminantem Leberversagen haben eine schwerwiegende Störung ihrer Immunabwehr, mit gestörter Neutrophilen- und Kupfferzellfunktion, sowie einem Mangel an Opsoninen

(Komplementfaktoren, Fibronectin) [20]. Pathologische bakteriologische Kulturbefunde finden sich in 80% der Fälle und 32% haben eine Pilzinfektion. [21]. Tägliche Kulturen aller erreichbaren Körperhöhlen und Flüssigkeiten sind unbedingt notwendig, um jederzeit über die aktuelle Keimsituation und die Resistenzlage informiert zu sein.

Das klinische Bild des akuten Leberversagens weist zahlreiche Übereinstimmungen mit dem der Sepsis auf. Infektionen sind neben dem Hirnödem die häufigste Todesursache bei Patienten mit akutem Leberversagen. Die prophylaktische Gabe einer Kombination aus intravenösen Breitspektrum-Antibiotika (z.B Drittgenerations-Cephalosporin + Flucloxacillin) und oralen Antimykotika kann die Prognose der Patienten signifikant verbessern [22].

Gerinnungsstörung

Schwere Gerinnungsstörungen gehören obligat zum klinischen Bild des akuten Leberversagens. Die Natur dieser Gerinnungsstörungen ist komplex und umfasst sowohl einen Mangel and prokoagulatorischen Faktoren, als auch ein Defizit bei den Inhibitoren der Gerinnung und der Fibrinolyse [23].

In frühen Untersuchungen wurden klinisch schwere Blutungen bei 30% der Patienten beschrieben. Seither hat die großzügige Substitution mit gefrorenem Frischplasma diese Rate deutlich vermindert. Man sollte die Faktoren II und V, sowie den Quick-Wert nicht unter 20% absinken lassen und das ATIII immer über 50% halten.

Die häufigste Blutungsquelle mit relevantem Blutverlust ist die Schleimhaut im Magen und oberen Dünndarm [24]. Patienten im akuten Leberversagen müssen daher unbedingt H_2-Rezeptor-Blocker oder Protonenpumpen-Inhibitoren zur Blutungsprophylaxe erhalten.

Metabolische Störungen

Patienten mit akutem Leberversagen entwickeln häufig eine schwere Hypoglykämie. Zeigen sich Unterzuckerungstendenzen (BZ unter 3,5 mmol/l = 60 mg%) muß intravenös Glukose substituiert werden.

Störungen des Säure-Basen Haushalts sind ebenfalls häufig. Bei Paracetamolintoxikation entwickeln bis zu 30% der Patienten eine metabolische Azidose. Sie verschlechtert die Prognose erheblich; das Absinken des arteriellen pH Wertes auf unter 7,3 am zweiten Tag nach Einnahme oder später ist mit einer Mortalität von 90% assoziiert. Bei nur 5% der Patienten mit akutem Leberversagen anderer Genese findet sich eine Azidose, die ebenfalls mit einer sehr schlechten Prognose assoziiert ist.

Ernährung bei Leberversagen

Die Ernährung bei akuten Leberversagen verfolgt im wesentlichen 2 Ziele: Erstens soll der Eintritt einer Katabolie verhindert werden, da der hiermit verbundene Verlust an Körperzellmasse sowohl die Spontanprognose der Patienten als auch die Erfolgsaussichten einer eventuellen Transplantation verschlechtert. Zweitens soll die Leber-Regeneration unterstützt und gleichzeitig die Glukose-Homöostase gewährleistet werden.

Glucoseinfusionen sind notwendig zur Verhinderung von Unterzuckerungszuständen. Der Blutzucker sollte dabei nicht über 10 mmol/l ansteigen, bei höheren Werten soll Insulin bis maximal 4 IE/h zugeführt werden [25].

Der Aminosäurenbedarf kann mit etwa 1 – 1,2 g/kg angesetzt werden und soll unabhängig vom Ammoniakspiegel berechnet werden. Die Substitution mit verzweigtkettigen Aminosäuren (angereichert sind sogenannte „hepar“-Lösungen) erscheint daher bei akutem Leberversagen sinnvoll. Reduktionen der AS-Zufuhr sind erst notwendig, wenn die Erhöhung der Gesamtaminosäuren exzessiv ist, was an einer Osmolaritätslücke (ohne Mannitol) über 15 erkennbar ist.

Der Kalorienbedarf kann nach der Harris-Benedict Formel errechnet werden [26]. Wir verwenden bei ALV einen Steigerungsfaktor (Krankheitsfaktor) von 1,3 zur Ermittlung des Ruhe-Energieumsatzes. Die Nicht-Eiweiß Kalorien sollten je zur Hälfte als Glukose und als Lipide gegeben werden.

Eine Substitution wasserlöslicher Vitamine ist sinnvoll. Ob fettlösliche Vitamine und Spurenelemente substituiert werden müssen ist fraglich, dennoch neigen die meisten Zentren zu einer Gabe zumindestens von Vitamin K.

Leber-Ersatzverfahren

Maschinelle Leber-Ersatzverfahren könnten die Zeit bis zur Lebertransplantation oder – idealerweise – sogar bis zur Erholung der erkrankten Leber überbrücken. Die beteiligten Arbeitsgruppen verfolgten dabei zunächst zwei grundsätzlich unterschiedliche Ansätze. Auf der einen Seite wurden Filtrationsverfahren („Leber-Dialyse“) eingesetzt, während andere Gruppen zellgestützte sogenannte „Bio-Reaktoren“ entwickelten.

Bis heute steht kein allgemein anwendungsfähiger Bioreaktor oder ein Filtrationsverfahren zur Verfügung. Die in verschiedenen Zentren entwickelten Reaktoren sind hinsichtlich ihrer Synthese-, Entgiftungs- und Homöostasefunktion noch zu wenig charakterisiert, wobei erste Studien erfolgsversprechende Zahlen vorlegen. Daher erscheint es möglich, daß in den nächsten Jahren funktionsfähige Konzepte umgesetzt und zur klinischen Routineanwendung gebracht werden.

Lebertransplantation

Die entscheidende Verbesserung der Prognose des akuten Leberversagens erfolgte durch die Einführung der Lebertransplantation. Daher sollten Patienten mit akutem Leberversagen früh oder unmittelbar in ein Transplantationszentrum verlegt werden.

Die Langzeit-Überlebensraten liegen mit knapp 60% fünf Jahre nach Transplantation unter denen bei elektiver Transplantation für chronische Leberkrankheiten [27], stellen aber gegenüber der infausten Spontanprognose bei den transplantierten Patienten eine enorme Verbesserung dar.

Die Indikationsstellung zur Transplantation bei akutem Leberversagen muß unter Berücksichtigung der Ätiologie und des Verlaufes erfolgen. Grundsätzlich soll jede Chance zu einer Erholung der Leberfunktion ohne Transplantation genutzt werden. Hingegen muß bei infauster Prognose schnellstmöglich eine Transplantation erfolgen.

Von verschiedenen Arbeitsgruppen wurden daher Prognose-Scores erarbeitet, wobei der ausführlichste Prognose-Score aus England von der Gruppe um Roger Williams erarbeitet wurde. Er ermöglicht mit Hilfe klinischer und biochemischer Befunde eine Identifizierung von Patienten mit hohem Überlebensrisiko, wobei zwischen „Paracetamol-Intoxikation“ und „anderen Ursachen“ unterschieden wird (Tabelle 4).

Die Ergebnisse der Transplantation sind abhängig vom präoperativen Zustand der Patienten. Prognostisch besonders ungünstig sind Blutungen, Nierenversagen, exzessive Bilirubinerhöhungen und länger bestehende Encephalopathie Grad 4 [28]. Die schlechtere Langzeit-Überlebensrate gegenüber anderen Indikationsgruppen bei den tendentiell jüngeren Patienten ist durch die hohe Rate septischer Infektionen mit tödlichem Ausgang bedingt.

Um Patienten mit potentiell reversiblem Leberversagen die lebenslange Immunsuppression zu ersparen, wurde die Technik der „auxiliären, partiellen orthotopen Lebertransplantation“ (APOLT) entwickelt [29]. Es wird der linke Leberlappen der erkrankten Leber reseziert und durch

Tabelle 4. Transplantationskriterien bei akutem Leberversagen des King's College

Paracetamol-Vergiftung	Sonstige Ursachen
• arterieller pH <7,3 oder alle folgenden • Quick-Wert <10% (INR >6,7) • Kreatinin i.S. >300 µmol/l • Enzephalopathie Grad 3 oder 4	• Quick-Wert <10% (INR >6,7) oder drei der folgenden: • ungünstige Ätiologie (Hepatitis NANB, Halothan-Hepatitis, Medikamententoxizität) • Ikterus mehr als 7 Tage vor Eintritt der Enzephalopathie • Alter unter 10 oder über 40 Jahre • Quick-Wert <20% (INR >4) • Bilirubin i.S. >300 µmol/l (17,6 mg/dl)

ein Teiltransplantat ersetzt. Das Transplantat übernimmt die Leberfunktion bis sich die eigene Leber des Empfängers erholt hat. Im Weiteren kann dann die Immunsuppression abgesetzt werden und das Transplantat atrophiert, während die eigene Leber zu normaler Größe hypertrophiert. Diese Verfahren ist technisch anspruchsvoll und kann daher zu mehr Komplikationen führen. Besonders bei jungen Patienten bei denen die lebenslange Immunsuppression problematisch ist, sollte jedoch überlegt werden dieses Verfahren anzuwenden.

Literatur

1. O'Grady JG (1996) Pathogenesis of acute liver failure. Trop Gastroenterol 17:199-201
2. Williams R (1996) Classification, etiology, and considerations of outcome in acute liver failure. Semin Liver Dis 16:343–348
3. Williams R, Wendon J (1994) Indications for orthotopic liver transplantation in fulminant liver failure. Hepatology 20: S5–S10
4. Karvoutzis G, Redecker A, Peters R (1974) Long term follow up of patients surviving fulminant viral hepatitis. Gastroenterology 67:870
5. Williams R (1996) Classification, Etiology, and Considerations of Outcome in Acute Liver Failure. Semin Liver Dis 16:343–348
6. Donaldson BW, Gopinath R, Wanless IR et al. (1993) The role of transjugular liver biopsy in fulminant hepatic failure: relation to other prognostic indicators. Hepatology 18:1370–1376
7. Baez TA, Gonzalez KC (1994) Acute fatty liver of pregnancy. Case report and review of the literature. P R Health Sci J 13:9–12
8. Janes J, Routledge PA (1992) Recent developments in the management of paracetamol (acetaminophen) poisoning. Drug Saf 7:170–177
9. Ellis A, Wendon J (1996) Circulatory, respiratory, cerebral, and renal derangements in acute liver failure: pathophysiology and management. Semin Liver Dis 16:379–388
10. Blei AT (1995) Pathogenesis of brain edema in fulminant hepatic failure. Prog Liver Dis 13:311–330
11. Munoz SJ, Moritz MJ, Martin P et al. (1993) Relationship between cerebral perfusion pressure and systemic hemodynamics in fulminant hepatic failure. Transplant Proc 25:1776–1778
12. Aggarwal S, Kramer D, Yonas H et al. (1994) Cerebral hemodynamic and metabolic changes in fulminant hepatic failure: a retrospective study. Hepatology 19:80–87
13. Cordoba J, Blei AT (1995) Cerebral edema and intracranial pressure monitoring. Liver Transpl Surg 1:187–194
14. Keays R, Potter D, O'Grady J et al. (1991) Intracranial and cerebral perfusion pressure changes before, during and immediately after orthotopic liver transplantation for fulminant hepatic failure. Q J Med 79(289):425–433
15. Blei AT, Olafsson S, Webster S, et al. (1993) Complications of intracranial pressure monitoring in fulminant hepatic failure. Lancet 341:157–158
16. Larsen FS, Ejlersen E, Clemmesen JO et al. (1996) Preservation of cerebral oxidative metabolism in fulminant hepatic failure: an autoregulation study. Liver Transpl Surg 2:348–353
17. Williams R, Gimson AE (1991) Intensive liver care and management of acute hepatic failure. Dig Dis Sci 36:820–826
18. Lee WM (1996) Management of acute liver failure. Semin Liver Dis 16:369–378
19. Mendoza A, Fernandez F, Mutimer DJ (1997) Liver transplantation for fulminant hepatic failure: importance of renal failure. Transpl Int 10: 55–60
20. Acharya SK, Dasarathy S, Irshad M (1995) Prospective study of plasma fibronectin in fulminant hepatitis: association with infection and mortality. J Hepatol 23: 8–13
21. Rolando N, Philpott HJ, Williams R (1996) Bacterial and fungal infection in acute liver failure. Semin Liver Dis 16: 389–402
22. Rolando N, Wade JJ, Fagan E et al. (1992) An open, comparative trial of aztreonam with vancomycin and gentamicin with piperacillin in patients with fulminant hepatic failure. J Antimicrob Chemother 30:215–220

23. Pereira SP, Langley PG, Williams R (1996) The management of abnormalities of hemostasis in acute liver failure. Semin Liver Dis 16:403–414
24. Ellison RT, Perez PG, Welsh CH et al. (1996) Risk factors for upper gastrointestinal bleeding in intensive care unit patients: role of helicobacter pylori. Federal Hyperimmune Immunoglobulin Therapy Study Group. Crit Care Med 24:1974–1981
25. Alexander WF, Spindel E, Harty RF et al. (1989) The usefulness of branched chain amino acids in patients with acute or chronic hepatic encephalopathy. Am J Gastroenterol 84:91–96
26. Selberg O und Müller MJ (1998) Ernährungsmedizinische Untersuchungen. In: Ernährungsmedizinische Praxis; Manfred J Müller Hrsg. Berlin: Springer, pp 85ff
27. Bismuth H, Samuel D, Castaing D et al. (1996) Liver transplantation in Europe for patients with acute liver failure. Semin Liver Dis 16:415–425
28. Ascher NL, Lake JR, Emond JC et al. (1993) Liver transplantation for fulminant hepatic failure. Arch Surg 128: 677-82
29. Gubernatis G, Pichlmayr R, Kemnitz J et al. (1991) Auxiliary partial orthotopic liver transplantation (APOLT) for fulminant hepatic failure: first successful case report. World J Surg 15:660–665

Medizinisch-chirurgische Evaluation von Leber-Lebendspendern

X. Rogiers, D. Meier, M. Sterneck und D. Bröring

Abteilung für Hepatobiliäre Chirurgie, Chirurgische Klinik, Universitätsklinikum Eppendorf Martinistraße 52, 20246 Hamburg

Medical and Surgical Evaluation of Living Related Liver Segment Donors

Summary. The living related liver segment transplantation is an established procedure in liver transplantation for children and adults. The evaluation of a possible donor should consider the following subjects: (1) Assessment of organ quality by imaging of size and anatomy of the liver and exclusion of the unknown liver diseases by labority analysis and liver biopsy. (2) Risk assessment of the potential organ donor by exclusion of preexisting diseases increasing the risk of surgery, including thrombembolic risk factors. (3) Psychological evaluation. Nevertheless the evaluation procedure should by practicable, convenient for the organ donor and cost effective. This can be realized by a stepwise program.

Key words: Live segment transplantation - Living donation - Evaluation - Risk

Zusammenfassung. Die Lebend-Lebersegmenttransplantation stellt ein etabliertes Verfahren der Lebertransplantationen für kindliche und erwachsene Empfänger dar. Die Evaluation eines potentiellen Spenders sollte folgende Bereiche umfassen: 1.) Beurteilung der Qualität des Spenderorgans durch Darstellung von Größe und Anatomie der Spenderleber mittels bildgebender Verfahren sowie Ausschluß vorbestehender Hepatopathien durch Laboranalytik und Leberbiopsie. 2.) Risikominimierung für den Spender durch Ausschluß vorbestehender, das OP-Risiko erhöhender Vorerkrankungen, inclusive thrombembolischer Risikofaktoren. 3.) Psychologische Evaluation. Dabei sollte die Evaluation praktikabel, wenig belastend für den Spender und kosteneffektiv sein. Dieses kann durch ein Stufenprogramm erreicht werden.

Schlüsselwörter: Lebersegmenttransplantation - Lebendspende - Evaluation - Risiko

In Zeiten wachsender Organknappheit gewinnt die Möglichkeit der Lebend-Lebersegmenttransplantation (LDLT) zunehmend an Bedeutung. Inzwischen zählt sie zu den etablierten Verfahren, nicht nur für kindliche, sondern auch für erwachsene Empfänger. So wurden im Transplantationszentrum Hamburg seit 10/1991 105 Leber-Lebendspenden für Kindern und 4 für erwachsene Empfänger realisiert. Die LDLT bietet viele Vorteile. Der insgesamt zu geringe Spenderpool wird vergrößert und damit die Wartezeit auf ein Organ verkürzt. Dieses ist insbesondere für Patienten mit weit fortgeschrittener Lebererkrankung von Bedeutung, für die ansonsten ggf.

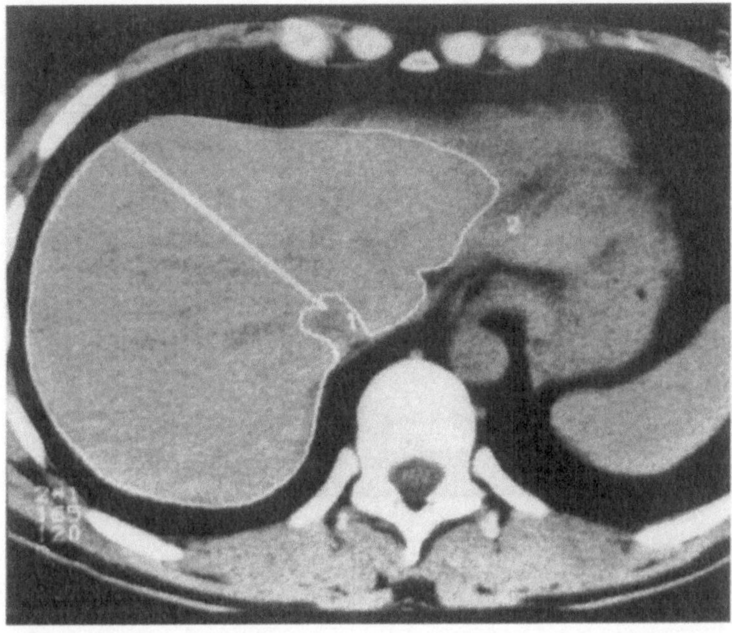

Abb. 1. CT-Volumetrie rechter und linker Leberlappen

nicht rechtzeitig ein Organ eines Verstorbenen zur Verfügung stünde. Des weiteren wirkt sich die elektive Wahl des Operationszeitpunktes und die, durch eine kurze kalte Ischämiezeit bedingte, bessere Qualität des Organs positiv auf den Verlauf nach Transplantation aus. Einen wichtigen Nachteil stellt jedoch die potentielle peri- und postoperative Gefährdung des Spenders dar. Voraussetzung eines erfolgreichen Leber-Lebendspende Programms ist daher die sorgfältige Auswahl geeigneter Spender. Ziel der medizinisch-chirurgischen Evaluation stellt somit in erster Linie der Ausschluß möglicher Gesundheitsrisiken für den Spender dar, inklusive der Erfassung thrombembolischer und kardiovaskulärer Risikofaktoren. Hierzu gehört eine positive Eigen- oder Familienanamnese bezüglich thrombembolischer Ereignisse, sowie die Erfassung heriditärer Hyperkoagulopathien, wie z.B. Faktor V Leiden Mutation und Prothrombinmutation, AT III-, Protein C- und Protein S Mangel, Vorliegen von Antiphospholipid-Antikörpern, Kardiolipin Antikörpern oder einer Homocysteinämie. Alle Spender sollten 3 Monate vor der Spende orale Kontrazeptiva absetzen und einen Nikotinabusus einstellen. Als weitere Risikofaktoren werden Varikosis, und Adipositas berücksichtigt. Weiteres Ziel der Evaluation ist die Überprüfung der Eignung des zu spendenden Organs als Transplantat. Dieses umfaßt den Nachweis der Blutgruppenkompatibilität sowie die Erfassung von Qualität, Anatomie und insbesondere Größe der Leber des Spenders. Das gespendete Split-Organ für den Empfänger sollte ein Volumen von mind. 0,8% /kg KG nicht unterschreiten und dem Spender sollte nach Resektion mind. 30% des Standard-Lebervolumens verbleiben. Abbildung 1 zeigt eine CT-Volumetrie für eine erwachsenen-erwachsenen LDLT, bei der getrennt die Volumina für den rechten und linken Leberlappen berechnet wurden. Abbildung 2 zeigt eine CT-Volumetrie für eine LDLT für einen kindlichen Empfänger, es wurde das Volumen der Segmente 2 und 3 berechnet. Neben der medizinisch-chirurgischen Evaluierung ist schließlich eine ausführliche psychologische Evaluierung durchzuführen. Hier soll die emotionale Bindung zwischen Spender und Empfänger, die Freiwilligkeit der Spende und die altruistische Einstellung des Spenders überprüft werden. Weiterhin sollen potentielle soziale Probleme oder familiäre Konflikte, die sich aus der Spende ergeben könnten, aufgedeckt werden, um hier ggf. Hilfestellung und Unterstützung anbieten zu können. Dennoch sollte die Evaluation praktikabel bleiben, wenig belastend für den Spender und kosteneffektiv sein. Basie-

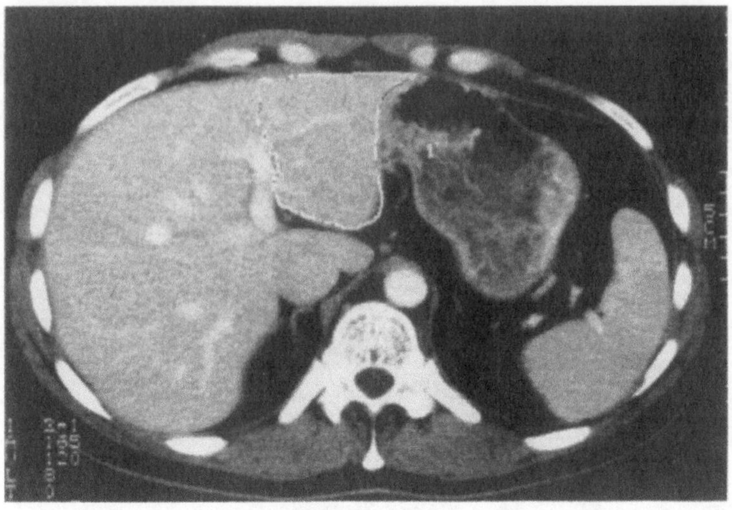

Abb. 2. CT-Volumetrie Lebersegment 2/3

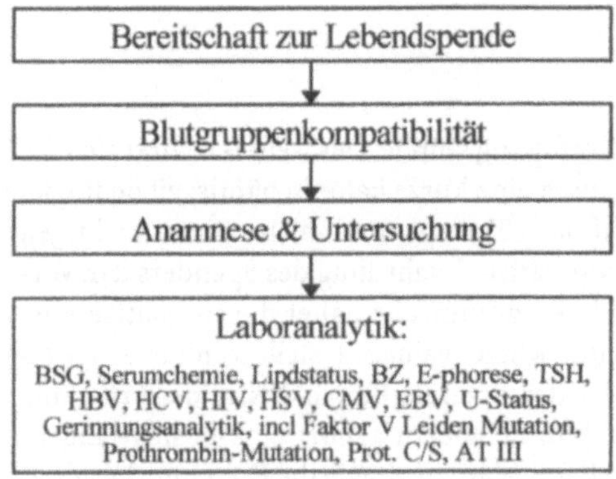

Abb. 3. Spender Evaluierung Stufe A (ambulant)

rend auf unseren Erfahrungen haben wir im Universitätsklinikum Hamburg-Eppendorf ein stufenweises Evaluationsprogramm etabliert (Abb. 3 und 4). In diesem wird zunächst die Blutgruppenkompatibilität sowie die Bereitschaft zur Lebendspende nach einem ausführlichen Aufklärungsgespräch, welches alle potentiellen Risiken, einschließlich des Todes des Spenders umfaßt, überprüft. Es folgt ambulant eine umfangreiche Anamnese, körperliche Untersuchung und ein ausführliches laborchemisches Screening (Abb. 3). Sollten sich bis zu diesem Stadium keine Kontraindikationen gegenüber einer Spende ergeben haben, wird die weitere Evaluation im Rahmen eines stationären Aufenthaltes von 2–3 Tagen durchgeführt (Abb. 4). Es folgt die psychologische Evaluation, die in unserem Zentrum von spezialisierten Psychologen durchgeführt wird. Zur Erfassung von Anatomie und Größe der Spenderorgans setzt sich in unserem Zentrum zunehmend als bildgebendes Verfahren das MRT mit MR-Angiographie und MR-Cholangiopancreatographie (MRCP) gegenüber CT und Angiographie durch. Neben einer gute Beurteilungsmöglichkeit des Leberparenchyms, ist eine nichtinvasive Beurteilung der Anatomie von V. porta, A. hepatica, der Lebervenen und des biliären Systems möglich. Auch kann die Volumetrie des Organs mittels MRT durchgeführt werden. Zur weiteren Evaluation des kardiovaskulären OP-Risikos gehören EKG, Ergometrie sowie Lungenfunktions-testung und Röntgen-Thorax Unter-

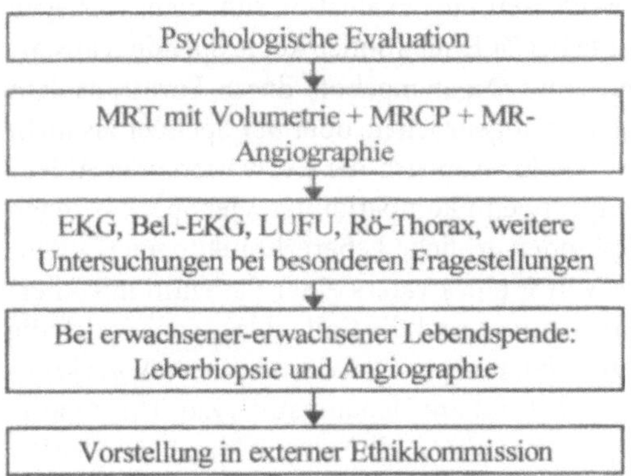

Abb. 4. Spender Evaluation Stufe B (stationär)

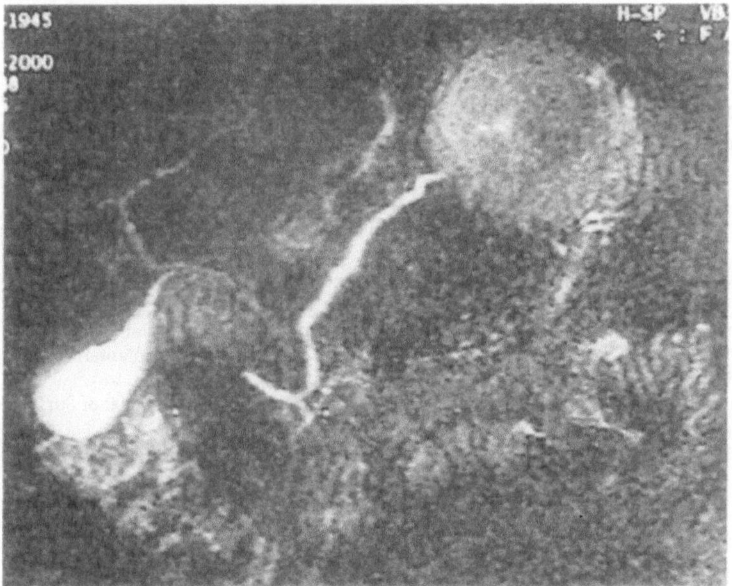

Abb. 5. MRCP eines Spenders mit Allergille-Syndrom

suchung. Bei Spendern über 50 Jahre wird zusätzlich ein Herzecho veranlaßt und eine gründliche neurologische Untersuchung durchgeführt. Weitere Untersuchungen werden bei besonderen Fragestellung veranlaßt. Es folgen dann, bei bisher fehlenden Kontraindikationen bezüglich einer Spende, invasive Untersuchungen. So wird bei nicht ausreichender Beurteilbarkeit der Gefäßanatomie der Spenderleber mittels MR-Angiographie und insbesondere bei erwachsenen-erwachsenen LDLT zusätzlich eine Angiographie durchgeführt. Bei allen Spendern für eine erwachsenen-erwachsenen LDLT wird zur Abschätzung einer möglichen Steatosis hepatis und der Gefahr eines „small for size" Organs bei kompletten Links- bzw. Rechtsresektionen eine Leberpunktion durchgeführt. Bei Spendern für kindliche Empfänger wird die Leberpunktion nur bei V.a Steatosis hepatis und Hepatopathien durchgeführt. Um die Wichtigkeit einer gründlich Evaluation der Spender noch einmal aufzuzeigen, möchte ich Ihnen noch einige Zahlen aus dem Transplantationszentrum Hamburg vorstellen. Seit November 2000 wurden in Hamburg 31 Evaluationen für erwachsenen-erwachsenen LDLT durchgeführt. Insgesamt wurden 4 LDLT realisiert, 2 Evaluationen sind derzeit noch nicht abgeschlossen, eine Evaluation ruht beim Vorliegen einer Steatosis hepatis unter Diät. Allerdings konnte bei 24 Evaluationen keine Spende realisiert werden. Einmal wurde der Empfänger aufgrund eines Organangebots durch Eurotransplant transplantiert. Insgesamt 23 mal wurde die Evaluation abgebrochen, oder der Spender als nicht geeignet abgelehnt. Im folgenden werden die Gründe für Abbruch der Evaluation oder Ablehnung als Spender aufgezeigt. Drei mal bestand Blutgruppeninkompatibilität. Vier Spender zogen ihr Einverständnis zurück. Bei zwei Spendern bestanden erbliche Lebererkrankungen (Zystenleber, Allergille-Syndrom). Abbildung 5 zeigt die MRCP eines Vaters einer Patientin mit Allergille-Syndrom. Bei gut kontrastiertem Ductus pancreaticus und die Gallenblase stellen sich die Gallewege schmal, kaum kontrastiert und rarefiziert dar. Bei vier Spendern bildeten Vorerkrankungen die Kontraindikation gegenüber einer Spende (unklare Hepatopathie, Z.n. Thrombose, akuter Discusprolaps, ein juveniler arterieller Hypertonus plus Asthma bronchiale). Bei vier Patienten fand sich, trotz normwertiger Transaminasen, eine Steatosis hepatis in der Leberbiopsie. Dieses betont noch einmal die Wichtigkeit der Biopsie, gerade bei dem Risiko eines „small for size" Organs bei der Erwachsenen-Erwachsenen LDLT. Psychologische oder sozio-ökonomische Gründe stellten die Kontraindikation gegenüber einer Spende bei fünf Spendern dar. Einmal lehnte dabei der Empfänger eine LDLT ab, drei mal erfolgte die Ablehnung in folge des psychologischen Gutachtens, einmal bestanden andere Gründe. Zum Wohle des Spenders und des Empfängers möchte ich, basierend auf unseren Erfahrungen, abschließend noch einmal die Wichtigkeit einer gründlichen Evaluierung vor LDLT betonen. Diese kann praktikabel, wenig belastend für den Spender und kosteneffektiv mit einem ambulant/stationären Stufenprogramm erreicht werden.

Literatur

Sterneck M, Fischer L, Nitschwitz U et al. (1995) Selection of the Living Liver Donor. Transplantation 60:667–671

Schiano TD, Kim-Schluger L, Gondolesi G, Miller CM (2001) Adult Living Donor Liver Transplantation: The Hepatologist's Perspective. Hepatology 33, No 1:3–9

Rogiers X, Burdelski M, Broelsch CE (1994) Liver Transplantation from Living Donors. British Journal of Surgery 81:1251–1253

Goldman LS (1993) Liver Transplantation Using Living Donors: Preliminary Donor Psychiatric Outcomes. Psychosomatics 34, No 3:235–240

Management biliärer Komplikationen nach orthotoper Lebertransplantation

D. Tübergen[1], K. Kramer[1], J. Konturek[2], K.H. Dietl[1] und N. Senninger[1]

[1] Klinik und Poliklinik für Allgemeine Chirurgie
[2] Medizinische Klinik und Poliklinik B, Universitätsklinikum Münster, Waldeyer Straße 1, 48149 Münster

Management of Biliary Complications After Orthotopic Liver Transplantation

Summary. In this retrospective analysis we report our results after liver transplantation regarding biliary complications (bc) and the effectiveness of endoscopic therapy. In the last 4½ years we found 13 biliary leaks (7 in combination with a stenosis, 3 at the T tube insertion site), 9 biliary stenosis, 3 papillary stenosis, 2 biliary aggregates and one case of ischemic type biliary lesion, resulting in an overall complication rate of 30%. 10 (36%) "bc" could be treated successfully endoscopically, whereas 8 (32%) patients are still under observation with an endoprosthesis in the biliary tract. 10 endoscopic trials were without the desired effect, requiring a surgical reintervention. In 4 cases a thrombosis of the hepatic artery was responsible for the unwanted course.

Key words: Liver transplantation – Biliary complication – Endoscopy – ERCP

Zusammenfassung. In dieser retrospektiven Analyse unseres Krankengutes der letzten 4½ Jahre werden die Ursachen und endoskopischen Therapiemöglichkeiten biliärer Komplikationen (bK) nach Lebertransplantation kritisch betrachtet und anhand der aktuellen Literatur diskutiert. Nach 92 Lebertransplantationen fanden wir 13 Leckagen (7 in Kombinationen mit einer Stenose, 3 aus dem T-Drainagekanal), 9 Stenosen, 3 Papillensklerosen, zwei mal eine Choledocholithiasis, sowie eine „ischämietypische biliäre Läsion" (insgesamt 30% bK). 10 (36%) der „bK" konnten bisher endoskopisch erfolgreich therapiert werden. Bei 8 (32%) Patienten muß die Behandlung allerdings durch ein Langzeitstenting noch fortgeführt werden. 10 endoskopische Behandlungsversuche blieben erfolglos; in 4 Fällen war eine arterielle Minderperfusion die zugrundeliegende Ursache.

Schlüsselwörter: Lebertransplantation – Biliäre Komplikationen – Endoskopie – ERCP

Einleitung

Die biliäre Rekonstruktion im Rahmen einer Lebertransplantation stellt nach wie vor die „Achillesferse" dieser Operation dar. So wundert es nicht, daß biliäre Komplikationen (bK) mit einer Häufigkeit zwischen 14 und 30% in der Literatur angegeben werden.

Die Komplexität der Operation und der zugrundeliegenden Krankheitsbilder ziehen jedoch weitere potentielle Störungen der postoperativen Phase nach sich, die wiederum mit dem biliären

System interferrieren können. Zu nennen sind Perfusionsstörungen des Transplantates, Rejektionsphänomene oder auch ein Rezidiv der Grunderkrankung. Dies verdeutlicht die Notwendigkeit der differentialdiagnostischen Überlegungen und weitgefaßten Diagnostik im Falle einer postoperativen Störung des Heilungsverlaufes. Im folgenden werden anhand der eigenen Erfahrungen und der aktuellen Literatur der Nutzen, aber auch die Risiken der Endoskopie, namentlich der endoskopisch retrograden Cholangiopankreaticographie (ERCP) bei biliären Komplikationen nach orthotoper Lebertransplantation diskutiert.

Material und Methode

In der Zeit vom 1.10.1996 bis zum 31.4.2001 wurden die Daten aus den Krankenakten und Endoskopieberichten aller Patienten mit einer Lebertransplantation in unserer Klinik retrospektiv erfaßt. Dieser Zeitraum wurde aufgrund eines Wechsels der Klinikleitung mit entsprechender Modifikation der Behandlungsabläufe gewählt. Aufgrund der noch begrenzten Fallzahlen wurde bisher nur eine deskriptive statistische Aufarbeitung durchgeführt.

Ergebnisse

In den letzten 4½ Jahren führten wir 92 Lebertransplantationen durch, davon 8 Retransplantationen. Das Durchschnittsalter der Patienten betrug 52 (12–68) Jahre. Die Nachbeobachtungszeit betrug bisher im Median 441 (13–975) Tage. In dieser Zeit verstarben 26/84 Patienten.

32 Patienten wurden aufgrund erhöhter Cholestaseparameter einer ERCP zugeführt. 4 Untersuchungen waren ohne pathologischen Befund. Das Intervall zwischen der Operation und ERCP betrug im Median 25 (4–588) Tage. Damit ereigneten sich 15 Komplikationen innerhalb der ersten 30 Tage nach der Transplantation, 13 im späteren Verlauf. Risikofaktoren, wie sie aus der Literatur genannt werden, konnten in unserem Krankengut nicht identifiziert werden. Sowohl die Operationszeit, die kalte Ischämiezeit, als auch die Anastomosentechnik waren in der Gruppe mit und ohne „bK" ungefähr gleich verteilt. Jeder Patient wurde im Durchschnitt 3mal (1–10) endoskopiert. Hierbei ereigneten sich 4 Komplikationen, was einem prozentualen Anteil von 4% in bezug auf die durchgeführten Endoskopien und 12,5% in bezug auf die betroffenen Patienten entsprach. Drei Papillotomieblutungen waren interventionsbedürftig, wobei einmal im Rahmen einer Choledochusrevision aufgrund einer Stenose gleichzeitig eine Papillenblutung operativ durch eine Umstechung und Papillenplastik gestillt werden mußte. Die beiden anderen Blutungen konnten endoskopisch gestillt werden. Ein Patient verstarb eine Woche nach erfolgreicher Abdichtung einer Leckage mit einem Plastikstent an einer septischen Komplikation mit Anaerobierinfektion der Leber. Hier bestand gleichzeitig eine Thrombose der Arteria hepatica.

Die gefundenen Pathologien und Ergebnisse der endoskopischen Interventionen sind in Tabelle 1 zusammengefaßt. In der Gruppe der Leckagen mit oder ohne begleitende Stenosen fan-

Tabelle 1. Biliäre Komplikationen und Ergebnisse der endoskopischen Interventionen

Pathologie	n	Behandlungserfolg, Mißerfolg oder andauernd			Mortalität
Leckage	3	1+	2–		1
Leckage+Stenose	7	1+	4–	2	3
Stenose	9	2+	2–	5	1
T-Drain. Leckage	3	1+	2–		
Papillenstenose	3	3+			
CDL	2	2+			
ITBL	1			1	
Gesamt	28	10+	10–	8	5

den sich die meisten Therapieversager. 6/10 Interventionen verliefen erfolglos und vier der fünf Todesfälle nach „bK" ereigneten sich in dieser Gruppe. Dreimal bestand gleichzeitig eine arterielle Minderperfusion der Transplantatleber.

Das Ergebnis der Behandlung von biliären Stenosen war zwiespältig. Bei zwei frustranen Bemühungen konnten bisher zwei weitere Patienten definitiv durch Stentimplantationen erfolgreich behandelt werden. Die Mehrheit der Patienten (n=5) befindet sich allerdings noch in der Behandlung, d.h. sie erhalten alle drei Monate einen neuen Plastikstent in aufsteigendem Durchmesser. Allerdings besteht auch in dieser Subgruppe eine vollständige Symptomkontrolle. In der postoperativen Frühphase (<30 d) ereigneten sich drei T-Drainage-Leckagen nach intraoperativer Einlage von insgesamt 17 Drainagen. Eine Leckage konnte durch Austausch der T-Drainage gegen einen großlumigen Plastikstent erfolgreich abgedichtet werden.

Drei Papillenstenosen und zwei Fälle einer Choledocholithiasis wurden durch eine endoskopische Sphinkterotomie und in letzterem Fall durch zusätzliche Steinextraktionen definitiv behandelt.

In unserem Kollektiv trat bisher ein Fall einer „ITBL" im Bereich des Ductus hepaticus dexter auf, der z.Z. noch mit einem Dauerstenting therapiert wird.

Somit wurden insgesamt 10/28 (36%) Patienten erfolgreich endoskopisch behandelt, wohingegen die gleiche Anzahl der Behandlungsversuche frustran verlief. Hier kamen operative Revisionen zur Anwendung, nämlich 3 Retransplantationen, 4 biliodigestive Anastomosen und 3 Gallengangsrevisionen. Weitere 8 Patienten (28%) befinden sich noch in endoskopischer Therapie, ohne daß über den Ausgang bisher eine definitive Aussage gemacht werden kann.

Diskussion

Die Einflußgrößen für biliäre Komplikationen nach Lebertransplantation sind mannigfaltig. Genannt werden anatomische Gegebenheiten (z.B. Kaliberunterschiede der Gefäße bei Spender und Empfänger), die Anastomosentechnik, Histoinkompatibilitäten und Rejektionsphänomene, sowie interkurrierende Infektionen und Rezidive der Grunderkrankung. Bis auf die Transplantationstechnik sind die meisten Faktoren nur schwer beeinflußbar. So wurden mit großem Interesse die Arbeiten von Neuhaus und Mitarbeitern aufgenommen, der mit der Seit-zu-Seit-Anastomose beeindruckend niedrige biliäre Komplikationsquoten (12% bK) zeigte [1]. Leider konnten dieser Ergebnisse in der bisher einzigen prospektiv randomisierten Studie von Davidson nicht nachvollzogen werden [2]. Auch in unserem Kollektiv, in dem zu ungefähr gleichen Teilen Seit-zu-Seit- und End-zu-End-Anastomosen gefertigt wurden, ergaben sich keine Unterschiede in bezug auf „bK".

Besteht der Verdacht auf eine „bK", ist die ERCP nach den nicht-invasiven Untersuchungen (Labor, Sonographie im B- und Doppler-Mode) nach wie vor der Standard, da nur sie eine therapeutische Option beinhaltet. Hierdurch wird sie sich auch weiterhin bei kritischer Indikationsstellung gegenüber der MRC behaupten können.

Allerdings sind die Ergebnisse der therapeutischen Interventionen zwiespältig. Besonders ernüchternd sind sie bei den Leckagen mit einer 60%igen Versagerquote. Hier gilt es, eine Thrombose der Arteria hepatica als auslösende Ursache zu identifizieren, die bei uns dreimal und in der Literatur mit einer Inzidenz von 4–10% gefunden wurde [3]. Da der Spendergallengang alleinig arteriell versorgt wird, sind schwerwiegende Heilungsstörungen der Anastomose gut erklärlich. Auch bei der Behandlung von Stenosen gibt es mehr offene Fragen als Antworten. Grund ist die noch mangelhafte Information durch aussagekräftige Studien mit ausreichender Fallzahl und Nachbeobachtungszeit. Immerhin scheint die Stentimplantation mit einer durchschnittlichen Erfolgsquote von 74%, wie sie auch von uns durchgeführt wird, der alleinigen Dilatationsbehandlung (41% Erfolgsquote) überlegen zu sein [4]. Die spärlichen „Langzeitbeobachtungen" deuten an, daß 73–90% dieser Patienten über 22 Monate Stent- und symptomfrei gehalten werden können [5]. Bedenklich sind die immer wieder beschriebenen T-Drainagenleckagen, soll doch die

Einlage dieser Drainage die Kontrolle über den operierten Gallengang sichern und ihn nicht zusätzlich gefährden. In unserer Serie kam es bei 3 von 17 (18%) T-Drainagen in der Frühphase zur Leckage, in der Literatur werden Zahlen bis zu 35% genannt [6]. Auch wenn die Erfolgsquoten der endoskopischen Therapie bei Spätleckagen mit über 90% sehr gut sind, muß unter diesem Aspekt die Indikation zur Einlage sehr streng gestellt werden. Erfreulicher ist die Datenlage bei den Papillenstenosen und Steinleiden. Zwar ist die Inzidenz dieser Pathologien nach Lebertransplantation erhöht, die endoskopische Therapie ist aber meist erfolgreich und definitiv, so auch in unserem Kollektiv.

Sogenannte ischämietypische biliäre Läsionen finden sich zu 2,4% nach orthotoper Lebertransplantation und sicher besonders dann äußerst schwer effektiv zu behandeln, wenn sie multipel intra- und extrahepatisch auftreten (Typ III). Immerhin gelingt auch in dieser Subgruppe in 50% eine endoskopische Symptomkontrolle, um so eine Retransplantation wenigstens um Jahre hinweg hinauszuzögern [7].

Zusammengefaßt läßt sich feststellen, daß die ERCP in der postoperativen Phase nach Lebertransplantation ein wichtiges diagnostisches und therapeutisches Werkzeug darstellt. Wenngleich aber eine vorübergehende Symptomkontrolle meist gelingt, ist der dauerhafte Nutzen insbesondere bei den Stenosen und Leckagen bis heute nicht eindeutig belegt. So klingt auch die abschließende Feststellung von Pfau et al., der mit 64 endoskopisch behandelten „bK" bisher die höchste Fallzahl publiziert hat, eher bescheiden denn euphorisch [8]:

"Thus therapeutic ERCP, whether successful or ultimately unsuccessful and necessitating surgical intervention, does not negatively affected survival. Therefore, ... endoscopic therapy should be performed to delay or defer a post OLT surgical procedure".

Literatur

1. Neuhaus P et al. (1994) Technique and results of biliary reconstruction using side-to-side choledochostomy in 300 orthotopic liver transplants. Ann Surg 219:426–434
2. Davidson BR et al. (1999) Prospective randomized trial of end-to-end versus side-to-side biliary reconstruction after orthotopic liver transplantation. Br J Surg 86:447–452
3. Mosca S et al. (2000) Late biliary tract complications after orthotopic liver transplantation: Diagnostic and therapeutic role of endoscopic retrograde cholangiopancreatography. J Gastroenterol Hepatol 15:654–660
4. Schwartz DA, Petersen BT, Poterucha JJ, Gostout CJ (2000) Endoscopic therapy of anastomotic bile duct strictures occuring after liver transplantation. Gastrointest Endosc 51:169–174
5. Rizk RS et al. (1998) Endoscopic management of biliary strictures in liver transplant recepients: Effect on patient and graft survival. Gastrointest Endosc 47:128–135
6. Vougas V et al. (1996) Endoskopische Therapie ischämietypischer biliärer Läsionen (ITBL) bei Patienten nach orthotoper Lebertransplantation. Z Gastroenterol 37:13–20
8. Pfau PR et al. (2000) Endoscopic management of postoperative biliary complications in orthotopic liver transplantation. Gastrointest Endosc 52:55–63

Psychosomatische Auswahl der Leberlebendspender

Y. Erim und W. Senf

Klinik für Psychotherapie und Psychosomatik, Rheinische Kliniken am Universitätsklinikum Essen, Virchowstraße 174, 45147 Essen

Psychosomatic Selection of Living Liver Donors

Summary. In the Essen University Clinic for Psychotherapy and Psychosomatics, between January and December 2000, 54 potential liver donors and 12 kidney donors were examined. All the kidney donors were found to be suitable; 7 potential liver donors were rejected on psychosomatic grounds. Reasons for the rejection were addiction (1 donor), suspected financial dependency of the donor on the recipient (1 donor) and, in the case of one donor not related to the recipient, the apparent lack of a special emotional attachment. During the actual evaluation interview, 4 potential donors reversed their original decision. Such a psychosomatic evaluation is a great help for donors in clarifying their motives and their decision.

Key words: Living donors of organs – Psychosomatic choice – Free will – Family pressure

Zusammenfassung. In der Universitätsklinik für Psychotherapie und Psychosomatik in Essen wurden Januar bis Dezember 2000 54 potentielle Leber- und 12 Nierenspender untersucht. Alle Nierenspender wurden für die Lebendspende zugelassen. Sieben potentielle Leberspender wurden aus psychosomatischen Gründen von der Spende ausgeschlossen. Ausschlußgründe waren ein Abhängigkeitssyndrom (1 Spender), vermutete finanzielle Abhängigkeit vom Empfänger (1 Spender). Bei einem nicht verwandten Spender konnte die besondere emotionale Verbundenheit nicht festgestellt werden. Vier potentielle Spender zogen während der Evaluationsgespräche ihre Entscheidung zurück. Die psychosomatische Evaluation ist für Spender eine wichtige Hilfestellung zur Klärung eigener Motive und der Spendeentscheidung.

Schlüsselwörter: Lebendorganspende – Psychosomatische Auswahl – Freiwilligkeit – Familiärer Druck

Die psychosomatische Evaluation der Lebendspender zielt darauf ab, ihre psychische Eignung und psychischen Bewältigungsfähigkeiten im Zusammenhang mit der Lebendspende festzustellen, wobei die Lebendspende als psychisch belastendes Lebensereignis angesehen wird. Überdies ist die psychosomatische Auswahl der Lebendspender mit ethischen und Rechtsvorstellungen verknüpft und orientiert sich an den Vorgaben des Transplantations-Gesetzes von 1997. Gegenüber dem Lebendspender, der sich für einen Eingriff nicht für eigene gesundheitliche Bedürfnisse, sondern für den Nutzen des Empfängers entscheidet, haben die Ärzte eine besondere ethische Verpflichtung. Das medizinethische Prinzip, nicht zu schädigen, rückt in den Vordergrund. Die Vorstellung, den Spender zu schützen, entspricht dem ethischen Prinzip der Fürsorge und taucht im Gesetzestext implizit mehrfach auf. In diesem Sinne hat die Aufklärung eines Spenders über mögliche Folgen der Transplantation ausführlicher zu sein, als die Aufklärung eines Betroffenen (TPG § 8, A.2).

In diesem Beitrag werden das Ablaufmodell und die Inhalte der psychosomatischen Evaluation in Essen, sowie erste Ergebnisse vorgestellt.

Aufgaben der Psychosomatik nach dem Transplantationsgesetz (TPG)

Im TPG wird für die Zulässigkeit der Organspende die *Einwilligungsfähigkeit* des Spenders vorausgesetzt. Die Feststellung der Einwilligungsfähigkeit und der psychischen Eignung der Lebendorganspender durch eine *psychosomatische Untersuchung* ist in den Transplantationszentren eine Selbstverständlichkeit geworden. Im Essener Klinikum werden alle Transplantationspatienten, Empfänger und Spender, vor der Aufnahme in die Warteliste psychosomatisch untersucht.

Eine weitere Voraussetzung der Lebendspende ist die Freiwilligkeit des Spenders. Die Beurteilung der *Freiwilligkeit* wird im Gesetz der Ethik-Kommission aufgetragen. In der Praxis hat sich erwiesen, daß die Freiwilligkeit mit der aktuellen Psychodynamik des Spender-Empfänger-Paares und der Familie verknüpft ist und einen wichtigen Aspekt der psychosomatischen Untersuchung ausmacht. Im Extremfall übt ein Familiensystem so viel emotionalen Druck auf einen potentiellen Spender aus, daß ihm durch manifeste oder unbewußte Konflikte eine freiwillige Entscheidung nicht mehr möglich ist. Der psychosomatische Untersucher lernt das Spender-Empfänger-Paar in ausführlichen Gesprächen kennen. In unserer Praxis wird der Lebendspender der Ethikkommission mit dem psychosomatischen Befundbericht vorgestellt, der auch eine Aussage über die Freiwilligkeit enthält.

Hiermit umfaßt die psychosomatische Evaluation zwei wichtige Bereiche, nämlich die Feststellung der psychischen Eignung und der Freiwilligkeit des Probanden.

Allgemeine Prinzipien und Rahmenbedingungen der psychosomatischen Beurteilung

1. Die Entscheidung, einen Patienten als Spender der Ethik – oder Gutachterkommission vorzustellen, kommt in einer *Konsensuskonferenz* zustande, an der alle an der Auswahl beteiligten Abteilungen vertreten sind (Allgemeine Chirurgie, Gastroenterologie und Hepatologie, Nephrologie, Anästhesiologie, Pädiatrie, Psychosomatik).

2. Eine wichtige Voraussetzung für unsere *beurteilende psychosomatische Untersuchung* ist, daß den Probanden jederzeit auch eine *psychosomatische Betreuung* angeboten werden kann. Auch unter § 10, Abs. 5 des Transplantationsgesetzes werden die Transplantationszentren verpflichtet, vor und nach einer Organübertragung *Maßnahmen für eine erforderliche psychische Betreuung* der Patienten im Krankenhaus sicherzustellen.

3. Bei einer idealtypischen elektiven Vorgehensweise müßte bei der Evaluation eines Spenders der Empfänger schon vorher untersucht worden sein und auf der Warteliste stehen. In der Praxis der Verwandtenleberspende ist das eher die Ausnahme, oft handelt es sich um notfallmäßige Eingriffe, bei denen Empfänger und Spender gleichzeitig in unserer Ambulanz angemeldet werden.

4. Wenn der Spender der deutschen Sprache nicht mächtig ist, werden vereidigte Dolmetscher hinzugezogen.

5. Den Spendern muß nach Abschluß der psychosomatischen und der klinischen Evaluation eine ausreichende Zeit zur Prüfung ihrer Spendeentscheidung zur Verfügung stehen.

6. Falls es in der Familie mehr als einen potentiellen Spender gibt, werden in einem sehr frühen Stadium der Evaluation (Blutgruppenkompatibilität) alle medizinisch möglichen Spender psy-

Tabelle 1. Rahmenbedingungen der psychosomatischen Evaluation der Lebendspender

- Informationsaustausch und Entscheidungsfindung in der Konsensuskonferenz
- Gewährleistung einer psychotherapeutischen Betreuung der Probanden
- Evaluation und Listung des Empfängers vor dem Spender
- Gleichzeitige psychosomatische Evaluation von mehreren potentiellen Spendern aus einer Familie
- Einbezug von Dolmetschern bei Bedarf
- Ausreichendes Moratorium vor der Transplantation

chosomatisch untersucht. Dadurch wird unterstützt, daß in der Familie ein Konsens nach psychosozialen Bedürfnissen der einzelnen Betroffenen entsteht (Tabelle 1).

Inhalte der psychosomatischen Evaluation

Psychische Eignung, ausreichende psychische Gesundheit

Ausschluß psychiatrischer Vorerkrankungen

Psychiatrische Erkrankungen, insbesondere Abhängigkeitssyndrome, die mit einer erhöhten psychischen Vulnerabilität einhergehen, werden ausgeschlossen.

Untersuchung bisheriger psychischer Bewältigungsfähigkeiten des Spenders

Anhand der biographischen Anamnese, z.B. bisher bewältigter Lebenskrisen, macht sich der Untersucher ein Bild über die psychischen Bewältigungsfähigkeiten des potentiellen Spenders. Des weiteren wird das bisherige *Gesundheitsverhalten* und die *Compliance* des Spenders gegenüber ärztlichen Empfehlungen untersucht.

Die familiäre und soziale Lebenssituation

Sie verdient als wichtige *Ressource* des Spenders im prä- und postoperativen Zeitraum besondere Aufmerksamkeit. Dieser Bereich überschneidet sich mit der Untersuchung der Spender-Empfänger-Paardynamik im gemeinsamen Gespräch.

Kognitive Voraussetzungen vor der Lebendspende, Informiertheit

Im Einklang mit ethischen Überlegungen und dem TPG gehört zur Informiertheit des Spenders nicht nur die Aufklärung über die eventuellen Folgen und Konsequenzen der Lebendorganspende bei sich selbst, sondern auch die Erfolgsaussichten beim Spender. Aufgabe des psychosomatischen Untersuchers ist hier, in Erfahrung zu bringen, wie weit der Spender informiert ist, und ihn ggf. darauf hinzuweisen, daß er weiterführende Informationen von chirurgischer oder internistischer Seite einholen kann. Wir sehen es als unsere Aufgabe an, zum Schutz des Spenders mit ihm auch mögliche *Entscheidungsmodelle* zu diskutieren. Das heißt, in den meisten Fällen die Spender darauf anzusprechen, ob sie sich den zeitlichen Ablauf mit den Behandlern und dem Empfänger zusammen überlegt haben, ob sie z.B. von der Möglichkeit Gebrauch machen möchten, daß der Empfänger zunächst einmal gelistet werden und die Organspende erst dann verwirklicht werden könnte, wenn nach einer angemessenen Wartezeit kein Fremdorgan zur Verfügung gestellt werden konnte.

Ebenso wichtig erscheint die Besprechung der Erfolgsaussichten der Transplantation bzw. der vermuteten Überlebenszeit des Empfängers nach der Transplantation. Wir haben die Erfahrung gemacht, daß Patienten nach Einholung dieser Informationen bei für sie nicht mehr ausreichender Erfolgsaussicht ihre Spendeentscheidung verändert bzw. zurückgenommen haben. In diesen Fällen war es wichtig, dem potentiellen Spender *den Ausstieg durch eine medizinische Begründung* möglich zu machen. Das Prinzip, dem Spender die Rücknahme seiner Entscheidung in einem vertraulichen Gespräch möglich zu machen, wurde auch in den Empfehlungen der Bundesärztekammer bezüglich der Lebendorganspender erwähnt.

Die Diskussion über die Entscheidungsfindung und die Erfolgsaussichten der Transplantation dient der Klarifikation der Motive und sicherlich auch dem längerfristigen Schutz des Spenders, der sonst nach Durchführung der Transplantation eine Enttäuschung erleben könnte, mit dem Gefühl, seine Ressourcen als Spender zu früh oder für einen nicht ausreichenden Zweck zur Verfügung gestellt zu haben.

Freiwilligkeit

Es ist im Sinne der sozialen Erwünschtheit, dem Familienmitglied, dessen Gesundheit gefährdet ist, zu helfen. Während der Auswahl eines Spenders kann in der Familie ein großer emotionaler Druck entstehen, insbesondere dann, wenn der gesundheitliche Zustand des Empfängers eine Dringlichkeit aufweist. Bekanntlich ist dieser Druck bei der Verwandtenleberspende sehr hoch, weil lebensrettende Alternativtherapien, wie z.B. die Dialyse im Falle der Niereninsuffizienz fehlen.

Einschränkung der Freiwilligkeit durch neurotische Fixierungen

Es gibt Spender, bei deren Untersuchung ein Modus der Bereitschaft auftaucht, eigene Ziele immer wieder für die Interessen von anderen zurückzustellen. Manchmal kann dieses altruistische Muster sogar bis hin zu einer selbstschädigenden Haltung reichen. In diesem Falle muß aus psychosomatischer Sicht überprüft werden, ob die Spende als eine weitere Wiederholung dieses Musters angesehen werden muß. Patienten mit einer altruistischen Grundhaltung haben oft hohe Dankbarkeitserwartungen an den Empfänger, die ihnen zum Zeitpunkt der Spende nicht bewußt sind und nach der Spende zu Konflikten in der Familie führen können.

Ergebnisse

Von Januar bis Dezember 2000 wurden in der Ambulanz der Klinik für Psychotherapie und Psychosomatik am Universitätsklinikum Essen 54 potentielle Leberlebendspender und 12 Nierenlebendspender untersucht. Während die Evaluation der Nierenspender keine Abhaltungen erbrachte, wurden 7 potentielle Leberspender aus psychosomatischen Gründen von einer Lebendspende ausgeschlossen (Abb. 1).

Ein Spender wurde aus Gründen eines weitreichenden Cannabisabusus mit psychosozialen Folgen wie familiäre Probleme, Probleme im Wohnumfeld und Arbeitslosigkeit abgelehnt. *Ein im Ausland ansässiger Proband* wurde aufgrund erhöhter Dankbarkeitserwartungen und vermuteter finanzieller Abhängigkeit vom Empfänger abgelehnt. *Drei weitere Spender* stellten während der psychosomatischen Abklärung ihre Spendeentscheidung in Frage und nahmen diese zurück. Hierbei handelte es sich um konfliktreiche Beziehungen zu den Eltern bzw. zur Lebensgefährtin. *Ein nicht verwandter potentieller Spender* zog nach ausführlicher Aufklärung über prognostische Heilungschancen des Empfängers, der ein Leberkarzinom hatte, seine Spendeentscheidung zurück. *Ein weiterer nicht verwandter potentieller Leberspender* wurde aus psychosomatischer Sicht abgelehnt, da die Spendeentscheidung unseres Erachtens sich nicht auf den Empfänger bezog, einen altruistischen Charakter hatte und auf neurotische Fixierungen zurückging (Tabelle 2).

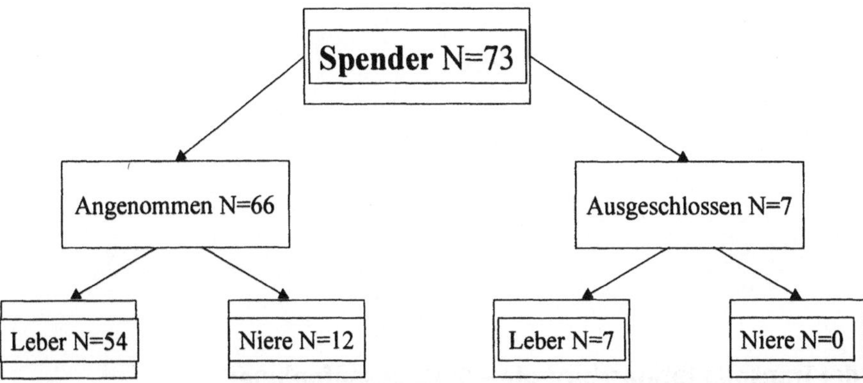

Abb. 1. T_X-Patienten für das Jahr 2000 [Klinik für Psychotherapie und Psychosomatik (Dir. Prof. Dr. W. Senf), Universität Essen]. Gesamt-N=286

Tabelle 2. Gründe des Ausschlusses von der Lebendspende

- Ein Spender, 24 J., wurde wegen nicht ausreichender psychischer Stabilität und psychosozialer Probleme abgelehnt.
- Ein Spender, 28 J., wurde wegen erhöhter Dankbarkeitserwartungen gegenüber dem Empfänger und fraglicher Freiwilligkeit abgelehnt.
- Drei Spender, 55, 23 und 21 Jahre, nahmen während der Evaluation ihre Spendeentscheidung zurück.
- Ein nicht verwandter, potentieller Spender, 52 J., wurde abgelehnt, da eine besondere persönliche Nähe zum Empfänger nicht festgestellt werden konnte.
- Ein nicht verwandter, potentieller Spender, 56 J., nahm während der Evaluation seine Spendeentscheidung zurück.

Schlußfolgerungen

1. Die psychosomatische Evaluation setzt mit der Beurteilung der Bewältigungsfähigkeiten der Spender, insbesondere mit dem tiefenpsychologischen Konstrukt unbewußter handlungsbestimmender Motive hohe Ansprüche an den Spender, deren Berechtigung derzeit aus den ethischen Prinzipien der Nichtschädigung und Fürsorge abzuleiten, deren prognostisch prädiktiver Wert jedoch noch nicht nachgewiesen ist. Dabei muß insbesondere festgehalten werden, daß die Bewältigung künftiger psychischer Krisen einer Prädiktion nur begrenzt zugänglich ist. Die Nachbetreuung und Evaluation der Lebendspender ist erforderlich, um diese Fragestellungen zu beleuchten.
2. Die psychosomatische Untersuchung ist besonders für Spender, die unter starkem familiären Druck stehen, eine wichtige Hilfestellung zur Klärung eigener Motive und evtl. Veränderung der Spendeentscheidung.

Literatur

Bundesärztekammer Richtlinien zur Organtransplantation gemäß §16 Transplantationsgesetz. Deutsches Ärzteblatt 97 Heft 7 (2000) A396–A411

Deutsche Stiftung Organtransplantation (2000) Organspende und Transplantation in Deutschland 1999, Deutsche Stiftung Organtransplantation, Neu-Isenburg

Erim Y, Malago M, Treichel U (2000) Verwandtenleberspende: Auswahl und katamnestische Untersuchung der Spende. In: Johann B, Treichel U (Hrsg) Beiträge der Psychosomatik zur Transplantationsmedizin, Pabst Verlag, Lengerich, Berlin, Riga, Rom, Wien, Zagreb

Johann B, Erim Y (2001) Psychosomatische Betreuung von Transplantationspatienten. Fakten und Notwendigkeiten. PPmP Psychother Psychosom med Psychol 51: 1–9

Koch U, Glanzmann G, Wenz C (1997) Lebendnierenspende unter psychologischer Perspektive. In: Koch U, Neuser J (Hrsg). Transplantationsmedizin aus psychologischer Perspektive, Hogrefe, Göttingen, Bern, Toronto, Seattle, S: 129–144

Malago M, Burdelski M, Broelsch CE (1999) Present and Future Challenges in living related liver Transplantation. Transpl Proc 31(4): 1777–1781

Fortschritte der Transplantationschirurgie – Bestandsaufnahme: Nierentransplantation – Rekurrenz der Grundkrankheit und Nierentransplantation

N. Senninger

Klinik und Poliklinik für Allgemeine Chirurgie, Chirurgische Universitätsklinik, Waldeyer Straße 1, 48149 Münster

Advances in Transplant Surgery and Kidney Transplantation

Summary. Although there are numerous reasons for organ loss following transplantation, the recurrence of underlying disease plays a major role. Focal segmental glomerulosclerosis and mesangioproliferative glomerulonephritis are leading causes. Especially in children, hemolytic uremic syndrome (HUS) is a wide concern. If recurrence occurs, there is a high chance of graft loss within the next one to two years. Therapeutic options are minimal and focus on symptomatic relief of the ongoing vascular processes. Only metabolic causes may be treated by a combined transplantation, e.g., kidney plus liver in oxalosis and kidney plus pancreas in diabetes mellitus. Prospective therapeutic studies are required to solve part of the problem.

Key words: Kidney transplantation – Recurrence of underlying disease

Zusammenfassung. Ein wesentlicher Grund für den Organverlust nach Transplantation ist die Rekurrenz der zugrunde liegenden Erkrankung. Bei Auftreten einer Rekurrenz besteht eine hohe Chance, das Transplantat innerhalb der nächsten 1 bis 2 Jahre zu verlieren. Die therapeutischen Optionen sind minimal und beschränken sich im wesentlichen auf symptomatische Erleichterung des zugrunde liegenden Gefäßprozesses. Nur metabolische Ursachen können eventuell durch kombinierte Transplantation auch kausal therapiert werden, z.B. Niere plus Leber bei Oxalose und Niere plus Pankreas bei Diabetes mellitus. Prospektive Therapiestudien sind in diesem Themenbereich dringend erforderlich.

Schlüsselwörter: Nierentransplantation – Rekurrenz der Grunderkrankung

Einleitung

Auch sehr gute Langzeitergebnisse nach Nierentransplantation weisen einen Funktions- und Organverlust auf, der nach 10 Jahren mehr als 50% beträgt. Während in der Anfangszeit der Transplantation technische Probleme und Ischämie-Reperfusionsschäden sowie das Spenderalter dominieren, wird die Problemzone im weiteren Verlauf von immunologischen Faktoren wie chronische Rejektion, dem Nebenwirkungseffekt bestimmter Immunsuppressiva und der Rekurrenz der Grunderkrankung dargestellt. Zahlreiche, von der Pathogenese her durchaus unterschiedliche Grunderkrankungen führen zur Urämie sowie Verlust des transplantierten Organes (siehe

Tabelle 1). Im Nachstehenden soll das Problem der Rekurrenz der Grunderkrankung genauer eingegrenzt werden [Weiterführende Literatur bei 2].

Die diagnostische Grauzone der Rekurrenz der Grunderkrankung nach Nierentransplantation

So klar das Thema klingt, so unklar wird es bei Darstellung der Fakten. Bei einer großen Anzahl von Patienten mit dialysepflichtiger Niereninsuffizienz fehlt die klare Diagnose der Primärerkrankung. Die Diagnosestellung der Rekurrenz der Grunderkrankung wird darüber hinaus dadurch erschwert, daß morphologisch ähnliche Veränderungen bei chronischer Abstoßung und chronischem Medikamenteneffekt bestehen, so daß keine eindeutige Abgrenzung möglich ist. Letztlich gehen bisweilen histologische und klinische Veränderungen nicht zeitsynchron in Szene, so daß bei vielen Patienten die Ursache des Organverlustes unklar bleibt [1, 2].

Auf Tabelle 2 ist die klinische Rekurrenzrate der führenden Diagnosen genannt. Hierbei ist erkennbar, daß besonders die große Gruppe der Glomerulopathien dominiert, ergänzt durch metabolische Erkrankungen sowie vaskuläre Erkrankungen (siehe Tabelle 3).

Tabelle 1. Rekurrenz der Grundkrankheit - Diagnosen

- Fokal-segmentale Glomerulonephritis
- Mesangioproliferative Glomerulonephritis (I/II)
- Schönlein-Henoch-Nephritis
- IgA-Nephropathie
- Membranöse Nephropathie
- Hämolytisch-urämisches Syndrom
- Vaskulitiden
- Antiglomeruläre Basalmembran-Nephritis
- Systemischer Lupus erythematodes
- Amyloidose
- Oxalose
- Diabetes mellitus

Tabelle 2. Klinische Rekurrenzrate (%)

• Fokal-segmentale Glomerulosklerose:		bis 50%
• Mesangioproliferative Glomerulonephritis:		bis 100%
- Typ I:	20- 30%	
- Typ II:	80-100%	
• IgA-Nephropathie:		30-60%
• Membranöse Nephropathie:		<10%
• Hämolytisch-urämisches Syndrom:		bis 57%
- Klassisch:	0-13%	
- Atypisch:	30-50%	
- Familiär:	57%	

Tabelle 3. Klinische Rekurrenzrate (%)

• Vaskulitiden:	10-20%
• Antiglomeruläre Basalmembran-Nephritis:	<5%
• Systemischer Lupus erythematodes:	<10%
• Amyloidose:	25%
• Oxalose:	100%
• Diabetes mellitus:	100%

Transplantatverlust bei Rekurrenz

Insgesamt ist der Transplantatverlust bei Rekurrenz häufig (Tabelle 4). Bei Glomerulopathien geht man von ca. 40% Transplantatverlust im ersten Jahr nach Diagnosestellung aus, bei den atypischen familiären Formen des hämolytisch urämischen Syndroms sowie bei den metabolischen Erkrankungen wie Diabetes und Oxalose ist letztlich ein Transplantatverlust in bis zu 100% zu erwarten, allerdings unklar ist die Zeitschiene.

Die Therapieoptionen vor und bei Rekurrenz sind gering, sie sind auf Tabelle 5 dargestellt. Sie beschränken sich im wesentlichen auf Gabe von nicht-steroidalen Antiphlogistika, Erhöhung einer Immunsuppression und gegebenenfalls Plasmapherese. Lediglich bei den metabolisch relevanten Erkrankungen Oxalose und Diabetes mellitus ist durch Kombination der Nierentransplantation (mit Lebertransplantation im Fall der Oxalose, mit Pankreastransplantation bei Diabetes mellitus) auch eine ursächliche Behandlung möglich.

Tabelle 4. Transplantatverlust bei Rekurrenz

• Glomerulopathien:	ca. 40%/1 Jahr
• HUS (atyp. *und* fam.)	bis zu 100%
• Diabetes/Oxalose	bis zu 100% (?)
• Lupus, Amyloidose	selten (?)

Tabelle 5. Therapieoptionen vor/bei Rekurrenz

• FSG:	Plasmapherese; Immunoadsorption; CyA ↑; Cyclophosphamid
• MPG	
– Typ I:	Aspirin
– Typ II:	O
• Membr. NP:	O
• IgA-NP:	O
• HUS:	Aspirin; CyA-Stopp!! Plasmapherese
• Vaskulitis:	Cyclophosphamid; Steroide ↑
• Lupus:	Antikoagulation
• Anti-Basalm.-NP:	wie Vaskulitis
• Oxalose:	NTX plus LTX
• Diabetes:	NTX plus PaTX

Zusammenfassung und Fazit

Das Problem der Rekurrenz der Grunderkrankung ist ungelöst. Nur metabolische Ursachen sind durch kombinierte Transplantationen heilbar. Nahezu fehlend sind prospektive Therapiestudien neueren Datums, so daß hier einem Defizit dringend abgeholfen wurden muß.

Im Rahmen der Lebendspende jedoch ist die Erkenntnis wichtig, daß bei bestimmten Erkrankungen familiäre Abläufe bestehen, die eine hohe Gefahr für Rezidiv- und Transplantatfunktion bedeuten (familiäres HUS).

Literatur

1. Heidenreich S, August C, Lang D (2000) Langzeitprobleme nach Nierentransplantation. Med Klin 95 (5): 261–266
2. Hughes J (2000) Recurrent disease in the renal transplant, in: Johnson RJ, Feehally J (eds) Comprehensive Clinical Nephrology. Mosby Publishers London, pp 16.91.1–16.91.6

Chirurgie lebensbedrohlicher Komplikationen

Gastroduodenale Ulcera

Additive Sepsistherapie: Was bleibt heute?

M. K. Angele und E. Faist

Chirurgische Klinik und Poliklinik, Klinikum Großhadern, Marchioninistraße 15, 81377 München

Supportive Sepsistherapy: Which Strategies Remain Today?

Summary. Following several disappointing approaches to decrease the mortality of septic patients using various adjuncts, protein C is the first substance leading to a significant reduction of the mortality rate (PROWESS). The increased risk for bleeding complications in patients receiving protein C, however, limits its use in septic surgical patients. Administration of AT III in septic patients (KYBERSEPT) reduced the mortality rate solely in patients which were not treated with heparin. Although hydrocortisone reduced the amount of vasoactive katecholamines the effect of hydrocortisone administration on the survival rate remains unknown. In summary, early intervention to eliminate the septic focus and the use of antibiotics according to an antibiogramm still remains the most efficient basis for the treatment of septic patients.

Key words: Sepsis – Protein C – AT III – Hydrocortison

Zusammenfassung. Nach einer langen Serie von enttäuschenden Studien konnte jüngst in einer großen Multizenterstudie (PROWESS) eine signifikant höhere Überlebensrate von Patienten mit schwerer Sepsis erzielt werden, wenn sie neben der Basistherapie mit Protein C behandelt wurden. Das erhöhte Blutungsrisiko in der Behandlungsgruppe scheint jedoch den Einsatz von Protein C bei chirurgischen Patienten zu limitieren. Die Substitution von AT III (KYBERSEPT) führte lediglich bei nicht heparinisierten Patienten zu einer Verbesserung des Überlebens bei Sepsis. Hydrokortisonsubstitution reduziert die Therapiedauer mit vasopressiv wirkenden Katecholaminen. Die Ergebnisse von Hydrokortisonsubstitution auf das Überleben septischer Patienten bleibt abzuwarten. Insgesamt stellt die frühzeitige Fokussanierung und die Antibiotikatherapie nach Antibiogramm weiterhin die Basis der Sepsistherapie dar.

Schlüsselwörter: Sepsis – Protein C – AT III – Hydrokortison

Sepsis versteht sich als systemische Entzündungsantwort des Organismus auf eine (meist bakterielle) Infektion. Allein in Deutschland erkranken etwa 150 000 bis 200 000 Patienten pro Jahr, etwa 60 000 versterben im septischen Schock. In der Regel gelingt es mit chirurgischen Maßnahmen und modernen Antibiotika, die auslösenden Erreger zu beseitigen. Dennoch haben begleitende, entzündliche Vorgänge häufig schon schwere Störungen an verschiedenen Organsystemen hervorgerufen und führen auf diese Weise zu einer hohen Sterblichkeitsrate. Daher benötigen wir therapeutische Optionen, die überschießende inflammatorische Prozesse verhindern, diese modulieren, aber nicht komplett unterdrücken. Trotz des Einsatzes einer Reihe von additiven Therapien unter Verwendung von TNF-Antikörpern, Platelet-activating-factor (PAF) Rezeptorantagonist, Human-growth Hormon (β-HCG) oder Ibuprofen, etc. konnte die hohe Letalität von 30 bis 50% der septischen Patienten nicht signifikant reduziert werden. Obengenannte Substanzen scheiterten im klinischen Einsatz, trotz vielversprechender Ergebnisse in tierexperimentellen Studien.

Studien zeigen, daß verminderte Hydrocortisonplasmaspiegel in septischen Patienten mit einer schlechten Prognose verbunden sind. Ausgehend von der Vorstellung einer relativen Nebennierenrindeninsuffizienz untersuchten Briegel et al. und Bollaert et al. die Auswirkungen von Hydrokortison in Substitutionsdosierung (ein Bolus von 100 mg, gefolgt von ca. 10–12 mg/h) bei septisch'en Patienten. Hydrocortison reduziert signifikant die Therapiedauer mit vasopressiv wirkenden Katecholaminen. Hämodynamisch wichtigster Effekt ist hierbei ein Anstieg des systemvaskulären Widerstandes. Offensichtlich verbessert bzw. normalisiert Hydrocortison in der Situation des septischen Schocks die Wirkung α-adrenerg wirksamer Katecholamine an der Gefäßmuskelzelle. Weiterhin führt die kontinuierliche Infusion von niedrig dosiertem Hydrokortison zu einer Verringerung der inflammatorischen Reaktion, nachgewiesen durch signifikant niedrigere CRP und IL-6-Plasmaspiegel. Aufgrund der geringen Patientenzahl kann anhand beider Studien keine Aussage über den Einfluß von Hydrokortisonsubstitution auf die Mortalität getroffen werden. Die Ergebnisse einer französischen Multizenterstudie mit 300 septischen Patienten wurde vor kurzem beendet, jedoch noch nicht publiziert. Somit muß abgewartet werden, ob kontinuierliche Infusion von niedrig dosiertem Hydrokortison zu einer signifikanten Verbesserung des Überlebens septischer Patienten führt.

Die ersten additiven Substanzen, die in der Sepsis zu einer signifikanten Verbesserung des Überlebens führten, sind Protein C und AT III. Beide greifen in das gestörte Gerinnungssystem in der Sepsis ein. Erhöhte Sekretion von TNF induziert PAl-1 (Plasminogen-Activator Inhibitor-1). Gleichzeitig kommt es zu einem Verbrauch an Protein C und AT III. Diese Veränderungen führen zu einer verringerten Fibrinolyse. Auf der anderen Seite kommt es durch inflammatorische Mediatoren, bakterielle Toxine und einer Verletzung des Endothels mit erhöhter Expression des sogenannten „tissue factors" (Teil des extrinsischen Systems) zu einer Aktivierung des Gerinnungssystems. Diese Aktivierung wird durch die erhöhte Thrombin-Produktion noch weiter verstärkt. Es kommt zu einem Verbrauch von Gerinnungsfaktoren, was den Mangel an natürlichen Inhibitoren wie Protein C und Antithrombin III (AT III) weiter verstärkt. Diese Störung der Homöostase des Gerinnungssystems endet zum Teil im Vollbild der disseminierten intravasalen Gerinnung (DIC) in septischen Patienten und trägt entscheidend zum Multiorganversagen bei. Zusätzlich haben oben genannte Vorgänge eine Verstärkung der inflammatorischen Reaktion zur Folge.

Aktiviertes Protein C führt zu einer Hemmung der endotoxin-vermittelten TNF-α-Freisetzung aus Monozyten, was eine Verringerung der inflammatorischen Reaktion zur Folge hat. Gleichzeitig wird die E-Selektin-Expression an Endothelzellen gehemmt. Dadurch reduziert Protein C die Aktivierung und Adhäsion von neutrophilen Granulozyten am Gefäßendothel. Auf der anderen Seite hemmt Protein C die Aktivierung des Gerinnungssystems durch die Unterdrückung der Thrombin und PAl-1-Synthese. Im Tiermodell der polymikrobiellen Sepsis führte Protein C zu einer verbesserten Überlebensrate und verhinderte ein Leberversagen sowie die sonst zu beobachtende Koagulopathie. Die mit Abstand größte klinische Studie (PROWESS-Studie, Recombinant Human Activated Protein C Worldwide Evaluation in Severe Sepsis) zu Protein C wurde von Bernard et al. im New England Journal of Medicine veröffentlicht. Bei dieser internationalen Phase-III-Multizenterstudie wurde rekombinant hergestelltes aktiviertes Protein C bei Patienten mit schwerer Sepsis in einer Dosierung von 24 μg/Std. rAPC i.v. über 96 Std. appliziert. In diese Studie wurden Patienten mit nachgewiesener Infektion aufgenommen. Zusätzlich mußten mindestens 3 der folgenden klinischen Parameter erfüllt sein: Körpertemperatur höher als 38 °C oder niedriger als 36°C, Tachykardie, Atemfrequenz größer 20 min^{-1}, Leukozyten mehr als 12 000 oder weniger als 4000 G/l. Die Patienten waren durchschnittlich 60 Jahre alt und hatten einen Apache-II-Score von 25. Über 70 Prozent der Patienten waren beatmet und katecholaminpflichtig. Als Hinweis auf die antikoagulatorische und antiinflammatorische Aktivität von Protein C zeigte sich eine signifikante Verringerung der Plasma-D-Dimer und IL-6-Spiegel. Nach Aufnahme von 1690 Patienten wurde die Studie nach einer Zwischenauswertung abgebrochen, da sie eine signifikante Reduktion der absoluten Letalität um 6,1% im Vergleich zur Kontrollgruppe aufwies. Dies entspricht einer relativen Reduktion der 28-Tage-Letalität um 19,4%. Allerdings muß angemerkt werden, daß in der Patientengruppe mit Protein C fast doppelt so viele schwere Blutungskomplikationen auftraten wie in der Kontrollgruppe. Dieser Unterschied war gerade eben nicht statistisch signifikant. Ferner wurden blutungsgefährdete Patienten nicht in die Studie aufgenommen. So waren z.B. eine Thrombozytenzahl von weniger als 30000 G/l, oder ein weniger als 12 Stunden zurückliegender operativer Eingriff oder Trauma mit Blutungsrisiko Ausschlußkriterien für die Studie. Nachdem über 70% der Patienten aus nichtoperativen Fachgebieten akquiriert wurden, sollte der Effekt von Protein C auf das Überleben zunächst in chirurgischen, septischen Patienten verifiziert werden.

Ähnlich wie für Protein C sind auch für AT III neben den antikoagulatorischen Eigenschaften eine Reihe von entzündungshemmenden Effekten beschrieben. In Studien von Inthorn et al. führte die kontinuierliche Substitution von AT III auf Plasmaspiegel über 120% zu einer Verringerung von Plasma CRP und IL-6. Zusätzlich wurde eine Verringerung des Leber- und Lungenschadens in der Sepsis nach AT-III-Gabe nachgewiesen. Die Hochdosisgabe von AT III (30 000 IU über 4 Tage) in einer Multizenterstudie (KYBERSEPT-Studie) mit mehr als 2300 Patienten zeigt jedoch unter Berücksichtigung aller Patienten keine signifikante Senkung der 28-Tage-Letalität. Auch nach 90 Tagen konnte keine Verringerung der Letalität nachgewiesen werden. Lediglich in der Gruppe von Patienten (698 Patienten), die nicht mit Heparin behandelt wurden, zeigt sich eine signifikante Verbesserung des Überlebens.

Zusammenfassend ist zu betonen, daß die frühzeitige Sanierung des septischen Fokus und die Antibiotikatherapie nach Antibiogramm die Basis der Sepsistherapie darstellt. Protein C ist die erste Substanz, die zu einer signifikanten Verbesserung des Überlebens führte. Die hohe Rate an Blutungskomplikationen scheint jedoch die Anwendung von Protein C in chirurgischen Patienten zu limitieren. Substitution von AT III senkte die Letalität lediglich bei Patienten, die nicht mit Heparin behandelt wurden. Ob der Einsatz von Hydrokortison zu einer signifikanten Verbesserung des Überlebens septischer Patienten führt, bleibt abzuwarten.

Neben der Senkung der Letalität zeigen die Untersuchungen auch, daß charakteristische Organfunktionsstörungen der Sepsis früher abklingen und somit der Aufenthalt der Patienten auf den Intensivstationen erheblich verkürzt werden konnte. Dies wird in der Zukunft für die kostenintensive Intensivmedizin sowohl in medizinischer als auch ökonomischer Hinsicht von erheblicher Bedeutung sein.

Literatur

1. Bernard GR, Vincent JL, Laterre PF, LaRosa SP, Dhainaut JF, Lopez-Rodriguez A, Steingrub JS, Garber GE, Helterbrand JD, Ely EW, Fisher CJ Jr (2001) Efficacy and safety of recombinant human activated protein C for severe sepsis. N Engl J Med 8, 344:699–709
2. Briegel J, Forst H, Haller M, Schelling G, Kilger E, Kuprat G, Hemmer B, Hummel T, Lenhart A, Heyduck M, Stoll C, Peter K (1999) Stress doses of hydrocortisone reverse hyperdynamic septic shock: a prospective, randomized, double-blind, single-center study. Crit Care Med 27:723–732
3. Inthorn D, Hoffmann JN, Hartl WH, Muhlbayer D, Jochum M (1997) Antithrombin III supplementation in severe sepsis: beneficial effects on organ dysfunction. Shock 8:328–334
4. Vincent JL, Angus D, Annane D, Bernard G, Faist E, Giroir B, Reinhart K (2001) Clinical expert round table discussion (session 5) at the Margaux Conference on Critical Illness: outcomes of clinical trials in sepsis: lessons learned. Crit Care Med 29:136–137

Laparoskopische Notfallchirurgie bei perforierten gastroduodenalen Ulcera

M. H. Seelig, C. Behr, E.-L. Zurmeyer und K. Schönleben

Chirurgische Klinik, Klinikum der Stadt Ludwigshafen am Rhein, Bremserstraße 79, 67063 Ludwigshafen

Laparoscopic Emergency Surgery for Perforated Gastroduodenal Ulcers

Summary. The value of laparoscopic treatment of perforated gastroduodenal ulcers remains to be determined. To evaluate this modality the results of laparoscopic treatment of 18 patients with perforated gastroduodenal ulcers were compared with 28 patients who were operated by open access. Patients operated on conventionally had a mean ASA score of 2.9 compared to 1.8 in the laparoscopic group (p=0.0009). Operative time revealed no difference between both groups, no patient had to be converted. Morbidity and mortality was 16.7% (3/18) and 0% in the laparoscopic group compared to 10.7% (3/28) and 35.7% (10/28) in the open group (p=0.41 and p=0.19). The mean postoperative hospital stay was 9.4 compared to 15.3 days (p=0.15). The laparoscopic treatment of perforated gastrointestinal ulcers is an effective method, which can be used in suited patients with a low morbidity and mortality.

Key words: Laparoscopy – Gastroduodenal ulcers

Zusammenfassung. Zur Evaluation des Verfahrens wurden die Ergebnisse der laparoskopischen Versorgung von 18 Patienten mit Perforationen gastroduodenaler Ulcera mit 28 konventionell operierten Patienten verglichen. Konventionell operierte Patienten hatten ein mittleres ASA-Stadium von 2,9 gegenüber 1,8 bei den laparoskopisch Operierten (p=0,0009). Die Op-Zeit zeigte keinen signifikanten Unterschied, kein Patient mußte konvertiert werden. Die Morbidität sowie die Mortalität betrug 16,7% (3/18) bzw. 0% bei den laparoskopisch operierten Patienten gegenüber 10,7% bzw. 35,7% bei den konventionell Operierten (p=0,41 bzw. p=0,19). Der mittlere postoperative Krankenhausaufenthalt betrug 9,4 gegenüber 15,3 Tage (p=0,15). Die laparoskopische Therapie des perforierten gastrointestinalen Ulcus ist ein effizientes Verfahren, das mit einer niedrigen Mortalität bei ausgewählten Patienten durchgeführt werden kann.

Schlüsselwörter: Laparoskopie – Gastroduodenale Ulcera

Einleitung

Obwohl die Häufigkeit der elektiven Ulkuschirurgie in den letzten 20 Jahren dramatisch abgenommen hat, ist die Inzidenz chirurgisch zu therapierender Komplikationen der gastroduodenalen Ulcuskrankheit nahezu konstant geblieben. Neben der Blutung ist dabei die Perforation die wichtigste Komplikation, die, von wenigen Ausnahmen abgesehen, immer eine operative Intervention erfordert.

Als Standardverfahren ist die offene Ulkusoperation etabliert, die folgende Ziele hat:

1. Einstellung des Ulcus und Exzision des Ulkusrandes, um einen sicheren Nahtverschluß zu erzielen
2. Zusätzliche Magenresektion bei ausgedehnten Ulcera
3. Gründliche Lavage bei ausgedehnter Peritonitis

Seit der Erstbeschreibung der laparoskopischen Übernähung eines gastroduodenalen Ulcus durch Mouret im Jahr 1990 [4], existieren inzwischen zahlreiche Berichte über den erfolgreichen Einsatz dieser Methode.

Ziel unserer Untersuchung war es zu evaluieren, ob die laparoskopische Übernähung gastroduodenaler Ulcera im Vergleich zur konventionellen Methode Vorteile für den Patienten bringt.

Patienten und Methode

Alle Patienten, die in der Chirurgischen Klinik des Klinikums der Stadt Ludwigshafen im Zeitraum von 1/1996 bis 12/2000 wegen eines perforierten gastroduodenalen Ulcus operiert wurden, wurden in die Studie aufgenommen. Die Datenerhebung erfolgte durch retrospektive Auswertung der Krankenakten der Patienten.

Ergebnisse

Insgesamt wurden 46 Patienten an einer gastroduodenalen Ulkusperforation operiert, davon 18 laparoskopisch. Die Geschlechtsverteilung sowie die wichtigsten klinischen Parameter sind in Tabelle 1 aufgeführt. Die Distribution des ASA-Studiums der Patienten sowie der mittlere Mannheimer Peritonitis-Index (MPI) zeigte bei sonstiger Vergleichbarkeit der Gruppen bei den laparoskopisch operierten Patienten signifikant geringere Werte. Bei den laparoskopisch operierten Patienten mußte in keinem Fall konvertiert werden. Von den 28 konventionell operierten Patienten sind 3 während des stationären Aufenthaltes verstorben gegenüber keinem in der laparoskopisch operierten Gruppe. Die Gesamtmortalität betrug 10,7%. Die Operationszeit zeigte bei einer mittleren Dauer von 72 bzw. 69 min in beiden Kollektiven keinen signifikanten Unterschied. Die Morbidität betrug bei der konventionell behandelten Gruppe 28,6%, bei den laparoskopisch operierten Patienten 16,7%. Eine postoperative Leckage ließ sich lediglich bei einem konventionell operierten Patienten nachweisen (Tabelle 2).

Tabelle 1. Demographische Daten der laparoskopisch und konventionell operierten Patienten

	Konventionell (n=28)	Laparoskopisch (n=18)	p-Wert
Männer/Frauen	12/16	13/5	0,09
Mittleres Alter	60	46	0,02
Mittleres ASA-Stadium	2,9	1,8	0,0009
Mannheimer Peritonitis-Index	20,1	16	0,04
Dauer der präoperativen Symptome	13,8	13,6	0,86
Schock (RR<80 mmHg)	0	0	0
Ulcus ventriculi	11	4	0,38
Ulcus duodeni	17	14	0,38

Tabelle 2. Ergebnisse der 46 Patienten mit perforierten gastroduodenalen Ulcera

	Konventionell (n=28)	Laparoskopisch (n=18)	p-Wert
OP-Zeit	72	69	0,76
Morbidität (%)	60	46	0,02
Konversion	0	0	0,0009
Mortalität (%)	3 (10,7)	13,6	0,86
Leckage	0	0	0
Ulcus duodeni	17	14	0,38

Diskussion

Seit der Erstbeschreibung der laparoskopischen Behandlung eines perforierten gastroduodenalen Ulcus durch Mouret im Jahr 1990, konnte in zahlreichen Serien die technische Machbarkeit des Verfahrens dokumentiert werden.

Der Patient wird in Rücken- oder Steinschnittlage positioniert und nach Anlage des Pneumoperitoneums werden insgesamt 3 Trokare supraumbilikal sowie rechts und links in der Medioklavikularlinie plaziert. Optional kann ein weiterer Trokar rechts subkostal zur Elevation des linken Leberlappens eingebracht werden. Das Prinzip der Operation entspricht dem offenen Zugang. Nach Anfrischen der Wundränder erfolgt die Naht mit kräftigem resorbierbaren Nahtmaterial; perforierte Magenulzera müssen obligat biopsiert werden. Zusätzlich kann die Perforationsstelle mit einem gestielten Omentumpatch gedeckt werden. Präpylorische Ulcera sollten längs exzidiert und quer vernäht werden, um postoperative Magenausgangsstenosen zu vermeiden.

Neben der Nahttechnik besteht auch die Möglichkeit, kleinere Perforationen mit einem Graham-Patch oder mit einer Fibrin-Plombe zu verschließen. Möglicherweise ist die letztgenannte Technik insbesondere bei Patienten mit fortgeschrittener Peritonitis oder großen Ulcera (>5 mm im Durchmesser) jedoch mit einer erhöhten Inzidenz postoperativer Leckagen assoziiert [3]. In unserer Serie wurde das Ulcus in allen Fällen mit kräftigen resorbierbaren Fäden übernäht. Diese Art des Wundverschlusses erscheint uns am sichersten und er war auch in der vorliegenden Serie mit keiner radiologisch nachweisbaren Leckage bei der laparoskopischen Gruppe assoziiert.

Die bisher vorliegenden Studien zeigen, daß die Ergebnisse beider Verfahren hinsichtlich der Morbidität und Mortalität vergleichbar sind [1, 2, 4]. Die Operationszeit ist mit 70–110 min im allgemeinen signifikant gegenüber dem konventionellen Verfahren mit 30–90 min verlängert, allerdings ist auch hier die laparoskopische Operationserfahrung eine entscheidende Determinante. Die Konversionsrate liegt den Ergebnissen der Literatur zu Folge zwischen 0 und 29%. Insbesondere dann, wenn durch die Lage der Perforation die laparoskopische Versorgung unmöglich oder wenn eine definitive Ulkusoperation erforderlich ist, darf mit der Konversion nicht gezögert werden.

Die sonst typischerweise bei Einsatz der minimal-invasiven Technik beschriebenen Vorteile der Reduktion postoperativer Schmerzen, der Dauer des postoperativen Krankenhausaufenthaltes sowie der postoperativen Darmatonie scheinen bei der laparoskopischen Versorgung gastroduodenaler Ulcera nicht entscheidend zum Tragen zu kommen. Auch in unserem Krankengut konnte hier kein signifikanter Unterschied festgestellt werden. Der Grund dafür liegt primär in der begleitenden Peritonitis, die unabhängig von der Art des Zugangs die Schwere des Krankheitsbildes bestimmt.

Bei hämodynamischer Instabilität, langer Symptomdauer als indirektem Indiz für eine ausgeprägte Peritonitis oder einem APACHE-Score >5 und bei einem hostilen Abdomen sollte nach wie vor primär das konventionelle Verfahren zum Einsatz kommen, um die Dauer des chirurgischen Eingriffs möglichst kurz zu halten [2].

Schlußfolgerung

Zusammenfassend läßt sich festhalten, daß die laparoskopische Behandlung perforierter gastroduodenaler Ulcera technisch möglich ist und mit einer dem offenen Verfahren vergleichbaren Morbidität und Mortalität durchgeführt werden kann. Bei geeigneten Patienten und Vorhandensein eines erfahrenen Laparoskopikers kann sie als Alternative zur konventionellen Operation zum Einsatz kommen.

Literatur

1. Bergamaschi R, Marvik R, Johnson G, Thoresen JEK, Ystggard B, Myrvold HE (1999) Open vs. laparoscopic repair of perforated peptic ulcer. Surg Endosc 13:679 -682
2. Lau WY, Leung KL, Kwong KH, Davey AC, Robertson C, Dawson JJ, Chung SC, Li AK (1996) A randomized study comparing laparoscopic versus open repair of perforated gastric ulcer using suture or sutureless technique. Ann Surg 224:131-138
3. Lee FYJ, Leung KL, Lai PBS, Lau JWY (2001) Selection of patients for laparoscopic repair of perforated peptic ulcer. Br J Surg 88:133-136
4. Mouret P, Francois Y, Vignal J, Barth X. Laparoscopic treatment of perforated peptic ulcers
5. So JBY, Kum CK, Fernandez ML, Groh P (1996) Comparison between laparoscopic and conventional omental patch repair for perforated duodenal ulcer. Surg Endosc 10:1060-1063

Endoskopische Therapie der Ulcusblutung – Gibt es noch eine Indikation zur Operation?

K. E. Grund

Chirurgische Endoskopie, Chirurgische Universitätsklinik, Eberhard-Karls-Universität Tübingen, Hoppe-Seyler-Straße 3, 72076 Tübingen

Endoscopic Therapy of Ulcer Bleeding – Is there Still an Indication for Surgery?

Einleitung

In der historischen Entwicklung sind in der Therapie der Ulcusblutung die Phasen der fast ausschließlichen operativ-chirurgischen Versorgung, die Ära der frühelektiven Operation und in jüngster Zeit das Konzept einer konsequenten endoskopisch kontrollierten Therapie zu unterscheiden (Tabelle 1). Nach dem heutigen Stand ist davon auszugehen, daß durch endoskopische Techniken methodenunabhängig eine primäre Blutstillungsrate von über 90% realisiert werden kann, die Rezidivblutungsraten je nach Klassifikation der Blutung zwischen 3% und 25% liegen und eine Letalität von 5–15% erreichbar ist. Damit sind die Ergebnisse der konsequenten endoskopischen Therapie mindestens ebenso gut wie die der frühelektiven Operation (Tabelle 2).

Tabelle 1. Therapie der gastroduodenalen Ulcusblutung. Historische Entwicklung

Bis 1980	>80% primäre Operation vorwiegend Resektion, später SPV	
⇩		Säureblockade Notfallendoskopie Risikoabschätzung Rezidivblutung
1990	Frühelektive Operation Umstechung statt Resektion	
⇩		Differenzierte endoskopische Therapie Ausweitung der Indikation
2000	Rein endoskopisches Konzept Programmierte Therapie	

Tabelle 2. Gastroduodenale Ulcusblutung (FI and FII). Endoskopisches Konzept vs. frühelektiv-operatives Konzept

	Rez.bltg. %	Re-Endo %	Re-Ther. %	OP-Rate %	Letalität %
Endoskopisches Konzept	5–10	20–50	10–40	5–10	5–10
Frühelektive OP	0–10	5–15	0–5	40–50	0–10

Tabelle 3. Op-Indikationen bei der gastroduodenalen Ulcus-Blutung

PRIMÄR	• Massivblutung ohne Übersicht • Endoskopisch nicht (oder nur unsicher) stillbare Blutung (Intensität, Zugänglichkeit) • Großes Gefäß Aorto-intestinale Fistel
SEKUNDÄR	• Frühelektives Konzept strikt / eingeschränkt • Rezidivblutung (?)

Unabhängig davon besteht eine klare primäre Operationsindikation für Massenblutungen, endoskopisch nicht stillbare Blutungen und bestimmte Formen der Rezidivblutung. Sekundär ist derzeit bei (Hoch)risikopatienten für eine Rezidivblutung (z B. freiliegende A. gastroduodenalis) ebenfalls eine OP-Indikation nicht strittig (Tabelle 3).

Einschränkend ist anzumerken, daß auch für die angeführten primären Operationsindikationen die Endoskopie eine entscheidende Rolle spielt, sei es um den dringend notwendigen Ausschluß einer Varizenblutung aus Ösophagus oder Fundus präoperativ zu erreichen, sei es, um eine doppelte Blutungsquelle auszuschließen; bekanntlich sind bei bis zu 20% der Patienten Blutungen aus Ösophagusvarizen und aus einem Ulcus duodeni kombiniert.

Wichtig ist auch der Zeitfaktor, der vor allem in der Situation einer Notfallendoskopie bedacht werden muß. Einerseits sollte die Chance der endoskopischen Blutstillung unter entsprechender Zeitlimitierung (ca. 30 Minuten) gewahrt werden, andererseits muß ein möglicherweise fataler Zeitverlust durch frustrane, langdauernde endoskopische Manöver unbedingt vermieden werden. Auf die Notwendigkeit einer großzügigen Indikationsstellung zur frühzeitigen Intubation (Aspirationsprophylaxe!) sei nur am Rande hingewiesen.

Diskussion

Die angeführten Statements sind bezüglich der folgenden kritischen Faktoren zu diskutieren:

1. Wie sicher ist die diagnostische Differenzierung, insbesondere was die Forrest-Klassifikation angeht? Diese nach dem rein visuellen Eindruck des Geschwürs und der Blutungs- und Gefäßsituation (aktive Blutung? Visible vessel?) erfolgte Einteilung ist einer der wichtigsten Faktoren für die Risikoabschätzung bezüglich einer Rezidivblutung.
2. Es müssen alle endoskopischen Hämostase-Techniken genau durchleuchtet und hinterfragt werden, was ihre Indikation und vor allem qualitative und quantitative Aspekte bei der praktischen Durchführung betrifft.

Für beide angeführten Punkte fehlen bislang objektive Maßstäbe; diese wären aber für eine wissenschaftlich valide Beurteilung und Auswertung dringend erforderlich.

Tabelle 4. Diagnostische Möglichkeiten des endoskopischen Dopplers

- Ist überhaupt ein Gefäß vorhanden?
- Arterielles, venöses oder Mischsignal?
- In welcher Tiefe?
- Gefäßdurchmesser?
- Flußgeschwindigkeiten?
- Fluß-Spektrum?

Tabelle 5. Methoden der endoskopischen Blutstillung

Mechanisch	Clip, Gummibandligatur Fibrinkleber (Dübel/Ankertechnik) Injektionsverfahren
Entzündungsinduktion	Sklerosierung (PDC, Phenole etc.)
Abheilungsinduktion	Fibrinkleber Wachstumsfaktoren (z.B. EGF)
Thermisch	Heaterprobe Nd:YAG-LASER Konventionelle HF-Chirurgie Argon-Plasma-Koagulation (APC) Mikrowelle

3. Eine exakte Definition der diagnostischen und therapeutischen Kriterien, vor allem auch der Erfolgsbewertung der Therapie wäre eine Voraussetzung für Vergleichbarkeit von Kollektiven in der Literatur und für eine aussagekräftige Statistik. Auch hier gibt es erhebliche Defizite.

Ad. 1: Die Risikofaktoren zur Beurteilung der Wahrscheinlichkeit einer Rezidivblutung (und damit auch für eine Operationsindikation) basieren entscheidend auf der Forrest-Klassifikation, die eine rein subjektive visuelle Beurteilung der Morphologie der Blutungsquelle darstellt. Es ist klar belegt, daß die *Inter*observer-Variabilität für die hier besonders interessierende F IIa-Situation zwischen 38% und 56% liegt und damit der Wahrscheinlichkeit eines Münzwurfes entspricht. Ähnliche inakzeptable Variabilitäten sind für die *Intra*observer-Übereinstimmung berichtet.

Inzwischen ist aber durch medizintechnische Entwicklungen dieses Problem relativ einfach zu lösen: Durch einen neuentwickelten endoskopischen Doppler sind die in Tabelle 4 aufgelisteten entscheidenden Fragen eindeutig und objektiv zu beantworten; entsprechende Pilotstudien (siehe unten) zeigen daß damit eine brauchbare Objektivierung des Gefäßstatus im Ulcusgrund (bzw. bei anderen Blutungsquellen) möglich ist, die nicht nur im klinischen Experiment, sondern auch im Routine- und Notfallbetrieb praktikabel ist. Damit wird die diagnostische und therapeutische Sicherheit entscheidend verbessert.

Ad. 2: Es gilt zwar inzwischen als gesichert, daß die endoskopische Blutstillung Rezidivblutungsrate, Operationsfrequenz, Blutkonservenbedarf und Letalität signifikant senkt, eine wertende Differenzierung der verschiedenen Blutstillungsmethoden (Tabelle 5) ist derzeit jedoch nicht möglich. Dazu kommt, daß das Ergebnis der Blutstillung entscheidend davon abhängt, mit welcher Intensität und Expertise diese Blutstillung durchgeführt wird, ob die Intervention formal oder engagiert, ungezielt oder gezielt, ineffektiv oder effektiv und unkontrolliert oder kontrolliert erfolgt.

Welche Ergebnisse durch ein chirurgisch basiertes endoskopisches Konzept erreicht werden können, das auf Injektionsmethoden (NaCl/Adrenalin, Fibrinkleber) beruht, zeigt Tabelle 6. Durch Verwendung des Dopplers zur Objektivierung der Forrest-Stadien ließ sich darüber hin-

Tabelle 6. Ergebnisse eines chirurgisch basierten endoskopischen Konzepts bei 351 Patienten mit gastroduodenaler Ulcusblutung F I und F II in 568 Therapiesitzungen in der chirurgischen Endoskopie Tübingen von 1993–2000

	Pat.	%
Primäre Blutstillungsrate	336	94,9
Wiederholte FK-Injektionen	140	40,1
Rezidivblutungsrate:		
– klinische Kriterien	8	2,2
– endoskopische Kriterien	14	3,9
Operationen (Notfall/frühelektiv)	19	5,4
Letaliät	16	4,5

Tabelle 7. Morbidität (bzw. Komplikationen) und Letalität bei operierten *Hoch*risikopatienten unter verschiedenen Therapieansätzen

	Komplikationen Morbidität	Letalität
Frühelektive OP (strikt)	>50%	30–50%
Frühelektive OP (eingeschränkt)	>60%	30–60%
Kontrolliertes endoskop. Konzept → Not-OP	>60%	40–70%

Literaturanalyse + Ergebnisse der Chir. Endosk. Tübingen (s. Tab. 6)

aus in einer eigenen Pilotstudie mit 176 konsekutiven Patienten der letzten sechs Jahre die Rezidivblutungsrate weiter auf 4,5%, die Operationsrate auf 4,5% und die Letalität auf 2,8% senken; wir beobachteten keine einzige Rezidivblutung aus einem dopplernegativen Ulcus.

Ad. 3: Trotz großer Anstrengungen zur objektiven statistischen Aufarbeitung verschiedener Konzepte der Ulcusblutung bleiben immer noch viele Fragen zur Vergleichbarkeit und statistischen Relevanz. Betrachtet man z. B. die Morbidität und Letalität bei *Hoch*risikopatienten (Tabelle 7) unter verschiedenen Therapieansätzen, zeigen sich fast identische Zahlen: Das heißt, die niedrigen Letalitätsraten strikter frühelektiver Konzepte scheinen vor allem durch den hohen Anteil an „relativ gesunden" jungen Patienten bedingt zu sein, die in der Operationsgruppe enthalten sind.

Andererseits läßt sich aus den eigenen Zahlen nachweisen, daß bei einer Gesamt-Rezidivblutungsrate von 6,1% unter 351 Patienten sich in konsekutiven 50er-Serien problemlos Raten zwischen 2% und 12% herausrechnen lassen je nachdem, wie dieses 50er-Fenster über die konsekutive Reihe gelegt wird. Auch hier ergeben sich Zweifel bezüglich der statistischen Relevanz von Rezidivblutungsraten in denjenigen Arbeiten in der Literatur, deren Patientenzahlen unter 50 liegen.

Insgesamt ist festzuhalten, daß bei der gastroduodenalen Ulcusblutung durch ein konsequentes endoskopisches Konzept ebenso gute Ergebnisse zu erzielen sind wie durch das klassische Konzept der frühelektiven Operation. Dabei besteht kein Zweifel daß die niedrige Operationsrate (siehe Tabelle 2) im endoskopischen Konzept zwar durch einen erhöhten Aufwand (was Re-Endoskopien, Re-Therapien und aufwendige Logistik anbelangt) erkauft wird, aber letztlich den Patienten zugute kommt. Ein weiterer relevanter Faktor liegt in der notwendigen hohen Expertise für die endoskopische Intervention. Andererseits erfordert das konsequente endoskopische Konzept für die wenigen Patienten, die noch operiert werden müssen, auch höchste chirurgische operative Kompetenz, da es sich hier um Hochrisikopatienten handelt (siehe Tabelle 7 und 8). Je

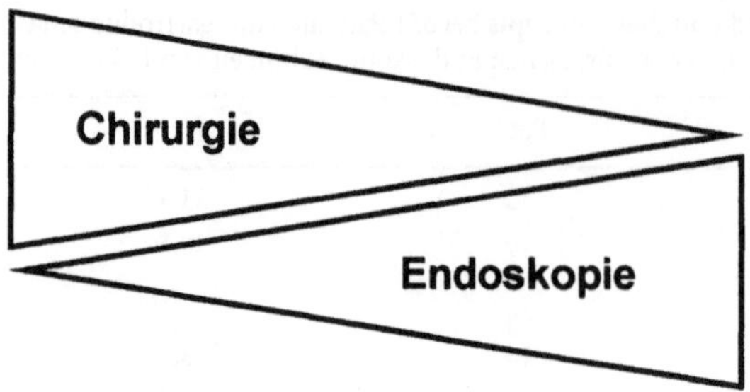

Abb. 1. Komplementärer Stellenwert von Chirurgie und Endoskopie je nach endoskopischer Kompetenz bei der gastroduodenalen Ulcusblutung

Tabelle 8. Fachexpertise, logistischer Aufwand und Nutzen für die Patienten bei verschiedenen Therapiekonzepten. A=Konservativer Chirurg, B=Konservativer Gastroenterologe, C=Progressiver Chirurg/Gastroenterologe, D=Chirurgisch basiertes endoskopisches Konzept

		A	B	C	D
Chirurgische Expertise		+	∅	++	+++
Endoskopische Expertise	Diagnostik	∅	∅	+++	+++
	Therapie			+	+++
Logistik		∅	∅	+	++
Patienten-Nutzen	schwere Blutung	+	∅	++	+++
	leichte Blutung	∅	+	++	++
	Σ	(+)	(+)	+	++

kompetenter die endoskopische Diagnostik und Therapie, desto seltener wird die Notwendigkeit zur Operation, von den anfangs diskutierten klaren Operations-Indikationen abgesehen (Abb. 1).

Aus diesen Fakten ergeben sich auch berufspolitische Konsequenzen: Die Lösung vieler Probleme bei der gastroduodenalen Ulcusblutung liegt im Vorhandensein einer *kompetenten chirurgischen Endoskopie*, in der sowohl die endoskopischen als auch die chirurgisch-operativen Aspekte optimal zum Nutzen des Patienten realisiert werden können.

Literatur

1. Fleischer D (1997) Ulcer bleeding – lessons from the last two decades. Frontiers of Therapeutic Endoscopy, Syllabus ASGE, pp 29–31
2. Grund KE, Starlinger M, Becker HD (1990) Endoskopische Blutstillung im oberen Gastrointestinaltrakt aus chirurgischer Sicht. In: Gastrointestinale Blutung Häring R (Hrsg) Blackwell Ueberreuter Berlin, pp 85–88
3. Hussain H, Lapin S, Capell SM (2000) Clinical scoring systems for determining the prognosis of gastrointestinal bleedingGastroenterology Clinics of North America 29(2):445–464
4. Jäckle S, Thonke F, Greten H, Soehendra N (2001) Endoskopische Therapie bei nichtvariköser gastrointestinaler Blutung. Deutsches Ärzteblatt 98(10):507–509
5. Jonathan P, Terdiman MD, Ostroff JW (1997) Risk of persistent or recurrent and intractable upper gastrointestinal bleeding in the era of therapeutic endoscopy. Am J Gastroent 92(10):1805–1811
6. Kassem AM (2000) Gastrointestinal bleeding. Endoscopy 32(11):845–849
7. Mondardini A, Barletti C, Rocca G, Garripoli A, Sambataro A, Perotto C, Repici A, Ferrari A (1998) Non – variceal upper gastrointestinal bleeding and Forrest's classification: Diagnostic agreement between endoscopists from the same area Endoscopy 30(6):508–512
8. Pescatore P, Verbeke C, Härle M, Manegold BC (1998) Fibrin sealing in peptic ulcer bleeding: The fate of the clot. Endoscopy 30(6):519–523
9. Riemann JF, Rosenbaum A (2000) The role of Doppler ultrasound in gastrointestinal bleeding. Baillere's Clinical Gastroenterology 14(3):495–504
10. Saeed ZA (1998) Second thoughts about second-look endoscopy for ulcer bleeding? Endoscopy 30(7):650–652
11. Saeed ZA, Cole RA, Ramirez FC, Schneider FE, Hepps KS, Graham DY (1996) Endoscopic retreatment after successful initial hemostasis prevents Ulcer rebleeding: A prospective randomized trial. Endoscopy 28:288–294

12. Savides TJ, Jensen DM (2000) Therapeutic Endoscopy for nonvariceal gastrointestinal bleeding. Gastroenterology Clinics of North America 29 (2): 465–487
13. Schoenberg MH, Birk D, Beckh K, Stange EF, Frohneiser E, Adler G, Beger HG (1995) Endoskopische und chirurgische Therapie blutender Ulcera duodeni et ventriculi. Chirurg 66: 326–333
14. Soehendra N, Bohnacker S, Binmoeller KF (1997) New and alternative Hemostatic techniques. Gastrointestinal Endoscopy Clinics of North America 7 (4): 641–656
15. Stabile BE, Stamos MJ (2000) Surgical management of gastrointestinal bleeding. Gastroenterology Clinics of North America 29 (1): 189–222
16. Swain P (1998) Perception an interpretation: The problem of the visible vessel. Endoscopy 30 (6): 570–574
17. Zittel TT, Jehle EC, Becker HD (2000) Surgical management of peptic ulcer disease today – indication, technique and outcome. Langenbeck's Arch Surg 385: 84–96

Anastomoseninsuffizienzen am Ösophagus – Frühoperative Endoskopie und endoskopische Therapie

H. Schmidt[1], B. C. Manegold[1], D. Stüker[2] und K. E. Grund[2]

[1] Chirurgische Endoskopie, Universitätsklinikum Mannheim gGmbH, Theodor-Kutzer-Ufer 1–3, 68135 Mannheim
[2] Chirurgische Endoskopie, Eberhard-Karls-Universität Tübingen, Hoppe-Seyler-Str. 3, 72076 Tübingen

Postoperative Esophageal Leakage: Early Postoperative Endoscopy and Endoscopic Therapy

Summary. Therapeutic value of flexible endoscopy regarding treatment of esophagoenteric anastomotic leakage was retrospectively analyzed in 56 patients (female n=13, male n=43, age 60 years, 1/1992–4/2000). Endoscopic treatment was performed in 44 patients (self-expanding metal stent n=38, fibrin glue n=16, feeding tube/decompression tube n=20, endoscopic percutaneous jejunostomy n=8), interventional radiological technique in 4 patients and surgical treatment in 11 patients. All patients with open surgical reintervention developed re-insufficiency of the anastomosis. Successful endoscopic therapy was achieved in 75% with a mortality of 21,4%. Endoscopic treatment of esophageal anastomotic insufficiency is an effective alternative to conventional re-thoracotomy. The appropriate endoscopic intervention needs to be decided individually depending on diagnosis and location.

Key words: Esophageal leakage – Endoscopy – Therapy

Zusammenfassung. Der therapeutische Stellenwert der flexiblen Endoskopie für ösophageale Nahtinsuffizienzen wurde retrospektiv an 56 Patienten [w: 13, m: 43; Alter 60 a (36–74)] analysiert (1/1992–4/2000). Eine endoskopische Therapie erfolgte in 44 Fällen [selbstexpandierende Metallstents (38), Fibrinklebung (16), Ernährungs-/Dekompressionssonden (20), endoskopisch perkutane Jejunostomien (8)], 4mal interventionell radiologische Techniken, 11mal operative Verfahren. Alle primär operativen Revisionen entwickelten Re-Insuffizienzen. 75% der Patienten konnten erfolgreich endoskopisch therapiert werden. Die Letalität betrug 21,4%. Die endoskopische Therapie von ösophagealen Nahtinsuffizienzen ist nach frühzeitiger Diagnostik eine wichtige Alternative zur Re-Thorakotomie. Die anzuwendenden endoskopischen Maßnahmen sind entsprechend des vorliegenden Befundes individuell zu entscheiden.

Schlüsselwörter: Ösophageale Nahtinsuffizienzen – Endoskopie – Therapie

Die schwerste Komplikation nach Operationen am Ösophagus, die Anastomosen- und Nahtinsuffizienz, wird mit einer Häufigkeit von 4–30% angegeben [4]. Trotz zunehmender Kenntnisse und Ergebnisse über die Vermeidung von Insuffizienzen [7], treten sie unverändert in einer nicht zu vernachlässigenden Prozentzahl auf. Für das therapeutische Management gibt es zahlreiche, sowohl operative als auch nichtoperative Ansätze – ein sogenannter Goldstandard konnte bisher nicht entwickelt werden. Das allgemein favorisierte Verfahren ist die Re-Thorakotomie, die aber sehr aufwendig ist und mit einem hohen Risiko einhergeht [8]. Aufgrund der schlechten Ergebnisse der Re-Thorakotomie wurden zunehmend endoskopische Verfahren zur Therapie der Insuffizienzen entwickelt [1, 2, 5, 6].

Material und Methode

Zur Beurteilung des Stellenwertes endoskopischer Therapieverfahren erfolgte eine retrospektive Analyse von 56 Patienten [13 Frauen, 43 Männer; Alter 60 (36–74) Jahre], die von Januar 1992 bis April 2000 in den Abteilungen für Chirurgische Endoskopie der Chirurgischen Universitätsklinik Tübingen und der Chirurgischen Universitätsklinik Mannheim wegen einer ösophagealen Nahtinsuffizienz endoskopiert wurden.

Ergebnisse

Diagnostiziert wurden, inklusive der Re-Insuffizienzen insgesamt 66 Leckagen. Darunter waren 42 ösophago-gastrale und 17 ösophago-jejunale Anastomoseninsuffizienzen, ganz überwiegend nach Resektionen wegen eines Karzinoms [Karzinomresektion (57), Z.n. Fundoplikatio (1), Z.n. iatrogener Kardiaperforation (1)]. Außerdem lagen 7 ösophageale Insuffizienzen vor, bei Zustand nach Leiomyomenukleation, Divertikelabtragung (2) sowie nach Übernähung von Ösophagusperforationen nach auswärtiger Mediastinoskopie (2) und nach Boerhaave-Syndrom (2). Bei etwa einem Drittel der insuffizienten Patienten bestand ein Zustand nach neoadjuvanter Radio-Chemotherapie. Die Insuffizienzen wurden im Median 9 Tage postoperativ endoskopisch erstdiagnostiziert. Nach Aktenstudium muß unter Berücksichtigung klinischer Parameter allerdings davon ausgegangen werden, daß einige der Insuffizienzen früher aufgetreten sind. Bei 44 der 56 Patienten erfolgte eine endoskopische Therapie. 8 dieser Patienten wurden gleichzeitig oder später zusätzlich einer operativen Revision zum Debridement und zur Drainageneinlage zugeführt. 4 der 44 Patienten wurden interventionell radiologisch mit einer Drainage versorgt. In 11 Fällen wurde nach endoskopischer Diagnosestellung durch die operierenden Chirurgen primär die Entscheidung zur operativen Revision gestellt. Alle 11 Patienten entwickelten eine Re-Insuffizienz und wurden daraufhin durch endoskopische Maßnahmen versorgt. In einem Fall erfolgte später nochmals ein Debridement. Bei einem Patienten mit bereits liegendem Jejunocath aus anderer Ursache erfolgten keine zusätzlichen Maßnahmen. Als endoskopische Therapieverfahren (Doppelnennungen möglich) wurden überwiegend selbstexpandierende Metallstents (SEMS) gewählt (36), 20mal Ernährungs- und/oder Ablaufsonden, 8mal endoskopisch perkutane Jejunostomien sowie 16mal die Behandlung der Insuffizienzen mit Fibrinkleber. In 7 Fällen war der Einsatz mehrerer SEMS erforderlich, zur Vervollständigung der Abdichtung, wegen eines zu geringen Stentdurchmessers oder wegen Auftretens einer Undichtigkeit durch Materialverschleiß. Von 44 primär endoskopisch behandelten Patienten konnten 34 geheilt entlassen werden, 8 Patienten verstarben im Multiorganversagen. In 2 Fällen blieb der weite Verlauf unbekannt. Alle primär operativ revidierten Patienten entwickelten Re-Insuffizienzen und wurden endoskopisch weitertherapiert. Von diesen re-insuffizienten, endoskopisch weiterbehandelten Patienten konnten 7 entlassen werden, 4 starben an ihrer „Insuffizienzkrankheit". Der Patient mit vorbestehend einliegendem Jejunocath konnte ebenfalls entlassen werden. Somit konnten 75% (42/56) der Patienten nach erfolgreicher endoskopischer Therapie nach Hause entlassen werden. Die Letalität betrug 21,4% (12/56).

Diskussion

Die schwerste Komplikation nach Operationen am Ösophagus ist die Anastomosen- bzw. Nahtinsuffizienz, die mit einer hohen Mortalität einhergeht. Das therapeutische Management wird kontrovers diskutiert, ein sogenannter Goldstandard existiert nicht. Die lange Zeit favorisierte Re-Thorakotomie geht mit einer hohen Rate an Re-Insuffizienzen und einer hohen Letalität einher. Zunehmende Bedeutung finden endoskopische Therapieverfahren [1, 2, 5, 6]. Wesentlich für den Verlauf ist die möglichst frühzeitige Diagnostik einer Insuffizienz. Jede Verzögerung geht mit erhöhter Morbidität und Mortalität einher. Endoskopische Verfahren bieten bereits in der Diagnostik wesentliche Vorteile. Durch den frühzeitigen Einsatz der Endoskopie kann die Rate falsch-negativer Ergebnisse der konventionellen radiologischen Diagnostik, insbesondere bei immobilen Intensivpatienten gesenkt werden [2, 3]. Die flexible Endoskopie ist darüber hinaus auch in der Bestimmung der wahren Größe der Insuffizienzöffnung und der Insuffizienzhöhle überlegen. Es wird daher diskutiert, ob nicht eine regelhafte, geplante Kontrollendoskopie etwa am 3. postoperativen Tag nach entsprechenden Eingriffen am Ösophagus durchzuführen sei, statt der bisher verbreiteten on-demand-Endoskopie bei Auftreten entsprechender Symptome. Zur Verbesserung der Ausgangssituation und des Outcomes der Patienten mit Anastomoseninsuffizienz muß noch Überzeugungsarbeit bei den konventionell operierenden Chirurgen geleistet werden. Die Sorge einer Vergrößerung oder gar erst Schaffung einer Nahtinsuffizienz durch die flexible Endoskopie ist weiterhin verbreitet. Somit wird der Patient häufig erst dann vorgestellt, wenn die Endoskopie als ultima ratio gesehen wird. Hinzu kommt, daß die Indikation für selbstexpandierende Stents zum Teil sehr skeptisch betrachtet wird, aus der Befürchtung heraus, die Expansionskraft des Stents könnte die Insuffizienz vergrößern.

Nach möglichst frühzeitiger Diagnostik bietet die flexible Endoskopie in Abhängigkeit vom vorliegenden Befund verschiedene therapeutische Optionen: Vom alleinigen Einsatz von Ernährungs- und/oder Entlastungssonden, über die Kombination dieser mit Spülung und Fibrinverklebung, bis zur Implantation von SEMS (mit/ohne Coverung) oder selbstexpandierenden Plastikstents (SEPS). Bei der Überbrückung von Defekten ist darauf zu achten, daß die innere und äußere Drainage, sei es durch die Maschen des Stents (bei Verwendung nicht gecoverter Prothesen) oder durch gezielt eingelegte Drainagen gewährleistet bleibt [2]. Der implantierte Stent sollte nach einem Intervall von 4–6 Wochen endoskopisch entfernt werden.

Kriterien für die Auswahl eines geeigneten Therapieverfahrens sind die anatomischen Gegebenheiten der Leckage, der Zeitpunkt des Auftretens, der klinische Verlauf und die individuellen Merkmale des Patienten. Berücksichtigung finden muß weiterhin, ob es sich um eine kurative oder palliative Therapiesituation handelt. Da es sich, wie auch in der vorliegenden Analyse, um ein ausgesprochen inhomogenes Patientengut handelt, sowohl in bezug auf die vorausgegangenen Eingriffe, als auch die Grunderkrankungen, den Ausgangszustand bei der primären Vorstellung und den Verlauf, ist es schwierig, die einzelnen Ergebnisse miteinander zu vergleichen, und Standards zu entwickeln. Dies bedeutet aber auch in jedem Fall eine individuelle Therapieentscheidung in enger Zusammenarbeit von konventionell operierendem Chirurgen und Endoskopiker. Je nach Befund kann die Kombination verschiedener endoskopischer Verfahren sinnvoll sein. Aufgrund der bisherigen Erfahrungen ist eine Weiterentwicklung der endoskopischen Techniken und des endoskopischen Materials entsprechend der speziellen Anforderungen bei Vorliegen einer Nahtinsuffizienz erforderlich (z.B. größere Stentdurchmesser, vermehrte Anforderungen an die Beständigkeit des Stentmaterials).

Alle im beobachteten Krankengut primär operativ revidierten Patienten (11) entwickelten ausnahmslos eine Re-Insuffizienz, so daß der Wert der lange Zeit favorisierten, ohnehin schon risikoreichen und aufwendigen Re-Thorakotomie noch mehr in Frage gestellt wird.

75% der Patienten konnten durch endoskopische Maßnahmen erfolgreich behandelt werden, wodurch die Effektivität und das begrenzte Risiko der endoskopischen Therapie gegenüber der Re-Thorakotomie unterstrichen wird. Durch den früheren Einsatz der Endoskopie sowohl in der Diagnostik als auch der Therapie ist zu erwarten, daß die Letalitätsrate von 21,4% noch weiter gesenkt werden kann.

Zusammenfassung

Die endoskopische Therapie von Anastomosen-/Nahtinsuffizienzen nach Operationen am Ösophagus stellt eine wichtige, effektive Alternative zur Re-Thorakotomie dar. Dies gilt insbesondere, da letztere nicht nur sehr aufwendig, sondern auch mit einem hohen Risiko verbunden ist und nach den vorliegenden Daten häufig zu erneuten Insuffizienzen führt. Es handelt sich um ein ausgesprochen inhomogenes Krankengut mit sehr unterschiedlichen Ausgangsbedingungen, so daß individuelle Therapieentscheidungen in enger Zusammenarbeit zwischen konventionellem Chirurgen und Endoskopiker erforderlich sind. Der Krankheitsverlauf wird erheblich durch die Begleiterkrankungen und den Zeitpunkt der Diagnostik beeinflußt. Der Therapieerfolg ist um so sicherer, je frühzeitiger die Diagnostik der Leckagen erfolgt. Je nach vorliegendem Befund kann die Kombination verschiedener endoskopischer Verfahren indiziert sein. Bisher sind auch die endoskopischen Verfahren nicht standardisiert und die bisher vorhandenen SEMS/SEPS sind für spezielle Indikationen noch verbesserungsbedürftig.

Literatur

1. Groitl H, Horbach T (1996) Endoscopic treatment of anastomosis insufficiency and perforation in the esophagus with fibrin glue. Langenbecks Arch Chir Suppl Kongreßband 113:753–754
2. Grund KE, Lange V (2000) Stellenwert der flexiblen Endoskopie in der Chirurgie. Teil II. Chirurg 71:1307–1326
3. Grund KE, Stüker D (1998) Diagnosis of suture dehiscence in the gastrointestinal tract. Sufficiency of radiology and endoscopy. Langenbecks Arch Chir Suppl Kongreßband 115:1146–1149
4. Müller JM, Jacobi C, Zieren U, Adili F, Kaspers A (1992) Surgical therapy of esophageal carcinoma: Part I. European results 1980–1991. Zentralbl Chir 117:311–324
5. Pross M, Manger T, Reinheckel T, Mirow L, Kunz D, Lippert H (2000) Endoscopic treatment of clinically symptomatic leaks of thoracic esophageal anastomoses. Gastrointest Endosc 51:73–76
6. Rondella L, Laterza E, De Manzoni G, Kind R, Lombardo F et al. (1998) Endoscopic clipping of anastomotic leakages in esophagogastric surgery. Endoscopy 30:453–456
7. Thiede A, Sailer M, Geiger D (2000) Anastomosentechniken am Gastrointestinaltrakt. Chirurg 71:601–614
8. Urschel JD (1995) Esophagogastrostomy anastomotic leaks complicating esophagectomy: A review. Am J Surg 169:634–640

Infizierte Nekrosen und Pankreasabszess: Operative Therapie

R. Isenmann, B. Rau und H. G. Beger

Abteilung Chirurgie I, Chirurgische Universitätsklinik Ulm, Steinhövelstraße 9, 89075 Ulm

Surgical Treatment of Infected Pancreatic Necrosis and Pancreatic Abscess

Summary. Infected pancreatic necrosis and pancreatic abscesses are severe complications of necrotizing pancreatitis. Compared to infected necrosis, pancreatic abscess is associated with lower mortality. Surgical treatment is the current standard. Necrosectomy is performed as a single-step operation in combination with postoperative drainage/lavage or as scheduled re-operation. In selected cases, pancreatic abscesses can be successfully drained by percutaneous interventional drainage. Mortality in infected necrosis is 20 - 30% and 5 - 10% in patients with pancreatic abscess.

Key words: Necrotizing pancreatitis - Infected pancreatic necrosis - Pancreatic abscess - Surgical treatment

Zusammenfassung. Infizierte Pankreasnekrose und Pankreasabszeß sind schwere bakterielle Komplikationen der nekrotisierenden Pankreatitis. Die Prognose des Pankreasabszesses ist besser als die infizierter Pankreasnekrosen. In beiden Fällen ist die chirurgische Sanierung die Standardtherapie zur Beherrschung der Sepsis. Sie besteht aus der Kombination einer Nekrosektomie/Abszeßspaltung mit einem additiven Verfahren zur weiteren Elimination von nekrotischem Material aus dem Abdomen. Beim Pankreasabszeß kann in geeigneten Fällen eine interventionelle Drainage erfolgreich sein. Die Letalität infizierter Pankreasnekrosen beträgt in erfahrenen Händen zwischen 20 und 30%. Beim Pankreasabszeß liegt sie zwischen 5 und 10%.

Schlüsselwörter: Nekrotisierende Pankreatitis - Infizierte Nekrosen - Pankreasabszeß - Operative Therapie

Die Atlanta-Klassifikation der schweren akuten Pankreatitis unterscheidet infizierte Pankreasnekrosen und Pankreasabszeß als wesentliche septische Komplikationen. Beide zeichnen sich durch eine hohe Rate an Sepsis-bedingten, systemischen Komplikationen und damit assoziierter hoher Letalität aus. Sie stellen eine allgemein akzeptierte absolute Indikation zur Operation dar.

Tabelle 1. Klinischer Verlauf bei infizierten Pankreasnekrosen und Pankreasabszeß. Daten von Patienten der Abteilung Chirurgie I der Chirurgischen Universitätsklinik Ulm

	Infizierte Nekrose n=77	Pankreasabszeß n=31	p
Akutes Abdomen	96%	61%	=0,008
APACHE II	12,0 (2–32)	6,0 (0–19)	>0,001
Beginn-Pankreatitis-OP (Tage)	15,5 (1,2–87,5)	42,5 (2,8–134)	=0,0034
Pulmonale Insuffizienz[a]	71,5%	23%	<0,001
Niereninsuffizienz[b]	44%	3%	=0,001
Schock[c]	31%	10%	=0,02
Krankenhausaufenthalt (Tage)	62,5 (1–238)	37,0 (12–140)	=0,007
Letalität	21%	6,5%	<0,05

[a] pO_2<60 mmHg
[b] Serum Kreatinin >180 µmol/L
[c] RR sys. <80 mmHg für mehr als 15 min

Klinik

Im Gegensatz zur infizierten Nekrose, die durch eine diffuse Ausbreitung nekrotischen Materials in der Bursa omentalis und im Retroperitoneum gekennzeichnet ist, handelt es sich beim Pankreasabszeß um einen lokalisierten, meist von einer bindegewebigen Membran umgebenen und mit infiziertem Material gefüllten Prozeß. Pankreasabszesse werden im allgemeinen nach Abklingen der akuten Pankreatitisphase (4–6 Wochen nach Erkrankungsbeginn) diagnostiziert. Die Inzidenz systemischer Pankreatitiskomplikationen ist beim Pankreasabszeß niedriger als bei infizierten Nekrosen; daraus resultiert eine signifikant niedrigere Letalität (Tabelle 1).

OP-Verfahren bei infizierten Pankreasnekrosen

Standard-OP-Verfahren der nekrotisierenden Pankreatitis ist die möglichst schonende, digitale Nekrosektomie. Resezierende Verfahren wie die Pankreaslinksresektion oder die Duodenopankreatektomie sind aufgrund der damit assoziierten hohen Komplikationsrate heute obsolet. Erfahrungsgemäß ist eine vollständige Entfernung aller nekrotischen Areale in einer Sitzung nicht gefahrlos möglich, sondern läßt sich nur durch eine additive Maßnahme erreichen. Derzeit konkurrieren drei Verfahren, denen jedoch die digitale Nekrosektomie gemeinsam ist:

Etappenlavage/offenes Abdomen mit Tamponade des betroffenen abdominellen Kompartiments und wiederholter Lavage in 24–48stündigen Abständen.

Konventionelle Drainage mit Einlage von Drainagen in die Pankreasloge nach Nekrosektomie. Hauptproblem ist die hohe Rate an Re-Operationen; allerdings haben verbesserte präoperative Diagnostik und operative Technik in verschiedenen Zentren zu zufriedenstellenden Ergebnissen geführt.

Postoperative kontinuierliche Bursa Lavage. Nach Nekrosektomie wird ein System dicklumiger Spüldrainagen zur weiteren postoperativen Spülung in der Pankreasloge installiert. Die Bursa omentalis wird verschlossen und so ein Kompartiment zur lokalen Lavage gebildet. Die postoperative Lavage mit Spülmengen bis zu 24 l/Tag kann in Abhängigkeit von Art und Menge des sich darüber entleerenden nekrotischen Materials sukzessive reduziert werden.

Eine generelle Empfehlung zur Wahl des „besten“ Verfahrens kann nicht gegeben werden. Prospektiv-randomisierte Vergleichsstudien fehlen. In erfahrenen Händen liegt die Letalität aller drei Techniken zwischen 15 und 30% (Tabelle 2).

Tabelle 2. Literaturübersicht über Morbidität und Letalität der operativen Therapie infizierter Pankreasnekrosen

Autor		Patienten	Verfahren	Letalität	Komplikationen
Rattner et al.	1992	44	Drainage	29%	?
Bradley et al.	1993	71	Offen	15%	54%
Fernandez-del Castillo et al.	1998	36	Drainage	8%	53%
Tsiotos et al.	1998	57	Halboffen	23%	50%
Büchler et al.	2000	29	Geschl. Lavage	24%	44%
Ulm	2000	120	Geschl. Lavage	29%	42%

OP-Verfahren beim Pankreasabszeß

Die operative Technik entspricht der bei infizierten Pankreasnekrosen. In dafür geeigneten Fällen (singulärer, mit bildgebenden Verfahren gut darstellbarer Abszeß) können mit interventionell plazierten Drainagen zufriedenstellende Ergebnisse erreicht werden. Das späte und lokal begrenzte Auftreten des Pankreasabszesses ist verantwortlich für die im Vergleich zur infizierten Pankreasnekrose bessere Prognose. Die Letalität liegt in spezialisierten Zentren bei etwa 5% (Tabelle 3).

Tabelle 3. Literaturübersicht zur operativen und interventionellen Therapie von Pankreasabszessen. OP=operative Therapie; PD=interventionelle perkutane Drainage

Autor			Patienten	Erfolg	Letalität
Stanten et al.	1990	OP	9	-	0%
Bassi et al.	1990	OP	53	-	7,5%
Van Vyve et al.	1992	OP	20	-	20%
Schoenberg, Rau, Beger	1995	OP	31	-	6,5%
Freeny et al.	1988	PD	23	65%	9%
Adams et al.	1990	PD	29	79%	14%
Mithöfer et al.	1997	PD	29	31%	7%
Van Sonnenberg et al.	1997	PD	59	86%	8%
Baril et al.	2000	PD	25	76%	8%

Literatur

Büchler MW, Gloor B, Müller CA, Friess H, Seiler ChA, Uhl W (2000) Acute necrotizing pancreatitis: Treatment strategy according to the status of infection. Ann Surg 232:619–626

Beger HG, Bittner R, Büchler M, Block S, Nevalainen J, Roscher R (1988) Necrosectomy and postoperative local lavage in necrotizing pancreatitis. Br J Surg 75:207–212

Beger HG, Isenmann R (1999) Surgical Management of Necrotizing Pancreatitis. Surg Clin North Am 794:783–800

Tsiotos GG, Luque-de Leon E, Söreide JA, Bannon MP, Zietlow SP, Baerga-Varela Y, Sarr MG (1998) Management of necrotizing pancreatitis by repeated operative necrosectomy using a zipper technique. Am J Surg 175:91–98

Fernandez Del-Castillo C, Rattner DW, Makary MA, Mostafavi A, McGrath D, Warshaw A (1998) Debridement and closed packing for the treatment of necrotizing pancreatitis. Ann Surg 228:676–684

Bradley EL (1993) A fifteen year experience with open drainage for infected pancreatic necrosis. Surg Gynecol Obstet 177:215–222

Konventionelle Chirurgie der Ulkusperforation: Indikation und Verfahrensweise

A. H. Hölscher, Ch. Gutschow, H. Schäfer und E. Bollschweiler

Klinik und Poliklinik für Visceral- und Gefäßchirurgie, Universität zu Köln, Joseph-Stelzmann-Straße 9, 50931 Köln

Conventional Surgery for Perforated Ulcer: Indication and Treatment

Summary. Open surgery of ulcer perforation still represents the treatment of choice in 2001. This procedure allows a safe approach to the ulcer site and exact excision of the border of the ulcer in order to reach tissue with good vascularisation. In pre-, intra- and post pyloric ulcer perforation the gastric outlet can be palpated after suturing in order to avoid stenosis. In gastric outlet obstruction or large perforated ulcers gastric resection can be performed. Open surgery allows an exact lavage of all quadrants of the abdomen in order to remove all sequelae of peritonitis. According to the current study laparoscopic procedures have no advantages compared to open surgery for ulcer perforation. Conservative treatment includes the risk of safety of diagnosis and difficulties in the continuous clinical monitoring as well as significant disadvantages in case of delayed laparotomy.

Key words: Ulcer perforation – Indication – Surgery – Conservative treatment

Zusammenfassung. Die offene Chirurgie der Ulkusperforation gilt auch im Jahre 2001 als Verfahren der Wahl. Dieses Vorgehen erlaubt eine übersichtliche Einstellung des Ulkus mit der Möglichkeit einer exakten Exzision des Ulkusrandes, um gut durchblutetes nahtfähiges Gewebe zu erreichen. Bei perforierten Ulzera im prä-, intra- und postpylorischen Bereich kann die Durchgängigkeit des Magenausgangs nach der Nahtversorgung palpiert werden. Bei Magenausgangsstenosen oder ausgedehnten Ulkusperforationen kann eine Magenresektion ausgeführt werden. Das offene Vorgehen erlaubt die exakte Lavage aller Partien des Abdomens mit Entfernung sämtlicher Fibrinbeläge als Folge der Peritonitis. Nach den vorliegenden Studien hat das laparoskopische Vorgehen gegenüber dem offenen Vorgehen keine Vorteile. Die konservative Therapie birgt Risiken in der Diagnosesicherung und kontinuierlichen klinischen Überwachung und hat deutliche Nachteile bei verzögerter Operation.

Schlüsselwörter: Ulkusperforation – Chirurgie – Indikation – Konservative Behandlung

Die aktuelle Inzidenz der Ulkusperforation beträgt 4 – 10/100 000 Einwohner pro Jahr [3, 6]. Diese Inzidenz ist, nachdem die H2-Blocker eingeführt wurden, unverändert geblieben; sie weist jedoch eine abnehmende Tendenz auf nach Einführung der Protonenpumpenhemmer und der Helicobacter pylori-Eradikation. Für die Indikationsstellung und Behandlung sind folgende Faktoren in Erinnerung zu rufen: Es handelt sich um eine gutartige Erkrankung, es besteht in der

Regel ein kleiner Defekt, der gut erreichbar ist und leicht verschlossen werden kann. Die Therapie der Grundkrankheit ist sekundär und die Probleme durch die Ulkusperforation entstehen durch die Peritonitis und Begleiterkrankungen des Patienten. Der früher unumstößliche Standard, daß jedes perforierte Ulkus operiert werden muß, ist durch neuere Studien in die Diskussion geraten. Dazu haben folgende Fakten beigetragen: Donovan hat 1998 publiziert, daß sich ca. 50% der Perforationen von selber verschließen [2]. Die im New England Journal of Medicine publizierte prospektiv randomisierte Studie von Crofts mit dem Vergleich operative versus nicht operative Behandlung der Ulkusperforation hat keinen signifikanten Unterschied von Morbidität und Mortalität zwischen beiden Gruppen ergeben [1]. Es wird geschätzt, daß ca. 2/3 der Patienten mit Ulkusperforation konservativ behandelt werden können [5].

Die gängigen konservativen Behandungsprotokolle der Ulkusperforation sehen folgenden Ablauf vor [1, 5, 10]: Bei nachgewiesener Ulkusperforation mit freier Luft unter dem Zwerchfell und Symptomen von weniger als 24 Stunden Dauer, geringen Beschwerden, hämodynamischer Stabilität und nicht vorhandener Sepsis kann eine konservative Therapie begonnen werden. Bestehen diese Symptome jedoch länger als 24 Stunden, hat der Patient ein akutes Abdomen, ist er hämodynamisch instabil oder weist eine Sepsis auf, so erfolgt die Notfalloperation. In der konservativen Behandlungsgruppe wird die Therapie mit Nahrungskarenz, Magensonde, intravenöser Gabe von Antibiotika und Protonenpumpenhemmern eingeleitet sowie eine Kontrastmitteluntersuchung des Magens vorgenommen. Kommt es dabei zu einem Kontrastmittelaustritt in das Abdomen, so wird die Notfalloperation angeschlossen. Entwickelt sich ein akutes Abdomen, eine Sepsis oder wird der Patient hämodynamisch instabil, so wird in der konservativen Behandlungsgruppe ebenfalls notfallmäßig operiert. Der Patient wird 12 Stunden nach Einleiten der konservativen Therapie klinisch untersucht, kommt es dabei nicht zu einer Symptomverbesserung, so erfolgt die Notfalloperation. Die Schwierigkeit dieser aufwendigen Behandlungskonzepte liegt in der Sicherheit, mit der ein Gelingen der konservativen Therapie überwacht bzw. vorhergesagt werden kann. Die Kriterien sind außer beim Kontrastmittel-Röntgen in erster Linie klinischer Natur und damit der subjektiven Einschätzung des Chirurgen überlassen. Diese Überwachung des Abdomens erfordert daher kontinuierlich einen erfahrenen Chirurgen, der mit häufigen Nachuntersuchungen den Patienten begleitet und zum richtigen Zeitpunkt die Entscheidung zur Operation fällt. Die Grenzlinie von 12 Stunden, nach der bei fehlender Symptomverbesserung operiert werden muß, ist insbesondere in größeren Kliniken, in denen auch in der Nacht und am Wochenende eine hohe Operationsfrequenz durch andere Notfälle besteht wie Polytraumen, akute Abdomina, Aortenaneurysmen etc. schwierig einzuhalten.

Eine verzögerte Operation perforierter Ulzera beim Versagen der konservativen Therapie hat nachteilige Effekte für den Patienten, insbesondere hinsichtlich der Mortalität [3, 7, 9]. Svanes hat in einer Regressionsanalyse von 1117 Patienten mit Ulkusperforation dargestellt, daß das Risiko der postoperativen Letalität, wenn es bei <6 Std. mit 1 angesetzt wird, bei 7–12 Std. Verzögerung mit 1,2, bei 13–18 Std. Verzögerung mit 2,8 bei 19–24 Std. Verzögerung bei 3,0 und bei über 24 Std. Verzögerung mit 9,4 eingeschätzt werden muß [7]. Dieses bedeutet, daß die Letalität insbesondere nach 12 Std. und besonders bei Patienten über 50 Jahren und solchen mit perforierten Ulcera ventriculi deutlich ansteigt. Es ist deshalb ganz entscheidend, nicht den Zeitpunkt zu verpassen, wenn eine Laparotomie definitiv indiziert ist [1–3, 7].

Ein weiterer Problempunkt bei der konservativen Therapie der Ulkusperforation ist die Sicherheit der Diagnose, die dabei nicht im Rahmen der Laparotomie überprüft werden kann. Dieses sei an einem Beispiel verdeutlicht. An einem Sonntag wird ein Patient mit einem akuten Abdomen in ein peripheres Krankenhaus eingeliefert und freie Luft festgestellt. Bei der Endoskopie wird ein Ulkus diagnostiziert und eine konservative Therapie eingeleitet. Am Montag erfolgt eine Laparoskopie und das Einlegen einer Drainage in das Abdomen. Nach Besserung am Dienstag kommt es am Mittwoch und am Donnerstag zu Fieber und am Freitagabend zu einer Sepsis, so daß der Patient in die Universitätsklinik verlegt wird. Die unverzüglich durchgeführte Operation in der Samstagnacht ergibt eine 4-Quadrantenperitonitis bei Sigmaperforation ohne Nachweis eines Ulcus ventriculi oder duodeni.

Aufgrund der genannten Fakten ist eine erste Schlußfolgerung zur Indikationsstellung bei der Ulkusperforation möglich: Die konservative Behandlung der Ulkusperforation birgt Risiken durch die Diagnosesicherung und die kontinuierliche klinische Überwachung des Patienten. Es hat sich gezeigt, daß die konservativen Behandlungsprotokolle in der klinischen Routine schwer umsetzbar sind [5]. Bei verzögerter Operation entstehen deutliche Nachteile für den Patienten, insbesondere in Form einer erhöhten Mortalität. Daher ist im Jahre 2001 die Operation weiterhin als Therapie der Wahl anzusehen. Die Ausnahme ist eine funktionelle Inoperabilität.

Perforierte Ulzera sind vorwiegend im Bereich des Bulbus duodeni lokalisiert (35–65%). Im Pylorusbereich finden sich 25–45% und im Magen 5–25% der perforierten Ulzera [8, 10]. Eine Therapie der zugrunde liegenden Ulkuskrankheit durch Vagotomie oder Magenresektion ist in der Regel nicht notwendig, da die Ulkusrezidive durch konservative Behandlung mit Helicobacter pylori-Eradikation und Langzeitprophylaxe in der großen Mehrzahl beherrscht werden können. Eine Manschettenresektion des pyloroduodenalen Übergangs oder eine Magenresektion kann jedoch aus technischen Gründen (<10%) bei Magenausgangsstenose, Riesenulkus oder Ulkuspenetration erforderlich sein. Die konventionelle Therapie der Ulkusperforation besteht in der Ulkusübernähung. Beim Ulcus duodeni wird das Ulkus sparsam exzidiert, um gut durchblutete Ränder für die Naht zu erhalten. Beim Ulcus ventriculi erfolgt eine weite Exzision, um eine Histologie des Geschwürs zu erreichen. In beiden Fällen kann zur Deckung der Ulkusübernähung Omentum majus verwendet werden (Graham Patch). Es gibt jedoch keine Evidenz, daß diese Deckung sicherer ist als die einfache Übernähung.

Zum Vergleich laparoskopische versus offene Chirurgie bei der Ulkusperforation ist eine Vielzahl von Studien vorgelegt worden. Repräsentativ für die Ergebnisse dieser Studien ist die einzige prospektiv randomisierte Studie, die von Lau 1996 publiziert wurde [4]. Dabei wurden 52 Patienten mit Ulkusperforation laparoskopisch und 51 Patienten offen operiert. Das Ergebnis war, daß in der Laparoskopiegruppe der Analgetikaverbrauch geringer, die Operationszeit jedoch länger war. Morbidität und Mortalität sowie weitere Kriterien waren im Vergleich beider Gruppen nicht unterschiedlich.

Die chirurgischen Ergebnisse der offenen Chirurgie bei der Ulkusperforation zeigen bei einer Auswertung von 21 Studien der letzten 20 Jahre mit 2853 Patienten eine mittlere Morbidität von 18,3%. Die Auswertung von 49 Studien mit 7472 Patienten aus dem gleichen Zeitraum ergab eine mittlere Mortalität von 9,2%. Prognosefaktoren für die Mortalität und Morbidität sind das Intervall zwischen Erkrankungsbeginn und Operation, das Ausmaß der Peritonitis, das Alter, das Vorhandensein von Begleiterkrankungen und die Ulkuslokalisation.

Als zweite Schlußfolgerung zur Verfahrensweise kann folgendes zusammengefaßt werden: Therapie der Wahl bei der offenen Behandlung der Ulkusperforation ist die Ulkusexzision und Umstechung. Die chirurgische Behandlung der Grundkrankheit ist in der Regel nicht erforderlich. Vagotomien werden dabei nicht mehr ausgeführt; eine Resektion ist nur aus technischen Gründen bei Riesenulkus, Ulkuspenetration oder Magenausgangsstenose indiziert. Das laparoskopische Vorgehen hat gegenüber dem offenen Vorgehen bei der Ulkusperforation keine Vorteile.

Literatur

1. Crofts TJ, Kenneth GM, Park MB, Stelle RJC, Chung SSC, Li AKC (1989) A randomized trial of non-operative treatment for perforated duodenal ulcer. N Engl J Med 320:970–973
2. Donovan AJ, Berne TV, Donovan JA (1998) Perforated duodenal ulcer. An alternative therapeutic plan. Arch Surg 133:1166–1171
3. Hermansson M, Holstein CS von, Zilling T (1999) Surgical approach and prognostic factors after peptic ulcer perforation. Eur J Surg 165:566–572
4. Lau WY, Leung KL, Kwong KH, Davey IC, Robertson C, Dawson JJW, Chung SCS, Li AKC (1996) An randomized study comparing laparoscopic versus open repair of perforated peptic ulcer using suture or suture less technique. Ann Surg 224:131–138
5. Marshall C, Ramaswamy P, Bergin FG, Rosenberg IL, Leaper DJ (1999) Evaluation of a protocol for the non-operative management of perforated peptic ulcer. Br J Surg 86:131–134

6. Sillakivi T, Yang Q, Peetsalu A, Ohmann C, Copernicus Study Group, Acute Abdominal Pain Study Group (2000) Perforated peptic ulcer: Is there a difference between Eastern Europe and Germany? Langenbecks Arch Surg 385:344–349
7. Svanes C, Lie RT, Svanes K, Lie SA, Soreide O (1994) Adverse effects of delayed treatment for perforated peptic ulcer. Ann Surg 220:168–175
8. Svanes C (2000) Trends in perforated peptic ulcer: Incidence, etiology, treatment and prognosis. World J Surg 24:277–283
9. Wakayama T, Ishizaki Y, Mitsusada M, Takahashi S, Wada T, Fukushima Y, Hatori, Okuyama T, Funatsu H (1994) Risk factors influencing short-term results of gastroduodenal perforation. Surg Today 24:681–687
10. Zittel TT, Jehle EC, Becker HD (2000) Surgical management of peptic ulcer disease today – Indication, technique and out come. Langenbecks Arch Surg 385:84–96

Laparoskopischer Primärzugang und MIC beim akuten Abdomen

A. J. Coburg, Th. Carus, U. Kempf-Günter und Th. Sarwas

Städtische Kliniken Neuss, Chirurgische Klinik I, Preußenstraße 84, 41456 Neuss

Laparoscopy as Primary Access in Acute Abdomen

Summary. 1236 laparoscopies were performed for an acute abdomen (AA) from 1996 to 1999. The clinical severity of AA was grade I in 27, II in 47, III in 26%. Clinical assessment had to be revised in 27.9% by laparoscopy. It revealed correct diagnosis in 95,3%, was unspecific in 4,1%, and misleading in 0,8%. As compared, ultrasound had yielded a correct diagnosis in 42%, X-ray in 28%. In 168 cases (13.6%) only laparoscopy was performed, no surgical therapy was necessary. In 805 patients (65.1%) minimally invasive surgery was performed (AE, CHE, Suturing of ulcer or iatrogenic perforation, etc.). 263 cases (21.3%) required laparotomy. For other causes of AA (ileus, mesenteric infarction, trauma) 127 laparoscopies were performed, 52 of which by minimally invasive surgery. In conclusion, laparoscopy is recommended as primary access in AA with broad indication for its diagnostic superiority and therapeutic option.

Key words: Acute abdomen – Laparoscopy – MIC

Zusammenfassung. Vom 1.1.1996 bis 31.12.1999 führten wir 1236 Laparoskopien wegen eines akuten Abdomens durch. Die klinischen Schweregrade waren I° in 27, II° in 47, III° in 26%. Die Laparoskopie ergab eine Änderung der Beurteilung bzw. des klinischen Schweregrades in 27,9%. Der diagnostische Aussagewert der Laparoskopie war in 95,3% zutreffend, in 4,1% unspezifisch, in 0,8% irreführend; für die Sonographie entsprechend 42/53/5% (bei akuter Galle 94% zutreffend); für Rö-Abdomen 28/49/9% (bei Ulcusperforation 89% zutreffend). – In 168 Fällen (13,6%) erfolgte lediglich die Laparoskopie, war keine chirurgische Therapie erforderlich. In 805 Fällen (65,1%) konnte ein minimal-invasiver Eingriff angeschlossen werden (AE, CHE, Übernähung eines Ulcus oder iatrogenen Perforation etc.). In 263 Fällen (21,3%) wurde die Laparotomie erforderlich. – Wegen anderer Ursachen des AA wie Ileus, Mesenterialinfarkt und Bauchtrauma erfolgten 127 Laparoskopien, davon 52 MIC-Eingriffe. – Der hohe diagnostische Stellenwert und die Option zur MIC (bei gleich hohem Anspruch an die Sicherheit) machen die Laparoskopie zum vorteilhaften Primärzugang beim AA mit weiter Indikation.

Schlüsselwörter: Akutes Abdomen – Laparoskopie – MIC

Die laparoskopische Versorgung des Upside-Down-Magens

F. Schönleben, W. Hohenberger und T. Horbach

Chirurgische Klinik mit Poliklinik, Universität Erlangen, Krankenhausstraße 12, 91054 Erlangen

The Laparoscopic Treatment of the Upside-Down Stomach

Summary. The upside-down stomach, usually occurring in elderly patients, describes an extreme case of paraesophageal hernia. Due to the possibility of life-threatening complications there is an urgent need for surgical intervention. Because of the higher age of these patients it had to be determined if the option of laparoscopically performed reposition and intraabdominal fixation is performable without major complications. From 1997 until February 2001 we operated on 17 patients. Mean age was 69 years (range 46–91). The symptoms have been dysphagia, epigastric/thoracic pain, heartburn and regurgitation (n=12), pulmonary infections (n=8) and anemia (n=9). All of these patients received a laparoscopically performed hiatoplasty and fundophrenicopexy. In the beginning one of the patients received a thoracic drain intraoperatively due to pneumothorax. Two patients had proof of gastroesophageal reflux postoperatively in contrast swallow X-ray control, which became symptomatic in one of these patients. The postoperative course of the remaining patients was free of complications. It could be shown, that laparoscopically performed treatment of upside-down stomach is possible without major complications.

Key words: Upside-down stomach – Paraesophageal hernia – Fundophrenicopexy – Laparoscopy

Zusammenfassung. Der Upside-Down-Magen ist ein seltenes, meist im höheren Lebensalter auftretendes Krankheitsbild und entspricht der Extremform einer paraösophagealen Hernie. Aufgrund der möglichen Komplikationen besteht Operationsindikation. Vor allem Im Hinblick auf das meist hohe Alter der Patienten stellt sich die Frage, ob die laparoskopische Reposition und intraabdominelle Fixation des Magens schonend und komplikationsarm möglich sind. Wir operierten im Zeitraum von 1997 bis Februar 2001 insgesamt 17 Patienten. Das durchschnittliche Alter war 69 Jahre (range 46–91). Der Symptomkomplex erstreckte sich von Dysphagie, epigastrischer/thorakaler Schmerzen, Sodbrennen und nächtlicher Regurgitation (n=12) über pulmonale Beschwerden wie rezidivierende Infekte (n=8) bis hin zur „unklaren Anämie" (n=9). Als Therapie führten wir die laparoskopische Hiatoraphie und Fundophrenikopexie durch. Intraoperativ mußte anfänglich einmal wegen eines Pneumothorax, einmal eine Bülaudrainage gelegt werden. Postoperativ zeigte sich in zwei Fällen im Gastrographinschluck ein Reflux, wovon jedoch nur ein Patient symptomatisch wurde. Der Verlauf der übrigen Patienten war völlig komplikationslos. Anhand unseres Patientenguts kann gezeigt werden, daß auch im höheren Alter die laparoskopische Versorgung des Upside-Down-Magens mittels Fundophrenikopexie schonend und komplikationsarm möglich ist.

Schlüsselwörter: Upside-Down-Magen – Paraösophageale Hernie – Fundophrenikopexie – Laparoskopie

Die intestinale Blutung unbekannter Lokalisation – Diagnostisches Procedere

G. Stöhr und F. Schulze

Georg-August-Universität, Klinik für Allgemeinchirurgie, Robert-Koch-Straße 40, 37075 Göttingen

Intestinal Bleeding of Unknown Localisation: Diagnostic Procedure

Summary. Postduodenal intestinal bleeding demands an exact localisation which directly determines the surgical therapy. In an emergency, colonoscopy is to unspecific due to coincidentally occurring bleeding in up to 20% of the cases. In our opinion, the bleeding intensity determines the diagnostic procedure. In moderate bleeding (up to 2 units of blood per day) we prefer a ^{99m}TC-erythrocyte-pool-scintigraphy which gives a sufficient localisation for the terminal ileum and colon (approx. 0.1 ml/min). In higher bleeding intensities (more than 2 units of blood per day), the selective angiography is more accurate and faster for localisation in the small and large bowel (1–2 ml/min).

Key words: Intestinal bleeding – Erythrocyte scintigraphy – Angiography

Zusammenfassung. Distal des Duodenums gelegene intestinale Blutungen erfordern im Hinblick auf Operationstaktik und -ausmaß eine präoperative Lokalisatonsdiagnostik. Die Koloskopie ist im Notfall nur eingeschränkt praktikabel und wegen bis zu 20% koinzidenter Kolonblutungen unzureichend spezifisch. Die Blutungsintensität bestimmt das diagnostische Procedere: Die ^{99m}TC-Erythrozyten-Pool-Szintigraphie bei moderater Blutung (bis 2 EK's/d) mit ausreichend genauer Lokalisation im Bereich des terminalen Ileums und Kolons ab einer Blutungsaktivität von 0,1 ml/min. Die selektive Angiographie (über 2 EK's/d) mit schneller und exakter Zuordnung in Dünn- und Dickdarm ab einer Blutungsaktivität von 1–2 ml/min.

Schlüsselwörter: Intestinale Blutung – Erythrozytenszintigraphie – Angiographie

Inzidenz und Erkennung von Gallenwegsverletzungen bei laparoskopischer Cholecystektomie

K. Ludwig, J. Bernhardt, L. Wilhelm und H. D. Czarnetzki

Klinik für Chirurgie, Südstadt-Klinikum Rostock, Südring 81, 18059 Rostock

Injuries and Detection of Common Bile Duct Injuries During Laparoscopic Cholecystectomy

Summary. In the presented metaanalysis 40 reports between 1991 and 2000 were enrolled. The main incidence for CBD injuries during 327,532 LC's was 0.36% (range 0–1.4%). Under the approach of routine IOC the incidence was 0.21% and the rate of diagnosis at the time of cholecystectomy 75–90% in contrast to selective use of IOC (0.43% and 44.5%). In 405 cases of major CBD injuries (NEUHAUS-classification, exclusive type A) severe injuries predominated in 83.9% of the cases. In 45.7% of all patients the reconstruction with the help of a bilio-digestive anastomosis were necessary. In 34.8% of the cases a second intervention must be done in the follow up of 4 years after LC. In IOC-group type C lesions predominated in 75% of the cases, whereas severe type D injuries occurred only in 7.7% (vs. 46.1% w.o. IOC). The repair of the injury must be done with a bilio-digestive anastomosis in 19.2% in IOC group (vs. 57.7%) and a secondary operation was necessary in 7.7% of the injuries (vs. 41% without IOC).

Key words: Common bile duct injury – Laparoscopic cholecystectomy – Intraoperative cholangiography

Zusammenfassung. Aus 2104 Literaturstellen zwischen 1999 und 2000 konnten 40 Studien für eine Metaanalyse selektiert werden. Insgesamt betrug die Inzidenz von Gallenwegsverletzungen bei 327 532 LC 0,36% (0–1,4%). Bei Durchführung der Routine-IOC lag die Verletzungshäufigkeit bei 0,21% und die Rate der intraoperativen Diagnosestellung bei 75–90%, wohingegen bei selektivem IOC-Einsatz in 0,43% der Fälle Verletzungen auftraten und lediglich 44,5% intraoperativ erkannt wurden. Unter den 405 analysierten Major-Verletzungen (NEUHAUS-Klassifikation, ohne Typ A) dominierten Defektläsionen in 83,9%. Bei 45,7% im Gesamtkrankengut mußte eine bilio-digestive Anastomosierung erfolgen. Bei 34,8% der Betroffenen wurde innerhalb von 4 Jahren nach LC eine Reintervention erforderlich. In der Gruppe mit Verletzungen bei durchgeführter IOC überwogen Typ-C-Läsionen in 75% der Fälle gegenüber Typ-D-Verletzungen mit 7,7% (vs. 46,1% ohne IOC). Die Anlage einer biliodigestiven Anastomose wurde bei 19,2% der Patienten, eine Reoperation bei 7,7% in der IOC-Gruppe notwendig (vs. 57,7% und 41% ohne IOC), was sich als signifikant erwies.

Schlüsselwörter: Gallenwegsverletzung – Laparoskopische Cholecystektomie – Intraoperative Cholangiographie

Die Chirurgie gastroduodenaler Ulcuskomplikationen – Eine Risikoanalyse des Einflusses ulcerogener Medikamente

J.-P. Ritz, C.-T. Germer, G. Berger und H. J. Buhr

Chirurgische Klinik I, Universitätsklinikum Benjamin Franklin, Freie Universität Berlin, Hindenburgdamm 30, 12200 Berlin

Surgery of Peptic Ulcer Complications: Risk Analysis of Medication

Summary. 1. Non-steroidal antiphlogistics (NSAID) related peptic ulcer disease is associated with older patient age, higher comorbidity rate and a higher rate of patients history of ulcer complications. 2. The combined treatment of patients with NSAID and corticosteroids (CS) increases the morbidity and mortality of peptic ulcer complications as well as the risk of recurrent disease. The treatment with NSAID or CS allone represents no independent risk factor in the treatment of gastroduodenal ulcer. 3. Patients with a combination of multiple risk factors for peptic ulcer should be treated by a consequent prophylactic medication and a reduction of NSAID-gastrotoxicity.

Key words: Peptic ulcer – Risk factor – Antiphlogistics – Corticosteroids

Zusammenfassung. 1. Das medikamentös induzierte gastroduodenale Ulcus geht mit einem höheren Patientenalter, einer höheren Rate an Nebenerkrankungen und einem höheren Anteil an vorbestehenden Ulcuserkrankungen einher. 2. Durch die Kombinationstherapie von NSAID und Corticosteroiden steigt die Morbidität und Mortalität der Ulcuskomplikation sowie das Rezidivrisiko an. Die alleinige Einnahme von CS oder NSAID stellt keinen unabhängigen Risikofaktor in der Behandlung komplizierter gastroduodenaler Ulcera dar. 3. Patienten mit einer Kombination mehrerer ulcerogener Risikofaktoren sollten durch eine Reduktion der NSAID-Gastrotoxizität und durch eine konsequente Ulcusprophylaxe behandelt werden.

Schlüsselwörter: Ulcuskomplikation – Risikofaktoren – Antiphlogistika

Chirurgie des Schilddrüsenkarzinoms

H.-D. Röher, P. E. Goretzki, J. Witte und K. M. Schulte

Klinik für Allgemein- und Unfallchirurgie, Universitätsklinikum Düsseldorf, Moorenstraße 5, 40225 Düsseldorf

Surgery of Thyroid Cancer

Summary. Total thyroidectomy is still standard for treatment of differentiated carcinoma. Only encapsulated T1-tumors in low risk patients allow limited radicality with hemithyroidectomy. In T3/4-tumors a 50% regional lymph node involvement is to be expected and therefore consequent systematic is dissection lymphnode advisible. Fine needle biopsy cytology is strongly recommended for early diagnosis and planning of surgery. Planning of reoperative surgery should be considered in case of recurrence before other treatment modalities. Our own experience is based on 708 patients (1986–1998).

Key words: Differentiated thyroid cancer – Operative radicality

Zusammenfassung. Standardeingriffe des differenzierten Schilddrüsenkarzinoms ist unverändert die vollständige Thyreoidektomie mit Einschluß des zentralen Lymphknotenkompartments. Eingeschränkte Radikalität mit z.B. Hemithyreoidektomie ist zu beschränken auf gekapselte, nicht infiltrierend wachsende Karzinome T1, N0 bei Niedrigrisikopatienten. Jenseits von T3/T4-Tumoren ist mit einer über 50%igen regionalen Lymphknotenbeteiligung zu rechnen, die konsequente systematische laterale Dissektion empfehlenswert. – Bei im Median 6jähriger Nachbeobachtungsdauer erzielen T1/2-, N0/1a-, M0-Tumoren zu 93% Tumorfreiheit, T2/4, N1a/b, M0 nur noch zu 52%. – Für die Verdachtsdiagnose und die Eingriffsplanung sollte umfänglich Gebrauch von Punktionszytodiagnostik gemacht werden. Bei Rezidiven sind operative Möglichkeiten vor der Radiojod-Therapie auszuschöpfen. Aussagen basieren auf eigenen Erfahrungen bei 708 Patienten (1986–1998).

Schlüsselwörter: Differenzierte Schilddrüsenkarzinome – Operative Radikalität

Akute Pankreatitis

Krankheitsverlauf bei akuter Pankreatitis

J. Mayerle und M. M. Lerch

Medizinische Klinik und Poliklinik B, Westfälische Wilhelms-Universität Münster, Albert Schweitzer-Strasse 33, 48129 Münster

Natural Course of Acute Pancreatitis

Summary. The incidence of acute pancreatitis per year is estimated to be between 10 and 46 per 100000 population. The mortality rate of acute edematous pancreatitis is below 1%, whereas patients suffering from hemorrhagic-necrotizing pancreatitis die in 10–24% of cases. In 80% acute pancreatitis is caused by either gallstone disease or excessive alcohol consumption. As of today no specific therapy has been developed for the treatment for acute pancreatitis. Acute pancreatitis is characterized by specific clinical and morphological alterations that occur in a time dependent manner. Frequently occuring complications are parenchymal necrosis (15–25%), multiorgan failure (10–26%), pancreatic pseudocysts (5–15%), recurrence of pancreatitis (21%) endocrine (6.5%) and exocrine (13–27%) insufficiency and a transition to chronic pancreatitis (10–25%).

Key words: Gene mutatation – Necrosis – Organ failure – Trypsinogen

Zusammenfassung. Die Inzidenz der Neuerkrankungen an akuter Pankreatitis liegt bei 10–46/100000 im Jahr. Bei der unkomplizierten (früher ödematös-interstiellen) Pankreatitis liegt die Mortalität unter 1%, während die hämorrhagisch-nekrotisierende Pankreatitis mit einer Sterblichkeit von 10–24% belastet ist. 80% der Fälle einer akuten Pankreatitis werden durch Gallenwegserkrankungen oder Alkoholabusus verursacht. Alle bisherigen Bestrebungen zur Entwicklung einer spezifisch medikamentösen Therapie müssen als gescheitert betrachtet werden. Die akute Pankreatitis zeichnet sich durch einen zeitabhängigen Verlauf mit stadienspezifischen klinisch morphologischen Veränderungen aus. Als häufigste Komplikationen treten Pankreasparenchymnekrosen (15–25%), ein Multiorganversagen (10–26%), Pankreaspseudozysten (5–15%), Rezidivpankreatitiden (21%), eine endokrine (6,5%) oder exokrine (13–27%) Insuffizienz oder der Übergang in eine chronische Pankreatitis (10–25%) auf.

Schlüsselwörter: Genmutationen – Nekrose – Organversagen – Trypsinogen

Die Inzidenz der Neuerkrankungen an akuter Pankreatitis liegt zwischen 10–46/100 000 Einwohner, somit sind 2% des klinischen Krankengutes betroffen [1]. Die akute Pankreatitis zählt zu den häufigen gastroenterologischen Erkrankungen. In den letzten 30 Jahren konnte eine steigende Inzidenz beobachtet werden. Erklärbar ist dies vor allem durch die Zunahme der Sensitivität und Spezifität klinischer Diagnostik. Mit der flächendeckenden Einführung des Phadebas-Test zur Bestimmung des Amylasespiegels im Serum 1971 verdoppelte sich die Inzidenz [2]. Regionale Unterschiede enstehen zum einen durch das gehäufte Auftreten ätiologischer Faktoren, zum anderen durch den unterschiedlichen Grad der Erfassung durch Krankheitsregister und die Varianz der Diagnosekriterien. So reicht in den Vereinigten Staaten ein Anstieg von Amylase oder Lipase im Serum auf das doppelte der Norm (Inzidenz 80/100 000) zur Diagnosestellung aus, während in Europa ein Anstieg auf das dreifache der Norm gefordert wird. In einem nicht unerheblichen Teil der Fälle (12,3–53,7%) kann die Diagnose erst post mortem in der Autopsie gestellt werden.

Im klinischen Verlauf lassen sich für die akute Pankreatitis zwei Formen unterscheiden, deren Auftreten unabhängig von der Ätiologie der Erkrankung ist: die akute interstitiell-ödematöse Pankreatitis (75–85%) mit einer Letalität unter 1% und die akute hämorrhagisch-nekrotisierende Pankreatitis (15–25%) mit einer Letalität zwischen 10–24%. Beide Verlaufsformen – anders als die chronische Pankreatitis – können entweder komplett ausheilen oder in einer Defektheilung enden. Die prospektive Single Center Studie von S. Bank, durchgeführt am Island Jewish Medical Center, zeigt für den Untersuchungszeitraum 1978–1997 eine stetige Abnahme der Mortalität von 13,5% (1978–1982) auf 5% (1993–1997). Die Aufschlüsselung der Mortalität nach Zugehörigkeit zu definierten ätiologischen Gruppen ergab keinen signifikanten Unterschied. Gründe für die Abnahme der Mortalität sind nicht die Einführung einer spezifischen medikamentösen Therapie der akuten Pankreatitis, sondern vielmehr die obligate Hospitalisierung auf einer Intensivstation von Patienten mit schwerer akuter Pankreatitis (Ransons score >5) mit nachfolgender intensivierter supportiver Therapie, die Zunahme der Sensitivität der Diagnosestellung durch bildgebende (Detektion von Nekrosen mittels CT) und laborchemische Parameter (Bestimmung der Entzündungsaktivität durch CRP) und die eher abwartende Haltung im Hinblick auf eine chirurgischer Intervention bei Ausbildung von Nekrosen. Die in dieser Studie publizierten Daten entsprechen einem weltweiten Trend [3] (Abb. 1). Alle Versuche eine spezifische Therapie durch Hemmung der Pankreassekretion oder durch Hemmung der intrapankreatischen Proteaseaktivität zu etablieren, müssen als gescheitert betrachtet werden. Die akute Pankreatitis wird durch unterschiedliche Noxen verursacht. In 40–50% wird eine Cholezysto- oder Choledocholithiasis, eventuell auch eine Mikrolithiasis als Ursache der akuten Entzündung des Pankreas gefunden. Nach Kelly et al. [4] muss deshalb bei Diagnosestellung einer akuten Pankreatitis mit Nachweis von Gallenwegskonkrementen eine Cholezystektomie noch während des primären stationären Aufenthaltes vorgenommen werden. Die Rezidivrate nach primär biliärer akuter Pankreatitis ohne Cholezystektomie liegt bei 38–53%, mit Cholezystektomie bei 1–2%. Die Mortalität einer Rezidivpankreatitis auf dem Boden einer Gallenwegserkrankung wird auf

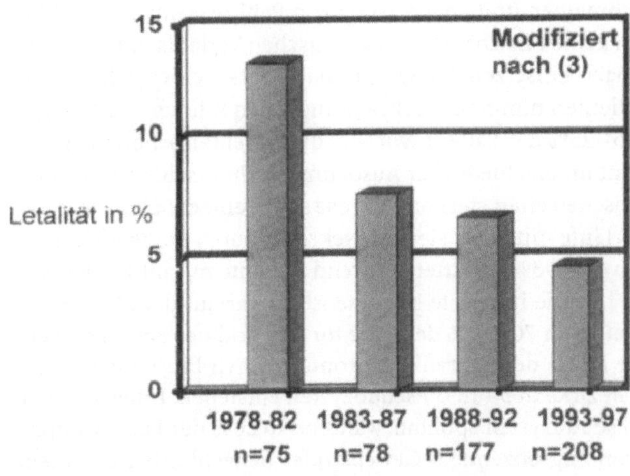

Abb. 1

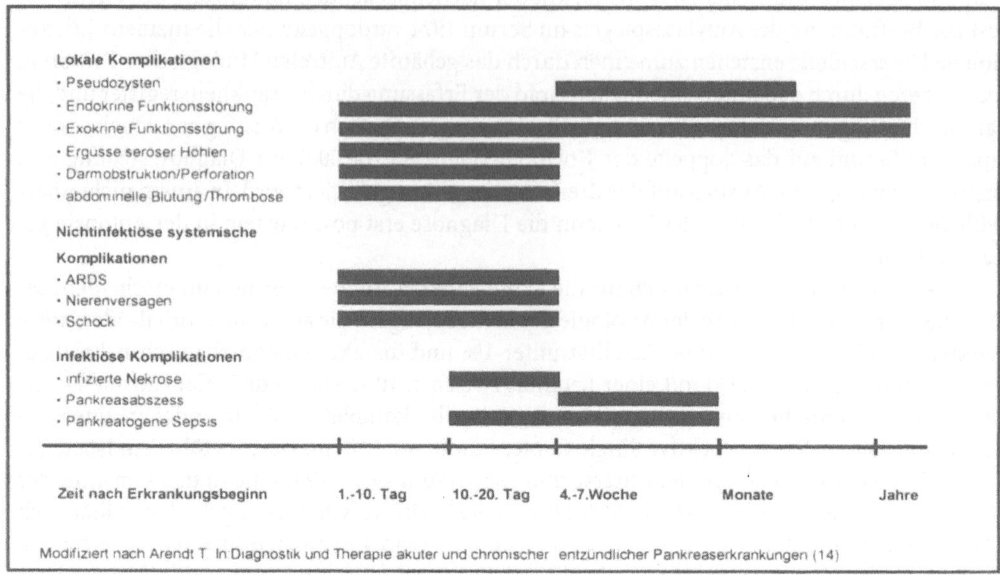

Abb. 2. Komplikationen bei akuter nekrotisierender Pankreatitis im zeitlichen Verlauf

7% geschätzt [4]. Exzessiver Alkoholabusus ist die zweithäufigste Ursache für die Enstehung einer akuten Pankreatitis. In 20–40% der Fälle gibt der Patient an, einen regelmässigen Alkoholabusus zu betreiben. Unklar bleibt, ob Alkohol im Exzess als pathogenetischer Faktor für eine akute Pankreatitis betrachtet werden kann oder ob sich der Alkoholkonsum nur in einem vorgeschädigten Organ, im Sinne einer chronischen Pankreatitis, als akuter Schub äussert [5]. Neben seltenen Ursachen, wie Stoffwechselerkrankungen, Systemerkrankungen, Infektionen, Obstruktionen des Pankreasganges, medizinischen Eingriffen und Intoxikationen, bleibt die Ätiologie der akuten Pankreatitis in 10–30% der Fälle ungeklärt. In jüngster Zeit wurden als pathogenetische Faktoren für die akute Pankreatitis mit familiärer Häufung mehrere krankheitsrelevante Punktmutationen im Trypsinogen-Gen, sowie im Protease-Inhibitor Gen SPINK-1 identifiziert [6].

Die akute Pankreatitis zeichnet sich durch eine Vielfalt an klinischen Schweregraden aus. Sie weist einen zeitabhängigen Verlauf mit stadienspezifischen klinisch morphologischen Veränderungen und Komplikationen auf (Abb. 2). Initial beginnt die Erkrankung meist akut mit abdominellen gürtelförmigen Oberbauchschmerzen und dem Anstieg von Pankreasamylase und Lipase im Serum. Diese Befunde erlauben keine Einschätzung des klinischen Verlaufs und der Prognose. Innerhalb der ersten 3–4 Tage nach Einsetzen der Symptomatik entscheidet sich der klinische Verlauf [7]. Bei 75–85 % der Patienten nimmt die Erkrankung einen milden Krankheitsverlauf mit restitutio ad integrum. In 15–25% der Fälle entwickeln die Patienten schon in einem frühen Stadium Parenchymnekrosen mit unterschiedlicher Ausdehnung. Unterschieden werden muss hierbei bezüglich der Letalität zwischen einer sterilen Nekrose sowie einem bakteriell oder mit Pilzen infizierten Nekroseareal. Verläufe mit einer sterilen Nekrose (durch Feinnadelpunktion gesichert) sind mit einer Letalität von 2–3% behaftet, während Verläufe mit infizierter Nekrose in 14–16% der Fälle letal enden [8]. Die infizierte Nekrose ist im Verlauf der akuten hämorrhagisch nekrotisierenden Pankreatitis in 70–80% der Fälle für den Tod des Patienten verantwortlich. Im Anschluss an die akute Phase der Erkrankung können durch Einschmelzungsprozesse der entzündlich veränderten Bezirke in 5–15% Pseudozysten entstehen. Innerhalb der ersten 6 Wochen regredieren 40% der Pseudozysten spontan, während in 20% der Fälle Komplikationen wie Infektion, Verlagerung von angrenzendem Gewebe oder benachbarten Organen,

Zystenruptur oder eine persistierende Pankreatitis eine Intervention notwendig werden lassen. Nach 12 Wochen ist die Spontanregression von Pseudozysten sehr unwahrscheinlich, und Komplikationen werden in bis zu 2/3 der Fälle beobachtet. Ursächlich für die Enstehung von Komplikationen durch Pseudozysten ist die Grössenzunahme bis über 5 cm [9]. Treten Beschwerden durch die Pseudozystenbildung auf, kann entweder eine operative Entfernung oder eine perkutane bzw. endoskopische Drainage durchgeführt werden. Beide therapeutische Verfahren weisen hinsichtlich des technischen Erfolges und der Rezidivrate äquivalente Ergebnisse auf [10]. Es sollte bei geringerer Belastung des Patienten deshalb eine endoskopische oder perkutane Drainage eingelegt werden. Die intra-gastrale Ableitung mittels Pigtail-Katheter ist mit den geringsten Komplikationen verbunden.

In 21% der Fälle von akuter Pankreatitis tritt unter oralem Kostaufbau, in 50% davon in den ersten 2 Tagen, ein Krankheitsrezidiv auf. In einer Multicenter-Studie von Levy et al. fand sich ein Zusammenhang zwischen der Höhe der Lipase im Serum und der Rezidivhäufigkeit. 39% der Patienten mit einer Lipase über der dreifachen Norm erlitten klinisch, biochemisch und radiologisch ein Rezidiv, während nur 16% in der Gruppe der Patienten mit einer Serumlipase kleiner als das dreifache der Norm erneut Krankheitssymptome entwickelten. Ein Rezidiv mit akutem Schmerz verdoppelte die Hospitalisationsdauer. Weitere Faktoren, die die Rezidivhäufigkeit nach akuter Pankreatitis beeinflussten, waren die Dauer der vorher bestehenden Schmerzen und der Schweregrad der Pankreatitis im CT [11].

In einer finnischen Langzeitstudie über 19 Jahre mit 2678 Patienten mit akuter Pankreatitis erlitten 62% der Patienten mit einer alkoholinduzierten Pankreatitis ein Rezidiv. 38% der sich erstmals manifestierenden Pankreatitiden waren alkoholinduziert, während bei den Rezidivpankreatitiden 58% durch Alkoholkonsum verursacht worden waren. 80% der Rezidive traten in den ersten 4 Jahren nach Erstmanifestation einer akuten Pankreatitis auf [12].

Als weitere Folgeschäden einer akuten Pankreatitis treten sowohl eine exokrine als auch eine endokrine Insuffizienz auf. Für die exokrine Insuffizienz findet sich unter konservativer Therapie nach 10 Jahren eine restitutio ad integrum, während in den ersten zwei Jahren nach der Erkrankung 13–27% der Patienten für exokrine Hormonpräperate substitutionspflichtig sind. Patienten, die initial operativ therapiert wurden, sind bedingt durch den manifesten Gewebeverlust auch nach 5 Jahren in 70% der Fälle auf eine Enzymsubstitution angewiesen [13]. Für die endokrine Insuffizienz zeigt sich ein ähnliches Bild. Konservativ therapierte Patienten leiden in 6.5% der Fälle nach 10 Jahren unter einer diabetischen Stoffwechsellage, während Patienten nach Nekrosektomie oder Pankreasteilresektion in 54–92% der Fälle nach 8 Jahren insulinpflichtig sind. Die Lebenserwartung von Patienten mit akuter Pankreatitis nach Krankenhausentlassung entspricht in etwa der der Allgemeinbevölkerung [13]. Nach abgelaufener Pankreatitis entwickelt etwa jeder zehnte Patient im Verlauf eine chronische Pankreatitis, jedoch jeder vierte Alkoholkranke. (P. G. Lankisch, unveröffentlichte Daten, n=220).

Literatur

1. Imrie CW, McKay CJ (1999) Incidence, mortality rate and underdiagnosis of acute pancreatitis. In: Pancreatic Disease towards the year 2000, Editor: Johnson CD, Imrie CW p 57–64. Springer press, London
2. Wilson C, Imrie CW (1990) Changing patterns of incidence and mortality from acute pancreatitis in Scotland, 1961–1985. Br J Surgery 77:731–734
3. Bank S (1999) Clinical course of acute pancreatitis: what has changed in recent years? in Acute pancreatitis novel concepts in Biology and therapy, Editors: Büchler MW, Uhl W, Friess H, Malfertheiner P, p 163–169. Blackwell Science Oxford
4. Kelly TR (1980) Gallstone pancreatitis: the timing of surgery. Surgery 88:345–350
5. Steer ML (1993) Etiology and pathophysiology of acute panreatitis. In: The exocrine pancreas. Biology, pathobiology, and diseases. Editor Go VLW et al. p 581–591. Raven press, New York
6. Etemad B, Whitcomb DC (2001) Chronic pancreatitis: diagnosis, classification, and new genetic developments. Gastroenterology 120(3):682–707
7. Beger HG, Bittner R, Block S, Büchler MW (1986) Bacterial contamination of pancreatic necrosis, a prospective clinical study. Gastroenterolgy 91:433–438
8. Ho HS, Frey CF (1997) The role of antibiotic prophylaxis in severe acute pancreatitis. Arch Surg 132:487–493

9. Vitas GJ, Sarr MG (1992) Selected management of pancreatic pseudocysts: operative versus expectant management. Surgery 111:123–130
10. Howard JM (1989) Cystic neoplasm and true cysts of the pancreas. Clin North Amer 69:651–65
11. Levy P, Heresbach D, Pariente EA, Boruchowitz A, Delcenserie R, Millar B, Moreau J, Le Bodic L, De Calan L, Barther M, Sauvaner A, Bernardes P (1997) Frequency and risk factors of recurrent pain during refeeding in patients with acute pancreatitis: a multivariate multicentre prospective study of 116 patients. Gut 40:262–266
12. Pelli H, Sand J, Laippala P, Nordback I (2000) Long-term follow-up after the first episode of acute alcoholic pancreatitis: time course and risk factors for recurrence. Scand J Gastroenterol. 35(5):552–555
13. Doepel M, Eriksson J, Halme L, Kumpulainen T, Höckerstedt K (1993) Good long-term results in patients surviving severe acute pancreatitis. Br J Surg 80:1583–1586
14. Arendt T (1999) Akute Pankreatitis. In: Diagnostik und Therapie akuter und chronischer entzündlicher Pankreaserkrankungen. Hrgs: Fölsch U p 32–51, Uni-Med Verlag, Bremen

Akute abdominelle Notzustände

Behandlungsstrategie bei iatrogener Dickdarmperforation

H. Lippert und B. Falkenberg

Chirurgische Universitätsklinik, Leipziger Straße 44, 39120 Magdeburg

Therapy of Iatrogenic Perforation of the Colon

Summary. Iatrogenic perforation of the colon is a rare but feared complication of coloscopy with an incidence of up to 0.3%. During a period of 12 years we saw 14 perforations of this kind. The therapeutic approach varies with the state of peritonitis and type of perforation. Conservative primary therapy should only be chosen in rare cases. Classic operative therapy ranges from simple suturing to partial resection of the colon, in cases including even formation of a colostomy. In case of diffuse peritonitis discontinuity resection following Hartmann is still recognized as a secure procedure. Lethality of 7.1% in our own patients confirms the effectivity of conventional operating methods.

Key words: Coloscopy - Perforation - Therapy

Zusammenfassung. Die iatrogene Perforation des Dickdarmes ist eine seltene aber gefürchtete Komplikation der Koloskopie, die in einer Häufigkeit bis zu 0,3% auftritt. In einem 12 Jahres-Zeitraum beobachteten wir 14 solcher Perforationen. Das therapeutische Vorgehen ist abhängig vom Ausmaß der Peritonitis und von der Art der Perforation. Die primär konservative Therapie sollte seltenen Fällen vorbehalten bleiben. Die klassischen Operationsverfahren reichen von der einfachen Übernähung bis hin zur Resektion, ggf. mit Anlage eines Anus praeter. Beim Vorliegen einer diffusen Peritonitis stellt die Diskontinuitätsresektion nach Hartmann auch heute noch ein sicheres Verfahren dar. Die Letalität von 7,1% im eigenen Krankengut bestätigt die Effektivität der konventionellen Operationsmethoden.

Schlüsselwörter: Koloskopie - Perforation - Therapie

Die Ursachen für eine iatrogene Verletzung des Dickdarmes sind vielfältig, ebenso uneinheitlich sind die propagierten Behandlungsstrategien. Zumeist werden unter iatrogenen Dickdarmperforationen die Läsionen im Rahmen einer Koloskopie verstanden. Aber auch ungewollte Verletzungen bei einer Operation gehören, weitläufig betrachtet, zu dieser Problematik, ebenso wie Perforationen durch Einläufe, falsch plazierte Drains, Strahlenschäden u.s.w.

In unserem Krankengut fanden wir am häufigsten eine Perforation durch eine diagnostische oder therapeutische Koloskopie. Deshalb soll diese Art der Komplikation im Vortrag besonders hervorgehoben werden.

Tabelle 1. Perforationen bei der Koloskopie. Häufigkeit (diagn./therap. Koloskopie)

Autor	Jahr	Anzahl	Perfor.-rate (%)
Frühmorgen et al. [3]	1979	27100	0,2
		8300 Polyp.	0,3
Carpio et al. [1]	1989	5424	0,26
Hall et al. [6]	1991	17500	0,09
Luchette et al. [11]	1992	4593	0,6
Jentschura et al. [9]	1994	29695	0,4–0,83
Lo et al. [10]	1994	26708	0,04
Farley et al. [2]	1997	57028	0,075
Orsoni et al. [12]	1997	36000	0,13
eigene Ergebnisse	2001	1700	0,06

Einleitung

Der Frankfurter Geburtshelfer Philipp Bozzini führte um 1807 in Wien die erste Rektoskopie durch. Einen wirklichen Aufschwung erfuhren endoskopische Untersuchungen erst vor etwa 40 Jahren, nachdem Hirschowitz die flexiblen Fiberendoskope einführte [7]. Endoskopische Untersuchungstechniken haben inzwischen viele Röntgenuntersuchungen verdrängt. Dies betrifft den oberen und unteren Magen-Darm-Trakt gleichermaßen. Läsionen bei der Endoskopie sind selten. Kommt es zu einer Perforation oder sonstigen Läsion, sind die Konsequenzen für Patient und Arzt jedoch eminent.

Die Häufigkeit der Perforation bei einer endoskopischen Untersuchung des Dickdarmes wird unterschiedlich angegeben (Tabelle 1). Für die alleinige Rektoskopie reichen die Zahlenangaben zwischen 1 : 10000 bis 50000. Im eigenen Krankengut sahen wir bei 6850 Rektoskopien seit 1988 keine schwerwiegende Komplikation, insbesondere keine Perforation.

Bei der Koloskopie liegt die Komplikationsrate sicherlich höher. Derzeit ist von einer Häufigkeit von unter 0,3% auszugehen. Wird gleichzeitig eine Polypektomie durchgeführt, steigt das Risiko einer Läsion an. Nach einer Sammelstatistik von Frühmorgen u. Demling [9] kam es bei 27100 diagnostischen Koloskopien zu 37 Perforationen (0,2%). Bei 8300 Koloskopien mit Polypektomie wurden 26 Perforationen beobachtet, dies entspricht einer Rate von 0,3%. Lo u. Beaton [10] berichteten 1994 über eine erstaunlich niedrige Perforationsrate von 0,04% bei 26708 Koloskopien. Orsoni fand 1997 in Auswertung von 36000 Koloskopien eine Rate von 0,13% [12]. Andere Autoren berichten aber auch über wesentlich höhere Perforationsraten, von 0,3–0,8% bei diagnostischen und 0,2–2,0% bei therapeutischen Koloskopien.

Eigenes Krankengut

Im Zeitraum von 1988 bis 2/01 beobachteten wir an der Chirurgischen Universitätsklinik Magdeburg insgesamt 37 iatrogene Läsionen im kolorektalen Bereich (Tabelle 2). Die meisten Patienten wurden uns von auswärts zugewiesen. Bei 21 Patienten kam es durch eine Koloskopie oder einen Kontrasteinlauf zu einer Läsion im kolorektalen Bereich. Bei 14 Patienten ereignete sich die Läsion bei einer Koloskopie (Tabelle 3). Bei 13 Patienten handelte es sich um eine Perforation und in einem Fall um eine Milzruptur bei intaktem Dickdarm.

Die Perforationen im Rahmen eines Kontrasteinlaufes sind nur historisch bedeutsam, in den letzten Jahren haben wir keine solche Läsionen beobachtet.

Tabelle 2. Iatrogene Perforationen und Läsionen im kolorektalen Bereich (eigenes Krankengut 1988–2/01)

Ursache	n	Letalität
Kontrasteinlauf	7	2
Koloskopie	14	1=7,1%
Einlauf	3	3
intraoperativ	5	2
Drain	4	0
Pigtail-Katheter	3	0
Afterloading	1	1
Summe	37	9=24,3%

Tabelle 3. Perforationen und Läsionen nach Koloskopie (eigenes Krankengut 1988–2/01)

Patient	Alter/J. Geschl.	Z. n. Diagnose	Lokalisation, Therapie	Verlauf
S. I.	60/w	Polypektomie (T2-Karzinom)	Sigmaresektion, prim. Anastomose	Entlassung
F. R.	71/m	Polypektomie (Adenom)	Sigma, Hartmann-Op.	Entlassung
F. Sch.	83/m	Koloskopie (Divertikulitis)	Sigmavor-verlagerung	Ex. letalis, Pneumonie
G. N.	59/m	Koloskopie (T4-Querkolon-karzinom)	subtot. Kolektomie Anastomosenstoma	Entlassung
W. S.	60/m	Koloskopie (Milzläsion, Darm ohne Befund)	Splenektomie	Entlassung
I. R.	76/w	Polypektomie (Adenom)	Zökum, kons.	Entlassung
G. K.	69/m	Koloskopie (Divertikulitis)	Sigma, Übernähung, Anus praeter	Entlassung
M. S.	60/w	Polypektomie (Adenom, Stromschaden)	Zökum, Übernähung	Entlassung
H. H.	83/m	Koloskopie (Divertikulose)	Hartmann-Op.	Entlassung
K. K.	64/m	Koloskopie (ischäm. Colitis)	Sigmaresekt.	Entlassung
B. I.	68/w	Koloskopie (Divertikulitis)	Hartmann-Op.	Entlassung
R. A.	94/m	Koloskopie (Polypabtrag.)	Hartmann-Op.	Entlassung
H. S.	64/w	Koloskopie (Ovarialkarzinom)	Übernähung Anus praeter	Entlassung
B. E.	93/w	Koloskopie (Divertikel)	Übernähung	Entlassung

Ursachen

Es kommt primär zu mechanischen Läsionen, unsanfte Manöver bei der Untersuchung dürften die häufigste Ursache darstellen. Die mechanische Läsion kann direkt durch das Instrument oder indirekt, durch Zug am Darm entstehen. Die Luftinsufflation kommt hinzu, die Läsion wird da-

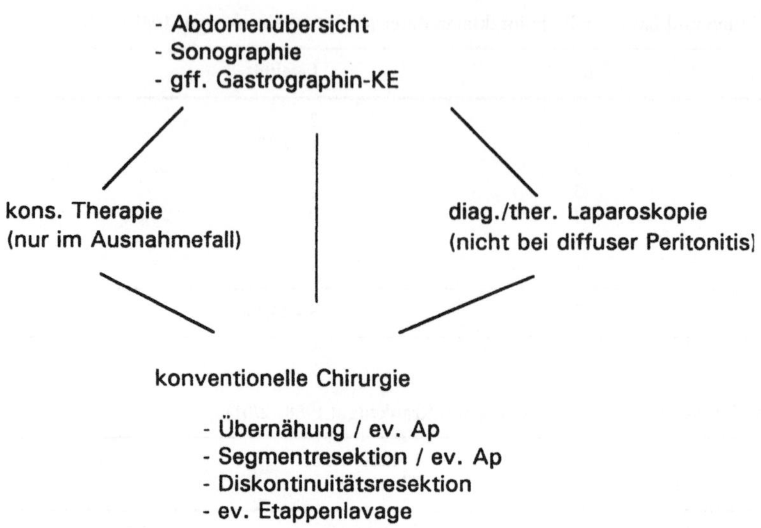

Abb. 1. Perforation nach Koloskopie (diagnostisches und therapeutisches Procedere)

durch erst relevant. Die Biopsie hinterläßt in der Darmwand einen Defekt. Bei der Polypektomie ist der Mechanismus gleichwohl erklärbar. Aber auch eine inadäquate Thermokoagulation führt zu einem transmuralen Defekt mit folgender Serositis. Die Läsion kommt somit von innen nach außen, oder umgekehrt. Beide Wege sind denkbar. Der rekto-sigmoidale Übergang und das Sigma sind besonders gefährdet. Colitiden und Divertikel stellen weitere Gefahrenmomente dar.

Diagnostik

Die diagnostischen Maßnahmen entsprechen denen des akuten Abdomens (Abb. 1). Der Nachweis freier Luft ist wegweisend aber nicht obligat. Die Sonographie und ggf. der Kontrasteinlauf mit einem wasserlöslichen Kontrastmittel sind weitere diagnostische Schritte. Ist die Indikation eindeutig sollte unverzüglich gehandelt werden, da sich sonst die Prognose mit Entwicklung der Peritonitis verschlechtert.

Behandlungsstrategien

Die propagierten Behandlungsstrategien reichen vom konservativen Vorgehen über die klassischen Operationsverfahren bis hin zu laparoskopischen Eingriffen.

In der Vergangenheit wurde auch über Serien konservativer Therapieversuche berichtet. Smith und Nivatvongs [13] haben 1975 7 von 21 Perforationen konservativ behandeln können, machen aber keine Angaben über den weiteren Verlauf. Carpio [1] blieb 1989 in 6 von 14 Perforationen konservativ, 2 mußten dann im Verlauf doch operiert werden. Lo und Beaton [10] blieben 7 mal konservativ, nur einmal wurde später operiert. Zu einem Todesfall kam es in dieser bemerkenswerten Serie nicht. Scheinbar werden und müssen nicht alle Perforationen nach einer Koloskopie auch operativ versorgt werden. Im eigenen Krankengut verblieben wir nur bei einem einzigen Patienten mit einer Mikroperforation des Dickdarmes konservativ (Tabelle 3). Die konservative Therapie kommt nur in Einzelfällen in Frage und ist nur erlaubt, wenn es sich sicher um eine Mikroperforation handelt, der Bauchbefund relativ unauffällig ist und kein septischer Zustand vorliegt. Das initiale Schmerzereignis muß innerhalb kurzer Zeit rückläufig sein.

Tabelle 4. Iatrogene Kolonperforationen bei der Koloskopie (Letalitätsraten – Literaturübersicht)

Autor	Jahr	Anzahl	Letalität (%)
Hall et al. [6]	1991	14	0
Hureau et al. [8]	1992	100	14
Garbay et al. [4]	1996	183	14
Gedebou et al. [5]	1996	18	11
Farley et al. [2]	1997	43	0
Orsoni et al. [12]	1997	35	5
eigene Ergebnisse	2001	14	7,1

Die Indikation zur Laparotomie ergibt sich, wenn eine Läsion bei entsprechender klinischer Symptomatik nicht ausgeschlossen werden kann. Einer abwartenden Einstellung können wir uns nicht anschließen. Besteht eine eindeutige Operationsindikation, sollte mit dem Eingriff nicht gewartet werden, da mit der Dauer der Peritonitis die Prognose schlechter wird.

Die Operation beinhaltet zwei Ziele. Zum einen ist die Läsion zu versorgen und zum zweiten die Peritonitis adäquat zu therapieren. Die möglichen Operationsverfahren sind abhängig vom vorliegenden Befund, insbesondere vom Ausmaß der Peritonitis, aber auch von der Tatsache, ob ein pathologischer Befund am Dickdarm vorliegt.

Im eigenen Krankengut mußten wir die Erfahrung machen, daß über 90% der betroffenen Patienten mit einer Perforation an einem Tumor oder einer Divertikulitis litten.

Der perforierte Bereich sollte nach Möglichkeit reseziert werden, wobei natürlich der intraoperative Befund das entscheidende Kriterium bei der Therapiewahl darstellt. Eine kleine Perforation kann bei sauberem Darm durchaus übernäht werden. Eine Anus praeter-Anlage ist nicht zwingend, wenn das Zeitintervall zwischen Perforation und Operation kurz ist.

Beim Vorliegen einer diffusen Peritonitis ist auf eine primäre Anastomose zu verzichten. In diesen Fällen haben sich die Resektion nach Hartmann oder die Ausleitung der Darmenden als Anastomosenstoma bewährt. Die ausgiebige Spülung der Bauchhöhle und Drainage versteht sich von selbst, ebenso die antibiotische Therapie (Abb. 1).

Im eigenen Krankengut mit 14 Patienten verstarb nur ein Patient 4 Wochen postoperativ an einer Pneumonie. Diese niedrige Letalität von 7,1% gibt einer eher aggressiven operativen Einstellung recht (Tabelle 4).

Laparoskopische Operationen bei einer Perforation sind unseres Erachtens nur indiziert, wenn noch keine ausgeprägte Peritonitis vorliegt. Im eigenen Krankengut war diese Situation allerdings nur in einem Fall gegeben.

Zudem muß ein entsprechend in der laparoskopischen Dickdarmchirurgie geübtes Operationsteam verfügbar sein. Die laparoskopische Therapie einer solchen Läsion darf allerdings nicht erzwungen werden. Bestehen Zweifel, aus welchen Gründen auch immer, sollte konvertiert werden.

Literatur

1. Carpio G, Albu E, Gumbs MA, Gerst PH (1989) Management of colonic perforation after colonoscopy. Report of three cases. Dis Colon Rectum 32:624–626
2. Farley DR, Bannon MP, Zietlow SP, Pemberton JH et al. (1997) Management of colonoscopic perforation. Mayo Clin Proc 72:729
3. Frühmorgen P, Demling L (1979) Complications of diagnostic and therapeutic colonoscopy in the federal republic of germany. Result of an inquiery. Endoscopy 11:146–149
4. Garbay JR, Suc B, Rotman N, Fourtanier G, Escat J (1996) Multicentre study of surgical complications of colonoscopy. Br J Surg 83: 42
5. Gedebou TM, Wong RA, Rappaport WD, Jaffe P et al. (1996) Clinical presentation and management of iatrogenic colon perforation. Am J Surg 172:454

6. Hall C, Dorricott NJ, Donovan IA, Neoptolemos JP (1991) Colon perforation during colonoscopy: surgical versus conservative management. Br J Surg 78:542
7. Hirschowitz BI, Lucetic GC (1967) Endoskopy of the gastrointestinal tract. In: Thompson CM, Berkowitz D, Polish E: The stomach. Grune and Stratton, New York
8. Hureau J, Avtan L, Germain M., Blanc D, Chaussade G (1992) Colonic perforation during colonoscopy. 100 cases. Chirurgie 118:703
9. Jentschura D, Raute M, Winter J, Henkel T, Kraus M, Manegold BC (1994) Complications in endoscopy of the lower gastrointestinal tract. Therapy and Prognosis. Surg Endosc 8:672–676
10. Lo AY, Beaton HL (1994) Selective management of colonoscopic perforations. J Am Coll Surg 179:333–337
11. Luchette FA, Doerr RJ, Kelly K, Kulaylat M, Stephan RM, Hassett JM (1992) Colonoscopic impaction in left colon strictures resulting in right colonpneumatic perforation. Surg Endosc 6:273–276
12. Orsoni P, Berdah S, Verrier C, Caamano A et al.(1997) Colonic perforation due to colonoscopyy: a retrospective study of 48 cases. Endoscopy 29:160
13. Smith LE (1975) Nivatvongs: Complications in colonoscopy. Dis. Colon Rectum 18:214–220

Radiologische Akutdiagnostik bei Verdacht auf Dickdarmperforation

G. Fürst

Institut für Diagnostische Radiologie, Universitätsklinikum Düsseldorf, Moorenstraße 5, 40225 Düsseldorf

Emergency Imaging in Patients with Suspected Perforation of the Colon

Summary. The last decade has seen changes in imaging procedures in patients with suspected colon perforation. Many traditional emergency imaging techniques have been replaced with helical CT, that can be performed with great accuracy, less patient discomfort and, probably, decreased cost. Because CT is more sensitive than conventional radiography in identifying subtle pneumoperitoneum, helical CT is ideally suited for rapid evaluation of the abdomen for patients with acute pain from suspected perforation. CT is often indicated when free air is seen at conventional radiography but perforation site is not clear. It is also indicated when air is strongly suspected despite normal abdominal radiographic findings.

Key words: Computed tomography – Conventional radiography – Colon perforation

Zusammenfassung. Die bildgebende Diagnostik bei Patienten mit vermuteter Dickdarmperforation hat sich in den letzten 10 Jahren gewandelt. Viele traditionelle Notfallverfahren sind durch die Spiral CT ersetzt worden. Ihre Vorteile liegen in der hohen diagnostischen Treffsicherheit, geringen Belastung des Patienten und wahrscheinlich auch hohen Kosteneffizienz. Die CT ist insbesondere bei Patienten mit akutem Bauchschmerz als Folge einer vermuteten Dickdarmperforation geeignet. Das Verfahren ist indiziert, wenn freie Luft auf Abdomenübersichten nachgewiesen wird, die Perforationsstelle jedoch unklar ist, ferner, wenn freie Luft vermutet wird, obwohl die abdominale Übersichtsaufnahme unauffällig ist.

Schlüsselwörter: Computertomographie – Konventionelle Radiographie – Dickdarmperforation

Der Einsatz radiologischer Methoden bei vermuteter Dickdarmperforation hat sich in den letzten Jahren gewandelt. Neben den klassischen Verfahren der Abdomenübersicht und des Kontrasteinlauf des Dickdarms (KE) haben Schichtbildtechniken, wie Computertomographie (CT) und Ultraschall einen zunehmenden Stellenwert erlangt. Im Interesse eines empfindlichen Nachweises auch kleinster Perforationen, einer Ursachenklärung, aber auch aus Gründen der Kosteneffektivität ist der frühe Einsatz der CT heute gerechtfertigt. In vorliegendem Beitrag sollen nicht nur freie Dickdarmperforationen sondern auch kleinste Perforationen z. B. im Rahmen entzündlicher Darmerkrankungen berücksichtigt werden.

Zu den klassischen Verfahren gehören die Nativübersicht des Bauchraums in Linksseitenlage und Rückenlage und der KE mit wasserlöslichem Kontrastmittel. Ziel dieser Aufnahmen ist der

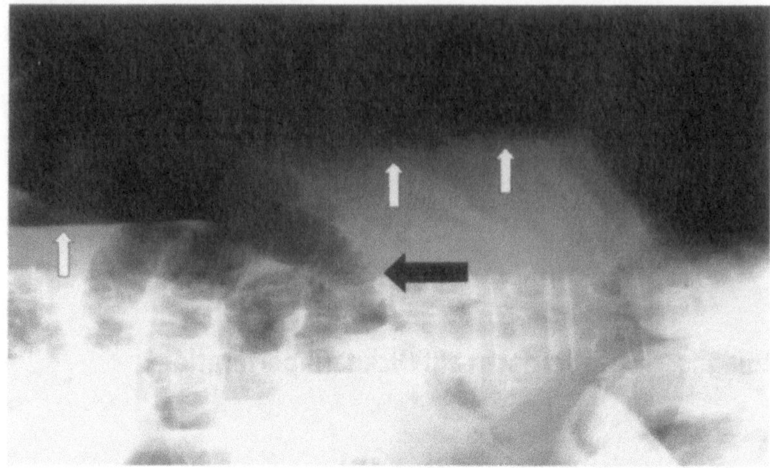

Abb. 1. Abdomenübersicht in Linksseitenlage bei einem Patienten mit plötzlich auftretendem rechtsseitigem Unterbauchschmerz. Die Abdomenübersicht zeigt umfangreiche Mengen freier peritonealer Luft (*Pfeile*), ferner einzelne Dünndarmspiegel im rechten Unterbauch als Hinweis auf den möglichen Ort der Perforation. Operativ wurde ein perforiertes zökales Divertikel gesichert

Nachweis pathologischer peritonealer und extraperitonealer Luft. Zur Ursachenklärung tragen Abdomenübersichten nur in begrenztem Umfang bei. So kann die Beurteilung der Darmluftverteilung und Spiegelbildung hilfreich sein, die Lokalisation der Darmruptur einzugrenzen (Abb. 1). Perikolische Gasansammlungen weisen in Einzelfällen auf eine Abzessbildung hin. In vielen Fällen laufen Hohlorganperforationen jedoch ohne nachweisbare Mengen freier Luft ab [1]. Nicht selten kommt es lediglich zum Austritt freier Flüssigkeit, die auf Übersichten nicht erfasst wird.

Der Kolonkontrasteinlauf mit wasserlöslichem KM bietet im Notfall drei wichtige Informationen: Er liefert ein anatomisches Übersichtsbild und gibt Informationen über zugrundeliegende Erkrankungen, soweit diese im Bereich des Dickdarms gelegen sind. Größere Perforationen werden in der Regel nachgewiesen (Abb. 2). Hingegen entgehen kleinere Perforationen, Fisteln oder perikolische Abzesse häufig dem Nachweis (Abb. 3). Beim akut erkranktem Patienten kann die Untersuchung schmerzhaft sein, bei Vorliegen einer Perforation kann ferner Darminhalt in die freie Bauchhöhle verschleppt werden und in Einzelfällen eine Perforation erst durch den KE hervorgerufen werden.

Die CT ist konventionellen Röntgenübersichten des Abdomens beim Nachweis freier Luft überlegen [2]. Sie gestattet ferner die Identifikation kleinerer Flüssigkeitsansammlungen im perikolischem Gewebe und Peritonealraum (Abb. 3). Vorteile sind ferner die direkte Abbildung benachbarter Organe. Komplikationen entzündlicher Darmerkrankungen wie Abzesse und Fisteln in Nachbarorgane werden empfindlich nachgewiesen. Vergleichende prospektive Studien zum Nachweis von Dickdarmperforationen mit KE und CT liegen nach besten Wissen des Autors nicht vor. Die Wertigkeit beider Verfahren beim Nachweis der Divertikulitis und ihrer Komplikationen wurde jedoch in mindestens 2 Studien prospektiv untersucht [3, 4]. In beiden Untersuchungen war die Sensitivität der CT gegenüber dem KE höher (93% bis 98% vs. 80% bis 94%). Hohe Sensitivitäten, Spezifitäten und Vorhersagewerte sind ferner beim Nachweis der Appendizitis und ihrer Komplikationen beschrieben worden [5]. Richtungsweisende Informationen liefert die CT ferner bei ischämischen und anderen entzündlichen Dickdarmerkrankungen, die unter Berücksichtigung klinischer Informationen häufig als Ursache einer Perforation benannt werden können. Divertikulitis und Dickdarmkarzinom können in Einzelfällen nicht differenziert werden. Eine langstreckige Darmwandverdickung (>10 cm) und perikolische Entzündungszeichen sprechen für eine Divertikulitis, eine murale Raumforderung in Kombination mit perikolischen Lymphknoten für ein Kolonkarzinom [6].

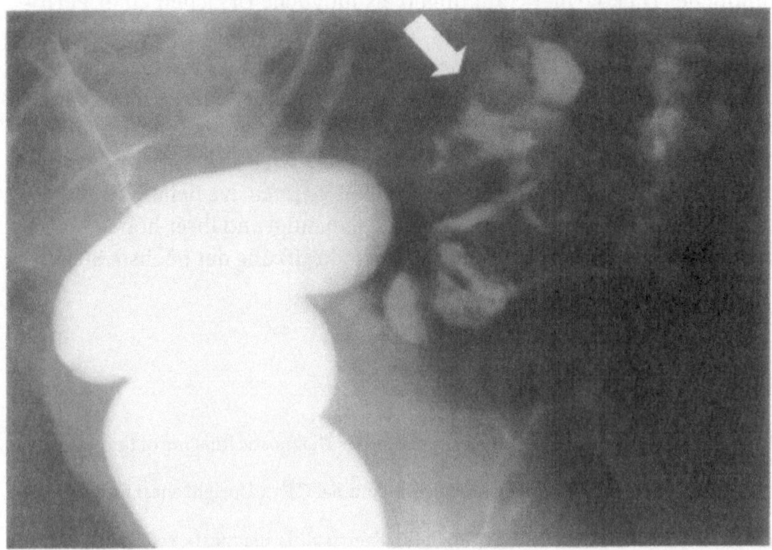

Abb. 2. Kontrasteinlauf des Colon sigmoideum und descendens mit wasserlöslichem Kontrastmittel bei einem Patienten mit plötzlich auftretendem linksseitigen Unterbauchschmerz und Abwehrspannung, Fieber und Leukozytose. Der KE zeigt einen gedeckten Austritt von Kontrastmittel (*Pfeil*). Operativ wurde ein perforiertes Sigmadivertikel gesichert

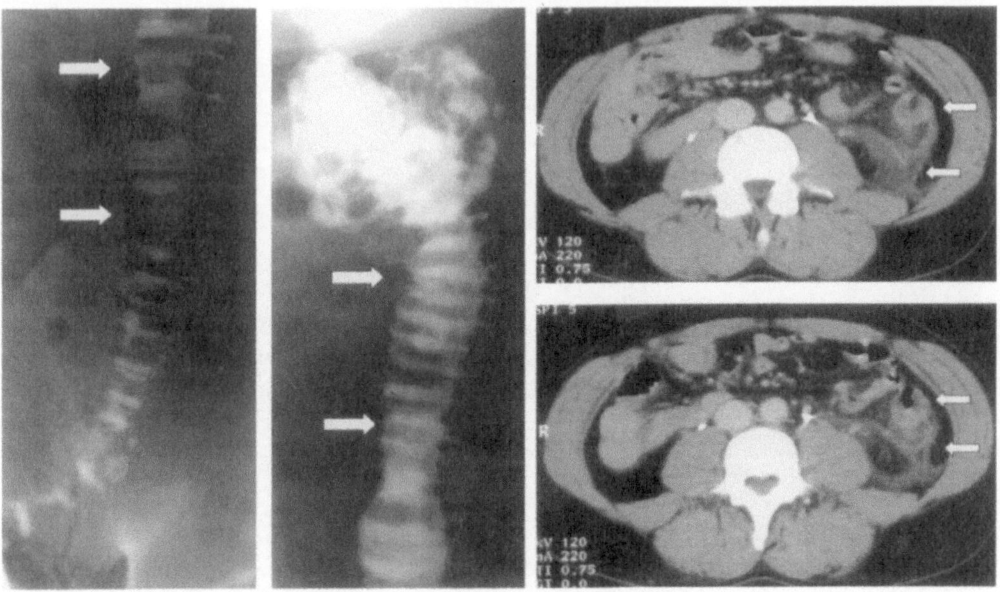

Abb. 3. KE (*links*) und CT (*rechts*) bei akuter Sigmadiverticulitis eines 32-jährigen Patienten. Der KE zeigt einzelne Divertikel, eine mäßiggradige Lumeneinengung (*Pfeile*), aber keinen Kontrastmittelaustritt (*Pfeile*). Computertomographisch sind eine entzündliche Darmwandverdickung (*Pfeil*) sowie ausgedehnte entzündliche Veränderungen im perikolischem Fett zu erkennen (*Pfeile*)

Für den Ultraschall gilt Ähnliches wie für die CT. Sonographisch sind Flüssigkeit und freie Luft empfindlich nachweisbar. Aufgrund der hohen Impedanzunterschiede zwischen Gewebe und Luft ist Luft typischerweise als dichte Echofront mit zahlreichen Wiederholungsechos zu erkennen. Vergleichbar der CT zeigt die Sonographie ferner hohe diagnostische Treffsicherheiten beim Nachweis entzündlicher Dickdarmerkrankungen als mögliche Ursachen einer Perforation.

Nach Kenntnis des Autors liegen bislang keine prospektiven Analysen zur Wirtschaftlichkeit radiologischer Verfahren bei Dickdarmperforation vor. Die CT verursacht zweifellos höhere Kosten als konventionelle radiographische Verfahren. Auf der anderen Seite ist die schnelle Identifikation operationsbedürftig erkrankter Patienten nicht zuletzt aus wirtschaftlicher Sicht von Bedeutung, um wiederholte konservative, aber ineffektive und kostenintensive Behandlungsversuche zu vermeiden. Aus radiologischer Sicht kommt der CT dabei aufgrund ihrer hohen Sensitivität beim Nachweis der Perforation und der verursachenden Erkrankung der höchste Stellenwert zu.

Literatur

1. Beyer D, Krestin G (1988) Free intraperitoneal gas (pneumoperitoneum). In: Diagnostic Imaging of the acute abdomen. Hrs. Beyer D, Mödder U. Springer Verlag 96–105
2. Stapakis JC, Thickman D (1992) Diagnosis of pneumoperitoneum: abdominal CT vs. Upright chest film. J Comput Assist Tomogr 16:713–716
3. Cho KC, Morehouse HAT, Alterman DD, Thornhill BA (1990) Sigmoid diverticulitis: diagnostic role of CT – comparison with barium enema studies. Radiology 176:111–115
4. Ambrosetti P, Jenny A, Becker C, Terrier TF, Morel P (2000) Acute left colonic diverticulitis-compared performance of computed tomography and water-soluble contrast enema: prospective evaluation of 420 patients. Dis Colon Rectum 43:1363–1367
5. Rao RM, Rhea JT, Novelline RA, Mostafavi AA, McCabe CJ (1998) Effect of computed tomography of the appendix on treatment of patients and use of hospital resources. New England Journal of Medicine 338:141–146
6. Chintapalli KN, Chopra S, Ghiatas AA, Esola CC, Fields SF, Dodd GD (1999) Diverticulitis versus colon cancer: Differentiation with helical CT findings. Radiology 210:429–435

Die akute und perforierte Sigmadivertikulitis. Chir. Indikation: Einzeitige versus mehrzeitige Operation

R. Schiessel und B. Holzer

Chirurgische Abteilung, Sozialmedizinisches Zentrum Ost, Langobardenstraße 122, 1220 Wien, Österreich

Acute and Perforated Diverticulitis of the Sigma: Surgical Indication

Summary. The indication and the optimal surgical procedure of complicated diverticulitis are still under discussion. The choice of the surgical therapy has its highest priority in the cure of the infection by sigmoid resection. Resection with primary anastomosis can be done in cases of covered perforation (Hinchey 1+2) with a low mortality. Diffuse peritonitis should be treated depending on the individual local situation.

Key words: Sigma diverticulitis – Surgical procedure – Perforation

Zusammenfassung. Die Indikation und das optimale chirurgische Verfahren bei Divertikelkomplikationen werden noch immer zum Teil sehr kontrovers diskutiert. Die Wahl des Operationsverfahrens hat als oberstes Ziel die chirurgische Sanierung der Infektion durch Resektion des erkrankten Sigmas. Die Resektion mit primärer Anastomose kann bei gedeckter Perforation (Hinchey 1+2) mit sehr niedriger Letalität durchgeführt werden. Bei diffuser Peritonitis sollte das Verfahren der Situation angepaßt werden.

Schlüsselwörter: Sigmadivertikulitis – Chirurgisches Verfahren – Perforation

Epidemiologie

Die Kolondivertikulitis gehört in den westlichen Industriestaaten zu den häufigsten Erkrankungen. In 75% ist diese asymptomatisch, wobei die über 85jährigen in bis zu 65% betroffen sind. Symptomatisch werden bis zu 25% der Divertikelträger [4]. Ein 1/4 der symptomatischen Patienten, also nur 6–7% aller Divertikulosepatienten erleiden Komplikationen (Blutung, Ileus, Fistel, Stenose, Abszeß, Perforation und Peritonitis), die einer chirurgischen Therapie unterzogen werden müssen.

Diagnostik

Die primäre Diagnostik umfaßt bei allen Patienten mit Akutsymptomatik den klinischen Befund, das Labor mit Bestimmung der Leukozyten und des CRP, sowie als bildgebendes Verfahren die

CT des Abdomens. Eine Irrigoskopie mit wasserlöslichem Kontrastmittel wird nur bei unklarem Befund durchgeführt.

Operationsverfahren und chirurgische Indikationen

Die Indikation und das optimale chirurgische Verfahren bei Divertikelkomplikationen werden noch immer zum Teil sehr kontrovers diskutiert [2]. Kontrollierte Studien, die den Vorteil einer Methode gezeigt hatten, existieren nicht. Die wichtigste Erkenntnis der letzten Jahre besteht darin, daß bei der Divertikelperforation der Infektionsherd durch Resektion des befallenen Sigmas saniert werden muß. Das früher geübte dreizeitige Verfahren ist heute verlassen worden [3]. Uneinigkeit herrscht heute darüber, ob nach der Resektion eine primäre Anastomose oder eine Hartmannoperation vorgenommen werden kann [4].

Diskontinuitätsresektion nach Hartmann

Klassisches Verfahren bei Vorliegen einer Peritonitis nach freier Perforation, insbesondere bei instabilen Patienten (Septischer Schock, MOF). Der Nachteil des Verfahrens liegt in der Schwierigkeit, die Darmpassage wiederherzustellen [6]. Dieser Eingriff ist relativ aufwendig, wird in nur 70% der Patienten durchgeführt und hat eine Letalität von 1,5–4%. *Laparoskopische Sigmaresektion* wurde sowohl von einzelnen Zentren als auch in einer Multicenterstudie mit gutem Ergebnis angewendet – allerdings stark selektioniertes Krankengut.

Bei diesem einzeitigen Verfahren fällt der Nachteil der aufwendigen Rekonstruktion weg. Mehrere Studien haben belegt, daß das Verfahren in der elektiven und frühelektiven Situation mit einer Letalität um 1% durchgeführt werden kann [1].

Eigenes Krankengut

In einer retrospektiven Analyse des Donauspitals Wien von 1992 bis 2000 wurden alle Patienten mit symptomatischer Divertikulitis oder Divertikulose, die stationär behandelt wurden, mittels des Dokumentationssystems Chidos erfaßt. Es wurden 751 Patienten mit einer akuten Divertikulitis behandelt. Das mediane Alter unserer Patienten betrug 65 (22–96) Jahre, im genannten Zeitraum wurden 489 (65%) konservativ und 262 (35%) chirurgisch versorgt. Von den operierten Patienten wurden 137 (48%) Patienten akut operiert. Von diesen hatten 90 (66%) eine freie Perforation mit 4-Quadranten Peritonitis. Während bei den elektiven und frühelektiven Resektionen die Resektion mit primärer Anastomose dominierte, war bei Notfalleingriffen die Hartmannresektion der häufigste Eingriff (Abb. 1). Ein Drittel der Patienten mit Notfalleingriffen war intensivpflichtig. Die Rekonstruktion wurde in 68% der Patienten durchgeführt. Die Letalität betrug 1,5%. Gründe für die Ablehnung der Rekonstruktion waren hohes Alter, hohes Risiko oder der Wunsch des Patienten.

Diskussion

Die Entwicklung der unterschiedlichen Operationsstrategien in den letzten zwei Jahrzehnten zeigt, daß im Vergleich zu den 70er Jahren der Trend einzeitiger Operationen zu sehen war [2]. Die Morbidität und Letalität bei der Behandlung der Divertikelerkrankung hat sich in den vergangenen Jahren erfreulicherweise verbessert, was neben der konsequenten chirurgischen Behandlung auch der verbesserten intensivmedizinischen Betreuung der Patienten zugerechnet werden kann [3, 5, 7]. Die Wahl des Operationsverfahrens hat als oberstes Ziel die chirurgische

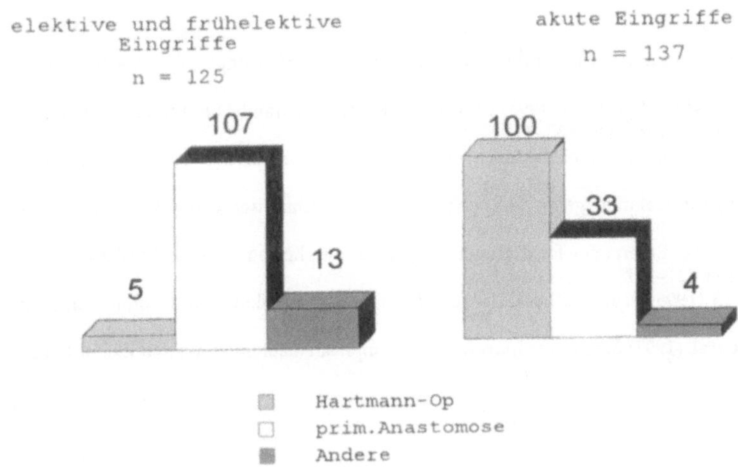

Abb. 1. Operationsverfahren der akuten und elektiven Eingriffe

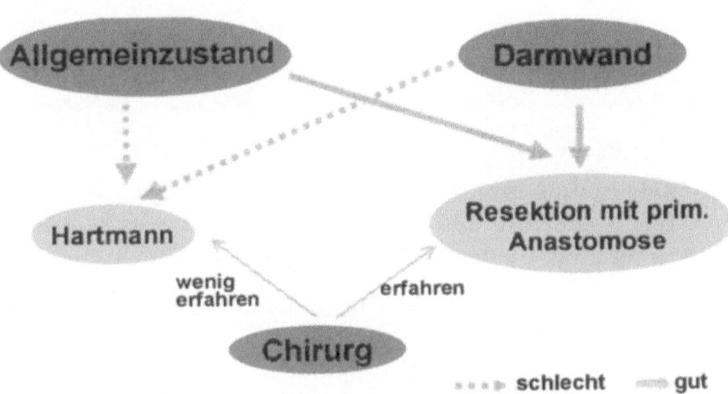

Abb. 2. Verfahrenswahl bei perforierter Divertikulitis mit diffuser Peritonitis

Sanierung der Infektion durch Resektion des erkrankten Sigmas [1,3,6]. Die Resektion mit primärer Anastomose kann bei gedeckter Perforation (Hinchey 1+2) mit sehr niedriger Letalität durchgeführt werden. Bei diffuser Peritonitis sollte das Verfahren der Situation angepaßt werden, wobei

1. der Allgemeinzustand des Patienten
2. die Wandbeschaffenheit des Darmes
3. die Erfahrung des Operateurs

wesentliche Parameter sind.

Bei schlechtem Allgemeinzustand, massivem Wandödem des Darmes, problematischer Durchblutung, unerfahrenem Operateur wird zweifellos die zweizeitige Hartmannresektion das sinnvollste Verfahren sein. Hingegen kann bei gutem Allgemeinzustand, entzündungsfreier Darmwand und erfahrenem Operateur eine primäre Anastomosierung auch bei Peritonitis durchgeführt werden (Abb. 2).

Literatur

1. Arbogast R (2000) Chirurgische Therapie der Kolondivertikulitis – deutsche Erfahrungen. Chir Gastroenterol 16:336–340
2. Buttenschön K, Büchler M, Vasilescu C, Beger HG (1995) Chirurgischer Strategiewandel bei akuter und komplizierter Colondivertikelerkrankung. Chirurg 66:487–492
3. Hansen O, Graupe F, Stock W (1998) Prognosefaktoren der perforierten Dickdarmdiverticulitis. Chirurg 69:443–449
4. Hold M, Denck H, Bull P (1990) Surgical management of perforation diverticular disease in Austria. Int J Colorect Dis 5:195–199
5. Kurkowski ZH, Matheson NA (1984) Emergency for diverticular disease complicated by generalized and faecal peritonitis: A review. Br J Surg 71:921–927
6. Siewert JR, Huber FT, Brune IB (1995) Frühelektive Chirurgie der akuten Divertikulitis des Colons. Chirurg 66:1182–1189
7. Wedell J, Banzhaf G, Chaoui R et al. (1997) Surgical management of complicated colonic diverticulitis. Br J Surg 84:380–383

Postgraduiertenkurse

Proktologie

Operative Differentialtherapie des Hämorrhoidalleidens

A. Herold und J. J. Kirsch

Enddarm-Zentrum Mannheim, B2, 15–16, 68159 Mannheim

Surgery in Haemorrhoidal Disease

Summary. Haemorrhoids 3° should be treated operatively. In segmental lesions, excisional haemorrhoidectomy (Milligan-Morgan, Ferguson, Parks) is the procedure of choice. For more circular haemorrhoidal piles, circular stapled haemorrhoidectomy has been used in Germany since 1998. In cases of additional prolapsing anoderm reconstructive anoplasty might be superior. Using a classification orientated therapeutical regime for haemorrhoidal disease offers high healing rates with a low rate of complications and recurrences.

Key words: Haemorrhoids – Surgery – Stapler

Zusammenfassung. Bei Hämorrhoiden 3° ist meist die Indikation zur Operation gegeben. Bei segmentären Veränderungen finden derzeit neben dem offenen Verfahren nach Milligan-Morgan die geschlossenen Verfahren nach Ferguson oder Parks Anwendung. Bei zirkulär ausgeprägten Hämorrhoiden wird in Deutschland seit 1998 mit deutlich zunehmender Tendenz die Hämorrhoidenoperation mit dem Zirkularstapler angewandt. Bei einem begleitenden zirkulären Anodermprolaps sind auch plastisch-rekonstruktive Verfahren sinnvoll (Fansler-Arnold). Eine stadienorientierte Therapie des Hämorrhoidalleidens mit konservativen und operativen Maßnahmen bietet eine hohe Heilungschance mit niedrigem Komplikations- und Rezidivrisiko.

Schlüsselwörter: Hämorrhoiden – Operation – Stapler

Das Hämorrhoidalleiden ist eine der häufigsten Erkrankungen in den Industrienationen. Nahezu jeder Erwachsene ist im Laufe seines Lebens irgendwann einmal betroffen.

Jede Behandlungsstrategie hat das Therapieziel: Beschwerdefreiheit des Patienten erreicht durch Normalisierung von Anatomie und Physiologie, aber nicht durch eine radikale Ausrottung der Hämorrhoidalplexus. Dieses kann mit unterschiedlichen Therapieansätzen erreicht werden: Handelt es sich um ein vorwiegend vasculäres Problem durch Reduktion des arteriellen Zustroms und/oder Verbesserung des venösen Abstroms, liegt das Problem im prolabierenden Gewebe so strebt man eine lokale Refixation von Mukosa/Submukosa, eine Resektion von überschüssigem Gewebe und/oder eine Reposition des Anoderms an.

Die Therapie orientiert sich an der Größe der Veränderung: Hämorrhoiden 1°, ein vergrößertes Corpus cavernosum recti, werden konservativ behandelt. Neben ballaststoffreicher Ernährung besonders bei begleitender Obstipation kommt die Sklerosierung zum Einsatz. Einer

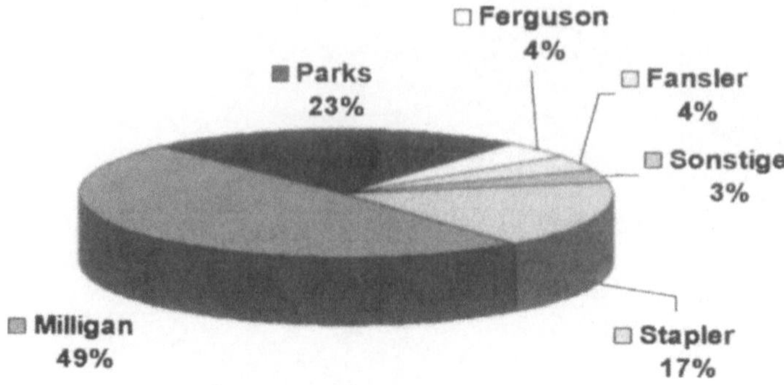

Abb. 1. In 1999 in Deutschland eingesetzte Operationstechnik

primären Erfolgsrate von 80% folgt aber eine Rezidivrate von 75% in den ersten 4 Jahren. Hämorrhoiden 2° prolabieren bei der Defäkation bis außerhalb des Analkanals und retrahieren sich anschließend wieder spontan. Die Therapie der Wahl ist die ambulante Gummibandligatur nach Barron. Einer Erfolgsrate von über 95% steht eine Rezidivrate von 25% innerhalb von 4 Jahren gegenüber [4]. Seit einigen Monaten wird in Zentren die doppler-gesteuerte Hämorrhoiden-Arterien-Ligatur (DGHAL) eingesetzt. Mit dieser gezielten Unterbindung der zuführenden Arterien werden Erfolgsraten im Kurzeitverlauf von über 95% erreicht. Eine abschließende Beurteilung sowohl der Indikation als auch der Effektivität ist z.Z. noch nicht möglich.

Hämorrhoiden 3°, die bei der Defäkation prolabieren, sich nicht spontan retrahieren und daher manuell reponiert werden müssen, sind nur in Ausnahmefällen noch konservativ mit zufriedenstellendem Ergebnis therapierbar. Daher ist hier die Indikation zur Operation gegeben. Folgende Operationsmethoden stehen zur Verfügung.

Offene Hämorrhoidektomie:	Milligan-Morgan
Geschlossene Hämorrhoidektomie:	Ferguson
Submuköse Hämorrhoidektomie:	Parks
Rekonstruktive Hämorrhoidektomie:	Fansler-Arnold
Supraanodermale Hämorrhoidektomie:	Whitehead/Stapler

Die Häufigkeit dieser Methoden in Deutschland in 1999 ist in Abb. 1 dargestellt [2].

Insbesondere bei segmentären Hämorrhoidalvorfällen sind die Verfahren nach Milligan-Morgan und Ferguson empfehlenswert. Es handelt sich jeweils um Operationstechniken mit kurzer Operationszeit von 10–30 Minuten, einer Krankenhausliegedauer von derzeit 3–7 Tagen, einer Arbeitsunfähigkeit von 2–4 Wochen und einer Komplikationsrate meist unter 10%. Die Rezidivrate wird in der Literatur der letzten 20 Jahre zwischen 3 und 26% angegeben, je nach Definition des Begriffs „Rezidiv" und der Dauer der Nachbeobachtung.

Die Hämorrhoidenoperation mit dem Zirkularstapler wird in Deutschland seit 1998 mit deutlich zunehmender Tendenz angewandt. Da keine Wunde im sensiblen Anoderm entsteht, könnte sie sich bedingt durch diesen höheren Patientenkomfort zu einer effektiven Alternative entwickeln. Mit der mittlerweile vorliegenden Erfahrung ist die ideale Indikation bei zirkulären Hämorrhoidalleiden 3° zu sehen. Die derzeit zur Verfügung stehenden Daten stammen aus überwiegend unizentrisch erhobenen Beobachtungsdaten (Tabelle 1). Hierbei liegt die Komplikationsrate niedriger als bei konventioneller Hämorrhoidektomie, die Krankenhausliegedauer und Arbeitsunfähigkeit sind kürzer. In England und Italien wird die Methode – bedingt durch eine andere Struktur des Gesundheitssystems – überwiegend ambulant durchgeführt. Mittlerweile sind 6 prospektiv randomisierte Studien publiziert, die mit einer Ausnahme die positiven Erfahrungen untermauern. Die Ergebnisse sind in Tabelle 2 zusammengefaßt [1, 3, 6, 7]. In 5 Studien werden signifikant weniger postoperative Schmerzen und in 3 Studien ein höherer Komfort

Tabelle 1. Nicht randomisierte Ergebnisse der Stapler-Hämorrhoidektomie

Autor	Jahr	n	Ind.	Op (Min.)	IK (%)	PK (%)	ReOp (%)	Hosp (Tg.)
Longo (I)	95	22	Häm	–	0	14	0	amb
Ganio (I)	98	18	Häm	7	0	0	0	amb
Calard (I)	98	21	Häm	–	–	0	–	–
Longo (I)	98	144	Häm	8	–	7,4	0	amb
Roveran (I)	98	20	Häm	10	0	0	–	–
Capomagi (I)	98	139	96% H	11	0	3,5	0,7	2
Staude (D)	99	100	Häm	16	1	5	–	4,5
Bottini (I)	99	19	Häm	–	–	5	–	2,8
Herold (D)	99	1099	Häm	14	0,6	9,8	5,1	3,7
Raulf (D)	00	142	90% H	12	–	7,7	5,5	4,9
Beattie (GB)	00	41	93% H	23	0	4,8	4,8	1,4
Levanon (Is)	00	40	Häm	14	–	–	–	–
D'Agostino (I)	00	150	Häm	–	–	4,8	2,4	1,0
Basdanis (Gr)	00	50	Häm	10	0	0	0	1,0
Kirsch (D)	01	150	Häm	16	0	4,0	1,3	1,3

Op = Op-Zeit, IK = intraop. Komplikationen, PK = postop. Komplikationen, Hosp = Hospitalisationszeit postop.

Tabelle 2. Vergleich randomisierter Ergebnisse der Stapler-Hämorrhoidektomie

Autor	Jahr	n	Kompl	Schmerz	Komfort	Hosp	Rekon
Rowsell (GB)	00	11	–	sig. +	–	sig. +	sig. +
Mehigan (GB)	00	20	idem	sig. +	idem	idem	sig. +
Cheetham (GB)	00	15	sig. –	sig. –	sig. –	idem	sig. –
Farinetti (I)	00	18	–	sig. +	sig. +	–	sig. +
Helmy (Eg)	00	20	idem	sig. +	sig. +	idem	sig. +
Ho (RS)	00	54	idem	sig. +	sig. +	idem	sig. +

+ = besser, – = schlechter, sig. = signifikant $p < 0,05$, idem = gleich, Kompl = Postop. Komplikationen, Hosp = Hospitalisationszeit postop, Rekon = Rekonvaleszens

berichtet, ebenso wird die Arbeitsfähigkeit signifikant schneller wieder erreicht. Die Komplikationsrate und auch der Klinikaufenthalt unterschieden sich nicht wesentlich. In manchen Kliniken Deutschlands hat sich diese Technik bereits zu der am häufigsten eingesetzten Methode entwickelt.

Ist der Hämorrhoidalprolaps nicht mehr reponibel, so liegen Hämorrhoiden 4° vor. Im Falle einer akuten Thrombosierung oder Inkarzeration ist die konservative Therapie zu bevorzugen. Bei chronischen, fibrosierten, fixierten Befunden meist mit einem begleitenden zirkulären Anodermprolaps sind auch plastisch-rekonstruktive Verfahren sinnvoll (Fansler-Arnold). Diese operativ-technisch und auch zeitlich wesentlich aufwendigere Technik (Op-Zeit 30–60 Minuten) erzielt neben der Resektion des hämorrhoidalen Gewebes mittels plastischer Verschiebelappen eine zirkuläre bzw. semizirkuläre komplette Rekonstruktion des Analkanals. Dies resultiert in einer hohen postoperativen Komplikationsrate von bis zu 20%.

Bei allen Techniken liegt die Beschwerdefreiheit nach 2 Jahren über 90%. Rezidive nehmen im Zeitverlauf zu, sind aber meist mit konservativen Maßnahmen beherrschbar. Die Reoperationsrate liegt unter 5%. Die vom Patienten am meisten gefürchtete Störung der Kontinenzleistung liegt direkt postoperativ bei bis zu 30%, langfristige Inkontinenzstörungen werden bis zu 5% berichtet, wobei eine permanente Inkontinenz selbst für festen Stuhl nur in wenigen Einzelfällen vorkommt.

Ein metaanalytischer Vergleich operativer mit konservativen Methoden zeigt eine signifikante Überlegenheit der Operation in Bezug auf die Erfolgsrate (96% versus 77%), zu Ungunsten einer höheren Komplikationsrate (18% versus 6%) und mehr Schmerzen (83% versus 10%) [5].

Die früher gebräuchliche Dilatation und Sphinkterotomie sind wegen ihrer Komplikationen heute als obsolet anzusehen.

Eine stadienorientierte Therapie des Hämorrhoidalleidens mit konservativen und operativen Maßnahmen bietet eine hohe Heilungschance mit niedrigem Komplikations- und Rezidivrisiko.

Literatur

1. Cheetham MJ, Mortensen NJM, Nystrom PO, Phillips RKS (2000) Persistent pain and faecal urgency after stapled haemorrhodectomy. Lancet 356:730-733
2. Herold A, Kirsch JJ (2001) Komplikationen nach Stapler-Hämorrhoidektomie Ergebnisse einer Umfrage in Deutschland. Coloproctology 23:8-16
3. Ho YH, Cheong WK, Tsang C, Ho J, Eu KW, Tang CL, Seow-Choen F (2000) Stapled hemorrhoidectomy - cost and effectiveness. Randomised controlled trial including incontinence scoring, anorectal manometry and endoanal ultrasound assessments at up to three months. Dis Colon Rectum 43:1666-1675
4. Kirsch JJ (1989) Ambulante Hämorrhoidenbehandlung - Nutzen und Risiko, Ergebnisse bei 16349 Patienten. Akt Chir 24:253-259
5. MacRae HM, McLeod RS (1995) Comparison or hemorrhoidal treatment modalities - a metaanalysis. Dis Colon Rectum 38:687-694
6. Mehigan BJ, Monson JRT, Hartley JE (2000) Stapling procedure for haemorrhoids versus Milligan-Morgan haemorrhoidectomy: Randomised controlled trial. Lancet 355:782-785
7. Rowsell M, Bello M, Hemingway DM (2000) Circumferential mucosectomy (stapled haemorrhoidectomy) versus conventional haemorrhoidectomy: Randomised controlled trial. Lancet 355:779-781

Die endoskopische Behandlung des Gallelecks nach laparoskopischer Cholezystektomie

P. M. Heinerman

Abteilung für Interventionelle und Laserendoskopie, Landeskliniken Salzburg, Müllner Hauptstraße 48, 5020 Salzburg, Österreich

Endoscopic Therapy of Bile Leaks Following Laparoscopic Cholecystectomy

Summary. *Introduction:* Bile leaks are typical complications following LCHE. By ERC localisation and nature of the leak can be documented and therapy is possible in the same session. The aim is reduction of intraluminal bile pressure. *Patients and methods:* 1799 LCHE were followed by 34 bile leaks. 2 common duct injuries and a duodenal perforation had surgical revisions. 31 patients had endoscopic therapy only (stent ± EST). Bile secretion stopped 3.2 days later. Stentextraction/documentation of closure of the fistula 7 weeks later. *Complication/lethality:* 1 Stentdislocation. Lethality: 0. *Conclusion:* ERC allows diagnosis and therapy of bile leaks by common duct stenting. Laparoscopic or surgical reintervention is not necessary.

Key words: Cholecystectomy – Bile leak – Endoscopic therapy

Zusammenfassung. *Einleitung:* Gallefisteln sind typ. Komplikationen nach LCHE. Die ERC erlaubt Art, Lokalisation, Ausmaß der Leckage darzustellen und in gleicher Sitzung die Therapie anzuschließen. Ziel: Druckabfall im Gallenwegssystem-Verklebung des Gallelecks. *Pat./Methode:* 1799 LCHE: 34 Gallefisteln. 2 tangentiale Choledochusläsionen, 1 Duodenalperforation – chirurgische Revision. 31 Pat. endoskopisch (Stent ± EST) versorgt. Sistieren der Gallesekretion nach 3,2 Tagen. Stententfernung, Dokumentation des Fistelverschlusses 7 Wo nach Erst-ERC. *Komplikationen/Letalität:* 1 Drainagedislokation – Drainwechsel. Letalität 0. *Konklusion:* Die ERC ermöglicht Diagnostik und gleichzeitige Therapie bei postop. Galleleckage mittels Gallengangsstent ± EST. Laparoskopische/offene Revisionen werden hierdurch verhindert.

Schlüsselwörter: Cholecystektomie – Gallefistel – Endoskopische Therapie

Einleitung

Symptomatische Gallefisteln gehören zu den typ. Komplikationen nach laparoskopischer Cholecystektomie (LCHE). Die Internationale Literatur zeigt Häufigkeiten zwischen 0,14% und 4,7%. Neben direkten Läsionen des Ductus hepatocholedochus (DHC) kommen mangelhaft geschlossene Clips am Ductus cysticus, thermische Sekundärschäden durch Koagulationsstrom, Verletzung peripherer Gallengänge im Leberbett, als Ursache in Frage.

In der Therapie der Gallefisteln nach LCHE stehen vier Wege zur Auswahl:

1. Konservatives Vorgehen: Kleine Leckagen können spontan sistieren.
2. Relaparoskopie mit Verschluß des Lecks durch Clips.
3. Relaparotomie mit chirurgischer Fistelversorgung.
4. Die Endoskopie bietet die Möglichkeit, durch endoskopische Gallengangsdrainage mit oder ohne endoskopische Sphinkterotomie (EST) einen Druckabfall im Gallenwegssystem zu erreichen und damit eine Verklebung des Gallelecks zu vermöglichen.

Patienten und Methode

Im Zeitraum 7/1990 bis 12/2000 wurden 1799 LCHE durchgeführt, dabei trat bei 34 Patienten eine symptomatische, postoperative Gallefistel auf. Davon wurden 2 Patienten mit tangentialer Choledochusläsion und 1 Patient mit einer Duodenalperforation offen chirurgisch revidiert. Die restlichen 31 Patienten wurden der endoskopischen Therapie unterzogen.

Ergebnisse

13 männliche und 21 weibliche Patienten mit einem mittleren Alter von 60,9 Jahren wiesen ein Galleleck nach laparoskopischer Cholecystektomie auf. Bei 25 Patienten (73,5%) lag eine Cysticusstumpfinsuffizienz, bei 6 Patienten (17,6%) eine Gallefistel im Bereich des Gallenblasenbettes, bei 2 Patienten (5,9%) eine tangentiale Choledochusläsion und bei einem Patienten (2,9%) eine Duodenalperforation durch Koagulationsstrom vor. Die 2 Patienten mit tangentialer Choledochusläsion, sowie der Patient mit der Duodenalperforation wurden offen chirurgisch revidiert. Die übrigen 31 Patienten wurden rein endoskopisch behandelt, 4× Stentimplantation ohne Sphinkterotomie (12,9%), 24× Stentimplantation mit endoskopischer Sphinkterotomie (77,4%) und 3× Sphinkterotomie ohne Stentimplantation (9,7%). Alle endoskopisch therapierten Patienten zeigten einen kompletten Fistelverschluß (klinisches Sistieren der Gallesekretion nach außen Median 3,2 Tage nach ERCP). Die Kontrollendoskopie mit Entfernung der Drainage erfolgte median 7 Wochen nach endoskopischem Eingriff.

An Komplikationen war eine Drainagendislokation nach proximal mit endoskopischer Therapie in Form eines Drainagenwechsels zu beobachten. Letalität trat keine auf.

In der Behandlung der postoperativen Gallengangsleckage nach LCHE hat die Endoskopie die *zentrale Funktion*: Art, Lokalisation, Ausmaß der Leckage können exakt nachgewiesen und dokumentiert werden.

Durch die Therapie – in Form einer Drainagenimplantation, welche einen Druckausgleich zwischen Gallengangssystem und Duodenum erzielt – wird das Verkleben der Galleleckage ermöglicht. Der entscheidende Vorteil des endoskopischen Vorgehens liegt in der Vermeidung eines chirurgischen Zweiteingriffes, sei es Relaparoskopie oder Laparotomie, so daß dieses „minimalst invasive“ Vorgehen, die Therapie der Wahl bei postoperativer Galleleckage nach LCH darstellt.

Literatur

1. Born P, Bruhl K, Rosch T, Ungeheuer A, Neuhaus H, Classen M (1996) Long-term follow up of endoscopic therapy in patients with post-surgical biliary leakage. Hepatogastroenterology 9:477–482
2. Prat F, Pelletier G, Ponchon T, Fritsch J, Meduri B, Boyer J, Person B, Bretagne JF (1997) What role can endoscopy play in the management of biliary complications after laparoscopic cholecystectomy? Endoscopy 5:341–348 (Coment in: Endoscopy. Jun; 29(5):389–391
3. Bergmann JJ, van den Brink GR, Rauws EA, de Wit L, Obertop H, Huibregtse K, Tytgat GN, Gouma DJ (1996) Treatment of bile duct lesions after laparoscopic cholecystectomy. Gut 1:141–147
4. Book DC, Becker JM, Connors PJ, Carr-Locke DL (1993) Management of bile leaks following laparoscopic cholecystectomy. Surg Endosc 4:292–295

Konservative Therapie der Inkontinenz*

D. Geile, G. Osterholzer, I. Zinner, J. Müller und R. Rosenberg

Proktologisches Institut München-Ost, Chirurgische Privatklinik Bogenhausen, Denninger Straße 44, 81679 München

Conservative Management of Faecal Incontinence

Summary. Conservative therapy of faecal incontinence includes normalisation of colonic function, restauration of damaged anal skin and exercising methods. The most successful of those seems to be Biofeedback with good short time results up to 92% patients without further complaints, the long time results still being up to 67%. Prognosis depends on neuropathy, age and ability of perception and compliance. Passive electrostimulation replaces the damaged nerve and therefore has to be done lifelong. Increasing anal resting pressure seems to be a possible result.

Key words: Anal incontinence – Biofeedback – Electrostimulation – Conservative management of faecal incontinence

Zusammenfassung. Die konservative Therapie der Stuhlinkontinenz beinhaltet Behebung von Colonfunktionsstörungen, Wiederherstellung der sensiblen Hautoberfläche sowie Trainingsmethoden. Als erfolgreichste Therapie hat sich bisher das elektromyographisch gesteuerte Nerv- und Muskeltraining (Biofeedback) etabliert. Gute Erfolge bei Ende der Therapie gibt es bei bis zu 92% der Patienten, gute Langzeiterfolge immer noch bei 67%. Prognostisch beeinflussende Faktoren sind Schweregrad der Neuropathie, Lebensalter und Perzeptionsfähigkeit bzw. Compliance des Patienten. Die passive Elektrostimulation dagegen ersetzt die geschädigte Nervleitung, sie muß daher u. U. lebenslang durchgeführt werden. Druckerhöhungen anal könnten ein mögliches objektivierbares Resultat sein.

Schlüsselwörter: Anale Inkontinenz – Anales Biofeedback – Anale Elektrostimulation – Konservative Therapie der Stuhlinkontinenz

Die konservative Therapie der Stuhlinkontinenz hat als Grundlage – unabhängig von den weiteren Maßnahmen – ein ausführliches Gespräch mit Erörterung der meist multifaktoriellen Genese der Erkrankung, Erläuterung des ebenfalls multifaktoriellen therapeutischen Ansatzes und der gegebenen Möglichkeiten. Alle Therapien unterliegen folgenden prognostischen Faktoren:

* Herrn Professor Dr. Lechner, Garmisch-Partenkirchen, in Dankbarkeit gewidmet.

- Schwere der Denervierung
- Lebensalter des Patienten
- Compliancefähigkeit des Patienten
- Lebensführung in psychosozialer und soziologischer Hinsicht („Ikigai"): Ein sinnerfülltes Leben in Einbindung in einer sozialen Gemeinschaft mit angepaßter Aufgabenstellung zu führen! (Nakanishi, [7])

Therapeutische Ansätze in der konservativen Therapie der Stuhlinkontinenz sind außerdem:

- Regulierung der Colonfunktion, des Stuhlvolumens und der Konsistenz
- Trainingsmethoden
  a) Beckenbodengymnastik,
  b) Biofeedbacktraining – elektromyographisch gesteuertes Nerv- und Muskeltraining
  c) Elektrostimulation
- Entleerungshilfen – Medikamente

Regulierung der Colonfunktion

Die Speicherfähigkeit des Rektosigmoids spielt eine erhebliche Rolle bei Auftreten von Stuhlinkontinenzen, besonders im höheren Lebensalter. Ein gerade noch ausreichend funktionierender Gesamtmechanismus kann durch plötzliche Beeinträchtigung der Motilität der Sigmawand dekompensieren, es kommt zu „neu" aufgetretener Inkontinenz und zum plötzlichen Realisieren des Defektes. Nach der Erfahrung in der Basispraxis spielt die akute Divertikulitis bzw. die ausgeprägte Divertikulose hier eine große Rolle. So kann zum Beispiel anhand des Patientengutes eines Jahres (N=3960) festgestellt werden, daß eine Sigmadivertikulose bei 11,9% der Patienten vorliegt. 518 Patienten zeigen Zeichen einer Stuhlinkontinenz, bei diesen tritt eine Divertikulose in 18,7% auf. So kann nicht selten durch entsprechende diätetische und antiphlogistische Therapie allein wieder Funktionsfähigkeit erreicht werden. Ziel der Diät ist eine Volumen- und Konsistenzvermehrung des Stuhls, der sich nur so „en bloc" und ausreichend entleeren kann. Oft ist die Stuhlinkontinenz vergesellschaftet mit Entleerungsstörungen. Eine Volumenvermehrung und Konsistenzverbesserung kann vor allen Dingen durch Quellmittel (Methylzellulose) erreicht werden in Verbindung mit ausreichender Flüssigkeitszufuhr. Selbstverständlich müssen unverträgliche Nahrungsmittel vermieden werden, ebenso Reizstoffe wie scharfe Gewürze, Kohlensäure, vor allen Dingen Bier. Als Medikament kommt Loperamid in Frage, das nicht nur eine beruhigende Wirkung auf die Colonmotilität hat, sondern nachgewiesenermaßen den Sphinkter tonisiert.

Mindestens genau so wichtig wie die Regulierung der Colonfunktion ist die Erhaltung der Sensorik im Analbereich bzw. der intakten Oberfläche des sensiblen Hautanteils. Schwere erosive Hautmazerationen und Dermatitiden, wie sie als Ergebnis ausgeprägter Durchfälle oder bei entzündlichen Darmerkrankungen auftreten, bedürfen der sorgfältigen pflegerischen Betreuung, oft kann schon eine gute Funktion allein durch die Wiederherstellung der Hautoberfläche erreicht werden. Hier bietet sich die bewährte Zinkpastenabdeckung als Mittel der Wahl.

Trainingstherapien

Was kann *nicht* trainiert werden?:

- Die fehlende zentrale Funktion (Perzeption, Compliance)
- Der vollständig zerstörte Nerv
- Der M. sphinkter ani internus
- Der M. sphinkter ani externus mit kompletter Defektbildung über mehrere Zentimeter
- Ein hoher Levatordefekt

Alle anderen Patienten können, auch bei kombinierter Ätiologie der analen Funktionsstörung, vom Training profitieren!

Beckenbodengymnastik

Beckenbodengymnastik wird viel empfohlen, viel gerühmt, selten kontrolliert und kaum je beherrscht. Es fehlen außerdem gezielte Studien über die Wirksamkeit. Nach Praxiserfahrung gibt es u.a. zwei Methoden, die in der Lage sind, dem Patienten die Möglichkeit der aktiven Trainingsübungen nahezubringen: Zum einen die Methode nach J. Laycock, England, zum anderen die Methode nach B. Cantieni, die diese in ihren Büchern „Tiger feeling“ geschildert hat. Letztlich ist jedoch die Problematik darin zu sehen, daß nur *intraanal* geprüft werden kann, ob die richtigen Muskelgruppen kontrahiert und relaxiert werden. Da kein Therapeut eine digitale anale Untersuchung durchführen darf, bleibt es also immer zweifelhaft, was der Patient wirklich tut!

Elektromyographisch gesteuertes Nerv- und Muskeltraining – Biofeedback-Training

Genau dieses Problem wird durch die intraanale Plazierung von Signalempfängern mit entsprechender Rückmeldung an den Patienten über Qualität und Quantität der Kontraktionsfähigkeit gelöst. Dabei kann die Signalübermittlung sowohl über Oberflächenelektroden mit Ableitung von Summenpotentialen aus der quergestreiften Muskulatur wie auch über Druckrezeptoren, eventuell auch eine Kombination von beidem, erfolgen. In der Praxis hat sich die Ableitung mittels Oberflächen-EMG als einfache und sichere Methode hervorragend bewährt. Dabei werden nur Kontraktionen des M. sphinkter ani externus und des Levator ani registriert. Weiter entfernte Muskelgruppen können keine Reaktion auf den intraanal plazierten Oberflächenelektroden hervorrufen.

In der Praxis wird mit dem Gerät Pelvi Plus® der Firma Standard Instruments gearbeitet. Nach ein bis drei überwachten Trainingseinheiten erhält der Patient ein Leihgerät und eine detaillierte Trainingsanweisung. Neben der Übung der maximalen Kontraktionsleistung ist die Dauerkontraktion mit halber Stärke genau so wichtig wie der sekundenschnelle Hochleistungs-Peak, der als Reaktion auf plötzliche Anforderungen notwendig sein kann. Das häusliche Training soll zweimal täglich 10 bis 15 Minuten gemacht werden, Kontrolluntersuchungen mit Druck- und Kontraktionsmessungen finden alle drei Monate statt. Die Trainingsdauer bestimmt sich aus dem Erfolg bei den Kontrolluntersuchungen. Eine typische Verlaufskontrolle zeigt die Abb. 1a+b bei einer 75jährigen Patientin, nach einem Jahr kann die altersgemäße Norm sowohl nach Dauer als auch nach Stärke der Kontraktion erreicht werden. Die Patientin ist beschwerdefrei.

Die Ergebnisse werden in der Praxis mittels der genannten Kontrolluntersuchung sowie mittels Kontinenz- bzw. Inkontinenz-Score geprüft, verwendet wird der CACP-Score (nach Herold et al. [4]) sowie der CCS-Score (nach Wexner).

Die Kurzzeitergebnisse in der Praxis zeigt Tabelle 1, sie entsprechen den in der Literatur genannten Zahlen, die nach bisher vorliegender Übersichten zwischen 66% und 92% beschwerdefreie Patienten angeben.

Langzeitergebnisse sind dadurch bestimmt, daß eine Verschlechterung nach Beendigung des Trainings auftritt und daß die Ergebnisse abhängig sind von der Trainingsdauer (Verschlechterung von 80% auf 41% Beschwerdefreiheit nach 30 Monaten, Jensen et al. [5]). Daß die Ergebnisse von der Schwere der Neuropathie abhängen, ist bereits ausgeführt worden (Denis et al. [1]). Eine wichtige Rolle spielt das Lebensalter, nicht nur in Hinblick auf die notwendigerweise längere Trainingsdauer, sondern auch in Hinblick auf Gesamtzustand und Begleiterkrankungen.

Die im Jahre 2000 ausbehandelten Patienten (N=30) sind mit der willkürlich gesetzten Altersgrenze in die Gruppe unter 60 Jahre und in die Gruppe über 60 Jahre (N=jeweils 15) geteilt worden. Die Auswertung der Kontrolluntersuchung nach drei, sechs und neun Monaten zeigt einen

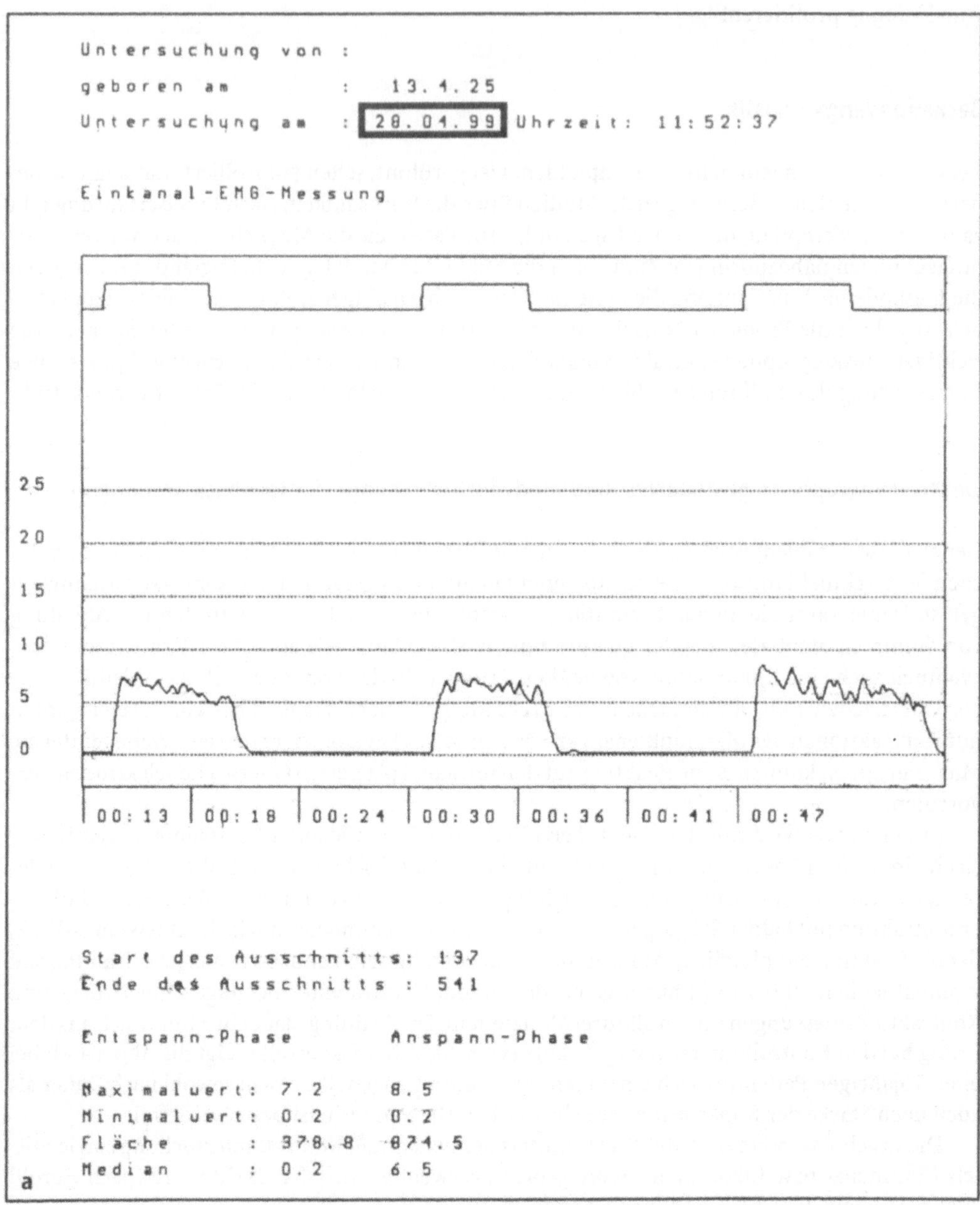

Abb. 1a

eklatanten Unterschied in Zeitpunkt und Verlauf der Kontraktionsverbesserung (Abb. 2 und 3). Bei jüngeren Patienten genügt oft der sogenannte „Lerneffekt", der bereits nach kurzer Zeit einsetzt und Ausdruck des Wiedererlernens der gezielten Kontraktionsfunktion von quergestreifter Sphinkter- und Beckenbodenmuskulatur ist. Ausreichende Muskelkraft ist physiologischerweise noch vorhanden. Bei älteren Patienten setzt dagegen nach zwei bis drei Monaten manchmal eine Ermüdung der Muskulatur ein, die zunächst zu einer Verschlechterung des Kontrollergebnisses führt. Eine entsprechende Aufklärung muß erfolgen, da sonst Demotivation eintritt.

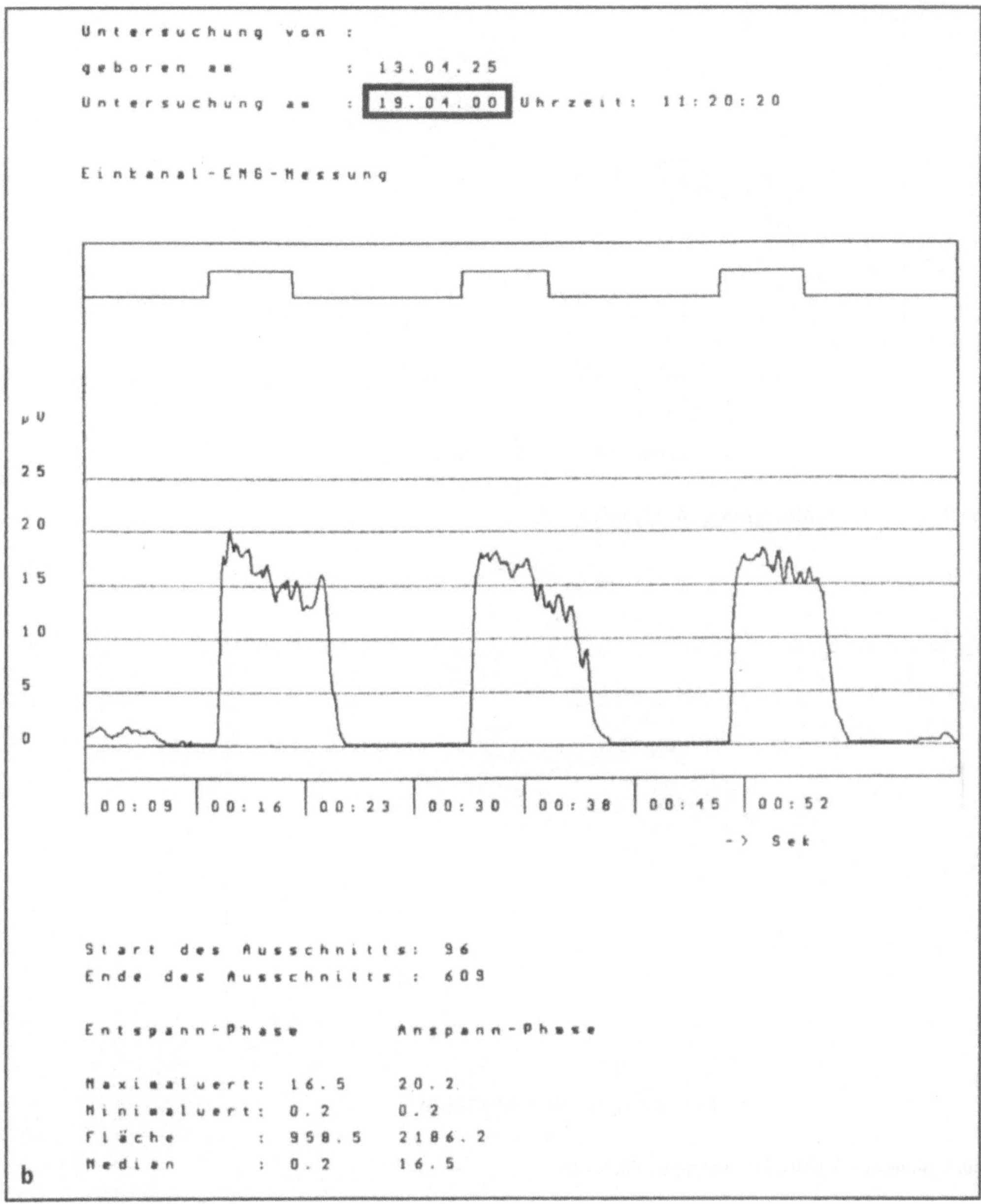

Abb. 1b

Bei ausreichender Geduld und Konsequenz lassen sich hier gute Ergebnisse nach neun Monaten und länger darstellen, wenn auch der Kontraktionsstärkenzuwachs langsamer verläuft. Tabelle 2 und 3 zeigen nach Score-Auswertung die Resultate der subjektiven Einschätzung.

Gute Langzeitergebnisse werden in der Literatur mit 41 bis 63% genannt (Enck et al. [2]). Im eigenen Krankengut läßt sich eine signifikante Verbesserung des Kontinenz-Scores noch nach zwei bis vier Jahren nach Beendigung des Trainings darstellen (Auswertung von 35 Patienten, Geile et al. [3, 9]).

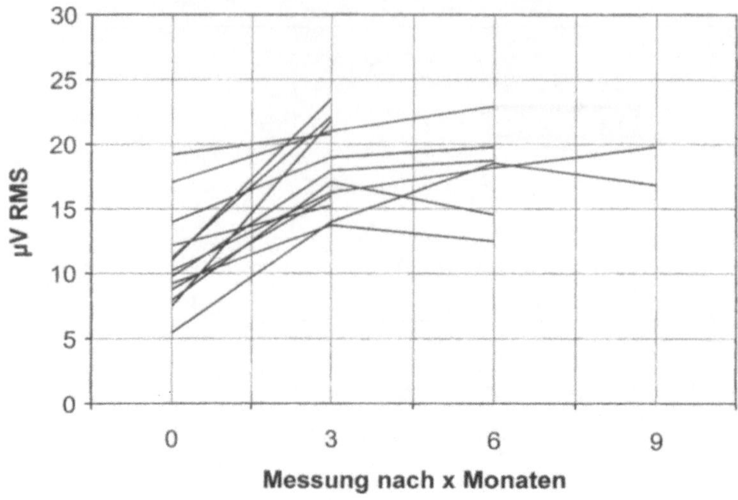

Abb. 2. Biofeedback, Altersgruppe 36–59, N=15

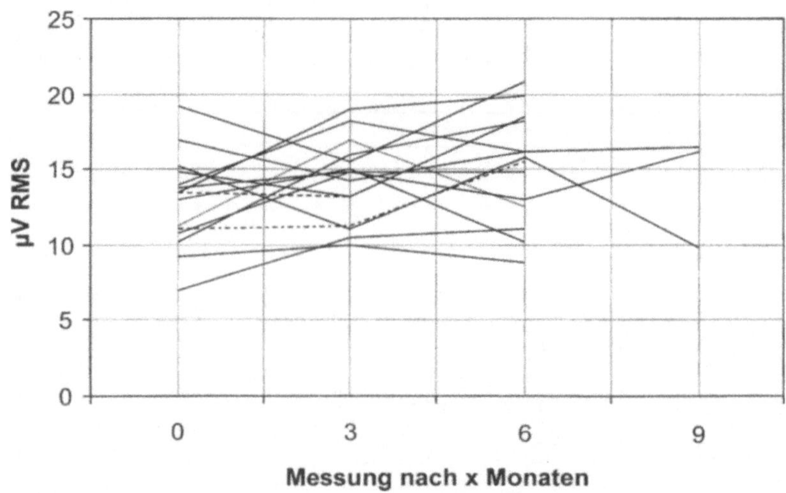

Abb. 3. Biofeedback EMG, Altersgruppe >60, N=15

Tabelle 1. Biofeedback-Kurzzeitergebnisse (N=301) 1990–6/2000

• Beschwerdefrei	181	60,1%
• Gebessert	65	21,6%
• Ohne Erfolg	25	8,3%
• Vorzeitige Beendigung des Trainings	30	10%

Tabelle 2. ENMT (BFB)-Therapieergebnisse im Jahr 2000 (N=15), Alter <60 J.

Beschwerdefrei		11 Pat.	
Beschwerdefrei m. Op.		2 Pat.	
Gebessert		2 Pat. (1-2 Stufen)	
Spastik	4 Pat.	Beseitigt	4 Pat.
Plateauabfall n. 1 Sek.	2 Pat.	auf 5 Sek.	2 Pat.

Tabelle 3. ENMT (BFB)-Therapieergebnisse im Jahr 2000 (N=15), Alter >60 J.

Beschwerdefrei		2 Pat.	
Gebessert		11 Pat. (1-2 Stufen)	
Verschlechtert		2 Pat.	
	(objektiv	4 Pat.)	
Spastik	5 Pat.	Beseitigt	5 Pat.
Plateauabfall n. 1 Sek.	4 Pat.	auf 5 Sek.	4 Pat.

Passive Elektrostimulation

Nach unserem Verständnis ersetzt die passive Elektrostimulation die geschädigte bzw. fehlende Nervleitung durch direkte Muskelstimulation. Daher muß das Training u.U. lebenslang durchgeführt werden. Muskelfunktionsfähigkeit und Restsensibilität müssen erhalten sein.

Auch darüber gibt es in der Literatur bisher wenig verwertbare Studien, bewiesen ist, daß die Elektrostimulation im Tierversuch den maximalen analen Ruhedruck nachweisbar erhöht (Lorenz et al. [6]). Die eigenen Ergebnisse aus dem Jahr 2000 bei 15 Patienten mit der passenden Indikation (alle über 60 Jahre) zeigen Beschwerdefreiheit nach sechs- bis neunmonatiger Therapie bei zwei Patienten, Besserung um ein bis zwei Inkontinenzstufen bei zehn Patienten, eine Verschlechterung bei zwei Patienten, ein Patient hatte das Training abgebrochen.

Bei den Kontraktionsmessungen an diesen 15 Patienten kann keinerlei Veränderung der Kontraktionsfähigkeit verifiziert werden, allerdings treten bei allen Patienten (bis auf einen) in beiden Qualitäten (Ruhe und Kneifen) verbesserte Druckwerte auf, die statistisch zu diesem Zeitpunkt noch nicht ausgewertet sind.

Zusammenfassend muß auf die Studie von Pehl et al. [8] im Jahr 2000 im Deutschen Ärzteblatt hingewiesen werden, bei der im Vergleich der konservativen Therapiemethoden der analen Inkontinenz die Biofeedbacktherapie mit einer medianen Erfolgsrate von 73% (Streubreite 47 bis 100%, in 20 Studien mit 539 Patienten) angegeben wird. Damit wird sie auch als erfolgreichstes konservatives Therapieverfahren im Rahmen der Evidence Based Medicine beurteilt.

Leider liegen, wie bereits eingangs erwähnt, keine exakten Studien unter Berücksichtigung von Ätiologie der Stuhlinkontinenz, Therapieformen allein oder kombiniert, Messung objektivierbarer Parameter und Kurzzeit-/Langzeitergebnisse vor. Das zunehmende Interesse an dieser Befindlichkeitsstörung bzw. Krankheit wird hier sicher positiven Einfluß nehmen.

Literatur

1. Denis P, Bercroff E, Bizien MF, Brocker P, Chassagne P, Lamouliatte H, Leroi AM, Perrigot M, Weber J (1992) Prevalence of anal incontinence in adults. Gastroenterol Clin Biol 16:344-350
2. Enck PE, Däublin G, Lübke HJ, Strohmeyer G (1994) Long-term efficacy of biofeedback training for fecal incontinence. Dis Colon Rectum 37:997-1001
3. Geile D, Hauck R, Hörbrand F (1995) Inkontinenz in der Proktologie: Symptomatik und konservative Therapie. Kontinenz 4:74-77
4. Herold A, Dörsing C (1997) Stuhl-Kontinenz-Score. CAP
5. Jensen LL, Lowry AC (1997) Biofeedback improves functional outcome after sphincteroplasty. Dis Colon Rectum 40:197-200
6. Lorenz D, Karaorman M, Wipfler G, Junemann P, Richter A, Rumstadt B (1997) Verbesserung der analen Kontinenz durch selektive Stimulation des M. sphincter ani externus. Langenbecks Arch Chir 382:311-318
7. Nakanishi N, Tatara K, Naramura H, Fijiwara H, Takashima Y, Fukuda H (1997) Urinary and Fecal Incontinence in a Community-Residing Older Population in Japan. J Am Geriatr Soc 45:215-219
8. Pehl C, Cluss B, Birkner B, Schepp W, Bittmann W, Emmert H, Fuchs M, Passern J, Wendl B, Heitland W (2000) Stuhlinkontinenz: Diagnostisches und therapeutisches Stufenschema. Deutsche Ärzteblatt 97, 19:A1302
9. Rosenberg R, Osterholzer G, Geile D (1998) Electro-myographically controlled nerve - and muscle training (biofeedback) in anal incontinence - longterm results. Coloproctology 20:134-140

Stadienadaptierte Therapie des Hämorrhoidalleidens – ambulant oder stationär?

J.-U. Bock und J. Jongen

Praxis für Enddarmerkrankungen, Beselerallee 67, 24105 Kiel

Therapy of Haemorrhoids in Accordance to the Stage: In- or Out-patient Procedure

Summary. The aim of the therapy of piles is to cure the complaints of the patient by reducing the enlarged haemorrhoidal plexus according to the stage (1° to 3°) to a nearly physiological size and in case of a prolapse to replace the sensitive anoderma. The basic therapy consists of regulating the bowel function and avoiding straining. A high fibre diet or bulk laxatives may be necessary. If this fails 1° haemorrhoids should be treated in the office by sklerotherapy, 2nd or 2nd to 3rd degree haemorrhoids by rubber band ligation from the very beginning. The Haemorrhoidal Artery Ligation (HAL) and the circular mucosectomy with a stapling device can be done as an office procedure too. An anal prolapse of 1 or 2 segments should be treated as outpatient surgery in an "open" technique (Milligan-Morgan), more than 2 segments in a "closed" (Ferguson) or better in a "semi-closed submucosal" technique (Parks) in the hospital. A cicular anoplasty preserves the anoderma and enables its reposition as well as the excision of perianal skin tags and fibromata. This is not an office procedure.

Key words: Haemorrhoids - Treatment - Outpatient - Hospital surgery

Zusammenfassung. Ziel der Therapie des Hämorrhoidalleidens ist die Beschwerdefreiheit des Patienten durch eine stadienadaptierte Reduzierung des vergrößerten Hämorrhoidalplexus und beim Analprolaps zudem dessen dauerhafte Reposition. Basistherapie ist eine ballaststoffreiche Ernährung mit ausreichender Flüssigkeitszufuhr und das Vermeiden jeglichen Pressens bei der Defäkation. Die Sklerosierungsbehandlung ist die Wahl bei Häm. 1.°, die Gummiligatur bei Häm. 2.° - (3.°). Häm. 3.° können von einem erfahrenen Chirurgen mit der Hämorrhoiden-Arterien-Ligatur (HAL) ambulant operiert werden, von Fall zu Fall auch per zirkuläre Mukosektomie mit dem Klammernahtgerät. Dies gilt – unter Berücksichtigung der für ambulante Operationen gültigen Kriterien – auch für die „offene" (Milligan-Morgan) oder „geschlossene" (Ferguson) Resektion von 1 oder maximal 2 Segmenten eines Analprolaps. Mehrere Segmente oder zirkuläre Rekonstruktionen (Parks, Fansler-Arnold) mit Beseitigung zusätzlicher äußerer Veränderungen sollten (kurz-)stationär operiert werden.

Schlüsselwörter: Hämorrhoidenbehandlung - Stadienadaptiert - Ambulant - Stationär

Das Ziel der Therapie des Hämorrhoidalleidens ist die Beschwerdefreiheit des Patienten durch eine stadiengerechte Reduktion der vergrößerten Haemorrhoiden auf eine möglichst physiolo-

Tabelle 1. Hämorrhoidalleiden – Stadieneinteilung

Hämorrhoiden 1.°	Hämorrhoiden 2.°	Hämorrhoiden 3.°	Hämorrhoiden 4.°
Normalzustand ? Mäßig vergrößerter Hämorrhoidalplexus	Prolaps bei Defäkation oder Pressen (*spontane* Reposition)	Analprolaps (*manuelle* Reposition notwendig)	Fixierter (nicht reponibler) Analprolaps

gische Größe zu erreichen – und nicht die vollständige Beseitigung des dem Feinverschluss dienenden Hämorrhoidalplexus (Tabelle 1 [1])!

Basistherapie ist eine ballastsstoffreiche Kost mit ausreichender Flüssigkeitszufuhr zur Erzielung einer geformten Stuhlsäule, das Vermeiden jeglichen Pressens bei der Defäkation und eine Normalisierung des Sphinktertonus entweder durch eine Dehnungsbehandlung mit einem Analdehner oder eine „chemische" Sphinkterotomie mit topischer Anwendung von Glyceroltrinitratsalbe [2, 3].

Hämorrhoiden 1.° – (2.°) sind die Indikation zur **Sklerosierungsbehandlung** nach *Blond* mit tropfenweiser Injektion von Chinin- oder hochprozentigen alkoholischen Lösungen [4]. Bei dem alternativen Verfahren nach *Blanchard* bzw. *Bensauld* werden jeweils 3 × 2 ml Phenolmandel- oder Erdnussöl (5%) in etwa 3 Sitzungen in den cranialen, mittleren und in den caudalen Anteil des vergrößerten Hämorrhoidalplexus injiziert [5, 6].

Die **Gummiligaturbehandlung** nach *Barron* ist die ideale ambulante Therapie für Hämorrhoiden 2.° ohne äußere Veränderungen. Ein schnürender Gummiring an die Basis des vergrößerten Hämorrhoidalknotens gesetzt, führt zu einer Nekrose und zum Abfall des abgebundenen Gewebes nach etwa 14 Tagen [7]. Häufigste Komplikation ist eine arterielle Blutung, die nach Literaturangaben bei Abfall des ligierten Knotens nach etwa 10 – 14 Tagen in ca. 5 – 7% auftreten kann. Sie ist nach Abstopfen des Rektums nach cranial (um das „Nachlaufen" von altem Blut und Koageln zu verhindern) und Darstellen der Blutungsquelle durch bipolare Elektrokoagulation nach vorheriger Unterspritzung mit einem Lokalanästhetikum mit Adrenalinzusatz oder Umstechung durch das Proktoskop ambulant problemlos zu versorgen. *Kontraindikationen* sind aufgrund der Blutungsgefahr eine Antikoagulantientherapie (cave ASS), Blutungsübel, eine schwere koronare Herzkrankheit und eine Gravidität. Seh- oder intellektuell Behinderte, Aids-Kranke und Patienten mit M. Crohn sollten ebenfalls von der Behandlung ausgenommen werden.

Hämorrhoiden (2.°) und 3.° können durch die **Hämorrhoiden-Arterien-Ligatur** (HAL) operativ ambulant versorgt werden. Bei diesem Operationsverfahren werden die Hämorrhoidalarterien mit Hilfe einer in einem Spezialproktoskop integrierten Dopplersonde aufgesucht und durch dieses Instrument etwa 4 cm oberhalb der linea dentata umstochen. Eine Anästhesie ist dementsprechend nicht notwendig. Die Erfolgsrate liegt nach Studienangaben bei ca. 95%. In Deutschland liegen derzeit nur erste Erfahrungen, aber noch keine echten Langzeit-Ergebnisse vor [8, 9].

Beim Analprolaps (i. e. Häm. 3.°) reponiert die **zirkuläre Mukosektomie** mit dem Klammernahtgerät in ca. 15 min. das Anoderm und reseziert die Mukosa und Teile des vergrößerten, prolabierenden Hämorrhoidalpexus zirkulär in einer Sitzung [10, 11]. Bei alleiniger Mukosektomie werden zudem (ebenso wie bei der HAL) keine Läsionen im sensiblen Anoderm gesetzt, sodass die postoperativen Beschwerden eher geringer sind. Auch dieses Verfahren ist in der Hand des erfahrenen Chirurgen von Fall zu Fall ambulant möglich.

Die Indikation zur **Hämorrhoidektomie** „offen" im Sinne von *Milligan-Morgan* oder „geschlossen" nach „*Ferguson*" sind Hämorrhoiden 2.° mit zusätzlichen äußeren Veränderungen (Marisken, prolabierenden Fibromen, Analfissur mit und ohne Vorpostenfalte) sowie Hämorrhoiden 3.° – wegen des Anodermverlustes in maximal 3 Segmenten [12, 13, 14, 15, 16]. Während die Operation von 1 – 2 Segmenten unter Berücksichtigung der für ambulante Operationen üblichen Kriterien auch ambulant möglich ist, sollten mehr als 2 Segmente in unseren Augen stationär operiert werden. Bei relativ kurzen OP-Zeiten sind die Komplikationen gering und problemlos therapierbar. Spätkomplikationen sind Analstenosen und Kontinenzstörungen. Wir führen eine modifizierte segmentäre Hämorrhoidektomie ambulant so durch, dass in Lokalanästhesie zunächst ein äußeres Drainagedreieck hergestellt, dann das Anoderm bis über die linea dentata hinaus freipräpariert und zum Schluss das vergrößerte Hämorrhoidalkonvolut mit der elektrischen Schlinge abgetragen wird. Eine Gummiligatur ersetzt die Durchstichligatur an der Basis. Die Komplikationsrate bei der Operation nur *eines* Segmentes liegt bei dieser Technik unter 1%.

Im Gegensatz zu den resezierenden Verfahren replazieren die sog. **„plastischen Verfahren"** nach *Parks* und *Fansler-Arnold* anodermerhaltend und dauerhaft einen (auch fibrotischen) Analprolaps, reduzieren stadiengerecht den vergrößerten Hämorrhoidalplexus und sanieren dabei auch äußere Veränderungen [17, 18, 19, 20, 21, 22]. Technisch anspruchsvoller, im Ergebnis deutlich besser als die resezierenden Methoden wird das letztere Verfahren in Deutschland weit weniger häufig angewandt [23]. Wegen des erheblichen operativen Aufwandes, der Operationsdauer sowie der Möglichkeit von Anodermnekrosen sollten insbesondere zirkuläre Rekonstruktionen des analen Kanals (insbesondere bei ausgedehnter Mitnahme äußerer Veränderungen wie Marisken, Fibromen, etc.) in unseren Augen (kurz-)stationär durchgeführt werden.

Zusammenfassung

Sklerosierung und Gummiligatur sind die Domäne der ambulanten Proktologie. Aber auch ambulante Haemorrhoiden-Operationen sind unter Berücksichtigung der entsprechenden Kriterien möglich [24]: Unter Flüssigkeitsrestriktion während der Anästhesie (max. 150–300 cc) sollten „offen" jedoch nicht mehr als zwei Segmente in einer Sitzung excidiert werden. Die Hämorrhoiden-Arterien-Ligatur und Mukosektomie mit dem Klammernahtgerät erscheinen in der Hand des Erfahrenen *und* Geübten von Fall zu Fall möglich. Als Anästhesieverfahren haben sich die Allgemeinanästhesie aber auch lokale oder regionale Methoden (peridurale A., Sattelblock) bewährt. Für eine suffiziente postoperative Analgesie sollte spezielle Sorge getragen werden, die Patienten auf alle Fälle erst nach der ersten Miktion entlassen werden [25]!

Die „plastischen" Verfahren sind zeitaufwendiger- insbesondere bei zirkulären Rekonstruktionen. Sie beinhalten immer die Möglichkeit von Nekrosen im plastisch rekonstruierten Areal, die sich meist am 4. oder 5. postoperativen Tag ankündigen. Ausgedehnte Befunde, bei denen mehrere der erwähnten Verfahren zur vollständigen Sanierung eines zirkulären Analprolapses in *einer* Sitzung angewendet werden, sollten dementsprechend (kurz-)stationär durchgeführt und die Patienten nach Möglichkeit erst nach Ausschluss von Anodermnekrosen sowie der ersten Defäkation entlassen werden. (Tabelle 2)

Tabelle 2. Hämorrhoidalleiden – Therapievorschlag

Hämorrhoiden 1.°	Hämorrhoiden 2.°	Hämorrhoiden 3.°	Hämorrhoiden 4.°
Basistherapie, ggf. lokal (symptomatisch) Sklerosierung	Gummiligatur, ggf. Sklerosierung	Operation, ggf. Gummiligatur	Operation (plastische Verfahren !) Inkarzeration: *sofortige* Operation oder konservativ
	HAL oder zirkuläre Mukosektomie		

◄——— A m b u l a n t – S t a t i o n ä r ———►

Literatur

1. Stelzner F, Staubesand J, Machleidt H (1962) Das Corpus cavernosum recti – die Grundlage der inneren Hämorrhoiden. Langenbeck's Arch Chir 299:302–303
2. Senapati A, Nicholls RJ (1988) A randomised trial to compare the results of injection sclerotherapy wit a bulk laxative alone in the treatment of bleeding haemorrhoids. Int J Colorect Dis 3:124–126
3. Loder PB, Kamm MA, Nicholls RJ, Phillips RKS (1994) "Reversible chemical sphincterotomy" by local application of glyceryl trinitrate. Br J Surg 81:1386–1389
4. Blond K, Hoff H (1936) Das Hämorrhoidalleiden. Deuticke, Leipzig Wien
5. Blanchard CE (1928) Text book of ambulant proctology. Medical Success Press, Youngstown Ohio, p 134
6. Bensaude A (1967) Les hémorrhoides et affections courantes de la région anale. Libraire Maloine SA, Paris
7. Barron J (1963) Office ligation treatment of hemorrhoids. Dis Col Rect 6:109–113
8. Morinaga K, Hasuda K, Ikeda T (1995) A novel therapy for internal hemorrhoids: ligation of the hemorrhoidal artery with a newly devised instrument (Moricorn) in conjunction with a Doppler floowmeter. Am J Gastroenterol 90:610–613
9. Scheidter K (2001) Minimal invasive Hämorrhoidenarterienligatur (HAL) Vortrag Chirurgenkongress 2001
10. Longo O (1998) Treatment of hemorrhoids disease by reduction of mucosa and hemorrhoidal prolapse with a circular suturing device: a new procedure. 6th World Congress of Endoscopic Surgery. Rome. June 3–6, 777–784
11. Kirsch JJ, Staude G, Herold A (2001) Hämorrhoidektomien nach Longo und Milligan Morgan. Chirurg 72: 180–185
12. Milligan ETC, Morgan CN, Jones LE, Officer R (1937) Surgical anatomy of the anal canal and the operative treatment of haemorrhoids. Lancet 11:1119–1124
13. Ferguson JA, Heaton JR, (1959) Closed hemorrhoidectomy. Dis Colon Rectum 2:176–179
14. Khubchandani IT (1988) Operative hemorrhoidectomy. In: Techniques of Colorectal Surgery. The Surgical Clinics of North America. WB Saunders Philadelphia, Pennsylvania, pp 1411–1416
15. Ho YH, Seow-Choen F, Tan M, Leong AFPK (1997) Randomized controlled trial of open and closed haemorrhoidectomy. Br J Surg 84:1729–1730
16. Khubchandani IT (1998) Comment on: Br J Surg 1997; 84:1729–1730 Randomized controlled trial of open and closed haemorrhoidectomy. Br J Surg 85:716–717
17. Parks AG (1956) Surgical treatment of haemorrhoids. Brit J Surg 43:337–351
18. Parks AG (1976) Anorektale Chirurgie. In: Zenker R, Deucher F, Schink W (Hrsg) Chirurgie der Gegenwart – Band 2, Kap. 21 Urban & Schwarzenberg, München, Wien Baltimore
19. Fansler WA (1934) The surgical treatment of hemorrhoids. Minn Med 17:254
20. Arnold K (1980) Therapeutische Möglichkeiten bei Hämorrhoidalleiden. Therapiewoche 30:3888–3898
21. Raulf F (1989) Indikationen, Technik und Ergebnisse der geschlossenen Hämorrhoidektomie Akt Chir 24: 171–215
22. Hosch SB, Knoefel WT, Pichlmeier U, Schulze V, Busch C, Gawad KA , Broelsch CE, Izbicki JR (1998) Surgical treatment of piles: prospective, randomized study of Parks vs. Milligan – Morgan hemorrhoidectomy. Dis Colon Rectum 41:159–164
23. Kraemer M, Bussen D, Leppert R, Sailer M, Fuchs K-H, Thiede A (1998) Bundesweite Umfrage zum therapeutischen Vorgehen bei Hämorrhoidalleiden und Analfissur. Chirurg 69:215–218
24. Winkler R (1995) Was kann in der Proktologie ambulant, was muß stationär operiert werden? ambulant operieren 3:91–97
25. Corman ML (1998) Hemorrhoids. In: Corman ML (editor) Colon and Rectal Surgery. 4th edition. J B Lippincott Company, Philadelphia, pp 147–205; p 184

Chirurgische Intensivmedizin

Postoperative Komplikationen – Was ist häufig? Was ist selten?

H. Bartels

Chirurgische Klinik und Poliklinik, Technische Universität München, Klinikum rechts der Isar, Ismaninger Straße 22, 81675 München

Postoperative Complications: Incidence and Frequency?

Summary. The postoperative course after major (elective) digestive surgical procedures was prospectively analysed in 5693 patients. Postoperative complications were documented in 553 patients (9.7%). There were general complications (not related to surgery) in 97 patients (17.5%) and surgical complications (related to surgery) in 456 patients (82.5%). The most frequent surgical complication was abdominal sepsis in 72.1% followed by postoperative bleeding (17.1%) and others (10.7%). The leading cause for abdominal sepsis was anastomotic leackage in 207 patients (70.2%). Bedside diagnostic procedures like sonography, analysis of fluid drainage and endoscopy could identify the underlying problem of abdominal sepsis in 60.9% of cases. The mortality rate of all studied patients was (113/5693 patients) 1.9%.

Key words: Postoperative complications – Abdominal sepsis – Diagnostic procedures – Surgical intensive care

Zusammenfassung. Der postoperative Verlauf von 5693 Patienten nach großen (elektiven) visceralchirurgischen Eingriffen wird prospektiv analysiert. Bei 553 Pat. (9,7%) traten postoperativ Komplikationen auf. Dabei handelte es sich bei 97 Pat. (17,5%) um eingriffsunabhängige (allgemeine) Komplikationen und bei 456 Pat. (82,5%) um eingriffsspezifische (chirurgische) Komplikationen. Bei den chirurgischen Komplikationen war die abdominelle Sepsis mit 72,1% zahlenmäßig führend vor Nachblutung (17,1%) und anderen (10,7%). Die häufigste Ursache für septische Komplikationen war mit 70,2% die Anastomoseninsuffizienz. In 60,9% der Fälle konnte allein mit bettseitiger Diagnostik (Sonographie, Analyse von Drainagesekreten, Endoskopie) die Art der septischen Komplikation diagnostiziert werden. Die Gesamtmortalität in dem untersuchten Krankengut lag bei 1,9% (113/5693 Pat.).

Schlüsselwörter: Postoperative Komplikationen – Abdominelle Sepsis – Diagnostisches Vorgehen – Chirurgische Intensivmedizin

Einleitung

Zur chirurgischen Kernleistung gehören heute Indikationsstellung, Verfahrenswahl, Planung und Durchführung der eigentlichen Operation und auch die Überwachung des postoperativen Verlaufes. Gerade in der postoperativen Phase kann chirurgisches „Know-how" im Hinblick auf Dia-

Tabelle 1. Visceralchirurgie (Elektive Eingriffe) 7/1992 -12/2000 TU München

Durchgeführte Eingriffe	
Oesophagus	n= 860
Magen/Duodenum	n=1201
Hepatobiliär	n= 497
Pankreas	n= 507
Colon/Rectum	n=1962
sonstige Eingriffe (Hoch-Risiko-Pat.)	n= 666
	n=5693

gnostik und Therapie möglicher Komplikationen für den Patienten von entscheidender Bedeutung sein. Im folgenden soll eine Analyse des postoperativen Verlaufes nach großen visceralchirurgischen Eingriffen in der eigenen Klinik und im Besonderen Häufigkeit, zeitliches Auftreten und Diagnosesicherung von postoperativen Komplikationen dargestellt werden.

Material und Methode

In dem Zeitraum 07/1992–12/2000 wurde der postoperative Verlauf von 5693 Patienten nach großen (elektiven) visceralchirurgischen Eingriffen prospektiv analysiert. Es handelte sich um 3458 männliche und 2235 weibliche Patienten. Das Durchschnittsalter lag bei 61,9 Jahren. Die durchgeführten Eingriffe sind in Tabelle 1 zusammengefaßt. Alle Patienten wurden postoperativ auf der Chirurgischen Intensivstation unseres Hauses versorgt. Indikationen für die Intensivüberwachung waren der „große“ chirurgische Eingriff (z.B. Ösophagektomie, Gastrektomie, Lebertransplantation), intraoperative Komplikationen, anästhesiologische Probleme oder ein aufgrund präexistenter Morbidität stark erhöhtes Operationsrisiko [1].

Bei den postoperativen Komplikationen wurde zwischen OP-bedingten und allgemeinen Komplikationen unterschieden. OP-bedingte Komplikationen wurden dabei definiert als Störungen im Bereich OP-Situs und benachbarter Areale (eigentliche chirurgische Komplikationen). Allgemeine Komplikationen waren Störungen der Vitalfunktionen bei regelrechtem OP-Situs.

Inzidenz der Komplikationen

5138 von 5693 Patienten (90,3%) zeigten einen ungestörten postoperativen Verlauf. Bei 553 Patienten (9,7%) traten Komplikationen auf. Dabei hatten nur 97 Patienten (17,5%) definitionsgemäß eine allgemeine (eingriffsunabhängige) Komplikation. Im Gegensatz dazu handelte es sich bei 456 Patienten (82,5%) um operationsbedingte (chirurgische) Komplikationen. Das entspricht einem Verhältnis von 4:1 (Tabelle 2).

Bei den *allgemeinen Komplikationen* waren pulmonale (41 Patienten) und cardiovasculäre (28 Patienten) Störungen zahlenmäßig führend. Bezogen auf die Gesamtkomplikationsrate traten sie aber nur in 7,4% bzw. 5,6% der Fälle auf und stellten eher die Ausnahme dar. Dies ist offensichtlich Ausdruck einer intensiven präoperativen Risikoabklärung vor elektiven chirurgischen Eingriffen [2], die in er eigenen Klinik neben Optimierung einer medikamentösen Therapie von Begleiterkrankungen auch funktionelle Vorbehandlung und aggressive Sanierung cardio-vasculärer Risikosituationen mitbeinhaltet [3].

456 von 553 Patienten (82,5%) hatten *chirurgische Komplikationen*. Bei 329 Patienten (72,1%) handelte es sich dabei um Sepsis, bei 78 Patienten (17,1%) um Nachblutung und bei 17 Patienten (3,7%) um mechanischen Ileus (Tabelle 3). Die abdominelle Sepsis (295 Patienten) stellte die

Tabelle 2. Visceralchirurgie (Elektive Eingriffe) 7/1992–12/2000 (prospekt. Analyse)

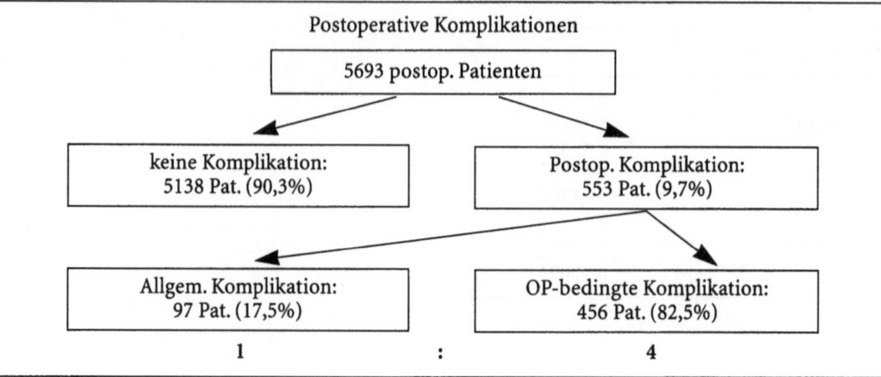

Tabelle 3. OP-bedingte Komplikationen: 456/553 Patienten (82,5%)

		Alle postop. Komplikationen	Alle postop. ITS-Patienten
Sepsis:	339 Pat. (74,3%)	(61,3%)	(5,9%)
Blutung:	78 Pat. (17,1%)	(14,1%)	(1,4%)
Ileus:	17 Pat. (3,7%)	(3,1%)	(0,3%)
Platzbauch:	12 Pat. (2,6%)	(2,2%)	(0,2%)
Sonstige:	20 Pat. (4,4%)	(3,6%)	(0,4%)

Tabelle 4. Septische Komplikationen, 339/456 Patienten (74,3%)

Abdomen: 295 Patienten	
▶ Anastom. Insuff.	207 Pat. (70,2%)
▶ Intestinale Fistel	34 Pat.
▶ Galle-Leckage	18 Pat.
▶ Pankreas-Leckage	15 Pat.
▶ Infizierte Bauchhöhle	21 Pat.
Thorax: 44 Patienten	
▶ Tracheale Läsion	11 Pat.
▶ Interponat-Nekrose	15 Pat.
▶ Mediastenal-Abszeß	7 Pat.
▶ Pleuraempyem	11 Pat.

Tabelle 5. Abdominelle Sepsis (295 Pat.), 7/1992–12/2000 (prospekt. Analyse)

Chirurg. Diagnostik		
Bettseitige Diagnostik		
Klinik, Drainage/Sekrete perc. US+Punktion, Endoskopie Rö-Diagnostik	180 Pat. (61,1%)	
Externe Diagnostik		
CT+Punktion	85 Pat.	(34,2%)
Interv. Angiographie	16 Pat.	
Chir. Diagnostik		
Diagn. Laparotomie	14 Pat. (4,7%)	

weitaus häufigste postoperative Komplikation dar und war bei 207 Patienten (70,2%) Folge einer Anastomoseninsuffizienz (Tabelle 4).

Prävalenz der Komplikationen

Allein der Zeitpunkt des Auftretens einer chirurgischen Komplikation läßt Rückschlüsse auf ihre Ursache zu. Die Blutung ist die häufigste Frühkomplikation. Über 90% der Nachblutungen treten in den ersten 48 Stunden postoperativ auf. Spätere Blutungsepisoden (ab dem 6. postoperativen Tag) sind zumeist Drainage-Komplikationen oder Folge einer septischen Arrosion durch Anastomoseninsuffizienz oder Abszeß. Prädilektionstermine für die abdominelle Sepsis sind der 7. und 12. postoperative Tag. Mit einer Anastomoseninsuffizienz muß aber bereits ab dem 3. postoperativen Tag gerechnet werden [4].

Diagnostik von Komplikationen

Beim gestörten postoperativen Verlauf nach visceralchirurgischen Eingriffen ist somit immer und zuerst an die chirurgische Komplikation zu denken. Damit steht die Suche nach der chirurgischen Komplikation im Vordergrund. Als diagnostische Verfahren bieten sich dafür bettseitig an: die Analyse von Drainagesekreten (Intestinalinhalt?), der US mit sonographisch gezielter Punktion (freie Flüssigkeit?), die Endoskopie (Vitalität?, Fistel?), und die Anastomosenkontrolle mit Gastrographin (Anastomoseninsuffizienz). Verfahren außerhalb der Intensivstation sind die CT und bei speziellen Fragestellungen die Angiographie.

Im eigenen Krankengut konnte in 61,1% der Fälle allein durch bettseitige Diagnostik die Art der vorliegenden Komplikation gesichert werden. Nur in 34,2% war dazu eine externe Diagnostik erforderlich. 14 Patienten (4,7%), bei denen mit den angegebenen Methoden keine Klärung der klinischen Situation erbracht werden konnte, wurden bei weiterhin bestehendem dringenden V.a. abdominelle Sepsis diagnostisch laparotomiert (Tabelle 5).

Zusammenfassung und Schlußfolgerung

Im selektionierten Krankengut einer Chirurgischen Universitätsklinik entwickeln ca. 10% aller Patienten nach großen visceralchirurgischen Eingriffen postoperative Komplikationen. Davon sind mehr als 80% OP-bedingte (chirurgische) Komplikationen, mehr als 70% septische Komplikationen, am häufigsten verursacht durch eine Anastomoseninsuffizienz. In über 60% der Fälle kann allein mit bettseitiger Diagnostik die Art der Komplikation erfaßt werden.

Damit ist das „chirurgische Know-how“ auch postoperativ im Hinblick auf frühzeitige Erkennung und Therapie der meisten und relevanten Komplikationen für den Patienten vital. Der Chirurg weiß: was passieren kann; wann es auftritt, da er die „Schwachstellen“ der Operation kennt; er beherrscht die Diagnoseverfahren und verfügt über Therapiemöglichkeiten. Dieses sind bei der neuerlich geführten Diskussion – „wem gehört der Intensivpatient?“ – einige wesentliche inhaltliche Argumente für die fachgebundene chirurgische Intensivmedizin.

Literatur

1. Bartels H, Stein H-J, Siewert JR (1997) Risikoerfassung. Chirurg 68:654–661
2. Bartels H, Stein H-J, Siewert JR (1998) Preoperative risk-analysis and postoperative mortality of esophagectomy of the resectable esophageal cancer. Br J Surg 85:840–844
3. Stein H-J, Bartels H, Siewert JR (2001) Ösophaguscarcinom: Zwei-zeitiges Operieren als Mediastinitis-Prophylaxe beim Risikopatienten. Chirurg (im Druck)
4. Bartels H (2001) Postoperativer Verlauf und seine Störungen – chirurgische Intensivmedizin in der Visceralchirurgie, in: Siewert JR, Harder F, Rothmund M (Hrsg) Praxis der Visceralchirurgie. Gastroenterologische Chirurgie, Kapitel 2.12, Springer-Verlag (im Druck)

Intensivmedizinisches Management des ARDS

U. Kaisers[1], M. Schütz[2] und K. J. Falke[1]

[1] Kliniken für Anästhesiologie und operative Intensivmedizin und [2] Unfallchirurgie Charité Campus-Virchow-Klinikum, Humboldt-Universität Berlin, Augustenburger Platz 1, 13353 Berlin

Management of ARDS

Summary. The acute respiratory distress syndrome (ARDS) is characterized by (1) intrapulmonary right-to-left shunting, (2) permeability edema of the lung, and (3) alterations in pulmonary compliance. The clinical features of ARDS are due to an acute inflammatory reaction of the lung. Current clinical management of patients with ARDS aim at implementation of lung protective ventilatory strategies with adequate PEEP and low tidal volumes, diagnosis and treatment of underlying infections, and a negative fluid balance together with positional maneuvers like prone positioning.

Key words: ARDS - Clinical management - Lung protection

Zusammenfassung. Das schwere, akute Lungenversagen (ARDS) ist durch eine meist generalisierte Inflammation der Lunge charakterisiert, die zu einer ausgeprägten Gasaustauschstörung, einem Permeabilitätsödem und einer Änderung der Lungendehnbarkeit führt. Wichtigste aktuelle Prinzipien der intensivmedizinischen Behandlung des ARDS sind eine lungenprotektive Beatmung mit niedrigen Atemzugvolumina und einem adäquaten positiv endexpiratorischen Druck (PEEP), eine konsequente Fokussuche und Sanierung sowie eine Negativbilanzierung und intensive Lagerungstherapie des Patienten.

Schlüsselwörter: ARDS - Lungenprotektion - Intensivmedizin

Die Inzidenz des schweren, akuten Lungenversagens (ARDS) ist weiterhin strittig, die Mehrzahl der prospektiven Kohortenstudien gibt jedoch eine Häufigkeit zwischen $1{,}5/10^5$/Jahr [1] und $4{,}8$–$8{,}3/10^5$/Jahr [2] an. Die Ätiologie des ARDS ist vielfältig, es lassen sich direkte Schädigungen der Lunge wie eine Pneumonie oder eine Aspiration von indirekten Mechanismen wie einer Sepsis oder Pankreatitis unterscheiden [3]. Das schwere Polytrauma gilt als besonderes Risiko für die Entstehung eines ARDS mit Häufigkeiten zwischen 5% und 15% [4, 5]. Die Mortalität des ARDS wird zwischen 40–60% angegeben [3]. Eine Europäisch-amerikanische Konsensuskonferenz hat 1994 die Kriterien des akuten Lungenversagens neu gefaßt und auf der Grundlage des Schweregrads der Gasaustauschstörung zwischen ARDS (*acute respiratory distress syndrome*, $PaO_2/FiO_2 < 200$ mm Hg) und ALI (*acute lung injury*, $PaO_2/FiO_2 < 300$ mm Hg) unterschieden [6].

Das ARDS ist gekennzeichnet durch eine meist generalisierte Inflammation der Lunge. Folgen dieser Inflammation sind ein nichtkardiogenes Lungenödem, eine pulmonalarterielle Hypertension, eine deutlich herabgesetzte Lungendehnbarkeit und eine ausgeprägte arterielle Hypoxämie [3]. Störungen in der Verteilung von Ventilation und Perfusion mit einem hohen intrapulmonalen Rechts-Links-Shunt sind ursächlich für die Gasaustauschstörung beim ARDS [6]. Die pulmonalarterielle Hypertonie führt beim ARDS neben einer rechtsventrikulären Dysfunktion auch zu einem Anstieg des Filtrationsdrucks und verstärkt damit das Lungenödem [7]. In den letzten Jahren konnten experimentelle wie klinische Arbeiten überzeugend darlegen, daß bei Patienten mit ALI und ARDS eine maschinelle Beatmung mit hohen FiO_2, großen Atemzugvolumina (V_T) und hohen Atemwegsdrucken zu einer Progression des Lungenschadens führen kann [3]. Daher fokussiert eine moderne Beatmungstherapie des akuten Lungenversagens auf eine möglichst lungenprotektive Beatmung. Daneben sind konsequente Fokussuche und Behandlung sowie eine supportive Intensivtherapie des Patienten mit ARDS erforderlich.

Die Fülle von zur Verfügung stehenden intensivtherapeutischen Optionen zur Behandlung des ARDS lassen sich prinzipiell in Verfahren zur Verbesserung der Ventilation sowie therapeutische Strategien, die der Optimierung der Lungendurchblutung dienen, unterteilen. Wichtigste Maßnahme zur Verbesserung der Ventilation stellt die rekrutive druckkontrollierte Beatmung mit einem adäquaten PEEP dar, der möglichst nach den individuellen Druck-Volumenbeziehungen des Patienten ermittelt werden und oberhalb des unteren Inflektionspunktes der statischen Druck-Volumenkurve liegen sollte [8]. Bislang sind jedoch die dazu notwendigen technischen Voraussetzungen in der Mehrzahl der verfügbaren Beatmungsgeräte nicht implementiert. Daneben sind Lagerungsmaßnahmen wie beispielsweise die Bauchlage des Patienten erforderlich [9]. In einer aktuellen multizentrischen, kontrolliert-randomisierten Studie des amerikanischen ARDS-Netzwerkes konnte gezeigt werden, daß die maschinelle Beatmung mit Tidalvolumen von nur 6 ml/kg die Mortalität des ARDS gegenüber einer traditionellen Beatmung mit V_T von 12 ml/kg signifikant verbesserte [10]. Darüber hinaus wird eine strikte Negativ-Bilanzierung des Patienten mit schwerem ARDS angestrebt, um die kardialen Füllungsdrucke niedrig zu halten und das Permeabilitätsödem zu reduzieren [11]. Die multizentrische Überprüfung eines solchen Volumenregimes ist aktuell Gegenstand einer weiteren Studie des amerikanischen ARDS-Netzwerks [12].

Eine Reduktion des erhöhten pulmonalarteriellen Druckes durch den Einsatz von systemisch wirksamen Vasodilatatoren ist durch die damit verbundene unselektive Erweiterung pulmonaler und systemischer Gefäße mit Zunahme der Shuntdurchblutung limitiert [13]. Seit Beginn der neunziger Jahre wird die Inhalation von Vasodilatatoren wie Stickstoffmonoxid [14] als Therapie zur Reduktion der pulmonalarteriellen Hypertonie und Verbesserung der Oxygenation beim ARDS evaluiert. Stickstoffmonoxid (NO) wird in Endothelzellen durch NO-Synthasen aus der Aminosäure L-Arginin gebildet. Das Molekül wird in einer Vielzahl von Geweben nachgewiesen und hat neben gefäßdilatierenden weitere komplexe, physiologische Wirkungen. Exogen, per Inhalation appliziertes NO führt zu einer selektiven Vasodilatation ventilierter Lungenareale und damit zu einer Umverteilung des pulmonalen Blutflusses zugunsten belüfteter Areale. Dies verringert den intrapulmonalen Rechts-Links-Shunt und senkt den pulmonalarteriellen Druck [14]. Die Effektivität dieses neuen Therapieansatzes ist in einer Reihe von klinischen Studien überprüft worden. Dabei zeigte sich eine große Variabilität in der Ansprechbarkeit von Patienten mit ARDS auf die Inhalation von NO [15]. In einer größeren prospektiv-randomisierten amerikanischen Studie zeigte sich zwar eine initiale Verbesserung des Gasaustauschs bei einem Teil der Patienten, ein Einfluß der Inhalation von NO auf die Überlebensrate von Patienten mit akutem Lungenversagen konnte jedoch nicht nachgewiesen werden [16].

Im eigenen Krankengut behandelten wir im Zeitraum von Januar 1997 bis März 2001 n=113 extern zugewiesene Patienten mit schwerem ARDS. Ein Polytrauma war bei n=19 Patienten ursächlich für die Entwicklung eines ARDS, bei n=62 Patienten bestand eine schwere Pneumonie oder Sepsis, andere Diagnosen (Ertrinkungsunfall, Pankreatitis und andere) waren bei n=32 ursächlich. Alle n=113 Patienten erhielten eine rekrutive, druckkontrollierte maschinelle Beatmung mit adäquatem PEEP sowie eine Negativbilanzierung. Bei n=104 (92%) Patienten führten wir darüber hinaus eine Bauchlage durch, n=57 Patienten (50%) erhielten eine therapeutische Inhalation mit NO für mehr als 24 Stunden. Bei n=8 Patienten (7%) war zusätzlich eine Therapie mit extrakorporalem Gasaustausch (ECMO) erforderlich, ein Patient erhielt eine partielle Flüssigkeitsbeatmung mit Perfluorocarbon (*Perflubron*). Zur Fokussanierung und Beherrschung akuter Pneumothoraces wurden bei unseren ARDS-Patienten insgesamt 102 operative Eingriffe überwiegend auf der Intensivstation durchgeführt, darunter n=42 Thorakotomien, n=21 Laparotomien und n=12 osteosynthetische Versorgungen. Die Überlebensrate unserer Patienten mit schwerem ARDS betrug im Mittel 73%, mit der günstigsten Prognose bei Patienten mit Polytrauma (Überlebensrate 79%) und Sepsis (87%) und der ungünstigsten Prognose bei Pneumonie (65%).

Wir schlußfolgern, daß die Prognose des schweren, akuten Lungenversagens durch einen multidisziplinären Ansatz mit Implementierung 1) einer lungenprotektiven Beatmungsstrategie, 2) einer konsequenten Fokussanierung und 3) einer individuell abgestimmten Intensivbehandlung unter Einschluß innovativer therapeutischer Optionen verbessert werden kann.

Literatur

1. Villar J, Slutsky AS (1989) The incidence of the adult respiratory distress syndrome. Am Rev Respir Dis 140:814–816
2. Thomsen GE, Morris AH (1995) Incidence of the adult respiratory distress syndrome in the state of Utah. Am J Respir Crit Care Med 152:965–971
3. Ware LB, Matthay MA (2000) The acute respiratory distress syndrome. N Eng J Med 342:1334–1349
4. Fowler AA, Hamman RF, Good JT, Benson KN, Baird M, Eberle DJ, Petty TL, Hyers TM (1983) Adult respiratory distress syndrome: Risk with common predispositions. Ann Intern Med 98:593–597
5. Hudson LD, Milberg JA, Anardi D, Maunder RJ (1995) Clinical risks for development of the acute respiratory distress syndrome. Am J Respir Crit Care Med 151:293–301
6. Bernard GR, Artigas A, Brigham KL, Carlet J, Falke K, Hudson L, Lamy M, Legall JR, Morris A, Spragg R (1994) The American-European Consensus Conference on ARDS. Definitions, mechanisms, relevant outcomes, and clinical trial coordination. Am J Respir Crit Care Med 149:818–824
7. Rossaint R, Slama K, Steudel W, Gerlach H, Pappert D, Veit S, Falke K (1995) Effects of inhaled nitric oxide on right ventricular function in severe acute respiratory distress syndrome. Intensive-Care-Med 21:197–203
8. Amato MB, Barbas CS, Medeiros DM, Magaldi RB, Schettino GP, Lorenzi-Filho G, Kairalla RA, Deheinzelin D, Munoz C, Oliveira R, Takagaki TY, Carvalho CR (1998) Effect of a protective-ventilation strategy on mortality in the acute respiratory distress syndrome. N Engl J Med 338:347–534
9. Albert RK, Hubmayr RD (2000) The prone position eliminates compression of the lungs by the heart. Am J Respir Crit Care Med 161:1660–1665
10. The Acute Respiratory Distress Syndrome Network (2000) Ventilation with lower tidal volumes as compared with traditional tidal volumes for acute lung injury and the acute respiratory distress syndrome. N Engl J Med 342:1301–1308
11. Davey-Quinn A, Gedney JA, Whiteley SM, Bellamy MC (1999) Extravascular lung water and acute respiratory distress syndrome – oxygenation and outcome. Anaesth Intensive Care 27:357–362
12. http://hedwig.mgh.harvard.edu/ardsnet/ards05.html
13. Radermacher P, Santak B, Wust HJ, Tarnow J, Falke KJ (1990) Prostacyclin for the treatment of pulmonary hypertension in the adult respiratory distress syndrome: Effects on pulmonary capillary pressure and ventilation-perfusion distributions. Anesthesiology 72:238–244
14. Rossaint R, Falke KJ, Lopez F, Slama K, Pison U, Zapol WM (1993) Inhaled nitric oxide for the adult respiratory distress syndrome. N Engl J Med 328:399–405
15. Manktelow C, Bigatello LM, Hess D, Hurford WE (1997) Physiologic determinants of the response to inhaled nitric oxide in patients with acute respiratory distress syndrome. Anesthesiology 87:297–307
16. Dellinger RP, Zimmermann JL, Taylor RW, Straube RC, Hauser DL, Criner GJ, Davis K Jr, Hyers TM, Papadakos P (1998) Effects of inhaled nitric oxide in patients with acute respiratory distress syndrome: Results of a randomized phase II trial. Inhaled Nitric Oxide in ARDS Study Group. Crit Care Med 26:15–23

Die Bedeutung der präklinischen Hypotension und respiratorischen Dysfunktion beim schweren Schädel-Hirn-Trauma

M. Raum, B. Bouillon, B. Buchheister und R. Lefering

II. Chirurgischer Lehrstuhl, Universität zu Köln, Ostmerheimer Straße 200, 51109 Köln

The Role of Preclinical Hypotension and Respiratory Dysfunction After Severe Brain Injury

Summary. Severe brain injury (SBI) is a serious disease with high mortality of mostly young patients. In a 10 year databank with 1256 patients we observed the influence of Hypotension ($RR_{sys} \leq 90$ mmHg) or respiratory dysfunction (subjective judgement of the emergency physician) on arrival at the scene of the accident on the mortality after SB. A SBI was defined by Glasgow Coma Scale ≤8 or a Abbreviated Injury Scale $(AIS)_{Head} \geq 3$. 38% of the patients had a normal respiratory function, 39% dyspnoea and 22% ventilation arrest. 66% showed normal blood pressure, 15% hypotension, and 20% a cardiac arrest. The overall mortality was 45%, and of these 61% died at the scene of the accident, 39% in the clinic, and clinic mortality was by 21%. 785 patients reached the hospital. These patients without disorder of ventilation and blood pressure died in 6%, with hypoxia in 31%, with hypotension 41% and with both in 68%. Therefore we could show a good correlation between initial respiratory- and circultory-function and mortality after SBI. This is corresponding to the data of Chesnut et al. 1993 J Trauma.

Key words: SBI – Hypotension – Hypoxia – Mortality

Zusammenfassung. Das schwere Schädel-Hirn-Trauma (SHT) stellt weiterhin eine ernste Erkrankung mit einer hohen Mortalität des zumeist jungen Menschen dar. In einer 10-Jahres-Datenbank mit 1256 Patienten untersuchten wir den Einfluß präklinischer Hypotension ($RR_{sys} \leq 90$ mmHg) oder einer respiratorischen Dysfunktion (subjektiv erhoben durch den Notarzt) beim Eintreffen des Rettungsdienstes am Unfallort auf die Mortalität. Ein schweres SHT wurde definiert mit einer Glasgow-Coma-Sclae ≤8 oder einer Kopfverletzung mit der Abbreviated-Injury-Scale (AIS) ≥3. 38% der Patienten hatten eine normale Atemfunktion, 39% Dyspnoe und 22% einen Atemstillstand. 66% waren normoton, 15% hypotensiv und 20% zeigten einen Kreislaufstillstand. Die Gesamtmortalität betrug 45%, davon 61% präklinisch und 39% in der Klinik, die Kliniksmortalität betrug somit 21%. 785 Patienten erreichten die Klinik. Die Patienten, die keine Störung von Atmung und Kreislauf aufwiesen, hatten eine Mortalität von 6%, mit Dyspnoe 31%, mit Hypotension 41% und mit beidem 68%. Somit zeigt sich eine Korrelation zwischen initialer Kreislauf- und Atemfunktion und der Mortalität nach schwerem SHT. Dies entspricht der These von Chesnut et al. 1993 J Trauma.

Schlüsselwörter: SHT – Hypotension – Hypoxie – Mortalität

Unfallchirurgie

Allgemeine Themen

Notfalldiagnostik und Notfallversorgung im Rettungswesen

J. Seifert, R. Laun und A. Ekkernkamp

Abteilung für Unfallchirurgie, Ernst-Moritz-Arndt-Universität Greifswald, Friedrich-Loeffler-Straße 23b, 17487 Greifswald

Primary Diagnostic and Therapy in Emergency Care Medicine

Summary. Adequate primary and preclinical evaluation of thoracic trauma is the basic for effective therapy. The first intention must be to understand the mechansim of trauma and injury. Severe thoracic trauma is predominantly the result of high energy trauma and mostly combined to multiple injuries (polytrauma). The intention of emergency care medicine is to reduce the number of letal complications due to trauma. Early intubation and ventilation in preclinical management is accepted as a gold standard.

Nevertheless, there is a high percentage of nonintubated and undertreated polytraumatised patients that reach the clinic. To investigate the reason for and problems of undertreatment we have to initiate basic research in accident and polytrauma research.

Key words: Thoracic Trauma – Accident – Emergency care medicine

Zusammenfassung. Eine adäquate präklinische Einschätzung eines Thoraxtrauma, welches überwiegend als Folge von Hochrasanztraumen auftritt, ist Grundlage einer effektiven Therapie. Vorraussetzung hierfür ist die Beurteilung des Unfallherganges und ein Verständnis für biomechanische Vorgänge in Folge von Gewalteinwirkung. Zielsetzung der präklinischen Medizin ist eine Senkung der Früh- und Spätletalität des polytraumatisierten Patienten. Die frühzeitige Intubation und Beatmung ist Gold-Standard in der präklinischen Polytraumaversorgung. Trotzdem sind fehlerhafte Diagnosen und Behandlungen häufig nachzuweisen. Es muss daher das Ziel sein, im Rahmen einer Grundlagenforschung auf dem Gebiet der Unfall- und Polytraumaforschung die Ursachen und Probleme hierfür zu eruieren.

Schlüsselwörter: Thoraxtrauma – Unfall – Notfallmedizin

In der westlichen Welt steht das Trauma an der Spitze der Todesursachenstatistik in der Altersgruppe bis 45 Jahre [1]. Dabei bedeuten Tod und schwere Behinderung als Unfallfolge einen enormen volkswirtschaftlichen Verlust.
Die Ziele der präklinischen Versorgung sind klar definiert:

1. Verhinderung von Frühtodesfällen
2. Senkung der Spättodesfallrate durch Vermeidung von Hypoxie und Schock.

Folglich hat die präklinische Versorgung Einfluss auf etwa 50% der Todesfälle nach Polytrauma.

Das Thoraxtrauma tritt in Europa in >90% als Kombinationsverletzung auf und ist somit Ausdruck großer Gewalteinwirkung [2].

Aufgrund seines Einflusses auf die Letalität und Prognose (Letalitätsrate bei Kombinationsverletzung: 25–45% [3]) ist die präklinische Beurteilung des Thoraxtrauma und die Einleitung entsprechender Therapiemaßnahmen von hoher Relevanz.

Im Rahmen unserer Projekte zu den Themen „Unfallursachenforschung" (Greifswald/Berlin), „Präklinische Datenerhebung im Rahmen des Polytraumamanagement" für das Polytraumaregister der DGU (Berlin) und „Untersuchung von Prognosemarkern zur Beurteilung der Morbidität und Mortalität von Polytraumapatienten" (Greifswald, Düsseldorf, Berlin) konnten wir folgendes feststellen: Die nach einer 3 monatigen Laufzeit des Unfallforschungsprojektes in Greifswald ausgewerteten Daten zeigten, dass der Anteil von Schädelhirnverletzungen und Thoraxtrauma bei ≥50% in allen AIS-Gruppen liegt. In der Gruppe der tödlich Verunglückten (n=9) weisen immerhin 8 Patienten schwerste Thoraxverletzungen (AIS 5) auf.

Im Rahmen der Datenerhebung zur präklinischen Behandlung polytraumatisierter Patienten fiel eine hohe Rate an Fehleinschätzungen der Schwere des Thoraxtrauma auf. Immerhin 40% der polytraumatisierten Patienten wurden in der prähospitalen Phase nicht intubiert. Von 57 Patienten wiesen 34 Lungenkontusionen und 32 Pneumothoraces auf. Lediglich 11 der Pneumothoraces wurden bereits präklinisch suffizient drainiert. Im weiteren klinischen Verlauf der Patienten konnte im Rahmen der Polytraumaprognosestudie (eingeschlossene Patienten: n=100) eine deutlich erhöhte Letalitätsrate und Komplikationsrate für die Patientengruppe mit assoziierter Thoraxverletzung nachgewiesen werden.

	Polytrauma und Thoraxverletzung	Polytrauma ohne Thoraxverletzung
Gesamt	68	32
Alter	33 (±16)	33 (±16)
ISS	40 (±12)	33 (±15)
Letalität	32%	19%
ARDS	6%	3%
Pneumonie	16%	6%
Sepsis	7%	6%

Für den notärztlich Tätigen sind die technischen Diagnostikmöglichkeiten am Unfallort sehr eingeschränkt: wesentlich bleibt das Erkennen des Unfallmechanismus, die korrekte Einschätzung der Gewalteinwirkung und das Verstehen biomechanischer Zusammenhänge. Hilfreich bei der Einschätzung der Thoraxverletzungsschwere kann die sog. Indikatordiagnose „instabiler Thorax" sein: der instabile Thorax ist mit >90% mit intrathorakalen Organverletzungen (Lungenparenchym und/oder Bronchien und/oder Mediastinalorgane) assoziiert und weist immer noch eine Letalität von nahezu 30% auf.

Die in der Präklinik wesentlichen Fragen lauten: Intubation und/oder Thoraxdrainage? Die Empfehlungen der Fachgesellschaften DGU und DGAI können dabei wegweisend sein. Als sog. Gold-Standard muss jedoch die Frühintubation und PEEP-Beatmung von Polytraumapatienten unabhängig von ihrer respiratorischen Funktion angesehen werden. Sie ist eine Domäne der Rettungsmedizin im Sinne einer therapeutischen Prävention von Früh- und Spätkomplikationen [4].

Aus unseren Erhebungen müssen wir im wesentlichen feststellen, dass die präklinische Fehleinschätzungsrate der Verletzungen und Verletzungsschwere insbesondere von Thoraxtraumen hoch ist. Daher müssen wir in der sog. klinischen Phase ein adäquates Schockraummanagement vorhalten, mit dem eine zeiteffiziente Diagnosensicherung bzw. -erweiterung möglich ist. Aufgrund der hohen Sensitivität eignet sich daher zur weiteren Diagnostik das Spiral-CT, welches standardmäßig in der Diagnostik von Thorax- und Abdominalverletzungen eingesetzt werden sollte [5].

Ein Ausblick in die *Zukunft* der Notfallmedizin zeigt, dass sich die Automobilindustrie durch Entwicklung von automatischen Notrufmeldern im Fahrzeug, die aus einer Kombination von

Crashsensor und Global Positioning System bestehen, zur Verkürzung von Hilfs- und Meldefristen beitragen wird. Die Telemedizin, mit der eine digitale, zeitnahe Datenübertragung vom Unfall- und Behandlungsort an die Zielklinik möglich ist, kann zu einem „Zeitvorsprung" durch frühzeitige Mobilisierung von Ressourcen der Zielklinik führen [6]. Eine großflächige Methodenevaluationen hierzu ist jedoch notwendig.

Literatur

1. Bardenheuer M, Obertacke U, Waydahs C, Nast-Kolb D (2000) Epidemiologie des Schwerverletzten – eine prospektive Erfassung der präklinischen und klinischen Versorgung. Notfall- und Rettungsmedizin, 3:309–317
2. Bardenheuer M, Carlsson J, Tebbe U, Sturm J (1999) Das stumpfe Thoraxtrauma: Präklinisches und frühes klinisches Management. Notfall- und Rettungsmedizin, 2:117–131
3. Martens D, Sanft C, Kuhly P, Schaffartzik W (2001) Stumpfes Thoraxtrauma – Diagnose und Therapie. Trauma Berufskrankh 3:18–27
4. Trupka A, Nast-Kolb D, Schweiberer L (1998) Das Thoraxtrauma. Unfallchirurg 101:244–258
5. Siegmann S, Paris S, Matthes G, Ostermann P, Ekkernkamp A, Mutze S (2001) Primäre bildgebende Diagnostik von polytraumatisierten Patienten mittels Spiralcomputertomographie: Wie sicher werden Verletzungen der Körperhöhlen erfasst? Trauma Berufskrankh 3:12–17
6. Schächinger U, Stieglitz S, Kretschmer R, Nerlich M (1999) Telemedizin und Telematik in der Notfallmedizin. Notfall- und Rettungsmedizin 2:468–477

Einfluss der Aufnahmezeit auf die Behandlungsqualität Schwerverletzter: Regelarbeitszeit versus Bereitschaftsdienstzeit

S. Guenther, C. Waydhas, C. Ose und D. Nast-Kolb, AG Polytrauma der DGU

Klinik und Poliklinik für Unfallchirurgie, Universität Essen, Hufelandstraße 55, 45122 Essen

Impact of Hospital Admission Time on Quality of Trauma Care: Regular Versus On Call Trauma Service

Summary. Objective: To evaluate process quality and outcome of severely injured patients admitted during on-call (OC) versus regular trauma service (RS). Methods: Prospective and multicentric analysis of the DGU Trauma Registry. Results: 70% of the patients were admitted during OC. This group was significantly younger. No differences were found for Emergency Department management, but time to admission to the ICU was longer during RS. No significant differences were found in the outcome parameters. Conclusion: This study demonstrates the constant high quality of care provided 24 hours a day, seven days a week. Therefore, the high expenditures provided for trauma care seem justified. Differences within individual trauma centers may evolve and need to be assessed by quality management.

Key words: Trauma – Admission – Quality – Outcome

Zusammenfassung. Vergleich von Prozeßqualität und Outcome bei polytraumatisierten Patienten zwischen Aufnahme zur Regel- (RS) und Bereitschaftsdienstzeit (OC). Prospektiv-multizentrische Analyse des DGU-Traumaregisters. 70% der Aufnahmen erfolgten zur OC, diese Patienten waren signifikant jünger. Die Schockraum-Versorgungszeiten waren in beiden Gruppen identisch, einzig die Dauer bis zur ICU-Aufnahme war im RS länger. Es fanden sich keine Unterschiede im Outcome. Diese Ergebnisse bestätigen die tageszeitlich gleichbleibend hohe Qualität der Traumaversorgung. Der hohe Vorhalteaufwand der Traumazentren erscheint damit gerechtfertigt. Klinikindividuelle Unterschiede mögen auftreten und erfordern eine Ursachenanalyse im Rahmen des Qualitätsmanagements.

Schlüsselwörter: Trauma – Aufnahmezeit – Qualität – Outcome

Wirbelsäulenfrakturen

Ist eine Prävention der HWS-Beschleunigungsverletzung bei PKW-Insassen möglich?

M. Richter, M. Blauth, D. Otte, H. W. Kuensebeck, E. Moessinger und C. Krettek

Unfallchirurgische Klinik, Medizinische Hochschule Hannover, Carl-Neuberg-Straße 1, 30625 Hannover

Is a Prevention of Whiplash-Type Neck Distortions in Car Occupants Possible?

Summary. Between 1985 and 1995, 9380 traffic accidents were analysed; 12,428 individuals had been injured and 387 (3.1%) had sustained a pelvic-ring injury ($AIS_{PELVIS} > 2$). In 131 cases (34%), the injuries were further classified (Pennal and Tile): 52% were type A, 27% type B and 21% type C injuries; 46% were in cars, 12% on motorized two-wheelers, 10% on bicycles and 1% in utility vehicles; 31% were pedestrians. Pelvic-ring injuries occurred in restrained vehicle occupants in accidents with a Δv of more than 30 km/h, whereas they occurred in a considerable proportion of unrestrained vehicle occupants, pedestrians and bicyclists at lower Δv or collision. The percentage of B- and C-type injuries increased in crashes with higher Δv or collision speed.

Key words: Car accident – Whiplash-type neck distortion – Duration of complaints – Prognostic factors

Zusammenfassung. Zwischen 1985 und 1995 wurden 12428 Verkehrsunfallverletzte erfasst. 387 (3,1%) erlitten eine Beckenringverletzung (BRV) mit einem AIS > 2. In 139 (33,8%) Fällen erfolgte die Klassifikation nach PENNAL und TILE. 52% waren dabei Typ A-, 27% Typ B- und 21% Typ C-Verletzungen. Bei diesen Verletzten handelte es sich um 46% PKW-Insassen (PKW-I), 31% Fußgänger, 12% Motorradfahrer, 10% Fahrradfahrer und 1% LKW-Insassen. Das Risiko für eine BRV war bei gleichseitigen Seitenkollisionen am höchsten, gefolgt von den Frontalkollisionen. Die Richtung der Krafteinwirkung auf das Becken stimmte fast ausschließlich mit der von PENNAL und TILE beschriebenen überein. Das Risiko einer BRV war insgesamt bei verletzten Fußgängern mit 7,4% am höchsten (Fahrradfahrer: 1,3%, gurtgeschützte PKW-I: 0,9%, nicht gurtgeschützte PKW-I: 2,3%).

Schlüsselwörter: Verkehrsunfall – Beckenringverletzung – Verletzungsmechanismus – Prävention

Halboffene, endoskopisch unterstützte minimal invasive Behandlungen instabiler thorakaler und lumbaler Wirbelsäulenfrakturen

T. Kossmann[1], D. Jacobi und O. Trentz

Universitätsspital Zürich, Klinik für Unfallchirurgie, Rämistrasse 100, 8091 Zürich, Schweiz ([1] neue Anschrift: Department of Trauma Surgery, The Alfred, PO Box 315, Prahran Victoria 3181, Australia)

Minimally Invasive Video-Assisted Reconstruction of the Anterior Column of the Thoracic and Lumbar Spine

Summary. The advantage of the open, but minimally invasive interventions for the reconstruction of the anterior thoracic and lumbar spine is clearly demonstrated in the reduction of the access morbidity, reduced intraoperative blood loss and an overall reduction of the hospital stay. In the minimal open video assisted method, the spine was reached either by a mini-thoracotomy or by mini-retroperitoneal approaches with a skin incision of 6 cm and the reconstruction of the anterior column, as well as partial or complete corporectomies and/or removal of discs was performed. Since July 1999 112 patients have been operated on with this new access technology. The anterior column was reconstructed by using different materials like autologous tricortical crest (18), autologeous spongiosa with implants (16), allografts (4) and expandable cages (74).

Key words: Minimal invasive - Thoracoscopy - Vertebral column substitute

Zusammenfassung. „Lesser" invasive Operationsmethoden haben durch eine Reduktion der Zugangsmorbidität, verminderten Fremdblutverbrauch, verkürzte Hospitalisationsdauer und schnellere Rehabilitation erhebliche Vorteile gegenüber den konventionellen offenen Verfahren. Bei dem minimal offenen video-assistierten Verfahren wird über eine Minithorakobzw. Minilumbotomie von maximal 6 cm endoskopisch unterstützt der vordere Anteil der Wirbelsäule nach (Teil-)Korporektomien und/oder Diskektomien aufgebaut. Seit Sommer 1999 wurden 112 Patienten mit der modifizierten video-assistierten halboffenen Methode operiert, wobei zum Aufbau der vorderen Wirbelsäule in 18 Fällen autologe Knochenspäne, 4× allogenes Material, 16× autologe Spongiosa mit Implantat und bei 74 Patienten expandierbare Cages (Synex™) verwendet wurden.

Schlüsselwörter: Minimal invasive - Thorakoskopie - Wirbelkörperersatz

Die minimal invasive Implanatation des expandierbaren Wirbelkörperersatzes Synex™ bei Frakturen und Metastasen an der thorakalen und lumbalen Wirbelsäule

T. Kossmann[1], D. Jacobi und O. Trentz

Universitätsspital Zürich, Klinik für Unfallchirurgie, Rämistrasse 100, 8091 Zürich, Schweiz ([1] neue Anschrift: Department of Trauma Surgery, The Alfred, PO Box 315, Prahran Victoria 3181, Australia)

Minimally Invasive Implantation of the Expandable Synex™ Cage for Fractures and Metastasis of the Thoracic and Lumbar Spine

Summary. Minimally invasive access to the anterior thoracic and lumbar spine is being increasingly preferred compared to the open "classical" procedures due to the reduction in morbidity, blood loss and soft tissue destruction. The Synex™ Cage is a preassembled vertebral body replacement implant for reconstruction of the anterior column of the spine according to the anatomical requirements. The expansion mechanism allows an in situ expansion and the minimal invasive implantation is simple. During a period of 20 months, 96 cases of trauma and metastasis of the spine have been operated. All patients show good clinical results. No complications related to the cage have been observed.

Key words: Cage – Spine – Minimal invasive

Zusammenfassung. Aufgrund der geringen Zugangsmorbidität, vermindertem Blutverlust und reduziertem Weichteilschaden werden zum Aufbau der vorderen thorakalen und lumbalen Wirbelsäule immer häufiger minimal invasive Operationsverfahren den konventionellen Thorakotomien oder retroperitonealen Zugänge vorgezogen. Der Cage Synex™ ist ein stabiler Wirbelkörperersatz, der an der thorakalen/lumbalen Wirbelsäule verwendet werden kann. Die minimal invasive Implantation ist einfach, und der spezielle Spreizmechanismus erlaubt eine in situ Expansion. Innerhalb von 20 Monaten wurden 96 Patienten sowohl mit Wirbelsäulenfrakturen als auch mit WS-Metastasen operiert. Die bisherigen Nachkontrollen zeigten eine gute, problemlose anatomische Rekonstruktion. Es traten bzgl. des Cages keine Komplikationen auf.

Schlüsselwörter: Wirbelsäule – Cage – Minimal invasive

Beckenverletzungen

Klinische und unfalltechnische Analyse von Beckenringverletzungen in Zusammenhang mit der Verletzungsklassifikation

M. Richter, T. Pohlemann, A. Gaensslen, D. Otte und C. Krettek

Unfallchirurgische Klinik, Medizinische Hochschule Hannover, Carl-Neuberg-Straße 1, 30625 Hannover

Injuries of the Pelvic Ring in Road Traffic Accidents: A Medical and Technical Analysis

Summary. Between 1985 and 1995, 9380 traffic accidents were analysed; 12,428 individuals had been injured and 387 (3.1%) had sustained a pelvic-ring injury ($AIS_{PELVIS} > 2$). In 131 cases (34%), the injuries were further classified (Pennal and Tile): 52% were type A, 27% type B and 21% type C injuries; 46% were in cars, 12% on motorized two-wheelers, 10% on bicycles and 1% in utility vehicles; 31% were pedestrians. Pelvic-ring injuries occurred in restrained vehicle occupants in accidents with a Δv of more than 30 km/h, whereas they occurred in a considerable proportion of unrestrained vehicle occupants, pedestrians and bicyclists at lower Δv or collision. The percentage of B- and C-type injuries increased in crashes with higher Δv or collision speed.

Key words: Car accident – Pelvic injury – Injury mechanism – Prevention

Zusammenfassung. Zwischen 1985 und 1995 wurden 12 428 Verkehrsunfallverletzte erfaßt. 387 (3,1%) erlitten eine Beckenringverletzung (BRV) mit einem AIS>2. In 139 (33,8%) Fällen erfolgte die Klassifikation nach PENNAL and TILE. 52% waren dabei Typ A-, 27% Typ B- und 21% Typ C-Verletzungen. Bei diesen Verletzten handelte es sich um 46% PKW-Insassen (PKW-I), 31% Fußgänger, 12% Motorradfahrer, 10% Fahrradfahrer und 1% LKW-Insassen. Das Risiko für eine BRV war bei gleichseitigen Seitenkollisionen am höchsten, gefolgt von den Frontalkollisionen. Die Richtung der Krafteinwirkung auf das Becken stimmte fast ausschließlich mit der von PENNAL und TILE beschriebenen überein. Das Risiko einer BRV war insgesamt bei verletzten Fußgängern mit 7,4% am höchsten (Fahrradfahrer: 1,3%, gurtgeschützte PKW-I: 0,9%, nicht gurtgeschützte PKW-I: 2,3%).

Schlüsselwörter: Verkehrsunfall – Beckenringverletzung – Verletzungsmechanismus – Prävention

Verletzungen an Humerus, Femur, Radius und Carpus

Arthroskopische Schulterstabilisierung

A. B. Imhoff und A. Schmid

Abteilung und Poliklinik für Sportorthopädie, Technische Universität München, Conollystraße 32, 80809 München

Arthroscopic Shoulder Stabilization

Summary. Beside electro-thermic procedures (ETACS, LACS) several suture-anchor system for labrum fixation have been developed in the last years. From 4/96 to 10/00 we performed 242 arthroscopic shoulder stabilizations with FASTak- (n = 159) Panalok- (n = 26) and Suretac suture anchors (n = 57) in our clinic. The patients were re-examined with a follow-up of at least 12 months. The best results were in the FASTak-group. After 2 years 4.7% suffered a re-dislocation. 28.6% (2 patients) needed a revision. The Rowe score was 83.1 ± 20.9 points. There was a high satisfaction of the patients with the operative result and 60.9% could go back to their pre-op sports level. Compared to open procedures the arthroscopic shoulder stabilization has many advantages. At 24-months follow-up this study demonstrates good results of arthroscopic shoulder stabilisation with FASTak suture anchors.

Key words: Arthroscopic shoulder stabilization – Suture anchors – FASTak

Zusammenfassung. In den letzten Jahren wurden zur arthroskopischen Schulterstabilisierung neben den thermischen Verfahren (ETACS, LACS) verschiedene Ankersysteme zur Refixation des Labrums entwickelt. Von 4/96 bis 10/00 wurden in unserer Klinik 242 arthroskopische Schulterstabilisierungen mit FASTak- (n = 159), Panalok- (n = 26) und Suretac-Ankern (n = 57) durchgeführt und nach einem Mindest-Follow-Up von 12 Monaten nachuntersucht. Die besten Ergebnisse zeigte dabei der FASTak-Anker. Nach 2 Jahren erlitten 4,7% der Patienten eine Reluxation. Davon wurden 28,6% (2 Patienten) erneut stabilisiert. Der Rowe-Score lag bei 83,1 ± 20,9 Punkten. Bei einer insgesamt hohen Zufriedenheit konnten 60,9% ihr Sportniveau halten. Die arthroskopische Stabilisierung hat im Vergleich zu den offenen Verfahren viele Vorteile. Unsere Studie zeigt nach 2 Jahren gute Ergebnisse bei der arthroskopischen Schulterstabilisierung mit FASTak-Nahtankern.

Schlüsselwörter: Arthroskopische Schulterstabilisierung – Nahtanker – FASTak

Einleitung

In den letzten Jahren haben sich verschiedene arthroskopische Stabilisierungsverfahren zur Therapie der anterior-inferioren Schulterinstabilität etabliert. So gibt es zum einen v. a. zur Behandlung der multidirektionalen Schulterinstabilität die thermischen Verfahren (ETACS, LACS) zur

Kapselschrumpfung, zum anderen wurden verschiedene Nahtankersysteme zur Refixation des Labrums entwickelt [Imhoff 1998].

Material und Methoden

Im Zeitraum zwischen April 1996 und Oktober 2000 wurden in unserer Klinik 242 Schulter-Stabilisierungen durchgeführt. In 26 Fällen verwendeten wir Panalok-Anker (Fa. Mitek-Ethicon, Norderstedt), einen bioresorbierbaren Fadenanker (Länge: 6,0 mm) aus PLA (Polylaktat-Säure). Er ist röntgentransparent und wird laut Hersteller vollständig resorbiert ohne Fremdmaterial zu hinterlassen.

In 57 Fällen verwendeten wir Suretac-Anker (Fa. Smith & Nephew, Mansfield, MA), bioresorbierbare (nach durchschnittlich 6 Monaten) Dübel aus einem Copolymer von Polygluconat (PGA) mit einer Länge von 18 mm und einem Durchmesser von 3,2 mm. Sein Kopf ist mit Spikes versehen, unter dem der Labrum-Ligament-Komplex gefaßt wird. Problematisch bei diesem Dübel ist das Auftreten von Osteolysen, wodurch seine Fixationsfestigkeit vermindert wird [Burkart 2000].

Bei 159 Patienten erfolgte die Stabilisierung mit FASTak-Anker (Fa. Arthrex, Karlsfeld), selbstschneidende Titananker mit einem Durchmesser von 2,8 mm und einer Länge von 11 mm.

Zur Evaluation der FASTak-Anker wurden aus diesem Patientenkollektiv 97 Patienten mit einer Mindest-Follow-Up-Zeit von 12 Monaten selektiert und nach durchschnittlich 24 Monaten postoperativ klinisch untersucht. Bei 64 Patienten (m = 50, f = 14) handelte es sich dabei um eine Erst- und bei 8 Patienten (m = 7, f = 1) um eine Zweitoperation. 25 Patienten waren nicht erreichbar.

Ergebnisse

Die Reluxationsrate bei den mit Panalok-Ankern stabilisierten Patienten (n = 26) lag nach durchschnittlich 12,5 Monaten bei 19,2%, sowie 3,9% Subluxationen. Bei den mit Suretac-Ankern behandelten Patienten traten nach durchschnittlich 26 Monaten (10–42 Monate) 9,3% Reluxationen und 5,6% Subluxationen auf.

Die besten Ergebnisse zeigte der FASTak-Anker. Dabei erlitten nach Erstoperation 4,7% (n = 3) der Patienten eine Reluxation. Von diesen wurden 2 Patienten erneut stabilisiert, einmal arthroskopisch und einmal Glenoidaufbau mit Knochenspan. Als Komplikation wurde einmal ein Anker gewechselt, zudem war eine arthroskopische Arthrolyse notwendig. Bei Eingriffen nach Voroperationen kam es zu einer Reluxation (12,5%) und keiner Subluxation. Dieser Patient mußte nicht revidiert werden. Der Rowe-Score lag nach Erstoperationen bei 83,1 ± 20,9 Punkten, nach Zweiteingriffen bei 68,1 ± 31,3 Punkten. Die subjektive Zufriedenheit der Patienten (1 = unzufrieden bis 4 = sehr zufrieden) war nach Erstoperation 3,6 ± 0,8 und nach Zweiteingriffen 2,8 ± 1,3. Ihr Sportniveau konnten nach Erstoperation 60,9% halten, 21,9% waren bei Überkopfbewegungen und 6,25% bei allen Armbewegungen eingeschränkt. Nach Zweiteingriff konnte keiner der Patienten sein Sportniveau halten, 37,5% waren bei Überkopfbewegungen und 50% bei allen Armbewegungen eingeschränkt.

Diskussion

Im Vergleich zur offenen Schulterstabilisierung bietet das arthroskopische Verfahren viele Vorteile. So bedeutet die arthroskopische Stabilisierung intraoperativ eine wesentlich geringere Traumatisierung des Gewebes mit Erhalt der Propriozeption. Unter arthroskopischer Sicht ist ein präziseres Einbringen der Nahtanker an die gewünschte Position möglich. Im Gegensatz zur offenen

Stabilisierung ist auch der superiore Labrumbereich zugänglich, wodurch eine Refixation von SLAP-Läsionen möglich wird. Postoperativ kommt es zu einer geringeren Einschränkung der Außenrotation, kleineren Narben und einem kürzeren stationären Aufenthalt mit dadurch verminderten Kosten. Das Wiedererlangen der Sportfähigkeit erfolgt deutlich schneller. Problematisch bei der arthroskopischen Schulterstabilisierung ist, daß es sich um eine technisch schwierige Operationsmethode mit einer langen Lernkurve und einer längeren Operationsdauer handelt.

Vergleicht man die verschiedenen Therapiemöglichkeiten, so wird bei der konservativen Therapie die Reluxationsrate mit 55–94% angegeben (Rowe CR 1980, Hovelius L 1983, 1996). Kirkley et al., 1999 fanden nach 24 Monaten eine Reluxationsrate von 47,0% bei konservativer Therapie durch Immobilisation, wohingegen bei der arthroskopischen Stabilisierung eine Reluxation nur in 15,9% auftrat ($p = 0{,}03$). Bei der offenen Stabilisierungstechnik nach Bankart gibt Rowe 1978 bei einer mittleren Nachuntersuchungszeit von 6 Jahren eine Rezidivrate von 3,5% als Richtwert vor. 97,4% der Patienten wurden sportfähig. Nachteil der offenen Stabilisierung ist jedoch, daß bei dem Standardzugang die Subscapularissehne durchtrennt werden muß, und so konnten nur 69% der Patienten die maximale Außenrotation wieder erreichen. Chapnikoff et al., 2000 fanden bei dieser Methode nach durchschnittlich 16 Jahren eine Reluxationsrate von 9,5%.

Bei der arthroskopischen Schulterstabilisierung zeigt unsere Studie sowohl bei Panalok-Ankern, als auch bei Suretac-Ankern nur wenig zufriedenstellende Ergebnisse. Bei den mit FASTak-Ankern stabilisierten Patienten fand sich nach 2 Jahren bei Ersteingriffen eine insgesamt niedrige Reluxationsrate (4,7%). Berücksichtigt man die vielen Vorteile der arthroskopischen Schulterstabilisierung, so bietet dieses Verfahren für den Patienten einen deutlichen Benefit.

Zusammenfassung

Die arthroskopische Schulterstabilisierung bietet im Vergleich zu offenen Stabilisierungsverfahren intra- und postoperativ viele Vorteile. Unsere Studie zeigt bei der arthroskopischen Schulterstabilisierung mit FASTak-Ankern nach 2 Jahren bei Ersteingriffen eine insgesamt niedrige Reluxationsrate (4,7%) bei einer hohen Zufriedenheit der Patienten und gutem Sportniveau.

Literatur

Burkart A, Imhoff AB, Roscher E (2000) Foreign Body Reaction to Bioabsorbable Suretac Device. Arthroscopy Vol. 16, 1:96–96

Chapnikoff D, Besson A, Chantelot C, Fontaine C, Migaud H, Duquennoy A (2000) Bankart procedure: clinical and radiological long-term outcome. Rev Chir Orthop Reparatrice Appar Mot 86(6):558–565

Hovelius L, Eriksson K, Fredin H, Hagberg G, Hussenius A, Lind B, Thorling J, Weckstrom J (1983) Recurrences after initial dislocation of the shoulder. Results of a prospective study of treatment. J Bone Joint Surg Am 65(3): 343–349

Hovelius L, Augustini BG, Fredin H, Johansson O, Norlin R, Thorling J (1996) Primary anterior dislocation of the shoulder in young patients. A ten-year prospective study. J Bone Joint Surg Am 78(11):1677–1684

Imhoff AB, Roscher E, König U (1998) Arthroskopische Schulterstabilisierung. Differenzierte Behandlungsstrategie mit Suretac, Fastak, Holmium:YAG-Laser und Elektrochirurgie. Der Orthopäde 27/8:518–531

Kirkley A, Griffin S, Richards C, Miniaci A, Mohtadi N (1999) Prospective randomised clinical trial comparing the effectiveness of immediate arthroscopic stabilization versus immobilization and rehabilitation in first traumatic anterior dislocations of the shoulder. Arthroscopy 15(5):507–514

Rowe CR, Patel D, Southmayd WW (1978) The Bankart procedure: a long-term end-result study. J Bone Joint Surg Am 60(1):1–16

Rowe CR (1980) Acute and recurrent anterior dislocation of the shoulder. Orthop Clin North Am 11(2):253–270

SINART – Ein neuer retrograder Femurmarknagel

B. Friemert, H. Gerngroß und L. Claes

Abteilung Chirurgie, Bundeswehrkrankenhaus Ulm, Oberer Eselsberg 40, 89070 Ulm

SINART: A New Retrograde Intramedullary Nail

Summary. *Introduction:* The new nail includes the following innovations: During the implantation the nail is inserted into the medullary canal beyond the great trochanter, so that a proximal aiming device can be used. The nail is removed through the proximal opening. The distal opening can be closed with the osteochondral cylinder that has been taken out before. *Material and methods:* 28 patients have been treated until now. A clinical/radiologic examination took place on the day of the discharge and 6 – 12 – 26 – 56 weeks after the operation. We recorded the type of fracture, pain and problems in the knee, angulatory deformities, rotating deformities, Leunert score and Tegner score. *Results:* No infections have occurred. In one case the SINART-nail had to be replaced by a reamed intramedullary nail. The healing of the fractures was without any problems. No patient complained about any major Problems concerning the knee. *Conclusions:* The new Sinart nail combines the advantages of the retrograde intramedullary nailing with the advantages of the anterograde explantation.

Key words: Femur fracture – Retrograde intramedullary nailing – Innovation

Zusammenfassung. *Einleitung:* Dieser retrograde Marknagel zeigt folgende Innovationen: Er wird bei der Implantation bis über den Trochanter major hinausgeschlagen, so daß ein proximaler Zielbügel montiert werden kann. Die Metallentfernung erfolgt über den proximalen Zugang. Die Einschlagöffnung kann mit dem zuvor entnommenen osteochondralen Zylinder wieder verschlossen werden. *Material und Methode:* 28 Frakturen wurden bisher behandelt. Erfaßt wurden die intraoperativen Daten der Implantation. Eine Nachuntersuchung erfolgte am Entlassungstag sowie 6 – 12 – 26 – 56 Wochen postop. *Ergebnisse:* Wesentliche Komplikationen sind nicht aufgetreten. Infektionen wurden nicht beobachtet. Wegen eines Nagelbruchs mußte ein Implantatwechsel auf einen aufgebohrten Marknagel durchgeführt werden. Die Frakturheilung zeigte unauffällige Verläufe. *Schlußfolgerung:* Der neue SINART-Marknagel verbindet die Vorteile der retrograden Marknagelung mit den Vorteilen der antegraden Explantation.

Schlüsselwörter: Femurfraktur – Retrograde Marknagelung – Innovation

Konservative Therapie dislozierter proximaler Humerusfrakturen

H. Lill, A. Bewer, J. Korner, P. Verheyden, I. Krautheim und Ch. Josten

Klinik für Unfall- und Wiederherstellungschirurgie, Universitätsklinikum Leipzig AöR, Liebigstraße 20a, 04103 Leipzig

Conservative Treatment of Displaced Proximal Numeral Fractures

Summary. Between 11/1989 and 6/1998 52 patients (10 m., 42 f., age median 72 years, 31–88) with proximal humeral fractures have been treated by conservative means. In 37 patients (71%, 31 f., 6 m., age median 75 years, 36–88) a clinical and radiological follow-up was obtained after a median period of 20 months (3–92). According to the Neer classification, subcapital 2-part fractures were found in 19 cases and 3-part fractures in 12 cases. 4-part fractures were diagnosed in 6 cases. By using the Constant score, the final result was scored "excellent" in 10 patients and "good" in 13 patients. In 7 patients the results achieved were "moderate" or "poor". Radiologically, persisting axial deviation was present in 23 cases, arthrosis in 14 patients, and humeral head necrosis in 8 patients. However, conservative therapy of displaced 2-part and 3-part fractures is a considerable therapeutical option since the final results are predominantly good. In contrast, due to the poor results after conservative therapy 4-part fractures should be treated surgically.

Key words: Proximal humeral fractures – Conservative therapy – Prognosis

Zusammenfassung. Von 11/1989 bis 6/1998 wurden 52 Pat. (10 m., 42 w., median 72 Jahre, 31–88) mit dislozierten proximalen Humerusfrakturen konservativ behandelt. Nach median 20 Mon. (3–93) konnten 37 Patienten (71%) klinisch und radiologisch nachuntersucht werden (31 w., 6 m., Altersmedian 75 Jahre, 36–88). Nach der Neer-Klassifikation lagen 19 subcapitale 2-Segmentfrakturen, 12 3-Segment- und 6 4-Segmentfrakturen vor. Mit dem Constant-Score erreichten 10 Pat. ein sehr gutes, 13 Pat. ein gutes, 7 Pat. ein befriedigendes und 7 Pat. ein schlechtes Ergebnis. Radiologisch fand sich 23× eine persistierende Achsfehlstellung, 14× eine Arthrose und 8× eine Humeruskopfnekrose. Die 4-Segmentfrakturen wiesen am häufigsten schlechte Ergebnisse auf. Die konserv. Therapie dislozierter 2- und 3-Segmentfrakturen stellt eine mögliche Behandlungsform, mit überwiegend guten Ergebnissen dar. Dies gab Anlaß, die eigenen Ergebnisse nach konservativer Behandlung dislozierter proximaler Humerusfrakturen zu analysieren und anhand der Literatur zu diskutieren.

Schlüsselwörter: Proximale Humerusfrakturen – Konservative Therapie – Prognose

Die gekreuzte Schraubenosteosynthese proximaler Humerusfrakturen

T. Rose, H. Lill, P. Hepp und C. Josten

Klinik für Unfall- und Wiederherstellungschirurgie, Universitätsklinik Leipzig, Liebigstraße 20a, 04103 Leipzig

Crossed Screws of the Proximal Humerus Fractures

Summary. *Introduction:* Actually the minimal osteosynthesis is employed more and more in the treatment of dislocated proximal humerus fractures as an alternative to bigger implants. *Material and methods:* From 4/1997 to 10/1999 our study involved 31 patients with dislocated proximal humerus fractures were managed with the technique of crossed screws. Two screws were placed in the humeral head crossed ventral and dorsal. *Results:* 21 patients (14 f., 7 m., median 62 years, 18–86). Median follow-up: 18 months (10–29). 10× 2-part and 11× 3-part fractures. In Constant score we found 15 cases with excellent and good results, 2 cases with moderate and 4 cases with poor results. The rate of complications was 29%. *Conclusion:* The osteosynthesis of crossed screws is an alternative method of fixation in dislocated 2- and 3-part fractures of the humeral head. The functional results are mostly good and an early functional after treatment is possible.

Key words: Crossed screws – Proximal humerus fractures – Minimalosteosynthesis

Zusammenfassung. *Zielstellung:* Die Behandlung der dislozierten proximalen Humerusfraktur wird in den letzten Jahren zunehmend die Minimalosteosynthese als Alternative zu größeren Implantaten propagiert. *Material und Methode:* Im Zeitraum zwischen 4/1997 und 10/1999 wurden 31 Patienten mit dislozierten proximalen Humerusfrakturen mit einer gekreuzten Schraubenosteosynthese operativ versorgt. Bei diesem Operationsverf. werden 2–3 Kleinfragmentschrauben im Humeruskopf plaziert. *Ergebnisse:* 21 Patienten (14 w., 7 m., Altersmedian 62 Jahre, 18–86). Medianes Follow-up: 18 Mon. (10–29). 10× 2-Segment- und 11× 3-Segmentfrakturen. Der Constant-Score ergab 15 sehr gute und gute Ergebnisse, 2× befriedigende und 4× schlechte Ergebnisse. Die Komplikationsrate lag bei 29%. *Schlußfolgerung:* Die gekreuzte Schraubenosteosynthese stellt eine Alternative bei der operativen Versorgung dislozierter Zwei- und Drei-Segment-Frakturen des proximalen mit überwiegend guten Ergebnissen dar und ermöglicht eine frühfunktionelle Nachbehandlung.

Schlüsselwörter: Gekreuzte Schraubenosteosynthese – Proximale Humerusfrakturen – Minimalosteosynthese

CTM-Vorschlag für eine neue Klassifikation von proximaler Humerusfrakturen

C. Bahrs, M. Schnabel und L. Gotzen

Klinik für Unfallchirurgie, Philipps-Universität Marburg, Baldinger Straße, 35033 Marburg

CTM-Suggestion for a New Classification for Proximal Humeral Fractures

Summary. The Combined Topographical Morphological (CTM-)Classification is a new classification for proximal humeral fractures. The classification system is based on high-quality, standardized AP & Axillary views and if necessary fluoroscopic views and CT. The topographical classification is divided in dislocation-fractures (D-#), complete articular fractures (C-#), incomplete articular fractures (B-#) and extraarticular fractures (A-#). The A-fractures are further divided in Greater Tuberosity-fractures (G-#), Lesser Tuberosity-fractures (L-#) and Metaphyseal-fractures (M-#). The morphological basis is a four-level, hierarchical catalog of detailed specifications including fractures-stability, fracture-displacement and risk of humeral head necrosis. The CTM-Classification is a reliable classification for all proximal humeral fractures thus providing detailed therapeutic and prognostic guidelines.

Key words: Proximal humerus – Fracture – Classification

Zusammenfassung. Die Combined Topographic Morphological Klassifikation beruht auf drei Grundlagen. Die radiologische Grundlage beinhaltet standardisierte AP und axiale Röntgenaufnahmen, ggf. ergänzt durch Bildwandlerkontrolle oder CT. Topographisch wird in Luxationsfrakturen (D-#), komplett artikuläre Frakturen (C-#), inkomplett artikuläre Frakturen (B-#) und extraartikuläre Frakturen (A-#) eingeteilt. Mit der Unterteilung der A-Frakturen in Tuberculum-majus-Frakturen (G-#), Tuberculum-minus-Frakturen (L-#) und metaphysäre Frakturen (M-#) wird das gesamte Frakturspektrum erfaßt. Die morphologische Grundlage berücksichtigt therapie- u. prognoserelevante Spezifikationen: Frakturstabilität u. -dislokation und das Nekroserisiko für die Kopfkalotte. Die CTM-Klassifikation erlaubt eine präzise Einteilung, prognostische Beurteilung und ist eine verläßliche Hilfe bei der Therapiewahl und -planung.

Schlüsselwörter: Proximaler Humerus – Fraktur – Klassifikation

Modulare Proximale Humerus Osteosynthese (MPHO) – Ein modernes Osteosyntheseverfahren für proximale Humerusfrakturen

C. Bahrs, M. Schnabel, C. Rauer und L. Gotzen

Klinik für Unfallchirurgie, Philipps-Universität Marburg, Baldinger Straße, 35033 Marburg

Modular Proximal Humerus Osteosynthesis (MPHO) – A Modern Fixation-Technique for Proximal Humeral Fractures

Summary. In 136 patients we treated unstable proximal humeral fractures with a modular angular stable plate-osteosynthesis. After a follow up period of 24 months 88 patients with 90 MPHO-plates (69 F/21 M/∅-Age 67 y) were reviewed. According to AO-classification there were 41 A-, 30 B-, 19 C-fractures. With reference to Neer-, Constant- and UCLA-Score overall 59% reached a good and excellent result. Common complications were displacement of greater tuberosity (19%), plate impingement (16%), implant failure (14%) and humeral head necrosis (11%). With MPHO an adequate reduction, stable fixation and early mobilisation of proximal humeral fractures – even in old patients – is possible with good short term results. Further development of the implant is necessary to minimize implant failure and plate impingement.

Key words: Proximal humerus – Fracture – Internal fixation

Zusammenfassung. Es werden 2-Jahres-Ergebnisse proximaler Humerusfrakturen nach Versorgung mit einer modularen, winkelstabilen, weichteilschonend eingebrachten Plattenosteosynthese präsentiert. 88 (90 Osteosynthesen, 69 F/21 M, ∅-Alter 67 Jahre) von 136 Patienten wurden nachuntersucht. Nach AO 41 A-, 30 B- und 19 C-Frakturen. 76% der Patienten waren subjektiv zufrieden. Durchschnittlich 59% erreichten nach dem Neer-/Constant-/UCLA-Score ein sehr gutes oder gutes Ergebnis. Häufige Komplikationen waren Fehlheilung des Tuberculum majus (19%), Plattenimpingement (16%), Osteosyntheseversagen (14%) und Kopfnekrose (11%). Die MPHO-Osteosynthese erzielt nach stabiler Osteosynthese und funktioneller Nachbehandlung auch beim alten Patienten kurzfristig ein gutes Ergebnis. Die Implantatweiterentwicklung zur Minimierung der Komplikationen (Osteosyntheseversagen und Plattenimpingement) ist nötig.

Schlüsselwörter: Proximaler Humerus – Fraktur – Osteosynthese

Proximale Humerusfrakturen – Möglichkeiten und Grenzen der minimal invasiven Versorgung mit dem Titan-Wendel

A. Biraima, Th. Hotz, M. Di Lazzaro und K. Käch

Kantonsspital Winterthur, Chirurgische Klinik, Brauerstrasse 15, 8401 Winterthur, Schweiz

Proximal Humeral Fractures: Possibilities and Limitations of the Minimally Invasive Treatment with the Helix Wire

Summary. Prospective study to evaluate a new, minimally invasive technique on the proximal humerus of elderly patients. Since 1998 we have used the helix wire in more than 37 patients. The helix wire is an intramedullary device with the following features: Dynamic 3-point stabilization, a coreless, cancellous bone-screw grip and additionally the ability of the lateral soft tissues to act as tensor. 13 patients were followed up after more then one year, according to standardized criteria. 10 consolidations were noted; however, in 3 cases we had to change the stabilization technique because of non-union. Increasingly, we combine this technique with percutaneous screw osteosynthesis. The helix wire as a soft tissue sparing, minimally invasive and technically easy implant is an interesting alternative to existing procedures.

Key words: Proximal humeral fractures – Helix wire

Zusammenfassung. Prospektiv angelegte Studie zur Evaluation einer neuen, minimal invasiven Technik am proximalen Humerus des älteren Patienten. Seit 1998 haben wir 37 Patienten mit einem Titanwendel versorgt. Der Titanwendel ist ein intramedullärer Kraftträger mit folgenden Merkmalen: Dynamische 3-Punkte-Abstützung, kräftige Verankerung im spongiösen Humeruskopf und zusätzliche Zuggurtung durch den umgebenden Muskelmantel. 13 Patienten wurden bisher nach einem Verlauf von über 1 Jahr standardisiert nachkontrolliert. 10mal kam es zur Ausheilung, 3mal mußte wegen einer Non-Union ein Verfahrenswechsel eingeleitet werden. Zunehmend haben wir das Verfahren mit der perkutanen Schraubenosteosynthese kombiniert. Der Titanwendel stellt als weichteilschonendes, minimal invasives und technisch einfaches Implantat eine interessante Alternative zu den bisherigen Verfahren dar.

Schlüsselwörter: Proximale Humerusfraktur – Titanwendel

Neue Implantate zur Versorgung proximaler Humerusfrakturen – Eine vergleichende in-vitro-Studie

H. Lill, P. Hepp, J. Korner, P. Verheyden, C. Josten und G.-N. Duda[1]

Klinik für Unfall- und Wiederherstellungschirurgie, Universitätsklinikum Leipzig AöR, Liebigstraße 20a, 04103 Leipzig
[1] Charité, Unfallchirurgie, Campus-Virchow-Klinikum, Berlin

New Implants for Stabilisation of Proximal Humeral Fractures: A Comparative In-Vitro Study

Summary. *Goal:* Development of an experimental setup to take into account clinically important fracture dislocations and to indicate stability of new and established implants. *Methods:* Implant stiffness in three load cases (compression, torsion and varus-bending) and cyclic testing in a varus-bending test were carried out on 35 fresh human humeri. Implants: T-plate (HTP), cross-screw osteosynthesis (CSO), unreamed proximal humerus nail (UHN), Synclaw proximal humerus nail (Synclaw PHN) and the angle-stable locking compression plate proximal humerus (LCP-PH). *Results:* In contrast to the LCP-PH, Synclaw PHN and CSO, the HTP and the UHN osteosynthesis showed high stiffness values in the static test. The LCP-PH showed to be the implant with the lowest load reduction. *Conclusion:* In advanced age and osteoporosis, implants with dynamic and elastic characteristics gain importance for the stabilisation of proximal humeral fractures.

Key words: Proximal humerus fractures – Biomechanic – Osteosynthesis – Osteporosis

Zusammenfassung: *Ziel:* Entwicklung eines Versuchsaufbaus, der zum einen die klinisch wichtigen Frakturdislokationen berücksichtigt und zum anderen die Stabilität neuer und etablierter Osteosynthesen aufzeigt. *Material und Methoden:* Die Steifigkeitstestungen in drei Lastfällen (Kompression, Torsion und Varusbiegung) sowie die zyklische Testungen im Varusstreß wurden an 35 frischen Humeri durchgeführt. Implantate: T-Platte (HTP), Gekreuzte Schraubenostesynthese (GSO), Unaufgebohrter Proximaler Humerusnagel (UHN), Synclaw Proximal Humerus Nail (PHN) und Locking Compression Plate-proximal humerus (LCP-PH). *Ergebnisse:* Die HTP und UHN stellten sich als Implantate mit hoher Steifigkeit im Gegensatz zu LCP, PHN und GSO dar. Den geringsten Lastabfall in der zyklischen Testung wies die LCP auf. *Schlußfolgerung:* Dynamische und elastische Osteosynthesen zur Stabilisierung proximaler Humerusfrakturen gewinnen im höheren Alter und bei Osteoporose an Bedeutung.

Schlüsselwörter: Proximale Humerusfrakturen – Biomechanik – Osteosynthese – Osteoporose

Die operative Versorgung der Humeruskopffraktur – Ein ungelöstes Problem

H. Kohler, P. Krämer, A. Schmidgen und A. Wentzensen

Berufsgenossenschaftliche Unfallklinik Ludwigshafen, Ludwig-Guttmann-Straße 13, 67071 Ludwigshafen

The Operative Treatment of the Fracture of the Anatomic Neck of Humerus: An Unsolved Problem

Summary. From 01.01.1997 to 31.12.1998 we treated 102 patients with a fracture of the anatomic neck of humerus operative. The average age was 64.8 years. The A0 classification showed 17.9% A, 49.3% B and 32.8% C fractures. In 84% the A and B fractures were treated with a buttress plate, the C fractures were treated with less invasive procedures or endoprothesis. Complications: infections 8 patients, necrosis of the head of humerus 11 patients, and in 34% we recognized an increasing varus malignment of the head of humerus during the follow up. Using the Neer score patients with an A fracture showed in 54% good and very good clinical results, patients with a B fracture in 66%. Patients with a C fracture showed in more than 90% bad and vers bad clinical results in our follow-up examinations.

Key word: Anatomic neck of humerus – Buttress plate – Neer score

Zusammenfassung. Vom 01.01.1997 bis zum 31.12.1998 wurden 102 Patienten mit Humeruskopffrakturen operativ behandelt. Das Durchschnittsalter lag bei 64,8 Jahren. Die A0-Klassifikation zeigte 17,9% A-, 49,3% B- und 32,8% C-Frakturen. Die A- und B-Frakturen wurden in 84% mit der T-Abstützplatte versorgt, während bei den C-Frakturen die minimalinvasiven Verfahren, gefolgt von Endoprothesen, zum Einsatz kamen. Komplikationen: Infektionen bei 8 Patienten, Humeruskopfnekrose 11 Patienten und in 34% die Varusabkippung des Humeruskopfes. Unter Anwendung des Nachuntersuchungsscores nach Neer hatten Patienten mit A-Frakturen in 54% und Patienten mit B-Frakturen in 66% ein gutes und sehr gutes funktionelles Ergebnis. Bei Patienten mit C-Frakturen hingegen lag in über 90% ein schlechtes und sehr schlechtes Nachuntersuchungsergebnis vor.

Schlüsselwörter: Humeruskopffraktur – T-Platte – Neer-Score

Die Versorgung proximaler Oberarmfrakturen im hohen Lebensalter mit der „durchbohrten Winkelplatte 90 Grad"

M. Fuchs, H. Burchhardt, A. Losch und K. M. Stürmer

Universität Göttingen, Klinik für Unfallchirurgie, Plastische und Wiederherstellungschirurgie, Robert-Koch-Straße 40, 37075 Göttingen

Stabilization of Proximal Humeral Fractures with the Cannulated Blade Plate 90° in Elderly Patients

Summary. Analysis of the results following osteosynthesis of proximal humerus fractures with cannulated blade plate in elderly patients. *Method:* Between 6/98 and 12/99 20 patients (12 female, 8 male) > 65 years (65–92 y, ∅ 75 y) were treated with operation (fracture type according to AO: 8× 11-A3, 5× 11-B1, 3× 11-B2, 1× 11-B3 and 3× 11-C3). Post-op physiotherapy. Follow-up at 9 months (Constant score). *Results:* Complications: 3 loosening of the implant (A3, B2, C3) and 1 perforation of the blade plate (C3) with consecutive reoperation (2 compound osteosynthesis with the blade plate (A3, B2), 1 prosthesis, 1 removal of the implant (C3). Neither infection nor major nerve or vessel trauma. No avascular necrosis. Results according to the Constant score (13/20 patients): average 62/94 points. This corresponds to a satisfactory result. *Conclusion:* Commendable indications: Fracture types A and B with stable fixation of the blade plate in the humeral head, which allow early physiotherapy and avoid an alteration of the rotator cuff. C type fractures tend to complications (2/3).

Key words: Proximal humerus fractures – Elderly patients – Cannulated blade plate – Results

Zusammenfassung. Kritsche Analyse der Ergebnisse der mit der durchbohrten Winkelplatte versorgten proximalen Humerusfraktur im hohen Lebensalter. *Methode:* Von 6/98–12/99 wurden prospektiv 20 Patienten (12 w, 8 m) >65 Jahre (65–92 J., ∅ 75 J.) versorgt (A0-Klassifikation: 8× 11-A3, 5× 11-B1, 3× 11-B2, 1× 11-B3 und 3× 11-C3). Post-op frühfunktionelle Behandlung. Nachuntersuchung mit Constant Score (∅ 9 Monate post-op). *Ergebnisse:* Komplikationen: 3× Klingenlockerung (A3, B2, C3) und 1× Klingenperforation (C3), jeweils mit Revisionseingriff als 2× Verbundosteosynthese mit der Winkelplatte (A3, B2), 1× Endoprothese (C3), 1× vorzeitige ME (C3). Keine Infektion oder Gefäß-Nervenverletzung, keine Kopfnekrose. Im Constant Score erreichten 13 Pat. mit ∅ 62 Pkt. (Gegenseite 94 Pkt.) ein befriedigendes Ergebnis. *Schlußfolgerung:* Gute Indikation: A- und B-Frakturen mit stabiler Verankerung der Klinge, funktioneller Nachbehandlung und Schonung der Rotatorenmanschette. Problematisch sind C-Frakturen, besonders mit kleinem Kalottenfragment (Komplikation bei 2/3).

Schlüsselwörter: Proximale Humerusfraktur – Hohes Lebensalter – Durchbohrte Winkelplatte – Ergebnisse

Die Versorgung der proximalen Humerusfrakturen mit der Spiralbündelnagelung nach HENNING – Ein einjähriger Erfahrungsbericht

G. Meißner, F. Sonnabend und W. Loitsch

Kreiskrankenhaus Köthen, Chirurgische Abteilung, Friederikenstraße, 06366 Köthen

The Treatment of Fractures of the Upper Humerus Using Spiral-Bundle Nailing (After HENNING): A One-Year Follow-up Report

Summary. The method of using spiral-bundle nailing by HENNING offers a treatment of unstable and displaced fractures of the upper humerus. The closed reduction and intramedullary stabilisation away from the fracture site itself results in a synthesis of minimum invasive and simpler, costeffective treatment combined with anatomical reconstruction and stability. A one-year follow-up of 22 patients is now available. 20 patients were re-examined, of whom 11 patients showed a good to very good result and 9 patients an average to poor result using the CONSTANT classification. The possibility of nail perforation shows one disadvantage of this method. This can, however, be minimised by using headed foal nails which are prebent.

Key words: Unstable displaced fractures of the upper humerus - Intramedullary osteosynthesis - Spiral bundle nailing (HENNING's method) - Complications

Zusammenfassung. Bei dislozierten Frakturen des proximalen Humerus kennzeichnet die Methode der Spiralbündelnagelung nach HENNING eine Synthese aus minimalinvasiver einfacher Verfahrenstechnik, anatomiegerechter Rekonstruktion und Stabilität bei Kostengünstigkeit sowie die Möglichkeit der funktionellen Beübung. Ein einjähriger Erfahrungszeitraum an 22 versorgten Patienten liegt vor. 20 Patienten konnten nachuntersucht werden, wobei 11 ein gutes bis sehr gutes und 9 Patienten ein mäßiges bis schlechtes Ergebnis in der Klassifikation nach CONSTANT aufwiesen. Die Möglichkeit der Nagelperforation stellt einen Nachteil der Methode dar, welcher jedoch durch Verwendung von Füllnägeln mit Kopf und Vorbiegung minimiert werden kann.

Schlüsselwörter: Instabile proximale Oberarmfrakturen - Intramedulläre Osteosynthese - Spiralbündelnagelung nach HENNING - Komplikationen

Die Kondylenplatte bei distalen Femurfrakturen

U. Hahn, H. J. Helling und K. E. Rehm

Klinik und Poliklinik für Unfall-, Hand- und Wiederherstellungschirurgie, Universität zu Köln, Joseph-Stelzmann-Straße 9, 50924 Köln

The 95° Condylar Blade Plate (CBP) in Distal Femoral Fractures

Summary. Up to the seventies, the surgical treatment of supra- and bicondylar femoral fractures was difficult and was accompanied by a lot of complications. In most studies conservative treatment was recommended. In the last 30 years the clinical outcome after surgical treatment has improved. This was a result of the development of new implants and improved surgical techniques. Today, the primary surgical treatment is the therapy of choice. We reviewed from 1986 to 2000 105 distal femoral fractures which in 32 cases were treated with a condylar blade plate. The final results were rated using the system that was described by Neer. The averaged follow up time was 9 years. Low postoperative infection rates and in 75% excellent and satisfactory results combined with low cost are the state of art which has to be the reference for new methods and new implants in the future.

Key words: Bone plate – Femoral fractures – Condylar blade plate – Health care costs

Zusammenfassung. Bis in die 70er Jahre war die chirurgische Therapie der supra- und diakondylären Femurfrakturen problematisch und komplikationsbehaftet. Häufig wurde wegen der schlechten Ergebnisse ein konservatives Vorgehen empfohlen. In den letzten 30 Jahren sind die operativen Ergebnisse durch Verbesserung der Implantate und der chirurgischen Techniken stetig verbessert worden, so daß heute die Operation die Therapie der Wahl ist. Im eigenen Krankengut wurden von 1986 bis 2000 n=105 Patienten bei distalen Femurfrakturen in n=32 Fällen mit einer Kondylenplatte versorgt. Die Ergebnisse wurden im Mittel nach 9 Jahren nach dem von Neer vorgeschlagenen Score bewertet. Geringe Infektraten und in 75% gute und sehr gute Ergebnisse bei niedrigen Behandlungskosten sind das Maß an dem sich intramedullären Verfahren und neue Implantate in Zukunft messen müssen.

Schlüsselwörter: Kondylenplatte – Femurfrakturen – Osteosynthese – Behandlungskosten

Einleitung

Die Behandlung distaler Femurfrakturen ist ein gutes Beispiel für den Fortschritt in der Unfallchirurgie in den letzten 30 Jahren. Bis in die Mitte der 60er Jahre wurde die konservative Therapie und die Extension als Standard in der Behandlung distaler Femurfrakturen empfohlen. Operative Verfahren kamen wegen hoher Komplikationsraten nur bei groben Fehlstellungen zur Anwendung [4, 8].

Erst die Einführung neuer Implantate, wie vor allem der Kondylenplatte durch die AO im Jahr 1959 und die Entwicklung standardisierter Operationstechniken mit gebührender Berücksichtigung des Weichteilschadens [9], führten zur Verbesserung der operativen Ergebnisse und damit zur Operation als Therapie der ersten Wahl [2]. Mit der Einführung der LISS und des distalen Femurnagels (DFN) stehen seit kurzem 2 neue Implantate zur Verfügung [6], die sich an den bisherigen Standards messen lassen müssen. Ziel unserer Untersuchung war es daher, die Ergebnisse nach Kondylenplattenosteosynthese zu bewerten.

Material und Methodik

In den Jahren 1986 bis 2000 wurden in der Klinik für Unfall-, Hand- und Wiederherstellungschirurgie der Universität zu Köln n=105 Patienten mit distalen Femurfrakturen operativ versorgt. Bei 30 Patienten wurde dabei in n=32 Fällen eine 95°-Kondylenplatte implantiert. In 4 Fällen wurde eine LISS implantiert. Die übrigen Fälle wurden mit Plattenosteosynthesen, Verriegelungsmarknägeln (UFN) oder distalen Femurnägeln (DFN) versorgt.

Es wurde in allen Fällen ein antero-lateraler Zugang gewählt. Durch Medialverlagerung der Patella konnte die Femurgelenkfläche ggf. eingesehen und rekonstruiert werden. Die Kondylenplatten wurden nach biologischen Prinzipien minimal-invasiv nach proximal durchgeschoben und perkutan oder mit einem Hilfsschnitt proximal befestigt.

Bei den mit einer Kondylenplatte versorgten Frakturen handelte es sich in 1 Fall um eine A2-, in 6 Fällen um eine A3-, in 4 Fällen um eine C1-, in 14 Fällen um eine C2- und in 7 Fällen um eine C3-Fraktur. Es wurden 9 Frauen und 21 Männer operiert. Das Durchschnittsalter betrug m=42±18,3 Jahre. In 2 Fällen handelte es sich um beidseitige distale Femurfrakturen. 26 von 32 Fällen (82% Follow Up) konnten im Mittel nach 9 Jahren (Range 2–16 Jahre) nachuntersucht werden. 2 Patienten waren bereits verstorben, 4 Patienten waren nicht mehr erreichbar. Die Ergebnisse wurden nach dem von Neer [4] vorgeschlagenen Score bewertet.

Ergebnisse

8 Patienten waren polytraumatisiert, 12 Patienten mehrfach verletzt und 7 Patienten hatten offene Frakturen. In 8 Fällen wurde eine Beinverkürzung der operierten Seite von bis zu 3 cm festgestellt. Eine Mal Union wurde 5mal und eine Non Union 1mal beobachtet. Ein Materialbruch führte 1mal zum Verfahrenswechsel. Eine tiefe Infektion, die folgenlos ausheilte, wurde ebenfalls 1mal beobachtet.

Der Neer-Score [4] ergab in 6 Fällen ein *sehr gutes* (excellent), in 12 Fällen ein *gutes* (satisfactory), in 4 Fällen ein *unbefriedigendes* (unsatisfactory) und in 2 Fällen ein *schlechtes* (failure) Behandlungsergebnis. Dabei führte in 1 Fall mit beidseitiger distaler Femurfraktur die Auswertung der „schlechteren" Seite zum *schlechten* Gesamturteil (failure).

Die Abbildungen 1 bis 4 zeigen beispielhaft den Fall eines 20jährigen, polytraumatisierten Patienten mit Schädel-Hirn-Trauma III° mit Contusio cerebri, Clavicula-Frakturen bds., Oberarmfraktur links und einer distalen Femurfraktur 33C3 rechts. Mit einem Neer-Score von 83 Punkten wurde trotz der Verletzungsschwere ein gutes Endergebnis bzgl. der distalen Femurfraktur erreicht.

Diskussion

Trotz des Krankengutes mit überwiegend schwersten Frakturen der Femurkondylen (14mal 33C2-, 7mal 33C3-Frakturen) und einem hohen Anteil an Mehrfachverletzungen ließen sich bei

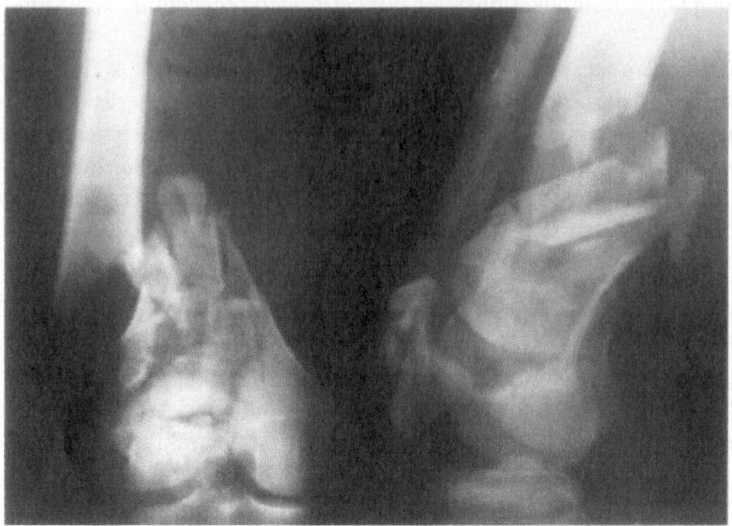

Abb. 1. 33C3-Fraktur des rechten Femurs bei einem polytraumatisierten 20jährigen Mann

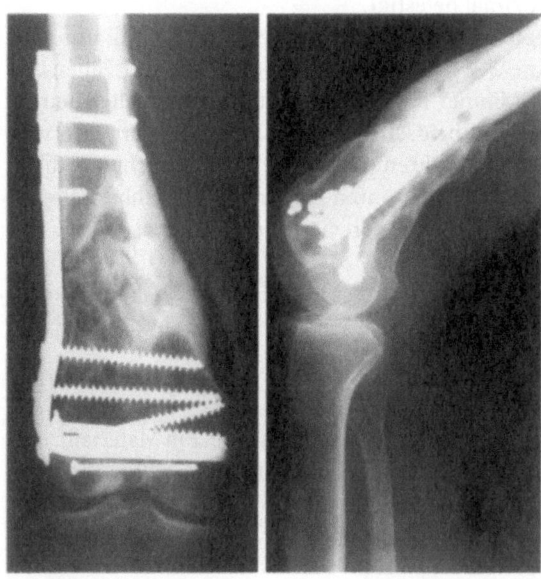

Abb. 2. 8 Monate nach Versorgung

n=18 (75%) Patienten *gute* und *sehr gute* Ergebnisse erzielen. Im Vergleich mit der Literatur [1, 3, 5, 7, 10], wo über im Mittel 83,5% *gute* und *sehr gute* Ergebnisse bei einem geringeren Anteil an C-Frakturen und kürzeren Follow-Up-Zeiten berichtet wird, bestätigen die eigenen Ergebnisse die Kondylenplatte als ein leistungsstarkes Implantat. Die technische Handhabung der 95°-Kondylenplatte muß zweifelsohne erlernt werden. Wird die Technik jedoch einmal beherrscht, so ist ein weichteilschonendes, *biologisches* Einbringen der Platte über einen kurzen antero-lateralen Zugang kein Problem.

Biomechanische Untersuchungen haben zudem gezeigt, daß die Steifigkeit der Kondylenplatte gegenüber Torsionsbelastungen 5mal höher ist als z.B. beim DFN. Zwar ist die axiale Ge-

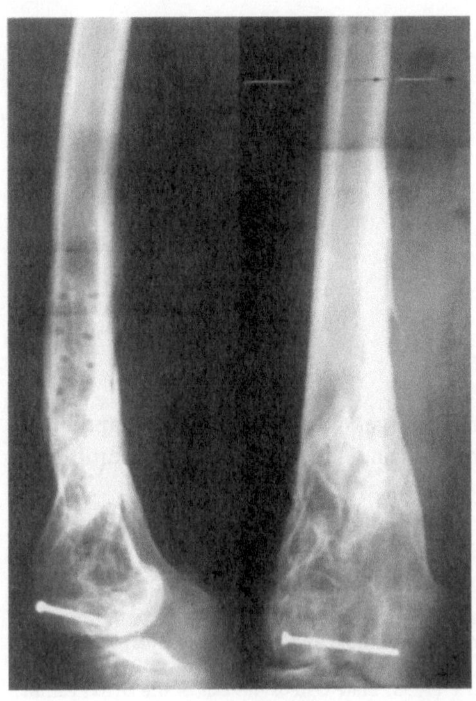

Abb. 3. Ausheilungsbefund 5 Jahre nach Versorgung

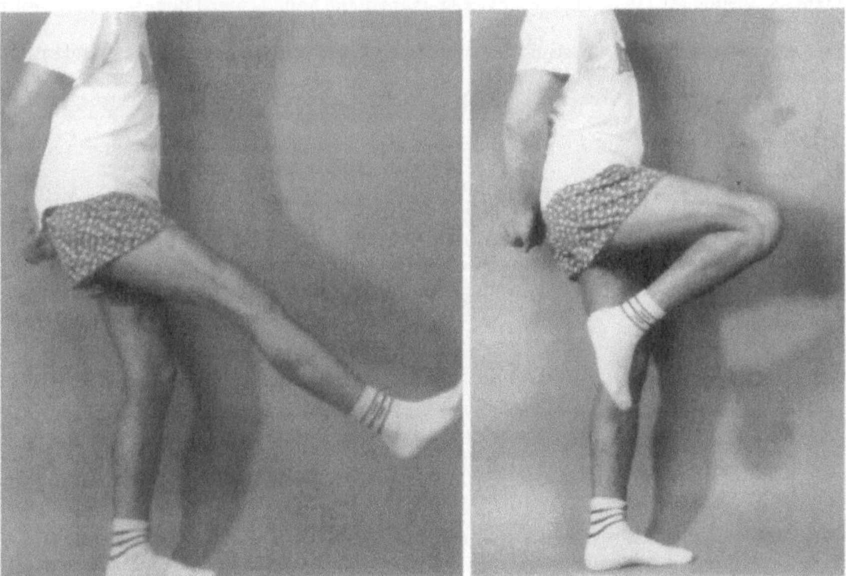

Abb. 4. Funktion 1 Jahr nach dem Unfall

samtverformung der Kondylenplatte nach zyklischer Belastung größer als die der LISS, aber C2- und C3-Frakturen werden ohnehin kaum mehr als übungsstabil versorgt werden können, so daß dieser Nachteil möglicherweise nicht ins Gewicht fällt.

Dabei sind die Kosten (Tabelle 1) für eine Kondylenplatte im Vergleich mit neuen Implantaten wie der LISS sehr niedrig.

Tabelle 1

	Kondylen-platte (Stahl)	Kondylen-platte (Titan)	LISS (Titan)
je Schraube	<20 DM	<20 DM	70–100 DM
3 Loch	222 DM	300 DM	
13 Loch			222 DM
14 Loch	270 DM	350 DM	

Fazit

Geringe Infektraten und überwiegend gute und sehr gute Ergebnisse bei geringen Behandlungskosten sind das Maß, an dem sich intramedulläre Verfahren und neue Implantate in Zukunft messen müssen.

Literatur

1. Johnson EE (1988) Combined direct and indirect reduction of comminuted four-part intraarticular T-type fractures of the distal femur. Clin Orthop 231:154–162
2. Miclau T, Holmes W, Martin RE, Krettek C, Schandelmaier P (1998) Plate Osteosynthesis of the Distal Femur: Surgical Techniques and Results. J South Orthop Association 7(3):161–170
3. Mize RD, Bucholz RW, Gorgan DP (1982) Surgical treatment of displaced, comminuted fractures of the distal end of the femur. An extensile approach. J Bone Joint Surg Am 64:871–879
4. Neer CS, Grantham AS, Shelton ML (1967) Supracondylar Fracture of the Adult Femur. J Bone Joint Surg [Am] 49-A(4):591–613
5. Olerud S (1972) Operative Treatment of supracondylar-condylar fractures of the femur. Technique and results in fifteen cases. J Bone Joint Surg [Am] 54:1015–1032
6. Schandelmaier P, Stephan C, Krettek C, Tscherne H (2000) Distal fractures of the femur. Unfallchirurg 103(6): 428–436
7. Schmit-Neuerburg K, Hanke J, Assenmacher S (1989) Osteosynthese der distalen Femurfraktur. Chirurg 60(11):711–722
8. Stewart MJ, Sisk TD, Wallace SL Jr (1966) Fractures of the Distal Third of the Femur. A Comparison of Methods and Treatment. J Bone and Joint Surg [Am] 48-A(June):784–807
9. Tscherne H, Schandelmaier P (2000) Distale Femurfrakturen. Unfallchirurg 103:427
10. Yang RS, Liu HC, Liu TK (1990) Supracondylar fractures of the femur. J Trauma 30:315–319

Die DCS-Plattenosteosynthese am distalen Femur

K. Kunze

Abteilung Unfallchirurgie, Klinik München-Neuperlach, Oskar-Maria-Graf-Ring 51, 81737 München

The Dynamic Condylar Screw Osteosynthesis of the Distal Femur

Summary. The DCS is an implant to be used only in certain situations. It offers solutions when the medullar cavity is blocked by implants in the proximal femur, and in case of pathological fractures, where it is necessary to remove all cancerous tissue and to reinstate the stability of the bone through compound osteosynthesis. The DCS is obsolutely necessary when there is no possibility to reconstruct the condyles with closed procedures and has the advantage of anatomical reconstruction. In the case of partly supracondylar fractures, the kneepoint is not tampered with, and by subcutaneous technique, the operation is less traumatic.

Key words: Distal femoral fractures – Dynamic condylar screw

Zusammenfassung. Die dynamische Condylenschraube ist ein Implantat für Ausnahmeindikationen. Sie bietet Lösungsmöglichkeiten, wenn die Markhöhle des Femurs durch intramedulläre Implantate besetzt ist und bei pathologischen Frakturen, bei denen der pathologisch veränderte Bereich ausgeräumt und die Stabilität des Knochens durch eine Verbundosteosynthese wiederhergestellt werden soll. Die DCS ist unverzichtbar, wenn das Condylenmassiv mit gedeckten Verfahren nicht wiederhergestellt werden kann und bietet den Vorteil einer anatomischen Rekonstruktion mit hoher Primärstabilität. Bei rein suprakondylären Frakturen bleibt der Knieinnenraum unberührt. Durch die eingeschobene Technik wird das Operationstrauma verringert.

Schlüsselwörter: Distale Femurfraktur – Dynamische Condylenschraube

Der Name dynamische Condylenschraube ist sicherlich nicht richtig gewählt, die Kombination aus Condylenschraube und einer dazu im festen Winkel angebrachten Platte, die lateral angelegt wird, ist keineswegs dynamisch, wenn man einmal von den DC-Löchern der Platte absieht. Aber auch der retrograd durch das Kniegelenk eingebrachte distale Femurnagel ist nicht immer eine dynamische Osteosynthese, je nach verwendetem Modell und Art der Verriegelung. Trotzdem hat die retrograde Marknagelung in den letzten Jahren zunehmend Anhänger gefunden und die Plattenosteosynthese zurückgedrängt, mit Ausnahme der LISS-Methode, bei der es sich aber auch nicht um eine dynamische Osteosynthese handelt [1, 3].

Die Plattenosteosynthese über den lateralen Standard-Zugang mit Freilegen des Femurs von lateral her, bietet eine sehr gute Übersicht über den zu rekonstruierenden Knochen, sie erfordert jedoch eine ausgedehnte Ablösung der Weichteile von Knochen und die damit verbundenen Denudierung des Knochens.

Wir bemühen uns heute um Osteosyntheseformen, bei denen der Vascularität und der Vitalität des Gewebes eine wesentlich größere Bedeutung beigemessen wird, auch unter Inkaufnahme einer nicht vollkommen exakten anatomischen Reposition, lediglich unter Beachtung von Länge, Rotation und Achse des Knochens, aber mit exakter Rekonstruktion der Gelenkflächen und Gelenkstellung.

Wir haben in den Jahren 1992 bis 1998 13 distale Femurfrakturen mit dieser DCS versorgt, allerdings jährlich mit abnehmender Tendenz zugunsten der retrograden Nagelung. In Ausnahmeindikationen verwenden wir aber bis heute die dynamische Condylenschraube.

Der Vorteil dieses Implantates ist, daß dieses sperrige gewinkelte Implantat in zwei gut manipulierbare Bestandteile zerlegt werden kann. Zunächst wird die Schraube exakt parallel zum Gelenkspalt eingebracht, der Tractus ileotibialis und der M. vastus lateralis werden dazu wenige cm gespalten. Anschließend wird die Plattenkomponente probeweise aufgesteckt, um die Richtung dieser Plattenkomponente längs des Femurschaftes festzulegen, im Gegensatz zur Kondylenplatte ist eine Lagekorrektur durch Drehen der Schraube um die Längsachse noch möglich. Anschließend wird sie dann mit der Hülse nach außen am Knochen hochgeschoben, wenn sie ihre Position erreicht hat um 180° gedreht und auf die Schraube aufgesteckt. Die Fixierung der Platte am Femurschaft erfolgt über transmusculäre Stichincisionen unter Durchleuchtungskontrolle, wobei von einer Stichincision aus 2 oder 3 Plattenlöcher mit Schrauben besetzt werden können. Wir vermeiden bei dieser Technik also die ausgedehnte Freilegung des Knochens von lateral her und gehen ähnlich vor wie beim LISS-System, nachteilig sind die nicht unerheblichen Durchleuchtungszeiten.

Bei 12 der 13 in dieser Weise behandelten Patienten kam es zu einer komplikationslosen Abheilung der Verletzung und der gesetzten Operationswunden. Es ist sicherlich wenig aussagekräftig, eine demographische oder statistische Auswertung von 13 Patienten womöglich mit Angabe von Prozentzahlen durchzuführen. Ich muß dazu auf die Literatur verweisen. Insbesondere auf die Arbeit von Herrn Ketterl aus Traunstein, der 1997 in der Zeitschrift für Unfallchirurgie eine Nachuntersuchung von 81 Patienten veröffentlicht hat, die mit einer dynamischen Condylenschraube versorgt worden waren, bei insgesamt 118 in dieser Weise versorgten Patienten. Dabei handelt es sich um intra- und extraarticuläre Frakturen des distalen Femurs.

Bei 60% der nachuntersuchten Patienten fand sich keine oder allenfalls eine leichte Beeinträchtigung der Beugefähigkeit des Kniegelenkes, mit einer Beugefähigkeit von mehr als 100°. Eine mittlere Beeinträchtigung der Beweglichkeit mit einer Beugefähigkeit bis 90° fand sich bei 20% der Patienten, weitere 20% wiesen eine starke Beeinträchtigung der Beweglichkeit des Kniegelenkes auf und waren auf die Zuhilfenahme von orthopädischen Hilfsmitteln angewiesen [2].

Regelrechte Achsenverhältnisse fanden sich ebenfalls bei 80% der Patienten. Achsfehler bis 5° fanden sich bei 15%, von mehr als 5° bei 5% der Patienten. Rotationsfehler von bis zu 10° bei 13% der Patienten, um mehr als 10° bei 5%. Ketterl berichtet bei den 118 Patienten von 4 Infektionen, 2 tiefen und 2 oberflächlichen Infektionen, die aber alle zur Ausheilung gebracht werden konnten. Insgesamt waren also 70% gute bis sehr gute Ergebnisse bezüglich Form und Funktion des distalen Femurs zu verzeichnen.

Im eigenen Krankengut der 13 Patienten fand sich eine tiefe Infektion, jedoch bei einer Patientin, die außerhalb im Mittelmeerraum primär versorgt worden war, mit dem Ergebnis wie auf Abb. 1a zu sehen ist. Sie hatte offensichtlich bei fehlender medialer Abstützung zu früh belastet. Das hält also auch dieses sehr voluminöse Implantat nicht aus. Wir mußten die Plattenkomponente auswechseln, um korrekte Achsverhältnisse wiederherzustellen, gleichzeitig eine Spongiosaplastik durchgeführt (Abb. 1b). Intraoperativ fand sich bereits zu diesem Zeitpunkt eine Keimbesiedlung. Bei dieser Patientin entwickelte sich eine tiefe Infektion mit einem MRSA-Keim. Auch diese Infektion konnte letztendlich zur Ausheilung gebracht werden.

Mit der so durchgeführten Technik mit einer eingeschobenen Platte stellt die minimal invasive percutane DCS-Plattenosteosynthese ein Verfahren dar, welches bezüglich der Ausheilungs-

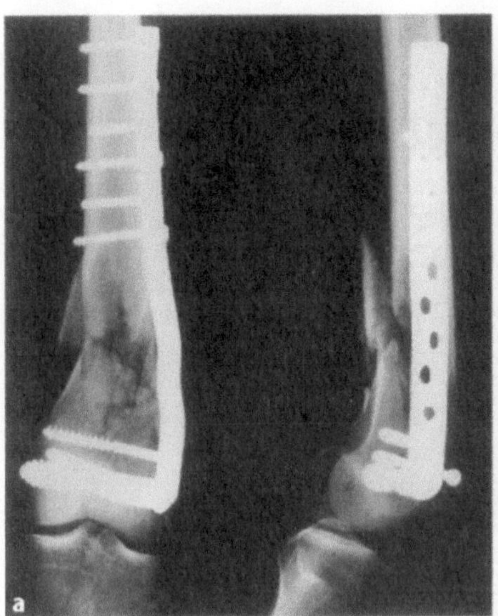

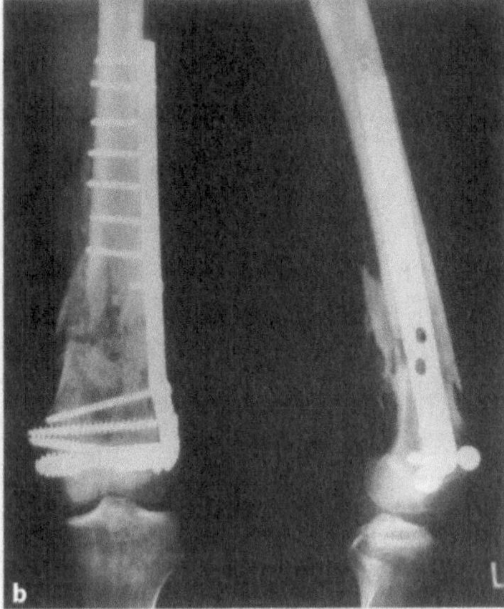

Abb. 1. **a** Junge Patientin mit Versorgung einer supracondylären Trümmerfraktur. Versorgung mit einer DCS, bei fehlender medialer Abstützung hält das Implantat einer zu frühen Belastung nicht stand. **b** Auswechseln der Plattenkomponente und Durchführen einer Spongiosaplastik

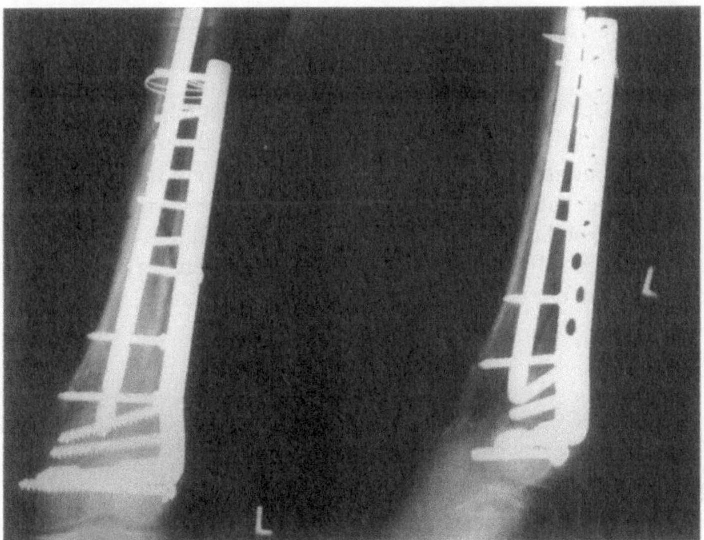

Abb. 2. Versorgung einer supracondylären Femurfraktur mit einer DCS bei liegendem Verriegelungsnagel

ergebnisse und Komplikationen der retrograden Nagelung oder der LISS-Methode sicherlich gleichwertig ist, ohne daß dabei das Kniegelenk eröffnet werden muß. Bei der retrograden Marknagelung muß das Kniegelenk ja insgesamt zweimal, auch zur Entfernung des Nagels, eröffnet werden (Abb. 2).

Auch diacondyläre Frakturen sind mit dieser Methode durch eine interfragmentäre Verschraubung sicher zu behandeln. Im Bedarfsfalle kann der Gelenkblock vor dem Einbringen der Condylenschraube anatomiegerecht rekonstruiert werden. Trotzdem stellt die DCS heute sicher-

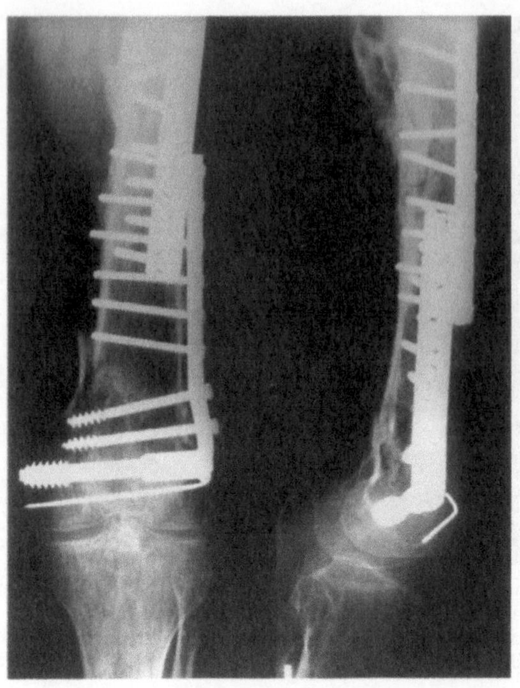

Abb. 3. Versorgung einer supracondylären Femurfraktur mit einer DCS bei anliegender Osteosyntheseplatte

lich ein Verfahren dar, welches nur noch in Ausnahmesituationen angewendet wird. Sie bietet einen Ausweg, insbesondere dann, wenn die Femurmarkhöhle von proximal her durch ein Implantat, z.B. durch einen Marknagel, bereits besetzt ist (Abb. 3 und 4) und ein intrameduläres Verfahren somit ausscheidet, ebenso bei pathologischen Frakturen, bei denen der pathologisch veränderte Bereich ausgeräumt werden soll und die Stabilität des Knochens durch eine Verbundosteosynthese wiederhergestellt werden soll und bei diakondylären Frakturen, bei denen es auf eine exakte anatomische Rekonstruktion der Gelenkfläche ankommt.

Literatur

1. Aschauer E, Resch H, Ritter E, Wachter C (1999) Minimalinvasive Versorgung von distalen Femurfrakturen mit dem ISCN versus offene Reposition und DCS. 35. Jahrestagung Österreichische Gesellschaft für Unfallchirurgie; 30. Sept.-2. Okt. 1999, Vortrag Nr. 40
2. Ketterl R, Köstler W, Witwer W, Stübinger B (1997) 5-Jahresergebnisse nach dia-/suprakondylären Femurfrakturen, versorgt mit dynamischer Kondylenschraube (DCS). Zbl F Chir 122:1033-1039
3. Stocker R, Heinz T, Vécsei V (1995) Ergebnisse der operativen Versorgung von distalen Femurfrakturen mit Gelenkbeteiligung. Unfallchirurg 98:392-397

Distale Femurfraktur – Technische Möglichkeiten

D. Höntzsch

BG Unfallklinik Tübingen, Schnarrenbergstraße 95, 72076 Tübingen

Distal Femurfractures: Technical Possibilities

Summary. The fractures of the distal femur are classified as extra-articular fractures (type A), partial articular fractures (type B), and complete articular fractures (type C). The aims of opertive treatment are anatomical reconstruction of the articular surfaces, restoration of rotational and axial alignment, stable fixation of the condyles to the shaft of the femur and early functional aftercare. Techniques and implants for treating intra-articular fractures lies in the reduction of the joint fragments and fixation with lag screws. For the treatment of the extra-articular fractures different approaches, techniques and implants have proven to be reliable and effective: direct – indirect reduction, open – minimal invasive approaches, open-slipped techniques. Implants: condylar plate, dynamic condylar screw (DCS), condylar butress plate, anterograde nailing, retrograde nailing, internal fixators (Low Invasive Stabilisation System – LISS) and external fixation.

Key words: Direct-indirect reduction – Plates, screws – Nails – Internal-external fixators

Zusammenfassung. Distale Femurfrakturen werden in extra-artikuläre (Typ A), rein-artikuläre (Typ B) und komplexe artikuläre/extra-artikuläre Frakturen (Typ C) eingeteilt. Das Ziel der operativen Behandlung besteht in anatomischer Rekonstruktion der Gelenkflächen und der gelenktragenden Fragmente und der Wiederherstellungstellung der Achsenverhältnisse an Metaphyse und Diaphyse in Bezug auf Rotation und Achse. Die Operationsmethode sollte eine übungs- und teilbelastungsstabile Osteosynthese erreiche. Für die Behandlung der Frakturen bieten sich verschiedene Zugänge, Techniken und Implantate an: direkte – indirekte Reposition, offene – minimal invasive Zugänge, offen – eingeschobene Techniken. Implantate: Kondylenplatte, dynamische Kondylenschraube (DCS), Kondylenabstützplatte, anterograde – retrograde Nagelung, interne Fixateure (Low Invasive Stabilisation System – LISS) und externe Fixation.

Schlüsselwörter: Direkte – Indirekte Reposition – Platten – Schraubenosteosynthese – Marknagelung – Interne-externe Fixation

Die Ziele der operativen Behandlung werden mit folgenden Prinzipien erreicht:

- anatomische Wiederherstellung der Gelenkflächen und der gelenktragenden Fragmente

- Wiederherstellung im meta- und diaphyseren Bereich, vor allem von Länge, Rotation und Achse a) durch direkte anatomische Wiederherstellung [4] b) durch überbrückende elastische intra- oder extramedulläre Stabilisierung [1, 3, 5]
- Erreichung von Übungs- und zumindest Teilbelastungsstabilität
- funktionelle Nachbehandlung

Technische Möglichkeiten

Indirekte Repositionsmanöver

An erster Stelle ist zu nennen die Distraktion auf korrekte Länge unter Wahrung der Rotation und der Achsen. Hierzu eignen sich als technische Hilfsmittel der manuelle Zug, der Extensionstisch und die übergreifende Distraktion und Stabilisierung mit externen Fixationssystemen mit oder ohne Distraktor.

Diese indirekten Methoden arbeiten übergreifend durch Ligamentotaxis und indirekte Kraftübertragung durch den Weichteilmantel [2, 3, 5]. Diese Reposition wird jeweils gehalten durch kontinuierlichen Zug während der entscheidenden Phasen der Operation, durch Dauerzug im Extensionstisch oder durch die Arretierung des externen Fixationssystems. Vorteilhafterweise werden für solche „Spezialaufgaben" der externen Fixation modulare Systeme eingesetzt [5].

Ein weiteres indirekt wirkendes Repositionsmanöver ist die Beugung im Kniegelenk von 60°. Dadurch wird die Traktion durch die Gastrocnemiusmuskulatur neutralisiert und die Rekurvation des distalen Fragmentes aufgehoben.

Zu den indirekten Manövern zählen die Reposition einzelner Fragmente oder vor allem der Kondylen durch einzeln in geeigneter Form und Richtung eingebrachter Schanzscher Schrauben (Joy Sticks) und die Reposition durch die intramedulläre Schienung mit Auffädelung der Fragmente.

Direkte Repositionsmanöver

Die direkte Reposition erfordert den entsprechenden Zugang, um die direkte Manipulation der Fragmente mit möglichst wenig zusätzlichen iliatrogenen Trauma erreichen. Für die direkte Reposition stehen alle „klassischen" Instrumente wie Repositionszangen, Knochenhebel und vieles mehr zur Verfügung.

Zugänge

Lateral: Lateraler Zugang von der Kondyle bzw. lateralem Gelenkspalt durch den Tractus tibialis und Ventralisierung des Musculus vastus lateralis am Schaft soweit für Reposition und Osteosynthese notwendig.

Parapatellar-lateral: Durch einen streng parapatellaren „Gelenkzugang", welcher nach distal und proximal in notwendiger Weise auszuführen ist, kann das Gelenk mit den Kondylen selbst in geeigneter Weise dargestellt werden. Reposition und Stabilisierung können technisch und mental auf das Gelenk fokussiert durchgeführt werden. Dieser Zugang kann dann für die Stabilisierung der Meta- und Diaphyse entweder als Eintrittpforte (retrograde Nagelung, eingeschobene Plattentechniken) verwendet werden oder muss in geeigneter Form in einen offenen Schnitt zum Schaft erweitert oder durch einen solchen ergänzt werden.

Transligamentärer Zugang durch Ligamentum patellae: Für die retrograde Nagelung hat sich ein transligamentärer Zugang bei gebeugten Kniegelenk bewährt.

Reposition und Stabilisierung

Intraartikulär: Für die intraartikulären Frakturen ist und bleibt das höchste Gut und das wichtigste Prinzip, dass eine möglichst anatomische Wiederherstellung der Gelenkfläche bzw. der gelenktragenden Fragmente hergestellt werden muss. Das heisst, die Oberfläche muss glatt und fugenfrei sein und die Geometrie der Gelenkflächen muss stimmen.

Durch einen konsequenten „Gelenkszugang" lateral parapatellar kann der Operateur sich ganz auf die Technik der Reposition und Stabilisierung des Kondylenmassiv konzentrieren. Die Technik des parapatellaren Schnitts erlaubt bei der geeigneten Erweiterung die Darstellung der gesamten Oberschenkelrolle. Hierzu ist auch keine weitere Devastierung der vorgegebenen anatomischen Höhle des Kniegelenkes notwendig. Das heisst, „biologische" Osteosynthese und konsequente Darstellung des Gelenkes widersprechen sich nicht, sondern sind als Partner zu sehen. Die Stabilisierung erfolgt vorteilhafterweise durch interfragmentäre Reposition und Stabilisierung vorzugsweise mit Zugschrauben. Als Schrauben können *6,5 mm Spongiosa-* aber auch Kortikalisschrauben sowie *3,5 mm Spongiosaschrauben* verwendet werden.

Die Stabilisierung der Kondylenfragmente kann durch Elemente des Stabilisierungssystems zur Metaphyse und Diaphyse additiv oder vereinzelt auch ganz übernommen werden (Schrauben der Platten, Schrauben der DCS, Klinge der Kondylenplatte, Verriegelungsbolzen oder Spiralklinge des retrograden Nagels.

Technische Möglichkeiten der Stabilisierung von Meta- und Diaphyse

- Kondylenplatten
- Gerade Platten
- Anatomisch vorgeformte Platten, z. B. laterale Kondylenplatte
- Intramedulläre Schienung a) anterograder Nagel mit sehr weit gelegener distaler Verriegelung b) retrograder Nagel
- Extramedulläre Schienung mit eingeschobenen Platten a) Platten mit winkelstabilen distalem Anteil wie DCS oder anatomisch vorgeformte Platten mit der Möglichkeit, die distalen Schrauben zu verriegeln b) Interne Fixations/Fixateursysteme mit winkelstabilen Schrauben (wie z. B. Low Invasiv Stabilisation System – LISS der AO)
- Externe Fixation Externe Fixationssysteme können angewendet werden bei offenem oder geschlossenem Weichteilschaden und/oder bei polytraumatisierten Patienten. a) gelenküberbrückend b) Gelenk nicht überbrückend mit Schanzschen Schrauben im distalen Fragment oder Ringkonstruktionen (Hybridfixateur)

Offene klassische Reposition

Durch einen streng lateralen Schnitt und Ventralisierung des Vastus lateralis wird die Meta- und Diaphyse soweit wie notwendig dargestellt. Die Reposition erfolgt mit entsprechenden Repositionszangen, Haken und Knochenhebeln. Große Fragmente von Mehrfachfrakturen können durch Zugschrauben stabilisiert werden.

Zur Stabilisierung eignet sich vor allem die *Kondylenplatte,* welche das Kondylenfragment, sei es frakturiert oder nicht, durch die transversale Klinge fasst und gegenüber dem Schaft winkel- und belastungsstabil fixiert.

Nur durch geeignete vorsichtige Operationsmethode und durch Einhalten aller technischen Vorgaben und Prinzipien kann diese Osteosynthese in schonender Weise durch geführt werden.

Weitere Implantate sind laterale Abstützplatten und DCS.

Gedeckte Techniken

Gedeckte Reposition und Stabilisierungstechnik beinhaltet trotz allem eine anatomische Rekonstruktion etwaiger Frakturanteile der Kondylen. Nach Herstellung der Kondylen kann die indirekte Reposition und Stabilisierung zur Meta- und Diaphyse mit folgenden technischen Möglichkeiten in Angriff genommen werden:

Anterograder Nagel nur ausnahmsweise und dann mit sehr weit gelegener suffizienter Verriegelung.
Retograder Nagel mit entsprechender Stabilisierung des Kondylenfragmentes durch nicht blockierte oder blockierte Schrauben oder Klingensysteme (z.B. Spiralklinge)

Nagelsysteme führen zu einer natürlichen Reposition durch Aufreihung der Fragmente. Neben der Stabilisierung der Kondyle gegenüber dem Nagel ist ein Hauptaugenmerk auf die Stabilisierung im Schaft zu richten.

Extramedullär eingeschobene Stabilisatoren sind anatomisch vorgeformte Platten (*laterale Kondylenplatte*), dies allerdings ohne winkelstabile Fixierung der Schrauben im Plattenkopf und der damit verbundenen Instabilität. Als Platten mit winkelstabilem Kraftregler sind zu nennen die *Kondylenplatte* und die *DCS*. Die Kondylenplatte ist bei der eingeschobenen Technik nur mit technischen Tricks und eingeschränkt möglich. Deshalb sollte bei Anwendung dieses Implantats auf eine möglichst kurze Klinge geachtet werden. Diese Manöver sind mit dem zwischen Kraftträger und Platte entkoppelten DCS-System leichter möglich. Die konsequente Fortsetzung sind Systeme, welche sich an Diaphyse und Schaft einschieben lassen und bei welcher dann die Stabilisierung der Kondyle mit sekundär eingebrachten *winkelstabilen Schrauben* oder in Zukunft vielleicht auch Klingensystemen erreicht wird. Technisch die Möglichkeiten weiter ausreizend sind eingeschobene *interne Fixateure* anzusehen, welche dann ohne Druck auf das Periost den Schaft im Sinne eines über dem Knochen schwebenden internen Fixateurs stabilisiert, wobei die winkelstabilisierenden Schrauben über Stichinzision eingebracht werden können.

Literatur

1. Baumgaertel F, Gotzen L (1994) The "biological" plate osteosynthesis in multi-fragment fractures of the para-articular femur. A prospektive study. Unfallchirurg 97(2):78–84
2. Firoozbakhsh K, Behzadi K, DeCoster TA et al. (1995) Mechanics of retrograde nail versus plate fixation for supracondylar femur fractures. J Orthop Trauma 9(2):152–157
3. Krettek C, Schandelmaier P, Tscherne H (1996) Distal femoral fractures. Transarticular reconstruction percutaneous plate osteosynthesis and retrograde nailing. Unfallchirurg 99(1):2–10
4. Müller ME, Allgöwer M, Schneider R, Willenegger H (1992) Manual der Osteosynthese. Springer, Berlin, Heidelberg, New York
5. Rüedi TP, Murphy WM (2000) AO Principles of Fracture Management. Thieme, Stuttgart, New York

LISS – Plattenfixateur intern

M. Schütz und N. P. Haas

Klinik für Unfall- und Wiederherstellungschirurgie, Charité Campus Virchow, Humboldt-Universität Berlin, Augustenburger Platz 1, 13353 Berlin

LISS: Internal Plate Fixator

Summary. The LISS DF (less invasive stabilisation system) is a new internal fixator for the operative treatment of distal femur fractures following the principles of minimally invasive surgery. The fixation of the implant is based on screws providing angular stability, which are inserted percutaneously guided by an aiming device. A large exposure of the fracture zone is not necessary. Between December 1996 and November 1998 a multicentre study were defined including finally 112 patients with 116 distal femur fractures treated with a LISS system. A follow up rate of 93% could be achieved, showing a fractures consolidation in 96% of all cases after 12 months. The results of the study showed a low rate of secondary bone grafting. The LISS system is a secure device for the treatment of all distal femur fractures including complex articular fractures types.

Key words: LISS – Internal fixator – Distal femur fractures

Zusammenfassung. Das LISS DF (Less Invasive Stabilization System) ist ein neuer Fixateur intern zur Versorgung distaler Femurfrakturen nach den Prinzipien der „Minimal Invasiven Chirurgie". Die Fixierung des Implantates erfolgt mit winkelstabilen Schrauben, die über einen Zielbügel durch Stichinzisionen eingesetzt werden. Eine großflächige Eröffnung des Frakturbereiches ist nicht erforderlich. Zwischen Dezember 1996 und November 1998 wurden im Rahmen einer prospektiven Multizenterstudie der AO bei 112 Patienten 116 Frakturen mit dem neuen Stabilisationssystem behandelt. Bei einer Nachkontrollrate von 93% heilten 96% der Fälle sicher aus. Bei einer geringen Rate von sekundären Spongiosaplastiken zeigt die Studie, daß das LISS ein sicheres Verfahren zur Versorgung aller distalen, auch komplexen intraartikulären Femurfrakturen darstellt.

Schlüsselwörter: LISS – Fixateur intern – Distale Femurfrakturen

Das LISS-System ist ein extramedullärer Fixateur intern, der entsprechend der Anatomie des distalen Femurs vorgeformt ist. Eine perkutane Applikation ist mittels eines Insertionshandgriffs, der mit dem distalen, kondylären Implantatende über eine 3-Punktauflage verbunden wird, möglich. Der Handgriff dient gleichzeitig in Kombination mit einem Trokarsystem als Zielinstrument zur exakten perkutanen Plazierung der selbstbohrenden, selbstschneidenden Schrauben. Die Richtung der einzelnen Schrauben ist, basierend auf umfangreichen anatomischen Studien, vorgeben und kann nicht geändert werden. Der Grund liegt in der winkelstabilen Schrauben/Platten-Verbindung, die durch ein Außengewinde des Schraubenkopfes und ein Innengewinde des Plattenloches erreicht wird und somit keine variable Schraubenrichtung erlaubt. Durch die stabile Schraubenverankerung treten keine Kompressionskräfte zwischen LISS und Knochen mehr auf und die kortikale Durchblutung unter dem Kraftträger bleibt ungestört. Weiterhin ermöglicht die winkelstabile Verbindung, daß die Schrauben monokortikal appliziert werden, ohne Risiko einer Schraubenauslockerung.

Indikationen des LISS DF

Während bislang die verfügbaren Implantate zur Versorgung distaler Femurfrakturen bestimmten Frakturtypen zuzuordnen waren, deckt das LISS-System alle Indikationen am distalen Femur ab. Ausgenommen natürlich die Fälle (zumeist Frakturen des Typs B – monokondyläre Frakturen), die ausschließlich mit Schraubenosteosynthesen stabilisiert werden können. Für supra-/diakondyläre Frakturen wurden bislang die winkelstabilen Implantate der 95-Grad-Kondylenwinkelplatte oder die Dynamische Kondylenschraube (DCS) angewandt. Für komplexere intraartikuläre Frakturen (C3) waren diese Implantate weniger geeignet. Hier bestand/besteht die Indikation für die nicht winkelstabile Kondylenplatte (Burri-Platte), mit der eine freie Plazierung der Schrauben im Kondylenmassiv möglich ist. In letzter Zeit wird für die Versorgung distaler Femurfrakturen auch der retrograde Femurnagel verwendet.

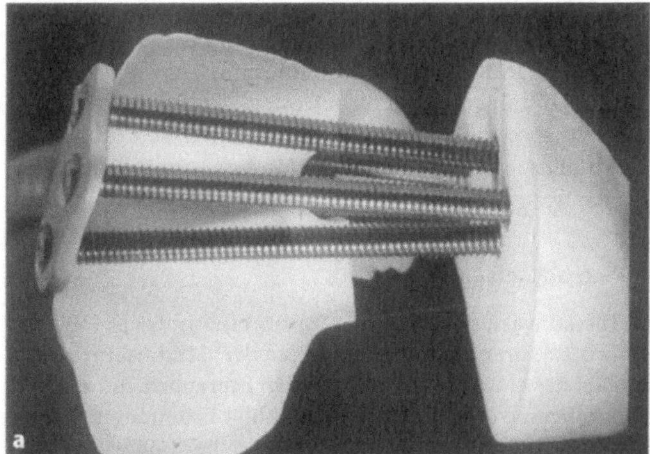

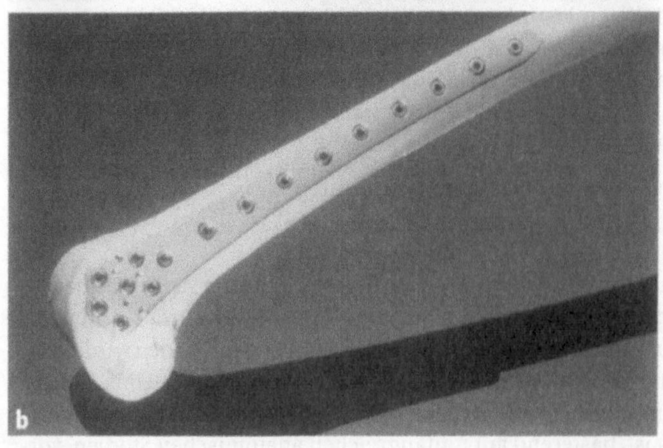

Abb. 1 a, b. Die Form und Schraubenrichtungen des LISS-DF-Systems sind gemäß anatomischen Studien dem distalen Femur angepaßt. (**a**) Ansicht von distal, (**b**) laterale Ansicht auf den distalen Femur

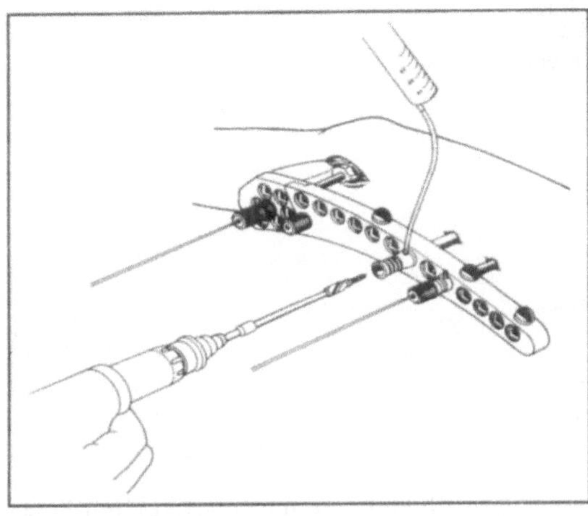

Abb. 2. Das LISS DF mit montiertem Insertionsbügel, der zusammen mit einem Trokarsystem gleichzeitig als Zielinstrument dient. An die Trokare kann für den Bohrvorgang ein Kühlmechanismus (Redonschlauch mit Spitze) adaptiert werden

Ergebnisse der Multizenterstudie

Zwischen Dezember 1996 und November 1998 wurden im Rahmen einer prospektiven Multizenterstudie der AO bei 112 Patienten 116 Frakturen mit dem neuen Stabilisationssystem behandelt. Der Nachkontrollzeitraum betrug im Mittel 13,7 Monate (Minimum 7 Monate, Maximum 33 Monate). Die Einschlußkriterien umfaßten distale Femurschaftfrakturen sowie suprakondyläre und intraartikuläre Femurfrakturen aller Schweregrade. Die Klassifikation der Frakturen erfolgte anhand der Frakturklassifikation der AO. Im Rahmen der Studie wurden 31 distale Femurschaftfrakturen und 85 suprakondyläre bzw. intraartikuläre Femurfrakturen versorgt. Der Anteil der C-Frakturen lag insgesamt bei 49% (n=57).

Das durchschnittliche Alter der behandelten Patienten betrug 54 Jahre, 25 Patienten waren älter als 80 Jahre. Im Verlauf der Studie verstarben 8 Patienten ohne erkennbaren Zusammenhang zwischen Todesursache und Implantat. Von den verbleibenden 104 Patienten mit 107 Frakturen konnten weitere 7 Patienten nicht für die geplanten Nachkontrollen erreicht werden, ein Patient verweigerte die Teilnahme an den Nachkontrollen. In bezug auf die behandelten Frakturen ergibt sich somit eine Nachkontrollrate von 93%.

Die Kontrolle der Frakturstellung am postoperativen Röntgenbild zeigte hinsichtlich Valgus-/Varusausrichtung in 93 Fällen (80%) eine achsengerechte Stellung, in 21 Fällen eine Abweichung von 5-10° und in 2 Fällen eine Abweichung um 10-20° von der anatomischen Achse. Die Beurteilung der Frakturstellung bezüglich Ante-/Retrokurvation ergab in 103 Fällen (89%) eine achsengerechte Stellung, 10mal eine Abweichung um 5-10° und 3mal um 10-20°.

Die Verlaufskontrollen zeigten in 96% der behandelten und nachkontrollierten Fälle eine Frakturkonsolidierung während des Beobachtungszeitraumes. Bei 21 Patienten wurden insgesamt 23 Folgeoperationen erforderlich. Hierbei dominierten Debridgements bei lokalen Infektionen (4 Fälle) neben sekundären Spongiosaplastiken bei „Delayed unions" (6 Fälle), Implantat- bzw. Schraubenlockerung (4 Fälle), Arthrolysen bei eingeschränkter Beweglichkeit (3 Fälle), einer Korrekturosteotomie sowie der Abtragung heterotoper Ossifikationen und der Entfernung einer zu langen Schraube (je 1 Fall). Bei zwei Patienten kam es infolge einer Pseudarthrose zu einem Implantatbruch. Diese Komplikationen ließen sich fast vollständig auf die Schwere des Traumas bzw. auch noch auf fehlende Erfahrungswerte bei der erstmaligen breiten Anwendung dieses neuen Implantattyps zurückführen.

Tabelle 1. Teilnehmende Kliniken der multizentrischen Studie

Charité/Campus Virchow der Humboldt-Universität zu Berlin
Medizinische Hochschule Hannover
BG Unfallklinik Tübingen
Benjamin-Franklin-Klinikum Berlin
Kantonsspital Basel
Inselspital Bern
Kantonsspital Freiburg
Spital Davos
Academisch Ziekenhuis Utrecht

Diskussion

Das LISS-System kann zur Versorgung aller supra- als auch komplexen intraartikulären Frakturen eingesetzt werden. Ausgenommen verbleiben ausschließlich monokondyläre Frakturen, die sinnvollerweise nur mit einer reinen Schraubenosteosynthese versorgt werden können [2–4].

Bis zum Studienendpunkt waren 96% der nachkontrollierten Frakturen konsolidiert und die Behandlung abgeschlossen. Mit 80% anatomischer Achsenverhältnisse entsprachen die erreichten Zahlen denen anderer Studien mit offenem Operationsverfahren. Vergleicht man jedoch diese Ergebnisse zu einem selektionierten Patientengut der AO-Dokumentation [1], in denen überbrückende, geschlossene Plattenosteosynthesen zusammengefaßt wurden, so lag hierbei die Fehlstellungsrate bei über 40%. Bei der vorliegenden Studie sind die Fehlstellungen zudem auf die geänderte Operationstechnik mit geschlossener Reposition und gedeckter Osteosynthese zurückzuführen, als auf das winkelstabile Implantat. Sekundäre Sinterungen im Sinne von zunehmenden Varusfehlstellungen wurden mit dem LISS auch bei osteoporotischer Knochenstruktur nicht beobachtet. Hieraus erwächst die Forderung zur Weiterentwicklung von indirekten Repositionshilfen und -taktiken.

Insgesamt wurden in sechs Fällen sekundäre Spongiosaplastiken notwendig, die alle durch einen schweren begleitenden Weichteilschaden mit komplexer artikulärer Trümmerfraktur erklärbar waren. Insofern ist die Rate von Knochenanlagerungen als äußerst günstig anzusehen, und stellt einen klaren Fortschritt zu den teilweise bis 70%igen Raten in den achtziger Jahren [5] dar. Hier kann aber keine Trennung, ob dies vornehmlich durch das Implantat oder durch die weichteilschonende Operationstechnik zurückzuführen ist, vorgenommen werden. Ebenfalls ist die Anzahl von postoperativen Infektionen, welche Revisionen erforderlich machten, mit nur 4 Fällen (3,5%) bei drittgradig offenen Frakturen als niedrig einzustufen.

In erstaunlich guter Weise konnten mit dem Fixateur intern auch Frakturversorgungen incl. periprothetischen Frakturen bei einem umfassenden Kollektiv alter Patienten vorgenommen werden. Trotz der monokortikalen Verankerung kam es nur in einem Fall zu einer oprationstechnisch begründeten Implantatlockerung. Ansonsten wurden keine Sinterungen oder Implantatausrisse beobachtet.

Das neue System stellt bei guter Kenntnis der Operationstechnik und sorgfältiger präoperativer Planung ein ausgezeichnetes, sicheres Verfahren zur Versorgung nahezu aller Frakturtypen und periprothetischer Frakturen des distalen Femurs dar. Die zum minimal invasiven Vorgehen benötigten indirekten Repositionshilfen gilt es in weiteren Entwicklungen zu optimieren.

Literatur

1. Goldhahn J (2000) Resultate und Probleme in der operativen Behandlung der distalen Femurfraktur – Eine Analyse von 263 dokumentierten Fällen der Arbeitsgemeinschaft für Osteosynthesefragen. Med Fakultät der Friedrich-Schiller-Universität Jena, 1 p

2. Müller M, Allgöwer M, Schneider R et al. (1992) Manual der Osteosynthese/AO-Technik (mit einem Beitrag über Biomechanik). 3 ed. Springer Verlag Berlin, Heidelberg, New York, London, Paris, Tokyo etc. 1 p
3. Haas N, Schandelmaier P, Krettek C (1990) Therapeutisches Konzept bei der distalen Femurfraktur mit Gelenkbeteiligung. Hefte zur Unfallheilkunde 212:179–187
4. Rüter A, Kotter A (1996) Frakturen des distalen Femur. Der Unfallchirurg 99:510–519
5. Krettek C, Haas N, Tscherne H (1986) Kniegelenksnahe Femurfrakturen: Operationstaktisches Vorgehen und Nachuntersuchungsergebnisse. Praktische Sport-Traumatologie und Sportmedizin 1:12–16

Komplikationsrate nach perkutaner Schraubenosteosynthese der medialen Schenkelhalsfraktur im hohen Lebensalter. Eine Analyse von 146 Frakturen

T. Schreiber und U. Bosch

Unfallchirurgische Klinik, Medizinische Hochschule Hannover, Carl-Neuberg-Straße 1, 30625 Hannover

Complication Rate After Percutaneous Screw Fixation of Femoral Neck Fractures in Geriatric Patients: An Analysis of 146 Fractures

Summary. In a prospective study, 146 femoral neck fractures in geriatric patients were treated by closed reduction and internal fixation. Median follow-up time: 13 months (1–27). 116 fractures were dislocated (Garden 3/4). A second operation was necessary in 27 patients (20.1%). 6 reoperations were removal or changing of the screws. In 21 patients, an endoprosthesis was implanted. Reasons were secondary dislocation in 12 patients, avascular necrosis in 4 patients, and non-union in 6 patients. Time between trauma and primary operation as well as fracture classification (Garden/Pauwels) had no statistically significant effect on the reoperation rate. When precise reduction and surgical techniques are used, screw fixation of femoral neck fracture represents a minimally invasive, safe and cost effective treatment option in geriatric patients.

Key words: Femoral neck fractures – Internal fixation – Complications

Zusammenfassung. In einer prospektiven Studie wurden 146 med. Schenkelhalsfrakturen bei geriatrischen Pat. mit Schraubenosteosynthese behandelt, med. follow-up: 13 Monate (1–27 Mon.). 116 Frakturen (79%) waren disloziert (Garden 3/4). Bei 27 Patienten (20,1%) wurde eine Reoperation erforderlich. 6 Reoperationen entfielen auf Schraubenwechsel oder -entfernung. Bei 21 Patienten wurde eine Hüftendoprothese implantiert. Ursachen waren eine sek. Dislokation bei 12 Pat., Hüftkopfnekrose bei 4 Pat. und eine Pseudarthrose bei 6 Pat. Der Zeitraum zwischen Unfall und Operation sowie die Frakturklassifikationen nach Garden und Pauwels hatten keinen statistisch signifikanten Einfluß auf die Reoperationsrate. Bei sorgfältiger Repositions- und OP-Technik ist die Schraubenosteosynthese der med. Schenkelhalsfraktur ein wenig belastender, risikoarmer und kostengünstiger Eingriff.

Schlüsselwörter: Mediale Schenkelhalsfraktur – Schraubenosteosynthese – Komplikationen

Mittelfristige Letalität und Mobilität nach Osteosynthese proximaler Femurfrakturen

D. M. Forner und M. Hörl

Klinikum Hallerwiese, St.-Johannis-Mühlgasse 19, 90419 Nürnberg

Medium-Term Letality and Morbidity After Surgery for Fracture of the Proximal Femur

Summary. 106 patients, having had an implant of DHS or DCS due to fracture of the proximal femur, were evaluated at least 3 years after primary surgery. After a median of 57 months, 56 patients had died, 26 were alive, thereof 50% living independently, 45% mobile outdoors, 33% without aid. Patients who had not been mobilised at day 12 after the operation had a significantly shortened live-span (719 days) as compared to those mobilised with partial or full load (1240 d and 1489 d). Neither the classification of stable (A1 – 2.1) or unstable (A2.2 – A3) fractures nor the data-set collected by the "Bayerische Arbeitsgemeinschaft für Qualitätssicherung" allowed a similar prediction. Hence the early stability to load of the fracture is of decisive importance for the prognoses of the patient and this can only be achieved by individualising the selection of the implant.

Key words: Fracture of femur – DHS – Mobility – Long-term results

Zusammenfassung. 106 wegen einer proximalen Femurfraktur (AO 32 A) mittels DHS oder DCS operierte Pat. wurden nachverfolgt. Nach median 57 Monaten waren 56 Pat. verstorben, 26 lebten noch, davon 50% in eigener Wohnung, 45% waren außerhalb der Wohnung mobil, 33% ohne Hilfsmittel. Die Pat., die am 12. postop. Tag nicht mobilisiert waren, hatten eine sign. kürzere Überlebenszeit (719 Tage) als die Patienten, die mit Teil- oder Vollbelastung (1240 bzw. 1489 d) mobilisiert waren. Die Unterteilung in stabile (A1 – 2.1) und instabile (A2.2 – A3) Frakturen ermöglichte keine diesbezügliche Aussage. Die Daten der externen Qualitätssicherung ließen keine Prognose über ein Überleben des 3. Unfalljahres zu. Eine frühe Belastungsstabilität ist für die langfristige Prognose der Patienten von entscheidender Bedeutung und kann nur durch eine differenzierte Implantatwahl erreicht werden.

Schlüsselwörter: Femurfraktur – DHS – Mobilität – Spätergebnisse

Die DCS bei der proximalen Femurfraktur – Traumatologisch noch up to date?

A. Oberniedermayr und M. Richter-Turtur

Kreiskrankenhaus Wolfratshausen, Moosbauerweg 5–7, 82515 Wolfratshausen

The DCS for the Proximal Fracture of the Femur – Traumatologic Still Up to Date?

Summary. In the age of intramedullary osteosynthesis systems and procedures and of the demand for mobilization as soon as possible, especially for elder patients, we should ask whether the dynamic condylary screw is still an acceptable treatment. Between 1998 and 2000 we have operated 39 patients with the DCS after a fracture of the proximal femur. The indication for application the DCS has been per- and subtrochanteric fractures with complete destruction of the trochanteric massif. The operation was done regulary on the extension table. Within the first day after the operation we started the physical therapy and the mobilization. 34 patients have been mobilized after the operation.

Key words: DCS – Proximal femur fracture

Zusammenfassung. Im Zeitalter der intramedullären Osteosyntheseverfahren und der Forderung nach schnellstmöglicher Mobilisierbarkeit auch bei älteren Menschen, stellt sich die Frage, ob die DCS noch ein akzeptables Verfahren darstellt. Zwischen 1998–2000 haben wir 39 Patienten nach einer proximalen Femurfraktur mit einer DCS versorgt. Die Indikation für die DCS waren per-subtrochantäre Trümmerfrakturen mit kompletter Zerstörung des Trochantermassivs. Der Eingriff wurde auf dem Extensionstisch durchgeführt. Die Patienten wurden ab dem ersten postop. Tag krankengymnastisch behandelt. 34 Patienten wurden postop. unter Teilbelastung mobilisiert; keine postop. Komplikationen.

Schlüsselwörter: DCS – Proximale Femurfraktur

Prognostische Faktoren der Frühmortalität bei der Schenkelhalsfraktur

R. Smektala, S. Paech und K. Hupe

Abteilung für Unfallchirurgie, Chirurgische Universitätsklinik, Knappschafts-Krankenhaus Bochum-Langendreer, In der Schornau 23-25, 44892 Bochum

Prognostic Factors for Hospital Mortality After Treatment of Hip Fracture

Summary. Statistical analysis (ANOVA, logistic regression) of data (1993-1999) of the external quality assurrance database in Westfalia-Lippe, Germany, concerning hip fracture (n = 32,007). The hospital mortality of the operated patients were 5.7%. Prognostic factors of hospital mortality are increased perioperative risks (ASA Classification, OR 16-57), male gender (OR 1.4), postoperative complications (OR 6), cardiovascular complications (OR 7.5), pulmonary complications (OR 2), thromboembolic complications (OR 6.3) and age above 85 years (OR 1.7).

Key words: Hip fracture - Hospital mortality - Prognostic factors - External quality assurrance

Zusammenfassung. Statistische Analyse (ANOVA, Logistische Regression) der Daten (1993-1999) der Externen Qualitätssicherung Westfalen-Lippe für die Schenkelhalsfraktur (n = 32 007). Die Klinikmortalität der operativ behandelten Patienten (n = 30 341) beträgt 5,7%. Prädiktoren der Klinikmortalität sind präop. Risikoeinschätzung (ASA-Klassifikation) mit einem Odds Ratio (OR) von 16-57 für ASA III-V, männliches Geschlecht (OR 1,4), Auftreten postop. Komplikationen (OR 6), kardiovaskuläre (OR 7,5), thomboembolische (OR 6,3) und pulmonale Komplikationen (OR 2) sowie höheres Lebensalter (>85 Jahre) OR 1,7.

Schlüsselwörter: Schenkelhalsfraktur - Mortalität - Prädiktoren - Externe Qualitätssicherung

Blutverlust nach Osteosynthese durch Gamma-Nagel zur Stabilisierung proximaler Femurfrakturen

A. Woltmann, K. Köppe, K.-H. Staubach und H.-P. Bruch

Klinik für Chirurgie, Universitätsklinikum Lübeck, Ratzeburger Allee 160, 23538 Lübeck

Bloodloss After Stabilization of Proximal Femoral Fractures with the Gamma Nail

Summary. The Gamma Nail (GN) is an effective device for stabilization of proximal femoral fractures. Considerable blood loss through posthemorrhage from the reamed medullary cavity was evident in a retrospective analysis (1/1997 – 8/2000) of 270 operated patients who required 2.7 erythrocyte concentrates per patient (ec/p). In a prospective pilot study from 9/2000 – 2/2001 osteosynthesis was performed in 31 patients (unselected proximal femoral fractures) again by the GN (2 ec/p) and 13 patients (mainly A1 fractures) by the dynamic hip screw (DHS 1.4 ec/p), respectively. Patients with A1 fractures in both groups received 1.2 ec/p, whereas A2/3 fractures required 3.5 ec/p ($p < 0.01$), respectively.

Key words: Gamma nail – Dynamic hip screw – Blood loss

Zusammenfassung. Die Osteosynthese durch Gamma-Nagel (GN) bei proximalen Femurfrakturen ist ein effektives Verfahren. Der Blutverlust, vor allem durch Nachblutungen aus dem aufgebohrten Markraum, war jedoch in einer retrospektiven Analyse (1/1997 – 8/2000) von 270 operierten Patienten mit 2,7 zu ersetzenden Erythrozytenkonzentraten pro Patient (EK/P) erheblich. In einer prospektiven Pilotstudie von 9/2000 – 2/2001 wurde die Osteosynthese bei 31 Patienten (unselektierte proximale Femurfrakturen) erneut mit dem GN (2 EK/P) und 13 Patienten (vorwiegend A1-Frakturen) mit der DHS (1,4 EK/P) durchgeführt. Während jedoch A1-Frakturen in beiden Gruppen gleich viel, nämlich 1,2 EK/P benötigten, war der Transfusionsbedarf bei den A2/3-Frakturen mit 3,5 EK/P signifikant erhöht.

Schlüsselwörter: Gamma-Nagel, Dynamische Hüftschraube, Blutverlust

Zementierte vs. zementfreie Hüft-TEP-Implantation bei über 80jährigen Patienten

H. Frenkel, Ch. Melzer und L. Schroeder

Waldkrankenhaus Bad Düben, Fachkrankenhaus für Orthopädie, Gustav-Adolf-Straße 15a, 04849 Bad Düben

Total Hip Replacement Implantation in Patients Aged Over 80

Summary. Between 1985 and 1998 our clinics implanted 6089 total hip replacements. Of that figure 366 were patients aged over 80 with fractures of the proximal femur, and 66 surviving patients were subsequently examined and 75 interviewed. The patients were divided into 2 groups. The study involves 37 Zweymüller and 5 Opticontact shafts each with duo-ball and 18 Peritia and 4 CF 30 shafts. 3.6% of the first group died while still hospitalized vs 7.3% of the group with cemented shaft. The increased mortality rate for the cemented shaft group can be attributed to the cement reaction. The follow-up examinations showed good results in both groups.

Key words: Total hip replacement implantation

Zusammenfassung. Von 1985–1998 wurden in unseren Kliniken 366 Patienten über 80 Jahre alt mit Frakturen des proximalen Femur versorgt. 66 noch lebende Patienten wurden nachuntersucht und 75 befragt. Die Patienten wurden in 2 Gruppen eingeteilt: zementierter-zementfreier Schaft. Es handelt sich um 37 Zweymüller- und 5 Opticontactschäfte, jeweils mit Duokopf komplettiert sowie um 18 Peritia- und 4 CF 30 Schäfte. Während des stationären Aufenthaltes starben in der ersten Gruppe 3,6% und in der Gruppe mit zementiertem Schaft 7,3%. Die erhöhte Mortalitätsrate bei den zementierten Schäften führen wir auf die Zementreaktion zurück. Die Nachuntersuchungen zeigten bei beiden Gruppen gute Ergebnisse.

Schlüsselwörter: Hüft-Totalendoprothesen – Implantation

Indikationskriterien für die Behandlung von körperfernen Speichenbrüchen

H. Winkler

Westpfalz-Klinikum GmbH, Unfallchirurgische Klinik, Standort I, Hellmut-Hartert-Straße 1, 67655 Kaiserslautern

Indication Criteria for the Treatment of Distal Radius Fractures

Summary. To achieve an optimal functional result after distal radius fractures the treatment has to orientate at different criteria. The bone destruction must be analysed. A fracture classification is necessary to use all the variable alternatives of treatment. With the AO classification we are able to describe most of the variable fracture types. Soft tissue damage and osteoporosis must be regarded additionally. The most important criteria however in fracture treatment is the fracture type.

Key words: Fracture type – Soft tissue damage – Osteoporosis – Fracture classification

Zusammenfassung. Um das Ziel einer möglichst optimalen funktionellen Wiederherstellung nach distalen Radiusfrakturen zu erreichen, muß sich die Behandlung an differenzierten Kriterien orientieren. Die knöcherne Zerstörung muß hinsichtlich Art, Ausmaß und Dislokation analysiert werden. Um die vielfältigen Therapiemöglichkeiten nutzen zu können, ist eine Klassifikation der Frakturen erforderlich. Die AO-Klassifikation kommt überwiegend zur Anwendung. Sie bildet die vielfältigen Frakturformen sehr präzise ab. Zusätzlich müssen der Weichteilschaden und die Knochenfestigkeit bei geplanten operativen Stabilisierungen berücksichtigt werden. Das primäre Kriterium ist allerdings die Frakturform.

Schlüsselwörter: Frakturform – Weichteilschaden – Osteoporose – Frakturklassifikation

Unter Indikation versteht man „die Gesamtheit der Umstände und Gründe, die bei einem bestimmten Krankheitsfall die Anwendung einer bestimmten diagnostischen Methode oder ärztlichen Behandlungsweise erforderlich macht" (Brockhaus).

Die in der Literatur beschriebenen schlechten und unbefriedigenden Behandlungsergebnisse distaler Radiusfrakturen in der Größenordnung von 25 bis 30% sind sicherlich nicht nur durch das Ausmaß des Traumas bestimmt, sondern auch auf die nicht ausreichende Beachtung aller Indikationskriterien.

Die Indikation zur konservativen Behandlung im Gips, wie sie vor ca. 20 Jahren relativ automatisch unabhängig von der Frakturform gestellt wurde, können wir heute mit differenzierter werdenden Behandlungsverfahren und gestiegenen Ansprüchen unserer Patienten nicht mehr aufrecht erhalten. Das Ziel der Behandlung ist die funktionelle Wiederherstellung. Deren Voraussetzung ist die möglichst anatomische Rekonstruktion. Das gewählte Therapieverfahren sollte daher den knöchernen Schaden, wenn möglich vollständig beseitigen.

Zu unterscheiden ist zwischen allgemeinen und speziellen Kriterien. Zu den allgemeinen Indikationskriterien zählen Patientenalter, Belastbarkeit, Operabilität und Narkosefähigkeit. Spezielle Kriterien stellen Ausmaß und Form des knöchernen Schadens, Knochenfestigkeit und Weichteilschaden dar.

Das Patientenalter kann nur im Hinblick auf die Kriterien wie Belastbarkeit und Narkosefähigkeit eine Rolle für die therapeutische Vorgehensweise spielen. Die allgemeine Belastung des Patienten kann durch schonende Narkoseverfahren minimiert werden. Insofern sind Belastbarkeit, Narkosefähigkeit oder Operabilität eher seltene therapieausschließende Kriterien. Das fortgeschrittene Alter allein darf kein Ausschlußkriterium für ein bestimmtes Behandlungsverfahren darstellen. Gerade der alte Mensch ist ganz besonders auf eine uneingeschränkte Funktion angewiesen. Bei Kindern dagegen muß nicht unbedingt in jedem Falle das gesamte Behandlungsspektrum zum Einsatz kommen. Bei der überwiegend eingeschlagenen konservativen Behandlung müssen die Korrekturmöglichkeiten beim noch wachsenden Knochen ins Therapiekonzept einbezogen werden.

Durch die äußere Gewalteinwirkung auf das distale Unterarmende kommt es am körperfernen Radius zu einem knöchernen, ligamentären und oft auch einem kartilaginären Schaden. Die Form und das Ausmaß der knöchernen Zerstörung spielen eine ganz entscheidende Rolle. Die wichtigste Entscheidungsgrundlage für die Auswahl des Therapieverfahrens stellen Ausmaß, Art und Lokalisation des knöchernen Schadens dar. In Anbetracht der Fülle von Behandlungsmöglichkeiten muß für den Behandler eine Zuordnung zwischen knöchernem Schaden und Therapieverfahren hergestellt werden. Eine Klassifikation der Frakturen ist daher unabdingbar.

Die genaue Beurteilung der Frakturform ermöglicht die Einordnung in eine bestimmte Frakturgruppe und eine Aussage über die Stabilität der Fraktur vor und nach Reposition des Bruches. Voraussetzung sind exakte Röntgenaufnahmen in 2 Richtungen. Für die praktische Anwendung ist die Klassifikation der AO am besten geeignet. Sie unterscheidet verschiedene Schweregrade in Gruppen von A bis C und innerhalb der Gruppen Untergruppen von 1 bis 3. Aufsteigend wird der Verletzungsschaden immer größer, was zur Folge hat, daß der Behandlungsaufwand ansteigt und die Prognose ungünstiger wird. Die Klassifikation verbessert zugleich auch die Vergleichbarkeit und die Evaluation der Behandlungsergebnisse.

Extraartikuläre Frakturen verursachen im allgemeinen einen relativ geringen Behandlungsaufwand (Typ A nach AO). Einfache stabile Frakturformen ohne Trümmerzonen können überwiegend nach Reposition konservativ behandelt werden. Es handelt sich um Frakturen, welche nach Reposition abgestützt sind und bei entsprechender Retention keine Dislokation erwarten lassen (Typ A2 nach AO).

Im Gegensatz dazu ist die A3-Fraktur wegen ihrer dorsalen Trümmerzone nach geschlossener Reposition nicht ausreichend stabil und führt bei konservativer Behandlung zur Dislokation. Eine perkutane Stabilisierung mit Kirschnerdrähten ermöglicht häufig die ausreichende Retention. Auch Plattenosteosynthesen können zur Anwendung kommen. In jüngster Zeit wurden wiederholt volare Plattenosteosynthesen für Frakturen mit dorsaler Trümmerzone empfohlen.

Die partiell artikulären Frakturen der Gruppe B erfordern fast ausschließlich ein internes Osteosyntheseverfahren mit Platten und Schrauben. Sie sind konservativ im Gips oder mit perkutanen Kirschnerdrähten nicht suffizient zu retinieren. Lediglich der Abbruch des Processus styloideus radii (Typ B1) kann bei fehlender Dislokation konservativ behandelt werden. Übungsstabilität kann durch eine Schraubenosteosynthese erreicht werden. Die Frakturen vom Typ B2 und B3 – Abbrüche der dorsalen und palmaren Radiuskante – müssen operativ behandelt werden. Die Operation hat das Ziel der stufenlosen Rekonstruktion der Gelenkfläche, welche durch eine abstützende Plattenosteosynthese retiniert wird. Sie beseitigt dabei auch die Subluxation der Handwurzel nach dorsal bzw. palmar.

Das Ausmaß der knöchernen Zerstörung und der Weichteilschaden stehen in einem engen Zusammenhang. Die Entstehung von Trümmerfrakturen setzt eine hohe äußere Energieeinwirkung voraus. Entsprechend ist mit zunehmendem knöchernem Schaden auch mit größeren Weichteilschäden zu rechnen. bei intraartikulären Frakturen der Gruppe C können sowohl interne Verfahren wie auch Fixateur-externe Stabilisierungen zur Anwendung kommen. Die Reposition erlaubt bei ausgedehnten Zerstörungen durch Ligamentotaxis häufig eine annähernde Wiederherstellung der anatomischen Form. Das Repositionsergebnis läßt sich dann allerdings nur durch Montage eines Fixateur externe halten. Ob eine zusätzliche interne Osteosynthese eventuell in zweiter Sitzung notwendig ist, muß im Einzelfall entschieden werden. Es empfiehlt sich nach Reposition auftretende Knochendefekte mit Spongiosa aufzufüllen, um ein sekundäres Sintern mit Korrekturverlust der Fraktur zu vermeiden.

Der Weichteilschaden stellt ein weiteres Kriterium dar, welches die Indikationsstellung determiniert. Das Therapiekonzept muß sowohl offene als auch geschlossene Weichteilschäden berücksichtigen. So ist bei offenen Frakturen und bei Frakturen mit höhergradigen geschlossenen Weichteilschäden für die primäre Versorgung der Fixateur externe in Frage gekommen. Ob ein Verfahrenswechsel auf eine interne Osteosynthese erforderlich ist oder ob die Fraktur im Fixateur ausbehandelt werden kann, muß im Einzelfall entschieden werden. Bei intaktem Weichteilmantel sind interne und externe Stabilisierungsmaßnahmen gleichermaßen in Abhängigkeit von der Frakturform möglich.

Der Abbruch des Processus styloideus ulnae stellt ein röntgenologisch nachweisbares Instabilitätsmerkmal dar. In Anbetracht des knöchernen Schadens am distalen Radius muß auch seine Refixation in Betracht gezogen werden.

Da sehr oft alte Menschen mit osteoporotischem Knochen von körperfernen Speichenbrüchen betroffen sind, bildet die Knochenqualität ein weiteres Indikationskriterium für das einzuschlagende Behandlungskonzept. Die Abstützung der Fragmente ist häufig unzureichend und kann über Sinterungsvorgänge zur Dislokation führen. Die Verankerung von Implantaten im osteoporotischen Knochen ist ungünstig. Schrauben und Kirschnerdrähte finden keinen festen Halt und es muß mit Auslockerungen der Implantate und als Folge davon mit Fehlstellungen gerechnet werden. Ob die neuen winkelstabilen Implantate in diesen Situationen eine Verbesserung erreichen können, muß abgewartet werden.

In der täglichen Praxis wird im allgemeinen zuerst der knöcherne Schaden anhand der Röntgenaufnahmen und dann in einem zweiten Schritt die Begleitumstände beurteilt. Sind konservative Behandlungsmaßnahmen ausreichend, werden die übrigen Kriterien in den Hintergrund treten. Handelt es sich aber um eine Frakturform, welche eine operative interne Stabilisierung erforderlich macht, müssen die Kriterien wie Weichteilschaden, Osteoporose, Alter und zur Verfügung stehende Implantate in die Überlegungen einbezogen werden.

Die Behandlung der distalen Radiusfraktur erfordert ein differenziertes Therapiekonzept, welches individuell abgestimmt unterschiedliche Kriterien berücksichtigen muß. Die Frakturform stellt dabei das wichtigste Indikationskriterium dar.

Literatur

1. Cooney WP, Linscheid RL, Dobyns JH (1979) External pin fixation for unstable Colles fractures. J Bone Joint Surg 61-A: 840–845
2. Habernek H, Weinstabl R, Fialka C, Schmid L (1994) Unstable distal radial fractures treated by modified Kirschner wire pinning: anatomic considerations, technique, and results. J Trauma 36: 83–88
3. Jansky W, Laminger K, Iqbal M, Seeger T (1994) Klinische und radiologische Ergebnisse von handgelenknahen Speichenbrüche. Unfallchirurgie 20: 197–202
4. Leung KS, Chen WY, Leung PC, Kinninmonth AWG, Chang JCA (1989) Ligamentotaxis and bone grafting for comminuted fractures of the distal radius. J Bone Joint Surg 71-B: 838–842
5. Müller ME, Nazarian S, Koch P (1989) AO-Klassifikation der Frakturen. Springer Berlin Heidelberg New York Dt. Ausg.
6. Pechlaner S (1993) Distale intraartikuläre Radiusfrakturen. Orthopäde 22: 46–51

Postoperative Morbidität der operativ behandelten distalen Radiusextensionsfraktur: Eine Vergleichsstudie zwischen dorsaler und volarer Plattenlage

R. P. Zettl, S. Ruchholtz, G. Taeger, U. Obertacke und D. Nast-Kolb

Klinik und Poliklinik für Unfallchirurgie, Universitätsklinikum Essen, Hufelandstraße 55, 45122 Essen

Postoperative Morbidity Caused by the Approach Towards the Distal Aspect of the Radius in Extension Fractures: A Case-Control-Study Comparing Dorsal Versus Volar Approach

Summary. The aim of this study was to investigate perioperative morbidity in operative interventions in distal radius fractures, comparing the operative approach from volar and dorsal. In 3 years we investigated 92 patients. 49 were operated with a volar approach and consecutive 43 patients with a dorsal approach to the distal radius. It has been shown, that in respect of all criterias, concerning length of operation (106 vs. 83 min.), intraoperative X-ray (3.0 vs 1.65 mm sec) as well as postoperative immobilisation (33 vs 25 days), and documentated incidences of complications like secondary wound healing (19/49 vs 0/43) or nerve irritations (13/49 vs 1/43), the dorsal osteosynthesis is definitively favoured.

Key words: Extensions-fracture of the radius – Colles-fracture – Volar approach – Dorsal approach

Zusammenfassung. Ziel der Studie war es, die perioperative Morbidität der distalen Radiusextensionsfraktur in Abhängigkeit von volarem und dorsalem Zugang zu analysieren. Im Beobachtungszeitraum von 3 Jahren wurden 92 Patienten ausgewertet, davon 49 Patienten von volar operiert und 43 Patienten von dorsal. Es zeigten sich sowohl hinsichtlich der Operationsdauer mit 106 Min. (volar) vs. 83 Min. (dorsal), der Röntgen-Durchleuchtungsdauer mit 3,0 Min. (volar) vs. 1,65 Min. (dorsal) signifikante Unterschiede ($p > 0{,}05$) zugunsten des dorsalen Zugangs. Die Inzidenz der Komplikationen, die vor allem den sekundären Wundverschluß mit 19/49 (volar) vs 0/43 (dorsal) und Nervenirritationen mit 13/49 (volar) vs 1/43 (dorsal) betrafen, wie ebenfalls signifikante Vortele ($p < 0{,}05$) für den dorsalen Zugangsweg auf.

Schlüsselwörter: Distale Radiusextensionsfraktur – Colles-Fraktur – Dorsale Plattenlage – Volare Plattenlage

Korrelation zwischen Operationszeitpunkt und Komplikationshäufigkeit in der Behandlung der distalen Radiusfraktur

L. Schütz, E. Kalenda, O. Gonschorek und Ch. Josten

Klinik für Unfall- und Wiederherstellungschirurgie, Universität Leipzig, Liebigstraße 20a, 04103 Leipzig

Correlation Between Operation Time and Complication

Summary. To optimise the treatment of distal radius fractures we investigated our patients, which were treated between 1.1.1999 until 31.12.1999, on the occurrence of complications related to the operation time. The patients were divided to groups: group I day of injury, group II 1.-3. day, group III 4.-28. day. The average age was 60.01 years. The average hospitation lasted 11.92 days. According to the groups there were 59 in the first, 38 in the second and 36 in the third group. We had 12 complications, which needed a further surgical treatment: 5 infections and 7 dislocations. Referring to the groups there were in the first group 2 infections and 4 dislocations, in the second 3 infections and 2 dislocations, in the group III 1 infection and 1 dislocation. Even when the complication rate was low, there was no significance, that the operation time had an influence on the complication rate.

Key words: Radius fracture - Time of operation - Complication

Zusammenfassung. Um Behandlungsfehler zu evaluieren, wurden die Patienten hinsichtlich des Operationszeitpunktes und der Komplikationshäufigkeit untersucht. In unserer Klinik stellten sich in einem Zeitraum vom 1.1.1999 bis zum 31.12.1999 133 Patienten mit einer Fraktur des distalen Radius vor. Die Fraktureinteilung erfolgte anhand der AO-Klassifikation. Die Einteilung der Gruppen erfolgte nach dem Operationszeitpunkt: 1. am Unfalltag, 2. 1.-3. Tag und 3. 4.-28. Tag. Das Durchschnittsalter der Patienten betrug 60,01 Jahre. Die durchschnittliche stat. Verweildauer betrug 11,92 Tage. Am Unfalltag wurden 59 Patienten, vom 1.-3. Tag 38 und vom 4.-28. Tag 36 Patienten operativ versorgt. Komplikationen traten mit Infekten (n=5) und Frakturdislokationen (n=7) bei 12 der 133 Patienten auf. In Gruppe 1 und 2 jeweils zweimal und in Gruppe 3 einmal. Dislokationen traten in Gruppe 1 viermal und Gruppe 3 dreimal auf. Auch wenn die Komplikationsrate mit 9,02% als sehr gering anzusehen ist, läßt sich schlußfolgern, daß der Operationszeitpunkt keinen Einfluß auf die Komplikationshäufigkeit hat.

Schlüsselwörter: Radiusfraktur - Operationszeitpunkt - Komplikation

Therapie der distalen Radiusfraktur im höheren Lebensalter

T. Frebel, U. Frerichmann, A. Joist und U. Joosten

Klinik und Poliklinik für Unfall- und Handchirurgie, WWU Münster, Waldeyer Straße 1, 48149 Münster

Treatment of Distal Radius Fractures in Elderly Patients

Summary. 284 patients with severely displaced distal radius fractures were included in a prospective study with late follow-up period of 1 year. The choice of treatment depended only on the different forms of fractures and not on the age of the patients. Comparing the patients younger and elder than 65 years follow-up examination was carried out after 1 year. The late follow-up functional and radiographic results was not significantly different. In both groups more than 70% excellent and good results was obtained. The radial length and the joint congruity which was recorded by radiographic examination was not significantly different between both groups. In elder patients good functional outcome can be expected as well as in younger ones.

Key words: Distal radius fracture – External fixation – Functional results

Zusammenfassung. Insgesamt wurden 284 Patienten in die prospektive Studie aufgenommen und nach einem Jahr klinisch nachuntersucht. Die Versorgung der Frakturen richtete sich ausschließlich nach dem Frakturtyp und unabhängig vom Alter. Die bis zu 65 Jahre alten Patienten und die über 65jährigen wurden vergleichend hinsichtlich des funktionellen Langzeitergebnisses ausgewertet. Die Spätergebnisse nach mindestens einem Jahr unterschieden sich weder nach funktionellen, noch nach radiologischen Kriterien signifikant zwischen beiden Gruppen. In beiden Gruppen ergaben sich über 70% sehr gute und gute Resultate nach der Klassifikation von *Gartland* und *Werley* (73,9% bei den über 65jährigen und 71,8% bei den jüngeren Patienten). Die radiologische Sinterung des Radius war ebenfalls statistisch nicht signifikant. Bei älteren Patienten sind demnach bei vergleichbaren Frakturen ebenso gute funktionelle Ergebnisse erzielbar.

Schlüsselwörter: Distale Radiusfraktur – Fixateur externe – Funktionelle Langzeitergebnisse

Korrelation von Prognosefaktoren mit der Alltagsaktivität (Barthel-Index) von Patienten ein Jahr nach hüftgelenksnaher Fraktur. Ist eine Rehabilitationsmaßnahme immer sinnvoll?

C. Simanski, B. Bouillon, R. Lefering, N. Zumsande und T. Tiling

II. Lehrstuhl für Chirurgie, Universität zu Köln, Ostmerheimer Straße 200, 51109 Köln

The Correlation of Prognostic Factors of Hip Fractured Patients with the Barthel Index. Is a Rehabilitation Treatment Always Effective?

Summary. The aim of this prospective study was to examine the effect of a rehabilitation treatment of patients with hip fracture after operative therapy. Patients were included for 1 year and follow up performed after 3.6 and 12 months. Endpoint was the level of daily activities (Barthel index). An univariate analysis of age, gender, ASA, type and treatment of fracture, length of hospital stay and rehabilitation was performed and correlated with the Barthel index. A multivariate analysis was performed to identify prognostic factors. 93 patients were included. Lethality rate after one year was 33%, completeness of follow up among the remaining patients was 90%. Patients transfered to a reha-center showed preoperatively a higher Index (difference 11 pts.; U-Test: p=0,06) than patients without a rehabilitation. The ADL differences between both groups at follow up were not significant [U-Test]. The multivariate analysis identified the preOP Barthel index as the best prognostic factor for one year outcome. Additional rehabilitation did not show an improvement. The preOP Barthel index should be seriously considered for therapeutic decision making.

Key words: Prospective study – Hip fracture – Barthel index – Multivariate analysis

Zusammenfassung. Ziel der Studie war es, bei Patienten nach hüftgelenksnaher Fraktur zu untersuchen, inwieweit eine postoperative Reha Auswirkungen auf die Alltagsaktivitäten (Barthel-Index) hat. Ein Jahr lang wurden alle hüftgelenksnahen Frakturen prospektiv erfaßt und mittels Barthel-Index nach 3, 6 und 12 Monaten nachuntersucht. Die Variablen Alter, Geschlecht, ASA, Fraktur-, OP-Art, Liegedauer und Reha wurden univariat untersucht und mit dem Barthel-Index korreliert. Multivariat wurde in einer schrittweisen linearen Regression versucht, prädiktive Faktoren für das post OP Outcome (Barthel-Index) zu identifizieren. 93 Patienten wurden eingeschlossen, die Letalitätsrate betrug 33%, die Follow-up-Rate 90%. Reha-Patienten (Grp. I) hatten prä Trauma einen 11 Pkt. höheren Barthel-Index (p=0,06; U-Test) als die Patienten ohne Reha (Grp. II). Post OP zeigten die ADL-Differenzen jedoch zwischen beiden Gruppen keine signifikanten Unterschiede (U-Test). Die multivariate Analyse zeigte, daß der prä OP erhobene Barthel-Index der beste Prädiktor für den postoperativen ADL-Wert 12 Monate nach hüftgelenksnaher Fraktur war.

Schlüsselwörter: Prospektive Studie – Hüftgelenksnahe Fraktur – Barthel-Index – Multivariate Analyse

Bewegungsschienen in der Nachbehandlung der VKB-Plastik – „controlled active motion" versus „continuous passive motion"

B. Friemert, C. Bach, W. Schwarz und H. Gerngroß

Abteilung Chirurgie, Bundeswehrkrankenhaus Ulm, Oberer Eselsberg 40, 89070 Ulm

Motion Machines in Treatment of ACL Reconstructed Patients: "Controlled Active Motion" Versus "Continuous Passive Motion"

Summary. *Introduction:* The main goal of this prospective randomized study was to find out if treatment involving an CAM significantly improved the proprioception in comparison to using a CPM. *Material and methods:* 60 ACL-deficient patients participated in the research (CPM group: n = 30, CAM group: n = 30). The grade of proprioception was measured with an angle reproduction test. *Results:* The patients were examined previous to surgery and on the day of discharge. We also examined twenty healthy volunteers to establish the reference values for our measurements. Prior to surgery we were not able to determine any significant difference concerning the deficit of proprioception between the CPM and CAM group. On the day of discharge the CAM group showed significant improvement in proprioception in contrast to the CPM group. *Conclusion:* Therefore the use of active motion machines (CAM) should be given definite preference to the use of constant motion machines (CPM) in the follow-up treatment of patients with knee surgery.

Key words: Propriozeption – Knee – ACL – Postoperative treatment

Zusammenfassung. *Fragestellung:* Kann das propriozeptive Defizit nach VKB-Plastik durch die Anwendung einer aktiven Bewegungsschiene im Vergleich mit der CPM-Schiene signifikant verbessert werden? *Material und Methode:* 60 Patienten mit VKB-Ruptur wurden in zwei Gruppen randomisiert (CPM: n = 30, CAM: n = 30). Alle Patienten erhielten eine VKB-Plastik. Die Bestimmung der Propriozeption erfolgte mittels eines Winkelreproduktionstests. Nach Untersuchung einer gesunden Kontrollgruppe (n = 20) wurde eine Seitendifferenz von 2° zwischen CPM- und CAM-Gruppe als klinisch relevant festgelegt. *Ergebnisse:* Präoperativ bestand zwischen den Gruppen kein Unterschied im propriozeptiven Defizit. Nach der postoperativen Schienenbehandlung zeigte sich eine signifikant bessere Reduzierung des Defizits in der CAM-Gruppe (CPM: 4,2° ± 1,6°; CAM: 2,0° ± 1,2°; $p < 0{,}001$). *Schlußfolgerung:* Die CAM-Schiene reduziert im Vergleich zur CPM-Schiene das propriozeptive Defizit hochsignifikant besser.

Schlüsselwörter: Propriozeption – Knie – Kreuzbandverletzung – Nachbehandlung

Warum Aversionen gegen die retrograde Femurnagelung (langer Nagel)? Indikationen und Ergebnisse bei 70 Frakturen

F. Holmenschlager, J.-P. Halm, S. Piatek und St. Winckler

Klinik für Unfallchirurgie, Otto-von-Guericke-Universität Magdeburg, Leipziger Straße 44, 39120 Magdeburg

Why Aversion Between Retrograde Femoral Nailing (Long Nail)? Indication and Result by 70 Fractures

Summary. Closed antegrade intramedullary nailing is not without its disadvantages. It is possible to reduce these disadvantages by using a retrograde approach? We report on our experiences, in a prospective study, of 62 patients with 70 femoral shaft fractures. The indication was done in our series by distal femoral shaft fracture, open knee injury, ipsilateral acetabulum fracture, obese patient, polytraumata. Complications: 1 malposition of a locking screw, 1 valgus deviation of the femoral shaft, 1 wound infection, 1 distal nail protrusion, 1 non union by infection. 50 patients (57 fractures) were evaluated with a follow up of 13.3 months. The clinical results were excellent (n = 2) or statisfactory (n = 14) according the criteria of Neer. Based on our results, we believe that retrograde nailing of femoral shaft fractures is a suitable or better addition to the established technique of orthograd nailing.

Key words: Fractures of the femoral shaft – Retrograde intramedullary nailing

Zusammenfassung. Nicht selten ist orthograde Nagelung aufgrund des Zuganges mit Komplikationen behaftet. Ist die retrograde Nagelung in der Lage, diese Nachteile zu umgehen? Im Rahmen einer prospektiven Studie wurden 70 Femurschaftfrakturen bei 62 Patienten mittels langem retrogradem Nagel stabilisiert. Die Indikation war meistens gegeben bei sehr weit distal gelegenen Oberschenkelfrakturen, offenen Knieverletzungen, ipsilateralen Acetabulumfrakturen, Adipositas und lagerungsbedingt (Polytrauma). Komplikationen: 1 Fehllage eines Verriegelungsbolzens, 1 Valgus-Fehlstellung, 1 Wundinfekt, 1 Nagelprotrusion, 1 Infektpseudarthrose. 50 Patienten (57 Frakturen) konnten 13,3 Monate nach Operation nachuntersucht werden. Funktionelles Ergebnis nach Neer bei 56 Extremitäten ausgezeichnet (n = 42) bis befriedigend (n = 14). Unsere bisherigen guten Ergebnisse zeigen Vorteile der retrograden Nagelung gegenüber dem orthograden Verfahren.

Schlüsselwörter: Femurschaftfrakturen – Retrograde Marknagelung

Therapie frischer Triquetrum-Frakturen und LT-Bandläsionen

M. Schädel-Höpfner

Klinik für Unfall-, Wiederherstellungs- und Handchirurgie, Philipps-Universität, Baldingerstraße, 35033 Marburg

Treatment of Triquetrum Fractures and Acute Lunotriquetral Ligament Injuries

Summary. *Fractures of the triquetrum:* Triquetrum fractures consist of two types: chip fractres of the dorsum and fractures of the body of the bone. Dorsal cortical fractures respond well to a short time splint or cast support. Non-displaced fractures of the body can be treated by immobilization for four to six weeks. Displacement of body fractures is very rare and often the result of perilunate instability. This condition usually requires open reduction, internal fixation and ligament repair.
Lunotriquetral ligament injury: Partial lunotriquetral ligament disruption and dynamic instability should be treated by immobilization alone. Acute complete ligament disruption with static instability results from perilunate instability and requires operative treatment with ligament reconstruction and joint stabilization with K-wires followed by longer immobilization.

Key words: Fractures of the triquetrum – Lunotriquetral ligament injury – Perilunate instability

Zusammenfassung. *Triquetrumfrakturen:* Frakturen des Os triquetrum können unterteilt werden in solche der dorsalen Kortikalis und des Triquetrum-Korpus. Die unproblematischen Frakturen der dorsalen Kortikalis (Chip-Frakturen) können mit meist gutem Erfolg konservativ durch kurzfristige Ruhigstellung behandelt werden. Undislozierte Triquetrum-Korpusfrakturen machen eine vier- bis sechswöchiger Ruhigstellung erforderlich. Die noch selteneren dislozierten Korpusfrakturen und transtriquetralen perilunären Luxationsfrakturen erfordern ein operatives Vorgehen mit Reposition, Osteosynthese und evtl. Bandrekonstruktion.
Lunotriquetrale Bandläsionen: Partielle Bandrupturen und dynamische Instabilitäten sind durch alleinige Ruhigstellung zu behandeln. Komplette, mit einer Fehlstellung einhergehende Bandrupturen (bei perilunärer Luxation) erfordern ein operatives Vorgehen mit Bandrekonstruktion und Bohrdrahttransfixation sowie eine längerfristige Ruhigstellung.

Schlüsselwörter: Triquetrumfraktur – Lunotriquetrale Bandverletzung – Perilunäre Instabilität

Triquetrum-Frakturen

Häufigkeit und Einteilung: Frakturen des Os triquetrum sind nach den Kahnbeinbrüchen die zweithäufigsten knöchernen Verletzungen des Karpus. Triquetrumfrakturen können isoliert vorkommen, aber auch bei komplexen Handwurzelverletzungen vorliegen, z. B. als transtriquetrale perilunäre Luxationsfraktur. Es werden zwei Bruchtypen unterschieden: Frakturen der dorsalen Kortikalis (Chip-Frakturen) und Frakturen des Triquetrum-Korpus [1, 3].

Frakturen der dorsalen Kortikalis: Es handelt sich um kleinere knöcherne Absprengungen (Chip) der dorsalen Fläche des Triquetrum. Auslösend ist häufig ein Sturz auf die dorsalextendierte und ulnarduzierte Hand [3, 7]. Die Fraktur entsteht dann durch eine Impaktion des Ulnastyloids gegen das Triquetrum, wobei ein längerer Ellengriffelfortsatz begünstigend ist [4]. Ebenso kann es bei Sturz unter Dorsalextension zu einem Impingement des Hamatum gegen das Triquetrum kommen. Als weiterer Unfallmechanismus ist der knöcherne Ausriß des dorsalen V-Bandes zu nennen [3]. Klinisch findet sich ein Druck- und Bewegungsschmerz dorsoulnar über dem Karpus. Die Diagnose wird radiologisch gestellt. Zur Abbildung kommen Brüche der dorsalen Kortikalis auf schrägen oder seitlichen Röntgenaufnahmen der Handwurzel. Die Behandlung der frischen Triquetrum-Chip-Fraktur erfolgt stets konservativ durch kurzfristige Ruhigstellung, z. B. bis zur Schmerzfreiheit auf einer Unterarmschiene. Die Prognose ist gut. Auch bei fehlender Einheilung des dorsalen Fragmentes besteht meist Beschwerdefreiheit. Nur in seltenen Fällen machen größere, pseudarthrotische Fragmente die sekundäre Exzision wegen persistierender Schmerzen erforderlich [1, 3].

Frakturen des Triquetrum-Korpus: Brüche des Triquetrum-Körpers sind seltener als solche der dorsalen Kortikalis. Insbesondere finden sich dislozierte Korpusfrakturen sehr selten. Eine mögliche Ursache ist wiederum die Impaktion des Ulnastyloids beim Sturz auf die extendierte und ulnarduzierte Hand [1, 7]. Weniger häufig sind diese Frakturen als Folge einer direkten Gewalteinwirkung oder im Rahmen einer perilunären (transtriquetralen) Luxationsfraktur [3]. Die Diagnosestellung wird durch die meist fehlende Dislokation erschwert und erfolgt deshalb häufig verzögert. Röntgenaufnahmen der Handwurzel in Standard- und Schrägprojektionen können hinweisend sein. Vielfach können Triquetrum-Korpusfrakturen erst durch konventionelle Röntgentomographie oder Computertomographie erkannt werden. Unverschobene Brüche werden konservativ durch Ruhigstellung über vier bis sechs Wochen behandelt. Die sehr seltenen dislozierten Brüche machen in der Regel eine offene Reposition erforderlich, an die sich eine Osteosynthese anschließen sollte. Die Prognose von Triquetrum-Korpusfrakturen ist allgemein günstig, da es sich überwiegend um undislozierte Brüche handelt und das Triquetrum durch seine zahlreichen Bandansätze gut vaskularisiert ist. Deshalb sind Nonunions extrem selten und avaskuläre Nekrosen bisher nicht beschrieben worden [1, 2, 3, 6].

Lunotriquetrale Bandläsionen

Einleitung: Das intrinsische lunotriquetrale Ligament besteht aus einem dorsalen und einem palmaren Anteil mit jeweils straffen transversalen Fasern, zwischen welchen sich proximal eine faserknorplige Membran ohne stabilisierende Funktion befindet. Der dorsale und palmare Anteil des sogenannten „LT-Bandes" fixieren Lunatum und Triquetrum bei allen Bewegungen und Stellungen des Handgelenkes fest gegen einander, wodurch eine enge kinematische Kopplung entsteht. Neben dem intrinischen LT-Band gewährleisten die extrinsischen Ligamente des Karpus die lunotriquetrale Stabilität. Frische Verletzungen des lunotriquetralen Bandkomplexes weisen keine charakteristischen radiologischen Abnormitäten auf. Chronische Bandläsionen werden häufig mit anderen ulnaren Pathologien wie mediokarpalen Instabilitäten oder Schädigungen des TFCC verwechselt.

Pathomechanismus: Isolierte intrinsische Bandverletzungen resultieren in der Regel aus einem indirekten Unfallmechanismus mit Sturz auf die dorsalextendierte Hand bei Radialdeviation und interkarpaler Pronation [9]. Durch Anspannung des ulnokarpalen Bandkomplexes und Druck der dorsalen Radiuskante auf das Lunatum kommt es zur Zerreißung des lunotriquetralen Ligaments. Eine LT-Bandverletzung kann jedoch auch Teil einer komplexen karpalen Verletzung, der perilunären Instabilität oder Luxation sein. Das dritte Stadium dieser von Mayfield [8] analysierten Verletzung stellt dabei die lunotriquetrale Bandzerreißung dar. Das Vollbild der LT-Instabilität (lunotriquetrale Dissoziation) mit dem radiologischen Nachweis einer gemeinsamen Palmarkippung von Lunatum und Skaphoid bei Dorsalkippung des Triquetrum (VISI-Stellung) setzt eine zusätzliche Schädigung des dorsalen radiotriquetralen Bandes und des palmaren lunotriquetralen Ligaments voraus und ist als akute Verletzungsfolge extrem selten. Unbehandelte lunotriquetrale Bandschädigungen führen selten zur radiokarpalen Arthrose, allerdings zu Lasten von häufigeren degenerativen Veränderungen im mediokarpalen Gelenkabschnitt.

Klassifikation: Als akute Bandläsionen werden alle Verletzungen bis zu einem Alter von einer Woche bezeichnet, bis zum Ende der sechsten Woche handelt es sich um subakute Schädigungen. Die Stadieneinteilung [10] entspricht der skapholunären Bandverletzung: 1. partielle oder komplette Ruptur des interossären LT-Bandes ohne Instabilitätsnachweis, 2. komplette Ruptur des LT-Bandes mit dynamischer Instabilität, 3. komplette Ruptur des LT-Bandes und Ruptur des dorsalen radiokarpalen Bandes mit resultierender statischer Instabiliät (VISI – volar-flexed intercalated segment instability).

Diagnostik: Hinweisend kann der anamnestische Hinweis auf den typischen Sturzmechanismus sein. Bei älteren Verletzungen ist die Klinik variabel und reicht von Beschwerdefreiheit bei der partiellen Ruptur bis zur schmerzhaften Fehlstellung bei statischem Kollaps. Klinische Instabilitätstest (Ballotement-Test, Shear-Test) sind unspezifisch und nur bei chronischen Läsionen anwendbar. Während die seltene statische VISI-Fehlstellung auf Standard-Röntgenbildern erkennbar ist, gelingt die eventuelle Darstellung von dynamischen Instabilitäten durch Durchleuchtungsuntersuchungen oder Kinematographie. Im Stadium 1 und 2 ermöglicht erst die Handgelenkarthroskopie die definitive Diagnosestellung.

Therapie: Akute partielle LT-Bandrupturen (Stadium 1) oder dynamische Instabilitäten (Stadium 2) sollten konservativ durch Ruhigstellung über vier bis sechs Wochen behandelt werden [5, 9]. Die in der Regel nur nach perilunärer Luxation vorliegende akute statische Instabilität (Stadium 3) macht die Bandnaht und Bohrdrahttransfixation des Karpus im Rahmen einer komplexen Rekonstruktion erforderlich. Bei chronischer Instabilität zielt die Behandlung auf das Realignment der lunokapitalen Achse und die Wiederherstellung der synchronen Bewegung von Lunatum und Triquetrum ab. LT-Bandrekonstruktionen mit autologen Sehnenstreifen zeigen hier tendenziell bessere Ergebnisse als lunotriquetrale Arthrodesen [5].

Literatur

1. Bryan RS, Dobyns JH (1980) Fractures of the carpal bones other than lunate or navicular. Clin Orthop 149: 107–111
2. De Beer JDV, Hudson DA (1987) Fractures of the triquetrum. J Hand Surg 12B: 52–53
3. Failla JM, Amadio PC (1988) Recongnition and treatment of uncommon carpal fractures. Hand Clin 4: 469–476
4. Garcia-Elias M (1987) Dorsal fractures of the triquetrum – avulsion or compression fractures? J Hand Surg 12A: 266–268
5. Garcia-Elias M (1999) Carpal instabilities and dislocations. In: Green DP, Hotchkiss RN, Pederson WC (ed.). Operative hand surgery. Vol. 1. New York, Edinburgh, London, Melbourne, Tokyo, Churchill Livingstone, 865–928
6. Höcker K, Menschik A (1994) Chip fractures of the triquetrum. Mechanism, classification and results. J Hand Surg 19B: 584–588
7. Levy M, Fischel RE, Stern GM, Goldberg I (1979) Chip fractures of the os triquetrum. The mechanism of injury. J Bone Joint Surg 61B: 355–357

8. Mayfield JK, Johnson RP, Kilcoyne RF (1980) Carpal dislocations: Pathomechanics and progressive perilunar instability. J Hand Surg 5: 226–241
9. Reagan DS, Linscheid RL, Dobyns JH (1984) Lunotriquetral sprains. J Hand Surg 9A: 502–514
10. Viegas SF, Patterson RM, Peterson PD, Pogue DJ, Jenkins DK, Sweo TD, Hokanson JA (1990) Ulnar-sided perilunate instability: An anatomic and biomechanical study. J Hand Surg 15A: 268–278

Funktionelle Anatomie und Biomechanik der Handwurzel

H.-M. Schmidt

Anatomisches Institut, Universität Bonn, Nussallee 10, 53115 Bonn

Functional Anatomy and Biomechanics of the Wrist

Summary. The osteoligamentous guidance of the carpal bones is similar to a ring under tension. Axial load of the wrist passes through the radiocarpal compartment of the proximal carpal joint on to the forearm. Hand motions in the carpal region produce variable changes of bone position. From that many deformities in cases of carpal instabilities could be explained.

Key words: Wrist – Osteoligamentous guidance – Stability

Zusammenfassung. Die osteoligamentäre Zügelung des Karpus entspricht einem unter Spannung stehenden Ringsystem. Axiale Belastungen der Handwurzel werden über das radiokarpale Kompartiment des proximalen Handgelenkes auf den Unterarm weitergeleitet. Auftretende Bewegungen der Hand im Karpus führen zu unterschiedlichen Stellungsänderungen der Knochen. Daraus erklären sich zahlreiche Fehlstellungen bei karpalen Instabilitäten.

Schlüsselwörter: Karpus – Osteoligamentäre Zügelung – Stabilität

Die Handwurzel besteht aus acht unterschiedlich großen und variabel gestalteten Knochen. Sie vermitteln den beweglichen Übergang zwischen den distalen Gelenkflächen der beiden Unterarmknochen, Radius und Ulna, und den Basen der Mittelhandknochen, Ossa metacarpalia I–V. Die im Übergangsgebiet zwischen Unterarm und Hand liegenden Gelenke weisen ebenfalls stark variierende räumliche Gestaltungsmuster auf. Dadurch wechselt die Handwurzel mit ihren Skelettelementen bei Bewegungen im Raum ständig ihre Form. Die proximale Reihe der Ossa carpi bildet ein „zwischengeschaltetes Segment" zwischen Radius und Ulna einerseits und der distalen Reihe der Karpalknochen andererseits. Gegenüber Stellungsänderungen und Belastungen sind die Knochen der proximalen Reihe mit ihren Eigenbewegungen bestmöglich angepaßt. Dagegen ist die distale Reihe der Handwurzelknochen straff gezügelt (≙amphiarthrotisch) mit den Mittelhandknochen verkoppelt.

Abweichend von der „Säulentheorie" mit randständigen dynamischen und mittelständigen statischen Skelettelementen (Navarro 1937; modifiziert nach Taleisnik 1985) vergleichen Lichtman u. Mitarb. (1981) den Karpus als einen durch ligamentäre Zügelung unter Spannung stehenden Knochenring. Dieser wird verletzungsbedingt an bestimmten Stellen zum Klaffen gebracht. Die Handgelenke werden instabil.

Unter normalen Voraussetzungen sichern distale antebrachiale, karpale und metakarpale Bandsysteme die Handwurzel. Man unterscheidet *oberflächliche*, *mittlere* und *tiefe* Bandschichten. Im klinischen Sprachgebrauch wird auch von „extrinsischen“ und „intrinsischen“ Bändern gesprochen. In der am weitesten *oberflächlich* gelegenen Schicht sichern das Retinaculum flexorum und das Retinaculum extensorum die Rotationsstabilität der Handwurzel. Die *mittlere* Schicht besteht ihrerseits aus oberflächlichen und tiefen Fasern der palmaren und dorsalen radiokarpalen Bänder, dem ulnokarpalen Komplex (TFCC≙triangular fibrocartilage complex) und den Ligg. carpometacarpalia. In der *tiefen* Schicht (interossär, intrinsisch) werden schließlich benachbart liegende Handwurzelknochen durch kurze, straffe Faserzüge verklammert. Besonders wichtig sind hierbei das straffe Lig. scapholunatum und das ebenso feste Lig. lunotriquetrum für den Erhalt der karpalen Stabilität. Das Lig. scapholunatum wirkt auch der Preßkraft des Os capitatum entgegen, in dem es die Tendenz hat, sich wie ein Keil zwischen Kahnbein und Mondbein zu schieben. Reißt das Band zwischen diesen beiden Knochen, kommt es zu einer skapholunären Dissoziation.

Bei axialer Belastung der Hand wird der Druck zu 80% über Os scaphoideum und den radialen Anteil des Os lunatum auf den Radius weitergeleitet. Die restlichen 20% verteilen sich über den ulnaren Anteil des Os lunatum, das Os triquetrum und den Discus ulnocarpalis auf den Ulnakopf. Durch die Verspannung der Membrana interossea antebrachii und deren Kraftumleitung werden die Druckkräfte zu 40% über den Radius und zu 60% über die Ulna an die ellenbogengelenknahen Anteile des Humerus weitergegeben (van Schoonhoven 2000). Auffallend ist, daß im proximalen Handgelenk, besonders im radiokarpalen Kompartiment, die Tendenz besteht, daß der Karpus nach ulnar bzw. nach palmar abgleitet. Der distale Radius ist von radial nach ulnar zwischen 20°–25° und von dorsal nach palmar zwischen 10°–15° geneigt. Dem stemmen sich einerseits der ulnokarpale Komplex und andererseits die palmaren karpalen Bänder sowie die Sehnen der langen Fingerbeugemuskeln sowie das Retinaculum flexorum entgegen. Karpale Instabilitäten sind ihrer Ausprägung nach an den unterschiedlichen Winkelstellungen und Positionsverschiebungen der proximalen Reihe der Handwurzelknochen gegenüber dem Radius und der distalen Reihe zu erkennen. Da man die proximale Reihe, wie schon erwähnt, als „zwischengeschaltetes Segment“ (intercalated segment) beschreibt, werden z.B. bei bestimmten Bandverletzungen entweder eine „dorsiflexed“ (DISI) oder eine „palmarflexed intercalated segment instability“ (PISI) beschrieben (Linscheid u. Mitarb. 1983). Dorsale Instabilitäten (DISI) entstehen u.a. durch Rupturen des skapholunären Bandes sowie des Lig. radiolunatum longum und des Lig. radioscaphocapitatum. Das Os lunatum ist dabei nach dorsal extendiert und nach palmar subluxiert, während das Os scaphoideum nach palmar gekippt erscheint. Das Os capitatum und das Os metacarpale III sind gegenüber der Radiuslängsachsen nach dorsal verschoben. Außerdem besteht eine skapholunäre Dissoziation. Bei einer palmaren Instabilität (PISI), bedingt durch Rupturen der dorsalen Bandverbindungen zwischen Radius und Os triquetrum, ist das Mondbein nach palmarflektiert und nach dorsal subluxiert. Das Kahnbein ist aufgerichtet, während das Kopfbein und der III. Mittelhandknochen mit ihren Längsachsen gegenüber dem Radius nach palmar verschoben werden (Buck-Gramcko 1982, Schmidt und Lanz 1992).

Bei allen Bewegungen in der Handwurzel laufen unterschiedliche Verschiebungen der einzelnen Karpalknochen gegeneinander ab. Bandverletzungen heben dabei den unter Spannung stehenden Verbund der Knochen auf. Daraus entstehende Inkongruenzen der Gelenkkörper führen zu unphysiologischen Abnützungserscheinungen. Der Karpus wird instabil. Um den „nützlichen Abstand“ zwischen der proximalen Reihe der Handwurzelknochen und den korrespondierenden Gelenkpartnern wieder herzustellen, muß daher die Anatomie grundlegend berücksichtigt werden, damit eine optimale Anpassung der Stabilität und Mobilität gegenüber allen Belastungen und Stellungsänderungen der Knochen erfolgen kann.

Literatur

Buck-Gramcko D (1982) Instabilität des Handgelenkes. Bibliothek für Handchirurgie, Hippokrates, Stuttgart, pp 175–183

Lichtman DM, Schneider JR, Swafford AR, Mack GR (1981) Ulnar midcarpal instability – Clinical and laboratory analysis. J Hand Surg 6:515–523

Navarro A (1937) Anatomia e fisiologia del carpo. Ann Inst Clin Quir Chir Exp 1:162–250

Schmidt H-M, Lanz U (1992) Chirurgische Anatomie der Hand. Hippokrates, Stuttgart, pp 60–77

Schoonhoven J v (2000) Persönl. Mitteil.

Taleisnik J (1985) The wrist. Churchill Livingstone, Edinburgh

Das Panaritium des Endgliedes und subkutane Infektionen an der Hand

E. Brug und M. Langer

Klinik für Unfall- und Handchirurgie, Universitätsklinikum Münster, Waldeyerstraße 1, 48129 Münster

Die Fingerendglieder sind aufgrund ihrer exponierten Lage sowie des häufigen direkten Kontaktes mit der Umwelt auch häufig von lokalen Infektionen betroffen. Von den Infektionen der Hand sind die Infektionen der Endglieder mit einem Anteil von etwa einem Drittel am häufigsten. Die äußerst sensible Fingerkuppenregion, die auch Hauptträger des Tastsinnes ist, – des einzigen Sinnesorgans des Menschen, das nicht am Kopf lokalisiert ist und des einzigen Sinnesorgans, das dem Objekt entgegengestreckt werden kann –, sollte daher mit ähnlicher Aufmerksamkeit und Sorgfalt behandelt werden wie andere Sinnesorgane auch. Daneben ist die Haut der Hände auch die Region des menschlichen Körpers, die neben dem Gesicht ständig „zur Schau" gestellt wird. Somit werden auch an das kosmetische Behandlungsergebnis besondere Anforderungen gestellt.

Ziel der Behandlung muß es sein, die Infektion möglichst rasch (bevor irreversible Schäden eintreten), möglichst schonend (um iatrogene Schäden weitgehend zu vermeiden) und kosmetisch mindestens zufriedenstellend dauerhaft zur Abheilung zu bringen.

Jede therapeutische Maßnahme einer Infektion an der Hand setzt eine exakte Diagnose voraus. Die exakte Diagnose kann nur gestellt werden, wenn eine genaue Anamnese (Art der Verletzung oder „Gewohnheiten" mit Läsionsmöglichkeiten an den Endgliedern, Beginn und Verlauf der Infektion, Dauer der Schmerzen, Vorbehandlung, Allgemeinerkrankungen) und ein genauer Lokalbefund (Lokalisation der Rötung und Schwellung, Handrückenödem, Schmerzen in der Hohlhand, Lymphangitis, Lymphknotenschwellungen, begleitende Krankheitszeichen) erhoben wird und eine profunde Kenntnis der Anatomie des Fingerendgliedes sowie der möglichen Differentialdiagnosen vorliegt.

Die Therapie richtet sich in ganz besonderem Maße nach der Art und damit der speziellen Lokalisation der Infektion:

Im Bereich des Endgliedes werden je nach Lokalisation folgende Infektionen unterschieden:

a) das Panaritium intracutaneum (die Bulla infecta)
b) das Kragenknopfpanaritium
c) das Panaritium subcutaneum
d) das Panaritium parunguale
e) das Panaritium subunguale
f) das Panaritium ossale
g) das Panaritium articulare

Bei der *Bulla infecta* sind die obersten Schichten der Epidermis (Stratum corneum, lucidum und granulosum) von dem Stratum basale und spinosum durch eine Pusansammlung getrennt. Ursache ist hier eine unvollständige Perforation der Kutis, häufig mit kleinen Holz- oder Stachelfremdkörpern auf Niveau des Koriums. Bis auf die kleine Läsion des Stratum basale an der direkten Verletzungsstelle heilt die Infektion nach tangentialer Abtragung der Blase und Reinigung des Wundgrundes narbenlos ab.

Wird die Kutis vollständig perforiert, kann sich unter dem klinischen Bild einer Bulla infecta auch ein *Kragenknopfpanaritium* verbergen. Hier findet sich unterhalb der intraepithelialen Blase und des Koriums auch eine Ausbreitung der Infektion in der Subkutis der Fingerbeere. Differentialdiagnostisch kommt es im Gegensatz zur Bulla infecta durch die begleitende subkutane Infektion zu z.T. heftigen Schmerzen. Nach Abtragung der Blase muß immer nach einer Perforation gesucht werden und die darunter liegende infizierte Region wie bei einem P. subcutaneum eröffnet werden.

Ist die Infektion vornehmlich in der Subkutis der Fingerbeere lokalisiert, bezeichnet man diese Infektion als *P. subcutaneum*. Meist hat ein Fremdkörper die Kutis komplett perforiert und die eingeschleppten Bakterien vermehren sich im Fettgewebe der Subkutis. Eine Spontanperforation tritt wegen der kräftigen Epidermis und des kräftigen Koriums erst sehr spät auf. Die Bakterien breiten sich daher im bienenwabenartig gekammerten Subkutangewebe „unterirdisch" von Kammer zu Kammer aus, wobei es innerhalb jeder Kammer durch die Infektion zu einer „Compartment-ähnlichen" Drucksteigerung und somit zu starken Schmerzen kommt. Um irreversible Schäden durch Nekrosen zu vermeiden, müssen *alle* betroffenen Kammern (Compartments) spätestens nach der ersten schlaflosen Nacht eröffnet werden. Dies gelingt am besten durch einen Hockey-Schläger-artigen Hautschnitt an der Lateralseite der Fingerbeere. Dieser Schnitt sollte einen genügenden Abstand vom seitlichen Nagelwall (mindestens 5 mm) haben, um hier die Durchblutung nicht zu beeinträchtigen, und sollte bis unter den Endgliedknochen, fast bis zur Gegenseite reichen. Nur so hat man die Sicherheit einerseits möglichst alle Kammern zu eröffnen, andererseits keine Narben in der Haupttastregion der Palmarseite der Fingerkuppe zu setzen.

Beim *P. parunguale* gelangen Bakterien durch Verletzungen, meist durch (übertriebene) Nagelpflege zunächst in den Sulcus lectuli unguis (seitlicher Nagelfalz), also zwischen dem seitlichen Nagelwall und der Nagelplatte. Verschließt sich darüber das Eponychium (Nagelhäutchen) wieder, entsteht ein abgeschlossener Raum, in dem sich die Bakterien vermehren können. Dies führt zu einer lokalen Schwellung des seitlichen Nagelwalls und damit zu einem weiteren erschwerten Abfluß entlang der Nagelplatte. Die Infektion breitet sich in der Tiefe des Sulcus aus und führt zu einer lokalen Infektion des seitlichen Nagelwalls. Bei der Operation muß der Sulcus durch stumpfe Präparation erweitert werden, damit der Abfluß entlang der Nagelplatte verbessert wird, und anschließend mit dem Skalpell der Boden der Nagelfalz breit eröffnet werden, mit Gegeninzision an der Lateralseite des Endgliedes, wieder mit einem Mindestabstand von der Nagelfalz von 5 mm.

Breitet sich die Infektion vom Nagelfalz oder vom freien Nagelrand unter der Nagelplatte aus, entsteht das *P. subunguale*. Um hier einen freien Abfluß zu erreichen, muß zumindest ein Teil der Nagelplatte entfernt werden.

Die Infektion des Endgliedknochens kann resultieren aus: a) einer primär offenen Verletzung des Knochens, b) der Infektion eines Frakturhämatoms eines geschlossenen Endgliedbruches oder c) nach einem sehr lange andauernden (verschleppten) Verlauf eines Panaritiums. Man spricht von einem *P. ossale*. Der infizierte Knochen muß radikal entfernt werden, häufig ist eine Endgliedamputation nicht zu vermeiden.

Das *P. articulare* wird meist durch eine dorsolaterale offene Verletzung der Endgelenkskapsel hervorgerufen und ist durch eine deutliche spindelförmige Schwellung des Endgelenkbereiches gekennzeichnet. Eine frühzeitige (vor Destruktion des Knorpels) Operation mit Resektion des gewucherten Synovialgewebes und eine intensive Gelenkspülung ist unumgänglich.

Literatur bei den Verfassern.

Stadiengerechte Behandlung der scapholunären Dissoziationen

G. Germann und B. Bickert

Berufsgenossenschaftliche Unfallklinik, Klinik für Hand-, Plastische und Rekonstruktive Chirurgie, Schwerbrandverletztenzentrum, Ludwig-Guttmann-Straße 13, 67071 Ludwigshafen/Rh.

Stage Adjusted Treatment of Scapho-Lunate Dissociations

Summary. Injuries of the carpal ligaments have gained increasing interest in recent years. Specialized X-ray techniques, and increasing experiences with wrist arthroscopy have significantly improved the diagnostic position. Early reconstruction of injured ligaments promise a better long term function, especially with regard to prevention of progressive carpal collapse (SLAC wrist). A therapeutic concept for an algorithmic treatment of theses injuries will be demonstrated together with therapeutically alternatives and salvage operations.

Key words: Carpal injuries - Stages - Carpal collapse - Treatment concept

Zusammenfassung. Carpale Bandverletzungen sind in den letzten Jahren zunehmend in den Vordergrund des Interesses gerückt. Mit speziellen Röntgentechniken und vor allem der Möglichkeit der Handgelenksarthroskopie hat sich die Diagnostik entscheidend verbessert. Frühe Rekonstruktionen der Bandstrukturen versprechen eine bessere Langzeitfunktion, vor allem unter Berücksichtigung der Verhinderung eines progredienten Handgelenkkollapses nach Bandverletzungen (SLAC-wrist). In dem Vortrag wird die stadiengerechte Therapie dieser Verletzungen erläutert und sowohl primäre therapeutische Alternativen wie auch sog. Rettungsoperationen dargestellt.

Schlüsselwörter: Carpale Verletzungen - Stadien - Carpaler Kollaps - Behandlungsprinzip

Die frischen perilunären Luxationen: Algorythmus der Behandlung

H. Towfigh

Abteilung für Unfall-, Hand- und Wiederherstellungschirurgie, Malteser-Krankenhaus St. Josef, Albert-Struck-Straße 1, 59075 Hamm

Perilunar Dislocation: Management of Treatment

Summary. In most cases, perilunar dislocations of the wrist are caused by high speed accidents. Usually these injuries occur by a fall on the dorsiflexed superextension of the hand. The instability caused by injuries of various erticular structures (ligament, bone) show various developmental stages. Clinical symptoms are reduced and painful movement, instability of the carpus, snapping and swelling. The diagnosis is established by X-ray, cinematography, arthrography MRT or CT. Perilunar instability with or without associated fractures and particularly de Quervain must be reduced and treated operatively including suture of the ligament and stabilization of the fracture.

Key words: Perilunar dislocations – Indication for surgery – De Quervain's fractures

Zusammenfassung. Die perilunäre Luxation der Handwurzel ist häufig auf ein Rasanztrauma zurückzuführen. Die Luxation erfolgt am häufigsten durch die dorsalreflektierte überstreckte Hand. Der Verletzungsmechanismus geht mit einer progredienten carpalen Handinstabilität in Stadien einher. Nicht selten ist die Luxation von einer Fraktur begleitet. Die Klinik ist durch Schmerzen, Schnapp-Phänomene, Bewegungseinschränkung, Schwellung und Kraftminderung gekennzeichnet. Die Diagnostik wird durch Röntgen, Kinematographie, Arthrographie, MRT oder CT objektiviert. Es besteht immerhin die Indikation zur operativen Reposition, Bandnaht oder Rekonstruktion und der temporären Fixation sowie die Stabilisierung der Frakturen, falls vorhanden.

Schlüsselwörter: Perilunäre Luxation – Therapie der Luxation und Fraktur – De Quervainsche Luxationsfraktur

Die carpalen Bandnetze umschließen in einem fast lückenlosen Zusammenhalt die carpalen Knochen. Die so neben und hintereinander eingereihten carpalen Gelenke zeigen für sich eigene Bewegungen und wechselnde geometrische Gestaltungen. Dadurch wechselt der Carpus bei der Bewegung ständig seine Form.

Die carpalen knöchernen und Bandnetze fangen den durch Muskelaktionen werkenden Kräften an der Hand und am Handgelenk ab und sichern dadurch wirksam die carpale Stabilität.

Den Luxationen oder Frakturen an den Handwurzelknochen gehen deshalb schwere Quetsch-, Scher- und Stauchungstraumen voraus. Während isolierte Luxationen und Frakturen

Tabelle 1. Perilunäre Luxation. Verletzungsmechanismus

- Hyperextension, Hyperflexion im Handgelenk oder in der horizontalen Achse der proximalen Handwurzelknochen,
- Kurbelschlag am Handgelenk,
- Rasanztrauma (Stürze Motorrad, Fahrrad),
- Hyperextension/-flexion mit Rotation (de Quervain'sche Luxationsfraktur)

der distalen Reihe der Handwurzelknochen sehr selten vorkommen, sind Verletzungen oder Brüche an der proximalen Reihe hingegen bekannte Krankheitsbilder. Nach Luxationen und Luxationsfrakturen der Handwurzelknochen kommt es durch die Ruptur der ligamentären Anteile zu Veränderungen der Geometrie sowie Achsenverschiebungen der Handwurzelknochen. Bei mehrfach verletzten Patienten oder auch bei unzureichenden diagnostischen Hilfsmitteln können diese Verletzungen übersehen werden.

Der Verletzungsmechanismus geht mit progredienten carpalen Bandverletzungen einher (Tabelle 1) [2, 4, 6]. Beim Sturz auf die überstreckte, selten aber auch auf die überbeugte Hand und durch indirekte Gewalteinwirkung auf die Unterarmachse wie Kurbelschlag entstehen Luxationen und Frakturen der Handwurzelknochen, wobei Kahnbeinfrakturen, perilunäre Luxationen und de Quervainsche Luxationsfrakturen die häufigsten sind. Am häufigsten ist die carpale Instabilität das Ergebnis extremer Hyperextension, die häufig durch Rasanztraumen wie bei Sturz aus großer Höhe oder bei Motorrad- und auch Fahrradunfällen an der Handwurzel entstehen [5, 6]. Die perilunären Luxationen im Handgelenk machen etwa 4% aller Luxationen an der Hand aus [3].

Die Entstehung der perilunären Luxation wird durch den Riß der schwächeren Bandverbindungen zwischen Os lunatum und Os capitatum eingeleitet, wobei dann bei Hyperdorsalflexion am Handgelenk der Unterarm und das Mondbein gegenüber der fixierten Hand palmar weggeschoben werden. So entsteht die typische *perilunäre dorsale Luxation*. Bei dieser Form bleiben der Radius und das Lunatum im Gefüge stehen, wobei die übrigen Handwurzelknochen um das Lunatum nach dorsal (perilunäre dorsale Luxation) verrenkt sind. Die *perilunäre palmare Luxation* kommt auch nach Sturz auf die gebeugte Hand vor, wobei das Mondbein mit dem Radius dorsal der übrigen Handwurzelknochen zu finden ist bzw. hierbei steht von der proximalen Handwurzelreihe nur noch das Mondbein in normaler Position zum Radius, die gesamte übrige Hand ist nach palmar (perilunäre palmare Luxation). Die Konkavität der Mondbeinsichel ist bei der prilunären palmaren Luxation auf die Handwurzel gerichtet [6]. Häufig ist die Handwurzel mit dem Capitatum gegenüber dem Lunatum und Radius nach *dorsal*, selten nach *palmar* luxiert [6].

Bei Fortsetzung der Gewalteinwirkung kann es zu weiteren Zerreißungen der Bandverbindungen an der dorsalen Seite zwischen Mondbein und Radius im Handwurzelbereich kommen. Beim Nachlassen der Gewalt reponieren sich nur die übrigen Handwurzelknochen und drängen dabei das Mondbein nach palmar aus der proximalen Handwurzelreihe heraus. Bereits in diesem Stadium sind die Übergänge zwischen einer perilunären Luxation und einer echten *Lunatumluxation* sehr fließend [4].

Die perilunäre Luxation stellt nahezu die schwerste Handwurzelverletzung im bezug auf die ligamentäre Schädigung dar, wobei je nach Form auch noch ossäre Mitbeteiligungen vorliegen können.

Die *perilunäre dorsale Luxation* der Hand muß streng von der seltenen reinen Verrenkung des *Lunatums nach palmar* unterschieden werden. Obwohl der Hergang der Verletzung und das Repositionsmanöver bei beiden Verletzungen gleich ist, ist der Verletzungsmechanismus am Mondbein verschieden. Bei der perilunären dorsalen Luxation wird zuerst eine Luxation der Handwurzel gegenüber dem Mondbein nach dorsal erfolgen, wobei das Mondbein und der Radius in einer Achse stehen und die übrigen Handwurzelknochen sich dorsal davon befinden. Erst sekundär wird das Lunatum nach Zerreißung der dorsalen Bandverbindungen zum Radius, Capitatum und zur palmaren Seite durch das Zerreißen des Ligamentum lunatocapitatum nach palmar abgedrängt, wobei sich das Lunatum nun um die palmare Bandverbindung zwischen Radius und Lunatum wegdreht. Dabei ist die *Konkavität des Mondbeines Richtung Radiusgelenkfläche gerichtet* [4, 6]. Bei der echten palmaren Lunatumluxation erfolgt zunächst eine Zerreißung der sehr kräftigen palmaren Bandverbindung zwischen Lunatum und Radius, wobei der Bandapparat zwischen Lunatum und Capitatum erhalten bleibt. Bei weiterer Krafteinwirkung reißen auch die dorsalen Bänder, so daß nun das Lunatum im Sinne einer Luxation aus dem Verband der carpalen Knochen herausgeleitet ist. Dabei ist es zu keinerlei Verrenkung der übrigen Handwurzelknochen gegenüber dem Lunatum nach dorsal gekommen. Hier bleibt lediglich die palmare ligamentäre Verbindung zwischen Lunatum und Capitatum als Drehpunkt für das Lunatum erhalten. Hierbei steht die Konkavität des Lunatums palmarseitig Richtung Radiusgelenkfläche, wobei die Bandverbindung im Gegensatz zur perilunären Luxation zwischen Lunatum und Capitatum bestehen bleibt.

Diagnostik

Die Diagnostik besteht aus klinischer Untersuchung mit schmerzhafter Fehlstellung oder Deformierung der Handkonfiguration.

Klinische Untersuchung: Im Akutstadium ist durch die klinische Untersuchung die Diagnose leicht zu stellen, da die meisten Verletzungen mit einer schmerzhaften Bewegungseinschränkung einhergehen, wobei die Röntgenuntersuchungen eine Ergänzung darstellen. Als klinische Symptomatik werden *Schmerzen* durch Subluxation und *Schnapp-Phänomene* sowie *Bewegungseinschränkungen* durch die *Nichtkopplung* von Scaphoid und Lunatum erklärt. Die *Kraftminderung* ist als Folge des sich in Fehlstellung befindenden Mondbeines und der vorhandenen Schmerzsymptomatik zu erklären. Die *Schwellneigung* wird aufgrund der auf der Streckseite des Handgelenkes aktiven Synovitis über dem Bandkomplex verursacht. Je nach Schwere des Traumas können gelegentlich Sensibilitätsstörungen auch im Medianusgebiet aufgrund der Subluxation des Mondbeines vorliegen.

Es darf bei komplexen Verletzungen mit Frakturen der Handwurzelknochen die Luxations- oder Subluxationsstellung des Mondbeines nicht vernachlässigt werden.

Zusammenfassend muß eine korrekte Gesamtuntersuchung mit ausführlicher Anamnese, des vorausgegangenen Unfallmechanismus, Lokalisation oder Hämatombildungen, Schwellungszuständen und der Schmerzangaben, genauer Palpation und Prüfung des Bewegungsausmaßes stattfinden. Erst dann werden weitere Untersuchungen im Sinne von bildgebenden Verfahren durchgeführt

Die *Röntgenuntersuchung* des Handgelenkes mit Handwurzelknochen in 2 Ebenen sowie Spezialaufnahmen zeigen bei genauer Betrachtung ein pathologisch verstelltes Os lunatum, das auf der ap-Aufnahme als eine Dreiecksform sichtbar ist. Gelegentlich wird aufgrund der Begleitverletzungen und Frakturen die Verrenkung des Mondbeines übersehen. Röntgenologisch ist die Kongruenz zwischen dem Lunatum und den Nachbarknochen wie Scaphoid, Capitatum und Triquetrum gestört. Klafft der Gelenkspalt zwischen Kahnbein und Mondbein, so wird dieses als Beweis der Ruptur des Bandes zwischen Kahnbein und Mondbein angesehen. Das Klaffen dieses Gelenkspaltes kann der einzige sichtbare Hinweis für eine abgelaufene perilunäre Luxation sein. Neben der *kinematographischen* Darstellung für die Dynamische Instabilität können auch oft eine *Arthrographie* und die *kernspintomographische* Untersuchung zur Diagnosestellung beitragen.

Mayfield und Mitarbeiter haben 1976 nachgewiesen, daß die perilunäre Luxation in 4 Stadien abläuft, deren Endstadium die Lunatumluxation darstellt (Tabelle 2).

Da die perilunäre Luxation unterschiedliche Stadien durchläuft, kann auch die Gefügestörung des Lunatums zum Radius sowie zum Capitatum, aber auch zu den Nachbarknochen

Tabelle 2. Ablaufstadien der perilunären Luxation (Mayfield 1976)

Stadium I:	Zerreißung der lig. SL, RS (SL-Dissoziation)
Stadium II:	Zerreißung RC, CL, CR (SC-Dissoziation)
Stadium III:	Zerreißung RT, UT (LT-Dissoziation) (= perilunäre dorsale Luxation)
Stadium IV:	Zerreißung des dorsalen lig. radiocarpeum und dorsales RL (= Lunatumluxation)

SL, lig. scapholunatum; CR, lig. collaterale radiale; RS, lig. radioscaphoidal; RT, lig. radiotriquetrum; RC, lig. radiocapitatum; UT, lig. ulnotriquetrum; CL, lig. capitolunatum; RL, lig. radiolunatum

wie Triquetrum und Scaphoid, als Zeichen einer beginnenden oder abgelaufenen perilunären Luxation gewertet werden [6].

Therapie

Bei frischen Verletzungen ist die sofortige Einrichtung und Beseitigung der Luxation erforderlich und gelingt meistens leicht. Auch wenn eine Operation angezeigt und vorgesehen ist, muß zunächst der sofortige Repositionsversuch unternommen werden. Die Reposition muß innerhalb der ersten Stunden erfolgen, wobei Zug um Zug mit Druck auf das Mondbein oder lang andauernder gleichmäßiger axialer Zug und Druck auf das Lunatum die Reposition herbeiführen. Nach der Reposition sind exakte Röntgenaufnahmen in 3 Ebenen erforderlich, um die genaue Lage des Os lunatums zu den Nachbarknochen zu beurteilen. Bei der Vorstellung des Verletzungsmechanismus muß davon ausgegangen werden, daß schwere Krafteinwirkung auf die starken und straffen Bänder bestand, so daß diese zur Zerreißung und Luxation führen. Deshalb muß immer von einer schweren Traumatisierung der Bänder und Gelenke ausgegangen werden. Eine konservative Behandlung eines derart schweren traumatisierten Gelenkes erscheint uns nur in Ausnahmefällen gerechtfertigt. Vielmehr sollte bei einer Zerreißung so vieler Bänder, wie sie bei der Luxation verursacht werden, die Versorgung operativ durch atraumatische interligamentäre oder ossäre Nähte erfolgen und anschließend für 4–5 Wochen in einem Unterarmgips ruhiggestellt werden (Tabelle 3 und 4). Hierbei wird eine temporäre Fixation durch K-Drähte gelegentlich notwendig sein, um das Mondbein in entsprechender Position zu behalten. Bei Mißachtung der exakten Stellung des Lunatums zu den übrigen Handwurzelknochen ist eine Früharthrose unausweichlich [7]. Die Forderung nach operativer Behandlung der nicht exakt reponiblen Luxation sowie bei bestehender Instabilität aufgrund vermehrter Diastase zwischen den einzelnen Handwurzelknochen ergibt sich aus dem subjektiven Beschwerdebild des betroffenen Patienten und der gesetzmäßigen Entwicklung einer Arthrose, wie auch in der Literatur beschrieben [6, 7].

Bei einer Serienuntersuchung nach perilunären Luxationen konnte bei einer Dorsalkippung des Mondbeines mit pathologischem Winkel oder auch scapholunärer Diastase aufgrund der carpalen Instabilität und des zunehmenden carpalen Kollapses eine Früharthrose (Tabelle 5) mit schmerzhafter Bewegungseinschränkung im Handgelenk festgestellt werden. Aus diesem Grunde sollte bei perilunärer Luxation oder bei Luxation des Lunatums die Indikation zur Operation gestellt werden. Somit ist unserer Meinung nach bei jeder *perilunären Luxation oder Lunatumluxation* die Indikation zur *operativen* offenen Reposition, Bandnaht bzw. Bandplastik mit oder ohne temporäre Drahtfixation des Mondbeines gegeben, so bald röntgenologisch oder kinematographisch eine Diastase zwischen den Handwurzelknochen oder eine carpale Instabilität be-

Tabelle 3

Indikation zur Operation bei frischen perilunären Luxationen ist gegeben vor allem bei
- Lunatum - Subluxation (SLD) - Perilunäre Luxation - Perilunäre Luxation mit Nervenkompression - Perilunäre Luxation mit Frakturen der Handwurzel (z. B. de Quervain) - Lunatum - Luxation - Luxationsfrakturen mehrerer Handwurzelknochen

Tabelle 4

Therapie	
- Dringlich:	Reposition und Ruhigstellung
- Subakut:	- offene, exakte Reposition, - Bandnaht, Bandplastik, - temporäre K-Drahtfixation und Unterarmgips für 5 Wochen (Stabilisierung der Fraktur)

Tabelle 5

Prognose
- Krankheitsdauer ca. 12 Wochen - Frühharthrose: radiocarpal, intercarpal - Lunatumnekrose nicht ausgeschlossen

steht. Bei einer Dorsalkippung des Mondbeines mit pathologisch-radiolunärem, capitolunärem oder scapholunärem Winkel oder Diastase zwischen den Handwurzelknochen, häufig zwischen Scaphoid und Lunatum, ist die operative Therapie erforderlich, wobei nach Entfernung des Interponates eine Bandnaht oder evtl. eine Bohrdrahtstabilisierung absolut indiziert sind. Nach den uns vorliegenden Ergebnissen ist oft eine gleichzeitige palmare oder dorsale Rekonstruktion notwendig [1, 4, 5].

Bei einer perilunären Luxation mit zusätzlicher Fraktur des Scaphoids, der sogenannten *De Quervainschen Luxationsfraktur*, soll unserer Meinung nach immer eine Indikation zur Operation gestellt werden. Der Mechanismus der Entstehung der de Quervainschen Luxationsfraktur ist ebenso bei einem Sturz auf die dorsalflektierte Hand gegeben, wobei gleichzeitig eine Rotation stattfinden muß. Oft sind die entstandenen Fragmente des Kahnbeines stark verschoben. Die Symptomatik und die Diagnose bestehen ähnlich wie bei lunären Luxationen, wobei die zusätzliche Fraktur im frischen Stadium eine entsprechende Hämatomverfärbung und Schwellung mit schmerzhafter Bewegungseinschränkung im Handgelenk verursacht.

Die *operative Versorgung* erfolgt von palmar, wobei von einer zusätzlichen Verletzung der noch intakten Bänder unbedingt Abstand genommen werden muß, damit die bestehende Durchblutung nicht unnötig gestört wird. Falls notwendig, kann auch der von der palmaren Seite das Mondbein (oder SL-Band) fixierende K-Draht von radial her angebracht werden. Die Schraubenosteosynthese des Kahnbeines bei der de Quervainschen Luxationsfraktur erfolgt von einem dorsalen Schnitt her oder von palmar bei der Herbert-Schraube. Postoperativ wird der Arm zunächst in einem gespaltenen und nach Abschwellung in einem geschlossenen Unterarmkahnbeingips ruhiggestellt. Nach 4 Wochen kann der K-Draht und nach 5 Wochen der Gipsverband entfernt werden.

Literatur

1. Green DP (1993) Operative handsurgery 3 rdn Churchill, Livingstone, New York, Edinburgh, London, pp 881–928
2. Mayfield JK, Johnson RP (1980) Carpal dislocations: Pathomechanics and progressive perilunar instability: J Handsurg 5: 226–241
3. Preiss GA (1952) Verletzungen der Gelenke, traumatische Gelenkleiden. In: Schinz WF, Bäusch E, Fried E (Hrsg), Lehrbücher der Röntgendiagnostik B II, 5. Auflage, Thieme-Verlag
4. Perschl A (1938) Luxation des Mondbeines nach volar und nicht perilunäre Luxation der Hand nach dorsa. Unfallchirurgie 38: 657–661
5. Rowlings ID (1981) The management of dislocation of the carpal lunate. Surgery 12: 319–330
6. Towfigh H (2001) Tscherne Unfallchirurgie: Ellenbogen–Unterarm–Hand, Band II, Kap 26
7. Watson K, Ryu Y (1986) Evolution of arthritis of wrist. Chir Orthop 202: 57–67

Verletzungen des Fußskeletts

Arthroskopisch gestützte, perkutane Schraubenosteosynthese intraartikulärer Calcaneusfrakturen

J. M. Gavlik, S. Rammelt und H. Zwipp

Klinik für Unfall- und Wiederherstellungschirurgie, Universitätsklinikum „Carl Gustav Carus", Technische Universität Dresden, Fetscherstraße 74, 01307 Dresden

Arthroscopically-Assisted, Percutaneous Osteosynthesis of Intra-Articular Calcaneus Fractures

Summary. The implicit goal in treating displaced intra-articular calcaneus fractures is reconstruction of the gross anatomy of the calcaneus as well as joint congruity. The overall outcome is also strongly influenced by the occurrence of wound complications after open reduction and internal fixation. For selected intra-articular fractures of the calcaneus (Sanders type II), percutaneous, arthroscopically assisted osteosynthesis was developed to combine the principles of minimally invasive surgery with exact assessment of the articular surface to ensure anatomical reduction. Percutaneous leverage is carried out with a Schanz screw introduced into the tuberosity fragment (the Westhues maneuver) under direct arthroscopic and fluoroscopic control. After anatomic reduction the fragments are fixed with cancellous screws introduced via stab incisions. Between March 1998 and July 2000 fifteen patients were treated with that method. The results of ten patients at a minimum of one year follow up are excellent.

Key words: Calcaneus fracture – Subtalar arthroscopy – Percutaneous osteosynthesis

Zusammenfassung. Im Rahmen der operativen Versorgung intraartikulärer Calcaneusfrakturen gilt der Vermeidung weichteilbedingter Komplikationen höchste Priorität. Die Methode der arthroskopisch gestützten perkutanen Schraubenosteosynthese wurde entwickelt, um die Vorteile des minimal-invasiven Vorgehens zu nutzen, ohne auf eine exakte Kontrolle der Gelenkreposition zu verzichten. Das Verfahren wurde von 3/98 bis 6/00 bei 15 Patienten mit geschlossenen Sanders-II-Frakturen angewendet. Die Reposition des tuberositären Hauptfragmentes mittels einer perkutan eingebrachten Schanz-Schraube (Westhues-Manöver) erfolgte unter arthroskopischer Sicht und Bildwandlerkontrolle. Falls erforderlich, wurden anschließend mit einem von plantar eingebrachten Stößel Feinkorrekturen der Gelenkfläche vorgenommen. Die Retention erfolgte mittels perkutan eingebrachter Kortikalis-Zugschrauben. Bei 10 Patienten lag 1 Jahr postoperativ ein sehr gutes funktionelles Resultat vor.

Schlüsselwörter: Calcaneusfraktur – Perkutane Osteosynthese – Subtalare Arthroskopie

Die hyperbare Oxygenation als adjuvante Therapieform des Weichteilschadens bei Talus- und Calcaneusfrakturen

R. Hower, J. Perras, A. Kemmer und V. Bühren

BG-Unfallklinik Murnau, Prof. Küntscherstraße 8, 82418 Murnau

Adjunctive Hyperbaric Oxygen Therapy in the Management of Soft Tissue Injury of Talus and Calcaneus Fractures

Summary. The concomitant soft tissue injury of severe fractures of the foot limits operative treatment and compromises wound healing. Hyperbaric oxygen therapy (HB0) demonstrates a positive effect on oxygen delivery and edema reduction. 43 patients were treated adjunctive by HB0 before and after surgery of calcaneus-, talus-, ankle-joint or midfoot fractures (140 min., 2,4 ATA). Almost all treated patients showed early wound healing and soft tissue injury was reduced. There were no harmful side-effects of HB0 therapy. Hyperbaric oxygen therapy seems to improve wound healing and to reduce posttraumatic tissue injury.

Key words: Hyperbaric oxygen therapy – Calcaneus fractures – Wound healing – Soft tissue injury

Zusammenfassung. Der begleitende Weichteilschaden bei schweren Verletzungen des Fußes limitiert das operative Vorgehen und gefährdet die Wundheilung. Die hyperbare Oxgenation (HB0) mit ihrer Verbesserung des Sauerstoffangebotes und ihrer antiödematösen Wirkung stellt eine erfolgversprechende Therapiemaßnahme bei diesen Verletzungsformen dar. Bei 43 operativ versorgten Patienten mit Calcaneus-, Talus-, Sprunggelenks- und Mittelfußfrakturen wurde eine adjuvante HB0-Therapie (140 bei 2,4 ATA) durchgeführt. Fast alle Patienten zeigten frühe Wundheilung und Rückbildung des Weichteilschadens. Es wurden keine Nebenwirkungen der Therapie beobachtet. Die hyperbare Oxygenation scheint die Wundheilung zu fördern und den posttraumatischen Gewebeschaden zu reduzieren.

Schlüsselwörter: Hyperbare Oxygenation – Calcaneusfrakturen – Wundheilung – Weichteilschaden

Verletzungen am Knie

Fremdkörperreaktion mit Granulombildung nach arthroskopischer Meniskusrefixation mittels bioabsorbierbarer Meniscal Staples

H.-M. Klinger, S. Otte und J. Beyer

Abteilung für Orthopädie, Kreiskrankenhaus Bad Hersfeld, Seilerweg 29, 36251 Bad Hersfeld

Inflammatory Foreign-Body Reaction to an Arthroscopic Bioabsorbable Meniscal Staple Repair

Summary. In the mid 1990s, biodegradable implants were introduced as a new technique for the arthroscopic treatment of reparable meniscus tears. Theoretical advantages of this all-inside approach include technical ease of insertion and a reduction in operative time, neurovascular complications, and ancillary incisions. The biomechanical fixation strengths of these implants are comparable to those of horizontal suture repair techniques. The first clinical results with these techniques are encouraging. However, some new complications have been described. We report the case of a patient with a failed arthroscopic meniscal repair demonstrating an inflammatory foreign-body reaction to bioabsorbable meniscal staples. A review of the literature is presented.

Key words: Meniscal repair – Biodegradable implants – Complications

Zusammenfassung. Bioabsorbierbare Meniskusanker bieten dem Operateur eine alternative Methode gegenüber der üblichen Meniskusnaht, da sie einfach handzuhaben und normalerweise sicher im Meniskus zu plazieren sind. Das Risiko neurovaskulärer Komplikationen wird deutlich gesenkt, da insbesondere posteriore Inzisionen vermieden werden können. Zudem kommt es zu einer deutlichen Verkürzung der Operationsdauer. In letzter Zeit häufen sich jedoch, insbesondere in der angloamerikanischen Literatur Fallberichte über Komplikationen. Kasuistisch vorgestellt wird eine Fremdkörperreaktion mit Granulombildung – Anwendung von Meniscal Staples 9 Wochen nach Refixation und folgender notwendiger Revisionseingriff. Im Rahmen einer Meta-Analyse werden die bereits publizierten Fälle diskutiert.

Schlüsselwörter: Meniskusrekonstruktion – Biodegradierbare Implantate – Komplikationen

Meniskusnaht mit Panacryl – Prospektive Studie am Schafsknie

C. Burger, A. Prokop, M. Müller, Ch. Paul und C. Rangger

Klinik und Poliklinik für Unfallchirurgie, Rheinische Friedrich-Wilhelms-Universität, Sigmund-Freud-Straße 25, 53105 Bonn

Meniscus Sutures Using Panacryl

Summary. The new absorbable suture Panacryl was compared with PDS in an animal model. The iatrogenic radial cut was made by Panacryl or PDS button sutures. The single structures were examined histological, macroscopical, radiological, by MRI and REM after 6 and after 12 months. Both sutures provided good biocompatibility but Panacryl's was better. X-ray and MRI showed less degenerative alterations, synovialis less hypertrophy. PDS was almost completely absorbed after 6 months. Panacryl showed starting disorganization after 12 months. Biocompatibility of PDS was good, of Panacryl was better. Clinical tests of Panacryl in meniscal suture are recommended because of this experimental results.

Key words: PDS - Panacryl - Meniscal suture

Zusammenfassung. Die neue resorbierbare Naht Panacryl® wurde tierexperimentell bei der Meniskusnaht mit PDS® verglichen. Der iatrogene Radiärschnitt wurde mit Panacryl® oder PDS® Einzelknopfnähten versorgt. Nach 6 und 12 Monaten wurden die einzelnen Strukturen histologisch, makroskopisch, röntgenologisch, kernspintomographisch und mittels REM untersucht. Beide Nähte waren gut gewebeverträglich mit besseren Ergebnissen des Panacryls®. Röntgen und MRT zeigten hier weniger degenerative Veränderungen, die Synovialis eine geringere Hypertrophie. PDS® war nach Monaten fast resorbiert. Panacryl® zeigte erst nach 12 Monaten beginnende Auflösungserscheinungen. Die Biokompatibilität von PDS® war gut, die von Panacryl® besser. Aufgrund dieser experimentellen Ergebnisse ist der Einsatz von Panacryl® zur Meniskusnaht in klinischen Studien zu empfehlen.

Schlüsselwörter: PDS - Panacryl - Meniskusnaht

Verletzungen an Bändern und Kapseln

Kann die Kernspintomographie (MRT) die Kniegelenksarthroskopie (ASK) bei der Diagnostik von Kniegelenksknorpelschäden ersetzen?

W. Schwarz, B. Friemert, Y. Oberländer, B. Danz, H.-J. Häberle und H. Gerngroß

Abteilung für Chirurgie, Bundeswehrkrankenhaus Ulm, 89081 Ulm

Comparision Between MRI and Arthroscopy in Diagnosis of Cartilage Lesions

Summary. 195 patients with acute or chronic knee pain were prospectively examined to calculate the ability of MRI in detecting cartilage lesions of the knee. Group 1: 1,5 T-unit; sagit. STIR TSE und PD TSE, coron/transv. T2 FFE, 512 matrix without gadolinium. Group 2: 1,0 T-unit; sag. T1 Se, coron. PD TSE fs, T2 Se and T2 FLASH, 256 matrix. 7 examined compartiments of the knee were compared with the arthroscopic result. With a sensitivity of 43% (Grp. 1: 33%; Grp. 2: 52%), the MRI was not able to detect reliable cartilage lesions. Until know, arthroscopy is the golden standard to detect cartilage lesions.

Key words: MRI – Cartilage lesions – Arthroscopy

Zusammenfassung. Um die Wertigkeit der Kernspintomographie (MRT) zur Erkennung von Knorpelschäden am Kniegelenk zu bestimmen, wurde in einer prospektiv angelegten Studie bei 195 Patienten mit akuten oder chronischen KG-Beschwerden eine MRT präoperativ veranlaßt. Gruppe 1: 1,5 T-Gerät; sagit. STIR TSE und PD TSE, coron/transv. T2 FFE, 512er Matrix ohne KM. Gruppe 2: 1,0 T-Gerät; sag. T1 SE, coronare PD TSE fs, T2 SE und T2 FLASH, 256er Matrix mit KM. Die beurteilten 7 Gelenkflächen wurden mit dem arthroskopischen Ergebnis verglichen. Mit einer Sensitivität von durchschnittlich 43% (Grp. 1: 33, Grp. 2: 52%) ist die MRT zur richtigen Erfassung einer Knorpelläsion nicht geeignet. Die ASK ist nach wie vor als das Diagnostikum der Wahl zur Beurteilung von Knorpelschäden im Kniegelenk anzusehen.

Schlüsselwörter: Kernspintomographie – Knorpelschäden – Arthroskopie

Langzeitergebnisse der frühfunktionellen Therapie der frischen fibularen Kapselbandruptur beim Leistungssportler

J. Grasmück, R. Hennes, H. Lohrer und E. Rinast

Schnurrestraße 38, 63128 Dietzenbach

Long Term Follow-Up in Functional Therapy of the Acute Lateral Ankle Sprain in Sports

Summary. After having changed the treatment protocol of acute lateral ankle sprains in the last years, now the conservative treatment is the method of choice. This decision was founded on studies with a maximum of 2 years follow up. We present a long term follow up with results over 6 years, including MRI. After having treated 46 top level athletes in a prospective and randomized study either operatively (n=25) or conservatively (n=21) functional with the Aircast ankle brace, we could do the follow up six years after trauma with clinical and radiological evaluation and MRI on 32 athletes. Clinically and radiologically there was no difference between the two groups. With MRI we found more clear signals and thicker ligament structures within the conservative group. Within the operative group the ligaments seemed to be unvisible or only with a thin signal (50% of the LFTA). This is the first study, that can present long term results of both treatments under a functional point of view. Missing signals in MR Imaging lead us to the conclusion, that operation on top level athletes, which is still a present indication, should be questioned.

Key words: Lateral ankle sprain – Functional therapy – Long term follow up – MRI

Zusammenfassung. In der Therapie der fibularen Bandläsion hat sich das frühfunktionell konservative Konzept durchgesetzt. Erstmals wird ein Ergebnis über 6 Jahre präsentiert, einschließlich einer Beurteilung durch MRT. Von 46 prospektiv und randomisiert einer frühfunktionellen operativen (n=25) oder konservativen (n=21) Therapie zugeführten Sportlern konnten nach 6 Jahren 32 klinisch, radiologisch und per MRT nachuntersucht werden. Insgesamt zeigten sich keine Unterschiede. In der MRT konnten die Bandstrukturen bei den konservativ Behandelten jedoch als dicker und deutlicher abgrenzbar, bei den operativ Behandelten konnten einzelne Bandstrukturen nicht oder nur ganz dünn nachgewiesen werden (mehr als 50% beim LFTA). Die vorliegende Studie präsentiert Langzeitergebnisse beider Methoden unter frühfunktioneller Anwendung. Die fehlende Nachweisbarkeit von Bandstrukturen in der operativen Gruppe durch die MRT läßt uns die frühfunktionell operative Versorgung von Sportlern, die noch als Indikation für ein operatives Vorgehen gilt, in Frage stellen.

Schlüsselwörter: Fibulare Bandruptur – Funktionelle Therapie – Langzeitstudie – MRT

Weichteilverletzungen

Pfählungsverletzungen des Rektums und des Anus: Primärversorgung, Rekonstruktion, Rehabilitation

E. C. Jehle

Chirurgische Universitätsklinik, Hoppe-Seyler-Straße 3, 72076 Tübingen

Treatment of Perforating Trauma to the Rectum and Anus

Summary. In adults direct trauma to the anus and rectum originates mostly from gun shots, road traffic accidents, autoeroticism or sexual abuse. Real "impalement" injuries have been frequently seen only in children. As in any polytraumatized patient primary diagnostic procedure – after adequate resuscitation of the patient – consists of X-ray and ultrasound. The patient should be examined in the OR under general anaesthesia and placed in lithotomy position. Treatment often requires a multidisciplinary approach. Primary surgical therapy consists of 4 D's: debridement, drainage, diversion and distal irrigation. No primary reconstructive surgery should be tried. After recovery of the patient dedicated functional testing has do be done prior to reconstructive measures which include sphincter reconstruction. With this concept mortality is low, but functional outcome is variable.

Key words: Impalement injuries – Primary treatment – Reconstruction – Multidisciplinary approach

Zusammenfassung. Pfählungsverletzungen des Anus und Rektums sind selten und ereignen sich in höherer Frequenz nur im Kindesalter. Im Erwachsenenalter überwiegen die anorektalen Traumata durch Schüsse, Verkehrsunfälle, autoerotische Praktiken und Sexualdelikte. Patienten mit anorektalen Traumata werden wie andere polytraumatisierte Patienten primär versorgt. Anschließend sollte dann in Narkose im OP eine Untersuchung in Steinschnittlage durchgeführt werden. Die primäre visceralchirurgische Therapie besteht aus Debridément, Drainage, Stomaanlage und Ausspülen des distalen Darmes. Primäre rekonstruktive Maßnahmen sollten nicht durchgeführt werden. Nach Ausheilung der akuten Verletzungen erfolgt vor sekundären rekonstruktiven Maßnahmen eine subtile Funktionsdiagnostik. Bei diesem Vorgehen ist die Mortalität gering; die funktionellen Ergebnisse sind jedoch variabel.

Schlüsselwörter: Pfählungsverletzungen – Primärversorgung – Rekonstruktive Maßnahmen – Interdisziplinäres Vorgehen

Einleitung

Pfählungsverletzungen im Bereich des Dammes, des Anus und des Rektums im eigentlichen Sinne sind bei Erwachsenen selten. Im Erwachsenenalter stehen Schußverletzungen, Verkehrsunfälle, autoerotische Manipulationen mit Fremdkörpern und sexuelle Gewaltdelikte im Vordergrund [3]. Nur im Kindes- und Jugendlichenalter stehen die eigentlichen „Pfählungsverletzungen" bei Traumata im Dammbereich ätiologisch im Vordergrund [4]. Dementsprechend kommt die ältere Literatur zu diesem Thema vornehmlich aus der Kriegschirurgie, die neuere Literatur bezieht sich vor allem auf „zivile" Schußverletzungen in den USA [3, 5]. Im folgenden sollen schwerwiegende Traumata im ano-rekto-perinealen Bereich unabhängig von ihrer Ätiologie behandelt werden.

Primäres diagnostisches Vorgehen

Die Patienten mit Traumata im Dammbereich werden wie alle anderen polytraumatisierten Patienten behandelt. Aufnahme im Schockraum, Kreislaufstabilisierung, Beatmung etc. Die primäre Diagnostik beinhaltet die Routine-Diagnostik beim Polytraumatisierten mit entsprechenden Röntgenaufnahmen und Sonographie. Bei dringendem Verdacht auf eine Urethra- oder Blasenverletzung kann auch noch ein IVP und eine Blasenkontrast-Darstellung durchgeführt werden. Anschließend sollte der Patient in den Operationssaal genommen werden. Dort sollte in Allgemeinnarkose in Steinschnittlage eine klinische Untersuchung, Proktoskopie und Rektoskopie vorgenommen werden. Diese Untersuchung ist zur Beurteilung des Ausmaßes der Verletzungen am sensitivsten [5]; eine zusätzliche bildgebende Diagnostik (CT/MR etc.) ist nicht indiziert.

Primäres therapeutisches Vorgehen

Das primäre therapeutische Vorgehen ist abhängig vom Schweregrad des Traumas. Häufig ist ein interdisziplinäres Vorgehen gemeinsam mit Unfallchirurgen, Gynäkologen und Urologen erforderlich. Die primäre visceralchirurgische Behandlung besteht aus den 4 D's: debridement, drainage, diversion und distal irrigation (M. Corman):

1. *Debridément:* Die Wunde sollte sorgfältig gereinigt, alles nekrotische Gewebe muß entfernt werden. Insbesondere müssen verbliebene Fremdkörper, vor allem solche, die auf den Röntgenaufnahmen nicht erkannt werden können, gesucht und entfernt werden. Zum Debridément gehört auch die Tamponade bei stark blutenden Wunden.

2. *Stomaanlage:* Bei Verletzungen des Sphinkterapparates und/oder des Rektums ist eine Laparotomie mit Anlage eines Stomas zwingend erforderlich. Welche Form einer Stoma-Anlage die beste ist, ist nicht geklärt. Prinzipiell sind doppelläufige Ileostomata und Colostomata möglich; im eigenen Vorgehen bevorzugen wir eine Diskontinuitätsoperation nach Hartmann mit Blindverschluß des Rektums, um eine völlige Ausschaltung der Stuhlpassage zu erreichen.

3. *Drainage:* Wichtig ist, bei Rektumverletzungen den praesakralen Raum zu drainieren. Ein Teil der früher hohen Morbidität und Mortalität war begründet in praesakralen Abszessen („pelvic sepsis").

4. *Ausspülen des distalen Darmes:* Um eine Abheilung der Wunden ohne weitere Kontamination mit Stuhl zu ermöglichen, sollte der distale Darm (bevorzugt nach vorheriger Anlage einer Hartmann-Situation) komplett leergespült werden.

Eine primäre Rekonstruktion des Sphinkterapparates sollte nicht versucht werden, genausowenig wie resezierende/rekonstruktive Eingriffe am Rektum.

Eine Antibiotika-Therapie sollte möglichst schnell und nicht später als 6 Stunden nach dem Trauma begonnen werden; eine langzeitige antibiotische Therapie ist – bei Abwesenheit zusätzlicher offener Beckenfrakturen – jedoch nicht indiziert: Die Antibiotikagabe über ein bis maximal 2 Tage ist ausreichend [2].

Sekundärdiagnostik

Nachdem der Patient die Akutphase überlebt hat und die perinealen Wunden abgeheilt sind, muß eine subtile Diagnostik zur Einschätzung der funktionellen und morphologischen Defekte durchgeführt werden. Diese Diagnostik umfaßt Endoskopie, Defäkographie, anorektale Manometrie, anales EMG, endoanale/endorektale Sonographie, gegebenenfalls auch MR. Bei urologischen Problemen muß auch hier die entsprechende Funktionsdiagnostik durchgeführt werden.

Sekundär-Therapie

Je nach Art und Ausmaß der funktionellen oder morphologischen Defekte kommen verschiedene rekonstruktive Maßnahmen in Frage.

Sphinterdefekte

Bei umschriebenen Shinkterdefekten, die nicht mehr als ein Drittel der Circumferenz ausmachen, kann eine Sphinkter-Rekonstruktion durchgeführt werden. Bei größeren Defekten oder fehlender Innervation kann in Einzelfällen ein Schließmuskelersatz mit Siliconmaterial (ABS) oder mit einer Gracilisplastik versucht werden.

Rektovaginale Fistel, Rektumstenose

Bei rektovaginalen Fisteln kann eine tiefe anteriore Resektion, gegebenenfalls kombiniert mit einer Bulbospongiosus-Plastik oder einer Gracilisinterposition durchgeführt werden. Bei einer manifesten Rektumstenose kommen eine endoskopische Dilatation oder eine Resektion in Frage.

Biofeedback

Bei allen Verletzungen im Schließmuskelbereich, ob konservativ oder operativ behandelt, sollte ein Biofeedback-Training des Schließmuskels durchgeführt werden.

Stoma-Rückverlagerung/Reanastomosierung/definitives Stoma

Eine Stomarückverlagerung sollte nur dann durchgeführt werden, wenn durch die Funktionstests eine ausreichende Sphinkterfunktion wahrscheinlich ist.

Wenn keine Sphinkterrekonstruktion möglich ist oder trotz konservativer und operativer Maßnahmen keine ausreichende Sphinkterfunktion erreicht werden kann, sollte der Patient in die Irrigation, welche das tägliche Leben mit einem Colostoma erleichtert, eingewiesen werden.

Ergebnisse

Mit dem oben beschriebenen Konzept ist heute die Mortalität auch schwerer Verletzungen im anorektalen Bereich sehr gering. Die funktionellen Ergebnisse sind jedoch sehr variabel und viele Patienten werden trotz aller Bemühungen ein definitives Stoma benötigen.

Literatur

1. Burch JM, Feliciano DV, Mattox KL (1989) Colostomy and drainage for civilian rectal injuries: Is that all? Ann Surg 209:600–611
2. Fabian TC, Croce MA, Payne LW, Minard G, Pritchard FE, Kudsk KA (1992) Duration of antibiotic therapy for penetrating abdominal trauma: A prospective trial. Surgery 112:788–795
3. Haas PA, Fox TA (1979) Civilian injuries of the rectum and anus. Dis Colon Rectum 22:17–23
4. Jones LW, Bass DH (1991) Perineal injuries in children. Br J Surg 78:1105–1107
5. Velmahos GC, Demetriades D, Cornwell EE, Asensio J, Belzberg H, Berne TV (1997) Gunshot wounds to the buttocks: Predicting the need for operation. Dis Colon Rectum 40:307–311

Management des Thoraxtraumas bei Mehrfachverletzungen in der Klinik

N. P. Haas[1], M. Schütz[1] und U. Kaisers[2]

[1] Klinik für Unfall- und Wiederherstellungschirurgie und [2] Klinik für Anästhesiologie und Operative Intensivmedizin, Charité, Campus Virchow, Augustenburger Platz 1, 13353 Berlin

Clinical Management of Chest Injuries in the Polytraumatized Patient

Summary. Injuries to the chest and lung are common in the polytraumatized patient. Clinical series have shown that on average 20% of all deaths following a polytrauma are caused by a chest trauma. The most common chest injuries are rip- and serial rip fractures with an unstable chest as well as pneumo- and hematothorax. Further common injuries to the lung parenchyma are lung contusions, lacerations and lung hematoma. The clinical outcome of chest injuries is closely related on a clear treatment strategy, with a sufficient preclinical assessment and early intubation, early temporary or definitive fracture stabilisation and implementation of intensive care and lung protective treatment rules.

Key words: ARDS – Chest trauma – Polytrauma

Zusammenfassung. Verletzungen des Brustkorbs und der Lunge sind beim polytraumatisierten Patienten häufig und nach größeren Studien für rund 20% aller traumabedingten Todesfälle verantwortlich. Bei Verletzungen des Brustkorbs sind von der Häufigkeit Rippen- und Rippenserienfrakturen mit instabilem Thorax sowie Pneumo- und Hämatothorax führend. Bei den parenchymatösen Verletzungen der Lunge treten Kontusionen, Lazerationen und Hämatome auf. Das klinische Outcome nach Thoraxtrauma korreliert eng mit einem klaren, stadiengerechten Behandlungsregime, mit suffizienter präklinischer Behandlung, mit Frühstabilisierung begleitender Frakturen und der Implementierung intensivmedizinischer und lungenprotektiver Behandlungsstrategien.

Schlüsselwörter: ARDS – Thoraxtrauma – Polytrauma

Verletzungen des Brustkorbs und der Lunge sind beim polytraumatisierten Patienten häufig und nach größeren amerikanischen Studien für rund 20% aller traumabedingten Todesfälle verantwortlich [1]. Bei Verletzungen des Brustkorbs sind von der Häufigkeit Rippen- und Rippenserienfrakturen mit instabilem Thorax sowie Pneumo- und Hämatothorax führend. Bei den parenchymatösen Verletzungen der Lunge treten Kontusionen, Lazerationen und Hämatome auf. Die Lungenkontusion ist als parenchymatöse Schädigung mit begleitendem Ödem und Einblutung, jedoch ohne Lazeration definiert [2]. Ein für die Kontusion des Lungenparenchyms wesentlicher biophysikalischer Mechanismus ist die Dezeleration, bei der die initiale kinetische Energie eine Verformung und Torsion der Lungenstruktur mit unterschiedlicher Beschleunigung mobiler und fixierter Teile des Lungengewebes bewirkt [3]. Dies kann zu einem Abscheren der Alveolen von den steiferen und besser fixierten Bronchien und Gefäßen mit Zerreißung und Einblutung führen. Seltener treten beim Thoraxtrauma Sternumfrakturen auf, die jedoch indikativ für begleitende kardiale Kontusionen, Rupturen oder Herzbeuteltamponaden sein können [4].

Bei der thorakalen Verletzung ist auch mit trachealen, bronchialen und oesophagealen Verletzungen zu rechnen. Darüber hinaus werden Verletzungen der thorakalen Aorta bei bis zu 15% der nicht-penetrierenden Thoraxtraumata gefunden [5]. Die Behandlung von Verletzungen des Thorax hat sich in den letzten Jahren aufgrund von Verbesserungen der Diagnostik und neuen Erkenntnissen zur Pathophysiologie gewandelt.

Präklinisch ist der Patient mit thorakaler Verletzung besonders durch Pneumothoraces bedroht, die eine sofortige Behandlung durch Thoraxdrainage, gegebenenfalls auch beidseits erfordern. Dies ist für die primäre notärztliche Versorgung von besonderer Bedeutung, da eine Mehrzahl von polytraumatisierten Patienten einer Frühintubation und maschinellen Beatmung bedürfen. In der Initialphase ist der Patient mit Thoraxtrauma durch Gasaustauschstörungen und Blutungen bedroht, nach der Stabilisierungsphase kann es zur Entwicklung eines Multiorganversagens mit akutem Lungenversagen (ARDS) kommen [6].

Das Polytrauma stellt einen spezifischen Risikofaktor für die Entwicklung eines ARDS dar. Es wird derzeit angenommen, daß Mehrfachverletzungen zu einer systemischen Inflammation führen, spezifische Mechanismen oder Marker für dieses inflammatorische Geschehen konnten jedoch bislang nicht sicher identifiziert werden [7, 8]. In einer neueren Studie von Fowler und Mitarbeitern [9] betrug die Inzidenz des ARDS bei Vorliegen von Röhrenknochenfrakturen und weniger als 10 Transfusionen in 24 Stunden 5%. Ist das Polytrauma jedoch mit Schock und Massivtransfusion assoziiert, steigt das Risiko für die Entwicklung eines ARDS um das dreifache [10].

Im eigenen Krankengut einer großstädtischen Universitätsklinik (1998–2000) bestand bei n=168 Patienten mit Polytrauma (Alter 39±17 (MW±SD); n=127 männlich; PTS 2,53; APACHE II 11,2) in 69% (n=115) auch ein Thoraxtrauma. Bei 80% dieser Patienten (n=93) ließ sich eine Lungenparenchymverletzung mittels Computertomographie nachweisen, bei 64% (n=74) sahen wir Pneumo- und Hämatothoraces. Bei 9,5% aller Patienten mit Polytraumata (n=16) waren darüber hinaus Verletzungen der großen Gefäße nachzuweisen. Neben einer Frühstabilisierung von begleitenden Verletzungen erhielten alle Patienten mit Polytrauma und Lungenkontusion eine recrutive, druckkontrollierte, maschinelle Beatmung, wenn möglich eine intensive Lagerungstherapie, eine strikte Kontrolle der Flüssigkeitsbilanz sowie eine frühenterale Ernährung.

Im gesamten Patientengut trat bei n=1 Patienten mit schwerer Lungenparenchymverletzung im Verlauf der intensiv-medizinischen Behandlung ein ARDS auf. Im Mittel war bei unseren polytraumatisierten Patienten eine Intensivtherapie von 17,3±6,5 Tagen erforderlich. Bei Patienten mit Thoraxtrauma, aber ohne Lungenparenchymverletzung, betrug die Intensivtherapiedauer 6,3±5,7 Tage, bei Patienten mit Lungenkontusionen, Lazerationen oder Hämatomen jedoch 21,2±17,3 Tage ($p<0,05$). Die Gesamtmortalität unserer Patienten mit Polytrauma betrug 9% (n=14), 2/3 der Verstorbenen (n=10, 71%) hatten ein Thoraxtrauma erlitten.

Tabelle 1. Wesentliche Behandlungsschritte beim Thoraxtrauma des polytraumatisierten Patienten

Thoraxtrauma/Klinisches Therapiekonzept I
• Suffizientes präklinisches Management
• Frühzeitige Intubation
• Ausreichende, effektive Thoraxdrainagen
• Rechtzeitige Thorakotomie
• Konsequentes Polytraumamanagement
▸ Frühzeitige Frakturstabilisierung *Umgehende temporäre oder definitive Osteosynthesen*
▸ „Weichteilmanagement“ *Weichteilversorgung, Debridement, Blutstillung*

Tabelle 2. Intensivmedizinische Behandlungsstrategien beim schweren Thoraxtrauma des polytraumatisierten Patienten

Thoraxtrauma/Klinisches Therapiekonzept II
• Effektives Intensivmedizinisches Management ▸ Flüssigkeits-Management *Ausgeglichen – negative Wasserbilanz* *CVP/PCWP <12 mmHg* *Wenig kristalline Lsg., Haes und HA* *Einsatz von EK und FFP* ▸ Rekrutive, lungenprotektive Beatmung *Drucklimitierte/-kontrollierte MV mit PEEP (5–15 cm H_2O)* *Frühe Entwöhnung IMV, augmentierte SV, kont. Flow-CPAP* *Aufrechterhaltung positiver Atemwegsdrücke* ▸ Therapeutische Bronchoskopie, Orotracheale Hygiene, Lagerungstherapie, SDD, frühzeitige-enterale Ernährung, frühzeitige Entwöhnung, Extubation und Atemtherapie, druckunterstützte Beatmung, CPAP, Physiotherapie ▸ Vermeidung therapeutischer Lücken im Rahmen von Diagnostik und Therapie

Wir schlußfolgern, daß bei polytraumatisierten Patienten einer großstädtischen Universitätsklinik Thoraxtraumata häufig auftreten. Verletzungen des Lungenparenchyms gehen dabei mit einer signifikant höheren Utilisation intensivmedizinischer Ressourcen einher. Das Auftreten eines ARDS infolge Thoraxtraumas ist in unserem Kollektiv aufgrund eines klaren Behandlungsregimes mit Frühstabilisierung begleitender Frakturen und der Implementierung lungenprotektiver Behandlungsstrategien ein seltenes Ereignis.

Literatur

1. LoCicero J et al. (1989) Surg Clin North Am 69: 15
2. Obertacke U et al. (1998) Shock 10: 7
3. Cooper GJ et al. (1989) J R Army Med Corps 135: 58
4. Mayba I (1986) Orthop Rev 15: 6
5. Feczko JD et al. (1992) J Trauma 33: 846
6. Tran DD et al. (1993) Surgery 114: 21
7. Sauaia A et al. (1994) Arch Surg 129: 39
8. Napolitano LM et al. (2000) J Trauma 49: 647
9. Fowler AA et al. (1983) Ann Intern Med 98: 593
10. Hudson LD et al. (1995) Am J Respir Crit Care Med 151: 293

Langzeitergebnisse nach Großreplantationen an der oberen Extremität

A. Berger und R. Hierner

Klinik für Plastische Hand- und Wiederherstellungschirurgie, Medizinische Hochschule Hannover, Podbielskistraße 380, 30177 Hannover

Long Term Results After Macroreplantation at the Upper Extremity

Summary. Between 1981 and 1999, 85 amputation injuries at the upper arm (n = 20), proximal and middle forearm (n = 40), distal forearm and wrist level (n = 23) and multiple level amputations (n = 20). Have been treated in our institution. The overall survival rate in our serie was 92%. 25 patients with a follow-up of more than two years could be reviewed in a retrospective clinical study and were evaluated according to CHEN's classification. A "functional extremity" could be reconstructed at the upper arm level in 25%, proximal forearm 30% and distal forearm in 58%.

Key words: Macroamputation - Upper-extremity - Treatment - Costs

Zusammenfassung: Zwischen 1981 und 1999 wurden 85 Patienten mit subtotaler und totaler Makroamputation am Oberarm (n = 20), proximalen Unterarm (n = 40), distalen Unterarm und Handgelenksbereich (n = 23), sowie 2 Mehretagenamputationsverletzungen an unserer Klinik versorgt. Die primäre Einheilungsrate betrug 92%. In einer retrospektiven Studie konnten 25 Patienten mit einem Nachuntersuchungszeitraum von mehr als zwei Jahren nachuntersucht und das „funktionelle Ergebnis" nach der Klassifikation von CHEN bewertet werden. Es ergibt sich eine „funktionelle Extremität" im Oberarmbereich in 25%, im proximalen Unterarm-Bereich in 30% und im distalen Unterarm- und Handgelenksbereich in 58% der eigenen nachuntersuchten Fälle.

Schlüsselwörter: Makroamputation - Obere Extremität - Therapie - Kosten

Korrektur nicht eingegangen.

Gentherapie – Therapeutische Option in der Behandlung chronischer Wunden?

Ch. Josten und Ch. Schmidt

Klinik für Unfall- und Wiederherstellungschirurgie, Universitätsklinikum Leipzig AöR, Liebigstraße 20a, 04103 Leipzig

Gene Therapy – Option in the Treatment of Chronic Wounds?

Summary. Chronic wounds seem to be a severe problem in terms of socioeconomical meanings due to the fact, that the average age of patients suffering from these wounds rises steadily. Therapy of chronic wounds is complicated and oftenly not satisfying. Even application of local growth factors according to the latest findings in terms of cell and molecular regulatory mechanisms during wound healing does not lead to success because of the immediate inactivation of these growth factors in the wound fluid of chronical wounds. Knowing these facts one has to ask if new developments like genetical modification of cells participating in wound healing may lead to sufficient results in the therapy of chronical wounds.

Key words: Wound healing - Growth factors - Gene therapy

Zusammenfassung. Trotz einer Vielzahl neuer Methoden der Wundbehandlung bleibt die Therapie chronischer Wunden unbefriedigend. Der Versuch der therapeutischen Applikation von Wachstumsfaktoren als direkte Umsetzung neuester Erkenntnisse zu zell- und molekularbiologischen Regulationsmechanismen der Wundheilung hat zu keinem herausragenden Erfolg geführt, da die zugeführten Wachstumsfaktoren in der Wunde rasch inaktiviert werden. Durch die Komplexität des Mediatorgefüges und den bislang fehlenden Nachweis eines relevanten Mediatormangels in chronischen Wunden reduziert sich die derzeitige Wachstumsfaktortherapie auf einen empirischen, additiven Mediatorzusatz ohne den Anspruch einer Kausaltherapie. Vor diesem Hintergrund stellt sich die Frage, ob neue wissenschaftliche Erkenntnisse, wie die gentechnische Beeinflussung von Zellen, eine mögliche therapeutische Option für die Behandlung der chronischen Wundheilungsstörung sind.

Schlüsselwörter: Wundheilung - Wachstumsfaktoren - Gentherapie

Pathophysiologie der Wundheilung

Der bislang gebräuchlichen Phaseneinteilung der Wundheilung in eine inflammatorische, eine proliferative und eine reparative Phase liegen im wesentlichen histomorphologische Unterscheidungskriterien zugrunde. Unser heutiges Verständnis der Wundheilung und ihrer Störungen basiert dagegen auf zellphysiologischen, molekularbiologischen und sogar genetischen Grundlagen. Wir betrachten die Wundheilung als eine hochkomplexe physiologische Regeneration, in deren Verlauf vielfältige Zellsysteme gesteuert werden müssen. Neben der Zellproliferation und -differenzierung ist die gezielte Freisetzung von Enzymen zur Wundreinigung und somit zum Abbau nekrotischen Gewebes, aber auch zur Neuordnung der Matrix im Rahmen des Remodellings, des zielgerichteten Matrixumbaus, erforderlich. Darüber hinaus ist die Produktion von Bestandteilen der extrazellulären Matrix sowie die Interaktion der Zellen mit der neugebildeten Extrazellulärmatrix eine weitere Komponente. Folglich handelt es sich um eine hochkomplexe Kaskade zellulärer und extrazellulärer Komponenten, die einer ebenso komplexen Regulation durch Zytokine, Mediatoren und Wachstumsfaktoren unterliegen.

Ebenso offensichtlich ist, daß eine Vielzahl von pathogenen Einflüssen in diesem System zu einer Störung der Wundheilung führen können. Infektion, Fremdkörper, Ischämie, chronisch venöse Insuffizienz und Diabetes mellitus sind allgemein anerkannte ätiologische Faktoren, die eine Wundheilungsstörung auslösen können. Hinzu kommen medikamentöse Ursachen wie Immunsuppressiva und Glukokortikoide sowie katabole Stoffwechselstörungen und Proteinmangelsyndrome, wie sie zum Beispiel im Postaggressionsstoffwechsel nach Operation oder Trauma vorliegen. Dabei ist uns in vielen Fällen zwar bekannt, welcher auslösende Faktor zur Wundheilungsstörung führt, nicht aber der genaue Pathomechanismus. Insofern kann unsere gegenwärtige Therapie von Wundheilungsstörungen trotz unserer Bemühungen um eine situations- und phasengerechte Wundbehandlung nur als symptomatischer Ansatz angesehen werden.

Betrachtet man die finanziellen Aufwendungen unseres Gesundheitssystems für die Behandlung von Wunden und insbesondere von chronischen Wunden, so wird die hohe sozioökonomische Tragweite dieses Problems deutlich.

Chancen und Limits der Zytokin-Therapie

Unser heutiges Verständnis der Wundheilung wird in entscheidendem Maße durch die Regulation der beteiligten zellulären und humoralen Komponenten auf zell- und molekularbiologischer Ebene bestimmt. Für das komplexe System von Zytokinen, Mediatoren und Wachstumsfaktoren in akuten Wunden liegen derzeit vielfältige experimentelle Ergebnisse vor. Die direkte Übertragung dieser Erkenntnisse auf die Therapie chronischer Wunden ist jedoch dadurch erschwert, daß die Pathophysiologie der chronischen bzw. heilungsgestörten Wunde sehr stark von der akuten Wunde abweicht. In experimentellen Untersuchungen wurden vielfach Wachstumsfaktoren topisch appliziert, die zwar zu einer rascheren Heilung akuter, nicht aber chronischer Wunden führten. Zudem konnte nachgewiesen werden, daß in chronischen Wunden ein Überwiegen proinflammatorischer Zytokine vorzuliegen scheint. Dies führt zu einem Verharren der Wunde im Stadium der Inflammation und ist ein wesentlicher, den chronischen Wunden gemeinsamer pathogenetischer Bestandteil, unabhängig von der Ätiologie der Wundheilungsstörung.

Neue therapeutische Ansätze bestehen in der topischen Applikation von Wachstumsfaktoren, wovon sich momentan jedoch nur PDFG (REGRANEX™) im praktisch zugelassenen Einsatz bei diabetischen Ulzera befindet. Die Applikation von Wachstumsfaktoren in das Wundgebiet ist durch mehrere Probleme limitiert. Die in Tierexperimenten gewonnenen Daten bezüglich einer beschleunigten Wundheilung bei akuten Wunden lassen sich offensichtlich nicht auf chronische Wunden übertragen. Das Mediatorgefüge ist derart komplex, daß die jeweils erforderlichen Zytokine und deren adäquate Konzentration nicht definierbar sind. Durch die Vielzahl der in der Wundflüssigkeit enthaltenen Proteine, Matrixfaktoren, Inhibitoren und Enzyme kommt es weiterhin zur raschen Degradation der applizierten Wachstumsfaktoren. Die Problematik topisch applizierter Wachstumsfaktoren besteht somit in der schlecht steuerbaren Konzentration am Wirkort und ihrer raschen Inaktivierung. Bei tierexperimenteller Applikation von BFGF und EGF erreichen nur 1–9% der applizierten Dosis eine Eindringtiefe von 1–3 mm im Wundbett. Die Lösung dieses Problems kann in der steuerbaren Produktion der Mediatoren in den an der Wundheilung beteiligten Zellsystemen liegen.

Möglichkeiten der Gentherapie in der Behandlung chronischer Wunden

In den letzten Jahren wurden neben der Entschlüsselung genetischen Materials auch die Techniken zur zielgerichteten genetischen Beeinflussung von Zellen etabliert. Unter Gentherapie faßt man alle Therapieansätze zusammen, denen das Einbringen von genetischem Material in Zellen zur Erzielung therapeutischer Effekte gemeinsam ist.

Betrachtet man die Rolle des gestörten Mediatorgleichgewichts in der Pathophysiologie der Wundheilungsstörung gemeinsam mit den Problemen ihrer topischen Applikation im Wundgebiet, so stellen sich Zytokine und ihre Rezeptoren als idealer Angriffspunkt der Gentherapie dar.

Neben diffusiblen Wachstumsfaktoren sind Proteine der Extrazellulärmatrix, Rezeptoren (Steuerung von Zellform und -funktion) sowie Enzyme zur Steuerung wesentlicher metabolischer Prozesse weitere Möglichkeiten einer gentechnischen Zellmodifikation im Rahmen der Wundbehandlung.

Bei der Übertragung von genetischem Material stehen auf viralen und nichtviralen Vektoren basierende Techniken zur Verfügung. Das Grundprinzip des nichtviralen Gentransfers beruht auf physikalischer oder biochemischer Perforation der Zellmembran. Dafür kommt beispielsweise die Elektroporation durch Calciumpotentialschocks oder das „Einschießen" DNA-beladener Metallpartikel in das Zellinnere mittels der „Gene gun" zum Einsatz. Die Problematik dieser Techniken besteht vordergründig darin, daß sie meist nur im Rahmen eines *ex vivo*-Gentransfers an Zellkulturen, nicht aber *in vivo* eingesetzt werden. Um auf diesem Wege gentechnisch modifizierte Zellen therapeutisch nutzen zu können, ist eine Kombination mit dem Tissue engineering erforderlich. Überdies können nicht vorhersehbare Zelldefekte bis hin zum Zelltod eintreten. Ein weiterer Ansatz besteht in der Verwendung von einfacher matrixgebundener DNA in Form ringförmiger Plasmide, was jedoch durch starke Immunreaktionen des Wirtsorganismus erschwert wird. Die geringe Effizienz dieser Verfahren läßt sich durch Anwendung von liposomal gebundener DNA bzw. durch das „Microseeding", bei welchem die Transfer-DNA mittels eines Systems oszillierender Nadeln in das Zielgewebe appliziert wird, steigern. Die Effizienz des nichtviralen Gentransfers bleibt jedoch deutlich unter der der viralen Vektoren.

Hingegen ist die Technik des viralen Gentransfers bereits von der Natur evolutionär perfektioniert worden. Viren können genetisches Material in Zellen transportieren, ohne diese zu zerstören. Auf molekularbiologischer Ebene ist es heute möglich, Viren zu konstruieren, die nur noch aus der Virushülle bestehen. Diese können die Zielzelle infizieren, es kommt jedoch zu keiner Expression virusspezifischer Proteine. Daraus resultiert ein biologisches Transportvehikel, der sogenannte Vektor, der mit der gewünschten Erbinformation beladen werden kann und diese in das Zellinnere befördert. Ein viraler Gentransfer ist *in vivo* durchführbar, wobei der virale Vektor in das Zielgewebe appliziert wird. Alternativ ist ein *ex vivo*-Gentransfer auf Zellen in der Gewebekultur möglich, welche als Träger der transgenen DNA retransplantiert werden können. Der Vorteil dieser Technik liegt in der hohen Sicherheit, da keine Virusapplikation in den Organismus erfolgen muß.

Als virale Vektoren werden derzeit meist Retroviren und Adenoviren eingesetzt.

Das Genom von Retroviren besteht aus einer Einzelstrang-RNA. Die Expression von retroviral übertragenem Erbgut ist an den Zellzyklus der Zielzelle gebunden. Über ein spezielles Enzym, eine reverse Transkriptase, kommt es gewissermaßen zu einer umgekehrten Transkription: Die virale Einzelstrang-RNA wird in eine Doppelstrang-DNA „übersetzt". Die so entstandene DNA wird in das Genom sich teilender Wirtszellen eingebaut. Dies führt zu einer stabilen, permanenten genetischen Modifikation der Zielzelle und zur Langzeitexpression der transgenen DNA. Nachteilig ist jedoch, daß ein retroviraler Gentransfer nur auf im Zellzyklus befindliche Zielzellen möglich ist, wodurch die Effizienz dieser Methode bezüglich der Transfektionsrate ebenfalls eingeschränkt ist. Ein weiterer Nachteil ist die permanente genetische Veränderung der Zielzelle durch den Einbau der revers transkriptierten DNA.

Experimentell konnten Morgan et al. bereits 1987 einen effektiven *in vitro*-Gentransfer an humanen epidermalen Keratinozyten mit einem hGH (human Growth Hormone) exprimierenden retroviralen Vektor nachweisen. Die modifizierten Keratinozyten sezernierten ein biologisch aktives Wachstumshormon. Trotz der Veränderung des Genoms zeigten sie eine normale terminale Differenzierung und bildeten ein mehrschichtiges stratifiziertes Epithel. Trotz dieses zunächst hoffnungsvollen Ansatzes führte die experimentelle Transplantation dieser Zellen auf Wundareale zwar zu einem erhöhten hGH-Spiegel im Wundsekret, ohne daß dies jedoch eine gegenüber unbehandelten Wunden signifikant raschere Wundheilung ergab.

Im Gegensatz zu den Retroviren ist die Replikation und Expression der Erbinformation von Adenoviren nicht an die Zellteilung der Zielzelle gebunden. Adenoviren bestehen aus einer Virushülle, dem Capsid, und enthalten eine doppelsträngige DNA. Das virale Genom der Adenoviren verbleibt episomal und wird nicht in das Erbgut der Zielzelle integriert. Daraus ergibt sich eine hohe Effektivität nicht nur für den *ex vivo*-, sondern vor allem für den *in vivo*-Gentransfer. Das Hauptproblem dieser Technik besteht in der Antigenität dieser Vektoren. Die Expression viraler Antigene bewirkt eine Immunreaktion gegen die adenoviral modifizierten Zellen, was die Transgen-Expression zeitlich limitiert. Hauptsächlich wird die Expressionsdauer der transgenen DNA durch die Lebensdauer und den Zellzyklus der Zielzelle bestimmt, da das adenoviral übertragene Genom nicht in die zelluläre DNA integriert wird und somit bei Mitose oder Apoptosis verlorengeht.

Als neueste Generation existieren bereits adenovirale Vektoren mit Deletion der virusspezifischen Sequenzen. Dies verringert die Immunogenität der transgenen Zellen und verlängert somit die Genexpression der transferierten DNA. Im Tierversuch ist nach Transfer von PDGF eine Wachstumsfaktor-Expression für etwa 2 Wochen nach adenoviralem Gentransfer nachgewiesen worden. In experimentellen Wunden unter ischämischen Bedingungen führte dies zu einer beschleunigten Epithelialisierung gegenüber nichtbehandelten Wunden.

Neben dem entscheidenden Vorteil der Expression und Freisetzung der transgenen Wachstumsfaktoren durch Zellen im Wundgebiet bestehen auch theoretische Ansätze zur Steuerung der Genexpression. Es existieren spezifische DNA-Sequenzen für Beginn und Ende der Genexpression, so daß gleichsam „molekulare Schalter" für die Transkriptionsdauer des Zielproteins vorliegen.

Neben den diffusiblen Wachstumsfaktoren, welche in den bisherigen Versuchen zur experimentellen Beeinflussung der Wundheilung hauptsächlich angewandt wurden, bestehen weitere gentherapeutische Ansätze in der Steuerung der Genexpression für Proteine der extrazellulären Matrix, für Enzyme zur Steuerung wesentlicher metabolischer Prozesse sowie für Proteine und Rezeptoren der Zelloberfläche.

Diskussion

Der Versuch der therapeutischen Anwendung von extern applizierten Wachstumsfaktoren als direkte Umsetzung neuester Erkenntnisse zur Komplexität der zell- und molekularbiologischen Regulationsmechanismen während der Wundheilung hat zu keinem die Wundbehandlung revolutionierenden Erfolg geführt, da bisher kein „Schlüsselpeptid" gefunden werden konnte und die zugeführten Wachstumsfaktoren im Milieu der chronischen Wunde rasch inaktiviert werden. Das Problem der kontinuierlichen und steuerbaren Zufuhr von Zytokinen im Wundgebiet scheint in der Zukunft durch das Einbringen von genetischem Material zur Expression der Mediatoren durch Zellen im Wundgebiet lösbar zu sein.

Eine rasche und weite therapeutische Anwendung der transgenen Produktion von Wachstumsfaktoren im Wundbett wird jedoch analog zur topischen Applikation durch das ausgesprochen komplexe und noch ungenügend erforschte Netzwerk teilweise konträr wirkender Zytokine erschwert. Obwohl derzeit erfolgreiche präklinische Versuche durchgeführt werden, bleibt die Gentherapie aufgrund unserer noch ungenügenden Kenntnisse zur konzentrationsabhängigen Wirkung der Mediatoren eine visionäre therapeutische Strategie. Die Erfolge präklinischer Versuche mit gentechnisch modifizierten Zellen im Rahmen tierexperimenteller Wundheilungsmodelle lassen diese Technik jedoch als sehr vielversprechend einschätzen, wenn uns die weitere Erforschung der Pathophysiologie der chronischen Wunde einen therapeutisch sinnvollen Angriffspunkt im Rahmen der Mediatorkaskade definiert. Die Anwendung gentechnisch modifizierter Zellsysteme stellt somit auch einen experimentellen Ansatz zur weiteren Erforschung von Wundheilungsstörungen dar.

Literatur

1. Scharfetter-Kochanek K, Meewes Ch, Eming S, Dissemond J, Hani N, Wenk J, Wlaschek M, Brenneisen P (1999) H + G 11(74): 664–672
2. Machens H-G, Morgan JR, Sachse Ch, Berger AC, Mailänder P (2000) Chirurg 71: 152–158
3. Trengove NJ, Bielefeldt-Ohmann H, Stacey MC (2000) Wound Rep Reg 8: 13–25
4. Lattermann C, Baltzer AWA (2000) Chirurg 71: 995–1000
5. Yao F, Eriksson E (2000) Wound Rep Reg 8: 443–451

Weiterführende Literatur beim Verfasser.

Korrektur nicht eingegangen.

Behandlung von chronischen Weichteildefekten (Decubitalulcera) im Beckenbereich mit standardisierten Myocutanlappen

A. Schadt, G. Schmidt, A. Badke und H.-E. Schaller

BG Unfallklinik Tübingen, Klinik für Hand-, Plastische, Rekonstruktive und Verbrennungschirurgie, Schnarrenbergstraße 95, 72074 Tübingen

Treatment of Chronic Wounds (Decubitus Ulcers) in the Pelvis Area with Standard Musculocutaneous Flaps

Summary. This article provides our experience with 38 ischial pressure sores, 4 pressure sores on femur trochanter and 21 sacral pressure sores in 58 patients between 1997 and 2000. Prior flap history, defect size, flap success, the length of hospitalisation and complication rate were retrospectively reviewed (total of 80 flaps). 48 patients could be examined for the recurrence of the sore. 76% of these patients were paraplegic or quadriplegic. Average follow-up was 12 months (1–36 months). There were significant differences in the complication rates among the various flaps (glutaeus maximus, bizeps femoris, tensor fascia latae flap) used. The postoperative complication rate was 36% (29/80). The recurrence rate was 21% (12/48). 57 (98%) patients achieved complete healing. Our experience suggests that myocutan flap coverage and standardized postoperative care can led to a long term closure of pressure sores.

Key words: Decubital ulcers – Musculocutaneous flaps

Zusammenarbeit. Die Arbeit evaluiert die erzielten Ergebnisse in unserer Abteilung in der Behandlung von 63 Decubitalulcera bei 58 Patienten zwischen 1997 und 2000. Frühere Defektdeckungen, die Größe des Defektes, die Länge des stationären Aufenthaltes und die Komplikationsrate wurden für 80 Lappen evaluiert. 48 Patienten wurden nachuntersucht. 76% der Patienten waren Tetra- bzw. Paraplegiker. Der Nachuntersuchungszeitraum betrug 1 bis 36 Monate (Median: 12) postoperativ. Es fanden sich signifikante Unterschiede in der Komplikationsrate der unterschiedlichen Lappenarten. Die Komplikationsrate betrug 36% (29/80). Die Rezidivrate betrug 21% (12/48). Bei 57 Patienten (98%) konnte eine Ausheilung erreicht werden. Für den Behandlungserfolg mitentscheidend ist neben der operativen Maßnahme mit Defektdeckung durch einen belastungsfähigen Myocutanlappen die konsequente Nachbehandlung und die Pflege.

Schlüsselwörter: Decubitalulcera – Myocutanlappen

Intramedulläre Verfahren bei Kindern

Indikation zur intramedullären Stabilisierung von Schaftfrakturen im Kindesalter. Was ist gesichert, was ist Vermutung?

W. Schlickewei und R. Salm

Abteilung für Unfall- und Wiederherstellungschirurgie, Kindertraumatologie, Regionalverbund kirchlicher Krankenhäuser, St. Josefskrankenhaus, Hermann-Herder-Straße 1, 79104 Freiburg

Indications for Elastically Stable Intramedullary Nailing in Diaphyseal Long Bone Fractures in Children. What Is Standard, What Is Suspision?

Summary. For some 15 years the elastically stable medullary nailing (ESIN) has been used in fracture treatment in children. The group of Nancy (Prevot and colleagues) first described the procedure for shaft fractures in children. Now the method is the standard procedure for stabilisation of long bone diaphyseal and metaphyseal fractures. During recent years a number of papers have described good and excellent results with this method, especially for shaft fractures of femur and forearm. In some papers there are also methods for articular fractures in more demanding techniques presented. Also when we have no evidence-based studies, we can say from the experience out of the last years that the ESIN is a biological, minimally invasive fracture treatment to achieve a high level of reduction and stabilisation in fractures in children. The use of titanium nails leeds to a higher rate of flexural elasticity and so the titanium nails are more recommended for this method.

Key words: Elastically stable medullary nailing – Femur fractures in children – Titanium nails

Zusammenfassung. Seit über 15 Jahren ist die von Prevot und Mitarbeitern eingeführte Methode der elastisch-stabilen Markraumschienung in der Behandlung von Schaft- und Metaphysenfrakturen im Kindesalter etabliert. Heute kann sie als Standardverfahren für diese Verletzungen bezeichnet werden, auch wenn kaum nach evidence-based Kriterien erstellte Studien hierzu vorliegen. Eine Vielzahl klinischer Erfahrungsberichte belegt die Überlegenheit der Methode. Bei der Materialwahl ist Titannägeln aufgrund der höheren Elastizität und somit höheren Rückstellkraft bei der klinischen Anwendung der Vorzug zu geben. Die Indikationsstellung für die Methode bei gelenknahen bzw. bei Gelenkfrakturen ist dagegen anspruchsvoll und nicht in gleicher Weise zu empfehlen.

Schlüsselwörter. Elastisch-stabile Markraumschienung – Femurfrakturen im Kindesalter – Titannägel

Die intramedulläre Markraumschienung hat sich seit ihrer Einführung vor ca. 15 Jahren als ein Standardverfahren in der Versorgung von Frakturen im Kindesalter im Schaftbereich etabliert. Das Verfahren, das als Weiterentwicklung eines von Firica et al. (1977) beim Erwachsenen beschriebenen Konzepts anzusehen ist, wurde maßgeblich durch die Gruppe von Prevot und Metaizeau (1984) in Nancy vor etwa 20 Jahren propagiert und in die Klinik eingeführt.

Wenn man nun nach Kriterien der Evidence-based-medicine die Publikationen zum Thema durchsieht, muß man kritisch anmerken, daß keine Arbeit Ergebnisse in der Form publiziert, daß man die mitgeteilten Erfahrungsberichte als gesichert betrachten kann.

Auf der anderen Seite kann man die in hohem Maße in einer Vielzahl von Studien gewonnenen Erfahrungswerte heute als zumindest empirisch gesichert bezeichnen und somit auch das Verfahren als ein heute im Jahr 2001 etabliertes Standardverfahren bezeichnen.

Betrachtet man Operationsstatistiken zu Frakturen im Kindesalter zum Beispiel aus dem Jahre 1978 (Weber et al.), so sieht man, daß zu diesem Zeitpunkt nur ein Bruchteil der Frakturen im Bereich des wachsenden Skeletts, so zum Beispiel am Oberschenkel, operativ versorgt wurden.

Schon 10 Jahre später wurden im Patientengut der Unfallabteilung der Universitätsklinik Freiburg zwei Drittel der Verletzungen am kindlichen Femur operativ behandelt (Kuner et al., 1993). Im zurückliegenden Jahr 2000 wurden alle in der Unfallabteilung des Regionalverbundes kirchlicher Krankenhäuser in Freiburg behandelten Femurfrakturen bei Kindern über drei Jahren operativ versorgt. Nicht zuletzt das zu diskutierende Operationsverfahren ist maßgeblich an dieser Verschiebung des Behandlungskonzeptes kindlicher Schaftfrakturen beteiligt.

Bei der Betrachtung der Wertigkeit des Verfahrens sind verschiedene Blickwinkel zu sehen:

- Das wachsende Skelett
- die chirurgische Indikation
- die Implantatwahl

Darüber hinaus sind Alter, Lokalisation, Umfeld, aber auch die Infrastruktur eines Krankenhauses für die Therapiewahl, nicht zuletzt auch für die Entscheidung zur intramedullären Markraumschienung, von entscheidender Bedeutung.

Bei der Situation des wachsenden Skeletts ist die Wachstumsfuge, die Knochenheilung, vor allen Dingen die periostale Knochenheilung im Kindesalter sowie die Korrekturmöglichkeiten und die Funktion, und hier vor allem die Tatsache, daß eine vorübergehende Ruhigstellung einer Extremität im Kindesalter nur selten zu einer längeren Funktionseinschränkung führt, mit zu berücksichtigen.

Das Verfahren der intramedullären Markraumschienung beachtet und respektiert in hohem Maße die Besonderheiten des wachsenden Skeletts: Die Möglichkeit, die Implantate im metaphysären Bereich und somit nicht durch die Wachstumsfuge einzubringen, erübrigt die Diskussion über eine mögliche Wachstumsfugenschädigung durch das Implantat.

Die intramedulläre Markraumschienung basiert auf dem Prinzip der übungsstabilen 3-Punkt-Abstützung mit Abstützpunkten im Bereich der Eintrittsstelle, der Gegenkortikalis im Bereich der Frakturhöhe sowie der Kortikalis auf der Seite des Nageleintritts, fern der Eintrittsstelle des intramedullären Kraftträgers (näheres zu diesen biomechanischen Überlegungen siehe Dietz, 1997).

Bei genauerer Betrachtung dieser biomechanischen Überlegung sind aber auch diese Schritte in der Literatur stets als gegeben dargestellt und in einem streng-analytischen biomechanischen Modell bis heute nicht sicher überprüft.

Die Implantatwahl und -entscheidung für einen intramedullären Kraftträger erfordert verschiedene Punkte zu berücksichtigen:

- den Eintrittspunkt
- die Frage Aufbohren/Nicht-Aufbohren
- die Materialwahl (Stahl/Titan)
- weitere technische Optionen

Bei dem Verfahren der intramedullären Schienung ist der Eintrittspunkt bereits angesprochen (im metaphysären Bereich). Die Frage „Aufbohren oder Nicht-Aufbohren" erübrigt sich bei dieser intramedullären Technik. Der Durchmesser des Implantats wird aufgrund rein empirischer

Erfahrungen, die maßgeblich durch die Operationstechnik bestimmt sind, auf ein Drittel der Markhöhle beschränkt, so daß ein Aufbohren nicht zu diskutieren ist. Lediglich die Vorbiegung (Vorspannung) des Nagels hat für die Rückstellrate und die elastische Verspannung eine entscheidende Bedeutung. Deswegen ist die Materialwahl zunehmend in die Diskussion gekommen. Heute liegen gesicherte Erkenntnisse dafür vor, daß durch Wahl eines Titanimplantates die Rückstellkraft und somit die elastische Verformung des Nagels in höherem Maße genutzt werden kann, so daß aufgrund dieser Überlegungen die Wahl eines Titan-Implantates bevorzugt werden sollte.

Darüber hinaus wurden in Zusammenarbeit mit dem Forschungsinstitut der Arbeitsgemeinschaft für Osteosynthesefragen in Davos (Baumgart, 1999) Überlegungen angestellt, die Stabilisierung durch einen intramedullären Implantatträger von biomechanischer Seite näher zu analysieren. Die genaue Betrachtung der Methode zeigt, daß eine hohe Zahl von Variablen bei biomechanischen Untersuchungen zu berücksichtigen ist, so daß ein sicheres Untersuchungsmodell bis heute nicht gefunden werden konnte (TK paed AOI, 2000).

Als gesichert muß auch angesehen werden, daß, abhängig von der Lokalisation, unterschiedliche technische Optionen erforderlich sind, insbesondere, daß technische Probleme am Unterschenkel bei Versorgung von Unterschenkelschaftfrakturen eher auftreten, so daß in dieser Lokalisation die Anwendung kritisch überprüft und indiziert werden muß.

Heute kann das Verfahren im Bereich der Schaftfrakturen von Oberschenkel und Unterarm als ein sicheres komplikationsarmes Verfahren angesehen werden (Dietz et al., 2000).

Grenzindikationen, wie die Versorgung suprakondylärer Frakturen (somit Frakturen im Gelenkbereich) und auch die Versorgung von dislozierten Radiusköpfchenfrakturen sind zumindest als technisch anspruchsvoll und somit bislang nicht als Standardverfahren zu bezeichnen.

Darüber hinaus sollte bei der Indikationsstellung das Umfeld sowie die Infrastruktur und die operative Erfahrung mit der Methode stets mitberücksichtigt werden.

Zur Alterswahl gibt es Beobachtungen von Parsch (2000), daß bei der Indikationsstellung im Alter unter 3 Jahren am Femurschaft eine Wachstumsbeeinflussung auch durch das Implantat möglich ist. Es handelt sich hierbei um Hinweise, die in den nächsten Jahren im Rahmen einer prospektiven Verlaufskontrolle zu überprüfen sind.

Zusammenfassend kann gesagt werden, daß, auch wenn evidence-based-gesicherte Untersuchungen nicht vorliegen, das Verfahren der intramedullären Markraumschienung als ein sicheres, komplikationarmes Verfahren bei Indikationsstellung am Oberschenkel und Unterarm bezeichnet werden kann. Ein erhöhter Anspruch ist bei speziellen Indikationen (Unterschenkel) im Schaftbereich zu sehen. Darüber hinaus haben Titan-Implantate eine höhere Elastizität und verbessern somit das Prinzip der elastischen Markraumschienung.

Auf der anderen Seite ist anzunehmen, daß die vermeintliche Einfachheit der Operationsmethode zu einer überzogenen Indikationsstellung führen kann. Dies führt nicht nur zu einer Ausdehnung der Indikationen und Anwendungen auch bei Grenzindikationen, sondern auch zu einer monomanen Implantatwahl.

Somit kann festgehalten werden und als gesichertes Konzept angesehen werden, daß konservative Versorgungsprinzipien (Extensionen, Weber-Tisch), vor allem bei Kindern im Kindergartenalter und Schulalter, nicht mehr als indiziert angesehen werden können. Operative Verfahren haben hier ihren Vorteil bewiesen. Dennoch sollte aber auch die standardisierte Anwendung der intramedullären Markraumschienung stets kritisch überprüft und mit konkurrierenden Verfahren (Fixateur extern, in Sonderfällen auch mit Plattenosteosynthesen) verglichen werden.

Literatur

Baumgart F (2000) Persönliche Mitteilung

Dietz HG, Schmittenbecher PP, Illing P (1997) Intramedulläre Osteosynthese im Wachstumsalter. Urban und Schwarzenberg, München

Dietz HG, Joppich I, Marzi I, Parsch K, Schlickewei W, Schmittenbecher PP (2000) Die Behandlung der Femurfraktur im Kindesalter. Konsensuspapier der Sektion Kindertraumatologie der DGU, im Druck
Firica A, Troinanescu O (1977) Osteosynthese du femur a clous secants. Lyon Chir 73:385–386
Kuner EH, Schlickewei W, Großmann U (1989) Die Plattenosteosynthese bei der Femurschaftfraktur des Kindes. Z Unfallchir Versicherungsmed 82:243–251
Metaizeau JP, Ligier JN (1984) Le traitement chirurgical des fractures des os longes chez l'enfant. Chir 121:527–537
Parsch K (2000) Persönliche Mitteilung
TK paed AO (2000) Persönliche Mitteilung technische Kommission Kinderimplantate der Internationalen Arbeitsgemeinschaft für Osteosynthesefragen
Weber BG, Brunner C, Freuler F (1978) Die Frakturbehandlung bei Kindern und Jugendlichen. Springer, Berlin

Komplikationen und Fehler bei der Anwendung intramedullärer Stabilisierungsverfahren bei Schaftfrakturen im Kindesalter

P. P. Schmittenbecher

Kinderchirurgische Klinik, Klinik St. Hedwig, Steinmetzstraße 1–3, 93049 Regensburg

Complications and Mistakes in Intramedullary Nailing of Children's Shaft Fractures

Summary. Elastic stable intramedullary nailing (ESIN) is well established for stabilizing pediatric diaphyseal fractures. Indications are all femur shaft and instable diaphyseal forearm fractures, selected instable lower leg and malaligned humerus fractures. Intraoperative problems (6.5%) include the need for open reduction, cortical perforation by a nail tip and bursting of a third fragment. Postoperative problems (6.4%) are mainly induced by skin irritation at the place of implantation. Complications (8.4%) result from wrong indication with subsequent malalignement and instability. Re-fractures are seldom seen. Typical iatrogenic nerve injuries (superficial radial nerve) need technical variation. Prevention of most complications and mistakes requires the exact consideration of guidelines for indication and technique even in a supposed easy procedure.

Key words: Fracture – Children – Elastic stable intramedullary nailing (ESIN) – Complication

Zusammenfassung. Die elastisch-stabile intramedulläre Nagelung (ESIN) hat sich bei Schaftfrakturen des Kindes bewährt. Indikationen sind Femur-, instabile Unterarm-, seltener instabile Unterschenkel- und Humerusfrakturen. Intraoperative Probleme (6,5%) umfassen die offene Reposition, das Ausbrechen Fraktur-naher Fragmente und die Kortex-Perforation mit der Schienenspitze. Postoperative Probleme (6,4%) sind durch Hautirritationen an der Implantationsstelle bedingt. Komplikationen (8,4%) folgen falschen Indikationen mit Achsenfehlern und Instabilität. Refrakturen sind selten. Iatrogene Nervenläsionen (R. superfic. n. rad.) müssen durch technische Variationen umgangen werden. Fehler und Komplikationen sind durch exakte Indikationsstellung und die Beachtung der Implantationsprinzipien gerade bei der eher einfachen Technik vermeidbar.

Schlüsselwörter: Fraktur – Kinder – Elastisch-stabile intramedulläre Nagelung (ESIN) – Komplikation

Die elastisch-stabile intramedulläre Schienung (ESIN) stellt heute für die diaphysären Frakturen des Kindesalters die Methode der ersten Wahl dar. Dabei ist zu fordern, daß die Implantation korrekt als übungsstabile und früh belastungsstabile gegenläufige Drei-Punkt-Abstützung mit dynamischer Verspannung erfolgt, und nicht als intramedulläre Auffädelung der beiden Fragmente verstanden wird. Es erscheint sinnvoll, Komplikationen der Methode an einem großen Kollektiv zu evaluieren und das Verfahren einer Problemanalyse zu unterziehen.

Patientenkollektiv: In den Jahren 1990–1998 wurden an den kinderchirurgischen Kliniken Bern, Graz, München und Regensburg 937 Frakturen intramedullär versorgt und bezüglich Problemen und Komplikationen analysiert. Es handelte sich um 111 Oberarm-, 300 Unterarm-, 405 Oberschenkel- und 119 Unterschenkelbrüche.

Intraoperative Probleme:
5,4% offene Reposition
0,6% Schienenperforation
0,4% Fragment ausgeschlagen

5,4% der Frakturen wurden offen reponiert. Da die ESIN grundsätzlich als geschlossenes Verfahren gilt, soll dies der Hinweis auf einen geringen Anteil von Verletzungen sein, die sich nicht geschlossen stabilisieren lassen und über einen direkten Zugang zur Fraktur geschient werden müssen. Bei 6 Schienungen des Oberschenkels (0,6%) perforierte proximal die mediale Schiene durch unzureichende Beachtung der Anteversion des Schenkelhalses. Das führt nicht zwangsläufig zur Instabilität, kann jedoch durch den unterschiedlichen Spannungsbogen der beiden Schienen einen Achsenfehler (meist Valgus durch die besser verspannte laterale Schiene) fixieren. Bei 4 Kindern (0,4%) wurde am Unterarm durch Vortreiben der Schiene mit dem Hammer ein Fraktur-nahes Fragment des distalen Radius ausgeschlagen. Anschließend konnte das distale Radiusfragment nur unzureichend geführt und retiniert werden. Am Unterarm können die Schienen fast immer von Hand vorgeschoben werden. Bei einem erheblichen Widerstand ist die suboptimale Ausrichtung der Schienenspitze zu erwägen. Hat sich diese zur Kortikalis hin gewandt, führt der Einsatz des Hammers zum oben skizzierten Problem.

Postoperative Probleme:
6,4% Weichteilirritationen, davon 5,8% kutan

Postoperativ stehen kutane Reizungen, Serome, Hämatome, Wundinfekte und drohende sowie stattgehabte Perforationen an den Schienenenden im Vordergrund. Sie sind immer Folge einer unzureichenden Bedeckung der scharf abgeschnittenen Schienenenden mit Kunststoffschutzkappen, und können bei der konsequenten Nutzung dieser Kappen vermieden werden. Bei der aszendierenden Femurschienung ist an die ausreichende subkutane Faszienspaltung zu denken, damit es bei der Mobilisation nicht zu Gelenkergüssen und Bewegungsblockaden kommt.

Komplikationen:
3,8% Achsenfehler >10 Grad
2,9% Instabilität/Schienenlockerung
1,4% Nervenirritationen

Achsenfehler (n = 36) und verbleibende Instabilitäten (n = 27) beruhen auf falschen Indikationen und technischen Fehlern. Diaphysäre Stückbrüche, bei denen die Hauptfragmente keine ausreichende Kontaktfläche haben, sowie Spiralfrakturen, bei denen die ESIN die Länge des Knochens nicht sicher fixieren kann, können nicht suffizient mit der ESIN (alleine) versorgt werden. Hier ist der Fixateur alternativ (oder ergänzend) zu erwägen. Frakturen am diametaphysären Übergang (v.a. des distalen Radius und des distalen Femur) stellen keine ideale Indikation für die ESIN dar. Die Aufspannung der Schienen auf Frakturhöhe ist unmöglich. Die Femurmetaphyse kann bei guter Divergenz der beiden Schienen durch die Verspreizung der Implantate gefaßt werden, dies ist jedoch oft schwierig und läßt dann keine ausreichende Retention erzielen. Am diametaphysären Radius ist der kurze Weg der einen radialen Schiene im distalen Fragment zur

Fragmentretention unzureichend, alternativ stehen Kirschnerdrahtfixation oder in Ausnahmen der Fixateur zur Verfügung. Von der deszendierenden Schienung des Radius ist wegen der Gefährdung des R. profundus n. radialis am proximalen Radius abzuraten.

Mehrfach umeinandergewundene Schienen haben keine dynamische Verspannung, zu dünne Schienen erlauben sekundäre Achsenfehler, asymmetrisch implantierte Schienen fixieren Varus-/Valgusfehler.

13 Nervenläsionen betrafen 9× den Ramus superficialis nervi radialis sowie je einmal den proximalen N. radialis, den R. profundus nervi radialis, den N. Ulnaris und den N. peroneus. Alle Funktionsstörungen bildeten sich (einmal nach Revision und Nerven-Anastomose) vollständig zurück. Die Irritation des oberflächlichen Radialisastes bei der lateralen Implantation der radialen Schiene ist zu vermeiden, indem man den Radius von dorso-ulnar (Zugang im Dreieck zwischen den Sehnen des M. extensor pollicis longus, des M. extensor carpi radialis brevis und des M. extensor indicis unter Schonung des radio-ulnaren Gelenkes) schient, was zusätzlich einen C-förmigen anstatt des sonst S-förmigen Schienenverlaufes im Radius bedingt und die Aufspannung der Membrana interossea im distalen Bereich optimieren kann.

Komplikationen im Heilungsverlauf der Fraktur:
0,6% verzögerte Heilung, 0,3% Pseudarthrosen
0,2% Osteomyelitiden
0,5% Re-Frakturen
1% Korrektureingriffe

Relevante Störungen der knöchernen Heilung oder Osteomyelitiden sind nur von kasuistischer Bedeutung. Die beobachteten Re-Frakturen betrafen 3× den Unterarm und 2× den Femur. Korrektureingriffe wurden nach Achsenfehlheilungen und instabilen Fixationen erforderlich, deren Problematik (Indikations- und technische Fehler) oben diskutiert wurde.

Prävention: Wichtigste Maßnahmen der Komplikationsprävention sind die korrekte Indikationsstellung (Methode nicht überfordern) und die optimale technische Durchführung. Bei adäquater Nagelstärke müssen die Schienen symmetrisch verspannt sein. Am distalen Femur ist die Fasziensspaltung wichtig. Der proximale Femur muß axial durchleuchtet werden, um eine dorsale Schienenperforation zu erkennen. Der Hammer ist v. a. am Unterarm entbehrlich. Die Bedeckung der Schienenenden mit Schutzkappen verhindert Hautirritationen. Der dorso-ulnare Zugang zum distalen Radius schont den oberflächlichen Radialisast und verhindert die passageren Sensibilitätsstörungen des Daumens.

Literatur

1. Dietz H-G, Schmittenbecher PP, Illing P (1997) Intramedulläre Osteosynthese im Wachstumsalter. Urban & Schwarzenberg, München
2. Lascombes P, Prevot J, Poncelet T, Ligier JN, Blanquart D (1988) Les complications de l'embrochage élastique stable dans le traitement des fractures du fémur de l'enfant. Rev Chir Orthop, 74 Suppl II: 293–296
3. Cullen MC, Roy DR, Giza E, Crawford AH (1998) Complications of intramedullary fixation of pediatric forearm fractures. J Pediatr Orthop 18: 14–21
4. Lascombes P, Prevot J, Ligier JN, Metaizeau JP, Poncelet T (1990) Elastic stable intramedullary nailing in forearm shaft fractures in children: 85 cases. J Pediatr Orthop 10: 167–171
5. Parsch K (1997) Modern trends in internal fixation of femoral shaft fractures in children. A critical review. J Pediatr Orthop B 6: 117–125
6. Linhart WE, Roposch A (1999) Elastic stable intramedullary nailing for unstable femoral fractures in children: preliminary results of a new method. J Trauma 47: 372–378

Gefäßchirurgie

Gefäßmißbildungen

Was ist ein Hämangiom, was ist eine Malformation? Zur Differentialdiagnose vaskulärer Tumoren

M. Hundeiker

Fachklinik Hornheide, Dorbaumstraße 300, 48157 Münster

What is a Hemangioma, What is a Malformation? Differential Diagnosis of Vascular Tumors

Summary. Systematic and diagnostic classification is important with regard to a carefully directed therapy. Difficulties emerge from the necessary combination of different categories (e.g. location, morphology, etiology). A major consideration is the difference between dilatation (ectasia) and proliferation. We have to distinguish between connatal teleangiectatic nevi (deficient neurovasal transfer), tardive angiectatic nevi (deficient capillary walls) acquired vascular damages, angiokeratotic nevi, lymphectatic nevi, angiomas (primary vascular proliferation), glomangiomas, and malignant vascular tumors.

Key words: Angioma – Angiectasia – Classification – Diagnosis

Zusammenfassung. Richtige systematische und diagnostische Einordnung ist Grundlage zielgerichteter Therapie. Schwierig ist, daß zugleich nach verschiedenen Kategorien geordnet werden muß: Lokalisation, befallener Teil des Gefäßsystems, Art der Veränderung, zugrundeliegende Schäden, Ursachen. Kernpunkt ist die Unterscheidung bloßer Erweiterung (Ektasie) von echter Wucherung (Proliferation). Wichtigste Gruppen sind: Teleangiektatische Naevi (gestörte neurovasale Übertragung), tardive angiektatische Naevi (Gefäßwandfehlbildung), erworbene Ektasien (z.B. Solarschäden), angiokeratotische Naevi, Angiome, Glomangiome und maligne vaskuläre Tumoren.

Schlüsselwörter: Angiom – Angiektasie – Systematik – Diagnostik

Die praktische Bedeutung einer brauchbaren Systematik der Fehl- und Neubildungen des Gefäßsystems der Haut wird deutlich in der Fülle immer neuer Versuche, mehr oder weniger neue Klassifikationen dieses Gebietes zu erstellen und durchzusetzen [4, 8, 11, 12, 14]. Jede solche Klassifikation kann nur eine zweckgerichtete Abstraktion aus verschiedensten biologischen und morphologischen Aspekten sein. Haupthindernis für eine in jeder Hinsicht brauchbare Systematik ist die „Mehrdimensionalität" dieser Aspekte [9]. Deren wichtigste sind:

1. Betroffener Teil des Gefäßsystems (z. B. große oder periphere Arterien, AV-Anastomosen, Kapillaren, Venen, Lymphgefäße, kombinierte Fehlbildungen) und Lokalisation.

2. Art der Veränderungen (Weitstellung, Wandveränderung, Wucherung von Gefäßwandelementen).
3. Zugrundeliegende Schäden (Innervationsausfall oder Rezeptordefekt in der neurovasalen Übertragung, unvollständige Entwicklung oder sekundärer Verlust von Gefäßwandstrukturen, gestörte Wachstumsregulation).
4. Ursachen dieser Schäden (z.B. hereditärer Gendefekt, zufällige Fehlbildung, erworbener Schaden, induziertes Tumorwachstum).

Die Komplexität der Systematik soll im folgenden an einigen Beispielen verdeutlicht werden: Wenn in der immer noch gelegentlich propagierten Klassifikation von Mulliken [12] Naevi flammei (Regulationsstörungen der Kapillarweite) mit capillären Mißbildungen (das könnte z.B. ein Morbus-Rendun-Osler sein) und cavernöse Angiome (das sind späte persistierende Differenzierungsstadien echter Angiome) mit venösen Mißbildungen (wie z.B. der genuinen diffusen Phlebektasie Bockenheimer) durcheinandergebracht werden, kann das durchaus zu folgenreichen Fehlbehandlungen führen. Orientiert man sich mehr an den befallenen Gefäßabschnitten, wie in der „Hamburger Klassifikation" [11], wird das besonders gut den Bedürfnissen gefäßchirurgischer Planung gerecht,- Umständlichkeiten ergeben sich aber bei komplexen Syndromen, so daß die angestrebte Vermeidung der tradierten Eponyme nicht gelingt. Daraus resultieren Bezeichnungen wie „angeborenes osteo-dystrophisches und angio-dysplastisches Syndrom vom Klippel-Trénaunay-Typ". Im eigenen Material entsprechen aber z.B. mehr als zwei Drittel der mit Naevi flammei assoziierten komplexen Fehlbildungen in „klassischer" Ausprägung schon allein zwei „Syndromen" (Klippel-Trénaunay und Sturge-Weber). Deshalb erscheint für solche Fälle das Beibehalten der „alten" Eponyme praktikabler [9]. Noch schwieriger wird die Umschreibung, wenn neben komplexen Entwicklungsstörungen auch die genetischen Ursachen mit einzubeziehen sind wie z.B. beim v. Hippel-Lindau-Syndrom [7].

Derart komplexe Fehlbildungen sind zwar therapeutisch und diagnostisch schwieriger, aber nicht häufig im Vergleich zu z.B. alleinigen Naevi flammei (im eigenen Material 81:1714). Dies Verhältnis dürfte in Wirklichkeit extremer sein, da viele teleangiektatische Naevi an aesthetisch nicht relevanten Stellen nicht beachtet und behandelt werden. Ähnlich ist die Situation bei Angiomen: neben 4679 hier behandelten capillären Haemangiomen (die wegen ihrer Wachstumsdynamik und Behandlungs-Notwendigkeit zwar oft verspätet, aber fast immer zur Untersuchung kommen) sind nur 143 Patienten mit tardiven („senilen") Angiomen erfaßt: Diese sind zwar in Wirklichkeit viel häufiger [6], sie bleiben aber wegen ihres limitierten Wachstums und ihrer prognostischen Belanglosigkeit meist unbeachtet. Die „Klinikinzidenz" bestimmter Diagnosen spiegelt also keineswegs deren wirkliche Häufigkeit.

Das gemeinsame Auftreten verschiedenartiger Funktions- und Entwicklungsstörungen sowie Tumoren des Gefäßsystems bei gleichen Patienten ist lange aus vielen Einzelbeobachtungen bekannt [9, 16]. In letzter Zeit ist aber darüber hinaus familiäre Häufung verschiedenartiger vasculärer Störungen beobachtet worden [2, 5]. Deshalb muß die Möglichkeit diskutiert werden, daß eine genetisch vorgegebene Entwicklungslabilität bestimmter Gewebsstrukturen auch sporadisch beobachteten Kombinationssyndromen zugrunde liegen kann.

Die darstellte Kompliziertheit der Verhältnisse macht deutlich, daß kein Klassifizierungsversuch allen Interessen gerecht werden kann, daß aber immer neben lokalisatorischen Aspekten auch morphologische und aetiopathogenetische berücksichtigt werden müssen [9, 15, 16]. Die Therapiemöglichkeiten haben sich in den beiden vergangenen Jahrzehnten erheblich erweitert. Ihre gezielte zweckentsprechende Nutzung setzt richtige Befundeinordnung voraus[1, 10, 11, 13]. Beginnen muß das -oft schwieriger, als nicht histologisch geübte Operateure vermuten- mit der klaren Unterscheidung bloßer Erweiterung (Ektasie) von echter Wucherung (Neoplasie) der Gefäße (Abb. 1).

Im folgenden sind auf der Grundlage der ursprünglich von U. W. Schnyder entwickelten, entsprechend neueren Ergebnissen immer wieder korrigierten und aktualisierten Systematik die Hauptgruppen vaskulärer Fehl- und Neubildungen kurz zusammengestellt.

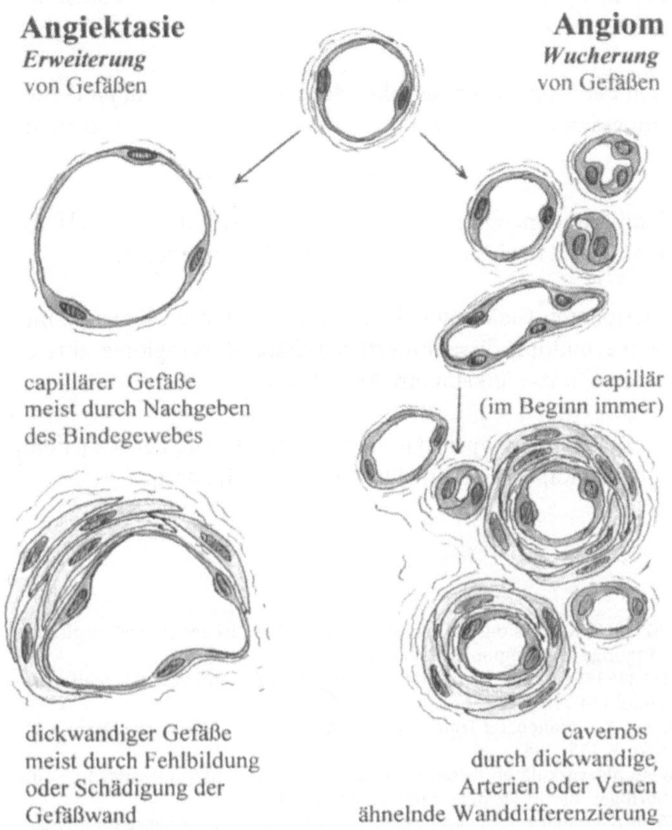

Abb. 1. Prinzipien der Unterscheidung von Fehl- und Neubildungen der Gefäße

Connatale teleangiektatische Naevi: Z.B. Farbwechsel, Cutis marmorata, Naevi teleangiectatici mediales und laterales.

Kombinationssyndrome mit Naevi teleangiectatici laterales: V. Hippel-Lindau, Sturge-Weber-Krabbe, Klippel-Trénaunay, F.P. Weber, Bonnet-Déchaume-Blanc, Bregeat, Wyborn-Mason, Roberts, Beckwith-Wiedemann, Coat, Rubinstein, TAR, Coob, Proteus.

Erworbene teleangiektatische „Naevi“: Fegeler-Syndrom.

Tardive angiektatische Naevi und Kombinationssyndrome: Z.B Naevus araneus, Teleangiectasia hereditaria haemorrhagica Rendu-Osler, Angiectasia serpiginosa, Angiectasia racemosa (Rankenektasie, Mafucci-Syndrom, Blue rubberbleb-nevus, diffuse genuine Phlebektasie Bockenheimer.

Angiokeratotische Naevi und Kombinationssyndrome: Z.B Angiokeratoma akroasphycticum digitorum Mibelli, Angiokeratoma punctiforme scrotis s. vulvae Fordyce, Angiokeratoma circumscriptum localisatum, sog. Angioma verrucosum, Angiokeratoma circumscriptum naeviforme Fabry, Kombinationen aus Angiokeratoma circumscriptum naeviforme, Naevus flammeus und tiefen Gefäßfehlbildungen, Angiokeratoma corporis diffusum ohne Stoffwechselstörung, Angiokeratoma corporis diffusum Anderson-Fabry.

Lymphangiokeratotische Naevi (sog. Lymphangiome): Z.B Lymphangiokeratoma circumscriptum naeviforme, Hygroma cysticum.

Erworbene Ektasien: Pasini-Ektasien der Lippen, Venous lakes Bean, cirsoides Aneurysma Bieberstein-Jessner, Varizen bei Stauungssyndromen, Pseudo-Lymphangiokeratome bei Lymphoedem.

Angiomatöse Neubildungen: Z.B Capilläre Hämangiome des Säuglingsalters, multiloculäre Hämangiomatose, progressive multiple Angiome Darier, arterielle und venöse Cavernome.

Tumoren der Glomusorgane und peripheren Gefäßwandelemente: Z.B Solitäre Glomangiome, multiple systematisierte Glomangiome, multiple disseminierte familiäre Glomangiome, akraler arteriovenöser Tumor Carapeto Garcia-Perez-Winkelmann, Angioleiomyom.

Maligne cutane vasculäre Tumoren: Z.B Hämangiopericytom, solitäres Hämangioendotheliom, multizentrisches Kopfhaut-Endotheliom, Kaposi-Sarkom, Stewart-Treves-Syndrom.

Literatur

1. Bassukas ID, Abuzahra F, Hundeiker M (2000) Regressionsphase als therapeutisches Ziel der kryochirurgischen Behandlung wachsender kapillärer Säuglings-Hämangiome. Hautarzt 51:231-238
2. Blei F, Walter J, Orlow SJ, Marchuk DA (1998) Familial segregation of hemangiomas and vascular malformations as an autosomal trait. Arch Dermtol 134:718-722
3. Brinkmann A, Traupe H (1999) Vaskuläre Anomalien. In: Traupe H, Hamm H (Hrsg): Pädiatrische Dermatologie. Springer: Berlin-Heidelberg-New York, 135-144
4. Cremer H (1999) Klassifikation der benignen vaskulären Tumoren des Gefäßendothels im Kindesalter. In: Kautz G, Cremer H (Hrsg): Hämangiome. Springer: Berlin-Heidelberg-New York 13-40
5. Garzon MC, Enjolras O, Frieden IJ (2000) Vascular tumors and vascular malformations: Evidence for an association. J Amer Acad Dermatol 42:275-279
6. Goldann G, Smolin T, Lippold A, Hundeiker M (1992) Tardive (senile) Angiome. Z Hautkr 67:718-720
7. Hauschild S, Feddersen A, Frahm C, Kreft B, Wallner SJ, Steinhoff J (1995) Das von Hippel-Lindau-Syndrom. Dtsch Med Wschr 120:970-974
8. Hundeiker M (1979) Fehl- und Neubildungen der Blut- und Lymphgefäße. In: Doerr W, Seifert G, Uehlinger E (Hrsg): Spezielle pathologische Anatomie, Bd 7, 2. Aufl, T2. Springer: Berlin-Heidelberg-New York 311-350
9. Hundeiker M, Orlinska K, Systematik der angiektatischen Nävi. In: Hohenleutner U, Landthaler M (Hrsg): Operative Dermatologie im Kindes- und Jugendalter. Blackwell: Berlin-Wien S 95-101
10. Kautz G, Weinhofer F, Bahmer FA (1999) Diagnostische Möglichkeiten bei Hämangiomen. In: Kautz G, Cremer H (Hrsg): Hämangiome. Springer: Berlin-Heidelberg-New York 41-53
11. Loose DA (1997) Systematik, radiologische Diagnostik und Therapie vaskulärer Fehlbildungen. In: Hohenleutner U, Landthaler M (Hrsg): Operative Dermatologie im Kindes- und Jugendalter. Blackwell: Berlin-Wien 79-94
12. Mulliken JB, Glowacki J (1982) Hemangiomas and vascular malformations in infants and children: a classification based on endothelial characteristics. Plast Reconstr Surg 69:412-420
13. Poetke M, Philipp C, Berlien H-P (2001) Die Behandlung von Hämangiomen im Säuglings- und Kindesalter mit dem blitzlampengepumpten Farbstofflllaser. Hautarzt 52:120-127
14. Requena L, Sangueza OP (1997) Cutaneous vascular anomalies. Part I. Hamartomas, malformations and dilatations of preexisting vessels. J Am Acad Dermatol 37:523-549
15. Requena L, Sangueza OP (1998) Cutaneous vascular proliferations. Part III. Malignant neoplasms with significant vascular component, and disorders erroneously considered as vascular neoplasms. J Am Acad Dermatol 38:143-175
16. Rupprecht R, Hundeiker M (1997) Cutis marmorata teleangiectatica congenita. Hautarzt 48: 21-25

Endoscopic Thoracic Sympathectomy in the Treatment of Functional Microangiopathy of the Upper Limb

F. Cicconetti, S. Brun, C. Paparelli, M. Campagnol und A. Cavallaro

Department of Surgery "P. Valdoni", University "La Sapienza", Viale del Policlinico, 155, 00161 Rome, Italy

The current knowledge about the distribution of sympathetic fibers to the upper limb may be synthethized as it follows.

Pregangliar fibers havie their origin in the spinal cord at the level of the metameres T2–T10 and, through the anterior spinal roots, they reach the corresponding ganglia; then they run upward along the sympathetic chain and find synapsis in the stellate ganglion (resulting from the cohalescence of the lower cervical and the upper thoracic ganglia).

In about 10% of cases (Ray et al 1943) pregangliar fibers may have their origin at the level of the metamere T1 and go to the first thoracic ganglion; the same ramus comunicans harbours the preganglíar fibers for the eye, which find their synaptic connection within the first cervical ganglion.

Frequently, post-gangliar fibers may run from the second, third and fourth thoracic ganglion and reach the brachial plexus independently from the stellate ganglion (so called, respectively, nerves of Kirghis, of Kuntz, of Kauffman).

Cannon (1939) postulated that the best type of autonomic denervation of the upper limb is achieved through a preganglíar sympathectomy, as the disconnection of the terminal organ (in our case, the smooth muscle cell or the sweat gland) from the efferent neuron implies an increased sensitivity to humoral stimulating agents.

On the other side, whatever the kind of operation, Bernard Horner syndrome must be avoided.

It is clear, on the above premises, that the better autonomic denervation of the upper limb may derive from the resection of the second, third and fourth thoracic ganglia and as well of the part of the first ganglion distal to the inlet of the first ramus comunicans (so called "tail" of the stellate ganglion); in this way:

- the preganglíar denervation is at least of 90%, similar to that achievable through the section of rami comunicantes 2–10
- post-gangliar denervation of a certain, non foreseeable degree, is caused by the interruption of the synaptic connections from which have origin the nerves of Kirghis, of Kuntz, of Kauffman.

  The operation, especially at its upper boundaries, should be performed strictly avoiding the use of cautery, to prevent any indirect damage to the first ramus comunicans.

  Thoracic sympathectomy, in the course of years, has been performed through several types of approaches:

- posterior (Adson and Brown, 1929; Smithwick, 1940)
- supraclavicular (Gask and Ross, 1934; Telford, 1935)
- transthoracic, anterior, extrapleuric (Henry, 1958)
- transthoracic, anterior, transpleuric (Goetz and Marr, 1944; Palumbo, 1956)
- transaxillary, transpleuric (Atkins, 1949)

  Endoscopic sympathectomy was pioneered by Kux (1978) and it became popular in 1990 (Byrne et al., Guerin et al., Lin).

As in other fields of endoscopic surgery, continuing proposition of technical variants is taking place year after year, in order to furtherly minimize the access and as well to allow one stage bilateral procedures (De Haan et al., 2001)

Our experience, in the pre-endoscopic area, relies on a series of patients operated on according to Atkins' method. This procedure has the advantage of a requiring a small incision in an area which will be usually covered by hair and implies a reduced trauma; the disadvantages are a critical light on ganglia T3 and T4 and as well the risk of damaging the long thoracic nerve which must be carefully protected.

In fact we were extremely restrictive in suggesting surgical treatment for functional microangiopathy of the upper limb, due to the common observation that long-term results, in spite of the frequently amazing immediate effects of sympathectomy, are in general poor. In the years 80 and 90, further reasons to reduce the indications to thoracic sympatectomy were:

- progress in knowledge, with increasing capability to define the initial cause of the vascular impairment
- progress in diagnostic tools and technologies, revealing the role of thoracic outlet compression or of organic vascular lesions
- availability of effective drugs
- better life quality allowing the possibility of avoiding dangerous stimuli or of changing lifestyle

As well psychotherapy is acknowledged to be effective in cases of circulatory disturbance or hyperhidrosis in which emotional stimuli clearly play a significant role.

On a whole, less than 10% of the outpatients studied by us for functional microangiopathy of the hand were successively treated by thoracic sympathectomy.

In this group, we observed that the deterioration of the results during extended follow-up was typical of women. In a short series of male patients (Cavallaro et al. 1986) consecutively operated on with a follow-up of more than 10 years, the result was very good in nine and good in three. Unfortunately, most patients complaining of functional microangiopathy of the hand and/or hyperhidrosis are female.

In 1995, attracted by the gratifying results reported in the literature, we decided to try the endoscopic procedure, feeling that new impulse could be justified for the surgical treatment of functional microangiopathy of the hand, and decided to start a trial, in bilateral cases, submitting one side to Atkins' procedure and the contralateral to endoscopic sympathectomy: in both instances the segment of sympathetic chain including the tail of the stellate ganglion down to the fourth thoracic ganglion was resected and harvested for microscopy.

We don't agree with laser treatment for two reasons:

- doubt about the extent of damage really obtained by laser contact
- from the medicolegal point of view we consider it necessary to have the proof of the treatment performed, moreover on account of the possibility of disappointing results.

The trial was stopped after three patients, because it was quite evident that they accepted more favourably the endoscopic treatment, being the immediate and early results identical.

Up to now 20 limbs of 14 patients (male 3, female 11, mean age 32 years, current follow-up 15–71 months) have been submitted to endoscopic thoracic sympathectomy. The operation was performed with the patient in the thoracotomic position [18] or in the hemi-orthopnoic position [2].

The results may be summarized as it follows:

- p.o. stay: 2 – 16 days (mean 4.3; median 3.5)
- complications: broken pleural bleb 1
- mild apex pneumothorax 4
- discomfort (visual analogic scale 1 – 10) : slight (1 – 3)
- functional result: good
- cosmetic result: well accepted

When comparing these results with those of Atkins' procedure, the scale clearly turns in favour of endoscopic sympathectomy in terms of p.o. stay and as well of p.o. discomfort; no difference as for functional result; the cosmetic result is generally considered better after endoscopic technique, albeit, in the mid- and long-term, also the results deriving from Atkins' incision do not pose any cosmetic problem.

In conclusion, there is no doubt that endoscopic thoracic sympathectomy allows functional results identical to those offered by open procedures, with a better acceptance by patients and probably at a reduced cost.

This does not mean that such a procedure should be offered more liberally to young patients with functional microangiopathy of the upper limb, as the limits proper of sympathectomy remain unchanged; any effort should be made to find effective and longlasting non surgical therapies; even if, mainly in the case of hyperhidrosis, the surgeon should consider that a treatment, albeit without permanent results, could be taken into account to overpass the heavy relational and social impairment deriving from this condition.

References

1. Adson AW, Brown GE (1929) The treatment of Raynaud's disease by resection of the upper thoracic and lumbar sympathetic ganglia and trunks. Surg Gynec Obstet 48:577
2. Atkins JB (1949) Peraxillary approach to the stellate and upper thoracic sympathetic ganglia. Lancet 2, 1152
3. Byrne J, Walsh T, Hederman WP (1990) Endoscopic transthoracic electrocautery of the sympathetic chain for palmar and axillary hyperhidrosis. Brit J Surg 77:1046
4. Cannon WR (1939) A law of denervation. Amer J Med Sci 198:737
5. Cavallaro A, Ribis E, Nardi M, Di Marzo L, Baccaro A, Vitale M, Cazzato A, Stipa S (1986) La denervazione simpatica nel trattamento delle arteriopatie dell'arto superiore. Esperienza personale in una serie consecutiva di soggetti di sesso maschile. Progr Chir 5:183
6. De Hann J, Mackaay AJC, Cuesta MA, Rauwerda JA (2001) Posterior approach for the simultaneous bilateral thoracoscopic sympathectomy. J Am Coll Surg 192:418
7. Gask GE, Ross JP (1934) The surgery of the sympathetic nervous system. Bailliere, Tyndall & Co, London
8. Goetz RH, Marr JAS (1944) The importance of the second thoracic ganglion for the sympathetic supply of the upper extremity with a description of two new approaches for its removal. Clin Proc 3:102
9. Guerin JC, Demlombe S, Brudon JR (1990) Sympatholyse thoracique par thoracoscopie. Rev Mal Respir 7:327
10. Henry AK (1958) Extensile exposure. Williams & Wilkins, Baltimore
11. Kux M (1968) Thoracic endoscopic sympathectomy in palmar and axillary hyperhidrosis. Arch Surg 113:264
12. Lin CC (1990) A new method of thorascopic sympathectomy in hyperhidrosis palmaris. Surg Endosc 4:224
13. Palumbo LT (1956) Anterior thoracic approach for upper thoracic sympathectomy. Arch Surg 72:659
14. Ray VS, Hinsey JC, Geohegan WA (1943) Observations on the distribution of sympathetic nerves to the pupil and upper extremity as determined by the stimulation of the anterior roots in man. Ann Surg 118:647
15. Smithwick RH (1940) The rationale and technic of sympathectomy for the relief of vascular spasm of the extremities. N Engl J Med 222:699
16. Telford ED (1935) The technique of sympathectomy. Brit J Surg 23:448

Chirurgie der Aorta

Endovaskuläre (Transfemorales Endoluminales Aneurysma Management; TEAM) versus konventionelle offene Therapie des Abdominellen Aortenaneurysmas (AAA): Analyse einer klinischen Serie

G. Kretschmer[1], Th. Hölzenbein[1], H. Teufelsbauer[1], J. Lammer[2], S. Thurnher[2], I. Huk[1], P. Polterauer[1]

[1] Klinische Abteilung für Gefäßchirurgie, Universitätsklinik für Chirurgie und [2] Klinische Abteilung für Angiographie und Interventionelle Radiologie, Universitätsklinik für Radiodiagnostik und Ludwig-Boltzmann-Institut für klinische interdisziplinäre Gefäßmedizinforschung, Universität Wien, AKH Wien, Währinger Gürtel 18–20, 1090 Wien, Österreich

Endovascular (Transfemoral Endoluminal Aneurysm Management, TEAM) Versus Conventional Open Repair of Abdominal Aortic Aneurysm (AAA): Analysis of a Clinical Series

Summary. All patients (n = 826) treated electively at the Department of Vascular Surgery University of Vienna, Austria, for their AAA during the years 1965–2000 were analysed with particular emphasis on endoluminal repair. Data collection was carried out in retrospect. The operative mortality or within 30 days was considered the primary endpoint of the study. Since 1995 the TEAM approach was available. From that point in time 45.5% of the AAA were treated electively in the endoluminal way. An exploratory analysis of the clinical series revealed a statistically significant difference in the incidence of various risk factors between groups in favor of open repair. Consequently a conditional regression analysis demonstrated the operative method, median patient's age (above versus below 72 years of age), reduced renal and/or pulmonary function to be of significant influence.

Key words: Abdominal aortic aneurysm – Open operation – Graft replacement of the aorta – Stent graft repair

Zusammenfassung. Es wurden die elektiv mit einem AAA behandelten Patienten (n = 826) an einer Universitätsklinik in den Jahren 1965 bis 2000 unter bes. Berücksichtigung des endoluminalen Vorgehens (TEAM) analysiert. Die Datensammlung erfolgte retrospektiv. Als Beurteilungskriterium diente die Spitals – bzw. 30 Tage Mortalität. Seit 1995 stand das TEAM zur Verfügung, wobei 45,5% der ab diesem Zeitpunkt behandelten AAA ausgeschaltet werden konnten. Das Krankengut wurde analysiert, wobei eine statistisch signifikante Verteilung der Risikofaktoren zu Ungunsten der mit TEAM behandelten Patienten festgestellt wurde. Eine conditionale Regressionsanalyse ließ das Operationsverfahren, die Einschränkung der Nieren- und/oder Lungenfunktion und das mediane Lebensalter (unter bzw. über 72 J) als signifikante Risikofaktoren erkennen.

Schlüsselwörter: Abdominelles Aortenaneurysma – Offene Operation – Kunststoffersatz der Aorta – Stent-Graft-Verfahren

Grundlagen

Zur elektiven Behandlung von abdominellen infrarenalen Aortenaneurysmen (AAA) hat sich der Kunststoffersatz der Aorta als das Standardverfahren durchgesetzt [2]. Eine therapeutische Alternative meint man mit dem **T**ransfemoralen **E**ndoluminalen **A**neurysma **M**anagement (TEAM) gefunden zu haben. Ab dem Frühjahr 1995 wird das Verfahren an unserer Institution geübt. Vergleicht man die Mortalität beider Verfahren, so scheinen die Ergebnisse ähnlich. Bedenkt man, daß mit dem TEAM-Verfahren Patienten behandelt werden können, denen die offene Chirurgie und/oder eine Allgemeinanaesthesie nicht zugemutet werden kann, erscheint die Vermutung naheliegend, daß unterschiedliche Patientenkollektive behandelt worden sind.

Es wurden daher die eigenen Patienten mit dem Ziel vergleichend untersucht, eventuell unterschiedlich verteilte Risikofaktoren aufzufinden und deren Einfluß auf das Ergebnis zu bewerten.

Patienten und Methoden

In den Jahren 1965–2000 wurden 826 Aortenaneurysmen entweder mit Hilfe der sogenannten offenen Standardoperationstechnik versorgt (n = 620; transperitonealer Zugang über eine mediane Laparotomie; Implantation einer Kunststoffprothese in Y (n = 341) - oder tubulärer (n = 279) Konfiguration; Inklusionstechnik) oder mit der Stent-Graft-Technik (n = 206). In den Jahren 1995 bis 2000 wurden 454 konsekutive Patienten (412 Männer; 42 Frauen; medianes Lebensalter 72 J) mit einem infrarenalen Aortenaneurysma elektiv behandelt; also in dem Zeitraum, in welchem das Stent-Graft-Verfahren zur Verfügung gestanden ist. Die Implantation erfolgte entweder in einem mit Röntgenbildverstärker ausgerüstetem Operationssaal oder in einem speziell für die Durchführung chirurgischer Eingriffe adaptierten Angiographieraum; stets waren Interventionalisten und Gefäßchirurgen gemeinsam als Team tätig geworden. Bei 206 (45,4%) Patienten erfolgte die Versorgung geschlossen mit TEAM, während bei 248 (54,6%) die klassische Operationsmethode gewählt wurde.

Risikofaktoren: Die Inzidenz sowie der Einfluß diverser Risikofaktoren (Alter, renal, pulmonal, physikalischer Status, zerebrovaskulär, kardial, hepatal, Diabetes mellitus, Hypertension, Rauchgewohnheiten, maligne Erkrankungen, Aneurysmagröße) wurde in beiden Gruppen vergleichend festgestellt.

Eine Einschränkung der Nierenfunktion wurde als vorhanden angesehen bei Serumkreatininwerten über 1,5 mg/dl; eine Einschränkung der Lungenfunktion bei Werten von unter 65% des Sollwertes oder bei Dyspnoe unter körperlicher Belastung; eine g-GT über 40 IU/L als Leberfunktionsstörung. Ein Myocardinfarkt in der Anamnese, Angina pectoris oder eine percutane Coronarangioplastie und/oder ein aorto-coronarer Bypass, eine eingeschränkte Linksventrikelfunktion oder Hochdruck im kleinen Kreislauf galten als cardiale Risiken. Diabetes mellitus, Bluthochdruck (RR über 160/90 mmHg), Hinweise für cerebrovasculäre Insuffizienz und Rauchen wurden ebenfalls als Risikofaktoren klassifiziert. Bei eindeutiger Indikation zur Intervention an den cerebralen bzw. coronaren Gefäßen wurde die entsprechende Korrektur vor dem Aorteneingriff angestrebt. Patienten mit therapierefraktärer Angina pectoris (NYHA IV), O_2-Abhängigkeit bereits in Ruhe und Tumorerkrankungen im Terminalstadium blieben von der Aneurysmabehandlung ausgeschlossen.

Datensammlung: Die Daten wurden aus den Krankengeschichten, den Protokollen der Gefäßchirurgischen Ambulanz und der in unserem Hause seit 1965 bestehenden Angiodatei, einem EDV-gestützten Dokumentationssystem, gesammelt und ausgewertet.

Beurteilungskriterien: Die beiden operativen Verfahren wurden anhand der Spitals - bzw. der 30 Tage Mortalität beurteilt. Langzeitresultate mit dem TEAM sind naturgemäß aufgrund der limitierten Patientenzahlen nicht in ausreichender Menge vorhanden, so daß Daten aus dem EU-

ROSTAR-Register zum Vergleich herangezogen wurden bzw. betreffend dem Kunststoffersatz der Aorta aus der Literatur extrahiert wurden, um so die Plausibilität der eigenen Daten vergleichend überprüfen zu können.

Statistische Analyse: Die Häufigkeit der diversen Risikofaktoren wurde mit Hilfe einer explorativen Analyse festgestellt. Eventuelle Signifikanzniveaus wurden mit dem Mantel-Hanszel-Test geprüft. Um den Einfluß der statistisch signifikant unterschiedlich verteilten Risikofaktoren zu testen, wurde eine multivariate logistische conditionale Regressionsanalyse im Case-Kontroll-Design durchgeführt. Die Mortalität wurde als Beurteilungskriterium herangezogen. Die präoperativ signifikant unterschiedlich häufig festgestellten Risikofaktoren wurden als Covariablen verwendet. Chi-Quadrat-Werte und p-Werte wurden angegeben. Werte von $p < 0{,}05$ wurden als signifikant angesehen. Für die Berechnung wurde das PHREG und Statistical-Analysis-Software-Packet verwendet und auf dem IBM 3070-Großrechner der Medizinischen Fakultät in Wien ausgewertet.

Ergebnisse

Zwischen 1965 und 2000 betrug die Mortalität der elektiven Versorgung von AAA 7,7%; eine niedrigere Mortalität der offenen Operation von 4,9% wurde ab 1995 erreicht und parallel dazu eine noch geringere mit dem TEAM von 2,3%.

a) Explorative Analyse des Krankengutes

Stellt man die Häufigkeit des Vorkommens der verschiedenen Risikofaktoren – wie sie in der offen bzw. der geschlossen operierten Gruppe gefunden wurden – vergleichend gegenüber, so wurden alle Faktoren mit Ausnahme der Geschlechtsverteilung und der Inzidenz maligner Erkrankungen in der TEAM-Gruppe statistisch signifikant häufiger gefunden (Tabelle 1), d.h.: Es befanden sich vermehrt Patienten mit ungünstiger Risikokonstellation in der TEAM-Gruppe.

b) Logistische Regressionsanalyse

Bei Kontrolle der Faktoren Geschlecht und Lebensalter sind die gewählte Operationsmethodik und die Risikofaktoren „eingeschränkte Nieren- und/oder Lungenfunktion" als wesentliche prognostische Faktoren zu erkennen (Tabelle 2). Da das Lebensalter einen wesentlichen Effekt ausübt, wurde das mediane Lebensalter bestimmt (72,0 Jahre) und die Patienten in 2 Gruppen über und unter dem medianen Alter unterteilt. Bei Patienten unter 72 J kann nach offener Chirurgie mit einer Mortalität von 1% und nach TEAM mit 0% gerechnet werden; allfällig vorhandene Risikofaktoren (pulmonal/renal) lassen die Mortalität auf 3,6% bzw. 7,4% steigern, der Unterschied ist aber statistisch nicht abzusichern; vermutlich aufgrund der geringen Zahl der Beobachtungen. Über 72 J wird eine Mortalität von 4,4% in der offenen Chirurgie erreicht, beim TEAM von 1,9%; allerdings wieder ohne statistische Signifikanz; liegen die wie oben definierten Risikofaktoren vor, so ist die Intervention mit einer Mortalität von 20% offen und 4,1% endoluminal belastet, ein Unterschied, der mit $p < 0{,}04$ zu sichern ist.

Bei Patienten mit fortgeschrittenem Alter und Risikofaktoren muß bei der offenen Chirurgie mit einer Mortalität von an die 20% gerechnet werden, ein Wert, der für einen geplanten Eingriff hoch erscheint.

Resümierend läßt sich sagen:

- die Stent-Graft-Technik ist weniger invasiv als das offene Verfahren.

Tabelle 1. Unterschiedliche Verteilung von diversen Risikofaktoren in den operativen Vergleichsgruppen; Zeitraum 1995–2000

	TEAM	offene Operation	p<
n	206	248	
Alter (J)			p<
median	73,4	70,6	0,001
Bereich	51,9–86,9	32,2–94,7	
	%	%	p<
Geschlecht			
Männer	89,8	91,6	n.s.
	%	%	p<
eingeschr. Lufu	31,6	13,8	0,0001
eingeschr. Nierenfkt.	17,5	10,2	0,04
eingeschr. Leberfkt.	26,6	17,8	0,04
Herzerkrankungen	76,8	46,2	0,0001
cerebrovasc. Erkrankungen	48,0	12,9	0,0001
Hochdruck	84,8	52,4	0,0001
Diabetes	20,9	8,4	0,005
Nikotin	84,2	63,1	0,0001
Malignome	12,4	13,3	n.s.
ASA-Klassifikation			0,001
I+II	4,5	34,7	
III	54,3	54,6	
IV	41,2	24,7	

n.s.: nicht signifikant; *Fkt.*: Funktion; *ASA*: American Society Anaesthesiology; Physical health status classification; *Lufu*: Lungenfunktion

Tabelle 2. Resultat der multivariaten logistischen Regressionsanalyse; unter Berücksichtigung des operativen Verfahrens und der unterschiedlich häufig entdeckten Risikofaktoren; Zeitraum 1995–2000

	chi-Scores Zunahme	p<
OP-Methode	5,236	0,023
eingeschr. Nierenfkt.	4,012	0,046
eingeschr. Lungenfkt.	4,794	0,029
Herzerkrankung	0,256	n.s.
Bluthochdruck	0,030	n.s.
cerebrovasc. Erkrankungen	1,347	n.s.
Malignome	0,414	n.s.
Diabetes	0,384	n.s.
Nikotin	0,241	n.s.
eingeschr. Leberfkt.	0,004	n.s.

- Patienten mit Risikofaktoren (eingeschränkte Lungen- und/oder Nierenfunktion) sowie in fortgeschrittenem Lebensalter sowie in hohen ASA-Stadien und solche, die man als „unfit for open surgery“ und/oder „unfit für die Allgemeinanaesthesie“ zusammenfaßt, werden wohl besser, wenn technisch möglich [1], in Stent-Graft-Technik ausgeschaltet.

Literatur

1. Blum U, Voshage G, Lammer J, Beyersdorf F, Tollner D, Kretschmer G et al. (1997) Endoluminal stent grafts for infrarenal abdominal aortic aneurysms. N Engl J Med 336:13–20
2. Ernst CB (1993) Abdominal aortic aneurysm. N Engl J Med 328:1167–1172

Präoperative Risikofaktoren als Entscheidungskriterien in der chirurgischen Behandlungsstrategie des infrarenalen Aortenaneurysmas

H. Teufelsbauer, A. Prusa, J. Nanobachvili, Th. Hölzenbein, G. Kretschmer, I. Huk und P. Polterauer

Klinische Abteilung für Gefäßchirurgie, Universität Wien - AKH, Währinger Gürtel 18-20, 1090 Wien, Österreich

Preoparative Risk Factors as Decision Criteria in Surgical Treatment Strategy of Infrarenal Aortic Aneurysm

Summary. Significant risk factors of operative therapy in patients with infrarenal aortic aneurysms (AAA) were determined. Best treatment strategy (open surgical repair, transluminal endovascular aneurysm management (TEAM) or conservative treatment) was selected on the base of evaluated risk factors, tendency of rupture and life expectancy. Of the typical risk factors impaired renal and/or lung function showed a significant influence on hospital mortality. In patients without these significant risk factors open surgical repair leads to good clinical results. Acceptable postoperative mortality rates after elective exclusion of an AAA with average size in patients presenting significant comorbidities can only be achieved using TEAM. If TEAM can not be performed, open surgery is only justified in the case of very large AAA diameter.

Key words: Infrarenal aortic aneurysm (AAA) - Transluminal endovascular aneurysm management (TEAM) - Preoperative risk factors - Postoperative mortality rate

Zusammenfassung. Bei Patienten mit infrarenalen Aortenaneurysmen (AAA) wurden signifikante Risikofaktoren für die operative Therapie ermittelt und in Abhängigkeit dieser, der Rupturwahrscheinlichkeit und er Lebenserwartung die am besten geeignete Behandlungsstrategie [offene OP, transluminales endovaskuläres Aneurysma Management (TEAM) oder konservatives Vorgehen] ausgewählt. Von den typischen Risikofaktoren zeigten eine eingeschränkte Nierenfunktion und/oder Lungendysfunktion einen signifikanten Einfluß auf die Spitalsmortalität. Bei Patienten ohne diese signifikanten Risikofaktoren liefert die offene Operation ausgezeichnete klinische Ergebnisse. Bei Patienten mit signifikanter Komorbidität kann ein AAA mittlerer Größe nur durch TEAM mit akzeptabler postoperativer Mortalitätsrate elektiv exkludiert werden. Bei Undurchführbarkeit von TEAM ist die offene OP nur bei sehr großen Aneurysmen vertretbar.

Schlüsselwörter: Infrarenales Aortenaneurysma (AAA) - Transluminales endovaskuläres Aneurysma Management (TEAM) - Präoperative Risikofaktoren - Postoperative Mortalitätsrate

Einleitung

Die Entscheidung, welches Verfahren in der Behandlung eines infrarenalen Aortenaneurysmas (AAA), ob offene Operation, transluminales endovaskuläres Aneurysma Management (TEAM) [1] oder konservatives Vorgehen, erfolgen soll, wird aufgrund der Lebenserwartung, des Rupturrisikos und der zu erwartenden postoperativen Mortalitätsrate getroffen. Parallel mit der steigenden Lebenserwartung in den westlichen Industrieländern nimmt auch die Inzidenz des infrarenalen Aortenaneurysmas zu [4]. Die jährliche Rupturrate nimmt ab einem Aneurysmadurchmesser von 5 cm exponentiell zu. Hypertonie und COPD erhöhen zusätzlich das Rupturrisiko. Das operative Risiko des konventionellen offenen Vorgehens wird in der Literatur bei jüngeren Patienten mit 2–4% angegeben [2, 5, 6]. Bei älteren Patienten mit entsprechend höheren Komorbiditätsraten steigt die Spitalsmortalität auf 6–14% [3, 6, 7]. Ziel dieser Studie war es, mittels einer retrospektiven Analyse signifikante präoperative Risikofaktoren zu ermitteln und die entsprechenden Mortalitätsraten in Relation zum Rupturrisiko zu setzen.

Patienten und Methode

Zwischen 1995 und 2000 wurden bei 454 konsekutiven Patienten (medianes Alter 71,8 Jahre; 412♂ und 42♀) elektiv ein AAA konventionell (54,5%) bzw. mittels TEAM (45,5%) exkludiert. Bei Patienten unter 72 Jahre wurde in 87 Fällen (37,5%) TEAM und 145 mal (62,5%) eine offene Operation durchgeführt. 119 Patienten ≥72 Jahre (53,6%) erhielten eine endoluminale und 103 (46,4%) eine transabdominelle Sanierung. Die Stentimplantationsrate nahm mit steigendem Alter zu. Mittels eines konditionalen logistischen Regressionsmodells wurden unter Berücksichtigung von Alter und Geschlecht eine Reihe von potentiellen präoperativen Risikofaktoren (pulmonal, renal, hepatal, kardial, zerebrovaskulär, Hypertension, Diabetes, Nikotinabusus, Malignom) sowie die OP-Art hinsichtlich ihrer Auswirkung auf die Spitalsmortalitätsrate untersucht. Das Signifikanzniveau betrug $p < 0{,}05$. Die Mortalitätsraten von Patienten mit und ohne signifikanten Risikofaktoren wurden nach Kaplan-Meier geschätzt und mittels einer Mantel-Haenszel-Statistik verglichen. Darüber hinaus wurden diese Ergebnisse in Relation zum aktuellen Rupturrisiko gebracht.

Resultate

Von den untersuchten Risikofaktoren zeigten unabhängig von der OP-Art Dysfunktionen der Niere und der Lungen einen signifikanten Einfluß auf die 30-Tage- bzw. Spitalsmortalität. Die Mortalitätsrate der gesamten Patientengruppe betrug 3,7% (TEAM 2,4% vs. offene Operation 4,8%). Bei Patienten unter 72 Jahre ohne den genannten Risikofaktoren betrug die Mortalität 0% bzw. 0,9% (TEAM vs. offene Operation), während sie bei begleitendem Risikoprofil 3,0% bei TEAM versus 6,7% nach konventioneller transabdomineller Operation erreichte. In der Patientengruppe ≥72 Jahre ohne Komorbiditäten betrug die Mortalität 1,6% (TEAM) vs. 4,0% (offene OP), bei eingeschränkter Nieren- und/oder Lungenfunktion 5,3% bei TEAM und war signifikant höher nach offener Operation. Die jährliche Rupturrate für ein 5 bis 7 cm im Durchmesser haltendes Aneurysma wurde aus der Literatur mit 5–15% geschätzt [9]. Für einen Aneurysmendurchmesser über 7 cm betrug sie bereits deutlich über 15%. Abbildung 1 und 2 geben die Risikoabwägung zwischen Rupturgefahr und zu erwartender operativer Mortalität wieder. Der Streubereich ist durch die Begleiterkrankungen Hypertension und COPD bedingt, die das Rupturrisiko ebenfalls beeinflussen.

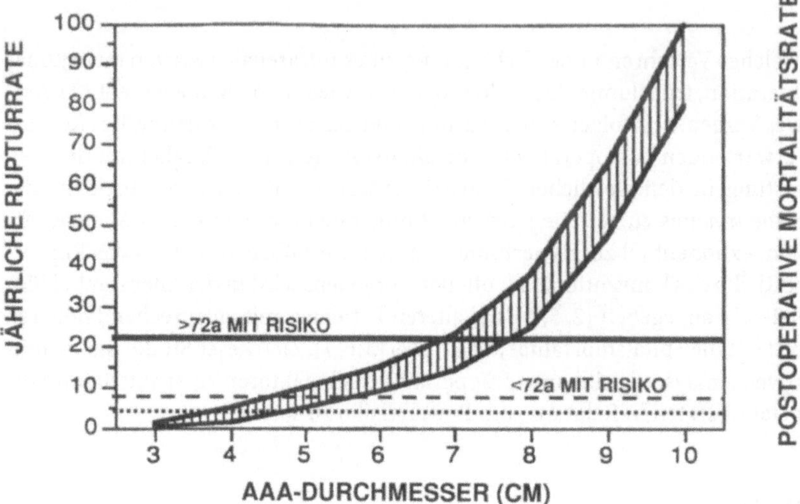

Abb 1. AAA-Exklusion. Offene Operation

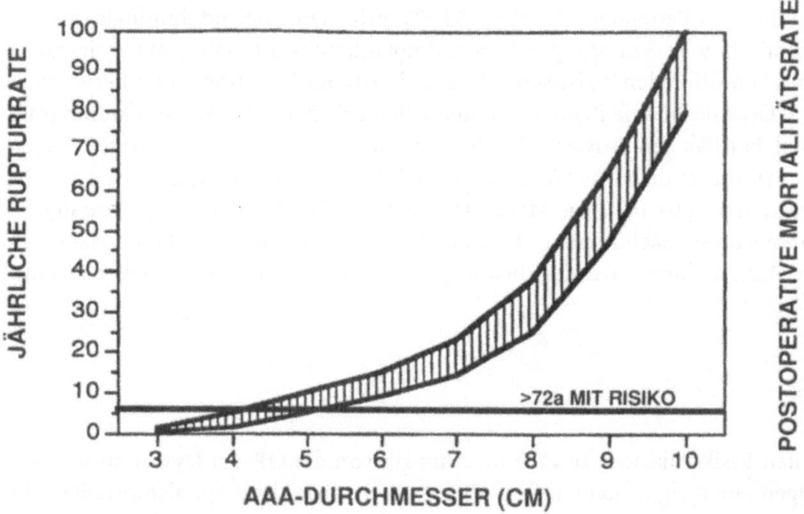

Abb 2. AAA-Exklusion. Team

Konklusionen

Einschränkungen der Nieren- bzw. Lungenfunktion stellen signifikante operative Risikofaktoren für die elektive operative Aneurysmaexklusion dar. Bei Patienten ohne signifikante Risikofaktoren führt die elektive offene Operation zu guten klinischen Ergebnissen [8]. Bei Vorliegen signifikanter Risikofaktoren, insbesondere bei geriatrischen Patienten, ermöglicht jedoch nur TEAM die elektive Exklusion mit akzeptablen postoperativen Mortalitätsraten. Kann bei diesen Patienten TEAM aufgrund der anatomischen Voraussetzungen nicht angewendet werden, sollte die Indikation für die offene Operation äußerst restriktiv, nämlich nur bei sehr großem Aneurysmadurchmesser, gestellt werden.

Literatur

1. Blum U, Voshage G, Lammer J, Beyersdorf F, Tollner D, Kretschmer G, Spillner G, Polterauer P, Nagel G, Hölzenbein T (1997) Endoluminal stent-grafts for infrarenal abdominal aortic aneurysms. N Engl J Med 336(1): 13–20
2. Calligaro KD, Azurin DJ, Dougherty MJ, Dandora R, Bajgier SM, Simper S, Savarese RP, Raviola CA, DeLaurentis DA (1993) Pulmonary risk factors of elective abdominal aortic surgery. J Vasc Surg 18(6): 914–920
3. Dean RH, Woody JD, Enarson CE, Hansen KJ, Plonk GW Jr (1993) Operative treatment of abdominal aortic aneurysms in octogenarians. When is it too much too late? Ann Surg 217(6): 721–728
4. Dock W, Turkof E, Maier A, Metz V, Puig S, Mittelbock M, Eibenberger K, Lechner G, Polterauer P (1998) Prevalence of abdominal aortic aneurysms: A sonographic screening study. Rofo Fortschr Geb Röntgenstr. Neuen Bildgeb Verf 168(4): 356–360
5. Katz DJ, Stanley JC, Zelenock GB (1994) Operative mortality rather for intact and ruptured abdominal aortic aneurysms in Michigan: An eleven-year statewide experience. J Vasc Surg 19(5): 804–815
6. Kazmers A, Perkins AJ, Jacobs LA (1998) Outcomes after abdominal aortic aneurysm repair in those > or = 80 years of age: Recent Veterans Affairs experience. Ann Vasc Surg 12(2): 106–112
7. O'Hara PJ, Hertzer NR, Krajewski LP, Tan M, Xiong X, Beven EG (1995) Ten-year experience with abdominal aortic aneurysm repair in octogenarians: Early results and late outcome. J Vasc Surg 21(5): 830–837
8. Polterauer P, Nanobashvili J, Huk I, Kretschmer G, Trubel W, Hölzenbein T, Prager M, Fügl A, Teufelsbauer H (2000) Zeitgemäßes Management der abdominellen Aortenaneurysmen. In: Dészy J (Hrsg) Medizin 2000 – Aus Forschung und Praxis. Peter Müller Verlag, Wien S 87–96
9. Sampson LN, Cronenwett JL (1994) Abdominal aortic aneurysms. In: Zelenock GB (ed) Problems in General Surgery in Vascular Surgery, Vol. II. JB Lippincott, Philadelphia, pp 385–417

5 Jahre Erfahrungen in der endovaskulären Rekonstruktion thorakaler Aortenaneurysmen und Typ-B-Dissektionen

M. Klein, D. Böckler, W. Ritter und D. Raithel

Klinik für Gefäßchirurgie, Klinikum Nürnberg-Süd, Breslauer Straße 201, 90471 Nürnberg

5-Year Experience in Endovascular Reconstruction of Thoracic Aortic Aneurysms and Type B Dissections

Summary. *Methods:* Between July 1995 and April 2001, 60 patients with thoracic aortic aneurysm (n = 45) and type B dissection (n = 14) were treated by endovascular stent-graft implantation. *Results:* Conversion was performed in 2 cases. Transluminal exclusion of TAA was successful in 40 (93%) of the remaining 43 patients. Endoleaks occurred in 8 patients and treated successfully in 5 cases by overstenting. Neurological complications included 1 transient paraplegia and 3 central embolizations. All 3 stent-grafts performed in mycotic TAAs were infected. 3 (6.7%) patients died in the early (30-day) period. 9 of 10 dissecting TAAs were successfully treated. The entrance tear was successfully occluded by a stent graft in 14 of 15 patients with type B dissection. *Conclusions:* The endovascular procedure in descending aortic pathology is encouraging, especially in patients with coexistent cardiopulmonary morbidity. Restrictive endovascular indication for mycotic TAA.

Key words: Thoracic aortic aneurysm – Type B dissection – Endovascular stent graft

Zusammenfassung. *Methode:* Im Zeitraum 07/95 bis 04/01 wurde bei 60 Patienten mit einem TAA (n = 45) bzw. einer Typ-B-Dissektion (n = 15) eine endovaskuläre Rekonstruktion durchgeführt. *Ergebnisse:* In 2 Fällen waren wir intraoperativ zu einer Konversion gezwungen. Eine komplette TAA-Ausschaltung gelang in 40 (93,0%) Fällen. Es traten 8 (18,6%) Endoleckagen auf, 5 wurden sekundär durch Overstenting korrigiert. An neurologischen Komplikationen bestanden eine passagere Paraplegie sowie 3 zentrale Embolisationen. Bei allen 3 mykotischen TAA's kam s zur Protheseninfektion. 3 (6,7%) Patienten verstarben in der perioperativen Phase. 9 von 10 dissezierenden TAA's konnten ausgeschaltet werden. Ein Verschluß des Entrys gelang in 14 (93,3%) von 15 Fällen. *Schlußfolgerung:* Die endovaskuläre Technik im Abschnitt III der Aorta stellt eine vielversprechende Alternative dar. Bei mykotischen TAA's sollte die Indikation restriktiv gestellt werden.

Schlüsselwörter: Thorakales Aortenaneurysma – Typ-B-Dissektion – Endovaskuläre Stentprothese

Korrektur nicht eingegangen.

Endovaskuläre Behandlung mykotischer Aortenaneurysmen – (K)eine Alternative?

C. Berchtold, C. Eibl, P. Jakob und K. Schönleben

Chirurgische Klinik, Klinikum der Stadt Ludwigshafen, Bremserstraße 79, 67063 Ludwigshafen/Rhein

Endovascular Treatment of Mycotic Aortic Aneurysms: Alternative to Open Surgery?

Summary. Standard treatment of mycotic aortic aneurysms consists of antibiotic therapy and early surgical intervention. However the mortality of the disease remains high. We report a case of successful endovascular treatment of a mycotic abdominal aortic aneurysm (AAA) following *Salmonella* septicemia in a 60-year old man with subsequently complete regression of the aneurysm. The follow up period is four years. Although up to now experience is limited, we feel that in appropriate cases endovascular grafting in combination with antibiotic therapy might represent an effective low-risk alternative to conventional surgery for exclusion of mycotic aneurysms with the potential of restoration of normal vascular anatomy.

Key words: *Salmonella* aortitis - Mycotic aortic aneurysm - Endovascular stent graft

Zusammenfassung. Die Standardbehandlung mykotischer Aortenaneurysmen besteht aus frühzeitiger chirurgischer Intervention und begleitender Antibiotikagabe. Trotzdem ist die Mortalität der Erkrankung hoch. Es wird ein Fallbericht eines 60jährigen Patienten präsentiert, bei dem nach endovaskulärer Ausschaltung eines im Rahmen einer Salmonellensepsis entstandenen mykotischen Aortenaneurysmas eine komplette Rückbildung des Aneurysmas im Verlauf der vierjährigen Nachbeobachtungszeit beobachtet werden konnte. Trotz bisher begrenzter Erfahrungen glauben wir, daß die endovaskuläre Ausschaltung in Kombination mit Antibiotikatherapie in geeigneten Fällen eine wirksame und risikoarme Alternative zur offenen Chirurgie bei der Behandlung mykotischer Aneurysmen darstellen könnte.

Schlüsselwörter: Salmonellenaortitis - Mykotisches Aortenaneurysma - Endovaskuläre Stentprothese

Endovaskuläre Behandlung der akuten traumatischen Ruptur der thorakalen Aorta

B. Dorweiler, C. Düber, A. Neufang, W. Schmiedt, M. B. Pitton und H. Oelert

Klinik für Herz-, Thorax- und Gefäßchirurgie, Universitätsklinik, Langenbeckstraße 1, 55101 Mainz

Endovascular Treatment of Traumatic Rupture of the Thoracic Aorta

Summary. Traumatic ruptures of the thoracic aorta are life-threatening situations demanding emergency treatment. From January 1997 to September 2000 4 male patients (mean age 29 ± 12 years, range 18–49 years) were treated by endovascular implantation of stentgrafts in the descending aorta. All procedures were performed under general anaesthesia. The stent-device was introduced via the iliac (n = 3) or femoral (n = 1) artery, respectively. All ruptured aortas were sealed up successfully. There were no perioperative deaths or procedure related morbidity. All patients are alive and well after a mean follow-up of 28 months (range 6 to 50 months). Endovascular treatment by a stentgraft is a safe and reliable procedure in the management of acute bleeding complications in patients with aortic rupture.

Key words: Traumatic rupture – Thoracic aorta – Endovascular – Stentgraft

Zusammenfassung. Die traumatische Ruptur der thorakalen Aorta ist eine lebensbedrohliche Verletzung nach schwerem Dezerlationstrauma. Zwischen Januar 1997 und September 2000 behandelten wir 4 männliche Patienten (mittleres Alter 29 ± 12 Jahre, 18–49 Jahre) mittels endovaskulärer Stentimplantation in die deszendierende Aorta. Die endovaskulären Rohrprothesen wurden jeweils in Intubationsnarkose über einen iliacalen (n = 3) oder einen femoralen (n = 1) Zugang unter Durchleuchtung implantiert. In allen Fällen gelang eine erfolgreiche Abdichtung der Ruptur. Perioperative Todesfälle oder gefäßchirurgische Komplikationen waren nicht zu verzeichnen. Nach einer Beobachtungszeit von 28 Monaten (6–50 Monate) sind alle Patienten am Leben. Die endovaskuläre Versorgung einer thorakalen Aortenruptur durch Stentimplantation kann als sicheres und verläßliches Verfahren angesehen werden.

Schlüsselwörter: Ruptur – Thorakale Aorta – Endovaskulär – Stentprothese

Gefäßchirurgische Rekonstruktion bei malignen Tumoren – Ein- oder zweizeitiges Vorgehen?

M. Walter, G. Löhr, W. Schwenk und J. M. Müller

Universitätsklinikum Charité, Medizinische Fakultät der Humboldt-Universität zu Berlin, Klinik für Allgemein-, Visceral-, Gefäß- und Thoraxchirurgie, Schumannstraße 20/21, 10117 Berlin

Vascular Reconstruction and Malignancy: Are Simultaneous Procedures Justified?

Summary. From 1 January 1995–31 December 2000 we performed vascular reconstruction for aortic aneurysm and resection of malignant tumors simultaneously in 8 patients with esophageal carcinoma, 4 with gastric tumors, 3 with malignant stenosis of the small gut, 4 with colonic tumors and 12 suffering from malignancy of the kidney. In 3 cases the aortic aneurysm was excluded by endovascular stent-prothesis, in 25 by insertion of a tube graft, and in 3 by a bifurcated graft. None of our patients died within the first 30 after surgery. No graft infection came to evidence so far. Resection of malignant tumors, combined with simultaneous vascular reconstruction is beneficial in selected cases. Risk of operation and operating time should not be elevated significantly.

Key words: Aortic aneurysm – Malignancy – Simultaneous operation

Zusammenfassung. Im Zeitraum vom 1. 1. 1995–31. 12. 2000 führten wir Prothesen-Rekonstruktionen bei Aortenaneurysma einzeitig mit der Resektion maligner Tumoren bei insgesamt 31 Patienten durch. In 8 Fällen lag ein Karzinom der Speiseröhre, 4mal ein Magenkarzinom, 3mal ein stenosierender Dünndarm- und in 4 Fällen ein Dickdarmtumor vor. 12 der Betroffenen wiesen einen malignen Nierentumor auf. In 3 Fällen erfolgte die Aneurysma-Ausschaltung endovasculär, 28mal konventionell (25 Rohrprothesen, 3 Bifurkationsprothesen). Die Letalität betrug 0, Protheseninfektionen wurden bisher nicht beobachtet. Die einzeitige Resektion maligner Tumoren und Ausschaltung von Aortenaneurysmen kann sinnvoll sein. Operationsrisiko und -zeit dürfen durch die Kombination beider Eingriffe nicht wesentlich erhöht werden.

Schlüsselwörter: Aortenaneurysma – Malignom – Einzeitige Operation

Gefäßverletzungen

Einfluß von Ätiologie und Morphologie von traumatischen Gefäßverletzungen auf Outcome, Amputationsrisiko und Letalität

S. Teweleit, H. Rimpler und E. Markgraf

Klinikum der Friedrich-Schiller-Universität Jena, Chirurgische Klinik, Bachstraße 18, 07740 Jena

Vascular Trauma: Association Between Trauma Mechanisms and Outcome, Amputation Rate and Mortality

Summary. In a retrospective trial 159 vascular injuries in 149 patients were registered between 1987–1996. Extremity vessels were injured in 76% of the cases. The same incidence was observed in blunt and penetrating mechanisms. Blunt vascular injuries were associated with an higher rate of live threatening organ damage, longer times of ischaemia (6.5 versus 3.0 h) and an higher mortality (9.7 versus 20.3%) than penetrating injuries. We have found an increased mortality rate in all cases with concomitant trauma of CNS, chest, abdomen or bones. The overall amputation rate in all peripheral vascular injuries has been 22.6%. The functional outcome has been reduced by nerve lesions, amputation and the sequelae of fractures.

Key words: Vascular injury - Outcome - Amputation rate - Mortality

Zusammenfassung. In einer retrospektiven Untersuchung wurden 159 Fälle traumatischer Gefäßverletzungen bei 149 Patienten im Zeitraum von 1987–1996 gefunden. In 76% handelte es sich um Extremitätengefäßverletzungen. Stumpfe und scharfe Gefäßverletzungen traten in gleicher Häufigkeit auf. Stumpfe Traumen waren häufiger mit lebensbedrohlichen Organverletzungen assoziiert, wurden später operiert (5,5 versus 3,0 h), wiesen längere Ischämiezeiten (6,5 versus 3,0 h), eine höhere Amputationsrate (52,2% versus 1,2%) sowie eine höhere Letalität (9,7 versus 20,3%) auf als scharfe Gefäßverletzungen. Die Letalität war erhöht, wenn gleichzeitig Verletzungen von ZNS, Thorax, Abdomen oder Knochen vorlagen. Die Amputationsrate bei allen Extremitätengefäßverletzungen betrug 22,6%. Das funktionelle Outcome wurde eingeschränkt durch Nervenläsionen, Amputationen und Frakturfolgen.

Schlüsselwörter: Gefäßverletzungen - Outcome - Amputationsrate - Letalität

Das Gefäßtrauma zählt zu den eher seltenen Verletzungsarten. Aktuelle Schätzungen beziffern die Inzidenz mit ca. 0,3% aller unfallchirurgischen Fälle. Ihr Anteil an allen rekonstruktiven Gefäßeingriffen wird mit 4–5% angegeben.

Wir haben diese Verletzungen anhand des Patientenspektrums der chirurgischen Universitätsklinik Jena in einem Zeitraum von 10 Jahren näher untersucht. Dazu bedienten wir uns einer retrospektiven Analyse aller in den Jahren 1987–1996 behandelten Fälle. Auf einen hohen Erfassungsgrad wurde Wert gelegt.

Folgende Fragestellungen standen im Mittelpunkt: 1. Analyse der Häufigkeit, Ätiologie und Morphologie traumatischer Gefäßverletzungen. 2. Suche nach Einflußfaktoren auf funktionelles Outcome, Amputationsrate und Letalität bei diesen Verletzungen. Insgesamt wurden 159 Fälle bei 149 Patienten gefunden. Die Gefäßverletzungen verteilten sich wie folgt auf die Körperregionen: obere Extremität 70 Fälle; untere Extremität 51 Fälle; Abdomen und Retroperitoneum 19 Fälle; Thorax 11 Fälle; Hals 8 Fälle.

Die Altersgipfel bei traumatischen Gefäßverletzungen lag zwischen dem 21. und 30. Lebensjahr. Drei Viertel der Verletzten waren Männer. Bei iatrogenen Gefäßverletzungen lag der Gipfel im höheren Lebensalter und es waren in ca. zwei Drittel der Fälle Frauen betroffen.

Es zeigte sich eine deutliche Zunahme der Häufigkeit sowohl iatrogener als auch traumatischer Gefäßverletzungen im Untersuchungszeitraum. Für beide Verletzungsarten lag dieser Anstieg in den Jahren nach 1989/90.

Die traumatischen Gefäßverletzungen wurden nach der von Vollmar vorgeschlagenen Klassifikation eingeteilt. Es traten in 62 Fällen scharfe, in 60 Fällen stumpfe und in 10 Fällen indirekte Gefäßverletzungen auf. In den restlichen Fällen war die Zuordnung nicht eindeutig möglich.

Bei scharfen und stumpfen Gefäßverletzungen kam es jeweils in 75% der Fälle zu kompletten Gefäßläsionen.

Während scharfe Gefäßverletzungen vor allem durch häusliche Unfälle (Alltagsunfälle) und tätliche Gewalt ausgelöst wurden, traten stumpfe Gefäßverletzungen überwiegend im Rahmen von Verkehrs- und Berufsunfällen auf.

Gefäßverletzungen kamen nahezu nie isoliert vor. Das Muster der Begleitverletzungen unterschied sich bei scharfen und stumpfen Gefäßverletzungen deutlich.

Während scharfe Gefäßverletzungen hauptsächlich mit Läsionen von Muskeln, Sehnen und Nerven vergesellschaftet waren, traten stumpfe Gefäßverletzungen vor allem in Verbindung mit Verletzungen von ZNS, Bauch- und Thoraxorganen oder assoziiert mit Frakturen auf.

Die Diagnostik stumpfer Gefäßverletzungen erforderte einen höheren apparativen Aufwand, als bei scharfen Gefäßverletzungen. 80% der scharfen Traumen wurden allein durch klinische Untersuchung diagnostiziert; hingegen mußten 63,3% aller stumpfen Gefäßverletzungen mittels Angiographie dargestellt werden. Dies führte zu einem Zeitverlust beim Beginn einer operativen Therapie.

In Tabelle 1 werden stumpfe und scharfe Gefäßverletzungen hinsichtlich des Operationszeitpunktes, der Ischämiezeiten, der Amputationsrate und der Letalität verglichen. Es wird ersichtlich, daß stumpfe Gefäßverletzungen später operiert werden, längere Ischämiezeiten aufweisen und mit einer höheren Amputationsrate und Letalität einhergehen.

Die Letalität bei Gefäßverletzungen wird entscheidend von der Lokalisation von Begleitverletzungen bestimmt. Die höchste Sterblichkeitsrate wurde beobachtet, wenn gleichzeitig Verletzungen des ZNS vorlagen.

Verletzungen von intrathorakalen oder abdominalen Organen waren ebenso wie Frakturen mit einer deutlich höheren Letalität vergesellschaftet.

Bei letalen Verläufen traten perioperative Komplikationen wie Hb-Abfall, Transfusionsbedürftigkeit, haemorrhagischer Schock, Azidose, Verbrauchskoagulopathie und Hypothermie deutlich häufiger auf als bei nicht letalen Verläufen.

Tabelle 1. Vergleich stumpfer und scharfer Gefäßverletzungen

	Stumpfe Gefäßverletzungen	Scharfe Gefäßverletzungen
Operationszeitpunkt	Median 5,5 h (1,5–65)	Median 3 h (0,5–14)
Ischämiezeiten	Median 6,5 h	Median 3,0 h
Amputationsrate	52,2%	1,2%
Letalität	20,3%	9,7%

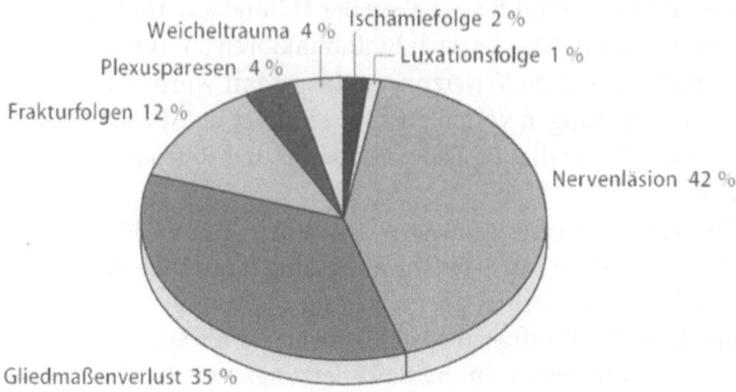

Abb 1. Ursachen eingeschränkter Gebrauchsfähigkeit bei Klinikentlassung

Der Einschätzung des funktionellen Outcome bei Extremitätengefäßverletzungen liegen Angaben aus den Entlassungsberichten zugrunde (Abb. 1). Bei 57% aller überlebenden Patienten war die Gebrauchsfähigkeit der Extremität zum Zeitpunkt der Klinikentlassung eingeschränkt. Dafür waren vor allem Nerven- und Plexusläsionen (46%), Frakturfolgen (12%) und Amputationen (35%) verantwortlich. Follow-up-Untersuchungen wurden nicht vorgenommen.

Die Amputationsrate bei allen 121 Extremitätengefäßverletzungen betrug 22,6%. Lagen keine Frakturen vor (61 Fälle), so mußte nur bei 1% der Fälle amputiert werden. Die Amputationsrate bei allen Frakturen mit Gefäßverletzung (60 Fälle) betrug 58%. Bei allen offenen Frakturen (42 Fälle) mußte in 67,5% der Fälle amputiert werden, bei offenen Frakturen III. Grades nach Gustilo mit kompletter Ischämie (26 Fälle) in 76,9% der Fälle.

Schlußfolgerung

Traumatische Gefäßverletzungen sind vorzugsweise an den Extremitäten lokalisiert und treten vor allem bei jüngeren männlichen Patienten auf. In Europa werden sie vor allem durch Unfälle hervorgerufen. Stumpfe Mechanismen machten in unserer Untersuchung einen zunehmend höheren Anteil aus. Die Ergebnisse zeigen, daß eine isolierte Betrachtung von Gefäßverletzungen nahezu unmöglich ist. Sowohl Letalität als auch Amputationsrate und funktionelles Outcome werden entscheidend durch Lokalisation und Ausmaß der Begleitverletzungen bestimmt. Prognostische Aussagen können zudem nur unter Berücksichtigung von Kreislaufsituation, Ischämiedauer und Alter des Patienten getroffen werden.

Literatur

Mattox KL, Feliciano DV, Burch J, Beall AC, Jordan GL, DeBakey ME (1989) Five Thousand Hundred Sixty Cardiovascular injuries in 4459 Patients. Ann Surg 209: 698–705

Magee TR, Collin J, Hands IJ, Gray DWR, Roake J (1996) A ten Year Audit of Surgery for Vascular Trauma in a British Teaching Hospital. Eur J Vasc Endovasc Surg 12(4): 427

Seekamp A, Regl G, Ruffert S, Ziegler M, Tscherne H (1998) Amputation oder Rekonstruktion bei der IIIB und IIIC offenen Unterschenkelfraktur. Unfallchirurg 101: 360–369

Vollmar J (1997) Rekonstruktive Chirurgie der Arterien. Thieme

Spätergebnisse nach Versorgung von Gefäßverletzungen

W. Lang

Chirurgische Klinik mit Poliklinik, Universität Erlangen, Krankenhausstraße 12, 91054 Erlangen

Long-Term Results After Surgery Following Vascular Trauma

Summary. Long-term results of vascular repair in patients with trauma are influenced by diagnosis and therapy in the acute stage. Reconstructions of major venous or arterial injuries of the extremities demonstrate a higher rate of early occlusion compared with the follow-up period. The optimal management of major venous injuries remains controversial, however, there is a tendency to vascular repair whenever it can performed safely. Venous repair of the complex type is associated with a higher rate of early occlusion. The patency rate of arterial reconstructions after vascular trauma is even more than 90% in most cases with a large proportion of fully functional limbs. Endovascular treatment of acute vascular trauma may increase, however, there are only a few cases demonstrating long-term results.

Key words: Vascular injury – Surgery – Long-term results

Zusammenfassung. Die Ergebnisse nach Gefäßverletzung werden wesentlich durch den Verlauf der Akutphase bestimmt. In der frühen postoperativen Phase tritt eine höhere Verschlußrate auf. Der Rekonstruktion von Venenverletzungen kommt eine zunehmend größere Bedeutung zu, sofern die Begleitverletzungen dies erlauben. Einfache Rekonstruktionen tiefer Venen zeigen im Vergleich zu komplexen eine höhere Durchgängigkeitsrate. Im Langzeitverlauf kann durch sekundäre (spontane) Rekanalisation die Patency erhöht werden. Nach Arterienverletzungen liegt eine sehr gute Durchgängigkeit von meist über 90% im Langzeitverlauf vor, Amputationen infolge arterieller Durchblutungsstörungen bleiben die Ausnahme. Langzeitergebnisse der endovaskulären Therapien liegen nur in Einzelfällen vor.

Schlüsselwörter: Gefäßverletzung – Extremitätenverletzung – Langzeitergebnisse

Fortschritte in der rekonstruktiven Chirurgie von Arterien und Venen haben zusammen mit rascher Diagnostik zu verbesserten Ergebnissen nach komplexen Verletzungen der Extremitäten mit Gefäßbeteiligung geführt. Während Sofort- oder Frühergebnisse häufig berichtet werden, liegen größere Fallzahlen mit Langzeitergebnissen in wesentlich geringerem Umfang vor. Nachfolgend sollen diese unter besonderer Berücksichtigung von Extremitätenverletzungen dargestellt werden.

Venenverletzungen der Extremitäten

In der Akutphase wird die Indikation zur Venenrekonstruktion oder -ligatur bei Verletzungen aus verschiedenen Überlegungen heraus gestellt. Das Vorgehen hängt dabei von vielen Faktoren ab, u.a. der hämodynamischen Stabilität des Kreislaufs, der Kombination und Ausdehnung weiterer Verletzungen und nicht zuletzt der Erfahrung des Chirurgen. Die Venenligatur nach dem Grundsatz „life before limb" gewinnt dabei genauso Bedeutung für das Sofort- und Spätergebnis wie die Hämodynamik des venösen Abstroms für den Erhalt des arteriellen Einstroms, der intra- und postoperativen Weichteilblutung u.v.m. Erste große Serien von DeBakey aus dem II. Weltkrieg berichteten fast ausschließlich von Venenligaturen bei entsprechenden Traumen. Erst ab dem Vietnam-Krieg sprachen sich Autoren für eine konsequente Venenrekonstruktion beim Trauma aus. Seit Beginn der 90er Jahre wird die Venenrekonstruktion – falls technisch und aufgrund des Allgemeinzustands des Patienten durchführbar – weitgehend angestrebt [1–3]. In einer Übersichtsarbeit von Zamir zeigt sich allerdings auch, daß komplexe Venenrekonstruktionen mit „spiral" oder „panel grafts" nur in 6% der ausgewählten Publikationen vorkommen [3]. Etwas widersprüchlich ist die Zusammenstellung von Timberlake [4], der für isolierte Venenverletzungen (n = 43) und kombinierten Arterien- und Venenverletzungen (n = 141) keine Unterschiede in dem funktionellen Ergebnis zwischen Ligatur und Venenrekonstruktion sieht und deshalb auch zu dem Schluß kommt, eine Rekonstruktion der Vene bringe gegenüber der Ligatur langfristig keine besseren Ergebnisse. Nicht glaubhaft ist angesichts der großen Zahl an Patienten, daß kein einziger permanente Beschwerden erkennen ließ. Wie bei anderen Gefäßverletzungen wird die statistische Analyse inhomogen durch die Vielfalt der Verletzungsmuster, Reihenfolge und Art der Behandlungsverfahren. Zamir berichtete 1998 über 47 Venenverletzungen mit verschiedenen Rekonstruktionsverfahren: spiral/panel graft n = 15, Interponat/Patch n = 19 und End-zu-End-Anastomose n = 11. Die Verschlußrate aller Rekonstruktionen lag nach 30 Tagen bei 13%, im weiteren willkürlichen Intervall von durchschnittlich 26 ± 6 Monaten bei 4% [3]. Dies zeigt, daß nach der ersten perioperativen Phase die Langzeitergebnisse der Venenrekonstruktionen nach Abzug der Frühverschlüsse sehr gut sind. Eine prospektive Studie von Smith [5] ergibt eine bessere Durchgängigkeit durch Rekanalisation im Spätverlauf (patency nach 3 Tagen 55% vs. 88% nach 6 Wochen; $P < 0{,}02$). Günstigere Langzeitergebnisse weisen die Raffung und Direktnaht gegenüber komplexen Rekonstruktionen auf (92% vs. 50%; $P < 0{,}05$). Zusammenfassend ergibt sich für die Rekonstruktion von Venenverletzungen eine niedrigere patency während der ersten 30 Tage, durch spontane oder durch Antikoagulation unterstützte Rekanalisation wird diese im Langzeitverlauf verbessert.

Arterienverletzungen der Extremitäten – Speziell Verletzungen der Arteria poplitea

Die Ergebnisse bei der Therapie von Arterienverletzungen an den Extremitäten werden überwiegend von einer raschen Diagnostik und Therapie sowie von den Begleitverletzungen beeinflußt. Ist die erste postoperative Phase erreicht, wird die Verschlußrate in den weiteren Intervallen wesentlich geringer. Im eigenen Krankengut wurden 46 Verletzungen der Arteria poplitea (ausgenommen iatrogene Verletzungen) retrospektiv analysiert und nach einem willkürlichen mittleren Nachbeobachtungszeitraum von 84 Monaten (range, 7–180 Monate) mittels Duplexsonographie und/oder Angiographie nachuntersucht. Die Ergebnisse zeigen, daß meist Begleitverletzungen und Folgen einer zu langen präoperativen Ischämiezeit zur Amputation führen. Nach 30 Tagen waren 2 Patienten mit funktionstüchtiger Rekonstruktion verstorben, weitere 14 amputiert (insgesamt: 37%). Bei den 26 Patienten, die 30 Tage nach Gefäßoperation eine offene Arterie aufwiesen, kam es während der Nachbeobachtung nur noch in 2 Fällen zum Verschluß, dabei in einem Fall zur Amputation. Die Angiographie ergab während des Follow-up nur in einem von 16 Fällen eine höhergradige, hämodynamisch wirksame Stenose (nach Venenpatchplastik der Arteria poplitea), welche erfolgreich mittels perkutaner transluminaler Angioplastie behandelt werden konnte.

Traumatische Arterienverletzungen der Extremitäten weisen im eigenen Krankengut und in der Literatur in den meisten Fällen nach Gefäßrekonstruktion eine hohe Durchgängigkeitsrate im Langzeitverlauf auf. Das funktionelle Ergebnis und die Erhaltungsrate der Gliedmaßen bei kritischer verletzungsbedingter Perfusion hängt im wesentlichen von der Erstversorgung ab. Dies trifft besonders für Verletzungen der Arteria axillaris und subclavia zu, bei denen die Funktion der Extremität überwiegend durch die Begleitverletzungen des Plexus brachialis mitbestimmt wird [6]. Längerstreckige Verletzungen der Extremitätengefäße sollten, wenn möglich, mit autologer Vene versorgt werden, welche eine Durchgängigkeitsrate im Langzeitverlauf nach Abzug der Frühverschlüsse von über 90% aufweisen [7].

Ergebnisse der endovasculären Chirurgie von Gefäßverletzungen der Extremitäten

Langzeitergebnisse der endovasçulären Therapie von Gefäßverletzungen an den Extremitäten liegen meist nur kasuistisch vor. Bislang sind endovaskuläre Therapieverfahren (covered stent, etc.) vor allem bei der Therapie der Folgezustände nach Gefäßtrauma eingesetzt worden, z.B. bei AV-Fisteln, Aneurysma spurium o.ä. (Übersicht bei Parodi [8]). Durch Weiterentwicklung und bessere Verfügbarkeit der endovasculären Behandlungstechniken ist in den nächsten Jahren auch ein vermehrter Einsatz zu erwarten, konkrete Langzeitergebnisse werden erst danach vorliegen.

Zusammenfassung

Die Langzeitergebnisse nach Gefäßtraumen der Extremitäten sind generell unter Verwendung autologer Materialien sehr gut, das Gesamtergebnis wird meist durch das Ausmaß der Kombinationsverletzung und die Effizienz der Erstdiagnostik und -versorgung bestimmt. Komplexe Rekonstruktionen verletzter Extremitätenvenen zeigen im Vergleich zu einfachen Operationstechniken (z.B. End-zu-End-Anastomose) schlechtere Primärergebnisse. Endovaskuläre Techniken werden zunehmend auch bei der Akuttherapie von Gefäßverletzungen eingesetzt werden können, Langzeitergebnisse hierzu sind voraussichtlich erst in einigen Jahren zu erwarten.

Literatur

1. Nypaver TJ, Schuler JJ, McDonnell P et al. (1992) Long-term results of venous reconstruction after vascular trauma in civilian practice. J Vasc Surg 16: 762–768
2. Pappas PJ, Haser PB, Teehan EP et al. (1997) Outcome of complex venous reconstructions in patients with trauma. J Vasc Surg 25: 398 – 404
3. Zamir G, Berlatzky Y, Rivkind A, Haim A, Wolf YG (1998) Results of reconstruction in major pelvic and extremity venous injuries. J Vasc Surg 28: 901–908
4. Timberlake GA, O'Donnell RC, Kerstein MD (1986) Venous injuries: To repair or ligate, the dilemma. J Vasc Surg 4: 553–558
5. Smith DJ, Jr, Bendick PJ, Madison SA (1984) Evaluation of vascular compromise in the injured extremity: A photoplethysmographic technique. J Hand Surg [Am] 9: 314–319
6. Guloglu R, Bilsel Y, Alis H, Ertekin C, Kurtoglu M (1999) Traumatic subclavian and axillary vessels injuries. Int Angiol 8
7. Zhao L, Huang Y, Li J, Huang M (1997) Results of autogenous vein grafts in repair of major arterial injuries to the upper and lower extremities with reference to wall shear stress. Int Angiol 6
8. Parodi JC, Schönholz C, Ferreira LM, Bergan JJ (1999) Endovascular stent-graft treatment of traumatic arterial lesions. Ann Vasc Surg 13: 121–129

Verletzungen der thorakalen Gefäße – Diagnose und Therapie

C. Werling und W. Saggau

Angelweg 10, 69121 Heidelberg

Injuries of the Thoracic Aorta: Diagnosis and Therapy

Summary. Thoracic vascular trauma is divided into perforating and nonperforating injuries. Patients with perforating lesions with median sternotomy has to be performed if circulation is still functioning marginally. In a severe hemorrhagic shock it can be necessary to do an immediate emergency lateral thoracotomy. Trauma of the thoracic aorta occurs most frequently as a consequence of blunt injury as a result of decelerate or crushing. Fewer than 20% of patients with thoracic aortic injury survive the initial insult. Additionally the survival depends on severity of associated injuries. This means that the timing of surgical intervention in the stable, covered aortic rupture with serious associated injuries should preferably be deferred until the patients condition is stabilized. Emergency operation has to be performed in case of symptomatic transaction in the hemodynamic unstable condition including simultaneous surgery of concomitant lesions. Paraplegia remains the most deleterious problem. Endovascular stents are used increasingly to treat traumatic rupture of the aorta.

Key words: Aortic rupture – Echocardiography – Paraplegia

Zusammenfassung. Thorakale Gefäßverletzungen werden in penetrierende und nicht penetrierende aufgeteilt. Patienten mit penetrierenden Gefäßverletzungen sollten bei noch kompensierter Restzirkulation median sternotomiert werden. Bei ausgeprägtem hämorrhagischem Schock muß eine sofortige laterale Thorakotomie evtl. in der Notaufnahme durchgeführt werden. Eine stumpfe Verletzung der thorakalen Aorta ist meist Folge eines sogenannten Dezelerationstraumas. Weniger als 20% der Patienten mit einer Aortenruptur überleben das Ereignis. Das Überleben hängt zusätzlich von der Schwere der Begleitverletzungen ab. Eine „stabile Aortenruptur" mit schweren Begleitverletzungen sollte im Intervall operiert werden. Eine Notfall-Operation ist indiziert bei der symptomatischen Ruptur mit instabiler Kreislaufsituation. Die schwerwiegendste Komplikation stellt die postischämische Paraplegie mit einer Inzidenz von 2–15% dar. Eine neue Technik zur Behandlung der traumatischen Aortenruptur besteht in der Implantation eines endovasculären Stents.

Schlüsselwörter: Thorakale Gefäßverletzung – Echokardiographie – Paraplegie

Thorakale Gefäßverletzungen unterscheidet man in penetrierende und nicht penetrierende Verletzungen. In den deutschsprachigen Ländern sind thorakale Gefäßverletzungen überwiegend Folge von stumpfen Gewalteinwirkungen. Mit zunehmender Kriminalität und Aggressivität von

Gewalttaten gewinnen perforierende Thorax- und damit Gefäßverletzungen zunehmend an Bedeutung [1, 2]. Das diagnostische und therapeutische Vorgehen bei penetrierenden Verletzungen ist ganz entscheidend abhängig von der hämodynamischen Situation. Bei einem normotensiven Patienten mit unauffälligem Röntgen-Thorax-Befund oder bei einem normo-hypotensiven Patienten mit pathologischem Röntgen-Thorax-Befund können weitere radiologische Untersuchungen durchgeführt werden, um die arterielle oder venöse Gefäßverletzung zu verifizieren, denn die Lokalisation der Verletzung ist entscheidend für den operativen Zugang. Patienten mit extrem hämodynamischer Instabilität und/oder Nachweis eines Mediastinalhämatoms oder eines Hämatothorax sind einem sofortigen operativen Eingriff zuzuführen.

Ursache für nicht penetrierende Gefäßverletzungen, insbesondere im Aortenbereich sind sogenannte Dezelerationstraumen, bei denen der mit hoher Geschwindigkeit bewegte Körper durch Aufprall plötzlich gebremst wird und die Thoraxorgane unter Kontussion und Kompression geraten.

Weniger als 20% der Patienten mit einer Verletzung der thorakalen Aorta überleben das primäre Ereignis [4, 10, 22]. In der überwiegenden Mehrzahl der Fälle ist die Aortenruptur assoziiert mit zusätzlichen gravierenden Verletzungen des Abdomens, des Skeletts oder des Schädels.

Die Frage, mit welcher Technik die Diagnose einer traumatischen Aortenruptur gestellt werden kann oder soll, wird teilweise kontrovers diskutiert. Röntgenaufnahme des Thorax und Angiogramm waren primär die bestimmenden Verfahren in der Diagnostik einer Aortenläsion. Die Computertomographie, insbesonders unter Verwendung von Kontrastmitteln ermöglicht nicht nur eine Darstellung der Aorta in verschiedenen Körperabschnitten, sondern ermöglich auch die Darstellung von assoziierten Verletzungen anderer Organe [6, 8, 14]. Die Magnetresonanz-Tomographie bietet die Möglichkeit der Darstellung von Aorta und angrenzenden Strukturen in unterschiedlichsten Ebenen. Diese Untersuchungstechnik ist jedoch limitiert durch einen relativ hohen zeitlichen Untersuchungsaufwand.

Die transthorakale und vor allem die transoesophageale Echokardiographie ist mit einer Sensitivität von 96% und einer Spezifität von 99,5% als das diagnostische Mittel der Wahl anzusehen [5, 13, 24]. Als bed-side Technik ist die Echokardiographie mit geringem zeitlichen Aufwand durchzuführen und ist damit vor allem beim instabilen Patienten wegen dieses Zeitfaktors als Untersuchungsverfahren primäre Wahl.

Die Indikation zur operativen Korrektur einer Aortenruptur wurde jahrelang unterschiedlich diskutiert. Basierend auf der schlechten Prognose nach stattgehabter Aortenruptur wurde die Meinung vertreten, daß Patienten mit diagnostizierter Aortenverletzung unverzüglich operiert werden müssen. Diese Forderung hat heute aufgrund der Erfahrung zahlreicher Arbeitsgruppen keine Gültigkeit mehr [11, 13, 20, 21]. Folgende Richtlinien gelten für die zeitliche Planung einer chirurgischen Intervention bei einer Aortenläsion (Tabelle 1). Eine absolut dringliche OP-Indikation besteht bei Patienten mit Hämatothorax, die nicht hämodynamisch zu stabilisieren sind, ferner bei Patienten mit einem Coarctationssyndrom. Wenn keine relevanten assoziierten Begleitverletzungen vorliegen, kann der Patient sofort oder bei vorliegendem Schock dieser zuerst behoben werden und der Eingriff im 12 Stundenintervall erfolgen.

Tabelle 1. Zeitpunkt der Operation

Sofortige Operation	Operation sofort oder bis zu 12 h Verzögerung	Operation im Intervall
Blutung Coarctation Syndrom	Primärer Schock, dann stabiler Befund	Stabiler Befund
Aneurysma >6 cm	Aneurysma <6 cm	Aneurysma <6 cm
	Nicht relevante andere Verletzungen	Lebensbedrohliche Verletzung anderer Organsysteme

Liegen lebensbedrohliche Begleitverletzungen vor, so müssen diese zunächst behoben werden und die Operation der „asymptomatischen Ruptur“ erfolgt im Intervall. Der zentrale Punkt bei der chirurgischen Behandlung der Aortenruptur mit einer Op-Letalität von 12–20% ist die Frage, welche Methode verhindert eine spinale Ischämie. Die Häufigkeit einer postoperativen Querschnittslähmung nach Versorgung einer Aortenruptur wird mit 5–12% angegeben [18, 22, 23].

Neben der Variabilität der Blutversorgung des Rückenmarks ist die Paraplegie auch von der Länge des abgeklemmten Aortensegmentes zusammen mit der Einbeziehung der linken Arteria subclavia und den Interkostalarterien und von der Klemmzeit der Aorta abhängig [23]. Die Perfusion der postokklusiven Aorta kann die Paraplegierate reduzieren, aber nicht sicher verhindern [7, 12, 16, 19, 22, 23]. Trotzdem sollte man die Möglichkeit eines temporären Bypasses bei der Hand haben, um ihn bei operationstechnisch bedingter längerer Klemmzeit, aber auch bei cardialen Komplikationen einsetzen zu können.

Ein neues therapeutisches Konzept in der Behandlung der traumatischen Aortenruptur stellt das Verfahren einer endovasculären Stentimplantation dar. Hier gibt es bereits erste positive Berichte, wobei jedoch Langzeitergebnisse noch ausstehen [3, 15, 17].

Die traumatische Aortenruptur verlangt eine aggressive Diagnostik und in Abhängigkeit von den Begleitverletzungen eine differenzierte Indikationsstellung der chirurgischen Intervention, wobei protektive Maßnahmen zur Verhinderung einer Paraplegie größte Bedeutung zukommen.

Literatur

1. Adkins RB, Whiteneck JM, Woltering EA (1985) Penetrating chest wall and thoracic injuries. Ann Surg 51:140
2. Baillot R, Dontigny L, Verdant H, Pagé P, Pagé A, Merair C, Cossette R (1987) Penetrating chest trauma: A 20-year experience. J Trauma 27:994
3. Bruninx G, Wery D, Dubois E, El Nakadi B, Van Dueren E, Verhelst G (1999) Emergency endovascular treatment of an acute traumatic rupture of the thoracic aorta complicated by a distal low-flow syndrome. Cardiovasc, Intervent Radiol 22:515
4. Carstensen G, Heinrich L (1965) Traumatische Aortenaneurysmen. Langenbecks Arch Chir 309:415
5. Chirillo F, Totis O, Cavarzerani H, Bruni A, Fornia A, Sarpellon M, Ins P, Valfre C, Stritoni P (1996) Usefulness of transthoracic and transoesophageal echocardiography in recognition and management of cardiovascular injuries after blunt chest trauma. Heart 75, 3:301
6. Creasy JD, Chiles C, Routh WD, Dyer RB (1997) Overview of traumatic injury of the thoracic aorta. Radiographics 17, 1:27
7. Forbes AD, Ashbaugh DG (1994) Mechanical circulatory support during repair of thoracic injuries improves morbidity and prevents spinal cord injury. Arch Surg 29:492
8. Gavant ML, Flick P, Menke P, Gold RE (1996) CT aortography of thoracic aortic rupture. American Journal of Roentgenology 166, 4:955
9. Herpolsheimer F, Schiessler H, Angres M, Krülls-Münch J (1997) Traumatische Aortenruptur – Diagnosestellung mittels transösophagealer Echoardiographie. Z Kardiol 86:722
10. Kalmar P, Otto CB, Rodewald G (1982) Traumatic thoracic aortic aneurysms (TTA). Thorac Cardiovasc Surg 30 (spec Issue):36
11. Kalmar P, Püschel K, Stubbe HM, Gültekin E (1996) Verzögerte chirurgische Therapie der akuten Aortenrupturen. Zentralbl Chir 121:750
12. Kirklin JW, Baratt Boyes BG (1993) Acute traumatic aortic transsection. In: Cardiac Surgery 2. Aufl. S 1701–1819 New York – Edingburgh – London – Melbourne – Tokyo, Churchill Livingstone
13. Kortmann H, Reil KH (1988) Thorakale Gefäßverletzungen. Chirurg 59:389
14. Kuhlmann JE, Pozniak MA, Collins J, Knisely BL (1998) Radiographic and CT findings of blunt chest trauma: aortic injuries and looking beyond them. Radiographics 8, 5:1085
15. Legattolla M, Matsen M, Selb G, Smith K, Taylor P, Reidy J (1999) Traumatic rupture of the aortic arch and treated by stent grafting. Eur J Vasc Endovasc Surg 17:84
16. Nicolosi HC, Almassi GH, Bousamra M, Haasler GB, Ohlinger GN (1996) Mortality and neurologic morbidity after repair of traumatic aortic disruption. Ann Thorac Surg 61:878
17. Palombi M, Bernardi F, Sposato S, Gargiulo M, Borchicchio O, Jaria G, Leporelli P (2000) Endovascular Treatment of a ruptured thoracic aortic aneurysm. Eur J Vasc Endovasc Surg 19:101
18. Razzouk AJ, Gundry SR, Wang N, del Rio MJ, Varnell D, Bailey LL (2000) Repair of traumatic aortic rupture: a 25 year experience. Arch Surg 135, 8:913
19. Read RH, Moore EE, Moore FA, Haenel JB (1993) Partial left heart bypass for thoracic aorta repair. Survival without paraplegia. Arch Surg 128:746
20. Reidemeister JC, Sadony V, Rohn N, Doetsch N, Zerkowski HR (1990) Diagnostik und Therapie der akuten traumatischen Aortenruptur. Langenbecks Arch Chir [Suppl II] Kongreßbericht:511

21. Stullz O, Bertschmann W, Reymond MA, Grödel E (1991) Traumatische Aortenruptur – Notfallindikation? Helv chir Acta 58:565
22. Tatun E, Steinmetz E, Jazayeri S, Benlamiche B, Brenot R, David M (2000) Surgical outcome of traumatic rupture of the thoracic aorta. Ann Thorac Surg 69:80
23. Von Oppel Uo, Dunne TT, De Groot KM, Zilla P (1994) Traumatic aortic rupture: Twenty year metaanalysis of mortality and risk of paraplegia. Ann Thorac Surg 58:585
24. Viqnon P, Lagrange B, Concoeur MP, Francois B, Gastinne H, Lang RM (1996) Routine transoesophageal echocardiography for the diagnosis of aortic disruption in trauma patients without enlarged mediastinum. J Trauma 40, 3:422

Problematik und Behandlungsergebnisse von Gefäßverletzungen – eine 30-Jahres-Analyse interdisziplinärer Zusammenarbeit

K. Brachmann, D. Bettac und H. Baum

Gefäßchirurgische Klinik, KKH Altenburg gGmbH, Am Waldessaum 10, 04600 Altenburg

Vascular Injuries: A 30-Year Analysis of Interdisciplinary Cooperation

Summary. The mechanisms, classification, symptoms and diagnosis of vascular injuries are well known, and the operation technique is largely standardized. Treatment failures - even death - result less from problems of surgical technique than from accompanying circumstances that may on the one hand prevent revitalization of ischemic regions, and on the other hand lead to life-threatening conditions after successful reconstruction. The main problem after delayed arterial reconstruction is reperfusion syndrome. We report on the problems, treatment and outcome of 204 cases of vascular trauma.

Key words: Mechanism of injury - Ischemia time - Reperfusion damage - Treatment outcome

Zusammenfassung. Entstehungsmechanismus, Klassifikation, Symptome und Diagnostik von Gefäßverletzungen sind bekannt, die Operationstechnik ist weitgehend standardisiert. Entscheidend für Fehlschläge mit Extremitätenverletzungen oder sogar Ex. let. sind weniger operationstechnische Probleme, als vielmehr begleitende Umstände, welche einerseits eine Revitalisierung ischämisch geschädigter Areale verhindern, andererseits nach erfolgter Rekonstruktion zu äußerster Lebensbedrohung führen können. Hauptproblem nach verzögerter arterieller Rekonstruktion stellt das Reperfusionssyndrom dar. Berichtet wird über 204 traumatisch entstandene Gefäßverletzungen, deren Problematik, Therapie und Behandlungsergebnisse.

Schlüsselwörter: Unfallmechanismen – Ischämiezeit – Reperfusionsschaden – Behandlungsergebnisse

Endovaskuläre versus konventionelle Therapie

Endovaskuläre Zu- und Abstromverbesserung beim peripheren arteriellen Bypass: Follow-up und Langzeitergebnisse

A. G. Billing, M. Thalhammer und E. Buttler

Chirurgische Klinik, Klinikum Großhadern, Universität München, Marchioninistraße 15, 81366 München

Endovascular Improvement of Inflow-Outflow in Peripheral Bypass Surgery: Follow Up and Long Term Results

Summary. We report on 79 cases of endovascular therapy in simultaneous combination with peripheral arterial bypass implantation (n=44) or bypass thrombectomy (n=35). Mean follow up was 2.58 ± 1.53 years. The primary technical success of the endovascular therapy was 99%, the 30 day amputation rate was 7.7%, the early death rate 5.1%. A follow-up of the remaining patients was carried out successfully in 98%. Meanwhile 33 patients had undergone further local surgery procedures. According to Fontaine classification 25% of the examined limbs (bypass implantation 32%, bypass thrombectomy 17%) were asymptomatic. Claudication was found in 34% limbs (39%/29%). Ischemic rest pain or focal gangrene was reported in 7% (7%/9%). During follow up period major amputations were carried out in 20% (16%/26%), meanwhile 15% (11%/17%) had died. The simultaneously combination of open surgery procedures and endovascular treatment shows promissing mid-term efficiency.

Key words: Endovascular therapy – Peripheral arterial disease – Bypass surgery – Minimally invasive vascular surgery

Zusammenfassung. Wir berichten über 79 Fälle, bei denen eine endovaskuläre Begleittherapie entweder simultan mit einer Bypass-Neuanlage (BN) (n=44) oder mit einer Bypass-Thrombektomie (TE) (n=35) erfolgt war. Das mittlere Nachsorgeintervall betrug 2,58 ± 1,53 Jahre. Der primäre technische Erfolg der EVA lag bei 99%, 30-Tage-Amputationsrate: 7,7%, 30-Tage-Letalität: 5,1%. Bei 98% der übrigen Patienten wurde eine Nachuntersuchung durchgeführt. Bei 33 Patienten waren lokal weitere Operationen durchgeführt worden. Zum Untersuchungszeitpunkt waren 25% (BN: 32%/TE: 17%) der untersuchten Extremitäten beschwerdefrei. Eine Einschränkung der Gehstrecke bestand bei 34% (39%/29%). Ruheschmerz bzw. lokale Nekrosen hatten 7% (7%/9%). Bei 20% (16%/26%) war inzwischen eine Major-Amputation erfolgt. 15% (11%/17%) waren inzwischen verstorben. Die kombinierte Therapie bietet mittelfristig gute Ergebnisse.

Schlüsselwörter: Endovaskuläre Therapie – PAVK – Bypasschirurgie – Minimalinvasive Gefäßchirurgie

Kritische Analyse der Wertigkeit endovaskulärer Kombinationsverfahren bei der Therapie der peripheren arteriellen Verschlußkrankheit

H.-J. Gassel, R. Kellersmann, S. Franke und A. Thiede

Chirurgische Universitätsklinik, Josef-Schneider-Straße 2, 97080 Würzburg

Critical Analysis of Endovascular Combination Therapy for Peripheral Arterial Occlusive Disease

Summary. The role of endovascular treatment modalities in the therapy of peripheral arterial occlusive disease (PAOD) is analysed by a comparison of a prospective study of combined endovascular therapy of the iliacal axis and conventional vascular surgery of the femoral and crural axis with a retrospective analysis of conventional vascular surgery (CVS) of the iliac axis. Between September 1998 and December 2000 61 patients were treated with intraoperative angioplasty (ITA) and stent placement in combination with peripheral bypass surgery. Complications and results were assessed prospectively and compared with more than 500 patients who had been treated by thrombendarterectomy and bypass surgery respectively. Letality after CVS ranged from 0.9 to 7%, morbidity from 6 to 24%, patency rates after 3 years from 65 to 91%. After ITA/stent treatment one stent occlusion was observed, hospital letality was 3.6%, patency at two years was 98%. Endovascular treatment options can be quickly established by vascular surgeons, initial results are very promising. ITA/stent treatment seems to be a reasonable supplement of the spectrum of therapeutic options for POAD.

Key words: Endovascular surgery – POAD – Transluminal angioplasty – Bypass surgery – Vascular stents

Zusammenfassung. Der Stellenwert endovaskulärer Operationsverfahren bei der arteriellen Verschlußkrankheit vom Mehretagentyp soll anhand einer prospektiven Untersuchung den retrospektiv erhobenen Daten nach konventioneller Thrombendarterektomie und Bypassanlage gegenübergestellt werden. Im Zeitraum von 9/1998 bis 12/2000 wurden 61 Patienten mit intraoperativer Angioplastie und Stenteinlage in der Beckenetage als Kombinationseingriff mit peripheren Rekonstruktionen versorgt. Komplikationen und Ergebnisse wurden prospektiv erfaßt und mit über 500 Patienten, die konventionell operiert worden waren, verglichen. Die Letalität nach konventioneller Operation lag je nach Alter und Eingriff zwischen 0,9 und 7%, die Morbidität zwischen 6 und 24%, die Offenheitsrate nach 3 Jahren zwischen 65 und 91%. Nach ITA/Stent wurde ein Stentverschluß beobachtet, die Hospitalletalität betrug 3,6%, die 2-Jahres-Offenheitsrate beträgt 98%. Endovaskuläre Op.-Verfahren sind auch vom Gefäßchirurgen rasch etablierbar, die ersten Ergebnisse sind ausgezeichnet. Die ITA/Stenteinlage scheint eine sinnvolle Ergänzung des therapeutischen Spektrums zur Therapie der Mehretagen-AVK.

Schlüsselwörter: Endovaskuläre Therapie – Intraoperative Angioplastie – Stenteinlage – Arterielle Verschlußkrankheit

Probleme des alloplastischen Gefäßersatzes

Vaskularbiologische Aspekte der Thrombendarteriektomie und des alloplastischen Gefäßersatzes

R. Brandl

Abteilung für Gefäßchirurgie, Klinikum rechts der Isar, Ismaninger Straße 22, 81675 München

Neointima Formation Following Endarterectomy and Prosthetic Grafting: The View of Vascular Biology

Summary. Irrespective of vascular approach and mode of repair any arterial reconstruction is charged by a procedural trauma and a desintegration of the vascular wall in its pathoanatomic structure. A number of specific repair mechanisms are set in motion by cellular and humoral mediators when non-endothelial layers get exposed to the lumen. Platelet deposition, local activation of hemostatic factors, intramural and wall-adjacent thrombus formation as well as subsequent proliferation of myofibroblasts are determinants of this process that may be characterized as a generalized wound healing response resulting in neointima formation. Exemplarily, the valency of endarterectomy and prosthetic grafting in the femoral axis is discussed on the background of recent experience in vascular biology.

Key words: Endarterectomy – Prosthetic grafting – Vascular biology – Femoral artery

Zusammenfassung. Unabhängig vom Zugangsweg und der Art der Rekonstruktion ist jede Form einer arteriellen Gefäßrekonstruktion mit einer Traumatisierung der arteriellen Gefäßwand mit Desintegration der (patho-)anatomischen Wandstruktur. Die Lumenexposition apriorisch nicht lumenständiger Gefäßwandschichten führt zu einer Reihe von spezifischen zellulär und humoral vermittelten Repair-Mechanismen. Plättchenapposition, lokale Aktivierung des Gerinnungssystems, intramurale und wandassoziierte Thrombusformation sowie nachfolgende Fibroblasteneinsprossung kennzeichnen diesen Prozeß, der im wesentlichen die Charakteristika einer generalisierten Wundheilungsantwort aufweist und zur Neointimaformation führt. Vor dem Hintergrund vaskularbiologischer Befunde wird die Wertigkeit der TEA und des Bypassverfahrens am Beispiel der Oberschenkeletage diskutiert.

Schlüsselwörter: Endarteriektomie – Alloplastischer Gefäßersatz – Vaskularbiologie – Arteria femoralis

Die vaskularbiologische Wertigkeit einer Gefäßprothese wie jeder Gefäßrekonstruktion wird durch verschiedene Parameter, wie Biodegradation, Compliance und Einheilungsverhalten definiert. Von besonderer klinischer Relevanz ist hierbei die Induktion einer neointimalen Hyperplasie, die die Hauptursache für einen Bypassverschluß im Follow up darstellt und die bei den verschiedenen Rekonstruktionsverfahren unterschiedlich ausgeprägt ist.

Für das Studium der für einen Reverschluß verantwortlichen pathologischen Mechanismen bietet der femoropopliteale Gefäßabschnitt in mehrfacher Hinsicht ein geeignetes Modell. Reverschlüsse sind in der Oberschenkeletage häufig, es besteht grundsätzlich eine Wahlmöglichkeit hinsichtlich des Bypassmaterials bzw. des Rekonstruktionsverfahrens und die Verfahrenswahl ist relevant für das klinische Resultat. Im folgenden werden anhand der alloplastischen Bypassverfahren und der halbgeschlossenen Thrombendarteriektomie vaskularbiologische, die Antithrombogenität und die Neointimaformation betreffende Aspekte diskutiert.

Alloplastischer Gefäßersatz

Beim alloplastischen Gefäßersatz kommen mit Polytetrafluorethylen (PTFE) und Polyethylenteraphtalat (Dacron) hauptsächlich zwei Materialien zum Einsatz, für die im femoropoplitealen Abschnitt gleich gute Ergebnisse belegt sind [1]. Beide Materialien zeigen histologisch und immunhistochemisch eine vergleichbare Fremdkörperreaktion, die als solche aber noch keinen Einfluß auf das Ausmaß der neointimalen Auskleidung hat. Ein bedeutsamer Unterschied besteht hinsichtlich der chemischen Bindungsfähigkeit von pharmakologisch wirksamen Substanzen, zum Beispiel von Heparin an das Bypassmaterial, die für Dacron in höherem Ausmaß gegeben ist. Die Ergebnisse des britischen North West Multicenter Trials weisen darauf hin, daß eine Heparinbeschichtung von Dacronprothesen gegenüber unbeschichtetem PTFE zumindest oberhalb des Knies tatsächlich verbesserte Durchgängigkeitsraten bringen kann [2]. Daneben hat man versucht, durch eine Carbonbeschichtung von PTFE-Prothesen einen ähnlichen Effekt zu erzielen. Die bisherigen Ergebnisse beim lateralen Tibialis-anterior-Bypass sind positiv, jedoch noch nicht endgültig zu bewerten [3]. Insgesamt zielen sowohl das Heparinbonding wie Versuche des Cell-Seedings oder der antithrombogenen Beschichtung von alloplastischen Gefäßprothesen auf die Verbesserung der Antithrombogenität, obwohl Strategien mit einer systemischen Antikoagulation nicht den erwarteten Erfolg gebracht haben [4]. Dieser Umstand weist darauf hin, daß neben den hämostaseologischen Bedingungen noch andere Faktoren die Durchgängigkeit einer arteriellen Rekonstruktion bestimmen.

Nach derzeitiger Vorstellung gibt es beim Reverschluß für das pathophysiologische Geschehen drei Ausgangspunkte, die zudem untereinander in einer Wechselbeziehung stehen: (1) das zirkulierende Blut mit seinem Gerinnungspotential, (2) die hämodynamischen Rahmenbedingungen sowie (3) Faktoren, die in der Gefäßwand lokalisiert sind, wie das proliferative Potential der glatten Gefäßmuskelzelle, die den vorherrschenden Zelltyp in der Neointima darstellt. Beim Kunststoffbypass finden sich neointimale Formationen in aller Regel anastomosennah, und ihre Ausbildung vollzieht sich bevorzugt innerhalb der ersten postoperativen Monate [5].

Ad (1). Vor dem Hintergrund der subklinischen Thrombozyten- und Gerinnungsaktivierung des Arteriosklerotikers konnte anhand verschiedener Gerinnungsparameter und des C-reaktiven Proteins gezeigt werden, daß nach Implantation einer PTFE-Prothese eine erhöhte systemische Thrombogenität besteht, die sich erst nach etwa sechs Monaten normalisiert [6]. Dieser Effekt war unabhängig von der Aspiringabe. Daß es sich hierbei tatsächlich um einen Effekt des alloplastischen Materials handelt, wird dadurch belegt, daß zwischen synthetischen Grafts und autologer Vene zwar kein Unterschied in den plasmatischen Gerinnungsparametern besteht, jedoch der Fibrinumsatz beim Kunststoffbypass als Ausdruck einer anhaltenden subklinischen Gerinnungsaktivierung an der Kunststoffprothese signifikant erhöht ist [7].

Ad (2). Die Hämodynamik spielt in der Oberschenkeletage insofern eine besondere Rolle, als das Flußmuster in extremitätenversorgenden Arterien im Gegensatz zu demjenigen von Viszeralarterien keine durchgehende diastolische Flußkomponente aufweist. Das bedeutet, daß voraktivierten Thrombozyten die Gelegenheit zur Adhäsion geboten wird, wenn sie im Bereich der Anastomose durch unphysiologische Flußverhältnisse vertikal auf die Gefäßwand treffen. Die

Thrombozyten werden nicht mehr mit dem Blutstrom weitergetragen, sondern finden Zeit, mit der Gefäßwand, respektive der Prothese in engere Beziehung zu treten und eine Fibrinbindung einzugehen. Somit kann sich ein pseudointimales Polster bilden, das zunächst im wesentlichen aus Fibrin und Thrombozyten besteht und welches im weiteren Verlauf durch glatte Muskelzellen kolonisiert wird. Diese Zellen wandern aus der benachbarten autochthonen Gefäßwand ein, proliferieren und bilden extrazelluläre Matrixproteine, die dann ihrerseits lumenmindernd wirken.

Ad(3). Diese zellbiologischen Prozesse werden vermutlich, wie neuere tierexperimentelle Ergebnisse zeigen, durch eine Hypoxie der Gefäßwand begünstigt, und werden möglicherweise durch die arteriellen Pulsationen einerseits, durch ein Compliance mismatch andererseits inflammatorisch verstärkt [8, 9]. Bei ca. 30% der femoropoplitealen Allografts wird bereits zu einem frühen Zeitpunkt ein Circulus vitiosus eingeleitet, insofern als durch die bereits vorhandene Lumeneinengung weitergehende Strömungsunregelmäßigkeiten verursacht werden mit der Folge einer wiederum vermehrten Thrombozytenalteration und -adhäsion. Diese Prozesse, die nur wenige Millimeter dicke Gewebsneubildungen induzieren, fallen prozentual bei kleinlumigen Gefäßen wesentlich mehr ins Gewicht und führen früher zur erneuten klinischen Symptomatik.

Halbgeschlossene Thrombendarteriektomie

An Bypassanastomosen werden die geschilderten zellulären Prozesse im Rahmen einer Wundheilungsantwort iniziiert, die ihrerseits durch die Traumatisierung der Gefäßwand ausgelöst wird. Ausgeprägter als an Anastomosen ist das operative Trauma bei einer Desobliteration. Ein wesentliches Charakteristikum der fortgeschrittenen arteriosklerotischen Läsion sind Neovaskularisationen, die sich im Rahmen sekundärer reparativer Umbauvorgänge gebildet haben und von der Adventitia kommend bis in die verdickte Intima radiär einsprossen [10]. Diese Gefäße bieten für inflammatorische Zellen eine wesentliche Eintrittspforte in die Intima, wo sie ihrerseits Wachstumsfaktoren freisetzen. Häufig finden sich im Plaquegewebe intramurale Thrombusformierungen, wobei die reaktiven Makrophagen- und Fibroblasteneinsprossungen an ein Granulationsgewebe erinnern. Vor diesem Hintergrund ergibt sich im Rückschluß, daß ein Ringstripper-Manöver bei der halbgeschlossenen TEA in vaskularbiologischer Hinsicht in vielen Abschnitten eine Anfrischung eines Granulationsgewebes bewirkt. Anhand immunhistochemischer Serienschnitte läßt sich nachweisen, daß sich im Randbereich des Desobliterats bereits zum Zeitpunkt der Erstoperation zahlreiche Zellen im aktivierten, proliferierenden Zustand befinden [11]. Eine weitere neointimale Proliferation residualer, aus der Media stammender glatter Muskelzellen liegt damit nahe. Es gibt Hinweise dafür, daß die Aktivität der Zellproliferation in der Media sowie in der Intima zum Zeitpunkt der Operation einen prognostischen Indikator darstellt für die spätere Neointimaverdickung und den Reverschluß [11].

Op-technische Konsequenzen

Da bei jeder lokalen Desobliteration das reaktive Potenzial der Gefäßwand auf die Probe gestellt wird, ergibt sich aus den Befunden die allgemeine Empfehlung, die Indikation zur halbgeschlossenen TEA um so zurückhaltender zu stellen, je kleinlumiger das Gefäß, je ausgeprägter das Risikoprofil des Patienten und je kräftiger die Tunica muscularis der Media des jeweiligen Gefäßes ausgebildet ist. Dies wird belegt durch eine ausgeprägte Erhöhung der Proliferationsaktivität der Intima und Media, wie sie in Desobliteraten der A. femoralis superficialis im Vergleich zur A. carotis zu finden ist [11] sowie durch die ernüchternden klinischen Ergebnisse der halbgeschlossenen TEA in der Oberschenkeletage [12].

Bis zur Entwicklung tragfähiger pharmakologischer oder anderweitiger Lösungen des Neointimaproblems empfiehlt es sich, jede operative Maßnahme an der Arterie auch im Hinblick auf die vaskuläre Wundheilung zu betrachten. Vor dem Hintergrund der Befunde ergibt sich unter anderem die Überlegung, ob eine mäßiggradige Intimaverdickung in jedem Fall zu desobliterieren ist oder besser belassen und nur mit einer entsprechenden Patchplastik versorgt wird. Die Indikation zur lokalen TEA im Bereich von Anastomosen ist zurückhaltend zu stellen. Der Durchmesser einer Prothese sollte an die individuelle angiologische Situation, d.h. Ausstromsituation und anatomische Gefäßweite angepaßt sein. Die Anheftung von Intimastufen empfiehlt sich nicht nur bei distalen, sondern ebenso bei höheren, in Flußrichtung gelegenen Stufen. Eine ausreichende Einbeziehung in die Patchplastik ist dabei unbedingt anzustreben. Das bekannte Postulat einer ausstülpenden Gefäßnaht hat seine vaskularbiologische Bedeutung darin, daß die aussprossenden Myozyten damit nicht nach intra- sondern nach extramural proliferieren. Zurückhaltung ist geboten bei Desobliterationen von Arterien des muskulären Typs sowie bei unbeherrschten Risikofaktoren. Eine halbgeschlossene TEA unterhalb des Leistenbands ist obsolet und bleibt ein Reserveverfahren der septischen Gefäßchirurgie. Ein umfassendes Risikofaktormanagement ist in seiner Bedeutung für die Prophylaxe der neointimalen Hyperplasie gegenwärtig zwar nicht bewiesen, entspricht aber der klinischen Plausibilität und sollte daher unter diesem Aspekt gehandhabt werden.

Literatur

1. Abbott WM, Green RM, Matsumoto T, Wheeler JR, Miller N, Veith FJ, Suggs WD, Hollier L, Money S, Garrett HE (1997) Prosthetic above-knee femoropopliteal bypass grafting: Results of a multicenter randomized prospective trial. Above-Knee Femoropopliteal Study Group. J Vasc Surg 25: 19–28
2. Devine C, Hons BA, McCollum C, on behalf of the North West Femoro-Popliteal Trial Participants (2001) Heparin-bonded Dacron or polytetrafluoroethylene for femoropopliteal bypass grafting: A multicenter trial. J Vasc Surg 33: 533–539
3. Grögler FM, Meichelböck W (2000) Randomized prospective comparison of carbon coated and standard PTFE grafts for anterior tibial bypass. Presented at 27th Annual Symposium on Current Critical Problems, New Horizons and Technologies in Vascular and Endovascular Surgery. New York City, November, pp 16–20
4. Dutch Bypass Oral anticoagulants or Aspirin (BOA) Study (2000) Efficacy of oral anticoagulants compared with aspirin after infrainguinal bypass surgery (The Dutch Bypass Oral anticoagulants or Aspirin study): A randomised trial. Lancet 355: 334
5. McCollum C, Kenchington G, Alexander C, Franks PJ, Greenhalgh RM (1991) PTFE or HUV for femoro-popliteal bypass: A multi-centre trial. Eur J Vasc Surg 5: 435–443
6. Ariyoshi H, Okuyama M, Okahara K, Kawasaki T, Kambayashi J, Sakon M, Monden M (1997) Expanded polytetrafluoroethylene (ePTFE) vascular graft loses its thrombogenicity six months after implantation. Thromb Res 88: 427–433
7. Woodburn KR, Rumley A, Love JG, Murray GD, Lowe GD (1998) Influence of graft material on blood rheology and plasma biochemistry following insertion of an infrainguinal bypass graft. Br J Surg 8: 351–354
8. Lee ES, Caldwell MP, Tretinyak AS, Santilli SM (2001) Supplemental oxygen controls cellular proliferation and anastomotic intimal hyperplasia at a vascular graft-to-artery anastomosis in the rabbit. J Vasc Surg 33: 608–613
9. Sottiurai VS (1999) Distal Anastomotic Intimal Hyperplasia: Histocytomorphology, Pathophysiology, Etiology, and Prevention. Int J Angiol 8 (1): 1–10
10. Brandl R, Richter T, Haug K, Wilhelm MG, Maurer PC, Nathrath W (1997) Topographic analysis of proliferative activity in carotid endarterectomy specimens by immunocytochemical detection of the cell cycle-related antigen Ki-67. Circulation 96: 3360–3368
11. Brandl R (1997) Das Proliferations-assoziierte Antigen Ki-67 in arteriosklerotischen Läsionen – Topographische Analyse und Implikationen für den klinischen Verlauf nach operativer Behandlung. Habilitationsschrift, München
12. Heider P, Hofmann M, Maurer PC, von Sommoggy S (1999) Semi-closed femoropopliteal thromboendarterectomy: A prospective study. Eur J Vasc Endovasc Surg 18: 43–47

Spätkomplikationen nach alloplastischem Gefäßersatz

G. Riepe, N. Chakfé, J. Meincke, R. Nassutt, D. Seemann, G. Klinggräff, M. Morlock und H. Imig

Abteilung für Allgemein-, Gefäß- und Thoraxchirurgie, Allgemeines Krankenhaus Harburg, Eißendorfer Pferdeweg 52, 21075 Hamburg

Late Complications After Vascular Graft Implantation

Summary. The follow-up of 273 AAA patients operated 1981–1985 showed a mean dilation of polyester grafts of 17.4% in 12 days and 34.8% in 3 years. This early dilation is due to mesh expansion of the warp knitted grafts. It has no clinical relevance. In contrary the late dilation after approximately 10 years is due to degradation. The evaluation of 436 explanted grafts attained from 75 hospitals showed graft rupture to be the cause of the explanation for 42/255 (16%) polyester grafts and 2/42 (5%) PTFE grafts. The most ruptures were observed in the surrounding of the inguinal ligament after 10 to 20 years of duration. In comparison to modern endovascular grafts the conventional polyester and PTFE grafts still are the gold standard of durability.

Key words: Vascular graft – Dilation – Rupture – Polyester

Zusammenfassung. Im Rahmen der klinischen Nachuntersuchung von 273 in den Jahren 1981 bis 1985 operierten BAA-Patienten beobachteten wir eine Dilatation von Polyesterprothesen, im Mittel um 17,4% in 12 Tagen und 34,8% in 3 Jahren. Bei dieser früh postoperativen Dilatation handelt es sich um eine Maschenstraffung, die im aortalen Bereich ohne klinische Bedeutung ist. Die späte Dilatation nach ca. 10jähriger Implantation ist Folge einer Materialdegeneration. Die Auswertung von 436 explantierten Gefäßprothesen aus 75 Kliniken zeigte, daß bei 42 von 255 (16%) explantierten Polyesterprothesen und 2 von 42 (5%) PTFE-Prothesen eine Prothesenruptur oder -aneurysmabildung (anatomosenfern) der Explantationsgrund war. Eine Häufung der Prothesenrupturen war in der Leistenbandregion nach 10 bis 20jähriger Implantationsdauer zu verzeichnen. Verglichen mit modernen endovaskulären Prothesen sind die herkömmlichen Polyester und PTFE-Prothesen der Goldstandard in Puncto Materialbeständigkeit.

Schlüsselwörter: Gefäßprothese – Dilatation – Ruptur – Polyester

Das Gefäßchirurgische Prüflabor (GPL) der Abteilung für Allgemein-, Gefäß- und Thoraxchirurgie am Allgemeinen Krankenhaus Hamburg-Harburg archiviert seit 1992 explantierte Gefäßprothesen aus 75 Kliniken in Deutschland. Seit 1995 findet eine enge Kooperation mit Nabil Chakfé von der Gefäßchirurgie der Universität Strasbourg und der von ihm geleiteten Groupe Européen de Recherche sur les Prothèses appliquées à la Chirurgie Vasculaire, Université Louis

Pasteur, Strasbourg, France (GEPROVAS) statt. Ebenfalls seit 1995 kooperiert das GPL mit Mark Whiteley, einem gefäßchirurgischen Consultant in Guildford, England. Die erhaltenen Explantate werden in Zusammenarbeit im Rahmen von Teilprojekten untersucht.

Im wesentlichen unterscheidet man heute 3 alloplastische Gefäßprothesentypen:

1. Polyester (Polyethylentherephthalat, PET),
2. PTFE (Polytetrafluorethylen),
3. endovaskuläre/Stent-Prothesen.

Die aus materialtechnischer Sicht schlimmste Komplikation ist die Prothesendegeneration mit nachfolgender Ruptur. Bei allen drei Materialien konnten derartige Komplikationen, wenn auch selten, beobachtet werden. Unterschiedlich war die Zeitdauer nach der die Ruptur auftrat. Während rupturierte herkömmliche Polyester- und PTFE-Prothesen mindestens 10–20 Jahre implantiert waren, traten bei Stentprothesen bereits nach 1 bis 5 Jahren Zeichen einer Materialdegeneration mit nachfolgendem Materialversagen auf. Das GPL verfügt z.Zt. über 255 Polyesterprothesen, 43 PTFE-Prothesen und 74 Stentprothesen. Auf die Degeneration von Stentprothesen wird im Vortrag von Carsten Heintz und dem Poster von Christian Wintzer näher eingegangen. In diesem Vortrag wird sich auf die untersuchten Polyesterprothesen beschränkt.

Polyesterprothesen neigen zur Dilatation. Früh postoperativ konnten wir 1991 im Rahmen einer sonographischen Nachuntersuchung von 273 BAA-Patienten eine Prothesendilatation von 17,4% in 12 Tagen und 34,8% in 3 bis 9 Jahren beobachten (Abb. 1). Es handelt sich hierbei um eine Straffung der Maschen der kettengewirkten Prothesen. Diese ist klinisch ohne Bedeutung [1]. Dilatationen im Prothesenverlauf ab ca. 10 Jahren Implantationsdauer sind die Folge einer Degeneration und stellen eine mitunter lebensbedrohliche Komplikation dar. Untersuchungen an 42 wegen Ruptur explantierten Prothesen zeigten Polyesterdegenerationen bis zur mosaikartigen Materialauflösung. Auffällig war eine Häufung der Rupturen unmittelbar um das Leistenband. Es wurden 4 Hypothesen als Erklärungsansätze aufgestellt und in Einzelprojekten bearbeitet:

1. Chemische Degeneration (Hydrolyse)
   Die Hydrolyse ist die Umkehrreaktion der Polyestersynthese. Sie verläuft sehr langsam im reichlichen Wasserangebot des Körpers, katalysiert durch die in der Leistenregion zahlreichen Zellen. Folge der Hydrolyse sind Brüche im Polyestermakromolekül, die durch die Zunahme der freien Carboxylsäureendgruppen mittels Infrarot-Spektroskop nachgewiesen werden konnten [2].

2. Physikalische Degeneration (Ermüdung)
   Der beengte Verlauf durch die Lacuna vasorum und die unmittelbare Nähe zum Hüftgelenk lassen bei postulierten 1 Mio. Hüftgelenksbewegungen pro Jahr eine Materialermüdung vermuten. In einer Beugesimulation konnte in physiologischer NaCl-Lösung bei 37°C nach

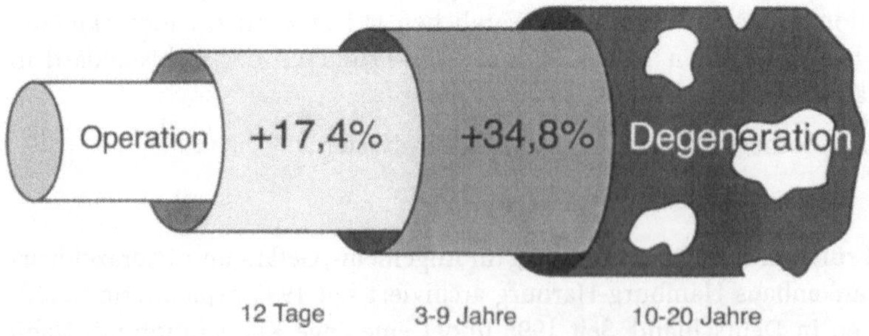

Abb. 1. Dilatation einer Polyesterprothese bis ca. 10 Jahre ohne klinische Relevanz, später möglicherweise Folge einer Materialdegeneration [Riepe G et al.]

5–15 Mio. Beugezyklen (entspricht 5–15 Jahre Hüftbewegung) *keine* Schädigung der geprüften PTFE-Prothesen nachgewiesen werden.

3. Herstellerbedingte Schädigung
Das Rohmaterial Polyesterfaden wird während der Herstellung einer Gefäßprothese zahlreichen Prozessen ausgesetzt, die die Materialeigenschaften verändern können (Texturierung, Plissierung, Reinigung, Sterilisation, ...). Rupturen entlang der schwarzen Führungslinie und der Randmaschinenlinie weisen auf eine Schwächung des Polyesters als Folge des Herstellungsverfahrens hin [3].

4. Chirurgische Schäden (Klemmtrauma)
Einer eigenen Umfrage zufolge fixieren und okkludieren 56% der befragten 45 deutschen gefäßchirurgischen Kliniken eine Polyesterprothese mit einer ungepolsterten DeBakey-Klemme. In einem Versuchsaufbau wurde an einem zur Längszugprüfung eingespannten Polyesterfaden (Firma B. Braun, Edwards) vor der Zugprüfung einmalig ein vollständiger Klemmenschluß mit jeweils einer von 10 verschiedenen Gefäßklemmen vorgenommen. Der Vergleich von gepolsterten Klemmen (Edwards Fogarty®, Edwards Cosgrove® und Aesculap) mit ungepolsterten Klemmen (Aesculap, Ulrich) zeigte im Kraft-Weg-Diagramm keine Schwächung bei den gepolsterten Klemmen und eine bis zur Teildurchtrennung reichende starke Schädigung der Fäden durch ungepolsterte Klemmen [4].

Die in aller Kürze dargestellten Ergebnisse der o.g. Projekte haben gezeigt, daß wir Gefäßchirurgen noch vieles über das von ihnen eingesetzte Material lernen müssen. Manche materialassoziierte Probleme lassen sich erst nach der gründlichen Untersuchung von chirurgischen Explantaten erkennen. Wir haben bisher für den gefäßchirurgischen Alltag gelernt:

1. Die frühe Dilatation (0–10 Jahre) von gewirkten Polyesterprothesen ist Folge einer Maschenstraffung und klinisch in der Regel unbedeutend (Abb. 1).
2. Die späte Dilatation (>10 Jahre) kann Folge einer ausgedehnten Materialdegeneration sein. Kurzstreckige Prothesenrevisionen können aufgrund der fehlenden Anastomosierbarkeit mit dem minderwertigen Material einen intraoperativ unerwarteten, vollständigen Prothesenersatz zur Folge haben (Abb. 1).
3. Der Problembereich unter dem Leistenband sollte, sofern möglich, von Gefäßprothesen gemieden werden. Die retrograde Desobliteration und interventionelle Techniken sind Alternativen zum aortofemoralen Bypass.
4. Die Mindestbeständigkeit von 10 Jahren ist für Arteriosklerosepatienten mit reduzierter Lebenserwartung eine lange Zeit. Im Vergleich zu älteren Stentprothesen, die zum Teil bereits nach 1–5 Jahren versagt haben, stellen herkömmliche Gefäßprothesen nach wie vor den Goldstandard in puncto Beständigkeit dar.

Literatur

1. Riepe G, Klinggräff G, Imig H (1989) Prothesendilatation nach Aortenersatz. Angio 11/4:153–157
2. Riepe G, Loos J, Imig H, Schröder A, Schneider E, Petermann J, Rogge A, Ludwig M, Schenke A, Nassutt R, Chakfé N, Morlock M (1997) Long-Term in-vivo Alterations of Polyester Vascular Grafts in Humans. Eur J Vasc Endovasc Surg 13:540–548
3. Chakfé N, Riepe G, Dieval F, Wang L, Beaufigeau M, Urban E, Le Magnen JF, Durand B, Imig H, Kretz JG (2001) Ruptures of polyester knitted vascular prostheses. J Vasc Surg (angenommen 2001)
4. Riepe G, Meincke J, Nassutt R, Seemann D, Morlock M, Gross-Fengels W, Imig H (2001) Schädigung von Polyestergefäßprothesen durch Gefäßklemmen. Zentralblatt für Chirurgie (angenommen 2001)

Korrektur nicht eingegangen.

Silber goldwert? Eine multizentrische prospektive Erhebung zum Einsatz einer silberimprägnierten Dacron-Gefäßprothese bei Graft-Infektionen

M. Zegelman, G. Günther, A. Doermer und L. Scholz

Krankenhaus Nordwest, Steinbacher Hohl 2–26, 60488 Frankfurt

Silver ... Worth Its Weight in Gold? A Multicenter Prospective Investigation of a Silver Impregnated Dacron Prothesis in Graft Infections

Summary. Vascular graft infections are a rare but the most serious complication in vascular surgery. Outcome can result in limb loss, even patients' death. Apart from the use of autologous vein or extraanatomic repair, there is the possibility of in situ repair with additional surgery. Recently, an approved silver impregnated dacron graft (InterGard Silver) has become available. Nation-wide graft infections were documented in a questionnaire (n=69). Incomplete graft removal was performed in 18 patients. Reinfection had been noticed in 50%, 3 of these patients died due to reinfection. In 53 cases complete removal of the prothetic material was performed. In 3 patients (5.8%) reinfections reoccurred, with no related death. In conclusion, the silver prothesis has provided a high promising treatment option in cases of existing graft infection in combination with complete graft removal, wound debridement, systemic antibiotic therapy, and the use of omentum or muscle for additional protection if possible.

Key words: Vascular graft infections – In-situ repair – Infected prothesis

Zusammenfassung. Die Gefäßprotheseninfektion ist selten, aber die schwerwiegendste Komplikation in der Gefäßchirurgie. Nicht nur der Extremitätenverlust, sondern das Leben des Pat. sind bedroht. Neben der Reparation mit autologer Vene od. extraanat. Korrektur gibt es die Möglichkeit des in-situ repair mit biologischer Sicherungsoperation. Hierzu steht eine zugelassene silberimprägnierte Dacronprothese (InterGard Silver) zur Verfügung. Bundesweit wurden in einer Datenerhebung mittels Fragebogen Austauschoperationen bei Graftinfektionen erfaßt (n=69). Wenn altes Prothesenmaterial belassen wurde (n=18) gelang die Sanierung nur in 50%, 3 der reinfizierten Pat. verstarben an diesen Folgen. In 53 Fällen wurde sämtliches Prothesenmaterial ausgetauscht. Hier traten 3 Reinfekte (5,8%) auf, ohne Todesfolge. Zusammenfassend sehen wir bei komplettem Prothesenausbau und Ersatz mit der InterGard Silver bei gleichzeitigem Wunddebridement und biologischer Sicherungs-OP eine vielversprechende Therapieoption des Protheseninfektes.

Schlüsselwörter: Gefäßprotheseninfektionen – In-situ-repair-Bypassinfekt – Austauschoperation

Phlebothrombose

Kombinationstherapie der Venenthrombose mit lokaler Thrombolyse und chirurgischer Thrombektomie

J. Largiadèr, W. Blättler und B. Gloor

Bellariastrasse 40, 8038 Zürich, Schweiz

Combination Therapy of Local Thrombolysis and Surgical Thrombectomy in Venous Thrombosis

Summary. Combination therapy in acute deep venous thrombosis essentially consists of a highly dosed locoregional thrombolysis of the valve carrying crurofemoral axis and a mechanical thrombectomy of the valveless pelvic axis by Fogarty catheter. The success of this method is due to the fact that it largely eliminates the disadvantages of systemic thrombolysis as well as conventional surgical thrombectomy whilst retaining the advantages. Using combination therapy within the first 7 days in acute leg and pelvic venous thrombosis can result in restutio ad integrum, i.e. complete desobliteration with maintained valve function (more than 80% of cases).

Key words: Combination therapy – Venous thrombosis – Thrombolysis – Thrombectomy

Zusammenfassung. Die Kombinationstherapie bei der tiefen Bein-Becken-Venenthrombose besteht aus einer hochdosierten lokoregionalen Thrombolyse der klappentragenden krurofemoralen Achse und der mechanischen Thrombektomie der klappenlosen Beckenachse mit dem Fogarty-Katheter. Mit dieser Methode gelingt es, die Nachteile der systemischen Thrombolyse wie auch der konventionellen chirurgischen Thrombektomie weitgehend zu eliminieren und ihre Vorteile zu addieren. Durch die Kombinationstherapie kann bei der akuten Bein-Becken-Venenthrombose in den ersten 7 Tagen eine Restitutio ad integrum, d.h. eine vollständige Desobliteration mit erhaltener Klappenfunktion erzielt werden (in über 80% der Fälle).

Schlüsselwörter: Kombinationstherapie – Venenthrombose – Thrombolyse – Thrombektomie

Die akute Bein-Becken-Venenthrombose ist eine Notfallsituation. Therapeutisch gilt es, eine Ausbreitung der Thrombose sowie Lungenembolien zu vermeiden. Gleichzeitig sollten Massnahmen ergriffen werden, um ein postthrombotisches Syndrom und Rezidivthrombosen zu verhindern. Eine Restitutio ad integrum kann nur durch die vollständige Entfernung aller Thromben im iliofemorokruralen Bereich und durch die Erhaltung der Klappenfunktion an Unter- und Oberschenkel garantiert werden.

Die traditionelle Thrombektomie mit dem Fogarty-Katheter erlaubt zwar in vielen Fällen eine weitgehende Entfernung aller Thromben, die Kathetermanipulation im krurofemoralen Bereich führt jedoch oft zu einer Schädigung der leicht verletzbaren Venenklappen. Folge davon sind einerseits die venöse Insuffizienz und die Gefahr von Rezidivthrombosen.

Auch durch die systemische Thrombolyse lassen sich selten alle Thromben rechtzeitig vollständig auflösen, so dass hier ebenfalls eine valvuläre Dysfunktion oder/und eine Abflussbehinderung bestehen bleibt. Auch wurden bei dieser Methode wiederholt Lungenembolien beobachtet und Fälle zum Teil tödlich verlaufender Blutungen beschrieben. Aufgrund der erwähnten Kontraindikationen wird diese Methode in der Schweiz kaum mehr angewendet.

Mit der von uns neu entwickelten Technik gelingt es, die Vorteile beider Methoden zu kombinieren und gleichzeitig ihre Nachteile, d.h. die mechanische Zerstörung der Venenklappen und tödliche Komplikationen wie Lungenembolien und zerebrale Blutungen, weitgehend zu eliminieren.

Technisches Vorgehen

Das neue Behandlungskonzept besteht aus der Kombination einer lokoregionalen Thrombolyse des klappentragenden krurofemoralen Anteils und einer mechanischen Desobliteration der weitgehend klappenfreien Beckenachse mit dem Fogarty-Katheter.

Die Operation erfolgt in Vollnarkose. Zuerst wird eine pneumatische Blutsperre am proximalen Oberschenkel angelegt und über eine Fussrückenvene in das vom übrigen Kreislauf ausgeschalten Bein ein Thrombolytikum infundiert (2–3 Mio. E. Urokinase). Um eine bessere Verteilung der Urokinase zu garantieren, werden 200–500 ml Ringer-Lactat beigegeben. Während der Einwirkzeit der Urokinase wird über einen suprainguinalen Zugang die V. femoralis communis freigelegt und längs eröffnet. Darauf erfolgt die mechanische Desobliteration der klappenlosen Beckenachse mit dem Fogarty-Katheter. Nach vollständiger Desobliteration wird die Beckenachse heparinisiert und der Abfluss nach kranial mit einer Klemme verschlossen. Nun wird die pneumatische Blutsperre entfernt. Durch die reaktive Hyperämie nach Oeffnung der Blutleere werden die analysierten, von der Wand gelösten Thromben aus dem klappentragenden krurofemoralen Bereich spontan ins inguinale Operationsfeld ausgeschwemmt.

Sobald keine Thromben mehr im inguinalen Operationsfeld erscheinen, wird die Längsvenotomie mit fortlaufender Naht verschlossen. Zur intraoperativen Qualitätskontrolle kann man über die noch liegende Kanüle am Fussrücken ein Phlebogramm anfertigen. Diese Lokalisation ermöglicht die gezielte Entfernung allfälliger Restthromben. Das während der Operation austretende Blut wird mit dem cell saver zurückgewonnen und retransfundiert.

Die Patienten werden am ersten postoperativen Tag mobilisiert. Per- und postoperativ werden die Patienten liqueminisiert, bis eine perorale Antikogulation installiert ist. Wir empfehlen das Tragen eines Unterschenkelkompressionsstrumpfes der Klasse II für 6–12 Wochen und eine Antikoagulation für 3 Monate, danach erübrigt sich eine weitere Therapie.

Resultate

In einer ersten Studie wurde eine Gruppe von 56 Patienten erfasst. 37 Patienten wiesen eine Symptomdauer von 5 Tagen auf, 19 Patienten eine von 6–14 Tagen. Eine Patientin wurde noch nach 3 Wochen erfolgreich behandelt. Bei mehr als 90% der Patienten lagen Zwei- und Mehretagenverschlüsse vor. Die mittlere Nachbeobachtungszeit betrug 46 Monate. Bei den 37 Patienten, die in den ersten 5 Tagen nach Auftreten der Symptome operiert werden konnten, erzielten wir eine Restitutio ad integrum in 95%, im Gesamtkollektiv lag diese bei 80%.

In einer zweiten prospektiven randomisierten Studie wurden 29 Patienten operiert und 24 Patienten konservativ behandelt. Das Thrombosealter lag unter 7 Tagen (Studienprotokoll). Bezüglich Lokalisation und Ausdehnung der Thrombosen waren die Patientenkollektive vergleichbar. 86% der operierten Patienten zeigten eine Restitutio ad integrum und waren nach 3 Monaten weder auf eine Antikoagulationstherapie noch auf eine Kompressionsbehandlung angewiesen. In der konservativen Gruppe wiesen alle Patienten eine deutliche Schwellungstendenz auf und benötigten eine Antikoagulationstherapie sowie Kompressionsbehandlung.

Schlussfolgerung

Aufgrund der guten Früh- und Spätresultate, die einen hohen Gewinn an Lebensqualität und ein grosses ökonomisches Potential beinhalten, empfehlen wir die vorgestellte Kombinationstherapie bei der tiefen Bein-Becken-Venenthrombose nicht nur bei der klassischen Operationsindikation, d.h. der Phlegmasia cerulea dolens, sondern auch bei allen Patienten, bei denen das Thrombosealter weniger als 7 Tage beträgt und keine schweren Kontraindikationen vorliegen. Je kürzer die Zeit vom Auftreten der Thrombose bis zur chirurgischen Therapie, desto effizienter die Operation und desto besser das klinische Resultat. Eine rasche Diagnostik und Zuweisung an ein Zentrum, das über eine entsprechende Therapiemöglichkeit verfügt, ist deshalb von eminenter Bedeutung.

Literatur beim Verfasser.

Endovaskuläre Therapie bei Beckenvenensporn

K. D. Wölfle, W. A. Wohlgemuth und H. Loeprecht

Klinik für Gefäß- und Thoraxchirurgie, Zentralklinikum 86156 Augsburg

Endovascular Treatment of Pelvic Vein Spur

Summary. Treatment of pelvic vein spur is indicated in patients suffering from severe leg swelling and pain as well as after thrombectomy or lysis of spur-related deep vein thrombosis (DVT). In symptomatic patients without accompanying DVT, secondary patency amounted to 100% after 2 years when the spur was dilated and a self-expanding stent was implanted. In cases with successfully reopened pelvic veins after spur-induced DVT and stent application, the corresponding figure was 82%. Endovascular therapy of pelvic vein spur represents a safe and effective treatment modality. Because of its less invasive nature compared to open surgery, stent implantation has to be considered the method of first choice.

Key words: Iliac vein spur - May-Thurner syndrome - Stent implantation - Interventional radiology

Zusammenfassung. Die Indikation zur Behandlung eines Beckenvenensporns (BVS) ergibt sich bei erheblichen Schmerz- und Schwellungszuständen sowie nach lumeneröffnender Therapie einer spornbedingten Beckenvenenthrombose. Mittels endovaskulärem Vorgehen (Ballondilatation und Stent) kann bei Patienten mit alleinigem BVS bzw. Fällen mit Beseitigung einer spornverursachten Thrombose eine sekundäre Offenheit von 100 bzw. 82% nach 2 Jahren erreicht werden. Die endovaskuläre Therapie des BVS stellt derzeit eine sichere und effektive Behandlungsmodalität dar, die aufgrund ihrer geringeren Invasivität im Vergleich zu offenen chirurgischen Verfahren als die Therapieoption der ersten Wahl angesehen werden sollte.

Schlüsselwörter: Beckenvenensporn - May-Thurner-Syndrom - Stent - Inverventionelle Radiologie

Bereits vor 150 Jahren berichtete Virchow [Übersicht bei 3] über das gehäufte linksseitige Vorkommen von tiefen Venenthrombosen (TVT). In der Folge wurde von verschiedenen Autoren [4, 7] in Zusammenhang mit dieser Linksbetonung der TVT auf strukturelle Abnormitäten im Bereich der V. iliaca communis (VIC) hingewiesen. Die korrekte pathogenetische Beschreibung dieser Veränderungen, des sog. Beckenvenensporns (BVS), erfolgte aber erst 1956 durch May und Thurner [5, 6]. Wie so oft wurde auch dieses Krankheitsbild etliche Jahre später für den angloamerikanischen Sprachraum „neuentdeckt" und ist dort unter der Bezeichnung *Iliac Vein* bzw. *Iliocaval Compression Syndrom* [2, 10] bekannt. Im folgenden soll nun die Pathogenese, die Diagnostik sowie die endovaskuläre Behandlung des BVS dargestellt werden.

Tabelle 1. Diagnostik zum Nachweis eines Beckenvenensporns

Klinik
Plethysmographie (Luft- bzw. Strain-Gauge-Plethysmographie)
Druckmessungen (periphere und transfemorale Phlebodynamometrie, Hand/Foot Pressure Difference [vor und nach Papaverin], transstenotischer Druckgradient)
Phlebographie (transfemoral orthograd)
Duplex-Sonographie
Intravaskulärer Ultraschall (IVUS)

Der BVS ist in nicht selektionierten Autopsiestudien in einer Häufigkeit von 21–32% anzutreffen [3]. Nach einer Sammelstatistik von Steinberg [11] sind in 70% Frauen betroffen, das Alter beim Auftreten von Symptomen wird mit 23–45,5 Jahren angegeben. Insgesamt wird der BVS nach May [5, 6] durch ein Pulsationstrauma verursacht, bei dem es durch die rechte Beckenarterie zu einer chronisch repetitiven Kompression der linken VIC gegen das Promontorium kommt. In der Folge bilden sich in dieser Kreuzungsstelle fakultativ fibrotische Veränderungen an der Venenaußenwand sowie intravasal Intimaveränderungen unterschiedlichen Ausmaßes. Diese zuerst an der medialen und lateralen Zirkumferenz entstehenden, spornförmigen Leisten, die aus Fibrozyten, Kollagen und zahlreichen Kapillaren bestehen, können bei manchen Patienten zur Septenbildung führen und bis hin zur subtotalen Obliteration heranwachsen.

Bei weitem die Mehrzahl der Patienten mit BVS bleibt zeitlebens symptomlos. Abhängig vom Ausmaß der Obstruktion kann es aber zu erheblichen Schwellungs- und Schmerzzuständen bis hin zur Claudicatio venosa kommen. Die Ausbildung von Staseulzera bleibt bei alleinigem BVS eher eine Ausnahme [3, 9]. Selbstverständlich kann der BVS auch zum Ausgangspunkt einer TVT werden, wobei darauf hinzuweisen ist, daß annähernd 50% der linksseitigen Beckenvenenthrombosen mit einem Sporn vergesellschaftet sind [8, 12].

Die zum Nachweis eines BVS gebrauchten Diagnoseverfahren sind in Tabelle 1 aufgeführt. Nach Neglen [9] erscheinen aber die funktionellen Testmodalitäten wenig geeignet für die Bestätigung der klinischen Verdachtsdiagnose eines BVS, des sog. May-Thurner-Syndroms (MTS): Insgesamt kommt es auch bei Einsatz der invasiven Druckmeßverfahren nur in 21% zu einem pathologischen Testergebnis. Gleichermaßen unterschätzt auch die transfemorale orthograde Phlebographie den tatsächlichen Stenosegrad an der Überkreuzungsstelle der VIC beträchtlich: Im Vergleich zum intravaskulären Ultraschall (IVUS), der nach Neglen [9] den *gold standard* für den Stenosennachweis darstellt, beträgt die Sensitivität der Phlebographie für die Erfassung einer >70%-Stenose der zentralen VIC lediglich 51%. Insgesamt wird deshalb bei entsprechender Klinik und phlebographischen Hinweisen (fragliche Obstruktion, Kollateralen) der großzügige Einsatz des IVUS empfohlen [9].

Im Rahmen operativer Maßnahmen zur Beseitigung einer Beckenvenenthrombose kann ein Venensporn am sichersten durch die Gefäßendoskopie nachgewiesen werden, alternativ kommt auch die intraoperative Phlebographie in Betracht.

Die Durchführung der endovaskulären Therapie beim BVS erfolgt abhängig von der klinischen Ausgangssituation: Bei MTS-Patienten wird die Prozedur nach Neglen [9] unter Analgosedierung elektiv über einen ipsilateralen Zugang durchgeführt. Patienten mit spornbedingter Thrombose können unmittelbar während der venösen Thrombektomie behandelt werden [8], es ist aber auch eine verzögerte Versorgung frühpostoperativ möglich. In jedem Fall wird über eine eingelegte Schleuse die Stenose unter Durchleuchtungskontrolle mit einem Führungsdraht überwunden. Dann erfolgt die Dilatation, wobei Katheter mit einem Durchmesser von 12–20 mm sowie einer Länge von 4–6 cm Verwendung finden (Abb. 1). Wegen der erheblichen Rigidität der Stenosen ist häufig die Anwendung relativ hoher Dilatationsdrucke erforderlich. Im Anschluß wird das Dilatationsergebnis wegen der Gefahr eines Recoiling durch einen Stent gesichert; dafür eignet sich bei den vorliegenden anatomischen Verhältnissen am besten ein Wallstent mit einem Durchmesser von 14–20 mm. Die Behandlung wird nach Überprüfung des Dilatationserfolges

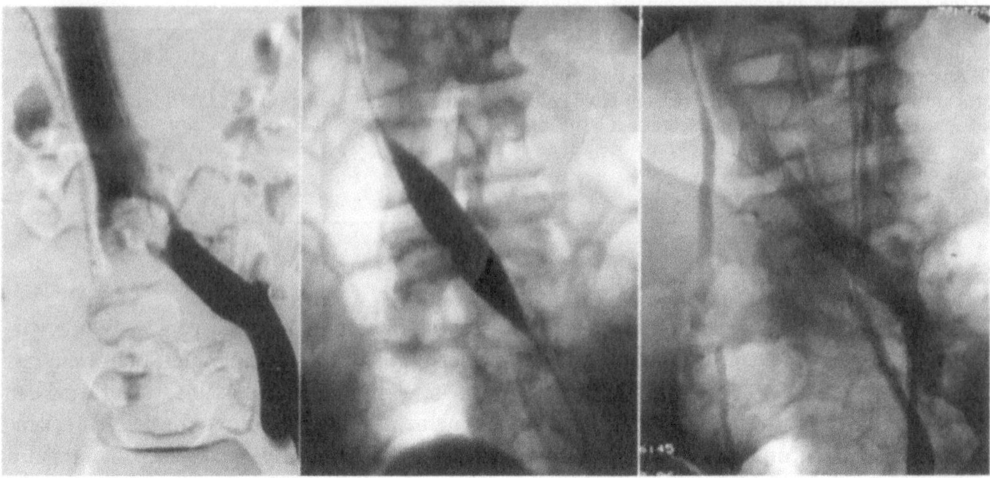

Abb. 1. Zustand nach venöser Thrombektomie bei TVT infolge eines Beckenvenensporns (*links*). PTA im Bereich der Überkreuzungsstelle der linken VIC (*Mitte*) und anschließend Sicherung des Dilatationserfolges durch Wallstent (*rechts*)

durch bildgebende Verfahren (Phlebographie, IVUS) abgeschlossen. Die periprozedurale Pharmakotherapie besteht in der Verabreichung von 5000 E UFH während des Eingriffs sowie der nachfolgenden Antikoagulation mit Phenprocoumon [8] bzw. Aggregationshemmern [9].

Relevante Zugangstraumen bei der endovaskulären Therapie des BVS können zumeist vermieden werden[1, 8, 9], insbesondere wenn die Kanülierung der Vene Ultraschall-gesteuert erfolgt [9]. Eine Stentthrombose bzw. eine ungenügende Stententfaltung stellt insgesamt eher ein Problem bei älteren langstreckigen postthrombotischen Stenosen als bei Patienten mit reinem MTS dar [9].

Bei Vorliegen eines MTS fand sich in der Serie von Neglen [9] mit insgesamt 61 Patienten eine primäre Offenheit nach 2 Jahren von 60%; unter Berücksichtigung der Redilatationen bzw. Stentextensionen bei Auftreten von Rezidivstenosen in 17% ergab sich eine primäre assistierte bzw. sekundäre Permeabilität von jeweils 100%. Damit einher ging auch eine signifikante Reduzierung der vorbestehenden Schmerzsymptomatik von 74 auf 41% sowie eine Abnahme der Schwellneigung von 95 auf 57%. In der Ulmer Serie [8] mit Stenteinlage nach Operation einer TVT infolge BVS (n=8) bestand nach 2 Jahren eine primäre bzw. sekundäre Offenheit von 73 bzw. 82%. Bemerkenswert hierbei ist, daß im Vergleich zu einer Gruppe mit nicht behandeltem BVS die Rate an Reverschlüssen durch endovaskuläre Therapie von 73 auf 12% gesenkt werden konnte. Für eine gemischte Serie mit frisch thrombektomierten Patienten bzw. solchen mit postthrombotischen Veränderungen (n=8) konnte Binkert [1] nach Stenteinlage eine primäre Offenheit von 100% nach 3 Jahren nachweisen.

Zusammenfassend stellt die endovaskuläre Therapie eine komplikationsarme Behandlungsmodalität des BVS dar, die in ihren Ergebnissen den viel aufwendigeren chirurgischen Verfahren [Übersicht bei 3] offensichtlich überlegen ist. Die Indikation bei unmittelbar im Rahmen einer Thrombosebehandlung entdecktem BVS ergibt sich dabei zwangsläufig, während die Beseitigung eines BVS bei alleiniger Drainagestörung des Beines hierzulande noch eher zurückhaltend gesehen wird.

Die bisherigen Erfahrungen mit der endovaskulären Behandlung von Beckenvenenstenosen haben gezeigt [9, 13], daß eine alleinige Dilatation unbefriedigend bleibt. Lediglich durch Einbringen eines geeigneten Stents kann das Dilatationsergebnis dauerhaft gesichert werden, wobei hier eine ausreichende zentrale Platzierung der Prothese bis hinein in die V. cava von großer Bedeutung zu sein scheint [9]. Wegen seiner longitudinalen Flexibilität in gekrümmt verlaufenden

Gefäßabschnitten ist der selbstexpandierende Wallstent derzeit als das zweckdienlichste Device anzusehen. Für die Nachbehandlung empfiehlt sich eine langfristige antithrombotische Therapie, bei rekurrenter Symptomatik infolge Rezidivstenosen bieten sich neuerliche Interventionen zur Optimierung der Spätergebnisse an.

Literatur

1. Binkert CA, Schoch E, Stuckmann G, Largiader J, Wigger P, Schoepke W, Zollikofer CL (1998) Treatment of pelvic venous Spur (May-Thurner Syndrome) with self-expanding metallic endoprotheses. Cardiovasc Intervent Radiol 21:22–26
2. Cockett FB, Thomas ML (1965) The iliac compression syndrome. Br J Surg 52:816–821
3. DeSyo D, Despot I, Georgijevic A (1989) Chirurgische Therapie des Kompressionssyndroms der linken Vena iliaca communis. Angio 11:275–283
4. Ehrich WE, Krumbhaar EB (1943) A frequent obstructive anomaly of the mouth of the left common iliac vein. Am Heart J 26:737–750
5. May R, Thurner J (1956) Ein Gefäßsporn in der Vena iliaca communis sinistra als Ursache der überwiegend linksseitigen Beckenvenenthrombosen. Z Kreisl Forsch 45:912–922
6. May R, Thurner J (1957) The cause of the predominantly sinistral occurrence of thrombosis of the pelvic veins. Angiology 8:419–427
7. McMurrich JP (1906) The valves of the iliac vein. Br Med J II:1699–1700
8. Mickley V, Schwagierek R, Rilinger N, Görich J, Sunder-Plassmann L (1998) Left iliac venous thrombosis caused by venous spur: Treatment with thrombectomy and stent implantation. J Vasc Surg 28:492–497
9. Neglen P, Berry MA, Raju S (2000) Endovascular Surgery in the treatment of chronic primary and post-thrombotic iliac vein obstruction. Eur J Vasc Endovasc Surg 20:560–571
10. Taheri SA, Williams J, Powell S, Cullen J, Peer R, Nowakowski P, Bomann L, Pisano S (1987) Iliocaval compression syndrome. Contemp Surg 40:9–14
11. Steinberg JB, Jacocks MA (1993) May-Thurner syndrome: A previously unreported variant. Ann Vasc Surg 7:577–581
12. Vollmar JF, Hutschenreiter S (1989) Vascular endoscopy for venous thrombectomy. In: Moore WS, Ahn SS (eds) Endovascular Surgery. WB Saunders, Philadelphia, pp 65–73
13. Wohlgemuth WA, Weber H, Loeprecht H, Tietze W, Bohndorf K (2000) PTA and Stenting of benign venous stenoses in the pelvis: Long term results. Cardiovasc Intervent Radiol 23:9–16

Worin unterscheiden sich ambulante und stationäre Varicen-Patienten?

K. Balzer

Gefäßchirurgische Klinik, Evangelisches Krankenhaus Mühlheim, Wertgasse 30, 45466 Mülheim-Ruhr

What Makes the Difference Between Outpatient and In-Hospital Treatment of Varicose Veins?

Summary. The operation of varicose veins seems to be safe and simple. Nevertheless, serious complications are possible requiring skill and experience in vascular surgery. A clinical treatment in these cases ist mandatory. Also extensive varicose veins and cases with comorbidity have to be operated in the hospital. Outpatient treatment is often less extensive and not sufficient ("quicker and sicker") and for that not cheeper than a clinical stay. Therefore operative treatment during a hospital stay must be possible even in times with shortness for money as regulated in the guidelines of the German Society for Vascular Surgery.

Key words: Outpatient treatment - Varicose veins - Complications - Cost effectiveness

Zusammenfassung. Obwohl die Krampfaderoperation als leicht und risikoarm gilt, kommen schwerwiegende Komplikationen doch immer wieder vor und erfordern bei der Rekonstruktion das gesamte Spektrum der Gefäßchirurgie. Unkomplizierte Varicen können sicher ambulant operiert werden. Die stationäre Behandlung von Krampfadern muß auch in Zukunft möglich sein, wie dies auch im Gesetzestext in den Leitlinien der Deutschen Gesellschaft für Gefäßchirurgie vorgesehen ist. Auch vom ökonomischen Standpunkt ist die Behandlung unter stationären Bedingungen meist nicht teurer als ein in zahlreichen Einzeloperationen mit Nachverödung und immer wieder neuerlicher Diagnostik aufgegliederter Behandlung im ambulanten Bereich.

Schlüsselwörter: Ambulante Operationen - Varicosis - Komplikationen - Kosten-Nutzen-Analyse

Abrechnungsmöglichkeiten der stationären Varicenchirurgie

Nach Paragraph 39, Abs. 1, Satz 1, SGB 5 besteht Anspruch auf vollstationäre Behandlung „wenn die Aufnahme nach Prüfung durch das Krankenhaus erforderlich ist, weil das Behandlungsziel durch eine ambulante Operation nicht erbracht werden kann".

Die Einführung der Sonderentgelte und Fallpauschalen haben die Krampfaderoperation unter stationären Bedingungen zu einer für die Krankenkassen teuere Operation werden lassen. So beträgt die Fallpauschale der Venenexhairese der Nr. 10.01 3.776,25 DM, die bei doppelseiti-

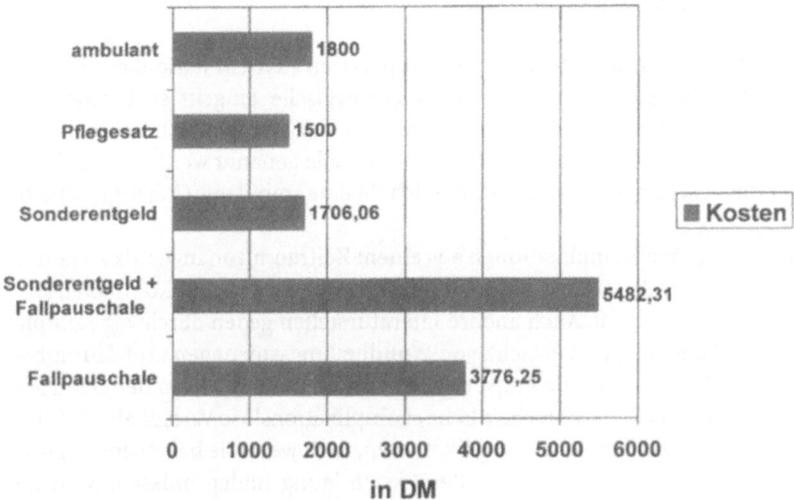

Abb. 1. Abrechnungsmöglichkeiten der Varizen-Op.

ger Krampfaderoperation zusätzlich durch das Sonderentgelt Venenexhairese mit der Nr. 10.16 mit 1.706,06 DM aufgestockt werden kann. Für die stationäre Behandlung der Venenexhairese ergeben sich daher verschiedene Abrechnungsmöglichkeiten.

1. Eine Fallpauschale bei einseitiger Varicosis (DM 3.776,25),
2. eine Kombination von Fallpauschale und Sonderentgelt bei doppelseitiger Varicosis (DM 5.482,31),
3. bei einer Rezidivvaricosis, die technisch anspruchvoller und schwieriger ist, ergibt sich mit Ausnahme des Crossenrezidivs keine Abrechnungs-möglichkeit für Sonderentgelt und Fallpauschale. Hier kann nur der Basispflegesatz und um 20% verminderte Abteilungspflegesatz eingesetzt werden, der je nach Krankenhausabteilung zwischen 300,– und 600,– DM pro Tag liegen dürfte (Abb. 1).

Der Vergleich der einzelnen Abrechnungsarten zeigt deutlich, dass die Wahl des Abrechnungsmodus hinsichtlich der Optimierung des Erlöses wohl überdacht sein will. Hierbei schneidet die doppelseitige Varicenoperation, abgerechnet als Fallpauschale auf der einen Seite und Sonderentgelt auf der anderen Seite (Wechsel des Operationsgebietes) am günstigsten ab.

Dieser als günstiger Abschluss gefeierte Abrechnungsmodus wurde schon bald von den Krankenkassen durch scharfe Prüfung der stationär behandelten Krampfaderpatienten beantwortet und führte zu einer bürokratischen Begründungspflicht und schließlich auch zu dem Versuch, prinzipiell alle Krampfaderoperationen nicht mehr mit dem gesetzlich vorgeschriebenen Entgeltsystem zu vergüten, sondern mit einem an den ambulanten Kosten ermittelten Pauschalbetrag zu ersetzen.

So schrieb uns die Barmer Ersatzkasse bereits im Jahr 1999, dass sie für alle Krampfaderoperationen, die stationär anfielen, nur noch bereit sei, einen Betrag von 1.800,– DM zu zahlen. Nach Protesten und Einzelprüfungen durch den Medizinischen Dienst wurde diese Androhung in unserer Klinik nicht wahrgemacht. Es gibt aber Krankenhäuser, in denen stationär durchgeführte Varicen nicht mehr vergütet werden. In Hamburg wurde in einigen Kliniken das gesamte für stationäre Varicenpatienten in einem Jahr aufgewandte Geld der Krankenkassen für das Budget des nächsten Jahres verrechnet und somit gestrichen.

Komplikationsmöglichkeiten der Varicenchirurgie

Müssen wir uns also damit abfinden, dass die Krampfaderoperation aus dem stationären Bereich vollständig verschwindet? Prinzipiell kann jeder kleine chirurgische Eingriff auch ambulant durchgeführt werden. Die Krampfaderoperation gehört hier zu den exemplarischen Eingriffen, die stets, wenn es um den ambulanten Katalog geht, an erster Stelle genannt werden, weil sie als eine leichte und wenig risikoträchtige Operation gilt, die sich für eine ambulante Chirurgie scheinbar ideal anbietet.

Betrachtet man unsere eigenen Komplikationen aus einem Zeitraum von mehr als 20 Jahren und einem Krankengut von über 25.000 Patienten, so ist festzustellen, dass die Komplikationsrate in der Tat mit 0,3% sehr niedrig ist. Auch andere Literaturstellen geben durchweg Komplikationsraten für die Krampfaderchirurgie einschl. von Wundheilungsstörungen und Thrombosen von weniger als 1% an. Es muss aber die Frage erlaubt sein, ob die Indikation der erwartete (und sicher auch in den meisten Fällen wahrscheinliche) komplikationslose Verlauf als Maßstab gelten darf, oder ob nicht operationstypische Komplikationen, auch wenn sie bei einem erfahrenen Operateur nur selten vorkommen, ernsthafte Berücksichtigung finden müssen. Niedrige Komplikationsraten werden auch sonst in der Literatur berichtet, wobei zu betonen ist, dass sie in Kliniken ermittelt wurden, die sehr viel Krampfaderchirurgie betreiben. Eine geringe operative Übung erhöht naturgemäß das Operationsrisiko. Immer wieder werden dramatische Komplikationen mit Schädigungen von Arterien, Venen, postoperativen Ischämien und Thrombosen, tödlichen Infektionen, Kompartmentsyndromen usw. berichtet. Diese genannten Komplikationen in der Varicenchirurgie sprechen, auch wenn sie selten vorkommen, für eine Behandlung des Venenkranken in der Klinik. Dennoch ist davon auszugehen, dass vor dem Hintergrund der Gesundheitsstrukturgesetze und insbesondere nach der ausgegebenen Maxime „ambulant vor stationär" die Krampfaderoperation aus der operativen Krankenhauslandschaft wenn nicht verschwinden, so doch erheblich geringer in Erscheinung treten wird.

Ausbildung der Operateure

An dieser Stelle sei die Frage erlaubt, wer in Zukunft die Ärzte, die mit ausreichender Erfahrung ambulante Krampfaderchirurgie betreiben wollen, ausgebildet werden können. Dies kann natürlich in entsprechend eingerichteten Praxen für bestimmte Zeiträume geschehen, zu befürchten ist aber, dass nicht das gesamte Spektrum der Krampfaderchirurgie einschl. der schweren Komplikationen beherrscht wird, sondern nur die Vermittlung des technisch einfach durchzuführenden Grundeingriffes vermittelt wird. Ungeklärt ist aus Sicht des Klinikers, der stets bei ambulanter Ermächtigung auf seine persönliche Leistungserbringungspflicht hingewiesen wird, wie dies im niedergelassenen Bereich gehandhabt wird, denn die Sicherheit des Patienten darf auch unter Ausbildungsbedingungen nicht leiden.

Möglichkeiten einer stadiengerechten Operation der Krampfadern

Die operative Behandlung des Krampfaderleidens sollte der jeweiligen Schwere und pathophysiologischen Bedeutung des Leidens angemessen sein. Grundsätzlich kann die von MAY vorgeschlagene Einteilung in Varicenträger und Varicenkranke hilfreich sein. Während bei Varicenträgern bis auf ein gelegentliches Schweregefühl keine subjektiven Beschwerden auftreten und in aller Regel keine chronisch venöse Insuffizienz vorliegt und somit die Operationsindikation relativ ist, ist sie beim Varicenkranken, d. h. bei Patienten, bei denen die Varicen bereits zu Komplikationen und zu chronisch-venöser Insuffizienz geführt haben, absolut. Varicenträger mit geringer Krampfaderbildung können ambulant in Lokal-anaesthesie behandelt werden. Zusätzlich sind Begleiterkrankungen und soziale Umstände des Patienten zu berücksichtigen.

Wir haben in unserem Krankengut folgende Klassifikationen für Krampfaderpatienten vorgesehen:

1. *Gruppe A:* Geringe bis mäßige Stamm- und Seitenastvaricosis ohne trophische Hautschäden und ohne wesentliche Begleiterkrankungen

2. *Gruppe B:* Stamm- und Seitenastvaricosis ohne trophische Hautschäden, aber mit risikobehafteten Begleiterkrankungen, z. B. Diabetes, Lymphoedem, Herzinsuffizienz, arterielle Hypertonie etc.

3. *Gruppe C:* Schwere Varicosis mit trophischen Hautschäden bis zum Ulcus cruris mit und ohne Begleiterkrankungen

Nach unserer Überzeugung bietet sich zunächst nur die Gruppe A für eine ambulante Krampfaderchirurgie an. Die Gruppe B kann von Fall zu Fall ebenfalls ambulant oder stationär therapiert werden, wobei davon ausgegangen werden kann, dass die Normalverweildauer eingehalten oder sogar unterschritten wird. In unserer Klinik liegt die durchschnittliche Verweildauer für Varicen mit 3 Tagen deutlich unter der Normverweildauer. Für die Gruppe C ist ein längerer stationärer Aufenthalt einzuplanen, auch um das Risiko für den Patienten zu vermindern und den Heilverlauf abzukürzen, wobei Rezidive prinzipiell als Abteilungs- und Basispflegesatz und nicht als Pauschale abrechenbar sind, wobei hier jeder finanzielle Anreiz für das Krankenhaus fehlt und noch nicht einmal die entstehenden Kosten erstattet werden können. Hier muss bei einer Neuauflage unbedingt nachgebessert werden. Es kann nicht der besonders schwere Rezidivfall von der Abrechnung am schlechtesten gestellt werden.

Bei allen schweren Formen der Krampfaderbildung muss nach unserer Meinung auch weiterhin eine 2–3 tägige Behandlung möglich sein, die auch den Wünschen des Patienten erfahrungsgemäß entgegenkommt.

Bei allen Formen der chronisch venösen Insuffizienz mit Ulcera cruris oder trophischen Hautschäden oder Patienten mit Begleiterkrankungen und anderen Risikofaktoren wird eine normale stationäre Behandlung mit Aufnahme am Vortage der Operation sowie einer Liegezeit von einer Woche auch in Zukunft eine angemessene Behandlungsform sein. Ggf. wird hierdurch sogar die Grenzverweildauer überschritten und es muss ein Sonderentgelt mit entsprechender Begründung beantragt werden. Nur ein flexibles Verfahren erscheint uns zur individuellen Anwendung dieses Therapiespektrums angemessen.

Die Deutsche Gesellschaft für Gefäßchirurgie hat in ihren Leitlinien ebenfalls Kriterien für eine stationäre Behandlung des Krampfaderleidens erarbeitet:

- Eine ambulante Operation verbietet sich, wenn der Patient sich nach sorgfältiger und umfassender Aufklärung über Art und Umfang des Eingriffes sowie die Besonderheiten der ambulanten Chirurgie ausdrücklich gegen eine ambulante Operation ausspricht und die Versorgung unter stationären Bedingungen wünscht.
- Eine ambulante Operation scheidet aus bei unzureichender oder unzuverlässiger Compliance, z. B. weil der Patient von seiten seiner Kooperationswilligkeit erwarten läßt, daß bei der notwendigen Kooperation in der unmittelbaren postoperativen Phase die erforderliche Intensität und Zuverlässigkeit nicht erreichbar sein wird.
- Zum Problem der individuellen Risikoeinschätzung bei operativen Eingriffen sind in der Vergangenheit vor allem die standardisierte Einteilung der ASA-Klassifikation angegeben worden. Ob diese allerdings für die Krampfaderoperation eine geeignete Einteilung darstellt, sei dahingestellt, da es sich nicht um einen lebensnotwendigen Eingriff handelt.

Weiter weist die Deutsche Gesellschaft für Gefäßchirurgie darauf hin, daß auch vom Lokalbefund die stationäre Behandlung abhängig gemacht werden kann, so bei Rezidiveingriffen und bei außergewöhnlicher Ausdehnung des Befundes, bei zu erwartendem überdurchschnittlichen Blutverlust und bei ausgeprägter Adipositas. Auch das soziale Umfeld spielt in den Leitlinien eine

Tabelle 1. Krampfaderchirurgie

Welche Patienten sollten stationär operiert werden?
• Schwere Begleiterkrankungen • Schwere Komplikationen der Varizen • intraoperative Komplikationen • soziales Umfeld • Wunsch des Patienten (?) • Verantwortung des Arztes

große Rolle und stellt vor allem auch die angemessene räumliche Entfernung von der versorgenden Einrichtung und zuverlässige Verkehrsanbindung zur Gewährleistung einer ständig möglichen ärztlichen Versorgung heraus (Tabelle 1).

Nicht vergessen werden sollte, dass Kliniken prinzipiell die Möglichkeit haben, ebenfalls ambulant operativ tätig zu sein, so dass sich im Zweifelsfall für sie die Möglichkeit ergibt, die Operation ambulant zu planen und im Falle von Komplikationen oder Schwierigkeiten im sozialen Umfeld des Patienten den Eingriff mit der Möglichkeit der stationären Aufnahme durchzuführen. Es sei an den alten chirurgischen Grundsatz erinnert, dass auch im ambulanten Bereich jeder nur den Eingriff durchführen sollte, dessen Komplikationen er sicher beherrscht.

Die Kliniker sind gut beraten, wenn sie im Vorfeld durch ein entsprechendes Formblatt diese Gründe benennen und den Patienten mit dieser Begründung von seiner Krankenkasse eine Erlaubnis für die stationäre Therapie des Krampfaderleidens einholen lassen. Allerdings ist damit zu rechnen, dass in Zukunft über die Prüfung des Einzelfalles hinaus Mengengerüste festgelegt werden, die die stationären Behandlungsmöglichkeiten weiter einschränken werden. Wir kennen dies bereits aus der Kataraktchirurgie. Es werden Quoten festgelegt, an die sich die Krankenhäuser zu halten haben bzw. die Zahlung wird sich unabhängig von der ambulant oder stationär durchzuführenden Operation an pauschalierten Entgeltformen orientieren, wie sie auch auf uns mit der Einführung der DRG's zwangsläufig zukommen werden. Spätestens dann wird die Frage zu stellen sein, ob ein Krampfaderleiden unter stationären Bedingungen kostendeckend überhaupt noch operativ angegangen werden kann.

Im amerikanischen Sprachgebrauch hat sich für die rasch und risikoarm durchgeführte Operation der Slogan durchgesetzt „quicker and sicker". Hierunter wird verstanden, dass der Eingriff zwar mit dem üblichen Standard durchgeführt wird, um befürchtete operationstypische Risiken zu vermeiden, der Heilverlauf bei Entlassung aber noch nicht soweit fortgeschritten ist, dass der Patient in seinem persönlichen Umfeld nicht oder nur wenig behindert ist. Dies bedeutet, dass ein Eingriff nicht mit der notwendigen Radikalität durchgeführt wird und dass die Rezidivneigung zunehmen wird. Hierbei sei daran erinnert, dass für das Varicenrezidiv eine inadäquate chirurgische Therapie neben dem schicksalhaften Verlauf der Grundkrankheit verantwortlich ist.

Wir haben versucht, in unserem Krankengut die Beurteilung des Langzeiterfolges von bei uns operierten Patienten zu analysieren. Nimmt man die chronisch venöse Insuffizienz mit bereits sekundären trophischen Hautschäden heraus, so sind Rezidive bei Patienten nach örtlicher Krampfaderentfernung aufgrund ambulanter Operationen oder einer alleinigen Sklerosierungstherapie erheblich häufiger anzutreffen als nach einer unter Krankenhausbedingungen durchgeführten Krampfaderoperation. Dieser Aspekt muss der notwendigen Schonung der Vena saphena magna und parva beim Varicenstripping gegenübergestellt werden. Die radikale Sanierung beider Beine bei einem Krampfaderleiden stellt unter stationären Bedingungen den Standardeingriff dar, während im ambulanten Bereich unter verschiedenen Schlagwörtern, wie z. B. der 4-Schritt-Therapie, versucht wird, den Eingriff in möglichst viele kleine Etappen zu unterteilen und somit die GOÄ bzw. den EBM geschickt auszunutzen.

Zukunftsperspektive Zweiklassenmedizin

Auch in Zukunft muß Krampfaderchirurgie stationär möglich sein und angemessen vergütet werden. Bei einer generellen Auslagerung der Varicenchirurgie in den ambulanten Bereich ist damit zu rechnen, dass die optimale und gewünschte Behandlung nur noch dem Patienten zuteil werden kann, der bereit ist, die zusätzlichen Kosten selbst zu tragen. Hiermit hätte sich die Chirurgie von dem Prinzip der Gleichbehandlung aller Kranken endgültig verabschiedet und wir hätten durch die weitere Stufe der Gesundheitsreform endgültig die Zweiklassenmedizin etabliert.

Literatur

1. Balzer K (1983) Venen. In: Intra- und postoperative Komplikationen. In: Carstensen G (Hrsg) Springer, Berlin, Heidelberg, New York
2. Balzer K (1991) Die Tageschirurgie in der Venenchirurgie Chirurg 62:598–603
3. Balzer K (1995) Chirurgie der Stammvaricosis – Indikation und Technik. In: Imig H, Schröder A (Hrsg) Varicen, Poplitea-Aneurysmen, Steinkopff-Verlag, Darmstadt
4. Balzer K, Knoob HG (1997) Kosten-Nutzen-Analyse der ambulanten Venenchirurgie. In: Jost JO, Langkau GH: Leitlinien in der Chirurgie vor dem Spiegel von Qualitätssicherung und Rechtsprechung. Steinkopff-Verlag, Darmstadt
5. Bishop CC, Jarret PE (1986) Outpatient varicose vein surgery under local anaesthesia. Br J Surg 73:821
6. Helmig L, Stelzer G, Ehresmann U, Salzmann P (1983) Verletzungen der tiefen Venen bei Krampfaderoperationen. Chirurg 54–118
7. Holzgreve A, Pircher W (1985) Ambulante Venenchirurgie In: Brug E, Fritz K (Hrsg) Ambulantes Operieren in der Chirurgie Deutscher Ärzte-Verlag, Köln
8. Johnson CD, Jarret PE (1990) Admission to hospital after day case surgery. Ann R Coll Surg Engl 72:225
9. Nüllen H, Reese von Ohlen C (1995) Ambulante Varizenchirurgie in der Praxis. In: Imig H, Schröder A (Hrsg) Varizen Poplitea-Aneurysmen, Steinkopff-Verlag Darmstadt
10. Ris H-B, Witwer P, Tschudi J, Stirnemann H, Doran JE (1988) Langzeitresultate nach Varicenoperation Chirurg 59:592
11. Sloan DS, Watson JD (1986) Surgeons attitudes to some aspects of day case surgery. Ulster Med J 55:61
12. Vorstand der Deutschen Gesellschaft für Gefäßchirurgie (1998) Leitlinien zu Diagnostik und Therapie in der Gefäßchirurgie. Dt Ärzte-Verl, Köln
13. Wallstab G, Scholz H, Tag KL, Schenk V, Kempfe L (1984) 10 Jahre Tageschirurgie – Ergebnisse einer Patientenbefragung. Zentralbl Chir 109–347

Der Venenbypass: Goldstandard mit überragenden Ergebnissen

J. D. Gruss, M. Adolph, W. Hiemer und D. Hanschke

Kurhessisches Diakonissenhaus, Goethestraße 85, 34119 Kassel

Venous Bypass: Gold Standard with Excellent Results

Summary. Since 1974 we have performed 1104 in situ vein bypasses for the reconstruction of femoropopliteal or femorotibial occlusions. The venous valves were made incompetent by using our Insitucut. An intraoperative completion angiography is mandatory. The primary cumulative patency rate is 93.5% at one year and 64.9% at five years. The permeability is depending on the quality of the outflow tract. The patency of femoropopliteal in situ bypasses with a three vessel runoff is 82.2% at five years, whereas bypasses with a single vessel runoff show a patency of 56%. The own results are comparable with the results of reversed and non-reversed vein bypasses given in the literature.

Key words: In situ vein bypass – Intraop. angiography – Permeability – Runoff

Zusammenfassung. Seit 1974 wurden 1104 V. saphena magna in-situ-Bypasses zur Überbrückung femoro-poplitealer und femoro-cruraler Gefäßverschlüsse angelegt. Die Ausschaltung der Venenklappen erfolgt mit dem Insitucut, eine intraop. Kontrollangiographie ist obligat. Die primäre kumulative Offenrate beträgt nach 1 Jahr 93,5% und nach 5 Jahren 64,9%. Die Permeabilitätsraten sind abhängig von der Qualität der Ausstrombahn. So zeigen femoropopliteale Bypasses mit drei offenen Unterschenkelarterien eine Fünfjahrespermeabilität von 82,2%, während sich die Permeabilität bei nur einer offenen Unterschenkelarterie auf 56% reduziert. Die eigenen Ergebnisse sind vergleichbar mit den Angaben der Literatur zum klassischen und zum in-situ-Bypass.

Schlüsselwörter: In-situ-Bypass – Intraop. Angiographie – Permeabilitätsraten – Ausstrombahn

Einleitung

Gefäßrekonstruktionen mit körpereigenen Venen stellen immer noch den goldenen Standard dar, mit dem andere Verfahren zu vergleichen sind. Seit einem Besuch bei Viktor Hall in Oslo 1974 wurde bei uns der Vena saphena magna in-situ-Bypass zur Überbrückung langer femoropoplitealer Verschlußprozesse favorisiert.

Methodik

Die Operationstechnik bei der Anlage eines in-situ-Bypasses ist weitgehend standardisiert. Der Durchmesser der Vene sollte proximal nicht über 6 mm und distal nicht unter 3 mm betragen. Die Einmündung der V. saphena magna ist die V. femoralis wird in der Leiste dargestellt und von der gleichen Inzision aus wird die A. femoralis dargestellt. Am Unterschenkel erfolgt die zweite Inzision in Höhe der vorgesehenen distalen Anastomose. Nachdem die Anschlußfähigkeit distal gesichert ist, wird von der distalen Inzision die V. saphena magna dargestellt und über eine quere Inzision mit Heparin-Kochsalzlösung durchgespült [7]. Der „Insitucut", der von distal bis in die V. femoralis communis eingeführt wird, inzidiert beim Zurückziehen weitgehend atraumatisch die Venenklappen. Die Lage der Klinge wird bei den vier Durchgängen durch Drehen des Cutters um jeweils 90° variiert. Die V. saphena magna wird an der Einmündung tangential abgetragen und Reste der Mündungsklappe werden mit der Pottschen Schere abgetragen. Die Vene läßt sich nun leicht von proximal nach distal durchspülen. Der proximale Anschluß erfolgt auf die Femoralisgabel oder die A. femoralis communis End-zu-Seit. Die distale Anastomose erfolgt End-zu-Seit oder End-zu-End auf das dritte Poplitealsegment, auf eine Unterschenkel- oder eine Fußarterie oder auch auf ein Popliteal- oder Unterschenkelarteriensegment. Die reversed und non-reversed-Techniken finden bei uns ihren Einsatz zur Überbrückung kurzstreckiger Verschlußprozesse (distal origin).

Ergebnisse

Bis zum Ende des Jahres 2000 wurden bei uns 1104 in-situ-Bypasses angelegt. 74% unserer Patienten sind männlich mit einem mittleren Lebensalter von 67,1 Jahren, 26% unserer Patienten sind weiblich mit einem mittleren Lebensalter von 71,4 Jahren. Die Bypassanschlüsse erfolgten in 49% auf das dritte Poplitealsegment, in 13,5% auf die A. fibularis, in 11,6% auf die A. tibialis posterior, in 8,8% auf den truncus tibiofibularis und in 7,6% auf die A. tibialis anterior. Sofortverschlüsse fanden sich in 6,4%. Unsere Langzeitergebnisse basieren auf einer retrospektiven Analyse von 594 in-situ-Bypassoperationen nach der Life-Table-Methode [8]. Die sekundäre Offenheitsrate aller in-situ-Bypasses beträgt nach einem Jahr 93,5% und nach fünf Jahren 64,9%. Die Langzeitergebnisse werden durch die Qualität der Ausstrombahn mit der Zahl der noch offenen Unterschenkelarterien und das Stadium der PAVK entscheidend beeinflußt. Sämtliche Bypasses auf dem dritten Poplitealsegment weisen eine Fünfjahrespermeabilität von 67% auf. Sind dabei drei Unterschenkelgefäße durchgängig, beträgt die Offenheitsrate nach fünf Jahren 82,2%. Bei zwei offenen Unterschenkelarterien reduziert sich der Wert auf 62,1%, bei einer offenen Arterie auf 56%. Die Fünfjahresoffenrate von Bypasses auf die Unterschenkelarterien beträgt 60% für die A. tibialis anterior, 62% für die A. tib. posterior und 56% auf die A. fibularis. Nach erfolgreich revidierten Sofortverschlüssen finden sich die schlechtesten Langzeitergebnisse mit einer kumulativen Offenrate von 39,5% im Vergleich zu 64,9% im Gesamtkollektiv. In einer prospektiven randomisierten Studie konnten wir die statistisch signifikante Reduktion der Sofortverschlüsse durch eine adjuvante Therapie mit PGE1 nachweisen [5].

Diskussion

Die Ergebnisse unserer Nachuntersuchungen lassen keinen Zweifel am hohen Stellenwert des V. saphena magna in situ-Bypass zur Überbrückung arterieller Verschlüsse im femoro-cruralen Abschnitt. Entscheidend für eine erfolgreiche Operation ist das möglichst atraumatische Ausschalten der Venenklappen. Die erfolgte von 1974 bis 1980 mit dem Hallschen Stripper und ab 1981 mit dem von uns entwickelten Insitucut. Hervorragende Ergebnisse werden auch bei Verwendung des orthograden Venenbypass mit einer sekundären Offenrate von 85,7% bzw. 78,6%

Tabelle 1

Autor	Jahr	Technik	Sek. Offenrate	
			12 Mo.	60 Mo.
Gentile	1996	ipsilat. S. m. popl.	91,8%	81,6%
		contralat. S. m. popl.	86,8%	77,4%
		ipsilat. S. m. crur.	89,4%	74,4%
		contralat. S. m. crur.	89,4%	81,7%

Tabelle 2

Autor	Jahr	Technik	n	Sek. Offenrate	
				12 Mo.	60 Mo.
Bergamini	1991	i.s.	361	92%	81%
Belin	1996	i.s.	189		74,3%
Taylor	1990	rev.	387	90%	80,1%
Faries	2000	Armvene	520	80,7%	57,5%
Böhmig	1995	orth. V. bypass	684	85,7%	78,6%

Tabelle 3

Autor	Jahr	Technik	n	prim. Offenrate		
				12 Mo.	39 Mo.	60 Mo.
Bergamini	1991	i.s.	361	78%		63%
Belkin	1996	non rev.	189			65,3%
Rosenthal	2000	i.s.	117	92,4%	78,2%	
Rosenthal	2000	e.a. i.s.	156	88,1%	70,5%	
Taylor	1990	rev.	387	86,6%		75,4%
Faries	2000	Armvene	520	80,2%		54,5%
Gruss	2000	i.s.	594	93,5%		64,9%

nach 12 bzw. 60 Monaten bei 684 nachuntersuchten Bypasses angegeben (Böhmig [3]). Von Belkin et al. wird für den non-reversed-Bypass eine Durchgängigkeitsrate von 74,3% nach 60 Monaten angegeben [1]. Bei Verwendung der V. saphena magna reversed werden Offenraten von 90 bzw. 80,1% nach 12 bzw. 60 Mon. angegeben (Taylor [10]). Vergleichende Untersuchungen bei Verwendung der ipsilateralen und kontralateralen V. saphena magna zeigt die Tabelle 1 (Gentile [6]). Bei der Nachuntersuchung von 520 Bypasses unter Verwendung von Armvenen fanden Faries et al. sekundäre Patency-Raten von 80,7 bzw. 57,5% nach 12 bzw. 60 Monaten [4], s. Tabelle 2. Bergamini gibt bei 361 nachuntersuchten in-situ-Bypasses sekundäre Offenheitsraten von 92 bzw. 81% nach 12 bzw. 60 Monaten an [2]. Eine vergleichende Untersuchung von konventionellen mit endoskopisch assistierten in-situ-Bypassoperationen veröffentlichte Rosenthal 2000 [9] Tabelle 3. Die Ergebnisse von Literaturrecherchen und eigene Nachuntersuchungsergebnisse dokumentieren den hohen Stellenwert des Venenbypasses. Die verschiedenen Techniken haben sich insbesondere bei schlechter Ausstrombahn bewährt. Selbst beim Anschluß auf Popliteal- und Unterschenkelarteriensegmente lassen sich noch befriedigende Ergebnisse erzielen.

Zusammenfassung

Gefäßrekonstruktionen mit körpereigenen Venen stellen immer noch den goldenen Standard dar, mit dem andere Verfahren zu vergleichen sind. Bei uns wird seit 1974 der V. saphena magna in-situ-Bypass zur Überbrückung langer femoro-poplitealer und femoro-cruraler Verschlußprozesse favorisiert. Bisher wurden über 1100 in-situ-Bypasses angelegt. Unsere Langzeitergebnisse basieren auf der retrospektiven Analyse von 594 in-situ-Bypassoperationen nach der Life-Table-Methode. Die kumulative Offenrate beträgt nach einem Jahr 93,5% und nach 5 Jahren 64,9%. Die Permeabilitätsraten der in-situ-Technik mit anderen Techniken werden dargestellt.

Literatur

1. Belin M, Knox J, Donaldson MC, Mannick JA, Whittemore AD (1996) Infrainguinal arterial reconstruction with nonreversed greater saphenous vein. J Vasc Surg 24(6): 957–962
2. Bergamini TM, Towne JB, Bandyk DF, Seabrook GR, Schmitt DD (1991) Experience with in situ saphenous vein bypasses during 1981 to 1989: Determinant factors of long term patency. J Vasc Surg 13(1): 137–149
3. Böhmig HJ, Zeidler G, Schwierz T, Loy E (1995) 20 Jahre orthograder Venen-Bypass für infrainguinale arterielle Rekonstruktionen. Chirurg 66: 120–126
4. Faries PL, Arora S, Pomposelli FB Jr, Pulling MC, Smakowski P, Rohan DI, Gibbons GW, Akbari CM, Campbell DR, LoGerfo FW (2000) The use of arm vein in lower-extremity revascularisation: Results of 520 procedures performed in eight years. J Vasc Surg 31(1): 50–58
5. Fietze-Fischer B, Gruss JD, Bartels D, Vargas-Montano H, Stritter W (1987) Prostaglandin E1 as adjuvant therapy in the event of femoropopliteal and crural great saphenous vein in situ bypass surgery. VASA, Suppl. 17: 23–25
6. Gentile AT, Lee RW, Moneta GL, Taylor LM, Edwards JM, Porter JM (1996) Results of bypass to the popliteal and tibial arteries with alternative sources of autogenous vein. J Vasc Surg 23(2): 272–279
7. Gruss JD, Hiemer W, Uy J (1995) Der femorocrurale Vena saphena magna in-situ-Bypass. In: Husfeldt KJ, Roth FJ (Hrsg) Konkurrierende Verfahren in der Gefäßchirurgie. Steinkopff Verlag, Darmstadt, S 225–228
8. Hiemer W, Yu J, Geissler C, Gruss JD (1993) Femoropopliteal and femorotibial greater saphenous vein "in situ" reconstructions in non selected patients. Life table analysis. J Cardiovasc Surg 34: 303–305
9. Rosental D, Arous EJ, Friedman SG, Ingegno MD, Johnson BL, Kraiss LW, Martin JD, Moritz MW, Piano G, Rigdon EE, Self SB, Pallos LL (2000) Endovascular assisted versus conventional in situ saphenous vein bypass grafting: Cumulative patency, limb salvage and cost results in a 39-month multicenter study. J Vasc Surg 31(1): 60–66
10. Taylor LM, Edwards JM, Porter JM (1990) Present status of reversed vein bypasses grafting: Five-year results of a modern series. J Vasc Surg 11(2): 193–205

Endoskopische subfasziale Perforationsvenendissektion: Kritische Prüfung des Stellenwerts bei der operativen Therapie der primären Varikosis

B. Greger, H. Habig und R. Sonnefeld

Klinikum Lichtenfels, Prof. Arnethstraße 2, 96215 Lichtenfels

Critical Evaluation of Endoscopic Subfascial Dissection of the Perforating Veins in the Treatment of Primary Varicosis

Summary. The technique of endoscopic subfascial dissection of the perforating veins is a rather new and promising approach in the treatment of primary varicosis. We started our series in 1997. Soon we realized patients to have more problems with the new technique than before. A questionnaire was sent to 132 patients who had been operated on between 10/97 and 3/99 exactly 3 months after the operation to evalute the results retrospectively. 82 patients (=107 legs, 25 patients 2-sided OP) could be evaluated. Only 77% of patients are satisfied with the result of the operation, although pain is much less than before (29% vs. 59%). After ESDP 57% of the patients complained about sensibility disorders, which had been 12% before. For this has not been the case with our "conventional" method, we now apply ESDP only in problematic patients with chronic venous ulcers.

Key words: Perforating veins – Endoscopy – ESDP – Primary varicosis

Zusammenfassung. Die endoskopische subfasziale Perforansvenendissektion ist ein recht neues und vielversprechendes Verfahren in der Behandlung der primären Varicosis. Die Technik wurde bei uns 1997 eingeführt. Bald bemerkten wir Probleme bei den Patienten. Um die Ergebnisse retrospektiv zu evaluieren wurde deshalb genau 3 Monate nach OP ein Fragebogen an 132 Patienten verschickt, die zwischen 10/97 und 3/99 operiert worden waren. 82 Patienten (107 Beine, 25 Pat. zweiseitig operiert) konnten ausgewertet werden. Nur 77% der Patienten sind mit dem Ergebnis zufrieden, obwohl Schmerzen deutlich durch die Operation gebessert sind (29% vs. 59%). 57% der Patienten nach ESDP klagen über Sensibilitätsstörungen (präop. 12%). Derzeit wenden wir ESDP deshalb nur noch in bestimmten Ausnahmefällen an, wenn z.B. chron. venöse Ulzera vorliegen.

Schlüsselwörter: Perforansvenen – Endoskopie – ESDP – Primäre Varikosis

Frühzeitige Diagnostik und ihre Therapie der tiefen Beinvenenthrombose durch 111 In-markierte Thrombozyten

M. Okada, Y. Morimoto und T. Sugimoto

1-1-39-103 Sumiyoshihonmachi, Higashinada-ku, Kobe 658-0051, Japan

Availability of Early Diagnosis and Its Treatment for Deep Vein Thrombosis Using 111-Indium Platelet Scintigraphy

Summary. Clinical assessment of platelet scintigraphy by using autologous platelet labeled with 111-indium oxine to detect thrombotic activity for deep vein thrombosis. Platelet accumulation on scintigrams had a tendency to correlate with aggravation of acute thrombotic symptoms in deep vein thrombosis. This method was a useful procedure to make early diagnosis of deep vein thrombosis by detecting of abnormal accumulation of platelet. In addition, appropriate thrombolytic and anticoagulant therapy resulted in reduced platelet accumulation in conjunction with improvement of acute clinical symptoms. Thus, platelet scintigraphy could be available to evaluate thrombotic activity and might be useful for determining the optimal indications of thrombolytic and anticoagulation therapies for acute deep vein thrombosis. On the other hand, another kind of scintigraphy might be inevitable especially for detection of the pulmonary embolism. Anticoagulation therapy is also effective for pulmonary embolism.

Key words: Deep vein thrombosis – 111-In platelet scintigraphy – Platelet activity – Anticoagulation therapy

Zusammenfassung. Das primäre Ziel der tiefen Beinvenenthrombose ist für Verhütung der tödlichen Lungenembolie. Beim Verdacht auf die Thrombose werden heute Duplexsonographie, außer Phlebographie und Dimer-Test, eingesetzt. Aber es gibt keine frühzeitige Diagnostik, um feine Thrombosen zu erfassen. Wir haben 111-In-markierte Thrombozyten dafür benutzt. Während ca. 2 Jahren haben wir eine Szintigraphie in 39 Fällen (Männer 11, Frauen 28, Alter 60 Jahre) mit tiefer Beinvenenthrombose durchgeführt. Phlegmasia alba dolens (15 Fälle), Beinschmerzen (20 Fälle) und Beinanschwellungen (4 Fälle) waren die Symptome. Abnorme Befunde wurden bei 30 Fällen (77%) mit schwergradiger Beinvenenthrombose erkannt. Für solche Fälle wurden bestimmte Antikoagulationstherapien durchgeführt. Szintigraphie mit 111-In-markierten Thrombozyten war eine ausgezeichnete Untersuchung zur frühzeitigen Diagnostik der tiefen Beinvenenthrombose. Und danach konnte man eine bestimmte Behandlung sofort durchführen.

Schlüsselwörter: Tiefe Beinvenenthrombose – 111-In-markierte Thrombozyten – Thrombozytenaktivität – Antikoagulationstherapie

Einleitung

Die venöse Beinvenenthrombose ist in den letzten Jahren häufig und klinisch nicht oder nur schwer zu erkennen. Das primäre Ziel der tiefen Beinvenenthrombose ist für die Verhütung der tödlichen Lungenembolie zu sorgen. Die diagnostischen Verfahren zur Erkennung einer tiefen Venenthrombose haben sich wesentlich verfeinert.

Beim Verdacht auf eine Thrombose werden heute normalerweise Duplexsonographie, außer der Phlebographie, Venendruckmessung mit Dimer-Test eingesetzt.

Aber es gibt keine frühzeitige Diagnostik, um feinere Thrombose- und Thrombozytenaktivität zu erfassen [1-5].

Material und Methode

Von Januar 1996 bis zum Dezember 1997 wurde eine Thrombozytenszintigraphie bei 77 Fällen inklusive 39 Fälle mit tiefer Beinvenenthrombose durchgeführt [5].

Hier wurden 39 Fälle mit tiefer Beinvenenthrombose retrospektiv analysiert. Die Patienten bestanden aus 11 Männern und 28 Frauen im Alter von 24 bis 86 Jahren (durchschnittlich 62). Wie dieses, die Anzahl der Patienten war bei den Frauen doppelt so hoch als bei Männern (Tabelle 1).

Die klinischen Symptome waren Phlegmasia alba dolens bei 15 Fällen, Beinschmerzen bei 20 Fällen, sowie Beinanschwellung bei 4 Fällen.

Thrombozytenszintigraphie wurde sorgfältig in allen Fällen durchgeführt. Das heißt, eigene Thrombozyten wurden durch Blutentnahme (ca. 40 ml) von den Patienten isoliert. 111-In-markierte Thrombozyten wurden in einer Dosis von 0,25~1,19 intravenös injiziert.

Die Szintigraphie des ganzen Körpers wurde 48-72 Stunden nach der Injektion durchgeführt. Und dann wurde eine abnorme Akkumulation sorgfältig beurteilt (Abb. 1).

In oberen Extremitäten gab es keine abnorme Akkumulationsraten über 1,2.

Wie dieses wurden abnorme Akkumulationsraten mehr als 1,2 bei den 30 Fällen (77%) erkannt. Abnorme Akkumulationsraten waren 1,68±1,56 bei den Patienten mit Phlegmasia alba dolens, und 1,36±0,82 bei den Patienten mit Beinschmerzen. 1,22±0,78 bei den Patienten mit Beinanschwellung. Einerseits wurde Venenthrombose bei 32 Fällen (82%) durch Duplexsonographie bemerkt.

Die Sensitivität der Szintigraphie war 72% und bei der Duplexsonographie 77%. Es gibt keinen Unterschied der Sensitivität zwischen beiden Gruppen. Andererseits, in der tiefen Venenthrombose des Unterschenkels wurde die Sensitivität der Szintigraphie mit 77%, und in der Duplexsonographie mit 63% festgestellt.

Tabelle 1. Unser Krankengut

Forschungszeit	1996.1-1997.12
Krankengut	39 Fälle (Männer 11, Frauen 28)
Alter	24-86 Jahre (62 Jahre)
1) Schwergradige tiefe Beinvenenthrombose	
Phlegmasia alba dolens	15 Fälle
2) Leichtgradige tiefe Beinvenenthrombose	
Schmerzen	20 Fälle
Anschwellung	4 Fälle
	39 Fälle

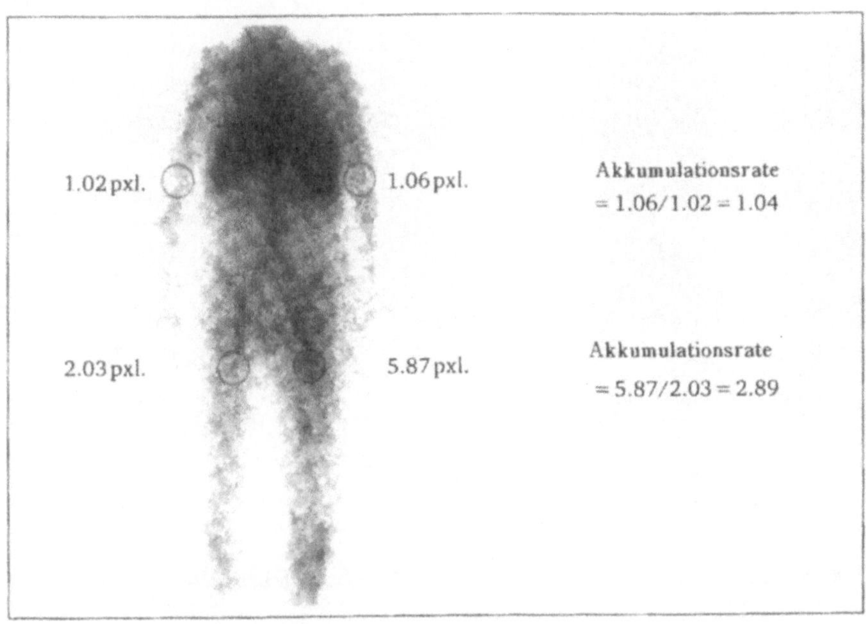

Abb. 1. Beurteilung der Akkumulationsrate des Szintigramms

In diesen Serien gab es kein typisches false-negatives Zeichen durch Hämatom und operative Eingriffe.

Durch Thrombozyten-Szintigraphie wurde eine frühzeitige Diagnostik der tiefen Beinvenenthrombose möglich und bestimmte Behandlungen ohne operative Eingriffe eingeleitet.

Therapie und Ergebnisse

In 30 Fällen mit schwergradigen Thrombosen wurden Heparin ($10-15\times10^3$ IE/Tag) und Urokinase ($24-48\times10^4$ IE/Tag) während einiger Tage systemisch gegeben. Danach wurde orale Antikoagulation mit Courmadine, Aspirin fortgesetzt, um die Thromboplastinzeit zu kontrollieren (Abb. 2). Für andere Patienten mit leichtgradigen Läsionen wurde die Dosis des Antikoagulans in Folge von Befunden der Szintigraphie allmählich reduziert. Alle Fälle gingen gut aus.

Schlußfolgerungen

1. Szintigraphie mit 111-In-markierten Thrombozyten ist eine ausgezeichnete Untersuchung, um frühzeitige Diagnostik der tiefen Beinvenenthrombose festzustellen.
2. Dadurch könnte man bestimmte thrombolytische und Antikoagulations-Therapie sowie die Dosis des Antikoagulans rechtzeitig auswählen und sofort durchführen.

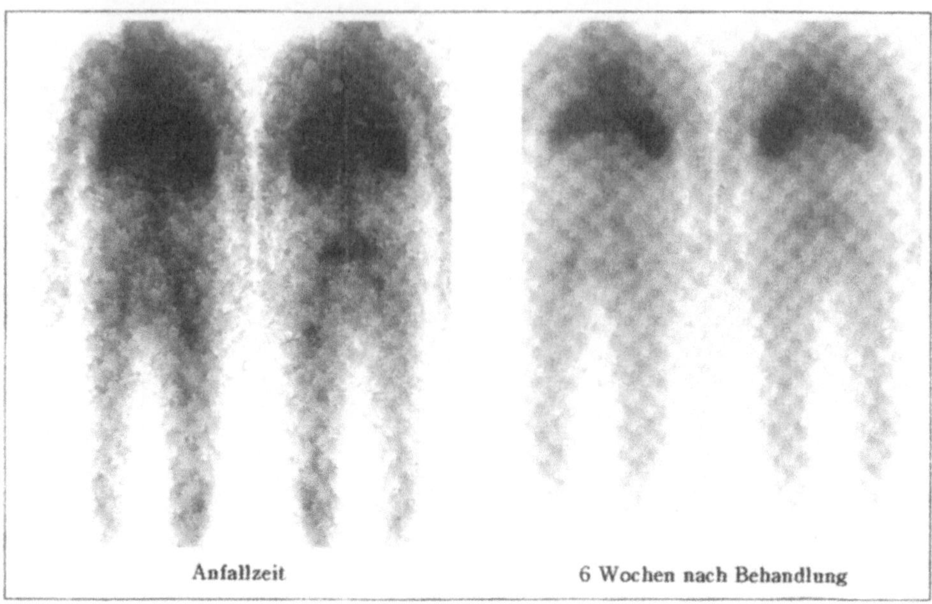

Abb. 2. Veränderung des Thrombozyten-Szintigramms nach Behandlung

Literatur

1. Research Committee of the anticoagulant for deep vein thrombosis and pulmonary embolism (1992) Lancet 340:873–976
2. Samuel ZG, Luigi D, Marisa DR et al. (1999) Acute pulmonary embolism: Clinical outcomes in the international cooperative pulmonary embolism registry (ICOPER). Lancet 353:1386–1389
3. Knight KC, Primeau JL, Siegel BA et al. (1978) Comparison of In-111 labelled platelets and iodinated fibrinogen for the detection of deep vein thrombosis. J Nucl Med 19:891–894
4. Smyth JV, Dodd PDF, Walker MG (1994) Indium-111 platelet scintigraphy in vascular disease. Br J Surg 82: 588–595
5. Morimoto Y, Sugimoto T, Okada M et al. (2000) Clinical assessment of vascular thrombosis using Indium-111 Platelet scintigraphy. Angiology 51:61–67

Kinderchirurgie

Hämangiome/Lymphangiome

Lymphangioma colli – Welche Prognosefaktoren gibt es? Erfahrungen mit 36 Fällen

T. Schuster und R. Grantzow

Kinderchirurgische Klinik im Dr. v. Haunerschen Kinderspital, Klinikum Innenstadt, Ludwig-Maximilian-Universität München, Lindwurmstraße 4, 80337 München

Lymphangioma Colli: What are Predictive Prognostic Factors? Experience with 36 Cases

Summary. *Aim:* A new classification of the *Lymphangioma colli* (LC) should allow to inform about prognosis at the time of diagnosis or prenatal sonography. *Methods:* Pre- and postoperative parameters in 36 operated children (1988–2000, ∅ follow up 4.3 years) were evaluated dependent on the volume of the LC as defined. Type I: the tumor does not alter the normal shape of the neck; type II: the LC reaches a line placed at the lateral border of the head; type III: the LC does not respect this line; type IV: the LC exceeds the midline of the body. *Results:* According to delivery, diagnostics, resection, reintervention, postoperative complications, nerve injury, hospital stay, aesthetics, tracheo- and gastrostoma predominantly significant differences were found. *Conclusions:* The proposed classification permits to advise the parents about the expected prognosis: Type I: it is excellent; type II: some asymmetry remains in 15%; type III: postoperative complications occur in up to 38%; type IV: morbidity increases and prognosis decreases significantly.

Key words: Lymphangioma colli – Cystic lymphangioma – Malformation – Prenatal diagnosis

Zusammenfassung. *Ziel:* Eine neue Klassifikation der Lymphangiomgröße soll präpartal bzw. zum Zeitpunkt der Diagnosestellung prognostische Aussagen zulassen. *Methode:* Prä- und postoperative Parameter 36 operierter Kinder (1988–2000, ∅ follow up 4,3 Jr.) wurden in Abhängigkeit einer neu definierten Größeneinteilung bewertet: Typ I: Das Lymphangiom (LC) beeinflußt die Silhouette des Halses nicht/kaum; Typ II: es reicht max. bis zur lateralen Gesichtsbegrenzung; Typ III: es respektiert diese Linie nicht; Typ IV: das LC überschreitet die Mittellinie. *Ergebnisse:* Bzgl. Geburt, Diagnostik, Resektion, Reeingriffe, postop. Komplikationen, Nervenschaden, Liegezeit, Ästhetisches Ergebnis, Tracheo-, Gastrostoma zeigten sich überwiegend signifikante Unterschiede. *Schlußfolgerung:* Die vorgestellte Klassifizierung ermöglicht prediktive Aussagen bezüglich Morbidität und Prognose: Typ I: Sie ist exzellent; Typ II: in 15% ist mit einer verbleibenden Asymmetrie, bei Typ III in 38% mit postop. Komplikationen zu rechnen; Typ IV: die Prognose wird deutlich schlechter, die Morbidität hoch.

Schlüsselwörter: Lymphangioma colli – Zystisches Lymphangiom – Malformation – Pränataldiagnostik

Einleitung

Zwei Drittel aller Lymphangiome sind im Bereich der Halsregion lokalisiert. Die anatomischen Verhältnisse und die Natur dieser zum Teil sehr großen angeborenen Gefäßfehlbildung lassen entsprechende Probleme bei der Therapie erwarten [1]. Die Diagnosestellung Lymphangioma colli (LC) erfolgt gegenwärtig zu einem Großteil durch den präpartalen Ultraschall ca. in der 20. Schwangerschaftswoche [1, 6]. Daraus ergibt sich die Notwendigkeit der Aufklärung der Eltern über die zu erwartende Morbidität und Prognose in Verbindung mit einer chirurgischen Therapie.

Ziel: Die Studie verfolgte das Ziel prädiktiv Aussagen zum Zeitpunkt der Diagnosestellung über die zu erwartende Morbidität und Prognose machen zu können.

Patienten und Methode

Retrospektiv wurden 36 Kinder untersucht, welche im Zeitraum 1988 und 2000 an einem LC operiert wurden. Die durchschnittliche Nachbeobachtungzeit beträgt 4,2 Jahre (3 Monate–10,2 Jahre). Prä- und postoperative Maßnahmen und Befunde – präpartale Diagnostik, Art der Entbindung, durchgeführte Diagnostik, Radikalität der Resektion und Anzahl der nötigen Eingriffe, postoperative Komplikationen, Nervenläsion, Notwendigkeit einer Tracheo-, Gastrostomaanlage, Gesamtliegezeit, ästhetisches Ergebnis – wurden in Abhängigkeit einer neu definierten Größeneinteilung evaluiert (Abb. 1): Typ I: Das LC beeinflußt die Silhouette des Halses nicht oder kaum; Typ II: es beeinflußt die Silhouette deutlich, reicht aber maximal bis zur lateralen Gesichtsbegrenzung; Typ III: es respektiert diese Linie nicht; Typ IV: das LC überschreitet die Mittellinie.

Ergebnisse

Klassifiziert wurden 9 Lymphangiome als Typ I (25%), 13 (36%) als Typ II, 8 (22%) als Typ III und 6 (17%) als Typ IV. 71% der Typ-III- und Typ-IV-LC waren präpartal diagnostiziert worden, in allen diesen Fällen und einem weiteren diesen Typs erfolgte eine Entbindung via sectio. 18% der Typ-II-LC waren präpartal diagnostiziert worden (beidesmal Sectio); postpartal konnte bei fast allen Typ-I-Fällen (6/7) aufgrund des typischen und umschriebenen Befundes auf eine Sonographie verzichtet werden. Neben der Sonographie wurde ein MRI indiziert in 5 von 14 Typ-II-Fällen, in 7 von 8 Typ-III- und in 5 von 6 Typ-IV-Fällen, zum Teil in Ergänzung einer nicht aussagekräftigen auswärtigen CT-Untersuchung. Bei V.a. laryngotracheale Infiltration – in der Mehrzahl der Typ-IV-Fälle – ist eine Endoskopie der Luftwege notwendig, Ösophagoskopie und Ösophagusbreischluck bleiben Ausnahmen des Typ IV vorbehalten. Nur zwei Kinder zeigten einen intrathorakalen Anteil, neben einem Typ IV war auch ein Typ I betroffen.

Eine makroskopisch komplette Resektion gelang in 8 von 9 (89%) Typ-I-LC, in signifikant weniger Typ-II-LC – 46% –, in 38% bei Typ III und in keinem Typ-IV-Fall (Abb. 2). Hinsichtlich der Radikalität der Operation ergibt sich beim Typ IV im Vergleich zu Typ III zwar kein signifi-

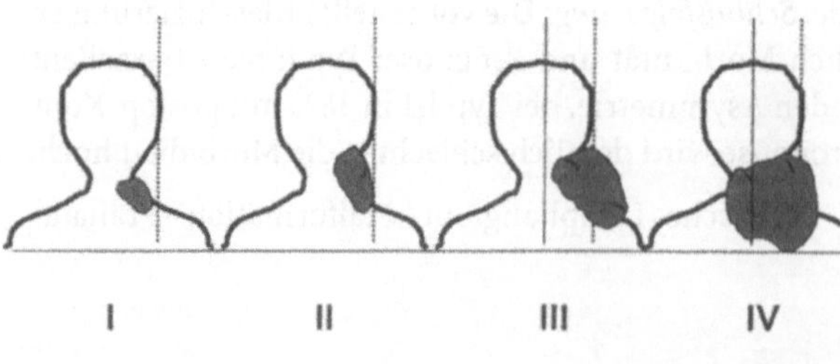

Abb. 1. Lymphangioma colli: Größe Definition Typ I–IV

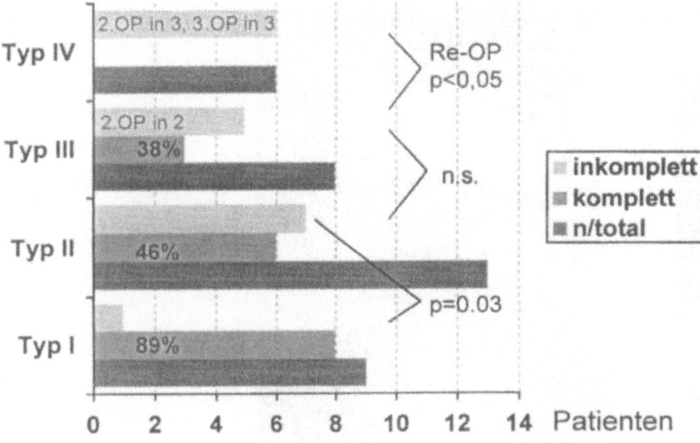

Abb. 2. Resektion

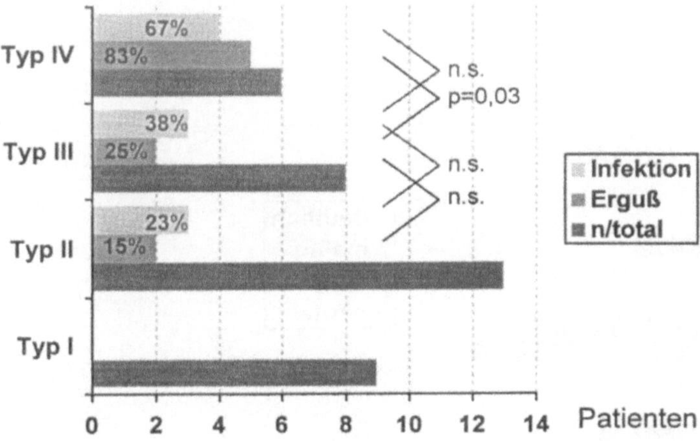

Abb. 3. Postoperative Komplikationen: Erguß, Infektion

kanter Unterschied, jedoch für die Notwendigkeit eines 2. oder 3. Eingriffes, der bei allen Typ-IV-Fällen erforderlich war und bei 2 von 8 Typ-III-LC.

Bezogen auf die Größeneinteilung zeigt sich eine eindeutige Tendenz bei der Notwendigkeit einer Ergußpunktion und einer antiinfektiösen Therapie postoperativ (Abb. 3), trotz Drainagenlegung war in 83% der Typ-IV-, in 25% der Typ-III- und in 15% der Typ-II-Fälle eine Punktion erforderlich.

Bei keinem der 22 Kinder mit Typ-I- und -II-LC ließ sich im Verlauf ein Nervenschaden feststellen, jedoch bei 2 Kindern mit Typ-III-LC: Betroffen waren der N. recurrens und in einem Fall der Ramus marginalis mandibulae des Nervus facialis, bei der Nachuntersuchung mit 7 Jahren allenfalls noch angedeutet zu sehen (Abb. 4a und b). Bei 5 von 6 Typ-IV-LC zeigt sich im Verlauf eine Nervenläsion, betroffen war neben dem VII. Hirnnerv auch der N. glossopharyngeus. Ausschließlich Kinder mit Typ-IV-LC benötigten eine Tracheostomie, zwei Drittel in dieser Gruppe. Ein Kind konnte nach 21 Monaten dekanüliert werden, 3 tragen nach 9, 15 und 20 Monaten follow up nach wie vor die Kanüle. Aufgrund einer Pharynxinfiltration bzw. ausgeprägter Schluckschwierigkeiten benötigten alle diese Kinder auch eine Gastrostomie.

Eine verbleibende, kosmetisch relevante Gesichtsasymmetrie wurde als mäßig gewertet in 15% der Kinder mit Typ-II-, in 25% der Fälle mit Typ-III- und in 17% der Kinder mit Typ-IV-LC,

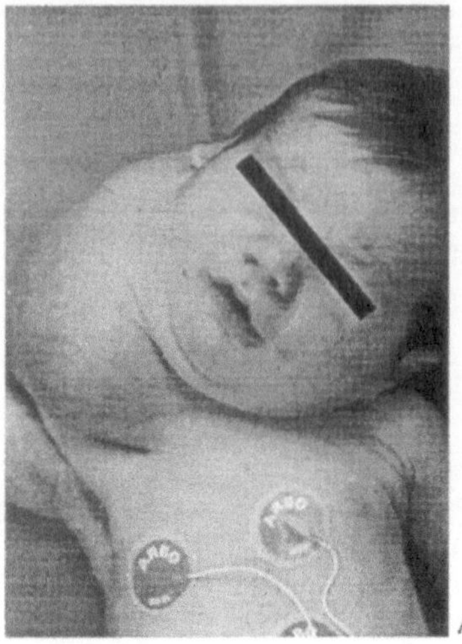

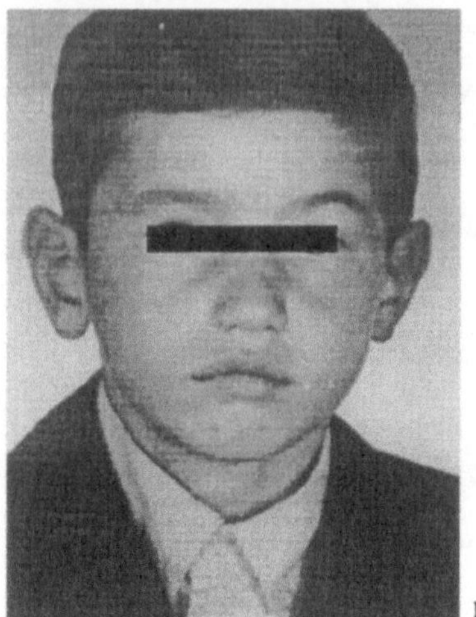

Abb. 4. A, B

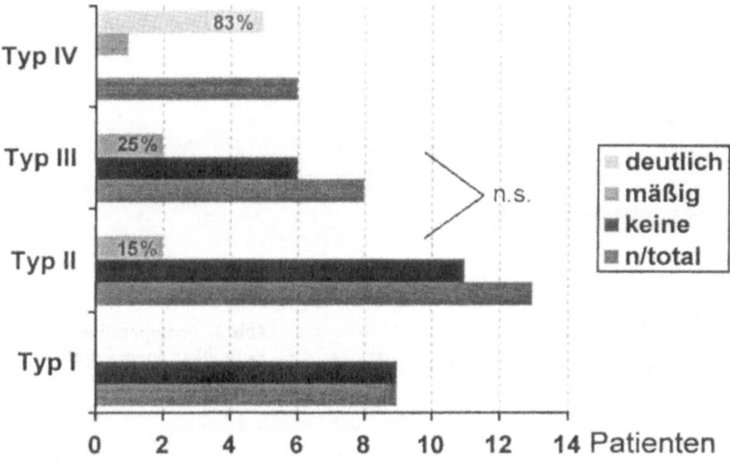

Abb. 5. Postoperative Asymmetrie

nur in dieser Gruppe wurde eine verbleibende Asymmetrie hingegen als deutlich klassifiziert, in 83% (Abb. 5).

Bezüglich der durchschnittlichen Gesamtliegezeit ergaben sich für Typ I 5,1 Tage, für Typ II 12 Tage, für Typ III 24 Tage und mit 105 Tagen deutlich mehr für Typ IV.

Diskussion

Neben der Größe allgemein spielt hinsichtlich der zu erwartenden Prognose insbesondere die enorale, pharyngeale bzw. laryngeale Ausdehnung eine entscheidende Rolle [1,4], wobei hier dem präpartalen Ultraschall jedoch Grenzen der Beurteilbarkeit gesetzt sind. Der Einfluß der Therapiemethode-Resektion versus Sklerosierung, Lasertherapie, etc. ist nicht Gegenstand dieses Vortrages. Die niedrigste Rezidivrate wird mit 17% für die komplette chirurgische Resektion angegeben [1]. Die derzeit propagierte Sklerosierung mit Ok-432 hat sich zur Behandlung der – eigentlich problematischen – kleinzystisch-soliden Anteile nicht bewährt, auch bei selektionierten Fällen wird über eine vollständige oder Teilremission in weniger als 50% berichtet [2], die Langzeiteffekte sind bis dato unbekannt [1]. In Einklang mit großen Zentren [1] gilt die chirurgische Resektion bei uns als Standardverfahren. Die Bedeutung der Histologie als Prognoseindikator ist unklar [1] und speziell zum Zeitpunkt der Diagnosestellung nicht gegeben. Unser Anliegen war es, präpartal bzw. zum Zeitpunkt der Diagnosestellung differenziertere Aussagen über die zu erwartende Morbidität und Prognose machen zu können. Hierfür wurde die oben beschriebene Klassifizierung entsprechend der präpartal sonographisch zu bestimmenden Größenausdehnung geschaffen. Die relativ kleine Zahl der präpartal diagnostizierten Typ-I und -II-LC, die sich auch erst im Verlauf der ersten 2 Lebensjahre klinich bemerkbar machen können, führen wir auch auf den langen Behandlungszeitraum und die damals raren Zentren der Pränataldiagnostik zurück. Nachdem uns viele Kinder mit bereits durchgeführter Diagnostik vorgestellt wurden, läßt sich retrospektiv über die Notwendigkeit der einzelnen Untersuchungen keine sichere Aussage machen, unsere Ergebnisse bestätigen jedoch die standardmäßige Notwendigkeit der Kernsphintomographie [5] bei Typ III und IV, gegebenenfalls auch bei Typ-II-LC. Bei den umschriebeneren Befunden sollte eine Röntgen-Thorax-Aufnahme einen möglichen intrathorakalen Anteil ausschließen. Die Bedeutung der kompletten Resektion, welche auch dem erfahrenen Chirurgen bei dieser charakteristischen Art der Tumorausdehnung Schwierigkeiten bereitet, hinsichtlich der dann zu erwartenden Rezidivrate von 40–53% (für Lymphangiome jeglicher Lokalisation angegeben) ist unbestritten [1, 3]; unsere Ergebnisse zeigen jedoch, daß auch eine relativ hohe Zahl inkompletter Resektionen bei den Typ-II-Fällen im weiteren Verlauf nur eine geringe ästhetische Beeinträchtigung bedeutet (Abb. 2 und 5). Die eigenen Fälle bestätigen, daß nach einem primären resezierenden Verfahren die Möglichkeit einer spontanen Remission eines Tumorrestes bzw. Rezidives in bis zu 10% besteht [1, 3], so daß die Indikation zu einem Reeingriff in Zusammenschau mittelfristiger Verlaufsbeurteilungen gestellt werden sollte. Routinemäßige perioperative Antibiotikagabe und intraoperative Drainageneinlage haben keinen signifikanten Einfluß auf den postoperativen Verlauf [3], die Gesamtkomplikationsrate bei operativem Vorgehen wird für alle Lymphangiomformen mit 18–31% angegeben [1, 3]. Die vorliegenden Ergebnisse entsprechend der neuen Klassifikation ermöglichen eine detailliertere Angabe der zu erwartenden postoperativen Komplikationen (Abb. 3). Die Nervenläsion, beschrieben sind der VII., IX., X., XI. und XII. Hirnnerv, ist von evidenter Bedeutung bei dem resezierenden Vorgehen. Bei den großen Typ-III-LC ist jedoch mit signifikant weniger Nervenläsionen zu rechnen als bei den Typ-IV-LC. Darüber hinaus konnte gezeigt werden, daß nur in diesen, die Mittellinie überschreitenden LC häufig ein Tracheostoma und Gastrostoma notwendig werden.

Schlußfolgerung

Die vorgestellte Klassifizierung entsprechend der Größenausdehnung ermöglicht prädiktive Aussagen bezüglich Morbidität und Prognose. Die Prognose für das LC Typ I ist exzellent, bei Typ II verbleiben trotz häufig inkompletter Resektion nur in 15% erkennbare Asymmetrien; bei Typ III treten postoperative Komplikationen in bis zu 38% auf, ein Reeingriff und bleibende Schäden sind in 25% zu erwarten. Die Morbidität nimmt zu und die Prognose ab, signifikant, wenn das LC die Mittellinie überschreitet (Typ IV).

Literatur

1. Alqahtani A, Nguyen LT, Flageole H et al. (1999) 25 years experience with lymphangiomas in children. J Pediatr Surg 34(7):1164–1168
2. Brewis C, Pracy JP, Albert DM (2000) Treatment of lymphangiomas of the head and neck in children by intralesional injection of OK-432 (Picibanil). Clin Otolaryngol 25(2):130–134

3. Hancock BJ, Dickens SV, Luks FI et al. (1992) Complication of Lymphangiomas in Children. J Pediatr Surg 27(29):220–226
4. Orvidas LJ, Kasperbauer JL (2000) Pediatric lymphangioma of the head and neck. Ann Otol Rhinol Laryngol 109(4):411–421
5. Pui M, Li Z, Chen W et al. (1997) Lymphangioma: Imaging diagnosis. Australia Radiol 41:324–328
6. Suzuki N, Tsuchida Y, Takahashi A et al. (1998) Prenatally diagnosed cystic lymphangioma in infants. J Pediatr Surg 33(11): 1599–1604

Operative Korrekturen vaskulärer Malformationen an der unteren Extremität

D. A. Loose

Zentrum für Gefäßmedizin, Paul-Dessau-Straße 3e, 22761 Hamburg

Surgical Treatment of Vascular Malformations at the Lower Extremities

Summary. On the basis of the Hamburg Classification from 1988 six different therapeutic tactics and surgical techniques have been proved in the treatment of vascular malformations. These are: 1) reconstructive surgery, 2) surgery to reduce the hemodynamic activity of the vascular defect, 3) surgery to extirpate the malformed vessels, 4) combined therapy, 5) unconventional therapy, 6) multidisciplinary treatment. More than 2500 cases had been worked out. In this survey the marginal vein and the embryonal vein respectively are of special interest. These veins are classified by morphologic radiologic criteria. The following types could be worked out: peripheral type, thigh type and pelvic type. Referring to these experiences the indications for vascular surgical treatment have to be distinguished precisely. In a retrospective European study the long follow-up results of all six therapeutic tactics had been registered and proved. 1378 cases were included. In 15% of the patients the results were excellent in 42% good, and in 34% an improvement could be observed. In 5% a relapse was stated and in 1.5% no change was registered.

Key words: Vascular malformation – Marginal vein – Angiodysplasia – Hamburg Classification

Zusammenfassung. Auf der Basis der Hamburger Klassifikation haben sich seit 1988 sechs therapeutische Taktiken und verschiedene chirurgische Techniken in der Therapie von angeborenen Gefäßfehlern bewährt. Es sind dies: 1.) Rekonstruktive Gefäßoperationen, 2.) Operationen zur Reduktion der hämodynamischen Aktivität des Gefäßfehlers, 3.) Operationen zur Beseitigung der fehlgebildeten Gefäße, 4.) Kombinierte Therapie, 5.) Unkonventionelle Chirurgie, 6.) Multidisziplinäre Therapie. Mehr als 2500 Fälle sind erfaßt. Eine besondere Rolle spielen die Marginalvene und die Embryonalvene, die röntgenmorphologisch klassifiziert sind, und zwar in einen peripheren Typ, einen Oberschenkeltyp und einen Beckentyp. Entsprechend sind die Indikationen für gefäßchirurgische Therapiemaßnahmen grundlegend unterschiedlich. In einer retrospektiven europäischen Studie wurden die Langzeit-Behandlungsergebnisse aller sechs therapeutischen Taktiken bei 1378 Patienten erfaßt und ausgewertet. Bei 15% der Patienten waren die Ergebnisse ausgezeichnet, bei 42% gut, und bei 34% konnte eine Verbesserung der Befunde objektiviert werden. Bei 5% traten erneut Malformationen auf, bei 1,5% konnte keine Veränderung der Befunde beobachtet werden.

Schlüsselwörter: Gefäßmißbildung – Marginalvene – Angiodysplasien – Hamburger Klassifikation

Tabelle 1. Hamburger Klassifikation von 1988 (vgl. Belov; Loose; Weber, 1989)

Art	Form	
	trunkulär	extratrunkulär
vorwiegend arterielle Fehler	Aplasie oder Obstruktion	infiltrierend
	Dilatation	umschrieben
vorwiegend venöse Fehler	Aplasie oder Obstruktion	infiltrierend
	Dilatation	umschrieben
vorwiegend lymphatische Fehler	Aplasie oder Obstruktion	infiltrierend
	Dilatation	umschrieben
vorwiegend durch AV-Shunts gekennzeichnete Fehler	Tiefe AV-Fisteln	infiltrierend
	oberflächliche AV-Fisteln	umschrieben
kombinierte Gefäßfehler	arteriell und venös ohne Shunt	
	hämolymphatisch mit oder ohne Shunt	infiltrierend hämolymphatisch
		umschrieben hämolymphatisch

Während einer Konsensus-Konferenz 1988 in Hamburg hat die „International Society for the Study of Vascular Anomalies" die Hamburger Klassifikation für Angiodysplasien erarbeitet und verabschiedet (siehe Tabelle 1). Sie stellt die Basis für die Verständigung dar. Dabei werden drei unterschiedliche Kriterien berücksichtigt, nämlich: *klinische, morphologische* und *ätiopathogenetische.* Diese Klassifikation hat sich in den vergangenen 13 Jahren weltweit bewährt.

Bei der chirurgischen Therapie vaskulärer Fehlbildungen ist nicht nur die strenge Beachtung der speziellen Indikationen dringend notwendig, es müssen zudem bestimmte Grundprinzipien der Therapiestrategie beachtet werden. Diese ergeben sich aus den Erfahrungen, die in zahlreichen kooperierenden Gefäßzentren gesammelt worden sind (Belov et al. 1985, 1989 [1, 2]) und in denen mehr als 2500 Fälle erfaßt sind. Diese Therapiestrategien betreffen folgende Punkte:

1. Behandlungsbeginn im frühen Kindesalter, am besten zwischen dem 3. bis 7. Lebensjahr
2. Beeinflussung der pathophysiologischen Prozesse und Beseitigung der hämodynamischen Dysfunktion
3. Individuell abgestimmte Therapie
4. Operative Radikalität ohne Funktionsbeeinträchtigung
5. Schrittweise chirurgische Therapie
6. Kombinierte Therapie (interdisziplinär)

Es haben sich dabei nicht-chirurgische und chirurgische Behandlungsverfahren bewährt. Nichtchirurgische Behandlungsverfahren sind indiziert, wenn eine operative Behandlung unmöglich ist oder wenn sie zum geplanten Zeitpunkt noch nicht durchführbar ist. Diese Methoden werden entweder isoliert oder in Kombination mit einer chirurgischen Therapie durchgeführt. An nichtchirurgischen Behandlungsverfahren stehen zur Verfügung:

Kompressionsverbände
Sklerosierungstherapie
Kryotherapie
Lasertherapie und
perkutane Katheter-Embolisation.

Der Erfolg einer gefäßchirurgischen Therapie hängt in hohem Maße vom Zeitpunkt des Eingriffs ab (Loose und Wang 1990). Bei Kindern mit Gefäßknochen-Syndromen zum Beispiel, liegt der optimale Operationszeitpunkt zwischem dem 3. und 7. Lebensjahr, weil dann noch eine Kompensation oder Subkompensation einer bestehenden Längendifferenz der Extremitäten erwartet werden kann (Belov 1990, 1993; Tasnádi 1992; Loose 1993, 1997 [1]). Daraus resultiert, daß an erster Stelle eine *gefäßchirurgische* Therapie zur Reduktion der Längendifferenz erfolgen sollte. Wenn weitere Maßnahmen zur Korrektur der Längendifferenz indiziert sind, so sollten folgende Punkte beachtet werden:

1. daß die Operation nur am erkrankten Bein erfolgt,
2. wenn bei einer großen Längendifferenz nach erfolgter Gefäßoperation die Längenkorrektur nicht ausreicht,
3. nach Ende des Wachstums,
4. wenn sich keine OP-Indikation für einen gefäßchirurgischen Eingriff ergibt.

Operationsmethoden zum Ausgleich einer Längendifferenz der Beine, wie sie von Servelle (1948) oder Ilizarow (1991) am *gesunden* Bein empfohlen werden, sind abzulehnen.

Die Behandlung angeborener Gefäßfehler erfolgt nach *sechs* verschiedenen chirurgischen Taktiken, und sie ist nach *speziellen Indikationen* mit speziellen operativen Techniken verbunden (Loose 1994, 1997 [2], 2001 [1, 2]), nämlich:

1. Rekonstruktive Gefäßoperationen
2. Operationen zur Reduktion der hämodynamischen Aktivität des Gefäßfehlers
3. Operationen zur Beseitigung der fehlgebildeten Gefäße
4. Kombinierte Therapie
5. Unkonventionelle Chirurgie
6. Multidisziplinäre Therapie

1. *Rekonstruktive Operationen* finden bei angeborenen Gefäßfehlern eine eher seltene Indikation. Hier werden die allgemein bekannten rekonstruktiven gefäßchirurgischen Techniken angewandt.

2. Operationen zur *Reduktion der hämodynamischen Aktivität des Gefäßfehlers* stellen eine Behandlungstaktik dar, die sowohl im *venösen* als auch im *arteriellen* Bereich sehr häufig Anwendung findet. Bei einem 13jährigen Mädchen bestand eine Längendifferenz der Beine von 2,5 cm, die Arteriographie wies kleine, nicht embolisierbare av-Fisteln im medialen und lateralen Kniegelenksbereich nach. Durch präoperative Duplexsonographie werden die av-Fisteln auf der Haut gekennzeichnet. Intraoperativ werden die av-Fisteln durch USD-Sonographie lokalisiert und durch Umstechungsligaturen verschlossen. Anschließend wird der av-Fistel-Verschluß durch Ultraschall-Doppler-Sonographie nochmals überprüft.

Auch im venösen Bereich sind Operationen zur Reduktion der hämodynamischen Aktivität des Gefäßfehlers indiziert. Ein 15jähriges Mädchen mit einem ausgedehnten Naevus hatte eine massiv dilatierte Vena accessoria medialis mit peripherer Venektasie. Diese malformierte Vene führte zu einem venösen Hypertonus im linken Bein mit starken Stauungsbeschwerden. Es war daher die Exstirpation dieser malformierten Vene indiziert.

3. Operationen zur *Beseitigung der fehlgebildeten Gefäße* sind bei der Behandlung angeborener Gefäßfehler häufig indiziert, das trifft sowohl für die vorwiegend venösen als auch für die vorwiegend arteriovenösen Formen zu. Im venösen Bereich stellt die Marginalvene eine Hauptindikation für diesen Operationstyp dar.

Es ist dabei diejenige Marginalvene zu unterscheiden, bei der die Stammvenen *regelrecht* ausgebildet sind und diejenige Marginalvene, bei der die Stammvenen *hypoplastisch* sind.

Bei der Analyse der Röntgenmorphologie der eigenen Fälle hat sich eine Regelhaftigkeit bestimmter Formen ergeben, die in dem Schema nach Weber (1997 [1]) (vgl. Abb. 1) erfaßt sind:

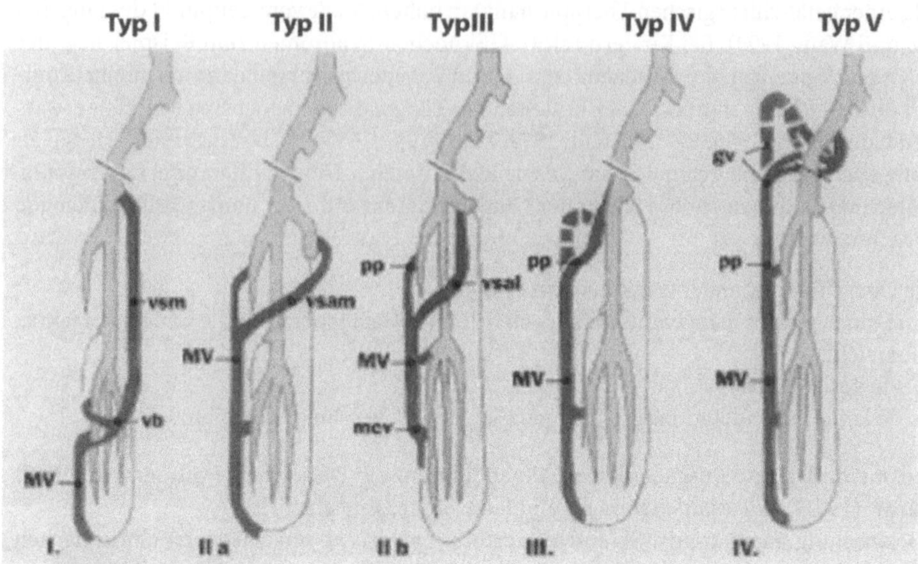

Abb. 1. Schema nach Weber (1997 [1]), welche die Regelhaftigkeit bestimmter Formen der Marginalvene demonstriert: I und II: Peripherer Typ, III: Oberschenkeltyp, IV: Beckentyp. *Abkürzungen: MV*: Marginalvene; *fp:* fibulare Perforans; *gv:* Glutealvenen; *mc:* mid crural veins; *pp:* Profunda Perforans; *ug:* untere Glutealvenen; *vb:* vordere Bogenvene; *vsm:* V. saphena magna; *vsal:* V. saphena accessoria lateralis; *vsam:* V. saphena accessoria medialis

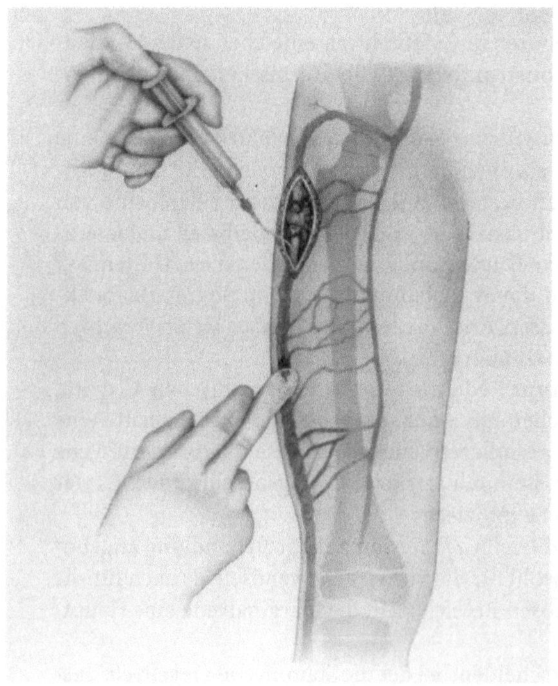

Abb. 2. Schematische Darstellung der Resektion der Marginalvene in der Technik nach LooseI (Loose und Funck 1995): Intraoperative, inspektorische und palpatorische Identifikation der Marginalvene mit Hilfe eines Fogarthy-Katheters, so daß ohne Blutverlust die Marginalvene schrittweise freipräpariert und exstirpiert werden kann, nachdem zuvor av-Fisteln ligiert wurden

I und II peripherer Typ (26%),
III Oberschenkeltyp (46%)
IV Beckentyp (26%)

Ein peripherer Typ war z.B. bei einem 6jährigen Jungen nachweisbar. Eine Längendifferenz der Beine lag nicht vor.

Bei einem 3jährigen Jungen lag ein Oberschenkeltyp vor. Es zeigten sich klinisch deutliche Venektasien im Verlauf des Ober- und Unterschenkels rechts. Eine Längendifferenz bestand nicht. Im Phlebogramm zeigten sich sowohl trunkuläre, vorwiegend venöse Malformationen im Bereich der distalen Vena femoralis superficialis und der Vena poplitea als auch eine Marginalvene. Diese war ebenfalls deutlich dysplastisch. In einem solchen Fall hat sich folgende Technik nach Loose I bewährt (Loose und Funck (1995) (vgl. Abb. 2): Mit Hilfe eines Fogarthy-Katheters wird die Marginalvene intraoperativ inspektorisch und palpatorisch identifiziert, so daß sie auf diese Weise ohne großen Blutverlust schrittweise freipräpariert werden kann und nach Ligatur von av-Fisteln schrittweise exstirpiert werden kann. Das postoperative Kontrollphlebogramm zeigt weiterhin die trunkulären dysplastischen Venen, jedoch eine deutliche Reduktion der extratrunkulären Formen.

Bei der Therapie der Marginalvene ist folgendes zu beachten: Bei *normal* angelegtem subfaszialen Venensystem kann die Marginalvene total entfernt werden. Zur Operationstechnik ist jedoch zu beachten, daß *immer* kleinste av-Fisteln vorhanden sind, so daß technisch *nicht* etwa in gleicher Weise vorgegangen werden darf wie bei einer Varizenoperation. Handelt es sich jedoch um ein subfasziales Venensystem, welches *hypoplastisch* ist, wie z.B. bei einem 15jährigen Mädchen mit einem Beckentyp nach Weber (1997), so darf diese ausgeprägte Marginalvene nur im Rahmen mehrerer Operationsetappen *schrittweise* entfernt werden. In diesem Fall kommuniziert sie mit einer deutlich dilatierten Vena saphena accessoria lateralis, die auch mit der saphena magna Verbindung hat. Durch die schrittweise Entfernung des epifaszialen Venensystems kann sich das hypoplastische subfasziale System an die gefäßchirurgisch veränderte Hämodynamik adaptieren (siehe Tabelle 2).

Die *Embryonalvene* ist ein Spezialfall der Marginalvene. Hier besteht eine *Aplasie* der Stammvenen. Entsprechend unterscheidet sich die gefäßchirurgische Therapie *grundlegend*. Bei einer teilweisen oder auch kompletten Aplasie des subfaszialen Systems, so wie bei einem 5jährigen Jungen, *muß* diese *Embryonalvene erhalten* werden. Da in dieser Situation *immer* zahlreiche av-Fisteln bestehen, die in die Embryonalvene einmünden und somit einen venösen Hypertonus verursachen mit entsprechender klinischer Symptomatik, ist es sinnvoll, die Embryonalvene von den av-Fisteln zu befreien, so daß dadurch der venöse Hypertonus reduziert wird. Es hat sich darum das therapeutische Prinzip der Skelettierung der Embryonalvene nach Belov I (1972) bewährt, wobei sämtliche av-Fisteln ligiert werden unter peinlicher Schonung der Embryonalvene.

Bei 132 Patienten mit einer Marginalvene konnten wir 41mal ausgezeichnete, 72mal gute und 19mal befriedigende Resultate erzielen. Bei 13 Patienten mit einer Embryonalvene konnten wir 10mal gute und 3mal befriedigende Langzeitergebnisse objektivieren (Loose et al. 2001 [3]).

Tabelle 2. Chirurgische Therapie der Marginalvene und der Embryonalvene

Pathologische Formen	Chirurgische Formen
Marginalvene	
Stammvenen normal	Operation zur Beseitigung des Gefäßfehlers
Stammvenen hypoplastisch	Operation zur Reduzierung der hämodynamischen Aktivität des Gefäßfehlers (Derivation)
Embryonalvene	
Stammvenen aplastisch	Operation zur Reduzierung der hämodynamischen Aktivität des Gefäßfehlers (Skelettierung nach Belov 1972)

4. Im arteriellen Bereich ist häufig die *kombinierte Therapie* indiziert. Sie besteht aus der Kombination von interventionell-radiologischer Embolisationstherapie und gefäßchirurgischer Therapie. Aufgrund unserer Erfahrungen (Kromhout 1990; Mattassi 1990; Loose 1990, 1997 [3, 4]; Weber 1993, 1997 [2], 2001) haben sich *Behandlungsempfehlungen* für die kombinierte Therapie in bezug auf die pathoanatomische Form und auf die *Lokalisation* des betreffenden Gefäßfehlers ergeben: Trunkuläre Formen mit tiefen av-Fisteln ebenso wie mit oberflächlichen av-Fisteln sind vorwiegend gefäßchirurgisch zu behandeln. Bei extratrunkulären Formen, infiltrierend oder umschrieben, sind beide Behandlungsmethoden, nämlich die gefäßchirurgische und die interventionell radiologische Embolisationstherapie empfehlenswert oder beide Formen in Kombinationen.

Bezüglich der Lokalisation kann die Behandlung von vorwiegend arteriovenösen Gefäßfehlern besonders durch interventionelle Embolisation erfolgen, und zwar im Bereich des Gesäßes, des Oberschenkels und der Knieregion und auch des proximalen Unterschenkels. *Distal* davon gelegene av-Fisteln sind nur *bedingt* durch Embolisation zu behandeln, da hier häufig Spasmen auftreten, die nicht zu unterschätzen sind, da sie zur nachfolgenden persistierenden Ischämie führen können.

Ähnlich ist die Situation im Bereich der oberen Extremitäten. Die interventionelle Embolisationstherapie empfiehlt sich bevorzugt im Schulterbereich, im Oberarmbereich und im Ellenbogenbereich. *Distal* davon muß ebenfalls mit ausgeprägten Spasmen gerechnet werden. Peripher des Handgelenkes empfiehlt sich *zumeist* eine *vorwiegend* gefäßchirurgische Therapie.

Wenn durch interventionelle Embolisationstherapie die wesentlichen Anteile der av-Fisteln verschlossen werden können, so verbleiben häufig nicht embolisierbare, kleinere av-Fisteln, die hämodynamisch relevant sind. Diese werden durch gefäßchirurgische Therapie verschlossen.

Die von Malan und Puglionisi 1965 eingeführte und später von Vollmar 1967 ebenfalls propagierte Skelettierungstechnik der Stammarterien zur Behandlung von arteriovenösen Malformationen wurde in einer Zeit angegeben, als interventionelle Embolisationstechniken noch nicht zur Verfügung standen. *Heute* ist diese Skelettierungstechnik jedoch generell als obsolet anzusehen. Denn nach Skelettierungen entstehen weitere periphere Fisteln, so daß es schließlich zur peripheren Ischämie kommt, die nicht selten zu Amputationen führt.

So fand sich z.B. bei einem 4 Monate alten Knaben eine ausgedehnte av-Fistel im proximalen Oberschenkelbereich links mit Einblutung und drohender Perforation. Hier erfolgte die akute kombinierte Therapie durch interventionell-radiologische Embolisationstherapie der wesentlichen av-Fistel-Areale. Die gefäßchirurgische Therapie wurde kurzfristig angeschlossen, wobei die verbliebenen, nicht sondierbaren av-Fisteln verschlossen wurden. Das Spätergebnis war gut. Eine Längendifferenz entwickelte sich nicht.

5. Eine *unkonventionelle chirurgische Therapie* ist z.B. bei infiltrierenden, vorwiegend venösen Malformationen indiziert, wie z.B. bei einem 8jährigen Jungen. Er stellte sich mit einer schmerzbedingten partiellen Kontraktur im Kniegelenk links vor. Es lag ein vorwiegend infiltrierender, venöser Gefäßfehler im Bereich des Musculus Vastus medialis und lateralis vor. Phlebographisch und arteriographisch waren *keine* pathologischen Befunde zu erheben. Im MRT fanden sich subfaszial gelegene, infiltrierende, vorwiegend venöse Malformationen.

Um bei der subfaszialen Abtragung dieser Gefäßkonvolute zum einen möglichst radikal sein zu können und zum anderen nicht massive Blutungen zu riskieren, hat sich die Technik nach Belov IV (1992) (vgl. Abb. 3) bewährt. Hierbei wird der malformationstragende Gewebeanteil mit einer Satinskyklemme ausgeklemmt, unter der Klemme mit einer blutstillenden Blallock-Naht versorgt, so daß dieser ausgeklemmte Anteil der Malformation anschließend ohne Blutverlust reseziert werden kann.

6. Eine *multidisziplinäre Therapie* ist erforderlich, wenn andere chirurgische Disziplinen wie z.B. plastische Chirurgen oder Orthopäden zur Behandlung eines angeborenen Gefäßfehlers hinzugezogen werden müssen. So wie z.B. in einem Fall eines 3 Jahre alten Jungen, bei dem ein vorwiegend venöser Gefäßfehler im Bereich des rechten Beines bestand.

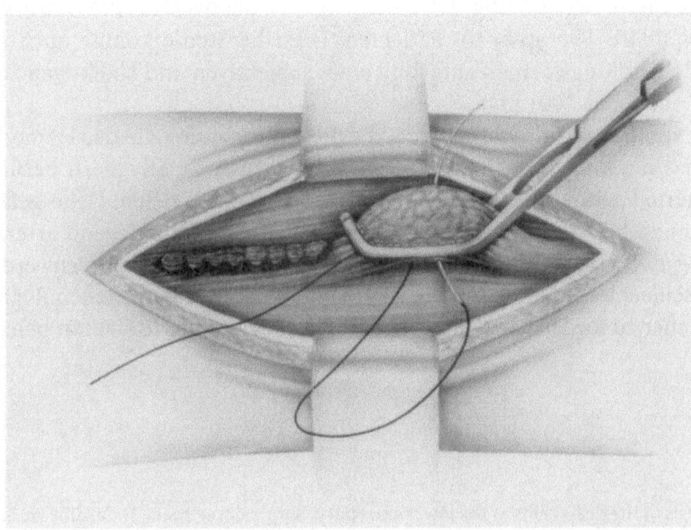

Abb. 3. Bei der gefäßchirurgischen Therapie von infiltrierenden, vorwiegend venösen Malformationen ist die Technik nach Belov IV (1992) indiziert: Der malformationstragende Gewebeteil wird mit einer Satinskyklemme ausgeklemmt und unter der Klemme mit einer blutstillenden Blallock-Naht versorgt. So kann der ausgeklemmte Anteil der Malformation ohne Blutverlust reseziert werden. Eine zusätzliche überwendliche Naht ist empfehlenswert

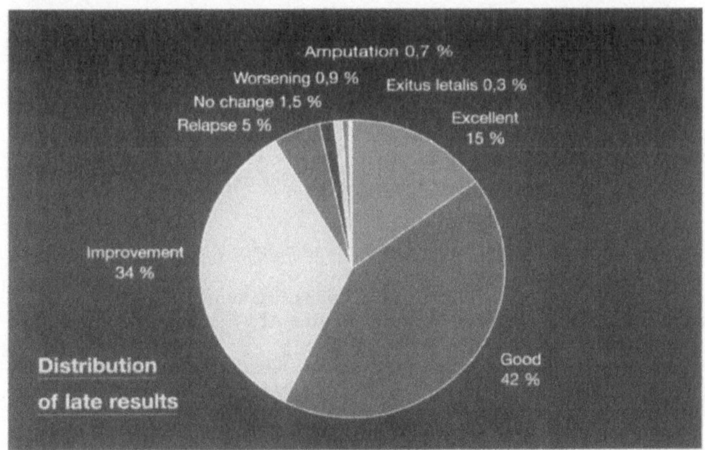

Abb. 4. Schematische Übersicht über die Spätergebnisse nach der Behandlung von 1378 Patienten. Die Ergebnisse wurden in 8 subjektive bzw. objektive Kategorien unterteilt

Gleichzeitig lag eine massive Weichteildeformierung im Unterschenkel und Fußbereich vor. Nach Reduktion des venösen Hypertonus durch Entfernen der Marginalvene konnte eine plastische Rekonstruktion der Fußregion erfolgen.

Im Rahmen einer Multicenter-Studie wurden 1378 Patienten in bezug auf die Häufigkeit der angewandten chirurgischen Taktiken ausgewertet. Dabei fanden sich folgende Häufigkeiten: 1.) Rekonstruktive Operationen, 118 Patienten, 2.) Operationen zur Reduktion der hämodynamischen Aktivität des Gefäßfehlers, 51 Patienten, 3.) Operationen zur Beseitigung des Gefäßfehlers, 955 Patienten, 4.) Kombinierte Behandlung, 419 Patienten, 5.) Unkonventionelle Chirurgie, 242 Patienten, 6) Multidisziplinäre Therapie, 107 Patienten. Dieselbe Studie konnte auch die Langzeitergebnisse dieser Behandlungsformen aufgrund eines subjektiven und objektiven Scores erfassen (vgl. Abb. 4), (Loose et al. 2001 [3]).

Durch die Entwicklung von Behandlungsstrategien, die die Pathophysiologie der Hämodynamik, die Morphologie und die klinischen Befunde von angeborenen Gefäßfehlern berücksichtigt, ist es gelungen, befriedigende und gute Langzeitergebnisse zu erzielen. Neue gefäßchirurgische Techniken können bei vorwiegend venösen und ebenso bei vorwiegend arteriovenösen Gefäßfehlern Anwendung finden. Eine unsachgemäße Therapie kann die Beschwerden der Patienten erheblich verschlechtern, weil damit die Hämodynamik in der betroffenen Region verschlechtert wird. Es ist daher zu fordern, daß angeborene Gefäßfehler *interdisziplinär* behandelt werden sollten.

Literatur

Belov St (1972) Congenital agenesis of the deep veins of the lower extremity: Surgical treatment. I. Cardiovasc Surg 13:594

Belov St (1990) Haemodynamic pathogenesis of vascular bone syndromes in congenital vascular defects. Inter Angio 9(3): 155–161

Belov St (1992) Operative-techniqual peculiarities in operations of congenital vascular defects. In: Balas P (ed) Progress in Angiology. Minera Medica, Torino, pp 379–382

Belov St, Loose DA, Müller E (1985) Angeborene Gefäßfehler. Einhorn-Presse, Reinbek bei Hamburg

Belov St, Loose DA, Weber J (1989) Vascular Malformations. Einhorn-Presse, Reinbek bei Hamburg

Belov St, Loose DA, Mattassi R, Spatenka J, Tasnádi G, Wang Z (1989) Therapeutical Strategy, surgical tactics and operative techniques in congenital vascular defects (Multicentre Study). In: Strano A, Novo S (eds) Advances in Vascular Pathology 1989, Vol 2, pp 1355–1360. Excepta Medica, Amsterdam, New York, Oxford

Belov St (1993) Correction of lower limbs length discrepancy in Congenital Vascular Bone Disease by vascular Surgery performed during childhood. Seminars in Vascular Surgery 6:245–251

Ilizarow GA (1991) Transosseous Osteosguthesis. Theoretical and Clinical Aspects of the Regeneration and Growth of Tissue. Springer, Berlin

Kromhout JG, v d Horst C, Peeters F, Gerhard M (1990) The combined treatment of congenital vascular defects. Inter Angio 9 (3):203–207

Loose DA (1990) Kombinierte Behandlungsverfahren der pAVK in der Gefäßchirurgie. Vortrag auf der Deutsch-Norwegischen Fortbildungsveranstaltung für Ärzte, Oslo, 2.–4.11.1990

Loose DA (1994) Angeborene Gefäßmalformationen. In: Alexander K (Hrsg) Gefäßkrankheiten. Urban und Schwarzenberg, München

Loose DA (1997) Vascular Malformations. Surgery 15 (2):39–43 (1)

Loose DA (1997) Malformaciones vasculares. Sistemática para el diagnóstico radiológico y la terapéutica. Forum FL 2:101–108 (2)

Loose DA (1997) Therapie angeborener Gefäßmißbildungen. In: Görich J, Brams H-J, Sunder-Plasmann L, Götz H-J (Hrsg) Interventionelle Radiologie, Endovasculäre Chirurgie „State-of-the-Art"-Symposium Ulm, Zuckschwerdt, München (3)

Loose DA (1997) Systematik, radiologische Diagnostik und Therapie vaskulärer Fehlbildungen. In: Hohenleutner U, Landthaler M (Hrsg) Operative Dermatologie im Kindes- und Jugendalter. Diagnostik und Therapie von Fehl- und Neubildungen. In: Fortschritte der operativen und onkologischen Dermatologie, Band 12. Blackwell, Berlin-Wien (4)

Loose DA, Wang Z (1990) Surgical treatment in predominantly arterial defects. Inter Angio 9:183–188

Loose DA, Funck I (1995) Angeborene Venenfehler – Diagnostische und therapeutische Möglichkeiten. Akt Chir 30:329

Loose DA (2001) Sistemática del tratamiento quirúrgico de las malformaciones vasculares congénitas, Patología Vascular 7 (1):401–418 (1)

Loose DA (2001) Modern tactics and techniques in the treatment of angiodysplasias of the foot. Chir del piede 25: 1–17 (2)

Loose DA, Belov St, Mattassi R, Vaghi M, Tasnádi G, Rheder A (2001) Long follow-up results in active causal treatment of vascular malformations. A review of 1378 cases (multicenter study). Proceedings of the 14th congress of the European Chapter of the International Union of Angiology, Cologne, May 23–26, Monduzzi Editore, Bologna (3)

Malan E, Puglionisi A (1965) Congenital angiodysplasias of the extremities (Note II: Arterial, arterial and venous and haemolymphatic dysplasias). I Cardiovasc Surg 6:255–345

Mattassi R (1990) Surgical treatment of congenital arteriovenous defects. Inter Angio 9 (3):196–202

Servelle M (1948) Stase veineuse et croissance osseuse. Bull Acad Nat Med 132:471–474

Tasnádi G (1992) Postnatal development of the lower limb extremities in some forms of vascular malformations. 9th International Workshop for the Study of Vascular Anomalies. Denver, July 1–3

Vollmar J (1967) Rekonstruktive Gefäßchirurgie. Thieme, Stuttgart

Weber J (1993) Vaso-occlusive Angiotherapy (VAT) in Congenital Vascular Malformations. Seminars in Vascular Surgery 6:279–296

Weber J (1997) Invasive Diagnostik angeborener Gefäßfehler. In: Loose DA, Weber J (Hrsg.) Angeborene Gefäßmißbildungen. Verlag Nordlanddruck, Lüneburg (1)

Weber J (1997) Embolisation von av-Malformationen. In: Loose DA, Weber J (Hrsg) Angeborene Gefäßmißbildungen. Verlag Nordlanddruck, Lüneburg (2)

Weber J (2001) Diagnostik und interventionelle Therapie von Gefäßmalformationen. Vasomed 13:52–63

Systemische Therapie von Hämangiomen

N. Nohe, K. Kurnik und R. Grantzow

Kinderklinik und Kinderpoliklinik im Dr. v. Haunerschen Kinderspital, Lindwurmstraße 4, 80337 München

Systemic Therapy of Hemangiomas

Summary. For life-threatening hemangiomas where surgical or laser techniques are not feasible, systemic therapy with cortisone or interferon represents the therapy of choice. With response rates of 80-90%, both drugs are equally effective. Both treatments, however, might be associated with severe side-effects. Among these the risk of interferon-induced neurotoxicity has to be given special mention. Thus, the indication for systemic therapy of hemangiomas has to be made carefully, weighing up risk and benefit.

Key words: Hemangioma - Cortisone - Interferon

Zusammenfassung. Die systemische Behandlung kindlicher Hämangiome mit Cortison oder α-Interferon stellt bei fehlender Anwendbarkeit laserchirurgischer/chirurgischer Verfahren die Therapie der Wahl bei Patienten mit vital bedrohlicher Tumorlokalisation dar. Beide Substanzen haben sich mit Ansprechraten bis zu 90% als vergleichbar effektiv hinsichtlich Tumorregression erwiesen, können jedoch auch zu schweren Nebenwirkungen führen. Zu erwähnen ist hier v.a. die interferoninduzierte Neurotoxizität. Die Indikationsstellung zur systemischen Hämangiomtherapie muß somit unter strenger Risiko-Nutzen-Abwägung erfolgen.

Schlüsselwörter: Hämangiom - Interferon - Cortison

Pathogenetische Grundlage von Hämangiomen ist eine vermehrte Endothelzellproliferation. Folglich liegt der kausale Ansatz der Hämangiomtherapie in einer Hemmung der überschießenden Gefäßneubildung. Eine Möglichkeit der medikamentösen Angiogenesehemmung stellt die systemische Behandlung mit Cortison oder Interferon dar.

Als Grundlage des Cortisoneffekts bei Hämangiomen wurde lange Zeit eine Erhöhung der Sensitivität von Arteriolen und Kapillaren gegenüber vasokonstriktorischen Mediatoren angenommen. In-vitro-Untersuchungen konnten inzwischen eine Cortison-induzierte Downregulation angiogener Faktoren, u.a. monocyte chemoattractant protein-1, einem chemotaktisch wirksamen Glykoprotein mit Aktivierung angiogener Makrophagen nachweisen [1]. In Gewebeproben aus einem Hämangiom vor und nach lokaler Cortisoninjektion, in denen eine Quantifizierung verschiedener Wachstumsfaktoren-Transkripte mittels PCR-Analyse durchgeführt wurde, zeigte sich auf der einen Seite eine Cortison-induzierte Upregulation der Mastzellfreisetzung und Expression des humanen mitochondrialen Cytochrom-c-Gens, auf der anderen Seite eine Downregulation von Interleukin 6 und den endothelialen Wachstumsfaktoren transforming growth factor β1 und 2 (TGF β1,2) und platelet derived growth factor A und B (PGF A,B). Mastzellen führen indirekt über die Ausschüttung verschiedener antiangiogener Faktoren – darunter Interferon – zur Angiogenesehemmung und sind typische Marker der Involutionsphase. Der Anstieg der Cytochrom-C-Expression unter Cortison wird als Ausdruck einer Erhöhung der zellulären Atmung mit Anstieg des intrazellulären Sauerstoffmetabolismus und daraus resultierender Abnahme der Gefäßneubildung interpretiert. Die klassischen endothelialen Wachstumsfaktoren vascular endothelial growth factor (VEGF) und basic fibroblast growth factor (bFGF) scheinen keiner Beeinflussung durch Cortison zu unterliegen [2].

Der antiangiogene Effekt von Alpha-Interferon liegt in der direkten oder indirekten Downregulation endothelialer Wachstumsfaktoren wie proliferating cell nuclear antigen (PCNA), vascular endothelial growth factor (VEGF), basic fibroblast growth factor (bFGF), Typ-IV-Kollagenase [3] oder dem monocyte chemoattractant protein-1 [1]. Als weiterer Wirkmechanismus von Interferon bei Hämangiomen konnte eine Induktion der Apoptose endothelialer Zellen gezeigt werden [4].

Corticosteroide wurden bereits in den 60er Jahren zur Behandlung kindlicher Hämangiome eingesetzt, wobei die Therapieerfolge aufgrund der zu niedrig gewählten Dosis in der Vergangenheit häufig als unbefriedigend eingestuft werden mußten. So lag unter Einsatz von Prednison in der Dosierung von 1 bis 3 mg/kg/d über 3 bis 18 Monate die Ansprechrate bei 30% [5], nach Erhöhung der Behandlungsdosis auf 3 bis 5 mg/kg/d über Zeiträume von 6 bis 30 Wochen stieg die Gesamterfolgsrate auf 93% (68% „excellentes", 25% „gutes" Ansprechen) an [6]. In beiden Untersuchungen traten in einem hohen Prozentsatz Nebenwirkungen wie Irritabilität (100%), Cushing-Syndrom (53%), Wachstumsverzögerungen (bis 65%) oder Osteoporose (2%) auf.

Die Auswertung 4 größerer klinischer Studien zur Interferontherapie [7–10] an insgesamt 107 Patienten ergab eine Ansprechrate – definiert als 50- bis 100%ige Tumorreduktion – von 76%. Eigene Daten (13 Patienten) bestätigten diese Ergebnisse mit einem Therapieerfolg – definiert als >50- bis 80%ige Regression – bei ebenfalls 76% der Kinder (Fallbeispiele siehe Abb. 1–4). Greinwald et al. [9] beobachteten mit einem mittleren Alter von 6,8 Monaten bei respondern versus 25,7 Monaten bei non-respondern eine signifikante Korrelation zwischen jungem Patientenalter bei Therapiebeginn und Tumorregression. Demnach scheint der frühzeitige Therapiebeginn mit einer besseren Ansprechrate verbunden zu sein.

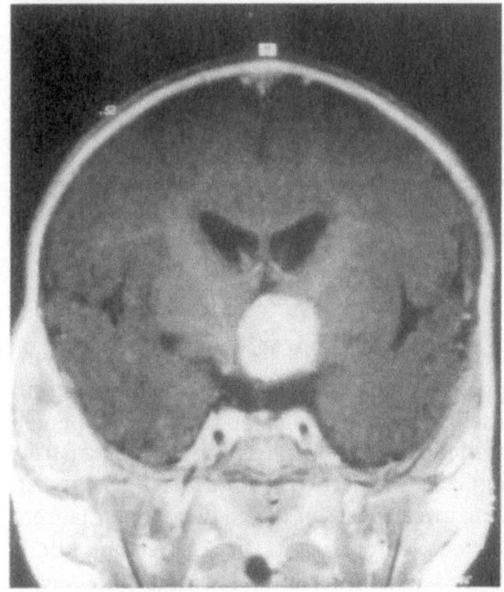

Abb. 1. Bereits bei Geburt war ein rechts temporal gelegenes intrakutanes Hämangiom mit rascher Größenzunahme sichtbar. Im Alter von 3 Monaten wurde kernspintomographisch zusätzlich ein intrazerebrales Hämangiom (1×0,6 cm) am Boden des 3. Ventrikels mit der Gefahr einer Liquorabflußbehinderung diagnostiziert

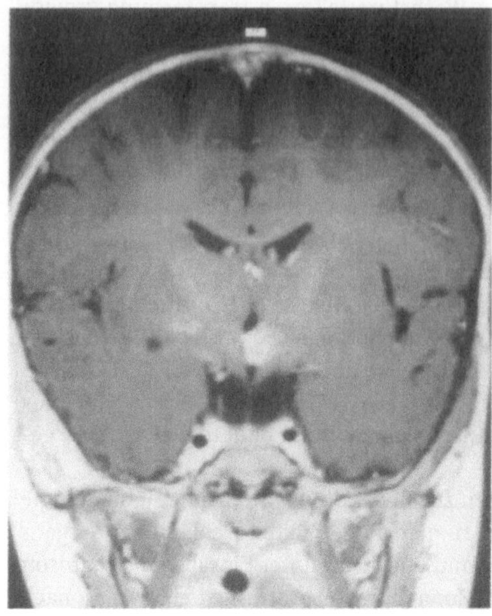

Abb. 2. Therapieergebnis nach der Gesamtbehandlungsdauer von 6 Monaten mit Interferon-α2a: Das intrazerebrale Hämangiom zeigte eine 75%ige Regression (0,5×0,5 cm), das temporal gelegene Hämangiom eine etwa 40%ige Regression

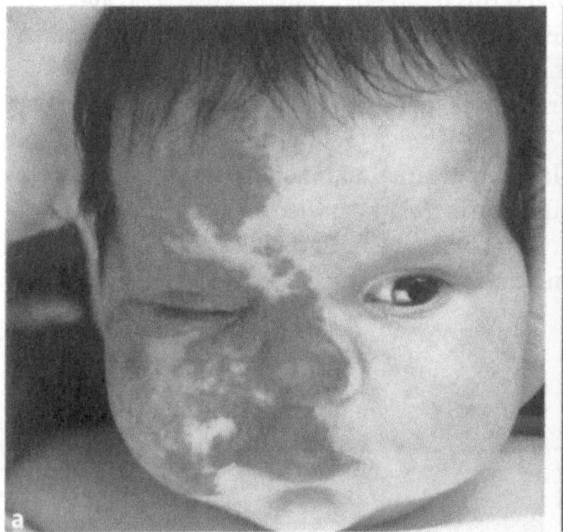

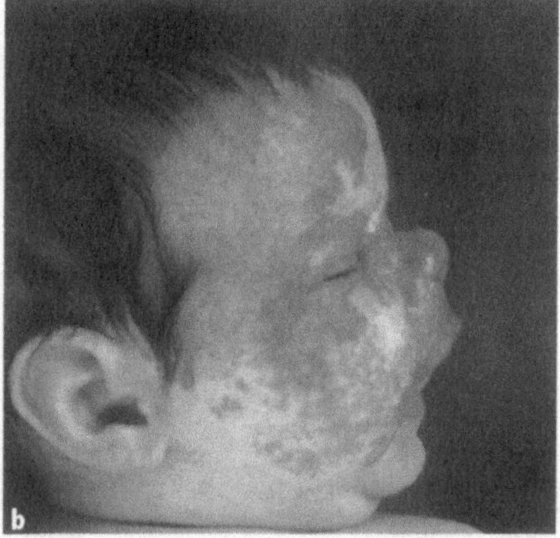

Abb. 3 a, b. Bereits ab der 1. Lebenswoche kam es zu einem rasch progredienten Wachstum des im Gesichtsbereich lokalisierten Hämangioms mit kompletter Okklusion des rechten Auges ab der 3. LW und drohendem Visusverlust. Die Interferon-α2a-Therapie wurde im Alter von 5 Wochen eingeleitet

Häufigste Nebenwirkung der Interferonbehandlung in bis zu 100% ist das sog. flu-like-syndrom, ein Symptomenkomplex aus Fieber und grippalen Allgemeinsymptomen. Häufig kommt es zu einem milden Transaminasenanstieg, v.a. bei sehr jungen Patienten zu Granulozytopenie, seltener zu Anämie und Thrombopenie, in Einzelfällen sind kardiale, nephrologische oder gastrointestinale Komplikationen beschrieben. Die Möglichkeit einer Wachstumsverzögerung ist unter Interferon nicht auszuschließen. Besonders hinzuweisen ist auf das in den letzten Jahren zunehmend erkannte Risiko der Interferon-induzierten Neurotoxizität. Die Auswertung klinischer Studien, in denen der Neurostatus während und nach Interferon-Therapie untersucht

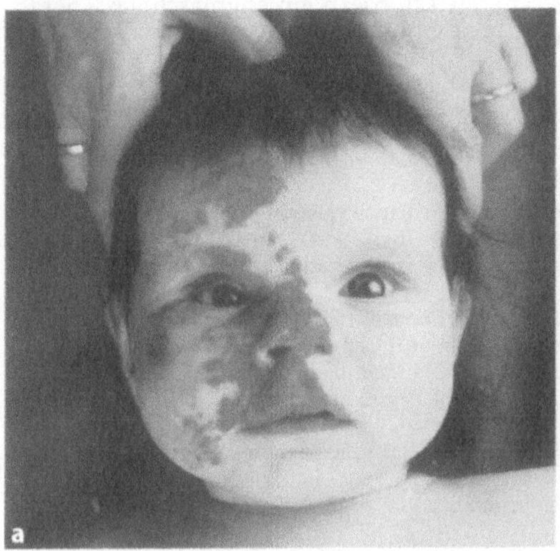

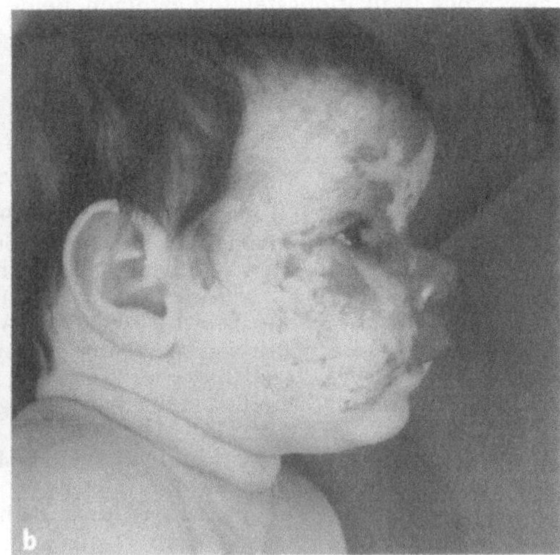

Abb. 4a, b. Ergebnis nach 3 Monaten Interferon-α2a-Therapie

wurde, ergab Gangstörungen bei 16% und feinmotorische Defizite bei 11% [9], diverse neurologische Störungen wie muskuläre Hypotonie, Sprachentwicklungsverzögerung, motorische Entwicklungsverzögerung oder Steigerung der Muskeleigenreflexe der unteren Extremitäten bei 24% der Patienten [10] sowie z.T. irreversible spastische Diplegien bei 19% [11]. Nach dem derzeitigen Kenntnisstand ist von einer positiven Korrelation zwischen neurologischen Langzeitschäden und Zunahme der kumulativen Interferondosis sowie Zeitpunkt des Behandlungsbeginns auszugehen. So lag in der Patientengruppe mit neurologischen Schäden bei Therapiebeginn das mittlere Alter bei 4,7 Monaten versus 11,1 Monaten in der Gruppe ohne Neurologie [9].

Aufgrund der Neurotoxizität muß die Indikation zur Interferon-Therapie im Kindesalter zurückhaltend gestellt werden. Gesicherte Indikationen sind der Befall vitaler Organe mit Funktionsbeeinträchtigung, die Okklusion oder Kompression vitaler Strukturen (Auge, Larynx, Trachea), das Kasabach-Merritt-Syndrom, rezidivierend auftretende lokale Ulcerationen, Blutungen oder Infektionen und sekundäre Krankheitsfolgen (high cardiac output failure).

Dosisempfehlungen für Interferon (α2a/2b) liegen bei 100000 IE/kg/d für Kinder unter 0,6 m^2 KO und bei 3 Mio. IE/m^2 KO über 0,6 m^2 KO [10] oder bei 3 Mio. IE/m^2/d unabhängig von der Körperoberfläche [7–9]. In Einzelfällen wurden Dosierungen von 1,5 Mio./m^2 KO bzw. 2 Mio./m^2 KO erfolgreich eingesetzt [12, 13].

Zusammenfassend liegt der wesentliche Vorteil der Cortisontherapie – bei ausreichend hoher Dosierung – in der frühen Induktion der Tumorregression, die bereits nach 24 bis 48 Stunden klinisch einsetzen kann, wohingegen mit einem Wirkungseintritt unter Interferon nicht vor der 4. Behandlungswoche zu rechnen ist. Nachteil der Cortisontherapie ist das Reboundwachstum nach Dosisreduktion, so daß ausreichend lange Therapieintervalle von 6 bis 12 Wochen mit einer hohen Nebenwirkungsrate eingehalten werden müssen, um ein gutes Therapieergebnis aufrechtzuerhalten. Die Langzeittherapie mit Interferon wird erfahrungsgemäß besser vertragen, hinzuweisen ist aber auf das potentielle Risiko einer Interferon-induzierten Neurotoxizität. Offene Fragen bei der IFN-Therapie sind der optimale Zeitpunkt des Therapiebeginns, hier sprechen die vorliegenden Daten dafür, daß Interferon wegen der Neurotoxizität möglichst nicht vor dem 3. bis 5. Lebensmonat eingesetzt werden sollte. Unklar ist auch, inwieweit bei sehr jungen Patienten eine Dosisreduktion die Neurotoxizität ohne negative Auswirkung auf die Tumorregression beeinflussen könnte. Aufgrund der erwähnten Vor- und Nachteile beider Präparate ist bei den meisten Hämangiomen eine Kombination aus initialer Hochdosis-Cortisontherapie, gefolgt von einer längerfristigen Interferontherapie sinnvoll. Bei beiden Präparaten muß jedoch eine strenge Indikationsstellung erfolgen, beide Präparate erfordern ein engmaschiges Therapiemonitoring zur rechtzeitigen Erfassung unerwünschter Nebenwirkungen.

Literatur

1. Isik FF, Rand RP, Gruss JS, Benjamin D, Alpers CE (1996) Monocyte chemoattractant protein-1 mRNA expression in hemangiomas and vascular malformations. J Surg Res 61:71–76
2. Hasan Q, Tan ST, Gush J, Peters SG, Davis PF (2000) Steroid therapy of a proliferating hemangioma: Histochemical and molecular changes. Pediatrics 105(1):117–121
3. Takahashi K, Mulliken JB, Kozakewich HPW, Rogers RA, Folkman J, Ezekowitz RAB (1994) Cellular markers that distinguish the phases of hemangiomas during infancy and childhood. J Clin Invest 93:2357–2364
4. Sgonc R, Fuerhapter C, Boeck G, Swerlick R, Fritsch P, Sepp N (1998) Induction of apoptosis in human dermal microvascular endothelial cells and infantile hemangiomas by interferon-alpha. Int Arch Allergy Immunol 117(3):209–214
5. Enjolras O, Riche MC, Merland JJ, Escande JP (1990) Management of alarming hemangiomas in infancy: A review of 25 cases. Pediatr 85(4):491–498
6. Sadan N, Wolach B (1996) Treatment of hemangiomas in infants with high doses of pednisone. J Pediatr 128(1):141–146
7. Ezekowitz AB, Mulliken JB, Folkman J (1992) Interferon alfa-2a therapy for life-threatening hemangiomas of infancy. New Engl J Med 326(22):1456–1463
8. Ohlms LA, Jones DT, McGill TJI, Healy GB (1994) Interferon alfa 2a therapy for airway hemangiomas. Ann Otol Rhinol Laryngol 103:1–8
9. Greinwald JH, Burke DK, Bonthius DJ, Baumann NM, Smith RJH (1999) An update on the treatment of hemangiomas in children with interferon alfa-2a. Arch Otolaryngol Head Neck Surg 125:21–27
10. Dubois J, Hershon L, Carmant L, Bélanger S, Leclerc JM, David M (2000) Toxicity profile of interferon alfa-2b in children: A prospective evaluation. J Pediatr 135(6):782–785
11. Barlow CF, Priebe CJ, Mulliken JB, Barnes PD, MacDonald D, Folkman J, Ezekowitz RAB (1998) Spastic diplegia as a complication of interferon alfa-2a treatment of hemangiomas of infancy. J Pediatr 3(1):527–530
12. Teske S, Öhlrich SJ, Gole G, Spiro P, Miller M, Sullivan TJ (1994) Treatment of orbital capillary hemangioma with interferon. Austr N Zeal J Ophtal 22(1):13–17
13. Nohe N, Auberger K, Grantzow R (1999) Interferon alpha-2a-Therapie bei Hämangiomen des Kindesalters. Sozialpädiatrie 21(1–2):16–18

Differentialtherapie von Hämangiomen – Wann Kryo, Laser oder Operation?

R. Grantzow

Kinderchirurgische Klinik, Ludwig-Maximilian-Universität, Lindwurmstraße 4, 80337 München

Differentiated Therapy of Hemangiomas: When Cryo-, Laser or Surgical Therapy?

Summary. Hemangiomas are the most common soft tissue tumours in childhood, which arise after birth, grow for several months and regress spontaneously. Serious problems can occur with closure of the eye resulting in amblyopia or with psychologica problems due to disfiguring of the face. Therapeutic possibilities are cryo therapy, laser therapy and surgical removal. Cryotherapy can be used for small and flat hemangiomas. Bigger hemangiomas are treated with the Nd-YAG laser. Its effect is an acceleration of involution. Typical residues of hemangiomas must be secondarily corrected surgically. Indications for primary surgical therapy are hemangiomas of the eye lid and in the scalp.

Key words: Hemangioma - Cryotherapy - Nd-YAG laser therapy - Surgery

Zusammenfassung. Hämangiome sind die häufigsten Weichteiltumore im Kindesalter. Sie entstehen nach der Geburt, wachsen einige Monate und verschwinden spontan. Ernste Probleme können bei Lidbefall durch Verschluß des Auges mit folgender Amblyopia entstehen. Ferner können entstellende Hämangiome im Gesicht psychologische Probleme verursachen. Die wichtigsten therapeutischen Möglichkeiten sind Kryotherapie, Lasertherapie und operative Entfernung. Die Kryotherapie ist für flache und kleine Hämangiome geeignet. Größere Hämangiome sind mit dem Nd-YAG-Laser zu therapieren, der eine Beschleunigung der Rückbildung bewirkt. Typische Residuen des Hämangioms müssen sekundär chirurgisch korrigiert werden. Primäre chirurgische Indikationen sind Hämangiome am Augenlid und im Haarbereich.

Schlüsselwörter: Hämangiom - Kryotherapie - Nd-YAG-Lasertherapie - Operation

Einleitung

Hämangiome sind die häufigsten gutartigen Weichteiltumore im Kindesalter und werden bei etwa 2% aller Kinder gesehen. Bei Frühgeborenen steigt die Inzidenz auf 10–15%. Diese Blutgefäßtumore [2] entstehen in der Regel nach der Geburt und durchlaufen drei typische Entwicklungsphasen [4]: Die Proliferationsphase bis zum 6. Lebensmonat, eine Stagnationsphase bis zum 12. Monat und eine Regressionsphase, die sich je nach Ausgangsgröße bis zur Pupertät hinziehen kann. Dieser harmlosen Entwicklung stehen jedoch mehrere Probleme gegenüber: 1. Während der Proliferationsphase gibt es keine objektiven Parameter, die eine Prognose über die Endgröße erlauben. 2. Eine restitutio ad integrum ist nur bei kleineren Hämangiomen möglich. 3. Große Hämangiome können bleibende funktionelle Defizite hinterlassen (z.B. Auge, Larynx). 4. Entstellende Hämangiome im Gesichtsbereich können psychische Schäden verursachen. Aus diesen Gründen bestehen unter bestimmten Bedingungen Indikationen zur aktiven Therapie, um einerseits ein überschießendes Wachstum zu verhindern und andererseits um bei sehr großen Hämangiomen ein normales Äußeres bis zum Kindergartenalter zu erreichen. Um dieses Ziel zu erreichen haben sich folgende Therapieverfahren allgemein etablieren können:

Kryotherapie

Bei dieser Therapieform [3] wird ein Metallstab, der mit flüssigem Stickstoff auf -196°C abgekühlt wird, für 10 Sekunden auf das Hämangiom gedrückt. Die Anwendung kann ohne Narkose durchgeführt werden. Da die Eindringtiefe nur 2 mm beträgt, können tiefer liegende Hämangiomzellen nicht erfaßt werden. Daher sollte stets eine klinische Kontrolle nach 4-6 Wochen erfolgen, um Rezidive rechtzeitig zu erfassen. Der maximale Durchmesser derartig behandelter Hämangiome sollte nicht mehr als 1,5 cm betragen. Kryotherapierte Hämangiome bilden sich etwa innerhalb von 2-3 Wochen zurück.

Farbstofflasertherapie

Der Farbstofflaser (Wellenlänge 585 nm) wird fast komplett von Hämoglobin absorbiert und bewirkt eine selektive Photothermolyse der intracutanen Gefäße. Dieser hohen Spezifität steht eine sehr geringe Eindringtiefe entgegen (<0,2 mm), so daß die Farbstofflasertherapie nur für plane und großflächige Hämangiome geeignet ist.

Neodym-YAG-Lasertherapie

Der Nd-YAG-Laser (Wellenlänge 1064 nm) wird nur sehr gering von Wasser absorbiert, so daß er durch den hohen Wassergehalt biologischer Gewebe bedingt etwa bis zu 7 mm Tiefe eindringen kann. Mit diesem Laser ist es möglich, große Gewebevolumina zu erwärmen. In der Hämangiomtherapie konnten sich zwei Verfahren der Applikation etablieren: Die transkutane Behandlung [1] mit Eiswürfelkühlung der Haut und die interstitielle Therapie, bei der eine über eine Punktionskanüle gelegte Glasfaser der Laserstrahl direkt in das Hämangiomgewebe geleitet wird. Bei beiden Verfahren erfolgt keine Koagulation mit Nekrose des Gewebes, sondern nur eine Erwärmung auf etwa 50°C. Der Effekt dieser Erwärmung ist eine Beschleunigung der normalen Regression. Um diesen Effekt nachzuweisen, führten wir eine Nachuntersuchung an 129 Hämangiomen im Kopfbereich durch. Tabelle 1 zeigt die Größeneinteilung. Tabelle 2 zeigt die Größenreduktion mit durchschnittlich 2,8 Jahren.

Dabei zeigt sich, daß alle Hämangiome mit Größe K-1 in dieser Zeit völlig verschwinden und dieser Prozentsatz absinkt auf 26% und 43% in Kategorie K-3 und K-4. Größere Reste

Tabelle 1. Größeneinteilung von Hämangiomen im Kopfbereich

K-0	0 cm
K-1	0–0,9 cm
K-2	1–1,9 cm
K-3	2–4,9 cm
K-4	>5 cm

Tabelle 2. Größenreduktion nach Lasertherapie

n=	→	K-0	K-1	K-2	K-3	K-4
5	K-1	100%	0%	0%	0%	0%
41	K-2	54%	39%	5%	2%	0%
67	K-3	26%	37%	23%	14%	0%
16	K-4	43%	6,5%	25%	6,5%	19%

Tabelle 3. Häufigkeit operativer Eingriffe nach Nd-YAG-Lasertherapie in Abhängigkeit von der Ausgangsgröße (n=129)

K-1	n=5	0	0%
K-2	41	2	5%
K-3	67	20	30%
K-4	16	4	25%
		(2 Interferon	12%)

(>2 cm=K-3/4) fanden sich in Kategorie K-3 und K-4 in 14%-25%. In einer retrospektiven Nachuntersuchung von 24 Fällen vor Einführung des Lasers, deren Spontanremission abgewartet wurde, fand sich eine Reduktion nach 3 Jahren von K-1 auf K-0 in nur 10% und in keinem Fall von K-4 auf K-0. Typische Residuen von großen Hämangiomen sind auch nach Lasertherapie zu finden. Dabei handelt es sich um Narben nach Exulzerationen, Pigmentstörungen, überschüssige, atrophische Haut und fettig-degenerative Hämangiomreste. Diese Residuen stellen die Indikation für sekundäre operative Korrekturen dar. Ihre Häufigkeit zeigt Tabelle 3.

Zusammenfassend kann gesagt werden, daß die Nd-YAG-Lasertherapie die Regression von Hämangiomen beschleunigt, ohne das Endergebnis qualitativ zu beeinflussen. Das Ausmaß späterer operativer Korrekturen bei großen Hämangiomen ist geringer als bei primärer Entfernung.

Chirurgische Therapie

Für chirurgische Maßnahmen kann in primäre und sekundäre Indikationen unterschieden werden. Primäre Indikationen bestehen bei großen Hämangiomen im Augenlidbereich, deren rasche Entfernung zur Verhinderung einer Amblyopia erforderlich ist. Ferner sollten Hämangiome am behaarten Kopf primär entfernt werden, da die spätere Allopezia areata auch nach Lasertherapie operativ entfernt werden muß. Sekundäre Indikationen stellen, wie oben gezeigt, Reste großer Hämangiome nach Lasertherapie dar. Dabei unterscheiden sich die verschiedenen Lokalisationen in ihrer Häufigkeit. Eine Nachuntersuchung von 358 Patienten, die zwischen 1991 und 1997 624mal mit dem Nd-YAG-Laser behandelt wurden, zeigte, daß im Bereich des Kopfes die Lippen mit 15% am häufigsten betroffen waren (Tabelle 4). Der durchschnittliche Zeitraum zwischen letzter Lasertherapie und Operation betrug 12,5 Monate, das Durchschnittsalter lag bei 2,35 Jahren.

Die Ergebnisse waren stark abhängig von der Ausgangsgröße und Lokalisation des Hämangioms. Trotz der Problematik kleiner Zahlen, zeigten sich die günstigsten Ergebnisse im Bereich der Lippen (7 gut/4 schlecht), die ungünstigsten Ergebnisse im Bereich der Wange (2 gut/ 3 schlecht) bedingt durch die immer gut sichtbare Narbe.

Tabelle 4. Häufigkeit chirurgischer Interventionen nach Nd-YAG-Lasertherapie, nach Körperregionen aufgeschlüsselt (n=358)

Körperregion	Laser	Op	%	Kopf	Laser	Op	%
Kopf	319	32	10%	(Haar	7	2	28%)
Rumpf	19	2	10%	Lippen	73	11	15%
Extremitäten	20	1	5%	Stirn	35	5	14%
				Nase	66	6	9%
				Auge	42	3	7%
				Wange	88	5	4,5%
				Ohr	8	0	0%

Die Kombination von Nd-YAG-Lasertherapie und chirurgischer Therapie hat sich als äußerst wertvolle Kombination in der Therapie großer Hämangiome erwiesen. Dabei wird folgendes Zeitkonzept berücksichtigt: 1. Lebensjahr Nd-YAG-Lasertherapie; 2. Lebensjahr abwarten; 3.–4. Lebensjahr chirurgische Korrektur bestehender Reste. Dabei können wir bei den Kindern ein weitgehend normales Äußeres bis zum Kindergarten, spätestens aber bis zum Schulbeginn erreichen.

Differentialtherapie

Entsprechend der unterschiedlichen physikalischen Eigenschaften und der Nachteile und Nebenwirkungen der beschriebenen Therapieverfahren können die folgenden Indikationen in Abhängigkeit von Größe, Lokalisation und Dringlichkeit gestellt werden:

Hämangiomgröße:		
<2 mm Tiefe	<1,5 cm ∅	Kryotherapie
<2 mm Tiefe	>1,5 cm ∅	Farbstofflaser
>2 mm Tiefe	Gesicht	Nd-YAG-Laser
>2 mm Tiefe	Augenlid, Haar	Op
Lokalisation:		
Gesicht	Kryo, Laser	sekundäre Op
Augenlid, Haar	Kryo, Op	
Rumpf, Extremitäten	Abwarten	
Dringlichkeit:		
<6 Monate	sehr dringlich	
>6 Monate	elektiv	

Eine erfolgreiche Therapie von Hämangiomen ist nur möglich, wenn die Therapieform an die stark variierende Größe und Form von Hämangiomen angepaßt ist. Ein therapeutisches Werkzeug kann nicht für alle Hämangiome gleichermaßen benutzt werden.

Literatur

1. Berlien HP, Philipp C, Waldschmidt J (1986) Technique and clinical results of Nd-YAG laser treatment of hemangiomas and AV-malformations. Lasers Surg Med 6:68 (Abstr)
2. Esterly NB (1996) Cutaneous hemangiomas, vascular stains and malformations, and associated syndroms. Curr Probl Pediatr 26:3–39
3. Michel S, Wlotzke U, Hohenleutner U, Landthaler M (1998) Laser- und Kryotherapie der Säuglingshämangiome im direkten Vergleich. Hautarzt 49:192–196
4. Mulliken JB, Glowacki J (1982) Hemangiomas and vascular malformations in infants and children: A classification based on endothelial characteristics. Plast Reconstr Surg 69:412–422

Videoassistierte thorakoskopische Chirurgie bei mediastinalen Raumforderungen im Kindesalter

D. Cholewa, A. Kischkel, D. von Schweinitz und J. Waldschmidt

Kinderchirurgie, Universitätskinderspital Beider Basel, Postfach, 4005 Basel, Schweiz

Video-assisted Thoracoscopic Surgery of Mediastinal Masses in Children

Summary. Twenty-two children with mediastinal masses (13 lymphangiomas, 4 lymphomas, 2 bronchial cysts, 1 ganglioneurinoma, 1 thymic cyst, 1 thymoma) underwent thoracoscopy between 1995 and 2000. In 19 children thoracoscopy was the only necessary treatment. There were no intraoperative complications. Since thoracoscopy was too risky, thoracotomy was done in one child with a bronchial cyst on the esophagus. Another conversion to open procedure was necessary in lymphoma with infiltration of the main left bronchus. Two years after surgery, a central cyst was detected as a late complication.
Key words: VATS – Mediastinal mass – Children

Zusammenfassung. Von 1995 bis 2000 thorakoskopierten wir bei 22 Kindern mediastinale Raumforderungen (13 Lymphangiome, 4 Lymphome, 2 Bronchialzysten, 1 Ganglioneurinom, 1 Thymuszyste, 1 Thymom). 19 Kinder wurden ausschliesslich thorakoskopisch behandelt. Intraoperative Komplikationen sahen wir nicht. Bei einer dem Ösophagus anliegenden Bronchialzyste erschien das thorakoskopische Vorgehen zu perikulös und es wurde thorakotomiert. Eine weitere Konversion war bei einem hilusnahen, in den linken Hauptbronchus eingebrochenen Lymphknoten erforderlich. Als Spätkomplikation beobachteten wir zwei Jahre nach Operation ein Rezidiv einer zentral gelegenen Bronchialzyste.
Schlüsselwörter: VATS – Mediastinale Raumforderungen – Kindesalter

Spätergebnisse der präliminären laparoskopischen Laserdissektion beim Kryptorchismus

J. Waldtschmidt, E. Manak, Th. Albrecht und A. Kischkel

Elena Manak c/o Prof. J. Waldschmidt, St. Joseph-Krankenhaus, Abteilung für Kinderchirurgie, Bäumerplan 24, 12101 Berlin

Late Results of PLLD in Children with Cryptorchidism

Summary. We report our results with the two stage FOWLER-STEPHENS procedure by PLLD (Preliminary Laparoscopic Laser Dissection) of the spermatic artery in 47 boys (age: 1–14 years) with cryptorchidism. In a first step, the spermatic vessels are cut by laser followed by orchidolysis 6 weeks later. Follow-up in 27 of the 47 boys consists of B mode echoscan, FKDS and power duplex sonography, registering the extra- and intra-parenchymatous blood flow. We had no atrophy in these cases. Our long-term results (mean: 46 months) suggest that the two-stage FOWLER-STEPHENS procedure is a feasible technique for treating high intra-abdominal testes.

Key words: Cryptorchidism – Laparoscopy – Laser dissection – Fowler procedure

Zusammenfassung. Die Verlagerung von intraabdominellen Hoden ist mit einer hohen Rate von Atrophien verbunden. Die besten Ergebnisse werden mit der zweizeitigen Technik nach FOWLER-STEPHENS (PLLD) erzielt. Mit weniger als 5% Atrophien ist die PLLD (präliminäre laparoskopische Laserdissektion) allen anderen Verfahren signifikant überlegen. Wir haben seit 1985 47 Kinder so behandelt. 27 dieser Kinder konnten nach Intervallen von 4–15 Jahren (im Mittel 46 Monate) nachuntersucht werden. Neben der B-mode-Sonographie wurde die Bildqualität mittels NTHD verbessert und der Power-Doppler-Mode und die FKDS auf niedrige Flußraten optimiert. Registriert wurden alle extra- und intratestikulären Flußsignale. Die Atrophierate war 0.

Schlüsselwörter: Kryptorchismus – Laparoskopische Laserdissektion – Fowler Op

Ventrale Spaltbildungen

Totale und Obere Sternumspalte – Eine einfache Methode der chirurgischen Korrektur

J. Steinorth, R. Daum, K. L. Waag und Z. Zachariou

Kinderchirurgische Abteilung, Universität Heidelberg, Im Neuenheimer Feld 110, 69120 Heidelberg

Total and Superior Clefts: A Simple Technique for Surgical Correction

Summary. Congenital sternal clefts are rare and literature reviews result mostly in simple case reports. Sternal clefts may be classified as follows: total sternal cleft, superior sternal clefts, inferior sternal clefts and sternal clefts within the scope of a total ventral cleft. At our department we have treated 10 patients with sternal clefts since 1964. Seven had a superior and three a total sternal cleft. Our technique is to separate the fused part of the defect and convert the partial cleft into a total one. After trimming the rims, adaptation and primary closure are possible without using autologous materials. Eight of ten patients have been treated in this way. The outcome has always been good. One patient with superior cleft died 3 months after operation because of a VSD. One patient with total cleft died after birth due to multiple malformations. In our opinion on operative correction in the first days of life is indicated, as the technique is simple, complications are few and the cosmetic results are good.

Key words: Sternal clefts – Primary closure – Simple operation

Zusammenfassung. Angeborene Sternumspalten sind selten und in der Literatur nur als einzelne Fälle beschrieben. Sie werden eingeteilt in eine totale, obere und untere Sternumspalte und in solche im Rahmen einer totalen ventralen Spaltbildung. Seit 1964 behandelten wir insgesamt 10 Patienten. 7 mit einer oberen und 3 mit einer totalen Sternumspalte. Unsere Methode beruht darauf, die Knochenbrücke zu separieren und somit die partielle in eine totale Spalte umzuwandeln. Nach Auffrischen der Sternalränder ist die Adaptation und der primäre Verschluß ohne autologes Material möglich. So behandelten wir 8/10 Patienten. Alle waren postoperativ komplikationsfrei. 1 Patient mit oberer Spalte verstarb 3 Monate postoperativ an einem VSD. 1 Patient mit totaler Spalte verstarb gleich nach Geburt an seinen Fehlbildungen. Unserer Meinung nach ist die operative Versorgung schon in den ersten Lebenstagen indiziert, bei einfacher Technik, geringen Komplikationen und gutem kosmetischem Ergebnis.

Schlüsselwörter: Sternumspalte – Primärer Verschluß – Einfache Operationstechnik

Biophysikalische Berechnungen zur Problematik des Verschlusses von Sternumspalten

O.-A. Festge, H. Klöckner und J. G. Riedel

Klinik und Poliklinik für Kinderchirurgie, Ernst-Moritz-Arndt-Universität Greifswald, Sauerbruchstraße 1, 17487 Greifswald

Biophysical Calculations for the Closure of Sternal Clefts

Summary. The optimal time of operation in congenital sternum clefts is controversial. The closure of the cleft as a pulling together of both parts of the sternum gives rise to a decrease of the intrathoracic volume and leads to a subsequent pressure increase. The increasing pressure can cause functional deficits of the thoracic organs. To avoid such problems it's important to have knowledge about the expected individual pressure rise. Therefore we performed physical simulations and calculations on the closure of sternal clefts of 1 - 5 cm in young children (aged 0 - 6 years). These calculations demonstrated that the pressure rise is expecially high in infants. In older children the situation is not too dangerous. If it's possible, the cleft closing operation should not be performed on newborns.

Key words: Sternum - Thorax - Biophysics - Boyle-Mariotte Law

Zusammenfassung. Der Zeitpunkt der operativen Behandlung der seltenen Sternumspalten ist umstritten. Der Verschluß der Spalte durch Verbindung der beiden Teile des Brustbeins hat eine Verringerung des Brustkorbvolumens und damit eine Drucksteigerung im Thorax zur Folge. Um den Druck nicht auf Werte anwachsen zu lassen, die zu Funktionseinschränkungen der intrathorakalen Organe führen könnten, sind physikalische Betrachtungen zur Simulation dieser Vorgänge sinnvoll. Wir haben Berechnungen durchgeführt, bei denen die Drucksteigerung im Thorax bei Verschluß von Spalten (1 - 5 cm) bei Kleinkindern (0 - 6 Jahre) ermittelt wurde. Die Ergebnisse bestätigen einen starken Druckanstieg beim Verschluß breiter Sternumspalten bei sehr jungen Kindern, so daß beim Fehlen dringlicher Indikationen eine Verschiebung von Operationen auf einen späteren Zeitpunkt zu diskutieren ist.

Schlüsselwörter: Sternum - Thorax - Biophysik - Boyle-Mariottesches Gesetz

Begleitfehlbildungen bei Omphalozele und Gastroschisis aus embryologischer Sicht

H.-W. Hacker, K. Schellinger, G. Stuhldreier, J. Arand und P. Schweizer

Kinderchirurgische Klinik, Universität Tübingen, Hoppe-Seyler-Straße 3, 72076 Tübingen

Associated Malformations of Omphalocele and Gastroschisis from an Embryological Viewpoint

Summary. Today the prognosis of omphalocele (oc) and gastroschisis (gs) depends almost exclusively on associated malformations. We evaluated the clinical data and associated malformations of 44 children with oc and 51 with gs in a retrospective study with respect to the well-known hypotheses from the literature. All patients were operated primarily between 1983 and 1999 in our hospital. Considering the oc, the incidence of the associated malformations amounted to 65.9%, of which 72.4% were syndrome-related malformations. Regarding the patients with gs we found associated malformations in 35.3%, which were mainly localized in the intestinal tract and only in two cases syndrome-related. Different frequencies and types of the associated malformations in our study indicate a different embryogenesis of oc and gs, yet a common consideration of small and big oc, with or without herniation of the liver.

Key words: Associated malformations – Omphalocele – Gastroschisis – Embryogenesis

Zusammenfassung. *Einleitung:* Die Prognose von Omphalocele (OC) und Gastroschisis (GS) hängt heute fast ausschließlich von assoziierten Fehlbildungen ab. *Methodik:* Wir haben in einer retrospektiven Studie klinische Daten und Begleitfehlbildungen bei 44 Kindern mit OC und 51 mit GS, die zwischen 1983 und 1999 primär in unserer Klinik operiert wurden, ausgewertet und unter Berücksichtigung mit den aus der Literatur bekannten Hypothesen zur Embryogenese von OC und GS diskutiert. *Ergebnisse:* Der Inzidenz der Begleitfehlbildungen betrug bei der OC 65,9% und davon handelte es sich in72,4% um Syndrom-assoziierte Fehlbildungen. Bei 35,3% der Kinder mit GS fanden wir Begleitfehlbildungen, überwiegend intestinal lokalisiert und nur zweimal Syndrom-assoziiert. *Schlußfolgerung:* Häufigkeit und Art der Begleitfehlbildungen in unserer Studie sprechen für eine unterschiedliche Embryogenese von OC und GS, aber für eine einheitliche Betrachtung von kleinen und großen OC, mit oder ohne Leberherniation.

Schlüsselwörter: Begleitfehlbildungen – Omphalocele – Gastroschisis – Embryogenese

Präparataler Spontanverschluß einer Gastroschisis – Eine seltene aber komplikationsträchtige Variante

G. Stuhldreier, H. W. Hacker, K. Schellinger, H. J. Kirschner, I. Müller-Hansen, G. Mielke und P. Schweizer

Abteilung für Kinderchirurgie, Universität Tübingen, Hoppe-Seyler-Straße 3, 72076 Tübingen

Spontaneous Prenatal Closure of Gastroschisis – A Rare But Severe Complication

Summary. We want to draw attention to the problem of vanishing gut in prenatal closure of gastroschisis in the findings of two patients: The first patient demonstrated a necrotic bowel remnant passing through a spontaneous closed abdominal wall defect after birth in the 31st week of pregnancy without previous signs of gastroschisis (GS); the complete small bowel from duodenum to transverse colon had vanished. The second child had prenatally detected GS and was delivered by sectio in the 34th week because of fetal distress. The bowel was vascularly compromised from impaction in a nearly closed abdominal wall defect and recovered after immediate release. We report on the few cases in the literature and suggest a strategy for avoiding this complication as far as possible.

Key words: Gastroschisis – Vanishing gut – Short-bowel syndrome

Zusammenfassung. Anhand von 2 Patientenkasuistiken möchten wir auf eine wegen des möglichen Kurzdarmes sehr schwerwiegende Variante des Gastroschisis aufmerksam machen. Bei einem Patienten ohne präpartalen Nachweis einer Gastroschisis fand sich nach der Geburt in der 31. SSW ein nekrotischer Darmrest an einer spontan verschlossenen Gastroschisis, der gesamte Dünndarm vom Duodenum bis zum Querkolon fehlte. Bei der zweiten Patientin mit bekannter Gastroschisis erfolgte wegen kindlicher Probleme in der 34. SSW eine Sectio. Hierbei fand sich der prolabierte Dünndarm durchblutungsgestört in einer sich verschließenden Bauchdeckenlücke; er erholte sich nach sofortiger Entlastung. Es wird über die spärlichen Literaturmitteilungen dieser Komplikation berichtet und eine Strategie zur Vermeidung vorgeschlagen.

Schlüsselwörter: Gastroschisis – Darmuntergang – Kurzdarmsyndrom

Operativ induzierte Gewebeneubildung: Erfahrungen mit Implantaten bei kongenitalen Bauchwanddefekten

S. Simon, R. Carbon, H.-J. Pesch und H. P. Hümmer

Kinderchirurgische Abteilung, Chirurgische Universitätsklinik Erlangen, Maximiliansplatz 1, 91054 Erlangen

Experience with Prosthetic Implants in Congenital Abdominal Wall Defects

Summary. Between 1984 and 2000, 65 neonates underwent surgery for congenital abdominal wall defects in our department. Until 1998 dura and since 1999 pericardium bovinum was used, because, in contrast to dura, Jakob-Creutzfeld disease has not been reported for pericardium bovinum. Moreover, pericardium bovinum seems to be an appropriate transplant material because of the absence of immunological rejections and because of the total graft transformation into collageneous connective tissue. On account of the increasing stability of the resulting scar, we only had to perform a secondary abdominal wall plasty in 17 of 30 patients. Individual indications for the use of the various implants are discussed in recognition of gestational age and relative size of the abdominal wall defect.

Key words: Abdominal wall defects – Prosthetic implants

Zusammenfassung. Im Zeitraum 1984–2000 wurden 65 Neugeborene mit kongenitalen Bauchwanddefekten in unserer Abteilung operiert. Bis 1998 fanden Duraimplantate und ab 1999 Pericardium bovinum als Bauchwandverschlußplastik Anwendung, da für Pericard derzeit keine Infektivität einer spongiformen Enzephalopathie bekannt ist. Darüber hinaus zeichnet sich bovines Pericard durch fehlende immunologische Abstoßungsreaktionen und vollständigem Implantatumbau in körpereigenes kollagenes Bindegewebe aus, weshalb es als Implantatmaterial hervorragende biokompatible Eigenschaften besitzt. Aufgrund progredienter Stabilität der entstehenden Narbenplatte war eine sekundäre Bauchwandplastik nur bei 17 von 30 Patienten erforderlich. Implantatindikationen und Materialien werden unter Berücksichtigung des Gestationsalters und der Bauchwanddefektgröße diskutiert.

Schlüsselwörter: Bauchwanddefekte – Implantate

Sportverletzungen und Rehabilitation

Die kindliche Monteggia-Fraktur

M. Barthel, S. Toth, F. Kahl und H. Halsband

Klinik und Poliklinik für Kinderchirurgie, Universitätsklinikum Lübeck, Ratzeburger Allee 160, 23538 Lübeck

Monteggia Fracture in Children

Summary. The main goal in treatment of Monteggia fractures is the successful reduction of luxation of the radial head and effective retention. From 1990 to 2000, we treated 29 children, ages 3–16 years. Type Bado I fractures were, as expected, the most frequent (n=21). Type Bado II fractures were not observed. Type Bado III and IV fractures both presented with equal frequency, each in 4 patients. Type Bado I fractures underwent a closed reduction and stabilisation of the ulna with a Rush pin. Four greenstick fractures were reduced and put in plaster. The injuries in the other two groups were treated with a combination of tension-band wiring and screw fixation. In contrast to the Type III and IV fractures, late complications were not observed with the Type I fractures. This shows that these injuries can be safely treated with intramedullary splinting of the ulna.

Key words: Monteggia fracture – Children – Intramedullary nailing

Zusammenfassung. Therapeutisches Hauptziel bei der Monteggia-Fraktur ist die Reposition der Radiusköpfchenluxation und deren effektive Retention. Von 1990 bis 2000 behandelten wir 29 Kinder im Alter von 3 bis 16 Jahren. Der Typ Bado I fand sich erwartungsgemäß am häufigsten (n=21). Den Typ Bado II sahen wir nicht. Der Typ Bado III und IV war mit jeweils 4 Patienten gleich häufig. Der Typ Bado I wurde geschlossen reponiert und die Ulna mittels Rush pin stabilisiert. Bei 4 Grünholzfrakturen wurde nur reponiert und im Gips behandelt. Die Verletzungen der beiden anderen Gruppen wurden mit einer Kombination aus Zuggurtungs- und Schraubenosteosynthese behandelt. Anders als bei den Typen III und IV sahen wir beim Typ I keine Spätschäden. Das zeigt, daß diese Läsionen sicher durch die intramedulläre Schienung der Ulna behandelt werden können.

Schlüsselwörter: Monteggia-Fraktur – Kinder – Intramedulläre Schienung

Akute Notzustände bei Kindern

Intraoperative intraluminelle Gastrografininjektionen zur Lyse des Mekoniums und zur Verbesserung des Bauchdeckenverschlusses

M. L. Metzelder, A. K. Saxena und G. H. Willital

Klinik und Poliklinik für Kinder- und Neugeborenenchirurgie, Albert-Schweitzer-Straße 33, 48149 Münster

Intraoperative Meconiumlysis by Intraluminal Gastrografin Application to Improve Abdominal Wall Closure in Exomphalos/Gastroschisis

Summary. Closure of the abdominal wall in neonates with exomphalos/gastroschisis is still a big problem because of disproportion of ectopic intestinum and capacity of the abdomen. Between 1992 and 2000 in 66 neonates transmural diluted Gastrografin injections into the gut caused a meconiumlysis and an intraoperative meconium discharge (60% of the complete meconium). Meconiumlysis performed by Gastrografin enables a reduction of the ectopic bowel and allows comfortable closure of the abdominal wall. In our series (n=66) there was no death.

Key words: Meconiumlysis – Gastroschisis – Exomphalos

Zusammenfassung. Das mekoniumgefüllte ektope Intestinum bei Omphalozelen/Gastroschisis führt aufgrund des verminderten Platzangebotes der Bauchhöhle zu Problemen des Bauchdeckenverschlusses. Bei 66 Neugeborenen (1992 bis 2000) wurde Gastrografin transmural in den Darm appliziert. In allen Fällen wurde eine Mekoniumlyse mit nachfolgender Mekoniumentleerung erreicht. Im Mittel wurden 60% des Mekoniums intraoperativ abgesetzt. In keinem der Fälle traten Peritonitis, Elektrolyt- oder Blutgasveränderungen auf. Bei allen 66 Neugeborenen war ein einzeitiger Bauchdeckenverschluß durch die gastrografininduzierte Mekoniumlyse ohne Letalität möglich.

Schlüsselwörter: Mekoniumlyse – Gastroschisis – Omphalozele

Vorstellung einer Europäischen Datenbank zu Komplikationen und Ausnahmeverläufen in der viszeralen Kinderchirurgie

A. Springer, V. Müller, C.-M. Maier, A. K. Saxena, R. R. Lehmann und G. H. Willital

Klinik und Poliklinik für Neugeborenen- und Kinderchirurgie, Universitätsklinikum Münster, Albert-Schweitzer-Straße 33, 48129 Münster

EDBEC – European Databank for Extraordinary Courses in Pediatric Surgery

Summary. In order to address the frequency of complications as well as extraordinary cases with relation to the anatomic and pathological course of diseases, European Pediatric Surgical Centers have formed a central database EDBEC (European Databank for Extraordinary Courses). A questionnaire comprising of 26 points addressing the complications and extraordinary courses was prepared. The completed questionnaire forms were returned from the participating centers to the main center with anonymity in order to maintain discretion. The data were classified under the type of organ involved, disease and presenting symptoms. In the future, the collection of extraordinary courses shall be available not only for the participating centers, but also accessible for other centers interested. The collection of such data could ensure the maintenance and improvement in the quality of disease management with the intention of preventing repetitions. An Internet access will also be possible in the future.

Key words: Pediatric surgery – Complications – Databank

Zusammenfassung. Um Angaben zu Komplikationen und Ausnahmeverläufen und ihrer Häufigkeit, sowie der damit zusammenhängenden pathologischen Veränderungen zusammenzutragen, haben sich europäische kinderchirurgische Zentren zusammengeschlossen, eine zentrale Datenbank zu erstellen (EDBEC = European Databank for Extraordinary Courses). Ein Datenerfassungsbogen mit 26 Punkten wurde erarbeitet. Er dient dazu, Angaben zu Komplikationen und Ausnahmeverläufen aus den einzelnen Kliniken an eine zentrale Stelle zu übersenden und dort zu sammeln. Eine Rückverfolgung der Daten und Informationen ist ausgeschlossen. Dies dient zum Schutz der Datenübermittler. Die Daten sind geordnet und abrufbar nach Organlokalisation, Grunderkrankung und Leitsymptomen. Die gesammelten Ergebnisse sollen in Zukunft nicht nur den Kliniken, die die Informationen gegeben haben, sondern auch anderen Institutionen und Kinderchirurgen, die einen entsprechenden Beitrag leisten, zur Verfügung gestellt werden. Die Sammlung dieser Daten soll weiterhin dazu beitragen, eine Qualitätssicherung und eine Qualitätsverbesserung zu erzielen und auf die Häufigkeit und Möglichkeit von Komplikationen hinzuweisen. In Zukunft soll der Zugang online über das Internet erfolgen.

Schlüsselwörter: Kinderchirurgie – Komplikation – Datenbank

Plastische Chirurgie

Sekundäre Gesichtsrekonstruktionen

Gesichtsrekonstruktionen mit mikrochirurgischem Gewebstransfer

A. Peek und K. Exner

Klinik für Plastische- und Wiederherstellungschirurgie, Markus-Krankenhaus, Wilhelm-Epstein-Straße 2, 60431 Frankfurt

Face Reconstruction with Free Flaps

Summary. Although regional flaps are the first choice for face reconstructions, large defects require tissue transfer from other parts of the body. Pedicled musculocutaneous flaps or free flaps are then the choice. Retrospective analysis of our cases of 42 pedicled and 58 free flaps between 1990 and 1999 showed a lower complication rate for free flaps. Moreover, free flaps offer the possibility of choosing from a variety of flap types, including thin fasciocutaneous perforator flaps, bulky musculocutaneous flaps and composite flaps with vascularized bone. Complex reconstructions of the face may require chimera and prefabricated flaps. Our choice then is the scapular region, where the subscapular vessels can carry independent tissue blocks of skin, bone and muscle. We demonstrate the reconstruction of the nose, palate and alveolar crest of the maxilla with such a prefabricated chimera flap.

Key words: Face reconstruction – Prefabrication – Chimera

Zusammenfassung. Obwohl regionale Lappen die erste Wahl für die Wiederherstellung im Gesicht sind, sind große Defekte nur mit gestielten musculokutanen oder mit freien Lappen zu behandeln. Die retrospektive Auswertung unserer Fälle zwischen 1990 und 1999 mit 42 gestielten Fernlappen und 58 freien zeigte eine niedrigere Komplikationsrate der freien. Diese Lappen sind auch vielfältiger. Zur Wahl stehen dünne faszio-kutane Perforatorlappen, voluminöse muskulo-kutane Lappen oder zusammengesetzte Lappen mit vaskularisiertem Knochen. Für komplexe Wiederherstellungen kommen chimäre und präfabrizierte Lappen in Frage. Die Wahl fällt dann auf die Skapularegion, wo die subskapularen Gefäße unabhängige Gewebsteile aus Haut, Knochen und Muskel tragen können. Wir zeigen den Wiederaufbau von Nase, Gaumen und Alveolarkamm mit einem solchen präfabrizierten chimären Lappen.

Schlüsselwörter: Gesichtsrekonstruktion – Chimäre präfabrizierte Lappen

Die Gesichtsrekonstruktion ist zweifelsfrei die Domäne der regionalen gestielten Lappen.

Weil das Gewebe in seiner Dicke, Konsistenz und Farbe identisch ist, sind so die besten ästhetischen Resultate zu erzielen. Bei großen Defekten kommt man jedoch nicht umhin, andersartiges Gewebe von weither zu transplantieren. Dann müssen gestielte Fernlappen oder freie Lappen verwendet werden. Ob für die Gesichtsrekonstruktion, oder bei Indikationen in anderen Körperregionen, bieten freie Lappen eindeutige Vorteile gegenüber gestielten Fernlappen. Deshalb bevorzugen wir sie beim Bestehen beider Optionen immer häufiger. Folgende Behandlungsdaten konnten wir für vergleichbare Rekonstruktionen im Kopfbereich mit 42 gestielten Fernlappen und 58 freien Lappen für die Jahre 1990 bis 1999 retrospektiv erheben:

Totaler/subtotaler Lappenverlust	gestielt	17%	frei	5%
Akute Revisionsoperationen	gestielt	10%	frei	10%
Nachoperationen	gestielt	46%	frei	27%
Operationszeit	gestielt	4,3 h (2–7)	frei	7,5 h (5–11)
Stationäre Behandlungszeit	gestielt	24,3 Tage	frei	16,4 Tage

Gestielt wurden 12 Trapezius-, 14 Pektoralis-, 9 Latissimus-, 7 Sternokleidolappen übertragen und frei 16 Radialis-, 11 Latissimus-, 9 Skapular-, 7 Serratus-, 6 TRAM-, 9 Grazilis- oder Grazilisperforatorlappen.

Die Entscheidung zur einen oder anderen Technik wird wesentlich beeinflußt durch die Behandlungszeit, die Behandlungsmöglichkeiten und die rekonstruktiven Anforderungen.

Probleme, wie Hospitalismus, Resozialisierung des Patienten und kürzeste stationäre Liegezeiten („DRG's“) als Spiegel der Effizienz einer Behandlung bestimmen immer mehr diese Entscheidung. So erscheint es aus Zeitgründen heute kaum mehr sinnvoll, eine Vorkonditionierung gestielter Fernlappen (z.B. beim muskulokutanen Trapezius- oder Pektoralislappen) vorzunehmen, um ihre Reichweite zu verlängern oder die Durchblutung zu verbessern. Solche Manöver verzögern den stationären Aufenthalt um mindestens eine Woche. Moderne freie Lappen, wie die Perforatorlappen hingegen, richten sich genau nach der angiosomalen Architektur des zu transplantierenden Gewebes, so daß sich eine Vorkonditionierung erübrigt. Als freie mikrochirurgische Transplantate sind sie naturgemäß nicht an einen Stiel mit definierter Reichweite gebunden. Der Hebedefekt kann ferner nach funktionellen und ästhetischen Gesichtspunkten frei gewählt werden.

Allerdings ist nur unter optimalen Voraussetzungen das Komplikationsrisiko einer mikrochirurgischen Gewebsverpflanzung deutlich kleiner, als bei gestielten Lappen. Entscheidend sind dabei die Umgebungsbedingungen (geschultes Personal, Übung in der Mikrochirurgie, moderne Narkosemöglichkeit, Klinikausstattung) und nicht so sehr die vom Patienten mitgebrachten Voraussetzungen. So fällt unsere Entscheidung während Einsätzen für Interplast in der Dritten Welt für den gestielten und bei vergleichbaren Patienten in der eigenen Klinik für den dann besseren freien Lappen. Bei beiden Vorgehensweisen sind gute Endergebnisse über unterschiedliche Wege erreichbar.

Die Entscheidung der Wahl eines gestielten oder freien Lappens wird jedoch hauptsächlich von den rekonstruktiven Anforderungen geprägt. Komplexe Defekte, bei denen es Haut, Weichteile, Schleimhäute und Knochen zu ersetzen gilt, lassen sich nur mit freien Lappenplastiken wiederherstellen.

Unter der Vielzahl der Lappen haben sich bestimmte Indikationen für bestimmte Lappen herauskristallisiert:

Fasziokutane Lappen wie Radialis- und Perforatorlappen sind dünn und dehnbar und deshalb geeignet für oberflächliche Defekte. Sie kommen vornehmlich für Verbrennungskontrakturen oder Wangenrekonstruktionen zur Anwendung. Eine Wiederherstellung der Innen- und Außenauskleidung ist durch Falten dieser Lappen möglich.

Muskulo-kutane Lappen sind geeignet für Defekte, bei denen der Weichteilmangel imponiert.

Besonders bewährt haben sie sich bei Rekonstruktionen nach Tumorresektionen, bei Nomadefekten (Abb. 1a, b) und bei Gesichtsatrophien oder -hypoplasien wie der Mikrosomie oder dem Rombergsyndrom. Reine Fettransplantate, wie bei Perforator- oder Omentumlappen, sind unserer Erfahrung nach zu weich und tendieren zum Heruntersacken über die Mandibulakante hinweg, wodurch das ästhetische Ergebnis beeinträchtigt wird.

Ferner kommt ein funktionelles reines Muskeltransplantat in ausgewählten Fällen bei der Gesichtslähmung in Frage.

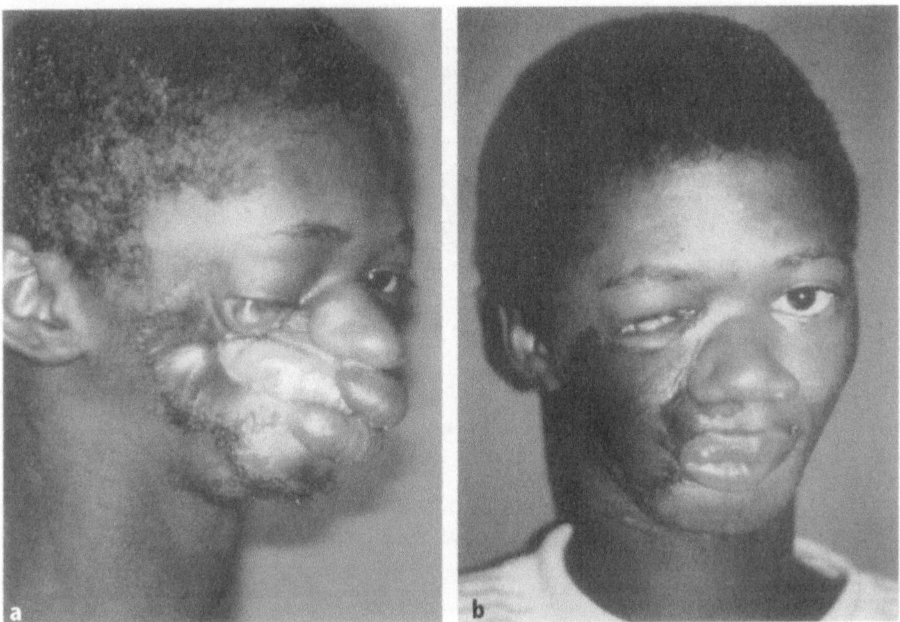

Abb. 1. a, b. Rekonstruktion eines Nomadefektes mit freiem rectus-abdominis-Lappen

Bewährte vaskularisierte *osteo-kutane Lappen* kommen vom Beckenkamm (vasa circumflexae ilium profundae), der Fibula, den Rippen (vasa thoracodorsales mit dem Serratusmuskel) oder der Skapula (vasa subscapulares mit circumflexa scapulae oder mit ramus angularis der thoracodorsales). Für die Mandiblarekonstruktion sind sicher der Beckenkamm- und der Fibulalappen unübertroffen. Für den Rest des Schädels bevorzugen wir die dünneren oder kleineren Knochenanteile aus den Rippen oder der Scapula. Vornehmlich der Serratus-Rippenlappen hinterläßt unauffällige Hebedefektnarben in der BH-Linie, so daß er für kleine Knochentransplantate unsere erste Wahl darstellt.

Durch eine Präfabrikation kann im Vorfeld der Transplantation ein Lappenkonstrukt hergestellt werden, welches genau die Erfordernisse des Defektes berücksichtigt. Das geschieht z.B. durch Spalthauttransplantation für eine Innenauskleidung oder durch Weichteilmodellierung und Stabilisierung mit Knorpeltransplantaten. Nach dem Lappentransfer sind tiefe Defektanteile für Sekundäroperationen kaum mehr erreichbar. Durch die Präfabrikation können solche Sekundäreingriffe vermieden werden.

Ein solches Beispiel zeigt Abb. 2a–d. Es liegt ein Defekt der gesamten Nase und großer Teile des Oberkiefers und Gaumens vor. Für die getrennte, aber einzeitige Rekonstruktion des Oberkiefers und Gaumens einerseits und der äußeren Nase andererseits, wird ein chimärer Lappen präformiert. Die Skapularegion bietet voneinander unabhängige Angiosome an einem einzigen Gefäßhauptstamm: nämlich der a.+v. subscapularis. Über die a. circumflexa scapulae werden Haut- und Knochenlappen versorgt, über die a. thoracodorsalis ein Knochenlappen der Skapulaspitze und der Latissimusmuskellappen. Bei der Präfabrikation erfolgt die Modellierung von Columella und Nasenflügel, die Stabilisierung durch Knorpeltransplantate und die Transplantation der Innenauskleidungen des knöchernen Gaumens und der Nase. Die Gewebsteile für die äußere Nase und für den Oberkiefer-Gaumen hängen an dem einzigen Stiel: den Subscapularisgefäßen (Abb. 2d). Bei der endgültigen mikrochirurgischen Transplantation werden in einem Schritt mit den beiden unabhängigen Lappen der Oberkiefer-Gaumen-Defekt und die fehlende Nase wiederhergestellt. Durch entsprechende anteriore Plazierung des dickeren Skapularandes

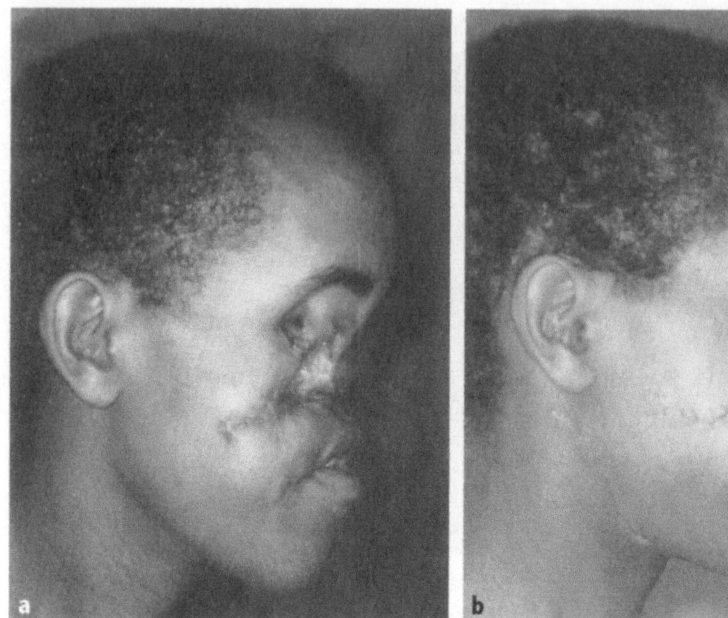

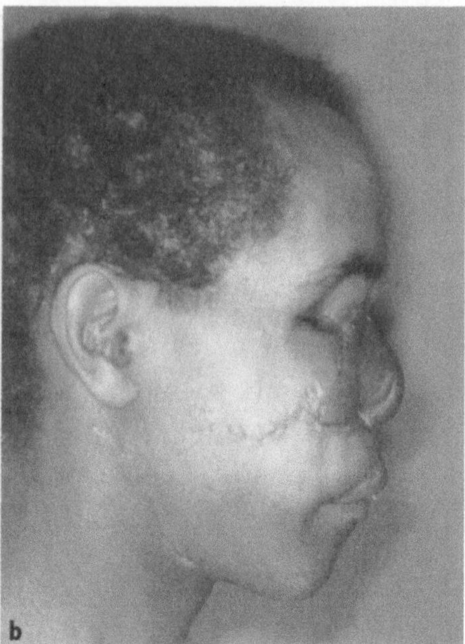

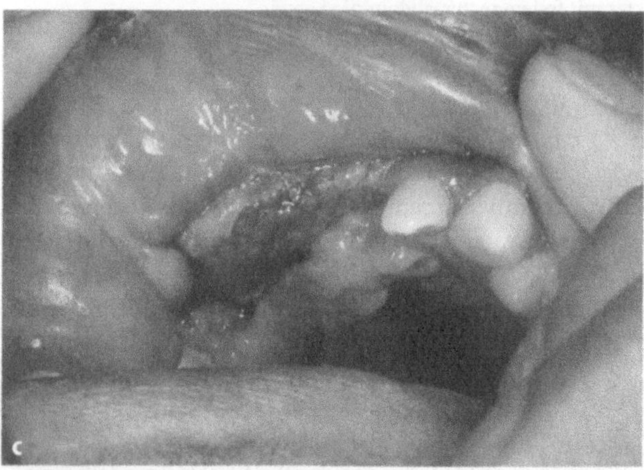

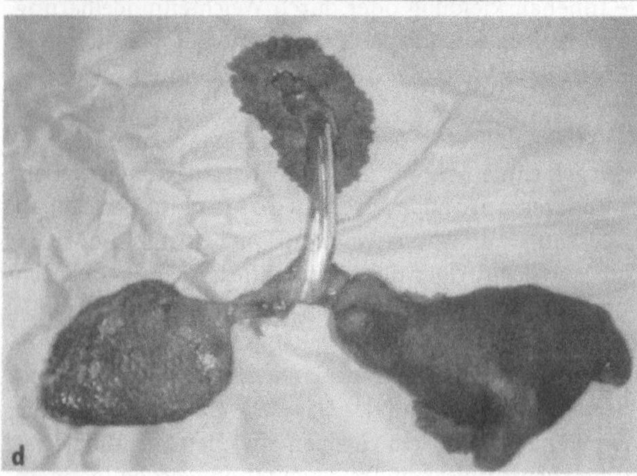

Abb. 2. a–d. Rekonstruktion von Nase und Oberkiefer-Gaumen mit einem freien präfabrizierten chimären Skapulalappen (c) Intraoraler postoperativer Befund. Der spalthautgedeckte dicke Skapularand stellt einen implantatfähigen Alveolarkamm wieder her.
(d) Chimärer präfabrizierter Lappen beim mikrochirurgischen Transfer: Der gemeinsame Gefäßstiel ist während der Präfabrikation mit einer Silikonfolie ummantelt, um ein Einwachsen zu verhindern. Das Teil für den Kiefer und Gaumen (links) besteht aus spalthautgedecktem Skapulaknochen. Das Teil für die Nase (rechts) wird aus der gefalteten Haut des Skapulalappens mit Knorpeltransplantaten vom Ohr für die Stabilisierung von Columella und Nasenflügel gebildet

wird ein implantatfähiger Alveolarkamm konstruiert, während die auf beiden Seiten mit Spalthaut epithelialisierte dünne Knochenlamelle aus der Mitte der Skapula den harten Gaumen wiederherstellt.

Zusammenfassend sehen wir heute in der Gesichtsrekonstruktion die Indikation für eine freie Lappenplastik immer dann gegeben, wenn eine regionale Plastik nicht ausreicht. Unter modernen Behandlungsgesichtspunkten ist der freie Lappen auch im Kopf-Halsbereich dem gestielten Fernlappen vorzuziehen.

Literatur bei den Verfassern.

Verbesserung der Lebensqualität nach ablativen Operationen im Gesichts- und Kieferbereich

R. Schmelzeisen

Universitätsklinik für Zahn-, Mund- und Kieferheilkunde, Klinik und Poliklinik für Mund-, Kiefer- und Gesichtschirurgie/Plastische Operationen, Hugstetter Straße 55, 79106 Freiburg

Improvement of Life Quality Following Head and Neck Cancer Surgery

Summary. Data of more than 7000 patients of the DÖSAK (German-Austrian-Swiss working group for cancer therapy in the head and neck) show unfavorable five-year survival rates in patients with head and neck cancer. Following extensive tumor resections and microvascular reconstructions, anterior floor of mouth tumors show significantly worse speech results compared to tumor locations in the lateral floor of mouth. Despite implant-born prosthetic solutions rehabilitation of chewing function in tumor patients reaches only 50% of an age-matched control group. Further improvements are expected from tissue engineering methods.

Key words: Survival rate – Speach function – Swallowing function – Tissue engineering

Zusammenfassung. Die Analyse des Patienten-Zentralregisters des Deutsch-Österreichisch-Schweizerischen Arbeitskreises für Tumoren im Kiefer-Gesichtsbereich (DÖSAK) zeigt anhand von mehr als 7000 Patientendaten eine weitgehend konstant ungünstige Überlebenszeit von Patienten mit Kopf-Hals-Tumoren trotz verschiedenartiger Therapiekonzepte. Eine aktuelle chirurgische Behandlung zielt auf eine Verbesserung der Lebensqualität ab. Dabei ist der Erhalt bzw. die Wiederherstellung der Schluck-, Sprech- und Kaufunktion ebenso wichtig wie ein ästhetisch befriedigendes Ergebnis. Bei ausgedehnten Tumoren und nach mikrochirurgischer Rekonstruktion weisen Tumoren im anterioren Mundboden deutlich schlechtere Sprachergebnisse auf als Tumorlokalisationen im seitlichen Mundbodenbereich. Bei Verwendung des Freiburger Sprachverständlichkeitstestes können nach mikrovaskulären Rekonstruktionen bis zum Umfang einer Hemiglossektomie Sprachergebnisse erreicht werden, die denen gesunder Probanden nahe kommen. Mit implantatgetragenem Zahnersatz wird bei Patienten mit mikrovaskulären Rekonstruktionen gegenüber einer altersgematchten Kontrollgruppe eine 50%ige Rehabilitation der Kaufunktion erreicht. Weitere Verbesserungen werden insbesondere durch den Einsatz von Tissue-engineering-Verfahren erwartet.

Schlüsselwörter: Überlebensraten – Kopf-Hals-Tumoren – Tissue engineering – Funktionelle Ergebnisse

Korrektur nicht eingegangen.

Freie, mikrochirurgische Transplantate zur primären und sekundären Gesichts- und Halsrekonstruktion nach Resektion ausgedehnter Tumore und Tumorrezidive

A. Frick, R. G. H. Baumeister, G. Grevers und A. Müller

Chirurgische Klinik und Poliklinik, Klinikum Großhadern, Universität München, Marchioninistraße 15, 81377 München

Free Microsurgical Grafts for Primary and Secondary Reconstruction of the Face and the Neck after Resection of Extensive Tumors and Recurrences

Summary. After tumor resections of the face, skin has to be replaced, cavities filled and mucosa reconstructed. In 27 out of 60 interdisciplinarily treated patients free fasciocutaneous, myocutaneous and peritoneo-myocutaneous grafts were performed. Extensive superficial defects were covered by radial forearm flaps, cavities especially around the orbit by scapular and latissimus dorsi flaps, check defects by peritoneo-myocutaneous abdominal wall flaps. Soft tissue defects at the neck were covered by free split jejunal grafts, which were antimesenterially incised, mucosectomized and covered by skin grafts. The whole reconstruction needs only one arterial and one venous microanastomosis. Free microvascularized grafts enable a differentiated coverage of defects in the face and at the neck.

Key words: Microsurgery – Plastic tissue reconstruction

Zusammenfassung. Nach Tumorresektionen im Gesicht sind Defekthöhlen aufzufüllen und Schleimhäute zu rekonstruieren. Bei 27 von 60 interdisziplinär behandelten Patienten kamen freie fasziokutane, myokutane und peritoneomyokutane Transplantate zur Anwendung. Große oberflächliche Defekte wurden mit Radialislappen gedeckt. Defekthöhlen, vor allem um die Orbita, wurden mit Skapular- und Latissimus-dorsi-Transplantaten, und allschichtige Wangendefekte mit peritoneomyokutanen Bauchwandtransplantaten versorgt. Bei Weichteilgewebedefekte am Hals bieten sich geteilte freie Dünndarmtransplantate an. Sie werden antimesenterial eröffnet, mukosektomiert und mit Spalthaut gedeckt. Die gesamte Rekonstruktion am Hals bedarf nur einer arteriellen und einer venösen Mikroanastomose. Freie mikrovaskularisierte Transplantate ermöglichen eine differenzierte Deckung unterschiedlichster Defekte im Gesicht und am Hals.

Schlüsselwörter: Mikrochirurgie – Plastischer Gewebeersatz

Defektdeckung am Rumpf

Plastisch-chirurgische Rekonstruktionsmöglichkeiten bei Bauchdeckeninfekten

G. Germann

Berufsgenossenschaftliche Unfallklinik, Klinik für Hand-, Plastische und Rekonstruktive Chirurgie, Schwerbrandverletztenzentrum, Ludwig-Guttmann-Straße 13, 67071 Ludwigshafen

Plastic Surgical Reconstruction of Abdominal Wall Defects

Summary. Reconstruction of abdominal wall defects has to be adjusted to local conditions and physiological requirements. The entire spectrum of plastic and reconstructive procedures, from skin grafts to complex microsurgical tissue transfers, should be at hand to offer the ideal solution for the particular patient, depending on the personal profile. An algorithmic problem approach will be presented, illustrated with cases of different degrees of severity.

Key words: Plastic surgery – Abdominal wall defect – Reconstruction

Zusammenfassung. Die Rekonstruktion von Bauchdeckendefekten muß sich nach den anatomischen Begebenheiten und den physiologischen Erfordernissen richten. Das ganze Spektrum plastisch-rekonstruktiver Maßnahmen, von der Spalthauttransplantation zum Einsatz komplexer mikrochirurgischer Verfahren ist nötig, um jeweils in Abhängigkeit vom psychologischen Zustand des Patienten die individuell beste Lösung für den Patienten zu erzielen. Der Vortrag gibt einen Überblick über die algorithmische Problemlösung auch komplexer Bauchdeckenverluste.

Schlüsselwörter: Bauchdeckendefekte – Plastische Chirurgie – Rekonstruktion

Plastische Deckung im dorsalen Rumpfbereich

J. Grünert, W. Baer, E. Polykandriotis und F. Beutel

Abteilung für Plastische Chirurgie und Handchirurgie, Friedrich-Alexander-Universität Erlangen-Nürnberg, Krankenhausstraße 12, D-91054 Erlangen

Plastic Surgery of Posterior Trunk Defects

Summary. Defects of the trunk are major plastic surgical challenges. In the posterior trunk these defects are congenital or acquired. Most of the defects are due to major tumor resections, rarely after trauma or burns. With regional or local flaps most of the defects can be covered adequately. Presently musculocutaneous and perforator flaps are favoured. An interdisciplinary cooperation is mandatory for a successful result.

Key words: Trunk defects – Plastic reconstructive surgery – Musculocutaneous flaps – Perforator flaps

Zusammenfassung. Defekte des Rumpfes zählen zu den großen plastisch-chirurgischen Herausforderungen. Im Bereich des Rückens treten diese Defekte als angeborene oder erworbene Läsionen auf. Am häufigsten sind jedoch nach Tumorresektionen entstandene Defekte. Diese müssen durch lokale regionäre oder andere ausgefeilte plastische chirurgische Maßnahmen gedeckt werden. Muskulokutane und Perforans-Lappenplastiken bewähren sich zunehmend. Eine interdisziplinäre Kooperation führt oft zu einem erfolgreichen Behandlungsabschluss.

Schlüsselwörter: Rückendefekte – Plastische Wiederherstellungschirurgie – Muskulokutane Lappen – Perforanslappenplastiken

Einleitung

Defekte des Rumpfes zählen zu den plastisch-chirurgischen Herausforderungen. Im ventralen Bereich des Rumpfes treten Defekte häufiger auf, wie z. B. nach Entfernung von Tumoren des Thorax und der Brustdrüse sowie nach Eingriffen in der Bauchhöhle mit Sekundärheilung, bei Platzbauch und nach Tumorresektionen. Besonders im Bereich des Thorax ist die interdisziplinäre Kooperation mit dem Plastischen Chirurgen zur Defektdeckung nach Mammakarzinomrezidiven und bei Strahlenulzera erforderlich. Im dorsalen Rumpfbereich sind Hautweichteildefekte eher eine Seltenheit. Die Hauptursache hierfür sind maligne Tumoren. Etwa 30% der malignen Weichteilsarkome treten im Stammbereich auf. Hier ist zur Erreichung einer adäquaten Tumorkontrolle eine lokal weite Resektion auch unter Inkaufnahme großer Gewebsdefekte erforderlich. Zur Vermeidung von Sekundärproblemen ist hier eine plastisch-chirurgische

Deckung anzustreben, die in interdisziplinärer Zusammenarbeit mit dem Plastischen Chirurgen erfolgreich ausgeführt werden kann.

Anatomische Besonderheiten

Die anatomische Gliederung des Rückens in Regionen ist uneinheitlich. Man findet in den diversen Anatomiebüchern verschiedene Einteilungen in Regionen. Da die Wirbelsäule mit dem Rückenmark das zentrale Element des Rückens darstellt, wird alles zum Rücken gerechnet, was über der Wirbelsäule liegt, somit gilt als kraniale Begrenzung des Rückens die Linea nuchae suprema, die die Rückenregion von der Okkzipitalregion abgrenzt. Kaudal erfolgt die Abgrenzung zur Beckenregion durch die Beckenkämme und durch die Konturen von Kreuz- und Steißbein. Die seitliche Begrenzung des Rückens erfolgt anatomisch streng gesehen durch die Grenzlinie zwischen den Versorgungsgebieten der dorsalen und ventralen Äste der Spinalnerven. Aus klinisch-praktischen Gründen wird jedoch alles zum Rücken gerechnet, was man von dorsal sieht. Die Grenze verläuft somit entlang der Nackenkontur über das Akromion zur hinteren Axillarlinie und von da entlang zu den Darmbeinkämmen.

Der Rücken zeigt einen deutlich erkennbaren segmentalen Aufbau, der sich durch die embryonale Entwicklung erklärt. Dies wird am Skelett und der segmentalen Anordnung der Rippen deutlich, ebenfalls ist die Blut- und Nervenversorgung segmental gegliedert. Die Muskulatur des Rückens hat sich teils bodenständig, auch autochton genannt, entwickelt. Diese ortständige Muskulatur bildet die tiefe Schicht, die als M. erector trunci durch die dorsalen Äste der Spinalnerven versorgt den Rücken stabilisiert. Sekundär embryonal eingewanderte Muskulatur von den Extremitäten bedeckt durch die flächigen Muskeln (M. latissimus dorsi, M. trapezius, M. gluteus maximus) die dorsalen Partien. Diese Muskeln erhalten ihre Gefäß- und Nervenversorgung von ventralen Nervenästen, die sie aus der Achselhöhle, vom Hals oder vom Hüftbereich erhalten. Die Blutgefäßversorgung des Rückens erfolgt im thorakolumbalen Bereich streng segmental über die Interkostal- und Lumbalarterien, die beidseitig aus der Aorta abgehen. Diese Arterien geben im paravertebralen Bereich dorsale Äste ab, die als Perforantes zur Haut ziehen und die sekundären Gefäßachsen der flachen, großen Rückenmuskeln bilden. Über zahlreiche Perforans-Arterien werden vom Muskel ausgehend darübergelegene Hautpartien versorgt.

Ursache von Rückendefekten

Die Ursachen von Rückendefekten lassen sich grob in angeborene und erworbene Defekte einteilen. Zu den angeborenen Defekten gehören die Aplasia cutis congenita, eine angeborenen Defektbildung der Haut- und des Unterhautgewebes. Diese Fehlbildung ist äußerst selten und tritt meistens im Kopfbereich und nur gelegentlich im Rückenbereich auf. Am häufigsten entstehen Rückendefekte nach chirurgischer Therapie von kongenitalen Riesenpigmentzellnaevi. Diese kongenitalen Pigmentmäler lassen sich in zwei Typen einteilen: den superfiziellen Typ, der mit einem geringen Melanomentartungsrisiko einhergeht (5% über das ganze Leben). Hier ist eine Exzision aus mehr ästhetischen Gesichtspunkten erforderlich. Bei einem Riesenpigmentzellnaevus vom tiefen Bautyp besteht ein erhöhtes Melanomentartungsrisiko, welches schon in Kindesalter 8,5% bis zur Pubertät beträgt und 30% über das ganze Leben ausmacht. Hier ist eine Exzision aus therapeutischen Gründen in den ersten Lebensjahren empfehlenswert. Eine weitere angeborene Ursache von Rückendefekten stellen die Myelomeningozelen und dorsalen Defekte bei Spina bifida dar. Hier besteht eine Defektbildung der dorsalen Anteile der Wirbelsäule mit einer Fehlanlage des Rückenmarkes und einem Hautdefekt. Die Veränderungen sind vorwiegend im lumbalen und thorakolumbalen Bereich lokalisiert (79%), im zervikalen Bereich zu 7% und im thorakalen Bereich zu 4%. Die Häufigkeit der Spina bifida variiert zwischen 0,3 in Japan und 4,1 pro 100.000 Geburten in gewissen Teilen der Britischen Inseln. Pathologisch-anatomisch unterteilt man in gedeckte Formen der Spina bifida, bei denen die Haut und die Meningen geschlossen sind und in offene Formen der Spina bifida aperta. Bei den offenen Formen liegt die Neuralplatte bzw. das fehlgebildete Rückenmark frei.

Die häufigsten Defekt des Rückens entstehen allerdings nach Tumorresektionen, besonders nach der Entfernung von Weichteilsarkomen. Bei gelähmten Patienten treten über exponierten Stellen, besonders im Sakralbereich die Dekubitalulzera auf. Diese können auch über den Dornfortsätzen der Wirbelsäule als auch über den Schulterblättern entstehen. Traumatische Defekte, wie sie nach Verkehrsunfällen entstehen, sind eher selten. Verbrennungen des Rückens gehören auch eher zu den selteneren Verletzungen. Gelegentlich findet man nach Tumorentfernung und Bestrahlung vorgeschädigte Areale, die durch die Bildung von Strahlenulzera zu einem Problem der Weichteildeckung führen können.

Prinzipien der plastisch-chirurgischen Rekonstruktion

Ein Defekt des Rückens muss zunächst durch lokale Wundbehandlung von einer produktiven Sekretionsphase in eine reparative Phase der Wundheilung überführt werden. Voraussetzung hierfür ist ein radikales Debridement allen nicht gut durchbluteten Gewebes und allen geschädigten Gewebes. Eine antibiotische Begleittherapie ist zur Infektkontrolle sinnvoll. Die Übereinstimmung mit der Abstrichkontrolle ist Voraussetzung. Nur selten ist die Stabilität des Rückenskelettes gefährdet. Gelegentlich müssen bei ausgedehnten Wirbelsäulenverkrümmungen, wie z. B. bei Kyphoskoliosen, orthopädisch stabilisierende Osteosynthesen durchgeführt werden, die einer adäquaten Weichteildeckung zur ungestörten Wundheilung bedürfen. Selbstverständlich müssen alle Eingriffe am Rücken unter sorgfältigster Schonung der nervalen Strukturen erfolgen. Sollten Defekte mit Totraumbildungen auftreten, so müssen diese mit gut vaskularisierten Geweben gefüllt werden, um einer späteren Infektion vorzubeugen. Deshalb ist eine frühe und definitive Weichteildeckung anzustreben. Die Plastische Chirurgie hält zahlreiche Maßnahmen vor, die eine Defektdeckung des Rückens ermöglichen. Kleinere Defekte und am Rücken auch größere Defekte, wie sie nach Exzision und Nachexzision eines Hauttumors entstehen, können in der Regel durch eine Mobilisationsplastik direkt verschlossen werden. Hauttransplantate kommen nur selten zur Anwendung. Hierdurch wird nur selten eine belastungsfähige und stabile Narbe erreicht. Oft kommen lokale Lappenplastiken zur Anwendung, die sich aus Rotationslappenplastiken oder Transpositionslappenplastiken ergeben. Sehr vorteilhaft kann im gesamten Rücken- und Schulterbereich der Limberg-Lappen (Dufourmentel-Lappen) angewendet werden, aber auch eine Schrudde-Plastik (Dieffenbach) oder eine Doppelrhomboid-Z-Lappenplastik kann geeignet sein, größere Defekt zu verschließen. Indikationen bestehen hier besonders bei der Nachexzision von malignen Melanomen oder Weichteilsarkomen. Im kaudalen Bereich über dem Sakrum besteht oft das Problem von rezidivierenden Sinus pilonidalis-Fisteln. Hier ist es möglich, vernarbtes und fisteltragendes Gewebe radikal zu exzidieren und durch einen Dufourmentel-Lappen radikal zu entfernen und eine adäquate Weichteildeckung in kürzest möglicher Zeit zu erzielen. Exemplarisch wird ein 50-jähriger Patient demonstriert, der ein Chondrosarkom der Skapula hatte. Dieses wurde durch totale Skapulektomie und Exzision eines 12×12 cm großes Hautareales therapiert. Unter Beachtung der Perforans-Gefäße des Rückens kann als lokaler Lappen ein Dufourmentel-Lappen mit einem Längen:Breitenverhältnis von 1:1 gehoben werden und eine adäquate schnelle Weichteildeckung sicher gewährleisten.

Systematische regionale Lappenauswahl

Für ausgedehntere Defekte bedient man sich oft ortsständiger Muskeln, die als Muskel- bzw. muskulokutane Lappen verlagert werden können. Für den Hals und den oberen Thorakalbereich bewährt sich der Trapezius-Lappen. Dieser kann als muskulokutaner Lappen im Nacken und Schulterbereich helfen, große Weichteildefekte zu verschließen. Da dieser Muskellappen aus der Halsregion in der Tiefe seine Durchblutung erhält, ist die versorgende Gefäßachse in der Regel nicht durch Tumorexzision oder Bestrahlung beschädigt. Im mittleren und unteren Thorakalbereich hat sich die Verlagerung eines muskulokutanen Latissimus dorsi-Insellappen bewährt. Hier kann nach Heben einer Hautinsel über dem Latissimus dorsi die Nacken- und untere Thorakalregion erreicht werden und ein Defekt von 10 bis 12 cm Breite und variabler Länge verschlossen werden. Die Hebedefekte sind oft direkt durch Mobilisation zu verschließen.

Die Therapie der Myelomeningozele erfordert ein primäres konsequentes plastisch-chirurgisches Vorgehen. Die per Kaiserschnitt geborenen Kinder werden zur Vermeidung weiterer Schädigungen des Rückenmarks durch Austrocknen noch am Geburtstage operiert. Zunächst wird das Rückenmark unter mikrochirurgischen Bedingungen dargestellt und durch eine Duraplastik versorgt. Bei ausgedehnten dorsalen Defekten empfiehlt es sich hier zur Gewährleistung eines stabilen Weichteilmantels beidseitig bis zur mittleren Axillarlinie den Latissimus dorsi-Muskel zu mobilisieren. Dieser kann dann kaudalisiert und medialisiert werden und gewährleistet eine adäquate Weichteildeckung. Bei weiter kaudal gelegenen Defekten muss beidseits der M. gluteus maximus am Gefäßstiel mobilisiert werden. Hierdurch wird eine gute Weichteildeckung erreicht, ohne die genannten Muskeln in ihrer Funktion zu beeinträchtigen. Die Nervenversorgung wird bewahrt, lediglich die Ursprünge der Muskeln werden verlagert. Bei derartigen Operationen resultieren mediane, längs verlaufende, strichförmige Narben. Auch bei Revisionsoperationen bewährt sich diese Maßnahme mit Verlagerung der Latissimus dorsi-Muskeln sowie der Gluteus maximus-Muskeln. Da in der Regel in einer avaskulären Schicht präpariert wird, hält sich das Trauma dieser Operationen sowie der Blutverlust begrenzt und eine übermäßig große Belastung des Säugling resultiert hieraus nicht.

Viele der nach Tumorresektionen entstandenen Defekte müssen individuell gedeckt werden. Als Möglichkeiten ergeben sich unter anderem Lappenplastiken, die auf den Interkostal- oder Lumbalarterien gestielt sind. In besonderer Weise bewährt sich zunehmend die präoperative Darstellung von Perforans-Gefäßen, die dopplersonographisch präoperativ identifiziert werden können. An diesen 3 bis 4 mm großen Gefäßstielen können inselförmig Haut- und Subkutanareale mit einem guten Bewegungsradius verlagert werden. Nennenswerte Hebedefekte resultieren nicht, da die Hebestelle meist primär verschlossen werden kann.

Gewebeexpansion

Bei angeborenen Pigmentmälern oder Narben nach Verbrennungen und traumatischen Wunden ermöglicht die Gewebeexpansion in einer Mehrschritt-Therapie das gewünschte Areal durch adäquate Haut zu ersetzen. In einer ersten Operationsetappe werden unter das gesunde benachbarte Hautareal ausreichend große Gewebeexpander implantiert. Über kleine Inzisionen können diese Expander platziert werden. Über ein Schlauchsystem und einen subkutan gelegenen Injektionsdom lassen sich diese Gewebeexpander in wöchentlichen Abständen füllen. Eine Dehnung und auch Überdehnung dieser Expander wird in einem Zeitraum von 4 bis 5 Monaten angestrebt. In einer zweiten Operationsphase werden dann Pigmentmäler und Narbenareale exzidiert und die durch Gewebeexpansion gewonnene Haut sekundär verlagert. Eine stabile Weichteildeckung ist durch dieses zeitlich eher aufwendige und an die Kooperationsfähigkeit des Patienten gebundene Verfahren möglich.

Die zwar seltenen, aber für den Patienten oft schwerwiegenden Defekte des Rückens lassen sich heute durch plastisch-chirurgische Techniken nahezu immer stabil versorgen. Durch eine interdisziplinäre enge Zusammenarbeit können derartige Probleme oft schnell beherrscht werden. Bei Tumoren ist durch die Gewährleistung einer schnellen sicheren Weichteildeckung oft erst die vital wichtige Begleittherapie (Strahlentherapie, Chemotherapie) möglich, die für das Überleben des Patienten ausschlaggebend ist. Bei Defekten des Rückens bei Myelomeningozele ist durch eine primäre adäquate plastisch-chirurgische Versorgung unter Bewahrung des nervalen Gewebes eine langfristige Weichteildeckung zu erreichen, die alle wichtigen funktionellen Muskeln bewahrt.

Literatur

1. Ramasatry SS, Schlechter B, Cohen M (1995) Reconstruction of posterior trunk defects, in: Clinics In Plastic Surgery, Vol 22, Number 1: 167–185
2. Cormack GC und Lamberty BG (1994) The Arterial Anatomy of Skin Flaps. Churchill Livingstone, Edinburgh, 2. Auflage, 150–165

Bauchwanddefekte durch postoperative Infektionen

G.-M. Fleischer

Chrirgische Klinik, Vogtland-Klinikum Plauen GmbH, Röntgenstraße 2, 08529 Plauen

Defects of the Abdominal Wall by Postoperative Infection

Summary. Infectious defects of the abdominal wall often result from deeper subfascial infections of the abdominal wall caused by a persisting intraabdominal inflammation or the result of laparotomy in peritonitis. Therapies applied are first of all the removal of the sources of infection and a careful debridement of the abdominal wall. There are several ways of temporarily covering the abdominal wall, but there is no ingenious solution. In our own experience the application of zip fastening and PGS nets have proved successful. In case of deeper infections of the abdominal wall the most awkward situation is the laying open of small intestine loops in a granulating wound which may lead to a revitalization of chronic small intestine fistulae. In these cases a differentiated and repeated surgical approach and extensive resection of small intestine parts, and consequently a high rate of complications and lethality cannot be avoided. Extensive defects of the abdominal wall exposing parts of small intestines after such operations require temporary covering and in this case we use Vypro net which, under the most favourable circumstances, can represent a final solution.

Key word: Abdominal wall – Defects – Deep infections of abdominal wall – Fistulae of small intestine

Zusammenfassung. Bauchwanddefekte durch Infektionen resultieren größtenteils aus tiefen subfaszialen Infektionen der Bauchwand, die auf eine persistierende intraabdominelle Entzündung oder Folgen des Laparostomas bei der Peritonitis zurückzuführen sind. Therapeutisch sind in erster Linie die Beseitigung der Infektionsquelle und ein sorgfältiges Debridement der Bauchwand vorzunehmen. Für den temporären Verschluss der Bauchwand gibt es einige Wege aber keine Patentlösung. Im eigenen Krankengut hat sich der Einsatz des Reißverschlusses und von PGS-Netzen bewährt.

Die ungünstige Situation bei tiefer Bauchwandinfektion ist das Freilegen von Dünndarmschlingen in einer granulierenden Bauchwunde, die zum Aufbruch chronischer Dünndarmfisteln führen kann. In diesen Fällen ist ein differenziertes und wiederholtes operatives Vorgehen mit ausgedehnten Dünndarmresektionen oft nicht zu umgehen und mit einer hohen Komplikationsrate und Letalität belastet. Die ausgedehnten Bauchwanddefekte mit freiliegenden Dünndarmanteilen nach solchen Eingriffen bedürfen der temporären Abdeckung, die wir mit einem Vypro® Netz vornehmen, das auch im günstigen Fall eine endgültige Lösung darstellen kann.

Schlüsselwörter: Bauchwand – Defekte – tiefe Bauchwandinfektion – Dünndarmfisteln

Tabelle 1. Wichtigste begünstigende Faktoren für das Entstehen einer tiefen Bauchwandinfektion

Systemische Faktoren	Lokale Faktoren
Hohes Alter	Seitlicher Bauchdeckenzug
Pulmonale Insuffizienz	Atembewegungen
Kardiale Insuffizienz	Intraabdominelle Drucksteigerung
Schlechter Ernährungszustand	durch postoperative Paralyse, Erbrechen
Maligne Tumoren	Serome, Hämatome
Immunologische Defizite	Kontamination (Eröffnung von Hohlorganen)
Metabolische Erkrankungen	
Notfalloperationen	

Bei der Laparotomie werden in der Regel Hohlorgane eröffnet, deren Inhalt immer als kontaminiert oder infektiös anzusehen ist. Daraus resultiert eine relativ hohe Rate an Wundinfektionen, die erkennbar höher als in den meisten anderen chirurgischen Disziplinen anzusetzen ist und global mit ca. 5 bis 10% angegeben wird. Dabei sind die einzelnen Angaben kaum vergleichbar, da den Darstellungen ein unterschiedliches Krankengut zugrunde liegt (Übersicht bei [2]). Zu einzelnen Entitäten sind weitaus höhere Infektionsraten mitgeteilt, z.B. für die Stomarückverlagerung mit 29% [6].

Bauchwanddefekte durch Infektionen resultieren größtenteils aus tiefen subfaszialen Infektionen der Bauchwand, die auf eine persistierende intraabdominelle Entzündung, meistens infolge Nahtinsuffizienz, Darmfisteln oder intraabdomineller Abszesse, und die Folgen des Laparostomas bei der Peritonitisbehandlung, zurückzuführen sind [1,5]. Vorläufer sind nicht selten Serome und Hämatome, auf deren Vermeidung angesichts einer so gut wie nie keimfreien Laparotomiewunde größter Wert zu legen ist [2]. Vorhandenes Nahtmaterial steigert die Infektanfälligkeit eines Gewebes um das 10000-fache [3], so daß ein sparsamer Umgang mit versenktem Material zu beachten ist. Lange Zeit ist man davon ausgegangen, daß multifile Fäden die Infektionsbereitschaft steigern [11], in neueren klinischen Studien konnte diese Annahme nicht bestätigt werden [4, 8]. Zu lange liegende Drains stellen selbst bei aseptischen Bauchwandoperationen (z.B. Hernien) ein Infektionsrisiko dar [12]. Neben der Kontamination werden eine Reihe von systemischen und lokalen begünstigenden Faktoren für das Angehen einer Wundinfektion verantwortlich gemacht (Tabelle 1).

Von wesentlicher prognostischer Bedeutung ist die Unterscheidung zwischen oberflächlicher (subkutaner, epifaszialer) und tiefer (subfaszialer) Infektion der Bauchwand. Während der subkutane Wundabszeß bei adäquater Eröffnung ohne wesentliche bleibende Beeinträchtigungen regelhaft ausheilt, haben die tiefen Infektionen häufig eine intraabdominale Ursache, die neben der Beherrschung von abdominalen Infektionen eine ausgedehnte Revision des Operationsgebietes der Bauchdecke erfordern und damit Bauchwanddefekte zur Folge haben (Tabelle 2).

Grundsätzlich wird die Revision der Wunde in Narkose und unter Operationssaalbedingungen vorgenommen. Der sorgfältigen Spülung und Reinigung der Wunde folgt eine gründliche Nekrektomie aller Wundschichten, wobei insbesondere das Zurückbleiben nekrotischer Faszienanteile unbedingt zu vermeiden ist. Sind die verbleibenden Wundränder mit dem darunter liegenden Omentum fest verklebt und keine Zeichen einer von der Bauchhöhle ausgehenden Infektion zu erkennen, kann zunächst auf eine weitere Revision verzichtet werden und die Wunde mit antiseptischer Lösung und NaCl-Lösung ausspült und verbunden werden. Tägliche Wundkontrollen, bei ausgedehnten Prozessen in den ersten Tagen eventuell in Narkose, sind unentbehrlich. Nicht selten werden mehrfache Revisionsoperationen und nachfolgend ausgedehnte Nekrektomien nötig, die dann zwangsläufig zu ausgedehnten Bauchwanddefekten führen. Die tiefen Infektionen der Bauchwand erfordern immer eine systemische Therapie mit Breitspektrum-Antibiotika, die als kalkulierte Therapie begonnen und nach Eintreffen des Antibiogramms in eine gezielte Behandlung umgewandelt werden sollte. Primär anzustreben ist die Naht der Faszie, diese sollte mit einer fortlaufenden Naht erfolgen, wir verwenden dazu eine doppelte Schlin-

Tabelle 2. Therapeutische Strategie bei tiefen Bauchwandinfektionen

→ Beseitigung der intraabdominellen Ursache
→ Beherrschung der tiefen Bauchwandinfektion
→ Temporäre Bauchwandstabilisation
→ Entgültige Stabilisierung der Bauchwand

Tabelle 3. Therapieoptionen zur temporären Defektdeckung bei tiefen Infektionen der Bauchwand

Bei offener Faszie
Tamponade
Pallisaden
Reißverschluß
Netzimplantation (Vypro®-Netz)
Vakuumversiegelung

gennaht aus PGS. Niemals darf dieser primäre Bauchdeckenverschluß erzwungen werden, da ansonsten die Gefahr einer erneuten Fasziennekrose, eines Platzbauches oder gar eines Kompartmentsyndroms der Bauchhöhle droht.

Muß die Faszie offen bleiben, erfolgen eine Tamponade und die Anlage eines breiten elastischen Trikodur®-Verbandes (Tabelle 3). Zeigen sich in den nächsten Tagen saubere Faszienränder, sollte schnellstmöglich die Fasziennaht erfolgen, da bereits schon nach 48 bis 72 Stunden die Retraktion der Bauchdecken einen frühzeitigen Verschluß unmöglich machen kann. Nach ausgedehnter Nekrektomie versuchen wir bei gut durchbluteten Rändern den primären Faszienverschluß, alle anderen Schichten werden einer offenen Wundbehandlung und möglichst einer frühen Sekundärnaht unterzogen. Ausschließlich zur Neutralisation des seitlichen Bauchmuskelzuges empfehlen sich Stütznähte, für deren Ausführung zahlreiche Variationen beschrieben sind; wir verwenden die industriell angebotene Ventrofil®-Naht (Fa. Braun-Dexon). Allerdings ist deren Anwendung bei sehr schmächtigen Bauchdecken gefährlich, wenn bei Paralyse des Darmes oder erneutem Auseinanderweichen der ohnehin vulnerable Darm gegen diese straff gespannten Drähte gepreßt wird. In diesen Fällen bevorzugen wir die Anwendung von Redonschläuchen, mit denen die Lefzen gleichzeitig unter einem gewissen elastischen Zug aneinander gebracht werden. Streng zu vermeiden ist ein gewaltsames Zusammenziehen der Faszienränder zur Überbrückung eines Defektes. Die zwangsläufig folgende intraabdominale Druckerhöhung kann zu einem Kompartment-Syndrom mit Durchblutungsminderung der parenchymatösen Organe und nachfolgendem Multiorganversagen führen.

Sollte die Naht der Faszien nicht möglich sein, muß die Wunde der sekundären Granulation und Wundheilung überlassen werden, die daraufhin (fast immer) entstehende Narbenhernie wird frühestens 6 Monate nach abgeschlossener Wundheilung versorgt. Zur Verhinderung eines Prolapses der Baucheingeweide bei derartigen Laparostomata empfiehlt es sich, ein resorbierbares PGS-Netz fortlaufend einzunähen, das zugleich die Retraktion der Bauchmuskulatur und den Vorfall der Eingeweide vermeiden hilft. Dieses Netz kann später im Laparostoma belassen und ggf. mit Spalthaut zur vollständigen Abheilung gedeckt werden. Wenn die Faszie verschlossen ist und eine schlecht heilende Bauchwunde zurückbleibt, kann mit der Vakuumversiegelung die Säuberung und Granulation so weit gefördert werden, daß später die plastische Deckung der Wunde möglich wird.

Findet sich eine intraabdominelle Ursache für die tiefe Bauchdeckeninfektion, erfolgt zuerst die Revision des vorhandenen Befundes nach den gültigen Regeln der septischen Chirurgie. Möglichst sollte auch hier, nach dem Debridement der Bauchwand, ein primärer Faszienverschluß angestrebt werden. Gelingt dies nicht oder nur teilweise, ist unbedingt eine Abdeckung der Darmschlingen mit dem Omentum majus zu versuchen. Läßt der Bauchbefund mehrfache Revisionen oder sogar eine Etappenlavage erwarten, kann die Verwendung eines Reißverschlusses oder eines Pallisadensystems hilfreich sein. Die endgültige Versorgung des entstehenden Bauchwanddefektes unterliegt hier später anderen Kriterien als bei einer akuten Infektion.

Die ungünstige Situation bei tiefer Bauchwandinfektion ist das Freiliegen von Dünndarmschlingen in einer granulierenden Bauchwunde. Gelingt es nicht diese Konstellation zu beseitigen, ist der fistelnde Aufbruch gewiß [13], der Zustand wird zu einer lebensbedrohenden Gefahr für den Kranken. Nicht selten treten mehrere Fisteln gleichzeitig auf, die in einem Konvolut aus

Verwachsungen und Granulationsgewebe liegen. Bei persistierenden Dünndarmfisteln ist eine allgemeine intensivmedizinische Behandlung mit lang andauernder parenteraler Ernährung, Anlage von distalen Jejunalkathetern, massivem Elektrolytausgleich, mehrfachen Relaparotomien und als Verzweiflungstaten ausgedehnten bis subtotalen Dünndarmresektionen gelegentlich notwendig.

Die Operation ist außerordentlich schwierig und zeitaufwendig, die anatomischen Grenzen sind fast aufgehoben, ein Eindringen in die freie Bauchhöhle wird zum Schicksalsakt für Patienten und Operateur. Erweist es sich, oftmals nach Monate dauerndem Krankenlage, als unmöglich, diese Fisteln zu beseitigen, ist ein deletärer Verlauf des Krankheitsbildes kaum zu verhindern. Wenn der Zugang von der Wunde aus zu ungeschädigtem Darmanteilen nicht gelingt, bleibt die Möglichkeit, zunächst auf einer Seite die gesamte Bauchwand zu exzidieren, so daß sie an dem Darmkonvolut hängen bleibt, und von hier in die Bauchhöhle zu gelangen [26]. Quasi von hinten her läßt sich dann die Granulationsplatte auflösen, trotzdem ist die Resektion größerer Dünndarmbereiche oft notwendig.

Für die Versorgung der Bauchwand in solchen Fällen gibt es kein Patentrezept und keine allgemeingültigen Lösungen. Der Defekt ist fast immer sehr groß, die seitlichen Ränder retrahiert und fixiert, so daß ein primärer Verschluß sich aus diesem, meistens noch zusätzlich aus infektiologischen Gründen verbietet. Als größtes Dilemma erweist es sich, wenn das Omentum entweder reseziert oder aufgebracht ist, zur Abdeckung nicht zur Verfügung steht und der Darm nach erfolgter Revision erneut frei in der Wunde liegt. Zum temporären Bauchwandverschluß sind zahlreiche Vorschläge gemacht worden, die von Pallisaden aus Silikonschläuchen, Silikonplatten, durchlöcherter PVC-Folie, Einsetzen von lyophilisierter Dura bis hin zu neueren Mitteilungen mit nicht resorbierbaren Kunststoffnetzen [7, 9]. Da es sich vorwiegend um Einzelmitteilungen handelt, sind allgemeingültige Empfehlungen nicht abzuleiten. In der Vergangenheit haben wir bei einigen Patienten gesehen, daß sich unter einer mit Schlitzen versehenen PVC-Folie eine dicke Fibrinschicht bildet, die den Darm, nach einigen Tagen abdeckt, nach Entfernung der Folie zu Granulationen vom Rand her führt und dann eine feste Narbenplatte bildet.

Gleiche Ergebnisse lassen sich durch primäres Einnähen eines PGS-Netzes erreichen, das die Granulationen begünstigt und den Prolaps der Eingeweide verhindert. Die Entwicklung einer Narbenhernie ist bei allen diesen Formen der provisorisch verschlossenen Laparostomata im Normalfall praktisch unvermeidlich, ein Aspekt der in dieser lebensbedrohlichen Situation allerdings zunächst nebensächlich ist.

Relativ günstige Aussichten, daß sich nach radikaler Nekrektomie und großem Bauchwanddefekt die Hernienbildung zumindestens in Grenzen hält, bietet der primäre Einsatz eines Vypro®-Netzes (Fa. Ethicon). Das Netz wird mit Tüchern, die mit 1:10 verdünnter Betaisodona®-Lösung getränkt sind, bedeckt. Bleiben weitere Infektionen aus, erfolgt zum bald möglichsten Zeitpunkt der Hautverschluß über Redon-Drainagen. Dieses Vorgehen scheint derzeitig nach unseren Erfahrungen noch die günstigsten Früh- und auch Spätergebnisse zu erbringen, da die Ausbildung von Narbenhernien bei einigen Kranken ganz ausbleibt. Neben solchen positiven Verläufen haben wir jedoch im Einzelfall sowohl mit dieser, als auch mit anderen Versuchen fatale Niederlagen erlebt.

Erstaunlich ist, daß gerade nach solchen schwierigen Verläufen einige Kranke eine so feste Narbenplatte ausbilden, daß trotz praktisch fehlender Bauchwand keine Narbenhernie entsteht. Im Regelfall ist jedoch die tiefe Wundinfektion in mindestens 50% als Ursache für die Ausbildung einer Narbenhernie anzusehen. Bei ca. 50 000 Narbenhernienreparationen, die pro Jahr in Deutschland vorgenommen werden (Schumpelick 1999), kommen damit mindestens 25 000 (vermutlich sogar viel mehr) auf das Konto von postoperativen Bauchwandinfektionen. Das unterstreicht die Bedeutung eines sorgfältigen Umgang mit der Bauchwand und die Kenntnis der Komplikationen und ihrer Vermeidung (Tabelle 4). Daher kommt der Prävention von Infektionen der Bauchwand immer noch eine besondere Bedeutung zu; es gilt die seit langem bewährten Tugenden chirurgischer Arbeit immer einmal wieder in das Gedächtnis zu rufen, da die Folgen der tiefen Bauchwandinfektionen durchaus fatal enden können.

Tabelle 4. Prävention der Bauchwandinfektionen

Subtile chirurgische Technik
- Sorgfältige Blutstillung
- Sparsamer Umgang mit Nahtmaterial
- Vermeidung von ischämischen Bezirken
- Handschuh- u. Instrumentenwechsel
- Rechtzeitige Entfernung von Drainagen

Literatur

1. Carlson MA (1997) Acute wound failure. Surg Clin N Am 77:607
2. Diermann J, Boese-Landgraf J, Lorenz EPM, Fröhlich S, Häring R (1997) Wundheilungsstörungen bei bedingt aseptischen Oberbaucheingriffen. Akt Chir 32:194
3. Elek SD, Conen PE (1957) The virulence of staphylococcus pyogenius for man. Br J Exp Pathol 38:573
4. Gislason H (1999) Closure of the abdomen in acute wound failure. In: Schumpelick V, Kingsnorth AN, Incisional hernia. Springer Verlag Berlin Heidelberg, pp 253–257
5. Graham DJ, Stevenson JT, McHenry CR (1998) The association of intra abdominal infection and abdominal wound dehiscence. Am Surg 64:660
6. Hackam DJ, Rotstein OD (1995) Stoma closure and wound infection: An evaluation of risk factors. Can J Surg 38:144
7. Jones JW, Jurkovich GJ (1989) Polypropylene Mesh Closure of infected abdominal wounds. Am Surg 55:73
8. Klinge U, Prescher A, Klosterhalften B, Schumpelick V (1997) Entstehung und Pathophysiologie der Bauchwanddefekte. Chirurg 68:293
9. Mughal MH (1987) Abdominal wound dehiscence in the poor-risk patient: A method of management. Br J Clin Pract 41:889
10. Neidhardt JPH, Chevrel JP, Flament JB, Rives J (1998) Defects of the abdominal wall. In: Chevrel JP (Ed) Hernias and surgery of the abdominal wall. Springer Verlag Berlin Heidelberg, pp 111–127
11. Nockemann PF (1992) Die chirurgische Naht. Georg Thieme Verlag Stuttgart New Jork
12. Simchen E, Rozin R, Wax Y (1990) The Israeli study of surgical infection of drains and the risk of wound infection in operations for hernia. Sur Gynec Obst 170:331
13. Stelzner F (1979) Die Reintervention an den Bauchdecken. In: Weber W, Jonas D, Die Reintervention an den Genitalorganen. Thieme Verlag Stuttgart

Korrektur nicht eingegangen.

Narbenkorrekturen/plastischer Wundverschluß

Plastische Chirurgie, ein wichtiger Faktor zur Erhöhung der Lebensqualität nach kurativen und palliativen Tumorresektionen

G. Germann

Berufsgenossenschaftliche Unfallklinik, Klinik für Hand-, Plastische und Rekonstruktive Chirurgie, Schwerbrandverletztenzentrum, Ludwig-Guttmann-Straße 13, 67071 Ludwigshafen

Plastic Surgery, an Important Factor for Improvement of Quality of Life After Curative and Palliative Tumor Resections

Summary. Palliative surgery has been established as an integral part in the multidisciplinary concept of tumor treatment. Especially in the field of plastic surgery, palliative procedures are used for the treatment of recurrent tumors, ulcerating wounds and sequelae treatment. Even large defects after palliative resections can usually be reconstructed with autologous material, so that aside from debulking of the tumor mass a marked improvement of the quality of life can be achieved. Therapeutic options and strategies are demonstrated by examples from extremity, trunk, and head and neck tumors.

Key words: Plastic surgery – Palliative medicine – Tumor treatment

Zusammenfassung. Die palliative Chirurgie ist mittlerweile als fester Bestandteil bei der Behandlung von Tumorerkrankungen etabliert. Gerade im Bereich der Plastischen Chirurgie lassen sich durch Palliativeingriffe Rezidiv-Tumoren, verjauchende Wunden und Defekte in Folge von Paravasaten versorgen. Auch großflächige Defekte nach palliativen Resektionen sind in der Regel mit autologen Rekonstruktionsmethoden zu versorgen, so dass für die Patienten neben der Reduktion der Tumormasse eine deutliche Verbesserung der Lebensqualität resultiert. Im Vortrag werden therapeutische Möglichkeiten aus dem Bereich der Extremitäten, des Stammes und dem Kopf-/Halsgebiet dargestellt.

Schlüsselwörter: Plastische Chirurgie – Palliativmedizin – Tumorbehandlung

Exenteratio pelvis kombiniert mit abdomino-transsakraler Resektion und Beckenbodenrekonstruktion mit dem freien latissimus dorsi Lappen. Ein interdisziplinäres Konzept zur Senkung der postoperativen Morbidität

G. Holle, A. Peek, R. Jung, H. Bockhorn, H. Berker und K. Exner

Klinik für Plastische- und Wiederherstellungschirurgie, St. Markus Krankenhaus, Wilhelm Epstein Straße 2, 60431 Frankfurt/Main

Pelvic Exenteration Combined with Sacral Resection and Reconstruction of the Pelvic Floor Using the Free Latissimus Dorsi Flap. An Interdisciplinary Concept to Reduce Postoperative Morbidity

Summery. The aim of the presented concept was to reduce the high postoperative morbidity related to major wound complications after pelvic exenteration and abdominosacral resection. Since 1996 we have treated four patients suffering from a local recurrence of rectal carcinoma using the "Wanebo procedure" and performed the microsurgical closure of the perineal cavity by four latissimus dorsi flaps 10–16 days later. The microsurgical tissue transfer led to prompt and complete wound healing and reduced the time of hospitalization to 60 days on average. No peri- or postoperative wound complications appeared in these cases. The survival was 9–30 months. Excellent wound healing, stability, filling of dead space and drainage of the lymphedema favor a delayed primary reconstruction of the pelvic floor using a free latissimus dorsi flap. This in all cases resulted in a clear reduction of postoperative morbidity.

Key words: Pelvic recurrence – Pelvic exenteration – Free flap – Reconstruction of pelvic floor

Zusammenfassung. Ziel des vorgestellten Konzeptes war die Senkung der hohen postoperativen Morbidität durch Wundkomplikationen nach Beckenexenteration mit Os sacrum Teilresektion. Seit 1996 operierten wir 4 Patienten mit infiltriertem Lokalrezidiv eines Rectum Karzinoms nach der „Wanebo Prozedur" und rekonstruierten den Beckenboden nach 10 bis 16 Tagen mit dem freien latissimus dorsi Lappen. Der mikrochirurgische Gewebetransfer führte zu rascher und vollständiger Wundheilung und Verkürzung der stationären Behandlung auf durchschnittlich 60 Tage. Es traten keine peri- oder postoperativen Wundkomplikationen auf. Die Überlebenszeit betrug zwischen 9 und 30 Monaten. Exzellente Wundheilung, Stabilität, Totraumbeseitigung und Drainage des Lymphödems sprechen für die verzögerte Primärrekonstruktion des Beckenbodens mit dem freien latissimus dorsi Lappen und führten zu einer deutlichen Senkung der postoperativen Morbidität.

Schlüsselwörter: Präsacrales Rezidiv – Exenteratio pelvis – freie Lappenplastik – Beckenbodenrekonstruktion

Autologe Keratinozytentransplantation (BioSeed®-S) bei chronischen Wunden

E. Ziegler, B. Breithaupt, K. Schmidt, E. S. Debus und A. Thiede

Plastische Chirurgie und Handchirurgie, Chirurgische Universitätsklinik Würzburg, Josef-Schneider-Straße 2, 97080 Würzburg

Autologous Keratinozyte Transplantation (BioSeed-S) in Chronic Wounds

Summary. The dermal and epidermal repair of chronic wounds remains a major medical and socio-economic problem. The efficiency of autologous keratinocyte transplantation in fibrin glue was determined in a clinical trial. From August 1999 until January 2001, 27 patients with 43 ulcers (0.54–90.0 cm) were treated. Thirteen (30.2%) ulcers healed completely, 14 (32.6%) showed a clearly visible reduction of the wound surface. In six patients the wounds didn't heal. The transplantation with BioSeed-S confirms a faster reepithelization of the wound surface. The reduction of pain was evident.

Key words: Chronic wounds – Keratinocytes – BioSeed-S

Zusammenfassung. Der dermale und epidermale Reparationsvorgang bei chronischen Wunden stellt ein großes medizinisches und sozio-ökonomisches Problem dar. Innerhalb einer Anwendungsbeobachtung wurde die Effektivität der autologen Keratinozytentransplantation im Fibrinkleber klinisch geprüft. Zwischen August 1999 und Januar 2001 wurden 27 Patienten mit 43 Ulcera (0,54–90,0 cm^2) therapiert. 13 (30,2%) Ulcera heilten komplett ab, 14 (32,6%) zeigten eine deutlich verbesserte Wundgröße, 10 (23,3%) eine verbesserte und bei sechs Patienten kam es zu keiner Heilung. Die Transplantation mit BioSeed®-S führt zu einer Verkleinerung der Wundoberfläche durch Reepithelisierung. Die Schmerzverminderung war evident.

Schlüsselwörter: Chronische Wunden – Keratinozyten – BioSeed®-S

Liposomal-verkapseltes PVP-Jod in Hydrogel beschleunigt die Epithelisierung und verbessert die Heilungsqualität – Ein neuer Weg in der Wundtherapie

P. M. Vogt, K. Reimer, J. Hauser, O. Roßbach, W. Fleischer, B. Bosse und H. U. Steinau

Universitätsklinik für Plastische Chirurgie und Schwerbrandverletzte, BG-Kliniken Bergmannsheil, Bürkle-de-la-Camp-Platz 1, 44789 Bochum

PVP-Iodine Liposome Hydrogel Improves Epithelialization by Combining Moisture and Antisepsis – A New Concept in Wound Therapy

Summary. In this monocentric, randomised, open, phase II pilot study polyvinyl-pyrrolidone (PVP) iodine, a well established topical antiseptic, was tested in a *new* liposomal complexed form (Betasom) on mesh grafts in 36 patients. Chlorhexidine served as control. Grafts treated with Betasom healed and epithelialized significantly earlier ($p<0.05$), showed significantly better antiseptic efficacy ($p=0.002$) and wound healing quality ($p=0.004$). Graft loss occurred at a significantly lower rate in Betasom treatment ($n=1$; 5%) than in chlorhexidine treatment ($n=5$; 35.7%), ($p=0.001$). No relevant adverse events nor clinically relevant changes of thyroid hormones were observed with Betasom hydrogel. The mechanism of better and faster healing under liposomal PVP iodine is explained by higher moisture on the wound surface, release of PVP-iodine at a lower rate and more exact targeting of the substance.

Key words: Mesh grafts-healing – Liposomal polyvinyl-pyrrolidone (PVP) – Earlier epithelialization

Zusammenfassung. In einer monozentrischen, randomisierten, offenen Phase II Pilot Studie wurde bei 36 Patienten Polyvinyl-Pyrrolidone (PVP)-Jod, in einer neuartigen Liposomen-verkapselten Form auf frischen Meshgraft-Transplantaten angewandt. Klinisch zeigte sich im Vergleich zur Kontrolle Chlorhexidin eine bessere antiseptische Effizienz ($p=0.002$) und Wundheilungsqualität ($p=0.004$), bei schnellerer Epithelisierung der Meshgraft ($p=0.005$). Es kam zu einem geringeren Transplantatteilverlust ($n=1$, $p=0.001$) als unter Chlorhexidine-Gaze ($n=5$, 33%). Die Möglichkeit durch Liposomen-Verkapselungen von PVP-Iod in Hydrogel eine höhere Feuchtigkeit des Wundmilieus zu erzeugen und PVP-Jod länger und zielgerechter durch exaktere Interaktion mit der Zelloberfläche freizusetzen, führt zu einer beschleunigten Epithelisierung von Wunden bei besserer Wundheilungsqualität.

Schlüsselwörter: Mesh graft – Liposomales Polyvinyl-Pyrrolidone (PVP) – Beschleunigte Heilung

Non-viraler liposomaler KGF Gen Transfer verbessert die Wundheilung nach einer thermalen Verletzung

M. G. Jeschke, G. Richter, W. Baer, D. N. Herndon und K. W. Jauch

Klinik und Poliklinik für Chirurgie, Universität Regensburg, Franz-Joseph-Strauss Allee 11, 9305 Regensburg

Nonviral, Liposomal KGF Gene Transfer Improves Wound Healing after Thermal Injury

Summary. Keratinocyte growth factor (KGF) stimulates epithelial cell differentiation and proliferation and exerts anti-apoptotic effects on epithelial cells. We hypothesized that the effect of KGF on dermal regeneration could be further enhanced using nonviral liposomal gene transfer encapsulating KGF cDNA. Rats were given a 60% TBSA scald burn and divided into two groups to receive weekly subcutaneous injections liposomes plus the Lac-Z gene (vehicle), or liposomes plus the cDNA for KGF and Lac Z. Histology examinations defined transfection, dermal and epidermal regeneration. Positive transfection was found in both groups. Rats receiving the KGF cDNA constructs exhibited the best dermal and epidermal regeneration when compared with vehicle ($p<0.05$). Liposomes containing the KGF gene constructs proved effective in accelerating wound healing and improving dermal regeneration after a thermal injury.

Key words: KGF – Wound healing – Gene therapy – Liposomes

Zusammenfassung. Keratinocyte growth factor (KGF) stimuliert die epitheliale Zell Differentiation, Proliferation und hat anti-apoptotische Wirkungen. Wir haben nachgewiesen, dass die Gen-Therapie mittels non-viralen liposomalen Komplexen effektiver ist als die Administration von Proteinen. Aus diesem Grund haben wir eine KGF cDNA mit einem CMV Promoter entwickelt um die Effektivität in-vivo zu untersuchen. Ratten erhielten eine 60% TBSA thermale Verletzung und wurden in eine der folgenden Gruppen randomisiert um wöchentliche subkutane Injektion von Liposomen plus dem Lac-Z Gen (vehicle), oder Liposomen plus 2.2 μg KGF cDNA plus dem Lac Z Gen zu erhalten. Histologische und immunhistologische Untersuchungen wurden zur Messung der Transfektion, und der dermalen und epidermalen Regeneration verwendet. Chemilumineszenz zeigte zytoplasmatische Transfektion in beiden Gruppen. Ratten die das KGF cDNA Gen-Konstrukt erhielten wiesen eine bessere epidermale und dermale Regeneration im Vergleich zu vehicle 4 Wochen nach der Verletzung auf ($p<0.05$). Liposomen die das non-virale KGF Genkonstrukt enthielten waren effektiv indem sie die Wundheilung nach einer thermalen Verletzung beschleunigten und die dermale und epidermale Struktur verbesserten

Schlüsselwörter: KGF – Wundheilung – Gen-Therapie – Liposomen

Thenar-Transpositionslappen (TTL) zur Hautdefektdeckung in der Hohlhand

C. J. Roessing, P. Siepe und A. Safi

Abteilung Plastische- und Handchirurgie, Johanniter Krankenhaus Bonn, Johanniterstraße 3–5, 53113 Bonn

Thenar-Transposition Flap (TTF): A Method for Skin Defect Covering of the Palm

Summary. The fasciectomy according to Brunner's incision offers a sufficient overview, however, the skin traction is inadequate. After complete extension of the digits the tension of the palm suture develops skin defects up to 2 cm. For defect covering we performed, between 4/97 and 3/00, 38 TTF on 34 patients. The largest flap measured 3×2 cm. We merely had three superficial cases of necrosis. The TTF is an excellent and safe completion for skin defect covering of the palm.

Key words: Thenar flap – Morbus Dupuytren – Skin defects – Fasciectomy

Zusammenfassung. Die partielle Aponeurektomie nach der Brunner'schen Schnittführung bietet eine ausreichende Übersicht, jedoch ist die Hautvermehrung oft unzureichend. Nach vollständiger Streckung aller Finger entsteht häufig Spannung der Naht in der Hohlhand, meist bilden sich Hautdefekte bis zu 2 cm. Zur Deckung dieser Defekte haben wir zwischen 4/97 und 3/00 bei 34 Patienten 38 TTL gebildet. Der grösste Lappen war 3×2 cm. Wir beobachteten in lediglich 3 Fällen oberflächliche Lappenspitzennekrosen. Der TTL ist eine ausgezeichnete und sichere Ergänzung zur Defektdeckung in der Hohlhand.

Schlüsselwörter: Thenar-Lappen – Partielle Aponeurektomie – Morbus Dupuytren – Hautdefekte

Bakteriophagentherapie als therapeutische Strategie bei MRSA-Wunden

M. Funke[1], N. A. Danelia[2], S. Allert und A. Berger

[1] Klinik für Plastische, Hand- und Wiederherstellungschirurgie
[2] Klinik für Unfallchirurgie, Medizinische Hochschule Hannover, Podbielskistraße 380, 30659 Hannover

Phage Therapy as a Therapeutic strategy for MRSA Wounds

Summary. The number of nosocomial infections in hospitals is rising constantly. The acquired resistance of microbes is an increasingly serious problem. The use of bacteriophages, types of virus turn that exclusively against procaryote cells, could be an alternative therapeutic strategy. The efficacy of phages is specific to the infectious agent as the required effect is produced on direct contact with the microbe cell. We conclude that reconditioned phage solutions have a very high efficacy against the tested bacterial germs. Especially the outstanding activity against multiresistant Staphylococcus strains gives hope for further clinical use.

Key words: Bacteriophages – Nosocomial infections – MRSA

Zusammenfassung. Die Anzahl der nosokomialen Infektionen in den Kliniken steigt stetig, die angeeignete Resistenz der Mikroben wird zu einem gewichtigen Problem. Der Einsatz von Bakteriophagen, Virenarten die sich ausschließlich gegen prokaryonte Zellen wenden, könnte eine alternative therapeutische Strategie darstellen. Die Wirksamkeit der Bakteriophagen ist erregerspezifisch und erfolgt durch direkten Kontakt mit der Mikrobenzelle. Es konnte festgestellt werden, daß aufbereitete Phagenlösungen eine sehr hohe Wirksamkeit gegen die getesteten Bakterienstämme aufweisen. Insbesondere die herausragende Wirksamkeit gegen multiresistente Staphylokokkusstämme, läßt für den weiteren klinischen Einsatz hoffen.

Schlüsselwörter: Bakteriophagen – Nosokomiale Infektionen – MRSA

Herz- und allgemeine Thoraxchirurgie

Thoraxtrauma

Drainagetechnik beim Thoraxtrauma und beim Pneumothorax

D. Kaiser

Abteilung für Thoraxchirurgie, Zentralklinik Emil von Behring, Zum Heckeshorn 33, 14109 Berlin

Drainage Technique in Thoracic Injury and Pneumothorax

Summary. In most cases of perforating thoracic injury, thoracotomy is performed immediately. In blunt thoracic trauma with pneumothorax, the drain – 24–32 Ch – is inserted via a minithoracotomy on the anterior/intermediate axillary line in the fifth intercostal space. In spontaneous pneumothorax, a trocar is inserted at the same site and the lung inspected thoracoscopically for so-called ELCs. The drain – in this case 24 Ch – is then directed dorsally into the dome of the pleura, this being essential for optimal evacuation of air and secretion. So-called Pleuracaths are unsuitable because they are 50% coated with fibrin. Drainage on the medioclavicular line in the second or third intercostal space is inappropriate for various reasons. Emergency management of tension pneumothorax comprises pressure relief via a cannula.

Key words: Pneumothorax – Drainage site – Drainage technique – Tension Pneumothorax

Zusammenfassung. Beim perforierendem Thoraxtrauma wird in der Regel unverzüglich thorakotomiert. Beim stumpfen Thoraxtrauma mit Pneumothorax wird die Drainage in der vorderen/mittleren Axillarlinie im 5. ICR über eine Minithorakotomie einlegt. Zu verwenden sind Drainagen Charrière 24–32. Beim Spontanpneumothorax wird an selber Stelle über einen Troicar, die Lunge thorakoskopisch inspiziert, um nach sog. ELC's zu suchen. Danach wird die Drainage dorsal in die Pleurakuppel dirigiert, da dies die Voraussetzung für eine optimale Evakuierung von Luft und Sekret ist. Zu verwenden sind Drainagen Charrièrè 24. Sogenannte Pleuracats sind untauglich, da sie zu 50% mit Fibrin verlegt werden. Die Drainage in der Medioclavicularlinie im 2./3. ICR ist aus verschiedenen Gründen abzulehnen. Der Spannungspneumothorax wird notfallmäßig durch Druckentlastung über eine Kanüle beherrscht.

Schlüsselwörter: Pneumothorax – Drainagelage – Drainagetechnik – Spannungspneumothorax

Einleitung

Hippokrates (426–348 vor Christus) war es, der in seinem Buch „Über Krankheiten" als Erster die Symptome des Pneumothorax beschrieb.

Riolahn (1699) entlastete mittels „Parazentese" einen Pneumothorax bei vermutetem Hydrothorax. Im Jahre 1803 führte Itard im Rahmen seiner Dissertation den Begriff Pneumothorax in die Literatur ein. Er definierte ihn als eine Luftansammlung zwischen beiden Pleurablättern.

Kommt es zu dieser Luftansammlung aufgrund einer äußeren Gewalteinwirkung, so sprechen wir von einem traumatischen Pneumothorax. Kommt es ohne äußere Gewalteinwirkung dazu, so sprechen wir vom Spontanpneumothorax.

Thoraxtrauma

Bei *perforierenden Thoraxverletzungen* besteht in der Regel die Indikation zur sofortigen Operation. Der den Thorax perforierende Gegenstand, z.B. bei einer Pfählungsverletzung, darf erst im Operationssaal operativ entfernt werden.

Drainagetechnik

Beim *stumpfen Thoraxtrauma mit Pneumothorax* empfiehlt es sich, die Drainage mittels Minithorakotomie zu legen. Mit dieser Technik gelingt es auch einem weniger Geübten eine Thoraxdrainage sicher zu plazieren. Nach Setzen einer Hautquaddel mit Lokalanästhetikum in der vorderen bis mittleren Axillarlinie im 5. ICR (Abb. 1) wird als erstes das Subcutangewebe infiltriert, danach das Periost der darunter liegenden Rippe und der Intercostalnerv sowie das Periost der darüber liegenden Rippe. Ebenso muß auch ein Depot im Bereich der Pleura parietalis appliziert werden. Zur Verwendung kommen Scandicain oder Xylocain 1-prozentig, wobei 15 ml in der Regel ausreichend sind. Nach Durchtrennung der Haut und des Subcutangewebes wird die Thoraxwandmuskulatur längs gespalten und die Intercostalmuskulatur am Ansatzpunkt der darunterliegenden Rippe scharf durchtrennt. Hiernach wird die Pleura inzidiert und mit dem Finger die Thoraxwunde zirkulär ausgetastet, wobei man am Rücken des Fingers sehr deutlich die Lungen spüren kann. Hiernach wird unter Führung des Fingers die Thoraxdrainage so plaziert, daß sie an der hinteren Thoraxapertur entlang nach cranial in die Kuppel dirigiert wird.

Es ist ein therapeutisches Prinzip, daß die Drainage von dorsal her die Thoraxkuppel drainieren muß. Beim liegenden Patienten ist die Thoraxkuppel (Abb. 2) der tiefste Punkt des Thorax, so daß sich Wundsekret bzw. Hämatom in dieser Region ansammelt und eine sichere und vollständige Evakuierung durch diese Drainage möglich ist.

Zu Verwenden sind Thoraxdrainagen, mindestens Charrière 24, beim Thoraxtrauma besser noch Charrière 28 oder gar 32.

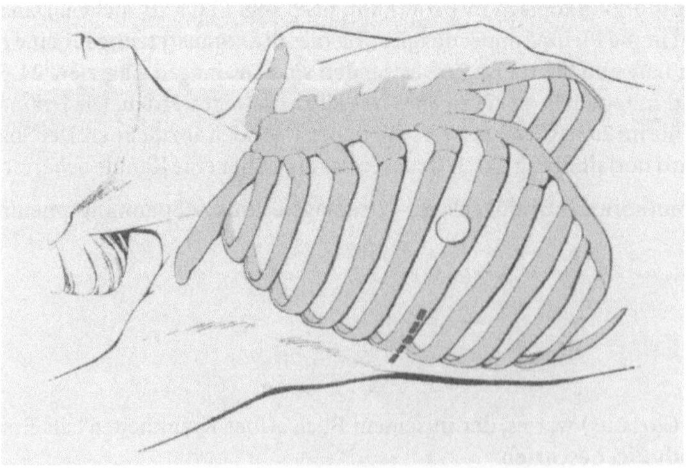

Abb. 1. Incision im 5. ICR vordere Axillarlinie zur offenen Drainageeinlage beim stumpfen Thoraxtrauma

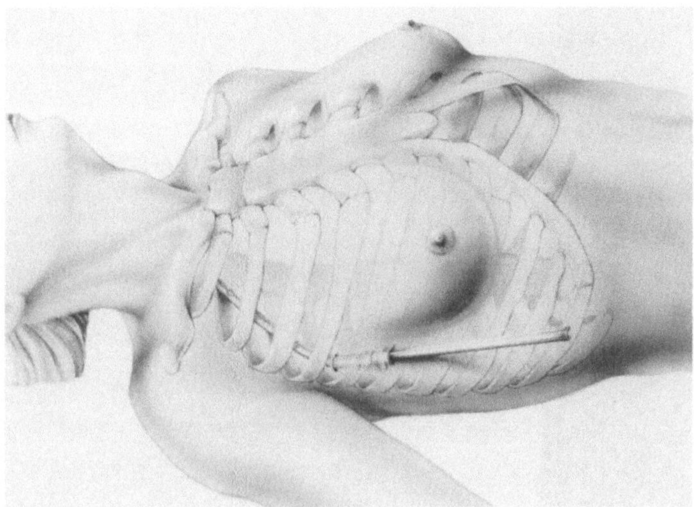

Abb. 2. Korrekte Drainageeinlage beim Pneumothorax: Drainagespitze liegt in der Pleurakuppel, Schlauch verläuft dorsal

Drainagetechnik beim Spontanpneumothorax

Es sollte mit der Drainageeinlage immer eine Thorakoskopie verbunden werden. Besonders im Bereich der Oberlappenspitze muß nach Pneumatisationskammern bzw. Blasen gesucht werden. Finden sich derartige Veränderungen (ELC), (3) erfolgt eine Fotodokumentation und der Patient wird am nächsten Tag geplant minimalinvasiv operiert.

In der vorderen bis mittleren Axillarlinie in Höhe der Mamille (5. ICR) wird bei dem in Halbseitenlagerung gelagerten Patienten (Kissen unter der Schulter) eine örtliche Betäubung im Bereich der Haut gesetzt. Hiernach wird das Subcutangewebe infiltriert. Den Widerstand, den es beim Überwinden der Pleura parietalis gibt, verspürt man nahezu immer. Wichtig dabei ist, daß die verwendete Spritze möglichst nur 5 ml max. 10 ml Größe haben sollte. Mit 20 ml Spritzen ist eine gefühlvolle Punktion nicht möglich. Die Pleura parietalis wird nun mit Lokalanästhetikum infiltiert. Das Periost des Oberrandes der unteren Rippe wird ebenso infiltriert wie der Intercostalnerv und das Periost der darüberliegenden Rippe. In der Regel sind 15 ml eines Lokalanästhetikums (Scandicain, Xylocain 1-%) ausreichend.

Nach Setzen einer Hautinzision wird der Trokar mit der Trokarhülse am Oberrand der Rippe eingeführt. Nach Zurückziehen des Trokars wird über die Trokarhülse die Videooptik eingeführt und es erfolgt die Inspektion der Lunge, insbesondere im Bereich der Pleurakuppel sowie die Dokumentation der Veränderungen. Nach Entfernen der Videokamera wird nun über die Trokarhülse die Thoraxdrainage so gesteuert, daß sie an der hinteren Thoraxwand nach cranial aufsteigt und dort in ausreichendem Maße die Kuppel drainiert (Abb. 2). Patienten mit Pneumothorax sind in der Regel nicht bettlägerig, sondern sie laufen herum und damit sammelt sich die Luft immer cranial an.

Es ist sinnvoll eine U-Naht mit blauem monophilem Nahtmaterial um die Drainage zu legen. Dieser Faden wird über ein kleines Tüpferchen gewickelt, woraufhin dieses Tüpferchen mit dem darum gewickelten Faden mit einem grünen Faden an der Haut fixiert wird (Abb. 3). An diesem grünen Faden wird nun die Drainage befestigt. Dies hat den Vorteil, daß beim Drainageziehen der blaue Faden (U-Naht) freigegeben wird, wenn der grüne Faden durchtrennt wird. Mit diesem blauen Faden wird die Thoraxöffnung während des Ziehens der Drainage verschlossen, so daß ein Lufteintritt sicher vermieden werden kann (Drainage muß immer in Exspirationsstellung bei angehaltenem Atem gezogen werden).

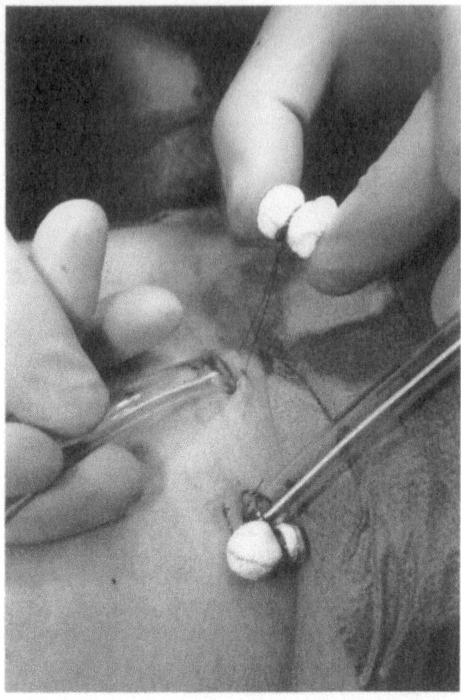

Abb. 3. Fixation des Drainageschlauches mit vorgelegter U-Naht

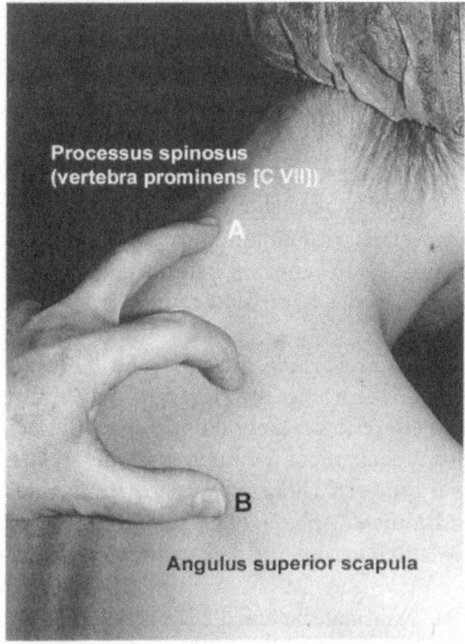

Abb. 4. Drainageeinlage von apiko-posterior beim sitzenden Patienten

Eine weitere Stelle zur sicheren Drainage der oberen Thoraxapertur beim Spontanpneumothorax ist die Drainageneinlage von apiko-posterior. Mit Mittelfinger und Daumen werden der Angulus superior scapulae und der Prozessus spinosus des 7. Halswirbelkörpers getastet. Der Zeigefinger markiert in der Mitte dieser Verbindungslinie die Drainageeingangsstelle (Abb. 4).

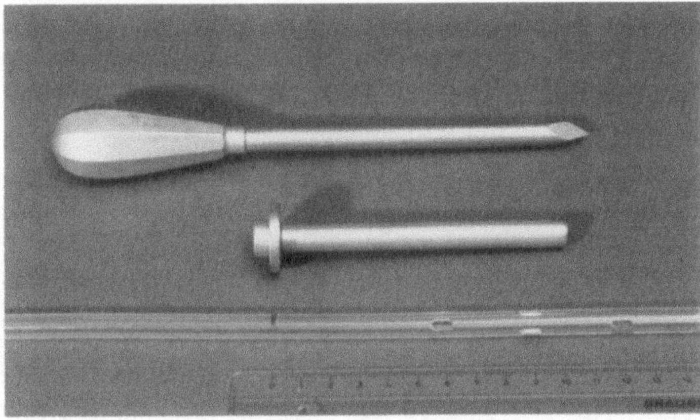

Abb. 5. Troicar, Troicarhülse und Spezialdrainage für den apiko-posterioren Zugang

Der Vorteil dieses Zuganges ist der große Weichteilmantel, so daß beim Ziehen der Drainage ein sicherer Verschluß des Drainagekanals stattfindet. Hierbei müssen Spezialdrainagen verwendet werden, die eine Markierung haben. Der Abstand der Markierung und des 1. Loches der Drainage muß der Dicke der Weichteile entsprechen, damit das oberste Drainagenloch immer die Thoraxkuppel drainiert (Abb. 5).

Die immer noch geübte Drainageeinlage von ventral über den 2. bis 3. ICR in der Medioclavicularlinie ist aus verschiedenen Gründen abzulehnen.

1. Die Intercostalaterie verläuft hier nicht mehr im sulcus der oberen Rippe, sondern teilt sich in 2 Portionen die im oberen und unteren Drittel des Intercostalraumes verlaufen. Die Verletzungswahrscheinlichkeit durch die Drainage ist somit sehr hoch (Abb. 6). Außerdem kann die Arteria mammaria interna in ihrem Verlauf sehr variieren und durchaus in der Medioclavicularlinie verlaufen.
2. Die ventralen Rippen sind sehr schmal und hoch. Beim Aufsteigen der Lunge kommt es zum Abknicken der Drainage an der Unterkante der Rippe, so daß die Restluft in der Pleurakuppel nicht mehr drainiert wird. Die häufigste Ursache des „sogenannten persistierenden Pneumothorax" ist die nicht lege artis gelegte Drainage in der Medioclavicularlinie.
3. Die Drainageeinlage von ventral ist auch aus kosmetischen Gründen abzulehnen, da bei Frauen die oberen beiden Quadranten der Brust tangiert werden und die verbleibende Narbe immer sichtbar ist (Abb. 7).

Drainagematerial

Beim Spontanpneumothorax sind Drainagen von mindestens Charrière 24 zu verwenden. Pleuracats sind abzulehnen. Das Durchflußvolumen von Luft pro Zeiteinheit durch diese Katheter ist zu gering, um den Pneumothorax zu evacuieren. Wird dieser Durchfluß über die Pleuracats durch Anlegen eines negativen Sogs erhöht, so erhöht sich auch das Druckgefälle zwischen Alveolarraum und Pleuraraum, was zu einem erhöhten Luftdurchfluß über die Lungenfistel führt. Dies wirkt der Verklebung der Fistel entgegen. Bereits 1979 haben R. Schwander und Mitarbeiter nachgewiesen, daß eine Thoraxdrainage Charrière 18–22 besser ist als ein Pleuracat, der in 50 Prozent der Fälle durch Fibrin verstopft.

Der *Spannungspneumothorax* stellt eine Komplikation des Spontanpneumothorax dar. Der Spannungspneumothorax ist ein hoch akutes gefährliches Krankheitsbild, was ohne sofortige Intervention zum Tod im Herz-Kreislaufversagen führt.

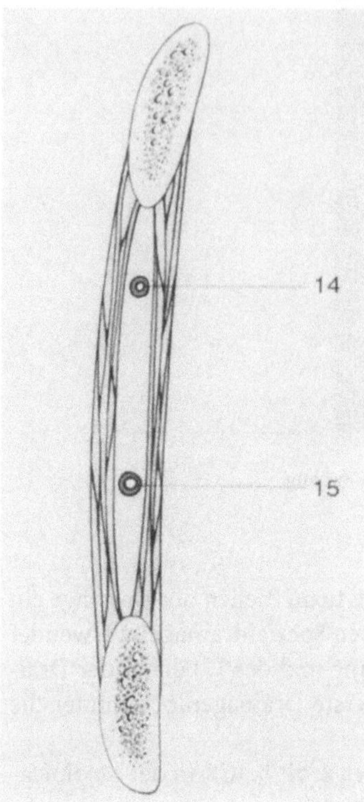

Abb. 6. Querschnitt durch den Intercostalraum in der Medioclavicularlinie (mod. nach W. Schmitt)

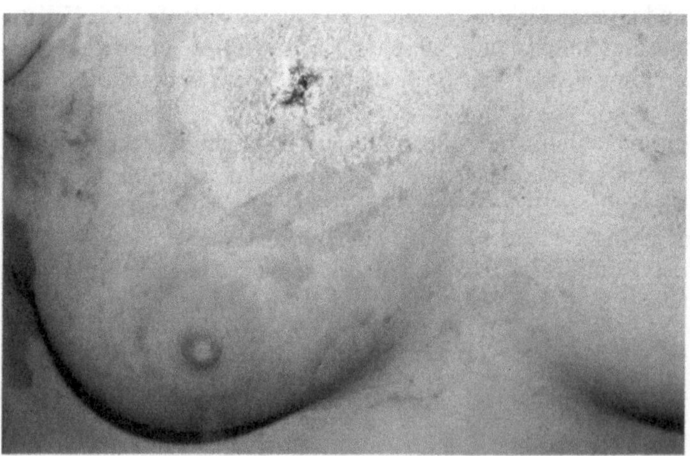

Abb. 7. Drainagekanal in der Medioclavicularlinie im 2. ICR bei einer jungen Frau

Die Behandlung des Spannungspneumothorax besteht in einer Entlastungspunktion im 2. bis 3. ICR in der Medio-Clavicularlinie durch eine Kanüle, am besten eine Plastikkanüle. Die sofortige Druckentlastung und Umwandlung des Spannungspneumothorax in einen nach außen offenen Pneumothorax führt zur sicheren Beherrschung der gefährlichen Situation. In Ruhe kann nun die Thoraxdrainage wie üblich in der mittleren bis vorderen Axillarlinie gelegt werden.

Der Spannungspneumothorax ist nicht gleichzusetzen mit dem Ventilpneumothorax. Ein nach innen offener Pneumothorax (Verletzung der Lunge) ist immer ein Ventilpneumothorax, da bei Inspiration mehr Luft in den Pleuraspalt eindringt, als bei der Exspiration über die Öffnung zurückgeht. Bei Inspiration vergrößert sich das Gasvolumen des Pneumothorax, was nach dem Boile-Mariottschen Gesetz zu einem Druckabfall führt, womit sich das Druckgefälle zwischen Alveolarraum und Pleuraraum vergrößert, was wiederum dazu führt, daß mehr Luft über die Fistel in den Pleuraraum strömt. Bei Exspiration kommt es nicht zu einem Zurückfließen der Luft über die Fistel, sondern die Lunge weicht aufgrund ihrer Elastizität aus und zieht sich zusammen. Durch diesen Lungenkollaps kommt es zu einem Verschluß der Fistel, so daß dieser Ventilmechanismus blockiert ist. Die Elastizität des Lungengewebes führt bei Kollabierfähigkeit der Lunge zum Fistelverschluß, wodurch verhindert wird, daß jeder Ventilpneumothorax unweigerlich in das Krankheitsbild eines Spannungspneumothorax übergeht.

Die Frage, ob es zum Auftreten eines Spannungspneumothorax kommt, findet beim Spontanpneumothorax seine Antwort in der Kollabierfähigkeit der Lunge. Diese ist abhängig vom Vorhandensein von Verwachsungssträngen und von der Beschaffenheit des Interstitiums (Fibrose).

Literatur

1. Kaiser D, Hiemer-Bau M (1991) Operative Therapie des Pneumothorax, Atemwegs- und Lungenkrankheiten, 17:303–307
2. Kaiser D, Hartz C, Leschber G (1997) 5 Jahre Erfahrung mit der videoassistierten Thoraxchirurgie, Atemwegs- und Lungenkrankheiten, 23:154–164
3. Kaiser D (2000) Indikation zur chirurgischen Therapie beim Spontanpneumothorax, Chir. Praxis, 57, 239–248
4. Kaiser D, Allica E, Noack F (2000) Behandlung des Pneumothorax, Viszeralchirurgie, 35:309–315
5. Seith U (1975) Druckverhältnisse im Thorax unter normalen und krankhaften Bedingungen, Med. Wschr., 29:194–198
6. Schwander R, Perrúchoúd A, Kopp C, Herzog H (1979) Therapeutische Empfehlung bei idiopathischem Spontanpneumothorax, Schweiz. Med. Wschr., 109, 2

Verletzungen des Herzens – Diagnostik und Therapie

M.E. Kaiser und D.E. Birnbaum

Klinik und Poliklinik für Herz-, Thorax- und herznahe Gefäßchirurgie, Klinikum der Universität, Franz-Josef-Strauß-Allee 11, 93042 Regensburg

Heart Injuries – Diagnosis and Therapy

Summary. Injuries of the heart are present in 7–12% of all thoracic trauma cases. Most of these (80%) are polytrauma patients. The mechanism of the accident, the localisation of injuries, the physical condition of the patients and the skills of the hospital stuff are determinant factors for the outcome. Hemodynamic instability needs an urgent echocardiography, signs of an obstructive pericardial hematoma and/or progressive bleeding require an urgent operation using a left lateral or mediosternal approach. ECC and cell saving should be available. The contusion of the heart is monitored by ECG and Troponin tests. The application of a "mini" heart-lung machine in difficult situations could be very useful.

Key words: Heart injuries - Heart-lung machine

Zusammenfassung. Herzverletzungen kommen in 7% – 12% aller Thoraxtraumen vor. In fast allen Fällen handelt es sich dabei um polytraumatisierte Patienten. Unfallmechanismus, Verletzungslokalisation, Zustand des Verletzten zum Aufnahmezeitpunkt und die institutionelle Kompetenz bestimmen den Behandlungserfolg. Hämodynamische Instabilität erfordert eine sofortige Echokardiographie, Tamponadezeichen und Blutungen eine sofortige Operation durch eine linkslaterale Thorakotomie oder mediane Sternotomie. Herz-Lungen-Maschine und Cell-Saver sollten verfügbar sein. Die contusio cordis wird durch ein EKG und Troponinbestimmungen überwacht. Die Bereitstellung einer „Mini"-Herz-Lungen-Maschine in der Notaufnahme könnte in schwierigen Situationen von großem Nutzen sein.

Schlüsselwörter: Herzverletzungen - Herz-Lungen-Maschine

Das Spektrum der Herzverletzungen reicht von der unmittelbar katastrophalen Form bis zur konsequenzlosen Form. Die Häufigkeit von Verletzungen des Herzens sind in unserem Lebensraum eher selten. Von 100 am Thorax Traumatisierten betreffen 7 das Herz und 5 Herz und Lunge. In fast allen Fällen (80%) handelt es sich um assoziierte Verletzungen (Politraumata). Berichte sind daher eher Fallbeschreibungen und Standards betreffen allenfalls Institutionen. Mögliche Erfahrungsberichte gibt es aus den großen Traumazentren der USA, Südafrikas und vereinzelt auch aus Osteuropa. Neben persönlichen Erfahrungen geben diese großen Berichte entscheidende Hinweise für das Überleben dieser verletzten Patienten, aus denen auf Strategien zu Diagnostik und Therapie rückgeschlossen werden kann.

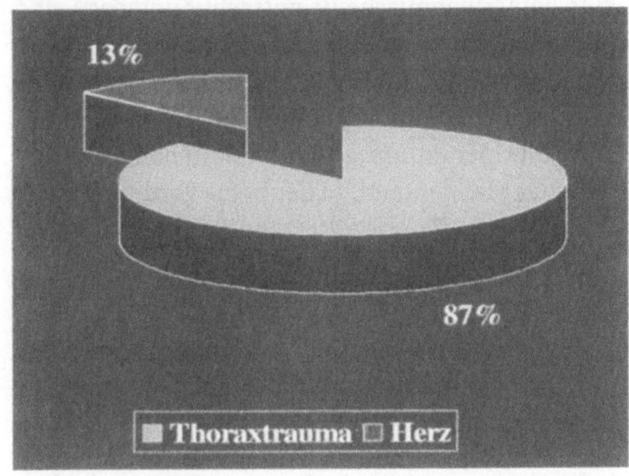

Abb. 1. Häufigkeit von Herzverletzungen

Diagnostik und Therapie werden daher von vier wichtigen Parametern bestimmt:

1. **Unfallmechanismus**
   Bei der Art dieser Verletzung spielt der Verletzungsgegenstand und der bei der Verletzung aufgetretene Energieverlust die entscheidende Rolle dafür, ob es sich um ein stumpfes oder ein offenes Trauma handelt. Schuß- und Stichverletzung wie Zerfetzungsverletzungen am Kriegsschauplatz (neuere Berichte aus Jugoslawien) haben verschiedene Verläufe, welches die diagnostischen und therapeutischen Prozeduren wesentlich beeinflußt. Stumpfe Traumata entstehen durch präkordiale Gewalteinwirkung, Thoraxkompression, Dezeleration des Körpers und unter Umständen plötzliche Änderungen des hydrostatischen Druckes im Gefäßsystem.

2. **Verletzungslokalisation**
   Eine contusio cordis bedingt eine andere diagnostische Strategie als eine offene Verletzung des Myokards, an den Klappen, eine perikardiale Herniation, eine periokardio-diaphragmale Ruptur oder ein Pneumoperikard.

3. **Zustand des Verletzten zum Aufnahmezeitpunkt**
   Günstig ist die Situation für den Verletzten, wenn diese isoliert am Herzen besteht, der rechte Ventrikel verletzt ist, zum Zeitpunkt der Aufnahme Sinusrhythmus besteht und wenn eine Tamponade des Perikard vorliegt als wenn Pulslosigkeit oder wenn eine Herzfrequenz von <40 Schläge/min. bestehen. Pulslosigkeit und Asystolie zum Aufnahmezeitpunkt zeigt in vielen Berichten einhellig, daß keine Überlebenschance besteht. Ungünstig hat sich auch ausgewirkt, wenn ein indiziertes operativen Vorgehen verzögert wird.

4. **Institutionelle Kompetenz**
   Der rasche Transport des Verletzten, die unverzügliche Triage und das aggressiv chirurgische Management, wozu herz-thoraxchirurgie Kompetenz erforderlich sind, verbessern die Überlebenschance. Dazu gehören die Verfügbarkeit von Herz-Lungen-Maschine, Ultraschall, ggf. Koronarangio- und Aortographie.

Diagnostik

Weniger als 2% und weniger als 10% der Thoraxverletzten brauchen eine chirurgische Behandlung im Falle eines Pneumo- bzw. Hämatothorax. Wegen der Heterogenität und des sehr häufigen politraumatisierten Zustandes ist ein Algorithmus schwierig zu erstellen. In allen Fällen, unabhängig vom Umfang der Politraumatisierung, ist die akute hämodynamische Beeinträchtigung das Leitsymptom für die unverzügliche chirurgische Intervention. Sie ist bedingt durch eine thorakale Blutung oder eine perikaridale Tamponade. Die Exsanguination bei einer Schutzverletzung wird in 35% konstatiert, bei einer Stichverletzung dagegen in 9%. Hämatothorax und Halsvenenstauung, ggf. erhöhte zentralvenöse Drücke weisen den Weg zum Operationssaal. Die hämodynamische Instabilität erlaubt einen gewissen Umfang diagnostischer Maßnahmen, zu der heute vordergründig die Echokardiographie besteht. Diese Methode hat eine 100% Spezifität und 96% Sensitivität. Die Periocardiocentese zur Diagnostik einer Perikardtamponade ist obsolet. Bei klinischer Verschlechterung des Patienten und Unsicherheit über die Herzverletzung kann ein Pulmonaliskatheter diagnostisch helfen und über die Füllungszustände wichtige Auskünfte zum Therapieprozeß geben. Bei einer stabilen Hämodynamik kann durch die Echokardiographie die Ventrikelwandbewegungsstörung befundet, die Klappenfunktion und das Vorkommen eines intrakardialen Shunts festgestellt werden. Das EKG ermöglicht Aussagen, insbesondere beim Verletzten mit stumpfem Thoraxtrauma, allerdings sind Zeichen häufig erst nach 12 bis 24 Stunden evident, da das stumpfe Trauma weniger deutlich bis ohne erkennbare Zeichen über eine präkordiale Gewalteinwirkung bestehen kann, ist die ständige Kontrolle durch EKG und der herzmuskelspezifischen Enzyme erforderlich. Bei Politraumatisierten ist die CKMB nicht relevant. Hier muß auf die Analyse des Troponin zurückgegriffen werden. Gegebenenfalls ist eine Herzkatheteruntersuchung notwendig. Fast immer werden Röntgenaufnahmen der Thoraxorgane durchgeführt. Im Falle einer verdächtigen Herzverletzung ist dieses überflüssig. Die Beurteilung des Mediastinalschattens kann jedoch Hinweise für Perikardtamponade oder auch Aortenverletzung im Isthmusbereich anzeigen. Meist werden Röntgenaufnahmen zur Kontrolle von plazierten Drainagen und Kathetern angefertigt. Die Myokardszintigraphie ist im Akutereignis völlig überflüssig, im langfristigen Verlauf bei einer contusio cordis, einer Koronar- und myokardialen Verletzung nicht hilfreich.

Therapie

Die Therapie der Herz- und Aortenverletzung erfordert Personal aus dem herzchirurgischen Bereich. Bei einer Tamponade und massiven thorakalen Blutung ist die unmittelbare Kontrolle der

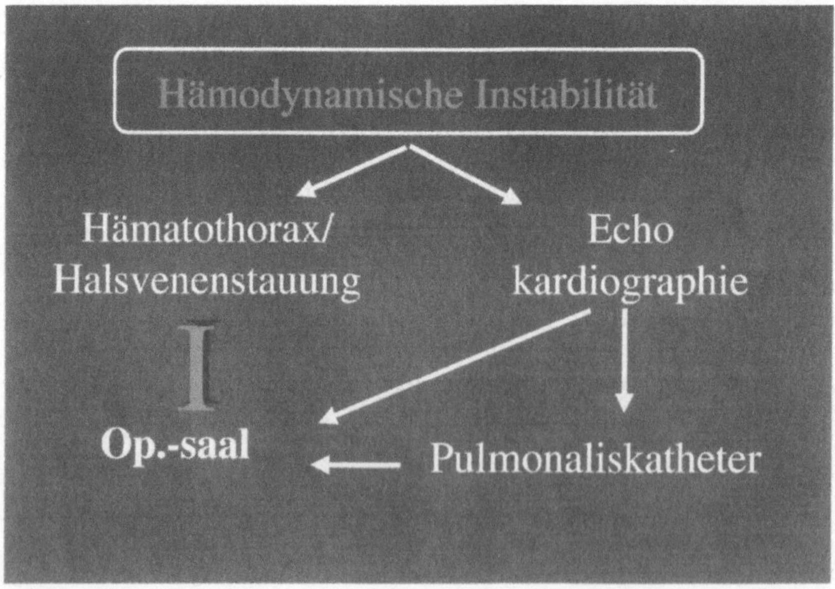

Abb. 2

Hämorrhagie primäres Ziel. Dafür ist die Verfügbarkeit von cell-saving-Verfahren und extrakorporaler Zirkulation unabdingbar. Bei einer massiven thorakalen Blutung ist eine anterolaterale Thorakotomie auf der Verdachtsseite sinnvoll. Von dort aus kann durch quere Sternotomie auf die kontralaterale Seite fortgesetzt werden, wodurch Herz und Lungen hervorragend erreicht werden können. Bei einer vordergründigen Tamponade ist durch eine Sternotomie Herz und Aorta gut zu erreichen, außerdem besteht dadurch Zugang zu beiden Pleuren. Herzverletzungen werden durch direkte Naht unter Umständen in inflow-occlusion korrigiert, Koronarverletzungen bedürfen ggf. einer Bypassoperation. Intrakardiale Verletzungen erfordern Herz-Lungen-Maschine und Myokardprotektion.

Eine penetrierende Aortenverletzung wird durch die klinische Schocksituation und den Hämatothorax evident. Jede weitere diagnostische Maßnahme verzögert die Möglichkeit, den Verletzten zu retten. 85% der Aortenruptur sind zum Einlieferungszeitpunkt tot. 20% sterben in den ersten 6 Stunden, 32% in 24 Stunden. Die Diagnose einer gedeckten Aortenruptur mit Entwicklung eines falschen Aneurysmas erfolgt mittels Echokardiographie. Ist diese Verletzung im Akutereignis nicht erkannt oder verkannt worden, führen Symptome wie Dysphagie, Phrenicusbeschädigungsfolgen oder intermittierende thorakale Schmerzen zur späten Diagnose. Die Aortographie bestätigt diese und führt selbstverständlich zur operativen Korrektur, für die ebenfalls eine extrakorporale Zirkulation nach heutigem Standard erforderlich ist.

Auch Herzverletzungen können unter den akuten Bemühungen um den Polytraumatisierten übersehen werden und kommen erst später zur operativen Behandlung, wobei zunächst Beschädigungen der kardialen Integrität in Kauf genommen werden. Typische Verletzungen wurden mit einem langen Stilettmesser ausgelöst, wobei ein Selbstverschluß der in der Regel kleinen Herzwandverletzung erfolgt, in den Herzbinnenräumen jedoch eine Septumverletzung oder eine Klappenläsion auslöst, die im Akutereignis leicht durch eine Echokardiographie dedektiert werden kann. Selbstverständlich sind diese Verletzungen im Spätverlauf operativ zu behandeln, wobei rekonstruktive Verfahren angestrebt werden müssen.

Da der tödliche Ausgang bei Herz- und Aortenverletzungen auch nach noch lebendiger Einlieferung in eine Nothilfe groß ist, steht in unserem Klinikum eine ambulante Herz-Lungen-Maschine parat, die perkutan mittels Seldinger-Technik plaziert wird, um damit das zentrale Geschehen der hämodynamischen Instabilität bis Schockentwicklung aufzufangen, sofern eine drohende Exsanguination nicht die sofortige Eröffnung des Thoraxraumes notwendig macht.

Tabelle 1. Determinanten des Behandlungsergebnisses

- Unfallmechanismus
- Lokalisation der Verletzungen
- klin. Zustand zur Aufnahme
- Kompetenz der Institution

Tabelle 2. Leitsymptom für die Sofortbehandlung

hämodynamische Beeinträchtigung!

Tabelle 3. Wertigkeit des EKG

- traditionell überbewertet
- positiv nach ±12 Stunden
- Troponin T anstatt CKMB
- → Koronarangio

Tabelle 4. Therapie bei klin. Schocksituation

- mit Hämatothorax
  ? li-lat Thorakotomie bis „clamp shell"
- mit Halsvenenstauung
  ? mediane Thorakotomie mit Zugang zu beiden Pleurahöhlen
- HLM
- Cell Saving
- p'ECC

Tabelle 5. Spätdiagnosen (Polytraumata)

- intrakardiale shunts
- valvuläre Regurgitation
- wahres Aneurysma
- gedeckte Aortenruptur
- Block Reizleitungssystem
- Koronarverletzung

Literatur bei den Verfassern.

Übersicht über relevante Aspekte des Gerinnungssystems – Fokus auf kardiovaskuläre Hämostaseologie

H. M. Hoffmeister

Medizinische Klinik, Abteilung III, Otfried-Müller-Straße 10, 72076 Tübingen

Overview of Relevant Aspects of Hemostasis – Focus on Cardiovascular Hemostaseology

Summary. The hemostasis is a complex regulated system. It can be subdivided into the coagulation cascade, the fibrinolytic system, thrombocytes and cellular hemostasis. In atherosclerosis there are several systemic changes of the hemostasis and fibrinolysis, especially in diabetics. These alterations are markedly pronounced in patients with acute complications like acute coronary syndromes. The alterations in these patients constitute a prothrombotic state. To treat this procoagulant situation several drugs like antithrombins, antiplatelet drugs including glycoprotein IIb/IIIa-receptor antagonists, and others are used. This therapy itself can cause perioperative hemostatic disorders. Therefore, a close communication between cardiologist and cardiac surgeon is necessary to handle this complex situation.

Key words: Hemostasis – Fibrinolysis – Platelets

Zusammenfassung. Die Hämostase stellt ein komplex reguliertes und balanciertes System dar. Das Hämostasesystem kann untergliedert werden in das eigentliche Gerinnungssystem, das Fibrinolysesystem, Thrombozyten und die zellulären Bestandteile der Hämostase. Bei Patienten mit Arteriosklerose kommt es zu einer Vielzahl systemischer Veränderungen der Gerinnung und Fibrinolyse, besonders bei Patienten mit Diabetes mellitus. Bei Patienten mit akuten Komplikationen wie z.B. beim akuten Koronarsyndrom sind diese Veränderungen ausgeprägter. Die Veränderungen führen zu einer systemischen prothrombotischen Situation. Um diesen Zustand zu behandeln werden u.a. Antithrombine, Antiplättchensubstanzen einschließlich Glykoprotein IIb/IIIa-Rezeptorantagonisten und andere eingesetzt. Diese Medikation selbst kann perioperative Gerinnungsstörungen verursachen, deshalb ist eine enge Koordination zwischen den beteiligten Fachdisziplinen erforderlich.

Schlüsselwörter: Hämostase – Fibrinolyse – Thrombozyten

Die Hämostase stellt ein komplex reguliertes und balanciertes System dar. Das Hämostasesystem kann untergliedert werden in das eigentliche Gerinnungssystem, das Fibrinolysesystem, Thrombozyten und die zellulären Bestandteile der Hämostase (vor allem Endothelzellen). Das Gerinnungssystem selbst wird unterteilt in einen intrinsischen und extrinsischen Aktivierungsweg.

Beide Wege führen zur Aktivierung von Thrombin. Die Aktivierung über das Faktor XII-Kontaktphasesystem (intrinsisch) umfaßt hochmolekulares Kininogen und Kallikrein (Verknüpfung mit Fibrinolyse und Komplementsystem). Die extrinsische Gerinnungsaktivierung verläuft über den Gewebefaktor („tissue-factor") mit Bildung des gerinnungsaktiven Gewebefaktor-Faktor VII-Komplexes. Innerhalb der Gerinnungskaskade bestehen verschiedene Inhibitoren: Antithrombin III, Tissue-factor-pathway-inhibitor, C_1-Esteraseinhibitor, α_1-Antitrypsin, α_2-Makroglobulin. Dadurch werden Gerinnungsprozesse räumlich und zeitlich begrenzt. Die Vorstufe des Fibrins, das Fibrinogen, ist einerseits Bestandteil der Gerinnungskaskade, andererseits als Akute-Phase Protein an inflammatorischen Reaktionen beteiligt. Für die Fibrinolyse wird Plasmin aktiviert, welches Fibrin abbaut. Plasmin entsteht aus Plasminogen, die wesentlichen Plasminogenaktivatoren sind der Gewebetyp-Plasminogenaktivator (TPA) und der Urokinasetyp-Plasminogenaktivator (UPA). Während ersterer hauptsächlich für die plasmatische Fibrinolyseaktivierung verantwortlich ist und dafür u.a. auch lokal endothelial freigesetzt werden kann, ist das UPA-System zusammen mit seinem Rezeptor neben der Beeinflussung der Fibrinolyse an Zell-Zellinteraktionen, Zellmigration etc. mitbeteiligt. Wesentlichster Inhibitor im Plasminaktivatorensystem ist der Plasminaktivator-Inhibitor-1. Plasmin selbst wird durch Antiplasmin zu Plasmin/Antiplasminkomplexen inaktiviert. Eine weitere Komponente der Hämostase sind Thrombozyten. Diese werden durch verschiedenste Aktivierungswege, u.a. durch Thrombin, aktiviert und interagieren über von Willebrand Faktor mit dem Endothel. Thrombozyten können über den Glykoprotein IIb/IIIa-Rezeptor miteinander vernetzen. Unter zellulärer Hämostase werden zum Einen die von ortsständigen Zellen exprimierten, für die Thrombusbildung relevanten Rezeptoren bezeichnet, wie auch die Freisetzung von gerinnungsaktiven Substanzen durch diese Zellen und die weiteren Wirkungen des Hämostasesystems auf nicht thrombusbezogene zelluläre Vorgänge. Im Einzelnen nicht aufgeführt werden können hier Zellinteraktionen wie z.B. Gewebefaktor-Freisetzung durch aktivierte Monozyten, die Thrombozyten-Monozyteninteraktion etc.

Störungen der Hämostase umfassen zum Einen angeborene oder erworbene Störungen, zum Zweiten intraoperativ auftretende Gerinnungsstörungen (z.B. durch Verwendung von Oxygenatoren bei Operation mit Herz-Lungenmaschine), Störungen durch schwere akute Krankheitsbilder (Sepsis, akute Koronarsyndrome...) sowie durch pharmakologische Therapien hervorgerufene Veränderungen von Gerinnung und Fibrinolyse (antithrombotische Therapie durch unfraktioniertes oder niedermolekulares Heparin, plättchenbeeinflussende Therapie durch Aspirin, Clopidogrel, Glykoprotein IIb/IIIa-Rezeptorantagonisten, fibrinolytische Therapie durch Plasminogenaktivatoren). Auf die Veränderungen bei kardiovaskulären Erkrankungen sowie durch pharmakologische Vorbehandlungen wird im Folgenden schwerpunktmäßig eingegangen, da diese Veränderungen mit Abstand die häufigsten Alterationen der perioperativen Hämostase bei Patienten mit kardiovaskulären Erkrankungen bzw. im Bereich der Herzchirurgie darstellen.

Veränderungen von Gerinnung, Fibrinolyse und Thrombozyten bei Arteriosklerose

Die Arteriosklerose stellt eine generalisierte Gefäßwanderkrankung dar, welche inflammatorische, prothrombotische sowie weitere komplexe und interagierende Aspekte umfaßt. Geringe Veränderungen der beteiligten Systeme sind bei diesen Patienten – z.T. unabhängig von der primären Organmanifestation wie Koronarien, Karotiden oder periphere Gefäße – chronisch nachweisbar. Diese Veränderungen liegen allerdings häufig im oberen Bereich der laborchemisch noch als Normalwerte deklarierten Meßwerte und stellen von daher höchstens unter epidemiologischen Aspekten für den Einzelfall ein perioperatives Problem dar. Anders sieht es aus, wenn es zu einer akuten Manifestation bzw. Komplikation der Arterioskleroseerkrankung mit sekundärer Organschädigung im Sinne einer Ischämie kommt. Beispielhaft soll dies an den Veränderungen bei Patienten mit akutem koronaren Syndrom erläutert werden, da diese Patientengruppe sehr häufig interventioneller und in nicht geringer Zahl zügiger operativer Therapie bedarf. Lokal als krankheitsbestimmendes Geschehen kommt es zu einer akuten Plaqueruptur mit Anlagerung eines komplett oder inkomplett okkludierenden Thrombus. Während aus pathohistologischen Untersuchungen bekannt ist, daß häufig Plaquerupturen stattfinden, ohne das dies klinisch bemerkt wird, ist die Voraussetzung für die klinische Manifestation der akute zur Ischämie führende Gefäßverschluß. Kardial manifestiert sich dies entweder als akuter Myokardinfarkt oder bei fehlendem Nachweis von kardialen Nekrosemarkern als instabile Angina pectoris. Bei diesen Patienten besteht lokal eine massive Gerinnungsaktivierung durch die Exposition des im rupturierten Plaque enthaltenen Gewebefaktors. An systemischen Veränderungen läßt sich eine Aktivierung des Faktor XII/Kallikreinsystems nachweisen [1]. Die Veränderungen führen dazu, daß die Thrombinaktivität im Plasma gesteigert wird. Diese systemische Hyperkoagulabilität läßt sich auch durch Nachweis erhöhter D-Dimerspiegel zeigen. Außerdem sind die Fibrinogenspiegel dieser Patienten erhöht, insbesondere im Rahmen der inflammatorischen Akute-Phase-Reaktion kommt es zu einem weiteren Anstieg des Fibrinogens mit entsprechenden Rückwirkungen auf Viskosität und Gerinnung.

Im Bereich der Fibrinolyse bestehen sowohl gravierende Veränderungen im Bereich der Plasminogenaktivatorsysteme als auch eine mäßig erhöhte Plasminaktivität (die kompensatorisch zumindest bei den klinisch auffälligen Patienten nicht ausreicht, um die durch die prokoagulatorische Situation begünstigte Thrombusbildung zu verhindern). Die Plasminogenaktivatorsysteme Gewebetyp-Plasminogenaktivator (tPA) und Urokinasetyp-Plasminogenaktivator (uPA) sind bei Patienten mit akutem koronaren Syndrom an zentraler Stelle in der Pathogenese der Erkrankung beteiligt. Es konnte gezeigt werden, daß die tPA-Massenkonzentration bei Patienten mit akutem Koronarsyndrom oder transmuralem akuten Myokardinfarkt deutlich erhöht ist [2]. Aus funktioneller Sicht ist es aber so, daß vor allem auch der Plasminogenaktivatorinhibitor-1 (PAI-1) in seiner Aktivität bei diesen Patienten deutlich erhöht ist. Dies führt dazu, daß die erhöhte tPA-Massenkonzentration überwiegend durch tPA/PAI-Komplexe bedingt ist. Die funktionell wichtige endotheliale tPA-Freisetzung ist dagegen in der akuten Phase der instabilen Angina pectoris oder des Myokardinfarktes vermindert [3]. Neben der Bedeutung vor allem des tPA-Systems für die Aktivierung des Plasminogens zu Plasmin kommt sowohl tPA als vor allem auch dem uPA-System eine wesentliche Bedeutung für die arteriosklerotischen Gefäßwandveränderungen zu. Insbesondere der Urokinasetyp-Plasminogenaktivator ist an der Regulation der Zellmigration beteiligt. Hier greifen Gerinnung und zelluläre Prozesse der Arterioskleroseentwicklung direkt ineinander. Dies läßt sich auch durch Gegenüberstellung der systemisch erfaßbaren Veränderungen des Plasminogenaktivatorsystems einerseits und der morphologischen Veränderungen bei akutem Koronarsyndrom andererseits [4] zeigen.

Letztlich resultiert eine mäßig erhöhte Plasminaktivität als Ausdruck einer etwas gesteigerten Netto-Fibrinolyse, welche sich durch Bestimmung der Plasmin/Antiplasminkomplex als molekularen Marker dokumentieren läßt.

Bei Patienten mit akutem koronaren Syndrom ist eine vermehrte Aktivierung der Thrombozyten bekannt. Nachgewiesen werden kann z.B. eine erhöhte Freisetzung von Substanzen wie P-Selektin aus dem α-Granula der Plättchen. Hierbei handelt es sich um ein transientes Phänomen, welches einige Tage später nach erfolgreicher Therapie nicht mehr vorhanden ist. Hierdurch unterscheidet es sich von den Veränderungen von Gerinnung und Fibrinolyse, welche z.T. prolongiert bestehen. Außerdem kommt es zu einer erheblichen Leukozyten-Thrombozyteninteraktion bei akuten Koronarsyndromen, welche ihrerseits zu einer Freisetzung proinflammatorischer und prokoagulatorischer Substanzen aus Monozyten führen kann. Die Veränderungen der Thrombozyten sind, wie auch Veränderungen im Bereich des Plasminogenaktivatorsystems u.a., bei Diabetes mellitus besonders ausgeprägt und erklären mit das erhöhte Risiko dieser Patienten.

Therapeutisch bedingte Veränderungen

Aus den oben dargelegten Veränderungen ist verständlich, daß die Standardtherapie des akuten Koronarsyndroms (abgesehen von antiischämisch im Sinne einer Verbesserung des Sauerstoffangebot/Bedarfsverhältnisses) in der Gabe von Acetylsalizylsäure besteht. Für den chirurgischen Eingriff ist der offensichtliche Nachteil dieser Medikation die relativ lange Wirkhalbwertszeit. Bezüglich der plasmatischen Gerinnung wird konventionell unfraktioniertes Heparin eingesetzt, aufgrund seiner kurzen Halbwertszeit und der dadurch bedingten guten Steuerbarkeit stellt es für chirurgische Eingriffe kein Problem dar. Geringfügig anders verhält es sich bei niedermolekularen Heparinen, welche aufgrund ihrer längeren Wirkhalbwertszeit eher, aber sicher nicht kritisch, die Gerinnung bei Patienten mit kardio-chirurgischen Eingriffen beeinflussen können. Die Behandlung mit Phenprocoumon führt zu lang anhaltenden Veränderungen der Gerinnung, hier muß entweder eine Antagonisierung oder eine Aufhebung der Wirkung durch entsprechende Substitution erfolgen, sofern keine Zeit bleibt, das Abklingen der Wirkung unter Heparinschutz abzuwarten. Neben Aspirin werden zunehmend auch Patienten mit einer zusätzlichen Clopidogreltherapie zur Operation vorgestellt. Hierbei handelt es sich um eine den ADP-Aktivierungsweg der Plättchen blockierende Substanz. Sie besitzt also eine zusätzliche, über die reine Aspirintherapie in der Kombination hinausgehende antithrombozytäre Wirkung und wird vor allem bei Patienten nach Stent-Implantation in dieser Kombination eingesetzt.

Die Endstrecke der thrombozytären Aggregation über Fibrinogenbrücken wird durch den Glykoprotein IIb/IIIa-Rezeptor (GPIIb/IIIa) vermittelt. Während orale Rezeptorantagonisten aus verschiedenen Gründen nicht in die klinische Routine gelangten, sind vor allem beim akuten Koronarsyndrom intravenöse GPIIb/IIIa-Rezeptorantagonsiten hochwirksame Medikamente. Diese Substanzen weisen sehr unterschiedliche Halbwertszeiten auf (Abciximab deutlich länger als kleinmolekulare Substanzen) und müssen deshalb erforderlichenfalls auf unterschiedlicher Weise in ihrer Wirkung aufgehoben werden (Thrombozyteninfusionen, Dialyse...). Wegen der unterschiedlichen medikamentösen Strategien vor dem Hintergrund der komplexen Veränderungen beim akuten Koronarsyndrom erscheint deshalb eine engmaschige Absprache und Konsultation zwischen den betreuenden kardiologischen und kardio-chirurgischen Zentren von besonderer Bedeutung, um Inzidenz und Ausmaß perioperativer Hämostasestörungen bei kardiochirurgischen Eingriffen insbesondere bei Patienten mit akutem Koronarsyndrom möglichst klein zu halten.

Literatur

1. Hoffmeister HM, Jur M, Wendel HP, Heller W, Seipel L (1995) Alterations of the coagulation, the fibrinolytic and the kallikrein-kinin system in the acute and post-acute phase in patients with unstable angina pectoris. Circulation 91:2520–2527
2. Hoffmeister HM, Szabo S, Kastner C, Beyer ME, Helber U, Kazmaier S, Wendel HP, Heller W, Seipel L (1998) Thrombolytic therapy in acute myocardial infarction: comparison of procoagulant effects of streptokinase and alteplase regimen with focus on the kallikrein system and plasmin. Circulation 98:2527–2533
3. Hoffmeister HM, Jur M, Ruf-Lehmann M, Helber U, Heller W, Seipel L (1998) Endothelial tissue-type plasminogen activator release in coronary heart disease. J Am Coll Cardiol 31:547–551
4. Hoffmeister HM, Jur M, Helber U, Fischer M, Heller W, Seipel L (1999) Correlation between coronary morphology and molecular markers of fibrinolysis in unstable angina pectoris. Atherosclerosis 144:151–157

Morphologische Veränderungen nach Lungentrauma

K.-M. Müller

Institut für Pathologie,Berufsgenossenschaftliche Kliniken Bergmannsheil, Ruhr-Universität Bochum, Bürkle-de-la-Camp-Platz 1, 44789 Bochum

Morphological Alterations Following Lung Injury

Summary. Post traumatic pleuro-pulmonary lesions can be divided into 3 phases: Acute phase I - several days to one week - with superficial pleuro-pulmonary defects as a main cause for pneumo-hematothorax, intrapulmonary hematoma from rhexis bleeding of parenchymal vessels, tearing of bronchi and vessels. Latency phase II - 1-4 weeks with complications caused by inflammatory overlap, contusion pneumonia, development of fistulae, internal aspiration. Late phase III - 1 month to years - special variant of rounded hematoma, pleural inflammation for example in fistulae up to scarring fibrosis. Inflammatory complications and development of ARDS with subsequent complications in the traumatically pre-damaged pulmonary organ.

Key words: Post traumatic lung lesions - Morphology

Zusammenfassung. Posttraumatische pleuro-pulmonale Schädigungen lassen sich in 3 Phasen unterteilen: Akutphase I - Tage bis zu einer Woche - mit oberflächlichen pleuro-pulmonalen Defekten als wesentliche Pneumo-Hämatothoraxursache, intrapulmonalen Hämatomen aus Rhexis-Blutungen der Parenchymgefäße, Abrissen von Bronchien und Gefäßen. Latenzphase II - 1 bis 4 Wochen mit Komplikationen durch entzündliche Überlagerungen, Kontusionspneumonien, Entwicklung von Fisteln, innere Aspirationen. Spätphase III - im Intervall von 1 Monat bis zu Jahren - Sonderform des Rundherdhämatoms, pleurale Entzündungen bei z. B. Fistelbildung bis zu Verschwartungen. Entzündliche Komplikationen und Entwicklung eines ARDS mit daraus resultierenden Komplikationen im traumatisch vorgeschädigten Lungenorgan.

Schlüsselwörter: Posttraumatische Lungenläsionen - Morphologie

Die pathologisch-anatomisch fassbaren Befunde nach einem „adäquaten" Thoraxtrauma sind vielfältig. Nur selten gelangen heute noch typische Befunde des Verletzungsmusters der Lunge in akuten Phasen in das Blickfeld des Pathologen, da bei Todeseintritt als Unfallfolge - gleichbedeutend einer nicht natürlichen Todesursache - Obduktionen - wenn überhaupt noch - auf Veranlassung des Staatsanwaltes durch die Rechtsmediziner vorgenommen werden.

Aus dem Untersuchungsgut von nur noch gelegentlich möglichen „klinisch-wissenschaftlichen Obduktionen" und ebenfalls nur wenigen Operationspräparaten lässt sich ein im chirurgischen Schrifttum dokumentiertes Spektrum möglicher post-traumatischer Lungenveränderungen aufzeigen. Die pathologisch-anatomisch als isolierte Schädigungen zu dokumentierenden Einzelbefunde können sich besonders nach Polytraumen variabel miteinander kombinieren. Zur Dokumentation der Befunde sind für den Pathologen Kenntnisse zum Traumazeitpunkt, nach Möglichkeit auch der zum Trauma führenden Umstände und der zwischen operativen Internventionen bzw. Todeseintritt erfolgten ärztlichen Maßnahmen unerlässlich!

Basierend auf führenden pathologisch-anatomischen Befunden lassen sich typische posttraumatische Lungenschäden in Zeitintervallen zum primären Thoraxtrauma in drei Phasen gliedern:

- die Akutphase I – Tage bis zu einer Woche
- die Latenzphase II – eine Woche bis max. vier Wochen und
- eine Spätphase III – ein Monat bis zu Jahren.

Diese grobe phasenweise Einteilung post-traumatischer Lungenläsionen berücksichtigt in erster Linie pathologisch-anatomische Befunde über die zeitlichen Abläufe reaktiver und reparativer Vorgänge zu Resorption, Restitution bzw. Organisation mit Defektheilung von post-traumatischen Läsionen.

Die wesentlichen für Thorax-chirurgische Eingriffe relevanten Verletzungsmuster sind in den Schemata Abb. 1 zusammengefasst. Entscheidend für die Entwicklung der Frühsymptome von Pneumothorax und Hämothorax sind unterschiedlich ausgedehnte kontusionelle Läsionen von

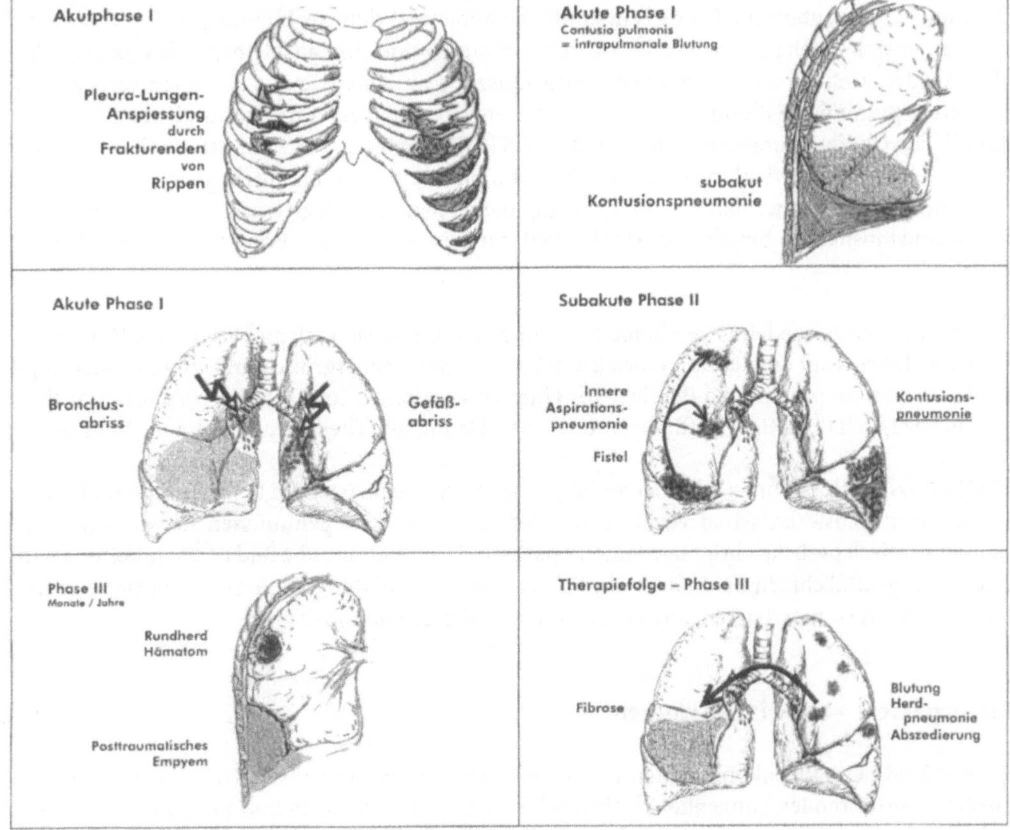

Abb. 1. Schema der pathologisch-anatomisch nachweisbaren Lungenbefunde nach Thoraxtrauma in Abhängigkeit posttraumatischer Zeitphasen (Zeichnungen Fr. Dr. A. Theile)

Pleura und subpleuralen Lungenparenchymbezirken. Blutaustritte in die Pleurahöhlen resultieren aus Einrissen der Pleura mit Eröffnung von Gefäßen des pleuralen nutritiven Kreislaufs und aus Defekten von Alveolarkapillaren bis zu den Ästen der venösen und arteriellen präkapillären Lungenstrombahn.

Zu berücksichtigen sind auch Läsionen der Interkostalarterien bei ausgedehnteren und mehrfachen Rippenfrakturen.

Phase I – Lungenkontusion/intrapulmonale Blutungen

Morphologisches Substrat wechselnd ausgedehnter und röntgenographisch fassbarer Lungenkontusionen sind disseminierte oder bis zu Segmentgröße konfluierende alveoläre Blutungen als Folge von kapillären Gefäßläsionen im Sinne von Rhexis-Blutungen. Durch die strenge lobuläre und segmentale Gliederung der Lunge mit septalen bindegewebigen Begrenzungen werden segmentale, Infarkt-ähnliche Bilder erklärt. Die „unkomplizierte" post-traumatische Lungenblutung, z.B. im Bereich von 1–2 cm großen subpleuralen Lobuli wird im Verlauf von ein bis zwei Wochen repariert. Regionale Anreicherungen von Fe-positiven Alveolarmakrophagen lassen aber auch noch nach Wochen den Rückschluß auf eine abgelaufene Blutung mit Resorption des Hämosiderin-Eisens aus abgebauten Erythrozyten zu.

Nach Monaten ist der ehemalige Defekt nur noch über kleine keilförmige pleuro-pulmonale Narben zu erkennen.

Kontusionspneumonie (subakute Phase): Diese Diagnose sollte nur dann gestellt werden, wenn Befunde für eine „überschießende" entzündliche Abbaureaktion zur Elimination und Organisation der entstandenen pulmonalen Blutungen vorhanden sind. Eine ausbleibende Reduktion oder aber Ausdehnung der ursprünglichen Kontusionszone muß als Hinweis auf einen verzögerten Abbau der pulmonalen Blutung mit ausgedehnteren Parenchymzerstörungen und möglichen entzündlichen Überlagerungen gewertet werden. Bei Patienten unter Beatmungstherapie besteht erhöhte Gefahr zur Entwicklung entzündlicher Komplikationen im hämorrhagisch-nekrotischen Lungenbereich. Bei einer nahezu immer vorhandenen pleuralen Begleitreaktion über pulmonalen Kontusionsherden besteht die Möglichkeit zur persistierenden Ergussbildung im Pleuraraum.

Bronchusabriss: Ausgedehntere Mangelbelüftungen, ein Mediastinalemphysem und Hämoptoe sind ein Hinweis auf eine Läsion eines Bronchus von der Kalibergröße der Segment- oder Lappenbronchien im parahilären Bereich. Vor einer chirurgischen Intervention wird die Bronchoskopie bezüglich derartiger Befunde eine rasche Klärung mit Therapieentscheidung bringen.

Gefäßabriss: Auch Läsionen oder Zerreißungen größerer Gefäßäste sind beim stumpfen Thoraxtrauma vergleichsweise selten. Nach Stich- oder Schussverletzungen müssen sie aber differentialdiagnostisch berücksichtigt werden. Das pathologisch-anatomische Bild ist uneinheitlich und reicht von großflächigen bis Infarkt-ähnlichen Parenchymblutungen bis zu vorwiegend septal ausgebreiteten Hämorrhagien, z.B. bei Läsionen größerer Pulmonalvenen.

Latenzphase II – eine bis vier Wochen

Fisteln: Sind bei Lungenkontusionen Bronchien vom Kaliber der Subsegmentbronchien in den zur Nekrose führenden Lungenbezirk eingeschlossen, sind broncho-pulmo-pleurale Fisteln über nekrotisch-sequestrierte Lungenabschnitte nach pathologisch-anatomischen Befunden mühelos abzuleiten. Die Orientierung ist bei weitgehend aufgehobener anatomischer Struktur mit Entwicklung fuchsbauartiger Strukturen aus Fibrin-reichem Exsudat und entzündlich überlagertem hämorrhagisch-nekrotischem Lungengewebe oft kaum mehr möglich. Da eine Restitutio ad integrum in der Regel nicht mehr erwartet werden kann, sollte bei dieser Situation die chirurgische Intervention diskutiert werden.

Innere Aspiration (subakute Phase II): In kontusionierten Lungenbezirken werden durch Parenchymzerstörung pathologische Verbindungen zwischen eingebluteten Nekrosebereichen und Bronchialsystem möglich. Hieraus werden Wege zur Aspiration von Blut und Zelldetritus in primär noch erhaltene Lungenbereiche im Sinne des Begriffes der „inneren Aspiration" möglich. Gleiches gilt nach intrabronchialen Blutungen aus Bronchialgefäßen bei z. B. inkompletten Bronchusrupturen, die durchaus auch mit größeren Schleimhautdefekten einhergehen können.

Phase III – Spätphase / ein Monat bis Jahre, Komplikationen

Rundherdhämatom: Als Sonderform pulmonaler Läsionen nach stumpfem Thoraxtrauma – z. B. Gurtverletzung bei Auffahrunfall – kann sich aus einer primär „stummen" pulmonalen Kontusionsblutung ein Rundherdbefund entwickeln. Pathologisch-anatomisch handelt es sich um ein intrapulmonales, meist Fibrin-reiches geschichtetes Hämatom im Bereich des nekrotischen ursprünglichen Lungengewebes. Charakteristisch ist eine wechselnd breite Pseudokapsel aus Granulationsgewebe mit kräftiger Hämosiderinspeicherung. Derartige intrapulmonale Hämatome sind Prädilektionsstellen für Übergänge in Abszesse und bakterielle Infektionen sowie Pilzbesiedlungen (post-traumatisches Myzetom).

Selten sind intrapulmonale post-traumatische Pseudozysten bzw. Kavernen-ähnliche Hohlraumbildungen, wenn der Hämatominhalt nach Anschluss an das Bronchialsystem ausgehustet wurde.

Posttraumatisches Empyem: Bei primär offenen perthorakalen thorako-pulmonalen Verletzungen, infizierten und abszedierten Kontusionspneumonien sowie bei broncho-pleuralen Fisteln besteht die Möglichkeit zu einem posttraumatischen Empyem. Bei dieser Komplikation muß rechtzeitig die Indikation zur Dekortikation zur Vermeidung von ausgedehnteren Verschwartungen als Spätfolgen nach Thoraxtrauma erfolgen.

Die Phase III nach einem thorako-pulmonalen Trauma wird entscheidend von Komplikationen geprägt. Insbesondere bei Patienten nach Polytrauma mit notwendiger Beatmung unter den erforderlichen intensivmedizinischen Maßnahmen können die Organisationsprozesse posttraumatischer pleuraler und pulmonaler Schädigungen besonders durch entzündliche Komplikationen protrahiert werden. Das posttraumatisch vorgeschädigte Lungenorgan ist prädisponiert für die Entwicklung eines Lungenversagens (ARDS), bevorzugt bei Patienten mit Polytrauma. Über die komplexen Abläufe der Mediatoren-vermittelten pulmonalen Endothelschädigung entsprechend einer „systemischen Entzündungsreaktion" können durchaus auch ausgedehntere lokale pulmonale Organschädigungen zu wesentlichen Teilursachen für das posttraumatische akute Lungenversagen werden.

Im Rahmen der dann notwendig werdenden intensivmedizinischen Maßnahmen zur Behandlung des protrahiert verlaufenden ARDS mit hohen Sauerstoffkonzentrationen und Beatmungsdrucken ist die Entwicklung von interstitiell fibrosierenden Lungenveränderungen bis hin zur „subakuten Lungenfibrose" bereits nach wenigen Wochen möglich.

Bei Endzuständen mehrere Wochen nach thorako-pulmonalem Trauma und Beatmungsmaßnahmen im Rahmen intensivmedizinischer Versorgung ist es im Regelfall dem Pathologen nicht mehr möglich, aus dem stationären Endbefund eines über Wochen verlaufenden chronischen Reaktionsmusters zweifelsfrei Differenzierungen zwischen primären posttraumatischen pleuro-pulmonalen Schädigungsmustern, entzündlich-komplizierenden Veränderungen und Therapiefolgen zu treffen (Abb. 1).

Literatur beim Verfasser.

Lungenkontusion – Eine Indikation zur Resektion?

E. Stoelben

Abteilung für Thoraxchirurgie, Universitätsklinikum, Hugstetter Straße 55, 79106 Freiburg

Lung Contusion – Indication for Resection?

Summary. Pulmonary contusion is the most common injury in blunt chest trauma. Parenchymal injury and systemic inflammatory response lead to respiratory insufficiency and secondary pneumonia. Early detection and intervention to minimize progression of lung consolidation with a low threshold for mechanical ventilation optimize treatment results. Between 1990 and 2000 55 thoracotomies or thoracoscopies for chest trauma were performed. In 26 patients pulmonary contusion with hematothorax (n=13), endobronchial bleeding (n=9), bronchopleural fistula (n=6), bronchusruptur (n=2) or other contusion related injuries (n=6) was responsible for the thoracotomies. We performed 12 lobectomies, 1 pneumonectomy, 11 parenchymal suture and 2 decortications. Preoperatively a bronchoscopy for the localisation of the bleeding and disclosure of central airway injury is mandatory. The benefit of bronchoscopy guided blocking of the bronchus for endobronchial bleeding is unclear. Video assisted procedures are not useful for massive bleeding or anatomical resections.

Key words: Thoracic injuries – Lung – Contusions

Zusammenfassung. Die Lungenkontusion ist die häufigste Folge eines stumpfen Thoraxtraumas. Die lokale Lungenschädigung und systemische entzündliche Reaktion kann zur schweren respiratorischen Insuffizienz führen. Die frühzeitige Diagnose und intensivmedizinische Behandlung sind die Pfeiler der erfolgreichen Therapie. In den Jahren 1990–2000 wurden in unserer Klinik 55 Thorakotomien bzw. Thorakosopien im Rahmen von Thoraxtraumen durchgeführt. Bei 26 Patienten war die Lungenkontusion mit Hämatothorax (n=13), endobronchialer Blutung (n=9), bronchopleuraler Fistel (n=6), Bronchusruptur (n=2) oder anderen Kontusionsfolgen (n=6) ursächlich für die Indikation zur Operation. Es erfolgten 12 Lobektomien, 1 Pneumonektomie, 11 Parenchymnähte und 2 Dekortikationen. Präoperativ ist eine Bronchoskopie zur Klärung von zentralen tracheobronchialen Verletzungen und zur Lokalisation der Blutungsquelle notwendig. Der Einsatz der videoassistierten Operationstechnik ist hier nicht möglich. Die Verwendung von bronchoskopisch geführten Bronchusblockern bringt nach unserer Erfahrung nur einen begrenzten Nutzen.

Schlüsselwörter: Thoraxtrauma – Lungenresektion – Kontusion

Einleitung

Die Lungenkontusion ist in der Regel die Folge eines stumpfen Thoraxtraumas im Rahmen von Hochgeschwindigkeitsunfällen mit Polytrauma. Sie ist Ausdruck eines schweren Polytraumas und stellt selbst eine schwere Verletzung dar. Die Kombination von lokaler Lungenschädigung und systemischer entzündlicher Reaktion kann zur schweren respiratorischen Insuffizienz durch ein ARDS sowie sekundär durch eine nosokomiale Pneumonie führen. Die frühzeitige Diagnose und intensivmedizinische Behandlung sind die Pfeiler der erfolgreichen Therapie [1, 7]. Eine prophylaktische Resektion kontusionierter Lungenabschnitte um ein ARDS oder eine Pneumonie zu vermeiden, erscheint wegen der verzögerten radiologischen Darstellung in der Thorax-Übersichtsaufnahme und des häufig beidseitigen Lungenbefalls nicht sinnvoll. Die Operationsfrequenz für das stumpfe Thoraxtrauma wird mit 7,5% angegeben, wovon jedoch nur 0,6% entsprechend 11 von 1663 Patienten wegen einer Lungenverletzung selbst operiert wurden [4]. Die Indikation zur Thorakotomie ergibt sich bei schwerer Lungenkontusion durch die Zerreissung des Lungengewebes. In deren Folge kann es zur endobronchialen Blutung, zum Hämatothorax oder zur bronchopleuralen Fistel mit oder ohne zentrale Bronchusverletzung kommen. Zu den Spätfolgen mit Indikation zur Thorakotomie zählen der Lungenabszeß durch ein infiziertes Hämatom, der Hämatothorax zur Dekortikation und die persistierende bronchopleurale Fistel.

Patienten und Methoden

In den Jahren 1990–2000 wurden in unserer Klinik 55 Thorakotomien bzw. Thorakosopien im Rahmen von Thoraxtraumen durchgeführt. Davon war bei 26 Patienten die Lungenkontusion ursächlich für die Indikation zur Operation. Die Ergebnisse dieser Patienten werden im Nachfolgenden dargestellt. Die retrospektive Analyse erlaubt keine exakten Angaben über Drainagemengen und deren Einfluß auf die Operationsindikation. Entscheidend war der Blutverlust über die Thoraxdrainage, die endobronchiale Blutung mit Beeinträchtigung der Ventilation, die bronchopleurale Fistel mit einem Kollaps der Lunge unter Ventilation oder einem relevanten Verlust des Tidalvolumens sowie der endobronchiale Befund. Die Entscheidung zur Operation wurde in Absprache mit den Anaesthesisten und den Kollegen der Chirurgischen Klinik unter Berücksichtigung der übrigen Verletzungen des Patienten getroffen.

Ergebnisse

Die Indikation (z. T. mehrfache Indikation) wurde wegen Hämatothorax (n = 13), endobronchialer Blutung (n = 9), bronchopleuraler Fistel (n = 6), Bronchusruptur (n = 2) und anderer Kontusionsfolgen oder Begleitverletzungen (n = 6) gestellt. Neben 12 Lobektomien und 1 Pneumonektomie erfolgten 11 Parenchymnähte und 2 Dekortikationen. Die Operation wurde bei 20 Patienten innerhalb von 24 h, bei 6 weiteren Patienten nach 3 bis 14 Tagen durchgeführt. Teilt man die Patienten in zwei Gruppen je nach Operationszeitpunkt (≤ 24 h / > 24 h) ein, verteilen sich die Operationsindikationen und Art der Operation wie in Tabelle 1 angegeben. Fünf Patienten verstarben am Unfalltag, vier weitere nach 2–6 Tagen. Todesursachen sind der hämorrhagische Schock, das Schädel-Hirn-Trauma und das ARDS.

Diskussion

In systematischen computertomographischen Untersuchungen lassen sich im Vergleich zu konventionellen Thoraxaufnahmen deutlich mehr pathologische Befunde erheben. Bei klinisch sta-

Tabelle 1. Patienten aufgeteilt nach Operationszeitpunkt

		≤24 h, n=20	>24 h, n=6	gesamt
Indikation	Hämoptoe	8	1	9
	Hämatothorax	10	3	13
	Bronchopleurale Fistel	4	2	6
	Bronchusruptur	2		2
	andere	4	2	5
Art der Operation	Pneumon-/Lobektomie	10	3	13
	Naht Lunge	10	1	11
	Dekortikation	0	2	2
Letalität		45%	n=0	35%

bilen Patienten [2,6] spielt dieses mehr an Information jedoch keine therapeutische Rolle. In 95% der Patienten mit Lungenkontusion [8] läßt sich im CT eine Lazeration mit makroskopischem Defekt im Lungenparenchym nachweisen. Eine chirurgische Intervention ist nur selten notwendig. In der Regel sistieren die Blutungen aus Lungenkontusionen spontan. Gleiches gilt für periphere Parenchymfisteln mit oder ohne Mediastinalemphysem bzw. Pneumothorax.

Die Indikation zur Operation stellt sich dann, wenn die endobronchiale Blutung nicht spontan sistiert und die Ventilation der Lunge beeinträchtigt wird.

Für den Hämatothorax entscheidet die Blutungsaktivität über die Indikation zur Thorakotomie. Dies gilt insbesondere dann, wenn keine Rippenserienfraktur nachweisbar ist, da in diesem Fall die Blutung auf eine Lungenlazeration oder eine intrathorakale Gefäßverletzung zurückzuführen ist. Liegt eine Rippenserienfraktur vor, kann vor der Thorakotomie nicht sicher zwischen einer Blutung aus der Lunge oder der Brustwand unterschieden werden. Hier leistet das präoperative CT-Thorax mit dem Nachweis einer Lazeration mit Kontrastmittelaustritt gute Dienste. Gleichzeitig kann eine Verletzung der zentralen Gefäße ausgeschlossen werden. Der Pneumothorax wird primär durch Thoraxdrainage behandelt. Dehnt sich die Lunge wegen einer starken bronchopleuralen Fistel nicht aus bzw. ist der Verlust des Tidalvolumens so groß, daß die Ventilation des Patienten beeinträchtigt wird, besteht die Indikation zur Operation.

Die Indikation zur Thorakotomie wird in der Regel unmittelbar nach Einlieferung in den Schockraum gestellt. Präoperativ ist ein Computertomogramm des Thorax und eine Bronchoskopie zur Lokalisation der Blutungsquelle und zur Klärung von zentralen tracheobronchialen Verletzungen notwendig. Der Eingriff erfolgt unter schwierigen Bedingungen in der Regel ohne Doppellumentubus. Gleichzeitig ist in der Hälfte der Fälle eine anatomische Lungenresektion notwendig, um die tiefgreifende Zerreissung des Parenchyms zu beherrschen. Die Verwendung von bronchoskopisch geführten Bronchusblockern bringt nach unserer Erfahrung nur einen begrenzten Nutzen, da eine Dislokation aus den Lappenbronchien im Rahmen der Polytraumabehandlung häufig ist. Die Patienten mit operationpflichtigen Lungenkontusionen werden in der Regel mit reinem Sauerstoff beatmet, so daß die Blockierung einer Lunge durch Plazierung des Bronchusblockers im Hauptbronchus aus funktionellen Gründen nicht möglich ist.

Aus diesem Grund ist auch der Einsatz der videoassistierten Operationstechnik, die auf einen Doppelumentubus und ausreichende Übersicht im Thorax angewiesen ist, hier nicht möglich. Weiterhin können anatomische Lungenresektionen in minimal-invasiver Technik unter Notfallbedingungen nicht durchgeführt werden.

Die hohe Letalität nach notfallmäßigen Thorakotomien bei Thoraxtrauma von 30–50% wird in der Literatur bestätigt [4,5] und ist in der Regel direkt durch den Tod im hämorrhagischen Schock oder dessen Folge in Form des Multiorganversagens bedingt.

Literatur

1. Allen GS, Coates NE (1996) Pulmonary Contusion: A collective review. Am Surg 62:895–900
2. Marts B, Durham R, Shapiro M, Mazuski JE, Zuckermann D, Sundaram M, Luchtefeld WB (1994) Computed tomography in the diagnosis of blunt thoracic injury. Am J Surg 168:688–692
3. Pape HC, Remmers D, Rice J, Ebisch M, Krettek C, Tscherne H (2000) Appraisal of early evaluation of blunt chest trauma: Development of a standardized scoring system for initial clinical decision making. J Trauma 49:496–504
4. Thompson DA, Rowlands BJ, Walker WE, Kuykendall RC, Miller PW, Fischer RP (1988) Urgent thoracotomy for pulmonary or tracheobronchial injury. J Trauma 28:276–280
5. Tominaga GT, Waxman K, Scannell G, Annas C, Ott RA, Gazzaniga AB (1993) Emergency thoracotomy with lung resection following trauma. Am Surg 59:834–837
6. Trupka A, Nast-Kolb D, Schweiberer L (1998) Das Thoraxtrauma Unfallchirurg 101:244–258
7. Trupka A, Waydhas C, Hallfeldt KKJ, Nast-Kolb D, Pfeifer KJ, Schweiberer L (1997) Value of thoracic computed tomography in the first assessment of severely injured patients with blunt chest trauma:results of a prospective study J Trauma 43:405–412
8. Wagner R, Jamieson PM (1989) Pulmonary contusion: Evaluation and classification by computed tomography. Surg Clin North Am 69:31–40

Präoperativer Einsatz neuer GPIIb/IIIa Inhibitoren

C.-F. Vahl, N. Kayhan und S. Hagl

Klinik für Herzchirurgie, Im Neuenheimer Feld 110, 69120 Heidelberg

Preoperative Use of GPIIb/IIIa Inhibitors

Summary. The influence of preoperative abciximab treatment on perioperative risks was analyzed. Six groups were formed in consecutive patients (n = 957, 1/1994 – 3/2000) operated upon for CABG according to the urgency of the intervention and the type of preoperative haemostaseological treatment. Thirty-one patients underwent urgent/emergency CABG with preceding abciximab treatment. After pretreatment with abciximab the surgical results did not differ from patients with other types of preoperative haemostaseological treatment. CABG can be performed with similar results in abciximab pretreated patients as in patients with other types of preoperative haemostaseological treatment.

Key words: GPIIb/IIIa – Inhibitors – Abciximab

Zusammenfassung. Der Einfluß präoperativer GPIIb/IIIa Inhibition auf perioperative Risiken wurde untersucht. *Methoden:* Konsekutive Patienten (n = 957, 1/1994 – 3/2000) mit Koronarrevaskularisation wurden in Abhängigkeit der Dringlichkeit und des präoperativen hämostaseologischen Regimes 6 Gruppen zugeordnet. 31 Patients wurden unter dringlichen/ notfallmäßigen Bedingungen nach Vorbehandlung mit Abciximab operiert. *Ergebnisse:* Nach Vorbehandlung mit Abciximab unterschieden sich die perioperativen Ergebnisse nicht von denen anderer Patienten mit präoperativen Interventionen in das Gerinnungssystem. *Schlußfolgerung:* Aortocoronare Bypassoperationen können nach GPIIb/IIIa Inhibition bei entsprechender Adaptation des chirurgischen Regimes durchgeführt werden.

Schlüsselwörter: GPIIb/IIIa – Inhibition – Abciximab

Einführung

Die Inhibition der Thrombocytenaggregation- und adhäsion hat sich als wesentliches Behandlungsprinzip bei Patienten mit instabiler Angina pectoris erwiesen. Die präoperative Behandlung von Patienten mit Acetylsalicylsäure ist seit vielen Jahren etabliert und erfordert spezifische Adaptationsprozesse, wenn diese Patienten zur Operation kommen. Auch ADP-Hemmer (z. B.: Ticlopidin oder Clopidogrel) sind in die klinische Therapie eingeführt. Ein außerordentlich potenter Weg zur nahezu vollständigen Inhibition der Thrombocytenfunktion wird durch die neu eingeführten GPIIb/IIIa-Inhibitoren erreicht [5, 16, 19]. Zwar sind diese Substanzen außerordentlich wirkungsvoll, klinisch einsetzbare Testverfahren zur Therapieeinstellung liegen aber nicht vor.

Daher ergibt sich für den Herzchirurgen eine besondere Situation, wenn Patienten mit Vorbehandlung mit GPIIb/IIIa Inhibitoren zur Operation kommen [1,2,3]. Zu den Inhibitoren des Glucoproteins (GP)IIb/IIIa gehören neben dem hochmolekularen FAB-Fragment Abciximab eine Reihe unterschiedlicher niedermolekularer Wirkstoffe wie Eptifibatid (Integrilin) und nicht peptische Substanzen aus der Gruppe der Fibane. Die Erfahrungen unserer Gruppe konzentrieren sich auf das Abciximab, obwohl auch andere Substanzen (in geringerer Anzahl) zur präoperativen Thrombocyteninhibition eingesetzt worden waren.

Methoden

Abciximab [1, 2, 17, 19] wird seit 1994 in Heidelberg eingesetzt. Eingeschlossen wurden alle Patienten (unselektiert, konsekutiv), die sich zwischen 1/1994 und 4/2000 einer aortocoronaren Bypass-Operation nach vorangegangener Abciximab-Gabe unterzogen. Bei keinem Patienten war eine additive Behandlung an einer Herzklappe, einem Ventrikelaneurysma oder an der Aorta erforderlich. Keiner dieser Patienten war voroperiert. Die Patienten der Abciximab-Gruppe wurden – mit 3 Ausnahmen – alle von einem Operateur operiert (n = 31). Als Kontrollgruppe diente ein unselektiertes, konsekutives Patientenkollektiv, das von dem gleichen Operateur während des gleichen Beobachtungszeitraumes operiert wurde (n = 926).

Die Datenerfassung und -analyse erfolgte gemäß den Kriterien des „Heidelberger Vereines für multizentrische Datenanalyse" [22] (1500 items/Patient: demographischen Daten, chirurgischen Daten, Verlaufsdaten, vollständiges, standardisierten 6-Monats-Follow-up).

Die Patienten wurden in Abhängigkeit der Dringlichkeit ihrer Operationsindikation und von ihrem präoperativen kardiologischen Regime mit gerinnungswirksamen Pharmaka unterschiedlichen Gruppen zugeteilt.

Gruppe 1 (Idealgruppe): elektive Indikation zur Operation (= OP); keine PTT-wirksame Heparinisierung seit mehr als 7 Tagen vor der OP, keine präoperative INR-wirksame Antikoagulation seit mehr als 4 Tagen, keine Aggregationshemmer seit mehr als 7 Tagen.

Gruppe 2 (Abciximab-Gruppe): präoperative Abciximab Gabe (d. h.: Zeitintervall zwischen OP-Beginn und Absetzen der Abciximab-Therapie 0–36 Std.), dringliche, notfallmäßige und „ultima-ratio" OP-Indikationen, alle Formen von präoperativer Therapie des Gerinnungssystemes (Heparin, Aspirin, Marcumar, andere Aggregationshemmer). Alle Patienten hatten die Startdosis Abciximab erhalten (0,25 mg/kg Körpergewicht) gefolgt von einer kontinuierlichen Infusion (10 µg/min). Diese Infusion wurde a) über mindestens 12 Stunden beibehalten b) beibehalten bis zur Entscheidung, daß operiert werden konnte oder c) länger als 12 Stunden bis zum Zeitpunkt der Operation beibehalten. Das mittlere Zeitintervall zwischen Beendigung der Abciximab-Gabe und Beginn der Narkoseeinleitung lag bei 3,6 Stunden (35 Std. – 0 Std., Median: 2 Std.). Alle Patienten in der Abciximab-Gruppe (Gruppe 2) hatten zusätzlich zum Abciximab weitere gerinnungshemmende Medikamente: (Acetylsalicylsäure: n = 25, Heparin: n = 29, Clopidogrel n = 4, Marcumar: n = 2).

Gruppe 3 (präoperativ akut gerinnungswirksam behandelte Gruppe): keine chronische Gabe gerinnungswirksamer Pharmaka. Alle Patienten dieser Gruppe wurden unmittelbar präoperativ mit mindestens einer Intervention in das Gerinnungssystem stabilisiert oder therapiert, wobei die Therapie bis zur Operation beibehalten wurde. Alle Stufen der Dringlichkeit der Indikation (elektiv: 11%, dringlich 68%, notfallmäßig: 21%).

Gruppe 4 (Heparingruppe): Dauertherapie mit Heparinperfusor (Behandlungsdauer ≥7 Tage); keine Therapie mit Aggregationshemmern (d. h.: Aggregationshemmer ≥7 Tage vor OP abgesetzt); keine INR-wirksame Therapie (d. h. Marcumar vor mehr als 4 Tagen abgesetzt). Alle Abstufungen der Dringlichkeit.

Gruppe 5 (Heparin + Aspirin-Gruppe): keine präoperative INR wirksame Therapie (d. h. ≥4 Tage ohne Behandlung); Präoperative Therapie mit Aggregationshemmern (d. h.: das Zeitintervall

Tabelle 1. Perioperatives chirurgisches Management bei vorangegangener Abciximab-Therapie

- Systemische Heparinisierung bei Hautschnitt
- Antegrade und retrograde Applikation cardioplegischer Lösung
- Großzügige Indikation zu intraoperativer Hämofiltration
- „low-flow, low pressure Perfusionstechnik bei extrakorporaler Zirkulation (EKZ)
- frühzeitige Thrombocytensubstitution (bei Ende der EKZ)
- standardmäßige ATIII-Substitution
- rascher Ausgleich der plasmatischen Gerinnung (großzügige Indikation zur PPSB-Gabe)
- Entwöhnung von der EKZ bei 37 °C Rektaltemperatur
- normale Hämoglobinwerte bei EKZ-Ende
- perioperative Aprotiningabe

ohne Einnahme von Aggregationshemmern ist ≥7 Tage vor OP); gleichzeitige Therapie mit Heparin bis zum OP-Tag; alle Stufen der Dringlichkeit der OP-Indikation.

Gruppe 6 (Aspiringruppe): keine präoperative INR-wirksame Therapie (d.h.: behandlungsfreie Zeit ≥Tage); präoperative Gabe von Thrombozytenaggregationshemmern (d.h. behandlungsfreie Zeit ≥7 Tage). Keine präoperative Therapie mit Heparin. Alle Stufen der Dringlichkeit der OP-Indikation.

Die extracorporale Zirkulation (EKZ) wurde mit der „low-flow-low-pressure" Perfusionstechnik durchgeführt [18, 20]. Die Kaolin-aktivierte Gerinnungszeit (ACT) war bei EKZ >600 s gehalten. Alle Patienten erhielten unmittelbar nach Heparingabe Aprotinin (sogenanntes „großes Hammersmith Regime" [10]). Die aus unserer Sicht sinnvollen Adaptationen des perioperativen Regimes bei Abciximab-Patienten sind in Tabelle 1 zusammengefaßt. Die Gabe von Thrombocytenkonzentraten und anderen Blutprodukten erfolgte großzügig auf der Grundlage klinischer Kriterien [11, 12, 14, 15].

Ergebnisse

Die wesentlichen intraoperativen und postoperativen Ergebnisse sind in Tabelle 2 zusammengefaßt. Zwar ergaben sich im Vergleich zur Gruppe 1 (Idealgruppe) durchaus signifikante Veränderungen hinsichtlich intraoperativer und postoperativer Parameter. Allerdings stellt diese Gruppe nur eine Minderheit im Krankengut einer Universitätsklinik dar. Der überwiegende Teil der Patienten kam in Heidelberg mit einer bereits präoperativ eingesetzten gerinnungswirksamen Therapie zur Operation. Der postoperative Verlauf war bei allen mit Abciximab vorbehandelten Patienten unauffällig. Postoperative Komplikationen (Inzidenz von postoperativen Psychosyndromen, neurologische und renale Komplikationen, allergische Erscheinungen, Wundinfektionen, Wundheilungsstörungen, Sternumdehiszenzen und verlängerte Hospitalisierungsdauer) stellten sich bei mit GPIIb/IIIa Inhibitoren vorbehandelten Patienten nicht ein.

Diskussion

Wesentliches Ergebnis der vorliegenden Untersuchung ist, daß mit Abciximab vorbehandelte Patienten sicher operiert werden können, wenn geeignete Maßnahmen ergriffen werden, die die Wahrscheinlichkeit von Blutungskomplikationen reduzieren (Tab. 1).

Welche anderen Erfahrungen liegen vor?
Einen vermehrten Fremdluftbedarf und eine erhöhte Mortalität wurden berichtet, wobei die Patientengruppen entweder sehr klein waren, das Studienprotokoll unzureichend definiert war oder lediglich Nebenarme anderer Studien retrospektiv untersucht worden sind [6, 7, 9, 12, 14]. Ein Vergleich dieser Untersuchungen mit unseren systematisch erhobenen Daten ist daher schwierig.

Welche Rolle spielt das GPIIb/IIIa-Inhibitor freie präoperative Intervall?
Nach einem Zeitintervall zwischen Abciximab-Therapie und OP-Beginn von 24 Std. sollte eine weitgehend normalisierte Thrombocytenfunktion erwartet werden können [13, 16, 17]. Zwar

Tabelle 2. Intraoperative Ergebnisse präoperativer Therapie mit Abciximab im Vergleich zu anderen Patientensubgruppen. Für die genaue Einteilung der Gruppen sei auf den Methodik-Teil verwiesen

	Gesamt n=957	Gruppe 1 n=81	Gruppe 2 n=31	Gruppe 3 n=263	Gruppe 4 n=263	Gruppe 5 n=117	Gruppe 6 n=229
Bypaßzeit (min)	88,4±27,3	79,4±20,0	78,3±24,6	91,9±29,8	87,4±25,5	85,9±23,7	86,7±27,3
Abklemmzeit (min)	53,0±16,6	53,5±15,2	58,4±20,0	53,9±18,4	53,3±15,9	52,3±15,3	52,2±15,7
periph. Anast.	3,4±0,9	3,5±0,8	3,4±0,9	3,3±1,0	3,4±1,0	3,4±0,9	3,4±1,0
zentr. Anast.	2,1±0,7	2,4±0,7	2,3±0,9	22,1±0,8	2,1±0,7	2,2±0,7	2,2±0,7
IMA-Anteil (%)	91	96	91	87	92	96	93,5
Fremdblut intraop (ml)	403,0±449	142,3±295	310,2±518	420,5±464	411,8±426	382,1±458	384,7±451
Frischplasma intraop (ml)	130,1±256	71±176	180,6±310	140,9±266	122,0±229	172,6±283	104,4±253
OP-Zeit (min)	179,1±42,7	167±28	188,5±32,9	183,4±46,9	178,0±40,6	177,2±44,3	177,1±38,9
Drainverlust (ml)	861±767	514±410	810±540	820±671	846±675	903±739	901±952
Fremdblut postop. (ml)	452±632	220±271	440±492	456±574	421±579	499±613	457±749
Frischplasma postop. (ml)	375±665	110±162	310±630	340±597	316±546	484±833	419±744
Rethorakotomien	5,8	1,2	4,4	5,7	6,4	5,1	5,5
30 d Letalität	5,6	2,5	0,0	7,2	4,7	7,6	3,9
Infarkte postop. (%)	4,4	3,8	4,4	5,7	2,9	6,0	3,5
CKMB max.	18,9±27	18,4±14,3	22,3±18	21,1±27,5	17,5±28,2	19,8±34,3	17,4±20,3

kann man auch 4 Tage nach Absetzen von Abciximab noch eine minimale Hemmung der Plättchen-Fibrinogenbindung feststellen (etwa 10%), die aber klinisch nicht mehr relevant ist [5, 13]. Der Medianwert des freien Zeitintervalles lag in unserem Krankengut bei 2 Std. Dieses scheint ein Wert zu sein, der sowohl den chirurgischen Interessen nahekommt als auch die Sicherheit des Patienten adäquat berücksichtigt.

Sollen standardmäßig Thrombocyten gegeben werden?

Juergens et al. [14] schlugen nach Abciximab-Vorbehandlung eine standardmäßige Thrombocytengabe Weg vor, um Blutungskomplikationen vorzubeugen. Kereiakes teilt diese Auffassung [15]. Nach unseren Erfahrungen ist eine Thrombocytengabe sinnvoll, wenn das präoperative Abciximab-freie Intervall 2 Std. unterschreitet. Ist dieses Intervall größer als 6 Stunden ist nach unseren Erfahrungen eine standardmäßige Thrombocytengabe nicht erforderlich. Großer Wert ist hingegen auf eine normale plasmatische Gerinnung zu legen. Insbesondere scheint auch die Gabe von ATIII geboten, um möglichen Hyperkoagulopathien nach Absetzen von Abciximab wirksam vorzubeugen.

Aprotinin bzw. mehr Heparin?

Niedrigere ACT-Werte bei extracorporaler Zirkulation [EKZ] durch reduzierte Heparingabe erscheinen uns nicht sinnvoll. Hingegen sehen wir in der Gabe von Aptotinin gerade bei diesen Patienten einen wichtigen Faktor zur Reduktion des Blutungsrisikos [8, 10].

Einfluß der Perfusionstechnik bei der EKZ

Das „low-flow, low pressure"-Perfusionsregime während extrakorporaler Zirkulation gilt als extrem atraumatisch, da Hämolyse und Traumatisierung der Thrombocyten auf diese Weise reduziert werden kann [18,21]. Auch das Risiko neuropsychiatrischer Komplikationen erscheint durch dieses Regime reduziert [20]. Der niedrige Perfusionsdruck bei extracorporaler Zirkulation beugt sekundären Einblutungen in andere Organsysteme gerade bei maximal inhibierter Blutgerinnung wirksam vor.

Postoperative Therapie?

Alle Patienten wurden frühzeitig mit Aspirin behandelt. Kein Patient erhielt einen postoperativen Heparinperfusor.

Kosten?

Das an die Vorbehandlung mit GPIIb/IIIa-Inhibitoren angepaßte perioperative Management hat seinen Preis. In Übereinstimmung mit Beobachtungen aus der Literatur ist von einer deutlich kostenintensiveren Therapie als bei einem elektiven Patienten ohne Störung der Blutgerinnung auszugehen [4].

Literatur

1. The EPIC Investigators (1994) Use of a monoclonal antibody directed against the platelet glycoprotein IIb/IIIa receptor in high-risk coronary angioplasty. The EPIC Investigation. N Engl J Med 330:956–961
2. The EPILOG Investigators (1997) Platelet glycoprotein IIb/IIIa receptor blockade and low-dose heparin during percutaneous coronary revascularisation. N Engl J Med 336:1689–1696
3. The CAPTURE Investigators (1997) Randomised placebo controlled trial of abciximab before and during coronary intervention in refractory unstable angina: the CAPTURE Study. Lancet 349:1429–1435
4. Alvarez JM (1998) Emergency coronary bypass grafting for failed percutaneous coronary stenting: increased costs and platelet transfusion requirements after the use of abciximab. J Thorac Cardiovasc Surg 115:472–473
5. Ammar T, Scudder LE, Coller BS (1997) In vitro effects of the platelet glycoprotein IIb/IIIa receptor antagonist c/E3 Fab on the activated clotting time. Circulation, 95:614–617
6. Bracey A, Radovancevic R, Vaugh W, Ferguson J, Livesay J (1998) Blood used in emergency coronary artery bypass after receipt of abciximab during angioplasty. Transfusion 38:685
7. Boehrer JD, Kereiakes DJ, Navetta FI, Califf RM, Topol EJ (1994) Effects of profound platelet inhibition with c/E3 before coronary angioplasty on complications of coronary bypass surgery. EPIC Investigators: evaluation prevention of ischemic complications. Am J Cardiol 74:1166–1670
8. Böhrer H, Fleischer F, Lang J, Vahl CF (1990) Early formation of thrombi on pulmonary artery catheters in cardiac surgical patients receiving high dose aprotinin. J Cardiothoracic Anesthesia 4:222–225
9. Booth JA, Patel VB, Balog C et al. (1998) Is bleeding risk increased in patients undergoing urgent coronary bypass surgery following abciximab? (abstract) Circulation. 98 (Supplement) 1:845
10. Davies R, Whittington R Aprotinin (1995) A review of its pharmacology and therapeutic efficacy in reducing blood loss associated with cardiac surgery. Drugs 49:954–983
11. Despotis GJ, Goodnough LT (2000) Management approaches to platelet-related microvascular bleeding in cardiothoracic surgery. Ann Thorac Surg 70:20–32
12. Gammie JS, Zenati M, Kormos RL et al. (1998) Abciximab and excessive bleeding in patients undergoing emergency cardiac operations. Ann Thorac Surg 65:465–469
13. Hohlfeld T (1999) Pharmakokinetik der GPIIb/IIIa-Hemmstoffe. In: Antiplättchensubstanzen zur Prophylaxe und Therapie des akuten Koronarsyndroms. Schör K (Hrsg) J Rustige, Frechen 76–99
14. Juergens CP, Yeung AC, Oesterle SN (1997) Routine platelet transfusion in patients undergoing emergency coronary bypass surgery after receiving abciximab. Am J Cardiol 80:74–75
15. Kereiakes DJ (1998) Prophylactic platelet transfusion in abciximab-treated patients requiring emergency coronary bypass surgery (Letter). Am J Cardiol 81:373
16. Kleiman NS, Raizner AE, Jordan R, Wang AL, Norton D, Mace KF et al. (1995) Differential inhibition of platelet aggregation induced by adenosine diphosphate or a thrombin receptor-activating peptide in patients treated with bolus chimeric 7E3 Fab: implications for inhibition of the internal pool of GPIIb/IIIa receptors. J Am Coll Cardiol 26:1665–1671
17. Schrör K (1995) Antiplatelet drugs. A comparative review. Drugs 50:7–28
18. Tanzeem A, Vahl CF, Schäfer H, Hagl S (1990) Success of the low flow low pressure technique in reducing postoperative psychic disturbance syndrome. In: Willner AE, Rodewald G (eds): The impact of cardiac surgery on the quality of life. Neurologic and psychologic aspects. Plenum publ. corp. New York 353–363
19. Topol EJ, Byzova TV, Plow EF (1999) Platelet GP IIb/IIIa blockers. Lancet 353:227–231
20. Vahl CF, Tanzeem A, Böhrer H, Fleischer F, Hagl S (1991) Postoperative Psychosyndrome and "low-flow, low pressure" Perfusion. Z Herz-, Thorax-, Gefäßchir 5:75–80
21. Vahl CF, Tanzeem A, Hagl S (1993) Effects of pulsatile and nonpulsatile perfusion mode during extracorporeal circulation – a comparative clinical study [letter, comment]. Thorac Cardiovasc Surg 41 (3):186–188
22. Vahl CF, Meinzer P, Thomas G, Osswald BR, Hagl S (1996) Qualitätssicherung in der Herzchirurgie: Acht Jahre Erfahrung mit einem „Feedback-control"-System in Heidelberg. Herz 21 (6):371–382

Entwicklung eines neuen, CT-unabhängigen Scoresystems (TTS) zur Beurteilung der Thoraxverletzungsschwere

H.-C. Pape, F. Hildebrand, M. Stalp, M. Ebisch und C. Krettek

Unfallchirurgische Klinik, Medizinische Hochschule, Carl-Neuberg-Straße 1, 30625 Hannover

Development of a New CT-independent Scoring System (TTS) for Assessing the Severity of Thoracic Injury

Summary. The quantitative diagnostic analysis of thoracic parenchymal injuries is difficult. Initial x-ray diagnosis alone often underestimates the degree of the lesion. In addition, there is no reliable differentiation between aspiration and contusion by CT scan. Therefore, we developed a CT-independent scoring system. This scoring system takes radiologic and physiologic parameters into account. The initial thoracic radiographies of 1495 patients with thoracic trauma were analysed. After 24 h the chest x-rays of these patients were again evaluated. In addition, the ARDS incidence was documented and the Horovitz quotient was calculated. Parenchymal but not osteal injuries were associated with thoracic trauma-related mortality. A new scoring system, the thoracic trauma severity score (TTS), was calculated. ROC analysis: TTS 0.881, Tybursky Score 0.701 und AIS-Thorax 0.0693. The TTS provides a higher predictive value regarding ARDS than other thoracic trauma scores. It offers a simple solution for an early assessment of the severity of thoracic trauma.

Zusammenfassung. *Einführung:* Die quantitative Diagnostik der thorakalen Parenchymverletzung ist schwierig, da die initiale Röntgendiagnostik allein den Schweregrad der Läsion oft unterschätzt und auch durch ein CT keine sichere Unterscheidung zwischen Aspiration und Kontusion möglich ist. Wir entwickelten deshalb ein CT-unabhängiges Scoresystem, welches radiologische und physiologische Parameter berücksichtigt. *Methode:* Die initialen und 24 Std. Thoraxröntgenbilder von 1495 Patienten mit Thoraxtrauma wurden ausgewertet. Zusätzlich wurde die ARDS-Inzidenz dokumentiert und der Oxygenierungsindex berechnet. *Ergebnisse:* Lungenparenchymverletzungen, aber nicht knöcherne Verletzungen, waren mit thoraxtraumabedingten Versterben vergesellschaftet. Ein neues Scoresystem, der Thorax Trauma Schweregrad Score (TTS), wurde entwickelt. ROC-Analyse: TTS 0,881, Tybursky-Score 0,701 und AIS-Thorax 0,0693. *Schlussfolgerung:* Der TTS weist eine höhere ARDS-Vorhersagekraft auf als andere Thoraxtrauma-Scores und bietet eine einfache Lösung zur frühen Schweregradbeurteilung der parenchymalen und knöchernen Thoraxverletzung.

Multimodale Therapie des Bronchialkarzinoms

Bösartige Lungentumoren – histomorphologische Einteilung, immunhistologische Techniken und Prognosefaktoren

A. Fisseler-Eckhoff

Institut für Pathologie, Zentralklinik „Emil-von-Behring“, Gimpelsteig 3–9, 14165 Berlin

Malignant Lung Tumors – Morphology, Immunohistochemical Techniques and Prognostic Factors

Summary. Histological typing of lung tumors is based on the new WHO-IASLC classification of lung and pleural tumors published in 1999. Based on histological growth pattern, the major light microscopic categories of lung carcinomas are squamous cell carcinoma, small cell carcinoma, adenocarcinoma and large cell carcinoma. The further subclassification within the main categories resembles the high degree of lung tumor heterogeneity. Immunohistochemistry may detect differentiation that cannot be seen by routine light microscopy on small bioptically obtained specimens. Evaluation of the proliferation index of tumor cells, hormonal receptors, oncogenes and tumor-suppressor genes is possible. Oncogenes, tumor-suppressor genes, angiogenetical factors as well as single cell dissemination of tumor cells in lymph nodes are discussed as possible prognostic factors.

Key words: Malignant lung tumors – Immunohistochemistry – Prognostic factors

Zusammenfassung. Die histomorphologische Klassifikation bösartiger Lungentumoren erfolgt nach der neuen WHO-IASLC-Klassifikation für Lungen- und Pleuratumore von 1999. Nach vorgegebenen führenden histologischen Wachstumstypen sind die häufigsten Tumortypen Plattenepithelkarzinome, kleinzellige Karzinome, Adenokarzinome und großzellige Karzinome zu differenzieren. Die in der neuen WHO- Klassifikation gegebene weitergehende Subtypisierung der Haupttumorgruppen trägt der bekannten Tumorheterogenität Rechnung. Immunhistochemische Zusatzuntersuchungen sind bei der histogenetischen Zuordnung von Tumorinfiltraten in kleinen Probebiopsien von großer Bedeutung. Aussagen zum Proliferationsverhalten der Tumorzellen, zum Hormonrezeptorstatus, zum Nachweis von Onkogenen und Tumorsupressorgenen auf Proteinebene sind möglich. Als Prognosefaktoren werden die Expression von Onkogenen und Tumorsupressorgenen, Angiogenesefaktoren sowie der Nachweis disseminierter Tumorzellen in Lymphknoten diskutiert.

Schlüsselwörter: Lungentumoren-Morphologie – Immunhistochemie – Prognosefaktoren

Einleitung

In der Bundesrepublik Deutschland werden jährlich etwa 40 000 Neuerkrankungen an bösartigen Lungentumoren registriert. Allein in der Lungenklinik Heckeshorn, Berlin wurden zwischen 1986 und 1995 4939 Patienten (1454 Frauen, 3485 Männer) mit histologischer oder zytologischer Diagnose eines bösartigen Lungentumors behandelt. Die Erkrankungsinzidenz erreichte ihr Maximum zwischen dem 55. und 65. Lebensjahr. Von über 90% der Patienten wurde ein bestehender oder vorrangegangener Nikotinabusus angegeben. Die 5 Jahresüberlebenszeit, die in den 60er Jahren 8% betrug, liegt auch heute noch mit 14% extrem niedrig. Nur in 15% aller Fälle liegt zum Zeitpunkt der Diagnosestellung ein lokal begrenzter Tumor vor, in 25% können bereits Lymphknotenmetastasen, in über 55% eine Fernmetastasierung nachgewiesen werden. Klinische, epidemiologisch-statistische und pathologisch-anatomische Befunde zeigen, dass Krankheitsverlauf, Prognose und Therapie eines bösartigen Lungentumors zum Zeitpunkt der Diagnosestellung entscheidend von der Tumorgröße, der Lokalisation und besonders vom führenden histomorphologischen Tumortyp abhängig sind. Diese Parameter bestimmen neben zusätzlichen Befunden unter Berücksichtigung immunhistochemischer und molekularbiologischer Untersuchungsverfahren entscheidend die Prognose und den Krankheitsverlauf mit unterschiedlichem Signifikanzniveau (Müller 1999).

Histomorphologische Einteilung

Die morphologische Klassifikation bösartiger Lungentumoren erfolgt nach der neuen WHO/IASLC Klassifikation für Lungen und Pleuratumoren von 1999 (WHO 1999). Nach vorgegebenen führenden histologischen Wachstumstypen sind die häufigsten Tumortypen als Plattenepithelkarzinome, kleinzellige Karzinome, Adenokarzinome und großzellige Karzinome zu differenzieren. Die mikroskopische Charakterisierung basiert im Wesentlichen auf der Bewertung sehr grober Parameter wie Zellgröße und Kerngröße. Angaben zur Häufigkeitsverteilung der verschiedenen histologischen Tumortypen zeigen Unterschiede in Abhängigkeit von der Selektion des Untersuchungsgutes (Biopsie, Operationsresektate, Autopsie).

Plattenepithelkarzinome zeigen in frühen Entwicklungsstadien meist ein intraluminal papilläres oder mural stenosierendes Tumorwachstum. In 66% sind sie zentral meist in den Segment- und Subsegmentbronchien lokalisiert. Bei peripherer Lage imponieren sie als isolierte Rundherde mit bröckeliger, trockener grau-weißer Oberfläche, in fortgeschrittenen Stadien können größere Kavernen vorliegen. Ist das Tumorwachstum auf die Bronchialwand beschränkt und eine Infiltration des angrenzenden Lungenparenchyms sowie angrenzender Lymphknoten ausgeschlossen, kann es sich noch um ein Frühkarzinom handeln. Die Häufigkeit liegt bei 2,4%, die 5 Jahresüberlebensrate bei 95%. Die Diagnose Frühkarzinom kann aber nur am Operationsresektat erfolgen. Aufgrund der starken Exfoliation von Tumorzellen kann in mehr als 70% die Tumorsicherung allein durch zytologische Sputumuntersuchungen erfolgen. Mikroskopisch sind die polygonalen kubischen bis zylindrischen Zellen (mittlerer Kerndurchmesser 9 μm, Zelldurchmesser 16 μm) zu mehr oder weniger gleichförmigen epidermisähnlich wachsenden Epithelkomplexen mit unterschiedlich deutlicher Ausprägung von Interzellularbrücken angeordnet (Abb. 1A). In Abhängigkeit vom Grad der Keratinisierung lassen sich konzentrisch geschichtete Hornperlen, meist im Zentrum der atypischen Zellen nachweisen. Das wabenartig angeordnete Stroma ist überwiegend aus Kollagen Typ III und I aufgebaut. Es ist netzartig formiert, im Rahmen der Angiogenese sind zahlreiche neugebildete Gefäße aus dem Bereich der nutritiven Gefäße der Lunge nachweisbar (Lit. A. Fisseler-Eckhoff 1998). Nach der neuen WHO-Klassifikation werden als weitere Subtypen papilläre, spindelzellige, klarzellige, basaloide und kleinzellige Varianten (Abb. 1B) differenziert. Bei der Bewertung von 1–2 mm großen Probebiopsien kann die histologische Abgrenzung eines Plattenepithelkarzinoms mit kleinzelliger Komponente von einem combined small cell carcinoma mit kleinzelligen und plattenepithelial differenzierten Tumoranteilen schwierig sein.

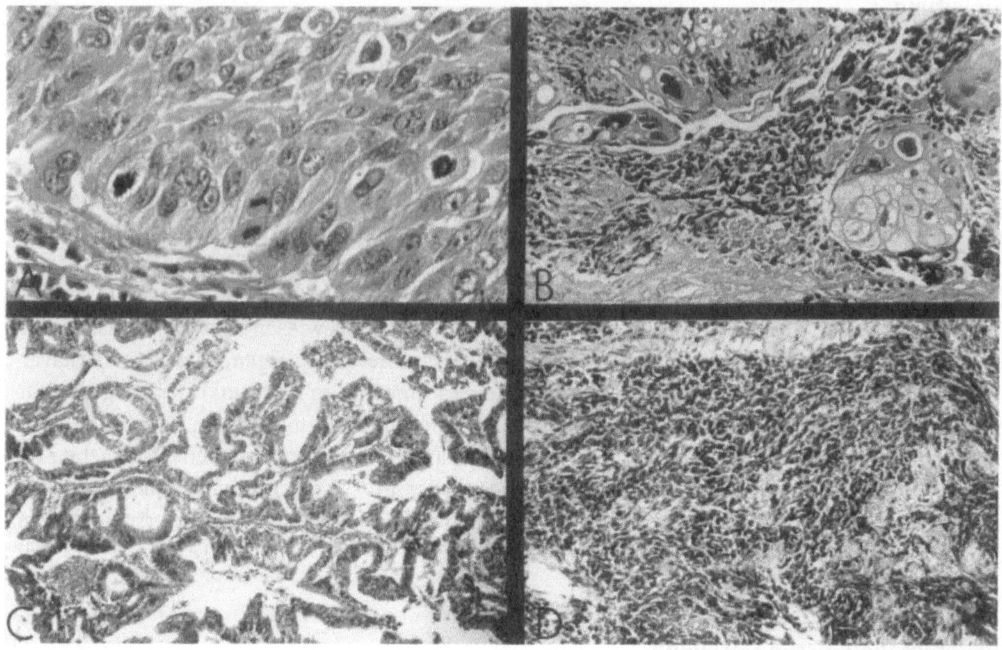

Abb. 1 A–D. Mikrofotogramme von histogenetisch unterschiedlich differenzierten Lungentumoren *A* Hochdifferenziertes Plattenepithelkarzinom mit charakteristischer epidermisartiger Anordnung der polygonalen Tumorzellen. Nachweis einzelner Mitosen (560-fach) *B* Ausschnittsvergrößerung eines Plattenepithelkarzinoms mit kleinzelligem Subtyp. Neben großen polygonalen plattenepithelialen Zellnestern kleinzellig differenzierte Tumoranteile mit auch umschriebenen Nekrosen (560-fach) *C* Relativ hoch differenziertes teils papillär wachsendes Adenokarzinom (480-fach) *D* Kleinzelliges Tumorinfiltrat mit kleinen haferkornartigen, teils gequetschten Zellformen (560-fach)

Adenokarzinome liegen mit 23% im Biopsiegut und 40% im Operationsgut hinter den Plattenepithelkarzinomen an dritter bzw. zweiter Stelle. Sie entwickeln sich bevorzugt in der Lungenperipherie als subpleurale grauweiße Rundherde mit meist zentraler Tumorvernarbung, Pigmentinkrustrationen, Nekrosen und Einblutungen. In 20% werden multiple Tumoren in beiden Lungen beobachtet. Je nach führendem histologischen Wachstumsmuster werden azinäre, papilläre (Abb. 1C), bronchioloalveoläre, solide Adenokarzinome mit Schleimbildung und Adenokarzinome mit „mixed subtypes“ differenziert. Als besondere Form wird das bronchioloalveoläre Karzinom (1,5–2,5% der Lungentumoren) mit tapetenartiger Auskleidung der Alveolarräume unter Benutzung der vorgegebenen Lungenstruktur abgegrenzt, meist sind sie in den Oberlappen lokalisiert und zeigen ein pneumonisches Wachstumsmuster. Ferner können sie sich multifokal disseminiert ausbreiten. Frühzeitige ausgeprägte Gefäßinvasionen mit vaskularisierten, infarktähnlichen regressiven Veränderungen in zentralen Tumorabschnitten sind typisch.

Kleinzellige Karzinome sind durch eine rasche Tumorverdopplungszeit, hohe Zellproliferationsrate und frühzeitige Metastasierung charakterisiert und somit in erster Linie als systemische Erkrankung anzusehen. Sie machen ca. 20–25% aller bösartigen Lungentumoren aus. Kleinzellige Karzinome entwickeln sich bevorzugt in zentralen und intermediären Segment- und Subsegmentbronchien. In der Frühphase ist ein manschettenförmiges, intramural-bronchiales und perivasales Wachstumsmuster typisch, in fortgeschrittenen Stadien ist die Schleimhaut ulzeriert und destruiert. Lichtmikroskopisch sind sie aus kleinen, nacktkernig erscheinenden, zytoplasmaarmen, lymphozytenähnlichen und spindeligen Zellen mit hyperchromatischen Kernen mit feindispersem Kernchromatin aufgebaut (Abb. 1D). Die Zellen liegen einzeln oder in lockeren Verbänden, ausgedehnte Nekrosen und Quetschartefakte mit hämatoxyphilen Gefäßanomalien sind charakteristisch. Nach der WHO 1999 werden in der Gruppe der kleinzelligen Karzinome nur noch die combined small cell carcinoma differenziert. Aufgrund des oft intramuralen tief in der Bronchialwand gelegenen Tumorwachstums kleinzelliger Karzinome sind tiefgreifende Biopsieentnahmen für die Tumordiagnostik wesentlich.

Immunhistochemische Techniken

Immunhistochemische Zusatzuntersuchungen sind bei der histogenetischen Zuordnung von Tumorinfiltraten in kleinen Probebiopsien von großer Bedeutung. Für die tägliche Diagnostik stehen die PAP, APAAP und Avidin-Biotin-Komplexmethode mit Einsatz sensitiver und spezifischer Antikörper zur Verfügung. Aussagen zum Proliferationsverhalten der Tumorzellen, zum Hormonrezeptorstatus, zum Nachweis von Onkogenen und Tumorsuppressorgenen auf Proteinebene sind möglich. Für die differentialdiagnostische Abgrenzung primärer Adenokarzinome der Lunge gegenüber Metastasen extrapulmonaler Adenokarzinome hat sich der Antikörper

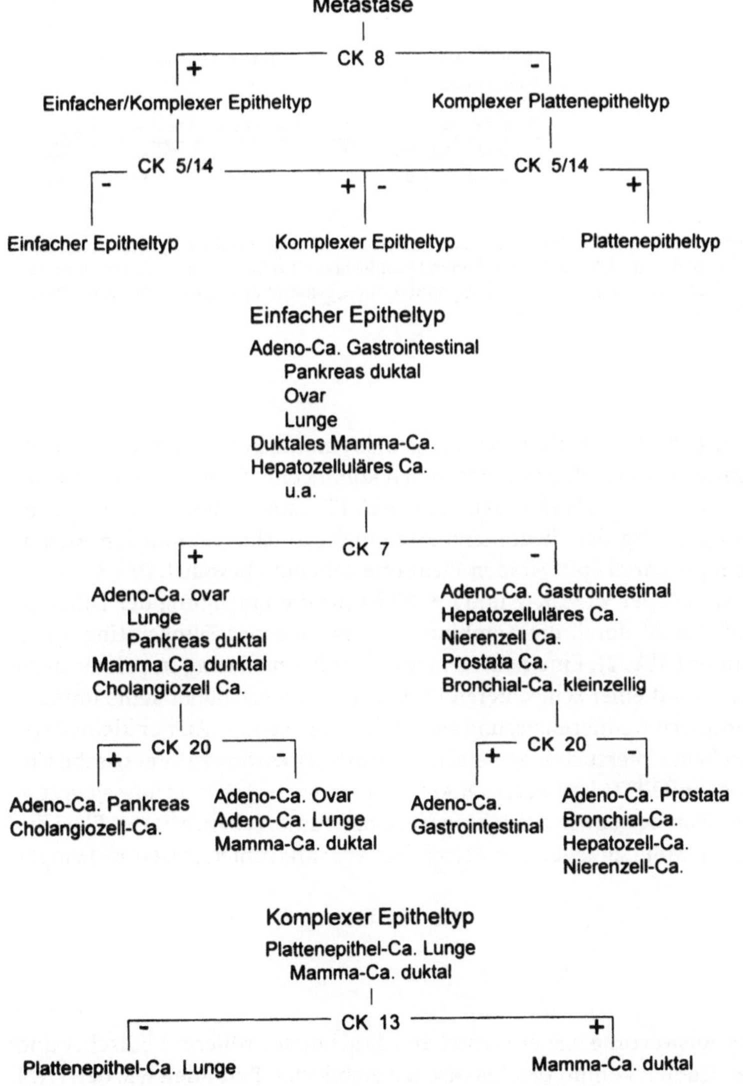

Abb. 2. Algorithmus der Zytokeratinexpression in Karzinomen

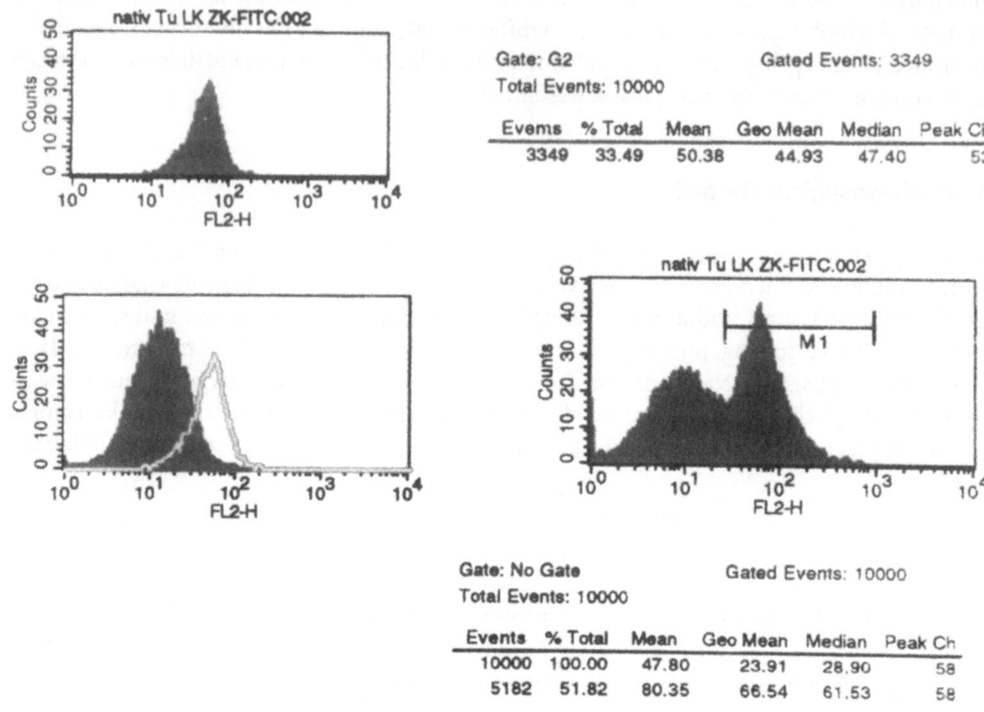

Abb. 3. Erstellung einer Detektion von Lymphknotenmetastasen mittels Multiparameterflow-Zytometrie. Detektion einer homogenen Population in einem nicht tumorbefallenen Lymphknoten im Vergleich zu einem tumorbefallenen Lymphknoten mit selektiver Darstellung von zwei Subpopulationen, erkennbar an zwei getrennten Peaks, basierend auf differenten Emissionsspektren

TTF-1 bewährt. TTF-1 ist in 40% aller großzelligen Lungenkarzinome positiv. Extrapulmonale Adenokarzinome sind negativ. In kleinzelligen Karzinomen konnte eine Expression in 80% der Tumoren nachgewiesen werden. Die Markerkonstellation aus TTF-1 und Calretinin hat sich zur immunhistochemischen Abgrenzung der Pleurakarzinose eines broncho-pulmonalen Adenokarzinoms gegenüber einem primären epitheloiden Pleuramesotheliom bewährt. Der Algorithmus weniger spezifischer Antikörper wie CK-7 und CK-20 ist für die Einengung der Differentialdiagnosen hilfreich und erlaubt durch die Kombination verschiedener Zytokeratine Rückschlüsse auf den Primärtumor (Abb. 2). Eine neuroendokrine Differenzierung in primär nicht neuroendokrinen Tumoren ist mit einer schlechteren Prognose korreliert, daher sollte immunhistochemisch eine neuroendokrine Differenzierung ausgeschlossen werden. An nur kleinen Gewebsproben oder zytologischem Untersuchungsmaterial erlauben DNA-flowzytometrische Untersuchungen in Kombination mit FITC-konjugierten Antikörpern weitergehende Aussagen zum Ploidiegrad, zum Proliferationsindex sowie zur Histogenese der Tumorzellen. Mit der Flow Zytometrie ergeben sich weitere Möglichkeiten zum Nachweis von Mikrometastasen in Lymphknoten (Abb. 3).

Prognosefaktoren

Unter Berücksichtigung der Auswertung bisher verfügbarer Ergebnisse größerer klinischer und pathologisch-anatomischer Studien kommt den klassischen etablierten Befunden wie der TNM und pTNM-Klassifikation, dem Performance-Status und den führenden histologischen Phänotypen bei der Festlegung des Tumorstadiums kleinzelliger und nicht-kleinzelliger Lungentumoren die größte Bedeutung zu. Ab einem pN1-Stadium ist die Prognose der Patienten wesentlich schlechter. Ein positiver N-Befund muß heute als Hinweis auf eine Generalisation der pulmonalen Tumorerkrankung gewertet werden. Diese Befunde werden durch den Nachweis von disseminierten Mikrometastasen im Lymphknoten oder Knochenmark gestützt (Pantel und von Knebel Doeberitz 2000). Dem Nachweis einer Aktivierung von Onkogenen und Inaktivierung von Tumorsuppressorgenen kommt eine prognostische Bedeutung in kleinzelligen und nicht-kleinzelligen Karzinomen zu. So ist z.B. eine erb-B-2 Überexpression in Adenokarzinomen, eine FOS-Überexpression in Plattenepithelkarzinomen mit einer schlechteren Prognose der Patienten korreliert. Für p53, das in 50% der kleinzelligen und nicht-kleinzelligen Karzinome inaktiviert ist, liegen unterschiedliche Aussagen bzgl. der prognostischen Bedeutung vor. Molekulargenetische oder immunhistochemische Nachweise von Onkogenexpressionen oder Verlust von Tumorsuppressorgenen sind aber bisher als Prognosefaktoren für die tägliche Diagnostik noch nicht ausreichend etabliert. Angiogenese, Mikrogefäßdichtemessungen und der Nachweis einer gesteigerten VEGF-Expression, bestimmt durch in situ Hybridisierung und/oder Immunhistochemie, sind wesentliche Indikatoren für den Grad der Tumormalignität und erlangen als sogenannte Prognosefaktoren eine besondere Bedeutung. Bisher entscheidende gesicherte Prognosefaktoren sind das Tumorstadium, der Allgemeinzustand des Patienten zum Diagnosezeitpunkt und die Radikalität des operativen Eingriffs.

Literatur

Fisseler-Eckhoff A (1998) Stromareaktion in bronchialen Präneoplasien und Lungentumoren. Springer, Berlin

Müller K.-M (1999) Neues zur Pathologie der Lungentumoren. Verh Dtsch Ges Path 83:168–183

Pantel K, von Knebel Doeberitz M (2000) Detection and clinical relevance of micrometastatic cancer cells Cancer biology 95–101

Travis et al. (1999) Histological Typing of Lung and Pleural Tumors. WHO-International Histological Classification of Tumors. Springer

Multimodales Therapiekonzept beim kleinzelligen Bronchialkarzinom im Stadium I–III A. Fallverlaufsstudie über 15 Jahre

E. Allica, M. Serke, R. Loddenkemper und D. Kaiser

Zentralklinik Emil von Behring, Department Lungenklinik Heckeshorn, Zum Heckeshorn 33, 14109 Berlin

Multimodality Treatment in LD-SCLC Including Surgery

Summary. We analysed our results of multimodal therapy including chemotherapy, radiotherapy and surgery in 150 consecutive patients with SCLC stage I–IIIa operated on in our hospital between 1983 and 2000. Median age: 58 years, stages see Table 2. Patients with proven SCLC had induction chemotherapy prior to surgery. All patients received three cycles of adjuvant chemotherapy, some with additional radiotherapy. Perioperative mortality: 2%. Median survival: 22.4 months. R0 resection was possible in 84% of all patients. Pre- and post-surgery staging differed in the majority of the patients. Rotes of 1-, 2- and 5-year survival were 79%, 47%, and 32%, respectively. A median survival of 22.4 months in multimodally treated LD-SCLC, most of them stage IIb/IIIa appears promising. Randomized studies based on clinical staging procedures are not recommended. Survival data are promising.

Key words: Small cell lung cancer – Multimodality treatment including surgery – Staging

Zusammenfassung. *Fragestellung:* Die Wertigkeit der präoperativen Tumorformel und Operation im Behandlungskonzept des kleinzelligen Bronchialkarzinoms weiter zu überprüfen. *Material und Methode:* Retrospektive Untersuchung und Statistische Analysen über den Krankheitsverlauf von 150 Patienten mit einen kleinzelligen Bronchialkarzinom, welche operativ im Sinne einer multimodale Therapie behandelt wurden. *Ergebnisse:* Bei den Vergleich von prä- und postoperativ ermittelte Tumorformel sind große Unterschiede erkennbar. Ein R_0-Status konnte in 84% Fällen erfassen. Das mediane Überleben der Gesamtgruppe betrug 700 Tagen. *Schlussfolgerung:* Die Randomisierung auf der Basis einer nicht chirurgischen Tumorformel ist nicht zu empfehlen. Die besten Prädiktoren für die Überlebenszeit sind Pathologisch eine komplette Remission, ein R_0-Status und ein pN_0-Status.

Schlüsselwörter: Kleinzelliges Bronchialkarzinom – Multimodale Therapie – Tumorformel

Die entscheidenden Punkte für einen therapeutischen Einsatz bei den Lungentumoren sind Morphologie und Ausdehnung des Tumors und kardiopulmonale Funktion des Patienten.

Wenn wir heute die kardiopulmonalen Funktionen außer Acht lassen, bleibt die Morphologie und die Ausdehnung des Tumors.

Unser Thema ist das kleinzellige Bronchialkarzinom. Also jene, die morphologisch, präoperativ oder intraoperativ gesichert wurden.

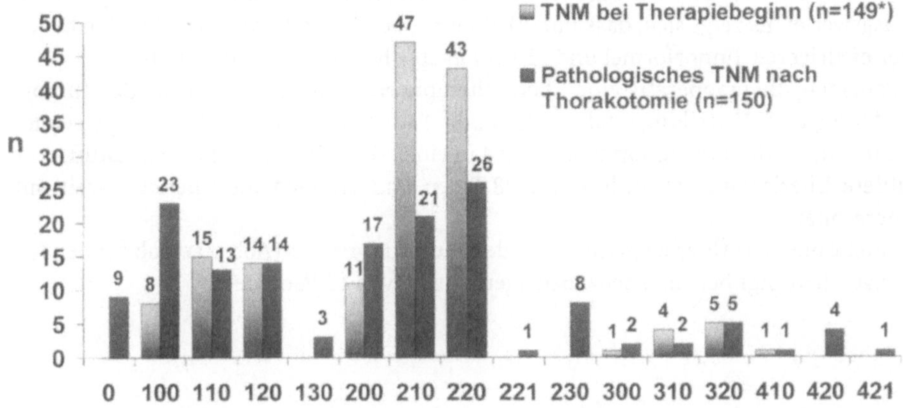

Abb. 1. Tumorformel (TNM) bei Therapiebeginn und nach Thorakotomie

Parallel zu der Morphologie laufen Maßnahmen, um die Ausdehnung versus Metastasierung des Tumors festzustellen. Diese Ausdehnung wird nach den allgemeinen Definitionen der UICC (Union International Contre le Cancer) eingegliedert.

Aus den kleinzelligen Bronchialkarzinomen, welche operativ im Sinne einer multimodalen Therapie behandelt wurden, konnten wir den Krankheitsverlauf in 150 Fällen untersuchen.

Statistische Analysen wurden mit dem kommerziell verfügbaren Personalcomputer Programm SPSS (SPSS Inc. Chicago. IL) ausgeführt. Ein Wahrscheinlichkeitswert von weniger als 0,05 wurde als signifikant betrachtet.

Die Verteilung von Tumorausdehnung vor Therapiebeginn erhielten als häufigste die Tumorformel $T_2N_1M_0$ in 47 Fälle und die Tumorformel $T_2N_2M_0$ in 43 Fälle. Bei der Tumorformel nach einer Thorakotomie, wurden die Tumorformel $T_1N_0M_0$ in 23 Fällen, $T_2N_1M_0$ in 21 Fällen und $T_2N_2M_0$ in 26 Fällen als häufigste Tumorformel ermittelt.

Postoperativ wurde von den Pathologen und Chirurgen der Residual-Tumorstatus festgestellt. Ein R_2-Status wurde in 13 Fällen, ein R_1-Status in 11 Fällen und ein R_0-Status in 126 Fällen ermittelt.

Die präoperative Tumorformel wird als Voraussetzung für die Stadieneinteilung und für die weiteren therapeutischen Maßnahmen verwendet.

Um diese Formel auszuwerten, haben wir prä- und postoperativ ermittelte Ergebnisse in einem Diagramm (Abb. 1) zusammengefasst. Hier sind große Unterschiede zu sehen, und man könnte die Behauptung aufstellen, dass diese Diagramme von verschiedenen Patientengruppen stammen.

Diese postoperative TNM-Verteilung beinhaltet auch die Fälle mit einer neoadjuvanten Therapie.

Um den Einfluss dieser Therapie auf die TNM-Formel zu klären, haben wir zuerst die Gruppe mit neoadjuvanter Behandlung von der Gruppe ohne neoadjuvanter Chemotherapie abgegrenzt und dann jede Gruppe mit der zugehörigen postoperativen TNM verglichen.

Bei der Gruppe ohne neoadjuvanter Chemotherapie (88 Patienten) bleiben die großen Unterschiede bestehen.

Bei der neoadjuvanten Gruppe (62 Patienten) kommt man zum selben Resultat, allerdings ist eine Tendenz zu kleineren Tumorformeln erkennbar.

Auf Grund dieser vorliegenden Unterschiede untersuchten wir die Richtung der präoperativen Tumorformel.

Wir haben aus der Gruppe ohne präoperative Chemotherapie die Tumorformel $T_2N_1M_0$ in 29 Fällen ausgewertet. Es zeigt sich, dass nur 7 Patienten, bei dieser Tumorformel verbleiben, 9 sind in einer niedrigeren Tumorformel und 13 sind in eine höhere Einstufung verteilt.

Bei 25 Patienten, die präoperativ eine Chemotherapie erhielten, haben wir bei der Tumorformel $T_2N_2M_0$ folgende Verteilung erfahren: Es sind 6 Patienten in der $T_2N_2M_0$ Gruppe geblieben, 15 sind in eine niedrigere Tumorformel und 4 in eine höhere Tumorformel eingestuft.

Die mittlere Überlebenszeit wurde mit 2078 Tagen und die mediane Überlebenszeit mit 700 Tagen berechnet.

Die ermittelte mediane Überlebenszeit nach dem Resttumorstatus (Abb. 2) ergab für den R_2-Status 443 Tage, allerdings bei einer sehr niedrigen Anzahl von 13 Patienten.

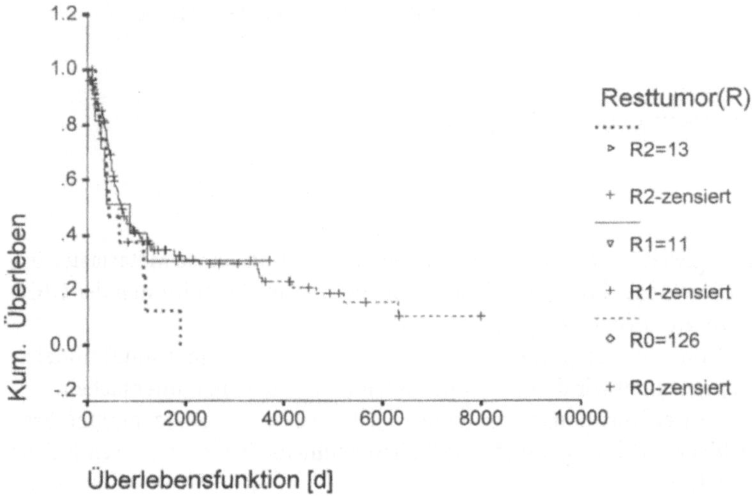

Abb. 2. Überlebensfunktion Resttumor. Multimodale Therapie

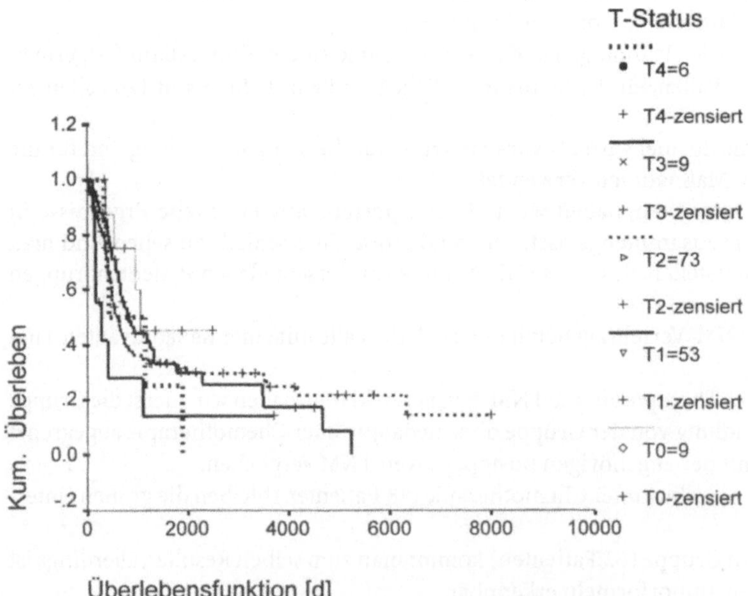

Abb. 3. Überlebensfunktion T-Status. Multimodale Therapie

Eine ähnliche mediane Überlebenszeit von 883 Tagen und von 705 Tagen zeigen der R_1- und R_0-Status. Man muss jedoch anmerken, dass die Anzahl von R_0 mit 126 Fällen wesentlich größer ist, als die von R_1 (11 Fälle).

Die mediane Überlebenszeit nach der postoperativen Tumorformel bezogen auf den T-Status (Abb. 3) zeigt einen medianen Wert, bei T0 von 1072 Tagen, bei T_1 von 823 Tagen, bei T_2 von 609 Tage, bei T_3 von 273 Tage und bei T_4 von 443 Tagen.

Hier durch die Überlebensfunktionskurve dargestellt.

Ein direkter Vergleich zwischen T_1 (in 53 Fälle) und T_2 (in 73 Fälle) ergibt statistisch keinen signifikanten Unterschied.

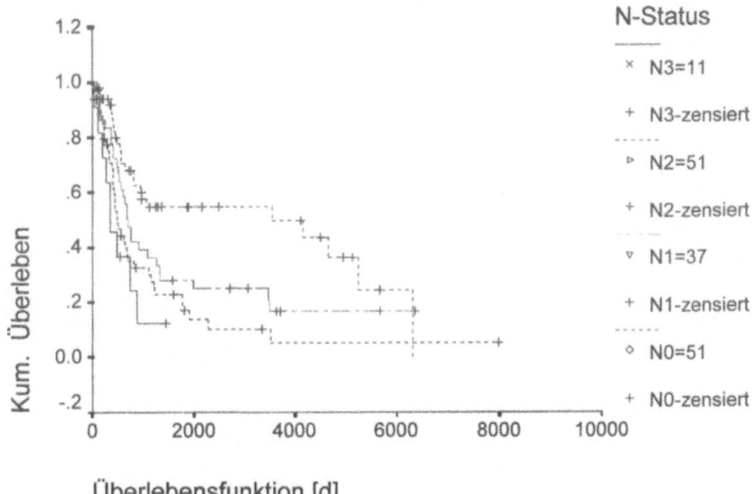

Abb. 4. Überlebensfunktion N-Status. Multimodale Therapie

Die mediane Überlebenszeit nach den postoperativen Tumorformel bezogen auf die N-Status (Abb. 4) zeigt einen medianen Wert: bei N_0 von 3559 Tage in 51 Fällen, bei N_1 von 700 Tage in 37 Fällen, bei N_2 von 494 Tage in 51 Fällen und bei N_3 von 358 Tage in 11 Fällen.

Hier durch die Überlebensfunktionskurve dargestellt.

Diese Ergebnisse sind statistisch unter sich hoch signifikant.

Tabelle 1. Überlebensanalyse nach Stadium

Stadium	50%	75%	Anzahl	Zensiert	%	Events
O	1072	548	9	5,00	55,56	4,00
IA	944	567	24	12,00	50,00	12,00
IB	6313	3559	16	10,00	62,50	6,00
IIA	700	566	13	1,00	7,69	12,00
IIB	648	373	22	6,00	27,27	16,00
IIIA	453	237	48	11,00	22,92	37,00
IIIB	400	275	16	3,00	18,75	13,00
IV	670	670	2	0,00	0,00	2,00

Eine Überlebensanalyse nach dem postoperativen Stadium (Tabelle 1) ergibt, dass im Stadium O 50% aller Patienten bis zu 1072 Tage und 75% bis zu 548 Tage leben.

Im Stadium IA leben 50% aller Patienten bis zu 944 Tage, und 75% leben bis zu 567 Tage. Im Stadium IB leben 50% aller Patienten bis zu 6313 Tage, und 75% leben bis zu 3559 Tage.

Im Stadium IIA leben 50% aller Patienten bis zu 700 Tage, und 75% leben bis zu 566 Tage. Im Stadium IIB leben 50% aller Patienten bis zu 648 Tage, und 75% leben bis zu 373 Tage. Im Stadium IIIA leben 50% alle Patienten bis zu 453 Tage, und 75% leben bis zu 237 Tage. Im Stadium IIIB leben 50% alle Patienten bis zu 400 Tage und 75% leben bis zu 275 Tage.

Diese Ergebnisse sind keine Empfehlung für den Vergleich einer chirurgischen mit einer nicht chirurgische Tumorformel. Ebenso wenig ist die Randomisierung auf der Basis einer nicht chirurgischen Tumorformel zu empfehlen. Da zurzeit bei Bronchialkarzinomen keine zuverlässigen Untersuchungsmethoden für die $C_{(1-2)}$ TNM-Klassifikation bekannt sind.

Unsere Auffassung nach sind die besten Prädiktoren für die Überlebenszeit: Pathologisch eine komplette Remission, ein R_0-Status und ein pN_0-Status.

Literatur beim Verfasser.

Neoadjuvante Chemotherapie und Chemoradiotherapie beim operiertem nicht-kleinzelligen Bronchialkarzinom Stadium III

L. Hillejan, Chr. Pöttgen M.R. Müller, W. Eberhardt, G. Stüben und G. Stamatis

Ruhrlandklinik Essen, Tüschenerweg 40, 45239 Essen

Results after Neoadjuvant Chemoradiotherapy of Lung Cancer

Summary. Patients with unfavorable stages of lung cancer are rarely cured with local treatment modalities alone. Aim of our phase II trial was to investigate the effectivity of a multimodality treatment. Ninety-four patients with NSCLC (stage IIIA/IIIB) were treated preoperatively with chemoradiotherapy (cisplatin and etoposide, 45 Gy hyperfractionated accelerated radiotherapy). After repeat mediastinoscopy patients underwent surgery. Complete resection (R0) was achieved in 53% of all patients with NSCLC. Two patients died of sepsis preoperatively and four postoperatively (90-days lethality: 6.4%). The median survival time was 20 months for IIIA and 18 months for IIIB. Calculated survivial rates at 6 years were 34% for IIIA and 17% for IIIB. This multimodality treatment demonstrates high efficacy in prognostically unfavorable NSCLC compared with historical controls.

Key words: Surgery – Neoadjuvant – Lung cancer

Zusammenfassung. In einer Phase ll-Studie wurde die Effektivität einer multimodalen Therapie in prognostisch ungünstigen Stadien des Bronchialkarzinoms untersucht. 94 Patienten mit nichtkleinzelligem Bronchialkarzinom (NSCLC) im Stadium IIIA u. IIIB erhielten eine präoperative Chemo/Radiotherapie (Cisplatin u. Etoposid, hyperfraktionierte akzelerierte Bestrahlung). Nach Remediastinoskopie wurden geeignete Patienten operiert. Eine R0-Resektion erreichten 53% aller Patienten. Präoperativ verstarben zwei Patienten therapieabhängig an einer Sepsis. 4 Patienten verstarben postoperativ (90-Tage-Letalität 6,4%). Das mediane Überleben betrug 20 Monate für IIIA-Patienten und 18 Monate für IIIB-Patienten. Das aktuarielle 6-Jahres-Überleben betrug 34% (IIIA) und 17% (IIIB). Somit ist die multimodale Behandlung im Vergleich mit historischen Zahlen beim lokal weit fortgeschrittenen Bronchialkarzinom sehr effektiv.

Schlüsselwörter: Chirurgie – Neoadjuvante Therapie – Bronchialkarzinom

Einleitung

Beim nichtkleinzelligen Bronchialkarzinom finden sich nur im Stadium I und II akzeptable 5 Jahres-Überlebensraten zwischen 40 und 60%. Hierzu gehören aber nur ca. 20–25% aller Patienten.

Über 40% der Patienten befinden sich zum Diagnosezeitpunkt in den lokal fortgeschrittenen bzw. mediastinal metastasierten Stadien IIIA und IIIB. Hier werden trotz intensiver lokaler Therapiemaßnahmen (Operation und adjuvante Bestrahlung) nur 5 Jahres-Überlebensraten zwischen 5 und 20% erreicht. Die überwiegende Mehrheit der Patienten entwickelt bereits in den ersten 24 Monaten außer systemischen Rückfällen auch lokoregionäre Rezidive. Daher wurden multimodale Protokolle entwickelt, die neben der systemischen Chemotherapie zur lokalen Tumorkontrolle Bestrahlung und definitive Operation vorsehen.

Berichtet wird über Langzeitdaten der am Westdeutschen Tumorzentrum von 1991 bis 1996 durchgeführten Phase-II Studie zur präoperativen Chemo/Radiotherapie beim lokalfortgeschrittenem nichtkleinzelligem Bronchialkarzinom.

Studienprotokoll und Patientencharakteristik

Bei der primären Patientenselektion wurden bewusst Patienten mit sehr ungünstiger Prognose eingeschleust. So fanden im Stadium IIIA Patienten mit lokal weit fortgeschrittener Brustwandinfiltration und mit zwei oder mehr ipsilateralen Lymphknotenmetastasen Berücksichtigung. Dagegen wurden Patienten mit minimaler Brustwandinfiltration und/oder bei denen nur eine Lymphknotenstation befallen war, weiterhin primär operiert. Patienten im Stadium IIIB hatten T4-Tumore mit Infiltration zentraler Pulmonalgefäße, der Hauptcarina und/oder kontralaterale Lymphknotenmetastasen (N3). Supraclavikulärer Lymphknotenbefall, Pleurakarzinose sowie maligner Pleuraerguß waren Ausschlusskriterien. Abbildung 1 zeigt das trimodale Therapieregime bestehend aus drei Zyklen Chemotherapie mit Cisplatin und Etoposid gefolgt von einer hyperfraktionierten und akzelerierten Bestrahlung der Primärtumorregion und des Mediastinums in Kombination mit einem vierten Zyklus dosisreduzierter Chemotherapie. Nach Restadiierung wurden geeignete Patienten innerhalb 4–6 Wochen nach Ende der Bestrahlung operiert. Voraussetzung hierfür war der Nachweis tumorfreier Lymphknoten im Rahmen der obligat erfolgten Re-Mediastinoskopie sowie eine aufgrund der bildgebenden Diagnostik zu erwartende R0-Resektion.

Ergebnisse

Von 94 Patienten waren 52 im Stadium IIIA und 42 im Stadium IIIB. Ipsilaterale mediastinale Lymphknotenmetastasen (N2) hatten 60%, kontralateral befallene Lymphknoten (N3) 26% (siehe

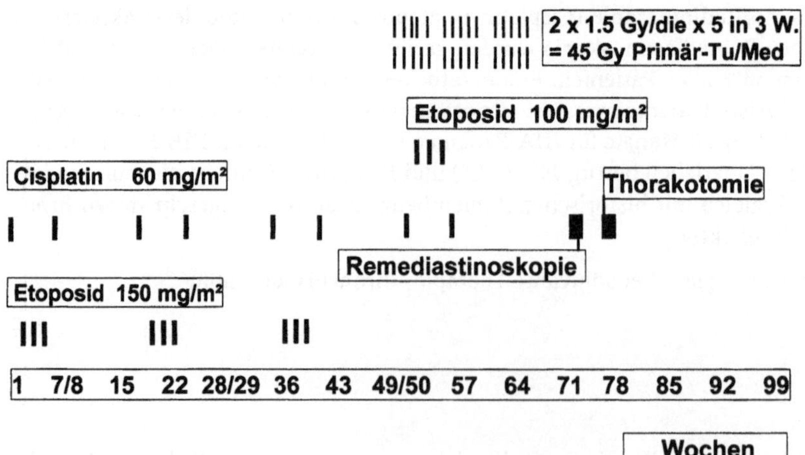

Abb. 1. Induktionschemotherapie + Simultane Chemoradiotherapie

Tabelle 1. 94 Patienten mit nichtkleinzelligem Bronchialkarzinom: Subgruppenverteilung

alle Patienten	Stadium	n	100%
IIIA	T3 N0	6	55
	T1 N2	1	
	T2 N2	28	
	T3 N2	17	
IIIB	T4 N0/1	6/2	45
	T4 N2	10	
	T1 N3	1	
	T2 N3	14	
	T3 N3	8	
	T4 N3	1	

Tabelle 2. Behandlungsergebnisse

	IIIA (n=52)	IIIB (n=42)	alle Pat (n=94)
objektive Remission	32 (62%)	28 (67%)	60 (64%)
Patienten operiert	36 (69%)	26 (62%)	62 (66%)
komplett reseziert (R0)	31 (60%)	19 (45%)	50 (53%)
pathologische CR (pCR)	15 (29%)	9 (21%)	24 (26%)

auch Tabelle 1). Nach Abschluss der Chemo/Radiotherapie hatten 10% eine radiologisch komplette und 54% eine partielle Remission. Kein wesentliches Ansprechen war bei 31% und eine Progression bei 4% festzustellen. Während der Chemo/Radiotherapie verstarben 4 Patienten (2 therapieabhängig an einer Sepsis, ein Patient an einer Lungenembolie, ein Patient an einem Hirninsult). Weitere 28 Patienten (überwiegend Stadium IIIB) konnten nicht operiert werden: 6 wegen Behandlungsabbruch, 5 aufgrund einer Verschlechterung des Allgemeinzustandes, 13 wegen Tumorprogression, technischer Irresektabilität bzw. positivem Lymphknotenbefund im Rahmen der Re-Mediastinoskopie. 62 Patienten (66%) konnten operiert werden, bei zwei Patienten wurde allerdings intraoperativ Inoperabilität festgestellt (jeweils einmal Pleurakarzinose bzw. technische Inoperabilität. Von den 60 Resektionen waren 19 Lobektomien, 5 Manschettenlobektomien, 4 Lobektomien mit atypischer Resektion aus anderen Lappen, 6 Lobektomien mit Brustwandresektion, 3 Bilobektomien, 14 Pneumonektomien, 8 erweiterte Pneumonektomien. Bei 50 Patienten (53% aller Patienten, 83% aller Resezierten) wurde eine R0-Resektion erreicht, jeweils 5 Patienten hatten eine R1 bzw. R2-Resektion. Eine pathologisch komplette Remission fand sich bei 24 Patienten (26%) (Zusammenfassung der Behandlungsergebnisse siehe Tabelle 2). In der Nachbeobachtung betrug die mediane Überlebenszeit 20 Monate für IIIA und 18 Monate für IIIB (Abb. 2). Die aktuarielle 5- bzw. 6-Jahresüberlebensrate betrug im Stadium IIIA 34% bzw. 34%. In der Gruppe der Patienten im Stadium IIIB waren diese Befunde mit 20% bzw. 17% von der Tendenz her diskret schlechter, was aber an der noch unbefriedigenden Compliance besonders in diesem Teilkollektiv liegen dürfte. Die Unterschiede in der Prognose zwischen den Stadien IIIA und IIIB waren nicht signifikant. Ebenso zeigte die univariate Analyse keine signifikanten Unterschiede zwischen einzelnen T/N-Subgruppen, Alter, Geschlecht, histologischem Subtyp sowie zwischen pathologischer kompletter Remission und Nachweis von vitalem Tumor im Resektat. Dagegen hatten Patienten, die R0 reseziert werden konnten, eine signifikant bessere Überlebenschance als solche ohne R0-Resektion (mediane Überlebenszeit 42 versus 13 Monate, aktuarielle 5- bzw. 6-JÜR 44 bzw. 44% versus 9 bzw. 5% (siehe hierzu auch Abb. 3). Darüber hinaus konnte im Follow-up für die Gruppe der R0-resezierten Patienten eine hohe lokale Tumorkontrollrate bestätigt werden. Wurde nach Resektion ein R0-Stadium erreicht, traten im Lang-

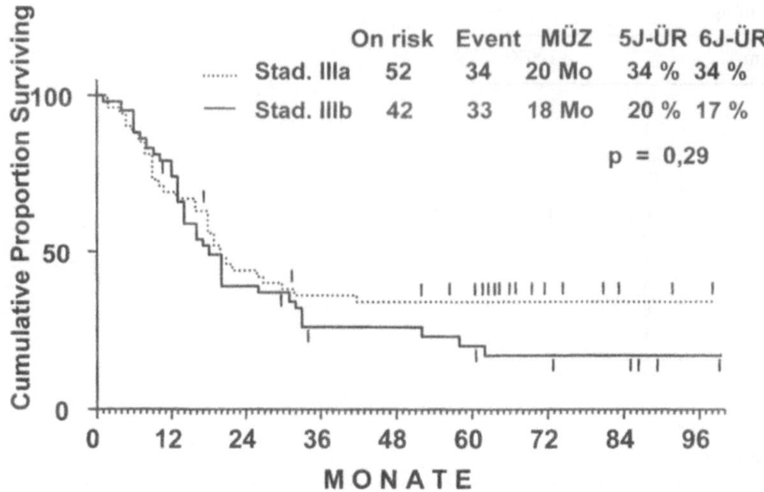

Abb. 2. Überlebenszeiten – Stadium IIIa und IIIb

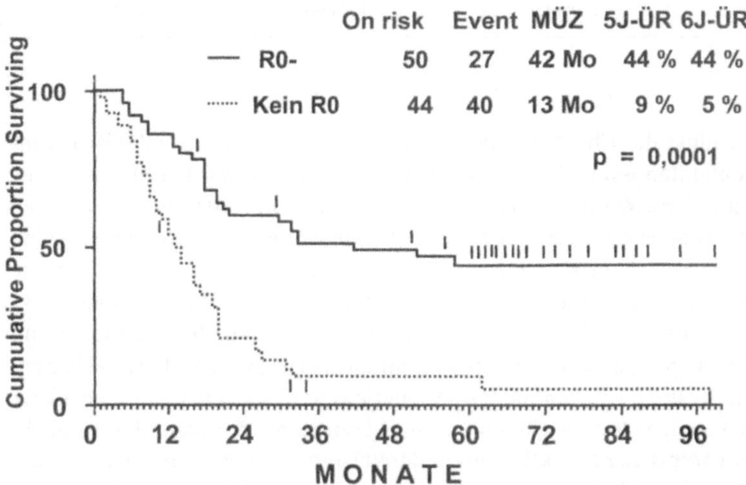

Abb. 3. Überlebenszeiten – R0-Resektion vs keine R0-Resektion

zeitverlauf in nur 28% lokoregionäre Rezidive auf, wohingegen Patienten die nicht reseziert wurden oder bei denen keine R0-Resektion erreicht wurde Diese in 59% auftraten.

Komplikationen

Die Gesamttoxizität der Behandlung war akzeptabel (in erster Linie hämatologische Komplikationen während der Chemotherapie und eine Ösophagitis im Rahmen der Chemo/Radiotherapie). Von 94 Patienten verstarben im Rahmen der Induktionstherapie 2 Patienten an behandlungsbedingten Komplikationen (1 Patient nach dem 1 Zyklus, 1 Patient nach dem 3. Zyklus an einer Sepsis). Postoperative Komplikationen bei den 62 operierten Patienten waren Bronchusstumpfinsuffizienz (3), Pleuraempyem (4), revisionsbedürftige Nachblutung (2), Pneumonie/

ARDS (3), Lungenembolie (2), Kardiale Dekompensation (1). Die Bronchusstumpfinsuffizienzen traten vornehmlich nach rechtsseitiger Pneumonektomie und in den ersten 18 Monaten der Studie auf. Sie waren bei drei von vier postoperativ Verstorbenen Teilursache für den letalen Verlauf (postoperative 90 Tage-Letalität: 6,4%). Seit dem der Bronchusstumpf routinemäßig mittels Intercostal- oder mediastinalem Fettlappen gedeckt wird, traten keine weiteren Stumpfinsuffizienzen auf.

Zusammenfassend sind die Ergebnisse der dargestellten Phase-II-Untersuchung bezüglich der R0-Resektionsrate wie auch insbesondere der erzielten Langzeitüberlebensraten sehr vielversprechend. In den Jahren 1995 bis 2000 haben wir versucht das Konzept der präoperativen CTx/RTx in den einzelnen Risikogruppen im Stadium IIIa/IIIb differenziert weiterzuentwickeln: In der seit Ende 1994 durchgeführten multizentrischen Phase-III Studie wird ein multimodales Vorgehen in der Subgruppe der Patienten mit noch operabler, minimaler IIIA-Erkrankung gegenüber der alleinigen Operation mit postoperativer RTx getestet. Mittlerweile sind 110 Patienten in dieser Untersuchung randomisiert worden. Bisher zeigt sich, dass die Toxizität und Tolerabilität dieses intensiven Protokolles wahrscheinlich aufgrund jetzt verbesserter Supportivbehandlung auch in der multizentrischen Durchführung noch weiter vermindert bzw. verbessert werden konnte (möglicher Einfluss von „Lerneffekten"?).

In inoperablen IIIA/IIIB-Stadien wurde versucht die Tolerabilität und Effektivität der Induktions-CTx durch Integration einer Kombination aus Cisplatin und Taxol zu optimieren (Phase-II; n = 50 Pat).

Aktuell haben wir für Patienten mit fortgeschrittenem Stadium IIIA/IIIB die Planungsphase einer großen multizentrischen, randomisierten Phase-III Studie abgeschlossen: Ziel dieser Untersuchung soll es sein, nach optimierter CTx und CTx/RTx den Stellenwert der definitiven Operation im Vergleich zu einer definitiven, konformalen Boost-RTx besonders in Hinblick auf die zu erzielenden Langzeitheilungen (5-Jahre!) zu bestimmen.

Literatur

Albain KS, Rusch VW, Crowley JJ et al. (1995) Concurrent cisplatin/etoposide plus chest radiotherapy followed by surgery for stages IIIA (N2) and IIIB non small-cell-lung cancer: Mature results of Southwest Oncology Group phase II study 8805. J Clin Oncol 13: 1880–1892

Eberhardt W, Wilke H, Stamatis G, Stuschke M et al. (1998) Preoperative chemotherapy followed by concurrent chemoradiation therapy based on hyperfractionated accelerated radiotherapy and definitive surgery in locally advanced non-small-cell lung cancer: mature results of a phase II trial. J Clin Oncol 16(2): 622–634

Favaretto A, Paccagnella A, Tomio L et al. (1996) Preoperative chemoradiotherapy in non-small cell lung cancer stage III patients. Feasibility, toxicity and long-term results of a phase II study. Eur J Cancer 32A: 2064–2069

Livingston RB (1997) Combined modality therapy of lung cancer. Clin Cancer Res 3: 2638–2647

Rosell R, Font A, Pifarre A et al. (1996) The role of induction (neoadjuvant) chemotherapy in stage IIIA NSCLC. Chest 109: 102–106

Stamatis G, Eberhardt W, Stuben G, Bildat S, Dahler O, Hillejan L (1999) Preoperative chemoradiotherapy and surgery for selected non-small cell lung cancer IIIB subgroups: long-term results. Ann Thorac Surg. Oct 68(4): 1144–1149

Nicht-kleinzelliges Bronchialkarzinom mit pathologischem N_2-Befall: Adjuvante Radiotherapie versus adjuvante Chemo-Radiotherapie

M. Serke[1], E. Allica[2], M. Wolf[3], N. Schönfeld[1], D. Kaiser[2] und R. Loddenkemper[1]

[1] Abteilung für Pneumologie
[2] Klinik für Thoraxchirurgie, Zentralklinik Emil von Behring, Dept. Lungenklinik Heckeshorn, Zum Heckeshorn 33, 14109 Berlin
[3] Phillips-Universität, Marburg

Adjuvant Chemo-Radiotherapy versus Radiotherapy Following Surgery in pN_2-Non-small Cell Lung Cancer (NSCLC) Stage IIIa

Summary. Fifty-eight patients, 28 of them included in a German multicenter study, were treated either with radiotherapy (5×2 Gy/50 Gy) or combined radio-chemotherapy (cisplatin 75 mg/m^2 d1 in cases with pneumonectomy etoposide 120 mg/m^2 d1–3) and Ifosfamid 1.5 mg/m^2 d1–4, 3 cycles) following surgery in pN2-NSCLC. Metastatic disease or local failure was seen in 24 patients (43%), in the majority with distant metastasis (n=21), in 4 patients combined local and distant failure. Time to progression (TTP) was 27 to 1172 days, median 244 days. Median survival of the whole group was 873 days (=29 months), the 3-year survival 49%. Comparing the two groups there was an advantage (not significant) in favor of the combined treated group with a median survival of 1449 days versus 765 days (p=0.22).

Key words: NSCLC stage IIIa – pN_2 –Adjuvant chemo-radiotherapy

Zusammenfassung. 58 Patienten, zum Teil in einer deutschen multizentrischen Studie behandelt wurden postoperativ nach Resektion eines pN2-nicht kleinzelligen Bronchialkarzinoms entweder ausschließlich bestrahlt (5×2 Gy/50 Gy) oder sie erhielten eine kombiniert Chemo-Strahlentherapie (DDP/IFO oder IFO/ETO). Fernmetastasen traten bisher bei 24 Patienten auf, kombinierte Lokalrezidive und Fernmetastasen bei 4 Patienten. Das mediane Intervall bis zum Progress betrug 244 Tage. Beim Vergleich der beiden Therapiegruppen zeigte sich ein (nicht signifikanter) Vorteil zugunsten der Chemo-Strahlentherapie-Gruppe mit einem medianen Überleben von 1449 Tagen gegenüber 765 Tagen (p=0,22).

Schlüsselwörter: NSCLC Stadium IIIa – pN_2 – Adjuvante Radiotherapie

Fragestellung

Die optimale Behandlungsstrategie des resektablen N2-NSCLC ist noch nicht definiert. Die bisherige Standardtherapie waren OP und die anschließende adjuvante Bestrahlung mit einem 5-Jahresüberleben zwischen 10% (bei ausgedehnten Lymphknotenbefall) und 30–40% (bei sog.

„minimal N2“ Befall). In der hier vorgestellten multizentrischen Studie sollte geprüft werden, ob eine zusätzliche adjuvante Chemotherapie die Ergebnisse verbessern könnte. Die Ergebnisse einer Teilpopulation dieser Studie von 58 Patienten aus unserer Klinik werden diskutiert.

Methode

In die Studie eingeschlossen wurden 58 Patienten mit vollständig reseziertem nicht kleinzelligen Bronchialkarzinom (NSCLC) mit postoperativ pathologisch bestätigtem N2-Befall nach R0-Resektion mit zusätzlicher radikaler Lymphadenektomie. Postoperativ erfolgte eine Randomisierung zwischen der alleinigen Bestrahlung (50 Gy, 5×2 Gy/Woche) als Standardtherapie und einer Chemo-Strahlentherapie als experimenteller Therapie mit Cisplatin 75 mg/m^2 d1 (bei Pneumonektomie Etoposid 120 mg/m^2 d1–3) und Ifosfamid 1,5 mg/m^2 d1–4 über 3 Zyklen, gefolgt von der Bestrahlung in gleicher Dosierung und Fraktionierung.

Patienten

Deutschlandweit randomisiert wurden 150 Patienten (9/96–9/00). Aus unserem Zentrum wurden 28 Patienten randomisiert. Weitere 30 Patienten wurden nicht randomisiert laut Protokoll entweder bestrahlt oder kombiniert behandelt. 4 Patienten hatten nach anfänglicher Zustimmung zur Randomisation später dem Randomisationsergebnis widersprochen und wurden ihrem Wunsch gemäß behandelt. 25 Patienten hatten einer Randomisation widersprochen und 5 Patienten wurden nach Studienabschluß eingeschlossen. Eine kombinierte Chemo-Strahlentherapie erhielten 25 Patienten, eine alleinige Bestrahlung bekamen 33 Patienten.

Verteilung der Histologien: Es handelte sich um 31 Adenokarzinome (54%), 25 Plattenepithelkarzinome (43%) und 2 großzellige Karzinome (3%). Das Alter der Patienten lag zwischen 40 und 75 Jahren, im Median bei 59 Jahren. Es handelte sich um 18 Frauen und 40 Männer. Bei allen Patienten war eine R0-Resektion durchgeführt worden (Abb. 1).

Folgende OP-Verfahren wurden angewandt: 29 Lobektomien (50%), 12 erweiterte Lobektomien (21%) (incl. Bilobektomien und Sleeve-Verfahren), 17 Pneumonektomien (29%). In der kombiniert behandelten Gruppe fanden sich 12 Lobektomien, 7 erweiterte Lobektomien und 6 Pneumonektomien. Die Gruppe der lediglich bestrahlten Patienten war folgendermaßen operiert worden: 17 Lobektomien, 5 erweiterte Resektionen, 11 Pneumonektomien. In der kombi-

- **beobachtete Patienten : n = 58**
- **Morphologie**
  - **- adeno: n = 31**
  - **- Pleca: n = 25**
  - **- großz. : n = 2**
- **Alter: 40 - 75 Jahre, im Median: 59 Jahre**
- **18 Frauen, 40 Männer**
- **alle primär operiert incl. radikaler Lymphadenektomie**
- **alle R0-reseziert**

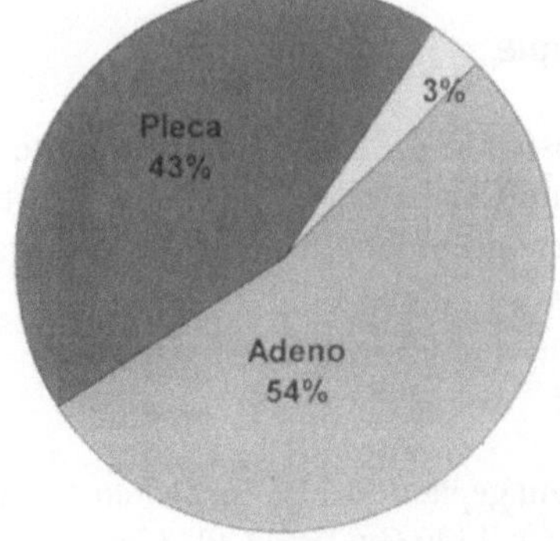

Abb. 1. Patientenkollektiv

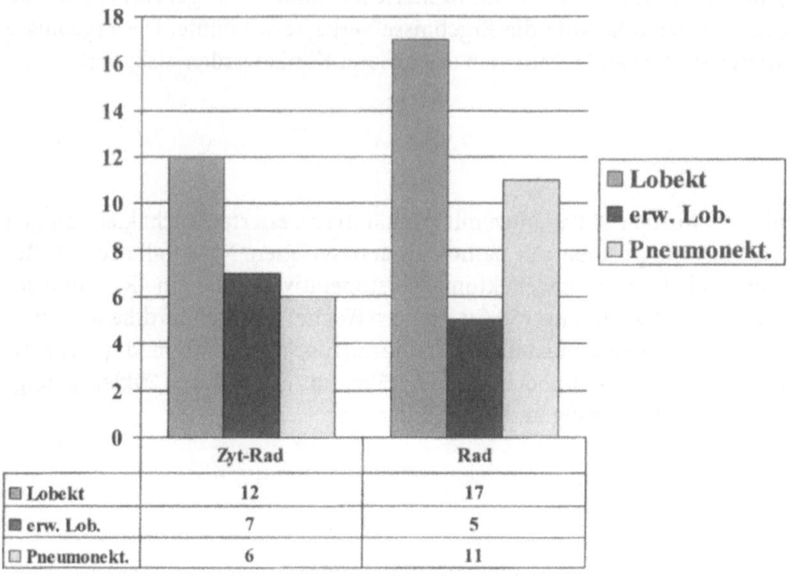

Abb. 2. Verteilung Therapie/OP-Verfahren

Tabelle 1. N2-adjuvant: Chemotherapie

Chemo-Regime	
• bei Pneumonekt.:	IFO (4×1000 mg/m^2/ETO:3×120 mg/m^2)
• bei Lobektomie:	DDP (80 mg/m^2) / IFO (4×1000 mg/m^2)
oder	NIP (VRB: 25 mg/m^2, IFO:3×1000 mg/m^2, DDP:60 mg/m^2):
– IFO/ETO:	12×
– DDP/IFO:	8×
– NIP:	5×
• von geplanten 75 Zyklen konnten 63 (84%) durchgeführt werden, Dosisreduktionen waren in 20,2% der Zyklen nötig	

niert behandelten Gruppe befanden sich etwas weniger Pneumonektomien, dafür mehr erweiterte Resektionen, so daß das Verhältnis: einfache Lobektomien zu erweiterte Resektionen bzw. Pneumonektomie mit 50% in beiden Armen gleich war (Abb. 2).

Chemotherapie

Cisplatin/Ifosfamid erhielten 8 Patienten, Ifosfamid/Etoposid erhielten 12 Patienten, Vinorelbine/Ifosfamid/Cisplatin (NIP) erhielten 5 Patienten. Von den geplanten 75 Zyklen konnten 63 (=84%) gegeben werden, Dosisreduktionen waren in 20,6% der Zyklen notwendig (Tabelle 1).

Bestrahlung

Die pro Patient geplanten 50 Gy erhielten 49 Patienten. Dosisreduktionen erfolgten bei 3 Patienten (je 1×32 Gy, 1×40 Gy, 1×44 Gy), 3 Patienten wurden nicht bestrahlt, weil mittlerweile Fernmetastasen aufgetreten waren, bei 3 Patienten ist die Bestrahlung noch nicht abgeschlossen.

- bisher keine : n = 32 (55%)
- Lok-Rez. : n = 3 (5%)
- Fernmet.: n = 21 (29%)
  hiervon 4 komb. mit Lok.rez.
- unbek.: n = 1 (2%)
- Tod am Zweit-Ca
  (Ovarial-Ca) n = 1 (2%)
- Intervall: OP und Met.:
  27 - 1172 Tage,
  im Median: 244 Tage

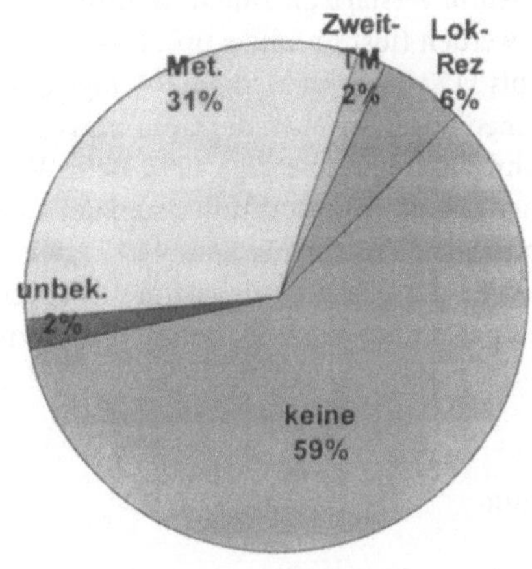

Abb. 3. Rezidiv- oder Metastasierungsmuster

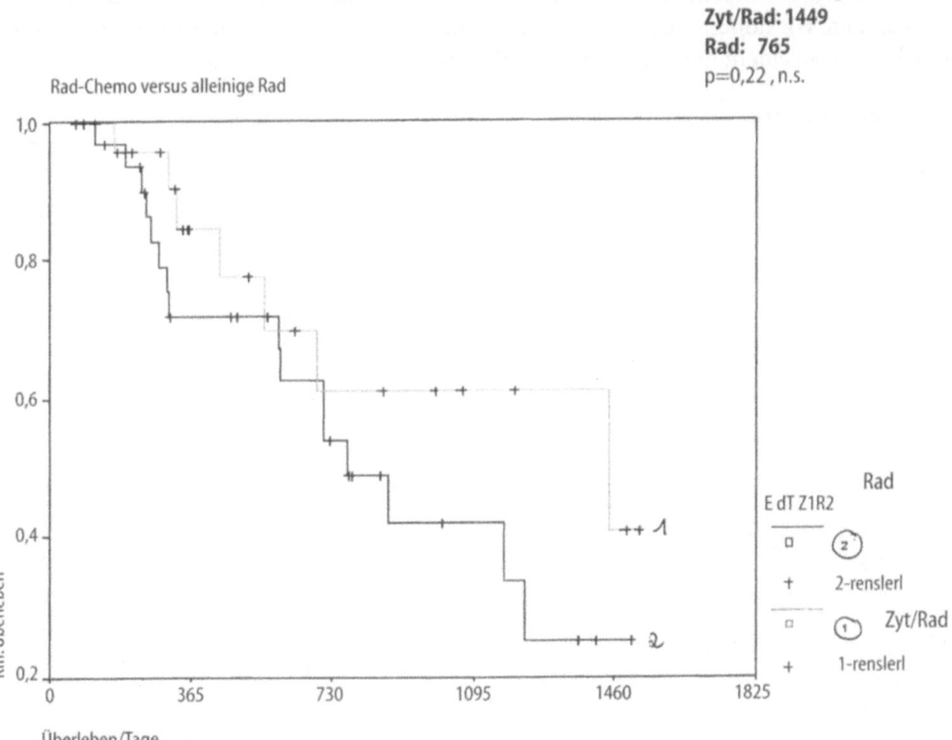

Abb. 4. Überleben N2- nach OP. (n=58), Lungenklinik Heckeshorn, 1996–2001 Op gefolgt von Chemo-Rad alleiniger Rad

Ergebnisse

Fernmetastasen oder Lokalrezidive wurden bisher bei 24 der 58 Patienten festgestellt (43%). 32 Patienten (55%) sind bisher rezidivfrei. Meist traten Fernmetastasen auf (n=21), hiervon 4× kombiniert mit einem Lokalrezidiv. Bei 3 Patienten (5%) zeigten sich bisher nur Lokalrezidive.

Eine Patientin verstarb an einem Zweittumor (met. Ovarialkarzinom), 1 Pat. konnte nicht nachverfolgt werden (lost to follow up). Das Intervall zwischen OP und Rezidiv/Metastasierung betrug 27 bis 1172 Tage, im Median 244 Tage (=8 Monate) (Abb. 3).

Das mediane Überleben der Gesamtgruppe der 58 Patienten beträgt 873 Tage (=29 Monate), das 3-Jahresüberleben beträgt 49%. Beim Vergleich der beiden Untergruppen deutet sich ein (nicht signifikanter) Vorteil zugunsten der Chemo-Radiotherapie-Gruppe an. Es findet sich ein Überlebensvorteil von im Median 1449 Tagen versus 765 Tagen (p=0,22). Beim Vergleich der Morphologien deutet sich ein (wiederum nicht signifikanter) Vorteil zugunsten der adenoiden Morphologie gegenüber dem Plattenepithelkarzinom an mit einem Überleben von 1175 Tagen (Adeno-Ca) versus 707 Tagen (Plattenepithel-Ca) (p=0,5) (Abb. 4).

Diskussion

Im Vergleich zur historischen Kontrolle waren die Ergebnisse beider Therapiearme mit einem 3-Jahresüberleben von 49% und einem medianen Überleben von 873 Tagen günstig.

Vorläufige Analysen deuten einen Überlebensvorteil zugunsten der kombinierten Chemo-Strahlentherapie an.

Die Studie wurde vorzeitig geschlossen, nachdem über 4 Jahre nur 150 Patienten rekrutiert werden konnten. Wir hoffen, aufgrund der günstigen Daten der Gesamtgruppe neue Zentren zu einer Teilnahme an einem modifizierten Anschlußprotokoll gewinnen zu können.

Literatur bei den Verfassern.

Korrektur nicht eingegangen.

Broncho- und angioplastische Eingriffe nach Induktionstherapie des nicht-kleinzelligen Bronchialcarcinoms (NSCLC) im Stadium III

E. Hecker, H. Hoffmann, A. Kraft und H. Dienemann

Chirurgische Abteilung, Thoraxklinik Heidelberg gGmbH, Amalienstraße 5, 69126 Heidelberg

Sleeve Resection after Induction Chemotherapy in Stage III Non-Small Cell Lung Cancer (NSCLC)

Summary. Between January 1995 and June 2000, 89 patients with NSCLC in stage III (N2 involvement) underwent surgery after induction chemotherapy. Fifteen operations were combined with bronchial or bronchial and pulmonary sleeve resection (12 lobectomies, 3 pneumonectomies). Results of median operating time (287 min), stay in intensive care unit (1–42 days, average 3 days), postoperative morbidity [after bleeding requiring transfusion (n=7), cardiac dysrhythmia affecting the circulation (n=5), pneumonia (n=4), insufficiency of bronchial anastomosis requiring surgical revision (n=1)] and mortality (7%) were compared with the collective that was operated on NSCLC combined with sleeve resection without induction chemotherapy (n=194, stage I–IV) during the same time. Although surgical preparation had been more elaborate and operating time longer, neither postoperative morbidity nor mortality increased after induction chemotherapy.

Key words: Chemotherapy – NSCLC – Sleeve resection

Zusammenfassung. Zwischen 01/95 und 06/00 wurden 89 Patienten mit NSCLC im Stadium III (N2-Befall) nach induktiver Chemotherapie operiert. 15 Resektionen wurden mit broncho- oder bronchoangioplastischen Verfahren kombiniert (12 Lobektomien. 3 Peumonektomien). Die erhobenen Daten für die durchschnittliche Operationsdauer (287 Minuten), die Verweildauer auf der Intensivstation (∅ 3 d, 0–60 d). die postoperative Morbidität [transfusionspflichtige Nachblutung (n=7), kreislaufrelevante Rhythmusstörung (n=5), Pneumonie (n=4), Anastomoseninsuffizienz mit Notwendigkeit zur Revision (n=1)] und die Letalität (7%) wurden mit dem Kollektiv verglichen, das im gleichen Zeitraum ohne Induktionstherapie an einem NSCLC mit broncho- oder bronchoangioplastischen Verfahren operiert wurde (n=194, Stadium I–IV). Trotz erhöhtem Präparationsaufwand und längerer Operationsdauer fanden sich keine Hinweise für eine höhere postoperative Morbidität oder Letalität nach Induktionstherapie.

Schlüsselwörter: Chemotherapie – NSCLC – Manschettenresektion

Nachweis von disseminierten Tumorzellen im peripheren Blut und im Pulmonalvenenblut von Patienten mit operablen Bronchialkarzinomen

W. Sienel, R. Seen-Hibler, O. Thetter, W. Mutschler und B. Passlick

Chirurgische Klinik und Poliklinik, Klinikum der Universität München-Innenstadt, Nussbaumstraße 20, 80336 München

Detection of Individual Tumor Cells in Peripheral and Pulmonary Venous Blood in Early Stage Non-small Cell Lung Cancer

Summary. This study was performed to assess the impact of disseminated cancer cells in peripheral and pulmonary venous blood on the clinical course of patients with operable non-small cell lung cancer. Peripheral venous blood was drawn preoperatively. The lower pulmonary vein was punctured subsequent to thoracotomy prior to intrathoracal preparation for lung resection. The blood samples were examined for individual tumor cells by immunocytochemical staining of cytospins using the pancytokeratin antibody A45-B/B3. Disseminated cancer cells were detected in peripheral venous blood in 3 of 83 patients (3.6%) and in pulmonary venous blood in 11 of 62 patients (17.7%) and did not correlate with clinicopathological parameters. In patients without involvement of mediastinal lymph nodes (pN0-pN1) occurrence of individual tumor cells was an independent prognostic parameter. Detection of individual tumor cells in pulmonary venous blood could identify patients who benefit from adjuvant therapy.

Key words: Minimal residual disease - Micrometastases - NSCLC

Zusammenfassung. Es wurde untersucht, ob der Nachweis von disseminierten Tumorzellen im peripheren Blut oder im Pulmonalvenenblut von Patienten mit operablen nicht-kleinzelligen Bronchialkarzinomen möglich ist und zur Prognosebeurteilung dienen kann. Von 83 Patienten wurde präoperativ peripheres Blut entnommen. Pulmonalvenenblut wurde bei 62 Patienten intraoperativ vor der Präparation zur Lungenresektion gewonnen. Tumorzellen aus dem Blut wurden durch immunhistochemische Färbung von Cytokeratin (Pancytokeratinantikörper A45) nachgewiesen. Disseminierte Tumorzellen wurden im peripheren Blut von 3 (3,6%) und im Pulmonalvenenblut von 11 Patienten (17,7%) nachgewiesen. Bei Patienten ohne Befall der mediastinalen Lymphknoten (pN0-pN1) war der Tumorzellnachweis im Pulmonalvenenblut von prognostischer Signifikanz (p=0,02). Untersuchung von Pulmonalvenenblut könnte zur Selektionierung für mögliche adjuvante Therapieoptionen dienen.

Schlüsselwörter: Disseminierte Tumorzellen - Pulmonalvenenblut - Prognosebeurteilung

Antiangiogenetische Behandlung humaner, nicht-kleinzelliger Bronchialkarzinome (NSCLC) durch retrovirale Transduktion von Endostatin im murinen Xenotransplantationsmodell

R. Kurdow, A. S. Böhle, D. Henne-Bruns und H. Kalthoff

Klinik für Allgemeine Chirurgie und Thoraxchirurgie, Christian-Albrecht-Universität Kiel, Arnold-Heller-Straße 7, 24105 Kiel

Antiangiogenetic Therapy of Human Non-small Cell Lung Cancer (NSCLC) by Retroviral Transduction of Endostatin in a Murine Xenotransplant Model

Summary. Therapeutic efficacy and optimal administration of endostatin have not been satisfactory determined yet. Human NSCLC cell lines KNS62 and Colo699 were retrovirally transduced in vitro by the human endostatin gene. Secretion of endostatin and its biological activity were evaluated in vitro by ELISA and tube formation assay and in vivo in a murine xenotransplant model. Endostatin was detected in cell culture supernatants of both cell lines, with eight-fold higher concentration for KNS62-endo. Tube formation was disturbed by supernatants of KNS62- and Colo699-endo cells. Growth of subcutaneous tumors and metastases of orthotopically induced tumors was significantly delayed in endostatin-transduced tumors of both cell lines. Prolongation of survival was demonstrated following orthotopical induction of KNS62-endo tumors. Depending on the individual NSCLC cell line used, retroviral transduction of endostatin gene can provide therapeutical efficiency.

Key words: Endostatin – Gene therapy – NSCLC

Zusammenfassung. Aussagen über therapeutischen Stellenwert und günstigste Applikationsform der antiangiogenetischen Substanz Endostatin sind derzeit noch nicht möglich. *Methoden:* Die humanen NSCLC-Zellinien KNS62 und Colo699 wurden in vitro durch retroviralen Transfer mit dem Endostatingen transduziert. Endostatinproduktion und Wirkung wurden mittels ELISA, tube formation assay, sowie im murinen Xenotransplantationsmodell verifiziert. *Ergebnisse:* KNS62-endo sezernierte im Vergleich zu Colo699-endo die achtfache Menge Endostatin. Überstände beider Zellinien zeigten funktionelle Wirksamkeit im tube formation assay. Verlangsamtes subcutanes Tumorwachstum und eine signifikant verringerte Metastasierung im orthotopen Modell fand sich für beide transduzierten Zellinien. Eine Überlebenszeitverlängerung nach orthotoper Inoculation fand sich bei der Zellinie KNS62-endo. *Schlußfolgerung:* Therapeutische Effekte bei der Behandlung von NSCLC sind durch Transduktion von Endostatin möglich, jedoch abhängig von der verwendeten Zellinie unterschiedlich groß.

Schlüsselwörter: Endostatin – Gentherapie – NSCLC

Lungenmetastasen

Ist die minimal-invasive Technik zur Metastasen-Chirurgie an der Lunge geeignet?

H. Dienemann

Chirurgische Abteilung, Thoraxklinik Heidelberg, Amalienstraße 5, 69126 Heidelberg

Is Minimally-Invasive Technique Suitable for Resection of Pulmonary Metastases?

Summary. Video-assisted thoracic surgery (VATS) for surgery of pulmonary metastases has to be defined with respect to technical as well as oncological aspects. Peripheral lesions up to 2 cm in diameter can easily be removed by wedge resection, but anatomical resection can also be safely accomplished. Since VATS does not allow for digital palpation of lung parenchyma, complete resection of all lesions can never be guaranteed. Thus, VATS is recommended only for diagnostic and palliative procedures but not for curative intention except in randomised studies.

Key words: VATS – Surgery of metastases – Radicality – Oncological principles

Zusammenfassung. Die videoassistierte Thoraxchirurgie (VATS) muß im Rahmen der Metastasenchirurgie der Lunge nach technischen und onkologischen Aspekten differenziert betrachtet werden. Periphere Herde bis zu einem Durchmesser von ca. 2 cm sind meist problemlos durch atypische Resektion zu entfernen, aber auch anatomische Resektionen sind sicher auszuführen. Da die VATS ein Durchpalpieren des Parenchyms nicht zulässt, kann die Radikalität des Eingriffs im Einzelfall nicht garantiert werden. Insofern ist die VATS nur im Rahmen diagnostischer oder palliativer Situationen geeignet und sollte bei kurativer Zielsetzung allenfalls in randomisierten Studien zum Einsatz kommen.

Schlüsselwörter: VATS – Metastasenchirurgie – Radikalität – Onkologische Prinzipien

Die Lunge ist für alle Malignome der häufigste Sitz von Metastasen, mit Ausnahme jener Malignome, die überwiegend über die portalvenöse Drainage metastasieren. Das typische Bild der pulmonalen Metastasierung entspricht solitären oder multiplen, gut abgegrenzten peripheren Rundherden. Die Mehrheit aller Lungenmetastasen ist kleiner als 1 cm im Durchmesser, wohingegen mit zunehmendem Durchmesser die Wahrscheinlichkeit, dass es sich um eine Metastase handelt, größer wird. Die meisten Metastasen treten multipel auf; Metastasen sind wiederum um so wahrscheinlicher, je größer die Zahl der Herde ist. In Abwesenheit eines bekannten Primärtumors entsprechen weniger als 4% aller solitären Rundherde einer Metastase [1].

Die Berechtigung zu einem operativen Eingriff mit kurativer Zielsetzung leitet sich im Einzelfall aus der Tatsache ab, dass ein Ansatz für eine systemische Therapie nicht existiert oder diese bei geringen Erfolgsaussichten mit einer hohen Rate an Nebenwirkungen belastet ist. Insofern

Tabelle 1. Einflussgrössen, bestimmend für das Überleben nach Resektion von Lungenmetastasen

Prognosefakoren (innerhalb einer Tumorentität)
- Krankheitsfreies Intervall
- Anzahl und Wachstumsgeschwindigkeit der Metastasen
- Komplette Resektabilität der Metastasen

ist der Widerspruch, dass mit der Metastasenchirurgie ein lokales Verfahren für eine disseminierte Erkrankung zum Einsatz kommt, hinnehmbar [2]. Der Chirurg sollte jedoch stets darauf bedacht sein, die Patientenselektion im interdisziplinären Konsens auf der Basis gesicherter Prognosefaktoren vorzunehmen (Tabelle 1).

In der Absicht, die Rationale der Lungenmetastasenchirurgie zu untermauern, wurde 1991 das „International Registry of Lung Metastases" etabliert [3]. Von 5206 Patienten hatten sich 4572 (88%) einer vollständigen Resektion unterzogen. Die günstigste Prognose hatten Patienten nach kompletter Resektion eines Solitärherdes nach krankheitsfreiem Intervall von über 3 Jahren.

Im eigenen Krankengut wurden 191 Patienten nach Thorakotomie und Resektion von Lungenmetastasen eines Nierenzellkarzinoms ausgewertet. Die mediane Nachbeobachtungszeit betrug 21,4 Monate. In der multivariaten Analyse erwies sich die Radikalität der Metastasenresektion (R0 vs. R1/2) als der entscheidende prognostische Faktor für das Überleben nach Metastasektomie. Darüber hinaus konnten bei kurativ resezierten Patienten das krankheitsfreie Intervall und die Anzahl der Lungenmetastasen als signifikante prognostische Faktoren identifiziert werden. Patienten mit einem oder beiden Risikofaktoren hatten signifikant schlechtere Überlebensraten als Patienten mit einem langen krankheitsfreien Intervall (<2 Jahre) und einer kleinen Metastasenanzahl (<7).

Technik der minimal invasiven Lungenchirurgie

Die erforderliche technische Ausrüstung für die minimal invasive Lungenchirurgie (=videoassistierte thorakoskopische Chirurgie, VATS) entspricht weitgehend der, die auch bei der Laparoskopie Anwendung findet. Die allgemeine Operationsvorbereitung und Abklärung der Operabilität wiederum entspricht der vor einem „konventionellen" thoraxchirurgischen Eingriff. In der Regel sind Patienten, die für einen konventionellen Eingriff funktionell nicht operabel erscheinen, auch für einen thorakoskopischen Eingriff nicht geeignet! Es muss jederzeit im Verlauf der Operation die Möglichkeit zum „Umsteigen" auf die Standard-Thorakotomie gegeben sein, falls Blutungen, Verwachsungen, mangelnde Orientierung u.ä., dies zweckmäßig erscheinen lassen.

Die Standardlagerung zur Thorakoskopie ist die stabile Seitenlagerung; alle videothorakoskopischen Eingriffe sollten in Allgemeinanästhesie und Intubation mit einem Doppellumen-Tubus durchgeführt werden. Dies erlaubt bei Einlungenventilation und kompletter Atelektase der operierten Seite die beste Übersicht und größtmögliche Gewebeschonung. Die Inzisionsstellen für die Trokare werden in der Regel im muskelarmen axillären Dreieck, gebildet aus Achselhöhle, dorsalem Rand des M. pectoralis major und ventralem Rand des M. latissimus dorsi, so gewählt, dass ggf. zwei Inzisionen zur anterolateralen Thorakotomie verbunden werden können. Für den häufigsten Eingriff, die periphere Lungenresektion, sind in der Regel sind 3 Zugänge ausreichend: 1×10 mm Trokar für die Optik, 1×5 mm Trokar für eine Faßzange und 1×12 mm Trokar für das Klammernahtgerät. Mit Hilfe von Faßzange und Taststab wird der gesamte Thorax sorgfältig exploriert. Bei vollständiger Atelektase der Lunge werden alle epipleural oder knapp subpleural gelegenen Läsionen leicht zu identifizieren sein.

Die thorakoskopische atypische Lungenresektion entspricht dem Prinzip der „offenen" Technik. In vollständiger Atelektase der operierten Lunge wird nach Identifikation der Läsion diese oder das umliegende Parenchym mit der Faßzange angehoben, ausgespannt und in einem ausreichenden Sicherheitsabstand das Klammernahtgerät gesetzt. Die resezierbare Parenchymdicke ist durch die Öffnungsweite (ca. 10 mm) der Klammernahtgeräte und durch die verfügbare Klammerhöhe begrenzt. In der Regel wird es erforderlich sein, mehrere Klammernahtreihen hintereinander oder keilförmig zueinander zu setzen. Das Resektat wird in einen Extraktions-Beutel verbracht und über die größte Inzision geborgen. Zum Abschluss des Eingriffs wird die operierte Lunge unter Sichtkontrolle gebläht und die Belüftung aller Lungenabschnitte sichergestellt. Anschließend wird über die (dritte) Inzisionsstelle im 6. oder 7. ICR eine Thoraxdrainage (in der Regel 24–28 Charrière) eingelegt; die übrigen Inzisionsstellen werden mit Hautnaht verschlossen.

Vorteile der VATS

Die Vorteile der videoassistierten thorakoskopischen Chirurgie gegenüber einer Lungenoperation über eine konventionelle Thorakotomie bestehen in der geringeren Morbidität des VATS-Zuganges. Drei Trokarinzisionen stellen eine deutlich geringere Traumatisierung der Thoraxwand dar als eine Thorakotomie. Das notwendige Ausmaß der Lungenresektion und damit der Parenchymverlust des Lungengewebes sind nicht unterschiedlich zwischen beiden Verfahren, sondern allein bestimmt durch Anzahl und Lokalisation der Lungenmetastasen. Allerdings bedingt allein der Thorakotomie-Zugang eine passagere Reduktion der Lungenfunktion um ca. 20% allein als Folge des Thoraxwandtraumas. Dies wird bei der VATS-Technik weitgehend vermieden. Die VATS ist daher das bevorzugte Verfahren unter diagnostischer Zielsetzung (Tabelle 2).

Grenzen der VATS

Die Grenzen der videoassistierten thorakoskopischen Chirurgie zeigen sich in zwei Aspekten: Erstens erlauben die durch die Trokarinzisionen einzubringenden Instrumente nur eine eingeschränkte Beurteilung des Lungenparenchyms im Vergleich zur bimanuellen Palpation; zweitens stößt das minimal-invasive Verfahren bei der Resektion tiefer im Parenchym gelegener Herde an seine technischen Grenzen (Tabelle 3).

Die höchste Sensitivität zur Detektion aller vorhandenen Lungenherde liefert die Summe aus der Beurteilung des computertomografischen Befundes und der intraoperativen bimanuellen Palpation der Lunge. Bisher ist jedes bildgebende Verfahren allein der intraoperativen bimanuellen Palpation in der Sensitivität für das Auffinden intrapulmonaler Raumforderungen (<5 mm

Tabelle 2. Vorteile der minimal invasiven Lungenchirurgie (=videoassistierte thorakoskopische Chirurgie, VATS) gegenüber einer konventionellen Thorakotomie. Die VATS ist daher Methode der Wahl unter diagnostischer Zielsetzung

Vorteile der VATS
– geringeres operatives Trauma
– geringerer Analgetika-Bedarf
– geringere postoperative Beeinträchtigung der Lungenfunktion
– kürzere Hospitalisierung

Tabelle 3. Grenzen und Nachteile der minimal invasiven Lungenchirurgie (= videoassistierte thorakoskopische Chirurgie, VATS) gegenüber einer konventionellen Thorakotomie. Die VATS ist für die Metastasektomie mit kurativer Zielsetzung nicht geeignet

Grenzen der VATS
– Eingeschränkte Beurteilbarkeit des Lungenparenchyms
– Keine Palpation zur Identifizierung tiefer gelegener Herde
– Sensitivität abhängig von der bildgebenden Diagnostik
– Technische Grenzen bei der Resektion tiefer gelegener Herde
– Möglichkeit der Tumorzellimplantation in den Trokarkanal

Durchmesser) unterlegen [4, 5, 6]. Da die Prognose nach Metastasektomie von der Radikalität der Resektion abhängt, scheidet die VATS daher unter dem Aspekt der kurativen Resektion aus.

Bildgebende Diagnostik

Die Computertomografie (CT) des Thorax ist der Goldstandard in der bildgebenden Diagnostik zur Abklärung von Lungenmetastasen. Die Kernspintomografie (MRT) hat die Diagnostik im Vergleich zur konventionellen CT nicht verbessert, davon ausgenommen ist der Nachweis von Tumoreinbruch in große Gefässe oder die Herzhöhlen. Im Einzelfall liefert jedoch der transösophageale Ultraschall präzisere Bilder. Die Positronen-Emmissions-Tomografie (PET) hat als additives Verfahren zur Dignitätsbeurteilung solitärer Herde im Einzelfall seine Berechtigung.

Die Sensitivität früherer CT-Generationen für das Auffinden intrapulmonaler Raumforderungen (>5 mm Durchmesser) erreichte etwa 70% verglichen mit dem intraoperativen palpatorischen Befund [7]. Die neuere Technik der Spiral-CT bietet durch Wegfall der üblichen Schichtabstände eine deutlich höhere Sensitivität zur Detektion auch kleinerer Rundherde [8]. Um die qualitativ beste Rundherd-Diagnostik zu liefern, muß die CT heute folgende Anforderungen erfüllen:

- Spiral-Technik (mit Kontrastmittelapplikation)
- Schichtdicke 5–8 mm
- Tischvorschub 10 mm/sec

Die Beurteilung sollte in kontinuierlicher Bildfolge am Monitor erfolgen bei doppelter Darstellung in einem „Lungenfenster“ und in einem „Mediastinalfenster“.

Was die Computertomografie leistet

Die CT gibt Aufschluss über die Anzahl, Größe und Lokalisation der Metastasen einschließlich ihrer Beziehung zu Nachbarorganen. Es kann damit der zu erwartende Parenchymverlust abgeschätzt werden. Die CT liefert mithin die wesentlichen Informationen zur Beurteilung der technischen und funktionellen Operabilität. Darüber hinaus können bei unklaren solitären Rundherden Radiomorphologie, Densitometrie und das Vorhandensein von Verkalkungen Hinweise auf die Artdiagnose der pulmonalen Raumforderung geben [9, 10].

Was die Computertomografie nicht leistet

Derzeit kann noch kein radiologisches Verfahren sicher zwischen Metastasen und benignen Läsionen differenzieren. Sensitivität und Spezifität der radiologischen Rundherddiagnostik liegen immer unter 100%. Die CT wird (auch in der Zusammenschau mit der PET !) immer auch falsch positive und falsch negative Befunde liefern.

McCormack und Mitarbeiter haben in einer Pilotstudie Patienten mit Lungenmetastasen zuerst thorakoskopisch operiert und anschließend in selber Sitzung thorakotomiert. Die Studie wurde nach 18 Patienten abgebrochen, da bei 10 der 18 Patienten zusätzliche maligne Herde erst durch die Thorakotomie erfasst wurden [11].

Operative Strategie

Die operative Strategie und damit die Wahl des operativen Verfahrens hängt entscheidend davon ab, ob ein kurativer Ansatz besteht, d.h. die Entfernung aller pulmonalen Herde geplant ist oder ob „nur“ ein diagnostischer Auftrag erfüllt werden soll.

Kurativer Ansatz

Eine Operation unter kurativer Zielsetzung ist nur dann erfolgversprechend, wenn eine vollständige Entfernung aller in der CT dargestellten und letztlich intraoperativ anzutreffenden Herde gelingen kann.

Resektionen mit kurativem Ansatz sind indiziert, wenn

- der Primärtumor kontrolliert ist,
- der histologische Typ des Primärtumors bekannt ist,
- extrapulmonale Metastasen ausgeschlossen sind,
- eine begrenzte Dynamik des Tumorleidens besteht,
- die Lungenherde nach Anzahl und Lokalisation unter Berücksichtigung einer ausreichenden funktionellen Reserve resektabel erscheinen,
- wirksamere systemische Therapieformen nicht zur Verfügung stehen.

Die primär zu wählende Zugangsweg richtet sich nach Anzahl, Lokalisation und Größe der in der CT vorgefundenen Rundherde [12].

Ein solitärer Rundherd, peripher gelegen (weniger als 2 cm von der viszeralen Pleura entfernt), mit einem Durchmesser <3 cm sollte zunächst einer videothorakoskopisch durchgeführten atypischen Resektion mit intraoperativer Schnellschnittuntersuchung zugeführt werden. Bestätigt sich in der Schnellschnittdiagnostik der Metastasenverdacht, wird in gleicher Sitzung thorakotomiert. Mittels bimanueller Palpation können dann weitere Herde ausgeschlossen bzw. identifiziert und anschließend reseziert werden. Größere oder zentral gelegene Rundherde müssen primär über eine konventionelle Thorakotomie angegangen werden. Der Eingriff wird immer komplettiert durch eine systematische mediastinale Lymphknotendissektion.

Bei multiplen – nach Anzahl und Lokalisation – resektablen Rundherden wird man immer direkt das konventionelle offene Vorgehen wählen. Je nach Lage und Verteilung der Herde bietet sich die sequentielle laterale Thorakotomie, oder seltener die Sternotomie mit der Möglichkeit der gleichzeitigen Exploration beider Lungen an. Die Videothorakoskopie ist hier kein geeignetes Verfahren.

Voraussetzung für eine komplette Entfernung aller Metastasen ist – in Kenntnis des CT-Befundes – eine zuverlässige Beurteilung des Parenchyms durch sorgfältige Palpation. Dafür wiederum ist die Atelektase der betreffenden Lunge unerlässlich, die durch eine seitengetrennte Beatmung über eine Doppellumentubus erreicht wird. Erst nach Identifikation aller zu entfernenden Herde und Inspektion von Mediastinum und Pleura wird das Ausmaß der Resektion festgelegt. Mittels extraanatomischer (= atypischer) Resektion lassen sich die meisten Herde parenchymsparend und zuverlässig entfernen. Die Herde müssen allseits von gesundem Gewebe umschlossen sein, um Nahtlinienrezidive zu vermeiden. In etwa 20% ist die Resektion anatomischer Einheiten, wie Segmente oder Lungenlappen erforderlich. Eingriffe am zentralen Bronchialsystem oder die Pneumonektomie sind die Ausnahme. Eine systematische ipsilaterale mediastinale, hiläre und interlobäre Lymphknotendissektion vervollständigt den Eingriff, wobei ein therapeutischer Effekt von der Dissektion nicht erwartet werden kann.

Diagnostischer Ansatz

Treten nach stattgehabter Tumorerkrankung Lungenrundherde auf, so handelt es sich mit einer Wahrscheinlichkeit von ca. 70% um ein metastatisches Geschehen, in fast 15% um einen Zweittumor, in weniger als 15% um einen benignen Befund. Da nach Nierenzellkarzinom und Mammakarzinom tumorfreie Intervalle von mehreren Jahren bis Jahrzehnten keine Ausnahme sind, haben derartige differentialdiagnostische Überlegungen praktische Bedeutung. Prinzipiell ist die Histologiegewinnung einer Verlaufsbeobachtung vorzuziehen, sofern die diagnostische Maßnahme dem Patienten zumutbar ist und im Falle eines Malignitätsnachweises auch therapeutische Konsequenzen hätte.

Bei multiplen, disseminierten pulmonalen Rundherden, die nicht komplett resezierbar sind, ist der chirurgische Anspruch immer nur diagnostisch. Wegen der geringeren Morbidität im Vergleich zur Thorakotomie empfiehlt sich hier in der Regel die repräsentative atypische Lungenresektion per VATS.

Literatur

1. Holmes EC (1995) Pulmonary metastases. In: Pearson FG, Deslauriers, Ginsberg RJ, Hiebert CA, McKneally MF, Urschel HC (eds) Thoracic Surgery. Churchill Livingston, New York Edinburgh London Melbourne Tokyo, pp 827–834
2. Dienemann H, Hoffmann H, Trainer C, Muley T (1998) Lungenmetastasen: Tumorreduktion als onkologisches Konzept. Langenbecks Arch Chir Suppl II: 138–142.
3. Pastorino U, Buyse M, Friedel G et al. (The International registry of Lung Metastases) (1997) Long-term results of lung metastasectomy: Prognostic analyses based on 5602 cases. J Thorac Cardivasc Surg 113: 37–49
4. Stoelben E, Wehrmann U, Ockert D, Saeger H-D (1998) VATS: Möglichkeiten und Grenzen chirurgischer Therapie maligner Lungenerkrankungen. Zentralbl Chir 123: 1129–1133
5. Dienemann H, Piltz S, Schildberg FW (1995) Chirurgische Aspekte bei Lungenmetastasen. Dtsch Ärztebl 50: 3555–3561
6. Dowling RD, Landreneau RJ, Miller DL (1998) Video-assisted thoraco-scopic surgery for resection of lung metastases. Chest 113 Suppl: 3S–5S
7. Peuchot M, Libshitz HI (1987) Pulmonary metastatic disease: Radiologic-surgical correlation. Radiology 164: 719–722
8. Seemann MD, Beinert T, Speisberg F, Obst B, Dienemann H, Fink U, Kohz P, Reiser M (1996) Differenzierung von solitären Lungenrundherden durch die hochauflösende Computertomographie. Radiologe 36: 579–585
9. Lillington GA (1997) Management of solitary pulmonary nodules. How to decide when resection is required. Postgraduate Med 101: 145–150
10. Webb WR (1990) Radiologic evaluation of solitary pulmonary nodule. Am J Roentgenol 154: 701–708
11. McCormack PM, Banjit MS, Begg CB et al. (1996) Role of video assisted thoracic surgery in the treatment of pulmonary metastases: Results of a prospective trial. Ann Thorac Surg 62: 213–217
12. Hoffmann H, Dienemann H (2000) Der pulmonale Rundherd. Prinzipien der Diagnostik. Dtsch Ärztebl 97: A1065–1071

Neuentwicklungen in der immunsuppressiven Therapie

U.T. Hopt

Chirurgische Universitätsklinik Freiburg, Hugstetterstraße 55, 79106 Freiburg

Progress in Immunosuppressive Therapy

Summary. A highly effective immunosuppressive therapy with as few side effects as possible can only be achieved by a reliable drug monitoring. For neoral monitoring of the C2 level is essential while for tacrolimus measuring of the trough level is sufficient. Due to the different immunogenicity of the organ transplants the type and intensity of the immunosuppressive therapy should be organ-specific. Sirolimus is highly effective in combination with calcineurin antagonists in immunologically high-risk patients. In addition in case of severe side effects sirolimus can substitute for the calcineurin antagonists. Il-2 receptor antibodies are characterized by minimal side effects and have been shown to be a highly effective new therapeutic principle for immunosuppressive induction therapy.

Key words: Drug monitoring – Sirolimus – IL-2 receptor antibodies

Zusammenfassung. Eine effektive Immunsuppression bei möglichst geringen Nebenwirkungen ist nur durch ein zuverlässiges Drug-Monitoring erreichbar. Bei Gabe von Neoral sollte künftig immer der C2-Wert berücksichtigt werden. Bei Tacrolimus kann dagegen weiterhin der Trough Level zur Dosissteuerung verwandt werden. Die Art und Intensität der immunsuppressiven Therapie sollte sich nach dem jeweils transplantierten Organ richten. Sirolimus hat seinen Indikationsbereich als Zusatzmedikation zu den Calcineurinantagonisten bei Patienten mit erhöhtem immunologischen Risiko. Bei signifikanter Neuro- bzw. Nephrotoxizität kann Sirolimus auch alternativ zu den Calcineurinantagonisten eingesetzt werden. IL-2-Rezeptor-Antikörper stellen ein hocheffektives und sehr nebenwirkungsarmes neues Therapieprinzip zur immunsuppressiven Induktionstherapie dar.

Schlüsselwörter: Drug-Monitoring – Sirolimus – IL-2-Rezeptor-Antikörper

Die immunsuppressive Therapie nach allogener Organtransplantation hat in den letzten zwei Jahrzehnten einen kontinuierlichen Wandel durchgemacht. Zwischenzeitlich werden bei der Nieren-, Leber-, Pankreas- und Herztransplantation 1-Jahres-Transplantatfunktionsraten von bis zu 90% und mehr erreicht. Trotzdem kommt es bei einem signifikanten Anteil der Patienten immer noch zu akuten Abstoßungsreaktionen. Obwohl der größte Teil dieser Abstoßungsreaktionen medikamentös beherrschbar ist, können sie doch zu einer Schädigung des Organs und damit zu einer Verschlechterung der Organfunktion führen. Darüber hinaus ist jede Abstoßungstherapie mit dem Risiko von signifikanten Nebenwirkungen behaftet.

Alle Immunsuppressiva haben ein relativ enges therapeutisches Fenster. Um eine optimale Wirkung der immunsuppressiven Medikamente zu gewährleisten und um gleichzeitig die Rate an Nebenwirkungen so gering als möglich zu halten, ist eine Bestimmung der jeweiligen Wirkspiegel unerläßlich.

Drug-Monitoring

Die Effektivität eines Immunsuppressivums wird in aller Regel am besten durch die Fläche unter der Serumspiegelkurve („area under the curve" = AUC) beschrieben. Bisher war man davon ausgegangen, dass eine enge Korrelation besteht zwischen dem Talspiegel (Trough-Level) 12 Stunden nach Einnahme des Medikamentes und der AUC. Neue Untersuchungen haben gezeigt, dass für Neoral die Korrelation zwischen dem Talspiegel und der AUC sehr schlecht ist [1]. Eine wesentlich bessere Bewertung der AUC nach Gabe von Neoral ist durch den s.g. C2-Wert, d.h. die Bestimmung des Serumspiegels 2 Stunden nach Einnahme von Neoral, möglich. Bei Steuerung der Dosierung von Neoral durch den C2-Wert lässt sich die immunsuppressive Effektivität und damit die Inzidenz von Abstoßungsreaktionen signifikant verringern. Gleichzeitig kann das Nebenwirkungsrisiko reduziert werden. Das C2-Monitoring bei Einsatz von Neoral als Immunsuppressivum muß daher als der Goldstandard angesehen werden, obwohl diese Art des Monitorings erhebliche organisatorische Probleme mit sich bringt. Im Gegensatz dazu ist bei Gabe von Tacrolimus ein C2-Monitoring nicht notwendig, da der Trough-Level sehr genau mit der AUC korreliert [2].

Kombinationstherapie

Um die immunsuppressive Effektivität zu verbessern und die Nebenwirkungsrate zu verringern, wird die Immunsuppression seit langem durch Kombination von bis zu 4 verschiedenen immunsuppressiven Medikamenten durchgeführt. Transplantierte Patienten müssen aber regelhaft eine Vielzahl von Medikamenten einnehmen. Im Hinblick auf die Lebensqualität und auch auf die Problematik der Compliance der Patienten wäre daher eine möglichst einfache immunsuppressive Therapie wünschenswert. In einer großen randomisierten Studie konnte nun gezeigt werden, dass bei der Leber eine 2fach-Therapie mit Tacrolimus und Prednisolon gleich effektiv ist wie eine 4fach-Therapie mit Tacrolimus, Prednisolon, Azathioprin und ALG [3]. Dies ist ein wichtiger Befund, der zeigt, dass komplexe immunsuppressive Therapieschemata nicht unbedingt von Vorteil sein müssen.

Organspezifische Therapie

Die o.g. Befunde gelten allerdings nur speziell für die Lebertransplantation. Bei der Pankreas-/Nierentransplantation wäre eine 2fach-Therapie nach allem was wir wissen sicher wesentlich schlechter als eine 4fach-Therapie. Hinzukommt, dass auch die Art der Immunsuppression sich nach der Art der jeweils transplantierten Organe richten sollte. Von Bedeutung ist die Immunogenität des jeweiligen Transplantates. Dementsprechend sind z.B. bei der kombinierten Pankreas-/Nierentransplantation Tacrolimus und Neoral im Hinblick auf die Langzeitfunktion der Nierentransplantate gleichwertig, im Hinblick auf die Langzeitfunktion der Pankreastransplantate scheint aber Tacrolimus wesentlich bessere Ergebnisse zu liefern.

Sirolimus

Sirolimus ist ein neues Immunsuppressivum, welches im Gegensatz zu Cyclosporin A und Tacrolimus nicht über eine Inhibition von Calcineurin wirkt. Bei zusätzlicher Gabe von Sirolimus zu einer Basistherapie mit Cyclosporin A und Prednisolon kann die Abstoßungsinzidenz nach Nierentransplantation von 41,5% auf 24,7% reduziert werden [4]. Dieser günstige Effekt auf die Abstoßungsinzidenz wirkt sich allerdings nicht auf das Transplantatüberleben aus. Dieses Phänomen ist auch bei anderen, neu entwickelten Immunsuppressiva wie MMF und Interleukin-2-Rezeptor-Antikörpern nachweisbar. Ursache davon ist, dass die 1-Jahres-Transplantatfunktionsrate, die mit der derzeitigen Immunsuppression erreicht wird, bereits so gut ist, dass sie kaum mehr verbessert werden kann. Besonders günstig scheint der zusätzliche Einsatz von Sirolimus bei immunologischen „high-risk"-Patienten zu sein. Bei nierentransplantierten Patienten mit mehr als 10% präformierten Antikörpern konnte z.B. bei zusätzlicher Gabe von Sirolimus zu einer Basistherapie mit Cyclosporin A und Prednisolon die Abstoßungsinzidenz von 67% auf 12% reduziert werden.

Sirolimus ist allerdings nicht nur in Kombination mit Cyclosporin A, sondern auch in Kombination mit Tacrolimus hocheffektiv. Die ursprüngliche Vermutung, dass Sirolimus und Tacrolimus antagonistisch wirken, hat sich nicht bestätigt. In vivo ist eindeutig ein Synergismus zwischen beiden Substanzen nachweisbar [5].

Sirolimus kann demnach eingesetzt werden bei immunologischen „high-risk"-Patienten, um die Abstoßungsinzidenz zu reduzieren. Daneben besteht eine Indikation bei den Patienten, bei denen aufgrund von Nebenwirkungen, insbesondere Nephro- und Neurotoxizität, die Calcineurinantagonisten in ihrer Dosis reduziert oder ganz abgesetzt werden müssen. Bei diesen Patienten kommt es erwartungsgemäß nach Absetzen von Cyclosporin A und Gabe von Sirolimus zu einem Abfall des Serumkreatinins und einem Anstieg der glomerulären Filtrationsrate. Allerdings muss bedacht werden, dass Sirolimus seine ganz spezifischen eigenen Nebenwirkungen, insbesondere auf die Blutbildung und den Fettstoffwechsel hat. Sirolimus stellt demnach eine wesentliche Bereicherung für die klinische Immunsuppression dar.

Antikörpertherapie

Nachdem lange Zeit die Antikörpertherapie nach Organtransplantation eher auf dem Rückmarsch war, hat sie jetzt durch Entwicklung der humanisierten Anti-IL-2-Rezeptor-Antikörper neues Interesse erfahren. Nach allogener Nierentransplantation kann die Abstoßungsinzidenz bei Induktionstherapie mit Daclizumab oder auch Basiliximab im Vergleich zu einer Kontrollgruppe ohne entsprechende Induktionstherapie deutlich verringert werden [6]. Die Nebenwirkungsrate ist minimal. Allerdings muß bedacht werden, dass die Kontrollgruppen keine typische Induktion mit Antithymozytenglobulin o.ä. erhielten. Im eigenen Krankengut wurde nach Pankreas-/Nierentransplantation in einer randomisierten Studie dementsprechend kein Unterschied in der Abstoßungsfrequenz bei Gabe von ATG bzw. Daclizumab festgestellt.

Chronische Abstoßung

Die chronische Abstoßung ist ein Problem, welches bisher nicht zufriedenstellend gelöst ist. Auch nach Einführung der Calcineurinantagonisten ist der Spätverlust an Transplantaten unverändert hoch. In einer großen retrospektiven Studie am amerikanischen Krankengut mit 66 744 Patienten konnte nun erstmals gezeigt werden, dass der Einsatz von MMF im Vergleich zu Azathioprin das chronische Transplantatversagen nach Nierentransplantation signifikant reduziert [7]. Ähnliches wird auch von Sirolimus erwartet. Im Tierversuch gibt es hierfür eindeutige Befunde. Bei der Ratte scheint unter Sirolimus die sekundäre Koronarerkrankung nach Herztransplantation sogar partiell rückläufig zu sein [8]. Klinische Studien dazu sind allerdings bisher noch nicht vorhanden, da die Substanz erst kurzfristig auf dem Markt ist.

Zusammenfassung

Die immunsuppressive Therapie hat sich auch in den letzten Jahren deutlich weiterentwickelt. Spezielle Fortschritte wurden auf dem Gebiet des Drug-Monitorings und der organspezifischen Therapie gemacht. Als neue Substanzen wurden Sirolimus und die Anti-IL-2-Rezeptor-Antikörper in die Klinik eingeführt. Damit stehen neue Möglichkeiten für eine individuell angepaßte Kombinationstherapie zur Verfügung. Ziel der künftigen immunsuppressiven Therapie muss es sein, die Nebenwirkungen der Immunsuppressiva in toto durch entsprechend geeignete Kombinationen zu reduzieren. Eine Verbesserung der 1-Jahres-Transplantatfunktionsrate ist kaum mehr zu erwarten. Entscheidend für die Beurteilung künftiger Immunsuppressiva wird daher der Effekt auf den chronischen Transplantatverlust sein.

Literatur

1. Mahalati K, Belitsky P, Sketris l, West K, Panek R (1999) Neoral monitoring by simplified sparse sampling area under the concentration-time curve: its relationship to acute rejection and cyclosporine nephrotoxicity early after kidney transplantation. Transplantation 68: 55–62
2. Ihara H, Shinkuma D, Ichikawa Y, Nojima M, Nagano S, Ikoma F (1995) Intra- and interindividual variation in the pharmacokinetics of tacrolimus (FK506) in kidney transplant recipients – importance of through level as a practical indicator. Int J Urol 2: 151–155
3. Neuhaus P, Klupp J, Langrehr JM, Neumann U, Gebhardt A, Pratschke J, Tullius SG, Lohmann R, Radke C, Rayes N, Neuhaus R, Bechstein WO (2000) Quadruple tacrolimus-based induction therapy including azathioprine and ALG does not significantly improve outcome after liver transplantation when compared with standard induction with tacrolimus and steroids: results of a prospective, randomized trial. Transplantation 69: 2343–2353
4. MacDonald AS, for the rapamune global study group (2001) A worldwide, phase III, randomized, controlled, safety and efficacy study of a sirolimus/cyclosporine regimen for prevention of acute rejection in recipients of primary mismatched renal allografts. Transplantation 71: 271–280
5. Qi S, Xu D, Peng J, Vu MD, Wu J, Bekersky l, Fitzsimmons WE, Peets J, Sehgal S, Daloze P, Chen H (2000) Effect of tacrolimus (FK506) and sirolimus (rapamycin) mono- and combination therapy in prolongation of renal allograft survival in the monkey. Transplantation 69: 1275–1283
6. Ekberg H, Bäckmann L, Tufveson G, Tydén G, Nashan B, Vincenti F (2000) Daclizumab prevents acute rejection and improves patient survival post transplantation: 1 year pooled analysis. Transpl Int 13: 151–159
7. Ojo AO, Meier-Kriesche HU, Hanson JA, Leichtman AB, Cibrik D, Magee JC, Wolfe RA, Agodoa LY, Kaplan B (2000) Mycophenolate mofetil reduces late renal allografts loss independent of acute rejection. Transplantation 69: 2405–2409
8. Poston RS, Billingham M, Hoyt EG, Pollard J, Shorthouse R, Morris RE, Robbins RC (1999) Rapamycin reverses chronic graft vascular disease in a novel cardiac allograft model. Circulation 100: 67–74

Warum ist die Thorakotomie in der Therapie von Lungenmetastasen (LM) von Vorteil?

P. Schneider, J.-P. Ritz, I. Vogt-Moykopf und H. J. Buhr

Abteilung für Allgemein-, Gefäß- und Thoraxchirurgie, Chirurgische Klinik und Poliklinik I, Universitätsklinikum Benjamin Franklin, Hindenburgdamm 30, 12200 Berlin

Why Should a Thoracotomy Be Required to Achieve Complete Resection of Lung Metastases?

Summary. The use of VATS is widely accepted in resection of lung metastases as a diagnostic goal. But VATS techniques in complete resection of LM are still discussed controversially. In this retrospective study, intraoperative staging was compared to preoperative diagnostic findings. In 706 patients, 849 thoracotomies (lateral thoracotomy, median sternotomy, clamshell incision) were performed for metastasectomy. The preoperatively determined number of metastases was confirmed in only 39% of the patients. In 38% additional lesions, in 23% fewer lesions were found. Lymph node involvement was found in 14.6% (7–26.1). By manual palpation of the entire collapsed lung, additional metastases were found in 38%. By systematic lymph node dissection, lymph node involvement was detected in 14.6%. Using VATS techniques palpation of the entire lung is impossible and lymph node dissection is hard to realise. Therefore we can conclude that VATS should not be used for resection of metastatic disease, but should be reserved only as a diagnostic tool in managing lung metastases.

Key words: Lung – Metastases – Surgery – VATS

Zusammenfassung. Die VATS ist in der Diagnostik von LM allgemein anerkannt, jedoch in der kurativen Resektion umstritten. Die Ergebnisse des präoperativen Stagings (Rö-Thorax und CT) werden mit den intraoperativen Befunden bei Patienten mit LM korreliert. An 706 Patienten wurden 849 Thorakotomien wegen LM vorgenommen. Der Zugang erfolgte über eine mediane Sternotomie, laterale oder transversale Thorakotomie. Die präoperativ diagnostizierte Anzahl der LM bestätigte sich intraoperativ nur in 39% der Operationen. In 38% wurden mehr, in 23% wurden weniger LM gefunden. Eine Lymphknotenmetastasierung fand sich in 14,6 (7–26,1)% der Fälle. Durch die intraoperative Inspektion und Palpation werden bei 38% der Patienten mehr Metastasen gefunden als präoperativ bekannt waren. Durch die Lymphknotendissektion werden zusätzlich bei 14,6% Metastasen entdeckt. Da bei der VATS derzeit keine Palpation und keine systematische Lymphknotendissektion durchgeführt werden, beides die wichtigsten Voraussetzungen der radikalen Resektion, ist die VATS derzeit keine Alternative zur Thorakotomie.

Schlüsselwörter: Lungenmetastasen – Resektion – Thorakoskopie

Sonografie-gesteuerte Freihand Stanzbiopsie mediastinaler Tumoren

S. Krishnabhakdi, K. H. Elger, H. Ortlieb und J. Limmer

Johannes-Gutenberg-Universität, Langenbeckstraße 1, 55101 Mainz

Ultrasound-Guided Freehand Biopsy of Mediastinal Tumors

Summary. This retrospective study was conducted to investigate the value of ultrasound-guided freehand biopsy for the diagnosis of mediastinal tumors. Transthoracic ultrasound guided core-needle biopsy was performed in 53 patients using freehand technique with an automatic or manual device in local anaesthesia. In 52 patients diagnostic material was obtained, in one case of failing biopsy mediastinoscopy revealed a nodular-sclerosing type of lymphoma. No severe complications occurred related to the procedure. Therefore, this method is a reliable, easily applicable and (on the part of the patient) well-accepted method with low risk. It is of high diagnostic value particularly in diseases with a non-operative therapeutic strategy and may complement established minimally invasive surgical options.

Key words: Transthoracal biopsy – Ultrasound guided – Freehand technique – Mediastinal tumors

Zusammenfassung. Retrospektiv wurde die Wertigkeit der sonografiegesteuerten Freihand-Biopsie bei mediastinalen Tumoren untersucht. Unter transthorakaler real-time Sonografie wurden bei 53 Patienten Biopsate nach dem core-needle-Prinzip automatisch oder manuell in Lokalanästhesie und Freihand-Technik gewonnen. Bei 52 Patienten wurde die Diagnose gesichert, in einem Fall war die Histologie erst nach Mediastinoskopie eindeutig (nodulär-sklerosierendes Hodgkin-Lymphom). Komplikationen traten nicht auf. Die Methode ist zuverlässig, komplikationsarm und leicht durchzuführen. Sie ist insbesondere bei Verdacht auf solche Erkrankungen von großem diagnostischen Wert, bei denen die konservative Behandlung im Vordergrund steht, und kann etablierte minimalinvasive chirurgische Optionen sinnvoll ergänzen.

Schlüsselwörter: Transthorakale Biopsie – Ultraschall-gesteuert – Freihand-Technik – Mediastinale Tumoren

Fachgebiets- und schwerpunktübergreifende Themen

Perioperative Gerinnungsstörungen

Prophylaxe und Therapie von Hämostasestörungen bei Massivtransfusion

V. Kretschmer, C. Haas und M. Weippert-Kretschmer

Institut für Transfusionsmedizin und Hämostaseologie, Universitätsklinikum, Conradistraße, 35033 Marburg

Prevention and Therapy in Hemostatic Disorders by Massive Transfusion

Summary. Adequate periop. analysis of hemostasis taking into account also disorders of primary hemostasis considerably contributes to prevention, early detection and appropriate treatment of hemostatic disturbances. Standard transfusion protocols are advisible in massive transfusion with respect to logistic problems. We describe an effective standard protocol based on the initial administration of blood components (red cells, plasma, platelets) in a certain fixed ratio which then is adapted according to the laboratory test results and the clinical situation of the patient. In addition, as soon as the hemostasis shows critical values, coagulation factor concentrates (prothrombin complex, fibrinogen, seldom single coagulation factors) are administered. Furthermore, desmopressin and antifibrinolytics can be successfully used in disorders of primary hemostasis, and additionally antifibrinolytics in hyperfibrinolysis or unclear diffuse bleeding.

Key words: Massive transfusion – Hemostatic disorder – Bleeding complications

Zusammenfassung. Adäquate periop. Gerinnungsdiagnostik unter Beachtung auch von Störungen der primären Hämostase trägt wesentlich zur Vermeidung, frühen Erkennung und geeigneten Behandlung der Hämostasestörungen bei. Aus logistischen Gründen empfiehlt sich bei Massivtransfusion ein Standard-Transfusions-Schemata. Ein bewährtes Schema wird beschrieben, das darauf basiert, zunächst Blutkomponenten (Erythrozyten, Plasma, Thrombozyten) in einem bestimmten Verhältnis zu substituieren und anschließend anhand der Laborwerte und klinischen Umstände zu adaptieren. Werden kritische Grenzwerte der Hämostase erreicht, werden zusätzlich Gerinnungskonzentrate (PPSB, Fibrinogen, selten Einzelfaktoren) verabreicht. Darüber hinaus können Desmopressin und Antifibrinolytika bei Störungen der primären Hämostase bzw. Antifibrinolytica bei Hyperfibrinolyse oder unklarer diffuser Blutung erfolgreich eingesetzt werden.

Schlüsselwörter: Massivtransfusion – Hämostasestörung – Blutungskomplikation

Massivtransfusion – Definition

Massivtransfusion wird sehr unterschiedlich definiert. Im Hinblick auf die möglichen Nebenwirkungen sollte unter Massivtransfusion die Substitution von mindestens 2 Blutvolumina innerhalb von 24 Stunden [1] oder 1 Blutvolumen innerhalb von 3 bis 4 Stunden [2] verstanden werden. Diese Definitionen sind jedoch nur retrospektiv verwertbar. Daher wurde von Crosson empfohlen, von einer Massivtransfusion als Arbeitsdefinition auszugehen, wenn bezogen auf einen Erwachsenen mit normalem Körpergewicht mindestens 4 Erythrozytenkonzentrate innerhalb einer Stunde transfundiert wurden, und ein weiterer Blutbedarf erwartbar ist [3]. Typische Nebenwirkungen der Massivtransfusion sind jedoch erst bei Transfusion ≥5–6 Erythrozytenkonzentraten pro Stunde und weiterem Blutbedarf zu erwarten.

Blutungskomplikationen – Folgen

Blutungskomplikationen durch Hämostasestörungen bei Massivtransfusionen komplizieren die klinische Situation des Patienten zusätzlich. Abgesehen von dem weiteren Blutverlust und dem bei Substitution erhöhten Transfusionsrisiko, besteht die Gefahr des hämorrhagischen Schocks, der seinerseits die Gerinnung im Sinne einer disseminierten intrasalen Gerinnung aktivieren kann (DIC). Hämatome im Wundgebiet können sich infizieren, die Wundheilung verzögern, benachbarte Organe, Gefäße und Nerven komprimieren, je nach Ausmaß die lokale oder sogar systemische Hämostase beeinträchtigen und Reoperationen notwendig machen.

Ursachen der Hämostasestörungen

Blutverdünnung

Die Verdünnungskoagulopathie ist die häufigste Ursache für eine Hämostasestörung im Rahmen der Massivtransfusion. Hierbei ist zusätzlich die negative Wirkung der Plasmaexpander (v.a. HÄS und Dextran) auf die Hämostase zu berücksichtigen.

Hypothermie

Die schnelle Applikation von kalten Blutprodukten und Infusionslösungen trägt zur Entwicklung einer Hypothermie bei, die durch Verlangsamung aller enzymatischen Prozesse auch die Hämostase hemmt, ohne dass diese Störung in der Labordiagnostik erkennbar ist.

Hypovolämie, hämorrhagischer Schock

Mangelnde Perfusion der Peripherie führt zur Freisetzung von Thromboplastinen aus geschädigten Endothel- und Gewebezellen sowie ungenügender Elimination von aktivierten Gerinnungsfaktoren. Insbesondere im hämorrhagischen Schock kann es daher zur „ungerichteten“ disseminierten intravasalen Aktivierung der Gerinnung mit Bildung von Mikrothromben und Verbrauch des Hämostasepotentials (DIC/Verbrauchskoagulopathie) kommen.

Gesteigerter Umsatz im Wundgebiet

Die „gerichtete“ Gerinnung an großen Wundflächen fördert durch Konsumption von Thrombozyten und Gerinnungsfaktoren die Verminderung des Hämostasepotentials. V.a. im Zusammenhang mit Verdünnung und/oder verminderter Synthese wird von klinischer Seite dann oft fälschlicherweise von einer DIC gesprochen, zumal selbstverständlich auch vermehrt Aktivierungsmarker der Gerinnung nachweisbar sind.

Ungenügende Synthese, Mobilisation

Insbesondere bei mangelnder Perfusion der Leber werden vermindert Gerinnungsfaktoren synthetisiert, ein Problem, das in der Regel erst zu einem späteren Zeitpunkt relevant wird.

Systemische Aktivierung

Eine systemische Aktivierung der Gerinnung im Sinne einer DIC ist im Rahmen der Massivtransfusion wesentlich seltener als im allgemeinen von klinischer Seite angenommen wird. Sie tritt am ehesten als Folge eines hämorrhagischen Schocks auf. Eine Aktivierung der Gerinnung durch die transfundierten Blutkomponenten ist bei ausschließlicher Verwendung Buffy-coat-freier Erythrozytenkonzentrate kaum zu erwarten, da diese durch die starke Reduktion von Thrombo- und Leukozyten (Buffy coat) nur noch einen geringen Gehalt an thromboplastischem Material aufweisen. Dies trifft erst recht für die in Zukunft ausschließlich leukozyten-depletierten Präparate zu. Allerdings ist Vorsicht hinsichtlich der Verwendung von Prothrombinkomplexpräparaten (PPSB) und Fibrinogenkonzentraten geboten, die bei hoher Dosierung, insbesondere bei Patienten mit Thrombophilie wesentlich zu der Entstehung einer DIC beitragen können.

Dagegen finden sich bei mangelnder peripherer Perfusion und bei großen Hämatomen relativ häufig Zeichen einer systemischen Hyperfibrinolyse, was die therapeutische Wirksamkeit von Antifibrinolytika erklärt.

Lokale Störungen

Lokale Störungen der Hämostase im Wundgebiet entstehen durch Wundödem, lokale Entzündung oder Minderperfusion und Hämatome.

Kritische Grenzwerte für perioperative/posttraumatische Hämostase

Als kritische intra- und unmittelbar postoperative/posttraumatische Grenzwerte, bei deren Unter- bzw. Überschreitung eine deutlich verstärkte Blutungsneigung vorliegt, sind auf Grund von älteren Studien [4, 5] und eigener klinischer Erfahrung:

- Thrombozyten von ≤50.000/μl (bei normaler Thrombozytenfunktion),
- Verlängerung der Prothrombin- und/oder partiellen Thromboplastinzeit auf das ≥1,8-fache (Quick ≤45 %, PTT ≥55 Sek.),
- Fibrinogenkonzentrationen von ≤0,8 g/l,
- Verminderung eines einzelnen plasmatischen Gerinnungsfaktors ≤20%,
- komplexe Verminderung von plasmatischen Gerinnungsfaktoren ≤40%

Zusätzlich sind Lokalisation und Größe der Wundfläche bzw. des operativen Eingriffs zu berücksichtigen.

Prophylaxe

Blutungskomplikationen durch Hämostasestörungen im Zusamenhang mit Massivtransfusionen können folgendermaßen vermieden bzw. reduziert werden:

Vor operativen Eingriffen, aber auch bei Aufnahme von Notfällen, ist der Anamnese (u. U. durch Fremdanamnese und Heranziehen von Begleitpapieren) hinsichtlich Blutungs- und Thromboseneigung sowie Einnahme von Medikamenten, welche die Hämostase hemmen, besonderes Augenmerk zu widmen.

Unter Berücksichtigung der anamnestischen Daten (Medikamente!) sowie Größe und Schwierigkeit des Eingriffs bzw. Traumas, ist eine entsprechende Labordiagnostik erforderlich, die insbesondere auch Störungen der Thrombozytenfunktion (z.B. Blutungszeit, PFA-100) und ggf. Hyperfibrinolyse (TEG, D-Dimere) erfasst. In Notfällen mit Massivtransfusion muss die Diagnostik möglichst zeitnah durchgeführt werden. Um die mit Zeitverschiebung erstellten Laborbefunde sinnvoll interpretieren zu können, müssen Zeitpunkt der Probenabnahme und in der Zwischenzeit eingetretener weiterer Blutverlust bzw. applizierte Blutprodukte genau dokumentiert werden. "Point-of-Care-Diagnostik" ist in diesem Zusammenhang umstritten. Die dafür zur Verfügung stehenden Verfahren sind überwiegend ungeeignet, weil sie zu unempfindlich und ungenau, schwer interpretierbar und teilweise nicht schneller als die Diagnostik im Labor ist. Darüber hinaus stellt regelmäßige Qualitätssicherung dieser Systeme ein besonderes Problem dar.

Unnötige Anwendung bzw. Überdosierung von Antikoagulantien und Thrombozyten-Aggregationshemmern vor und während operativer Eingriffe sollte vermieden werden.

Patienten mit vermuteten oder nachgewiesenen Hämostasestörungen sind adäquat präoperativ vorzubereiten und perioperativ hämostaseologisch unter kompetenter Beratung zu führen. Verdünnungskoagulopathien im Rahmen von Massivtransfusionen können am besten durch Standard-Schemata (siehe unten) bei der Substitution der Patienten mit Blutprodukten vermieden werden. Dabei sollten die oben genannten kritischen Grenzwerte durch frühzeitige Substition nicht unterschritten werden.

Hypothermie ist durch Applikation angewärmter Blutprodukte und Infusionslösungen zu vermeiden.

Therapie

Die Therapie von Hämostasestörungen im Rahmen von Massivtransfusionen besteht in der Substitution von Blutkomponenten (gerinnungsaktives Plasma = FFP oder VIP, Thrombozytenkonzentrate) und Gerinnungskonzentraten (PPSB, Fibrinogen- und Einzelfaktorenkonzentrate). Darüberhinaus können Desmopressin und Antifibrinolytika (Aprotinin, Tranexamsäure) bei Störungen der primären Hämostase bzw. Antifibrinolytica bei Hyperfibrinolyse oder unklarer diffuser Blutung sehr erfolgreich unter diagnostisch kontrollierten Bedingungen eingesetzt werden. Bei akuter Blutung mit Massivtransfusion hat sich folgendes *Standard-Transfusions-Schema* bewährt:

Erythrozytenkonzentrate (EK) und gerinnungsaktives Plasma (FFP) werden beim Erwachsenen bei erwartbarer Massivtransfusion im Verhältnis EK:FFP = 4:1, dann 3:1/3:1 und nach 10 EK weiter 2:1 appliziert. Ergeben die Laborbefunde schon für die prätransfusionell abgenommenen Blutproben Prothrombinzeiten und/oder aPTT ≥ 1,5 der mittleren Normalwerte (Quick < 50%, aPTT ≥ 50 Sek. sollte von Beginn an das Verhältnis EK zu FFP 1:1 betragen, da offensichtlich bereits etwa 1 Blutvolumen verloren gegangen ist.

Wenn bereits die kritischen Grenzwerte bei blutenden Patienten erreicht werden, sollten PPSB und/oder Fibrinogen (ab Fibrinogen ≤ 1 g/L) appliziert werden. Durch Beschränkung der Einzeldosen auf maximal 30 E/kg KG für PPSB und 2–3 g Fibrinogen sowie frühzeitige Prophylaxe mit niedermolekularem Heparin kann das damit verbundene erhöhte Thromboembolie-Risiko weitgehend vermieden werden.

Sobald Erwachsene 15 EK erhalten haben, kann mit großer Wahrscheinlichkeit davon ausgegangen werden, dass die Thrombozyten bereits ≤ 80.000/µl betragen, sodass auch ohne Vorliegen eines aktuellen Thrombozytenwertes Thrombozytenkonzentrate (Poolpräparat aus 4 bis 6 Vollblutspenden) verabreicht werden sollten. Allerdings sollte eine Kontrolle des Thrombozytenwertes (Blutbild) nach etwa 10 EK angestrebt werden. Ab ≤ 80.000/µl, spätestens ab ≤ 50.000/µl sollte der noch blutende Patient Thrombozyten erhalten.

Standard-Transfusions-Schemata bei Massivtransfusion werden kontrovers diskutiert, weil keine entsprechenden Studien vorliegen, die ihre Überlegenhait gegenüber gezielter Substitution auf der Basis von Laborbefunden belegen. Es bestehen jedoch eindeutige objektive Vorteile, die für Standard-Transfusions-Schemata sprechen:

Bei einer Auftaudauer von 20 bis 30 Minuten ist eine zeitgerechte und ausreichende Bereitstellung von FFP nur bei Vorausplanung der Therapie möglich. Auch die Versorgung mit den übrigen Blutkomponenten wird durch Einhalten eines Standard-Schemas zuverlässiger erreicht.

Durch frühzeitige, prophylaktische Applikation von gerinnungsaktivem Plasma und Thrombozyten, kann die Entwicklung einer Hämostasestörung vermieden werden, sodass es nicht infolge gestörter Hämostase zu zusätzlichem Blutverlust kommt. Letztlich können auf diese Weise Blutkomponenten eingespart werden, da man nicht einer Hämostasestörung wegen des weiteren Blutverlusts hinterher therapiert. FFP oder VIP werden in den Volumenersatz frühzeitig mit einbezogen. Besteht dagegen die Notwendigkeit, große Volumina FFP oder VIP bei schon manifester Hämostasestörung schnell infundieren zu müssen, können Hypervolämie und Zitratreaktionen auftreten.

Das beschriebene Standard-Transfusions-Schema ist leicht zu lehren und umzusetzen, zumal es für Klinik und Labor gleichermaßen nachvollziehbar und steuerbar ist.

Literatur

1. Philipps TF, Souliers G, Wilson RF (1987) Outcome of massive transfusion exceeding two blood volumes in trauma and emergency surgery. J Trauma 27:903–910
2. Collins JA, Knudson MM (1991) Massive transfusion, in: Rossi EC, Simon TL, Moss GS (eds), Transfusion Medicine, Williams and Wilkins, Baltimore; pp 419-427
3. Crosson JT (1996) Massive transfusion, Clin Lab Med 16:873–882
4. Ciavarella D, Reed RL, Counts RB, Baron L, Pavlin E, Heimbach DM, Carrico CJ (1987) Clotting factor levels and the risk of diffuse microvascular bleeding in the massively transfused patient. Br J Haematol 67:365–368
5. Reed RL, Ciavarella D, Heimbach DM, Baron L, Pavlin E, Counts RB, Carrico CJ (1986) Prophylactic platelet administration during massive transfusion. Ann Surg 203:40–48

Pfählungsverletzung

Gynäkologische Verletzungen, Versorgung

H. B. G. Franz

Frauenklinik Krankenhaus Neukölln, ein Haus der NET-GE Kliniken für Berlin GmbH,
Mariendorfer Weg 28/Eingang Eschersheimer Straße 25, 12051 Berlin

Trauma to the Vulva and Vagina

Summary. Accidental trauma to the female perineum is relatively rare and occurs most often in the 4- to 12-year-old age group. Vulva and vaginal trauma are the result of straddle injuries, accidental penetration, intercourse, sexual abuse and motor vehicle accidents. Injuries to the genitalia require typical surgical repair and, in association with anogenital or urogenital injuries, a multidisciplinary approach.

Key words: Female genital injury

Zusammenfassung. Nicht geburtsbedingte Genitalverletzungen bei der Frau sind selten und werden meist bei Mädchen im Alter von 4–12 Jahren beobachtet. Ursache dieser traumatischen Genitalverletzungen sind Sport- und Spielverletzungen, Fremdkörperpenetrationen, sexuelle Traumen und Verkehrsunfälle. Die operative Versorgung erfolgt nach den üblichen Regeln der Wundversorgung und bei Verletzungen von verschiedenen Organen ist oft eine multidisziplinäre Zusammenarbeit erforderlich.

Schlüsselwörter: Gynäkologische Genitalverletzung

Die nicht geburtsbedingten gynäkologischen Genitalverletzung sind eher selten.

Verletzungen bei Sport und Spiel und allgemein durch Stürze betreffen vor allem kleine Kinder und junge Mädchen. Dabei entstehen 75% aller Genitalverletzungen bei jungen Mädchen im Bereich der Vulva durch einen Aufprall mit gespreizten Beinen bei sportlicher Aktivität. Ein typisches Beispiel dafür sind Quetschwunden und Hämatome im Bereich der Vulva durch Aufschlagen auf die Querstange eines Herrenfahrrades oder beim Geräteturnen.

Eine weitere typische, wenn auch seltene Sportverletzung ist die Zerreißung der Scheidengewölbe (manchmal bis hinein in die Bauchhöhle!) durch beim Wasserskilauf unter starkem Druck in die Vagina eintretendes Wasser.

Bei den Stürzen können neben Vulvaquetschungen und -hämatomen auch Pfählungsverletzungen durch Stuhlbeine, Besenstiele, Stiele von Werkzeugen u.ä. entstehen. Diese Gegenstände können durch die Vagina oder den Anus eindringen und alle möglichen Organe des Bauchraumes verletzen und sogar bis in den Thoraxraum vordringen. Die sexuellen Traumen werden, abgesehen beim Tatbestandes des Kindesmißbrauchs, vor allem bei Erwachsenen beobachtet. Die meisten Verletzungen entstehen dabei beim normalen Koitus. Die auftretenden Risse im Bereich des Introitus vaginae und des Hymenalsaumes sowie die kleineren Scheidenrisse sind meist als leicht einzustufen. Schwerere Verletzungen in Form von tiefen Scheidenrissen, anorektalen und selten auch intraabdominalen Verletzungen, die operativ behandelt werden müssen, treten bei älteren Frauen und bei Kindesmißbrauch relativ am häufigsten auf.

Welche diagnostischen Maßnahmen sind zu ergreifen?

Im Vordergrund steht zunächst die sorgfältige Inspektion. Dabei ist gerade im Hinblick auf mögliche forensische Fragestellungen (Sexualdelikt?!) eine Fotodokumentation durchzuführen. Anschließend sollte eine sorgfältige vorsichtige vaginale Untersuchung digital und nach Möglichkeit auch mit dem Spekulum durchgeführt werden, um Hämatome, Risse oder Fremdkörper festzustellen. Zusätzlich ist die rektale Untersuchung erforderlich, um begleitende Verletzungen des M.sphinkter ani externus und des Rektums zu erkennen und auch um die Ausdehnung eines Vulvahämatomes beurteilen zu können. Eine Untersuchung in Narkose ist vor allem bei schmerzhaften Verletzungen und bei kleinen Kindern, die sich nicht anders untersuchen lassen, erforderlich. Bildgebende Verfahren werden bei dem Verdacht auf intraabdominale Hämatome angewendet. Bei allen penetrierenden Traumen werden Cystoskopie, Rektoskopie, Laparoskopie und ggf. die Laparotomie zur Beurteilung des vollständigen Ausmaßes der Verletzungen eingesetzt.

Wie werden die einzelnen Verletzungen behandelt?

Kleinere *Vulvahämatome* werden unter Bettruhe, leichtem Druckverband und ggf. Kühlung durch eine Eiskrawatte konservativ behandelt. Wiederholte Untersuchungen dienen dem Ausschluß einer weiteren Ausbreitung des Vulvahämatomes.

Größere und vor allen sich ausbreitende Hämatome müssen inzidiert und die Koagel entfernt werden. Blutende Gefässe werden koaguliert oder unterbunden. Bei fortbestehenden Sickerblutungen wird das lockere Gewebe 24 Std. mit feuchten Kompressen tamponiert. Eine Adaptation der Wundränder ist meist nicht erforderlich. Das häufig begleitende Ödem erfordert manchmal zur Aufrechterhaltung der Miktion die Einlage eines Dauerkatheters.

Um die Blutungen bei *Vaginalrissen* zunächst einzudämmen, ist es häufig erforderlich, vorübergehend eine Tamponade einzulegen. Die sorgfältige operative Blutstillung erfolgt dann in Narkose. Der Riss wird möglichst mit Einzelknopfnähten versorgt, ggf. kann eine Drainage eingelegt werden.

Retroperitoneale Hämatome, die häufig mit den meist im rechten Scheidengewölbe lokalisierten Vaginalrissen vergesellschaftet sind, müssen mittels Laparoskopie oder Laparotomie ausgeräumt und die Blutungsquelle behoben werden.

Die reinen *Pfählungsverletzungen* sind in ihrem Schweregrad sehr unterschiedlich und häufig zunächst erst schwer einzuschätzen. Erst durch Cystoskopie, Rektoskopie und Laparoskopie kann das volle Ausmaß einer Pfählungsverletzung vollständig beurteilt werden. Häufig ist es dabei erforderlich, im Rahmen einer Laparotomie das gesamte Ausmaß der intraabdominellen Verletzungen zu beurteilen und die operative Versorgung durchzuführen.

Zusammenfassung

Spiel- und Sportunfälle bei jungen Mädchen und sexuelle Traumen bei älteren Frauen sind die häufigsten Ursachen für genitale Verletzungen. Für eine umfassende Beurteilung des Ausmaßes der Verletzung ist eine eingehende, meist mehrmalige Untersuchung erforderlich, die bei kleinen Mädchen häufig auch in Narkose durchgeführt werden muß. Aus forensischen Gründen (Sexualdelikt?!) ist immer eine gute Dokumentation, möglichst Fotodokumentation, erforderlich. Die allgemeine operative Behandlung erfolgt nach den üblichen Regeln der Wundversorgung und erfordert bei schweren Verletzungen ein multidisziplinäres Vorgehen.

Literatur

Scheidler MG, Schultz BL, Schall L, Ford HR (2000) Mechanisms of blunt perineal injury in female pediatric patients. J Pediatr Surg 35:1317–1319

Goldmann HB, Idom CB Jr, Dmochowski RR (1998) Traumatic injuries of the female external genitalia and their association with urological injuries. J Urol 159:956–959

Jona JZ (1997) Accidental anorectal impalement in children. Pediatr Emerg Care 13:40–43

Hirsch HA, Neeser EM (1994) Traumatische Verletzungen im Genitalbereich. Gynäkol Prax 18:721–731

Behandlungsstrategien bei Wundheilungsstörungen

Gentherapie-therapeutische Option in der Behandlung chronischer Wunden?

Ch. Josten und Ch. Schmidt

Klinik für Unfall- und Wiederherstellungschirurgie, Universitätsklinikum Leipzig AöR, Liebigstraße 20a, 04103 Leipzig

Gene Therapy Option in the Treatment of Chronic Wounds?

Summary. Chronic wounds seem to be a severe problem in terms of its socioeconomical meaning due to the fact that the average age of patients suffering from these wounds is rising steadily. Therapy of chronic wounds is complicated and often not satisfying. Even application of local growth factors according to the latest findings in terms of cell and molecular regulatory mechanisms during wound healing does not lead to success because of the immediate inactivation of these growth factors in the wound fluid of chronic wounds. Knowing these facts one has to ask if new developments such as genetic modification of cells participating in wound healing may lead to sufficient results in the therapy of chronic wounds.

Key words: Wound healing – Growth factors – Gene therapy

Zusammenfassung. Trotz einer Vielzahl neuer Methoden der Wundbehandlung bleibt die Therapie chronischer Wunden unbefriedigend. Der Versuch der therapeutischen Applikation von Wachstumsfaktoren als direkte Umsetzung neuester Erkenntnisse zu zell- und molekularbiologischen Regulationsmechanismen der Wundheilung hat zu keinem herausragenden Erfolg geführt, da die zugeführten Wachstumsfaktoren in der Wunde rasch inaktiviert werden. Durch die Komplexität des Mediatorgefüges und den bislang fehlenden Nachweis eines relevanten Mediatormangels in chronischen Wunden reduziert sich die derzeitige Wachstumsfaktortherapie auf einen empirischen, additiven Mediatorzusatz ohne den Anspruch einer Kausaltherapie. Vor diesem Hintergrund stellt sich die Frage, ob neue wissenschaftliche Erkenntnisse wie die gentechnische Beeinflussung von Zellen eine mögliche therapeutische Option für die Behandlung der chronischen Wundheilungsstörung sind.

Schlüsselwörter: Wundheilung – Wachstumsfaktoren – Gentherapie

Pathophysiologie der Wundheilung

Der bislang gebräuchlichen Phaseneinteilung der Wundheilung in eine inflammatorische, eine proliferative und eine reparative Phase liegen im wesentlichen histomorphologische Unterscheidungskriterien zugrunde. Unser heutiges Verständnis der Wundheilung und ihrer Störungen basiert dagegen auf zellphysiologischen, molekularbiologischen und sogar genetischen

Grundlagen. Wir betrachten die Wundheilung als eine hochkomplexe physiologische Regeneration, in deren Verlauf vielfältige Zellsysteme gesteuert werden müssen. Neben der Zellproliferation und -differenzierung ist die gezielte Freisetzung von Enzymen zur Wundreinigung und somit zum Abbau nekrotischen Gewebes, aber auch zur Neuordnung der Matrix im Rahmen des Remodellings, des zielgerichteten Matrixumbaus, erforderlich. Darüber hinaus ist die Produktion von Bestandteilen der extrazellulären Matrix sowie die Interaktion der Zellen mit der neugebildeten Extrazellulärmatrix eine weitere Komponente. Folglich handelt es sich um eine hochkomplexe Kaskade zellulärer und extrazellulärer Komponenten, die einer ebenso komplexen Regulation durch Zytokine, Mediatoren und Wachstumsfaktoren unterliegen.

Ebenso offensichtlich ist, daß eine Vielzahl von pathogenen Einflüssen in diesem System zu einer Störung der Wundheilung führen können. Infektion, Fremdkörper, Ischämie, chronisch venöse Insuffizienz und Diabetes mellitus sind allgemein anerkannte ätiologische Faktoren, die eine Wundheilungsstörung auslösen können. Hinzu kommen medikamentöse Ursachen wie Immunsuppressiva und Glukokortikoide sowie katabole Stoffwechselstörungen und Proteinmangelsyndrome, wie sie zum Beispiel im Postaggressionsstoffwechsel nach Operation oder Trauma vorliegen. Dabei ist uns in vielen Fällen zwar bekannt, welcher auslösende Faktor zur Wundheilungsstörung führt, nicht aber der genaue Pathomechanismus. Insofern kann unsere gegenwärtige Therapie von Wundheilungsstörungen trotz unserer Bemühungen um eine situations- und phasengerechte Wundbehandlung nur als symptomatischer Ansatz angesehen werden.

Betrachtet man die finanziellen Aufwendungen unseres Gesundheitssystems für die Behandlung von Wunden und insbesondere von chronischen Wunden, so wird die hohe sozioökonomische Tragweite dieses Problemes deutlich.

Chancen und Limits der Zytokin-Therapie

Unser heutiges Verständnis der Wundheilung wird in entscheidendem Maße durch die Regulation der beteiligten zellulären und humoralen Komponenten auf zell- und molekularbiologischer Ebene bestimmt. Für das komplexe System von Zytokinen, Mediatoren und Wachstumsfaktoren in akuten Wunden liegen derzeit vielfältige experimentelle Ergebnisse vor. Die direkte Übertragung dieser Erkenntnisse auf die Therapie chronischer Wunden ist jedoch dadurch erschwert, daß die Pathophysiologie der chronischen bzw. heilungsgestörten Wunde sehr stark von der akuten Wunde abweicht. In experimentellen Untersuchungen wurden vielfach Wachstumsfaktoren topisch appliziert, die zwar zu einer rascheren Heilung akuter, nicht aber chronischer Wunden führten. Zudem konnte nachgewiesen werden, daß in chronischen Wunden ein Überwiegen proinflammatorischer Zytokine vorzuliegen scheint. Dies führt zu einem Verharren der Wunde im Stadium der Inflammation und ist ein wesentlicher, den chronischen Wunden gemeinsamer pathogenetischer Bestandteil unabhängig von der Ätiologie der Wundheilungsstörung.

Neue therapeutische Ansätze bestehen in der topischen Applikation von Wachstumsfaktoren, wovon sich momentan jedoch nur PDGF (REGRANEX™) im praktisch zugelassenen Einsatz bei diabetischen Ulzera befindet. Die Applikation von Wachstumsfaktoren in das Wundgebiet ist durch mehrere Probleme limitiert. Die in Tierexperimenten gewonnenen Daten bezüglich einer beschleunigten Wundheilung bei akuten Wunden lassen sich offensichtlich nicht auf chronische Wunden übertragen. Das Mediatorgefüge ist derart komplex, daß die jeweils erforderlichen Zytokine und deren adäquate Konzentration nicht definierbar sind. Durch die Vielzahl der in der Wundflüssigkeit enthaltenen Proteine, Matrixfaktoren, Inhibitoren und Enzyme kommt es weiterhin zur raschen Degradation der applizierten Wachstumsfaktoren. Die Problematik topisch applizierter Wachstumsfaktoren besteht somit in der schlecht steuerbaren Konzentration am Wirkort und ihrer raschen Inaktivierung. Bei tierexperimenteller Applikation von bFGF und EGF erreichen nur 1–9% der applizierten Dosis eine Eindringtiefe von 1–3 mm im Wundbett. Die Lösung dieses Problemes in der steuerbaren Produktion der Mediatoren in den an der Wundheilung beteiligten Zellsystemen liegen.

Möglichkeiten der Gentherapie in der Behandlung chronischer Wunden

In den letzten Jahren wurden neben der Entschlüsselung genetischen Materials auch die Techniken zur zielgerichteten genetischen Beeinflussung von Zellen etabliert. Unter Gentherapie faßt man alle Therapieansätze zusammen, denen das Einbringen von genetischem Material in Zellen zur Erzielung therapeutischer Effekte gemeinsam ist.

Betrachtet man die Rolle des gestörten Mediatorgleichgewichtes in der Pathophysiologie der Wundheilungsstörung gemeinsam mit den Problemen ihrer topischen Applikation im Wundgebiet, so stellen sich Zytokine und ihre Rezeptoren als idealer Angriffspunkt der Gentherapie dar.

Neben diffusiblen Wachstumsfaktoren sind Proteine der Extrazellulärmatrix, Rezeptoren (Steuerung von Zellform und -funktion) sowie Enzyme zur Steuerung wesentlicher metabolischer Prozesse weitere Möglichkeiten einer gentechnischen Zellmodifikation im Rahmen der Wundbehandlung.

Bei der Übertragung von genetischem Material stehen auf viralen und nichtviralen Vektoren basierende Techniken zur Verfügung. Das Grundprinzip des nichtviralen Gentransfers beruht auf physikalischer oder biochemischer Perforation der Zellmembran. Dafür kommt beispielsweise die Elektroporation durch Calciumpotentialschocks oder das „Einschießen“ DNA-beladener Metallpartikel in das Zellinnere mittels der „Gene gun“ zum Einsatz. Die Problematik dieser Techniken besteht vordergründig darin, daß sie meist nur im Rahmen eines *ex vivo*-Gentransfers an Zellkulturen, nicht aber *in vivo* eingesetzt werden. Um auf diesem Wege gentechnisch modifizierte Zellen therapeutisch nutzen zu können, ist eine Kombination mit dem Tissue engineering erforderlich. Überdies können nicht vorhersehbare Zelldefekte bis hin zum Zelltod eintreten. Ein weiterer Ansatz besteht in der Verwendung von einfacher matrixgebundener DNA in Form ringförmiger Plasmide, was jedoch durch starke Immunreaktionen des Wirtsorganismus erschwert wird. Die geringe Effizienz dieser Verfahren läßt sich durch Anwendung von liposomal gebundener DNA bzw. durch das „Microseeding“, bei welchem die Transfer-DNA mittels eines Systemes oszillierender Nadeln in das Zielgewebe appliziert wird, steigern. Die Effizienz des nichtviralen Gentransfers bleibt jedoch deutlich unter der der viralen Vektoren.

Hingegen ist die Technik des viralen Gentransfers bereits von der Natur evolutionär perfektioniert worden. Viren können genetisches Material in Zellen transportieren, ohne diese zu zerstören. Auf molekularbiologischer Ebene ist es heute möglich, Viren zu konstruieren, die nur noch aus der Virushülle bestehen. Diese können die Zielzelle infizieren, es kommt jedoch zu keiner Expression virusspezifischer Proteine. Daraus resultiert ein biologisches Transportvehikel, der sogenannte Vektor, der mit der gewünschten Erbinformation beladen werden kann und diese in das Zellinnere befördert. Ein viraler Gentransfer ist *in vivo* durchfürbar, wobei der virale Vektor in das Zielgewebe appliziert wird. Alternativ ist ein *ex vivo*-Gentransfer auf Zellen in der Gewebekultur möglich, welche als Träger der transgenen DNA retransplantiert werden können. Der Vorteil dieser Technik liegt in der hohen Sicherheit, da keine Virusapplikation in den Organismus erfolgen muß.

Als virale Vektoren werden derzeit meist Retroviren und Adenoviren eingesetzt.

Das Genom von Retroviren besteht aus einer Einzelstrang-RNA. Die Expression von retroviral übertragenem Erbgut ist an den Zellzyklus der Zielzelle gebunden. Über ein spezielles Enzym, eine reverse Transkriptase, kommt es gewissermaßen zu einer umgekehrten Transkription: Die virale Einzelstrang-RNA wird in eine Doppelstrang-DNA „übersetzt“. Die so entstandene DNA wird in das Genom sich teilender Wirtszellen eingebaut. Dies führt zu einer stabilen, permanenten genetischen Modifikation der Zielzelle und zur Langzeitexpression der transgenen DNA. Nachteilig ist jedoch, daß ein retroviraler Gentransfer nur auf im Zellzyklus befindliche Zielzellen möglich ist, wodurch die Effizienz dieser Methode bezüglich der Transfektionsrate ebenfalls eingeschränkt ist. Ein weiterer Nachteil ist die permanente genetische Veränderung der Zielzelle durch den Einbau der revers transkriptierten DNA.

Experimentell konnten Morgan et al. bereits 1987 einen effektiven *in vitro*-Gentransfer an humanen epidermalen Keratinozyten mit einem hGH (human Growth Hormone) exprimierenden retroviralen Vektor nachweisen. Die modifizierten Keratinozyten sezernierten ein biologisch aktives Wachstumshormon. Trotz der Veränderung des Genoms zeigten sie eine normale terminale Differenzierung und bildeten ein mehrschichtiges stratifiziertes Epithel. Trotz dieses zunächst hoffnungsvollen Ansatzes führte die experimentelle Transplantation dieser Zellen auf Wundareale zwar zu einem erhöhten hGH-Spiegel im Wundsekret, ohne daß dies jedoch eine gegenüber unbehandelten Wunden signifikant raschere Wundheilung ergab.

Im Gegensatz zu den Retroviren ist die Replikation und Expression der Erbinformation von Adenoviren nicht an die Zellteilung der Zielzelle gebunden. Adenoviren bestehen aus einer Virushülle, dem Capsid, und enthalten eine doppelsträngige DNA. Das virale Genom der Adenoviren verbleibt episomal und wird nicht in das Erbgut der Zielzelle integriert. Daraus ergibt sich eine hohe Effektivität nicht nur für den *ex vivo*-, sondern vor allem auch für den *in vivo*-Gentransfer. Das Hauptproblem dieser Technik besteht in der Antigenität dieser Vektoren. Die Expression viraler Antigene bewirkt eine Immunreaktion gegen die adenoviral modifizierten Zellen, was die Transgen-Expression zeitlich limitiert. Hauptsächlich wird die Expressionsdauer der transgenen DNA durch die Lebensdauer und den Zellzyklus der Zielzelle bestimmt, da das adenoviral übertragene Genom nicht in die zelluläre DNA integriert wird und somit bei Mitose oder Apoptosis verlorengeht.

Als neueste Generation existieren bereits adenovirale Vektoren mit Deletion der virusspezifischen Sequenzen. Dies verringert die Immunogenität der transgenen Zellen und verlängert somit die Genexpression der transferierten DNA. Im Tierversuch ist nach Transfer von PDGF eine Wachstumsfaktor-Expression für etwa 2 Wochen nach adenoviralem Gentransfer nachgewiesen worden. In experimentellen Wunden unter ischämischen Bedingungen führte dies zu einer beschleunigten Epithelialisierung gegenüber nichtbehandelten Wunden.

Neben dem entscheidenden Vorteil der Expression und Freisetzung der transgener Wachstumsfaktoren durch Zellen im Wundgebiet bestehen auch theoretische Ansätze zur Steuerung der Genexpression. Es existieren spezifische DNA-Sequenzen für Beginn und Ende der Genexpression, so daß gleichsam „molekulare Schalter" für die Transkriptionsdauer des Zielproteins vorliegen.

Neben den diffusiblen Wachstumsfaktoren, welche in den bisherigen Versuchen zur experimentellen Beeinflussung der Wundheilung hauptsächlich angewandt wurden, bestehen weitere gentherapeutische Ansätze in der Steuerung der Genexpression für Proteine der extrazellulären Matrix, für Enzyme zur Steuerung wesentlicher metabolischer Prozesse sowie für Proteine und Rezeptoren der Zelloberfläche.

Diskussion

Der Versuch der therapeutischen Anwendung von extern applizierten Wachstumsfaktoren als direkte Umsetzung neuester Erkenntnisse zur Komplexität der zell- und molekularbiologischen Regulationsmechanismen während der Wundheilung hat zu keinem die Wundbehandlung revolutionierenden Erfolg geführt, da bisher kein „Schlüsselpeptid" gefunden werden konnte und die zugeführten Wachstumsfaktoren im Milieu der chronischen Wunde rasch inaktiviert werden. Das Problem der kontinuierlichen und steuerbaren Zufuhr von Zytokinen im Wundgebiet scheint in der Zukunft durch das Einbringen von genetischem Material zur Expression der Mediatoren durch Zellen im Wundgebiet lösbar zu sein.

Eine rasche und weite therapeutische Anwendung der transgenen Produktion von Wachstumsfaktoren im Wundbett wird jedoch analog zur topischen Applikation durch das ausgesprochen komplexe und noch ungenügend erforschte Netzwerk teilweise konträr wirkender Zytokine erschwert. Obwohl derzeit erfolgreiche präklinische Versuche durchgeführt werden, bleibt die Gentherapie aufgrund unserer noch ungenügenden Kenntnisse zur konzentrationsabhängigen Wirkung der Mediatoren eine visionäre therapeutische Strategie. Die Erfolge präklinischer Versuche mit gentechnisch modifizierten Zellen im Rahmen tierexperimenteller Wundheilungsmodelle lassen diese Technik jedoch als sehr vielversprechend einschätzen, wenn uns die weitere Erforschung der Pathosphysiologie der chronischen Wunde einen therapeutisch sinnvollen Angriffspunkt im Rahmen der Mediatorkaskade definiert. Die Anwendung gentechnisch modifizierter Zellsysteme stellt somit auch einen experimentellen Ansatz zur weiteren Erforschung von Wundheilungsstörungen dar.

Literatur

1. Scharfetter-Kochanek K, Meewes Ch, Eming S, Dissemond J, Hani N, Wenk J, Wlaschek M, Brenneisen P (1999) H+G 11(74):664–672
2. Machens H-G, Morgan JR, Sachse Ch, Berger AC, Mailänder P (2000) Chirurg 71:152–158
3. Trengove NJ, Bielefeldt-Ohmann H, Stacey MC (2000) Wound Rep Reg 8:13–25
4. Lattermann C, Baltzer AWA (2000) Chirurg 71: 995–1000
5. Yao F, Eriksson E (2000) Wound Rep Reg 8:443–451

Weiterführende Literatur beim Verfasser.

Korrektur nicht eingegangen.

Die chronische Wunde – multimodales Konzept aus gefäßchirurgischer Sicht

F. Verrel, V. Ruppert, W. Kellner, B. Steckmeier und W. Mutschler

Chirurgische Klinik und Poliklinik, Klinikum der LMU München-Innenstadt, Pettenkoferstraße 8a, 80336 München

Interdisciplinary Concept for Treatment of the Chronic Wound: A Vascular Surgical Viewpoint

Summary. To detect concommitant circulatory disturbances, chronic wounds of the lower extremity require thorough vascular diagnostic evaluation. Thereby, a classification into wounds of arterial, venous or arterio-venous origin is possible. Subsequent to surgical debridement and targeted antibiotic therapy, wounds of arterial origin require definitive endovascular and/or surgical revascularization. In cases of sepsis or in which surgical and/or conservative measures, have failed, limb amputation cannot be avoided. Wounds of venous origin also require causal surgery. If a circular venous ulcer is present, a crural lipofasciectomy offers an alternative to amputation. With arterio-venous wounds, arterial revascularization should precede venous surgery. Adjuvant plastic surgery can be employed. We present the findings of a total of 206 patients treated in the above manner (art. = 180, ven. = 18, a/v = 8).

Key words: Chronic wound – Vascular diagnosis – Revascularization – Venous surgery

Zusammenfassung. Chronische Wunden der unteren Extremität erfordern immer eine konsequente Diagnostik zum Nachweis oder Ausschluß einer Durchblutungsstörung. Durch sie läßt sich eine arterielle, venöse oder gemischt arteriell-venöse Genese voneinander abgrenzen. Nach Debridement und resistenzgerechter Antibiose folgt bei arterieller Genese die endovaskuläre oder/und operative Revaskularisation. Konservative Maßnahmen sind nur bei mangelnder Revaskularisationsmöglichkeit indiziert. Die Sepsis und gescheiterte konservative oder operative Therapie zwingen zur Amputation. Venöse Ulcera müssen chirurgisch saniert werden. Die crurale Lipofasziektomie stellt bei Manschettenulcera eine Alternative zur Amputation dar. Gemischt arteriell-venöse Ulcera werden primär arteriell revaskularisiert und sekundär venös saniert. Zusätzliche plastische Deckungsverfahren können sich anschließen. Vorgestellt wird das Konzept an 206 gefäßchirurgisch versorgten Patienten (art. = 180, ven. = 18, gemischt = 8).

Schlüsselwörter: Chronische Wunde – Gefäßdiagnostik – Revaskularisation – Venöse Sanierung

Madentherapie bei gefäßchirurgischen Problemwunden

H. Daum, A. Larena, G. Riepe, D. Seemann und H. Imig

Allgemeines Krankenhaus Hamburg-Harburg, Abteilung für Allgemein-, Gefäß- und Thoraxchirurgie, Eißendorfer Pferdeweg 52, 21075 Hamburg

Maggot Therapy on Problematic Wounds in Vascular Surgery

Summary. On legs with disorders of blood circulation we often see deep necrosis, the healing of which is protracted and frequently frustrated in spite of a successful vascular reconstruction. We treated 35 patients with such problematic wounds, mainly as a last resort prior to an amputation, with maggots of the goldfly Lucilia sericata. We get these maggots sterile from the pharmacy. They only selectively reduce necrotic tissue, but they alkalize the wound milieu with their secretion and change the germinal spectrum. They especially displace problematic germs. The wound healing effect of this biosurgery is impressive. We even succeeded in curing deep wounds with bare bones. Nevertheless, 11 of the 35 patients required amputation.

Key words: Biosurgery – Maggots – Lucilia sericata – Wound

Zusammenfassung. An durchblutungsgestörten Beinen sehen wir oft tiefe, nekrotische Wunden, deren Sanierung trotz erfolgreicher Gefäßrekonstruktion aufwendig, langwierig und nicht selten frustran verläuft. Wir haben 35 Patienten mit derartigen Problemwunden – überwiegend als ultima ratio bei drohender Maioramputation – mit Maden der Goldfliege Lucilia sericata besetzt. Diese Maden werden steril über den Apothekenhandel geliefert und tragen selektiv nur das nekrotische Gewebe ab. Ferner alkalisieren sie durch ihr Sekret das Wundmilieu und verschieben so das Keimspektrum, insbesondere werden Problemkeime verdrängt. Das Wundreinigungspotential unter dieser Biochirurgie ist beeindruckend. Wir konnten sogar Wunden mit freiliegenden Knochenstümpfen zur Abheilung bringen. Dennoch mußten 11 der 35 Patienten letztlich doch amputiert werden.

Schlüsselwörter: Biochirurgie – Maden – Lucilia sericata – Wunde

Ambulantes Operieren – Anspruch und Wirklichkeit

Möglichkeiten und Grenzen ambulanten Operierens: Anspruch und Realität in der Plastischen Chirurgie

H. Lampe und M. Wolters

Praxis für Plastische Chirurgie, Oederweg 2–4, 60318 Frankfurt/Main

Office-Based Plastic Surgery: Chance and Limits

Summary. With the development of office-based operating rooms and improved office anesthesia, the ability to perform more extensive surgery outside the hospital is now given. Experience with the tumescent technique for liposuction and abdominoplasty has demonstrated that extensive plastic surgery can performed with minimal postoperative discomfort. An emergency phone after surgery is necessary, and a call on the operating day evening and the initial postoperative day is a safe strategy with high patient acceptance for most types of plastic surgery. Additionally, the cost savings of office-based plastic surgery makes this surgery much cheaper for the patients and the health insurance organizations.

Key words: Office based plastic surgery – Tumescent technique – Office-based anaesthesia for plastic surgery

Zusammenfassung. Plastisch-chirurgische Operationen sind Eingriffe der Körperoberfläche. Sie sind prädestiniert ambulant vorgenommen zu werden, weil der perioperative Streß wesentlich geringer ist, als bei Eingriffen in Körperhöhlen. Moderne lokal-anästhesiologische Verfahren wie die Tumeszenztechnik haben zu einer weiteren Verlagerung von Operationen aus dem stationären Sektor in den ambulanten geführt. Diese Tendenz könnte noch verstärkt werden, wenn die Anästhesiologie noch schonendere Narkoseformen entwickeln würde und wenn in der GKV zumindest kostendeckende Honorare gezahlt würden. In unserer prekären Kostensituation müssen Krankenhäuser und ambulante Operateure Überschneidungen vermeiden und zusammenarbeiten.

Schlüsselwörter: Plastische ambulante Chirurgie – Ambulante Anästhesie – Tumeszenzlokalanästhesie (TLA)

Plastisch-ästhetische Operationen spielen sich im wesentlichen auf der Körperoberfläche ab und sind damit regionalen anästhesiologischen Verfahren sehr gut zugänglich. Unterstützt von analgosedierenden Medikamenten sind mittlerweile Eingriffe ambulant möglich, die vor wenigen Jahren noch prinzipiell unter stationären Bedingungen vorgenommen wurden. Gehemmt wird diese Entwicklung durch immer weniger Geld in der GKV und den damit verbundenen Budgets, durch einen hinhaltenden Widerstand der Anästhesisten, sich auf neue Narkoseformen einzulassen, für die es in den entsprechenden Abrechnungskatalogen keine Leistungsziffern gibt – also wieder finanzielle Gründe - und zum anderen durch eine gewisse Ungleichheit der Finanzierungssysteme im stationären und ambulanten Bereich.

Außer diesen Problemen sind zwei weitere Faktoren von entscheidender Bedeutung. Einmal muß der richtige Patient ausgewählt und sorgfältig auf den Eingriff vorbereitet werden. Zum anderen muß ein 24-Stunden-Dienst mit Notfalltelefon existieren, um die Komplikationen sofort versorgen zu können.

Das operative Spektrum und die Anästhesie

Bei der Tumeszenzlokalanästhesie wird Prilocain mit Kochsalz stark verdünnt. Wir halten uns dabei an die vorgeschriebene Höchstdosis von 8,5 mg/kg Körpergewicht und können damit z.B. eine untere Abdominoplastik mit Narbenkorrekturen ohne Versetzen des Nabels - aber mit einer Liposuktion - durchführen (Abb. 1). Derartige Eingriffe waren vor Einführung der Tumeszenztechnik nur in Narkose möglich. Im Gesicht wird die gesamte kleine Tumorchirurgie einschließlich der Defektdeckung mit lokalen Schwenklappenplastiken nach wie vor in einer In-

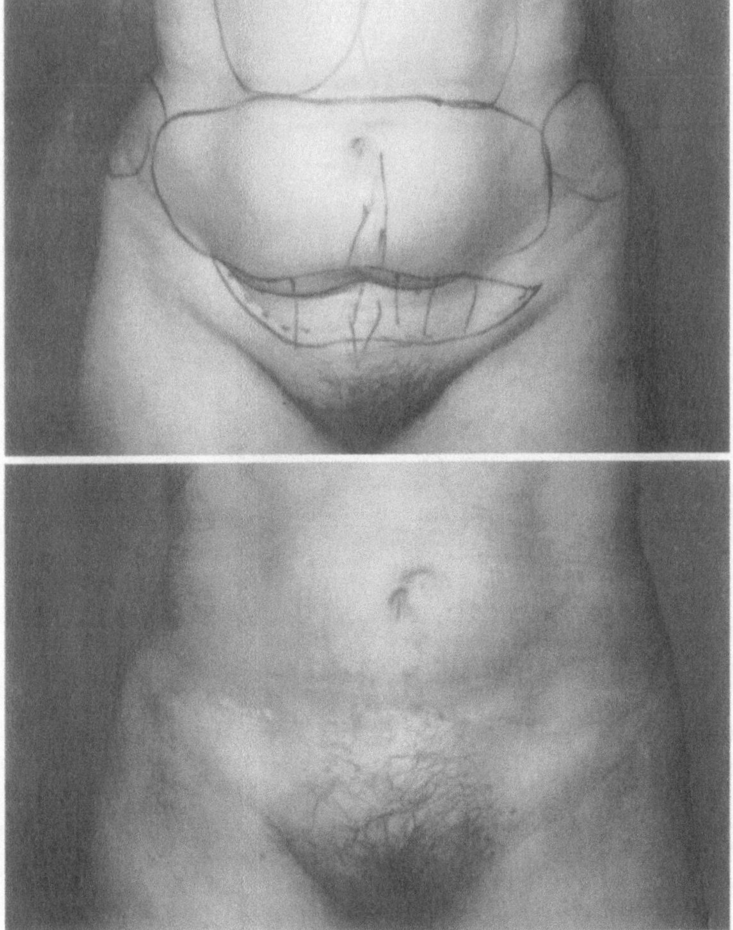

Abb. 1. Unter Bauchstraffung mit Narbenkorrektur und Liposuktion in TLA. Prä-OP und 4 Monate danach. *Anästhesie:* TLA und Analgosedierung. *Operation:* Ambulant, OP-Zeit: 2 h

filtrationsanästhesie vorgenommen. Bei sehr erregten und ängstlichen Patienten geben wir zusätzlich sedierende Medikamente. Obligat ist ein stabiler intravenöser Zugang. Bei größeren Eingriffen im Gesicht, dazu gehören Ober- und Unterlidplastiken, Wangen- und Halsstraffungen, Otoplastiken, aber auch Eingriffe an der Nase, kombinieren wir die Tumeszenzlokalanästhesie, Leitungsanästhesie und lokale Infiltrationsanästhesien mit einer Analgosedierung. Wir könnten uns in Zukunft verfeinerte intravenöse Narkosen vorstellen, bei denen die Patienten tief schlafen, dabei aber noch ausreichend selbständig atmen. Dies würde das mögliche Spektrum ambulanter Operationen in unserem Fach noch einmal erweitern.

Finanzielle Probleme

Plastische Operationen, im wesentlichen Operationen mit einer lokalen Gewebeverschiebung im Sinne einer Rotationsvorschiebelappenplastik (Abb. 2), finden sich bislang nicht in den Strukturverträgen, die einzelnen KV'en mit den GKV Versicherungen abgeschlossen haben. Dies be-

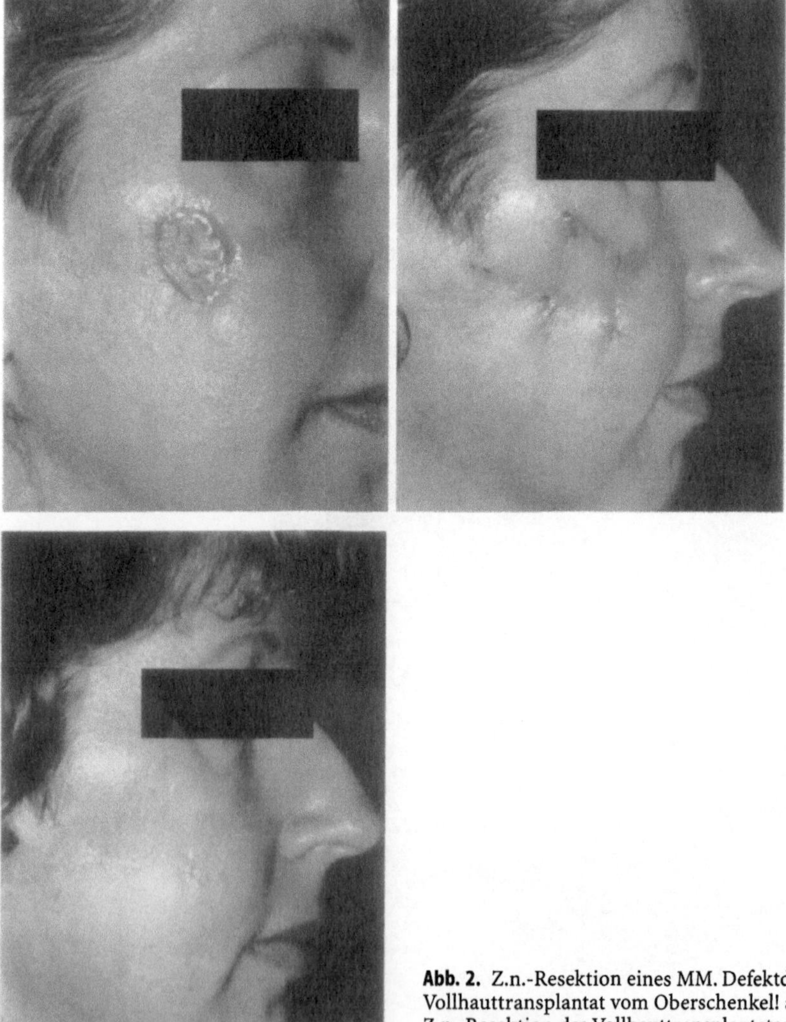

Abb. 2. Z.n.-Resektion eines MM. Defektdeckung mit einem Vollhauttransplantat vom Oberschenkel! an anderer Stelle. Z.n.-Resektion des Vollhauttransplantates und Defektdeckung mit einem Limberg-Lappen. 2 Wochen und 1 Jahr nach der Operation. *OP-Zeit:* 1,5 h ambulant, Infiltrationsanästhesie

deutet, daß sie in keinem Fall kostendeckend erbracht werden können. Im Gegenteil, sie sind alle im Budget. Bei überschreiten des Budgets werden sie abgestaffelt bzw. gar nicht mehr bezahlt. Durch einen hohen Anteil an Selbstzahlern werden diese Operationen praxisintern subventioniert. Auch in Zukunft wird sich wahrscheinlich hieran nichts ändern, weil nicht zu sehen ist, das mehr Geld ins GKV-System fließen wird. Außerdem besteht auch eine gewisse Ungleichheit im Finanzierungsmodell zwischen den niedergelassenen Operateuren und den Krankenhäusern. Eine ambulante Operationseinheit wird in der Regel neu aufgebaut. Die Investitionskosten müssen durch die zu erwartenden Honorare aufgebracht werden. Im Krankenhaus ist dagegen schon eine operative Infrastruktur vorhanden, die dann auch ambulant genutzt werden kann. Die Investition erbringt z.B. hier das Land. Die Honorare aus dem ambulanten Eingriff stehen dem Krankenhaus also für die laufenden Kosten zur Verfügung. Die Investition muß davon im Gegensatz zum ambulanten Operateur nicht mehr bezahlt werden. Aus diesem Grund rechnet sich anhand des Grenzkostenmodells für Krankenhäuser das ambulante Operieren auch dann noch, wenn der niedergelassene Arzt schon tiefrote Zahlen schreibt. Hier Modelle zu finden, wie sich die Krankenhausstruktur mit ambulanten Modellen verbinden läßt, um damit teure und kostentreibende Doppelinvestitionen zu vermeiden ist ein Gebot der Stunde. Zu bedenken ist weiter, daß viele Krankenhausabteilungen wegen der Ausbildungsverpflichtung gar nicht auf die ambulant angebotenen Eingriffe verzichten können. Und sollte ein Katalog stationsersetzender Eingriffe, wie er vom BNC vorgelegt worden ist, jemals Wirklichkeit werden, würden sowohl die von den Krankenhäusern vorgehaltenen ambulanten OP-Kapazitäten wie die Kapazitäten im niedergelassenen Bereich nicht ausreichen.

Erreichbarkeit und Notfallorganisation

Das ambulante Operieren erfordert einen 24-Stunden-Dienst auch in der Plastischen Chirurgie. Die häufigste Komplikation in der Plastischen und Ästhetischen Chirurgie ist die Nachblutung. Da in der Plastischen und Ästhetischen Chirurgie in der Regel Straffungsoperationen (Abb. 3) oder lokale Gewebeverschiebungen vorgenommen werden, die nach der Operation mehr Spannung im operierten Gebiet bedingen als zuvor, ist ein Bluterguß, der diese Gewebespannung zusätzlich noch erhöht, eine wirklich ernste Situation. Hautnekrosen und Lappenverlust wären die

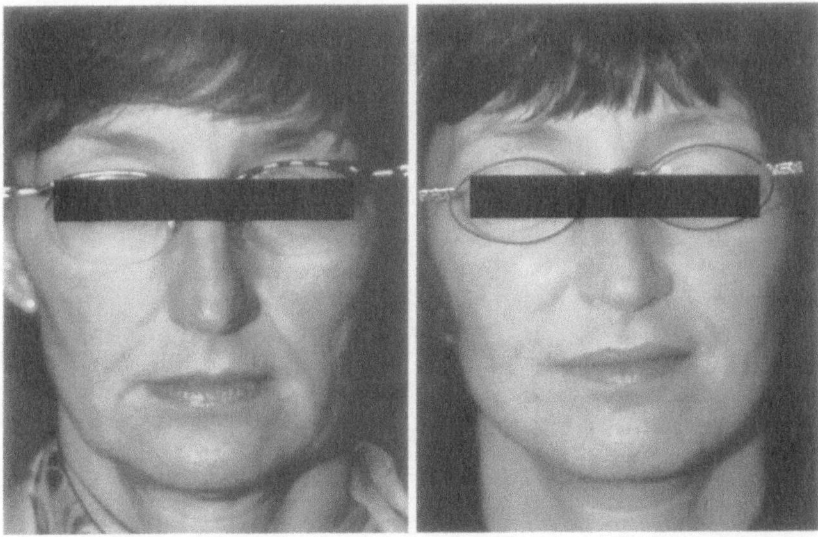

Abb. 3. Wangen- und Halsstraffung. Prä-OP und 12 Wochen danach. *OP-Zeit:* 3,5 h, TLA, ambulant

Folge. Aus diesem Grund muß sofort revidiert werden, um jeden Gewebeuntergang wegen zu großer Spannung zu vermeiden. Die Notfallversorgung der am Tage operierten Patienten ist demnach eine Grundvoraussetzung für den ambulanten Eingriff. Dazu kommt, daß der operierte Patient keine Nachtschwester oder keinen diensthabenden Arzt rufen kann, wenn er besorgt ist und nicht richtig einschätzen kann, ob eine Komplikation eingetreten ist oder nicht. Hier hilft nur ein persönlicher Kontakt über eine immer erreichbare Notfallnummer.

Fazit für die Praxis

Im Augenblick werden noch alle Patienten ambulant behandelt, auch wenn der kleine Hautkrebs des Gesichtes einen Aufwand erfordert, der von den gesetzlichen Krankenkassen im niedergelassenen Bereich nicht kostendeckend vergütet wird. Subventioniert werden diese Operationen in einer plastisch-chirurgischen Kassenarztpraxis von privatversicherten Patienten oder von Patienten, die Leistungen anfordern, die nicht Bestandteil der bekannten Leistungskataloge sind. In unserem Fach der Plastischen Chirurgie könnten ambulante Operationen noch wesentlich zunehmen, wenn die Anästhesie modernere und weniger belastendere Methoden entweder einsetzen oder entwickeln würde. Im ambulanten und stationären Bereich sollte auch eine finanzielle Gleichheit erreicht werden. Dies erfordert fest zementierte Grenzen zu überschreiten. Warum müssen teure ambulante Zentren gebaut werden, wenn sie im Krankenhaus schon vorhanden sind? Und warum können niedergelassene Ärzte hier nicht Kontingente mieten, die sonst ungenutzt bleiben? Das Krankenhaus kann die stationsersetzenden Operationen nicht aufgeben, da die Ausbildungsverpflichtung darunter leiden würde. Sollte allerdings der Katalog der „Stationsersetzenden Leistungen" so eingeführt werden, wie er z.B. vom BNC vorgeschlagen wird, könnten weder die niedergelassenen Chirurgen noch die Krankenhäuser diese gewaltige Zahl der anfallenden Eingriffe mit ihrer jetzigen Kapazität bewältigen. Kooperation zwischen niedergelassenem und stationärem Bereich wäre die Voraussetzung, um Kosten zu sparen und die vorhandenen Ressourcen besser zu nützen.

Literatur

1. Abramson DL (1998) Tumescent abdominoplasty: An ambulatory office procedure. Aesthetic Plast Surg 22(6): 404–407
2. Iverson RE (1999) Sedation and analgesia in ambulatory settings. Plast Reconstr Surg Oct 104(5): 1559–1564
3. Blake D (2001) Office-based anesthesia for plastic surgery. Med Health RI Apr 84(4): 119–120
4. Katalog ambulanter (stationsersetzender) Eingriffe nach § 15b SGB V, www.bnc.facharzt.de

Möglichkeiten und Grenzen ambulanten Operierens – Anspruch und Realität in der Handchirurgie

M. Peter

Gemeinschaftspraxis für Plastische Chirurgie und Handchirurgie, Oeggstraße 3, 97070 Würzburg

Possibilities and Limits of Ambulatory Hand Surgery: Expectations and Reality

Summary. There are many procedures in hand surgery that from the point of view of a hospital staff member do not seem possible or practical to perform in an out-patient setting, yet can nevertheless safely be done in that fashion. The personal situation in regard to the necessary training and up to date knowledge, as well as resources in man power and technical equipment require realistic assessment to be able to determine the limits in which ambulatory surgery can be conducted safely. The hardest factor to calculate always remains the patient, who in an out-patient setting easily can evade the necessary control by the surgeon. Therefore, it is of surmount importance to achieve a mutual understanding between patient and physician. This must be based on comprehensive counselling regarding the problem and the surgical procedure including not only all risks and possible complications, but also emphasising postoperative measures. Only by achieving such a relation can ambulatory hand surgery be performed safely, with efficacy, and – above all – with low complication rates.

Key words: Ambulatory hand surgery

Zusammenfassung. In der Handchirurgie sind zahlreiche Eingriffe ambulant möglich, die man aus der Sicht des Klinikarztes für nicht ambulant machbar gehalten hat. Die persönlichen Voraussetzungen in Form einer entsprechenden Aus- und danach ständigen Weiterbildung müssen jedoch genauso wie die räumlichen und personellen Gegebenheiten realistisch eingeschätzt werden, um klar Grenzen der ambulant operativen Versorgung in der Handchirurgie erkennen zu können. Ein schwer einzuschätzender Faktor bleibt immer der Patient, der sich im ambulanten Bereich mühelos der Kontrolle des Operateurs entziehen kann. Sehr sorgfältige Aufklärung und Beratung zum vorhandenen Krankheitsbild, zur geplanten Operation, zu allen Risiken und Komplikationen und vor allem auch zur notwendigen Nachbehandlung schaffen jedoch ein wechselseitig gut funktionierendes Arzt-Patient-Verhältnis, welches ein ambulantes Operieren in der Handchirurgie mit sehr geringen Komplikationsraten erst möglich macht.

Schlüsselwörter: Handchirurgie – Ambulantes Operieren

Im August 2000 wurde von Seiten des Berufsverbandes der Deutschen Chirurgen eine Stellungnahme zum Katalog ambulant möglicher Operationen veröffentlicht. Zahlreich sind darin Eingriffe vertreten, die in das Gebiet der Handchirurgie fallen. So finden sich neben Operationen an

Gelenken wie der Arthroskopie oder der Synovektomie Operationen an den Extremitäten wie zum Beispiel die zahlreichen Nervenkompressionssyndrome, das Karpaltunnelsyndrom als eine sehr häufige Operation sei genannt. Aber auch die Einrichtung von Frakturen oder die Entfernung von Exostosen sind aufgeführt. Wichtige Eingriffe in der Handchirurgie sind auch die Resektion der Kontrakturstränge bei Dupuytrenscher Kontraktur oder Operationen bei Ringbandstenosen. In diesem Katalog werden aber auch Strecksehnennähte, Beugesehnennähte oder Sehnenlösungen genannt. Es finden sich somit viele Operationen in diesem Katalog, die für ambulantes Operieren in der Handchirurgie in Betracht zu ziehen sind.

Welche Faktoren spielen jedoch im Gebiet der Handchirurgie eine gewichtige Rolle, wenn man in die Diskussion um ambulante Operationen einsteigen möchte? Es müssen bestimmte Voraussetzungen gegeben sein und es müssen bestimmte Risiken tunlichst beachtet werden:

Auf Seiten des Operateurs steht die Ausbildung und Erfahrung als Handchirurg, das Instrumentarium, die Räumlichkeiten, die Logistik, das Umfeld und die Interaktion mit der Anästhesie zur Diskussion. Auf seiten des Patienten spielt die Morbidität, die Motivation, das häusliche Umfeld, die mangelnde Mitarbeit und das mangelnde Verständnis eine Rolle, will man ambulant operieren.

Der Anspruch, den der Patient an den Operateur stellt, ist klar definiert. Nur eine dreijährige Ausbildung als Handchirurg mit Erwerb der Zusatzbezeichnung Handchirurgie qualifiziert zu handchirurgischen ambulanten Eingriffen. Die Realität zeigt aber bisher, daß handchirurgische Eingriffe auch von Chirurgen, Unfallchirurgen, Plastischen Chirurgen und auch Orthopäden durchgeführt werden. Gerade im ambulanten Bereich läßt sich beispielsweise mit der Operation des Karpaltunnelsyndroms eine angemessene Vergütung erzielen, was selbstverständlich einen hohen Anreiz darstellt. Die Beherrschung der Komplikation, z. B. im schlimmsten Falle mit notwendiger Nervennaht, muß jedoch gewährleistet sein, was nicht bei jedem Operateur gegeben ist. Die optimale Versorgung des Patienten ist schließlich Anspruch jedes handchirurgischen Eingriffes. Dazu gehört im Gebiet der Handchirurgie der sachkundige Umgang mit jeglicher Komplikation, eine mikrochirurgische Ausbildung ist hierfür unter anderem eine unabdingbare Voraussetzung. Die Realität in der ambulanten Handchirurgie zeigt jedoch in Einzelfällen, daß auch ohne entsprechende Ausbildung und Erfahrung operiert wird, was zu einer schlechten Versorgung des Patienten führt.

Der ambulant tätige Handchirurg benötigt ein optimal ausgewähltes Instrumentarium, was ihm neben Standardeingriffen auch spezielle Maßnahmen, z. B. mikrochirurgische Nervennähte ermöglicht. Die Arthroskopie des Handgelenkes wird bei der Diagnostik von Bandverletzungen als Goldstandard genannt. Und intraoperative Durchleuchtungskontrollen mit den heute erhältlichen kleinen mobilen Röntgenanlagen sind ein unverzichtbares Werkzeug bei der Reposition von Frakturen oder Luxationen. Hohe Investitionskosten sind mit der Anschaffung dieser Ausstattung verbunden. In der Realität ist oft ohne entsprechende Sehhilfen und Instrumente eine mikrochirurgische Vorgehensweise nicht möglich. Mobile Röntgenanlagen sind selten vorhanden, wo doch der handchirurgische Eingriff im Sinne des Patienten dadurch optimiert werden kann.

Für ambulante Operationen in der Handchirurgie sollten optimale Räumlichkeiten, am besten mit Einleitungsraum, Operationssaal und Aufwachraum vorhanden sein. Durch gesetzliche Regelungen ist eine Mindestausstattung für Ambulantes Operieren vorgegeben. Aus eigener Erfahrung hat sich die Institution einer Praxisklinik mit guter Raumausstattung und entsprechendem Personal bestens bewährt. In der Realität gibt es noch zu wenige Einrichtungen, die im ambulanten Bereich eine entsprechend gute prä- und postoperative Betreuung und Versorgung des ambulant operierten Patienten ermöglichen.

Das Personal einer solchen Einrichtung besteht im Idealfall aus geschulten OP-Kräften und Arzthelferinnen. Hohe Personalkosten zwingen in der Realität jedoch zu Einsparungen.

Schließlich sollte eine lückenlose Terminplanung erfolgen, die auch dem einzelnen Patienten und dem geplanten Eingriff entspricht. Ambulante Handchirurgie bedeutet in erster Linie die Durchführung von Wahleingriffen, die gut planbar sind. Unvorhergesehener Zeitaufwand oder eine Fehleinschätzung des Befundes können in der Realität jedoch zu Engpässen führen, die die beste Terminplanung zunichte machen, was Patienten verärgert und unnötige Belastungen hervorruft.

Für ambulante Handchirurgie muß auch das Umfeld stimmen. Eine optimale Zusammenarbeit mit den zuweisenden Kollegen, vor allem aber auch mit den Mitarbeitern der Krankengymnastik und Ergotherapie ist eine unverzichtbare Voraussetzung. Es muß förmlich ein „Handchirurgisches Netzwerk" geknüpft werden, aus dem der Patient erst bei erfolgreichem Behandlungsabschluß entlassen werden kann. In der Realität spielen unter Umständen Sympathie und Antipathie in der kollegialen Zusammenarbeit eine Rolle. Teils werden handchirurgischen Prinzipien zuwiderlaufende Anweisungen und Empfehlungen an den Patienten herangetragen, die die Nachbehandlung erschweren. Ein erhebliches Problem kann die nicht zeitgerechte und verzögerte Terminplanung von Seiten der Krankengymnastik und Ergotherapie darstellen, nur enger Kontakt mit den Behandelnden kann die Notwendigkeit zeitlich sinnvoll gestalteter Therapie vermitteln.

Schlußendlich ist eine optimale Zusammenarbeit mit den Kollegen der Anästhesie zu fordern. Narkosen gehören in die Hand des Anästhesisten. Gerade im Gebiet der Handchirurgie könnte man allzuleicht verleitet werden, die notwendige Plexus-Anästhesie als problemlos durchführbar einzustufen. Eine prä-, intra- und postoperative Betreuung durch den Anästhesisten ist unverzichtbar. In der Realität werden gerade im ambulanten Bereich bei handchirurgischen Eingriffen Lokalanästhesien gewählt, die die Gefahr einer Komplikation schnell erhöhen. Oft ist auch der Anästhesist bei ambulanten Operationen nur der Auftragsarbeiter, dem keine entsprechenden postoperativen Überwachungsmöglichkeiten zur Verfügung stehen.

Betrachtet man nun die Seite des Patienten, so wünscht sich der behandelnde Handchirurg einen jungen gesunden Patienten. Er sollte möglichst Nichtraucher sein, nicht übermäßig dem Alkohol zusprechen und auch sonst an keinen Suchterkrankungen leiden. In der Realität handelt es sich z.B. beim Patienten mit Karpaltunnelsyndrom häufig um ältere und teils auch gebrechliche Patienten mit Begleiterkrankungen, was die ambulante Durchführung einer solchen Operation einschränkt. Und wie oft werden dem Operateur ein übermäßiger Nikotin- oder gar ein Alkoholabusus verschwiegen, was postoperativ erhebliche Probleme aufwerfen kann.

Heutzutage kommen immer mehr Patienten mit dem Wunsch nach ambulanter Operation in die handchirurgische Praxis, da die Notwendigkeit einer stationären Behandlung bei nicht eingeschränkter Mobilität nicht gesehen wird. Alte und damit unter Umständen doch sehr hilfsbedürftige Patienten oder Alleinstehende müssen aber einem stationären Aufenthalt unvermeidbar unterzogen werden, wenn keinerlei häusliche Betreuung und Pflege möglich ist.

Nur ein intakter Familienverband garantiert eine postoperative häusliche Umsorgung, die der handchirurgische Patient besonders braucht, da ein unkontrollierter Einsatz der operierten Extremität fatale Folgen nach sich ziehen kann. In der Realität finden sich in den Familien häufig Doppelverdiener oder die Familienverbände sind durch völlig unterschiedliche Wohnorte förmlich zerrissen. Geschiedenen, alleinerziehenden und sozial nicht gefestigten Patienten stehen treu umsorgende Verwandte eben nicht zur Verfügung.

Soll eine handchirurgische Operation ambulant durchgeführt werden, wünscht man sich einen zuverlässigen, ehrlichen und verständigen Patienten. Der Patient muß „aufklärbar" sein. Die Realität zeigt, daß sich die Behandelten plötzlich als unzuverlässig und unehrlich erweisen. Patienten sind manchmal gar nicht in der Lage oder auch nicht gewillt, die notwendigen Anweisungen des Handchirurgen zu verstehen und umzusetzen. Dann sind jedoch Komplikationen im ambulanten Bereich nicht vermeidbar.

Ein vorgegebener Katalog ambulant durchführbarer Operationen im Gebiet der Handchirurgie ist nicht sinnvoll. In jedem Einzelfall muß der Operateur aufgrund seiner Erfahrung und Ausbildung zusammen mit dem Patienten die dahingehenden Möglichkeiten ausloten. Faktoren, wie die zur Verfügung stehenden Räumlichkeiten, das Instrumentarium, die vorhandene Logistik und das Umfeld müssen in diese Entscheidungsfindung einfließen. Ärztliche Kooperationsformen wie Tageskliniken, Praxiskliniken oder Gemeinschaftspraxen – idealerweise unter Einbindung von Krankengymnastik und Ergotherapie – sind gerade für das ambulante Operieren in der Handchirurgie wünschenswert.

Literatur beim Verfasser.

Möglichkeiten und Grenzen ambulanter Operationen in der Gefäßchirurgie: Anspruch und Realität

E. Zanea-Wangler und H. Müller-Wiefel

Gefäßchirurgische Klinik, St. Johannes-Hospital, An der Abtei 7–11, 47166 Duisburg

Chances and Limits of Out-Patient Haemodialysis Access Surgery: Claims and Reality

Summary. The requirements for day-case a-v fistula surgery are an effective out-patient clinic, adaequate surgical and anaesthesiological equipment and a thorough patient selection for the planned operation. For surgical reasons, only 87 cases (8.1%) out of the 1068 a-v fistula operations carried out had to be admitted to a ward. Nevertheless 35% of the patients were on a ward at the time of the operation for medical reasons. In case of an ideal co laboration between nephrologists and surgeons there should not be more than 10–25% of the dialysis patients in hospital at the time of a-v fistula surgery depending on the severity of their disease and the planned operation.

Key words: Haemodialysis access surgery – a-v Fistula – Out-patient surgery

Zusammenfassung. Die Voraussetzungen für die ambulante Fistelchirurgie betreffen eine funktionierende Shunt-Sprechstunde, eine adäquate chirurgische und anästhesiologische Ausstattung und die richtige Patientenselektion in Abhängigkeit von der geplanten Operation. Von 1068 Dialysezugängen, welche in Duisburg in den Jahren 1999 und 2000 versorgt wurden, ergab sich aus chirurgischen Gründen lediglich in 87 Fällen (8,1%) die Indikation zur stationären Versorgung. Aus nephrologischen Gründen lagen jedoch zum Zeitpunkt der Operation 35% der Patienten stationär. In Abhängigkeit vom zu versorgenden Patientenkollektiv sollten – bei idealer Zusammenarbeit zwischen Nephrologie und Gefäßchirurgie – nicht mehr als 10–25% der Patienten einer stationären Betreuung zur Lösung der Shuntprobleme bedürfen.

Schlüsselwörter: Shuntchirurgie – Ambulante Chirurgie

Die folgenden Ausführungen beruhen auf hausinterne Erfahrungen einer gefäßchirurgischen Abteilung mit einer 25jährigen Tätigkeit auf dem Gebiet der Shuntchirurgie und einer Gesamtzahl von weit über 10 000 Shuntoperationen. Die Handhabung shuntchirurgischer Probleme hat sich in den letzten Jahren weitgehend standardisieren lassen. Allerdings hat sich unter chirurgischem Blickwinkel der Trend zu noch mehr ambulanter Chirurgie fortgesetzt. Ob sich dieser Trend jedoch weiter fortsetzt, bleibt abzuwarten.

Dies ist deswegen wichtig, weil mit der Shuntchirurgie sehr unterschiedlich umgegangen wird. Recherchen in verschiedenen operativen Abteilungen ergaben nicht nur Diskrepanzen beim

Thema „ambulantes versus stationäres Operieren". Das krasseste Beispiel grundlegend differenter Handhabung ist die Anlage einer Ciminofistel, welche in einem Fall ambulant erfolgt, in den Händen eines anderen Teams jedoch bis zur Ausbildung, also 2 bis 3 Wochen, stationär betreut wird.

Die Möglichkeit, Dialyse-Shuntchirurgie ambulant durchzuführen und damit den Patienten im familiären Umfeld zu belassen, wird oft und gerne aufgenommen, obgleich diese in Deutschland völlig unzureichend vergütet und damit tendenziell in den stationären Bereich gedrängt wird. Der Verzicht auf eine stationäre Behandlung darf jedoch unter betriebswirtschaftlichen Gesichtspunkten nicht gleichbedeutend mit dem Verzicht auf eine adäquate Abrechnung der chirurgischen Leistungen sein, da dies zweifelsohne auf die Qualität des Ergebnisses Auswirkung hat. Um ambulante Fistelchirurgie zu betreiben, sind einige Voraussetzungen notwendig: Von Seiten der Kommunikation zwischen den agierenden Abteilungen, von Seiten der Ausstattung der operierenden Abteilung, der Patientenselektion, des Operateurs und des Anästhesisten. Schließlich spielt auch der geplante Eingriff in seiner Größe und Tragweite eine Rolle in der Entscheidung über die Art der Durchführung.

Die regelmäßige Shunt-Sprechstunde ist entscheidend. Hier wird ein Patient mit einem individuellen Problem präoperativ vorgestellt. Die Kommunikation zwischen dem zuweisenden Nephrologen, dem Operateur und dem Patienten ist wichtig. Erwartungen und Machbarkeit, Erfolgsaussichten und Risiken werden hier ausgelotet. Hier wird nach der klinischen und apparativen Untersuchung entschieden, ob weitere invasive Diagnostik vonnöten ist, von hier aus wird über die Dringlichkeit des Eingriffes entschieden. Hier erfolgt der Aufbau von Vertrauen, hier wird aufgeklärt, von hier aus kann der Patient dem Anästhesisten vorgestellt werden. In Abhängigkeit vom Dialyseplan erfolgt die Terminierung des Eingriffes. Schließlich kann im Gefolge der Operation ein evtl. aufgetretenes Problem beurteilt bzw. nachbetreut werden.

Die Ausstattung der operativen Einheit muß der eines normalen Operationssaales entsprechen, d.h. es muß nicht nur die Möglichkeit eines operativen Eingriffes gegeben sein, aber auch die einer Intervention, da sich oft intraoperativ erst relevante Stenosen oder Verschlüsse herausstellen. Es muß immer die Möglichkeit einer stationären Nachbetreuung gegeben sein. Im eigenen Patientengut müssen etwa 2% der ambulant geführten Patienten, bedingt durch Erweiterungen des Eingriffes oder akute gesundheitliche Verschlechterungen, letztendlich doch stationär aufgenommen werden. Es muß also im Falle einer operierenden Arztpraxis eine gute und funktionierende Kooperation zu einer stationär weiterbehandelnden Einheit geben. Selbstverständlich muß die Möglichkeit einer Akutrevision – z.B. im Falle einer Nachblutung – rund um die Uhr gegeben sein. Genau so selbstverständlich ist, daß der Operateur oder ein entsprechend kompetenter Vertreter ständig erreichbar sein müssen.

In Abhängigkeit von der Größe des Shunteingriffes soll dem Patienten die Alternative der ambulanten versus stationären Operation angeboten werden, wobei dem Wunsch nach stationärer Behandlung zu entsprechen ist, wenn dieser vorgetragen wird. Alter ist keine Kontraindikation für ambulante Shuntchirurgie, im Gegenteil. Gerade alte Patienten sollten, wenn möglich, ambulant versorgt werden, um Veränderungen der Umgebung und damit entsprechende Begleitreaktionen zu vermeiden. Verwirrte und uneinsichtige Patienten, Alkohol-, Drogen- und Medikamentenabhängige, Patienten unter Dauer-Antikoagulation, gehören in stationäre Behandlung. Natürlich – und hier ist der zuweisende Nephrologe gefragt – gehören Patienten mit einer prekären kardio-pulmonalen bzw. Stoffwechselsituation ebenso in stationäre Behandlung.

Dialyse-Shuntchirurgie ist Oberarzt-Chirurgie. Und wenn der Oberarzt nicht der Operateur ist, so hat er zumindest dem Auszubildenden die Hand zu führen, dies nachdem derselbige wiederholt Shunteingriffe selber assistiert hat. Es muß auf jeden Fall sichergestellt sein, daß das operierende Team über die komplette Bandbreite der Eingriffsskala verfügt, um jederzeit beim Auftauchen von Problemen die erforderlichen Erweiterungen vornehmen zu können, interventionelle Aktivitäten mit einbegriffen.

Schließlich hat der Anästhesist über Routine auf dem Gebiet der Leitungsanästhesien und Vollnarkosen bei ambulanten Patienten zu verfügen. Ein Teil der Primärshuntanlagen kann bei klaren anatomischen Verhältnissen in Lokalanästhesie durchgeführt werden (so z.B. die Ciminofistel oder der Cubital-Shunt). Standard ist die Plexusanästhesie, seltener – in Abhängigkeit von Patient und Eingriff – die Kehlkopfmaskenanästhesie für Kurzeingriffe oder Vollnarkose.

Fast alle Shuntoperationen können ambulant durchgeführt werden. Unter Berücksichtigung des bisher Gesagten werden in unserem Hause seit Jahren die gängigen Fisteln in dieser Weise durchgeführt. Zu den ambulant durchgeführten Eingriffen zählen routinemäßig Ciminofistel, der Ulnaris-Shunt, die Proximalverlagerungen und der Cubital-Shunt als Vertreter autologer Shuntformen. PTFE-Schleifen und Oberarm-Shunts als auch Schleifenrevisionen und -verlängerungen werden, trotz Einsatzes von Kunststoff, ebenfalls ambulant routinemäßig durchgeführt. Kunststoffprothesen stellen keine Kontraindikation für die ambulante Chirurgie dar. Es ist jedoch zu wünschen, daß das operierende Team die Wundkontrollen postoperativ selbst durchführt, um einen Frühinfekt nicht zu übersehen. Aber auch Aneurysmaausschaltungen, lokale Lysen und interventionelle Aktivitäten im Sinne der Dilatationen oder Stenteinlagen werden ambulant durchgeführt.

Auf der anderen Seite stehen Shuntformen, die durch Überschreitung der üblichen anatomischen Grenzen nicht in Regionalanästhesie durchgeführt werden können und einer Vollnarkose bedürfen. Bei einem erheblich größeren Operationstrauma und einer längerstreckigen Verwendung von Prothesenmaterial gibt es spezifische Komplikationen, die früh erfaßt werden müssen – vor allem Blutungs- und Infektkomplikationen – aber auch lymphatische Komplikationen, die den Erfolg des ganzen Unternehmens gefährden. Auf dieser Liste steht, natürlich, auch die chirurgische Behandlung einer alloplastischen Shuntanlagenkomplikation, nämlich die Explantation einer infizierten Shuntprothese. Wegen der Gefahr der systemischen Beteiligung, wie auch wegen drohender typischer Infektkomplikationen (Nahtausriß, Wundheilungsstörungen, Abszeß) sollten diese Eingriffe unter stationären Bedingungen erfolgen.

Betrachtet man die postoperativen Komplikationen der gängigen Shuntformen, so ist aus eigener Erfahrung und aus Betrachtung der Literatur festzustellen, daß – vielleicht bis auf die Blutungskomplikationen – keine gängige Komplikation durch einen stationären Aufenthalt verhindert werden kann. Die Komplikationen größerer Shuntkonstruktionen, wie Oberschenkel-Shunt, Subclavia-Schleife oder nach der Anlage eines brachio-jugulären Shunts sind spezifische Komplikationen, die unter Umständen einer schnellen Revision bedürfen, so z.B. Lymphfisteln, revisionsbedürftige Hämatome, die sogenannte „schwitzende" Prothese, Frühverschlüsse oder aber eine akute Gesichtsschwellung nach Anlage eines brachio-jugulären Shuntes.

Einige Worte zu den Vergütungen: Im stationären Bereich zahlen die RVO-Kassen die Anzahl der stationären Behandlungstage in Höhe des ausgehandelten Pflegesatzes, da keine Sonderentgelte oder Fallpauschalen für diesen Bereich eingeführt wurden. Um die Kosten für die Operation, Betreuung und die Pflege zu erhalten, muß das Krankenhaus den Patienten entsprechend lange stationär behandeln. So muß z.B. die Implantation einer PTFE-Schleife mit einem stationären Aufenthalt von 5,7 Tagen verbunden sein, damit die betreuende Klinik auf ihre Kosten kommt. Das krasseste Beispiel ist die Stent-Implantation – an und für sich eine minimalinvasive Maßnahme – um eine Amortisation der Kosten zu erzielen, müßte der Patient 8 Tage in der Klinik verbleiben.

Budgetierte Ärzte, wie niedergelassene Chirurgen und Gefäßchirurgen, erhalten die Leistungen der Dialyse-Shuntchirurgie nach EBM als Budgetleistungen bezahlt, der Punktwert in unserem Bereich liegt aktuell bei ca. 9 Pfennig. Von der kassenärztlichen Vereinigung ermächtigte Krankenhausärzte erhalten ihre Leistungen ebenfalls nach EBM vergütet. Der Punktwert für diese Gruppe liegt aktuell bei ca. 6 Pfennig. Man muß dabei festhalten, daß ambulante Shuntchirurgie in Deutschland weder in der Praxis noch im Krankenhaus kostendeckend entlohnt wird und die Behandlung daher – oft ohne medizinisch zwingenden Grund – in den stationären Bereich gedrängt wird.

Zuletzt möchte ich, unter dem Blickwinkel des Gesagten, die Statistik der beiden letzten Jahre vorstellen. 1999 und 2000 wurden in Duisburg 1068 Dialysezugänge operativ angelegt bzw. versorgt. Diese Zahl gliedert sich auf in 355 autologe AV-Fisteln (33,2%), 384 PTFE-Schleifen und

-verlängerungen (35,9%). Die nächste Gruppe beinhaltet 243 Revisionen und Interventionen aller Art mit und ohne Kunststoff (22,7%). Dies ist eine gemischte Gruppe, in der gleichermaßen Shuntrevisionen mit vorgeschalteter PTA oder Stenteinlage oder Aneurysmaausschaltungen durch Aneurysmoraphie oder in Inlay-Techniken, Shuntdrosselungen, inkomplette brachio-juguläre oder subclaviale Verlängerungen oder aber infektchirurgische Maßnahmen hineinfallen. Es wurden weiterhin 13 Oberschenkel-Shunts angelegt (1,2%), 24 brachio-juguläre Shunts (2,3%), 14 Subclavia-Schleifen (1,4%) und 35 Vorhofverweilkatheter (3,3%). Bei Durchsicht dieser Zahlen ist sofort klar, daß hier kein übliches Patientenkollektiv vorliegt. Es fällt sofort der niedrige Anteil an Primärfisteln und der recht hohe Anteil an aufwendigen Shuntoperationen auf. Dies hängt mit dem Ruf unserer Abteilung zusammen, die seit vielen Jahren gerade auf dem Gebiet komplizierter Shuntformen recht aktiv ist und die diesbezüglich ein überregionales Einzugsgebiet hat.

Dennoch wurden aus chirurgischen Gründen lediglich 87 Patienten, das sind 8,1% der Fälle, stationär geführt.

Auffällig hoch ist jedoch die Zahl der Patienten, die zum Zeitpunkt der Operation sich in internistisch-nephrologischer Behandlung befanden: 35%. Dies bedarf einiger Erläuterungen: einer der Gründe dafür ist, daß in Duisburg die hauptamtlich zuweisende nephrologische Abteilung zwar im Verbund mit unserem Hause arbeitet, die entsprechende Klinik sich jedoch in einem anderen Stadtteil befindet. Somit gibt es hier 2 nebeneinander agierende - eine gefäßchirurgische und eine nephrologische - Abteilungen, welche unabhängig voneinander Belegungspolitik betreiben. Viel unproblematischer ist die Zusammenarbeit bei gegebener räumlicher Nähe der zweier Spezialabteilungen, zumal dann gemeinsam und vor Ort über gewisse Verfahrensweisen entschieden werden kann.

Aus der vorgelegten Statistik ergeht weiterhin eine Aussage über die hohe Anzahl von Problempatienten, vielfach voroperiert und polymorbide - dies ein weiterer Punkt für den hohen Prozentsatz an internistischer stationärer Betreuung. Nicht zuletzt trägt die Tatsache, daß unser Haus überregional shuntchirurgisch tätig ist - mancher Patient kommt aus einer Entfernung von über 100 km - dazu bei, daß manche Zuweisungen rein nephrologisch erfolgen, bevor uns ein Patient vorgestellt wird. Selbstverständlich versorgen wir auch überregional Patienten ambulant, wobei - je nach Eingriff - aus Sicherheitsgründen die zuweisende Klinik den Patienten danach stationär führt.

Dennoch ließe sich - aus unserer Sicht - bei einer noch besseren Koordination der Einzelfälle die relativ hohe Zahl der nephrologischen stationären Patienten deutlich senken. Ich darf am Ende dieser Ausführungen folgern, daß bei einem gemischten Aufkommen an Shuntformen aus chirurgischer Sicht etwa 90% der Patienten ambulant versorgt werden können. Im Falle eines aufwendigen polymorbiden Patientenkollektivs sollten - und diese Zahl ist unser Erfahrungs- und Zielwert - nicht mehr als 25% der Shuntpatienten einer stationären Betreuung bedürfen.

Die Probleme, die es auf dem Wege dorthin zu überwinden gibt, hängen ab von einer adäquaten Vergütungsmodalität, einer standardisierten Vorgehensweise und mit einer idealen Zusammenarbeit zwischen Internisten und Gefäßchirurgen.

Literatur bei den Verfassern.

Chronische Analfissur, Therapie

J. Meier zu Eissen

Sophienklinik Hannover, Abteilung für Colo-Proktologie, Dieterichsstraße 33/35, 30159 Hannover

Chronic Anal Fissure, Therapy

Summary. According to our experience, fissurectomy is the method of choice in treating chronic anal fissure. The secondary lesions and the cicatricial distorsions are removed. Sphincterotomy is not carried out. We treated 534 patients. Of these, 470 patients underwent surgery. In 3.1% of those patients in whom the surgical scars had healed, fecal spotting occured postoperatively. There were no further continence disorders. The overall result must be regarded as good compared to reports in the literature.

Key words: Chronic anal fissure – Fissurectomy – Sphincterotomy

Zusammenfassung. Die Fissurektomie stellt nach unseren Erkenntnissen bei der chronischen Analfissur das Mittel zur Wahl dar. Hierbei werden die Secundärveränderungen und die narbigen Verziehungen entfernt. Eine Sphincterotomie erfolgt nicht. 534 Patienten wurden von uns behandelt. Davon wurden 470 Patienten operiert. Bei 3,1% operierten abgeheilten Patienten trat postoperativ ein Stuhlschmieren auf. Weitere Kontinenzstörungen gab es nicht. Das Gesamtergebnis ist im Vergleich zur Literatur als gut anzusehen.

Schlüsselwörter: Chronische Analfissur – Fissurektomie – Sphincterotomy

Die Analfissur ist eine sehr häufige proctologische Erkrankung. Es ist abschließend noch nicht geklärt, welche Ätiopathogenese hier vorliegt. Nach unseren Erfahrungen muß eine Entzündung (Abb. 1) im Bereich der Kryptglandulären Regionen an der Linea dentata als eine der Hauptursachen angesehen werden. Die dadurch entstehenden Infektstraßen führen dann zur Kryptitis, Anitis, Fissur sowie Fistel und Abszeß. Kommt es zur Ruptur einer solch entzündlichen Schwel-

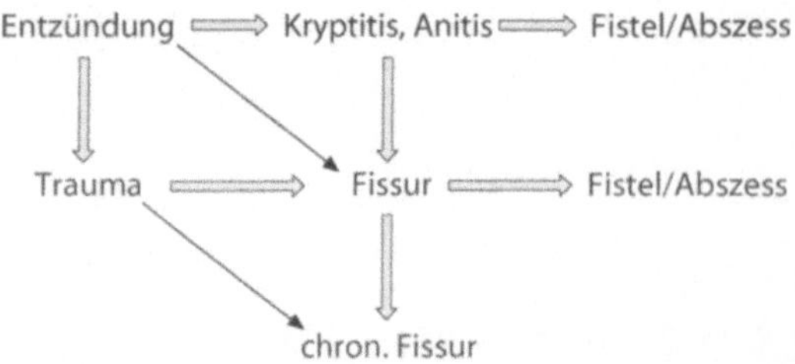

Abb. 1. Ätiologie

Tabelle 1. Chronische Analfissur

- Ulcus
- Vorpostenfalte
- hypertrophe Analpapille

Tabelle 2. Symptomatik

- Schmerzen
- Nässen
- Blutungen
- Stuhlschmieren

lung, hier dürfte die Traumatisierung bei der Defäkation eine Rolle spielen, entsteht ein längsgestelltes Ulcus - die Fissur - charakterisiert durch eine hohe Schmerzhaftigkeit bei und nach der Defäkation mit Blutungen.

Jetzt erst setzt ein Sphincterkrampf ein, also secundär, der das Leiden fortbestehen läßt bzw. fördert. Durch den erhöhten Tonus wird das Entzündungspotential erhöht. Der Schmerz hält die Fissur geschlossen. In dieser Situation ist der Patient beschwerdefrei. Durch die Defäkation wird die Fissur gedehnt. Es entsteht dann ein Rißgefühl mit Schmerz. Dieser Prozeß kann Wochen, ja Monate und Jahre dauern. Anders verläuft der Mechanismus beim Entstehen der chron. Analfissur. Diese weisen nur gelegentlich Blutungen und Schmerzen auf, entwickeln aber ausgedehnte Secundärveränderungen, wie die typische Trias-Vorpostenfalte, längsgestelltes unterminierendes, teils fistelndes Ulcus und hypertrophe Analpapille mit einem Banding (narbige Schrumpfbildung in Höhe der Linea dentata) (Tabelle 1 und 2). Nur diese sollten als chronische Analfissur bezeichnet werden. Auch hierbei ist die Hauptposition bei 6,00 in SSL. Wahrscheinlich bedingt durch die Fixation durch das Lig. ano-coccygeum. Das Ling. ano-coccygeum fixiert die hintere Kommissur und schränkt so die Elastizität an dieser und der vorderen Kommissur ein. Durch diese Kräfteverhältnisse kommt es bei der Defäkation zu besonders starken Dehnprozessen.

Operationsmethode

Wir führen bei der chronischen Analfissur keine Sphincterotomie durch. Die Analfissur wird mit ihrer Secundärveränderung umschnitten und entfernt. Sämtlichen narbig veränderten Fasern des M. sphincter internus werden schonend entfernt. Die narbigen Strangbildungen in Höhe der Linea dentata werden mit durchtrennt. Eventuell auftretende incomplette Fistelgänge müssen abgedeckelt werden. Teilweise muß eine leichte Dehnung der Mucosa des Analkanals erfolgen - aber keine typische Sphincterdehnung. Dieses ist meist schon mit dem Einsetzen des Spreizspekulums erfolgt.

Patienten

Wir haben von 1994 bis 1998 534 Patienten mit chronischer Analfissur behandelt (Tabelle 3). Bei allen Patienten war eine konservative Behandlung mit Hämotamps, Dehnen und Salben erfolgt. In den meisten Fällen vor der Vorstellung in unserer Klinik. Ein Teil wurde von uns so behandelt, da der Patient sich nicht gleich zur Operation entscheiden konnte. 64 Patienten gaben eine subjektive Besserung an und lehnten die Operation ab. Bei der Untersuchung fanden wir eine Vernarbung ohne Entzündungspotential. Ob es sich hier um eine abgeschlossene Heilung handelt wird abzuwarten sein. 470 Patienten wurden fissurektomiert (Tabelle 4).

Tabelle 3. Chronische Analfissur bei 534 Patienten

• M 315 (59%)	W 219 (41%)
• Alter 45,4 (26–85 J)	

Tabelle 4. Therapie der chronischen Analfissur

• konservativ (?)	64 (12%)
• operativ 470 (88%)	

Tabelle 5. Ergebnisse bei 381 Patienten

• Abgeheilt	370 Pat. (97%)
• Komplikationen	11 Pat. (3%)
• intersph. Fistel	3 Pat. (0,8%)

Ergebnisse

381 Patienten konnten wir nachuntersuchen (Tabelle 5). Die Nachuntersuchungszeit lag zwischen 2 und 6 Jahren. Nach 4 bis 10 Wochen waren die Wundgebiete bei 370 Patienten total abgeheilt.

11 Patienten der 370 wiesen hin und wieder ein Stuhlschmieren auf, das sind 3,1%. Weitere Kontinenzprobleme gab es nicht.

Bei 11 Patienten (3%) kam es zu Komplikationen. 8 Patienten hatten eine verzögerte Wundheilung von über einem halben Jahr. Es wurde über ein Nässen geklagt, aber nie über Schmerzen. Bei 3 dieser 11 Patienten kam es zu einer incompletten intersphinkteren Fistel mit Abszeß. Diese Patienten wurden mit einer Fistelotimie und Abszeßabdeckelung behandelt.

Diskussion

Anhand der vorliegenden guten Ergebnisse und im Vergleich zur Literatur sind wir der Meinung, daß bei der chronischen Analfissur die alleinige Fissurektomie ausreichend ist. Zumal keine Zerstörung des M. sphincter ani internus erfolgt. Diese führt nach unseren Erfahrungen zu einer zunehmenden Kontinenzeinbuße im Laufe der Jahre, zumal der physiologische Alterungsprozeß hinzukommt. In der Literatur werden bei Sphincterotomien mit oder ohne Fissurektomie Kontinenzstörungen angegeben. Diese liegen in den ersten 2–4 Jahren schon bei 20–40%. Wir konnten dieses bei der alleinigen Fissurektomie nicht feststellen. Die Schmerzhaftigkeit ist nach der alleinigen Fissurektomie sicher etwas länger, ca. 1–3 Wochen in abnehmender Form vorhanden. Zunehmende Kontinenzeinbußen, wie beschrieben, konnten wir bei der alleinigen Fissurektomie nicht feststellen.

Literatur

Braun J, Raguse Th, Dohrenbusch J (1986) Die chronische Analfissur, Pathogenetische Aspekte. Colo-Proctology 8:33–39

Dohrenbusch J, Klosterhalfen B, Vogel P, Braun J (1986) Analkrypten als pathomorphologisches Substrat der chronischen Analfissur. Colo-Proctology 8:368–371

Leong AF (1994) Performing internal sphincterotomy with other anorectal procedures. Dis Colon Rectum 37:1130–1132

Lund JN (1996) Aetiology and treatment of anale fissure. Br J Surg 83: 1335–1344

Meier zu Eissen J, Wedell J, Meier zu Eissen P (1986) Plastische Korrekturoperationen im anorektalen Bereich. Akt Koloproktologie 126–129

Meier zu Eissen J, Richter K. Meier zu Eissen P (1986) Chronische Analfissuren: Aspekte zur Pathomorphologie und Therapie. Akt Koloproktologie 8: 33–39

Nelson RL (1999) Meta-analysis of operative techniques for fissure-in-ano. Dis Colon Rectum 42: 1424–1428

Nyam DC, Pemberton JH (1999) Long term results of lateral internal sphincterotomy for chronic anal fissure with particular reference to incidence of fecal incontinence. Dis Colon Rectum 42: 1306–1310

Oh C (1995) Anal fissure. Dis Colon Rectum 38: 378–382

Pernikoff BJ (1994) Reappraisal of partial lateral internal sphincterotomy. Dis Colon Rectum 37: 1291–1295

Wedell J, Meier zu Eissen P, Banzhaf G, Meier zu Eissen J, Schlageter M (1986) Plastische Korrekturoperationen im Anorektalbereich. Chir Praxis 36: 469–483

Erfahrungen mit der Liposuction beim Niedergelassenen Chirurgen

F. Netzer

Chirurgische Praxis, Lohweg 37 a, 85375 Neufahrn

Experiences with Liposuction in Surgical Practice

Summary. Liposuction under tumescent local anasthesia is an suitable surgical treatment for ambulatory surgical practice.

Key words: Ambulatory liposuction

Zusammenfassung. Die Liposuction unter Tumeszenz-Lokal-Anästhesie stellt ein für die ambulante Praxis geeignetes OP-Verfahren dar. Durchführung, Weitere Behandlung, Erfahrungen.

Schlüsselwörter: Liposuction in Praxis

Wirtschaftliche Zwänge müssen den Niedergelassenen zu Änderungen des Angebotsspektrums veranlassen. Die Liposuction stellt eine lukrative Möglichkeit dazu dar und wird durch die geänderten ästhetischen Ansprüche einerseits und die massive Medienpräsenz des Themas andererseits in der Praxis häufig nachgefragt. Ich darf Ihnen hier über meine Erfahrungen mit der Liposuction in meiner Praxis im Laufe der letzten Jahre und die dabei angewandte Technik berichten.

Während die Behandlung früher ausschließlich in Allgemeinanästhesie, stationär und ohne vorherige Aufschwemmung des Fettgewebes als „trockene" Liposuction durchgeführt wurde, wird sie heute nahezu ausschließlich als „Naßmethode" mit vorheriger Aufschwemmung durch ein stark verdünntes Lokalanästhetikum ambulant und in örtlicher Betäubung vorgenommen.

Das Verfahren der Aufschwemmung mit Lokalanästhetika, das diesen Wandel ermöglichte, wird „Tumeszenz-Lokalanästhesie" oder kurz TLA genannt.

Zur allgemeinen Vorgehensweise:
Wir verlangen auch für die Liposuction eine vollständige präoperative Untersuchung durch den Hausarzt, dem allgemein üblichen Umfang entsprechend.

Der Patient muß zu Beginn der Behandlung seit 4 Stunden nüchtern sein, ASS-Präparate müssen seit mindestens 10 Tagen abgesetzt sein.
Ausschlußkriterien für die OP sind

- Lebensalter <18 und >65
- nicht ausreichend eingestellter oder schwer behandelbarer Hypertonus
- Allergie gegen PRILOCAIN
- Tachycardien, Arrhythmien, KHK

- Asthma, COPD, Lungenödem in der Anamnese
- Lymphödeme
- Allgemeininfekte
- nicht uneingeschränkt gegebene Narkose- und OP-Fähigkeit

Die eigentliche Behandlung beginnt mit der präoperativen Befunddokumentation und dem Festlegen der Resektionsgrenzen.

Dazu werden digitale Fotos aus verschiedenen, möglichst standardisierten Winkeln und Entfernungen aufgenommen: Diese Bilder sind eine unerläßliche Argumentationshilfe bei der Nachbehandlung, weil sehr häufig Patienten vorgeben, sich nicht mehr an den präoperativen Status erinnern zu können und kostenlose Nachbesserung eines angeblich ungenügenden Folgezustandes verlangen.

Danach werden die abzusaugenden Areale sehr sorgfältig mit wasserfestem Filzstift markiert. Dabei ist besonderes Augenmerk auf evtl. bestehende Asymmetrien zu legen: Ungleich starke Fettdepots finden sich z.B. häufig im Bereich des sogenannten Reithosenspecks.

Diese Asymmetrien müssen sehr genau dokumentiert und gekennzeichnet werden, da sie im „aufgefüllten" Zustand auf dem OP-Tisch nicht mehr zu sehen sind. Anschließend wird der Patient zur Anlage der TLA in den gut beheizten Aufwachraum verbracht.

Die TLA-Lösung bereiten wir nach der Rezeptur nach SATTLER in 3-Liter-Beuteln NaCl-Lösung jeweils am OP-Tag, da bei Lagerung über mehr als 24 Stunden nach meiner Erfahrung ein deutlicher Wirkverlust eintritt.
Zusammensetzung der Lösung pro 1000 ml NaCl-Lösung 0,9%:

- 50 ml PRILOCAIN
- 1 ml ADRENALIN 1:1000
- 10 mg TRIAMCINOLON
- 6 ml $NaHCO_3$-Lsg. 8,4%

Bei 70 kg KG verwenden wir maximal 6000 ml dieser Lösung, bei leichteren Patienten entsprechend weniger.

Reichen diese Mengen zur Behandlung der gewünschten Areale nicht aus, muß die Behandlung auf mehrere Sitzungen aufgeteilt werden, wobei zwischen den einzelnen OPs wenigstens 3 Tage liegen sollten.

Der erfahrene Anwender lernt schnell, a priori abzuschätzen, in welchen Fällen dieses gesplittete Vorgehen sinnvoll ist.

Eine Erhöhung der Maximaldosis der TLA, wie von manchen Autoren berichtet, halte ich für absolut absolet: Nach meiner Erfahrung nehmen die unerwünschten Wirkungen überproportional stark zu.

Umgekehrt mußten wir trotz der Anwendung in mehreren hundert Fällen bis dato keine behandlungsbedürftige Komplikation der hohen Dosen an Lokalanästhetika feststellen.
Gelegentlich traten an Sideeffects auf

- passagere Tachycardien
- klinisch sichtbare Methämoglobinämien mit Acrocyanose für einen Zeitraum von max. 36 h
- leichtere hypotone Kreislaufdysregulationen am 1. und 2. postoperativen Tag
- leichter Schwindel am 1. und 2. postoperativen Tag

Die TLA-Lösung wird entweder als Schwerkraft-Infusion oder über eine Rollenpumpe, bei sehr kleinen Arealen (Doppelkinn) auch per Spritze appliziert.

Zur passiven Befüllung eines abzusaugenden Bauches rechnen wir mit einer Zeitspanne von 1,5 bis 2 Stunden.

Während dieser Zeit sind die Patienten unter klinischer und pulsoxymetrischer Kontrolle.

Rollenpumpen verringern den Zeitaufwand, allerdings muß auch die Maximalmenge an TLA-Lösung reduziert werden, da sonst wiederum vermehrt unerwünschte Wirkungen infolge der Druckinfusion festzustellen sind.

Noch vor Anlage der TLA injizieren wir NMH.

Das zu behandelnde Gebiet ist fertig befüllt, wenn es sich weiß, aufgetrieben, evtl. sogar mit einem deutlichen Peau d'orange-Effekt darstellt.

Liposuctions-Vorgang

Die Liposuction sollte unmittelbar nach Abschluß des Befüllungs-Vorganges erfolgen, da längere Wartezeiten wiederum mit einem Nachlassen der Analgesie verbunden sein können.

Im OP wird zunächst ein i.v.-Zugang gelegt, verschlossen und sicher fixiert, weil wir den Patienten intraoperativ evtl. mehrfach zum Lagewechsel auffordern.

Unmittelbar präoperativ sedieren wir mit 2,5–5 mg MIDAZOLAM, intraoperativ wird bedarfsweise nachdosiert. Die früher bei uns geübte Gabe von DISOPRIVAN haben wir, wegen zum Teil massiver Agitations- und Enthemmungszustände unserer Patienten wieder verlassen.

Während der OP steht der Patient unter kontinuierlicher Pulsoxymetrie, RR- und EKG-Kontrolle.

Die OP erfolgt nach Abwasch und Abdeckung mit Klebetüchern unter den üblichen aseptischen Bedingungen über kleine Stichincisionen, die wir mit dem 11er Messer anlegen.

Für die Absaugung eines Bauches beispielsweise jeweils weit lateral inguinal und beidseits lateral des Oberbauches.

Wir verwenden Kanülen mit einem Durchmesser von 2,8 bis 4 mm mit 6 bis 16 Löchern und abgerundeter Spitze, z.B. den „Lipotransfer-Kanülensatz" nach MANG. Als Absaugepumpe empfehlen sich Geräte mit einem Unterdruck von wenigstens 0,9 Atm und zwei Absaugegefäßen, um jederzeit einen Mengenvergleich des sedimentierten Fettes bei bilateraler Absaugung („Reithosen") zu ermöglichen.

Abgesaugt wird fächerförmig unter Beachtung der oft ausgeprägten Faszia universalis, die das Fettdepot in zwei Lager trennt und die unbedingt durchstoßen werden muß, um ein gleichmäßiges Ergebnis zu erzeugen. Bei gut sitzender TLA ist der Absaugevorgang weitestgehend schmerzfrei, Beschwerden treten gelegentlich gegen Ende der Behandlung auf, wenn die Kanüle an der Muskelfaszie entlang geführt wird und kaum noch TLA-Lösung vor Ort liegt.

Ein Zeichen einer suffizienten TLA ist auch das Aussehen des Aspirates: Es ist weitgehend blutfrei und besteht zum weitaus größten Teil aus reinem Fett mit einem geringen Unterstand aus TLA-Lösung, Serum und Blut.

Sehr wichtig für ein gleichmäßiges Ergebnis ist es, von den unterschiedlichen Zugängen aus überkreuzend in „criss-cross-Technik" die Areale abzusaugen, um Rillen zu vermeiden. Gelegentliches Anheben der Haut mit der subkutan liegenden Kanüle und Prüfen des Fettgehaltes der Haut über dem abzusaugenden Areal informieren uns über das Fortschreiten der Behandlung.

Zum Abschluß der Behandlung wird das in der Höhle stehende Exsudat noch einmal kurz abgesaugt, die Zugänge vernäht.

Unmittelbar postoperativ wird der zuvor angemessene Kompressionsanzug angelegt und undurchlässige Saugpolster („Moltex") über dem Anzug befestigt (z.B. mit einer überweiten Strumpfhose):

Es kommt bereits jetzt zum Abgang oft erheblicher wässriger, blutig tingierter Flüssigkeitsmengen aus den Zugängen.

Die Mitgabe von Plastikfolien ist sehr wichtig für die Patientenzufriedenheit. Die präoperative Aufklärung über die Exsudation ist unbedingt erforderlich, um Panik zu vermeiden.

Frühe postoperative Phase

Diese ist gekennzeichnet durch die Exsudation und gelegentlich die o.g. leichten Allgemeinsymptome, sowie ggf. einer abklingenden Methämoglobinämie. Sie dauert 2–3 Tage.

Schmerzen treten in der Regel nur in geringem Umfang auf und reagieren für gewöhnlich gut auf NSAR. Stärkere Beschwerden sind ungewöhnlich und sollten unbedingt zu einer gründlichen Nachschau veranlassen: 95% unserer Patienten berichten über keine oder geringe Schmerzen in der Stärke eines heftigen Muskelkaters.

Späte postoperative Phase

Diese dauert bis zu 6 Monate und ist, je nach behandelter Region, geprägt von unterschiedlich starken Resorptionsvorgängen mit z. T. starken subcutanen Gewebsverhärtungen (insbesondere abdominell) und Schrumpfungszeichen der Haut, die vorübergehend zu einer oft massiven Peau d'orange führen.

Es ist sehr wichtig, die Patienten über diese Vorgänge und ihre Dauer aufzuklären: Das in der Regel sehr kritische Klientel wird sonst oft mit panischen Nachfragen reagieren.

Lymphdrainagen und vorsichtige Bindegewebsmassage beschleunigen den Rückgang dieser Erscheinungen beträchtlich.

Zusammenfassend sehe ich in der Liposuction eine gute Möglichkeit der Erweiterung des Spektrums der chirurgischen Praxis.

Durch entsprechende Absprachen in unseren Fachgremien sollte aber unbedingt ein einheitliches Liquidationsniveau festgelegt werden um Preisdumping zu vermeiden.

Literatur beim Verfasser.

Hernienrepair – welche Technik? Hilfen zur Entscheidungsfindung

M. Schweins, M. Edelmann und U. Holthausen

Gemeinschaftspraxis Chirurgie – Unfallchirurgie, Frankfurter Straße 589, 51107 Köln

Decision Making in Hernia Repair

Summary. Operation of the inguinal hernia is the most common operation in general surgery. Many criteria influence the kind of operation the surgeon will perform. Detailed anatomic knowledge of the inguinal region, standardised tactical and technical performance of the operation team, careful preparation and a minimum of blood loss reduce complications to low levels. These items are the same for all operation methods. The Shouldice procedure has been the golden standard for many years, nowadays (1998) in America in more than 80% of operations a mesh is implanted in the abdominal wall. A Cochran review of EBM showed advantages for mesh repair compared to nonmesh repair. Patient oriented decision making in choosing a method for inguinal hernia repair should be the new standard of modern general surgery.

Key words: Decision making – Hernia repair – Patient oriented – Standard procedure

Zusammenfassung. Die Operation des Leistenbruches stellt die häufigste allgemeinchirurgische Operation weltweit dar. Für die Entscheidung, welche Operationsmethode für welchen Patienten, sind eine Reihe von Kriterien maßgebend. Die Beherrschung der gewählten Operationsmethode durch den Operateur, genaueste anatomische Kenntnisse der Leistenregion, standardisierte Taktik und Technik des Operationsteams, sorgfältige Präparation und Blutstillung sind Maßnahmen, die der Verhütung von Komplikationen dienen und für alle Operationsmethoden gleich sind. Die Shouldice – Methode als der „Golden Standard" ist in anderen Ländern von den Netzmethoden längst verdrängt, in Amerika wurden 1998 80 Prozent aller Hernien mit Netzen versorgt. Die Auswertung der Evidenz – basierten Literatur 2000 ergibt Vorteile für die Netzmethoden. Eine am Bedarf des Patienten orientierte Versorgung des Leistenbruchs kann und muss in der modernen Chirurgie gewährleistet werden.

Schlüsselwörter: Hernien – Operationsmethoden – Netze – Entscheidungsfindung

Einleitung

Leitenbruchoperationen gehören zu den häufigsten allgemeinchirurgischen Eingriffen überhaupt. Trotzdem wird dieses Thema immer wieder kontrovers diskutiert, gerade in den letzten Jahren sind vermehrt Publikationen zu diesem Thema erschienen.

Dies liegt zum Einen an der immer noch unbefriedigenden Rate an Hernienrezidiven, die sich, bei guter Dokumentation, in den Jahren nicht wesentlich verändert hat. Zum Anderen daran, daß mit dem Beginn der 90er Jahren ganz neue Operationstechniken wie, die endoskopischen Operationen, als Alternative zu den herkömmlichen Methoden in die Diskussion gebracht wurden.

Dem interessierten Chirurgen bieten sich eine Fülle von operativen Verfahren, eine Auswahl hieraus ist nicht immer einfach zu treffen. Je nachdem, welche Publikation gerade vorliegt, kann man den Eindruck gewinnen, nur diese Operation sei das Verfahren, welches alle Probleme der Leistenhernienchirurgie löse. So werden oft einseitig Operationsverfahren propagiert, die aber weder für den operierenden Chirurgen, noch für den Patienten die optimale Lösung des Problems „Hernie" darstellen. Hinzu kommt, dass allgemein gültige und auf Evidenz basierende Leitlinien zur Therapie der Leistenhernie bisher fehlen.

Allerdings gibt es von der Cochrane Library inzwischen Meta-Analysen, die versuchen kontrolliert randomisierte Studien zum Thema Leistenhernie zu bewerten [28, 29, 33].

Epidemiologie (Tabelle 1)

Aufgrund vorliegender Daten der vergangenen Jahrzehnte (statistisches Bundesamt, Krankenhausstatistiken) sowie diverser Publikationen [11, 14, 27] kann man von einer Inzidenz der Hernien in der Bundesrepublik Deutschland von ca. 0,4% ausgehen. Dies würde einer Rate von ca. 200.000 Leistenhernien pro Jahr entsprechen, wobei davon ausgegangen werden kann, daß in der Regel nur 30–50% dieser Leistenhernien den Patienten bekannt sind. Das gegenwärtige Geschlechtsverhältnis liegt bei ca. 4–7:1 (m:w). Die Lokalisation der Hernien wird in 50–60% mit rechtsseitig angegeben. In der Literatur werden der indirekte Leistenbruch als Leistenbruch mit Ursprung lateral der epigastrischen Gefäße, mit 55–70%, direkte Hernien (medial der epigastrischen Gefäße) in der Literatur zwischen 5 und 30% verzeichnet [5, 11, 12, 14, 31].

Tabelle 1. Epidemiologie der Leistenhernien in Deutschland

- Inzidenz in der BRD ca. 0,4%
  - Ca. 200000 LH pro Jahr
  - Nur ca. 30–50% dem Patienten bekannt
  - Operationsquote geschätzt 60–70%
  - Stationär / Ambulant 1999: 88/12%
  - Lokalisation:
    55–70% indirekt
    1–28% direkt
    1– 8% doppelseitig
    2–13% Schenkelhernien

Pathogenese

Neben einer individuellen Disposition des einzelnen Patienten muß davon ausgegangen werden, daß es sich bei der Pathogenese des Leistenbruches meist um ein multifaktorielles Geschehen handelt. In der Literatur werden hier hauptsächlich die Erhöhung des intrabdominellen Drucks, z. B. durch Adipositas, chronische obstruktive Lungenerkrankungen oder ähnliche Erkrankungen, aber auch Bindegewebsstörungen, Traumata oder körperliche Belastungen genannt.

Klassifikation von Leistenbrüchen

Die präoperative Untersuchung wird sich da in der Regel auf die klinische Untersuchung am stehenden und eventuell liegenden Patienten erstrecken, wobei der Leistenbruch an sich palpiert und durch Unterstützung des Patienten (husten) produziert werden sollte, sowie seine Beziehung zu den Leitstrukturen des Leistenkanals wie Leistenband, Schambeinast und Skrotum untersucht wird. Damit kann eine Einordnung zur Standardisierung versucht werden.

Es gibt aber fast genau so viele Klassifikationen von Leistenbrüchen wie es Operationsverfahren gibt. Leider ist praktisch all diesen Klassifikationen gemein, daß sie präoperativ nicht in der Lage sind, den Chirurgen mit ausreichender Sicherheit mit so viel Informationen zu versorgen, daß er aufgrund der Klassifikation zu einer Entscheidungsfindung, welches Operationsverfahren er anwenden soll, kommen kann.

Der Operateur wird daher oft erst intraoperativ über die endgültige Methode entscheiden können, mit der er den Leistenbruch zur Zufriedenheit des Patienten, mit geringer Rezidiv- und Komplikationsrate verschließen kann. Natürlich muß er im präoperativen Gespräch dem Patienten über die Methode ausführlich aufklären, die am wahrscheinlichsten angewandt werden wird.

Diese Beratung wird naturgemäß von verschiedenen Faktoren beeinflußt:

- Der Schule des Operateurs,
- seine Erfahrung mit bestimmten Operationstechniken,
- seiner OP-Frequenz,
- seinen Kenntnisstand der Literatur,
- seiner Mentalität,
- den Bedürfnissen des Patienten,
- Wünschen des Patienten,
- wirtschaftliche Interessen.

Aus der oben gemachten Auflistung ergibt sich, daß Interessen und Rahmenbedingungen beim Chirurgen oft eine größere Rolle spielen, als entsprechende Voraussetzungen und Bedürfnisse beim Patienten. Dessen Bedürfnisse sind im übrigen durch Werbung oder beratende Vorgespräche durch Freunde, andere Patienten oder überweisende Hausärzte oft schon sehr vorgeprägt.

In der Regel werden aber die meisten Chirurgen bzw. chirurgischen Institutionen gar nicht anders können, als die Beratung bezüglich der Versorgung der Leistenhernie auf das ihnen mögliche Spektrum zu begrenzen. Nur die Wenigsten können eine Vielzahl von Operationsmethoden mit ausreichender Häufigkeit und damit ausreichender Sicherheit auf gutem Qualitätsstandard anbieten, um den Patienten wirklich theoretisch alle Operationsverfahren anbieten zu können.

Nur wenn man dazu in der Lage ist, kann man eine entsprechende individuelle Beratung des Patienten durchführen. Diese sollte sich natürlich an gesicherter medizinischer Literatur orientieren und individuelle Gegebenheiten beim Patienten mit einbeziehen.

Problemstellungen bei der Entscheidungsfindung

Rezidive

Betrachtet man die Literatur, werden für die verschiedensten Techniken der Leistenhernienreparation Rezidivraten von 0,2–3% häufig berichtet [1, 2, 3, 15, 16, 24, 29, 30, 31, 34]. Diese Ergebnisse werden meist von sogenannten Schwerpunktkliniken veröffentlicht, die sich mit einer Methode sehr speziell auseinandersetzen, hohe Operationsfrequenzen und damit eine hohe Sicherheit für diese Operationsmethode aufweisen. Wird diese Methode dann von anderen Chirurgen mit niedrigerer Operationsfrequenz angewendet, finden sich deutlich höhere Rezidivquoten.

Auch berichten fast alle diese Autoren aus Schwerpunktkliniken von ca. 10% Rezidivhernien in ihren Serien. Eine Studie der National Rent Corporation (von 1983) berichtet ebenfalls von 10% und die Studie zur Qualitätssicherung im Bereich der Ärztekammer Nordrhein zeigt über Jahre konstant eine Rezidivquote von ca.13% bei Leistenhernien [14].

Die Rezidivquote bietet also wenig Anhaltspunkte um den Patienten optimal zu beraten, jeder Chirurg sollte versucht sein, seine persönliche Rezidivquote unter 5% zu halten. Daher wird er immer ein Verfahren auswählen, mit dem er vertraut ist und was er häufig durchführt.

Schmerzen und Arbeitsunfähigkeit

Auch geringe Schmerzen nach einer Operation oder eine nur geringe Arbeitsunfähigkeit könnten Kriterien sein, eine Operationsmethode für den Patienten auszuwählen. Eine Studie von 1995 zeigt aber [25], dass für beide Kriterien die Dauer weniger abhängig ist von dem Verfahren der Operation, sondern eher von dem Versicherten- oder Sozialstatus des Patienten. Gesetzlich versicherte Patienten, mit unbeschränkter Fortzahlung ihrer Bezüge während der Arbeitsunfähigkeit waren 3mal so lange arbeitsunfähig wie entsprechend nicht (privat) Versicherte (Abbildung 2) und hatten ca. 5mal so lange Schmerzen wie Selbständige (Abbildung 1). Dies zeigt, daß in der Wahrnehmung des Patienten bezüglich der unmittelbaren postoperativen Beeinträchtigung, aber auch für das langfristige Ergebnis, sekundäre Krankheitsgewinne nicht unwesentliche Rollen spielen.

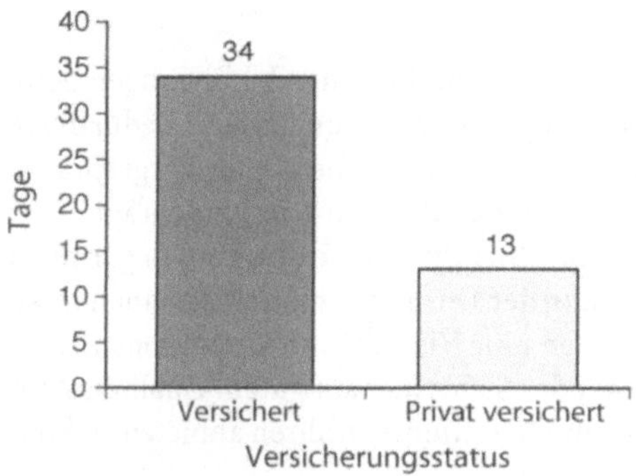

Abb. 1. Abhängigkeit der Arbeitsfähigkeit vom Versichertenstatus [25]

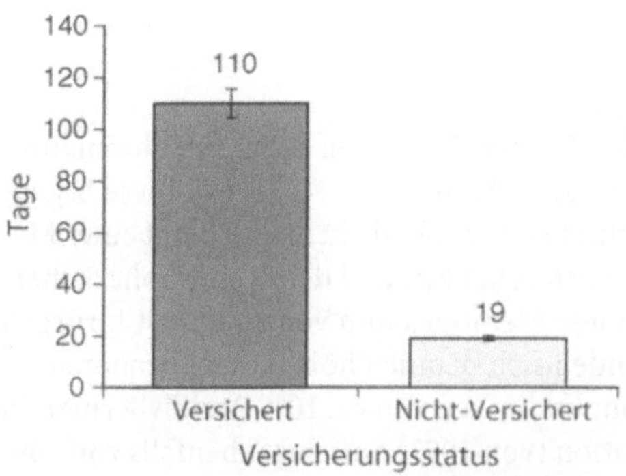

Abb. 2. Abhängigkeit der Schmerzwahrnehmung vom Versichertenstatus [nach 25]

Kosten

Betrachtet man den ambulanten Bereich sind vor allen Dingen auch unter betriebswirtschaftlichen Gesichtspunkten gesehen die laparoskopischen Operationen sicher nicht das Verfahren der Wahl.

Betriebswirtschaftlich gerechnet würde man bei dem geringen Erlös nach EBM bei laparoskopischen Hernien ein Defizit pro Operation von ca. 930,– DM machen. Bei offenen Operationsverfahren liegt dieses Defizit immerhin noch im Bereich zwischen 200,– DM und 300,– DM pro Operation. Genaugenommen dürfte diese Operation unter momentanen Bedingungen beim Kassenpatienten nicht ambulant erbracht werden, da hier keine Kostendeckung für den operativen Aufwand erzielt werden kann.

Erst der Anfang 2000 veröffentliche BNC-Katalog für die Operationen nach Paragraph 115 SGB V mit dem vom BNC unterlegten, betriebswirtschaftlich errechneten Preisen, bietet hier erstmals ausreichende Honorare.

Die Tabelle 2 stellt daher noch einmal übersichtlich die Kriterien da, die ärztlich keine Hilfe bei der Entscheidungsfindung, welche Operation für welchen Patienten bieten.

Tabelle 2. Nicht geeignete Kriterien bei der Verfahrenswahl der Leistenhernienreparation

- Rezidive (unter 5%)
- Komplikationen (Organverletzung)
- Narkoseverfahren
- Arbeitsunfähigkeit
- Patientenbelästigung
- Firmeninformation

Hilfen bei der Entscheidungsfindung

Durch eine Vielzahl von Publikationen bestätigt, ist die Beherrschung einer Operationsmethode durch den Chirurgen ein gesichertes Kriterium, was für eine hohe Ergebnisqualität spricht. Zuletzt bei den laparoskopischen Operationen hat sich herausgestellt, dass für die meisten Operationsmethoden bei den Chirurgen eine Lernzeit (Learning curve) von ca. 70 Operationen notwendig ist, um die Fehler und Komplikationsquote auf den Durchschnitt zu senken [34].

Werden dann eine ausreichende Anzahl dieser Operationen pro Jahr durchgeführt, kann man davon ausgehen, daß diese Operation auf hohem Niveau erbracht werden kann. Kommt dann noch die entsprechende Logistik des Umfeldes hinzu, was beim ambulanten Operieren von besonderer Bedeutung ist, kann davon ausgehen werden, daß diese Operationsmethode mit ausreichender Qualität erbracht wird.

Umgekehrt bedeutet dies natürlich auch, dass, wenn ein Operationsverfahren vom Chirurgen nicht beherrscht wird, oder die erforderliche Anzahl von Eingriffen pro Jahr nicht erbracht werden kann, der Patient besser beraten ist, wenn er an eine andere Operationseinrichtung/einen anderen ambulanten Operateur verwiesen wird.

Eine Metaanalyse von kontrolliert randomisierten Studien aus 1996 [29, 30] ermittelte das Shouldice-Verfahren bei der Leistenbruchoperation als den goldenen Standard. Inzwischen gibt es eine neue Veröffentlichung des Cochrane Institutes [28], in der 15 kontrolliert randomisierte Studien zu einer Metaanalyse zusammengefaßt sind, in der als Ergebnis Vorteile für die Netzverfahren herauskommen. Das Shouldice-Verfahren bleibt aber die Muskelmethode der Wahl [29, 30].

Netze scheinen also insgesamt auf dem Vormarsch zu sein, in den U.S.A. wurden 1998 mehr als 80% aller Leistenbrüche mit einer Netzmethode versorgt, aber auch im näheren europäischen

Ausland, wie z. B. in Schottland wurden im Jahr 2000 89% aller Leistenbrüche mit einem Netz versorgt.

In Deutschland werden die Netzmethode und die Netze selbst eher noch sehr kritisch betrachtet, in einigen Publikationen [13] werden ihnen sogar präkanzerogene Eigenschaften zugewiesen. Die wissenschaftliche Diskussion sowie die Studien zu diesem Thema sind sicher noch nicht abgeschlossen. Insgesamt kann aber gesagt werden, daß bei der Vielzahl der in den U. S. A. implantierten Netzen, bei gleichzeitigem Wissen um die dort üblichen immensen Schadensersatzforderungen im Falle von medizinischen Problemen, man eher den Eindruck gewinnen kann, daß in Deutschland zu emotional über dieses Thema diskutiert wird.

In der Literatur belegt ist auch, daß die höchsten Kosten und meisten Komplikationen bei den endoskopischen Verfahren entstehen [1, 8, 9, 11, 16, 18, 32, 33, 34]. Allerdings scheint es auch so zu sein, daß nach neuesten Untersuchungen die TAPP und/oder die TEP sich bei Rezidiven und beidseitigen Leistenhernien als Methode der Wahl etablieren [11, 18, 33].

Empfehlung für die patientenorientierte Entscheidungsfindung bei Leistenhernien:

Aus den obigen Ausführungen sowie unter Berücksichtigung historischer Entwicklungen, neuer Technologien und der Vielzahl von aktuellen Publikationen zum Thema Leistenhernienchirurgie lassen sich daher vorsichtig einige Empfehlungen ableiten.

Verantwortung für den Patienten

Höchstes Ziel sollte es sein, daß der Chirurg eine am Befund und Bedarf des Patienten orientierte Operationsmethode mit höchster Qualität anbietet. Dabei muß er in der Lage sein intraoperativ eventuell auf ein alternatives Verfahren umsteigen zu können.

Daraus läßt sich ohne Zweifel ableiten, daß man Patienten lieber an einen chirurgischen Kollegen weiterleiten sollte, wenn man weniger als 50 Leistenhernien pro Jahr operiert. Außerdem sollte man Rezidive von Leistenhernien und laparoskopische Methoden Schwerpunktzentren überlassen, die eine große Erfahrung auf diesem Gebiet haben.

Es sollte nie ein Patient zu einer Operationsmethode überredet werden, wenn er selbst mit vorgefertigter Meinung über eine andere Methode vorstellig wird oder/und ein anderes als vom jeweiligen Chirurgen beherrschtes Verfahren für den Patienten die objektiv bessere Operationsmöglichkeit darstellt.

Jeder Chirurg, der Leistenhernien operiert, sollte in der Lage sein eine Methode der Hernienchirurgie auf hohem Niveau anzubieten, auf diese sollte er sich spezialisieren.

Er sollte in der Lage sein, während des Eingriffs eine operative Alternative umsetzen zu können. Hier würden sich z. B. die Methode von Shouldice und Lichtenstein als Methoden anbieten, die nur wenig voneinander variieren.

Für die niedergelassenen Chirurgen bietet sich an, sich mit anderen Kollegen im Umfeld zu einem Schwerpunktzentrum für Leistenhernien zusammen zu tun, so daß alle gängigen Operationsverfahren bei Leistenhernien auf hohem Niveau angeboten werden können. Zu diesem Zweck kann es auch sinnvoll und notwendig sein, je nach Möglichkeiten vor Ort, gemeinsam mit einem Krankenhaus eine solche Strategie umzusetzen.

Keine Patentlösung vorhanden

Die Operation des Leistenbruchs ist eine Operation, die umfassende chirurgische Kenntnisse erfordert. Die Vielzahl der publizierten Operationsverfahren zeigt zum Einen, daß bisher kein Verfahren die Patentlösung für die Leistenhernienchirurgie ist.

Es zeigt zum Anderen, daß der Chirurg sich mit all diesen Operationsverfahren auseinander zu setzen hat. Für die tägliche Praxis werden sich die Meisten darauf beschränken müssen, ein Operationsverfahren auf hohem Niveau zu beherrschen, ein weiteres alternatives Verfahren auf gutem Niveau ausführen zu können.

Nach momentanem Kenntnisstand aus der Literatur sollte der aufklärende Chirurg als Trend dem Patienten unter 40 Jahren eher eine Muskelmethode, heute zumeist nach Shouldice anbieten. Patienten zwischen 40 und 60 Jahren kann man die Muskel- oder Netzmethode als gleichrangige Verfahren anbieten, hier evtl. sogar den Patienten selbst auswählen lassen.

Patienten, die Älter als 60 Jahre sind, kann man sicher eher eine Netzmethode empfehlen.

Letztendlich muss aber die individuelle Entscheidung über die Methode der Operation im Gespräch zwischen Chirurg und Patient erarbeitet werden. Nur so kann heraus gearbeitet werden, welches der vielen, vom Ergebnis her gleichwertigen, Verfahren der Leistenhernienchirurgie in der individuellen Situation des Patienten am sichersten und Erfolg versprechensten ist.

Literatur

1. Ahmad S, Lettsome L, Schuricht A (1998) The role of laparoscopy in the management of groin hernia. J Soc Laparoendosc Surg, Apr–Jun, 2(2):169–173
2. Ambach R, Weiss W, Sexton JL, Russo A (2000) Back to work more quickly after an inguinal hernia repair [In Process Citation] Mil Med, Oct, 165(10):747–750
3. Amid PK, Shulman AG, Lichtenstein IL, Hakakha M (1995) Biomaterials and hernia surgery. Rationale for using them. Rev Esp Enferm Dig, Aug, 87(8):582–586
4. Bech K, Callesen T, Nielsen R, Roikjaer O, Andersen J, Hesselfeldt P, Kehlet H (1998) Organization and results of ambulatory surgery for inguinal hernia [see comments]. Ugeskr Laeger, Feb, 9 160(7):1014–1018
5. Ciampolini J, Boyce DE, Shandall AA (1998) Adult hernia surgery in Wales revisited: impact of the guidelines of The Royal College of Surgeons of England. Ann R Coll Surg Engl, Sep, 80(5):335–338
6. Danielsson P, Isacson S, Hansen MV (1999) Randomised study of Lichtenstein compared with Shouldice inguinal hernia repair by surgeons in training. Eur J Surg, Jan, 165(1):49–53
7. Desch LW, De Jonge MH (1996) Weight gain: a possible factor in deciding timing for inguinal hernia repair in premature infants. Clin Pediatr (Phila), May, 35(5):251–255
8. Dirksen CD, Ament AJ, Adang EM, Beets GL, Go PM, Baeten CG, Kootstra G (1998) Cost-effectiveness of open versus laparoscopic repair for primary inguinal hernia. Int J Technol Assess Health Care, Summer, 14(3): 472–483
9. Evans DS, Ghanesh P, Khan IM (1996) Day-case laparoscopic hernia repair. Br J Surg, Oct, 83(10):1361–1363
10. Hair A, Duffy K, McLean J, Taylor S, Smith H, Walker A, MacIntyre IM, O'Dwyer PJ (2000) Groin hernia repair in scotland [In Process Citation]. Br J Surg, Dec, 87(12):1722–1726
11. Jähne, J. (2001) Chirurgie der Leistenhernie. Chirurg, April, 72: 456–471
12. Jones A, Thomas P (1995) Decision-making in surgery: how should an inguinal hernia be repaired? Br J Hosp Med, Oct 18–31, 54(8):391–393
13. Klosterhalfen B, Klinge U, Hermanns B, Schumpelick V (2000) Pathology of traditional surgical nets for hernia repair after long-term implantation in human]. Pathologie traditioneller chirurgischer Netze zur Hernienreparation nach Langzeitimplantation im Menschen. Chirurg, Jan, 71(1):43–51
14. Lammers, B.J., Meyer,H.J., Huber, H.-G., Groß-Weege,W., Röher, H.D. (2001) Entwicklungen bei der Leistenhernie vor dem Hintergrund neu eingeführter Eingriffstechniken im Kammerbereich Nordrhein. Chirurg, April, 72:448–452
15. Lau H, Lee F (2000) An audit of the early outcomes of ambulatory inguinal hernia repair at a surgical day-care centre. Hong Kong Med J, Jun, 6(2):218–220, Day Surgery Centre, Department of Surgery, The University of Hong Kong Medical Centre, Tung
16. Leibl BJ, Daubler P, Schmedt CG, Kraft K, Bittner R (2000) Long-term results of a randomized clinical trial between laparoscopic hernioplasty and shouldice repair. Br J Surg, Jun, 87(6):780–783
17. Lemelle JL, Schmitt M (1998) Inguinal hernia in the infant [Hernie inguinale de l'enfant.] Ann Chir, 52(10): 1008–1016
18. Macintyre IM, Miles WF (1995) Critical appraisal and current position of laparoscopic hernia repair. J R Coll Surg Edinb, Oct, 40(5):331–633
19. Marre P, Damas JM, Pelissier EP (2000) Progress in the treatment of inguinal hernia. J Chir (Paris), Jun, 137(3): 151–154, Centre de Chirurgie Herniaire - Courbevoie
20. McGreevy JM (1998) Groin hernia and surgical truth [editorial]. Am J Surg , Oct, 176(4):301–304
21. McIntosh A, Hutchinson A, Roberts A: Withers H (2000) Evidence-based management of groin hernia in primary care-a systematic review [In Process Citation]. Fam Pract , Oct, 17(5):442–447
22. Nishiguchi Y, Hirakawa K (2000) Day surgery for adult inguinal hernia] [In Process Citation. Nippon Geka Gakkai Zasshi, Oct, 101(10):722–728
23. Post S (1997) Against the principle surgical indications in inguinal hernia. Chirurg, Dec, 68(12):1251–1255, discussion 1256–1257

24. Rutkow IM (1998) Epidemiological, economic, and sociologic aspects of hernia surgery in the United States in the 1990s. Surg Clin North Am, Dec, 78(6):941–591, v–vi
25. Salcedo-Wasicek, MC, Thirlby RC (1995) Postoperative course after inguinal herniorraphy. A case-controlled comparison of patients receiving worker's compensation Vs patients with commercial insurance. Arch Surg, 130:29
26. Sachs M, Damm M, Encke A (1997) Historical evolution of inguinal hernia repair. World J Surg, Feb, 21(2): 218–223
27. Scheyer M, Zimmermann G (1997) Laparoscopic hernia surgery-status of minimal invasive techniques in a spectrum of surgical indications. Laparoskopische Hernienchirurgie-Standort der minimal-invasiven Techniken in einem Indikationsspektrum. Zentralbl Chir 122(12):1113–1119
28. Scott NW, Webb K, Go PMNYH, Ross SJ, Grant AM on behalf of the EU Hernia Trialists' Collaboration (2000) Open mesh versus non-mesh repair of inguinal hernia. e Cochrane Database of Systematic Reviews, Cochrane Library number: CD002197 The Cochrane Library, Issue 4. Oxford: Update Software. Updated frequently
29. Simons MP, Kleijnen J, van Geldere D, Hoitsma HF, Obertop H (1996) Role of the Shouldice technique in inguinal hernia repair: a systematic review of controlled trials and a meta-analysis. Br J Surg, Jun, 83(6):734–738
30. The Database of Abstracts of Reviews of Effectiveness (University of York) (1999) Database no.: DARE-961005. In: The Cochrane Library, Issue 4. Oxford: Update Software
31. Voitk AJ (1998) The learning curve in laparoscopic inguinal hernia repair for the community general surgeon. Can J Surg, Dec, 41(6):446–450
32. Waninger J (1997) Inguinal hernia-which method leads to the goal? Endoscopic and open surgical procedures are available. Leistenhernie–welche Methode fuhrt zum Ziel? Endoskopische und offen chirurgische Verfahren stehen zur Auswahl. Fortschr Med, Mar 20,1 15(8):26, 29–32
33. Webb K, Scott NW, Go PMNYH, Ross S, Grant AM on behalf of the EU Hernia Trialists Collaboration (2000) Laparoscopic versus open inguinal hernia repair. The Cochrane Database of Systematic Reviews, Cochrane Library number: CD001785. In: The Cochrane Library, Issue 4. Oxford: Update Software. Updated frequently
34. Wright D, O'Dwyer PJ (1998) The learning curve for laparoscopic hernia repair. Semin Laparosc Surg, Dec, 5(4):227–232

Fallstricke bei der Liposuktion

M. Schwarz

Zentrum ambulante Chirurgie, Stühlingerstraße 22–24, 79106 Freiburg

Trapdoors of Liposuction

Summary. Liposuction is an easy to learn technique that suits as an outpatient procedure. Tight budgets have led to a widespread and sometimes uncritical use. The possible mistakes and dangers in patient selection, informed consent, pre- and post-OP management are discussed. Other points are the monitoring and the proper use of compression bandages.

Key words: Liposuction – Perioperative management – Dangers

Zusammenfassung. Die Liposuktion ist eine wenig belastende, gut zu erlernende Operationstechnik, die für den ambulanten Bereich prädestiniert ist. Gerade diese Voraussetzungen haben zu einer sehr weiten Verbreitung geführt und auch zur manchmal unkritischen Anwendung, weshalb die klassischen Fallstricke dargelegt werden sollen. Die Fehlermöglichkeiten der Patientenauswahl, Aufklärung und Vorbereitung werden aufgezeigt. Intraoperativ stehen verschiedene Varianten und gerätetechnische Möglichkeiten zur Verfügung, die alle ein unterschiedliches Risikospektrum haben und in ihrer Wertigkeit dargestellt werden. Ein besonderer Wert wird auf das intraoperative Monitoring und die postoperative Betreuung gelegt.

Schlüsselwörter:

Die Liposuktion hat seit ihrer Erstbeschreibung 1982 durch Illouz eine weltweite Verbreitung gefunden. Derzeit wird die Zahl der Eingriffe auf 500 000 pro Jahr geschätzt. Insbesondere hat die Tumeszenz-Anästhesie, mit der Möglichkeit dünnere Kanülen zu benutzen, unter Durchführung in lokaler Betäubung zu einer rasanten Vermehrung der Anwendungen geführt (Tabelle 1). Dennoch ist gemäß Erhebungen (New York) die Komplikationsrate mit Todesraten bis zu 1/10 000 sehr hoch. Nach einer Umfrage unter den deutschen plastischen Chirurgen beträgt die Unzufriedenheitsquote bei den Patienten bis zu 20%. Komplizierend kommt hinzu, daß durch engerwerdende Budgets ästhetische Eingriffe generell als Ersatz für zurückgegangene Kasseneinnahmen herrühren müssen und auch primär nicht operierende Fachgebiete die Methode anwenden. Die heute am meisten verwandte Methode der Liposuktion ist die sogenannte Superwet- oder Tumeszenz-Anästhesie-Liposuktion. Hierbei wird das abzusaugende Areal mit großen Flüssigkeitsmengen durchtränkt, so daß dünne Kanülen-Durchmesser bis 3 mm ermöglicht werden. Die Rate von Hämatombildungen und größeren Blutverlusten (bei der klassischen Lokalanästhesie bis zu 30% pro Saugmenge) werden so minimiert. Gleichzeitig wird aber eine erheblich hohe Lokalanästhesiedosis erforderlich. Gemäß Klein können statt der zugelassenen 7 mg/kg bis zu 35 mg/kg Kör-

Tabelle 1. Fallstricke der Liposuktion

Weltweite Verbreitung
Liposuktionen 500 000/Jahr weltweit, 1993–1998 New York 5/48 527 Tote
Kurze Erfahrung in der Anwendung
Erstbeschreibung 1982, Tumeszenzliposuktion 1987
Wochenendkurse
Wenig klinische Ausbildung
Anwendung bei unterschiedlichem Grundwissen
Anwendung in nicht-chirurgischen Fachdisziplinen
Hohe pharmakologische Dosen sehr wirksamer Substanzen
Rasche technische Weiterentwicklung
Ultraschall, Jetspray, mechan. Rüttler, differenzierte Kanülenformen

pergewicht Lokalanästhetikum in einer Tumeszenzlösung appliziert werden. Dies hat zu zahlreichen kontroversen Diskussionen in den Fachkreisen geführt. Gemäß den Anwendungsberichten scheint jedoch die Anwendung von Tumeszenzlösungen bis zu 5 l ungefährlich zu sein. Zu beachten ist insbesondere das Auftreten einer mit Methämoglobin-Bildung (Antidot Methylenblau) sowie der seltene Glucose-6-Phosphat-Dehydrogenase-Mangel sind hier zu erfragen.

Die häufigste Fehlerquelle liegt jedoch in der inkorrekten Indikation bzw. unrealistischen Erwartung von Patient und auch Anwender. Die Liposuktion ist keine Methode zur Gewichtsreduktion, mit der Liposuktion können nur Proportionen neu hergestellt werden. Präoperativ ist die genaue Evaluation der Vorstellungen der Patienten bezüglich der anatomischen Region zu präzisieren und die abzusaugende Region landkartenartig ggf. vor dem Spiegel anzuzeichnen. Eine bildhafte Dokumentation ist auf jeden Fall anzufertigen.

Bei der Absaugung selbst müssen die Volumina bezüglich Fettgehalt und abgesaugter Tumeszenz-Lösung anhand ihrer Sedimentation getrennt gemessen werden, ebenso müssen bei beidseitigen Liposuktionen die aufgefangenen Sekretmengen seitengetrennt gemessen und dokumentiert werden. Intraoperativ ist auch schon beim Auffüllen mit der Liposuktionslösung auf die in einem Operationssaal übliche Sterilität und Monitoring zu achten. Als minimales Monitoring sollte ein O_2-Sensor vorhanden sein. Auch die übersichtliche Lagerung verdient eine besondere Beachtung, um die gesamte anatomische Region erfassen zu können und nicht mit der Kanüle in uneinsehbare Regionen vorzustoßen. Bereits auf dem Operationstisch muß das Kompressionsmieder angepaßt werden. Dies muß die gesamte abgesaugte Region umfassen und ggf. zusätzlich zur Entlastung der Beinvenen beitragen. Im postoperativen Verlauf sind die zwar seltener, aber dann absolut bedrohlichen Komplikationen einer Fasciitis necroticans oder eines massiven Lymphödems zu beachten. Schmerz, Fieber oder eine Umfangszunahme sind im postoperativen Verlauf ab dem 2. Tag als unbedingtes Warnsymptom zu werten und bedürfen einer genaueren Beobachtung.

Die Liposuktion ist ein zwar einfach zu erlernender Eingriff mit großem Krankengut, die aus dem Eingriff resultierende Wundfläche ist jedoch mit der von mittleren Verbrennungen zu vergleichen und erfordert im Komplikationsfall eine profunde chirurgische Ausbildung. Absolut muß ich vor der „cavalier liposuction" warnen, nur wenn strenge, leider noch nicht einheitlich formulierte Voraussetzungen gegeben sind, kann die oben genannte hohe Unzufriedenheitsrate gesenkt werden.

Größte Fehlerquellen

Indikation	> Adipositas
Operative Technik	> *Office-Liposuction (fehlende OP-Standards)*
Nachbehandlung	> Sauna
Kompressionsmieder	> prä-OP/ausreichend groß, keine Druckstellen
Dokumentation	> Ausmaß der Liposuktion/Bilanz/Pharmaka
Monitoring	> pO_2, freier Assistent

Literatur beim Verfasser.

Laparoskopische Appendektomie im Belegkrankenhaus

G. Hein und W. Schratt

Schaezlerstraße 10, 86150 Augsburg

Laparoscopic Appendectomy

Summary. Appendectomy is one of the most commonly performed surgical procedures in general surgery. Minimally invasive operative procedures are now generally accepted first-choice treatments for certain indications (bile stone disease, reflux disease). At the present time only about 20% of appendectomies are started laparoscopically in Germany. The results of our 255 open appendectomies and 131 laparoscopic approaches are summarized. After the minimally invasive procedure we can describe a significantly lower incidence of wound infections, a shorter operating time, better intraoperative differential diagnostic possibilities and a shorter postoperative time of hospitalisation. Therefore, laparoscopic appendectomy is the method of choice.

Key words: Appendectomy – Appendicitis – Laparoscopy – Minimally invasive surgery

Zusammenfassung. Die Entfernung des Blinddarmes ist eine der häufigsten Operationen in der Allgemeinchirurgie. Minimalinvasive Operationsverfahren gelten bei bestimmten Indikationen als operative Therapie der ersten Wahl (Gallensteinleiden, Refluxkrankheit). Zur Zeit werden nur 20% der Appendektomien in Deutschland laparoskopisch begonnen. Die Ergebnisse unserer 255 offenen und 131 laparoskopischen Appendektomien werden zusammengefaßt. Nach dem minimalinvasiven Eingriff fanden wir eine signifikant niedrigere Inzidenz von Wundinfektionen, eine kürzere Operationsdauer, eine bessere intraoperative Differentialdiagnostik und eine kürzere postoperative stationäre Verweildauer. Deshalb ist die laparoskopische Appendektomie für uns die Methode der Wahl.

Schlüsselwörter: Appendektomie – Appendicitis – Laparoskopie – Minimal-invasive Chirurgie

Die laparoskopische Gallenoperation hat sich in den meisten chirurgischen Abteilungen von Anfang an rasant als Standardeingriff durchgesetzt. Im Gegensatz dazu konnte die laparoskopische Appendektomie nie diese Bedeutung erlangen [1]. In der Klinik, in der ich bis zu meiner Niederlassung 1996 tätig war, wurde die laparoskopische Appendektomie 1989 begonnen und 1992 wegen Komplikationen wieder verlassen.

Seit 1998 führen wir aufgrund einer Anregung bei einem CAE-Seminar in Neuss die laparoskopische Appendektomie in der Belegklinik wieder durch und dürfen die Ergebnisse vorstellen. Zunächst unser Krankengut. Dies ist selektioniert, die meisten Patienten (75%) kommen über die Hausärzte oder Gynäkologen zu uns.

Von den insgesamt 713 Pat., die uns vom 1.1.1996 bis 31.12.2000 mit der Verdachtsdiagnose Appendicitis zugewiesen wurden, war die überwiegende Mehrheit (83%) weiblich. Die meisten Patienten sind jung mit einem Schwerpunkt von 15 bis 30 Jahre. Der Mittelwert war 25,8 Jahre, dabei war der jüngste 5 und der älteste 91 Jahre.

Die Pat. sind zumeist kerngesund, 92,3% waren ASA I und ASA II. Seit dem Jahr 2000 haben wir eine zusätzliche Meßlatte, nämlich die Erfassung der Nebendiagnosen für die alsbald kommenden DRG's. Auch dabei schneiden die Blinddarmpatienten mit einer Nebendiagnosenanzahl von 1,9 gegenüber dem Gesamtkollektiv (5,2) vergleichsweise gesund ab.

Ein knappes Drittel (218) wurde ambulant behandelt, wobei tägliche klinische Kontrollen stattfanden. Ein kleiner Teil (109) wurde stationär aufgenommen und beobachtet, etwa die Hälfte (386) wurde operiert. Von den zugewiesenen Frauen wurden 49,8% operiert, von den Männern 76,5%. 117 Patienten wurden innerhalb von 8 Std. operiert, 38 innerhalb von 24 Std. Alles andere heißt bei uns elektive Operation.

Wenn die Zeichen einer akuten Appendicitis bestehen, wird sofort operiert. Was aber ist unsere Indikation zur elektiven Appendektomie?

Wenn zu uns ein Patient kommt, der seit Monaten immer wieder Schmerzen im rechten Unterbauch hat, und wir eine schmerzhafte Resistenz am McBurney tasten können – was für mich das wichtigste Kriterium ist – dann schicken wir den Pat. noch zum Urologen bzw. die Damen zum Gynäkologen, und wenn auch anamnestisch kein Hinweis auf eine entzündliche Darmerkrankung besteht, dann stellen wir die Indikation zur Appendektomie.

Die OP-Technik ist standardisiert und wurde 1998 von Schreiber et al. [5] veröffentlicht. Wir verfahren nach einer Modifikation, die auf dem CAE-Seminar 1998 in Neuss empfohlen wurde. Der Verschluß des Appendixstumpfes erfolgt mit doppelter Röder-Schlinge bei intakter Basis [3]. Ist die Basis entzündlich verändert, kommt der Endo-GIA zum Einsatz.

Der Anteil der laparoskopischen Operationen stieg rasant an und liegt im Jahr 2000 bei 92%. Ein kleiner Teil (4%) der laparoskopisch begonnenen Operationen mußte offen zu Ende geführt werden. Ursache waren Perforationen oder Verwachsungen von Darmschlingen.

Bei allen laparoskopischen Operationen ist die mittlere OP-Dauer mit 44,1 Minuten noch höher als bei der offenen Operation (35,7 Min.). Unsere Lernkurve ist aber günstig und die letzten 30 laparoskopischen Operationen lagen mit 32,7 Min. schon deutlich unter den 35 Min. der offenen Operationen.

Die Anzahl der Meckelschen Divertikel ist vergleichbar, auffallend ist die Vermehrung der gynäkologischen Diagnosen. Man hat wohl bei der Laparoskopie den besseren Überblick und findet auch mehr.

Die Frühkomplikationen sind bei der laparoskopischen Technik vergleichbar oder niedriger: Hämatomrevision (offen 5, lap. 0), intra-abdominale Blutung (1/0), paracoecaler Abszeß (2/1), postop. Ileus (1/0).

Wir fanden auch weniger Bauchdeckenabszesse. Bei akuten Appendicitiden offen 13,6%, laparoskopisch 5,8%. Elektiv ergab sich 5,3% gegen 2,5%. Die Infekte waren nicht nur zahlenmäßig niedriger sondern auch in der Ausdehnung geringer. Große ausgedehnte Abszesse wie bei den offenen Operationen haben wir minimal-invasiv nicht mehr gesehen.

Der größte Teil der von uns akut operierten Appendices war auch histologisch akut (88,3%) mit einer Perforationsrate von 6,5%. Daneben fanden 7% chron. Appendicitis, 4% Koprostase und Oxyuren, 1 Karzinoid und eine akut nekrotisierende Arteriitis der Appendix.

Bei den elektiv operierten Patienten fanden sich histologisch auch akute Appendicitiden (11,2%) sogar eine gedeckte Perforation. 46% ergab eine chron. rez. Appendicitis, 3% Koprostase und Oxyuren, 1 Karzinoid und 6,5% unauffällige Befunde.

Die Verweildauer unserer Appendektomien hat in den letzten Jahren ständig abgenommen (1996 6,7 Tage, 2000 4,9 Tage). Dies liegt vornehmlich auch an der laparoskopischen Technik [4]. Die Verweildauer variiert zwischen 2 und 28 Tagen. Das eine Extrem war ein Kollege mit akuter Appendicitis, den wir am Samstagvormittag endoskopisch appendektomierten und der am folgenden Montag wieder in seiner Praxis stand. Das andere, eine adipöse Pat. mit offener

Appendektomie, ebenfalls akut, mit paracoecalem Abszeß, Relaparatomie und ausgedehntem Bauchdeckenabszeß.

Aus unserer Sicht ist die laparoskopische Appendektomie genau wie die Cholezystektomie ein sehr schonendes Verfahren. Wir haben weniger Komplikationen, eine kürzere Verweildauer und ein besseres kosmetisches Ergebnis. Die Literatur bestätigt dieses Statement [2]. Für uns ist die laparoskopische Technik zum Standard geworden.

Literatur

1. Büchler MW, Klaiber Ch, Frei E, Krähenbühl L (1998) Acute Appendicitis: Standard Treatment or Laparoscopic Surgery. Prog Surg Karger, Basel, vol 25
2. Garbutt JM, Soper NJ, Shannon WD, Botero A, Littenberg B (1999) Meta-analysis of randomized controlled trials comparing laparoscopic and open appendectomy. Surg Laparosc Endosc 9: 17–26
3. Kald A, Kullmann E, Anderberg B, Wiren M, Carlsson P, Ringqvist I, Rudberg C (1999) Cost-minimisation analysis of laparoscopic and open appendectomy. Eur J Surg 20: 1176–1179
4. Lange J, Zund M, Naegli J (1993) Prospektiv randomisierte Studie – Röder-Schlinge versus Endo-GIA bei der laparoskopischen Appendektomie. Minimal Invas Chir 2–8
5. Schreiber LD, Zimmermann H, Pickart L (1998) Die endoskopische Operationstechnik bei der Appendektomie – Erfahrungen und Ergebnisse von 950 laparoskopischen Appendektomien. Zentralblatt Chirurgie 123 (Suppl 4): 4–9

Komorbidität

Chirurgisch relevante Komorbiditäten: Kooperationsfähigkeit

E.H. Farthmann und U. Baumgartner

Abteilung Allgemein- und Viszeralchirurgie, Chirurgische Universitätsklinik Freiburg, Hugstetter Straße 55, 79106 Freiburg

Surgically Relevant Comorbidity: Cooperation

Summary. The ability to cooperate represents an important prognostic factor for the result of any surgical therapy. Cooperation relies on a trustful relationship between physician and patient and requires active participation of the patient. Surgical procedures requiring long-term follow-up depend on a high degree of cooperation. Cooperation is the result of numerous psycho-social factors. The degree of potential cooperation influences to a large extent the decision process for indication and choice of method. The ability to cooperate does not depend on the patient only but it is result of a therapeutic alliance between patient and physician.

Key words: Cooperation – Comorbidity – Indication – Follow-up

Zusammenfassung. Kooperationsfähigkeit stellt einen wesentlichen Prognosefaktor für das Ergebnis jeder chirurgischen Behandlung dar. Sie beruht auf einer ungestörten Arzt-Patient-Beziehung und setzt die aktive Mitarbeit des Kranken voraus. Eingriffe mit der Notwendigkeit einer langfristigen Nachbehandlung erfordern ein besonderes Maß an Kooperation. Die Fähigkeit zur Kooperation ist das Ergebnis zahlreicher psychosozialer Faktoren. Der Grad der erwarteten Kooperationsfähigkeit bestimmt weitgehend die Entscheidungsfindung für Indikation und Methodenwahl. Kooperationsfähigkeit ist nicht nur auf seiten des Patienten vorgegeben, sondern auch Ergebnis der therapeutischen Allianz zwischen Arzt und Patient.

Schlüsselwörter: Kooperation – Komorbidität – Indikation – Nachsorge

Einleitung

Das Ergebnis chirurgischer Therapie wird außer von richtiger Indikation, Methodenwahl und Durchführung ebenso durch die Kooperation des Patienten bestimmt.

Kooperationsfähigkeit stellt eine prognostische Aussage zum Verhalten des Patienten dar und gehört somit einer psycho-sozialen Kategorie an. Um ihre Qualität zu beurteilen, wäre ein Test erforderlich, für die Bestimmung der Quantität eine nachvollziehbare Messung. Entsprechende Instrumente sind nicht bekannt. Von gleicher Bedeutung ist die Identifizierung prädiktiver Faktoren.

Zur Definition ist davon auszugehen, daß Kooperationsfähigkeit mehr umfaßt als Einwilligungsfähigkeit, sie setzt Einsichtsfähigkeit voraus. In der medizinischen Literatur wird meist der Begriff der „Compliance" verwendet, obgleich er eine hierarchische Beziehung andeutet, die dem heutigen Verständnis der Arzt-Patient-Beziehung fremd ist [1]. Der Begriff „Adherence" weist eher auf eine aktive Kooperation des Patienten hin. Als Ausdruck einer therapeutischen Allianz wurde die Formulierung „Concordance" [2] vorgeschlagen, ohne breite Verwendung zu finden.

Ziele und Inhalte

Kooperationsfähigkeit ist bestimmend für den gesamten Verlauf der Krankheit und ihrer Behandlung, nicht nur für den unmittelbar postoperativen Verlauf. Sie ist auch Voraussetzung für die Akzeptanz von Komplikationen, eine ungestörte Rekonvaleszenz und Rehabilitation, Erreichen von Rezidivfreiheit und die Verhütung einer Zweiterkrankung. Im Vorfeld einer Operation kann die Eliminierung von Risikofaktoren durch Abstinenz und Training gefordert sein. In der früh-postoperativen Phase stehen Mobilisierung, physikalische Therapie und Nahrungsaufnahme im Vordergrund. Besonderes Interesse in Untersuchungen hat der spät-postoperative Verlauf gefunden, in erster Linie die Compliance bei der Einnahme von Medikamenten, Einhaltung von Aktivität und Hygiene sowie Teilnahme an der Nachsorge.

Anforderungen an die Kooperationsfähigkeit sind quantitativ unterschiedlich in Abhängigkeit von der Eingriffsart. Besonders hohe Anforderungen stellen die Transplantationschirurgie, gewichtsreduzierende Eingriffe, ablative endokrine Chirurgie mit der Erfordernis der Substitution und kardiovaskuläre Operationen mit nachfolgender Antikoagulation. Definitiv abgeschlossene chirurgische Behandlungen wie folgenlose Verletzungen stellen im langfristigen Verlauf keine Anforderungen an die Kooperation.

Dimension fehlender Kooperationsfähigkeit

Der Umfang einer sog. Non-Compliance wird im allgemeinen unterschätzt. Langzeitstudien lassen erkennen, daß nur etwa drei Viertel aller Patienten andauernd kooperativ sind. Untersuchungen nach Nieren- und Herztransplantationen zeigten, daß der Anteil an Non-Compliance durch fehlende Medikamenteneinnahme in der Größenordnung von 20–40% liegt. Daraus resultieren bis zu 30% der Gesundheitskosten und, noch gravierender, 25% der Todesfälle nach Herztransplantation [Lit. bei 3]. Fehlende Kooperation stellt mithin einen hochrelevanten Prognosefaktor dar.

Prädiktive Faktoren

Voraussetzung einer Vermeidungsstrategie unkooperativen Verhaltens ist die Identifizierung von Indikatoren eines solchen Verhaltens und seine Vorhersage. Als wichtigste Indikatoren wurden die Teilnahme an der Nachsorge, Medikamenteneinnahme, Einhalten von Diät und die spontane Mitteilung von Gesundheitsproblemen erkannt [4]. Die Frage der Vorhersehbarkeit führt zur Auflistung zahlreicher prognostischer Faktoren demografischer, psychologischer und psychiatrischer Art. Wesentliche Hinweise geben weiterhin das Vorhandensein sozialer Unterstützung, früheres unkooperatives Verhalten, Adipositas und alle Formen des Abusus [3]. Bei gemeinsamem Auftreten solcher Risikofaktoren potenziert sich deren Wirkung und erreicht bei mehr als vier psychosozialen Risikofaktoren eine Wahrscheinlichkeit der postoperativen Non-Compliance von mehr als 80% [5].

Konsequenzen für die Entscheidungsfindung

Der Grad der Kooperationsfähigkeit hat, soweit sie bekannt ist, unmittelbare Relevanz für den gesamten Prozeß der chirurgischen Entscheidungsfindung. Fehlende Bereitschaft zur Kooperation kann die Indikation zur Operation soweit einschränken, daß auf interventionelle oder konservative Verfahren ausgewichen wird. Ist eine Operation nicht zu umgehen, kann die Methodenwahl palliative gegenüber radikalen oder ablative gegenüber rekonstruktiven Verfahren bevorzugen. Die Planung postoperativer Maßnahmen wird wesentlich durch die Kooperationsfähigkeit bestimmt, indem Intensivüberwachung, Schmerztherapie und Nahrungsaufbau der individuellen Situation angepaßt werden. Rekonvaleszenz und Rehabilitation sind weitgehend vom Ausmaß der Kooperation abhängig, die für langfristige medikamentöse Therapie und Anpassung an Behinderungen erforderlich ist.

Aus diesen zahlreichen Einzelfaktoren der Kooperationsfähigkeit können sich Kontraindikationen für bestimmte Maßnahmen ergeben. So wurden in den Vereinigten Staaten und in anderen Ländern absolute und relative Kontraindikationen für die Herztransplantation formuliert. Adipositas, Non-Compliance bei der Ernährung und Medikation sowie Vermeidung von Rauchen und Alkohol gelten in unterschiedlichem Ausmaß als Gegenanzeigen [6]. Ein anderes Beispiel, zu dem eigene Erfahrungen vorliegen, ist die Adipositaschirurgie. Die Berücksichtigung der Kooperationsfähigkeit beginnt hier mit der sorgfältigen Auswahl der Kandidaten durch wiederholte Vorstellungen in der Ernährungsmedizinischen, Psychosomatischen und Chirurgischen Ambulanz. Dennoch ist postoperativ ein hohes Maß an Non-Compliance zu beobachten, das sich in mangelnder Teilnahme an der Nachsorge und fehlendem Gewichtsverlust äußert. Diese Erfahrungen wiederum gehen in eine noch strengere Patientenselektion ein.

Schlußfolgerungen

Fehlende Kooperationsfähigkeit bestimmt weitgehend Ergebnis und Kosten chirurgischer Behandlung. Als psychosoziale prognostische Kategorie ist Kooperationsfähigkeit im Einzelfall nur annäherungsweise zu prognostizieren. Die vermutete Kooperationsfähigkeit hat unmittelbare Relevanz für die Indikationsstellung, Methodenwahl und postoperative Strategie. Als zwischenmenschliche Beziehung ist Kooperationsfähigkeit auch Ausdruck und Ergebnis des Arzt-Patientenverhältnisses.

Literatur

1. Feinstein AR (1990) On white-coat effects and the electronic monitoring of compliance. Arch Intern Med 150(7):1377
2. From Compliance to Concordance (1997) London: Royal Pharmaceutical Society of Great Britain
3. Bunzel B, Laederach-Hofmann K (2000) Solid organ transplantation: Are there predictors for posttransplant noncompliance? A literature overview. Transplantation 70:711–716
4. Rodrigez A, Diaz M, Colon A, Santiago DEA (1991) Psychosocial profile of noncompliant transplant patients. Transplant Proc 23(2):1807
5. Dew MA, Roth LH, Thompson ME, Kormos RL, Griffith BP (1996) Medical compliance and its predictors in the first year after heart transplantation. J Heart Lung Transplant 15(6):631
6. Olbrisch ME, Levenson JL (1991) Psychological evaluation of heart transplant candidates: An international survey of process, criteria, and outcomes. J Heart Lung Transplant 10(6):948

Chirurgisch relevante Komorbiditäten: Lungenfunktion

R. Gust

Klinik für Anaesthesiologie, Universitätsklinikum Heidelberg, Im Neuenheimer Feld 110, 69120 Heidelberg

Lung Function: An Important Comorbidity of Surgical Procedures

Summary. The risk of surgical procedures is strongly affected by coexisting pulmonary disease. Patient related risk factors for pulmonary disorders in the perioperative period are poor medical condition, old age, obesity, smoking, COPD, and bronchial asthma. Thoracic surgery and upper abdominal surgery are the most important procedure related risk factors for pulmonary complications in the perioperative period. Preoperative evaluation of lung function, assessment of the perioperative pulmonary risk, identification of high risk patients, and preoperative improvement of lung function, if possible, result in an improved outcome of surgical procedures due to a reduction of perioperative pulmonary complications.

Key words: Surgery – Risk – Morbidity – Lung function

Zusammenfassung. Neben der Art des chirurgischen Eingriffes beeinflussen pulmonale Begleiterkrankungen wesentlich das Risiko von chirurgischen Eingriffen. Als patientenassoziierte Risikofaktoren für perioperative Störungen der Lungenfunktion werden ein schlechter Allgemeinzustand, hohes Patientenalter, Adipositas, Nikotinabusus, COPD und Asthma bronchiale angesehen. Zu den wichtigsten operationsbedingten Risikofaktoren für perioperative pulmonale Komplikationen gehören Thorax- und Oberbaucheingriffe. Um das Risiko von chirurgischen Operationen zu reduzieren, ist es sinnvoll, präoperativ die Lungenfunktion zu objektivieren, das perioperative pulmonale Risiko abzuschätzen. Hochrisikopatienten zu identifizieren und die therapeutischen Möglichkeiten zur präoperativen Verbesserung der Lungenfunktion abzuklären.

Schlüsselwörter: Chirurgie – Risiko – Morbidität – Lungenfunktion

Begleiterkrankungen von Patienten beeinflussen neben der Art des chirurgischen Eingriffes ganz erheblich das Risiko von Operationen.

Ein wesentlicher Teil des Operationsrisikos sind kardiale und pulmonale Komplikationen in der perioperativen Phase. Mindestens so häufig – und so wichtig – wie kardiale Komplikationen sind Lungenfunktionsstörungen in der perioperativen Phase. Sie tragen erheblich zur Verlängerung der Krankenhausverweildauer bei. Unumstritten ist daher, daß bei chirurgischen Operationen perioperative Lungenfunktionsstörungen zu einer Erhöhung von Morbidität und Mortalität führen.

Zu den wichtigsten Störungen der Lungenfunktion, die in der perioperativen Phase auftreten können, gehören der Bronchospasmus, Atelektasen, Pneumonien und die Exazerbation einer chronischen Lungenerkrankung, z.B. einem Asthma bronchiale oder einer COPD. Alle diese pulmonalen Komplikationen können in der perioperativen Phase zu einem respiratorischen Versagen mit prolongierter maschineller Beatmung führen.

Bei den potentiellen Risikofaktoren für perioperative Lungenfunktionsstörungen empfiehlt es sich zwischen operationsbedingten und patientenassoziierten Risikofaktoren zu unterscheiden. Zu den wichtigsten operationsbedingten Risikofaktoren gehören Thorax- und Oberbaucheingriffe. Eine Untersuchung von Pederson und Mitarbeiter konnten schon 1990 zeigen, daß das Risiko von pulmonalen Komplikationen mit 33% bei Oberbaucheingriffen im Vergleich zu 16% bei sonstigen Abdominaleingriffen oder 3% bei Extremitäteneingriffen signifikant erhöht ist. Das höchste Risiko für pulmonale Komplikationen besteht jedoch mit 40% bei intrathorakalen Eingriffen.

Wichtige patientenassoziierte Risikofaktoren für perioperative pulmonale Komplikationen sind ein schlechter Allgemeinzustand des Patienten, ein hohes Alter des Patienten, eine Adipositas, ein Nikotinabusus, eine COPD und ein Asthma bronchiale.

Ziel der präoperativen Diagnostik bei jedem operativen Eingriff muß es sein, Risikofaktoren für perioperative Störungen der Lungenfunktion präoperativ zu erkennen und das Risiko für pulmonale Komplikationen in der perioperativen Phase präoperativ richtig einzuschätzen. Dies erlaubt, durch eine präoperative Verbesserung der Lungenfunktion die Inzidenz von pulmonalen Komplikationen bei chirurgischen Eingriffen zu vermindern bzw. beim Auftreten von pulmonalen Komplikationen die Folgen durch eine frühzeitige und adäquate Therapie zu verringern. Durch dieses Vorgehen kann das Risiko von chirurgischen Operationen gesenkt werden.

Von entscheidender Bedeutung bei der präoperativen Evaluation der Lungenfunktion sind Anamnese und körperliche Untersuchung. Beim Verdacht auf Störungen der Lungenfunktion ist die Durchführung von Lungenfunktionstests sinnvoll. In den meisten Fällen sind einfache Lungenfunktionstests wie die Spirometrie, die eine Differenzierung zwischen obstruktiven und restriktiven Ventilationsstörungen erlaubt, vollkommen ausreichend. Nur bei gezielten Fragestellungen sind weitere Untersuchungen, wie die Anfertigung eines Thorax-Röntgenbildes, sinnvoll und empfehlenswert.

Bei obstruktiven Lungenerkrankungen, wie dem Asthma bronchiale oder der COPD, kann mit Hilfe von Bronchospasmolyse-Tests überprüft werden, ob die Obstruktion komplett, partiell oder nicht reversibel ist. Kann die Lungenfunktion präoperativ bei Reversibilität der Obstruktion durch eine entsprechende Therapie verbessert werden, führt dies zu einer signifikanten Reduktion des Operationsrisikos.

Zahlreiche Untersuchungen haben in der Vergangenheit gezeigt, daß eine COPD bei chirurgischen Eingriffen das Risiko für pulmonale Komplikationen auf das 2,7- bis 4,5-fache erhöht. Nachgewiesen ist aber auch, daß eine aggressive präoperative Therapie mit Bronchodilatatoren, Antibiotika und Glukokortikoiden sowie durch physikalische Therapie und Nikotinabstinenz das Risiko für perioperative pulmonale Komplikationen sowohl bei der COPD als auch beim Asthma bronchiale signifikant reduziert und daher unbedingt durchgeführt werden sollte.

Ein grobes Abschätzen des pulmonalen Risikos eines operativen Eingriffes ist mit der präoperativen forcierten exspiratorischen Einsekundenkapazität möglich. Das Operationsrisiko gilt bei einer $FEV_1 > 2$ l/s als normal, bei einer $FEV_1 < 1,5$ l/s als leicht erhöht, bei einer $FEV_1 < 1,2$ l/s als mäßig erhöht und bei einer $FEV_1 < 1$ l/s als deutlich erhöht. Eine $FEV_1 < 0,8$ l/s gilt als inoperabel aufgrund der beginnenden CO_2-Retention.

Die präoperative forcierte exspiratorische Einsekundenkapazität eignet sich zudem zur Beurteilung der Operabilität von Eingriffen, die die Lungenfunktion dauerhaft verschlechtern. So erfordert eine Pneumektomie eine $FEV_1 > 2,5$ l/s, eine Lobektomie eine $FEV_1 > 1,75$ l/s und eine Segmentresektion eine $FEV_1 > 1,5$ l/s.

Um das Risiko von chirurgischen Operationen zu reduzieren, ist es sinnvoll und daher unbedingt notwendig, präoperativ die Lungenfunktion zu objektivieren, das perioperative pulmonale Risiko abzuschätzen, Hochrisikopatienten zu identifizieren und die therapeutischen Möglichkeiten zur präoperativen Verbesserung der Lungenfunktion abzuklären.

Literatur beim Verfasser.

Forensische Aspekte beim Einsatz neuer Technologien

Standpunkte

Welche Rolle könnte die Deutsche Gesellschaft für Chirurgie bei der Einführung einer neuen Methode spielen?

W. Hartel[1] und F. Gebhard[2]

[1] Generalsekretär der Deutschen Gesellschaft für Chirurgie, Luisenstraße 58/59, 10117 Berlin
[2] Unfallchirurgische Universitätsklinik Ulm, Steinhövelstraße 9, 89070 Ulm

Herr Präsident, meine Damen und Herren,

Der Titel könnte vermuten lassen, die DGCH habe bei der Einführung neuer Methoden bisher keine Rolle gespielt. Das trifft natürlich nicht zu, weil sie schon immer die Möglichkeiten für die Evaluierung durch Kongresse und Symposien bereit hielt. Aber das hat oft zu verspäteten Korrekturen geführt, während die vorbeugende Schadensvermeidung erwünscht ist. Es stellen sich daher folgende Fragen:

1. Warum soll eine stärkere Einflussnahme durch die Gesellschaft organisiert werden?
2. Mit welchen Maßnahmen könnten Einführungsschäden am besten vermieden werden?
3. Wie soll sich die Gesellschaft gegenüber obsoleten Operationen verhalten? (Abb. 1).

a) Verfrüht eingeführte neue Operationsmethoden werden nicht selten zur Eigenprofilierung und Patientenaquisition missbraucht. Konkurrenzsituationen befördern solche gefährlichen Perioden: Es wird ein Feld für unbekannte Situationen und Zwischenfälle aufgetan. Experimentelle Operationen sind sogar dann vermeidbar, wenn sie sich von konventionellen nur wenig unterscheiden, aber deutlich teuerer sind.
b) Unkritische Presseartikel neigen dazu, überzogene Erwartungen zu erzeugen. Ein solcher Erwartungsbegriff ist z.B. „Laser“. Unwissenschaftlicher Journalismus kann daran beteiligt sein.

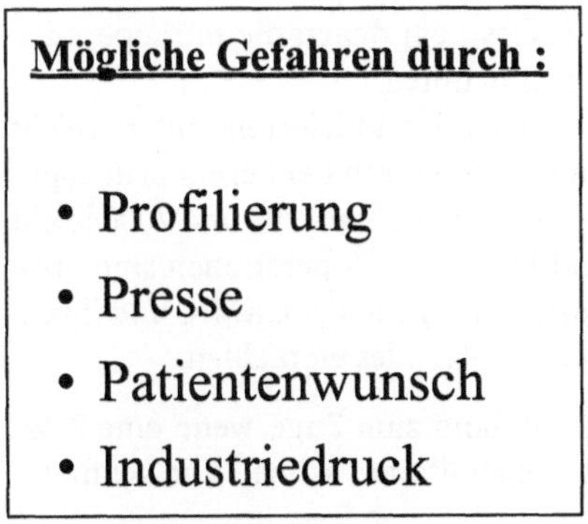

Mögliche Gefahren durch :

- Profilierung
- Presse
- Patientenwunsch
- Industriedruck

Abb. 1. „Warum Einflussnahme“?

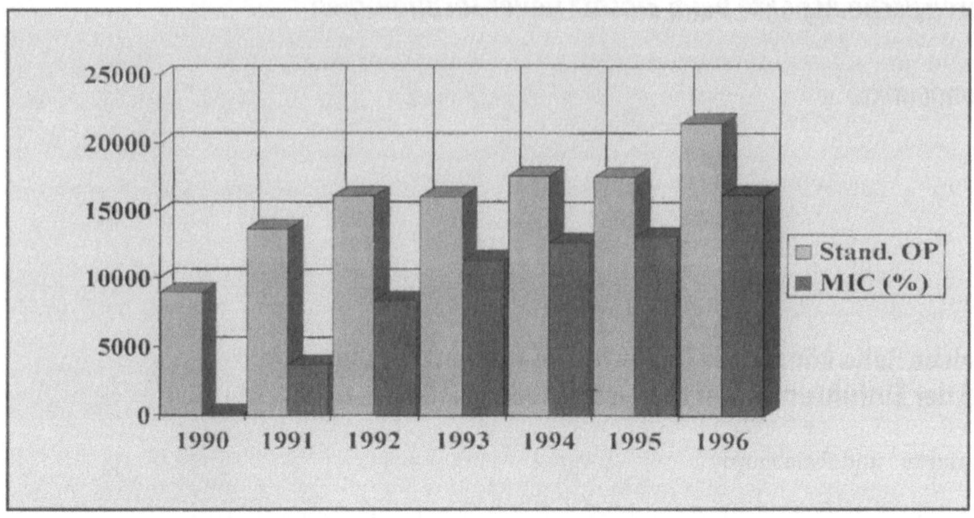

Abb. 2. Gallenoperationen

c) So geweckte Patientenerwartungen können Chirurgen dazu verführen, ihrerseits nicht ausreichend erprobte Operationsmethoden einzusetzen. Das abzuwehren gelingt nur wenigen.
d) Technische Innovationen werden von der Industrie legitimer weise in die Klinik übertragen. Aber der Wechsel von einer etablierten auf eine ungewohnte Methode ist mit einer Unsicherheitsperiode verbunden. Diese muss so kurz und ungefährlich wie möglich sein. So ist zu erwarten, dass die 15% minimal-invasiver Eingriffe von jährlich 15 000 000 weltweiter Operationen in Zukunft 15% roboterchirurgische Eingriffe sein werden.
Vorsorge ist auch deshalb nötig, da Techniker möglicherweise Ärzte ersetzen und die Fertigkeiten zu konventionellen Operationen verloren gehen.

Eine Rückblende und eine Momentaufnahme sollen eine gesellschaftsgetragene Steuerung begründen: Zunächst die Rückblende (Abb. 2).

Das Bild zeigt den rasanten Anteil laparoskopischer Cholecystectomien zwischen 1963 und 1966. Das war auch exakt der Grund für die Zunahme von Choledochusverletzungen von etwa 0,4 auf ca. 1,5%. Das ist etwa 2–3 mal häufiger als beim offenen Verfahren (T. Mussack, Chir. 2000, 71; P. Neuhaus, Chir. 2001, 71). Viele von uns haben das persönlich erlebt und umso mehr darunter gelitten, je feiner das Verantwortungsbewusstsein ausgebildet ist.

Um größeren Schaden zu vermeiden, hat die Gesellschaft schon Anfang der 90iger Jahre über ihre CAES Richtlinien formuliert. Wie notwendig Empfehlungen auch zur Vermeidung von Choledochusverletzungen sind, lässt eine Arbeit von Mussack aus dem „Chirurgen" aus dem Jahre 2000 erkennen. Sie werden in 5 Regeln zusammen gefasst, bei denen die intraoperative Cholangiographie oder Sonographie eine zentrale Stellung einnehmen.

Nun die aktuelle Momentaufnahme, die das Bedürfnis nach Strukturierung unterstreicht (Abb. 3). Gezeigt wird der Anteil der verschiedenen Operationsverfahren bei Leistenbruchoperationen in den Jahren 1998–2000.: Die Shouldice-Operation hat zwischen 1998 und 2000 leicht ab- und die TAPP und TEP zugenommen. Die Bassini- und Lichtensteinoperationen sind etwa gleich geblieben. Die Ursachen sind nicht sicher. In Übereinstimmung mit der CAMIC und ihrem Vorsitzenden R. Bittner könnte augenblicklich die Gesellschaft folgendes empfehlen:

a) Die laparoskopische bzw. endoskopische Methode kommt dann zum Zuge, wenn eine Rezidiv- oder doppelseitige Leistenhernie vorliegt und die Rehabilitation schnell und schmerzfrei sein soll.

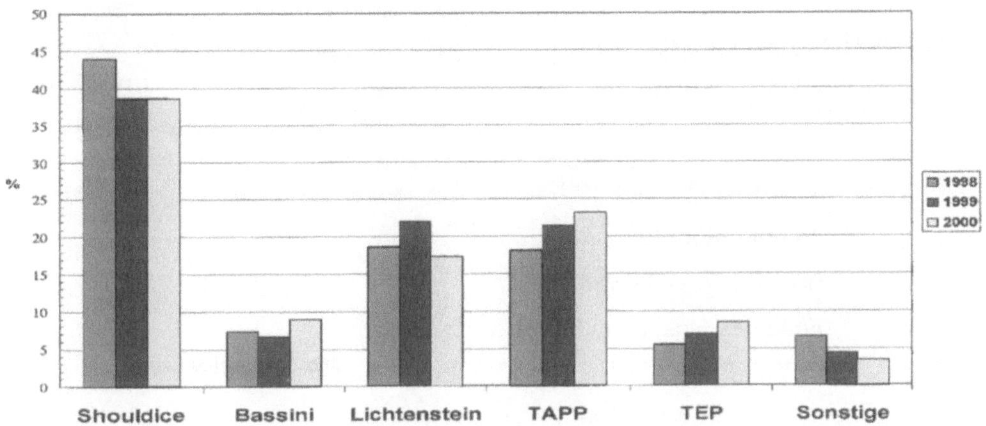

Abb. 3. Verfahren bei Primäroperation Leistenhernie. 1998: n = 13 700; 1999: n = 17 200; 2000: n = 2400

- Kommissionsbildung
- Beratung durch Experten
- Kurse
- Leitlinien / Richtlinien
- Kontrollierte Studie
- EBM
- obsolete Operationen beenden

Abb. 4. Zukünftige Strategie

b) Wer die neuen Techniken nicht mehr erlernen möchte, fährt gut mit der Shouldice-Methode, besonders bei jungen Patienten.
c) Nur wenn eine Netzaugmentation nötig und die Allgemeinnarkose kontraindiziert ist, kommt die Lichtenstein-Operation zum Zuge.

Die DGCH ist auf dem Wege, zukünftig vermehrt Kern- oder Klammerkomponenten wahrzunehmen (Abb. 4).

1. Daher wird sie eine aus allen Spezialitäten zusammengestellte Kommission gründen, die ähnlich einer Sicherheitszentrale in der Luftfahrt die Einführung neuer Techniken oder Operationsmethoden begleiten wird. Kein Gremium hat dazu bessere Möglichkeiten. Besondere Bedeutung hat die Einführungsphase, bloßes Fehlersammeln und verzögertes Reparieren kommen zu spät. Nicht der Markt, sondern die Wissenschaft muss entscheiden.
2. Die Disseminierung einer Methode sollte von Experten begleitet werden, die die Gesellschaft benennen soll.
3. Zertifizierte Kurse in Zusammenarbeit mit dem BDC und der Industrie sind ein weiterer Sicherheitsfaktor.
4. Leitlinien oder Richtlinien, bei Betonung des technischen Anteils einer Methode, erleichtern die Orientierung. Die Kommission muss daher eng an eine ständige Leitlinienkommission der Gesellschaft gekoppelt sein.

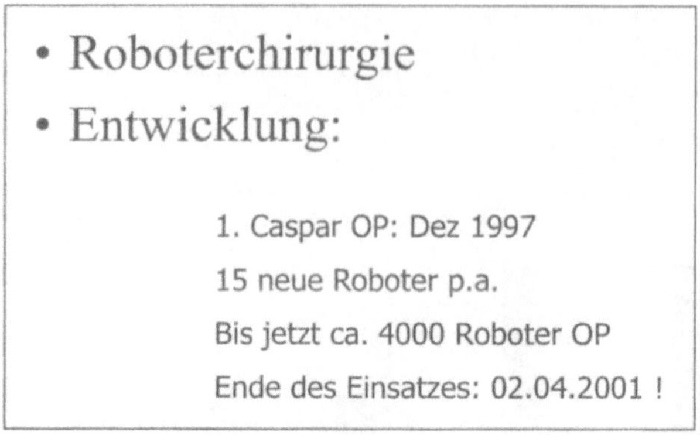

- Roboterchirurgie
- Entwicklung:

  1. Caspar OP: Dez 1997

  15 neue Roboter p.a.

  Bis jetzt ca. 4000 Roboter OP

  Ende des Einsatzes: 02.04.2001 !

Abb. 5. Aktuelles Beispiel

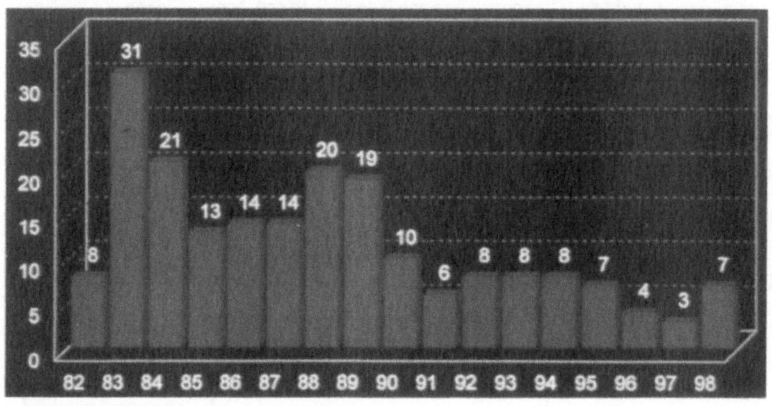

Abb. 6. Ulcusblutung. Patienten im Jahresverlauf

So wurde der Operationsroboter Caspar durch die Deutsche Gesellschaft für Chirurgie, Unfallchirurgie und Orthopädie durch Leit- und Richtlinien begleitet. Dennoch überlebte er zunächst aus ökonomischen Gründen nicht: In der Ausgabe der FAZ vom 7.4.01 wird die Rücknahme vom Markt mitgeteilt. Es wurden zu viele Geräte geleast statt gekauft. Hinzu kommen technische Nachteile, die behoben werden müssen. Eine offizielle fachliche Stellungnahme fehlt bislang. Ein neuer Start ist allerdings wahrscheinlich (Abb. 5).

5. Kontrollierte, mit einer speziellen Kommission der Gesellschaft koordinierte und bewertete Studien als Grundlage.
6. EBM müssen für die Langzeitbewertung auf den Weg gebracht werden.
7. Letztlich muss die Gesellschaft sich auch zu obsoleten Operationen äußern, um Chirurgen vor der Perpetuierung überflüssiger Operationen und vor evtl. Vorwürfen zu bewahren.

Anhand von 2 Grafiken soll an den Rückgang der Ulcuschirurgie erinnert werden. Die Bilder hat Herr Siewert zur Verfügung gestellt (Abb. 6).

Die rückläufige Zahl der Ulcusblutungen ist deutlich erkennbar. So stellte es sich an der Chirurgischen Universitätsklinik r. d. Isar dar. Das geht parallel mit der verbesserten medikamentösen und endoskopischen Ulcustherapie (Abb. 7).

Dementsprechend ging die PGC von 1987 mit 43 Fällen jährlich auf 1–2 Fälle bis 1997 zurück. Damit spielt sie keine Rolle mehr, zumal auch ein ausreichendes operatives Training nicht möglich wäre. Aus der Herz- und Gefäßchirurgie gibt es ähnliche Beispiele.

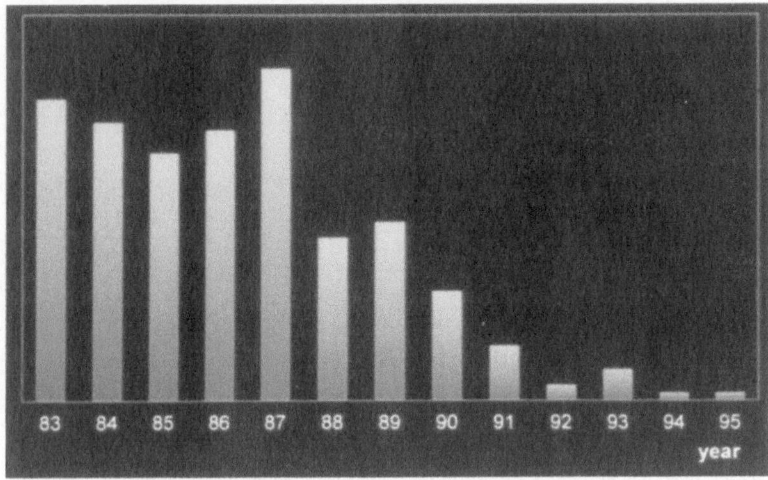

Abb. 7. Operative Therapie von Ulcus duodeni und ventriculi

In Zukunft muss sich eine weiterentwickelte DGCH auch vermehrt über obsolete Operationen äußern. Das muss eine Pressestelle besorgen, deren Finanzierung allerdings kalkulierbar bleiben muss.

Literatur bei den Verfassern.

Viszeralchirurgie aus der Sicht der DGVC und der DGC

J. R. Siewert

Chirurgische Klinik, Technische Universität München, Klinikum rechts der Isar, Ismaningerstraße 22, 81675 München

Auch retrospektiv gesehen war es richtig, die Deutsche Gesellschaft für Viszeralchirurgie (DGVC) 1998 zu gründen. Durch die Gründung der DGVC ist es zu einer Art „Waffengleichheit" unter den verschiedenen Schwerpunkten und Gebieten der Chirurgie gekommen. Damit wurde auch der Weg frei, über eine Neudefinition der Deutschen Gesellschaft für Chirurgie (DGCH) im Sinne einer Dachgesellschaft aller chirurgischer Fachgesellschaften nachzudenken.

Die Argumente, die 1998 zur Gründung der DGVC geführt hatten, waren seinerzeit und sind auch heute noch, retrospektiv gesehen, zwingend gewesen:

- Die Viszeralchirurgie war als eigener Schwerpunkt in die neue Weiterbildungsordnung aufgenommen worden. Der Begriff „Allgemeinchirurgie" war nicht mehr mehrheitsfähig und wurde zu Gunsten des Begriffs „Viszeralchirurgie" aufgegeben.
- Die Inhalte des Schwerpunktes „Viszeralchirurgie" mussten festgelegt werden. Dazu bedurfte es einer Gruppe qualifizierter Viszeralchirurgen.
- Die Viszeralchirurgie ist zu intensiven Kooperationen mit einer Reihe anderer, vorwiegend konservativer Disziplinen gezwungen (z.B. Gastroenterologie, Hämato-Onkologie, Strahlentherapie etc.). Diese Horizontalbeziehungen mussten geordnet werden und in möglichst bilateralen Abmachungen festgelegt werden. Eine derartige Abmachung konnte ohne Reibungsverluste mit der Deutschen Gesellschaft für Hämato-Onkologie vereinbart werden. Dieser haben sich inzwischen auch die Strahlentherapeuten angeschlossen. Etwas schwieriger ist die Bestellung des Feldes zwischen der Gastroenterologie und der Viszeralchirurgie, weil hier insbesondere Gebiete wie die operative Endoskopie noch immer umstritten sind.
- Im Rahmen der neuen Weiterbildungsordnung weitergebildete und examinierte Viszeralchirurgen bedurften einer Interessenvertretung.

In die Überlegungen, die der Gründung der DGVC vorausgingen, war naturgemäß die DGCH intensiv eingebunden. Ein wesentlicher Gesichtspunkt in der Diskussion war u.a. die Befürchtung, dass ein Teil des klassischen Klientels der Deutschen Gesellschaft für Chirurgie durch die DGVC abgeworben werden könnte. Aus diesem Grunde waren Kompromisse bei der Gründung der DGVC notwendig. Derartige Kompromisse wurden geschlossen hinsichtlich des gemeinsamen Kongresses, der Doppelmitgliedschaft und eines gemeinsamen Beitrags.

Historisch gesehen galt die Deutschen Gesellschaft für Chirurgie in erster Linie als Interessenvertretung für Allgemein- und Viszeralchirurgen. Durch die Gründung der DGVC wurde die DGCH frei von dieser Interessenvertretung und konnte sich neu definieren. Diese Neudefinition ist noch voll im Gange. Sie wird aber im Sinne des Selbstverständnisses der DGCH als Dachverband aller chirurgischen Fachgesellschaften bzw. der DGCH als Sprecher aller Chirurgen erfolgen. Entsprechende Gespräche mit den verschiedenen Fachgesellschaften finden derzeit statt. Um sich von dem Verdacht freizumachen, immer noch in erster Linie Interessenvertreter der Viszeralchirurgie zu sein, muss es der DGCH daran gelegen sein, dass die DGVC ihren Platz innerhalb der Fachgesellschaften findet und auch voll ausfüllt. Umgekehrt ist die DGVC geradezu verpflichtet bei der Profilierung und Neudefinition der DGCH konstruktiv mitzuwirken.

Die DGVC hat sich zu Beginn als eine Art „Rechtsnachfolger" der Allgemein-Chirurgie verstanden. Dieses Selbstverständnis verwässert aber künftig ihr Profil. Die klassische Allgemeinchirurgie hat keine Zukunft mehr. Sie wird in den Krankenhausstrukturen der nächsten Jahre keinen Platz mehr finden. In dieser Übergangszeit sollte die DGCH statt der DGVC ihre Vertretung übernehmen. Hier besteht ein gewachsenes Vertrauensverhältnis. Die DGVC dagegen sollte sich auf ihre Kernkompetenz „Viszeralchirurgie" konzentrieren. Sie muss eine spezielle Viszeralchirurgie definieren und in der Definition des neuen Allgemeinen Chirurgen bzw. des Chirurgen der Grundversorgung mit den anderen Fachgesellschaften zusammenwirken.

Ich bin davon überzeugt, dass sich die DGVC in der neuen Struktur der DGCH des Bewegungsfreiraums erfreuen kann, den sie braucht, um sich selbst zu profilieren. Sie kann dann die sich neu entwickelnde Generation von Viszeralchirurgen überzeugend vertreten. Die traditionellen Allgemeinchirurgen wird sie nicht mehr erreichen.

Literatur

Siewert JR (1998) Deutsche Gesellschaft für Viszeralchirurgie (Editorial). Chirurg 69: 1011–1012

Neue Operationsmethoden

Robotic Assistance: Current Available Method and its Evolution in Visceral Surgery

G. B. Cadiere

G. I. Surgery, Saint Pierre University Hospital, 322, Rue Haute, 1000 Brussels (Belgium)

Roboterassistenz, gegenwärtige Methoden und ihre Revolution in der Visceralchirurgie

Laparoscopic surgery brings a benefit to the patient yet poses challenges to the surgeon. The axe of vision is not the same than the axe of working. The surgeon needs to manipulate long and sharp instruments through a fix opening under the control of a bidimensional screen and without any tactile sensation.

The body cavity is penetrated by cannulas which cannot be interchanged.

Therefore the surgeon needs to move around the patient in order to reach the best position for every step of the procedure.

A computer interface in command of a mechanical system (robot) allows:

1. to recuperate several lost degrees of freedom, thanks to intra-abominal articulations.
2. to obtain better visual control of instrument manipulation thanks to three-dimensional vision
3. to modulate the amplitude of surgical motions by downscaling and stabilisation
4. to work at a distance from the patient.

These features allow improved quality of surgical tasks, not the least thanks to substantially better ergonomics.

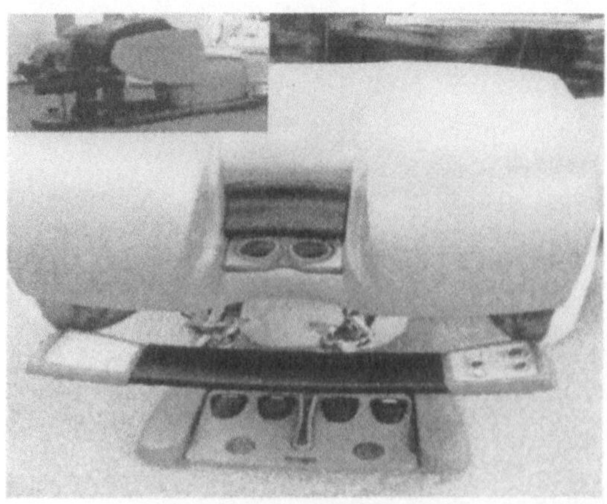

Fig. 1

The robot (Da Vinci system, Intuitive Surgical, Mountain View, Ca) consists of a console and a surgical cart which supports three articulated robot arms. The surgeon is sitting at the console. He manipulates joystick like handles while observing the operative field through binoculars that provide a three-dimensional image. This computer is capable of modulating data by eliminating physiologic tremor and by downscaling the amplitude of motions by a factor 5 or 3 to one (Fig. 1–4).

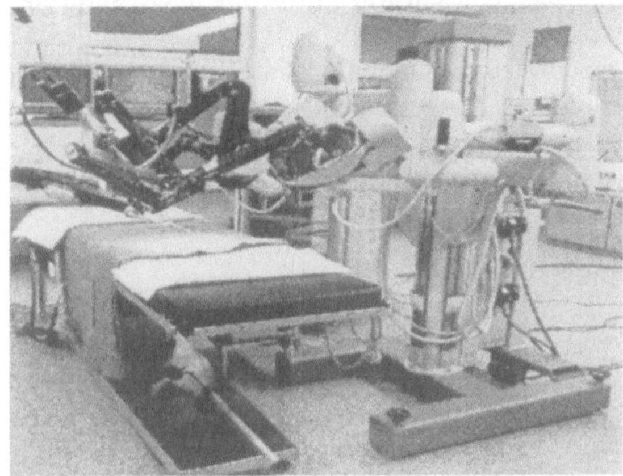

Fig. 2

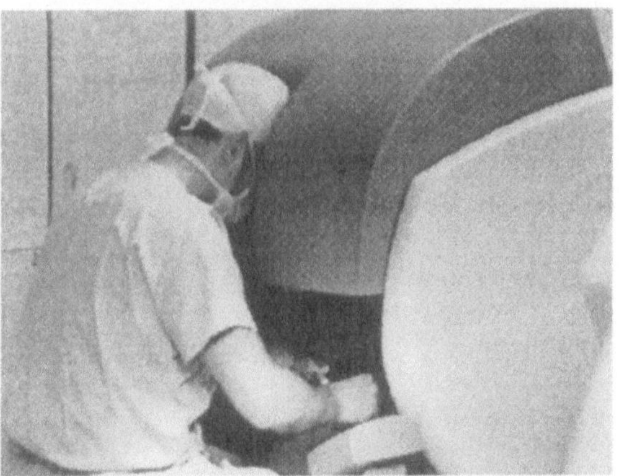

Fig. 3

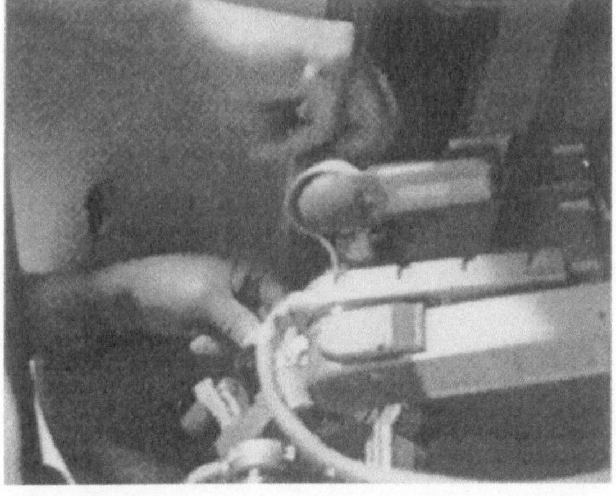

Fig. 4

The first robot assisted procedure in a man was performed in March 1997 by our team. Since this time 130 patients underwent robot assisted laparoscopic surgery including anti-reflux procedures, cholecystectomies, tubal reanastomosis, gastroplasties for obesity, inguinal hernias, intra-rectal procedures …

1. This study has demonstrated the feasibility for telesurgery on humans in different procedures, without specific morbidity, and in acceptable operative times.
2. In its present embodiment, the system seems most efficient when involving micro-suturing within the abdomen or in very confined spaces.
3. improved ergonomic conditions and improved instrument mobility at the distal articulation level seem beneficial in usual abdominal procedures. More research is needed for further improvement in tool shape and optics for this type of approach.
4. The robotic approach implies new operative strategies, including a specific trocar placement.

Literatur beim Verfasser.

Forensische Aspekte eines Anfängers in der Roboterchirurgie am Herzen

H. Mächler[1], P. Bergmann[1], E. Mächler[2], M. Anelli-Monti[1] und B. Rigler[1]

[1] Klinische Abteilung für Herzchirurgie, Karl-Franzens-Universität Graz
[2] Rechtsanwalt in Graz, Auenbrugger Platz 29, 8036 Graz, Österreich

Liability in Robotic Surgery

Summary. The grounds for liability with robotic surgery include damage to patients, causality, illegality and guilt. The patient must receive very comprehensive information on the treatment under consideration, his/her risk and what will be done in the case of technical failure. The surgeon operating the robotic device is obliged to provide normal conscientious care and state-of-the-art treatment. In addition, there is possible neglect of supervisory duties vis-à-vis other hospital personnel to be considered. A special problem is posed by a forensic physician who lacks experience in robotic surgery. There should be a surgeon at the operating table who is at least equally skilled as the surgeon operating the monitor. Robotic surgery must ultimately be at least as effective as conventional surgery, if not better. It must, however, be borne in mind that in cases involving this new technology, it is that patient who is the pioneer.

Key words: Robotic surgery – Liability

Zusammenfassung. Die Grundsätze des roboterchirurgischen Haftungsprozesses (Vertragshaftung, deliktische Haftung) sind der Patientenschaden, die Kausalität, die Rechtswidrigkeit und das Verschulden. Der Patient muß verstärkt bezüglich seiner Behandlungsart, seines Risikos und über mögliche technische Gebrechen aufgeklärt werden. Der Roboterchirurg schuldet die Sorgfalt eines pflichtgetreuen Durchschnittsarztes und die „State of the Art"-Behandlung. Es ist auf die mögliche Verletzung der Aufsichtspflicht gegenüber dem Hilfspersonal Wert zu legen. Ein Problem ist der gerichtsmedizinische Sachverständige ohne Erfahrung mit der Roboterchirurgie. Direkt am Operationstisch sollte ein Chirurg anwesend sein, der zumindest gleich gut ausgebildet ist wie der vor dem Monitor Tätige. Roboterchirurgie muß gleich gut, wenn nicht besser sein. Zu bedenken ist, daß der Patient der Pionier ist.

Schlüsselwörter: Roboterchirurgie – Forensische Aspekte

Zunehmend kommt es zum Einsatz von Robotersystemen in der Herzchirurgie. Als erstes österreichisches Zentrum kommt an der Universitätsklinik für Chirurgie Graz ein Robotersystem vom Typ Zeus (Computer Motion, USA) zum Einsatz. Nach der Trainingsphase am Tier sind beim Übergang zum klinischen Einsatz entscheidende forensische Aspekte zu beachten, da die endoskopische Herzchirurgie eine grundsätzlich andere Operationsstrategie darstellt.

Prinzipiell ist mit den neuen Operationsvarianten ein roboterunterstützter oder ein rein roboterchirurgischer Einsatz möglich. Neben den üblichen Haftungsquellen in der Chirurgie bestehen jedoch zusätzliche Haftungsquellen.

Der Patient muß verstärkt bezüglich seiner Behandlung, seines Risikos und auch über die Arbeitsweise mit dem Robotersystem selbst aufgeklärt werden, zusätzlich muß über die Vorgangsweise bei technischen Gebrechen (Systemausfall, Software-Konflikte der Roboterarme, Ausfall der Visualisierung,...) aufgeklärt werden. Besonders ist auf ein Intervall von zumindest 24 Stunden zwischen der Aufklärung und der Operation Wert zu legen. Anzuraten ist eine Aufklärung mit Zeugen, wobei das Patientenverhalten und das Angehörigenverhalten dokumentiert werden sollte. Eine Behandlungsdokumentation in Form eines bildgebenden Verfahrens ist anzuraten.

Prinzipiell ist die Roboterchirurgie auch als Telemedizin denkbar, in dem Sinn, daß ein zweiter Chirurg seine „second opinion" zur Verfügung stellt. In diesem Fall der „Ferndiagnose" sollte es zu keinen zusätzlichen forensischen Problemen kommen, wenn der zweite Chirurg als „Konsultant" anzusehen ist. Tritt der Fall ein, daß der Chirurg A am Ort A einen Patienten am Ort B behandelt, muß ein ebenso mit der Methode vertrauter Chirurg B am Ort B die Aufklärung vornehmen, wobei sich der Chirurg A beim Patienten über die Art und Weise der Aufklärung zu überzeugen hat.

Weiters besteht die Pflicht zur ordnungsgemäßen Behandlung, der Roboterchirurg schuldet die Sorgfalt eines pflichtgetreuen, sorgfältigen Durchschnittsarztes. Dieser Standard wird im Vergleich zu einem konventionell tätigen Chirurgen zu halten sein, außerdem schuldet der Roboterchirurg die lege-artis-Behandlung. Vor allem die Definition des „State of the Art" wird im Fall der Roboterchirurgie schwierig sein. Hilfreich wäre es, wenn eine anerkannte Universität oder eine chirurgische Fachgesellschaft die roboterchirurgische Methode als nicht bedenklich bewerten würde und mehrere Mitglieder die Methode auch selbst erfolgreich beherrschen. Die Methode muß für einen gewichtigen Teil der Wissenschaft und Praxis als „nicht bedenklich" gelten.

Im Vergleich zur konventionellen Technik tun sich zusätzliche Haftungsquellen, die „eigene Haftungsquelle" und die „fremde Haftungsquelle" auf. Unter der eigenen Haftungsquelle versteht man die Haftung im Fall der Verletzung der Aufsichtspflicht gegenüber dem ärztlichen und nicht-ärztlichen Hilfspersonal sowie die Haftung im Fall des fehlerhaften Verhaltens des Hilfspersonals. Während des roboterchirurgischen Eingriffes kann der Operateur nicht wie gewohnt visuell das Hilfspersonal überwachen, da jenes außerhalb seines visuellen Arbeitsbereiches arbeiten. Er muß sich also im Training überzeugen, daß seine Assistenz und die Op-Schwester ausreichend gut ausgebildet sind, so daß beide auch ohne Kontrolle des Operateurs mit der nötigen Sorgfalt ihre Aufgabe versehen können. Der Operateur haftet auch im Fall der fehlerhaften Apparateüberwachung, falls eine mangelnde Servizierung nachgewiesen werden kann. Unter der „fremden Haftung" versteht man die Haftung im Fall eines Produktefehlers oder Datenfehlers. Der Roboterchirurg muß jedenfalls die Lage bei jedem technischen Gebrechen während des Eingriffes beherrschen.

Bezüglich des Kreises der Haftenden kommt die Vertragshaftung und die deliktische Haftung zum Tragen, es muß auch geklärt sein, ob der Patient mit dem Roboterchirurgen oder mit der Krankenanstalt einen Vertrag eingeht. Führt ein Chirurg den Eingriff außerhalb seiner Landesgrenzen durch, ist ihm anzuraten, vorher den Gerichtsstand und das anwendbare Recht im Fall der grenzüberschreitenden Roboterchirurgie zu klären.

Die Grundsätze des roboterchirurgischen Haftungsprozesses sind zusammenfassend der Patientenschaden, die Kausalität, die Rechtswidrigkeit und das Verschulden. Ein Sonderproblem ist sicher der gerichtsmedizinische Sachverständige, der keine Erfahrung mit der Roboterchirurgie hat oder sich grundsätzlich gegen die neue Operationsstrategie äußert. Seiner Meinung wird sich jedenfalls der Richter anschließen.

Zusammenfassend ist die Therapiefreiheit notwendig, damit es nicht zum Stillstand in der Medizin kommt, Erfahrungen mit dem neuen System müssen abseits vom Patienten gewonnen werden. Entscheidend für jede Art der Telechirurgie, zumindest in Österreich, ist die Feststellung, daß direkt beim Patienten am Operationstisch ein Chirurg anwesend sein sollte, der zumindest gleich gut, wenn nicht besser als der vor dem Monitor tätige Chirurg ausgebildet sein muß, da er auch die möglichen Komplikationen beherrschen und den Eingriff auch konventionell erfolgreich zu Ende bringen muß. Alle Hoffnungen der Industrie, daß spezielle Roboterchirurgen in einem Zentrum über eine Internetverbindung räumlich distanzierte Patienten mangels des Experten vor Ort chirurgisch behandeln, sind im zivilen Bereich juristisch undenkbar.

Entscheidend ist die Feststellung, daß Roboterchirurgie nur durchgeführt werden kann, wenn sie zumindest gleich gute, wenn nicht bessere Ergebnisse bringt. Damit die Roboterchirurgie eine anerkannte Behandlungsmethode wird, bedarf es kühner Chirurgen, vor allem aber unerschrockener Patienten, schlußendlich ist der Patient und nicht der Arzt der Pionier.

Literatur beim Verfasser.

Roboter in der Medizin – Ein Überblick aus Forschung und Industrie

H. Fischer

Forschungszentrum Karlsruhe, Institut für Medizintechnik und Biophysik, Postfach 3640, 76021 Karlsruhe

Robots in Surgery: An Overview of Research Activities and Industrial Projects

Summary. Within the framework of the activities pursued at the Institute of Medical Engineering and Biophysics (IMB) of the Forschungszentrum Karlsruhe (FZK), manipulator and robot systems are being developed for use in endoscopic surgery. ARTEMIS is a telemanipulator system that has been applied for demonstration purposes at the FZK since 1995 already. On its basis, a number of other operation supporting instruments have been developed and manufactured so far. In the fields of endoscopic cardiac surgery and endoscopic neurosurgery, for instance, very small and rigid holding systems with a high strength are required. In the past, holding and guiding systems with a sophisticated mechanical fixing device were used for such operations. These systems required considerable space and the working range of the surgeon was unnecessarily limited. Using the so-called "smart materials", instrument efficiency shall be improved and new intelligent instruments shall be developed for use in minimally invasive surgery.

Key words: Robotics – Minimally invasive surgery – Telemanipulator – "Smart materials"

Zusammenfassung. Im Rahmen der im Institut für Medizintechnik und Biophysik (IMB) laufenden Arbeiten im Forschungszentrum Karlsruhe (FZK) werden Manipulator- und Robotersysteme für die endoskopische Chirurgie entwickelt. ARTEMIS ist ein Telemanipulatorsystem, welches seit 1995 im FZK als Demonstrator eingesetzt wird und auf dessen Basis weitere operationsunterstützende Geräte entwickelt und gebaut wurden. Im Bereich der endoskopischen Herzchirurgie sowie der endoskopischen Neurochirurgie werden z. B. sehr kleine, hochfeste und biegesteife Haltesysteme benötigt. Bisher wurden für diese Operationen Halte- und Führungssysteme mit aufwendiger mechanischer Arretierung und sehr hohem Platzbedarf eingesetzt und damit der Arbeitsbereich des Chirurgen unnötig eingeschränkt. Durch den Einsatz von sogenannten „smarten Materialien“ sollen die Effektivität der Gerätschaften verbessert, sowie neue intelligente Instrumente für die Minimal Invasive Chirurgie entwickelt werden.

Schlüsselwörter: Roboter – Minimal Invasive Chirurgie – Telemanipulator – „Smarten Materialien“

Technische Standards bei der Operationsdurchführung

K. Rückert

Klinikum Nord Heidberg, Chirurgische Abteilung, Tangstedter Landstraße 400, 22417 Hamburg

Technical Standards of Laparoscopic Cholecystectomy

Summary. Laparoscopic cholecystectomy is the "gold standard" for treatment of symptomatic cholelithiasis. Trocar placement and position of the operating team depend from the chosen patient positioning (French/American). After testing the technical equipment, the pneumoperitoneum is established, a 10 mm camera trocar is inserted in the umbilicus, the peritoneal cavity is explored, tension to Calot's triangle is applied, blunt dissection of d. cyst and a. cyst with exposition of the common bile duct, clipping, selective use of cholangiography, retrograde removal of the gallbladder.

Key words: Laparoscopic cholecystectomy – Surgical technique

Zusammenfassung. Die laparoskopische Cholecystektomie ist das Standardverfahren zur Behandlung des symptomatischen Gallensteinleidens. Lagerung und Trokarpositionierung ergeben sich aus der bevorzugten Position (französisch/amerikanisch). Der technischen Überprüfung des Instrumentariums folgt das Anlegen des Pneumoperitoneums, Einführen des Optiktrokars am Nabel, Winkeloptik, diagnostische Laparoskopie, Aufspannen des Calotschen Dreiecks, stumpfes Präparieren von Ductus cysticus und A. cystica ohne elektrischen Strom, selektive Cholangiographie, Clips, subseröse Ausschälung der Gallenblase und Bergung der Gallenblase.

Schlüsselwörter: Laparoskopische Cholecystektomie – Operationstechnik

Wie kein anderes laparoskopisches Operationsverfahren wurde die laparoskopische Cholecystektomie (Lap CHE) in wenigen Jahren zum „Gold-Standard" der Gallenblasenentfernung beim symptomatischen Gallensteinleiden in den Händen des erfahrenen Allgemein- und Viszeralchirurgen. Bis zu 98 Prozent der Cholecystektomien werden primär laparoskopisch durchgeführt. Die Konversionsrate zum offenen Vorgehen liegt zwischen 1,7 und 7%. Die häufigste Komplikation ist die Gallengangsverletzung mit einer Inzidenz von 0,3 bis 0,8%. Die Mortalität der Lap CHE liegt zwischen 0,04% bis 0,08%. Das Risiko der Operation steigt mit dem Alter der Patienten. Korrekturoperationen und Gallenblasenperforationen erhöhen das Risiko. Postoperative reinterventionspflichtige Blutungen und nicht erkannte intraoperative Darmverletzungen liegen unter 1%. Die Rate an postoperativen Komplikationen insgesamt liegt bei 1,8%. Reinterventionen sind bei 0,8 bis 1,2% der Patienten notwendig, insbesondere wegen Gallengangsverletzungen.

Zum Standard der Operationstechnik

Die Lagerung des Patienten ist abhängig von der bevorzugten Trokarpositionierung und der Anordnung des OP-Teams. Von Vorteil für einen beidhändigen Einsatz des Operateurs erscheint uns die „französische" Position, wobei der Patient mit gespreizten Beinen gelagert wird auf einem durchleuchtungsfähigen OP-Tisch und bei ausgelagertem linken Arm für die Anästhesie. Der Tisch wird am Kopfende angehoben (30 bis 35 Grad) und leicht nach links geneigt (10 bis 20 Grad). Vier Trokare kommen zum Einsatz (3 à 10 m, 1 à 5 mm). Der erste Assistent führt die Kamera und fixiert die Trokarhülsen beim Instrumentenwechsel. Der gegebenenfalls erforderliche zweite Assistent bedient den Sauger und hält die Leber zur Seite. Der Gasinsufflationsdruck beträgt 10 bis maximal 14 mm Hg, der Gasfluß 4 Liter pro Minute.

Die operationstechnischen Schritte gliedern sich wie folgt:

I.

1. Vorbereitung eines C-Bogens für die intraoperative Gallengangsdarstellung (selektiv je nach Anamnese, Ultraschall und Labor)
2. Überprüfung des Elektrokauters
3. Überprüfung des Saug- und Spülmechanismus
4. Überprüfung des Videorecorders

II. Anlegen des Pneumoperitoneums:
Vorwählen des Insufflationsdruckes, Anschlüsse herstellen, Hautincision, Einführen der Veresnadel oder Minilaparotomie, Sicherheitstests bei Insufflation.

III. Laparoskopie:
Einführen des 10-mm-Optiktrokars am Nabel. Einbringen einer 45-Grad-Winkeloptik, diagnostische Laparoskopie systematisch, Einbringen der übrigen Trokare unter Sicht in einer avasculären Zone, Bestätigung der Diagnose, Aufspannen des Calotschen Dreiecks durch Faßzangen, Inzision des Peritoneums und stumpfe Präparation des Ductus cysticus mit Tupfer und Dissektor vom Infundibulum bis zur Einmündung in den Ductus hepatocholedochus, sichere Darstellung der Region der Gallenblasenausführungsgangeinmündung, Darstellung der Arteria cystica falls möglich vom Abgang aus der Leberarterie bis zum Verlauf zur Gallenblase. In dieser Phase keine Anwendung des elektrischen Stroms. Nach rundum Präparation von Ductus cysticus und Arteria cystica Setzen von Clips (resorbierbar und/oder nicht resorbierbar) am Ductus cysticus peripher ohne Einengung des Choledochus doppelt, 1 Clip zur Gallenblase hin. 2 Clips an der Arteria cystica zentral, 1 peripher. Gegebenenfalls intraoperative Cholangiographie. Durchtrennung der Strukturen zwischen den Clips mit der Hakenschere, zuerst der Arteria cystica, damit bei Blutungen das Calotsche Dreieck über den Ductus cysticus weiter aufgespannt werden kann und dann Durchtrennung des Ductus cysticus. Fassen der Gallenblase am Abgang des Ductus cysticus und teils stumpfe, teils scharfe Präparation aus dem Leberbett streng subserös mit dem elektrischen Haken (monopolar) oder mit der bipolaren Zange, Tupfer und Schere; Ablegen der exstirpierten Gallenblase subphrenisch, Ausspülen, Aussaugen des Leberbettes der Gallenblase mit Blutstillung und Kontrolle auf eröffnete akzessorische Gallengänge. Bergen der Gallenblase über eine 15- bis 20-mm-Extraktionshülse am Nabel (gegebenenfalls über Bergebeutel). Gegebenenfalls Einlegen einer Drainage (bei akuter Cholecystitis und nicht absolut bluttrockenem Situs). Entfernung der Trokare unter Sicht, Desufflation, Fasciennaht der Incision für die Extraktionshülse am Nabel, Hautnaht.

Mit dieser standardisierten Technik wurden im eigenen Hause von 1989 bis 2000 2859 Lap CHEs durchgeführt von insgesamt 20 Operateuren mit einer durchschnittlichen OP-Dauer von 42 Minuten. Zwei Gallengangsverletzungen wurden im 1. Jahr beobachtet, die Cysticusstumpfinsuffizienzrate beträgt 1%, revisionsbedürftige Nachblutungen 0,6%, Mortalität 0,17%, Anteil akuter Gallenblasenentzündungen 15%, Konversionsrate insgesamt 4%.

Literatur beim Verfasser.

Erfahrungen bei der Einführung der laparoskopischen Cholecystektomie

H. Troidl

Universität zu Köln, Chirurgische Klinik, Ostmerheimer Straße 200, 51109 Köln

Experience When Introducing the Laparoscopic Cholecystectomy

Summary. The medico-legal aspect contains an extremely large, momentous potential for conflicts when new technologies are introduced. In surgery the right of the patient exists, the idea of the pioneer, the scientific community, society, especially the lawyers. The noble moto "nihil nocere" has to be met. In reality, this is a problem. Since almost all "data" are missing at the beginning, urgent questions, like "when can we start or who is allowed to do it?" can hardly be answered. If an innovation is not judged correctly, this might lead to the end of the idea. This almost happened to the laparoscopic cholecystectomy. A solution to the total problems is not easy.

Key words: Innovation – Laparoscopic cholecystectomy – Conflict – Medico-legal aspects

Zusammenfassung. Der forensische Aspekt bei Einführung neuer Technologien hat ein extrem hohes, folgenschweres Konfliktpotential. In der Chirurgie gibt es das Recht des Kranken, die Idee des Pioniers, die wissenschaftliche Gemeinschaft, die Gesellschaft, speziell auch die Advokaten. Dem hehren Motto „Nihil nocere" soll man entsprechen. In der Wirklichkeit ein Problem. Da bei Beginn alle „Daten" fehlen, sind die brennenden Fragen: „Wann darf man beginnen oder wer darf es machen?", kaum schlüssig zu beantworten. Wird eine Innovation falsch beurteilt, kann dies zum Ende der Idee führen. Der laparoskopischen Cholecystektomie wäre dies beinahe passiert. Eine Lösung für die Gesamtproblematik ist nicht leicht.

Schlüsselwörter: Innovation – Laparoskopische Cholecystektomie – Konflikt – Forensische Aspekte

Laparoskopische Hemifundoplicatio nach Thal im Kindesalter unter Einsatz des Operationsroboters Da Vinci

K. Heller, C. N. Gutt, B. Schaeff, P. A. Beyer und B. Markus

Klinik für Allgemeinchirurgie, Klinikum der Johann-Wolfgang-Goethe-Universität, Theodor-Stern-Kai 7, 60590 Frankfurt

Use of the Robotic System Da Vinci for Laparoscopic Hemifundoplication in Children

Summary. To investigate the feasibility of the robotic system Da Vinci (Intuitive Surgical, California) in pediatric surgery, we performed 5 Thal and 3 Nissen procedures. The patients average age was 12 years, with a range of 7 to 16 years. All operations were carried out without complications and without conversion to open surgery. The medium operating time was 146 min with a range of 105–180 minutes. Compared to conventional laparoscopy the three-dimensional high quality vision, the advanced instrument movements and the ergonomic position of the surgeon seems to enhance surgical precision. In our opinion the use of the robotic system is feasible and safe in pediatric surgery as well. The technique is limited due to the fact that instruments adapted to the size of small children are not yet available.

Key words: Laparoscopy – Robotic – Children – Fundoplication

Zusammenfassung. Um die Eignung des Robotersystems Da Vinci (Intuitive Surgical, California) für die Kinderchirurgie zu überprüfen, führten wir 5 Thal- und 3 Nissen-Operationen durch. Das Durchschnittsalter betrug 12 Jahre (7–16 J.). Alle Operationen wurden ohne Komplikationen und ohne Konversion zu offener Chirurgie durchgeführt. Die mittlere Operationszeit betrug 146 min. Die Vorteile des Robotereinsatzes liegen in einem echten hochqualitativen 3D-Bild, der hervorragenden Instrumentenbeweglichkeit mit intrakorporaler Artikulation und der ergonomischen Position des Operateurs, so daß eine erhöhte Präzision resultiert. Nach unserer Meinung ist das Robotersystem sicher und auch für das Kindesalter geeignet, bezüglich der Instrumentenauswahl für kleinere Altersgruppen aber noch entwicklungsfähig.

Schlüsselwörter: Laparoskopie – Roboterchirurgie – Kindesalter – Fundoplicatio

Die minimal-invasive Adrenalektomie bei benignen Nebennierentumoren – Laparoskopischer oder retroperitonealer Zugang?

J.-P. Ritz, C.-T. Germer und H. J. Buhr

Chirurgische Klinik I, Universitätsklinikum Benjamin Franklin, Hindenburgdamm 30, 12200 Berlin

Minimally Invasive Adrenalectomy: Laparoscopic or Open Approach?

Summary. 1. Open and laparoscopic minimally invasive adrenalectomy can be performed with low morbidity and mortality in benign adrenal gland tumors smaller than 5 cm.

2. The laparoscopic approach is a suitable alternative to the open approach due to lesser complications and shorter period of hospitalisation.
3. The optimal approach has to be determined in future randomized trials.

Key words: Adrenal gland – Surgery – Laparoscopy

Zusammenfassung. 1. Die minimal-invasiven Zugänge zur Adrenalektomie sind mit niedriger Morbidität und Mortalität durchführbar und sollten bei benignen NNT bis 5 cm als Standardverfahren eingesetzt werden.

2. Die transperitoneal-laparoskopische Adrenalektomie stellt trotz der längeren OP-Zeit eine geeignete Alternative zum retroperitoneal-offenen Vorgehen dar, da sie mit einer niedrigen Komplikationsrate und kürzerer postoperativer Liegezeit assoziiert ist.
3. Die Wahl des minimal-invasiven Zugangs sollte durch die Erfahrung des Operateurs bestimmt werden und muß im Rahmen randomisierter Studien definitiv geklärt werden.

Schlüsselwörter: Nebennierentumore – Chirurgie – Laparoskopie

Technisches Vorgehen bei der Laparoskopie von Frühgeborenen mit einem Körpergewicht von unter 1000 Gramm

J. Waldschmidt, D. Cholewa und A. Kischkel

St. Joseph-Krankenhaus, Abteilung für Kinderchirurgie, Bäumerplan 24, 12101 Berlin

Laparoscopic Procedure in Preterm Infants with a Body Weight Below 1000 Gramms

Summary. Laparoscopy in preterm neonates requires special technical skills. Since 1982 we treated 17 preterms under 1000 g laparoscopically. Peritonitis in NEC, bowel perforation and gastric rupture were the most frequent indications, followed by abdominal cysts and cholestasis. The smallest infant had a body weight of 450 g at time of the laparoscopy. Specific necessities for neonates are Monro point, diagonal contralateral quadrant, fixing of the trocar, low pressure and insufflations rate (flow 30–100 ml/min) warmed gas, bypass stream (WOM insuff.). Results: all infants alive, conversion in three cases.

Key words: Preterm infants – Laparoscopy – NEC – Acute abdomen

Zusammenfassung. Bei der Laparoskopie von Frühgeborenen sind verschiedene Besonderheiten zu beachten. Wir haben seit 1982 17 Frühgeborene mit einem Körpergewicht von unter 1000 g laparoskopisch operiert. Häufigste Indikation war die Peritonitis bei NEC, Darmperforation und Magenperforation, gefolgt von Zysten und einer Cholestase. Das kleinste Frühgeborene hatte ein Körpergewicht zum Zeitpunkt der Laparoskopie von 450 Gramm. Es wurden die laparoskopischen Neugeborenen-Kriterien beachtet: Monro-Punkt, diagonal-kontralateraler Quadrant, Trokarsicherung, niedrige Drucke und niedrige Insufflationsrate bei Beachtung der Compliance. Voraussetzung sind 3–5-mm-Instrumente, ein geeigneter Insufflator (Flow 30–100 ml/min, Gerät von WOM) und ein Nd:YAG-Laser. Operiert wird im Insufflations-Bypass. Alle Kinder überlebten den Eingriff. Eine Konversion war bei drei Kindern nötig.

Schlüsselwörter: Frühgeborene – Laparoskopie – NEC – Akutes Abdomen

Erste Erfahrungen mit der sprachgesteuerten 3D-Stereo-Laparoskopie (HMD) im Kindesalter

U. Bühligen und J. Bennek

Klinik und Poliklinik für Kinderchirurgie, Universitätsklinikum Leipzig AöR, Oststraße 21–25, 04317 Leipzig

First Experiences in Three-Dimensional Head Mounted Display (HMD) with Stereo Endoscope and Voice Control in Pediatric Endosurgery

Summary. The 3D tower of the company WOLF was used at the Hospital for Pediatric Surgery of the University of Leipzig in January 2000. The configuration includes a mobile tower, monitor, source of light, gas automatic controller, gas bottle, 3D and 2D units, central unit for data processing, and picture documentation with printer, videorecorder and CD writer. The endoscope possesses two optics for production per a digitized picture opinion. Operating surgeon and two assistants use helmets with stereodisplay. The operating surgeon controls the picture opinions over the microphone. A better image quality enables easier handling the instruments in the space. The operating surgeons are surrounded formally by the picture and to be able better to cooperate. The identification with the own equipment becomes better. The operation flow is not substantially shortened, but by better outline and spatial allocation more surely.

Key words: Three-dimensional stereo-laparoscopy – Stereodisplay – Childhood

Zusammenfassung. An der Klinik für Kinderchirurgie des Universitätsklinikums Leipzig AöR wurde im Januar 2000 mit dem 3D-Turm der Fa. Wolf gearbeitet. Zur Ausstattung gehört ein mobiler Turm mit Monitor, Lichtquelle, Gasregler, Gasflasche, 3D- und 2D-Einheiten, zentraler Einheit zur Informationsverarbeitung und Bilddokumentation mit Printer, Videorecorder und CD-Brenner. Das Endoskop besitzt zwei Optiken zur Erzeugung je einer digitalisierten Bildansicht. Operateur und zwei Assistenten nutzen Helme mit Stereodisplay. Der Operateur steuert über das Mikrofon die Bildansichten. Eine bessere Bildqualität ermöglicht einen leichteren Umgang mit den Instrumenten im Raum. Die Operateure werden förmlich vom Bild umgeben und können besser zusammenarbeiten. Die Identifikation mit dem eigenen Instrumentarium wird besser. Der Operationsablauf wird nicht verkürzt, aber durch bessere Übersicht und räumliche Zuordnung sicherer.

Schlüsselwörter: 3-Dimensionale Stereo-Laparoskopie – Stereodisplay – Kindesalter

Effektive Genauigkeit und diagnostischer Nutzen CT-gesteuerter Biopsien im chirurgisch-onkologischen Patientengut

R. Wutke, A. Schmid, T. Horbach, F. A. Fellner, W. Hohenberger und W. A. Bautz

Institut für Diagnostische Radiologie, Friedrich-Alexander-Universität Erlangen-Nürnberg, Maximiliansplatz 1, 91054 Erlangen

Effective Accuracy and Diagnostic Utility of CT-Guided Coaxial Biopsies in Surgical Patients with Suspected Malignant Lesions

Summary. 133 consecutive patients with suspected malignant lesions underwent CT-guided percutaneous coaxial core biopsy. Sensitivity, specificity and accuracy were 89.0%, 100% and 91.7% respectively. With regard to equivocal results (no therapeutical decision or not accepted by surgeon), effective accuracy and diagnostic utility was 83.5% and 67%. Reduced effective accuracy and diagnostic utility was found for needle size smaller than 18 gauge and less than 4 obtained tissue cores. *Conclusion:* Clinical utility of a biopsy depends not only on it's accuracy but also on how the biopsy affect the clinical management. Small needle caliber and less than 4 obtained cores lead to reduced diagnostic utility.

Key words: CT-guided biopsy – Diagnostic utility – Effective accuracy

Zusammenfassung. 133 konsekutive Patienten wurden in der Primär- oder Rezidivdiagnostik eines Tumorleidens perkutan CT-gesteuert in Koaxialtechnik biopsiert. Sensitivität, Spezifität und Genauigkeit betrugen 89,0%, 100% und 91,7%. Durch Berücksichtigung unklarer Ergebnisse (keine Therapieentscheidung oder nicht akzeptierte negative Resultate) ergab sich eine effektive Genauigkeit von 83,5% und ein diagnostischer Nutzen von 67%. Negativ auf die Ergebnisse wirkten sich Biopsienadeln kleiner als 18 gauge und weniger als 4 entnommene Gewebezylinder aus. *Schlußfolgerung:* Der klinische Nutzen einer Biopsie hängt nicht nur von den Ergebnissen Sensitivität, Spezifität und Genauigkeit ab, sondern wird durch den Einfluß des Ergebnisses auf den weiteren klinischen Verlauf bestimmt. Zu kleine Biopsienadeln und weniger als 4 entnommene Gewebezylinder wirken sich negativ auf den diagnostischen Nutzen aus.

Schlüsselwörter: CT-gesteuerte Biopsie – Effektive Genauigkeit – Diagnostischer Nutzen

Aktuelle Aufklärungsprobleme für den Arzt

A. P. F. Ehlers und W. Heinzelmann

Widenmayerstraße 29, 80538 München

Current Information Problems for Physicians

Summary. Every medical treatment which involves risk to the patient requires the informed consent of the patient. Taking into account the fundamental right of the patient to remain physically unscathed and the right of self-determination, proper information must be given to the patient regarding typical risks. This is a prerequisite to patient consent. In this regard, the law makes strong demands. Even in cases where medical treatment is unsuccessful due to complications beyond the physician's control, the physician is still held liable (even if there was no fault found in his medical treatment) if he had not properly informed his patient of the risk involved in the procedure or he cannot prove that he had informed the patient. The following paper explains the legal demands of the duty to inform patients along with examples of precedents.

Key words: Duty to inform – Patients of surgical risks

Zusammenfassung. Jede mit Risiken für den Patienten verbundene ärztliche Behandlungsmaßnahme bedarf der Rechtfertigung durch die Einwilligung des Betroffenen. Vor dem Hintergrund des grundrechtlichen Schutzes der körperlichen Unversehrtheit und des Selbstbestimmungsrechts setzt die Wirksamkeit der Einwilligung die ordnungsgemäße Aufklärung des Patienten über die eingriffstypischen Risiken voraus. Von der Rechtsprechung werden hier strenge Anforderungen gestellt. Tritt der gewünschte Behandlungserfolg nicht ein, weil sich schicksalhaft eine Komplikationsmöglichkeit verwirklicht hat, haftet der Arzt auch bei fehlerfreier Heilbehandlung, sofern er den Patienten nicht ordnungsgemäß aufgeklärt hat oder dies nicht nachweisen kann. Durch den nachfolgenden Beitrag sollen die rechtlichen Anforderungen an die ärztliche Aufklärungspflicht anhand aktueller Beispiele aus der gerichtlichen Spruchpraxis erläutert werden.

Schlüsselwörter: Ärztliche Aufklärungspflicht – Aktuelle Rechtsprechung

Grundlagen der ärztlichen Aufklärungspflicht

Nach ständiger Rechtsprechung stellt jeder ärztliche Eingriff eine Verletzung des Behandlungsvertrages *und* eine rechtswidrige Körperverletzung dar, *sofern* er nicht durch eine wirksame Einwilligung des Patienten getragen wird. Dies gilt unabhängig davon, ob der ärztliche Eingriff kunstgerecht oder fehlerhaft durchgeführt wird, ob er gelingt oder fehlschlägt.

Nur die wirksame Einwilligung des Patienten läßt die Widerrechtlichkeit entfallen. Diese setzt den informierten Patienten voraus. Denn als Ausfluß seines grundrechtlich garantierten Rechts auf Menschenwürde und körperliche Unversehrtheit muß dem Patienten ein zutreffender allgemeiner Eindruck von der Art und Schwere des Eingriffs und den möglichen Belastungen vermittelt werden, die sich für seine körperliche Integrität und künftige Lebensführung hieraus ergeben können.

Nur bei einer diesen Anforderungen genügenden Aufklärung kann der Betroffene frei entscheiden, ob er sich dem vorgeschlagenen Eingriff unterziehen oder hiervon Abstand nehmen will. Fehlt es an einer solchen Aufklärung, haftet der Arzt, *sofern* der Eingriff zu einer Beeinträchtigung des Patienten führt, für alle aus diesem erwachsenden Schäden.

An letzterem Grundsatz hat vor nicht allzu langer Zeit das *Oberlandesgericht Jena* in seinem *Urteil vom 03. Dezember 1997* zu rütteln versucht.

Im zu entscheidenden Fall war bei einer Frau ohne vorherige hinreichende Aufklärung eine Fehlgeburt ausgeräumt worden. Der Eingriff war nicht nur lebenserhaltend und ohne Entscheidungsalternative absolut indiziert gewesen; er hatte bei der Patientin auch zu keinerlei Schäden geführt. Gleichwohl hat das Oberlandesgericht Jena der Frau mehrere Tausend DM Schmerzensgeld zugesprochen.

In seiner Urteilsbegründung stellt das Oberlandesgericht Jena im Ausgangspunkt zutreffend darauf ab, daß der Anspruch des Patienten auf Aufklärung dem Recht auf freie Selbstbestimmung entspringt. Werde nicht genügend aufgeklärt, sei die Entscheidungsgrundlage des Patienten reduziert. Diese Verschmälerung der Entscheidungsbasis – so die Rechtsfortbildung des Oberlandesgerichts – sei als Eingriff in die Persönlichkeit und körperliche Integrität des Patienten zu werten. Inwieweit sich die in der fehlerhaften Aufklärung bestehende Pflichtverletzung im weiteren Behandlungsverlauf in einem Schaden niederschlage, sei angesichts einer solchen Rechtsmißachtung irrelevant. Denn Schmerzensgeld sei immer auch eine Sanktion für eine Verletzung der Rechte auf Wahrung der Persönlichkeit und körperlichen Integrität als solche.

Das Oberlandesgericht Jena hat bei seiner Entscheidung verkannt, daß die den Schadensersatzanspruch des Patienten begründende Norm des § 823 BGB als Voraussetzung für den Anspruch neben einer Verletzung der körperlichen Integrität den Eintritt eines Schadens voraussetzt, welcher hier nicht entstanden ist.

Zudem fehlt es an der notwendigen Kausalität zwischen der Verletzung der Aufklärungspflicht und dem ärztlichen Eingriff, da sich die Patientin auch im Falle ihrer Aufklärung nach Sachlage nicht gegen die Ausräumung der Fehlgeburt hätte entscheiden können.

Das Urteil des Oberlandesgerichts Jena ist daher zu Recht auf allgemeine Kritik gestoßen. Auch ist ihr, soweit bekannt, kein anderes höheres Gericht gefolgt.

Grundaufklärung

In jüngster Zeit haben sich zwei veröffentlichte obergerichtliche Entscheidungen mit dem Umfang der gebotenen Grund- oder Basisaufklärung des Patienten über die Schwere des Eingriffs und die Art der Belastungen, die sich aus ihm für die körperliche Integrität und Lebensführung ergeben können, befaßt.

Im *Urteil vom 01. September 1999* hat das *Oberlandesgericht Brandenburg* die Auffassung vertreten, daß der Arzt bei unterbliebener Grundaufklärung des Patienten über Art und Schwere des vorgesehenen Eingriffs und die damit eventuell verbundenen Folgen *selbst dann haftet*, wenn sich konkret ein relativ seltenes und möglicherweise *nicht aufklärungspflichtiges Risiko* verwirklicht hat. Dies weil es dann bereits an der Grundvoraussetzung für eine freie Entscheidung des Patienten für oder gegen die Behandlung fehlt.

Im fraglichen Fall hatte der Arzt vor einer Myelographie die gebotene Basisaufklärung über eine mögliche *vorübergehende* Blasen- und Mastdarmlähmung versäumt. Dies war ausreichend, um eine Haftung des Arztes für die Realisierung eines möglicherweise nicht aufklärungspflichtigen Risikos des Eingriffs – im konkreten Fall eine dauernde Miktionsstörung – zu begründen. Dies entspricht ständiger Rechtsprechung.

Der Zurechnungszusammenhang der unterbliebenen Aufklärung – so das Oberlandesgericht – würde nur dann entfallen, wenn sich ein *nicht* aufklärungspflichtiges Risiko verwirklicht, welches nach seiner Bedeutung und den Auswirkungen auf den Patienten mit den aufzuklärenden Risiken nicht vergleichbar ist und der Patient wenigstens allgemein über den Schweregrad des Eingriffs informiert war, d. h. wenn die versäumte Aufklärungspflicht in eine ganz andere Richtung als der Beeinträchtigung zielt, welche sich verwirklicht hat. Auch dies entspricht gefestigter Rechtsprechung.

Bei einer aufklärungspflichtigen vorübergehenden Miktionsstörung und einer tatsächlich eingetretenen dauernden Blasenlähmung trifft diese Voraussetzung offenkundig nicht zu. Dementsprechend wurde der Arzt vom Oberlandesgericht Brandenburg zum Schadensersatz verurteilt.

In einem gewissen Gegensatz zur generellen Haftung des Arztes wegen Aufklärungspflichtverletzung bei versäumter Basisaufklärung scheint das *Urteil des Bundesgerichtshofes vom 15. Februar 2000* zu stehen. Dort ist der Bundesgerichtshof über die Problematik der hinreichenden Grundaufklärung hinweggegangen. Wenn sich infolge des Eingriffs gerade ein aufklärungspflichtiges Risiko verwirklicht hat, über welches zuvor ordnungsgemäß aufgeklärt worden war, ist es nach dieser Entscheidung unerheblich, ob daneben noch andere Risiken der Erwähnung bedurft hätten. Danach kann aus einem Eingriff keine Haftung hergeleitet werden, wenn der Patient in Kenntnis des verwirklichten Risikos seine Einwilligung erteilt hat.

Im fraglichen Fall war es durch eine Routineimpfung eines Kleinkindes zur Grundimmunisierung gegen Diphtherie, Tetanus usw. zu einer dauernden Lähmung gekommen. Über dieses Risiko war die Kindsmutter auch aufgeklärt worden. Für den Verzicht des Bundesgerichtshofes auf eine Problematisierung der hinreichenden Grundaufklärung dürfte im fraglichen Fall maßgeblich gewesen sein, daß die Mutter des Patienten über das mit Abstand schwerwiegendste Risiko einer Lähmung aufgeklärt war und die möglichen weiteren Nebenwirkungen (vorübergehende Verdauungsstörungen und Fieber) vergleichsweise nicht ins Gewicht fielen.

In diesem Urteil hat der Bundesgerichtshof zudem betont, daß die Notwendigkeit der Aufklärung über die Gefahr der Erkrankung an einer spinalen Kinderlähmung nicht deshalb entfallen war, weil es sich um eine äußerst seltene Folge der Impfung handelt (Schadenshäufigkeit 1:5 Mio.). Entscheidend für die ärztliche Hinweispflicht sei nicht ein bestimmter Grad einer statistischen Risikodichte, sondern ob das betreffende *Risiko* dem *Eingriff spezifisch anhaftet* und es die *Lebensführung* des Patienten besonders belastet.

Aufklärung über Behandlungsalternativen

Die Wahrung des Selbstbestimmungsrechts des Patienten ist nur dann gewahrt, wenn der Patient im Aufklärungsgespräch auch an der für die Wahl der Diagnostik und Therapie erforderlichen Güterabwägung zwischen Risiken und Nutzen des Eingriffs beteiligt wird, sofern derartige Behandlungsalternativen bestehen. Die obergerichtliche Rechtsprechung hatte in jüngster Zeit wiederholt Gelegenheit, sich mit der Problematik der Aufklärung über Behandlungsalternativen auseinanderzusetzen.

Ergeben sich aufgrund der präoperativen Diagnostik Gründe, welche einen vernünftigen Patienten dazu veranlassen können, von der Operation Abstand zu nehmen, so dürfen diese auch dann nicht verschwiegen werden, wenn der Eingriff an sich medizinisch indiziert ist (*OLG Köln, Urteil vom 09. Dezember 1998*). Nach Auffassung des Gerichts war hier das Selbstbestimmungsrecht des Patienten verkürzt worden, weil ihm nicht mitgeteilt wurde, daß nach dem Schilddrüsenbefund kein Verdacht auf Malignität bestand, so daß bezüglich einer operativen Entfernung des Schilddrüsenknotens auch zunächst eine abwartende Haltung in Betracht gekommen wäre.

Besteht die Möglichkeit, eine Operation durch eine konservative Behandlung zu vermeiden und ist die Operation deshalb nur relativ indiziert, muß der Patient auch hierüber aufgeklärt werden (*BGH, Urteil vom 22. Feburar 2000*). Im fraglichen Fall war ein Bandscheibenprolaps mit radikulärer Läsion S 1 nur eine Woche lang konservativ behandelt und danach operiert worden.

Der BGH weist darauf hin, daß der Patient aufgeklärt werden muß, wenn es mehrere medizinisch indizierte und übliche Behandlungsmethoden gibt, die unterschiedlichen Risiken oder Erfolgschancen haben (ständige Rechtsprechung). Dies müsse auch dann gelten, wenn eine Operation durch eine konservative Behandlung eventuell vermieden werden kann oder erst nach deren erfolgloser Vorschaltung indiziert ist. In diesem Fall bestünde eine echte Wahlmöglichkeit für den Patienten. Dieser müsse zur Wahrung seines Selbstbestimmungsrechts durch vollständige ärztliche Aufklärung in die Lage versetzt werden, zu entscheiden, auf welchem Weg die Behandlung erfolgen soll und wann er das Risiko einer Operation auf sich nehmen will. Der Patient hätte daher über die Möglichkeit einer Fortsetzung der konservativen Behandlung und die nur relative Indikation zur Operation aufgeklärt werden müssen.

Gegebenenfalls ist der Arzt sogar verpflichtet, den Widerstand des Patienten gegen eine bestimmte Behandlungsmaßnahme durch sachgerechte Aufklärung zu überwinden. Im vom *Oberlandesgericht Köln, Urteil vom 16. Juni 1999* entschiedenen Fall hatte der Patient eine erneute Durchführung einer Lumbalpunktion wegen erheblicher Schmerzhaftigkeit abgelehnt und sich für die mit ungleich höheren Risiken behaftete Subokzipitalpunktion entschieden. Nach Auffassung des Oberlandesgerichts wäre es gerade vor dem Hintergrund der Ablehnung der Lumbalpunktion erforderlich gewesen, dem Patienten deutlich zu machen, daß die als Alternative verbleibende SOP ein ungleich höheres gesundheitliches Risiko birgt. Der Arzt wäre verpflichtet gewesen, dieses erhöhte Risiko dem Patienten im Rahmen einer vergleichenden Darstellung eindringlich vor Augen zu führen.

Allgemein unterschätzt wird, daß auch vor einer mit potentiellen Nebenwirkungen und Risiken belasteten Medikation die Aufklärung des Patienten geboten ist.

Nach der Entscheidung des *Oberlandesgerichts Hamburg vom 27. November 1998* hat der Arzt das Für und Wider mit dem Patienten zu erörtern, wenn er eine vom Vorbehandler angeratene medikamentöse Therapie absetzen will, weil er sie wegen aufgetretener gesundheitlicher Beeinträchtigungen für zu riskant hält.

Im fraglichen Fall war nach einer Bypass-Versorgung eine medikamentöse Antikoagulatien-Therapie empfohlen worden, in deren Verlauf es zu einer massiven Magenblutung kam. Zur Vermeidung weiterer derartiger Komplikationen hatte sich der Arzt für ein Absetzen der blutgerinnungshemmenden Medikamentierung entschlossen. Nach Auffassung des Oberlandesgerichts hätte die für die Entscheidung maßgebliche Risikoabwägung mit dem Patienten besprochen werden müssen.

Andererseits darf die Aufklärungspflicht nicht übermäßig ausgedehnt werden. Nach ständiger Rechtsprechung ist der Patient „im großen und ganzen" über die Risiken eines Eingriffs aufzuklären. Bei einer Krampfaderoperation braucht der Patient auf die besonderen Risiken einer gleichzeitigen Operation beider Beine im Gegensatz zu denjenigen einer zweizeitigen operativen Behandlung nicht hingewiesen zu werden (*OLG Oldenburg, Urteil vom 16. Februar 1999*). Beide Behandlungsalternativen waren letztlich ähnlich und gleichwertig und mit gleichartigen Risiken verbunden. Eine Aufklärung wäre nur erforderlich, wenn ein signifikanter Unterschied zwischen den mit verschiedenen Eingriffsarten verbundenen Risiken besteht.

Auch besteht grundsätzlich keine Aufklärungspflicht, soweit davon ausgegangen werden kann, daß dem Patienten die Risiken auch ohne besondere Aufklärung geläufig sind. Dies betrifft insbesondere das operationsimanente Risiko von Wundheilungsstörung und Infektion.

Anders verhält es sich, wenn der Eingriff mit einem gesteigerten Infektionsrisiko verbunden ist. Dementsprechend muß vor einer Punktion des Kniegelenkes über das damit verbundene Infektionsrisiko aufgeklärt werden (*OLG Hamm, Urteil vom 20. Mai 1998*).

Nach der Entscheidung des *Oberlandesgerichts Zweibrücken, Urteil vom 22. Februar 2000*, kann eine Aufklärung über das geringe Risiko einer zwar dauerhaften, aber leichteren Schädigung ausnahmsweise entbehrlich sein, wenn der Arzt angesichts der geringen Komplikationsdichte (hier einer Leitungsanästhesie) die Einwilligung des Patienten hierzu vernünftigerweise annehmen darf. Im fraglichen Fall hatten sich die Behandlungsalternativen einer notwendigen Paradontosebehandlung mit oder ohne Leitungsanästhesie gestellt. Hier durfte der Zahnarzt davon ausgehen, daß der Patient seine Einwilligung in die Anästhesie angesichts der bevorstehenden, ansonsten schmerzhaften Paradontosebehandlung nicht verweigern werde, weil die Leitungsanästhesie nur mit einem sehr geringen Risiko einer Nervenläsion verbunden ist. Die Überlegung, daß kaum ein Patient bereit sein wird, schmerzhafte Operationen ohne Sedation zu dulden, jedenfalls soweit keine schwerwiegenden Anästhesierisiken relevant werden, dürfte auf andere Eingriffe durchaus übertragbar sein.

Demgegenüber besteht eine gesteigerte Aufklärungspflicht, wenn der Arzt vom gesicherten Standard medizinischer Behandlung abweicht und den Pfad der Neulandmedizin betritt oder gar einen Heilversuch unternimmt.

Einen Extremfall betraf die Entscheidung des *Oberlandesgerichts Köln, Urteil vom 21. Dezember 1998.* Dort hatte der Arzt zur Behandlung der von einem Tarsaltunnelsyndrom ausgehenden Schmerzsymptomatik eine Neurotomie des nervus tibialis vorgeschlagen, welche nach herrschender Lehre strikt kontraindiziert ist. Nach der Entscheidung des Oberlandesgerichts befreit die nach ansonsten umfassender Risikoaufklärung (unter anderem letzte Chance, therapieresistente Beschwerden zu beheben oder zu lindern) erklärte Einwilligung des Patienten den Arzt nicht von der Haftung für Schadensfolgen. Dies gilt jedenfalls dann, wenn er den Hinweis darauf versäumt hat, daß der Eingriff herrschend als medizinisch eindeutig kontraindiziert qualifiziert wird.

Allgemeines zur Aufklärung

Gemäß dem Urteil des *Oberlandesgerichts Oldenburg vom 04. August 1998* ist unter Umständen aufklärungspflichtig auch derjenige Arzt, welcher den Eingriff nicht selbst durchführt, sondern diesen nur durch seine entsprechende Therapieempfehlung beeinflußt hat. Obgleich selbst nicht am Eingriff beteiligt, muß sich der Arzt unter diesen Umständen dessen Mißerfolg haftungsrechtlich zurechnen lassen.

Nach der bereits angesprochenen *Impfentscheidung des Bundesgerichtshofes* ist bei der Behandlung Minderjähriger zu beachten, daß – soweit wie in der Regel – die elterliche Sorge beiden Eltern gemeinsam zusteht, die Einwilligung beider Elternteile in den Eingriff notwendig ist.

Nur bei Routineeingriffen wie Vorsorgeimpfungen darf im allgemeinen davon ausgegangen werden, daß der mit dem Kind beim Arzt erscheinende Elternteil ermächtigt ist, die Einwilligung in die ärztliche Behandlung für den abwesenden Elternteil mitzuerteilen. Hierauf darf der Arzt jedoch solange vertrauen, soweit ihm keine gegenteilige Umstände bekannt sind.

Bei schwereren Angriffen muß der Arzt dagegen stets dafür Sorge tragen, daß nach einer Aufklärung beider Elternteile die Eingriffseinwilligungen von beiden Eltern erteilt wird.

In seiner *Impfentscheidung* hat der *Bundesgerichtshof* auch die ständige Rechtsprechung bestätigt, wonach bei ambulanten Eingriffen grundsätzlich eine Aufklärung am Tage des Eingriffs ausreichend ist. Anderes gilt nur, wenn die Aufklärung erst unmittelbar vor dem Eingriff erfolgt, so daß der Patient unter dem Eindruck steht, sich nicht mehr von einem bereits in Gang gesetzten Geschehensablauf lösen zu können (zum Beispiel Aufklärung unmittelbar vor der Tür zum Operationssaal).

Demgegenüber ist bei schwereren Eingriffen stets darauf zu achten, daß zwischen dem Aufklärungsgespräch und dem Eingriff mindestens 24 Stunden liegen.

Die *Impfentscheidung des Bundesgerichtshofes* hat besonderes Aufsehen erregt, weil der Bundesgerichtshof in dieser Entscheidung darauf hingewiesen hat, daß das Erfordernis eines Aufklärungsgesprächs jedenfalls bei einer Routineimpfung nicht in jedem Fall eine mündliche Erläuterung der Risiken bietet. Es könne vielmehr genügen, wenn dem Patienten nach schriftlicher

Aufklärung Gelegenheit zu weiteren Informationen durch ein Gespräch mit dem Arzt gegeben wird.

Grundsätzlich wird aber weiter daran festgehalten, daß Aufklärungsmerkblätter nicht das erforderliche vertrauensvolle persönliche Gespräch zwischen Arzt und Patienten über den Eingriff und die damit verbundenen Risiken zu ersetzen vermag. Denn der Arzt hat sich davon zu überzeugen, ob der Patient die schriftlichen Hinweise gelesen und verstanden hat. Auch ist im Gespräch individuell auf die Belange des Patienten einzugehen und schließlich dessen eventuelle Fragen zu beantworten.

Bezüglich einer Übertragung dieser neuen BGH-Entscheidung auf andere kleinere Eingriffe, insbesondere Operationen, ist daher äußerste Zurückhaltung geboten.

Beweisfragen

Da der Arzt die fehlerfreie Aufklärung des Patienten nachzuweisen hat, ist die Dokumentation des Aufklärungsgesprächs von zentraler Bedeutung. Nach ständiger Rechtsprechung dürfen an den ihm obliegenden Beweis einer ordnungsgemäßen Aufklärung keine unbilligen und übertriebenen Anforderungen gestellt werden.

Nach der Entscheidung des *Oberlandesgerichts Bremen, Urteil vom 28. März 2000*, ist den Angaben eines Arztes über eine erfolgte Risikoaufklärung in der Regel Glauben zu schenken, wenn seine Darstellung in sich schlüssig und durch entsprechende Eintragungen in der Patientenkartei gestützt wird.

Der beklagte Arzt hatte bei seiner gerichtlichen Anhörung anschaulich und glaubhaft geschildert, daß er der Klägerin vor Anlegen eines Gipsverbandes die Notwendigkeit einer Heparin-Prophylaxe erklärt und sie auch über die Risiken einer Trombose bei deren Unterlassung aufgeklärt hat. Die Klägerin hätte eine solche Behandlung aber abgelehnt. Die Richtigkeit dieser Einlassung wurde durch die ärztliche Dokumentation:

> *„Tutor rechtes Bein angelegt, möchte keine Prophylaxe, Aufklärung, Raucherin, soll belasten, Wiedervorstellung“*

belegt.

Anders stellte sich die Beweissituation für den Arzt in der bereits zitierten Entscheidung *Oberlandesgericht Brandenburg vom 01. September 1999* dar. Dort konnte weder durch die Dokumentation noch die Zeugenaussagen der behandlungsbeteiligten Ärzte nachgewiesen werden, daß überhaupt ein Aufklärungsgespräch mit dem Patienten durchgeführt worden ist.

Vom Oberlandesgericht Brandenburg wurde zutreffend darauf hingewiesen, daß es nicht grundsätzlich einer Dokumentation des Aufklärungsgesprächs in den Patientenunterlagen bedarf. Vielmehr könne der Arzt den Nachweis erfolgter Aufklärung auch anderweitig führen. Er bleibe jedoch zum Nachweis verpflichtet, daß ein entsprechendes Aufklärungsgespräch überhaupt stattgefunden hat. Die Einlassung der als Zeugin vernommenen Stationsärztin, sie weise Patienten vor einer Myelographie immer auf die Risiken eines solchen Eingriffs hin, ging daher mangels des Nachweises der Durchführung eines Aufklärungsgesprächs überhaupt ins Leere.

Literatur bei den Verfassern.

Korrektur nicht eingegangen.

Chirurgie und Recht

Anforderungen an die ärztliche Dokumentation

K. Ulsenheimer

Maximiliansplatz 12/IV, 80333 München

Requirements for Medical Documentation

Summary. Medical documentation, which is required by law, serves various purposes: for therapy, to provide information to other physicians who are or may be involved; as a record if there is any disagreement with a patient; and for invoicing purposes. Depending on which of these aspects is being addressed, the documentation is expected to satisfy different demands. With regard to liability, any information pertaining to the patient's medical condition should be recorded as soon as possible in correspondence to the principles of truth and clarity. For the health insurance companies, all treatments and services rendered must be submitted in writing. The power of proof of medical documentation is understood differently from the point of view of liability and health insurance law.

Key words: Medical documentation – Proof facilitation – Certificate quality – Liability

Zusammenfassung. Die ärztliche Dokumentation, als vertragliche und gesetzliche Pflicht begründet, dient mehreren Zielen: therapeutische Belangen durch Information der mit- und nachbehandelnden Ärzte, als Gedächtnisstütze des Arztes, zur Beweissicherung bei Auseinandersetzungen mit dem Patienten und zur Leistungserfassung. Je nachdem, welche dieser Zweckbestimmungen im Vordergrund steht, sind die Anforderungen an die Dokumentation verschieden. Unter haftungsrechtlichen Aspekten ist alles medizinisch Notwendige möglichst zeitnah entsprechend den Prinzipien der Wahrheit und Klarheit aufzuschreiben. Aus vertragsärztlicher und abrechnungstechnischer Sicht sind alle erbrachten Leistungen schriftlich niederzulegen. Auch die Beweiskraft der Dokumentation ist im Haftungs- und Vertragsarztrecht verschieden.

Schlüsselwörter: Ärztliche Dokumentation – Beweiserleichterung – Urkundenqualität – Haftung

Die Anforderungen an die ärztliche Dokumentation variieren, je nachdem, aus welchem Blickwinkel man sie betrachtet.

I.

Im Haftungsrecht führte die ärztliche Dokumentation jahrzehntelang als bloße „interne Gedächtnisstütze"[1] ein ausgesprochenes Schattendasein.[2] Das Krankenblatt war nach Ansicht des BGH ein vom Arzt oder „für ihn gefertigtes Hilfsmittel, das ihm den jederzeit raschen Überblick über den Verlauf der Krankheit und ihrer Behandlung ermöglichen und ihn damit vor allem bei der Durchführung der Therapie entlasten" sollte, und „nicht etwa eine schriftliche Festlegung der Krankengeschichte, die sorgfältig und vollständig zu führen der Arzt im Verhältnis zum Kranken verpflichtet wäre".[3]

Seit 1978 hat sich die Judikatur und herrschende Meinung im juristischen Schrifttum bekanntlich vollständig geändert. Die frühere Rechtsansicht wurde als Ausdruck einer „überholten ärztlichen Berufsauffassung" aufgegeben und die Pflicht des Arztes, jedenfalls auch im Interesse des Patienten genaue Aufzeichnungen über seine Tätigkeit zu machen, als berufliche Verpflichtung – § 10 MBO – und zugleich als Nebenpflicht aus dem Behandlungsvertrag allgemein anerkannt. Daraus leiteten die Gerichte weiter das Einsichtsrecht des Patienten in die Krankenunterlagen und 1982/83 beweisrechtliche Konsequenzen bei mangelhafter Dokumentation durch Beweiserleichterungen zugunsten des Patienten bis hin zur Beweislastumkehr zum Nachteil des Arztes ab.

Die unterlassene oder nur lückenhaft vorgenommene Dokumentation stellt somit zwar keine eigenständige Anspruchsgrundlage für Schadensersatz- und/oder Schmerzensgeldansprüche dar,[4] wirkt sich dadurch aber forensisch äußerst nachteilig für den Arzt aus. Wenngleich die Rechtsprechung immer wieder betont, dass die ärztliche Dokumentation in erster Linie therapeutische Belange im Auge hat,[5] ja dass die Pflicht zur Dokumentation des Behandlungsgeschehens „allein auf die medizinische Seite der Arzt-Patienten-Beziehungen, nicht dagegen auf die Beweissicherung für den Haftungsprozess" abzielt,[6] hat die Praxis inzwischen – aus Angst vor Schadensersatzansprüchen und Klagen – dazu geführt, dass die ärztliche Dokumentation vor allem als Mittel zur „Absicherung vor juristischen Nachteilen" gesehen wird, und damit ihre eigentliche Zweckbestimmung weitgehend aus dem Auge verloren. Die Patientendokumentation ist zu einem Bestandteil der defensiven Medizin geworden, die oft - ohne sachliche Differenzierung – möglichst viel oder gar alles enthalten soll.

II.

1. Unter haftungsrechtlichen Aspekten ist dies aber an sich nicht notwendig. Zwar sind die Anforderungen an die ärztliche Dokumentationspflicht streng, die Aufzeichnungen müssen den Prinzipien der Wahrheit, Klarheit und Vollständigkeit entsprechen, doch müssen sie nur „alles medizinisch Wichtige, d.h. die wesentlichen diagnostischen und therapeutischen Maßnahmen oder Befunde enthalten,[7] aus denen sich medizinische Konsequenzen ergeben können. Aufzuzeichnen sind beispielsweise Untersuchungen mit ihrem Ergebnis, die Medikation, ärztliche Anweisungen und Empfehlungen an den Patienten oder das Pflegepersonal, jede Abweichung von der Standardbehandlung, alle Verlaufsdaten, der wesentliche Inhalt des Aufklärungsgesprächs, Patientenerklärungen, jede Unüblichkeit, Komplikation oder Besonderheit. Zwar kann die fehlende Dokumentation einer ärztlichen Maßnahme ein Indiz dafür sein, dass diese unterblieben ist.[8] Voraussetzung ist jedoch immer, „dass die Aufzeichnung der

[1] VersR 1963, 169
[2] Schlund, MedR 1994, 190, 192: „Mauerblümchendasein"
[3] VersR 1963, 168, 169
[4] BGH NJW 1988, 2949 ff
[5] BGH VersR 1989, 512, 513
[6] BGH VersR 1995, 340
[7] BGH VersR 1995, 340
[8] BGHZ 99, 391, 396 f

Maßnahme geboten war, um Ärzte und Pflegepersonal über den Verlauf der Krankheit und die bisherige Behandlung im Hinblick auf künftige Entscheidungen ausreichend zu informieren". „Inhalt und Umfang" der ärztlichen Dokumentation richten sich also nicht danach, wie am besten Beweise für einen späteren Arzthaftungsprozess zu sichern sind",[9] sondern danach, was aus diagnostischen oder therapeutischen Gründen dokumentiert werden muss. Daraus leitet sich der Grundsatz ab: „Eine Dokumentation, die medizinisch nicht erforderlich ist, ist auch nicht aus Rechtsgründen geboten, so dass aus dem Unterbleiben derartiger Aufzeichnungen keine beweisrechtlichen Folgerungen gezogen werden können".[10]

2. *Was* zu dokumentieren ist, ist somit in erster Linie eine Frage der Medizin, d.h. des Sachverständigen. Dieser muss darlegen, ob ein bestimmter Befund aus ärztlicher Sicht wesentlich und daher aufzeichnungspflichtig war, oder ob Routinebefunde, bestimmte Symptome oder Beschwerden für die Mit- und Weiterbehandlung ohne Bedeutung und kein Anlass für weitere Untersuchungen sind.[11] „Ist es medizinisch nicht üblich, Kontrolluntersuchungen auch dann in den Krankenaufzeichnungen zu dokumentieren, wenn sie ohne positiven Befund geblieben sind", so mag man juristisch diese Praxis für schlecht und eine Dokumentation auch der negativen Befunde für wünschenswert halten. Die bestehende ärztliche Übung verbietet jedoch die Annahme eines Dokumentationsmangels und damit die Möglichkeit, „aus dem Schweigen der Dokumentation auf das Unterbleiben entsprechender Untersuchungen (hier: Kontrolle auf Symptome eines Sudeck-Syndroms)" zu schließen.[12]
   Ein anderes Beispiel: Die vor einer Injektion durchzuführende Desinfektion der Haut ist eine selbstverständliche „Routinemaßnahme", so dass sie „als solche keiner besonderen Dokumentation" bedarf und deshalb der Dokumentationsmangel nicht zu einer Beweiserleichterung führen kann.[13]
3. Ob und inwieweit im Einzelfall eine Dokumentationspflicht des behandelnden Arztes besteht, hängt zwar weitgehend vom Votum des medizinischen Sachverständigen ab, doch handelt es sich um eine *Rechtsfrage*, die letztlich der *Richter* zu entscheiden hat. So hat z.B. das OLG Düsseldorf den fehlenden Vermerk über die Verweigerung des Aids-Tests eines Patienten im Gegensatz zur Ansicht der Sachverständigen nicht als Verstoß gegen die Dokumentationspflicht gewürdigt. Denn diese Weigerung gehöre nicht zu den „wesentlichen Verlaufsdaten",[14] da ein nachbehandelnder Arzt nicht davon ausgehen müsse, dass eine HIV-Diagnostik unterblieben sei.

III.

Die Frage, *wie* zu dokumentieren ist, hat die Rechtsprechung bislang den Ärzten überlassen, es wird lediglich eine „für den Fachmann hinreichend klare Form" verlangt.[15]. Der Arzt kann also mit gebräuchlichen Abkürzungen oder auch Symbolen (z.B. die berühmte „Häschen"-Stellung bei der Lagerung des Patienten) arbeiten und die traditionellen Karteikarten oder Krankenblätter benutzen. Gebraucht der Arzt eine nicht entzifferbare Schrift oder aber ein dem Außenstehenden nicht verständliches Abkürzungssystem, so ist er verpflichtet, die Unterlagen in eine auch für den Patienten verständliche Form zu bringen.[16]

Auch der Einsatz der EDV ist zulässig, von der Rechtsprechung allerdings noch nicht ausdrücklich entschieden.[17] Durch den Computereinsatz und bildgebende Verfahren wachsen vor

---

[9] BGH VesR 1989, 512, 513
[10] BGH NJW 1973, 2375, 2376
[11] Strohmaier, VersR 1998, 416 f
[12] BGH NJW 1993, 2375
[13] OLG Köln, VersR 1998, 1026, 1027
[14] OLG Düsseldorf, Arztrecht 1996, 160, 162
[15] BGH VersR 1984, 386; 1989, 512, 513
[16] AG Hagen, Urteil vom 25.8.1997 - 10 C 33/97
[17] vgl. dazu Deutsch, MedR 1998, 206 ff; Bäumler, MedR 1998, 400 ff

allem die „Anforderungen an die Zuverlässigkeit der eingesetzten Technik", zugleich natürlich auch die verfügbaren und aufgezeichneten Informationen, so dass insgesamt die ärztliche Dokumentation „eine neue Qualität" erhält.

Ein weiterer Unterschied der jeweiligen Dokumentationsform ergibt sich für die Beweisführung: Karteikarten und Krankenblattunterlagen stellen *Urkunden* dar und haben damit die Vermutung der Vollständigkeit und Richtigkeit für sich, so dass der Patient die Unrichtigkeit bzw. Fälschung der ärztlichen Aufzeichnung beweisen muss.[18]

Bei der EDV-Dokumentation gilt diese Vollständigkeits- und Richtigkeitsvermutung nur unter bestimmten Voraussetzungen. Denn solange eine Datensicherung durch Abspeichern auf eine fälschungssichere Diskette nicht erfolgt ist, solange können ganze Behandlungsabläufe rückwirkend dokumentiert werden, ohne dass dies nachträglich erkennbar ist. Insoweit hängt die Beweiskraft der EDV-Dokumentation von der richterlichen Beweiswürdigung ab. Möglich ist allerdings, die Dokumentation täglich, wöchentlich oder zumindest monatlich auf eine nur einmal beschreibbare CD abzuspeichern, so dass danach Änderungen ausgeschlossen sind. Eine solche EDV-Dokumentation hat dieselbe Beweiskraft wie die Urkunde.

IV.

Über den Verbleib von Behandlungsunterlagen muss jederzeit Klarheit bestehen.[19] Es geht also beweismäßig grundsätzlich zu Lasten der Arztseite, wenn Krankenunterlagen aus ungeklärten Gründen verschwunden sind, die Auskunft über das Behandlungsgeschehen geben können. Daher ist stets zu dokumentieren, wann an welche Stelle für welchen Zweck die Unterlagen weitergeleitet wurden. Erhält der Krankenhausträger die Unterlagen zurück, so hat er auch dies zu vermerken. Erhält er sie in angemessener Zeit nicht zurück, dann muss er für die Rücksendung sorgen. Die Aufbewahrungspflicht beträgt nach der Berufsordnung 10 Jahre, soweit nicht Spezialregelungen eingreifen (RöntVO, StrahlSchVO), aus haftungsrechtlicher Sicht ist wegen der 30jährigen Verjährungsfrist der Ansprüche eine ebenso lange Aufbewahrung zu empfehlen.

V.

Bei Zwischenfällen und Komplikationen ist die umfassende sofortige Dokumentation mit der sach- und zeitgerechten Reaktion oft nur schwer oder gar nicht zu vereinbaren. Gerade in diesen Notfallsituationen aber ist die Erfüllung der ärztlichen Dokumentationspflicht prozessual von größter Bedeutung. Umso wichtiger ist es daher, im unmittelbaren Anschluss an den Zwischenfall möglichst zeitnah die Ereignisse exakt schriftlich in den Krankenblattunterlagen festzuhalten.

Spätere Ergänzungen und Berichtigungen sind nur unter Angabe des Datums rechtlich zulässig. Denn da die schriftlichen Krankenblattunterlagen Urkunden darstellen, kann sonst der Tatbestand der Urkundenfälschung erfüllt sein.[20] Ein unbefugtes Verfälschen der Urkunde liegt vor, wenn der Arzt etwa im Hinblick auf geltend gemachte Ansprüche des Patienten nachträglich Änderungen zu Täuschungszwecken vornimmt.

VI.

Außer der medizinischen, berufs- und haftungsrechtlichen Dimension hat die ärztliche Dokumentation zunehmend auch unter *sozialrechtlichem* Blickwinkel erhebliche Bedeutung. Dabei

---

[18] OLG Bremen, VersR 2000, 1440; OLG Köln, a.a.O.,
[19] BGH MedR 1996, 215 ff.
[20] OLG Koblenz, MedR 1995, 29 ff

geht es vor allem einmal um *Fehlbelegungsprüfungen* im Krankenhaus, zum anderen um die *Abrechnung* erbrachter Leistungen. Der Krankenhausarzt entscheidet über die Notwendigkeit der Krankenhausbehandlung, so dass sich aus den Krankenblattunterlagen die vollstationäre Behandlungsbedürftigkeit und die Verweildauer ergeben müssen. Für die *Abrechnung* der ärztlichen Leistungen wird die Relevanz der Dokumentation nach Umstellung auf die DRG's nochmals gesteigert.

Im niedergelassenen Bereich ist der Vertragsarzt gem. § 57 Abs. 1 BMV-Ä verpflichtet, die „Befunde, die Behandlungsmaßnahmen sowie die veranlassten Leistungen in geeigneter Weise zu dokumentieren". Der Wortlaut der BMV-Ä geht also über die Dokumentationsforderungen aus zivilrechtlicher Sicht hinaus. Wenn nicht alle erbrachten Leistungen dokumentiert und abgerechnet werden, liegt ein Verstoß gegen die vertragsärztlichen Pflichten vor.[21]

Ein weiterer Unterschied besteht hinsichtlich der Beweiskraft:

Während im Zivil- und Strafrecht den Aufzeichnungen des Arztes regelmäßig Glauben geschenkt wird, sofern nicht konkrete Anhaltspunkte für Zweifel bestehen, gilt dieser Grundsatz im Vertragsarztrecht nicht. In einem Urteil des Bundessozialgerichts aus dem Jahre 1987[22] heißt es bezüglich der Unterlagen eines Zahnarztes – also keines Chirurgen! – es könne „nicht unterstellt werden, dass die darin enthaltenen Angaben wahrheitsgemäß erbracht worden seien".

Meine Damen und Herren!

Die zeitlichen Anforderungen an den Referenten sind noch strenger als die Anforderungen an die ärztliche Dokumentation, deshalb muss ich leider schließen.

[21] LSG NRW, MedR 2001, 103 ff

[22] Urteil vom 2.6.1987 – 6 Rka 19/86 – WKR Bd. III

Lehren und Konsequenzen aus Sammelregistern: Das Polytraumaregister der DGU

H.-J. Oestern, G. Rieger, M. Wittke und AG Polytrauma

Abteilung Unfallchirurgie, Allgemeines Krankenhaus, Siemensplatz 4, 29223 Celle

The German Trauma Outcome Study: Lessons and Consequences

Summary. In the trauma register of the German society of traumatology until now 5353 patients have been analysed. The mean age was 38.5 years, the proportion of blunt injuries was 94.3%. The mean ISS was 24.8%, the emergency doctor arrived in the middle 22.4 minutes after the accident. The stay of the emergency doctor lasted 32.9 minutes and the transport from the place of accident to the hospital took 18.3 minutes. The rate of intubation through the emergency doctor was 58.3%. The mean stay at hospital was 31.1 days, at the intensive car unit 13.1 days with a mean time of 8.7 days artificial respiration. In comparing the years we saw an improvement of outcome throughout all participating hospitals. Future aims of the trauma register are to increase the quality of life after trauma, to guarantee an adequate quality of treatment, to analyse costs and to include all German hospitals in the trauma register.

Key words: Polytrauma – Multiple injury – Trauma outcome study – Fracture treatment – Quality management

Zusammenfassung. Im Traumaregister der DGU wurden bisher 5353 Patienten analysiert. Das Durchschnittsalter betrug 38,5 Jahre, stumpfe Traumen nehmen 94,3% ein. Der mittlere ISS betrug 24,8%, der Notarzt traf im Mittel 22,4 min nach dem Unfallzeitpunkt ein. Die Verweilzeit des Notarztes betrug 32,9 min und der Zeitraum vom Unfallort zur Klinik 18,3 min. Die Intubationsrate durch den Notarzt betrug 58,3%. Der stationäre Aufenthalt erstreckte sich im Schnitt auf 31,1 Tage, auf der Intensivstation verbrachten die Patienten durchschnittlich 13,1 Tage mit einer mittleren Beatmungsdauer von 8,7 Tagen. Im Jahresvergleich hat die Teilnahme am Traumaregister bei allen Kliniken zu einer Verbesserung der Ergebnisse geführt. Zukünftige Aufgaben des Traumaregisters bestehen darin, die Lebensqualität der Verletzten zu steigern, ein entsprechendes Qualitätsmanagement zu garantieren, ökonomische Aussagen zu ermöglichen und alle Kliniken am Traumaregister zu beteiligen.

Schlüsselwörter: Polytrauma – Notfallmedizin – Schädel-Hirn-Trauma – Qualitätsmanagement

Das DGU-Trauma-Register wird von der Arbeitsgemeinschaft Polytrauma in der Deutschen Gesellschaft für Unfallchirurgie geführt. Die Gründung dieser Arbeitsgemeinschaft erfolgte 1992. Ziel ist die Analyse der Polytraumatisierten in Deutschland unter qualitativen und ökonomischen Gesichtspunkten [1].

Es sind deshalb insgesamt fünf Erfassungsbögen entwickelt worden, die die Präklinik, den Zeitpunkt der Klinikaufnahme, die Aufnahme auf der Intensivstation, die endgültigen Diagnosen, Operationen und Komplikationen sowie das Rehabilitationsergebnis zusammenfassen.

Die Ergebnisse werden in den drei Zentren Köln, Essen, Hannover/Celle gesammelt und dann zentral an die EDV-Datenbank Köln übersandt. Die Daten werden dort analysiert und den beteiligten Kliniken in Form eines Jahresberichtes zur Verfügung gestellt. In diesem Bericht sind die Klinikdaten im Vergleich zur Gesamtdatenbank aufgelistet.

Ergebnisse

Epidemiologie

Bisher wurden insgesamt 5353 Patienten analysiert. Das Durchschnittsalter betrug 38,5 Jahre. Die männliche Bevölkerung nahm 71,4% ein. Insgesamt ist es in den letzten 3 Jahren zu einer deutlichen Steigerung (+250%) gekommen, so daß im Jahre 2001 über 7500 Patienten erwartet werden können.

Verletzungsschwere

Die stumpfen Traumen nahmen 94,3% ein, Schädelhirntrauma mit einer Glasgow-Koma-Scale unter 8 33,5%. Der mittlere ISS betrug 24,8%, der Anteil der Patienten mit einem ISS über 16, betrug 72,7% [2].

Notfallbehandlung

Die Versorgungszeiten beliefen sich für das Eintreffen des Notarztes vom Unfallzeitpunkt auf 22,4 Minuten. Die Verweilzeit des Notarztes betrug 32,9 Minuten und der Zeitabschnitt Unfallort/zur Klinik 18,3 Minuten.

Insgesamt wurden 1268 ml Kristalloide und 980 ml Kolloide infundiert. Eine Thoraxdrainage mußte in 7,2% gelegt werden.

Die Intubationsrate durch den Notarzt betrug 58,3%.

Klinische Behandlung

Innerhalb der ersten 24 Stunden wurden 9,2 Konserven Blut infundiert, die durchschnittliche Gesamtinfusionsmenge betrug 14,3 Konserven. Die Zeit bis zur Erstellung der ersten Thoraxaufnahme variierte zwischen 6 und 41 Minuten, für die Sonographie zwischen 7 und 30 Minuten und für das Schädel-CT zwischen 36 und 62 Minuten.

Die Liegedauer lag im Schnitt bei 31,1 Tagen. Auf der Intensivstation verbrachten die Patienten 13,1 Tage mit einer mittleren Beatmungsdauer von 8,7 Tagen.

Unter den 15 694 Operationen wurden 3551 Osteosynthesen durchgeführt, 760 Trepanationen, 264 Milzoperationen, 232 Operationen am Dünn- und Dickdarm sowie 268 Operationen, die Leber, Galle und Pankreas betrafen.

Komplikationen

An Komplikationen fanden sich in 534 Fällen eine Sepsis, ein Lungenveragen bei 971 Patienten, Kreislaufversagen in 839, ein Leberversagen in 384 und ein Nierenversagen in 184 Fällen.

Qualitätsmanagement

Die Zeit zwischen Unfall und Klinikaufnahme betrug bei den Patienten mit einem AIS (>16) 16 72 Minuten. Die Intubationsrate beim Thoraxtrauma (AIS>4) betrug 73,5% und beim Schädelhirntrauma mit einer Glasgow-Koma-Scale unter 8 93,3%.

Die standardisierte Mortalitätsrate errechnet aus der tatsächlichen, dividiert durch die erwartete – entsprechend dem TRISS – betrug in über 70% der Kliniken unter 1 und lag damit besser als in der vergleichbaren TRISS-Analyse. Der so ermittelte interklinische Qualitätsvergleich führte auch zu einer intraklinischen Qualitätsverbesserung.

In einer Untersuchung von Ruchholz [9] wurden drei Kliniken mit unterschiedlichen Rettungszeiten und unterschiedlicher präklinischer Intubationsrate verglichen. Dementsprechend konnte auch in den drei Kliniken eine unterschiedliche Letalität nachgewiesen werden.

Probleme der internationalen Vergleichbarkeit ergeben sich aus den unterschiedlichen Rettungssystemen, aus den unterschiedlichen Verletzungsmechanismen (stumpf/penetrierend) sowie aus fehlender konsekutiver Patientenerhebung. Auch ein identisches Scoring ist häufig nicht vorhanden [6].

Konsequenzen

Durch die Teilnahme am Traumaregister wurde eine Verbesserung der Ergebnisse erreicht. So betrug die mittlere Zeit zwischen Aufnahme und Sonographie 1997 11 Minuten und 1999 9 Minuten und die Zeit von der Aufnahme bis zum CCT 1997 45 Minuten und 1999 37 Minuten. Die Intubationsrate wurde bei einem AIS-Thorax über 4 von 73,3% im Jahre 1997 auf 79,0% im Jahre 1999 gesteigert.

Für das Schädelhirntrauma mit einer Glasgow-Koma-Scale unter 8 ließ sich eine Steigerung der Intubationsrate von 92,2% auf 94,5% nachweisen. Durch kontinuierliche Prüfung der Daten wurde auch eine Verbesserung der Datenqualität zwischen 1997 und 1999 um das 3,3-fache erzielt.

Wichtig für die Teilnahme am Traumaregister ist die Anonymität, die Freiwilligkeit und das Engagement. Diese drei Punkte führen auch zu einer Ehrlichkeit in der Darstellung der eigenen Ergebnisse. In der Etablierung des Traumaregisters sind folgende Punkte von besonderer Bedeutung:

1. Die Zentren unterstützen und führen keine Belehrungen durch.
2. Es darf keine zeitliche Überforderung erfolgen, insbesondere im Hinblick auf die Erstellung der Daten.
3. Die Transparenz des Registers muß vorliegen. Dazu sind häufige Treffen geeignet.
4. Des weiteren ist die Ansprechbarkeit der einzelnen Kliniken von besonderer Bedeutung. Deshalb wurden drei Regionalzentren gebildet.
5. Die Kontinuität der Studie bzw. des Traumaregisters wird durch die Kernkliniken gewährleistet.

Die Akzeptanz des Traumaregisters ist gesteigert worden, da Ökonomie und Qualität im Jahre 2001 eine noch stärkere Bedeutung haben, als zur Gründung im Jahre 1992.

Die Zukunft des Traumaregisters besteht darin, die Lebensqualität der Verletzten zu steigern, ein entsprechendes Qualitätsmanagement zu garantieren, ökonomische Aussagen zu ermöglichen und alle Kliniken an dem Traumaregister zu beteiligen.

Diskussion

In einer Untersuchung von Lecky [5] in England konnte allein durch die Anwesenheit des First Senior Doctors eine Verbesserung der Ergebnisse ermittelt werden. Diese betrug 1989 nur 32%

und im Jahre 2000 immerhin 60%. An der sogenannten UK-TARN beteiligten sich 1989 33 Kliniken und im Jahre 2000 97 Kliniken [10]. Die Gesamtzahl der Patienten betrug 91 602. Die Odds-Ratio betrug 0,6 [5].

In der Vermont-Studie [8] konnte nachgewiesen werden, daß sich die Überlebensrate in einem Traumazentrum Level I im Vergleich zu weniger spezialisierten Kliniken verdoppeln ließ. In einer Untersuchung von Pasquale [7] in der Pennsylvania-Studie mit 88 723 Patienten konnte eine Outcome-Verbesserung durch die Patientenzahl pro Klinik eindeutig nachgewiesen werden. Auf der anderen Seite hat die Anzahl persönlich behandelter Fälle keinen Einfluß auf das Outcome in einem Level-I-Trauma-Zentrum [4]. Die Vergleichbarkeit der verschiedenen Traumadatenbanken hängt naturgemäß auch von dem ISS ab. So betrug der ISS der DGU-Studie 26,1, für eine vergleichbare Studie aus Holland 30,1 und für die MTOS-Studie 12,8. Entsprechend betrug die Letalitätsrate in den drei Studien: 17,7%, 25,7% und 9,0% [3].

Zusammenfassend führt das Traumaregister zu einer Ergebnisverbesserung, einer Steigerung der Struktur- und Prozeßqualität und zu einer entsprechenden ökonomischen Denkungsweise und ökonomischen Ergebnissen in der Zukunft für die Etablierung von Traumazentren. Grundlage an der Teilnahme ist die Freiwilligkeit, die Anonymität und die Ehrlichkeit. Ein solches Traumaregister ist Voraussetzung, um den Anforderungen des 21. Jahrhunderts gerecht zu werden, die Kosten, Kompetenz und Konsumententum beinhalten.

Literatur

1. Arbeitsgemeinschaft „Scoring" der Deutschen Gesellschaft für Unfallchirurgie (1994) Das Traumaregister der DGU. Unfallchirurg 97:230–237
2. Baker SP, O'Neill B, Haddon W, Longh WB (1974) The injury severity score: A method for describing patients with multiple injuries and evaluating emergency care. J Trauma 14:187
3. Champion HR, Copes WG, Sacco WJ et al. (1990) The Major Trauma Outcome Study: Establishing national norms for trauma care. J Trauma 30:1356
4. Margulies DR, Cryer HG, McArthur DL, Lee SS, Bongard FS, Fleming AW (2001) Patient volume per Surgeon Does Not Predict Survival in Adult Level-I-Trauma Centers. J Trauma 50:597–603
5. Lecky F, Woodford M, Yates DW (2000) Trends in trauma care in England and Wales 1989–1997. J Trauma 355:1771–1775
6. Oestern HJ (1999) Versorgung Polytraumatisierter im internationalen Vergleich. Unfallchirurg 102:80–91
7. Pasquale MD, Peitzmann AB, Bednarski J, Wasser TE (2001) Outcome Analysis of Pennsylvania Trauma Centers: Factors Predictive of Nonsurvival in Seriously Injured Patients. J Trauma: 50:465–474
8. Rogers FB, Osler TM, Shackford StR, Martin F, Healey M, Pilcher D (2001) Population-Based Study of Hospital Trauma Care in a Rural State without a Formal Trauma System. J Trauma 50:409–414
9. Ruchholz S, Arbeitsgemeinschaft „Polytrauma" der Deutschen Gesellschaft für Unfallchirurgie (2000) Das Traumaregister der DGU als Grundlage des interklinischen Qualitätsmanagements in der Schwerverletztenversorgung. Unfallchirurg 103:30–37
10. Yates DW, Woodfood M, Hollis S (1992) Preliminary analysis of the care of injured patients in 33 British hospitals: First Report of the United Kingdom major trauma outcome study. Br Med J 305:737–740

Wie bewertet der Jurist die Einführung einer neuen Behandlungsmethode (sog. Lernkurve)

K. Ulsenheimer

Maximiliansplatz 12/IV, 80333 München

The Lawyer's View of New Therapies

Summary. In the interest of our patients and advancement in medicine and with the guarantee by law of the freedom to select methods of treatment, we may and must try out new strategies even in the face of initially unknown risks, side effects, and consequences. Every innovation assumes, however, that the advantages and disadvantages, potential complications, and burden to the patient have been weighed against those of conventional methods. The risks that a pioneer takes must be justified and presented comprehensively and clearly to the patient. Otherwise the threat is posed of civil and criminal accusations of negligence in responsibility or in the obligation to fully inform patients. Patient protection and safety must always be the first priority.

Key words: Free choice of treatment - Negligence in responsibility - Medical standard - Informing patients

Zusammenfassung. Im Interesse der Patienten und des Fortschritts der Medizin und mit Billigung der Rechtsprechung, die die Methodenfreiheit garantiert, dürfen und müssen neue Verfahren trotz unbekannter Anfangsrisiken, Nebenwirkungen und Folgen erprobt werden. Jede Neuerung setzt jedoch eine gewissenhafte Abwägung der Vor- und Nachteile, Komplikationsmöglichkeiten und Belastungen gegenüber der herkömmlichen Methode voraus. Das Risiko, das der Pionier eingeht, muss vertretbar sein und dem Patienten umfassend und nachdrücklich vor Augen gestellt werden. Anderenfalls droht der zivil- und strafrechtliche Vorwurf des Übernahmeverschuldens und der Aufklärungspflichtverletzung. Denn absolute Priorität vor allen anderen Aspekten am Schutz und Sicherheit des Patienten.

Schlüsselwörter: Therapiefreiheit - Übernahmeverschulden - Medizinischer Standard - Aufklärung

I.

Der Fortschritt der Medizin lebt von der Eigenverantwortung, der ärztlichen Intuition und dem Wagemut, neue Wege zu gehen. Die stürmische Entwicklung der modernen Hochleistungsmedizin und die damit einhergehende Perfektionierung der Technik hat dies in Gestalt der minimalinvasiven Chirurgie mit ihren gänzlich neuartigen Operationsverfahren und der geradezu atemberaubenden Ausweitung des ambulanten Operierens besonders eindrucksvoll bestätigt. Wer aber alt eingeführte, anerkannte Regeln und Methoden beiseite lässt, um Neues zu erproben und das Gute durch das Bessere zu ersetzen, steht in gesteigerter Verantwortung und muss sich nicht nur fragen, ob alles, was technisch möglich erscheint, auch medizinisch sinnvoll ist, sondern auch die rechtlichen Voraussetzungen und Grenzen seines Handelns kennen. Drei Themenkreise möchte ich in diesem Zusammenhang erörtern:

(1) das Verhältnis „Methodenfreiheit", „medizinischer Standard" und „Übernahmeverschulden",
(2) die Rolle des medizinischen Sachverständigen,
(3) die besondere Aufklärungs- und Dokumentationspflicht.

II.

Jeder Arzt schuldet im Rahmen der von ihm übernommenen Aufgabe dem Patienten die sachgerechte medizinische Behandlung und Versorgung entsprechend dem *Facharztstandard*. Darunter versteht man die „gute ärztliche Übung", die „anerkannten Regeln in Diagnostik und Therapie" oder - etwas präziser - ein medizinisches Vorgehen nach der zum Behandlungszeitpunkt in der ärztlichen Praxis und Erfahrung bewährten, naturwissenschaftlich abgesicherten Methode.

1. Daraus folgt: Der ständige wissenschaftliche und technische Fortschritt führt zwangsläufig dazu, dass die fachlichen Standards nicht etwas Gegebenes, Erreichtes, Abgeschlossenes, sondern ein ständiges Werden, Sich-Anpassen und Wechseln sind. Der Standard ist also keine rein statische Größe, sondern enthält auch eine dynamische Komponente,[1] die neue Techniken wie z. B. die endoskopischen bzw. laparoskopischen Diagnose- und Therapieverfahren in sich aufnimmt, neue Forschungsergebnisse einarbeitet und dadurch den Standard ändert.
2. Wandel setzt voraus, dass der Arzt experimentieren, neue Behandlungsmethoden erproben darf, in medizinischen Fragen also einen gewissen Freiraum hat, der nicht oder jedenfalls nur begrenzt justitiabel ist.[2] Reichsgericht und Bundesgerichtshof haben deshalb die Therapiefreiheit stets als notwendiges Korrelat des medizinischen Fortschritts anerkannt und ausdrücklich betont, dass „die allgemeinen oder weitaus überwiegend anerkannten Regeln der ärztlichen Kunst grundsätzlich keine Vorzugsstellung vor den von der Wissenschaft abgelehnten Heilverfahren" genießen[3] und „eine Beschränkung der Methodenfreiheit aus Rechtsgründen" den „Stillstand der Medizin darstellen würde".[4]
   Selbstverständlich bedeutet dies keine schrankenlose Wahlfreiheit des Arztes, vielmehr muss die erforderliche Sorgfalt zum Schutz des Patienten strikt eingehalten werden. Aber die richterliche Kontrolle steckt nur die Grenzen ab, innerhalb deren die „Wahl der Behandlungsmethode primär Sache des Arztes" bleibt,[5] seine „höchstpersönliche Entscheidung" in einem „von ihm zu verantwortenden Risikobereich".[6] Diese rechtlichen Grenzen verpflichten den Arzt, unter mehreren medizinisch anerkannten Vorgehensweisen grundsätzlich diejenige zu wählen, die das geringste Risiko für den Patienten mit sich bringt.[7] Das muss nicht „stets der sicherste therapeutische Weg" sein, vielmehr „können Besonderheiten des Falles oder ernsthafte Kritik an der hergebrachten Methode ein Abweichen von der Standardmethode" geradezu fordern und das Eingehen eines höheren Risikos „in den besonderen Sachzwängen des

---

[1] Carstensen, Archiv für klinische Chirurgie, 364 (1984), 299,
[2] Weißauer, Anästhesiologie & Intensivmedizin 1995, 49
[3] RGSt 67, 12, 22; siehe auch Jung, Außenseitermethoden und strafrechtliche Haftung, ZStW 1985, S. 47 ff; Klinger, Strafrechtliche Kontrolle medizinischer Außenseiter, 1995 m.w. Schrifttums- und Rechtsprechungsnachweisen; Siebert, Strafrechtliche Grenzen ärztlicher Therapiefreiheit, 1983
[4] BGH NJW 1991, 1536; ebenso BGHSt 37, 383, 385
[5] BGH NJW 1982, 2121, 2122
[6] BGHSt 37, 385, 387
[7] OLG Düsseldorf, AHRS Nr. 2620/15

konkreten Falles oder in einer günstigeren Heilungsprognose seine sachliche Rechtfertigung finden".[8]

Im Interesse der Kranken und der Weiterentwicklung der medizinischen Wissenschaft darf der Arzt also neue Methoden erproben,[9] selbst wenn damit zumindest anfangs gewisse Risiken, Nebenwirkungen und Folgen verbunden sind, „die sich aus der besonderen Art und der Unerprobtheit" des neuen Verfahrens oder der mangelnden Erfahrung damit ergeben.[10] Voraussetzung ist jedoch die verantwortungsbewusste, gewissenhafte Abwägung der Vor- und Nachteile, Komplikationsmöglichkeiten und Belastungen gegenüber dem herkömmlichen Verfahren.[11] Jede Neuerung, jedes Abweichen vom üblichen Vorgehen, jedes Wagnis mit einem noch wenig erprobten, aber nach Meinung des Arztes allein erfolgversprechenden bzw. schonenderen oder wirksameren Eingriff stellt erhöhte Anforderungen an die ärztliche Verantwortung hinsichtlich medizinischer Indikation, Auswahl und Überwachung des Patienten. Dabei muss der Grundsatz der „Verhältnismäßigkeit zwischen Ziel und Gefahren" der neuen Technik, zwischen den Chancen des Gelingens und damit dem Erreichen eines Fortschritts einerseits und dem möglichen Misserfolg und seinen vielleicht fatalen Folgen für den Patienten andererseits stets gewahrt bleiben.[12] Das Risiko muss kalkulierbar, vertretbar sein – gerade zu Beginn der Lernkurve – dieses Grundprinzip muss auch bei Einführung einer neuen Behandlungsmethode bedingungslos eingehalten werden, damit es nicht zu einer Qualitätsminderung der ärztlichen Leistung und einer unverantwortlichen Gefährdung des Patienten kommt.

3. Deshalb verlangt das Recht noch ein zweites: Der Arzt, der Neuland betritt, dem das neue Instrumentarium bzw. die neue Technik noch ungewohnt ist und der sich deshalb mit ihrer Handhabung und ihren Funktionen erst vertraut machen muss, hat alle patientenfernen Übungsmöglichkeiten auszuschöpfen. Auch der beste Operateur muss sich bewusst sein, bei der Anwendung neuer Verfahren wieder zum Anfänger zu werden! Denn empirische Untersuchungen belegen: Die Komplikationsrate nimmt mit dem Mangel an Erfahrung zu, ist also am Anfang, bei den ersten Einsätzen der neuen Methode am höchsten und stabilisiert sich bzw. sinkt erst im Laufe der Zeit. Dies bedeutet: Wer neue Behandlungsverfahren einführt, muss von anderen lernen, an Kursen und Workshops sowie technischem Training in entsprechenden Zentren teilnehmen und alle Einzelschritte gründlich erproben, bevor er sie in eigener Verantwortung zur Diagnose oder Therapie am Patienten einsetzt. Zur optimalen Vorbereitung diese Entscheidung gehört ferner das Studium der einschlägigen Fachliteratur und der theoretischen Beschreibung des Eingriffs, ein sorgfältiger Methodenvergleich, die Beachtung der Empfehlungen wissenschaftlicher Gesellschaften, Berufsverbände oder Expertengremien, die Bereitstellung geschulten Assistenzpersonals, das mit der neuen Technik und Vorgehensweise bekannt gemacht worden ist, und schließlich eine zurückhaltende Indikationsstellung mit der Bereitschaft zum „Rückzug" auf die klassische Methode. Unabdingbar ist ferner, wenn man nicht selbst der Pionier ist oder zu den Pionieren der neuen Behandlungsmethode gehört, dass ihr erster Einsatz unter Assistenz und Anleitung eines in dieser Technik Erfahrenen erfolgt, so dass Expertenqualität gewährleistet ist.

Verstößt der Arzt gegen diese Sicherheitsvorkehrungen, erprobt er ohne ausreichendes praktisches Training, theoretisches Fachwissen, geschultes Assistenzpersonal und fachkundige Supervision die neuen Methoden und Techniken, so trifft ihn im Falle eines vermeidbaren Zwischenfalls mit tödlichen Folgen oder Gesundheitsschäden der Vorwurf des *Übernahmeverschuldens* mit möglichen zivil- und strafrechtlichen Konsequenzen. Denn objektiv pflichtwidrig und subjektiv schuldhaft handelt auch derjenige Arzt, der freiwillig eine Tätigkeit ausführt, der er mangels eigener persönlicher Fähigkeiten oder Sachkunde erkennbar nicht ge-

[8] BGH NJW 1987, 2927
[9] Weißauer, a.a.O., S. 205; RGSt 64, 263, 270
[10] Carstensen/Schreiber, Mitteilungen der Deutschen Gesellschaft für Chirurgie, 1991, Heft 5, S. 13
[11] Laufs, Arztrecht, Rdnr. 301
[12] Klinger, a.a.O., S. 85

wachsen ist.[13] Wer selbst nicht über die nötige fachliche Kompetenz verfügt, um die gewählte neue Behandlungsmethode sicher durchzuführen und das Risiko des Eingriffs im Toleranzbereich zu halten, darf diesen weder beginnen noch fortführen, wenn er seine „ordnungsgemäße Erfüllung nicht garantieren kann".[14] *Denn absolute Priorität vor allen anderen Aspekten haben Schutz und Sicherheit des Patienten.*[15] Die Einführung neuer Behandlungsmethoden ist deshalb kein Betätigungsfeld für Anfänger, Fanatiker oder Hasardeure. Der Arzt muss vielmehr wissen, was er *nicht* weiß oder *nicht* kann! In der Überschätzung der eigenen Möglichkeiten und Qualifikation, dem Mangel an Selbstkritik und eigenem Beurteilungsvermögen liegt eindeutig ein ärztliches Fehlverhalten, vor dem man nur eindringlich warnen kann.

4. Die Frage des medizinischen Standards ist zwar im Prozess eine Rechtsfrage, doch wird sie de facto mangels Fachkenntnis und Sachkompetenz der Juristen vom medizinischen Gutachter entschieden. Denn nur der Sachverständige ist aufgrund seiner wissenschaftlichen Qualifikation und seiner praktischen Erfahrung in der Lage darzulegen, inwieweit eine bestimmte Behandlungsmethode als wissenschaftlich anerkannt, überholt, wirksam, nicht genügend erprobt oder zu gefährlich qualifiziert werden muss. Der Richter bleibt zwar verpflichtet, das Gutachten selbständig und kritisch auf seine Überzeugungskraft zu prüfen, doch läuft dies praktisch auf eine bloße Plausibilitätskontrolle hinaus. „Die Folge ist, dass der Richter die Verantwortung für Entscheidungen trägt, die in Wirklichkeit ein anderer, nämlich der Sachverständige, produziert hat".[16]
Diese Übermacht legt dem Gutachter eine besonders hohe Verantwortung für die sachliche Richtigkeit seiner Ausführungen auf. Gibt es also z. B. mehrere medizinisch anerkannte Lehrmeinungen, muss der Sachverständige das ganze Meinungsspektrum deutlich machen und darf den „Schulenstreit" nicht durch einseitige Parteinahme zu Gunsten der einen und zu Lasten der anderen Richtung entscheiden. Zu neuen Behandlungsmethoden muss der Gutachter, auch wenn er persönlich die traditionelle Verfahrenstechnik bevorzugt, unvoreingenommen und objektiv die Argumente pro und contra anführen und vor allem über eigene praktische Erfahrungen verfügen. Es ist ein Unding, aber leider Realität, dass Sachverständige z. B. über die laparoskopische Durchführung bestimmter Eingriffe vor Gericht sprechen, ohne diese selbst je vorgenommen zu haben, sie also im wesentlichen nur in der Theorie, aus Beschreibungen durch andere kennen.

5. Je neuartiger und weniger erprobt ein Verfahren ist, „desto umsichtiger und behutsamer" muss der Arzt aber nicht nur zu Werke gehen, sondern „desto eindringlicher und umfassender hat er den Patienten auch aufzuklären".[17]
Der Arzt muss daher, wenn er die neue Behandlungsmethode bevorzugt oder ein erst wenig erprobtes Therapieverfahren anwenden will, auf die hergebrachte, viel tausendfach praktizierte Standardmethode mit ihren Vor- und Nachteilen hinweisen und den Erprobungscharakter der neuen Technik sowie die Tatsache, dass diese in der medizinischen Wissenschaft noch nicht allgemein anerkannt ist, ausführlich dartun. Er muss ferner klarstellen, dass der Eintritt eines unbekannten Risikos nicht ausschließbar und keine abschließende Beurteilung der neuen Operationstechnik möglich ist. Auch über die stets einzukalkulierende Notwendigkeit eines Umstiegs zur offenen Operation ist der Patient zu unterrichten. Denn zur Aufklärungspflicht gehört die Unterrichtung über alternativ zur Verfügung stehender Behandlungsmöglichkeiten, wenn diese für den Patienten wesentliche, jeweils unterschiedliche Belastungen, Risiken, Vor- und Nachteile mit sich bringen.
Nicht aufklärungsbedürftig ist dagegen der Umstand, dass dieselbe Behandlung anderswo mit besseren apparativen und personellen Mitteln, z. B. von einem in der neuen Behandlungs-

[13] siehe dazu Ulsenheimer, Arztstrafrecht in der Praxis, 2. Aufl. 1998, Rdnr. 23
[14] Deutsch, Arztrecht 1983, S. 69
[15] BGH NJW 1984, 657
[16] Dippel, Die Stellung des Sachverständigen im Strafprozeß, 1986, S. 205
[17] Jung, a.a. O., S. 24; OLG Köln, VersR 1992, 32; OLG Celle, VersR 1992, 794

technik bereits erfahreneren Arzt durchgeführt wird.[18] Denn solange der Patient eine Therapie erhält, die dem zu fordernden medizinischen Standard entspricht, ist er über die unterschiedliche Ausstattung der einzelnen Krankenhäuser, den unterschiedlichen Erfahrungs- und Wissensstand der Ärzte sowie über die neuesten medizinisch-wissenschaftlichen Erkenntnisse bzw. Behandlungsmethoden nicht zu informieren.
Sind diese allerdings aus der Erprobungsphase herausgetreten und eine wirkliche Alternative zur traditionellen Methode geworden, muss der Arzt dem Patienten diese Möglichkeit darlegen, wenn sie für den Patienten bedeutsame, jeweils unterschiedliche Belastungen, Risiken und Erfolgschancen mit sich bringen.[19] Dazu gehört auch, wenn der Operateur die neue Technik nicht selbst beherrscht, auf andere Kliniken zu verweisen, in der Ärzte mit entsprechender Erfahrung und Qualifikation in der Anwendung der neuen Behandlungsmethode zur Verfügung stehen.[20]

6. Aus dem Behandlungsvertrag und dem Standesrecht (§ 10 MBO) folgt, die Pflicht des Arztes zu einer ordnungsgemäßen Dokumentation, an deren Inhalt und Umfang die Judikatur hohe Anforderungen stellt. Dies gilt auch und gerade bei der Anwendung neuer Diagnose- und Therapiemethoden. Hier sollten – nicht zuletzt im wissenschaftlichen Interesse[21] – die Verfahrenstechnik, das jeweilige medizinische Ergebnis und eventuell eingetretene Komplikationen besonders sorgfältig, exakt und umfassend beschrieben werden. Denn die ordnungsgemäße Dokumentation ist nicht nur Rechts- und Berufspflicht der Arztes[22] und nicht allein oder primär ein Mittel zur „Absicherung vor juristischen Nachteilen", sondern dient auch und gerade der „Kommunikation und Qualitätssicherung in der Medizin"[23] und damit in erster Linie therapeutischen Belangen.

III.

Den Arzt, der Neues erprobt, das in Praxis und Literatur eingeführte Verfahren verlässt, treffen gesteigerte Sorgfaltspflichten.[24] Denn „die Sorge um die Gesundheit und das Leben des Patienten, der die bestmögliche ärztliche Betreuung erwartet", wiegt nach der Rechtsprechung „stets schwerer" als jeder andere Gesichtspunkt.[25] Auch wenn die neue Behandlungsmethode im Einzelfall viele großartige Möglichkeiten eröffnet und manche Vorteile gegenüber der konventionellen Verfahrenstechnik bietet, „gibt es weder hier noch sonst einen technologischen Imperativ". Notwendig ist vielmehr „kritische Besonnenheit", damit aus Wagemut nicht Verwegenheit, aus wissenschaftlichem Impetus und Forscherdrang nicht durch mangelndes Risikobewusstsein und Leichtfertigkeit eine „selbst fabrizierte Fortschrittsfalle"[26] wird.

---

[18] BGH NJW 1988, 766; OLG Saarbrücken, VersR 1992, 32
[19] BGH AHRS Nr. 5000/19; OLG Frankfurt, AHRS Nr. 5000/6
[20] BGH MedR 1992, 214 ff
[21] Weißauer, Informationen des Berufsverbandes der Deutschen Chirurgen, 1990, S. 162; Mahnegold, Deutsches Ärzteblatt 1991, S. 11
[22] vgl. § 11 Abs. 1 Satz 1 BÄO
[23] Mehrhoff, NJW 1990, 1525
[24] Laufs, JZ 1992, 105
[25] BGH NJW 1984, 657
[26] Schreiber/Ungeheuer, Deutsches Ärzteblatt 1993, C-30

Der rechtliche Schutz des Arbeitsverhältnisses

M. Andreas

Schinnrainstraße 15, 76227 Karlsruhe

The Legitimate Defence of Employment

Summary. The law to provide protection against unwarranted dismissal has three provisions for a termination of an employment: Personality related reasons, behavioural reasons, serious business requirements. The notice by reason of modification of the employment ranks in priority above the notice of termination of the employment. To counter an ineffective notice of termination or a time limitation a suit must be filed with the labour court within three weeks. In the case of a notice by reason of modification of the employment it is recommendable to submit a declaration of reservation.

Key words: Reason of notice of termination – Period for filing a suit – Notice by reason of modification of the employment – Declaration of reservation

Zusammenfassung. Das Kündigungsschutzgesetz kennt 3 Kündigungsmöglichkeiten: personenbedingte Gründe, verhaltensbedingte Gründe, dringende betriebliche Erfordernisse. Die Änderungskündigung hat Vorrang vor einer Beendigungskündigung. Gegen eine unwirksame Kündigung oder Befristung muß innerhalb von 3 Wochen Klage beim Arbeitsgericht erhoben werden. Bei einer Änderungskündigung empfiehlt sich außerdem die Abgabe der sog. Vorbehaltserklärung

Schlüsselwörter: Kündigungsgründe – Klagefrist – Änderungskündigung – Vorbehaltserklärung

Allgemeine Themen

Das MRSA-Problem

Das MRSA-Problem: Hygiene – Riten

F. Daschner

Institut für Umweltmedizin und Krankenhaushygiene, Hugstetter Straße 55, 79106 Freiburg

The MRSA Problem: Hygiene Rituals

Summary. Measures employed to control MRSA infections are frequently not proven scientifically and therefore constitute mere rituals. The German-speaking Working Group for Hospital Infection Control recommends that surgery on MRSA patients be performed in one surgical unit only at the very end of the operation program, even if this means postponing surgery to the evening or night hours. From a hygiene point of view this is unnecessary. Data presented here describe the most common modes and routes of S. aureus transmission during surgery. Other rituals during preoperative preparation, washing and disinfecting the hands or procedure after so called septic interventions, visiting the lavatory etc. are described.

Key words: MRSA – Unnecessary hygiene procedures

Zusammenfassung. Bei der Bekämpfung von MRSA-Infektionen werden manchmal Maßnahmen durchgeführt, die wissenschaftlich nicht belegt sind und somit als Riten bezeichnet werden können. So wird beispielsweise vom Deutschsprachigen Arbeitskreis für Krankenhaushygiene empfohlen, MRSA-Patienten in einer Operationsabteilung ganz am Schluss aller OP-Programme zu operieren, auch wenn dadurch die Operation auf die Abend- oder in die Nachtstunden verschoben werden muss. Dies ist hygienisch unnötig. Es werden Daten vorgestellt, wie bei operativen Eingriffen S. aureus tatsächlich übertragen wird. Weitere Riten bei der präoperativen Vorbereitung, beim Händewaschen, bei der Händedesinfektion, beim Vorgehen nach sogenannten septischen Eingriffen, beim Toilettenbesuch, etc. werden vorgestellt.

Schlüsselwörter: MRSA – Unnötige Hygienemaßnahmen

Einleitung

Methicillin-resistente Staphylococcus aureus (MRSA) wurden erstmals in den 60er Jahren isoliert und haben sich seitdem weltweit verbreitet. In Europa gibt es ein ausgesprochenes Nord-Süd-Gefälle. In Norwegen, Schweden, Dänemark und den Niederlanden liegt die MRSA-Rate unter 1%, in Italien liegt sie bei 26%, in Frankreich, Belgien, Portugal, Spanien und Griechenland über 30%. Deutschland nimmt im Moment einen Mittelplatz mit 15,2% ein, in den letzten Jahren steigt die MRSA-Häufigkeit jedoch kontinuierlich an. Das Nationale Referenzzentrum für Krankenhaushygiene (Prof. Rüden, Berlin, und Prof. Daschner, Freiburg) erhebt in Zusammenarbeit mit dem Robert Koch-Institut im Rahmen des Krankenhaus-Infektions-Surveillance-Systems (KISS) auf deutschen Intensivstationen auch Daten zur MRSA-Häufigkeit. Im Juni 2000 betrug auf 139 Intensivstationen die MRSA-Häufigkeit bei allen Krankenhausinfektionen 14,5%, bei Pneumonie 14,5%, bei Sepsis 23,0% und bei Harnweginfektionen 29,3%. Diese Ergebnisse sind alarmierend und erfordern dringend gemeinsame Anstrengungen von Ärzten, Pflegepersonal, Hygienikern, Mikrobiologen und dem öffentlichen Gesundheitsdienst, aber auch der Verwaltung, um dieses zunehmende Infektionsproblem zu beherrschen. Die Verwaltung muß genügend Räume und Personal zur Verfügung stellen, denn die Pflege von MRSA-Patienten ist raum- und personalintensiv. Die ärztliche und pflegerische Leitung müssen einsehen, daß es häufig notwendig ist, Mehrbettzimmer zu Einzelzimmern umzufunktionieren, um MRSA-Patienten isolieren zu können. Erfahrungsgemäß bereitet dies in der täglichen Praxis unter dem Druck der möglichst hundertprozentigen Auslastung der Betten die größten Probleme. Im folgenden werden die wichtigsten unnötigen Hygienemaßnahmen bei chirurgischen Patienten mit MRSA zusammengefasst.

Der deutsche Empfehlungswirrwarr

Nach wie vor gibt es keine einheitliche Meinung, welche Maßnahmen zur Verhinderung der Ausbreitung von MRSA nötig oder sinnvoll sind. Die Wirksamkeit einzelner Maßnahmen zur Verhinderung der Ausbreitung von MRSA kann in kontrollierten Studien aber auch nur bedingt evaluiert werden. Der Großteil der existierenden Empfehlungen zur Kontrolle von MRSA beruht auf Meinungen von Experten und nicht auf guten kontrollierten Studien. Daher existieren auch in Deutschland unterschiedliche Empfehlungen, die sich jedoch in ihrer Qualität und Aussagekraft deutlich unterscheiden. Empfehlenswert ist eine Übersichtsarbeit von J. Fitzner et al. über Hygienemaßnahmen bei Patienten mit Methicillin-resistenten Staphylococcus aureus [1], mit Priorität zu beachten sind die Empfehlungen der Kommission für Krankenhaushygiene und Infektionsprävention am Robert Koch-Institut [2]. Diese Empfehlungen sind Evidenz-basiert und auf der Basis des wissenschaftlichen Erkenntnismaterials kategorisiert, also z.B. Kategorie IA nachdrückliche empfohlene Maßnahmen, die sich auf gut geplante experimentelle, klinische oder epidemiologische Studien stützen, Kategorie-II-Maßnahmen, die sich lediglich auf hinweisende experimentelle klinische oder epidemiologische Studien oder auf nationale theoretische Überlegungen stützen können, usw. Allerdings sind die Richtlinien des Robert Koch-Instituts im rechtlichen Sinn keine Richtlinien, die strafbewährt sind und die man somit befolgen muss, sondern Expertenempfehlungen, denen man folgen sollte, aber nicht notwendigerweise muss. Das neue Infektionsschutzgesetz enthält ebenfalls keine verbindlichen Vorschriften zur MRSA-Bekämpfung.

Die kürzlich von der Arbeitsgemeinschaft der Wissenschaftlich-Medizinischen Fachgesellschaften publizierten „Leitlinien" des Deutschsprachigen Arbeitskreises für Krankenhaushygiene zu Maßnahmen beim Auftreten multiresistenter Erreger sind weder Evidenz-basiert noch kategorisiert und durch keine einzige wissenschaftliche Literaturstelle gestützt. Die Zeit, da selbsternannte Experten bei so wichtigen und lebensbedrohlichen Infektionsproblemen wie MRSA für den Kliniker Empfehlungen ohne wissenschaftliche Datenbasis formulieren, sollte im Zeitalter der Evidenz-basierten Medizin vorbei sein.

Unnötige Hygienemaßnahmen – Riten

Die vom Deutschsprachigen Arbeitskreis für Krankenhaushygiene empfohlenen wissenschaftlich unbewiesenen Maßnahmen sind in den Tabellen 1 und 2 zusammengefasst. Ein täglicher Wechsel von Bettwäsche, Bekleidung und Utensilien zur Körperpflege ist nicht notwendig, ebenso wenig wie eine tägliche Scheuer-/Wischdesinfektion aller (!) Oberflächen eines Zimmers, lediglich eine Scheuer-/Wischdesinfektion der begehbaren Flächen und der patientennahen Flächen,

Tabelle 1. MRSA-„Riten" [1]. Wissenschaftlich unbewiesene Empfehlungen (AWMF Deutschsprachiger Arbeitskreis für Krankenhaushygiene)

- Täglicher Wechsel von Bettwäsche, Bekleidung und Utensilien zur Körperpflege.
- Mindestens tägliche Scheuer-Wisch-Desinfektion der Kontakt- und Oberflächen des Zimmers.
- Die Utensilien für die Wischdesinfektion sind zimmergebunden.
- Bei Entlassen Waschen der Gardinen.
- Der Patient darf das Zimmer grundsätzlich nicht verlassen. Spaziergänge innerhalb des Krankenhausgebäudes sind nicht zulässig.

Tabelle 2. MRSA-„Riten" [2]. Wissenschaftlich unbewiesene Empfehlungen (AWMF Deutschsprachiger Arbeitskreis für Krankenhaushygiene)

- Die Operation ist am Ende des kompletten OP-Programms anzusetzen. Alle anderen OP im entsprechenden OP-Bereich müssen beendet sein. Diese Anweisung ist auch dann zu befolgen, wenn die OP des MRSA-Patienten dadurch erst in den Abend- oder Nachtstunden erfolgen kann.
- Ein MRSA-Patient darf nicht in den Aufwachraum.
- Operationen an MRSA-Patienten sind vorrangig in einem Saal im Randbereich der OP-Abteilung durchzuführen. Vor der OP sind alle beweglichen und entbehrlichen Gegenstände aus dem Saal zu entfernen. Der OP-Saal ist während der OP bis zum Abschluß der Desinfektionsmaßnahmen streng zu isolieren. Alle Gegenstände und Materialien sind im OP-Saal sicher und umfassend zu desinfizieren bzw. sicher verpackt zu entsorgen (was ist mit dem Chirurgen?).

die häufig mit den Händen berührt werden, ist notwendig. Das Waschen der Gardinen bei Entlassung der Patienten ist überflüssig. Die Empfehlung, der Patient dürfte das Zimmer grundsätzlich nicht verlassen und Spaziergänge innerhalb des Krankenhausgebäudes seien nicht zulässig, ist in dieser Ausschließlichkeit weder hygienisch notwendig, noch psychosozial verantwortbar. Gehfähige Patienten können das Zimmer verlassen und innerhalb und außerhalb des Gebäudes spazieren gehen, vor Verlassen des Zimmers müssen sie aber die Hände sorgfältig desinfizieren, Händeschütteln vermeiden und bei nasopharyngealer Besiedelung einen Mundschutz tragen. Patienten mit Drainagen, stark eiternden, großflächigen Wunden, oder mit Blasenkathetern und Urindrainagebeuteln sollten allerdings das Zimmer nicht verlassen. Unverständlich ist die Empfehlung, daß die Operation eines MRSA-Patienten erst am Ende des kompletten OP-Programms, möglichst in einem Saal im Randbereich der OP-Abteilung und erst wenn alle anderen Operationen im entsprechenden Operationsbereich beendet sind, durchgeführt werden darf, auch wenn dies dazu führt, daß die OP eines MRSA-Patienten dadurch erst in den Abend- oder Nachtstunden erfolgen kann. Der OP-Saal sei während der OP bis zum Abschluss der Desinfektionsmaßnahmen streng zu isolieren. Diese Empfehlung geht offensichtlich von der Vorstellung aus, dass bei Operationen eines MRSA-Patienten das Umfeld im Operationssaal kontaminiert wird. Diese Vorstellung ist falsch und wissenschaftlich mehrfach widerlegt. Bereits 1962 wiesen Thom et al. nach, dass vor und während sogenannten septischen Eingriffen sowohl Gesamtkeimzahl wie auch die Zahl von Staphylococcus aureus in der Luft identisch ist (s. Tabelle 3).

Lediglich bei der Entfernung von Verbänden in einer Sterilkammer konnten bei 13 von 26 Staphylokokken-Läsionen die gleichen Keime auch in der Luft nachgewiesen werden [3]. 1979 konnten Bengtsson et al. bei insgesamt 2983 Eingriffen nachweisen, dass die postoperative S. aureus-Wundinfektionsrate unabhängig von der Gesamtkeimzahl und der Anzahl von S. aureus in der Luft ist [4].

Ein MRSA-Patient hat ebenso wie ein nicht infizierter Patient Anspruch auf ein ausgeruhtes Operationsteam, welches den Operationsort und die Operationszeit ausschließlich nach seinen Bedürfnissen und denen des Patienten festlegt. Selbstverständlich darf ein MRSA-Patient auch in den Aufwachraum, spezielle Desinfektionsmaßnahmen, spezielle Einwirkungszeiten oder spezielle Desinfektionsmittelkonzentrationen sind nach OP eines MRSA-Patienten nicht erforderlich.

Tabelle 3. Luftkontamination vor und während septischen Eingriffen (S. aureus, n = 27, Panaritium, Abszeß, Furunkel)

	Vor OP	Während OP
Luftproben (cu.ft)	757	824
Keimzahl pro cu.ft	13,6	8,8
S. aureus pro cu.ft	0,03	0,018
S. aureus/Gesamtkeimzahl	1/446	1/486

B. T. Thom et al., J Clin Pathology 15 (1962), 559

Tabelle 4. MRSA-Merksätze

- MRSA ist nicht ansteckender als MMSA.
- Die MRSA-Übertragung findet in der Regel auf Station und nicht im OP statt.
- Eine aerogene Übertragung von MRSA ist selten (z.B. Bettenmachen bei perinealer Besiedlung).
- Die Übertragung von MRSA findet fast ausschließlich über die Hände statt.
- Besonders infektiös: eiternde Wunden, Dekubitus, ekzematöse Haut, Staphylokokken-Pneumonie mit Abszessen, tracheale Besiedlung bei beatmeten Patienten.

Tabelle 5. Hospital Infection Working Party (UK, January 2001). Behaviours and Rituals in the Operating Theatre

Theatre Rituals

- The current practice of devesting patients of all their clothes may be unnecessary.
- There is no evidence to suggest that the patients hair is the cause of an increase in infection.
- There is no reason to continue the practice of removing the patients' rings or other jewelry unless they are in the operative field. Only the area to be incised needs to be shaved, it should be done in the anaesthetic room immediately pre-operatively. Shaving brushes should not be used.

Rituals at the Operating Table

- There is no evidence that more than a 2 minute wash using aqueous disinfectants is required.
- There was no evidence, that transparent plastic adhesive incise drapes reduce the incidence of post-operative wound infection.
- Antiseptic impregnation of these drapes do not appear to reduce the incidence of infection.
- There is no benefit from the use of adhesive or other wound edge guards (plastic ring protector).
- There is no need for non-scrub staff members of the operating team to wear disposable head gear, however common sense dictate that hair should be kept clean and out of the way.
- Hats must be worn in laminar flow theatre during prosthetic implantant operations.

Zu dieser Thematik möchte ich noch die Stimme eines prominenten Chirurgen aus Deutschland zitieren.

Prof. Dr. J. R. Siewert, München: „Es besteht aus meiner Sicht von der Sache her keine Notwendigkeit, Operationen bei MRSA-Patienten als jeweils letzten Eingriff in die Abend- und Nachtstunden zu verschieben und postoperativ die Übernahme von MRSA-Patienten, z.B. auf eine Intensivstation, zu blockieren."

In Tabelle 4 sind einige wichtige MRSA-Merksätze zusammengefasst.

Die *Hospital Infection Society* in England hat kürzlich eine Arbeitsgruppe zusammengestellt, die sich ausschließlich mit Ritualen in Operationsabteilungen beschäftigt hat. Die *Working Party* hat für die Rituale folgende Definition gewählt:

"Rituals are described as any action performed according to custom, without understanding the reasons why it has been practiced."

Die Tabellen 5 und 6 sind die von der Hospital Infection Society als Rituale bezeichneten Hygienemaßnahmen ohne weiteren Kommentar meinerseits zusammengestellt.

Detaillierte Infos unter: http://www.his.org.uk/

Tabelle 6. Hospital Infection Working Party (UK, January 2001). Behaviours and Rituals in the Operating Theatre

Rituals Perpetuated by Theatre Staff

- It is recommended that necklaces, earrings and rings with stones be removed but wedding rings may continue to be worn by scrub and non-scrub staff.
- False fingernails should not be worn by scrub staff in the operating theatre.
- There is insufficient evidence to support the wearing of cover growns over surgical attire to prevent infection when theatre staff leave the theatre area temporarily. However, it is recommended that local policy reflects aesthetic and discipline requirements.
- Special footwear should be worn in the operating department and regularly cleaned. The practice of wearing plastic overshoes should cease.

Department Rituals

- There is no evidence to support the practice of visitors wearing overgrowns and overshoes unless the visitor is to enter the operating theatre itself when they should change into theatre suits.
- Red lines may assist with discipline but have no effect in preventing infection and are therefore irrelevant in modern operating departments.

Departmental Rituals

- Moving a patient on their bed to the operating theatre may increase the bacterial floor count but this is of little significance in increasing wound infections rates.
- Floors of operating theatres should be cleaned at the end of each session. Disinfectants are not required, apart from their use in the removal of body fluids spillage.
- Wall washing is recommended twice a year.

Literatur

1. Fitzner J et al. (2000) Hygienemaßnahmen bei Patienten mit Methicillin-resistenten Staphylococcus aureus (MRSA). Deutsche Medizinische Wochenschrift 125:368–371
2. Mitteilung der Kommission für Krankenhaushygiene und Infektions-Prävention am RKI (1999) Empfehlungen zur Prävention und Kontrolle von Methicillin-resistenten Staphylococcus aureus-Stämmen (MRSA) in Krankenhäusern und anderen medizinischen Einrichtungen. Bundesgesundheitsblatt 42:954–958
3. Thom BT, White RG (1962) The dispersal of organisms from minor septic lesions. J Clin Path 15:559–562
4. Bengtsson ST et al. (1979) Wound infections of the surgery in a modern operating suite: Clinical, bacteriological and epidemiological findings. J Hyg Camb 83:41–49

MRSA – Der Keim

W. Witte

Robert Koch-Institut, Bereich Wernigerode, Burgstraße 37, 38855 Wernigerode

MRSA: The Germ

Summary. Methicillin resistant *Staphylococcus aureus* (MRSA) are resistant to all β-lactams, and in more than 90% to ciprofloxacin and in 50–60% also to other groups of antibiotics, glycopeotides, quinupristin and linezolid excluded. A special problem is posed by glycopeptide intermediate susceptible *S. aureus* (GISA) which are until now rate in Germany, By molecular typing epidemic MRSSA can be identified which have a pronounced caoacity for intra- and interhospital pread. MRSA are not more but also not less virulent than sensitive *S. aureus*.

Key words: MRSA – Multiresistance – Epidemic spread

Zusammenfassung. Methicillin resistente *Staphylococcus aureus* sind resistent gegen alle β-Laktamantibiotika, in mehr als 90% auch gegen Ciprofloxacin und in 50–60% auch gegen andere Antibiotika mit Ausnahme der Glykopeptide, von Quinupristin/Dalfopristin und von Linezolid. Glycopeptid-intermediär empfindliche *S. aureus* (ISA) sind bisher in Deutschland selten. Durch molekulare Typisierung können epidemische MRSA identifiziert werden, die eine ausgesprochene Fähigkeit zur Ausbreitung in Krankenhäusern und zwischen Krankenhäusern besitzen. MRSA sind nicht mehr aber auch nicht weniger virulent als empfindliche *S. aureus*.

Schlüsselwörter: MRSA – Mehrfachresistenz – Epidemische Ausbreitung

Staphylococcus aureus besiedelt bei etwa 30% der gesunden, nicht hospitalisierten Bevölkerung vor allem das Vestibulum nasi. Bei Vorliegen bestimmter Dispositionen wie z.B. Operationswunden, verminderte zelluläre Immunität kann *S. aureus* vom Krankheitsbild her sehr verschiedene Infektionen verursachen; er ist immer noch der häufigste Erreger bakterieller Wundinfektionen sowie auch der Sepsis.

Staphylococcus aureus-Stämme aus der natürlichen Besiedlung sowie aus sporadischen Infektionen sind zu etwa 60% nur gegen 1 Antibiotikum resistent (vorrangig gegen Benzylpenicillin), Mehrfachresistenz ist selten. Hingegen überwiegt bei epidemisch-virulenten Stämmen, die im Zusammenhang mit Ausbrüchen nosokomialer Infektionen isoliert werden, die Mehrfachresistenz (Abb. 1).

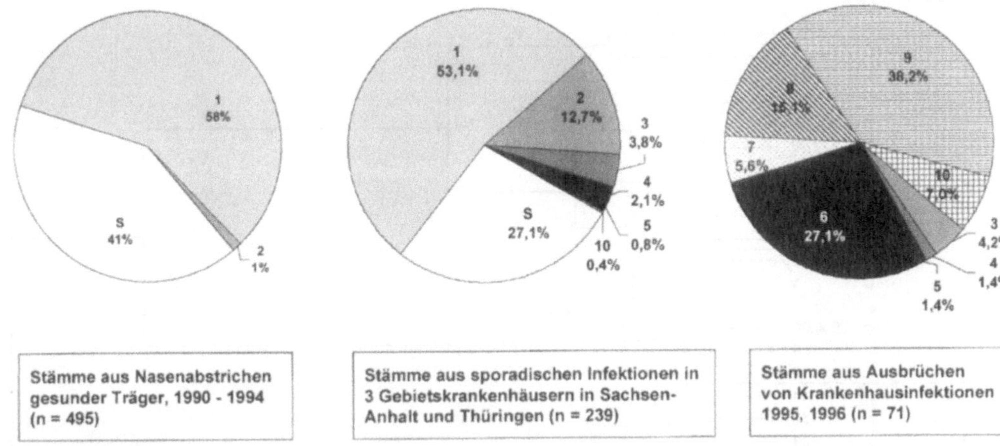

Abb. 1. Verteilung der Mono- und Mehrfachresistenzen gegenüber verschiedenen Antibiotika bei *S. aureus*-Stämmem unterschiedlicher Herkunft. *S* = empfindlich, *1 - 10* = Resistenzen gegen bis zu 10 verschiedene antibakterielle Chemotherapeutika

MRSA und Multiresistenz bei Staphylococcus aureus:
MRSA steht für methicillinresistente *Staphylococcus aureus*, in der Laboratoriumspraxis ist Oxacillin Testsubstanz, daher ist ORSA ein Synonym. Die Methicillinresistenz bei MRSA beruht auf dem Vorhandensein des zusätzlichen Penicillinbindeproteins BPP2a, das vom *mecA*-Gen kodiert wird. Dieser Resistenzmechanismus verleiht Resistenz gegen alle *β*-Laktamantibiotika (Oxacillin ist Testsubstanz, auf die das Testverfahren eingestellt ist).

MRSA sind zumeist mehrfachresistent gegen andere Substanzklassen antibakterieller Chemotherapeutika. Dabei vermittelt die durch das zweiköpfige Enzym Aminoglykosid-Phosphotransferase (APH2")-Acetyltransferase (AAC6') potentiell Resistenz gegen alle Aminoglykoside (Testsubstanz ist Gentamicin). Resistenz gegen Makrolide-Linkosamidine und Streptogramin B-Antibiotika wird durch *erm*-Gene (A, B, C) kodiert, bei konstitutiver Ausprägung besteht Resistenz gegen alle drei Antibiotikaklassen. Wenn MRSA zusätzlich eine Determinante für Resistenz gegen Streptogramin A-Antibiotika erwerben (*vat*-Gene für Acetyltransferasen) werden sie resistent gegen Quinupristin/Dalfopristin.

Fast alle MRSA sind auch resistent gegen Chinolone der Gruppe II (Ciprofloxacin oder Ofloxacin als Testsubstanzen) aufgrund einer Aminosäureaustauschmutation im Topoisomerase IV-Gen (*grl*). Ein Teil dieser Stämme ist noch empfindlich gegen Chinolone der Gruppe IV, kann aber hier durch eine zusätzliche Mutation Resistenz erwerben (Abb. 2).

Bestimmte MRSA-Stämme sind bereits rifampicinresistent aufgrund einer schnell auftretenden Mutation in der *β*-Untereinheit der m-RNA-Polymerase. Rifampicin sollte daher immer nur als Kombination (z.B. mit Fusidinsäure-Natrium, Trimethoprim/Sulfonamid oder Vancomycin) gegeben werden. Seit der ersten Beschreibung des Auftretens von MRSA mit verminderter Empfindlichkeit gegen Glykopeptidantibiotika (GISA) in Japan 1997 gibt es zunehmend darüber weltweite Berichte. Die verminderte Empfindlichkeit beruht auf der Synthese einer viel dickeren Zellwand mit nicht vollständig verknüpften Seitenketten – dadurch kommt es zu einem Trapping-Effekt für Glykopeptide. In Deutschland sind GISA bisher noch sehr selten.

Molekulare Populationsbiologie von S. aureus und MRSA:
Mit Hilfe von Methoden der molekularen Typisierung (routinemäßig eingesetzt Makrorestriktionsmuster, für ausgewählte Forschungsarbeiten Multilocus-Sequenz-Typisierung, MLST) lassen sich innerhalb der Species *S. aureus* einzelne Stämme unterscheiden und Verwandtschaftsbeziehungen zwischen den Stämmen feststellen. So lassen sich die meisten *S. aureus*-Stämme

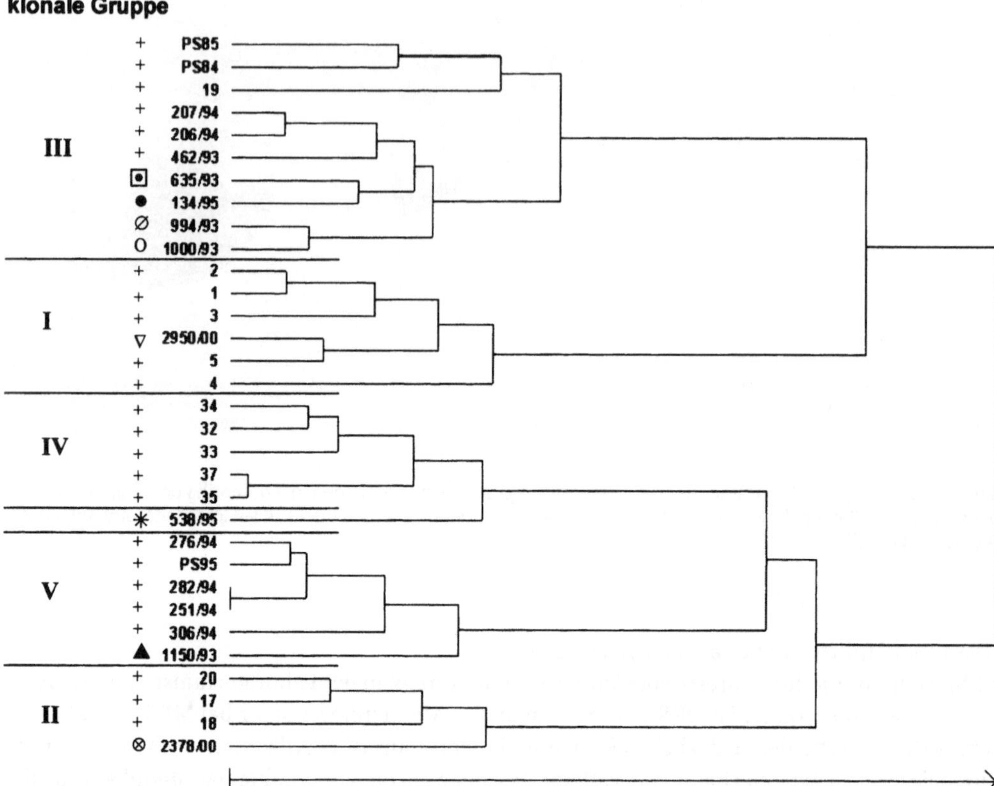

Abb. 2. Ähnlichkeitsanalyse aufgrund der genomischen Typisierung von methicillinempfindlichen *S. aureus* (+) als Referenzstämme für die häufigsten klonalen Gruppen der Species *S. aureus* und von epidemischen MRSA. ⊗ = Barnim MRSA, ▲ = Berliner Epidemiestamm, ○ = Hannoverscher Epidemiestamm, ● = Norddeutscher Epidemiestamm, ∅ = Südostdeutscher Epidemiestamm, ✳ = Süddeutscher Epidemiestamm, ⊡ = Wiener Epidemiestamm, ▽ = MRSA der Lysogruppe I

fünf verschiedenen Verwandtschaftsgruppen zuordnen, die man vom Evolutionsaspekt her auch als klonale Gruppen bezeichnet. Diese Gruppen sind offenbar am erfolgreichsten in der Besiedlung und Ausbreitung (Abb. 1). Die seit Mitte der 1960er Jahre zuerst in Europa aufgetretenen MRSA gehören zur klonalen Gruppe III, später erwarben auch Stämme anderer klonaler Gruppen das *mecA*-Gen. Bisher erfolgen Auftreten und Verbreitung von MRSA vor allem im Zusammenhang mit dem Krankenhausaufenthalt von Patienten. Die Besiedlung des Menschen mit *S. aureus* ist nahezu immer monoklonal, d. h. nur ein Stamm besetzt das zu besiedelnde Epitop. Ein „Neuankommling" muß also erst den bisherigen Besiedler verdrängen. *S. aureus*-Stämme aus der natürlichen Besiedlung sind zumeist nur resistent gegen Benzylpenicillin. Unter der antibakteriellen Chemotherapie, z. B. mit Cephalosporinen oder Chinolonen, werden sie auch als Besiedler eliminiert, MRSA können ihren Platz einnehmen.

Aufgrund der Zugehörigkeit zu ökologisch erfolgreichen klonalen Gruppen von *S. aureus* besitzen bestimmte MRSA-Stämme eine ausgesprochene epidemische Virulenz mit weiter Verbreitung in Krankenhäusern und zwischen Krankenhäusern. In Deutschland sind sieben derartige Epidemiestämme bekannt, die wir nach der geographischen Region ihres ersten Auftretens benannt haben (Abb. 3). Die Verbreitung von MRSA-Epidemiestämmen ist wesentliche Ursache für den Anstieg der Prävalenz von MRSA in Deutschland (entsprechend den überregionalen Studien der Paul Ehrlich Gesellschaft für Chemotherapie 1990: 1,7%, 1995: 8,4%, 1998: 15,3%).

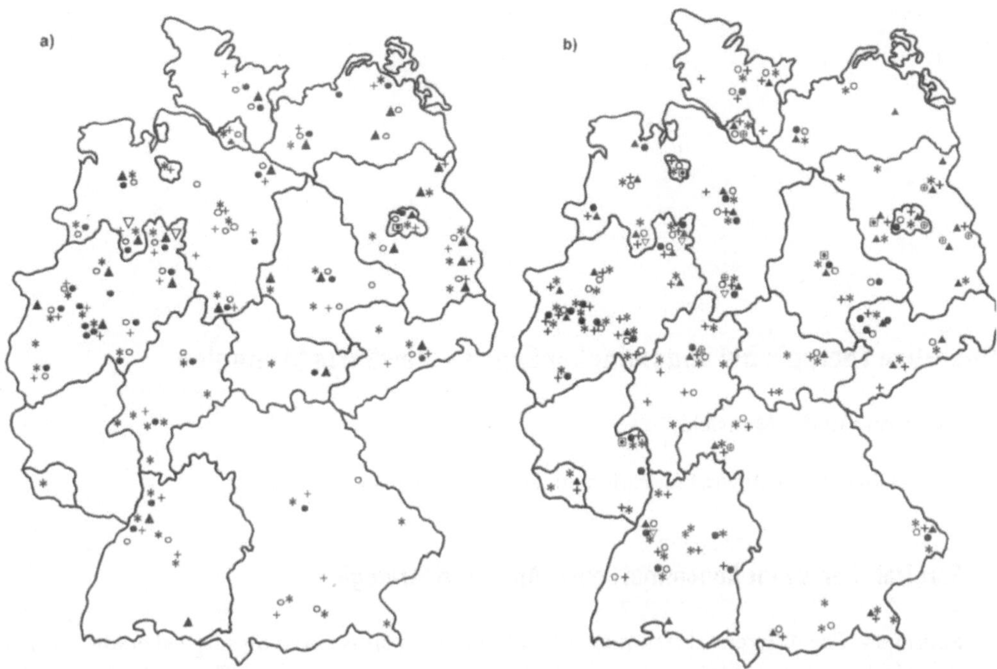

Abb. 3a, b. Überregionale Verbreitung von MRSA-Epidemiestämmen in Deutschland in den Jahren 1997 (**a**) und 1998 (**b**). ▲ = Berliner Epidemiestamm, ● = Norddeutscher Epidemiestamm, ○ = Hannoverscher Epidemiestamm, ✳ = Süddeutscher Epidemiestamm, ⊕ = Barnimer Epidemiestamm, ▽ = MRSA der Lysogruppe I, + = andere, bisher nicht zuordenbare klonale Gruppe

Pathogenität von MRSA:

Die Auffassung, daß MRSA weniger virulent sind als *S. aureus* im allgemeinen trifft nicht zu. Sie besitzen die gleiche pathogenetische „Grundausstattung" im Hinblick auf Zellwand aufgelagerte Proteine für die Bindung an Matrixproteine der Wirtsgewebe und die gleiche Fähigkeit zur Bildung extrazellulärer Proteine. Dem entsprechen auch die Häufigkeiten als Erreger der Sepsis und der nosokomialen Pneumonie. Bisher noch selten besitzen sie die Gene für die Bildung von Toxic Shock Syndrom Toxin 1 und von exfoliativen Toxinen.

Literatur beim Verfasser.

Operative Therapie bei abdomineller Sepsis – Bewährte Strategien

W. Teichmann und T. Mansfeld

Allgemeines Krankenhaus Altona, Paul-Ehrlich-Straße 1, 22763 Hamburg

Surgical Therapy for Abdominal Sepsis-Approved Strategies

Summary. The differential treatment of abdominal sepsis is based on surgical eradication of the infectious focus, intensive care, and administration of antibiotics. The eradication of the focus can be done by interventional or operative procedures. Between January 1980 and December 2000, 2214 patients with peritonitis were treated in AK Hamburg-Altona. A total of 1520 cases were successfully treated by standard therapy; 694 cases needed treatment by staged lavage. The postoperative mortality in this group was 17.3%. Objective comparison is difficult because of diversitiy of patient groups and the complexity of chosen surgical therapy. Therefore none randomized clinical study does exist up to the present. Indication and application of selected therapeutic technique result from clinical criteria and experience.

Key words: Abdominal sepsis – Peritonitis – Staged lavage

Zusammenfassung. Die differenzierte Behandlung der abdominellen Sepsis wird von drei Säulen getragen: operative Herdsanierung, Intensivtherapie, Antibiotikatherapie. Zur Herdsanierung stehen interventionelle und operative Verfahren zur Verfügung. In einem Zeitraum von 20 Jahren wurden 2214 Patienten mit Peritonitis behandelt. In 1520 Fällen wurde die Peritonitis durch die Standardtherapie beherrscht, in 694 Fällen war eine Sanierung durch einen einzeitigen Eingriff nicht möglich, so daß eine Behandlung im Konzept der Etappenlavage erfolgen mußte. Die Letalität der so behandelten Patientengruppe lag bei 17,3%. Objektive Vergleiche verschiedener Techniken sind schwierig, da klinische randomisierte Studien durch die Heterogenität der Patientenkollektive und Komplexität der Therapiemodalitäten bisher nicht durchführbar sind. Die Indikation zur Anwendung und Dauer eines gewählten Therapiekonzeptes erfolgt nach klinischen Kriterien und der Erfahrung des jeweiligen Behandlers.

Schlüsselwörter: Sepsis – Peritonitis – Etappenlavage

Die große Oberfläche des Peritoneums führt im Falle einer intraabdominellen Infektion rasch zur Einbeziehung des Gesamtorganismus in das progrediente Krankheitsgeschehen. Die Aufnahme von mehreren Litern Flüssigkeit führt zur Verminderung des intravasalen Volumens und hypovolämischem Schock. Durch peritoneales Ödem erhöhter intraabdomineller Druck erzeugt Kompression besonders basaler Lungenpartien und der Mesenterialvenen. Beide Mechanismen führen zur Hypoxie und damit Minderdurchblutung des Gewebes. In Verbindung mit zellulären und humoralen Reaktionsketten entstehen Permeabilitätsstörungen der Darmwand, die zum Einstrom von Bakterien und Endotoxinen in die Blutbahn mit konsekutivem Versagen lebenswichtiger Organsysteme führen. Das Krankheitsgeschehen begrenzt sich also nicht auf seinen Entstehungsort, sondern weitet sich im Sinne einer Sepsis zur Erkrankung des Gesamtorganismus aus.

Die Ursachen intraabdomineller Infektionen sind sehr vielfältig. Mehrheitlich kommen spontane Perforationen von Hohlorganen des Intestinaltraktes sowie postoperative Komplikationen wie Naht- und Anastomoseninsuffizienzen in Frage. Während die Indikation zur Laparotomie bei einer akuten abdominellen Erkrankung in der Regel zeitgerecht gestellt wird, fällt die Entscheidung zur Relaparotomie bei postoperativen Komplikationen häufig zu spät. Trotz verbesserter bildgebender und laborchemischer Untersuchungsverfahren bleibt die klinische Erfahrung und Entscheidungsfähigkeit des Operateurs maßgeblich für den richtigen Zeitpunkt eines erneuten Eingriffs.

Die Behandlung der abdominellen Sepsis basiert nach wie vor auf den drei Säulen: operative oder interventionelle Herdsanierung, Intensivtherapie und Antibiotikatherapie. Die Behandlung mit sog. „Adjuvantien“ befindet sich größtenteils noch in der Prüfphase und hat sich bis heute im klinischen Einsatz noch nicht etablieren können.

Operative Konzepte in der Therapie der intraabdominellen Infektion

Ein besseres pathophysiologisches Verständnis vom Krankheitsverlauf intraabdomineller Infektionen und Fortschritte der Intensivmedizin (Beatmung, Alimentation, Hämofiltration) haben in den vergangenen anderthalb Jahrzehnten der Entwicklung neuer chirurgischer Behandlungsprinzipien den Weg geebnet. Erstmals konnten aggressivere Verfahren der chirurgischen Herdsanierung einer intraabdominellen Infektion erarbeitet werden. Neben den für eine Peritonitis prognostisch wichtigen Faktoren der Lokalisation und Beschaffenheit der Infektionsquelle sowie der Infektionsdauer wurde damit auch der Erkenntnis Rechnung getragen, daß die Qualität der chirurgischen Arbeit entscheidend für den Ausgang einer intraabdominellen Infektion ist.

Der Hauptanteil von Peritonitiden kann mit der seit 1926 von *Kirschner* durchgeführten und heute als Standardtherapie bezeichneten Methode erfolgreich behandelt werden. Darunter versteht man die suffiziente chirurgische Herdsanierung, intraoperative Lavage mit Nekrosenentfernung und anschließendem definitiven Bauchdeckenverschluß nach Einlage einer lokalen Drainage. Unter diesem Behandlungskonzept ist allerdings bei postoperativen diffusen Peritonitisfällen in der Literatur eine Letalität von bis zu 60 Prozent angegeben worden [1].

In einem allgemeinchirurgischen Krankengut kann davon ausgegangen werden, daß etwa 10 bis 15 Prozent intraabdomineller Infektionen nur durch ein weiterführendes operatives Behandlungsregime saniert werden können. Grundlegend dafür ist die Erkenntnis, daß im Falle einer diffusen Peritonitis die Bauchhöhle nicht lokal drainiert werden kann und das infektiöse Geschehen in der Regel nicht mit einem einzigen chirurgischen Eingriff beherrschbar ist.

Verschiedene Konzepte konkurrieren derzeit für die Behandlung der schweren Formen diffuser Peritonitiden:

- Geschlossene postoperative kontinuierliche Dauerspülung [3, 4, 18]
- offen belassenes Abdomen (open package) [8, 10]
- offene kontinuierliche Peritonealspülung (dorsoventrale Dauerspülung mit geplanten Revisionen) [12, 14, 15]
- Etappenlavage-Therapie (geplante Relaparotomie, programmierte Peritoneallavage) [9, 16, 17]

Etappenlavage-Therapie

Der Begriff impliziert bereits den Grundgedanken, daß bei einer schweren diffusen Peritonitis das infektiöse Problem häufig nicht mit einem einmaligen Eingriff, sondern nur schrittweise – in Etappen – gelöst werden kann [9, 16, 17].

Auch bei diesem Konzept stellt die Beseitigung des Focus die wichtigste chirurgische Maßnahme dar. In Abhängigkeit von der häufig kritischen Gesamtsituation des Patienten muß sie bei der Etappenlavage-Therapie nicht immer beim ersten Eingriff erzwungen werden. So kann bei Patienten mit einem multiplen Organsystemversagen die Abdominalhöhle zunächst wie eine offene Wunde behandelt und mit NaCl-getränkten Streifen ausgelegt werden. Beatmung und ggf. Hämofiltration schaffen eine stabilere Situation, so daß die definitive Herdsanierung dann unter besseren allgemeinen Bedingungen erfolgen kann.

Für das halboffene Verfahren der Etappenlavage-Therapie muß ein temporärer Wundverschluß erfolgen. Dazu wurde ein Schienengleitverband (Ethizip) entwickelt, der aus einem mit Polyäthylen beschichteten reißfesten Polyestergewebe besteht. Seine Vorteile liegen in der leichten Fixierung durch fortlaufende Naht an Peritoneum und Faszie sowie der individuellen Modellierbarkeit. So kann er anfangs in breiter Form gewählt werden, um den intraabdominellen Druck zu reduzieren und so das abdominelle Kompartmentsyndrom zu vermeiden. Nach Rückgang des peritonealen Ödems wird in zwei- bis dreitägigen Abständen jeweils eine schmalere Form eingepaßt. Damit ist eine schrittweise Redression der regelhaft auseinanderweichenden Bauchdecken zu erreichen und so die Grundlage für einen definitiven Faszienverschluß auch nach langwierigen Verläufen ermöglicht. Hier liegt der Hauptvorteil des Schienengleitverbandes im Vergleich zu anderen angewandten Formen des temporären Wundverschlusses.

Die Reoperationen erfolgen zunächst täglich unter operativen Bedingungen. Hiermit ist eine direkte Kontrollmöglichkeit der intraabdominellen Situation gegeben. Alle intraabdominellen Räume werden lavagiert, neu sich bildende Verklebungen zwischen Darmschlingen werden gelöst und so der Gefahr von Abszessen (besonders auch interenterisch) begegnet. Zuvor ausgeführte Anastomosen und Übernähungen können auf evtl. Insuflizienzen z. B. durch rückläufiges Ödem geprüft und gegebenenfalls rechtzeitig operativ versorgt werden. Polyglactin (Vicryl®)-Kissen oder –Netze werden zur Anastomosensicherung verwendet. Der Anteil der primär möglichen Anastomosen kann auf diese Weise gefahrlos erhöht werden.

Nach jeder Lavage werden die Dünnddarmschlingen im Sinne von *Noble* angeordnet, wodurch eine sichere Prophylaxe eines mechanischen Ileus möglich ist. Das Dünndarmpaket wird in Polyäthylenfolie verpackt, was Verklebungen zur Bauchwand verhindert und der Entstehung von Dünndarmfisteln wirkugsvoll vorbeugt.

Der definitive Bauchdeckenverschluß erfolgt bei sauberer Abdominalhöhle, gegebenenfalls nach schrittweiser Redression der Bauchdecken. Letzteres ermöglicht auch eine langsame Anpassung der Lungenfunktion an den sich erhöhenden intraabdominellen Druck.

Faszie und Peritoneum werden entweder fortlaufend mit resorbierbarem Schlingenfaden oder aber mit durchgreifenden resorbierbaren Einzelknopfnähten verschlossen. Die Einlage von intraabdominellen Drainagen entfällt. Ausnahmen stellen Pankreas- und Gallenfisteln dar. In seltenen Fällen gelingt der Faszienverschluß nicht. Dann wartet man den Überzug des Dünndarmes mit Granulationen ab und kann darüber die mobilisierte Subkutis verschließen. In diesen Situationen muß sich zu einem späteren Zeitpunkt eine Bauchdeckenrekonstruktion anschließen.

Vorteile der Etappenlavage-Therapie sind:

- der planbare Relaparotomiezeitpunkt, der zu einer frühzeitigen Erkennung neuer, im Verlauf einer schweren intraabdominellen Infektion häufigen Komplikationen führt
- der niedrige intraabdominelle Druck
- die geringe Verdünnung körpereigener Abwehrkomponenten.

Als Nachteil erweist sich die chirurgisch anspruchsvolle Technik, die eine Anwendung auf speziell mit der septischen Abdominalchirurgie vertraute Chirurgen limitiert. Hohe Therapiekosten und die geforderte Kapazität von OP-Räumlichkeiten stellen weitere Probleme dar.

Eigene Ergebnisse

Im eigenen Krankengut wurden zwischen Januar 1980 und Dezember 2000 insgesamt 2214 Patienten wegen einer Peritonitis behandelt. Davon wurden 694 Patienten wegen einer diffusen Peritonitis im Konzept der Etappenlavage behandelt. Dies entspricht 31,3% aller Peritonitisfälle, die verbleibende Mehrheit von 68,7% wurde durch die Standardtherapie saniert. Ausgangsort der diffusen Peritonitis war in 253 Fällen der Dickdarm, bei 255 Patienten der übrige Gastrointestinaltrakt, bei 71 Patienten die Appendix und bei 27 Patienten die Gallenwege. Ein großer Anteil der Patienten befand sich in höherem Lebensalter. Die Sterblichkeit der Patienten unter 60 Jahren betrug 10,5%, die der über 70jährigen stieg auf 31,2%. Die Gesamtletalität in der im Konzept der Etappenlavage behandelten Patientengruppe betrug 17,3%.

Während der Behandlung durch eine Etappenlavage wurden insgesamt 254 Magen-Darm-Resektionen und 142 Übernähungen von Nahtinsuffizienzen und Fisteln durchgeführt. 114 mal erfolgte eine Organexstirpation (Gallenblase, Milz, Ovar, Uterus, Omentum), 76 Anus praeter wurden angelegt. Durch die optische Kontrollmöglichkeit wurden zahlreiche erst im weiteren Krankheitsverlauf auftretende Komplikationen erkannt und chirurgisch versorgt. Dazu gehörten bei 143 Patienten zum Teil rezidivierende Nahtinsuffizienzen (davon 25 Insuffizienzen des Duodenalstumpfes) und 101 Organnekrosen sowie 16 AP-Nekrosen. Ein mechanischer Ileus trat nur in 12 Fällen auf.

Eine größere Gruppe von 138 Patienten benötigte mehr als 10 Lavagen, bevor das schwere septische Krankheitsbild sicher beherrscht werden konnte. Die Letalität in dieser Untergruppe betrug 23,9%, wobei hier Patienten, die älter als 70 Jahre waren, mit 36,9% eine wesentlich höhere Sterblichkeit aufwiesen. Der primäre Bauchdeckenverschluß war bei 94,3% aller Patienten erreichbar. Ein im Anschluß daran aufgetretener Wundinfekt wurde in 11,3% registriert.

160 Patienten waren aus anderen Kliniken nach dort zunächst erfolgloser Therapie in unsere weitere Behandlung verlegt worden. Dies sind 23% aller Etappenlavage-Patienten. Aus dieser Gruppe überlebten 138, die Letalität entspricht damit 13,7%.

Bei der Klassifizierung nach dem Mannheimer Peritonitis Index (MPI) hatten Patienten mit weniger als 21 Punkten eine Letalität von 4,3% gegenüber der prognostizierten Letalität von 6%. In der Gruppe mit >=26–29 Punkten betrug die Letalität 18,8% (erwartet 24%) und in der Gruppe mit >29 Punkten 30,0% (erwartet 50%).

Diskussion

Zahlreiche präventive chirurgische Maßnahmen werden heute eingesetzt, um die Inzidenz postoperativer intraabdomineller Infektionen zu senken. Trotzdem führen einige postoperative Fälle wie auch spontane Ursachen zum Auftreten zum Teil schwerer diffuser Peritonitiden. Unbestritten bildet die operative Sanierung eines intraabdominellen Infektionsherdes den Grundpfeiler für eine erfolgreiche Behandlung. Der überwiegende Anteil aller Patienten mit einer Peritonitis kann mit der Standardtherapie suffizient behandelt werden. Etwa 15 Prozent der Patienten mit schwerer diffuser Peritonitis müssen jedoch anderen chirurgischen Methoden zugeführt werden, um die in dieser Gruppe unbefriedigend hohe Letalität zu senken. Fortschritte in der intensivmedizinischen Behandlung infektionsbedingter Sekundärschäden (Beatmungstechnik, antimikrobielle Chemotherapie, Hämofiltration) haben den Weg für eine aggressivere chirurgische Therapie geebnet.

Derzeit konkurrieren verschiedene geschlossene und offene Verfahren. Der dynamische Prozeß eines septischen Krankheitsbildes ist die Ursache für zahlreiche in seinem Verlauf auftretende Komplikationen. Bei der Anwendung geschlossener Verfahren ist man in der Beurteilung der intraabdominellen Situation auf die indirekten klinischen und laborchemischen Symptome angewiesen. Der Zeitpunkt für notwendig werdende Relaparotomien ist in der Regel zu spät gewählt und hauptverantwortlich für die hohe Letalität. Trotz einzelner guter Behandlungsergebnisse [3] sprechen viele Argumente gegen das geschlossene Therapieverfahren. Immunologische Untersuchungen im Peritonealexsudat belegen die Verdünnung körpereigener Abwehrkomponenten durch eine Dauerspülung [6].

Trotz des Fehlens vergleichender aussagefähiger Studien für chirurgische Behandlungsmethoden der diffusen Peritonitis besteht offensichtlich eine Bevorzugung halboffener Therapiekonzepte [2, 7, 8, 12, 16, 18]. Bei der Abschätzung von Vor- und Nachteilen gegenüber der kontinuierlichen Spülung sprechen wichtige Argumente für das Konzept der Etappenlavage-Therapie.

Wesentlich scheint die optimale postoperative intraabdominelle Sepsiskontrolle zu sein. Neu im Krankheitsverlauf auftretende Komplikationen werden rechtzeitig erkannt und behandelt. Bei der Kombination von Dauerspülung und geplanter Relaparotomie sollen die vermeintlichen Vorteile der kontinuierlichen Bakterienverdünnung mit der aggressiven Sepsiskontrolle vereint werden [12, 15, 18].

Diesem Konzept widersprechen die Untersuchungen von *Billing*, der sogar künftig die lokale Substitution von Opsoninen und Proteinaseninhibitoren am Ende jeder Etappenlavage für sinnvoll erachtet [5].

Die Beurteilung der Wertigkeit eines Therapiekonzeptes im Vergleich zu anderen setzt voraus, daß man die Schwere eines Krankheitsbildes genau beschreiben und somit Gruppen von Patienten mit vergleichbarem Risiko bilden kann. Bislang haben zahlreiche Versuche der Klassifikation der Peritonitis durch Punktesysteme oder Scores (APACHE II [11], Mannheimer Peritonitis Index [13], Hannoveraner Sepsis Score usw.) diese Aufgabe nicht hinreichend erfüllen können. Die mangelnde Vergleichbarkeit eines heterogenen Patientengutes ist neben ethischen Bedenken Ursache für das Fehlen kontrollierter randomisierter Studien. Damit verbietet sich eine endgültige Wertung der vorgestellten Operationsverfahren.

Nachteilig sind allen gemeinsam mangelnde Indikationskriterien, hoher Arbeits- und Personalaufwand sowie die potentielle Gefahr nosokomialer Infektionen. Demgegenüber stehen deutliche Erfolge in der Behandlung der mit hoher Letalität einhergehenden diffusen Peritonitiden durch die vorgestellten Behandlungskonzepte. Weitere Studien sind zukünftig erforderlich, um die Qualität der Methoden zu evaluieren.

Literatur

1. Altunbay S, Bleiler HJ, Heil Th (1982) Die postoperative Peritonitis. Krankengut, Ursachen, Therapie, Prognose. Fortschr Med 100 (13): 560–565
2. Bartels H, Barthlen U, Siewert JR (1992) Therapie-Ergebnisse der programmierten Relaparotomie bei der diffusen Peritonitis. Chirurg 63: 174–180
3. Beger HG, Krantzberger W, Bittner R (1983) Die Therapie der diffusen, bakteriellen Peritonitis mit kontinuierlicher postoperativer Peritoneallavage. Chirurg 54: 311–315
4. Berger D, Beger HG (1992) Pathophysiologische Grundlagen der Peritonitistherapie. Chirurg 63: 147–152
5. Billing A (1998) Klinische Bedeutung der intraabdominellen Pathophysiologie für die Peritonitisbehandlung. Zentralbl Chir 123 Suppl 3: 14–17
6. Billing A (1991) Akt Chir 26: 41
7. Dollinger P, Harnoss BU, Berger G, Häring R (1992) Akt Chir 3: 152
8. Hay JM, Duchatelle P, Eiman A, Flamant Y, Mailiard N (1979) Abdomens left open. Chirurgie 105 (6): 508–510
9. Herbig B, Teichmann W (1992) Etappenlavage-Therapie bei diffuser Peritonitis – ein Erfahrungsbericht. In: Therapie schwerer intraabdomineller Infektionen. In: Köckerling F (Hrsg). W. Zuckschwerdt Verlag, München-Bern-Wien-San Francisco: 8–25
10. Hollender LF, Bur F, Schwenk D, Pigache P (1983) Das „offengelassene" Abdomen. Technik, Indikation und Resultate. Chirurg 54: 316–319
11. Knaus WA, Draper EA, Wagner DP, Zimmerman JE (1985) APACHE II: a severity of disease classification system. Crit Care Med 13: 818–830
12. Köckerling F, Neumann U, Gall FP (1992) Diffuse Peritonitis – Kontinuierliche offene Peritoneallavage. 109. Kongreß der Deutschen Gesellschaft für Chirurgie, München
13. Linder MM, Wacha H, Feldman U (1987) Der Mannheimer Peritonitis-Index. Chirurg 58: 84–92
14. Neidhard JH, Rousson B. Peritonitis aihues generalie sec post operatoives. In: Patel J (ed) Chirurgie abdominale et digestive. Masson, Paris
15. Pichlmayr R, Weimann A, Klempnauer J (1992) Postoperative kontinuierliche offene dorsoventrale Bauchspülung bei schweren Formen der Peritonitis. Chirurg 63: 162

16. Teichmann W, Wittmann DH, Andreone PA (1986) Scheduled reoperations (etappenlavage) for diffuse peritonitis Arch Surg 121: 147–152
17. Teichmann W, Herbig B (1992) Etappenlavage. 109. Kongreß der Deutschen Gesellschaft für Chirurgie, München
18. Waclawiczek HW, Boeckl O (1992) Die geschlossene kontinuierliche Peritoneallavage mit geplanter Relaparotomie. 109. Kongreß der Deutschen Gesellschaft für Chirurgie, München

DRGs in der Chirurgie aus Sicht eines Klinikums

M. Siess und J. R. Siewert

Klinikum rechts der Isar, Technische Universität München, Ismaningerstraße 22, 81675 München

DRGs in Surgery Seen from the Clinical Angle

Summary. Because of the significance that documentation has in order for the first DRG budget to be drafted in 2003, priority has to be given in all surgical departments to assuring that codification is of a very high standard.

Clinical management and senior surgeons will have to develop strategies which enable them to maintain patient care, a range of services, and efficiency in their surgical departments. Defining and concentrating on core competences and the value chain in surgery will be of increasing importance in their ability to assert themselves in future. The introduction of the DRG system will give new value to the surgeon's role in modern departments and in clinical management.

Key words: Codification – Strategies – Core competences – Diagnosis related groups

Zusammenfassung. Aufgrund der hohen Bedeutung der Dokumentation für die Ermittlung des ersten DRG-Budgets im Jahr 2003 steht bei allen chirurgischen Abteilungen heute die Sicherstellung einer möglichst hohen Kodierqualität im Vordergrund.

Mittelfristig werden Klinikmanagement und leitende Chirurgen Strategien entwickeln müssen, wie Versorgungsauftrag, Leistungsspektrum und Wirtschaftlichkeit ihrer chirurgischen Abteilung gesichert werden können. Die Definition und Konzentration auf Kernkompetenzen und Wertschöpfungsketten innerhalb einer chirurgischen Abteilung wird größere Bedeutung für ihren künftigen Bestand erhalten. Die Einführung des DRG-Systems wertet die Position und Bedeutung des Chirurgen im modernen Abteilungs- und Klinikmanagement erheblich auf

Schlüsselwörter: Diagnosis Related Groups – Kodierqualität – Strategien – Kernkompetenzen

Ausgangslage

Die Einführung des DRG-Systems zur Krankenhausfinanzierung wird die Kliniken vor ganz neue Herausforderungen stellen. Da noch wichtige Entscheidungen der Selbstverwaltung und des Gesetzgebers, etwa über die Ausgestaltung der Relativgewichte des G-DRG-Systems oder der Codierregeln, fehlen, kann frühestens ab 2002 gesagt werden, wie die Erlössituation einer chirurgischen Abteilung bzw. Klinik in Zukunft aussehen wird.

Fragestellung

Neben der Unsicherheit über die eigene finanzielle Zukunft stellt sich für die Kliniken die Frage, wie sie sich kurz- und mittelfristig auf die Einführung des DRG-Systems vorbereiten und die kommenden Herausforderungen des fallpauschalierten Vergütungssystems bewältigen können.

Vorgehensweise

Aufgrund der hohen Bedeutung des DRG-relevanten, klinischen Datensatzes des Jahres 2001 für die Ermittlung des ersten DRG-Budgets steht bei allen chirurgischen Abteilungen in diesem Jahr die Umstellung der Dokumentation und die Sicherstellung einer möglichst hohen Kodierqualität im Vordergrund. Mittelfristig werden jedoch Klinikmanagement und leitende Chirurgen Strategien entwickeln müssen, wie in dem stärker marktorientierten Umfeld die medizinische Qualität, das chirurgische Leistungsspektrum, die Umsetzung von Innovationen, die Aus- und Weiterbildungsfunktion, der Versorgungsauftrag und die Wirtschaftlichkeit der chirurgischen Abteilung und des Krankenhauses gesichert und gestärkt werden kann. Die Entwicklung solcher Strategien erfordert zeitnahe Informationen über die Rentabilität der umsatzstärksten DRGs und das Leistungsspektrum einer chirurgischen Abteilung, des eigenen Krankenhauses sowie Informationen über das chirurgische Leistungsspektrum benachbarter Kliniken und niedergelassener Ärzte. Kern eines modernen Informations- und Führungsinformationssystem ist eine Kostenträgerrechnung und ein zeitnahes Leistungs- und Kostencontrolling. Beides ist in den chirurgischen Abteilungen und Kliniken bisher nicht in der zukünftig erforderlichen Form vorhanden und notwendig gewesen. Die Definition und Fokussierung auf die Kernkompetenzen, das Kerngeschäft und die Wertschöpfungskette innerhalb einer chirurgischen Abteilung und Klinik wird eine weitaus größere Bedeutung für ihren Bestand erhalten. Eine derartige strategische Positionierung einer Chirurgie wird mittelfristig zu Outsourcing medizinischer Dienstleistungen, zur Gründung problemorientierter Zentren und zu Kooperationen und Fusionen mit anderen Abteilungen bzw. Kliniken führen. Durch das Fehlen ausreichender, externer Kontroll- bzw. Anreizstrukturen wird den Kliniken eine weitaus größere Verantwortung für die Qualität und Umsetzung innovativer medizinischer Leistungen zufallen.

Schlußfolgerung

Mit der Einführung der DRGs wird in vielen Bereichen eines Krankenhauses ein Paradigmenwechsel einsetzen, der die Position und Bedeutung der Chirurgen und Ärzte im modernen Abteilungs- und Klinikmanagement erheblich aufwerten wird.

Literatur bei den Verfassern.

MRSA – Management in einer gefäßchirurgischen Abteilung

D. Hanschke, C. Geißler und J. D. Gruß

Kurhessisches Diakonissenhaus, Goethestraße 85, 34119 Kassel

MRSA – Management in a Vascular Surgery Unit

Summary. The morbidity of the increasing quantity of old patients in vascular surgery leads to a higher number of MRSA patients. To solve this problem its necessary to isolate these patients and to develope a hygienic regimen. All patients with a defined risk profile get an income examination. A proved infection or contamination with MRSA requires an immediate isolation. The patients in the same room will be isolated as contact patients after information by the ward physician. MRSA patients are cured according to their pattern of contamination. In 1999 we treated 44 MRSA patients. With our hygienic regimen the MRSA was eradicated in 18 patients. 7 patients died, 6 of them MRSA correlated. 19 patients were discharged as MRSA positive, despite full therapy.

Key words: MRSA – Hygienic regimen – Vascular surgery

Zusammenfassung. Die Multimorbidität eines immer älteren Patientenguts erhöht die Anzahl der MRSA-positiven Patienten auch in der Gefäßchirurgie. Zur Eingrenzung dieses Problems ist neben der vorgeschriebenen Isolation ein konsequentes Hygieneregime erforderlich. Bei allen Patienten mit definiertem Risikoprofil wird eine Eingangsuntersuchung auf MRSA vorgenommen. Der Nachweis einer Infektion bzw. Kolonisation mit einem MRSA zieht unmittelbar die Isolation nach sich. Die im gleichen Krankenzimmer befindlichen Patienten werden nach entsprechender Aufklärung durch den Stationsarzt als Kontaktpatienten isoliert. Die MRSA-Patienten werden nach Befallslokalisation therapiert. 1999 wurden 44 MRSA-Patienten behandelt. Durch unser Behandlungskonzept konnte der MRSA bei 18 Patienten eradiziert werden. 7 Patienten verstarben, davon 6 MRSA-assoziiert. 19 Patienten wurden trotz konsequenter, z. T. wiederholter Therapie MRSA-positiv entlassen.

Schlüsselwörter: MRSA – Hygieneregime – Gefäßchirurgie

Klinik, Verlauf und Prävention von Patienten mit MRSA-Kolonisation und Infektion

C. Eckmann, P. Kujath, H. Braasch, W. Solbach und H.-P. Bruch

Klinik für Chirurgie, Universitätsklinikum Lübeck, Ratzeburger Allee 160, 23538 Lübeck

Results of Clinical Course and Prevention in Patients with MRSA Colonisation and Infection

Summary. All cases of MRSA between 1994 and 1999 were retrospectively analysed. After isolation of MRSA, from Jan. 1, 1996, patients were strictly isolated and treated by chlorhexidine washing and muciprocin ointment. Only an MRSA infection was treated with vancomycin. In 98 cases MRSA was isolated (mean age 66.7 years). Frequently associated factors were previous antibiotic application (n=95), hospital stay over 28 days (n=78) and malignancy (n=36). After introduction of standardized isolation and strict criteria for antibiotic application the incidence rate declined from n=31 (1996) to n=13 (1999). 39 patients were eradicated, 34 were delivered with colonisation. 25 patients died, of those n=7 due to a MRSA infection.

Key words: MRSA – Treatment – Prevention

Zusammenfassung. In einer retrospektiven Analyse wurden alle Fälle von MRSA zwischen 1994 und 1999 ausgewertet. Seit dem 01.01.1996 wurden die Patienten isoliert und lokal mit Chlorhexidin und Muciprocin behandelt. Nur bei einer manifesten Infektion wurde Vancomycin appliziert. In 98 Fällen wurde MRSA nachgewiesen (Durchschnittsalter 66,7 Jahre). Die häufigsten assoziierten Faktoren waren vorherige Antibiotikagabe (n=95), stationärer Aufenthalt über 28 Tage (n=78) sowie Malignität (n=36). Nach Einführung standardisierter Isolationsmaßnahmen und strikter Kriterien der Antibiotikagabe sank die Inzidenz von n=31 (1996) auf n=13 (1999). 39 Patienten wurden eradiziert, 34 mit MRSA-Besiedelung entlassen. 25 Patienten verstarben, davon n=7 an einer MRSA-Infektion.

Schlüsselwörter: MRSA – Behandlung – Prävention

Korrektur nicht eingegangen.

MRSA – Management auf der chirurgischen Intensivstation

E. Rembs, I. Rihs, P. Harrer und V. Zumtobel

Chirurgische Klinik, St. Josef-Hospital, Ruhr-Universität Bochum, Gudrunstraße 56, 44791 Bochum

ORSA: Management on a Surgical Intensive Care Unit

Summary. Professional handling of ORSA infections is based on medical, hygienical and organisatory measures. After the first case we initiated instructional meetings for doctors and nurses, with the help of the hygienics commission we also developed and circulated obligatory hygienical standards in print. On the surgical ICU 18 patients with ORSA infections were treated from Jan. 1, 1998, to March 1, 2001. We prevented an ORSA endemia. The close cooperation between clinical and hygienic staff was highly effective. Due to matter-of-fact information of all staff involved we nowadays see an improved sense of responsibility instead of the former emotional discussions.

Key words: ORSA – ICU – Management

Zusammenfassung. Der professionelle Umgang mit MRSA-Infektionen basiert auf medizinischen, hygienischen und organisatorischen Maßnahmen. Nach dem ersten Fall erfolgten Fortbildungsmaßnahmen für Ärzte und Pflegepersonal sowie die rasche Ausarbeitung und schriftliche Fixierung von verbindlichen Hygienerichtlinien durch die Hygienekommission. Auf der chirurgischen Intensivstation wurden vom 1.1.98–1.3.2001 18 Patienten mit MRSA-Besiedelung behandelt. Das Auftreten einer MRSA-Endemie konnte verhindert werden. Die enge Zusammenarbeit zwischen Kliniker und Hygieniker hat sich bewährt. Durch sachliche Aufklärung zeigt sich heute bei allen Beteiligten ein verbessertes Verantwortungsbewußtsein, statt der zuvor emotional geführten Diskussion.

Schlüsselwörter: MRSA – Intensivstation – Management

Für den Nachwuchs

Oral Communication of Joung Surgeons

W. Hartel

Generalsekretär der Deutschen Gesellschaft für Chirurgie, Luisenstraße 58/59, 10117 Berlin

Introduction

Lectures do not just happen! They have to be organized and planed according to principals, which are well established. This is best done unobtrusively, that means: It seems to be easy and not so important, without unnecessary emphasis.

Done in this manner the audience leaves with a feeling of profit. Others are painful to attend. To avoid such disappointing results we asked Prof. Ben Eiseman from Denver, Colorado, to share with us his expertise in giving lectures. On the last congress of the ACS in Chicago last October he dealt with this item. At the end he was given a big applause.

Now I would like to introduce Professor Eiseman to you summarizing his curriculum vitae. He was borne in St. Louis, Missouri in 1917. His education took place at Yale and Harvard. He began his medical training at the Massachusetts General Hospital, Boston, and continued as a resident in general and thoracic surgery at the Barnes Hospital Washington University. In the following Prof. Eiseman held positions as a Professor of Surgery at the University of Colorado, Denver, at the University of Kentucky, Lexington and from 1967–1988 again at the University of Colorado. There he is Emeritus Professor up to the present.

Several times I had the honour to meet Professor Eiseman as an adjunct Professor and retired rear admiral of the US navy at the university of the uniformed services, Bethesda, Maryland.

Other famous veterans like M. Debaky, N. Rich, William Drucker, Harris Shoemaker and Charles Rob also belong to this community.

Our speaker is member of 11 scientific societies and honory member of the Royal College of England and Thailand.

He published 8 books and 278 papers; the content of those are mainly

- decision making,
- outcome of surgery,
- management of the injured and liver and pancreas surgery as well.

It is not a secret that his great love is mountain climbing, which will follow in Greece right after this lecture here in Munich.

Now Prof. Eiseman will give us his proposals how a speaker

- should feel like,
- prepare his speech,
- act on the stage and
- win the audience.

On the Art of Oratory and Rhetoric for Surgeons

B. Eiseman

University of Colorado, Health Science Center, Box C-308, 80262 Denver, Colorado, USA

On the Art of Oratory and Rhetoric for Surgeons

Summary. We live in the middle of a communication revolution. This presentation concerns how surgeons can improve the way they communicate with professional colleagues and patients in oral presentations. Examples of techniques will include various uses of a manuscript or notes, avoiding monotones and acronyms, use and abuse of slides, identifying a "take home message" and ways to make the talk interesting. *Conclusion:* Young surgeons in training should be taught how to make good oral presentations to patients, colleagues and at formal professional meetings.

Key words: Rhetoric – Oratory – Presenting a paper

Ist die Chirurgie männlich?

Was ist Erfolg? Eine Begriffsbestimmung aus weiblicher Sicht

I. Paul und D. Henne-Bruns

Steinaublick 15, 21514 Büchen

What is Success? A Definition from a Feminine Point of View

Summary. It is also no longer possible to achieve lasting success in the field of surgery today with the recipes and management of yesterday. Knowledge has an ever-shorter half life. The search for the ideal solution must use the skills and knowledge of all as team achievement. A work culture that motivates through social recognition and deals with mistakes in an open way free of sanctions can encourage lifelong learning. Social competence and communication enable a work style which through parallelism and co-ordination achieves higher efficiency and quicker solving of problems. The ability to take criticism and heart to accept the help of others in the interests of success are necessary for this and capabilities women often already have. A radical rethink is necessary in the field of surgery to also be successful in the future.

Key words: Women – Success – Motivation – Social competence

Zusammenfassung. Auch in der Chirurgie ist heute dauerhafter Erfolg nicht mehr mit den alten Rezepten und Führungsstrukturen zu erzielen. Wissen hat eine immer kürzere Halbwertszeit. Die Suche nach der idealen Lösung muß Fähigkeiten und Wissen aller als Teamleistung nutzen. Eine durch soziale Anerkennung motivierende Arbeitskultur, die einen offenen und sanktionsfreien Umgang mit Fehlern pflegt, kann für lebenslanges Lernen begeistern. Sozialkompetenz und Kommunikationsfähigkeit ermöglichen einen Arbeitsstil, der durch Parallelität und Koordination eine höhere Effizienz und schnellere Aufgabenlösung erreicht. Kritikfähigkeit und Mut, die Hilfe anderer anzunehmen, um erfolgreich zu sein, sind dafür erforderliche und häufig bei Frauen vorhandene Voraussetzungen. Ein radikales Umdenken in der Chirurgie ist nötig, um auch in Zukunft erfolgreich zu sein.

Schlüsselwörter: Frauen – Erfolg – Motivation – Soziale Kompetenz

Entwicklung der weiblichen Chirurgie

I. C. Ennker, K. Bauer und J. Ennker

Herzzentrum Lahr/Baden, Klinik für Herz-, Thorax- und Gefäßchirurgie, Hohbergweg 2, 77933 Lahr

Development of Female Surgery

Summary. In ancient times, female medical practitioners and female surgeons were well known. With the introduction of medicine as an academic course and the ban on women studying, the medical career became virtually impossible for women. This condition changed with the general admission for women to colleges, in Germany in 1908. The current situation of women in surgery is presented here, with cardiovascular surgery as an example. Of 387 active cardiothoracic and cardiac surgeons 6% are female. This is an increase of 1.4% in comparison to 1997. According to an inquiry of all German heart institutes in 1997, most of the medical directors do have a positive opinion about female surgeons, but criticize that only a few women who apply actually finish surgical training. One reason for this may be the greater difficulties for women to take care of a family and become a surgeon simultaneously. In this regard, an improvement in the position of female doctors is desirable.

Key words: Female surgeon - Female medical practitioner - History of medicine

Zusammenfassung. Bereits im Altertum kannte man ärztlich und chirurgisch tätige Frauen. Mit der Einführung als akademisches Fach und der Nichtzulassung von Frauen zum Studium nahm dies ein jähes Ende, welches sich erst nach 1908 mit der allgemeinen Universitätszulassung änderte. In Deutschland sind unter den 387 Chirurgen, die die Facharztbezeichnung Herz- oder Thorax-Kardiovaskularchirurgie führen, insgesamt 23 Frauen. Dies sind 6% und zeigt immerhin eine Steigerungsrate von 1,4% im Vergleich zu 1997. Nach einer 1997 an allen Herzzentren durchgeführten Umfrage kann man sicher sagen, daß die überwiegende Zahl der Chefärzte der Ausbildung von Frauen positiv gegenüber steht. Einige beklagten, daß sich nur wenige Frauen bewerben und die Facharztausbildung dann auch abschließen. Sicher ist dies durch eine besondere Arbeitsbelastung im Fachgebiet zu klären, insbesondere für Kolleginnen mit Familie. Unter diesem Aspekt ist eine Verbesserung der Arbeitsbedingungen für weibliche Chirurgen erstrebenswert.

Schlüsselwörter: Weibliche Chirurgen - Geschichte der Medizin - Chronologische Entwicklung

Ist DIE Chirurgie männlich? Schwanger in DER Chirurgie

G. Baumann

Rudolf-Buchheim-Straße 8, 35392 Gießen

Is Surgery Male? Pregnant in Surgery

Summary. Due to the fact that surgical training and parenthood often coincide, special disadvantage results for women in surgery. This is based on general prejudices regarding the possibility of combining family and career and especially on the fact that, for the duration of pregnancy, usually an exclusion from the operating room occurs. According to maternity laws there is no valid reason why this should be so, therefore "male surgery" should "rethink" and adjust their views.
Key words: Pregnancy – Surgical career – Maternity laws

Zusammenfassung. Dadurch, daß die Zeit der Weiterbildung oft mit der der Familiengründung zusammenfällt, ergibt sich für Frauen in der Chirurgie eine besondere Benachteiligung. Diese basiert auf generelle Vorurteile im Hinblick auf die Vereinbarkeit von Familie und Beruf und resultiert speziell aus der Tatsache, daß für die Dauer der Schwangerschaft meist ein Ausschluß aus dem Operationssaal erfolgt. Aus den geltenden Mutterschutzgesetzen läßt sich kein Grund ersehen, warum dies so gehandhabt werden sollte, so daß ein „Umdenken" in der „männlichen Chirurgie" gefordert wird.
Schlüsselwörter: Schwangerschaft – Mutterschutzgesetze – Chirurgische Weiterbildung

Ist die Chirurgie in Österreich männlich?

A. End und H. Piza-Katzer

Abteilung für Herz- und Thoraxchirurgie, Universitätsklinik für Chirurgie, Währinger Gürtel 18–20, 1090 Wien, Österreich

Is Surgery Male Dominated in Austria?

Summary. In 2000 there were 1218 certified surgeons in Austria (10.5% of them were female). In this study, results of a survey among all female surgeons concerning working conditions and promotional opportunities are presented. Five out of 145 leading positions are held by women: 2 departments of plastic and reconstructive surgery (1 university hospital, 1 community hospital), 2 departments of pediatric surgery (1 university hospital, 1 community hospital) and one department of general surgery at a country hospital. Working conditions and career options strongly depend on local circumstances such as university or nonuniversity hospitals, the personality of the individual chief and the internal organisation of the department. In conclusion, surgery in Austria is – apart from some exceptions – male dominated at upper hierarchical levels.

Key words: Surgery – Surgeons – Female – Austria

Zusammenfassung. Im Jahr 2000 waren in Österreich insgesamt 1218 Fachärzte für Chirurgie tätig (10,5% weiblich). Ergebnisse einer Umfrage unter Chirurginnen zu Arbeitsbedingungen und Aufstiegschancen werden präsentiert. Von 145 leitenden Stellen sind 5 mit Frauen besetzt: 2 Abteilungen für Plastische Chirurgie (1 Ordinariat; 1 städtisches Krankenhaus), 2 kinderchirurgische Abteilungen (1 Univ.-Klinik; 1 Landeskrankenhaus) und eine allgemeinchirurgische Abteilung eines Peripheriespitals. Arbeitsbedingungen und Karrierechancen sind von lokalen Gegebenheiten (universitäre vs. nicht-universitäre Einrichtung), den Chefs und der internen Organisation einer Abteilung abhängig. Die Chirurgie in Österreich ist – mit einigen Ausnahmen – in den oberen hierarchischen Ebenen männlich.

Schlüsselwörter: Chirurgie – Chirurgin – Karriere – Österreich

Qualitätssicherung – Quo vadis?

Qualitätssicherung – Quo vadis? Welche Erwartungen hat die Wissenschaft? Von der Qualitätssicherung zur Versorgungsforschung

N. Senninger und C. Seiler

Klinik und Poliklinik für Allgemeine Chirurgie, Universitätsklinik Münster, Waldeyerstraße 1, 48149 Münster

Quality Control – Quo Vadis? Which Expectations Exist for Science? From Quality Control to Applied Research

Summary. Surgical quality control may be developed in applied research. Using methods of clinical epidemiology, the efficacy of therapeutic and diagnostic procedures may be tested in wide fields of patient care. Thereby deficits may be unvealed very rapidly. Applied research pointing towards patient care has to be interdisciplinary and multicentric. A specific role has to be taken by the local boards of medicine.

Key words: Quality control - Applied research - Interdisciplinary studies

Zusammenfassung. Die chirurgische Qualitätssicherung kann und muß zu einer Versorgungsforschung entwickelt werden, da sie über immense Datenmaterialien, die zeitgerecht erhoben werden, verfügen kann. Mit Methoden der klinischen Epidemiologie können die Wirksamkeit von therapeutischen und diagnostischen Verfahren in der breiten Krankenversorgung überprüft und Defizite aufgedeckt werden. Aus diesen Gründen ist chirurgische Versorgungsforschung stets interdisziplinär und multizentrisch. Eine besondere Koordinationsrolle hierbei kommt der Qualitätssicherung der jeweiligen Ärztekammer zu.

Schlüsselwörter: Qualitätssicherung - Versorgungsforschung - Interdisziplinarität

Einleitung

Nach SGB 5 § 137b besteht der Anspruch der Gesellschaft auf Qualitätssicherung per gesetzlichem Auftrag. Gleichzeitig läßt sich der Anspruch der WHO formulieren, daß Strukturen und Verfahren zur Verbesserung der Qualität der Versorgung und bedarfsgerechten Weiterentwicklung von neuen Technologien entwickelt werden müssen.

Der Qualitätsbegriff in der Chirurgie ist jedoch keineswegs einheitlich. Nach Donobedian [1] ist folgendes zu unterscheiden:

- Strukturqualität (Facharztstandard), technische Ausstattung, Räumlichkeiten, Ablauforganisation
- Prozeßqualität (diagnostische und therapeutische Maßnahmen im Ablauf)
- Ergebnisqualität (entspricht dem Behandlungsergebnis).

Im Nachfolgenden soll versucht werden, die Möglichkeiten der bestehenden Qualitätsmessung in der Versorgungsforschung anzuwenden.

Äußere Bedingungen der Qualitätsmessung und Qualitätskontrolle in der Chirurgie

Die Patientenzufriedenheit und Prozeßeffizienz sind gleichermaßen wichtige Determinanten in der Beurteilung einer Behandlungsqualität. Neben der Darstellung eigener Ergebnisse und der Offenlegung von Versorgungsabläufen sind hierbei vergleichende Untersuchungen möglich und auch erforderlich, um Defizite darstellen zu können.

Aus diesem Grunde hat die Qualitätssicherung mit Tracerdiagnosen ein großes „Umfeldradar" etabliert, was die Qualitätsbeurteilung einer Klinik mit dem Durchschnitt des Kollektivs aller Kliniken anhand wissenschaftlicher Eckwerte überprüfen kann. Somit sind nach Scheibe [3] die Tracerdiagnosen geeignet, die Klinikqualität zu beschreiben. Insbesondere die Häufigkeit des Vorkommens bestimmter Ereignisse reproduzierbare Ergebnisse auf Basis gesicherter wissenschaftlicher Erkenntnisse, sofern der Prozeß und auch Teile des Ergebnisses anbetrifft, können hierbei wissenschaftlich erfaßt und verwertet werden.

Versorgungsforschung

Die Versorgungsforschung ist ein Teilgebiet der patientenorientierten Forschung. Ihre Aufgabe ist der Nachweis der Wirksamkeit diagnostischer und therapeutischer Verfahren in der Krankenversorgung. Ihr wesentlicher Bestandteil sind Multicenter-Studien in Form von Beobachtungsstudien (sog. Outcome-Studies). Die externe Validität von Studien zeigt jedoch deutliche Einschränkungen (siehe Abb. 1). Ein großer Anteil von Patienten ist für die Studien nicht einschließbar, da entweder das jeweilige Zentrum nicht teilnimmt, nicht eingeladen wurde oder der Patient nicht teilnimmt. Somit kann nach McKee [2] von vornherein eine Einschränkung der Validität von Studien festgehalten werden.

Somit stellt sich die Frage, ob Qualitätssicherung gleich Versorgungsforschung sein kann. Hierzu ist wichtig, daß die Bundesregierung im November 2000 die Versorgungsforschung definiert hat. Es handelt sich um die Untersuchung von Behandlungsabläufen im Gesundheitswesen unter Alltagsbedingungen. Sie folgt bestimmten Kriterien:

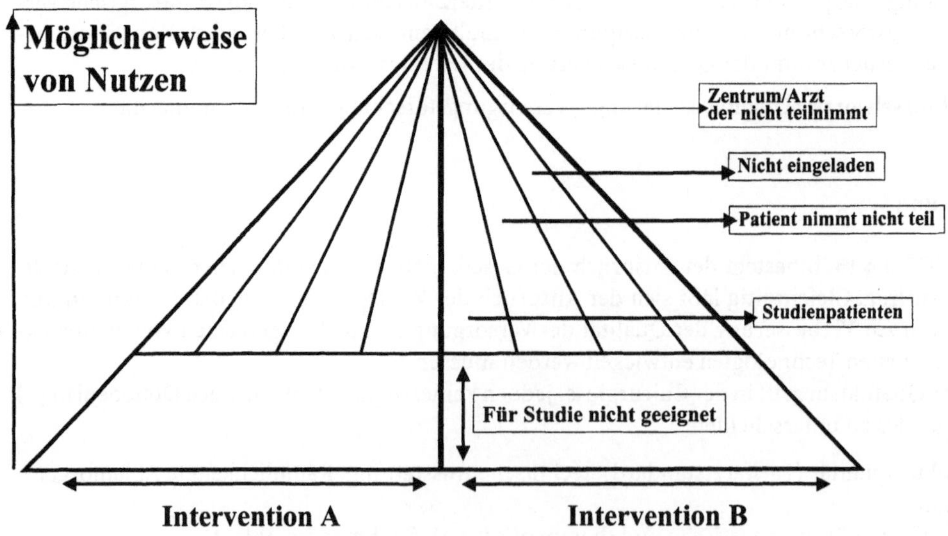

Abb. 1. Einschränkung der externen Validität von Studien. Nach McKee, BMJ 1999

1. Validiertes und kontrolliertes Erhebungsinstrument
2. Reproduzierbarkeit von Ergebnissen
3. Plausibilität und Vollständigkeitskontrollen (Monitoring)
4. Dateninterpretation mit Hilfe der Methoden der klinischen Epidemiologie.

Somit kann die Versorgungsforschung Anspruch und Wirklichkeit der Versorgung darstellen und Unklarheiten aufdecken. Sie erlaubt es, Hypothesen zu entwickeln und eine entsprechende Studienplanung, z.B. zur Fallzahlberechnung, vorzunehmen.

Aufgabe der Ärztekammern

Im Rahmen der Qualitätssicherung und Kontrolle bestehen an den Ärztekammern interdisziplinäre Arbeitsgruppen, an denen Universität, Projektgeschäftsstelle der Ärztekammer, Krankenhausmanagement sowie nicht-universitäre Kliniken teilnehmen. Im Bereich der Ärztekammer Westfalen-Lippe sind hierbei auch Krankenhausmanagement und ein Koordinierungszentrum für klinische Studien eingebunden. Fachspezifisch nehmen Chirurgen, Epidemiologen und Ökonomen teil.

Im Zusammenhang mit der eingangs genannten Fragestellung wurden u.a. die Problemstellungen der Leistenhernienchirurgie evaluiert [4]. Die vorgestellten Daten lassen Handlungsbedarf erkennen bei der Kontrolle einer Standardisierung des OP-Verfahrens.

Zusammenfassung

Die Qualitätssicherung in der Chirurgie hat sich im Bereich von Tracerdiagnosen zu einem ausbaufähigen Instrument der Versorgungsforschung entwickelt. Nach Pilotstudien zur Validierung von Tracerdiagnosen läßt sich fordern, daß die zum 01.01.2001 eingeführte bundesweite Qualitätssicherung den wissenschaftlichen Ansatz zur Versorgungsforschung weiter entwickelt.

Literatur

1. Donobedian A (1966) Evaluating the quality of medical care. Milbank Mem Fund Q 44: 166–206
2. McKee M, Britton A, Black N, McPherson K, Sanderson C, Bain C (1999) Methods in health services research. Interpreting the evidence: Choosing between randomised and non-randomised studies. BMJ 319: 312–315
3. Scheibe O (2000) Qualitätssicherung mit Tracerdiagnosen, in: Ekkernkamp A, Scheibe O (Hrsg), Qualitätsmanagement in der Medizin, S IV.-2.1.0 1–3, 10. Erg. Lfg. 9/2000, Ecomed Verlagsgesellschaft Landsberg
4. Seiler CM, Schulte UE (2000) Validität der externen Qualitätssicherung mit Tracerdiagnosen am Beispiel der Leistenhernie, in: Ekkernkamp A, Scheibe O (Hrsg), Qualitätsmanagement in der Medizin, S VII.-4 1–6 9. Erg. Lfg. 6/2000, Ecomed Verlagsgesellschaft Landsberg

Zentrumsbildung an Krankenhäusern

Thoraxchirurgische Zentren

H. Dienemann

Thoraxklinik Heidelberg, Amalienstraße 5, 69126 Heidelberg

General Surgical Thoracic Units

Summary. The term "center for thoracic surgery" needs to be defined with respect to "thoracic surgery" and "center". "Thoracic surgery" includes the knowledge, the technical skills, and the experience, which allows for a correct diagnosis and the surgical treatment of diseases of the chest (chest wall, pleura, lungs, trachea, bronchi, mediastinum, diaphragm and adjacent structures). The "center" is defined by the specific organisational structure facilitating interdisciplinary patients care according to international standards, education and training of surgeons and continuous clinical and experimental investigation in the field of thoracic surgery.

Key words: Center - Thoracic surgery - Diseases of the chest - Organisational structure

Zusammenfassung. Der Begriff des „Thoraxchirurgischen Zentrums" bedarf der Definition der „Thoraxchirurgie" und des „Zentrums". Die Thoraxchirurgie beinhaltet das Wissen, das technische Vermögen und das Urteilsvermögen, das eine präzise Diagnose und die chirurgische Behandlung von Erkrankungen des Thorax (Brustwand, Pleura, Lunge, Trachea, Bronchien, Mediastinum, Diaphragma und angrenzende Regionen) erfordern. Das Zentrum definiert sich über die besondere Struktur der Einrichtung im Sinne einer spezialisierten Einheit, die fächerübergreifende Patientenversorgung entsprechend internationalem Standard, Ausbildung und Training von Chirurgen und kontinuierliche klinische und experimentelle Forschung auf dem Gebiet der Thoraxchirurgie ermöglicht.

Schlüsselwörter: Zentrum - Thoraxchirurgie - Erkrankungen des Brustraumes - Organisationsstruktur

Sucht man in der aktuellen Gesundheitspolitik nach Gemeinsamkeiten von Politikern, Ärzten und Kassenfunktionären, so bleibt oft nur die Beteuerung: „Im Mittelpunkt steht der Patient." Wie weit dies von der Realität entfernt ist, wurde auf dem Deutschen Krebskongresses 2000 in Berlin unter großer Anteilnahme der Medien diskutiert und fand ein Echo in der Tagespresse, so u.a. in der FAZ vom 5.5.2000 unter der Überschrift „*Ende der Beliebigkeit*" [1]. Diese Diskussion bezog sich auf die Mängel in der Versorgung von Krebspatienten, zum einen bedingt durch das Leistungsgefälle zwischen spezialisierten universitären Institutionen und Basiseinrichtungen, vorrangig aber auf ineffiziente Strukturen der sog. *Tumorzentren.*

Ausgangslage

In der Kritik stehen vor allem Entscheidungsprozesse in der klinischen Routine: Es beginnt damit, daß der Erstbehandelnde oft nicht weiß, welche Institution die Kompetenz für das Organ bzw. die Erkrankung besitzt. Unter dem Druck der Erfüllung von Sonderentgelt-Kontingenten, aber auch begründet durch Egoismen von Klinikchefs, die sich ausschließlich durch Reminiszenz an frühere Herausforderungen zu der anstehenden Operation legitimiert fühlen, werden Eingriffe zwar übernommen, aber unter Kompromissen zu Ende geführt. Rezidive und Re-Operationen mit entsprechendem Ressourcenverbrauch - abgesehen von Auswirkungen auf die Prognose - sind die Folge [2, 3].

Obwohl überzeugend belegt wurde, daß der Chirurg den wichtigsten Prognosefaktor darstellt [4, 5], hat dies in Deutschland noch immer keine wirklichen Konsequenzen für den Tätigkeitsbereich des einzelnen Chirurgen bzw. die jeweilige Institution, von indirekten Zwängen durch Fallpauschalen- und Sonderentgeltkontingenten abgesehen. Ein Drittel aller großen thoraxchirurgischen Eingriffe wird in Deutschland von allgemeinchirurgischen Einrichtungen vorgenommen, obwohl die meisten dieser Einrichtungen weniger als 100 Operationen dieser Art pro Jahr ableisten [6]. Auch Universitätskliniken erreichen nicht immer den geforderten Behandlungsstandard, wie Untersuchungen bei Colonkarzinomen [5] ergeben haben. Klinische Krebsregister sind so lückenhaft, daß sie ihre Funktion für den Kliniker nicht erfüllen, und insgesamt wird in Deutschland durch die 43 Tumorzentren nur ein Drittel aller Krebserkrankungen erfaßt [7].

Auswege

Welcher Ausweg bietet sich an? Die Schlüsselbegriffe sind: Qualität, Quantität, Zusammenarbeit; die noch kürzere Formel lautet: *„Center of competence“*. Dieser Begriff ist weniger als Ortsangabe zu verstehen, sondern als Konzept, als Einrichtung mit Campusmentalität, wenngleich räumliche Entfernungen zwischen den kooperierenden Institutionen so gering wie möglich sein sollten.

Es scheint unerläßlich, die Thoraxchirurgie auf kompetente Zentren zu verlagern. Thoraxchirurgie ist im Spektrum der 29 Lungenspezialkliniken und Abteilungen in Deutschland zu fast 70% onkologische Chirurgie und somit keine Notfallchirurgie im engeren Sinn. Mit wenigen Ausnahmen (vornehmlich Palliativeingriffe) werden die Patienten elektiv einbestellt bzw. verlegt und operiert. Somit läßt sich die Konzentration auf in der Fläche gleichmäßig verteilte Zentren logistisch gut begründen. Gleichzeitig erreichen die an diesen Zentren tätigen Operateure über eine hohe Fall- und Operationsfrequenz die geforderte Expertise. Universitäten sind nicht per se *„centers of competence“*, da es nicht genügt, Disziplinen lediglich vorzuhalten. Nur über eine Vernetzung der geforderten Abteilungen ist interdisziplinäre Zusammenarbeit zu verwirklichen. Dies bedeutet, daß Abteilungsgrenzen auch physisch wegfallen könnten und somit alle trennenden Strukturen aufgehoben würden. Mit Einführung des DRG-Systems werden die Abteilungsgrenzen ohnehin aufgeweicht, d.h. die Kategorie „Bett“ irrelevant werden; die organ- bzw. krankheitsbezogene klinische Versorgung wird allein aus ökonomischen Gründen zusätzlich Auftrieb erhalten.

Thoraxchirurgisches Zentrum, Definition und spezifische Anforderungen (modifiziert nach 8)

Der spezifischen Anforderungen an ein *„Thoraxchirurgisches Zentrum“* mit dem Schwerpunkt auf der Behandlung onkologischer Erkrankungen sind abgeleitet aus langjähriger Erfahrung mit der Struktur der eigenen Klinik, die in das Tumorzentrum Heidelberg-Mannheim eingebunden ist und das Konzept des Zentrums weitgehend verwirklicht hat.

Die *„Thoraxchirurgie“* beinhaltet das aktuelle Wissen, das technische Vermögen und das Urteilsvermögen, welches eine präzise Diagnose und die chirurgische Behandlung von Erkrankungen des Thorax (mit Ausnahme des Herzens) erfordern. Hierzu gehören Erkrankungen der

Brustwand, der Pleura, der Lunge, der Trachea und Bronchien, des Mediastinums, des Diaphragma (und des Oesophagus). Somit sind unverzichtbar mit einbezogen: gründliche Kenntnisse und Erfahrungen präoperativer Evaluation, invasiver Untersuchungsverfahren, Bildgebung, intensivmedizinischer Betreuung, Traumatologie, chirurgische Onkologie (und Transplantation).

Die konkreten Anforderungen an ein „Thoraxchirurgisches Zentrum" sind

1. Status der Einrichtung: universitäre Einrichtung oder enge Kooperation mit Universität, eigenes Budget und definierte personelle und institutionelle Ressourcen, Leitung durch akademisch qualifizierte Person.
2. *Strukturelle und personelle Ressourcen:* komplette OP-Einheit je 300 Thorakotomien pro Jahr, eigene Intensiveinheit mit einem Bett pro 200 Thorakotomien pro Jahr, Allgemeinstation mit 8 Betten pro 100 Thorakotomien pro Jahr. Im Ambulanzbereich ein Raum pro 750 Visiten pro Jahr. Einrichtungen für endoskopische Untersuchungen, kardiopulmonale Funktionsdiagnostik (und Oesophagusfunktionsdiagnostik). Einrichtungen zur Bildgebung (Röntgen, CT, Nuklearmedizin, PET und NMR), Labormedizin, Pathologie, Physiotherapie. Je 200 Thorakotomien pro Jahr ist ein zertifizierter Thoraxchirurg zu fordern, dabei als Minimum 2 Chirurgen in der jeweiligen Einrichtung, der Bedarf an zusätzlichem ärztlichen Personal ist auf 4 Personen je 200 Thorakotomien zu veranschlagen. Ein kontinuierliches Training in der Ausbildung zum qualifizierten Thoraxchirurgen setzt 200 Thorakotomien pro Jahr und Chirurg voraus. Für Dokumentation und Koordination der Forschung ist mindestens ein ärztlicher Mitarbeiter abzustellen.
3. Minimale Anforderungen an chirurgische Aktivitäten pro Jahr: 300–400 Thorakotomien (20–30 Oesophagusresektionen, mehr als 10 Lungentransplantationen)
4. Organisatorische und räumliche Voraussetzungen für regelmäßige (tägliche) fächerübergreifende Konferenzen und Indikationsbesprechungen für *jeden* onkologischen Patienten, gemeinsame prä- und postoperative Betreuung.
5. Qualitätskontrolle: zeitnahe Erfassung aller Diagnosen, Prozeduren und unerwünschter Ereignisse einschließlich der Analyse. Jeder Operateur erhält zeitnahe Rückmeldung über individuelle Komplikationen. Regelmäßiger Abgleich von Morbidität und Letalität mit den von den wissenschaftlichen Gesellschaften akzeptierten Zahlen. Eine regelmäßige Erfassung der Spätergebnisse auf Computerbasis muß gewährleistet sein.
6. Das Zentrum muß die logistische Basis für ständige Weiterbildung, klinische und experimentelle Forschung vorhalten.
7. Der Leiter des Zentrums sollte zertifiziert sein durch das European Board of Cardiothoracic Surgery.

Zusammengefaßt sind die Säulen eines thoraxchirurgischen Zentrums definiert durch Operationsfrequenz, technische und organisatorische Infrastruktur, akademische Ausrichtung und externe Qualitätskontrolle. Erst wenn diese Säulen errichtet sind, was auch ein klares Bekenntnis der Gesundheitspolitik voraussetzt, darf sich der Tumorpatient „im Mittelpunkt" wähnen.

Literatur

1. Flöhl R (2000) Ende der Beliebigkeit, Kommentar, FAZ, 5.5.2000
2. Flöhl R (1998) Strukturreform. Medizinische Notwendigkeit oder Modetrend?, in: Buhr HJ (Hrsg), Benjamin-Franklin-Lecture. 23. Symposium Aktuelle Chirurgie, Berlin
3. Siewert J (1998) Viszeralchirurgie. Schrittmacher problemorientierter Zentren?, in: Buhr HJ (Hrsg), Benjamin-Franklin-Lecture. 23. Symposium Aktuelle Chirurgie, Berlin
4. Silvestri GA, Handy J, Lackland D, Corley E, Reed CE (1998) Specialists achieve better outcomes than generalists for lung cancer. Chest 114:675–680
5. Hermanek J (1997) Prognostic factors in colorectal cancer. Zentralbl Chir 122 (Suppl):20–25
6. Erhebung der Deutschen Gesellschaft für Thoraxchirurgie, 1998
7. Flöhl R (2000) Keine Rehabilitation der Tumorzentren. FAZ, 19.7.2000
8. Europ. Society of Thoracic Surgery (2000) Proposal on the definition of the structure of general thoracic surgical units in Europe, 1st draft, 5.2.2000

Gefäßzentren aus chirurgischer Sicht: Gefäßmedizin an der Universitätsklinik Wien

P. Polterauer, J. Nanobashvili und C. Neumayer

Klinische Abteilung für Gefäßchirurgie, Universität Wien - AKH, Währinger Gürtel 18-20, 1090 Wien, Österreich

Centers of Vascular Medicine at the University Clinic in Vienna

Summary. The development of vascular surgery to interdisciplinary vascular medicine is discussed on the basis of the Vienna University Clinic of Vascular Surgery. Foundation of the Ludwig Boltzmann Research Institute of Interdisciplinary Clinical Vascular Medicine in 1998 positively influenced the scientific output. Comparing 1994-1996 to 1997-1999, the scientific presentations of staff members of the Department of Vascular Surgery raised from 106 to 188, and impact factor of publications from 27.7 to 119.0. The total impact factor of publications of the Departments of Vascular Surgery, Angiology and Interventional Radiology increased from 147.0 to 291.3. The financial support of the department from different sources for scientific research was augmented by 60%.

Key words: Interdisciplinary vascular medicine - Centers of excellence

Zusammenfassung. Die Entwicklung von der klassisch-mechanistischen Gefäßchirurgie hin zu einer interdisziplinären Gefäßmedizin wird am Beispiel der Univ.-Klinik Wien dargestellt. Nach Gründung eines Ludwig-Boltzmann-Institutes für interdisziplinäre klinische Gefäßmedizin 1998 ist die Anzahl der Vorträge der Mitarbeiter der Klin. Abt. f. Gefäßchirurgie von 106 auf 188, und der Impact-Factor der Publikationen von 27,7 auf 119,0 angestiegen (Vergleich: Zeitraum 1994 bis 1996 mit 1997 bis 1999). Der Gesamt-Impact-Factor der Publikationen der Abteilungen für Gefäßchirurgie, Angiologie und Interventionelle Radiologie konnte von 147,0 auf 291,3 gesteigert werden. Die Drittmittelfinanzierung in der autonomen Rechtsfähigkeit konnte im Jahr 1999 um mehr als 60% im Vergleich zu 1996 erhöht werden.

Schlüsselwörter: Interdisziplinäre Gefäßmedizin - Kompetenzzentren

Tropenchirurgie

Konzepte der Deutschen Gesellschaft für Tropenchirurgie (DTC)

W. Strecker[1], O. Bach[2], Ph. Langenscheidt[3], P. Mues[4], S. Post[5], M. Richter-Turtur[6]

[1] II. Chirurgische Klinik, Klinikum, Buger-Straße 80, 96049 Bamberg
[2] Chirurgische Universitätsklinik Jena
[3] Chirurgische Universitätsklinik Homburg
[4] St. Josef-Krankenhaus Neunkirchen
[5] Chirurgische Universitätsklinik Mannheim
[6] Kreiskrankenhaus Wolfratshausen

Concepts of the German Society for Tropical Surgery (DTC)

Summary. The DTC promotes access to surgical care facilities of acceptable medical quality for all people in third world countries. To achieve this goal following concepts and activities are persued:
- Establishment of a 2-year training programme district surgery
- Postgraduate surgical training in Germany
- Workshops and annual scientific meetings
- Development of adapted surgical technologies
- Cooperation with national and international organisations
- Promotion of north-south partnerships between colleagues and hospitals

Key words: Tropical surgery – Concepts – District surgery – Adapted technologies

Zusammenfassung. Ziel der DTC ist der Zugang zu einer qualitativ akzeptablen chirurgischen Versorgung für alle Bevölkerungsschichten in Ländern der Dritten Welt. Hierzu dienen u. a. folgende Konzepte und Aktivitäten:
- Etablierung eines zweijährigen Ausbildungsganges *Distriktchirurgie* mit Berufspraktika vor Ort
- Facharztausbildung in Deutschland
- Jährliche tropenchirurgische *Workshops* und *Symposien*
- Entwicklung *angepaßter chirurgischer Technologien*
- *Kooperationen* mit nationalen und internationalen Organisationen
- Förderung von Nord-Süd-*Partnerschaften* zwischen Kollegen und Kliniken

Schlüsselwörter: Tropenchirurgie – Konzepte – Distriktchirurgie – Angepaßte Technologien

Geschichtliches

Im kolonialen Zeitalter feierte die kurative Tropenmedizin außerordentliche Erfolge. Die Bekämpfung tropischer Infektionserkrankungen war eine der großen Herausforderungen an Grundlagenwissenschaft und klinische Praxis. Die erfolgreiche Entwicklung wirksamer Medikamente und Impfstoffe gegen gängige Tropenkrankheiten markierten Meilensteine in der Geschichte der Medizin. Wirksame Impfprogramme führten zu einem starken Rückgang der ursprünglich sehr hohen Kindersterblichkeit in tropischen Ländern. Dies erklärt ganz wesentlich die enormen sozialen Auswirkungen des medizinischen Fortschritts in diesen Ländern.

Die postkoloniale Zeit, etwa in den Jahren 1960 bis 1990, war geprägt durch die Dominanz der Präventivmedizin. In diesem Zeitraum galt die kurative Medizin nicht nur als unverhältnismäßig teuer, sondern wurde gar von manchen Kreisen in eine unsoziale und damit elitäre Ecke abgedrängt. Erst in den 90er Jahren wurde der kurativen Medizin, und hier insbesondere auch den operativen Disziplinen, wieder allmählich ein gebührender Stellenwert zugestanden. Zumindest wurde die kurative Medizin als Werbeträger für medizinische Präventivprogramme akzeptiert.

In der damaligen politischen und medizinischen Landschaft fanden Kollegen mit chirurgischer und anästhesiologischer Erfahrung in den Tropen keine Heimat in einer der etablierten medizinischen Fachgesellschaften in Deutschland. Dies führte am 28.2.1990 in Homburg/Saar zur Gründung einer „Vereinigung zur Förderung der Chirurgie in Entwicklungsländern". Dieser Vereinigung schlossen sich weitere Ärzte, überwiegend mit persönlichen Erfahrungen in der operativen Medizin und Anästhesie in den Tropen, an und gründeten am 27.9.1992, wiederum in Homburg, die „Deutsche Gesellschaft für Tropenchirurgie" (DTC). Die stärksten Impulse in der Frühphase der DTC gingen hierbei von den Chirurgischen Universitätskliniken Homburg, München und Ulm aus, bald verstärkt durch Kollegen aus Bonn, Heidelberg, Tübingen, Würzburg, etc. Mittlerweile haben sich mehr als 250 Kollegen aus den In- und Ausland in der DTC zusammengefunden, bereit, ihr großes Potential an Engagement, Know-how und praktischen Erfahrungen zur Verbesserung der operativen Medizin in Ländern mit strukturellen Defiziten einzubringen.

Was ist Tropenchirurgie?

Tropenchirurgie ist nicht „unsere Chirurgie" in den Tropen. Tropenchirurgie ist die Chirurgie, die sich an den jeweiligen lokalen und regionalen Besonderheiten in den Ländern der Dritten Welt orientiert – seien diese nun materieller, personeller oder medizinischer Natur. Die Unterschiede zwischen der Chirurgie in Industrieländern und der Tropenchirurgie betreffen zum einen die Pathologie, die sozioökonomischen Rahmenbedingungen und die psychosoziale Akzeptanz einer rational geprägten Medizin.

Pathologie

Nahezu alle medizinischen Fachbereiche in den Tropen, wie Innere Medizin, Pädiatrie, Urologie, Gynäkologie und Chirurgie, sind geprägt durch das Vorherrschen infektiöser Erkrankungen.

Der Grundsatz *mehr Infektionen, weniger Malignome* gilt tendenziell nahezu im gesamten Spektrum der Tropenmedizin. In Distrikt- und Regionalkrankenhäusern der Dritten Welt ist der Anteil septischer operativer Eingriffe etwa in Höhe von 40 bis 60% anzusetzen. Neben diesen Operationen, die durch infektiöse Erkrankungen indiziert werden, stehen ungewöhnlich hohe Raten an Infektionen, die im Zusammenhang mit einem aseptischen chirurgischen Eingriff auftreten. Hier werden Infektionsraten bei primär nicht kontaminierten Wunden von 14%, bei potentiell infizierten Wunden von 25% angegeben [11]. Sogenannte klassische infektionsbedingte Krankheitsbilder werden hierbei noch verstärkt durch Minder- und Mangelernährung sowie die zunehmende Ausbreitung der HIV-Pandemie. Neben den bekannten direkten Folgen der AIDS-Erkrankung kam es zu grundlegenden Änderungen bezüglich Epidemiologie, Inzidenz, aber auch klinischer Manifestationen von HIV-assoziierten opportunistischen Infektionskrankheiten. Dies gilt ganz besonders für die Tuberkulose. Sie ist heute verantwortlich für mehr als ein Viertel aller Todesfälle in Entwicklungsländern und ist insgesamt die am häufigsten zum Tode führende Infektionskrankheit. Besonders bemerkenswert ist die Zunahme an extrapulmonalen Manifestationen der Tuberkulose [12].

Zahlreiche septische Pathologien mit chirurgischer Bedeutung können als tropenspezifisch eingestuft werden und sind daher den zumindest jüngeren, in Europa ausgebildeten Chirurgen weder vom Studium, geschweige denn von der operativen Praxis bekannt. Hierzu zählen z. B. die tropische Pyomyositis [9], das Buruli-Ulcus [2,10], tropentypische lokale Infektionen, wie Ainhum, Myzetom und Noma [13]. Die hohe Rate an spontanen, chirurgisch-relevanten Infektionen wird u. a. noch verstärkt durch die weite Verbreitung der Sichelzellenanämie, die zu einer Vielzahl von septischen Komplikationen führt. Hiervon können alle Organe betroffen sein. Besonders fatal sind die septisch induzierten haematogenen Osteomyelitiden [1].

Die hohe Inzidenz spontaner haematogener Infektionen erklärt u. a. die Vielzahl und Häufigkeit septischer Komplikationen nach primär aseptischen operativen Eingriffen. Daher sind unseres Erachtens interne Osteosynthesen absolut kontraindiziert bei Patienten mit floriden eitrigen Infekten, mit Sichelzellenanämie oder HIV-1-Antikörper-Seropositivität [14]. Grundsätzlich erfordert die Frakturbehandlung in tropischen Klimazonen eine völlig andere Taktik als in industrialisierten Ländern: Wenn immer möglich, sollte eine konservative Therapie angestrebt werden. Falls eine operative Stabilisierung nötig sein sollte, sind externe Fixationen zu bevorzugen [4,14].

Chirurgischen Krankheitsbildern in den Tropen liegt also häufig eine völlig eigenständige Pathologie zugrunde. Mangelhafte Kenntnisse dieser tropenspezifischen Pathologie und ein nicht angepaßter 1:1-Transfer chirurgischer Technologien aus gemäßigten Klimazonen in die tropenchirurgische Praxis, können daher schnell zu medizinischen Katastrophen führen.

Sozioökonomische Unterschiede

Materielle, infrastrukturelle und organisatorische Defizite limitieren meist die Umsetzung einer optimalen chirurgischen Versorgung in Ländern der Dritten Welt. Diese Einschränkungen gelten auch für die qualitative und praxisrelevante Ausbildung von Ärzten, Pflegepersonal und Physiotherapeuten. Ausbildungskonzepte, die sich an den Notwendigkeiten der tropenchirurgischen Praxis orientieren, fehlen bis dato. Chirurgische Ausbildung und Praxis in Industrieländern unterliegen einer zunehmenden Spezialisierung. Dahingegen verlangt der tropenchirurgische Alltag den chirurgischen Generalisten, der die wichtigsten Grundlagen *aller* operativen Disziplinen in Theorie und Praxis beherrscht. Besondere Kenntnisse sind erforderlich in Gynäkologie und Geburtshilfe sowie Anästhesie. Darüber hinaus umfaßt das Anforderungsprofil an den Tropenchirurgen Kenntnisse und Fähigkeiten in folgenden Bereichen: Tropenmedizin, Basis-Gesundheitswesen, Handwerk/Technik, Administration/Organisation, Fremdsprachen und nicht zuletzt Verständnis, Geduld und Gelassenheit.

Psychosoziale Akzeptanz

Die rational geprägte sogenannte „westliche“ Medizin wird selbst von Patienten in Industrieländern nicht immer akzeptiert, ja sogar zunehmend häufiger in Frage gestellt. Noch weniger kann eine entsprechende Akzeptanz in vielen Gesellschaften der Dritten Welt vorausgesetzt werden. Die Einschätzung einer tragbaren Arzt-Patienten-Beziehung verlangt nicht nur intime Kenntnisse der jeweiligen sozioökonomischen und psychosozialen Gegebenheiten, sondern eine besonders feinfühlige Bereitschaft, fehlendes Verständnis und Ängste der betreffenden Patienten ernst zu nehmen und sich damit auseinanderzusetzen. Tragbare Begegnungen werden oft erst durch gute persönliche Kontakte ermöglicht, begünstigt durch vertrauensvolle Vermittlung von einheimischen Kollegen und Pflegepersonal. Auch im tropenchirurgischen Kontext basiert eine erfolgversprechende und tragfähige Beziehung zwischen Arzt und Patient auf gegenseitigem Verstehen und Vertrauen.

Zielvorgaben der DTC

Die konkrete Zielsetzung der DTC ist der Zugang zu einer qualitativ befriedigenden chirurgischen Versorgung für alle Bevölkerungsschichten in Entwicklungsländern.

Diese Zielvorgaben sollen durch die folgenden vier Pfeiler erreicht werden:
- Konzept der Distriktchirurgie
- Ausbildung
- Forschung
- Kooperationen/Kontakte

Konzept der Distriktchirurgie

Wie in dem kurzen geschichtlichen Überblick angedeutet, hat sich das überwiegend präventiv ausgerichtete Gesundheitsangebot letztlich nicht bewährt. Es wurde von der Bevölkerung nicht im gewünschten Ausmaß akzeptiert und beansprucht. Weiterhin kämpften die zentralistisch angelegten Gesundheitsprogramme mit den Problemen nationaler Administrationen, nicht selten gelähmt durch Eigeninteressen, Planungsinkompetenz und Korruption. Das angestrebte Ideal einer kostenlosen Bereitstellung einer flächendeckenden Gesundheitsversorgung ließ sich angesichts stagnierender oder rückläufiger Wirtschaftskraft in vielen Ländern nicht mehr halten. Als Konsequenz aus diesen Erfahrungen wurde das Konzept der „Integrierten Gesundheitsversorgung" entwickelt. Integration beinhaltet hierbei die Kombination von präventiven und kurativen medizinischen Leistungsangeboten. Das von der WHO favorisierte Instrument zur Umsetzung einer integrierten Gesundheitsversorgung ist das sogenannte Distriktkonzept [8, 17]. Es beruht auf der Einrichtung von autonomen regionalen Funktionseinheiten, den Gesundheitsdistrikten. Sie umfassen, in Abhängigkeit von der Infrastruktur und der Bevölkerungsdichte, Bezirke mit 50 000 bis 300 000 Einwohner. Das Zentrum wird gebildet durch ein Distriktkrankenhaus als Referenzstelle für kurative medizinische Leistungen und eine regionale Gesundheitsversorgung zur Planung und Durchführung der Präventivmaßnahmen. Angeschlossen sind weitere 10 bis 30 im Distrikt verteilte Basis-Gesundheitseinrichtungen und Apotheken.

Dieses Konzept einer integrierten Gesundheitsversorgung bietet eine neue Chance, chirurgische Erfahrungen in eine konzeptionell ausgerichtete entwicklungspolitische Diskussion einzubringen: Grundlage hierfür ist die Anerkennung der enormen Ausstrahlungskraft einer erfolgreichen kurativen Medizin auf das medizinische Gesamtkonzept und damit auch auf die Akzeptanz präventiver Maßnahmen. Das konzeptionelle Ziel besteht in der Umsetzung eines flächendeckenden chirurgischen Versorgungssystems. Chirurgie im Distriktkrankenhaus basiert auf der Hypothese, daß ein Großteil der operativen Notfälle bei entsprechender Ausstattung und Ausbildung mit relativ einfachen Methoden und geringen finanziellen Mitteln in adäquater Weise versorgt werden kann. Bislang fehlte hierzu ein umfassendes Konzept, das personelle, strukturelle und finanzielle Aspekte gleichermaßen berücksichtigt.

Für Ärzte aus Entwicklungsländern ist die chirurgische Arbeit in peripheren Krankenhäusern derzeit noch wenig attraktiv, da sie keinerlei anerkannte Qualifikation voraussetzt und dementsprechend keine berufliche Perspektive bietet. Herkömmliche Facharztausbildungen nach dem Modell westlicher Industrieländer können nur einen kleinen Teilbereich der Anforderungen im Distriktkrankenhaus abdecken. Die Chirurgie im Distriktkrankenhaus erfordert daher neue Ausbildungskonzepte. Hierbei müssen Kenntnisse aus unterschiedlichen Fachgebieten, wie Anästhesie, Geburtshilfe, Gynäkologie, Allgemeinchirurgie, Orthopädie und Traumatologie, Urologie und Kinderchirurgie ebenso integriert werden, wie die oben dargestellten organisatorischen, handwerklichen, sprachlichen und sonstigen Fähigkeiten.

Zusammengefaßt zielt das Konzept der Distriktchirurgie auf die Sicherstellung der operativen Versorgung der ländlichen Bevölkerung in Distriktkrankenhäusern durch Distriktchirurgen nach einem definierten 2-jährigen Ausbildungsgang [8].

Ausbildung

Der klassisch ausgebildete Chirurg, der sich auf den medizinischen Aspekt seiner Arbeit beschränkt, wird im Distriktkrankenhaus mit unerwarteten Problemen konfrontiert. Er wird verzweifeln oder gar scheitern, wenn der Strom für die Beleuchtung ausfällt, der Sterilisator defekt ist, wenn das Nahtmaterial ausgeht oder die Zuweisungen aus den peripheren Gesundheitseinrichtungen zu spät oder gar nicht erfolgen. Neben der eigentlichen operativen Tätigkeit ist der Distriktchirurg für die Funktion der gesamten chirurgischen Einheit zuständig. Die wesentliche Herausforderung besteht daher darin, sich für alle notwendigen Funktionsabläufe verantwortlich zu fühlen, sie zu verstehen und zu kontrollieren sowie im Bedarfsfall lenkend und beratend einzugreifen. In der Praxis ist fachübergreifendes medizinisches Wissen und Verständnis für die relevante Technologie ebenso unverzichtbar wie Fähigkeiten zur Planung, zu Management und Motivation von Mitarbeitern. Diese Anforderungen übersteigen das Selbstverständnis des Chirurgen und setzen Kenntnisse und Fähigkeiten voraus, die bisher in keinem definierten Ausbildungsgang erlernt werden konnten. Entsprechend der neuen Konzepte, wird in vielen Entwicklungsländern zukünftig die Hauptlast der operativen Medizin in den Händen der Distriktchirurgen und ihrer Teams liegen – Grund genug, über die Frage nach deren Rekrutierung und Ausbildung nachzudenken. Der Ausbildungsgang „Distriktchirurgie" muß finanzierbar und daher kurz sein, er muß Grundkenntnisse der verschiedenen Fachrichtungen vermitteln, die Lehre von angepaßten Technologien beinhalten und letztlich zu einer formalen Anerkennung führen. Eine spätere Anerkennung dieser Ausbildungszeit im Rahmen einer Weiterbildung zum chirurgischen oder gynäkologischen Facharzt könnte interessierten Kollegen eine Zukunftsperspektive für die Zeit nach ihrem Einsatz in abgelegenen Regionen bieten.

Für den zweijährigen Ausbildungsgang werden sechs Abschnitte von je vier Monaten Dauer vorgeschlagen: Anästhesie, Allgemein- und Unfallchirurgie, Gynäkologie, Geburtshilfe sowie ein weiteres operatives Fach entsprechend den lokalen/regionalen medizinischen Erfordernissen. Grundkenntnisse in Hygiene, Krankenhausorganisation und Basisgesundheitswesen sind im Ausbildungsgang zu integrieren. Die Durchführung dieser Ausbildung sollte an geeigneten Kliniken im Heimatland erfolgen. Nur hier kann anhand der entsprechenden Krankheitsbilder das praxisorientierte Rüstzeug für den späteren Einsatz im Distriktkrankenhaus realitätsbezogen erlernt werden. Studienaufenthalte in Europa können diese tropenspezifischen Inhalte nicht vermitteln. Andererseits können derartige Kurzzeitaufenthalte zum Erlernen besonderer medizinischer Techniken im Einzelfall durchaus sinnvoll sein und die spätere Arbeit vor Ort stimulieren.

Als Lehrer und Dozenten für den Ausbildungsgang Distriktchirurgie sollten sich Fachärzte der verschiedenen genannten medizinischen Disziplinen zur Verfügung stellen. Die jeweilige Facharztausbildung („Formation des formateurs") wiederum kann dabei entweder im Heimatland oder in einem europäischen Partnerland erfolgen. Dies ist im Einzelfall sorgfältig unter Einbeziehung von Kosten-Nutzen-Betrachtungen abzuwägen. Die praktische Effizienz einer Facharztausbildung in Europa für ausländische Kollegen ist hierbei kritisch zu hinterfragen.

Workshops und Kurse

Seit 1990 werden jährliche Workshops zur Erlernung angepaßter chirurgischer Methoden durch das Team der Chirurgischen Universitätsklinik Homburg (Ärztlicher Direktor: Prof. Dr. G. Feifel) angeboten. In diesen mehrtägigen Kursen liegt der Schwerpunkt neben den Grundlagenvorträgen auf der Erlernung einfacher chirurgischer Techniken, die sich im tropenchirurgischen Alltag bewährt haben. Hierzu zählen moderne Methoden der Darmnaht, Gefäßnähte, Fixateur externe-Montagen, Schädeltrepanationen, geburtshilfliche Eingriffe, zahnärztliche Techniken und vieles andere mehr.

Analoge Lehrveranstaltungen sowie Sonographiekurse wurden von Mitgliedern der DTC wiederholt in Zaire, Ghana, Malawi, Sambia, Kamerun, etc. gehalten. Alle Kurse wurden begleitet durch entsprechend ausführliche schriftliche Unterlagen.

Tropenchirurgische Symposien

Komplementär zu den überwiegend praxisorientierten tropenchirurgischen Kursen wurden seit 1992 jährlich wissenschaftliche Symposien abgehalten. Die Mehrzahl dieser Symposien konzentrierte sich dabei auf tropenchirurgisch relevante Schwerpunktthemen wie Chirurgie und AIDS, angepaßte Frakturbehandlung, Sonographie, Tropen-Neurologie/Neurotraumatologie, angepaßte Technologie (Labor, Blutbank, Röntgen, Sonographie, technische Geräte, Wartung, etc.), Plastische Chirurgie, Septische Chirurgie, Abdominal- und Hernienchirurgie, Minenverletzungen, Kinderchirurgie, tropische Malignome sowie Probleme der Krankenpflege. Alternierend zu diesen deutschsprachigen Symposien mit definierten thematischen Schwerpunkten wurden drei internationale tropenchirurgische Treffen mit jeweils weiterem inhaltlichem Spektrum veranstaltet.

Wichtige Themenschwerpunkte aus diesen Symposien wurden in der Reihe „Hefte zu Der Unfallchirurg" veröffentlicht [6, 15, 16].

Darüber hinaus wurden zahlreiche Fortbildungen und Beiträge zur Distriktchirurgie im Rahmen chirurgischer, tropenmedizinischer und universitärer Fortbildungsveranstaltungen in In- und Ausland abgehalten.

Fachliteratur

Neben den oben genannten wissenschaftlichen und publizistischen Aktivitäten, wurden von DTC-Mitgliedern zahlreiche weitere tropenchirurgisch relevante Fragestellungen bearbeitet und durch entsprechende Veröffentlichungen in der Primärliteratur oder in Lehrbüchern [7] tropenchirurgisch interessierten Kollegen zugänglich gemacht.

Ein besonderes Anliegen war es, einen allgemeinen Zugriff auf die sehr geschätzten und praxisnahen Werke von Maurice King und Mitarbeitern zu ermöglichen. Nachdem diese tropenchirurgischen Standardwerke in Buchform vergriffen sind, werden sie künftig über den Internetzugang der DTC abrufbar sein. Dies betrifft alle Werke dieser Reihe: Primary Anaesthesia; Primary Surgery Vol. I: Non-Trauma; Vol. II: Trauma; Primary Mothercare [3–5].

Forschung

In verschiedenen afrikanischen Staaten förderten und unterstützten die DTC bzw. DTC-Mitglieder Forschungsprojekte und Studien zur Hygiene im Operationstrakt, zur Funktion und Planung von operationstechnischen Einrichtungen, zur Indikationsstellung und Qualitätssicherung von Operationstechniken, wie etwa in der Hernienchirurgie. Vergleichende Studien beleuchteten die Validität verschiedener HIV-Antikörpertestsysteme, andere Untersuchungen widmeten sich der Frage des optimalen Fixateur externe für den Tropeneinsatz unter Berücksichtigung der lokalen Herstellbarkeit von Einzelkomponenten, der mechanischen Belastbarkeit, der einfachen Handhabung, etc. Bearbeitet wurden ebenfalls epidemiologische Fragestellungen, hier insbesondere der HIV-Epidemie, sowie der Ätiologie verschiedener Krankheitsbilder, wie der tropischen Pyomyositis, der haematogenen Osteomyelitis, der Ätiologie des akuten Abdomens, des Buruli-Ulcus, etc. Unterstützt von der Deutschen Gesellschaft für Chirurgie werden die langfristigen Auswirkungen von Splenektomie und milzerhaltender Eingriffe auf die postoperative Malaria-Inzidenz untersucht. Ganz besonders hervorzuheben sind die grundlegenden Untersuchungen des Missionsärztlichen Institutes in Würzburg zu angepaßten Technologien im Labor, im Energiebereich und der Hygiene. Viele dieser Forschungsprojekte finden im Rahmen verschiedener Kooperationen statt und sind meist von einer externen finanziellen Unterstützung abhängig.

Kooperationen/Kontakte

Viele der oben genannten DTC-Aktivitäten sind nur durch eine enge und vertrauensvolle Kooperation möglich. Daher bestehen mit vielen nationalen und internationalen Organisationen, deren Schwerpunkt in der Entwicklungszusammenarbeit liegt, punktuelle Kooperationen. Diese Kooperationen werden verständlicherweise entscheidend von den entsprechenden Fragestellungen und jeweiligen Arbeitsschwerpunkten der jeweiligen Organisationen beeinflußt.

Auf einer völlig anderen Ebene laufen die zahlreichen Nord-Süd-Partnerschaften zwischen einzelnen Kollegen und Kliniken. Diese Partnerschaften sind für alle Beteiligten menschlich und fachlich besonders ergiebig und zukunftsweisend.

Hierbei versucht die DTC, Stipendiaten bei der beruflichen und sozialen Integration in Deutschland Hilfestellung zu bieten. Ebenso finden deutsche Kollegen vor und nach einem beruflichen Tropenaufenthalt Unterstützung, sei es, um den bisherigen Arbeitsplatz sicher zu stellen, sei es, um eine berufliche Reintegration zu bahnen. All die genannten Konzepte und Aktivitäten der DTC gründen sich ganz wesentlich auf drei Zielvorgaben:

- Kooperation
- Vernetzung
- Nachhaltigkeit

Wünschenswerte Voraussetzungen hierfür sind politische und soziale Stabilität bei uns und unseren tropenchirurgischen Partnern.

Literatur

1. Domres B, Lothert M, Manger A (1999) Septische Komplikationen bei Sichelzellenanämie. In 16:230–237
2. Hegelmaier C, Münzenmaier R (1999) Chirurgische Therapie des Buruli-Ulkus mit Knochenbeteiligung. In 16:272–283
3. King M (ed 1990) Primary Surgery Vol I: Non-Trauma. Oxford University Press, Oxford Delhi Kuala Lumpur
4. King M (ed 1987) Primary Surgery Vol II: Trauma. Oxford University Press, Oxford Delhi Kuala Lumpur
5. King M (ed 1994) Primary Anaesthesia. Oxford University Press, Oxford Delhi
6. Kinzl L, Strecker W (Hrsg 1994) Tropenchirurgie. Hefte zu „Der Unfallchirurg" 242. Springer, Berlin Heidelberg New York
7. Krawinkel M, Renz-Polster H (eds 1995) Medical practice in developing countries. Jungjohann, Neckarsulm Lübeck Ulm
8. Langenscheidt P, Zapletal C (1999) Konzepte und Perspektiven der chirurgischen Entwicklungszusammenarbeit. In 16:3–12
9. Langenscheidt P, Witte W, Zapletal C (1999) Tropische Pyomyositis. In 16:313–323
10. Meyers WM, Horsburgh CR Jr, Portaels F (1999) Buruli-Ulcer: Review of a reemerging mycobacterial disease. In 16:262–271
11. Niechzial M (1999) Stellenwert der septischen Chirurgie in den Tropen. In 16:225–229
12. Pszolla N, Strecker W, Richter-Turtur M (1999) Extrapulmonale Manifestationen der Tuberkulose unter besonderer Berücksichtigung der Gegebenheiten in Entwicklungsländern. In 16:324–341
13. Rheinwalt KP, Heppert V, Wagner H, Wentzensen A (1999) Lokale tropenchirurgische Infektionen. In 16:238–261
14. Strecker W, Elanga M, Fleischmann W (1993) Indications for operative fracture treatment in tropical countries. Trop Doct 23:112–116

15. Strecker W, Kinzl L (Hrsg 1996) Tropenchirurgie II. Hefte zu „Der Unfallchirurg“ 252. Springer, Berlin Heidelberg New York
16. Strecker W, Kinzl L (Hrsg 1999) Tropenchirurgie III. Hefte zu „Der Unfallchirurg“ 274. Springer, Berlin Heidelberg New York
17. World Health Organisation (1988) The Challenge of Implementation: District Health Systems for Primary Health Care. WHO, Geneva

Friedenssichernde Missionen

Chirurgisches Spektrum bei friedenssichernden Missionen

W. Titius

Abteilung II, Bundeswehrzentralkrankenhaus Koblenz, Rübenacher Straße 170, 56072 Koblenz

Surgery in Peace-Keeping Missions

Summary. Peace-keeping "out of area missions" of the Federal German Armed Forces are supported by modular container hospitals. The infrastructure of mobile container hospitals reflects the modern standard of surgery in "out of area" missions. The injury pattern of over 200 patients with war injuries, caused by AK 47 Kalaschnikov, fragments and mines are presented.

Key words: War injuries – Peace-keeping missions – Field hospital

Zusammenfassung. Containergestützte modulare Sanitätseinrichtungen in der präklinischen und klinischen Versorgungsebene bewährten sich in den bisherigen internationalen Einsätzen und garantierten unabhängig von einsatzspezifischen Umweltbedingungen die konsequente Orientierung am medizinischen Standard der Bundesrepublik Deutschland. Im eigenen internationalen Patientengut von fast 200 kriegsverletzten Patienten zeigten sich multiple Schußverletzungen (Sturmgewehr AK 47 Kalaschnikov), Explosionsverletzungen und multiple Splitterverletzungen durch Artilleriegeschosse, Brandverletzungen und traumatische Amputationsverletzungen durch Tretminen.

Schlüsselwörter: Kriegsverletzungen – Feldhospital – Auslandseinsätze Bundeswehr

Neben der Landes- und Bündnisverteidigung ist aufgrund der verändeten Sicherheitslage in Europa und der vollen Souveränität Deuschlands die Teilnahme an friedenssichernden Einsätzen zur Krisenbewältigung im Ausland eine neue wesentliche Aufgabe der Bundeswehr und somit auch des Sanitätsdienstes der Bundeswehr.

Die bisherigen internationalen Einsätze des Sanitätsdienstes 1991 im Iran, 1993 mit der UNO in Kambodscha, 1994 in Somalia, 1995 mit den United Nation Protection Forces in Kroatien, die nachfolgenden Einsätze mit SFOR und IFOR in Bosnien, sowie 1999 der Einsatz in Makedonien und im Kosovo haben den festen Stellenwert der Einsatzmedizin und insbesondere der *Einsatzchirurgie* im Konzept der „out of area"-Einsätze deutscher Streitkräfte verdeutlicht (Abb. 1).

Der Einsatzauftrag des Sanitätsdienstes im Ausland erfordert eine neue sanitätsdienstliche und chirurgische Qualität der Versorgung. Maxime der sanitätsdienstlichen Auftragserfüllung ist, daß dem Soldaten bei einem Einsatz außerhalb Deutschlands für den Fall einer Erkrankung, Verletzung oder Verwundung eine medizinische Versorgung zuteil wird, die im Ergebnis dem fachlichen Standard in der Bundesrepublik Deutschland entspricht.

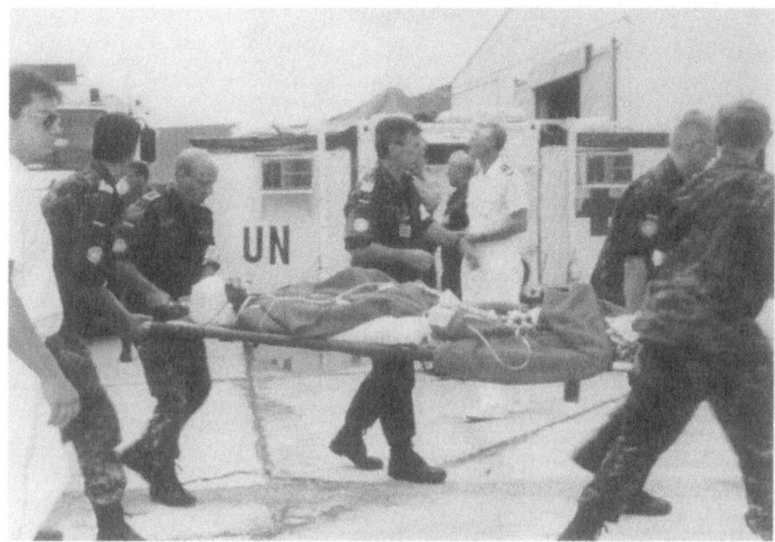

Abb. 1. Deutsch-Französisches Feldhospital der United Nations Protection Forces Kroatien

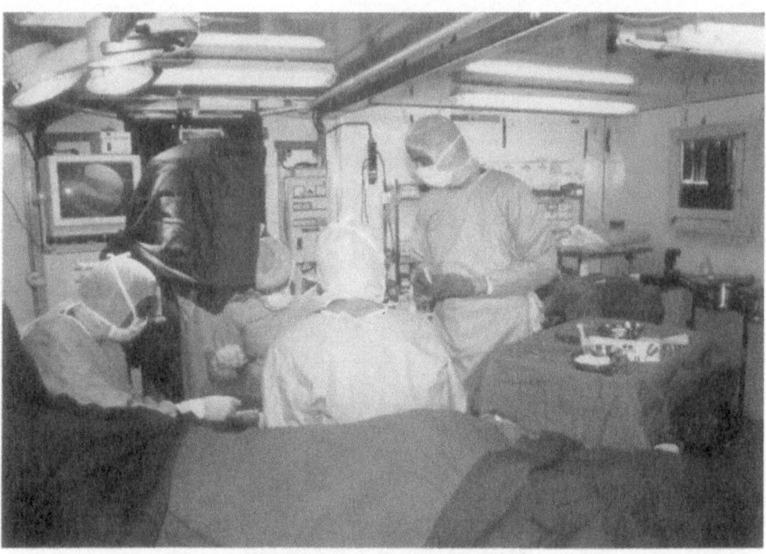

Abb. 2. Operations-Container modulares Feldhospital

Bei multinationalen Einsätzen, z. B. mit den Vereinten Nationen oder mit NATO-Partnern, werden alle Patienten anderer Nationen in deutschen Sanitätseinrichtungen auch medizinisch und *chirurgisch* nach dieser Maxime des Behandlungsstandards ambulant und stationär versorgt.

Unabhängig von der jeweiligen einsatzbedingten Infrastruktur des Einsatzlandes wird im präklinischen Bereich (Rettungszentrum) und im klinischen Bereich (Feldlazarett) der geforderte *chirurgische* Behandlungsstandard durch zelt- und containergestützte modulare Funktionsbereiche für operative Facharztgruppen sichergestellt (Abb. 2). Der Vorteil der lageangepaßten modularen Zusammenstellung einzelner Funktionsbereiche hat sich auch bei der Versorgung von Flüchtlingen in Flüchtlingslagern gezeigt.

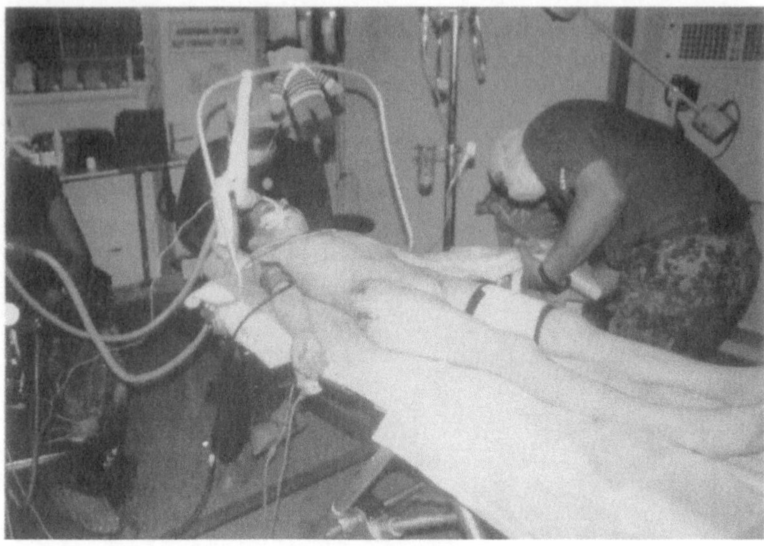

Abb. 3. Schußverletztes Flüchtlingskind im Lager Cegrane, Makedonien 1999

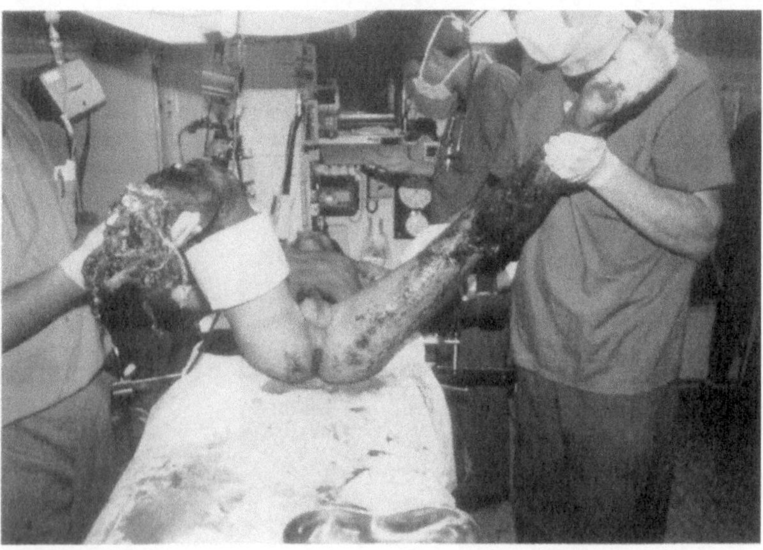

Abb. 4. Traumatische Amputationsverletzung Unterschenkel durch Mine

Bei der Flüchtlingskatastrophe 1999 in Makedonien konnte sich das UNHCR in kurzer Zeit im größten Flüchtlingslager in Cegrane mit 44 000 Flüchtlingen auf die chirurgische Kapazität modularer Sanitätseinrichtungen der Bundeswehr abstützen (Abb. 3).

Im Auslandseinsatz stellt neben der routinemäßigen chirurgischen Behandlung akut Erkrankter oder Unfallverletzter die Versorgung *kriegsverletzter* Patienten eine neue Dimension der Chirurgie im Auslandseinsatz dar.

Im eigenen Patientengut von über 200 kriegsverletzten Patienten in fünf unterschiedlichen Auslandseinsätzen haben sich speziell folgende chirurgische Aufgaben herausgebildet:

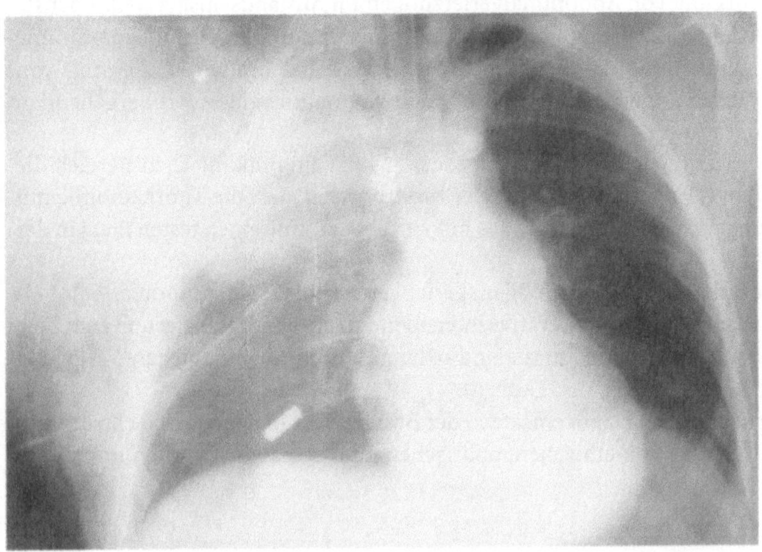

Abb. 5. Schußverletzung rechte Lunge durch AK 47 Kalaschnikov-Sturmgewehr

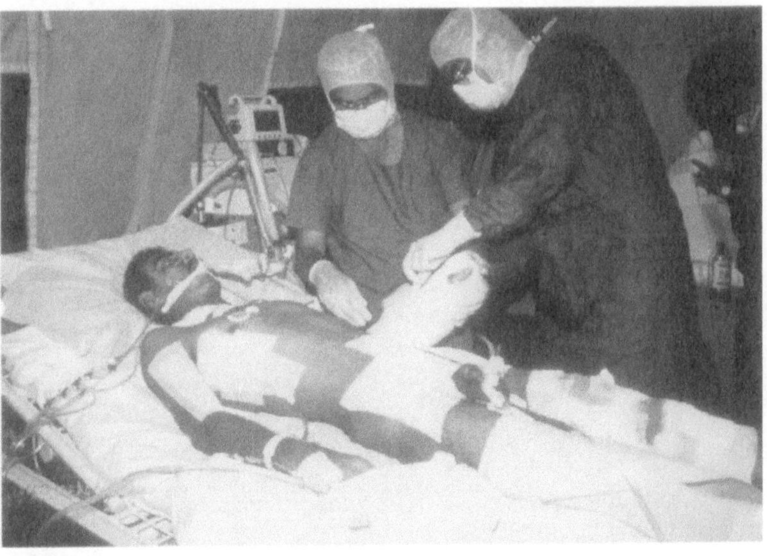

Abb. 6. Multidisziplinäre Polytraumaversorgung im modularen Feldhospital

Die chirurgische Behandlung von Schußverletzungen der Extremitäten hat anders als früher bei der sog. „Kriegschirurgie" jetzt zum Ziel, die betroffene Extremität grundsätzlich mit individualchirurgischen Behandlungskonzepten zu erhalten. Zum Einsatz kommen Techniken der operativen Osteosynthese, der offenen Wundbehandlung und ggf. der Gefäßrekonstruktion.

Bei der Behandlung traumatischer Amputationsverletzungen durch mittlerweile geächtete Anti-Personen-Minen ist neben der lebensrettenden Notfallchirurgie das oberste Ziel, die Weichteilverhältnisse im amputierten Stumpf so zu konditionieren, daß bei betroffenen einheimischen Zivilpersonen eine jeweils den landestypischen Gegebenheiten angepaßte prothetische Versorgung später problemlos vorgenommen werden kann (Abb. 4).

Die chirurgische Versorgung von Abdominalverletzungen im Auslandseinsatz stellt höchste technische Ansprüche an den versorgenden Chirurgen. Neben der notfallmäßigen Laparotomie zwecks lebensrettender Blutstillung ist es das primäre Ziel, die definitive Versorgung von Organverletzungen und Verletzungen des Darmes unter Inkaufnahme eines vorübergehenden künstlichen Darmausganges zu erzwingen.

Schuß- und Splitterverletzungen der Lunge erfordern primär im präklinischen Bereich die Anlage einer Thoraxdrainage. Falls zur Blutstillung erforderlich, hat auch die Thorakotomie mit Entfernung zerstörter Lungenparenchymanteile bis hin zur Lobektomie einen festen Platz in der Einsatzchirurgie (Abb. 5).

Die multidisziplinäre Polytraumaversorgung im gesicherten Umfeld einer modularen Intensivstation im Auslandseinsatz hat die postoperative intensivmedizinische Stabilisierung zum Ziel. Patienten werden intensivmedizinisch im Einsatzland so lange betreut, bis eine sichere Verlegung mittels „medical air evacuation“ möglich ist (Abb. 6).

Die Aufgabe der Chirurgie bei Auslandseinsätzen der Bundeswehr orientiert sich chirurgisch als auch menschlich unabhängig von ethischen, politischen oder sozialen Vorgaben immer am Patienten und somit am Menschen.

Chirurgische Forschung

Klinische Wissenschaft am Krankenhaus

Chirurgie und Molekularbiologie: Neues Verständnis oder Irrweg?

Ch. Herfarth

Abteilung für Allgemeine Chirurgie, Unfallchirurgie und Poliklinik, Im Neuenheimer Feld 110, 69120 Heidelberg

Surgery and Molecular Biology: New Understanding or a Path Leading Astray?

Summary. Surgery has the optimal possibility for theoretical-clinical transfer of molecular biological knowledge. On the basis of the existing research emphasis on clinical molecular biology at the Department of Surgery, University of Heidelberg, this is shown by the example of colorectal cancer: Establishment of a large clinical register for hereditary colorect cancer, use of molecular biological methods to improve phenotype/genotype correlations, definition of risk groups, decision on surgical therapeutical concepts for hereditary cancers and considerations on the creation of problem-orientated centers for hereditary cancer. A further example for the application of molecular methods is the detection of minimal residual disease or tumor cells in the different compartments (blood, lymph nodes, bone marrow and peritoneum) in order to achieve a better risk evaluation exceeding the standard pathohistological stage definition. The goal is an individualized or more focused therapy for each patient. Transfer of research from the basic sciences into the clinical setting, integrated into the daily clinical work, is possible in a so-called tandem model.

Key words: Surgery – Molecular biology

Zusammenfassung. Die Chirurgie bietet eine optimale Möglichkeit zur theoretisch-klinischen Transferforschung molekularbiologischen Wissens. Dies wird anhand des molekularbiologischen klinischen Forschungsschwerpunktes der Chirurgischen Universitätsklinik Heidelberg mit dem Beispiel des kolorektalen Karzinoms belegt: Aufbau eines großen klinischen Registers für hereditäre Karzinomerkrankungen des Kolon- und Rektumkarzinoms, Nutzung der molekularbiologischen Methoden zur Verbesserung der Phänotyp/Genotyp-Korrelation, Definition von Risikogruppen, Festlegung von chirurgischen Therapiekonzepten bei hereditären Karzinomen und Überlegungen zu Schaffung eines problemorientierten Zentrums für hereditäre Karzinomerkrankungen. Als weiterer Beleg für die Umsetzung molekularer Methoden dient die Erkennung minimaler Tumorreste bzw. von Tumorzellen in den verschiedenen Kompartimenten (Blut, Lymphknoten, Knochenmark und Peritoneum), um über die pathologisch-histologische Stadiendefinition hinaus eine bessere Risikoabwägung erreichen zu können. Ziel ist eine Individualisierung bzw. gezieltere Therapie für den einzelnen Patienten. Transferforschung aus den Grundlagenwissenschaften in die Klinik ist bei gleichberechtigter Einordnung in den klinischen Betrieb in einem sogenannten Tandem-Modell möglich.

Schlüsselwörter: Chirurgie – Molekularbiologie

Die Frage drängt sich auf: Was sollen wir Chirurgen mit der Molekularbiologie anfangen?

Bereits Rudolf Virchow hat durch die Zellularpathologie die Medizin revolutioniert, ein neues pathogenetisches Prinzip und Verständnis aufgebaut und damit eine Krankheitslehre entwickelt, die bis heute unser Vorgehen bestimmt. In den letzten 20 Jahren des vergangenen Jahrhunderts hat die Molekularbiologie das Wissen über die subzellulären Strukturen verändert. Wir alle wissen über die Bedeutung der Gene, besonders aber um die ungeheure Arbeit, die jetzt nach Beschreibung des *Humanen Genoms* mit der Definition der Funktionen der Proteome ansteht.

Ist die Molekularbiologie realitätsfern?

Wir Chirurgen haben es eigentlich leicht: Wir entfernen makroskopisch und mikroskopisch Krankes, falsch Entwickeltes, chronisch Zerstörtes und Fehlfunktionierendes. Für die Therapie von Malignität, Entzündung, Sepsis, Heilungsstörung und chronische Erkrankung folgen wir bewährten und traditionellen Bahnen.

Die subzellulären Strukturen liegen dem praxisfernen Forscher deutlich näher als dem Chirurgen. Ein überaus erfahrener und erfolgreicher Herzchirurg sagte mir, wir sollten bei unseren mechanischen und pathophysiologischen Vorstellungen bleiben. Die Molekularbiologie sei realitätsfern.

Aber: Nach Standardisierung der Transplantation in den 80er und Einführung der Chirurgie des minimalen Zugangs in den 90er Jahren gibt es die ersten Anzeichen, daß die Molekularbiologie der Chirurgie durchaus Neues bringen kann.

Viele Beispiele belegen die Notwendigkeit des Transfers von Theorie zu Praxis. Theodor Billroth ist einer der großen Formulierungsmeister:

„Jeden Augenblick kann eine uns rein theoretisch erscheinende Spekulation praktische Anwendung finden".
„Wir sind über die Zeiten hinaus, in welchen man Theorie und Praxis voneinander unterschied".
„Selbst das Handwerkliche, das rein Manuelle hat auch seine Wissenschaft..., denn es ist doch alles auf einen vernünftigen Zusammenhang, auf logischen Schluß – also auf Denken und Theorie basiert".

Ich möchte mich zunächst auf die Heidelberger Situation beziehen: Die Kliniken leben in enger Kooperation mit ihren eigenen und den großen Forschungsinstituten DKFZ, ZMBH, EMBL und den Max-Planck-Instituten zusammen. An Schnittpunkten der klinischen Forschung ergaben sich Arbeitsgruppen mit molekularbiologischen Methoden wie z. B. in der Chirurgie vor 12 Jahren. Mit der 1. Chirurgisch-Molekularbiologischen Tagung 1996 wurde die CAMO gegründet – nach 3 Jahren Bedenkzeit der Deutschen Gesellschaft für Chirurgie. Betrachtet man die Deutschlandkarte von Norden nach Süden, so haben sich in der Zwischenzeit eine Vielzahl von molekularbiologischen Schwerpunkten entwickelt, die chirurgische Fragen verfolgen wie Kiel, Lübeck, Hamburg, Berlin, Halle, Düsseldorf, Dresden, Ulm, München und auch das benachbarte Bern.

Forschungsziele und der Heidelberger chirurgisch-historische Hintergrund

Der ehemalige Lehrstuhlinhaber in Heidelberg K. H. Bauer (1942–1963), Gründer des Deutschen Krebsforschungszentrums in den 60er Jahren, hat bereits 1928 eine entscheidende theoretisch-molekularbiologische Monographie publiziert: Die *„Mutationstheorie der Geschwulstentstehung"* mit dem Untertitel: *„Übergang von Körperzellen in Geschwulstzellen durch Genänderung"*. Die Weitsicht dieser Monographie aus der Göttinger Arbeitszeit von K.H. Bauer wurde erst 40–50 Jahre später belegt, als die Methoden für molekularbiologische Arbeit reiften.

Bert Vogelstein zusammen mit Fearon haben 1988 ein Modell über die Karzinogenese des kolorektalen Karzinoms vorgeschlagen [1, 2]. Vogelstein beschrieb die Mutation des APC-Gens des

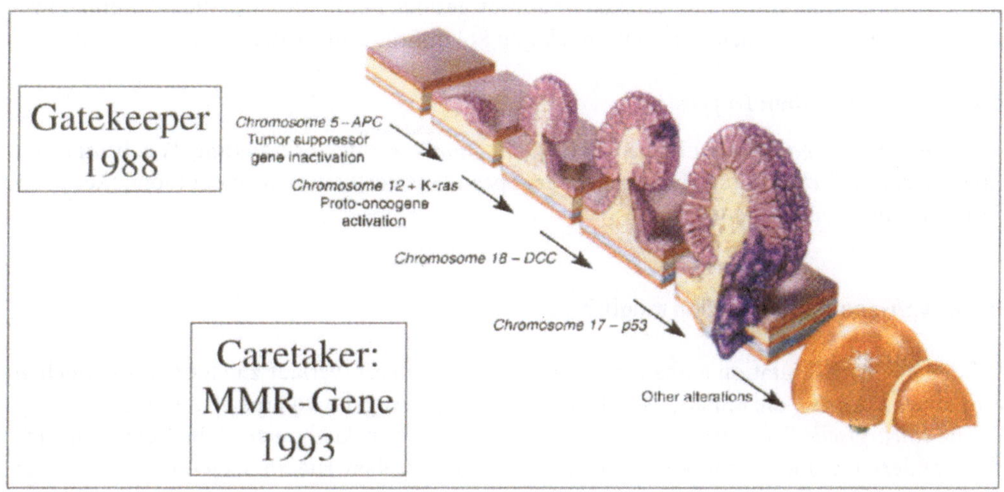

Abb. 1. „Vogelstein-Modell" der Carcinogenese des CRC. In dem Modell sind neben der Lokalisation des „Gatekeeper" Gens APC auch die für die HNPCC entscheidenden Missmatch-Reparaturgene als „Caretaker" aufgeführt: Die Mutation des APC-Gens als Gatekeeper führt bei Verlust des zweiten Allel zur Akkumulation genomer Läsionen und zur Entstehung eines kolorektalen Karzinoms (Aktivierung von Oncogenen in Kombination mit Inaktivierung von Tumorsupressorgenen). Gordon, Nivatvongs 1999; modifiziert nach Fearon, Vogelstein; Cell 1990

„Gatekeepers" auf Chromosom 5. Durch funktionellen Verlust des 2. Allels laufen Mutationen in der Entstehung des CRC ab. Entsprechend dem histologisch beschriebenen Konzept der Adenom-Dysplasie-Karzinom-Sequenz handelt es sich um ein Modell der sequentiellen Akkumulationen genomer Läsionen bei der Genese eines kolorektalen Karzinoms. Kolorektale Karzinome entstehen demnach aus der Aktivierung von Onkogenen in Kombinationen mit einer Inaktivierung von Tumorsuppressorgenen durch Mutationen. Dabei sind Mutationen von mindestens 5 Genen für die Entstehung eines kolorektalen Karzinoms notwendig, bei weniger Mutationen können benigne Tumoren entstehen. Die Akkumulation der Mutationen und nicht die zeitliche Abfolge entscheidet für den malignen Phänotyp des Tumors. Typisch betroffene Gene sind hier angeführt (APC, k-ras, p53, DCC). Die Missmatch-Repairgene wachen normalerweise als „Caretaker" über die Integrität der genomischen Informationen – sie sind Reparaturgene für ständig auftretende Mutationen (Abb. 1).

Wir begannen 1988 mit der molekularbiologischen Arbeit. Hans Konrad Schackert war gerade aus dem MD Anderson aus Houston zurückgekommen und drängte auf die Eröffnung eines molekularbiologischen Labors. In Kooperation mit dem ZMBH konnte eine Arbeitsgruppe gebildet werden, die sich mit molekularbiologischen Fragen beschäftigte. Es folgte ein Kooperationsvertrag mit dem DKFZ, der eine Tandemforschung zu gleichen Teilen mit Sitz in der Chirurgischen Klinik vorsah. Als Zieltumoren wurden das hepatozelluläre Karzinom, Weichteilsarkome und das kolorektale Karzinom gewählt.

Im Folgenden soll das Kolorektale Karzinom als Beispiel kontinuierlich angeführt und analysiert werden.

Theoretisch-klinische Transfer-Forschung: Das kolorektale Karzinom als klassisches Beispiel

Betrachten wir unter Berücksichtigung des Gatekeeper-und Caretaker Pathways die Pathogenese des kolorektalen Karzinoms anhand von 100 Patienten, so finden sich bei den hereditären Karzinomen mit 1% FAP und 9% HNPCC die entsprechenden Pathways. Aber auch beim sporadischen Karzinom, das 89% der Karzinome ausmacht, findet sich in 76% entscheidend der Gatekeeper-Pathway und in 13% der Caretaker-Pathway gestört. Bei 1–5% spielt die Inflammations-dysplasie-Karzinom-Sequenz eine entscheidende Rolle (Colitis ulcerosa, Morbus Crohn).

Zunächst zur familiären Polyposis:

Die *Familiäre Polyposis* (FAP) ist gleichzeitig der *Biomarker* der Erkrankung. Was bringt nun molekularbiologisches Wissen für den Chirurg Spezielles? Reicht ihm nicht der Biomarker Polyposis für seine Operationen?

Phänotyp/Genotyp-Korrelation möglich

Auf der APC-Gen-Mutation aufbauend kommt es im weiteren Verlauf zu einem funktionellen Verlust des 2. Allels – die Mutationskaskade in der Entstehung des kolorektalen Karzinoms läuft ab. Die *chirurgische Relevanz* aus der molekular-biologischen Analyse des APC-Gens kann sich insbesondere aus einer Phänotyp-Genotyp-Korrelation ergeben. Hierzu seien Daten aus unserer Klinik angeführt (Abb. 2).

Das Schema des APC-Gens zeigt, daß Mutationen im Bereich des gesamten Gens stattfinden können (Markierung der Mutationen auf den einzelnen Exon unter Angabe des Codons). Mutationen im 5′-Bereich gehen vermehrt mit einer attenuierten Form der FAP einher, Mutationen im 3′-Bereich dagegen mit einer Desmoid-Bildung. Sie führen vermutlich auch zu einem vermehrten Risiko an Adenomen im oberen Gastrointestinaltrakt mit der Möglichkeit eines Papillenkarzinoms. Zusätzlich besteht auch eine Korrelation von Retina-Veränderungen und der Mutationslokalisation. Die besondere Bedeutung der Mutationen auf Codon 1309 liegt darin, daß vor allem schwere kindliche Polyposis-Fälle auftreten – d.h. eine besonders maligne frühe Mani-

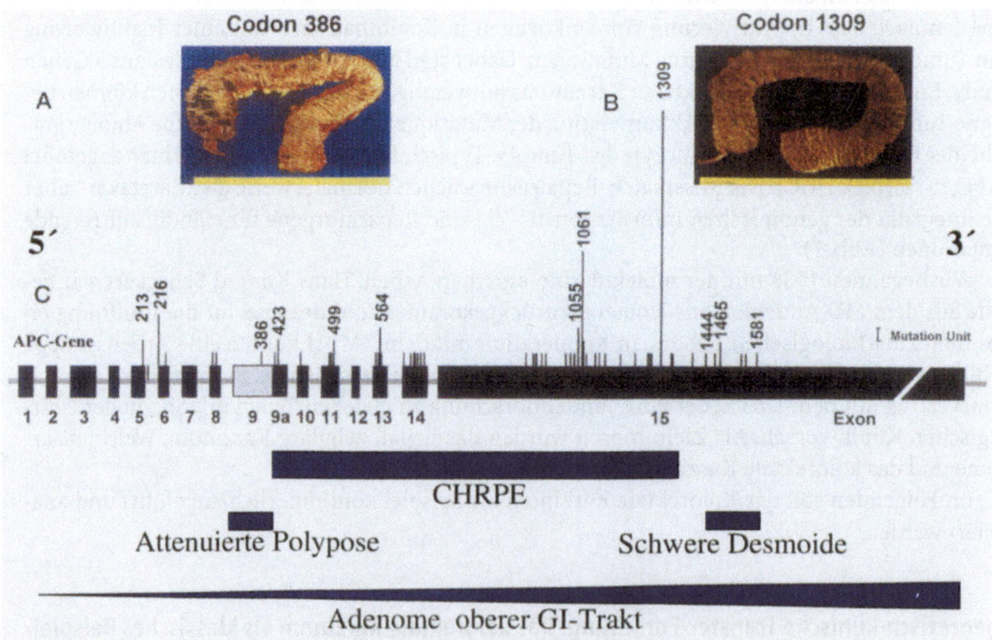

Abb. 2. Phänotyp/Genotyp-Korrelation bei der familiären adenomatösen Polyposis: Darstellung des APC-Gens mit der Lokalisation der einzelnen APC-Mutationen auf den Codons. Die korrelierenden Erkrankungen sind im unteren Abschnitt entsprechend der Häufigkeit der Zuordnung zu den einzelnen Exons angegeben: CHRPE, attenuierte Polypose, schwere Desmoide, Adenome im oberen Gastrointestinaltrakt (modifiziert nach J. F. Gebert et al.) [3]

festation der Erkrankung. Wir operierten 15 Kinder mit Mutationen im hot-spot 1309 mit schweren Dysplasien und Blutungen. In den eingelassenen Präparatfenstern sind auf einer attenuierten Form der Polyposis auf Codon 386 und eine schwere Form von Polyposis auf Codon 1309 dargestellt.

Aus diesen Beobachtungen ergeben sich klare Folgerungen für Screening und Überwachung. Ohne Mutationsanalyse muß im zweijährigen Abstand mindestens vom 10. bis 65. Lebensjahr bei Risikopersonen eine Rektosigmoideskopie durchgeführt werden. Eine Mutationsanalyse aber erlaubt die Ableitung: Pancoloskopie bei attenuierter Form oder Mutationsnachweis im 5'-Bereich des APC-Gens – intensivierte Überwachung im oberen GI-Trakt bei 3'-gelegenen Mutationen. Die entscheidende Aussage ist aber, daß Familienangehörigen *ohne* Mutationsnachweis aus Familien mit bekannter Mutation aus der Überwachung entlassen werden.

Aus der Mutationsanalyse ergeben sich auch Therapieempfehlungen: Die *restaurative Proktokolektomie ist die Therapie der Wahl*: bei Familien mit Desmoid und Mutationen im 3'-Bereich des APC-Gens möglichst langer Operationsaufschub wegen der Desmoid-Gefahr; eine ileorektale Anastomose bei fehlender Rektum-Adenomatose und Mutationsnachweis im 5'-Bereich (typisch für attenuierte FAP). Betrachtet man ausschließlich die Kostenrelation – nicht die persönliche Belastung – sind Mutationsanalysen als effektiv einzuordnen, wenn in einer Familie 4–5 Risikopersonen vorhanden sind.

Heidelberger Polyposis-Register

Das *Polyposis-Register* wurde 1990 gestartet, aktuell werden 326 Familien bisher betreut. Bei 658 Risikopersonen ersten Grades fanden wir 470 Betroffene. Sie sehen die restaurative Proktoko-

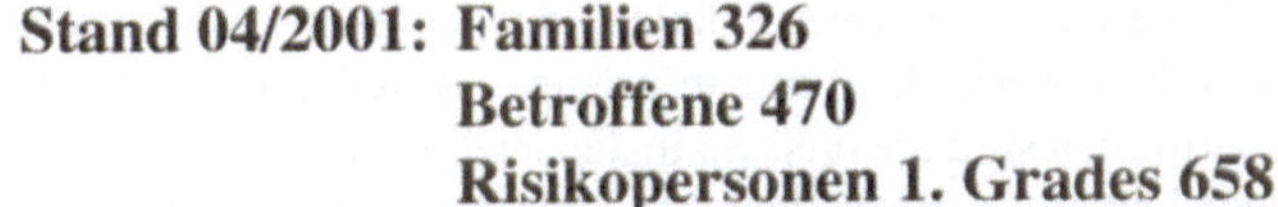

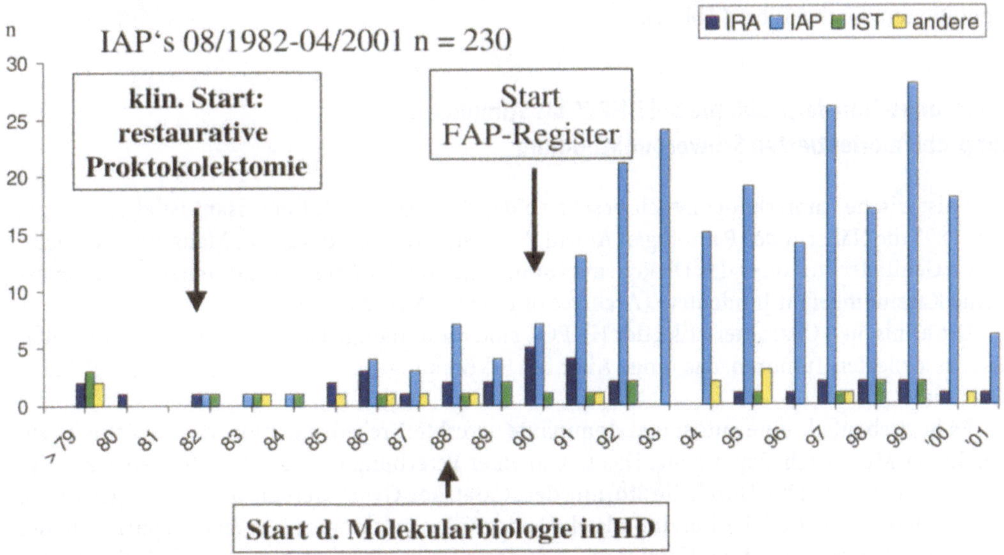

Abb. 3. Heidelberger Polyposis-Register. Zusammenfassung der Daten von 326 Familien mit 470 Betroffenen und 658 Risikopersonen ersten Grades. Standardverfahren restaurative Proktokolektomie. Ileorektale Anastomose bei leichten attenuierten Formen der FAP

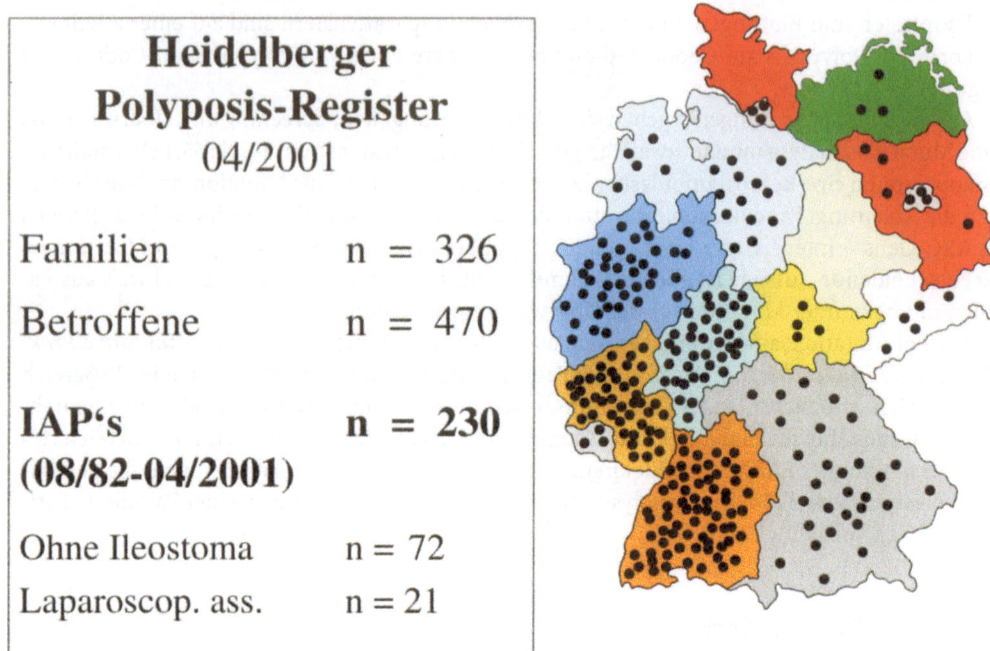

Abb. 4. Heidelberger Polyposis-Register: von 470 Patienten wurden 230 operiert. In den letzten 2 Jahren zunehmend Operationen ohne Ileostoma und vermehrt laparoskopisch assistierte Operationen

lektomie (IAP) als Verfahren der Wahl (blaue Säulen), die ileorektale Anastomose und die totale Proktokolektomie (weiß bzw. schraffiert) nur in geringen Anteilen (Abb. 3). Unter den 230 restaurativen Proktokolektomien sind die meisten in den letzten 3 Jahren ohne Ileostoma, d. h. einzeitig erfolgt, und in den letzten $1\frac{1}{2}$ Jahren haben wir zunehmend „laparoskopisch assistiert" die Operationen durchgeführt (Abb. 4).

Forschungs-Transferprobleme bei HNPCC als Stimulus zur problemorientierten Schwerpunktbildung

Eine historische Anmerkung: Lynch beschrieb das Syndrom 1962. Interessant ist aber, daß bereits 1895 die Näherin des Pathologen Aldrid Warthen ihren Tod durch ein Malignom des weiblichen Genitaltraktes oder des Dickdarms voraussagte, da der Familienstammbaum auf die extreme Karzinomgefahr hindeutete (Archives of Internal Medicine 1913).

Die klinischen Charakteristika der HNPCC sind die auffällige Familienanamnese mit vielfachen assoziierten Tumoren, das junge Alter bei Erkrankungsbeginn und ggfs. multiple Primärkarzinome.

Es liegt ebenfalls eine autosomal dominante vererbte Krebsdisposition vor. Ursache ist ein Defekt der Missmatch-Repairgene. Das Risiko einer Vererbung beträgt 50%, die Penetranz des Leidens liegt bei ca. 80%. Durch die Störung der „Caretaker-Gene" werden Veränderungen in den verschiedenen Schritten der Karzinomkaskade des Kolonkarzinoms nicht mehr repariert, in der Folge entsteht ein kolorektales Karzinom. An anderer Stelle entstehen gegebenenfalls Karzinome im weiblichen Genitaltrakt, Harnwegen, Gallenwegen und oberen GI-Trakt.

Im Zentrum stehen die DNA-Reparaturgene – das Missmatch-Repairsystem. Kommt es im Rahmen der DNA-Replikation zu einem Fehler der neuen DNA-Sequenz beispielsweise durch

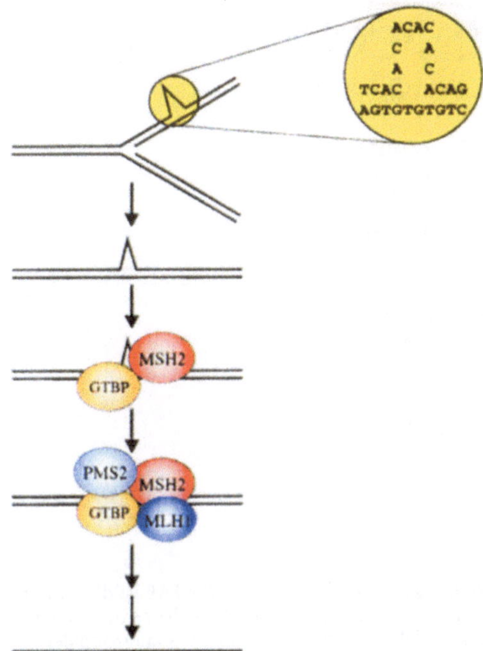

Abb. 5. Wirkung des Missmatch-Repairsystems: Fehler im Rahmen der DNA-Replikationen werden durch Herausschneiden (z. B. der Schleife bei loop-Bildung) korrigiert. (Repetitive Sequenzen im Genom sind Mikrosatelliten. Durch erhöhte Mutationsrate entstehen Veränderungen der Mikrosatelliten (Verkürzung oder Verlängerung). Dies führt zur Definition der Mikrosatelliteninstabilität (MSI).). Kinzler, Vogelstein, Cell 1996

loop-Bildung – was regelhaft auftritt – so sind es die einzelnen Komponenten des Systems, welche die korrekte Sequenz durch Herausschneiden der Fehler der DNA-Sequenz wieder herstellen (Abb. 5). Die aufgetretenen Sequenzänderungen können nicht mehr repariert werden. Es kommt zu einer zufälligen Akkumulation von Mutationen. Zufällig sind dabei auch die für die Entstehung eines CRC-definierten Gene betroffen und die Karzinogenese läuft ab.

Wesentliche Unterschiede mit Verschiebung der Karzinomentstehung treten auf: Bei der FAP ist ein Allel des Gatekeepergens (APC-Gen) bereits durch eine Keimbahnmutation ausgeschaltet. Somit muß nur noch ein funktioneller Verlust des 2. Allels auftreten. Die Tumor-*Initiation* ist damit beschleunigt. Die Mutationsrate wird jedoch nicht erhöht. Daher ist die Progression der Tumorentstehung in der Geschwindigkeit nicht vermehrt. Bei der HNPCC sind die Verhältnisse genau umgekehrt. Da beide Allele des APC-Gens ausgeschaltet werden müssen, erfolgt die Tumorinitiation im Prinzip später. Aufgrund der erhöhten Mutationsrate ist aber die Wahrscheinlichkeit einer Akkumulation von weiteren Defekten in Schlüsselgenen vermehrt und die Progression der Karzinomgenese läuft schneller ab (Abb. 6).

Die eben beschriebenen Veränderungen zeigen sich auch im kumulativen Krebsrisiko: Im Vergleich zur FAP um den Faktor ½ langsamer mit einer Penetranz von ca. 10% bei 30 Jahren, 30% bei 40 Jahren, 60% bei 60 Jahren. Das kumulative Krebsrisiko parallel in anderen Organen muß jedoch noch zusätzlich einkalkuliert werden.

Die molekularbiolgosiche Diagnostik setzt bei der HNPCC bei klinischem Verdacht oder klinischer Diagnose ein (abhängig von den Bethesda- bzw. Amsterdamkriterien). Die Mikrosatelliteninstabilität (MSI) als Marker dient für die Auswahl der Patienten zur Mutationsanalyse (Abb. 7). Repetitive Sequenzen im Genom werden als Mikrosatelliten bezeichnet. Durch die erhöhte Mutationsrate bei der HNPCC kommt es im Vergleich zum normalen Gewebe zu einer Veränderung dieser Mikrosatelliten – zur sogenannten Mikrosatelliteninstabilität. MSI kann sich in Zu- und Abnahme der repetitiven Sequenzen im Tumorgewebe äußern.

Entscheidend für die *Vorsorge bei HNPCC-Risiko* sind regelmäßige *einjährige* diagnostische Maßnahmen mit gezielter Untersuchung auf Malignome des Gastrointestinaltraktes und Uro-

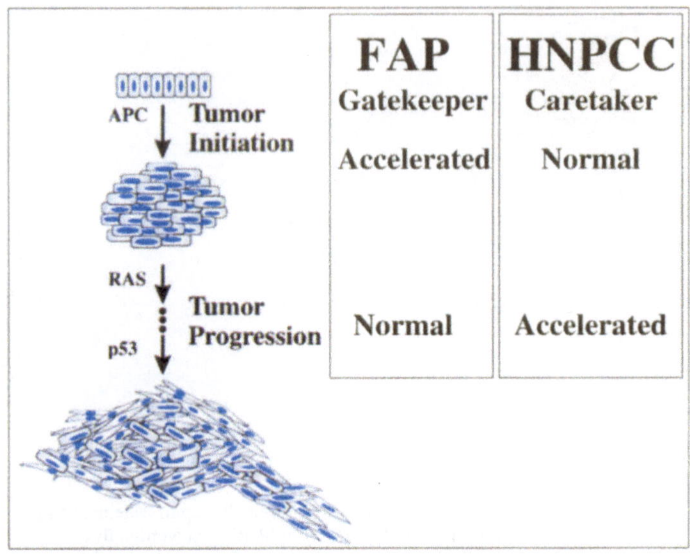

Abb. 6. Unterschiedliche Geschwindigkeit der Karzinomentstehung bei FAP und HNPCC: Bei FAP ist die Tumorinitiation durch Mutation des APC-Gens beschleunigt. Die Progression der Tumorentstehung ist nicht vermehrt. Bei der HNPCC mit der Notwendigkeit der Ausschaltung beider Allele des APC-Gens kommt es aufgrund der erhöhten Mutationsrate zu einer schnelleren Akkumulation von weiteren Defekten in Schlüsselgenen: Die Progression der Karzinogenese läuft schneller ab. Kinzler, Vogelstein, Cell 1996

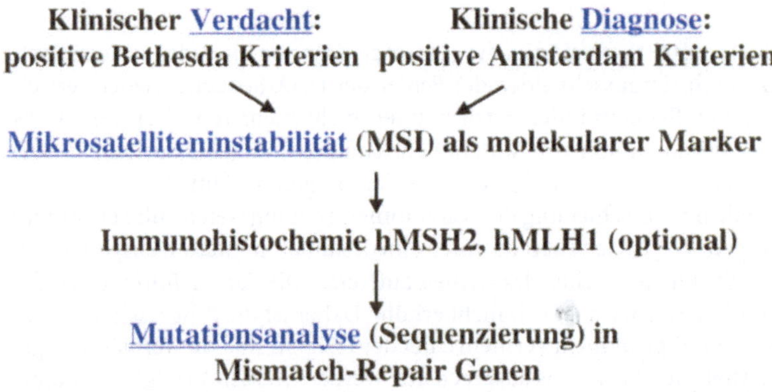

Abb. 7. Algorithmus der HNPCC-Diagnostik vom klinischen Verdacht und/oder klinischen Diagnose zur Diagnosesicherung

genitaltraktes. Aber Blutsverwandte *ohne* Mutationsnachweis aus Familien mit bekannter Mutation können aus der Überwachung entlassen werden.

Operationen nur bei manifesten Karzinomen

Für die chirurgische Therapie beim manifesten CRC- und HNPCC-Risiko gelten im Augenblick nur Empfehlungen – die präventive Chirurgie ist noch nicht ausreichend präzisiert. Bei Verdacht erfolgt die onkologische Standardresektion, bei Diagnosesicherheit klinisch oder nach Mutation die subtotale Kolektomie. Bei metachronen Zweitkarzinomen kann bei Verdacht die Operation auf eine subtotale Kolektomie und bei klinischer Sicherheit auf eine totale Kolektomie ausgedehnt werden (Tabelle 1).

Tabelle 1. Chirurgische Therapieindikation beim manifesten kolorektalen Karzinom mit *Verdacht* auf HNPCC (Bethesda-Kriterien positiv) und *sicherer Diagnose*; (Amsterdam-Kriterien positiv und/oder Mutationen positiv)

Isoliertes CRC	
Bethesdakriterien pos.:	onkologische Standardresektion
Amsterdamkriterien pos.:	subtotale Colektomie (?)
Mutation pos.:	subtotale Colektomie (?)
Multiple CRC/**metachrones** Zweitkarzinom	
Bethesdakriterien pos.:	onk. Standardresektion/subtotale Colektomie
Amsterdamkriterien pos.:	(sub-)totale Colektomie (?)
Mutation pos.:	(sub-)totale Colektomie (?)

Es bleiben eine Vielzahl von *klinischen Problemen beim HNPCC*: Die fehlende Phäno-Genotyp-Korrelation, die Penetranz von 80% und weniger, fehlende Standards für eine prophylaktische Chirurgie und fehlende spezifische Behandlungsstrategien für HNPCC-Familien. Hier ist eine klinisch-molekularbiologische Studie gefordert, die jetzt durch das Verbundprojekt der Deutschen Krebshilfe zwischen 6 Zentren läuft (Bochum, Bonn, Dresden, Düsseldorf, Heidelberg, München/Regensburg). Die Studie geht vom koordinierten Ansatz klinischerseits aus mit dem Ziel einer interdisziplinären Sprechstunde zusammen mit Humangenetik und psychosozialer Beratung, einem Register und ausgedehnten Labor- und Forschungsuntersuchungen. Die praktische Konsequenz ist ein *Problem-orientiertes Zentrum* für HNPCC zwischen den 4 Einheiten Chirurgie, Humangenetik, Psychosoziale Nachsorge und Forschungslabor.

Die Daten des Heidelberger HNPCC-Registers zeigen, welche hohe Zahl von Personen aufgrund eines klinischen Verdachtes in ein Register eingeschlossen werden und wie gering die Anzahl von Mutationen ist, die schlußendlich dabei diagnostiziert werden (erfaßte Personen 333, Bethesda positiv 145, Amsterdam positiv 31, andere Aufnahmekriterien 157 – nachgewiesene Mutationen 21 (18 Familien).

Die klinische Beobachtung zeigt einen deutlichen *Unterschied der Prognose zwischen HNPCC und sporadischen Karzinomen*. Es stellt sich die Frage, ob eine unterschiedliche Immunogenität als Ursache vorliegt. Der günstigere Verlauf von HNPCC-Patienten kann auch eine Konsequenz des schnelleren lokalen Wachstums mit geringer Metastasierungskapazität signalisieren.

Molekular gesehen kommt es durch genetische Instabilität zur Produktion von veränderten Proteinen. Handelt es sich hierbei um Proteine auf der Zelloberfläche, so können diese möglicherweise als Impfstoff bei Anlageträger gegen das Auftreten von Karzinomen verwendet werden (Vaccination, Abb. 8).

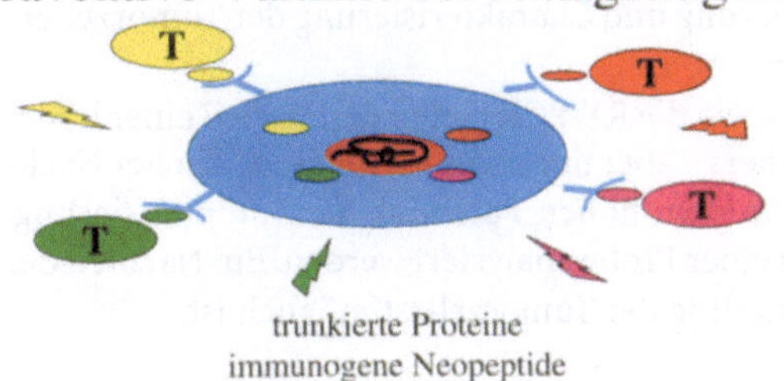

Abb. 8. Bei HNPCC Ausbildung von Frameshiftpeptiden (veränderte Proteinsynthese). Bei Lagerung auf der Zelloberfläche Veränderung der Immunogenität mit eventueller Nutzung für präventive Vakzine

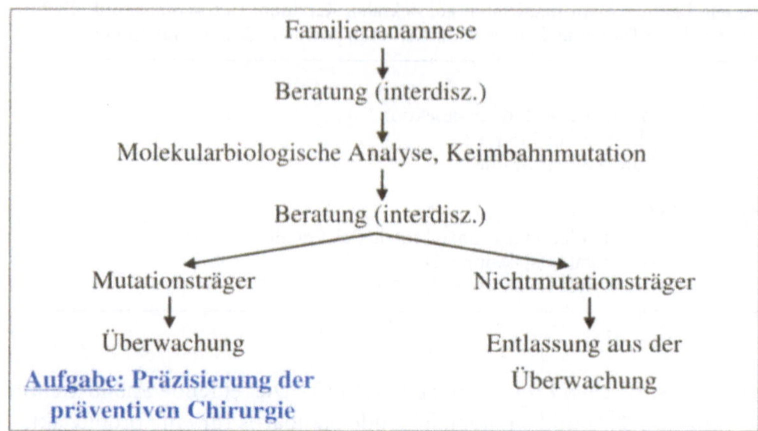

Abb. 9. Aufgabe eines problemorientierten Zentrum für Hereditäre colorektale Carcinome: Über eine interdisziplinäre Sprechstunde molekulare Diagnostik und interdiszplinäre Beratung mit dem Ziel der Präzisierung der präventiven Chirurgie

Das hereditäre kolorektale Karzinom ist eine klassische Aufgabe für ein Problem-orientiertes Zentrum. Die Aufgabe der Zukunft ist die Präzisierung der präventiven Chirurgie. Unter dem Begriff der präventiven Chirurgie kann auch die molekulare Genese des kolorektalen Karzinoms bei Colitis ulcerosa eingeordnet werden (Abb. 9).

Tumorzelldetektion – Individualisierung von Diagnostik und Therapie

Nach der Hypothese von K. H. Bauer über „Geschwulstzellen durch Genänderungen" möchte ich ein zweites Zitat aus dem von ihm verfaßten Werk „Das Krebsproblem" zitieren (2. Aufl. 1964): „Aus der Sicht des Chirurgen ist eine Krebsoperation nur dann radikal, wenn (theoretisch) auch nicht eine einzige Körperzelle im Organismus zurückbleibt".

Moll und Franke haben durch die Beschreibung der Zytoskelettstrukturen die Möglichkeit eröffnet, einzelne Zellen hinsichtlich ihrer Herkunft zu definieren. Für klinische Fragestellungen ergeben sich so hochinteressante molekulare Aspekte. Dies möchte ich auch für das Kolon- und Rektumkarzinom belegen.

Führen wir uns noch einmal das Ziel der chirurgischen Therapie vor Augen: Die Entfernung sämtlicher Tumorzellen, was örtlich möglich ist, jedoch nur bedingt lymphogen und nicht hämatogen und peritoneal. Für eine individuelle Therapie könnte es nützlich sein, die Tumorausbreitung im einzelnen Patienten zu kennen. Die entsprechenden Zieluntersuchungen müssen im Blut und Knochenmark, in regionären Lymphknoten und in der Peritonealflüssigkeit erfolgen.
Es gibt nun verschiedene Möglichkeiten der Tumorzelldetektion:

1. Die *Zytologie* mit niedriger Sensitivität, *die Immunzyto- und Immunhistochemie* mit hoher Sensitivität und der Möglichkeit der Quantifizierung und Charakterisierung der Tumorzellen. Die Spezifität bewirkt gewisse Unsicherheitsfaktoren.
2. *Molekulare Techniken zur Tumorzelldetektion* – wie die RT-PCR bieten den Vorteil einer höheren Sensitivität. Bei Wahl eines geeigneten Markers – aber nur dann – ist ein spezifischer Nachweis möglich. Weiterer Vorteil der PCR liegt in dem hohen Potential zur Automatisierung. Außerdem können große Proben-Volumina in einer Probe analysiert werden. Ein Nachteil der PCR-Verfahren ist, daß keine exakte Quantifizierung der Tumorzellast möglich ist.

Tabelle 2. Stadienabhängiger Nachweis einer hämatogenen Tumorzellaussaat (CRC) bei Patienten mit einem kolorektalen Karzinom in zentralvenösen Blutproben und Knochenmarksproben mittels einer CK20-RT-PCR

	St. I	St. II	St. III	St. IV	p-Wert[a]
Blut 259 Pt.	39%	50%	54%	84%	<0,001
	St. I	St. II	St. III	St. IV	p-Wert[a]
KM 179 Pt.	25%	29%	34%	79%	<0,001

[a] Cochran-Armitage Trend Test

Tabelle 3. Abhängigkeit der Tumorzelldetektion in zentralvenösen Blutproben vom Zeitpunkt der Blutentnahme (prä-, intra- bzw. postoperativ) und vom jeweiligen operativen Eingriff (Resektion eines kolorektalen Primärkarzinoms, Resektion von Lebermetastasen kolorektaler Karzinome: 1 Lebersegment bzw. ≥2 Lebersegmente) (nach [4, 7])

	Prä-op.	Intra-op.	Post-op.	p-Wert (Cochran's Q-Test)
Primärtumor (43 Pt.)	25,6%	39,5%[a]	25,6%	0.007
Leber-M. 1 Seg. (14 Pt.)	21,4%	28,6%	14,3%	0,527
Leber-M. ≥2 Seg. (24 Pt.)	25%	62,5%	37,5%	0,008

[a] Odds Ratio 3,07; p=0,05

Die potentielle Bedeutung der Tumorzelldetektionen läßt sich mit folgenden Untersuchungen in verschiedenen Kompartimenten (Blut, Knochenmark, Lymphknoten, Peritonealflüssigkeit) nachweisen.

- Mit der CK 20/RT/PCR ist der Nachweis kolorektaler Karzinomzellen im Blut und Knochenmark möglich. Die dargestellten Daten zeigen erwartungsgemäß eine statistisch signifikante Abhängigkeit des Tumorzellnachweises vom Tumorstadium. Besonders zu beachten ist die Häufigkeit des Tumorzellnachweises auch in sogenannten frühen Tumorstadien (Tabelle 2) [4].
- Lindemann gelang es schon 1992 immunhistochemisch nachzuweisen, daß ein unabhängiger signifikanter Risikofaktor für ein Tumorrezidiv bei immunhistochemischer Positivität als Tumorzellnachweis im Knochenmark besteht (Abb. 10) [5].
- In 50% der untersuchten Fälle fanden sich Tumorzellen bei der Operation im Mesenterialvenenblut gegen über 15% zentralvenös und 11% periphervenös. Diese Beobachtung spricht für ein wesentliches „Abfiltern" von Tumorzellen in der Leber [6].
- Hier die zusammengefaßten Ergebnisse einer Analyse einer intraoperativen Tumorzellaussaat: Bei Patienten mit Resektion eines kolorektalen Primärtumors und bei Patienten mit Resektionen von mehr als 2 Lebersegmenten wegen Lebermetastasen eines CRC kommt es zu einer signifikanten Zunahme der intraoperativen Tumorzelldetektionsrate. Während der Resektion von einem Lebersegment ist ein solches Phänomen nicht zu beobachten. Der wesentliche Einfluß des Ausmaßes der intraoperativen Manipulation auf die Inzidenz einer Tumorzellaussaat zeigt sich auch daran, daß das Risiko einer Tumorzellaussaat bei der Resektion von mehr als zwei Lebersegmenten deutlich höher ist als bei der Resektion eines kolorektalen Primärtumors (Tabelle 3) [4, 7].
- Selbst bei diagnostischen Verfahren am Tumor wie Endosonographie und Koloskopie kann es bei präoperativ negativen Tumorzellnachweis postoperativ zu einem Tumorzellnachweis kommen. Insgesamt ist der prozentuale Tumorzellanstieg signifikant. Wenn auch die Bedeutung

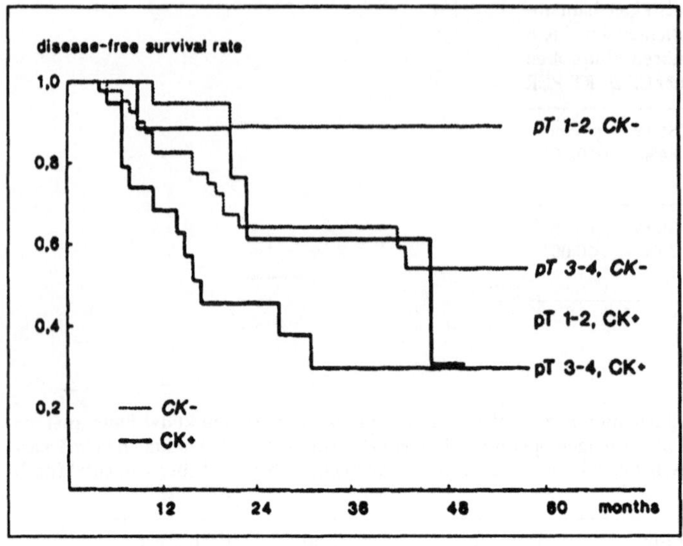

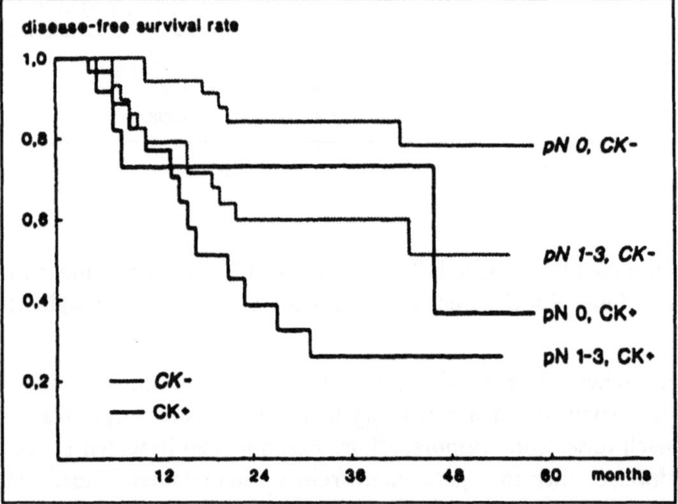

- Tumorzellnachweis in 28/88 Patienten (32 %)
- Tumorzellnachweis: Unabhängiger, signifikanter Risikofaktor für Tumorrezidiv im multivariaten Cox-Regressionsmodell (p=0,0035)

Abb. 10. Immunhistochemischer Nachweis von disseminierten kolorektalen Karzinomzellen im Knochenmark und prognostische Relevanz (nach [5])

des Tumorzellnachweises noch nicht ausreichend definiert ist, so kann man auf jeden Fall doch folgern, daß die Diagnostik am Tumor zielgerichtet sein muß – nicht redundant – und nur dann erfolgt, wenn sie für die Erkennung und Therapie von entscheidender Bedeutung ist.

- Tumorzellen in den Lymphknoten sind entsprechend der zentralen Ausbreitung z. B. hier beim Rektumkarzinom nachweisbar (Abb. 11).
- Entscheidend ist aber die Beobachtung, daß der Tumorzellnachweis in den Lymphknoten auch im Stadium I und II gelingt – und zwar in absinkendem Anteil von parakolischen Lymphknoten mit 87%, zu den Stammgefäßlymphknoten in 75% und in den apikalen zentralen Lymphknoten mit 37%. Diese Beobachtung könnte z. B. auch erklären, warum die Lymphadenektomie im Stadium II eine Rolle spielt bzw. umgekehrt, warum Stadium II-Patienten überhaupt nach adäquater Operation am Karzinom sterben können (Abb. 12) [8].

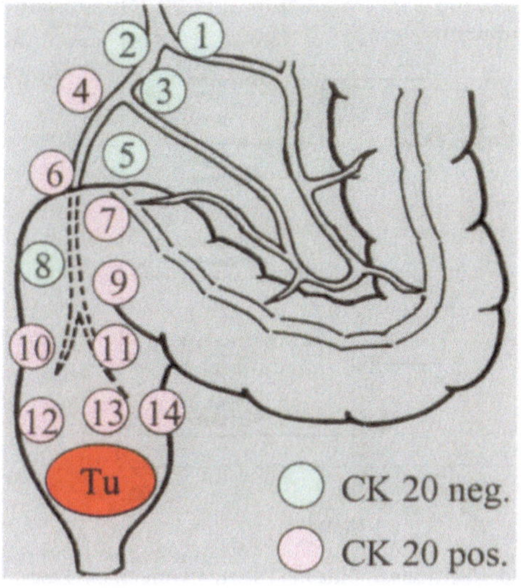

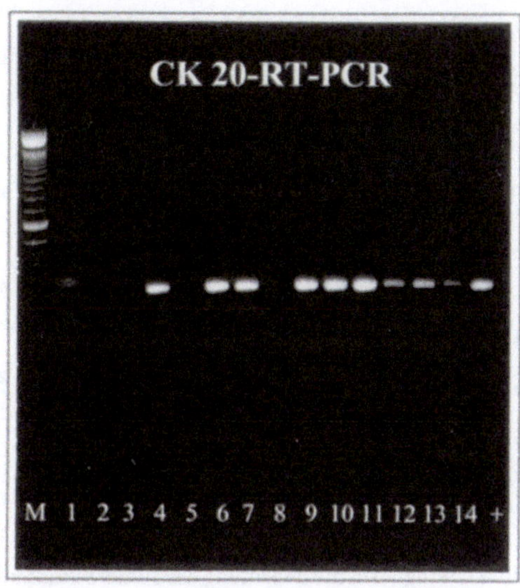

Abb. 11. Nachweis von disseminierten Tumorzellen in Lymphknoten eines Operationspräparates eines Rektumkarzinoms pT3N0 mittels der CK 20-RT-PCR (nach [8])

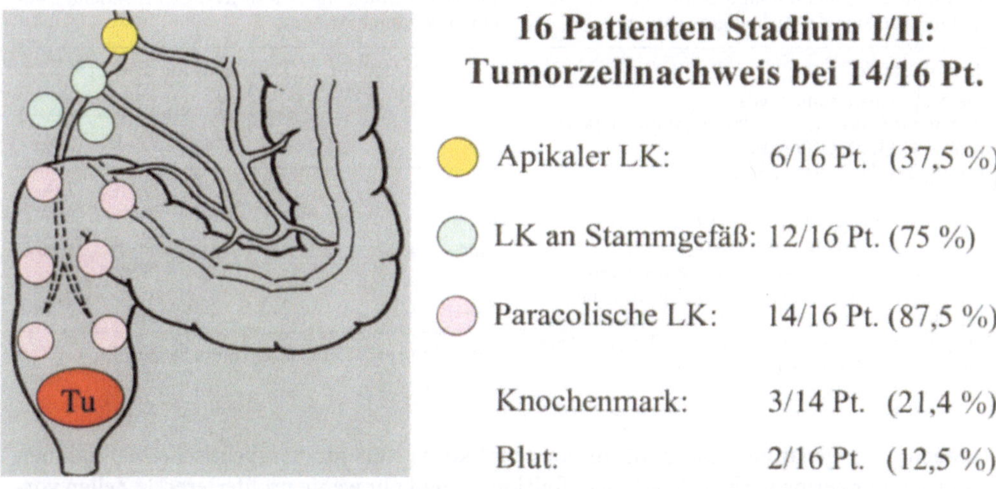

Abb. 12. Stratifikation des Tumorzellnachweises in Lymphknoten mittels einer CK 20-RT-PCR nach Position der befallenen Lymphknoten und Vergleich zu den Nachweisquoten disseminierter Tumorzellen in Blut und Knochenmark bei Patienten mit einem kolorektalen Karzinom Stadium I und II (nach [8])

- Tumorzellnachweis in der Peritonealhöhle mit einem Panel von Antikörpern ergibt bei Patienten im Stadium III und IV einen deutlichen Überlebensunterschied in Abhängigkeit vom positiven bzw. negativen Tumorzellnachweis (Abb. 13) [9].

Therapeutische Optionen bei Tumorzellnachweis

Die Kenntnis der Tumorzellstreuung fordert zur exakteren prognostischen Einordnung und zur Wertung möglicher therapeutischer Optionen heraus. Eine Reihe von Problemen lassen sich definieren und näher analysieren.

Ak-Panel gegen CEA, CA19-9, 17-1A-Ag, Mucin

Tumorzellnachweis in 30/106 Patienten (28 %)

Tumorzellnachweis:

St. I (n=18): 22 %
St. II (n=38): 26 %
St. III (n=26): 11 %
St. IV (n=24): 54 %

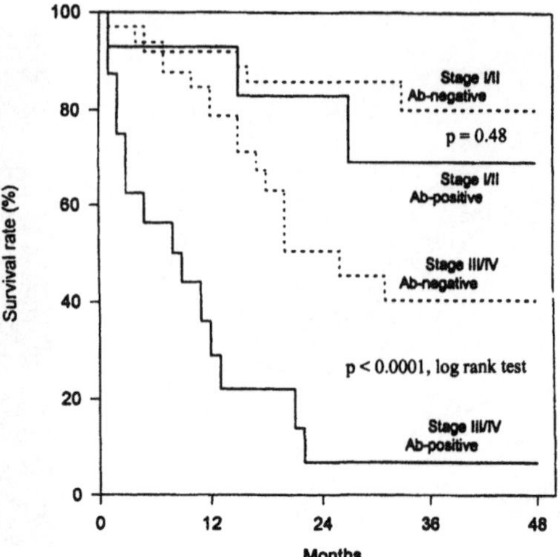

Abb. 13. Prognostische Bedeutung des Tumorzellnachweises in der Peritonealhöhle bei Patienten mit einem kolorektalen Karzinom (nach [9])

Tabelle 4. Therapeutische Optionen gegen disseminierte Tumorzellen: Chemotherapie (Problem: „dormant" tumor cells) und Immuntherapie (Problem: Heterogene Expression der Zielantigene) [10, 11]

1. Chemotherapie
Problem: „Dormant tumor cells"
Patienten mit Expression von Proliferationsmarkern:
Ki-67:1/33 Pt; p120:10/36 Pt
(proliferierende Zellen: 8,5%)

2. Immuntherapie: aktiv: Vaccinierung;
passiv: Ak-Therapie
Problem: Heterogene Expression der Zielantigene
Anteil von Zellen mit Expression von Zielantigenen:

c-erbB-2:	41% (0–92%)	CO17-1A:	47% (0–75%)
MUC-1:	49% (0–67%)	Lewis[Y]:	32% (0–59%)

Tabelle 5. Einfluß einer neoadjuvanten Radio-/Chemotherapie auf die Nachweisquote von disseminierten Tumorzellen mittels einer CK20-RT-PCR bei Patienten mit einem Rektumkarzinom

	Neoadj Tx (n = 27)[a]	Keine neoadjuvante Tx (n = 117)			
		St. I	St. II	St. III	St. IV
Blut präop.	18%	26%	29%	30%	75%
Blut ges.	40%	44%	51%	63%	88%
KM	17%	21%	29%	36%	88%

[a] St. I: 9 Pt.; St. II: 5 Pt.; St. III: 6 Pt.; St. IV: 7 Pt.

Gegen die sogenannten „dormant tumor cells" können chemotherapeutische Maßnahmen theoretisch nur gering wirken, da schon definitionsgemäß nur wenig proliferierende Zellen vorhanden sind – eine Beobachtung, die auch durch die Proliferationsmarker belegt werden kann. Die konzeptionelle Immuntherapie findet ihre Grenzen in der heterogenen Expression der Zielantigene (Tabelle 4).

- Grundsätzlich konnten wir im eigenen Krankengut bei neoadjuvanter Radio-Chemotherapie des Rektumkarzinoms eine statistisch signifikante Reduzierung der Zellen gegenüber dem Patienten ohne neoadjuvante Therapie präoperativ oder für die gesamten Blutabnahmen nachweisen (Tabelle 5).
- Eine Antikörpertherapie kann nur bei Vorhandensein der entsprechenden Zielantigene auf den Tumorzellen wirksam sein.
- Die wesentliche chirurgische Therapieoption ist der Vermeidung der operativen Tumorzellaussaat. Hier ist das neoadjuvante Therapiekonzept das schlüssige. Perioperative Gabe von Antikörpern und Chemotherapie befindet sich in der Erprobung. Veränderte Operationsstrategien z.B. an der Leber, sind zwingend. Auf jeden Fall ist die adjuvante Chemotherapie nur bedingt logisch.

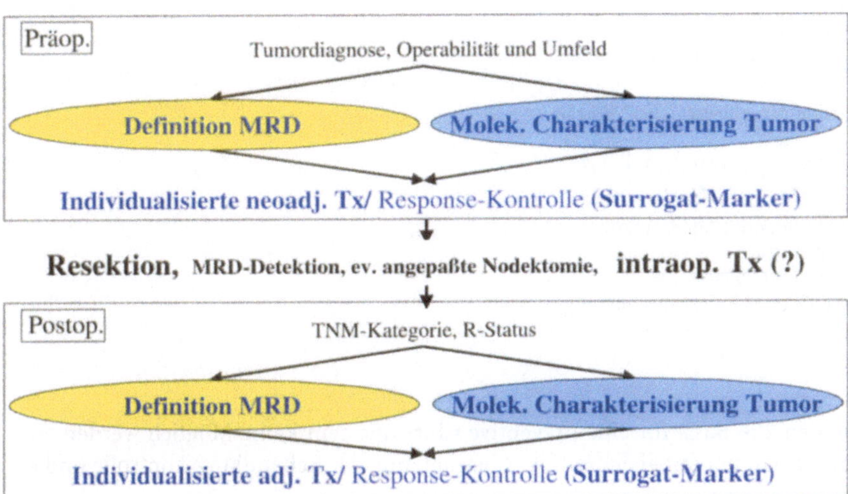

Abb. 14. Hypothese einer individualisierten Karzinomtherapie unter Einsatz der molekularen Charakterisierung der Tumore und des Nachweises disseminierter Tumorzellen

- Hinsichtlich des Tumorzellnachweises im Lymphknoten kann man von einem Befall des Grenzlymphknotens eine Erweiterung der Lymphadenektomie potentiell ableiten bzw. eine Einschränkung der Lymphadenektomie bei ausgedehntem Tumorzellnachweis im Knochenmark und Blut. Die Induktionsdiagnostik durch eine Sentinel Node-Biopsie weist in Richtung der selektionierten Lymphadenektomie.

Offene Fragen

Die wesentliche Forschungsaufgabe liegt jetzt darin, die Bedeutung des Nachweises von disseminierten Tumorzellen und die Rolle der Tumorbiologie, der Tumorzellen (Proliferation und Expression therapeutischer Zielantigene) näher zu untersuchen. Unabhängig besteht auch die Frage, ob nicht die Tumorzelldetektion als Surrogat-Marker genutzt werden kann.

Die entscheidende Option ist die *Individualisierung der Karzinomtherapie.* Geht man von der Grundregel der onkologischen Operation mit dem Ziel der intraoperativen Therapieplanung aus, so stützen sich Stadiumdefinition auf die konventionellen Maßnahmen der präoperativen bildgebenden, bioptischen und endoskopischen Untersuchung, den intraoperativen Befund (eventuell mit Schnellschnitt) und die postoperativen histologischen Analysen zusammen mit der R-Klassifikation. Neu hinzu kommen die Erkennung der Tumorzellen (MRD) und die biologische Charakterisierung der Zellen. Gelingt es, diese beiden Kriterien in die Therapieplanung miteinzubringen, so ist der Weg offen für eine individualisierte neoadjuvante Therapie unter Kontrolle durch Surrogat-Marker, die angepasste intraoperative Therapie mit Zusatztherapie, und die indivualisierte adjuvante Therapie nach der Operation ebenfalls mit Nutzung des Surrogat-Markers „Tumorzelle" (Abb. 14).

Resümee

Es besteht kein Zweifel daran, daß die Molekularbiologie Wissen für die Chirurgie vermehrt. Als Beispiel dienten erbliche und sporadische Kolon-Rektumkarzinome und die Tumorzellaussaat beim Dickdarmkrebs. Es zeigt sich, daß eine detaillierte Kenntnis molekularbiologischer Tech-

Tabelle 6. Zusammenfassung der Bedeutung der Molekularbiologie für den Chirurgen

Zusammenfassung und Ausblick

- Essential für Verständnis „chirurgischer" Erkrankungen
- Basis präventiver Chirurgie: FAP, HNPCC, MTC
- Grundlage einer Therapieindividualisierung:
  1. Einschätzung der individuellen Prognose
  2. Wahl der Therapieform
  3. Therapiekontrolle (Surrogatmarker)
- Etablierung neuer Therapien: z. B. Vaccinierung

niken und Methoden, die Basis für eine präventive Chirurgie sein kann. Möglich werden eine frühzeitige Therapieplanung mit gleichzeitiger Einschätzung der Behandlungskontrolle und einer individuellen Prognose (Tabelle 6).

Molekularbiologie – ein Zukunftsweg in der Chirurgie

Die Molekularbiologie hat eine neue Tür für weiterführende Erkenntnisse geöffnet. Das Bild zeigt eine Photomontage eines Teils des menschlichen Genoms (Chromosom 22) in seiner perspektivischen Verlängerung auf den operativen Carcinom-Situs als Symbol für den Zukunftsweg, der in der Chirurgie weitergegangen werden muß (Abb. 15). Wie immer, setzt sich ein wissenschaftlicher Paradigmawechsel nicht schlagartig sondern schrittweise durch. Daß die Schritte aber schon ein erhebliches Ausmaß angenommen haben, zeigt z. B. das in diesem Jahr stattfindende ASCO-Meeting. Die Anwendung der Molekularbiologie bei chirurgischen bösartigen Erkrankungen wird *breitest* behandelt: Die Molekularbiologie beim gastrointestinalen Karzinom, in der Behandlung des kolorektalen Karzinoms, der Einfluß der Molekularbiologie auf das tägliche onkologische Denken, der Fortschritt der molekularbasierten Immuntherapien, neue Angriffsmöglichkeiten auf das gastrointestinale Karzinom und molekuläre Aspekte der Krebsfrühdiagnose verbunden mit therapeutischen Überlegungen – Vakzinierung, Gentherapie.

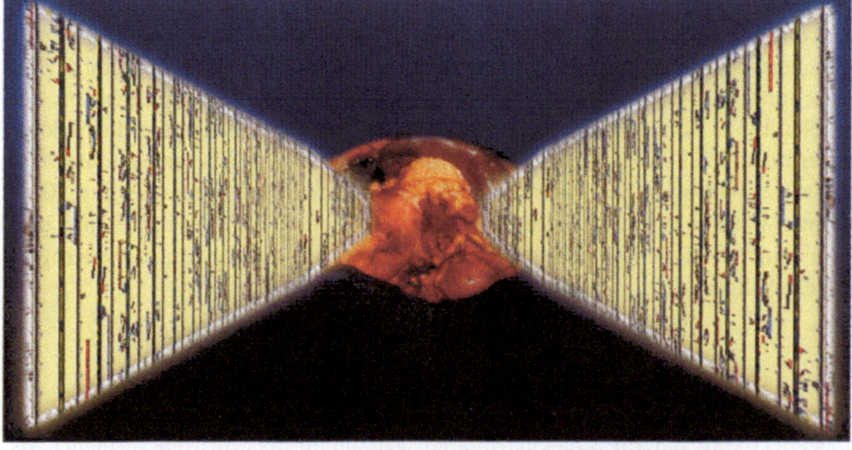

Abb. 15. Die Molekularbiologie hat eine neue Tür geöffnet: Photomontage des Chromosoms 22 in einen Operationssitus.

Grundsätzlich gelten die gleichen Überlegungen für die allgemeinchirurgischen Themen: Sepsis, Wundheilung, Frakturenheilung, chronisch-degenerative und chronisch-entzündliche Erkrankungen.

Schöpferische gleichberechtigte Kooperationen in einem Tandem-Modell

In der akademischen Chirurgie müssen wir uns fragen, ob wir selbst Molekularbiologen werden wollen. Aus Gründen der Kapazität und Spezialität muß man hier widersprechen. Natürlich wäre es möglich, Molekularbiologen einzustellen, die für die Chirurgie forschen und arbeiten. Hier stehen aber die Arbeitsstrukturen einer Chirurgischen Klinik im Wege, die letzthin durch die erhebliche operativ-technische Aufgabe mit hoher zeitlicher Belastung nicht immer die richtigen Freiräume entstehen lassen. Nur die schöpferische und selbstbewußte Kooperation in einem gleichberechtigten Miteinander können die kommunikativen Freiräume schaffen – das Tandem-Modell bietet sich überzeugend an.

Gefragt ist daher die chirurgische Einrichtung, die entsprechende klinisch-wissenschaftliche „Biotope" schafft: Systematische Freistellungen des wissenschaftlich-orientierten Chirurgen ist notwendig, um sich in die molekularbiologischen Methoden und Fragen einzuarbeiten. Nur mit dem richtigen Verständnis können die klinischen Schlüsselfragen an die Grundlagenforschung gerichtet werden. Auch die Molekularbiologie sucht gerade mit dem Chirurgen den schöpferischen Kontakt, da wir durch unsere chirurgische Arbeit molekulares Wissen umsetzen und nützen können. Letzthin kommt uns der durch den Beruf bedingte enge Kontakt mit der Humanbiologie zu gute.

Junge akademische Chirurgen müssen für die gemeinsame klinisch-molekularbiologische Arbeit ausgebildet werden, um als kompetente und kooperative Gesprächspartner ein neues diagnostisches und chirurgisches nutzbares System aufzubauen.

Die zukünftigen Aufgaben sind gewaltig. Hier war nur ein kleines Segment gezeigt. Öffnen wir also die Tür und gehen wir gemeinsam voran.

Literatur

1. Vogelstein B, Fearon ER, Hamilton.SR, Kern SE, Preisinger AC, Leppert M, Nakamura Y, White R, Smits AMM, Bos JL (1988) Genetic alterations during colorectal-tumor development. N Eng J Med 319:525–532
2. Fearon ER, Vogelstein B (1990) A genetic model for colorectal tumorigenesis. Cell 61:759–767
3. Gebert J, Dupon C, Kadmon M, Hahn M, Herfarth Ch, von Knebel Doeberitz M, Schackert HK (1999) Combined molecular and clinical approaches for the identification of families with familial adenomatous polyposis coli (FAP). Ann Surg 229:350–361
4. Weitz J, Kienle P, Lacroix J, Willeke F, Benner A, Lehnert Th, Herfarth Ch, von Knebel Doeberitz M (1998) Dissemination of tumor cells in patients undergoing surgery for colorectal cancer. Clin Cancer Res 4:343–348
5. Lindemann F, Schlimock G, Dirschedl P, Witte J, Riethmüller G (1992) Prognostic significance of micrometastatic tumor cells in bone marrow of colorectal cancer patients. Lancet 340:685–689
6. Koch M, Weitz J, Kienle P, Benner A, Willeke F, Lehnert Th, Herfarth Ch, von Knebel Doeberitz M (2001) Comparative analysis of tumor cell dissemination in mesenteric, central and peripheral venous blood in patients with colorectal cancer. Arch Surg 136:85–89
7. Weitz J, Koch M, Kienle P, Schrödel A, Willeke F, Benner A, Lehnert Th, Herfarth Ch, von Knebel Doeberitz M (2001) Detection of hematogenic tumor cell dissemination in patients undergoing resection of liver metastases of colorectal cancer. Ann Surg 232:66–72
8. Weitz J, Kienle P, Magener A, Koch M, Schrödel A, Willeke F, Autschbach F, Lacroix J, Lehnert Th, Herfarth Ch, von Knebel Doeberitz M (1999) Detection of disseminated colorectal cancer cells in lymph nodes, blood and bone marrow. Clin Cancer Res 5:1830–1836
9. Schott A, Vogel I, Krueger U, Kalthoff H, Schreiber HW, Schmiegel W, Henne-Bruns, D, Kremer B, Juhl H (1998) Isolated tumor cells are frequently detectable in the peritoneal cavity of gastric and colorectal cancer patients and serve as a new prognostic marker. Ann Surg 227:372–379
10. Pantel K, Schlimok G, Braun S Kutter D, Schaller G, Funke I, Izbicki J, Riethmüller G (1993) Differential expression of proliferation-associated molecules in individual micrometastatic carcinoma cells. J Natl Cancer Inst 85:1419–1424
11. Braun S, Hepp F, Sommer H, Pantel K (1999) Tumor-Antigen heterogeneity of disseminated breast cancer cells: implications for immunotherapy if minimal residual disease. Int J Cancer 84:1–5

Realität bei der Durchführung klinischer Studien am nicht-universitären Krankenhaus

R. A. Wahl

Chirurgische Klinik, Bürgerhospital Frankfurt, Nibelungenallee 37–41, 60318 Frankfurt am Main

The Reality of Carrying Out Clinical Research at Non-university Hospitals

Summary. Carrying out clinical research at non-university hospitals is complicated by a lack of appropriate material and staffing resources, but is necessary considering the far greater number of patients attending (~80%). A poll of surgical department heads (n=27) revealed that, nevertheless, scientific research, was carried out by a majority of them. Retrospective studies and case studies are being carried out in the majority at single centers, whereas for multicenter studies participation in prospective randomized studies predominates. Preferred subjects are surgical strategies and techniques. Publications are primarily in German, most of them being original articles. It is striking that there is a relatively high percentage of abstracts amongst the publications in English. Improved know-how and coordination centers simplify, while lack of time, increasingly similar performance figures, and wildly growing documentation complicate studies.

Key words: Clinical studies – Support of research

Zusammenfassung. Die Durchführung klinischer Studien am nicht-universitären Krankenhaus ist erschwert durch das Fehlen diesbezüglicher materieller und personeller Ressourcen, ist aber angesichts der überwältigenden Patientenmehrheit (ca. 80%) erforderlich. Eine Umfrage bei habilitierten Leitern chirurgischer Abteilungen (n=27) ergab, daß von der Mehrzahl dennoch wissenschaftliche Studien durchgeführt werden. Retrospektive Studien und Fallstudien werden mehrheitlich unizentrisch durchgeführt, während bei multizentrischen Studien die Teilnahme an prospektiv randomisierten Studien dominiert. Bevorzugte Themen sind Operationsstrategien und -techniken. Publikationen erfolgen überwiegend in deutscher Sprache, wobei Originalarbeiten an erster Stelle stehen, während bei englischsprachigen Publikationsbemühungen der relativ hohe Anteil von abstracts auffällt. Verbessertes Know-how, Koordinationszentren erleichtern; Zeitmangel, gestiegene Leistungsdichte, ausufernde Dokumentationsmaßnahmen erschweren die Durchführung von Studien.

Schlüsselwörter: Klinische Studien – Forschungsförderung

Als Haupthindernisse stehen der Durchführung klinischer Studien am nicht-universitären Krankenhaus drei gewichtige Einwände entgegen:

- von seiten des Krankenhausträgers der Argwohn bezüglich der Kosten – darf doch auf keinen Fall das laufende Budget belastet werden,
- von seiten der Ärzte der Mangel an Zeit, bei ohnehin sich mehr und mehr verdichtendem Leistungsdruck in der Krankenversorgung, verbunden mit ausufernden Dokumentationsaufgaben und
- nicht zuletzt von seiten der Patienten – haben sie doch häufig genug die Versorgung im nichtuniversitären Krankenhaus auch unter dem Aspekt gewählt, daß sie dort nicht als „Versuchskarnickel" dienen.

Resigniert stellen durchaus wissenschaftlich interessierte Krankenhausärzte fest, daß Studien „weder gewünscht noch gefördert" und „von Träger und Publikum nicht goutiert" werden.

Dies ist um so bedauerlicher, als alleine schon durch den „Plazebo"-Effekt, auch als „Hawthorne-Effekt" bekannt, die Durchführung prospektiver Studien die tägliche chirurgische Krankenversorgung verbessert, wie auch wir vor etwa 10 Jahren im Gefolge der Durchführung zweier unizentrischer, prospektiv randomisierter, kleinerer Studie registrieren konnten: Operative Arbeitsabläufe wurden besser (z.B. Blutverlust, Operationsdauer); Komplikationen wurden in der Kontrollgruppe wie in der Prüfgruppe seltener; die klinische Arbeit erfuhr durch Systematisierung und Standardisierung insgesamt eine verbesserte „Prozeßqualität"; Selbstbewußtsein und Selbstkontrolle der teilnehmenden Ärzte erfuhren spürbare Erweiterung; nicht zuletzt partizipierten Patienten bewußt an der durch die Studienbedingungen gesteigerten Zuwendungsintensität [5].

Wie kommt klinische Forschung am Krankenhaus in der Öffentlichkeit an? Es sei ein Blick auf die umstrittene und unvollständige, aber weithin bekannte „Liste empfohlener Ärzte 2000" (Focus 45/2000, 208–224) erlaubt: Registriert und gewertet werden dort Empfehlungen von Fachkollegen, als Arzt und als Forscher, daneben Empfehlungen von Patienten, schließlich auch Publikationen, soweit in „Medline" gelistet. Vergleichen wir z.B. „Bauchchirurgen" und „Schilddrüsenchirurgen", also Viszeralchirurgen, und unterteilen sie in zwei Gruppen, jener, welcher an einer Universität tätig sind und derer, die am nicht-universitären Krankenhaus arbeiten, so fällt auf, daß die nicht-universitären Chirurgen hinsichtlich der Empfehlungen als „Arzt" und „von Patienten" – wenn auch mit leichten Abstrichen – mithalten können, „als Forscher" aber deutlich geringeres Ansehen genießen als die Universitäts-Chirurgen und anscheinend nichts Nennenswertes publizieren. Vergleichen wir die Chirurgen mit den internistischen Kollegen vergleichbarer Schwerpunkte (Gastroenterologen und Endokrinologen), sehen wir, daß dieses Gefälle zwischen universitären und nicht-universitären Ärzten nicht besteht (die nicht-universitären publizieren lediglich etwas weniger). Bezüglich der Diskrepanz zwischen einem durchaus noch erkennbaren Ruf als Forscher und dem weitgehenden Fehlen von Publikationen liegt die Vermutung nahe, daß die nicht universitären Chirurgen noch von den Früchten längst verjährter Forschungstätigkeit zehren (Abb. 1).

Ist die Durchführung klinischer Studien am nicht-universitären Krankenhaus überhaupt erforderlich? Ja! Ca. 80% aller Patienten werden am außer-universitären Krankenhaus versorgt. Es besteht zwingender Bedarf an außer-universitärer Forschung oder außer-universitärer Teilnahme an der Forschung, z.B. bei komplexen und häufigen Erkrankungen [4] und bei seltenen Tumorerkrankungen [6].

Welchen Niederschlag findet dieser Bedarf im Bewußtsein der potentiell fördernden Institutionen? Der Wissenschaftsrat beklagt zu wenig *Koordination* und fordert stärkere *Vernetzung*, bezieht sich aber ausschließlich auf außer-universitäre Großforschungseinrichtungen (z.B. Deutsches Krebsforschungszentrum) und ihre Zusammenschlüsse (z.B. Helmholtz-Gemeinschaft); außer-universitäre Krankenhäuser bleiben „außen vor". In dem Empfehlungen der Kommission „Selbstkontrolle in der Wissenschaft" der Deutschen Forschungsgemeinschaft 1998 [3] wird ausführlich auf die Problematik der klinischen Forschung eingegangen; dennoch kommt das nichtuniversitäre Krankenhaus in diesem Empfehlungen nicht vor.

Telefonische Interviews mit zuständigen Personen von 9 relevanten Institutionen (BMBF, DFG, DKG, Ethik-Kommission der LÄK Hessen, Dtsch. Ges. f. Chir., CAO, Sektion Chirurgische

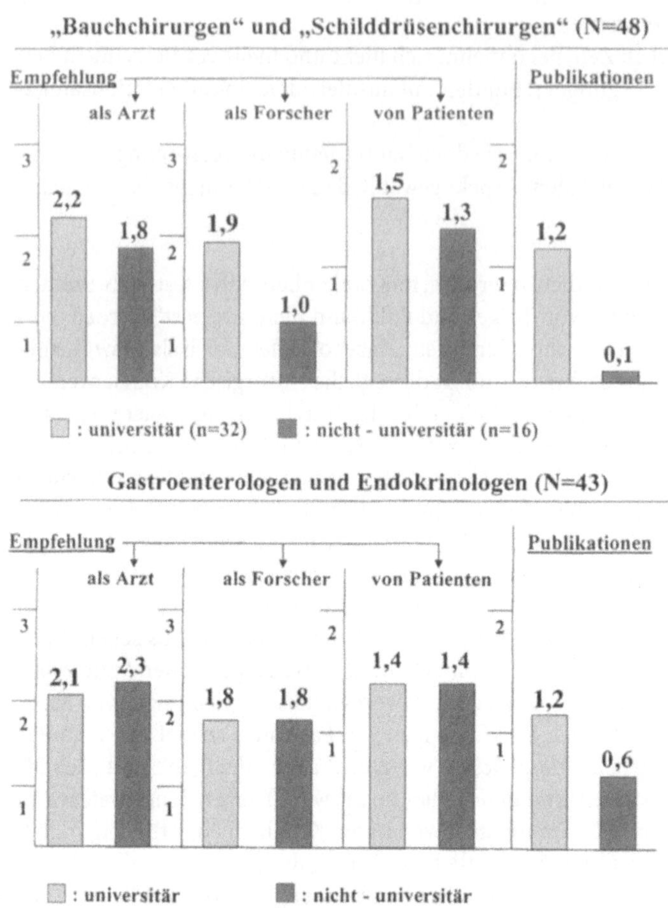

Abb. 1. Focus-Liste „empfohlene Ärzte 2000“: Vergleich der erteilten Wertungen von Ärzten an einer Universitätsklinik und an einem nicht-universitären Krankenhaus

Forschung, BDC, Konvent der leitenden Krankenhauschirurgen) ergaben ebenfalls „Fehlanzeige“, mit Ausnahme des *Konvents der leitenden Krankenhauschirurgen*, in dessen Auftrag eine große multizentrische Qualitätskontrollstudie zum colo-rektalen Karzinom initiiert wurde.

1997 erschien im „Chirurg“ [7] aus der Klinik von TROIDL (Köln) eine Analyse von vier medizinischen Fachzeitschriften („Chirurg“, „Unfallchirurg“, „Langenbecks Archiv“, „Medizinische Klinik“). Der Anteil klinischer Studien an der Gesamtzahl der Artikel lag zwischen 31 und 60%, der Anteil randomisierter Studien an der Gesamtzahl der Studien zwischen 5 und 11%, der Anteil nicht-universitärer Krankenhäuser an der Gesamtzahl der Artikel zwischen 19 und 32% bei den chirurgischen Zeitschriften und bei 37% in der „Medizinischen Klinik“. Analyse der Verteilung der Publikationstypen ergab, daß Übersichtsartikel vorwiegend aus Universitäten kamen, Kasuistiken häufiger aus nicht-universitären Krankenhäusern. Der Anteil von *Studien* an den Publikationen aus Universitätskliniken einerseits und nicht-universitären Krankenhäusern andererseits war etwa gleich groß. Leider ist der Anteil randomisierter Studien nicht aufgeschlüsselt. Insgesamt aber kann doch festgestellt werden, daß ein Fünftel bis ein Drittel der chirurgischen Publikationen aus nicht-universitären Krankenhäusern stammen, wobei der Anteil an Studien relativ nicht geringer war als bei den aus Universitäten stammenden Publikationen.

Das *„Chirurgische Forum“* gilt als die alljährliche Plattform für die Darstellung der experimentellen und klinischen Forschung. Von 300 in den Jahren 1999 und 2000 gelieferten Beiträgen

Tabelle 1. Aufschlüsselung der Veröffentlichungen in „Chirurgisches Forum" 1999 und 2000, nach Themenkomplexen und jeweiligen Anteil nicht-universitärer Krankenhäuser

Themenkomplex	Zahl der Arbeiten	davon aus nicht-universitären Kliniken	(federführend)
Onkologie	75	1	
Transplantations-Immunologie u. -Chirurgie	50		
Intestinale Organe	42	3	(1)
Schock/Sepsis	36	3	(1)
Traumatologie	*23*	5	(2)
periop. Pathophysiologie	18		
Klinische Studien	*16*	*4*	(3)
Laparoskop./Endoskop. Chirurgie	11		
Plastische Chirurgie	10	1	
Herz-Thorax-Gefäße	7		
Fritz Lindner-Preisträger-Sitzung	12		
Σ	300	17 (=5,7%)	(7) (2,3%)

stammen nur 2,3% aus außer-universitären Krankenhäusern, an weiteren 3,4% waren solche beteiligt (Anteil insgesamt 5,7%). In einem ausgesprochen forschungsorientierten Medium sind also nicht-universitäre Krankenhäuser eher marginal wahrnehmbar und erwartungsgemäß weit geringer repräsentiert als in den o.g. mehr klinisch orientierten Zeitschriften. Immerhin fällt auf, daß unter der Rubrik „*Klinische Studien*" außer-universitäre Krankenhäuser zu einem Viertel, und damit am höchsten, beteiligt waren (Tabelle 1).

Umfrage bei – habilitierten – Leitern chirurgischer Krankenhausabteilungen:
Es war dem Autor nicht möglich, *flächendeckende* Daten zu erarbeiten. Er erhofft sich jedoch von den im folgenden darzustellenden Stichproben erhellende Schlaglichter:

Zwei Gruppen von – habilitierten – chirurgischen Chefärzten nicht-universitärer Krankenhäuser wurden befragt:

Gruppe A: Chirurgen aus dem Großraum Frankfurt am Main, als regionale Gruppe repräsentativ für einen Ballungsraum und

Gruppe B: Chirurgen, die aus der Heidelberger Schule von Fritz Linder (Encke, Röher) in einem vom Autor überblickten Zeitraum hervorgegangen und als leitende Krankenhauschirurgen übers Land (alte Bundesländer und Berlin) verteilt sind.

Der Fragebogen enthielt Fragen zur Durchführung klinischer Studien, zum Studientypus, zur uni- oder multizentrischen Durchführung, zur Einbindung von Ethik-Kommission und Biometrie, zu den bearbeiteten Themenkreisen und zu den Publikationen und Publikations-Typen in deutscher und englischer Sprache. Desweiteren wurde nach finanzieller und personeller studienbezogener Förderung und Ausstattung gefragt sowie nach subjektiv empfundenen Faktoren, welche die Durchführung klinischer Studien erschweren oder erleichtern. Bezüglich der Ergebnisse bestanden innerhalb der Gruppen erhebliche, zwischen den Gruppen A und B jedoch keine erkennbaren wesentlichen Unterschiedliche, so daß in der folgenden Darstellung Gruppe A und Gruppe B zusammengefaßt sind (Tabelle 2).

Welche Typen von Studien wurden durchgeführt?

Die Darstellung (Abb. 2) erfaßt nicht quantitativ die Zahl der durchgeführten Studien, welche erheblich variiert, sondern qualitativ, welche Arten von Studien überhaupt an einem Krankenhaus durchgeführt wurden. Nur an vier der 27 Kliniken wurden überhaupt keine Studien durchgeführt. Unizentrisch führ(t)en fünf der Befragten prospektiv randomisierte und 7 der Befragten prospektiv nicht randomisierte Studien durch; immerhin 11 nahmen an prospektiv randomisierten multizentrischen Studien teil, nur zwei hatten dabei die Federführung. Bei den uni-

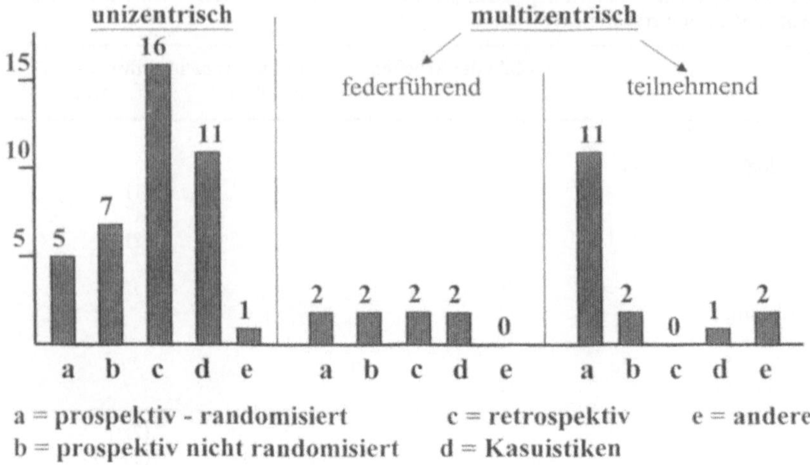

Abb. 2. Aufschlüsselung von Studientypen, welche an 27 nicht-universitären Krankenhäusern durchgeführt wurden N = Zahl der Kliniken, welche entsprechende Studien durchführ(t)en

Tabelle 2. Umfrage an habilitierte Chefärzte von 32 nicht-universitären Krankenhäusern

Umfrage	A) Großraum Frankfurt/Main	B) Schüler von F. Linder (Encke, Röher)
Befragt	14	20
geantwortet	*13*[a]	*16*[a]
Alter ($\bar{x}$, Bereich)	57 (49–61) J.	59 (53–65) J.
Intervall ($\bar{x}$, Bereich) (seit X̣-Uni)	12 (1–16) J.	18 (9–30) J.
Versorgungsstufe		
- Grund/Regel	3	7
- Schwerp./Maximal	10	9
Lehrkrankenhaus ja/nein	10/3	9/7
Bettenzahl		
- Haus	8359	8481
- *KLINIK* (Σ)	1474	1284
	$\bar{X}$=113	$\bar{X}$=80

[a] Überschneidung: 2 der befragten „Linder-Schüler" arbeiten im Großraum Frankfurt

zentrischen Studien führen erwartungsgemäß die retrospektiven Studien und die Fallstudien. In prospektive Studien wurde regelmäßig die zuständige Ethik-Kommission eingebunden, ebenso ein Institut für Biometrie/Statistik, dagegen bei retrospektiven Studien nur von etwa einem Drittel der Befragten in Anspruch genommen. Insgesamt ergibt sich eine qualitativ wie quantitativ breit gestreute klinischwissenschaftliche Aktivität, traditionellerweise mit Dominanz unizentrischer retrospektiver Studien, aber auch einem durchaus nennenswerten Anteil von Krankenhäusern, an denen prospektive Studien durchgeführt werden und insbesondere mit einem überraschend hohen Anteil (11 von 27), der an multizentrischen, prospektiv randomisierten Studien teilnimmt.

Welche Themen werden bearbeitet?

Operationsstrategien und -techniken stehen im Vordergrund (21 von 27) in großem Abstand gefolgt von interdisziplinären Therapiestrategien (10 von 27), Studien zur Qualitätssicherung (8 von 27) und zur Wundheilung/Wundbehandlung (6 von 27). Auch hier führt also die Tradi-

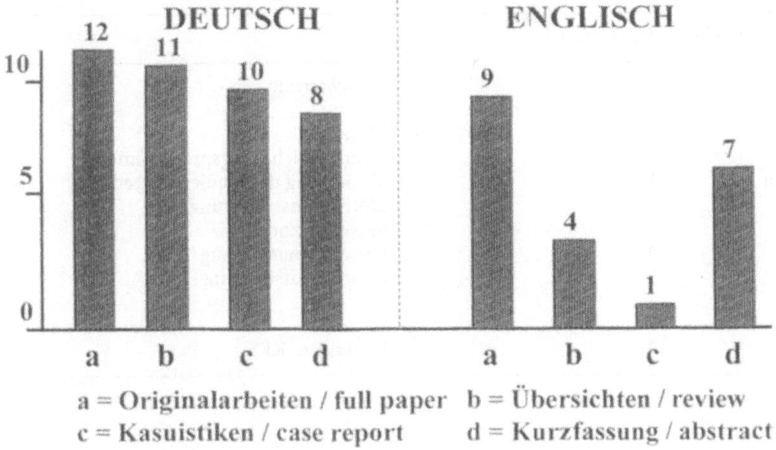

Abb. 3. Aufschlüsselung von Publikationen aus 27 nicht-universitären Krankenhäusern N = Zahl der Kliniken mit entsprechenden Publikationen

tion. Recht großen Raum nehmen onkologische Themen ein, welche von etwas der Hälfte der Befragten bearbeitet werden.

Publikationen (Abb. 3): Werden am nicht-universitären Krankenhaus durchgeführte Studien auch publiziert?

Vier der Befragten, welche klinische Studien durchführ(t)en oder an Studien teilnahmen haben nicht publiziert, Publikationen stammen also nur aus 19 der 27 Krankenhäuser. Abbildung 3 erfaßt wiederum nicht die Zahl der Publikationen, welche stark variiert, sondern die Zahl der Kliniken, aus denen Publikationen in deutscher oder englischer Sprache stammen. Bei den deutschsprachigen Publikationen behaupten Originalarbeiten den ersten Rang knapp vor Übersichtsarbeiten und Kausistiken. In englischer Sprache wird deutlich weniger publiziert, hier stehen Originalarbeiten mit Abstand an erster Stelle, während Reviews und Case-Reports nur eine geringe Rolle spielen. Kurzfassungen/Abstracts sind in die Darstellungen mit aufgenommen. Ihr relativ hoher Anteil an den englischsprachigen Veröffentlichungen repräsentiert zumindest die erfolgreichen Bemühungen von 7, also etwa einem Viertel der Befragten, Studienergebnisse auch im internationalen Rahmen darzustellen.

Welche Unterstützung erfährt die Durchführung klinischer Studien am nicht-universitären Krankenhaus?

Die Mehrzahl derer, die Studien durchführen, verfügt über keinerlei finanzielle Förderung, kaum einer über eine zusätzliche personelle Ausstattung (lediglich an zwei Krankenhäusern steht eine zusätzliche Arztstelle und an zwei Krankenhäusern eine MTA studiengebunden zur Verfügung. Personell stützt sich die Arbeit an klinischen Studien also nahezu ausschließlich auf Mehrarbeit, neben der vollen Belastung durch die Aufgaben der Krankenversorgung („Feierabendforschung"). Nur sechs der Befragten gaben Unterstützung durch Doktoranden an. Diese stellen in der Tat eine kostenlose personelle Reserve dar, ohne die z.B. die retrospektive Analyse des eigenen Krankengutes, welche ja durchaus auch ihre Berechtigung hat, gar nicht durchführbar wäre. Finanzielle Förderung in unterschiedlichem, meist unbedeutenden Ausmaß erfuhren 11 Krankenhäuser durch die Industrie, 4 durch Stiftungen und Privatpersonen. Förderung durch öffentliche Institutionen (z.B. DFG) ist die seltene Ausnahme, in der Tat scheint das bittere Resümee, daß Studien „weder gewünscht noch gefördert" und von „Träger und Publikum nicht goutiert" würden, zuzutreffen. Darüber hinaus sieht es so aus, als ob sich das Klima für die Durchführung klinischer Studien am nicht-universitären Krankenhaus deutlich verschlechtert hätte (Tabelle 3): Nur einer der Befragten verspürt keine Erschwernis, dagegen 12 keinerlei Erleichte-

Tabelle 3. Umfrageergebnis aus 27 Kliniken unter Leitung von habilitierten Chirurgen

Die Durchführung klinischer Studien erfährt spürbare				
Erschwernis		durch	*Erleichterung*	
Zeitmangel	19		*keine*	*12*
Personalverkürzung	14		Qualitätssicherungsprogramme	8
ausufernde Dokumentation	11		Vernetzung mit Studienzentren	4
erhöhte Leistungsdichte	10		Motivationssteigerung	3
fehlende Finanzierung	9		besseres „know how"	3
Motivationsverlust	4		bessere Finanzierung	1
bürokratische Hindernisse	3		Personalaufstockung	0
keine	*1*			
Kein Kontakt zu KKS	17		Kontakt zu KKS	10

rung in der Durchführung klinischer Studien. Erschwerende Faktoren sind vor allem Zeitmangel, Personalverkürzung (auch relativ), ausufernde Dokumentation und insgesamt erhöhte Leistungsdichte, noch vor der fehlenden Finanzierung. Als spürbare Erleichterung wird von einer Minderheit die Teilnahme an Qualitätssicherungsprogrammen, von Einzelnen eine Vernetzung mit Studienzentren, Motivationssteigerung und Verbesserung des „Know how" empfunden. Immerhin verfügt bereits eine stattliche Minderheit von 10 über Kontakt zu einem Koordinationszentrum.

Klinische Forschung – auch und gerade in der Chirurgie – befindet sich in einem Paradigmenwechsel. Neue Denkweisen und Methoden sind angezeigt, wie die Berücksichtigung sozio-ökonomischer Aspekte [1, 12], eine veränderte Gewichtung von „Outcome" bzw. Endpunkten, wobei insbesondere die Erweiterung des biomechanischen um einen hermeneutischen Ansatz und dessen Methoden zur Erkennung von Lebensqualität zu nennen ist [8]. Erweiterte und verfeinerte mathematische Methoden der Risikoanalyse sind unverzichtbar [15]. Schließlich durchdringen derzeit die Methoden der sog. evidenz-basierten Medizin [2, 11] mit einer überstarken Betonung des prospektiv-randomisierten Vorgehens und der Metaanalyse das klinisch-wissenschaftliche Denken. Die Kenntnis dieser Methoden ist erforderlich, wenn klinische Forschung am außeruniversitären Krankenhaus auf einem akzeptablen Niveau durchgeführt werden soll.

Große prospektive multizentrische Studien wurden und werden mit wesentlicher Beteiligung (teils auch unter Federführung) nicht-universitärer Krankenhäuser durchgeführt. Als Beispiele seien die Studie zu Prognosefaktoren bei Peritonitis (Ohmann, [Düsseldorf]; Wacha, [Frankfurt] 1997) genannt, an der 18 Kliniken, davon zwei Drittel nicht-universitäre Krankenhäuser, mit 355 Patienten, teilnahmen. Oder auch die Risikoanalyse der Chirurgie der benignen Struma (Thomusch, Dralle, [Halle] 2000), an der 45 Kliniken, davon 40 nicht-universitäre Krankenhäuser, mit 7266 Patienten teilnahmen. Schließlich sei die derzeit noch sich in der Rekrutierungsphase befindende, vom Konvent der leitenden Krankenhauschirurgen initiierte Qualitäts-Kontroll-Studie zum colorektalen Karzinom genannt (Köckerling [Hannover]) genannt, in welche bisher (Stand: April 2001) von 244 Krankenhäusern 6361 Patienten eingebracht wurden.

Schlußfolgerung

An nicht-universitären Krankenhäusern ist die *Durchführung klinischer Studien* durchaus *möglich* unter der Voraussetzung, daß ein Minimum an materiellem und personellem Freiraum noch vorhanden ist.

Sie wird *erleichtert* durch Vernetzung mit Koordinationszentren. *Patienten-Versorgungs-nahe Fragestellungen* treffen auf Akzeptanz und Motivation.

Ein *erhebliches Forschungs-Potential* könnte – durchaus bedarfsentsprechend – durch planmäßige Förderung mobilisiert werden.

Literatur

1. Bauer H (1997) Effizienz und Ökonomie in der Chirurgie. Chirurg 68:285–289
2. Black N (1999) Evidence-based Surgery: A passing fad? World J Surg 23:789–793
3. Deutsche Forschungsgemeinschaft (1998) Sicherung guter wissenschaftlicher Praxis. Denkschrift. WILEY-VCH (Weinheim), ISBN 3-527-27212-7
4. zur Hausen H (2001) Forschung neu strukturieren. Management und Krankenhaus (03/2001) 20:1–5
5. Horas U, Schmidt-Gayk H, Wahl RA (1990) Morbus Basedow: Ist die postoperative Hypokalzämie abhängig von der Operationstaktik? Langenbeck's Arch Chir Supp Forum: 83–87
6. Kath R (2000). Grundsätzliche Aspekte der Studiendurchführung in der Onkologie. Zuckschwerdt (München), 53–59
7. Korenkov M, Nagelschmidt M, Lefering R, Troidl R, Troidl H (1997) Analyse des Puplikationsspektrums der vier deutschsprachigen medizinischen Fachzeitschriften „Der Chirurg", „Der Unfallchirurg", „Langenbecks Archiv für Chirurgie" und „Medizinische Klinik". Chirurg 68:439–446
8. Lorenz W, Troidl H, Solomkin JS, Nies Ch et mult al. (1999) Second step: Testing – Outcome measurements. World J Surg 23:768–780
9. Ohmann C, Röher H-D (1992) Stellenwert der Metaanalyse kontrollierter klinischer Studien. Akt Chir 27:2–6
10. Ohmann Ch, Yang O, Hau T, Wacha H et al. (1997) Prognostic modelling in peritonitis. Eur J Surg 163:53–59
11. Ohmann C (1999) Was ist evidenz-basierte Medizin? Dtsch Ges Chirurgie, Kongreßband: 808–814
12. Rutkow IW (1999) Socioeconomic Aspects. World J Surg 23:781–785
13. Stapff M (2001) Guideline for good Clinical Practice (GCP). In: Arzneimittelstudien. W. Zuckschwerdt-Verlag (München-Bern-Wien-New York): 137–172
14. Thomusch O, Machens A, Sekulla C, Ukkat J. Lippert H, Gastinger I, Dralle H (2000) Multivariate analysis of risk-factors for postoperative complications in benign goiter surgery: Prospective multicenter study in Germany. World J Surg 24:1135–1341
15. Troidl H (2000) Risikoanalyse in der Chirurgie: Eine Methode zur Steigerung von Effektivität und Effizienz – eine vernachlässigte Methode. Chirurg 71:771–783

Präventive und präemptive Konzepte im Akutkrankenhaus

O. Kremer und E. Eypasch

Malteser Krankenhaus St. Hildegardis, Bachemer Straße 29–33, 50931 Köln

Preventive and Preemptive Conceptions in the Emergency Hospital

Summary. This study aimed at developing an efficient pain therapy with preventive conceptions for the clinical routine. Since 30–75% of all patients suffer from unbearably strong pain. Before establishing an efficient treatment, 100 patients were asked about efficiency of pain treatment. After establishing the actual state of matters, all medical collaborators and nursing personnel were trained an improved pain management. Afterwards, another 100 patients were questioned for comparison. The results showed significant improvements in the reduction of pain intensity and frequency. Higher satisfaction and efficiency of pain treatment were documented as well as the reduction of accompanying vegetative symptoms.

Key words: Pain management – Concepts – Treatment – Measurement of pain

Zusammenfassung. Ziel der Arbeit war die Entwicklung einer effizienten Schmerztherapie mit Entwicklung präventiver Konzepte, da 30–75% aller chirurgisch betreuten Patienten unter starken Schmerzen leiden. Vor Etablierung einer effizienten Schmerztherapie wurden 100 Patienten zur Wirksamkeit der Therapie befragt. Danach wurden alle ärtzlichen Mitarbeiter und das Pflegepersonal über ein verbessertes Schmerzmanagement fortgebildet. Anschließend erfolgte eine erneute Befragung weiterer 100 Patienten zum Vergleich. Die Ergebnisse zeigten signifikante Verbesserungen der Therapie bezüglich Reduktion der Schmerzintensität und Frequenz, der erhöhten Zufriedenheit und Wirksamkeit über die angewandte Schmerztherapie und Reduktion der vegetativen Begleitsymptomatik.

Schlüsselwörter: Schmerzmanagement – Konzepte – Therapie – Schmerzmessung

Einleitung

Beschreibung des klinischen Problems/Ziel der Arbeit

Die Therapie akuter Schmerzen in chirurgischen Kliniken läßt immer noch zu wünschen übrig. Umfragen bestätigen, daß weiterhin 30% bis 75% aller chirurgisch betreuten Patienten während ihres stationären Aufenthaltes unter unzumutbar starken Schmerzen leiden [1–4].

Die Gründe des Strebens nach verbesserter Akutschmerztherapie sind mannigfaltig. Vor allem und zuerst ist der erhöhte Patientenkomfort mit verbesserter Lebensqualität zu nennen. Darüber hinaus wird durch Minderung der Schmerzen sogar eine Reduktion der Streßfaktoren und der Morbidität erzielt [5, 7]. Eine ausgewogene Schmerztherapie senkt die Thromboserate, die pulmonale und gastrointestinale Belastung [7–9].

Insgesamt können das „Outcome" verbessert, die Rekonvaleszenz unterstützt, der Krankenhausaufenthalt verkürzt und die Kosten gedämpft werden [4, 6]. Ein weiterer Punkt ist die Verhinderung der Chronifizierung akuter Schmerzen durch rechtzeitigen adäquaten Einsatz schmerztherapeutischen Handelns [11].

Ziel der Arbeit war die Entwicklung einer effizienten situationsadaptierten Schmerztherapie mit Etablierung fester präventiver Konzepte im klinischen Alltag, unter Einbeziehung der beiden verantwortlichen, am Patienten tätigen Gruppen: Pflegepersonal und Ärzte. Dadurch sollte den noch bestehenden erheblichen Defiziten bei Realisierung des Patientenanspruches auf ausreichende Schmerzlinderung entgegengewirkt werden.

Inhalt und Ziel der Arbeit war der Vergleich zweier Patientengruppen vor und nach Etablierung eines systematischen, patientenorientierten Schmerzmanagements mit präventiven Konzepten in einem Akutkrankenhaus.

Material und Methode

Vergleich der Patientenserien

Insgesamt wurden zwei Befragungsserien an je 100 konsekutiven Patienten durchgeführt. Die erste Befragung erstreckte sich auf den Zeitraum vom 15.09.1997 bis 23.12.1997 (Serie 1) und wurde somit vor Etablierung eines Schmerzmanagements vollzogen. Nach Entwicklung und Einführung eines veränderten Schmerzmanagements inklusive präventiver Leitlinien und Konzepte zur Behandlung akuter Schmerzen wurde eine zweite Befragung von weiteren 100 konsekutiven Patienten in der Zeit vom 15.08.1998 bis 28.10.1998 (Serie 2) zum Vergleich durchgeführt.

Zur Erhebung der Basisinformationen über Wirksamkeit und Zufriedenheit der an Patienten durchgeführten Schmerztherapie wurde ein von uns überarbeiteter und erweiterter Fragebogen der Klinik für Anästhesiologie und operative Intensivmedizin der Universität zu Kiel verwendet.

Verbessertes schmerzadaptiertes Verhalten beteiligter Personengruppen

Nach Erhebung des Ist-Zustandes durch Befragung der Serie 1 wurden sämtliche ärztlichen Mitarbeiter, Schwestern, Pfleger, die Pflegedienstleitung sowie die Krankenpflegeschule durch externe und interne Klinikreferenten inklusive der Verfasser dieser Arbeit über das einzurichtende patientenorientierte Schmerzmanagement detailliert fortgebildet und regelmäßig geschult. Diese wiederholt durchgeführten eintägigen Fortbildungsveranstaltungen dienten der Ausarbeitung situationsadaptierter Schmerztherapiekonzepte, die Teilnehmer erbrachten einen Leistungsnachweis durch eine Abschlußklausur. Wir fixierten die Ergebnisse und Leitlinien schriftlich in einem Manual.

Entwicklung von Leitlinien

Die Einführung eines verbesserten Schmerzmanagements begann mit der Intensivierung des Basiswissens durch Information über Schmerzdefinition, Entstehung, Physiologie und Pathophysiologie.

Da Prävention der beste Schutz vor Schmerzentstehung ist und die intensive klare Aufklärung die Schmerzen reduziert, erfolgte parallel zu den Schulungsprogrammen sowohl im ärztlichen als auch im pflegerischen Bereich eine intensive präoperative Patienteninformation und Aufklärung.

Schmerztherapieschemata

Die Möglichkeiten der nicht-medikamentösen und medikamentösen Therapie wurden umfangreich ausgenutzt. An nicht-medikamentösen Verordnungen wurde die physikalische Anwendung von Kälte, Wärme, Ruhigstellung, das Tragen von Bauchbinden und die Verschreibung krankengymnastischer Übungsbehandlungen konsequent bei entsprechender Indikation angewandt. Auf dem Gebiet der medikamentösen Maßnahmen wurde den Richtlinien der WHO zur Behandlung akuter Schmerzen nach einem Stufenplan gefolgt. Dabei kamen Nicht-Opioide, mittelstark und stark wirkende Opioide zum Einsatz.

Das angewandte Therapiekonzept beruhte auf einem Stufenplan [10]. Dieses war gegenläufig zum Therapiekonzept der WHO zur Behandlung chronischer Schmerzen.

Die Auswahl des Analgetikums erfolgte nach Art und Größe des Eingriffs, bestehender Basismedikation und nach dem Zusatzbedarf.

Bei leichten Schmerzen ist die orale oder rektale Applikation von Nicht-Opioiden häufig ausreichend. Bei mittelstarken Schmerzen muß auf die i.v.-Gabe und Auswahl einer Basismedikation umgestellt werden. Wir verwendeten einen „Schmerztropf" mit 400 mg Tramal, 2,5 g bis 5 g Novalgin und 100 mg bis 200 mg Vomex in 500 ml NaCl 0,9% bei einer Laufgeschwindigkeit von 20 ml bis 40 ml pro Stunde.

Sollte hierdurch keine ausreichende Analgesie erzielt werden, erfolgte die zusätzliche i.v.-Gabe eines stark wirksamen Opioides unter Kontrolle der Vigilanzparameter.

Diese Grundprinzipien der medikamentösen Schmerztherapie wurden durch die Nutzung der „Patienten-kontrollierten-Analgesie" = PCA (= Patient-Controlled-Analgesia) unterstützt.

Die Wirkung der Opioide wurde durch gleichzeitige Gabe von Koanalgetika wie Antikonvulsiva, Antidepressiva und Spasmolytika unterstützt. Typischen Nebenwirkungen wie Übelkeit, Erbrechen oder Obstipation wurde durch rechtzeitigen Einsatz von Antiemetika und Laxanzien entgegengewirkt.

Schmerzmessung und Dokumentation

Eine sinnvolle und effektive Schmerztherapie erfordert eine enge Rückkoppelung zwischen Patient und Therapeut [11]. Somit steht die Schmerzmessung und Dokumentation am Beginn einer effizienten Schmerzbehandlung [12].

Wir führten regelmäßige Schmerzmessungen bereits präoperativ im Rahmen eines Aufklärungsgespräches mittels einer visuellen verbalen Ratingskala durch. Weiterhin wurde postoperativ am ersten Tag alle zwei Stunden gemessen, nach jeder Schmerzäußerung des Patienten, nach jeder schmerztherapeutischen Maßnahme in einem geeigneten zeitlichen Intervall und routinemäßig zweimal pro Tag, d.h. regelmäßig mit Fieber- und Blutdruckmessung. Die Schmerzmessung wurde dabei jeweils vom Patienten selbst durchgeführt, d.h. durch Selbsteinschätzung und nicht durch Arzt oder Schwester.

Ergebnisse

Der Vergleich zweier Patientenserien vor und nach Einführung des verbesserten Schmerzmanagements zeigte bezüglich der soziodemographischen und klinischen Variablen keine klinisch relevanten Unterschiede. Bei den symptombezogenen Messungen und den Variablen der Effektivität der Schmerztherapie zeigten sich jedoch deutliche Unterschiede und positive Veränderungen (Abb. 1–6).

Der subjektive Schmerzscore der höchsten Schmerzen während des stationären Aufenthaltes (Abb. 1 und Abb. 2) wurde um 2,1 Punkte von 6,3 Punkten der Serie 1 auf 4,2 Punkte der Serie 2 gesenkt. Hieraus resultiert eine signifikante und klinisch relevante Reduktion des Schmerzniveaus um 20%.

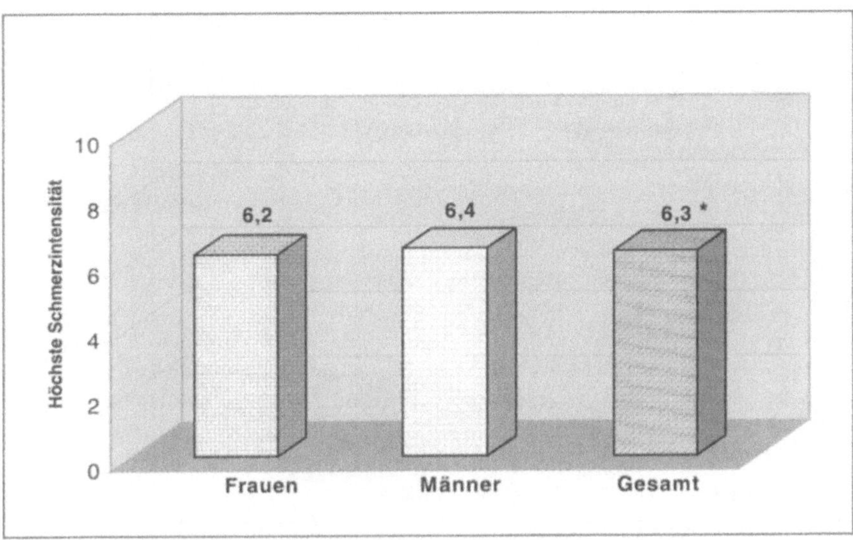

Abb. 1. Subjektiver Score der höchsten Schmerzen während des stationären Aufenthaltes der Patientenserie 1 (Bereich 0–10)

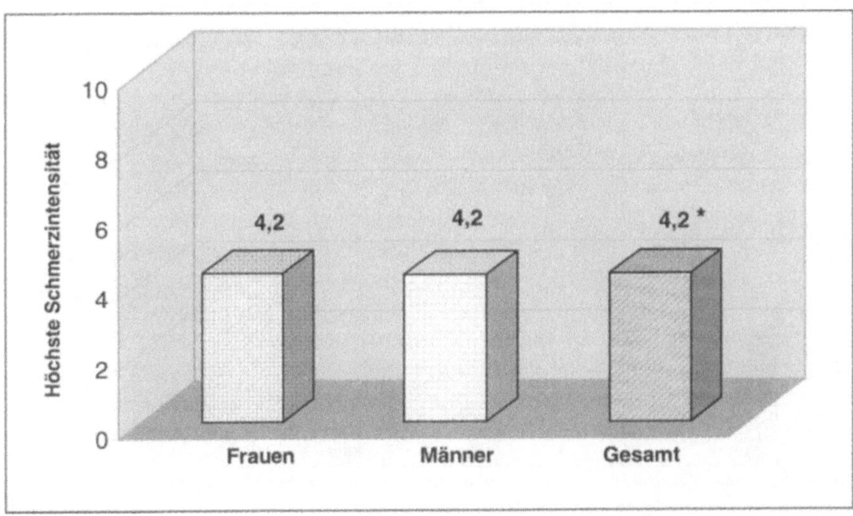

Abb. 2. Subjektiver Score der höchsten Schmerzen während des stationären Aufenthaltes der Patientenserie 2 (Bereich 0–10). * Der Vergleich der Serien zeigt einen signifikanten Unterschied (p=0,0001/Wilcoxon Test)

Neben der Wirksamkeit der Schmerztherapie (Abb. 3, p=0,0001) konnte auch die Zufriedenheit der Patienten über die angewandte Schmerzbehandlung signifikant gesteigert werden (Abb. 4, p=0,0001). Die Zahl der zufriedenen Patienten wurde verdoppelt, diejenigen der sehr zufriedenen sogar verdreifacht. Damit stieg die Häufigkeit von zufriedenen Patienten um mehr als 150%.

Weitere Verbesserungen konnten erzielt werden in der Reduktion einer fehlenden Therapie trotz bestehender Schmerzen von 19% auf 4% (Abb. 5, p=0.001) und der Reduktion der Schmerzpersistenz trotz bereits eingeleiteter Therapie von 43% auf 12% (Abb. 6, p=0,001).

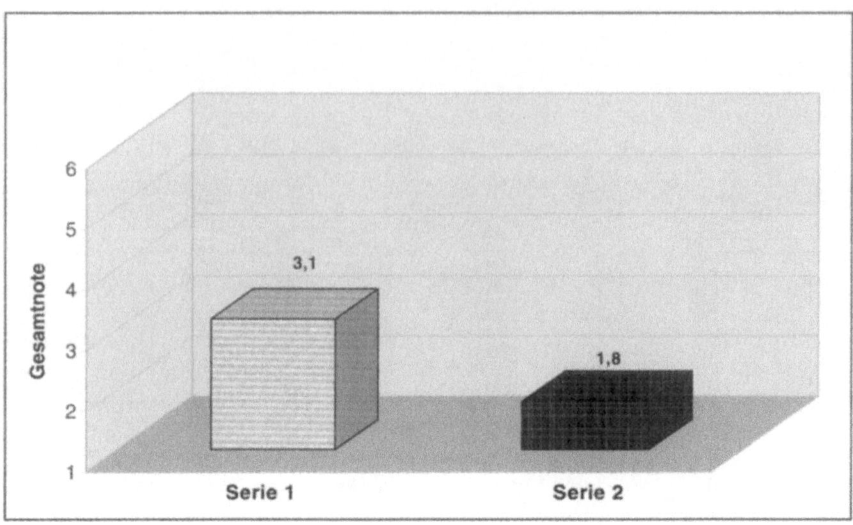

Abb. 3. Subjektive Beurteilung über Wirksamkeit der Schmerztherapie. Es zeigt sich eine deutliche Verbesserung um mehr als eine Note auf 1,8. Der Vergleich der Serien zeigt einen signifikanten Unterschied (p=0,0001/ Wilcoxon Test)

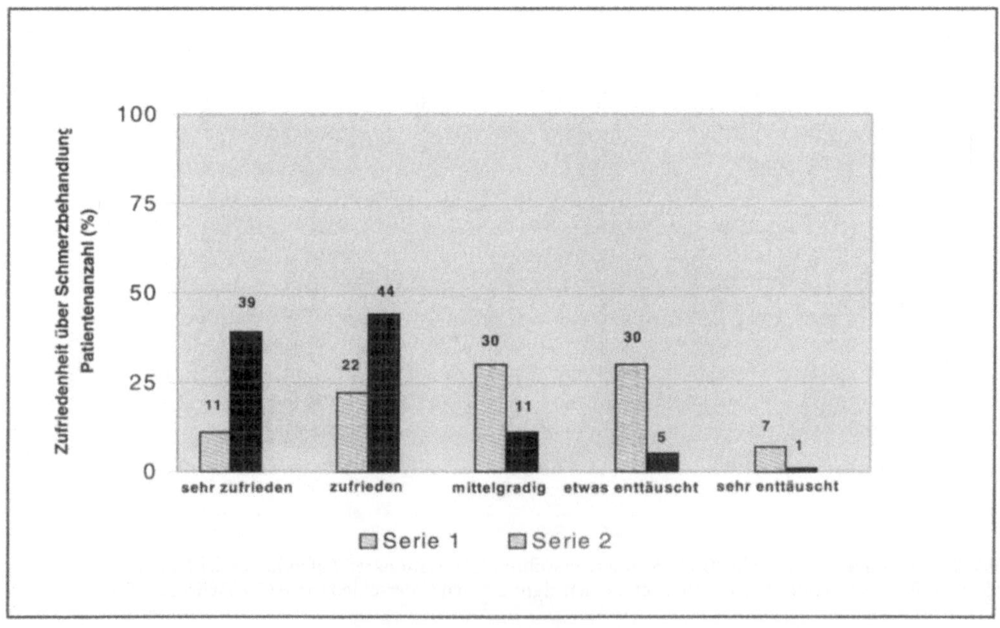

Abb. 4. Subjektive Zufriedenheit der Patienten über die Schmerztherapie. Der Anteil der sehr zufriedenen Patienten ist mit 39% auf über das Dreifache in Serie 2 angestiegen, der Anteil zufriedener Patienten hat sich mit 44% verdoppelt. Der Vergleich der Serien zeigt einen signifikanten Unterschied (p=0,0001/Wilcoxon Test)

Bei der Erfassung von Schmerzen, die eine vegetativ-autonome Komponente enthalten, ist insbesondere die Beurteilung von Übelkeit und Erbrechen von Bedeutung.

Die allgemeine Annahme, daß durch den regelmäßigen und intensiven Einsatz von Opiaten bereits bestehende reflektorische Reaktionen auf Schmerzreize mit Auslösung von Übelkeit und Erbrechen verstärkt würden, konnten widerlegt werden.

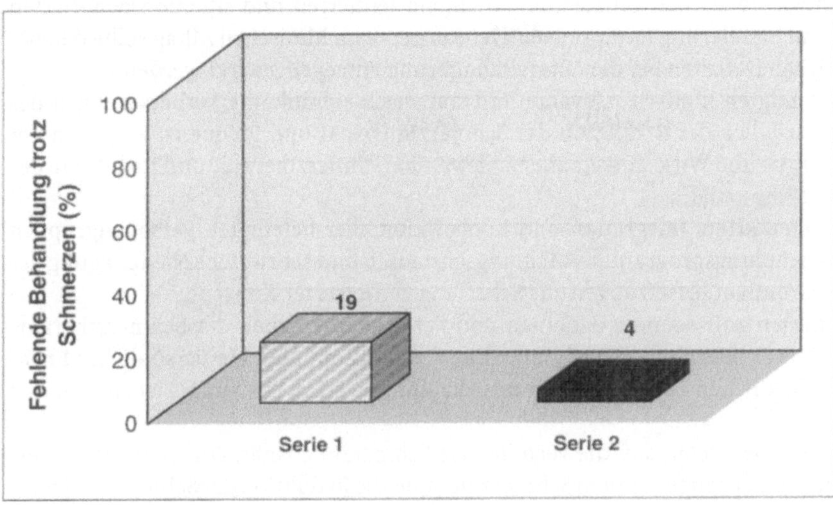

Abb. 5. Häufigkeit der nicht durchgeführten Schmerztherapie trotz bestehender Schmerzen. Der Vergleich der Serien zeigt einen signifikanten Unterschied (p=0,001/Chiquadrat Test)

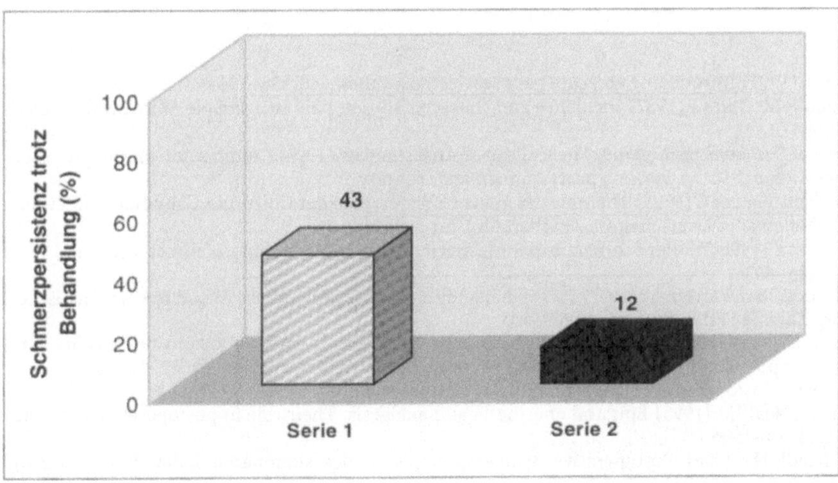

Abb. 6. Häufigkeit der Schmerzpersistenz trotz eingeleiteter Schmerztherapie. Die Häufigkeit der Schmerzpersistenz sank um 31%. Der Vergleich der Serien zeigt einen signifikanten Unterschied (p=0,001/Chiquadrat Test)

Klagte mit 48% noch knapp die Hälfte der Serie 1 über bestehende Übelkeit, konnte dieser Prozentsatz auf 33% in Serie 2 trotz des intensiven Einsatzes von Opiaten gesenkt werden.

Ein ähnlich überraschend gutes Ergebnis wie bei der Senkung der Häufigkeit von Übelkeit konnte in der Reduktion des Erbrechens um 13% von 28% der Serie 1 auf 15% der Serie 2 erzielt werden.

Diskussion

Die vorliegende Studie war durchgeführt worden, um die schmerztherapeutische Versorgung von Patienten nach Verletzungen und Operationen zu verbessern und diese Verbesserung zu evaluieren. Durch Entwicklung einer effizienten patientenorientierten und situationsadaptierten Schmerztherapie mit Etablierung fester präventiver Konzepte im klinischen Alltag sollte den bestehenden erheblichen Defiziten bei der Schmerzlinderung entgegengewirkt werden.

Die Ergebnisse zeigten klinisch relevante und statistisch signifikante Verbesserungen der Schmerztherapie bezüglich der Reduktion der Schmerzintensität und Frequenz, bezüglich der erhöhten Zufriedenheit und Wirksamkeit über angewandte Schmerztherapie und Reduktion der vegetativen Begleitsymptomatik.

Die intensive Interaktion, Integration und Kooperation aller beteiligten Personengruppen durch wiederholte Schulungsprogramme, Meinungsaustausch und schriftliche Niederlegung der Ergebnisse waren Grundvoraussetzungen zur Schaffung verbesserter Konzepte.

Hieraus resultierten zufriedenere Patienten und Personal, die Arbeit der Schmerztherapie wurde erleichtert. Die erzielten effektiven Maßnahmen waren somit auf ein persönliches Engagement der unterschiedlichen Berufsgruppen zurückzuführen. Schmerztherapie ist einfach und machbar.

Die vorliegende Arbeit zeigt, daß die verminderte Schmerzintensität, Wirksamkeit und erhöhte Zufriedenheit mit der angewandten Schmerztherapie, die Reduktion der Schmerzfrequenz, die zusätzliche Abnahme der vegetativen Begleitsymptomatik und der daraus resultierende erhöhte Patientenkomfort durch die Entwicklung und Etablierung der genannten festen Konzepte im klinischen Alltag bedingt sind.

Literatur

1. Cartwright PD et al. (1991) Introducing an acute pain service. Anaesthesia 46:188–191
2. Donovan M, Dillon P, McGuire I (1987) Incidence and characteristics of pain in a sample of medical-surgical patients. Pain 30:69–78
3. The Royal College of Surgeons of England. The College of Anaesthetists (1990) Commission on the provision of surgical services. Report of the working party on pain after surgery
4. Ure BM, Troidl H, Neugebauer E (1995) Therapie des akuten Schmerzes in der Chirurgie. Grundlagen der Chirurgie. Veröffentlichungen der Deutschen Gesellschaft für Chirurgie Heft 3
5. Troidl H, Neugebauer E (1990) Akuter Schmerz in der Chirurgie. Klinische Bedeutung, Meßmethoden und Therapie. Chirurg 61:485–493
6. Wulf H, Neugebauer E, Maier C (Hrsg) (1997) In: Die Behandlung akuter perioperativer und posttraumatischer Schmerzen. Georg Thieme Verlag, Stuttgart New York
7. Grond S, Lehmann KA (1993) Auswirkungen des postoperativen Schmerzes auf die Rekonvaleszens. In: Lehmann KA (Hrsg): Der postoperative Schmerz. Springer-Verlag, Berlin Heidelberg New York S. 120–147
8. Jage J, Hartje H (1997) Postoperative Schmerztherapie. Anaesthesist 46:65–77, 161–173
9. Liu S, Carpenter RL, Neal JM (1995) Epidural anesthesia and analgesia. Their role in postoperative outcome. Anesthesiology 82:1474–1506
10. Holthausen U, Troidl H (1996) Postoperative Schmerztherapie in der stationären Behandlung. Chirurg 67:671–680
11. Lehmann KA (Hrsg) (1990) In: Der postoperative Schmerz. Springer-Verlag, Berlin Heidelberg New York
12. Neugebauer E et al. (1993) Schmerzmessung und -dokumentation. Anästh. Intensivmed 34:391–397

Klinische Forschung am universitären Krankenhaus – how we do it in Austria

I. Huk

Klinische Abteilung für Gefäßchirurgie, Universität Wien – AKH, Währinger Gürtel 18–20, 1090 Wien, Österreich

Clinical Research at University Clinics: How We Do It in Austria

Summary. Evaluation of quality of work in surgical society is based in clinical and scientific output. Scientific quality of the publications is calculated on the basis of impact factors of journal ranking. Clinical evaluation is based on catalogues of operations performed and voluntary examination in a special surgical field. Total scientific output increased in Austria during the last decade achieving higher level as compared to Germany but lower than in Switzerland. Scientific and clinical standards in a teaching institutions should be kept high allowing candidates to succeed in competition for top positions.

Key words: University training – Scientific and clinical qualification

Zusammenfassung. In der Bewertung der klinisch tätigen Chirurgen/-innen wird die klinische (Operationskatalog und freiwilliger Facharztprüfung) und wissenschaftliche Qualifikation (Publikationsliste mit besonderer Berücksichtigung des Impact Faktors) berücksichtigt. 1987 wurde zum erstenmal die Evaluation der wissenschaftlichen Qualifikation an den österreichischen universitären Krankenhäusern unternommen und seit damals jährlich. In den deutschsprachigen Ländern ist die Schweiz gefolgt von Österreich und Deutschland mit Abstand führend. Der prozentuelle Anteil der österreichischen Top-Publikationen im chirurgischen Fach betrug in der letzten Dekade 0,78. Als Ausbildungsstätte ist ein universitäres Krankenhaus verpflichtet, die wissenschaftliche und klinische Qualifikation hoch zu halten, um bei Bewerbungen um leitende Funktionen an in- und ausländischen Krankenanstalten ein entsprechendes Niveau zu sichern.

Schlüsselwörter: Universitäre Ausbildung – Wissenschaftliche und klinische Qualifikation

Der heurige Deutsche Chirurgen Kongress verläuft unter dem Motto „ALLES FLIESST" des griechischen Taoisten, Heraklit von Ephesus. Er teilte mit dem Chinesen Lao-tzu nicht nur die Meinung des sich ständigen Wandelns, was er mit seinem berühmten Wort „Panta rei" zum Ausdruck brachte, sondern auch die Vorstellung, dass alle Wandlungen zyklisch seien. Die Weisen der Milesischen Schule kannten keinen Unterschied zwischen belebt und unbelebt oder Energie und Materie. Die Spaltung dieser Einheit begann mit den Eleaten, die schließlich zur Trennung von Energie und Materie und damit zu dem, für die westliche Philosophie charakteristischen, Dualismus führte.

Es hat über 2500 Jahre gedauert, bis „Panta rei" verstanden, bzw. mit der modernen Physik nachgewiesen wurde. Die wichtigste Konsequenz ist die Erkenntnis, dass Masse nichts als eine

Energieform ist. Selbst ein ruhendes Objekt enthält in seiner Masse Energie, und der Zusammenhang zwischen beiden wird durch die berühmte Formel $E = mc^2$ gegeben.

Die Tatsache, dass Materie Energie ist und umgekehrt, führte im vergangenen Jahrhundert zum Paradigmenwechsel. Ein Paradigmenwechsel ist eine eindeutig neue Denkweise im Hinblick auf alte Probleme. Nehmen wir ein Beispiel aus der Gefäßchirurgie, in der Behandlung des Bauch- bzw. thorakalen Aortenaneurysmas. Diese beiden Männer, Volodos aus der Ukraine und Parodi aus Argentinien, haben zu einem Paradigmenwechsel in der Behandlung der Aneurysmaerkrankung beigetragen. Die Stentimplantation ist heute eine Methode in der Behandlung eines Aortenaneurysmas, die kaum weg zu denken ist.

Die wissenschaftliche Forschung beruht zum größten Teil auf rationalem Wissen und Verfahren, aber nicht ausschließlich. Die rein rationale Forschung wäre in der Tat nutzlos, würde sie nicht durch Intuition ergänzt. Sie gibt dem Wissenschaftler neue Einsichten und macht ihn kreativ. Intuitive Erkenntnisse sind für die Wissenschaft jedoch nur dann von Nutzen, wenn sie in einer entsprechenden Publikation veröffentlich werden.

Jede wissenschaftliche Tätigkeit muß einer Evaluierung unterzogen werden, um den nationalen und internationalen Standort zu definieren. Erst 1987 wurde zum erstenmal die Evaluation der wissenschaftlichen Qualifikation an den österreichischen universitären Krankenhäusern unternommen und seit damals jährlich. Das erlaubt die nationalen und internationalen Vergleiche zwischen den universitären Krankenhäusern. Ich werde mich jetzt mit der Evaluierung der wissenschaftlichen Qualifikation an den österreichischen Universitäten, mit besonderer Berücksichtigung der Chirurgie auseinandersetzen.

In der Praxis wird die Bewertung der klinisch tätigen Chirurgen/-innen durch die wissenschaftliche und klinische Qualifikation erfaßt. Die klinische Qualifikation wird mittels Operationskatalog und freiwilliger Facharztprüfung bewertet. Dazu brauchen wir keine Erläuterung. Die wissenschaftliche Qualifikation wird mittels Publikationsliste mit besonderer Berücksichtigung des Impact-Factors in den Top- und Standardjournalen erfasst.

In der letzten Dekade ist die wissenschaftliche Qualifikation, gemessen an wissenschaftlichen Publikationen (Impact Faktor) stark gestiegen. In den deutschsprachigen Ländern ist die Schweiz, gefolgt von Österreich und Deutschland, mit Abstand führend.

Der Vergleich zwischen den 3 wichtigen universitären Krankenhäusern in Österreich zeigte Wien, Innsbruck und Graz in der genannten Reihenfolge. Die Ergebnisse der bibliographischen Evaluation der universitären Krankenhäuser und Kliniken erlauben die Entscheidung über die Ressourcenverteilung und motivieren zu Publikationen in Zeitschriften mit hohem Impact Faktor.

Der prozentuelle Anteil österreichischer Top-Publikationen im chirurgischen Fach betrug in der letzten Dekade 0,78.

Der Weg der Grundlagen- und klinischen Forschung am universitären Krankenkaus ist vorgegeben durch die vorhandene Infrastruktur. Dies kann jede Universität für sich intern entscheiden. Einer der Wege ist die Gründung einer Forschungsgruppe an der Universität Wien im Jahre 1994. Diese Forschungsgruppe umfasst zehn Institute, die mehr als 30% des wissenschaftlichen Outputs der Universität Wien erbringen.

Die derzeitigen tiefgreifenden Veränderungen in Medizin und Gesellschaft können bei der Ausbildung junger Mediziner nicht ausgeklammert bleiben.

Im zweiten Teil wird auf die Reformen und Ausblicke an den österreichischen Universitäten eingegangen. Verschiedene, von international besetzten Expertengruppen durchgeführte Evaluationen haben Schwächen im österreichischen Universitätssystems aufgezeigt. In unabhängigen Gutachten ist übereinstimmend die Rede davon, dass die Leistungsfähigkeit und Effektivität der österreichischen Wissenschaft in der Produktion, Vermittlung und Verbreitung des Wissens durch Verfassung und Strukturen der Universitäten erheblich eingeschränkt ist. Gefordert wäre mehr Verantwortung und Qualitätsmonitoring.

Da eine Universität im Allgemeinen nicht alle Gebiete in Forschung und Lehre in voller Breite abdecken kann, sollte sie thematische Schwerpunkte setzen.

Universitätspolitik ist in erster Linie Personalpolitik. Ein vorrangiges Ziel jeder Universität muss sein, die besten Wissenschaftler und Studierenden für sich zu gewinnen. Die Grundlage aller Aktivitäten ist immer das selbstbewusste Individuum, das aus sich selbst heraus handelt.

Motivationsarbeit hat einen wesentlichen Teil in der klinischen Karriere. Die Vergabe von Preisen für die beste wissenschaftliche Arbeit soll junge Forscher/innen motivieren. Bewerbungen um die EU- Projekte mit finanzieller Absicherung sind die neuen Wege in der erfolgversprechenden Arbeit. Seit dem Beitritt Österreichs zur Europäischen Union nahmen österreichische Forscher erfolgreich mehr als 400mal an Forschungsprojekten im Bereich der Biowissenschaften teil. Universitäten und Forschungsinstitute waren dabei besonders aktiv und auch besonders erfolgreich.

Eine Steigerung des prozentuellen Anteils an wissenschaftlich tätigen Klinikern „physician scientist" wäre als mittelfristige Maßnahme zur Verbesserung der eigenen Forschungsqualität zu empfehlen. Die Idee den klinisch tätigen die Möglichkeit zu geben, einen MD/PhD Titel zu erlagen, wäre ernst zu überlegen. Die Attraktivität der universitären Krankenhäusern und Forschungslaboratorien sollte für ausländische Interessenten gesteigert werden. Die Nutzung des Internet als Darstellungsform und Informationsquelle chirurgischer Kliniken in Österreich, EU-Raum und weltweit sollte ausgebaut werden. Grundsätzlich große Bedeutung hat die Stärkung der unternehmerischen Aktivitäten an den Universitäten, besonders im Bereich der angewandten Forschung und vor allem auch in der Kommerzialisierung der Ergebnisse der Grundlagenforschung. Daraus ergibt sich in weiterer Folge wieder Geld für die Forschung. Die Öffentlichkeitsarbeit muss verstärkt, das Public Understanding of Science and Humanities muss gefördert werden.

Die Besetzung der leitenden Funktion hat einen wichtigen Anteil an erfolgreicher Forschung. Nicht die hierarchische Position verleiht Führungsanspruch, sondern eine gut entwickelte Fachkompetenz, Leistungssteigerung, Optimierung vorhandener und neuer Arbeitsmodelle mit dem Hauptaugenmerk auf Kostensenkung und Empowerment.

Fähigkeiten, die die Führungskompetenz von heute ausmachen und zum Lebenserfolg verhelfen sind Intelligenzquotient(IQ) und Intuition. Darum ist es wichtig, dass beide Faktoren, Intelligenzquotient und Intuition gefordert werden.

Als Ausbildungsstätte ist ein universitäres Krankenhaus verpflichtet, wissenschaftliche und klinische Qualifikation hochzuhalten, um bei Bewerbungen um leitende Funktionen an in- und ausländischen Krankenhäusern ein entsprechendes Niveau zu sichern. Für die österreichischen Universitäten gibt es somit Herausforderungen für die Zukunft, die sie annehmen müssen, um im nationalen und internationalen Wettbewerb erfolgreich bestehen zu können.

Literatur beim Verfasser.

Korrektur nicht eingegangen.

Koordinierungszentren für Klinische Studien – Struktur und Integration von nicht-universitären Krankenhäusern

C. Ohmann und J. Albrecht

Koordinierungszentrum für Klinische Studien, Heinrich-Heine-Fakultät, Moorenstraße 5, 40225 Düsseldorf

Coordination Centres for Clinical Trials: Structure and Integration of Non-university Hospitals

Summary. The Integration of non-university hospitals in clinical trials is absolutely necessary to ensure patient availability and generalisation. In our survey we observed significant problems with the conduction of clinical trials in non-university hospitals. Important aspects of these problems are caused by the lack of infrastructure and personnel as well as by rising standards for clinical conduction. The establishment of Coordination Centres for Clinical Trials (KKS) has significantly improved the ability to support clinical trials in non-university hospitals in the future.

Key words: Clinical trial – Survey – Non-university hospital

Zusammenfassung. Die Integration nicht-universitärer Krankenhäuser bei klinischen Studien ist unbedingt notwendig (Patientenverfügbarkeit, Verallgemeinbarkeit). Im Rahmen einer Umfrage wurden erhebliche Probleme bei der Durchführung klinischer Studien an nicht-universitären Krankenhäusern festgestellt. Wesentliche Probleme liegen in der fehlenden Struktur, dem fehlenden Personal und den gestiegenen Anforderungen. Durch die Etablierung von Koordinierungszentren für Klinische Studien wurden die Voraussetzungen erheblich verbessert um zukünftig auch klinische Studien an nicht-universitären Krankenhäusern zu unterstützen.

Schlüsselwörter: Klinische Studie – Umfrage – Nicht-universitäre Krankenhäuser

Einleitung

Das Dilemma klinischer Studien in Deutschland ist in den letzten Jahren immer wieder und an verschiedenen Stellen zum Ausdruck gebracht worden. Wesentliche Kritikpunkte sind ein geringes Interesse an Studien, eine schlechte Studienkultur, eine schlechte Studieninfrastruktur, eine erschwerte Finanzierung, der große Zeit- und Arbeitsaufwand für die Durchführung von Studien, eine mangelnde wissenschaftliche Anerkennung und ein zersplittertes Gesundheitssystem. An universitären Krankenhäusern sind die Voraussetzungen zur die Durchführung Klinischer Studien nicht zuletzt aufgrund der besseren Infrastruktur und Personalausstattung eher gegeben als an nicht-universitären Krankenhäusern. Unstrittig ist jedoch die Notwendigkeit für klinische Studien an nicht-universitären Krankenhäusern, die sich u.a. aus der Verfügbarkeit von Patienten und aus der Verallgemeinbarkeit der Ergebnisse ergibt. Nur ein Bruchteil der Patienten wird, außer bei speziellen Krankheitsbildern, an Universitätskliniken behandelt. Beispielsweise betrug im Rahmen der Qualitätssicherung in Westfalen-Lippe 1999 der Anteil von Universitätspatienten an allen Patienten mit Schenkelhalsfraktur 1,9%, an der Leistenhernie 0,8% und an der Cholelithiasis 1,6%. Etwa zwei Drittel der Patienten werden in einem Krankenhaus der Grundversorgung behandelt. Nicht nur aus methodischer Sicht, sondern auch aus Sicht von Forschungsförderern sind klinische Studien an nicht-universitären Krankenhäusern notwendig und machbar. So wurde z.B. in der DFG-Denkschrift „Klinische Forschung" zum Ausdruck gebracht, dass die „... patientenorientierte Forschung von Studien und epidemiologischen Forschungen in jeder gut geführten Klinik mit einem wissenschaftlich orientierten Leiter möglich ..." ist. Basierend auf der Erkenntnis, dass klinische Studien an nicht-universitären Krankenhäusern notwendig ist, stellt sich die Frage, ob sie zur Zeit tatsächlich durchgeführt werden und wenn ja, welche Probleme dabei bestehen. Im ersten Teil der Arbeit wird eine Umfrage präsentiert, die sich diesem Thema widmet. Der zweite Teil stellt mögliche Ansatzpunkte für die Verbesserung der Situation dar.

Umfrage

Im März 2001 wurde eine Umfrage an allen allgemeinchirurgischen nicht-universitären Kliniken in Nordrhein-Westfalen durchgeführt. Insgesamt wurden 349 Krankenhäuser angeschrieben, 143 (41%) Fragebögen wurden ausgefüllt zurückgesandt und ausgewertet. Der Fragebogen umfasste eine Charakterisierung des Krankenhauses, bzw. der Klinik sowie sechs Fragen zu klinischen Studien.

Insgesamt 43,4% der Umfrageteilnehmer gaben an im letzten Jahr an klinischen Studien teilgenommen zu haben (siehe Tabelle 1). Immerhin 19,6% nahmen an randomisierten Studien und noch 13,3% an zulassungsrelevanten Studien teil. Dagegen haben nur 7,7% der an der Umfrage beteiligten Kliniken eine klinische Studie geleitet. In der überwiegenden Mehrzahl der Fälle waren keine Strukturen, die die Durchführung klinischer Studien unterstützen, vorhanden (82,5% siehe Tabelle 2). Etwa 10% der Krankenhäuser binden jedoch Kooperationspartner ein. Spezielle personelle Ressourcen, für die Durchführung von klinischen Studien, sind in der Regel nicht vorhanden (95,1%, siehe Tabelle 3). Nur in Ausnahmefällen können wissenschaftliche oder nichtwissenschaftliche Mitarbeiter ausschließlich für klinische Studien beschäftigt werden.

Tabelle 1. Ergebnisse einer Umfrage, März 2001 143/349 Chirurgische nicht-universitäre Kliniken in NRW

	Teilnahme an Studien	Leitung von Studien
insgesamt	43,4%	7,7%
- multizentrisch	39,2%	6,3%
- randomisiert	19,6%	5,6%
- zulassungsrelevant	13,3%	4,2%

Tabelle 2. Ergebnisse einer Umfrage, März 2001 143/349 Chirurgische nicht-universitäre Kliniken in NRW

Vorhandene Strukturen zur Unterstützung Klinischer Studien	Anzahl
- keine	82,5%
- eigene Forschungseinheit	2,1%
- Service im Krankenhaus	1,4%
- Kooperationspartner	11,4%
- sonstige	1,4%
- keine Angabe	1,4%

Tabelle 3. Ergebnisse einer Umfrage, März 2001 143/349 Chirurgische nicht-universitäre Kliniken in NRW

Vorhandene zusätzliche personelle Ressourcen	Anzahl
- keine	95,1%
- wissenschaftliche Mitarbeiter und nicht-wissenschaftliche Mitarbeiter	2,1%
- nur wissenschaftliche Mitarbeiter	0,7%
- nur nicht-wissenschaftliche Mitarbeiter	1,4%
- keine Angabe	0,7%

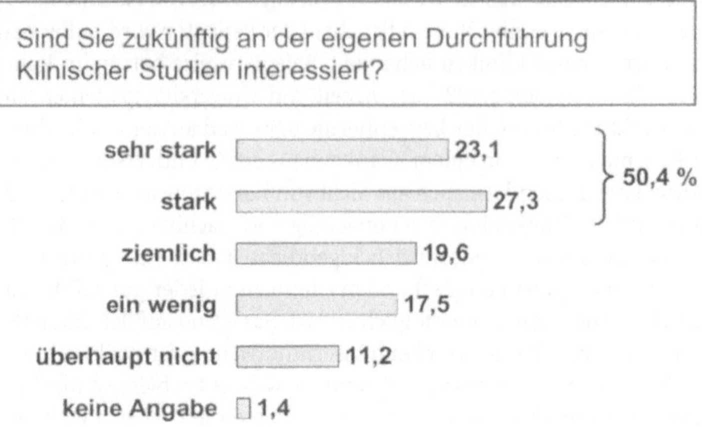

Abb. 1. Ergebnisse einer Umfrage, März 2001, 143/349 Chirurgische nicht-universitäre Kliniken in NRW

Auf die Frage ob die Kliniken zukünftig an der eigenen Durchführung klinischer Studien interessiert sind, antworteten immerhin etwa die Hälfte mit „sehr stark" (23,1%) oder „stark" (27,3%, siehe Abb. 1). Die Umfrage demonstriert deutlich die Bereitschaft nichtuniversitärer Chirurgischer Kliniken zur Teilnahme an klinischen Studien. Sie zeigt aber auch eindeutig das Nichtvorhandensein von studienunterstützenden Strukturen und personellen Ressourcen.

Koordinierungszentren für Klinische Studien

Mögliche Ansätze für Verbesserungen der Situation sind eine bessere Förderung klinischer Studien, die Bildung regionaler Studiengruppen, eine bessere Infrastruktur vor Ort und Fort- und Weiterbildung von Studienpersonal. Durch die Etablierung von Koordinierungszentren für Klinische Studien mit Unterstützung durch das BMBF und von Landesmitteln konnte eine wesentliche Voraussetzung, nämlich die Etablierung einer leistungsfähigen flexiblen Kompetenzstruktur geleistet werden (www.kks-info.de). Mittlerweile wurden auch an anderen Stellen und mit anderen Finanzierungsmodellen Studienzentren etabliert, die helfen sollen, die Situation zu verbessern (z.B. Zentrum für Klinische Studien in Regensburg, Institut für Klinische Forschung und Entwicklung im LBK Hamburg). Zielsetzung der Koordinierungszentren für Klinische Studien sind neben der Schaffung einer Kompetenzstruktur der Aufbau und die Betreuung kooperativer regionaler und überregionaler Studiengruppen, die Unterstützung bei der Konzeption und Durchführung anspruchsvoller, innovativer, international konkurrenzfähiger Studien, die lokale und regionale Betreuung von Prüfzentren durch geschulte Studienassistenten, die Abstimmung eines gemeinsamen Qualitätssicherungsverfahrens, die Einführung neuer elektronischer Techniken für Studiendokumentation und -management, und schließlich die dauerhafte Qualitätssteigerung der angewandten klinischen Forschung durch studienbezogene Weiterbildungsmaßnahmen. Im Rahmen einer ersten Förderphase wurden 8 Koordinierungszentren für Klinische Studien eingerichtet (Düsseldorf, Freiburg, Heidelberg, Magdeburg, Mainz, Marburg und Tübingen), in einer zweiten Phase werden noch einmal fünf Zentren gefördert (Berlin, Dresden, Köln, Halle und Münster). Die Arbeit der Koordinierungszentren für Klinische Studien soll beispielhaft an dem Zentrum in Düsseldorf erläutert werden (KKS Düsseldorf). Das Koordinierungszentrum für Klinische Studien in Düsseldorf stellt eine zentrale Einheit der medizinischen Fakultät mit Vorstand, Mitgliederversammlung und Fachlichem Beirat dar (www.kks.uni-duesseldorf.de). Das Zentrum verfügt über 17 Mitarbeiter in vier Arbeitsgruppen (Studienmanagement,

Methodenunterstützung, EDV/Informatik, Fort- und Weiterbildung). Das Zentrum kooperiert mit zahlreichen Institutionen und ist in verschiedene Netzwerke eingebunden (z.B. Kompetenznetze, Studiengruppen). Aufgabe des KKS Düsseldorf ist die Unterstützung klinischer, multizentrischer Studien unter Berücksichtigung von Good – Clinical-Practice (GCP) und wissenschaftlichen Kriterien. Dies betrifft sowohl zulassungsrelevante Studien (z.B. im Sinne des Arzneimittelgesetzes, Phase 1–4) als auch ausschließlich wissenschaftsgesteuerte Studien (z.B. nichtzulassungsrelevante Therapiestudien, Public Health Studien). Das KKS in Düsseldorf steht dem Universitätsklinikum und allen beteiligten Studienkliniken als Referenz- und Kompetenzzentrum zur Verfügung. Damit haben auch nicht-universitäre regionale Krankenhäuser eine zentrale Anlaufstelle für Studienprojekte. Ausgesprochen hilfreich und produktiv hat sich die Etablierung von Studiengruppen von regionalen bzw. bundesweiten Studiengruppen ergeben. In diesen Studiengruppen werden mit weitgehend festen Partnern über einen längeren Zeitraum sequentiell verschiedene Studienprojekte bearbeitet. In der Düsseldorfer Studiengruppe „Ulkuskomplikation" wurden von 1990 bis zum Jahr 2000 zwei epidemiologische und eine randomisierte Studie durchgeführt. Zwei prospektive multizentrische Studien sowie eine randomisierte multizentrische Studie waren Gegenstand der Arbeit der Peritonitisstudiengruppe der Surgical Infection Society Europe. Die Studiengruppe „Akute Bauchschmerzen" hat drei größere multizentrische prospektive Studien durchgeführt, darunter eine prospektive Interventionsstudie zur Testung eines Diagnosescores bei Verdacht auf akute Appendizitis. Der Vorteil der Studiengruppen liegt in der erheblichen Erfahrung mit Studienprojekten, in dem Vorhandensein von studienerfahrenem Personal und in der besonderen Motivation klinische Studien zu unterstützen. Es ist daher das Ziel des KKS Düsseldorf, diese Studiengruppen zu unterstützen und weitere Studiengruppen zu initiieren.

Aus Sicht des KKS Düsseldorf bedarf es jedoch weiterer Anstrengungen um qualitativ hochwertige Studien an nicht-universitären Krankenhäusern durchführen zu können. Mehrere modellhafte Ansätze sind im Aufbau begriffen oder werden zur Zeit evaluiert. In dem sogenannten „Studienmodell" werden Know-how und Ressourcen für eine bestimmte Studie zur Verfügung gestellt. Dies umfasst öffentlich geförderte als auch industriegeförderte Projekte. Für die Studie wird studienerfahrenes Personal, vor allen Dingen in Form von Studienassistenten eingesetzt. Dabei handelt es sich um ein Berufsbild das sich gerade etabliert. Die Fortbildung zum Studienassistenten ist bisher noch nicht einheitlich geregelt, aber es werden verschiedene Kurse angeboten. Hierbei stehen drei Anbieter zur Auswahl: das KKS Leipzig, die Deutsche Krebsgesellschaft in Zusammenarbeit mit den KKS'en Marburg, Mainz, Düsseldorf und die AGAH (Arbeitsgemeinschaft Angewandte Humanpharmakologie) mit der AG Study Nurse. Alle diese Kurse bereiten die Absolventen durch eine Mischung von Unterricht & Praktika auf ihre vielfältigen Aufgaben vor. Die Studienassistenten sind in der Klinik vor Ort in enger Zusammenarbeit mit dem Studienarzt für die Umsetzung des Studienprotokolls in der Praxis verantwortlich. Sie rekrutieren, registrieren, klären auf sowie betreuen Patienten während der Studien und in der Nachsorge. Diagnostik, Labor, Probenversand und Prüfmedikation werden koordiniert und organisiert. Sie erheben und dokumentieren alle studienrelevante Daten in enger Zusammenarbeit mit dem Studienarzt und dem Monitor. Monitorbesuche, Audits und Behördeninspektionen werden vorbereitet und begleitet. Im KKS Düsseldorf werden Studienassistenten, z.B. im Rahmen eines BMBF-geförderten Projektes zur Schenkelhalsfraktur für die Datensammlung, im Rahmen einer randomisierten Studie zur Chemotherapie beim Mammakarzinom für Monitoring und innerhalb des BMBF-geförderten Kompetenznetzes „Schizophrenie" in einer randomisierten kontrollierten klinischen Studie für das Monitoring eingesetzt. Voraussetzung für dieses Modell ist, dass die notwendigen Ressourcen Bestandteil der Förderung sind. Nur so können sie den beteiligten Kliniken zur Verfügung gestellt werden.

Werden in einer nicht-universitären Klinik mehrere Studien durchgeführt, so bietet sich das Modell eines „Studienbüros" an. Das Studienbüro steht in engem Kontakt und Austausch mit dem KKS Düsseldorf und kann somit auf alle vorhandene Ressourcen und das vorhandene Knowhow zurückgreifen. Das Studienbüro wird vor Ort durch einen Studienarzt oder einen Studienassistenten besetzt. Je nach vorhandenen Ressourcen und Bedarf wird diese Betreuung stundenweise oder vollzeitmäßig durchgeführt. Das KKS Düsseldorf versucht dieses Modell, u.a. in Zusammenarbeit mit dem Klinikum Krefeld, zu etablieren. Das Klinikum Krefeld beteiligt sich an mehreren Studienprojekten, u.a. an einer randomisierten Diagnosestudie zur CT-Untersuchung bei Verdacht auf akute Appendizitis, einer Studie zur laserinduzierten Thermotherapie bei Glioblastomen und einer Studie zur laserinduzierten Thermotherapie bei Lebermetastasen. Diese und noch weitere in Planung befindliche Studienprojekte sollen gebündelt und in dem vor Ort zu etablierendem Büro koordiniert werden. Für ein solches Studienbüro ist eine Mischfinanzierung angedacht, die eine Unterstützung seitens des nicht-universitären Partners sowie das Einwerben von Geldmitteln aus Studien umfasst. Das KKS Düsseldorf stellt seinerseits Know-how und Studienexpertise zur Verfügung.

Diskussion

Eine Integration nicht-universitärer Krankenhäuser bei klinischen Studien ist aus verschiedenen Gründen unbedingt notwendig. Demgegenüber stehen erhebliche Probleme bei der Durchführung klinischer Studien, nicht zuletzt durch die fehlende Struktur, fehlendes Personal und die gestiegenen Anforderungen an die Qualität klinischer Studien. Durch die Etablierung von Koordinierungszentren für Klinische Studien haben sich die Voraussetzungen mittlerweile verbessert, Referenz- und Kompetenzzentren sind mittlerweile vorhanden. Die Bildung von regionalen und bundesweiten Studiengruppen sowie Modelle zu Know-how- und Ressourcen-Unterstützung nicht-universitärer Krankenhäuser sind konkrete Ansatzpunkte. Wenn es gelingt, diese Ansätze erfolgreich zu implementieren, ist mittelfristig eine erhebliche Verbesserung bei der Qualität klinischer Studien zu erwarten.

Literatur bei den Verfassern.

Ist eine Hilfestellung bei der Wundkontrolle durch die quantitative Videothermografie (Video TRM) möglich?

M. C. Niewiera, U. Klinge, M. Wosnitzka, M. Lörken und V. Schumpelick

Chirurgische Klinik der Medizinischen Einrichtung, RWTH Aachen, Pauwelsstraße 30, 52074 Aachen

Does Quantitative Video Thermography Provide Support at Wound Control?

Summary. Goal was to test whether with the aid of the quantitative video TRM wound fields would represent themselves differently and if such an enlargement of the diagnostic procedure is possible. A normal wound process shows a hyperemia as a result of an increased circulation at the abdominell wall only in the first three to five days. Such a hyperemia is directly optically striking as a „hot" hem that must be verified in the further quantitative evaluation. In conclusion, one can say that with the aid of the quantitative video TRM it is possible to represent an abdominell wall hyperemia as a result of an inflammatory tissue reaction. The video TRM is a quickly, easily and unbloody Investigation.

Key words: Infrared – Video TRM – Abdominal wall hyperemia – Wound control

Zusammenfassung. Ziel war es zu prüfen, ob mit Hilfe der quantitativen video TRM sich Wundbereiche unterschiedlich darstellen und so eine Erweiterung der Diagnostik möglich ist. Es zeigte sich, dass bei normalem Wundverlauf nur in den ersten drei bis fünf Tagen eine Hyperämie der Bauchwand, als Folge einer gesteigerten Durchblutung, darstellbar ist. Eine solche Hyperämie ist schon direkt als „heißer" Saum optisch auffällig, welcher dann in der weiteren quantitativen Auswertung verifiziert werden muss. Zusammenfassend kann man sagen, dass es mit Hilfe der quantitativen Video TRM möglich ist, eine Bauchwandhyperämie als Folge einer inflammatorischen Gewebereaktion darzustellen. Die Video TRM ist ein einfaches, schnelles und nichtinvasives Verfahren.

Schlüsselwörter: Infrarot – Video TRM – Bauchwandhyperämie – Wundkontrolle

Die korrekt verabreichte Antibiotikaprophylaxe senkt die Inzidenz der Wundinfektionen

W. R. Marti, T. Gross, A. Trampuz, A. Widmer, D. Oertli und F. Harder

Dept. Chirurgie, Universitätskliniken Basel, Spitalstrasse 21, 4031 Basel, Schweiz

Correct Timing of Prophylactic Antibiotic Administration Lowers the Risk of Surgical Site Infection

Summary. There are very few data on how much the timing of perioperative, prophylactic antibiotic administration affects the risk of surgical site infection (SSI). In the study period of August 1999 to October 2000, patients were classified into ASA I–V, the surgical wounds classified as *clean, clean-contaminated, contaminated* or *dirty-infected*, time point of perioperative antibiotic administration registered, and the surgical site infections were monitored according the recommendation of the Centers for Disease Control (CDC 1999). Among the 1217 patients who received perioperative antibiotics at the correct time point 0–2 hours preoperatively, only 1.6% of the patients developed a SSI, whereas in the group of 22 patients receiving the antibiotics too early or too late (96 patients) the SSI rate was 4.8% and 5.6% ($p<0.05$).

Key words: Surgical site infection – Antibiotic prophylaxis

Zusammenfassung. Der Einfluss des korrekten Timings der perioperativen Antibiotikaprophylaxe ist bisher wenig untersucht worden. Nach den Kriterien der Centers for Disease Control (CDC 1999) haben wir prospektiv alle Operationen einer der vier Wundklassen („sauber", „sauber/kontaminiert", „kontaminiert", „schmutzig/infiziert") zugeordnet, die Wundinfektionen während der ganzen Hospitalisation, den ASA Score, und zusätzlich den Verabreichungszeitpunkt der Antibiotikaprophylaxe (AbP) erfasst. Von Aug. 1999 bis April 2000 wurden 1335 Eingriffe unter AbP durchgeführt. Wurde die AbP >2 Stunden vor Hautschnitt verabreicht (n=22) betrug die Infektionsrate 4,8%, wurde sie erst nach Operationsbeginn verabreicht (n=96) betrug sie sogar 5,6%. Bei korrekter Verabreichung der Antibiotikaprophylaxe 0–2 Stunden vor Operationsbeginn (n=1217) betrug die Infektionsrate nur 1,6% ($p<0,05$).

Schlüsselwörter: Wundinfektion – Antibiotikaprophylaxe

Fehleranalyse der laparoskopischen Leistenhernioplastik (TAPP-Technik)

K. Schneiders, St. Jonas, H. P. Heistermann und G. Hohlbach

Chirurgische Klinik, Marienhospital Herne, Universitätsklinik der Ruhr-Universität-Bochum, Hölkeskampring 40, 44625 Herne

Analysis of Faults in Laparoscopic Inguinal Hernia Repair (TAPP Procedure)

Summary. With a retrospective analysis of faults in laparoscopic inguinal hernia repair (TAPP) we tried to find the causes which could reduce the complication rate of 12.3% in our own patients. 34 (94.4%) of 36 complications occurred postoperatively in the other 2 (5.6%) cases we had bladder and an iliac vein lesions during recurrent inguinal hernia repair. In 16 (47.1%) of 34 postoperative complications we found reasons for possible failures. Haematome serom, nerves lesions, the vessels and organs lesions occurred in 38.8% in recurrent inguinal hernia repairs or postappendectomy when the preparation was difficult because of scar formation. We had 2 (5.6%) complications because of technical faults. Out of all cases we could find causes for 18 (50%) of our complications. The rate of complications might be reduced by the use of drains in recurrent inguinal hernia repairs and early converting to an open procedure if the oversight is not clear.

Key words: Complications – TAPP procedure – Inguinal hernia repair – Analysis of faults

Zusammenfassung. Eine retrospektive Fehleranalyse soll die Grundlage schaffen, die Komplikationsrate von 12,3% im eigenen Patientengut bei der laparoskopischen Hernioplastik (TAPP-Technik) zu senken. 34 (94,4%) der Komplikationen traten postoperativ, 2 (5,6%) intraoperativ auf. Im Rahmen von Rezidivhernioplastiken erfolgte jeweils 1 Blasen- und 1 Iliacalvenenläsion. Für 16 (47,1%) der 34 postoperativen Komplikationen konnte eine mögliche Ursache erhoben werden. Hämatome, Serome, Nerven-, Gefäß- und Organ-Verletzungen konnten in 38,8% auf Rezidiveingriffe oder Appendektomien mit durch Narbenbildung erschwerter Präparation zurückgeführt werden. 2 (5,6%) Komplikationen ergaben sich infolge operationstechnischer Fehler. Insgesamt konnte für 18 (50%) der Komplikationen eine Kausalität hergestellt werden. Durch Drainagen bei Rezidiveingriffen und frühe Konversion bei unübersichtlichem Situs sollte die Komplikationsrate weiter zu senken sein.

Schlüsselwörter: Fehleranalyse – TAPP-Technik – Komplikationen – Leistenhernioplastik

Medizinische Information im Internet. Beispiel Weichteilsarkom

M. Peiper, Ch. Bloechle, T.E. Langwieler, G. Junge, W.T. Knoefel und J.R. Izbicki

Chirurgische Universitätsklinik Hamburg-Eppendorf, Martinistraße 52, 20246 Hamburg

Medical Information on the Internet: Example of Soft Tissue Sarcoma

Summary. Due to increasing availability and rapid growth of information vailable, the internet becomes an important source of medical information. We analysed the value of internet sites and their content of medical information for physicians and patients using the example "soft tissue sarcoma". Sixteen German and English internet search engines were used to evaluate the retrieved internet sites regarding their target group, publisher, contents, and actuality. The majority of retrieved web sites were in English compared to significant fewer in German, the first providing more and better information than the last. Even if many of the evaluated web sites originated from medical organisations or Universities, the amount of information was limited and often not up to date. Information on the web is wide spread, but for special queries too limited and difficult to identify. Non-profit medical organisations and universities are asked make more and correct information available on the Internet, which should be validated by an recognized standard.

Key words: Internet – Soft tissue sarcoma – Information retrieval

Zusammenfassung. Das Internet gewinnt durch zunehmende Verbreitung und rasch wachsendem Informationsangebot auch für medizinische Fragestellungen an Bedeutung. Wir untersuchten anhand des Beispiels „Weichteilsarkom" Angebot und Informationsgehalt an Internetseiten für Ärzte und Patienten. Sechzehn englisch- und deutschsprachige Internetsuchmaschinen werden hinsichtlich Zielgruppe, Herausgeber, Inhalt und Aktualität der Seiten evaluiert. Die Mehrzahl der ermittelten Seiten war englischsprachig, wobei der Informationsgehalt auf diesen Seiten für Ärzte und Patienten höher war als auf deutschsprachigen Seiten. Viele Internetseiten stammen von Fachverbänden und Universitäten, doch sind diese Informationen limitiert und nicht aktuell. Das Angebot an Information im Internet ist vielfältig, doch bei spezieller Fragestellung dürftig und schwierig zu identifizieren. Zentren und Fachgesellschaften sind aufgefordert, das Angebot zu verbessern, ein anerkannter Standard sollte die Qualität der angebotenen Information validieren.

Schlüsselwörter: Internet – Weichteilsarkom – Informationsbeschaffung

Kann die Telemedizin unsere Erwartungen erfüllen? Risiken – Vorteile – Perspektiven

H. Weber, T. Horbach, C. Schick, P. Holleczeck und W. Hohenberger

Chirurgische Klinik und Poliklinik, Universität Erlangen-Nürnberg, Krankenhausstraße 12, 91054 Erlangen

Can Telemedicine Meet Our Expectations?

Summary. Telemedicine, coming from telecommunication and medicine, encloses picture and data transmission and data storage. A lot of applications have been tested: video conferences, remote controlled instruments, live operations, transmission of data in the emergency medicine and in the care of the patient at home. But were these applications always efficient? Important for a high quality of data transmission is a sufficient band-width (e.g. GIGA-Win) that is not yet at everyone's disposal. At every point one has to note the data security that can only be guaranteed by sufficient security systems. Leaving the "olympic spirit", telemedicine now is going to take its place in everyday medicine.

Key words: Telemedicine – Telecommunication – Surgery

Zusammenfassung. Telemedizin, geboren aus Telekommunikation und Medizin, umfasst Bildübertragung, Datenübertragung und Datenspeicherung. Viele Anwendungsbeispiele haben sich bereits gefunden: Videokonferenzen, fernsteuerbare Instrumente, Live-Operationen, Datenübertragung in der Notfallmedizin und in der häuslichen Patientenpflege. Doch waren diese Ansätze immer sinnvoll? Wichtig für eine optimale Qualität der Datenübertragung ist eine ausreichend hohe Bandbreite (z.B. GIGA-Win), die noch nicht immer zur Verfügung steht. Stets ist strikt auf die Einhaltung des Datenschutzes zu achten, was nur geeignete Sicherheitstechnologien gewährleisten können. Den olympischen Gedanken verlassend, ist die Telemedizin nun auf dem Weg, ihren realistischen Platz im medizinischen Alltag einzunehmen.

Schlüsselwörter: Telemedizin – Telekommunikation – Chirurgie

Molekulare Grundlagen von Tumoren

Einbindung nicht-universitärer Einrichtungen in die klinische Forschung Das Beispiel der Implementierung des Konzepts Lebensqualität in die regionale Versorgung von Krebspatienten

M. Koller

Institut für Theoretische Chirurgie, Klinikum der Philipps-Universität, Baldingerstraße, 35033 Marburg

Integration of Non-university Institutions in Clinical Research. Example of Implementing the Concept of Quality of Life in Regional Care for Cancer Patients

Summary. Implementation is the stepwise introduction of a concept with the goal to change the behaviour of health care providers. The concept of quality of life (QL) was implemented in order to improve the regional care for cancer patients. The following steps were taken: creating a quality circle, teaching the concept QL, listing QL-enhancing therapy options, graphically presenting individual patients in the form of QL-profiles. In the course of an implementation study QL-profiles of individual patients were sent to their respective practitioners. Doctors judged these profiles as comprehensible (100%) and informative (55%). QL-profiles influenced doctor-patient communication (42%), but had no impact on therapeutic decisions (0%). Acceptance of QL-profiles was higher in doctors treating breast cancer patients (67% response rate) than in doctors treating rectal cancer patients (25%). Reasons for this difference as well as driving and restraining forces for implementing the QL-concept were analysed through a barrier analysis.

Key words: Implementation – Quality of life – Health care research – Barrier analysis

Zusammenfassung. Implementierung bedeutet die schrittweise Einführung eines Konzepts unter der Zielsetzung, das Verhalten der an der Krankenversorgung Beteiligten zu ändern. Die Implementierung des Konzepts Lebensqualität zur Verbesserung der regionalen Versorgung von Tumorpatienten umfaßte folgende Schritte: Bildung eines Qualitätszirkels, Schulung im Konzept Lebensqualität (LQ), Auflistung LQ-fördernder Therapieoptionen, Darstellung individueller Patientenverläufe durch LQ-Profile. Im Rahmen einer Implementierungsstudie haben wir LQ-Profile an niedergelassene Ärzte gesandt und deren Reaktionen ermittelt: LQ-Profile wurden zu 100% verständlich bewertet, führten zu einer vollständigeren Diagnostik (55%) und beeinflußten die Gesprächsführung (42%) aber nicht weitere Therapieentscheidungen (0%). Das Konzept LQ stieß im Bereich Mammakarzinom auf mehr Akzeptanz (67% Response-Rate) als im Bereich Rektumkarzinom (25%). Gründe für diese Differenz sowie hinderliche und förderliche Faktoren zur Umsetzung des Konzepts LQ in unserer Region wurden durch eine Barrierenanalyse ermittelt.

Schlüsselwörter: Implementierung – Lebensqualität – Versorgungsforschung – Barrierenanalyse

Einleitung: Das Konzept Implementierung

Das Bundesministerium für Gesundheit fördert im Zeitraum 1995 bis 2001 ein Modellprogramm zur Verbesserung der Versorgung Krebskranker in insgesamt 8 Regionen Deutschlands.

Während einige andere städtische Regionen große Einzugsgebiete haben, handelt es sich beim Landkreis Marburg-Biedenkopf um eine typisch ländliche Region mit etwa 250 000 Einwohnern. Die Krankenversorgung wird von 3 Krankenhäusern (1 Universitätsklinik, 2 regionale Spitäler) und insgesamt 175 niedergelassenen Ärzten wahrgenommen. Im Rahmen unserer Feldstudie untersuchten wir die Versorgungssituation von neuerkrankten Patienten mit Rektum- oder Mammakarzinom.

Ziel der Feldstudie Marburg-Biedenkopf war die Verbesserung der Versorgung Krebskranker, vor allem unter der Berücksichtigung der Lebensqualität (LQ). Ein neues Behandlungskonzept wie jenes der Lebensqualität läßt sich nicht einfach von heute auf morgen einführen, sondern es bedarf der *Implementierung.* Implementierung bedeutet die Einführung eines Konzepts durch ein schrittweises Vorgehen und unter der Zielsetzung, das Verhalten der an der Krankenversorgung Beteiligten zu ändern [9, 11]. Tabelle 1 stellt die verschiedenen Implementierungsschritte in der Feldstudie Marburg-Biedenkopf dar.

Tabelle 1. Implementierungsschritte in der Feldstudie Marburg-Biedenkopf

- Bildung eines Qualitätszirkels
- Ausbildung: Vorortbesuche (outreach visits); academic detailing im Q-Zirkel und bei regionalen Konferenzen
- Routinemäßige LQ-Messung in Praxen und Rückmeldung der Daten in Form individueller LQ-Profile
- Erarbeitung einer Liste LQ-fördernder Therapieoptionen
- Barrierenanalyse: was fördert/verhindert die regionale Umsetzung des Konzepts LQ

Implementierungsschritte

Erster Schritt war die Bildung eines Qualitätszirkels. Er wurde aus Vertretern der niedergelassenen Ärzte, der Krankenhäuser und – ganz entscheidend – der Patientenselbsthilfegruppen zusammengesetzt. Der Qualitätszirkel tritt regelmäßig in ca. 2 monatlichen Abständen zusammen und ist Forum des Informationsaustausches, des Studienmonitorings und der Fortbildung. Ganz wichtig war die Schulung im Konzept Lebensqualität. In mehreren Sitzungen des Qualitätszirkels wurde über Konzept, Meßmethodik und Anwendungsmöglichkeiten der Lebensqualität vorgetragen und diskutiert [1, 7].

In Ergänzung zur Arbeit im Qualitätszirkel hat unsere Studienärztin alle niedergelassenen Praxen besucht und die Ärzte in der Methodik und Messung von Lebensqualität eingeführt. Diese Form der Implementierung durch Vorortbesuche wird in der Literatur „outreach visits" genannt (Leeds Castle Conference) [3].

So wurde die Voraussetzung geschaffen, daß routinemäßige Messung von Lebensqualität in den Arztpraxen realisiert werden konnte.

Des weiteren wurde die Thematik Lebensqualität durch mehrere regionale Konferenzen, zu denen alle niedergelassenen Ärzte und Versorgungsanbieter geladen wurden, durch die Präsentation von Praxisbeispielen vertieft (academic detailing) [3].

Nachdem die Beteiligten im Konzept LQ ausreichend geschult waren, wollten wir Anwendungsaspekte der LQ untersuchen und Implikationen für eine verbesserte Patientenversorgung eruieren. Mit dieser Vorgehensweise haben wir bewußt einen Kontrapunkt zur gängigen Praxis mit der Beschäftigung mit dem Thema Lebensqualität gesetzt, die beinahe ausschließlich auf die LQ-Messung abzielt und die Entwicklung, Übersetzung und Validierung immer neuer Fragebögen zum Gegenstand hat [8].

Eine wichtige Arbeit des Qualitätszirkels war die Erarbeitung einer Liste von Therapieoptionen, die im Landkreis verfügbar ist und die geeignet erscheint, die Lebensqualität der Patienten zu verbessern. Tabelle 2 zeigt die wesentlichen Therapieoptionen [7].

Ein weiterer Punkt war die praxisgerechte Aufbereitung von individuellen Daten zur Lebensqualität. Die Idee dabei ist, Klinikern ein diagnostisches Instrument in die Hand zu geben, mit dem sie die Lebensqualität ihrer Patienten beurteilen können. Ein wichtiger methodischer Schritt in diese Richtungen ist die individuelle Darstellungen von Patientenverläufen in Form von LQ-Profilen, wie wir sie seit 1994 mehrmals publiziert haben [4, 5, 7, 8].

Das Prinzip ist, auf der Basis des EORTC Meßsystems einige selektierte, klinisch relevante Aspekte der Lebensqualität herauszugreifen und horizontal anzuordnen (Abb. 1). Ganz oben steht als Globalmaß die Globale LQ, darunter thematisch angeordnet somatische, psychische und soziale Aspekte der Lebensqualität. Die einzelnen Bereiche der Lebensqualität lassen sich auf einer Skala von 0 (ganz schlecht) bis 100 (sehr gut) quantifizieren. Mit einem Graphikprogramm lassen sich solche Profile automatisiert erstellen. Abbildung 1 zeigt das Beispiel eines Rektumkarzinompatienten bei Klinikentlassung und bei zwei Nachsorgeuntersuchungen. Besonders deutlich ist die Verbesserung der Globalen Lebensqualität und der körperlichen Leistungsfähigkeit über die Zeit.

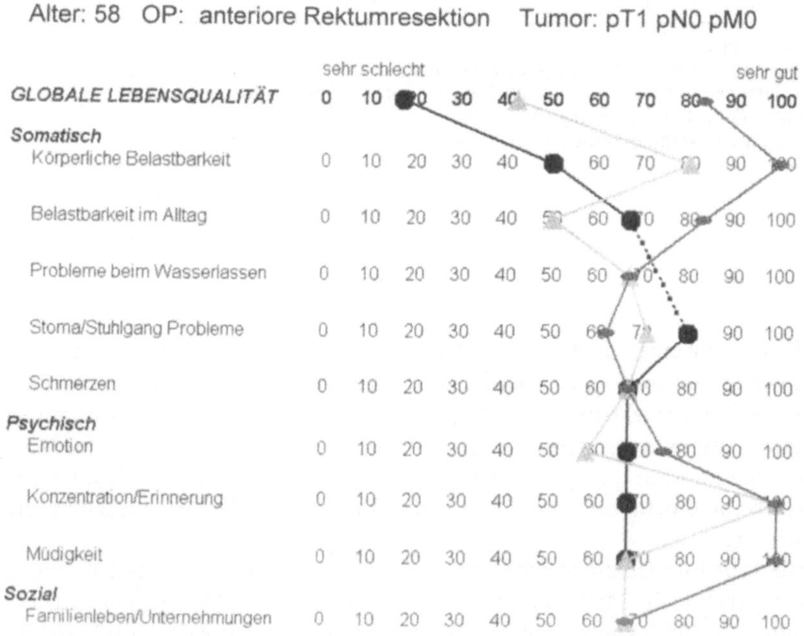

Abb. 1. Lebensqualitätsprofil

Implementierungsstudie

Im Rahmen einer Implementierungsstudie haben wir Profile von 40 Patienten an insgesamt 24 niedergelassene Ärzte, die in die Betreuung von Patienten mit Rektum- oder Mammakarzinom eingebunden waren, ausgesandt [1]. Es handelte sich dabei um Ärzte, die Erfahrung in der Nachbetreuung von Karzinompatienten hatten (mehr als 5 Studienpatienten in der Nachbetreuung). Die ausgewählten Patienten waren solche, die regelmäßig die Nachsorgetermine wahrnahmen

Tabelle 2. Therapieoptionen zur Verbesserung der Lebensqualität, die Gegenstand der Fortbildung im Qualitätszirkel waren

- Schmerzversorgung / Therapie
- Verhaltenspsychologie und Psychoonkologie
- Physiotherapie, Krankengymnastik
- Soziale Rehabilitation
- Zweitgespräch nach Nachsorgetermin (Befundbesprechung, LQ-Diagnostik)
- Ernährung

Tabelle 3. Implementierung: Reaktionen auf LQ-Profile

	N = 20 Fragebögen
Bewertungsebene	
verständlich	100%
zusätzliche Information	55%
vollständige Diagnostik	55%
nichts übersehen	21%
entspricht Arzteinschätzung	95%
entspricht Patientenselbstdarstellung	80%
Handlungsebene	
Gesprächsführung	42%
zusätzliche Fragen	42%
therapeutische Entscheidungen	0%

und dabei in der Praxis ihres Arztes den Lebensqualitätsbogen ausfüllten. Die Ärzte übermittelten diese Bögen an unsere Studienzentrale; hier wurden die LQ-Profile erstellt und an die Ärzte zurückgesandt. Den Profilen war ein Evaluationsbogen beigefügt, anhand dessen die Ärzte die Praktikabilität der Profile beurteilen sollten. Tabelle 3 faßt die Ergebnisse zusammen.

Wichtig war zunächst, daß alle Befragten (100%) das LQ-Profil verständlich fanden. Des weiteren gab eine Mehrheit an, daß das Profil zusätzliche Information liefert und zu einer vollständigeren Diagnostik beiträgt (55%). Auf der Handlungsebene beeinflußte das Profil die Gesprächsführung und gab zu zusätzlichen Fragen Anlaß (42%).

Drei Detailergebnisse dieser ersten Befragungsrunde waren besonders interessant:

- In 95% der Fälle gaben die Ärzte an, das Profil stimme mit ihrer Einschätzung des Patienten überein. Dies ist im Lichte vieler Studien unplausibel, die eindeutig zeigen, daß meist eine große Diskrepanz zwischen Arztmeinung und Patientenperspektive besteht [6, 12, 15].
- Obwohl das Profil auf breite Akzeptanz bei den Ärzten stieß, führte es in keinem Fall dazu, daß eine zusätzliche Therapieoption eingeleitet wurde.
- Es gab erhebliche Unterschiede in der Akzeptanz des Konzepts Lebensqualität zwischen Gruppen von Ärzten. Ärzte, die Mammakarzinompatientinnen betreuten, schickten die Evaluierungsbögen zur Lebensqualität in 67% der Fälle zurück, bei Ärzten von Rektumkarzinompatienten (meist Internisten), betrug die Response-Rate nur 25%. Vergleichbare Unterschiede zwischen den beiden Ärztegruppen gab es in der Regelmäßigkeit der Teilnahme am Qualitätszirkel im Verlauf von 20 Sitzungen, 82% vs. 35%.

Die Ergebnisse der ersten Implementierungsrunde haben wir unserem Qualitätszirkel vorgestellt und diese diskutiert und interpretiert. Von besonderem Interesse war dabei zu analysieren, welche förderlichen und hinderlichen Faktoren in der Region bei der Umsetzung des Konzepts Lebensqualität wirksam sind (forced field analysis) [11]. Tabelle 4 zeigt die wichtigsten förderlichen und hinderlichen Faktoren. Unser Ziel muß es sein, in weiteren Implementierungsschritten die

Tabelle 4. Umsetzung von Lebensqualität: Barrierenanalyse

Förderliche Faktoren	Hinderliche Faktoren
Sozialer Druck: Patienten/Frauenorganisationen	Mangel an Therapieangeboten (Lymphdrainage)
Hilfsmittel zur Patienteninformation	Mangelnde Information über regionale Therapiemöglichkeiten
Kostenübernahme durch Kassen	Budgetdeckelung
Praxisnetzwerke	Kommunikationsbarrieren zwischen niedergelassenen Ärzten und Kliniken

hinderlichen Faktoren zu überwinden. Für einen langfristigen Erfolg ist es dabei unbedingt notwendig, daß die Kosten für LQ-bezogene Diagnostik und Therapie durch die Krankenkassen übernommen werden.

Beim Versuch, eine Erklärung für die unterschiedliche Akzeptanz des Konzepts Lebensqualität in den Bereichen Mammakarzinom und Rektumkarzinom zu finden, wurden folgende Punkte genannt:

- Natur der Erkrankung: Brustkrebs löst eine höhere emotionale Betroffenheit bei den Patientinnen aus;
- Ausbildung und Orientierung der Ärzte: das Spektrum der Gynäkologie (Geburtshilfe, Kinderwunsch, Menopause und psychische Belastung im Zuge der hormonellen Umstellung) bringt es mit sich, stärker den psychosozialen Aspekt der Patientin zu berücksichtigen;
- Art des Patienten-Arzt-Verhältnisses: die gynäkologische Betreuung hat häufig einen lebensbegleitenden Charakter, von der Verhütung zum ersten Kind bis hin zur Menopause und zum Brustkrebs;
- Überweisungssystem: Diagnose und Nachbetreuung beim Brustkrebs werden häufig von ein und demselben niedergelassenen Gynäkologen geleistet. Hingegen haben Rektumkarzinompatienten im Laufe ihrer Krankengeschichte mehrere Ansprechpartner: Hausarzt (Anfangsverdacht, Weiterbetreuung), Internist (Diagnose, apparative Nachsorge, Rezidiventdeckung), Chirurg (Operation, Nachsorge).

Aufbauend auf den hier dargestellten Erfahrungen sind nun weitere Schritte der Implementierung im Rahmen unseres Feldstudien-Projekts notwendig. Studien haben gezeigt, daß nur kontinuierliche, aufeinander abgestimmte Implementierungsbemühungen letztlich zu nachhaltigen Verhaltensänderungen führen [3, 13, 14].

Schlußfolgerung

Zusammenfassend ist festzustellen, daß die Feldstudie Marburg-Biedenkopf mit dem hier dargestellten Schwerpunkt der Implementierung des Konzepts Lebensqualität nur durch die Einbindung von nicht-universitären Einrichtungen möglich war.

- Nur die Kooperation universitärer und nicht-universitärer Einrichtungen ermöglicht die Analyse der realen Versorgungssituation.
- Diese Kooperation ist besonders sinnvoll und erfolgversprechend in einem begrenzten, definierten geographischen Bereich (small area analysis) [16, 17, 18].
- Dieses Kooperationskonzept ist unverzichtbar in der Versorgungsforschung, die auf Verbesserung der Outcomes der Patienten abzielt [10].

Danksagung. Die Studie wurde vom Bundesministerium für Gesundheit unterstützt (FB 2-43332-70/6).

Literatur

1. Albert US, Koller M, Kopp I et al. (2001) Verbesserung der regionalen Versorgung von Patienten mit Mamma- oder Rektumkarzinom: Implementierung des Konzepts Lebensqualität in der Feldstudie Marburg-Biedenkopf. (in Vorbereitung)
2. Cabana MD, Rand CS, Powe NR et al. (1999) Why don't physicians follow clinical practice guidelines? A framework for improvement. JAMA 282: 1458–1465
3. Implementing evidence-based recommendations for healthcare: A roundtable comparing European and USA experiences. Leeds Castle Maidsone, Kent, UK 5.–6.10.1999
4. Koller M, Kussmann J, Lorenz W, Rothmund M (1994) Die Messung von Lebensqualität in der chirurgischen Tumornachsorge: Methoden, Probleme und Einsatzmöglichkeiten. Chirurg 65: 333–339
5. Koller M, Kussmann J, Lorenz W, Rothmund M (1995) Die Erfassung und Dokumentation der Lebensqualität nach Tumortherapie. In: Wagner G, Hermanek P (eds) Organspezifische Tumordokumentation. Heidelberg: Springer A2.1–A2.12

6. Koller M, Kussmann J, Lorenz W et al. (1996) Symptom reporting in cancer patients: The role of negative affect and experienced social stigma. Cancer 77:983–995
7. Kopp I, Koller M, Rothmund M, Lorenz W, Mitglieder des Qualitätszirkels (2000) Evaluation der Therapie von Patienten mit Rektumkarzinom: Ziele des Heilens (Outcomes) und Implementierung des Konzepts Lebensqualität in die medizinische Gesamtversorgung. Zentralbl Chir 125:940–946
8. Lorenz W, Koller M (1996) Lebensqualitätsmessung als integraler Bestandteil des Qualitätsmanagements in der Operativen Medizin. Zentralbl Chir 121:545–551
9. Lorenz W, Ollenschläger G, Geraedts M et al. (2001) Das Leitlinien-Manual. Entwicklung und Implementierung von Leitlinien in der Medizin. Z ärztl Fortbild Qual sich 95/1.Auflage
10. Lorenz W, Troidl H, Solomkin JS et al. (1999) Second step: Testing – Outcome measurements. World J Surg 23:768–780
11. Margolis CZ, Cretin S (1999) Implementing clinical practice guidelines. Chicago: AHA Press
12. Osoba D (1994) Lessons learned from measuring health-related quality of life in oncology. J Clin Oncol 12: 608–616
13. Solberg LI (2000) Guideline implementation: What the literature doesn't tell us. J Qual Improv 26:525–537
14. Solberg LI, Brekke ML, Faszio CJ et al. (2000) Lesson from experienced guideline implementers: Attend to many factors and use multiple strategies. J Qual Improv 26:171–188
15. Wagner K, Koller M, Keil A et al. (1998) Strahlentherapie bei chirurgischen und nichtchirurgischen Patienten. Therapieerwartungen, Lebensqualität und Arzteinschätzungen. Chirurg 69:252–258
16. Wennberg J (1996) Which rate is right? N Engl J Med 314:310–311
17. Wennberg JE (1999) Understanding geographic variations in health care delivery. N Engl J Med 340:52–53
18. Wennberg JE, Gittelsohn AM (1973) Small area variations in health care delivery. Science 182:1102–1108

Können die molekulargenetischen Kenntnisse aus dem Studium des erblichen Karzinoms auf das sporadische kolorektale Karzinom übertragen werden?

S. Pistorius[1], H. K. Schackert[2] und H.-D. Saeger[1]

[1] Klinik und Poliklinik für Viszeral-, Thorax- und Gefäßchirurgie,
[2] Abteilung Chirurgische Forschung, Universitätsklinikum Carl Gustav Carus, TU Dresden, Fetscherstraße 74, 01307 Dresden

Is Molecular Genetic Knowledge of Hereditary Colorectal Carcinomas Transferable to Sporadic Carcinomas?

Summary. Colorectal carcinomas without a family history are considered to be "sporadic" carcinomas, however, also have a genetic basis. Within the hereditary forms there are 15–50% of patients without a family history being carriers of de novo germline mutations. In addition, non-pathogenic polymorphisms in these tumorsyndrome-genes as well as in genes involved in the carcinogen metabolism (GST, NAT, CYP, MTHFR) are associated with an increased or decreased colorectal cancer risk. Identification of these genetic risk factors will enable individually tailored surveillance and recommendations for prophylaxis as well as individually tailored treatment.

Key words: Colorectal cancer – Sporadic, hereditary – Genetic risk factors

Zusammenfassung. Kolorektale Karzinome ohne Familienanamnese gelten als „sporadische" Karzinome, besitzen jedoch auch eine genetische Basis. Innerhalb der bekannten hereditären Formen besitzen 15–50% der Patienten keine Familienanamnese; sie sind Träger von Neumutationen. Außerdem sind bestimmte, nicht pathogene Polymorphismen in diesen Tumorsyndrom-Genen als auch in Genen des Karzinogenstoffwechsels (GST, NAT, CYP, MTHFR) mit einem erhöhten bzw. vermindertem Risiko für kolorektale Karzinome assoziiert. Die Identifizierung dieser genetischen Risikofaktoren wird individuell zugeschnittene Vorsorgeprogramme und Empfehlungen zur Prophylaxe als auch individuell konzipierte Therapieschemata ermöglichen.

Schlüsselwörter: Kolorektales Karzinom – Sporadisches, Hereditäres – Genetische Risikofaktoren

Einführung

Da die im Titel gestellte Frage zunächst nicht eindeutig zu beantworten scheint, lohnt ein Blick zurück zu Ursprüngen der modernen molekularen Tumorgenesemodelle. K. H. Bauer hatte in seinem 1928 erschienen Buch „Mutationstheorie der Geschwulstentstehung. Übergang von Körperzellen in Geschwulstzellen durch Genänderung" [1] die Tumorentstehung als Resultante der Wirkung exogener, d.h. umweltbezogener und endogener, d.h. genetischer Faktoren dargestellt. Dieses Modell beinhaltet einerseits die Option der unterschiedlichen Wichtung dieser Faktoren, zeigt jedoch auch, dass selbst im Falle eines sehr starken Einflusses von Umweltfaktoren genetische Faktoren eine Rolle bei der Tumorentstehung spielen.

Molekulare Basis hereditärer kolorektaler Karzinome

Bei der Betrachtung der kolorektalen Karzinome zeigt sich, dass ca. 10% hereditäre Formen darstellen, bei weiteren ca. 20% finden sich familienanamnestisch kolorektale Karzinome, ohne dass diese Patienten den bekannten hereditären Formen zugeordnet werden können [2], bei allen übrigen lässt sich jedoch keine Familienanamnese erkennen; sie gelten als „sporadische" Karzinome. Die Identifizierung der molekulargenetischen Basis der hereditären kolorektalen Karzinome folgte einem identischen Algorithmus: zunächst wurden Familien mit einer Häufung von Patienten mit einem bestimmten Phänotyp selektioniert. Mittels Linkage-Analyse konnte der entsprechende Genlocus identifiziert und schliesslich das mutationstragende Gen kloniert und sequenziert werden. Auf diese Weise war es möglich, die assoziierten Gene der bekannten hereditären kolorektalen Tumorsyndrome zu identifizieren: Familiäre adenomatöse Polyposis coli – FAP (*APC*) [3–5], Peutz-Jeghers-Syndrom (*STK11*) [6, 7], Juvenile Polyposis (*SMAD4*) [8] und Hereditäres nicht Polyposis assoziiertes kolorektales Karzinom – HNPCC (*hMLH1, hMSH2, hMSH6, PMS1, PMS2*) [9–13].

Molekulare Basis und Risikofaktoren „sporadischer" kolorektaler Karzinome

Neumutationen bei hereditären Tumorsyndromen

Innerhalb der hereditären Tumorsyndrome fällt auf, dass ein bestimmter Anteil von Patienten mit dem entsprechenden Phänotyp und nachgewiesener Keimbahnmutation in einem der o.g. Gene *keine* Familienanamnese hat, d.h. es liegt eine Neumutation vor. Dieser Anteil beträgt z.B. bei FAP 25–30% [14, 15] oder bei Peutz-Jeghers 20–50% [16, 17]. Hier führen bestimmte phänotypische Biomarker, wie die Polypen zur klinischen und schliesslich zur molekularen Diagnose. Diese Biomarker fehlen bei Patienten mit HNPCC. Hier stellen familienanamnestische Kriterien die Diagnose dar, so dass über den Anteil der Neumutationen bei HNPCC zunächst nur spekuliert werden kann, jedoch zeigen 10–15% aller Patienten mit kolorektalem Karzinom mit jungem Erkrankungsalter bzw. mit syn- oder metachronen Karzinomen eine Keimbahnmutation in einem der bekannten HNPCC-asssoziierten Mismatch Repair Gene [eigene Daten, 18].

Da bei allen diesen Patienten mit Neumutationen eine Familienanamnese nicht vorhanden ist, erscheint die Anwendung des Begriffs der Heredität im strengen Sinne nicht gerechtfertigt.

Polymorphismen in Tumorsyndrom-Genen

Darüber hinaus gibt es in den bekannten o.g. Tumorsyndrom-Genen bestimmte Polymorphismen, die mit einem erhöhten bzw. verminderten Risiko für kolorektale Karzinome assoziiert sind, ohne jedoch selbst pathogen zu wirken. So ist in *hMSH2* ein Polymorphismus bekannt (T→C –6 SAS Exon 13), der mit einer 3,2 fachen Erhöhung des relativen Risikos für ein sporadisches kolorektales Karzinom assoziiert ist [19].

In *APC* existieren mehrere dieser Polymorphismen. Träger des V1822V Polymorphismus haben ein vermindertes Risiko für kolorektale Karzinome [20]. In bestimmten Subpopulationen (Ashkenazim) ist der Polymorphismus I1307K mit einem erhöhten Risiko für kolorektale Karzinome assoziiert [21,22]. Ein weiterer Polymorphismus (E1317Q) in *APC* ist mit einem erhöhten Risiko sowohl für kolorektale Adenome als auch Karzinome verbunden [22,23].

Polymorphismen in Metabolismus-Genen

Eine Vielzahl von Genen kodiert für Proteine, die im Rahmen des Metabolismus exogener Karzinogene eine wichtige Rolle spielen. Auch hier konnte gezeigt werden, dass bestimmte Polymorphismen bzw. Allelverteilungen in diesen Genen mit einem erhöhten bzw. verminderten Risiko für ein kolorektales Karzinom assoziiert sind:

a) Glutathion S-Transferase (GST). GSTM1 (mu Klasse) Defizienz kann durch die resultierende Sensitivität gegen chemische Karzinogene ein Risikofaktor für Karzinomerkrankungen sein. So wurde eine Überrepräsentation des GSTM1-Null-Genotyps u.a. bei Patienten mit kolorektalen Karzinomen beschrieben [24].

b) N-Acethyltransferase (NAT). Bislang wurden zwei Gene beschrieben, die für N-Acethyltransferase kodieren (NAT1 und NAT2). Acht verschiedene NAT1 Allele, die einen schnellen bzw. langsamen Acetylatortyp repräsentieren, wurden bisher identifiziert. Der schnelle Acetylatortyp NAT1*10 wurde gehäuft bei Patienten mit kolorektalen Karzinomen gefunden [25].

NAT2 umfaßt bis zu sieben verschiedene Allele. Eine Häufung des langsamen Acetylatortyps NAT2*7A wurde bei Patienten einer Population mit kolorektalem Karzinom, insbesondere mit distaler Tumorlokalisation im Kolorektum beschrieben [26].

c) Cytochrom P450 (CYP). CYP wird durch eine Gen-Superfamilie kodiert, wobei offensichtlich insbesondere die Gene CYP1A1, CYP1A2, CYP2E1 und CYP3A4 in den Karzinogenstoffwechsel involviert sind. Bei Patienten mit kolorektalem Karzinom wurde eine Überrepräsentation des homozygoten Genotyps des MspI Polymorphismus am 3′-Ende des CYP1A1 Gens beschrieben [27].

d) Methylentetrahydrofolatreduktase (MTHFR). MTHFR spielt eine Schlüsselrolle im Folsäuremetabolismus und ist u.a. in die DNA-Methylation, einem wichtigen Faktor in der Karzinogenese, involviert. Es konnte gezeigt werden, dass ein Polymorphismus in MTHFR (C677T) mit einem verminderten Risiko für kolorektale Karzinome assoziiert ist [28].

Ausblick und klinische Konsequenzen der genetischen Risikofaktoren

Vorsorge und Prophylaxe

Die zukünftige Entwicklung der molekularen Medizin wird einerseits eine deutliche beschleunigte Identifizierung genetischer Risikofaktoren auf der Basis verbesserter Techniken ermöglichen und darüber hinaus Hinweise auf die Funktion dieser genetischen Veränderungen, insbesondere auf Proteinebene erbringen. Ziel dieser Analysen wird die Erstellung eines individuellen genetischen Risikoprofils sein.

Daraus könnte für Risikopersonen ein individuell zugeschnittenes Vorsorgeprogramm resultieren. Darüber hinaus wäre es möglich, diesen Personen spezielle Ernährungsempfehlungen zu geben bzw. die Indikation zum Einsatz chemopräventiver Medikamente (z. B. Acethylsalicylsäure oder NSAID), ähnlich wie bei FAP oder HNPCC, zu prüfen.

Therapie

Bezüglich adjuvanter und palliativer Therapien werden genetisch determinierte, tumorassoziierte Eigenschaften, wie Radiosensititvität, Immunogenität oder Resistenzverhalten gegenüber bestimmten Chemotherapeutika individuell konzipierte Therapieschemata ermöglichen.

Inwieweit sich chirurgischerseits die Frage präventiver bzw. erweiterter Resektionen auf der Basis molekularer Diagnostik auch bei Patienten und Risikopersonen für „sporadische" kolorektale Karzinome stellen wird, ist gegenwärtig noch nicht absehbar. Da diese Frage selbst bei bestimmten hereditären kolorektalen Karzinomen zur Zeit noch kontrovers diskutiert wird, werden diese Überlegungen nur im Zuge eines deutlichen Erkenntniszuwachses auf diesem Gebiet eine praktische Relevanz erlangen.

Literatur

1. Bauer KH (1928) Mutationstheorie der Geschwulst-Entstehung. Übergang von Körperzellen in Geschwulstzellen durch Genänderung. Springer, Berlin
2. Burt RW (1997) Screening of patients with a positive family history of colorectal cancer. Gastrointest Endosc Clin North Am 7: 65–79
3. Groden J, Thliveris A, Samowitz W et al. (1991) Identification and characterization of the familial adenomatous polyposis coli gene. Cell 66: 589–600
4. Joslyn G, Carlson M, Thliveris A et al. (1991) Identification of deletion mutations and three new genes at the familial polyposis locus. Cell 66: 601–613
5. Kinzler KW, Nilbert MC, Su LK et al. (1991) Identification of FAP locus genes from chromosome 5q21. Science 253: 661–665
6. Jenne DE, Reimann H, Nezu J et al. (1998) Peutz-Jeghers syndrome is caused by a novel serine threonine kinase. Nat Genet 18: 38–43
7. Hemminki A, Markie D, Tomlinson I et al. (1998) A serine/threonine kinase gene defective in Peutz-Jeghers syndrome. Nature 391: 184–187
8. Howe JR, Roth S, Ringold JC et al. (1998) Mutations in the SMAD4/DPC4 gene in juvenile polyposis. Science 280: 1086–1088
9. Akiyama Y, Sato H, Yamada T et al. (1997) Germ-line mutation of the *hMSH6/GTBP* gene in an atypical hereditary nonpolyposis colorectal cancer kindred. Cancer Res 57: 3920–3923
10. Bronner CE, Baker SM, Morrison PT et al. (1994) Mutation in the DNA mismach repair gene homologue *hMLH1* is associated with hereditary non-polyposis colon cancer. Nature 368: 258–261
11. Leach FS, Nicolaides NC, Papadopoulos N et al. (1993) Mutations of a *mutS* homolog in hereditary nonpolyposis colorectal cancer. Cell 75: 1215–1225
12. Miyaki M, Konishi M, Tanaka K et al. (1997) Germline mutation of *MSH6* as the cause of hereditary nonpolyposis colorectal cancer. Nat Genet 17: 271–272
13. Nicolaides NC, Papadopulos N, Liu B et al. (1994) Mutations of two *PMS* homologues in hereditary nonpolyposis colon cancer. Nature 371: 75–80
14. Mandl M, Paffenholz R, Friedl W et al. (1994) Frequency of common and novel inactivating APC mutations in 202 families with familial adenomatous polyposis. Hum Mol Genet 3: 181–184
15. Nagase H, Miyoshi Y, Horii A et al. (1992) Screening for germ-line mutations in familial adenomatous polyposis patients: 61 new patients and a summary of 150 unrelated patients. Hum Mutat 1: 467–473
16. Boardman LA, Couch FJ, Burgart, LJ et al. (2000) Genetic heterogeneity in Peutz-Jeghers syndrome. Hum Mutat 16: 23–30
17. Ylikorkala A, Avizienyte E, Tomlinson IP et al. (1999) Mutations and impaired function of LKB1 in familial and non-familial Peutz-Jeghers syndrome and a sporadic testicular cancer. Hum Mol Genet 8: 45–51
18. Liu B, Farrington SM, Petersen GM et al. (1995) Genetic instability occurs in the majority of young patients with colorectal cancer. Nat Med 1: 348–352
19. Goessl, C, Plaschke J, Pistorius S et al. (1997) An intronic germline transition in the HNPCC gene hMSH2 is associated with sporadic colorectal cancer. Eur J Cancer 33: 1869–1874
20. Slattery ML, Samowitz W, Ballard L et al. (2001) A molecular variant of the APC gene at codon 1822: Its association with diet, lifestyle, and risk of colon cancer. Cancer Res 61: 1000–1004
21. Laken SJ, Petersen GM, Gruber SB et al. (1997) Familial colorectal cancer in Ashkenazim due to a hypermutable tract in APC. Nat Genet 17: 79–83
22. Frayling IM, Beck NE, Ilyas M et al. (1998) The APC variants I1307K and E1317Q are associated with colorectal tumors, but not always with a family history. Proc Natl Acad Sci USA 95: 10722–10727
23. Lamlum H, Tassan NA, Jaeger E et al. (2000) Germline APC variants in patients with multiple colorectal adenomas, with evidence for the particular importance of E1317Q. Hum Mol Genet 15: 2215–2221
24. Zhong S, Wyllie AH, Barnes D et al. (1993) Relationship between the GSTM1 genetic polymorphism and susceptibility to bladder, breast and colon cancer. Carcinogenesis 14: 1821–1824
25. Bell DA, Stephens EA, Castranio T et al. (1995) Polyadenylation polymorphism in the N-acetyltransferase 1 gene (NAT1) increases risk for colorectal cancer. Cancer Res 55: 3537–3542

26. Lee EJD, Thao B, Seow-Choen F (1998) Relationship between polymorphism of N-acetyltransferase gene and susceptibility to colorectal carcinoma in a Chinese population. Pharmacogenetics 8: 513–517
27. Sivaraman L, Leatham MP, Yee J et al. (1994) CYP1A1 genetic polymorphisms and in situ colorectal cancer. Cancer Res 54: 3692–3695
28. Chen J, Giovannucci E, Kelsey K et al. (1996) A methylenetetrahydrofolate reductase polymorphism and the risk of colorectal cancer. Cancer Res 56: 4862–4864

Molekulare Grundlagen der Wundheilung

Gentherapie beim diabetischen Fuß

M. Schäffer, S. Coerper und H. D. Becker

Chirurgische Universitätsklinik, Hoppe-Seyler-Straße 3, 72076 Tübingen

Gene Therapy in Diabetic Foot Ulcers

Summary. In gene therapy nucleic acids are used for therapy. There are three different concepts in gene therapy for chronic wounds. (1) Synthesis of human recombinant growth factors by gene therapy techniques, (2) Ex-vivo transfection of cell cultures (fibroblasts, keratinocytes) with growth factor DNA and subsequent transplantation of transfected cells on chronic wounds. (3) In-vivo transfection with growth factor DNA, e.g., gene gun, liposomes, viral vector. Clinical studies on gene therapy for diabetic foot ulcers are only available for the local application of human recombinant PDGF-BB growth factor. Meta-analysis shows there is a low but significant effect of PDGF-BB on neuropathic diabetic ulcers, leading to an increase of healing by 10–15% within 20 weeks of treatment.

Key words: Wound healing – Diabetes – Gene therapy – Growth factors

Zusammenfassung. Bei der Gentherapie werden Nukleinsäuren als wirksames Agens verwandt. Drei Konzepte werden gegenwärtig verfolgt, dem Ungleichgewicht hemmender und stimulierender Faktoren in Wunden entgegen zu wirken. 1) Gentechnische Herstellung rekombinanter Wachstumsfaktoren. 2) Ex-vivo-Transfektion von autologen Zellkulturen (Fibroblasten, Keratinozyten) mit Wachstumsfaktoren-DNA und anschließende Transplantation dieser transfizierten Kulturen. 3) In-vivo Transfektion mit Wachstumsfaktoren-DNA, beispielsweise über beschichtete Goldpartikel (Gene Gun), Liposomen oder virale Vektoren. Klinische Studien zur lokalen Wachstumsfaktoren-Applikation haben eine Steigerung der absoluten Abheilungsrate mit PDGF-BB nach 20 Wochen um etwa 10–15% gezeigt. Klinische Studien zur ex-vivo oder in-vivo-Transfektion beim Diabetischen Fußulcus liegen bislang nicht vor.

Schlüsselwörter: Wundheilung – Diabetes – Gentherapie – Wachstumsfaktoren

In Deutschland gibt es mehr als 2 Millionen Patienten mit chronischen, nicht heilenden Wunden. Etwa 10–20% dieser Patienten leiden an einem Diabetischen Fußulcus. Die komplexen Regulationsstörungen, die diesen chronischen Wunden zu Grunde liegen, sind bislang nur unzureichend bekannt, die Therapie daher empirisch und unspezifisch. Eckpfeiler bei der Behandlung des Diabetischen Fußulcus sind die Einstellung des Diabetes, die Revaskularisierung (beim Vorliegen einer Makroangiopathie) sowie die Infektsanierung, Druckentlastung und feuchte Wundbehandlung [3]. Pathogenetisch wird in chronischen Wunden ein persistierender Entzündungsreiz durch repetitive Traumata, durch eine Ischämie und/oder eine Infektion angenommen [8]. Hierdurch kommt es zu einem Ungleichgewicht stimulierender und hemmender Faktoren mit nachfolgenden Wundheilungsstörungen. Dies spiegelt sich in einer verminderten Konzentration aktiver, die Heilung fördernder Wundmediatoren und/oder in einer vermehrten Expression die Heilung hemmender Mediatoren wider. Neben Wachstumsfaktoren und Zytokinen spielen hierbei auch andere Faktoren, wie Radikale (z.B. NO), Matrix-Metalloproteinasen oder Integrine eine besondere Rolle.

Bei der Gentherapie werden Nukleinsäuren als pharmakologisches Agens verwandt. Prinzipiell bestehen gegenwärtig drei verschiedene Konzepte, dem Ungleichgewicht hemmender und stimulierender Faktoren in chronischen Wunden entgegen zu wirken.

1) Gentechnische Herstellung humaner rekombinanter Wachstumsfaktoren, die anschließend lokal appliziert werden
2) Ex-vivo Transfektion von autologen Zellkulturen (Fibroblasten, Keratinozyten) oder heterologen Hautkonstrukten mit Wachstumsfaktoren-DNA und anschließende Transplantation dieser transfizierten Kulturen/Konstrukte auf chronische Wunden
3) In-vivo Transfektion mit Wachstumsfaktoren-DNA, beispielsweise über beschichtete Goldpartikel (Gene Gun), Liposomen oder virale Vektoren

Neben der Stimulation der Heilung über eine Substitution von Wachstumsfaktoren wird in-vitro und tierexperimentell auch die Hemmung von verschiedenen Faktoren, welche die Heilung kompromittieren, wie Matrix-Metalloproteinasen oder TNF-α, untersucht. Dies ist beispielsweise über entsprechende Inhibitoren oder lösliche Rezeptoren möglich.

Lokale Anwendung von Wachstumsfaktoren

Verschiedene Untersuchungen der letzten Jahre haben tierexperimentell und beim Menschen eine Stimulation der Wundheilung durch Substitution autologer oder gentechnisch hergestellter Wachstumsfaktoren gezeigt [5, 8]. Da nicht in allen Studien mit autologen, aus Thrombozyten gewonnenen Faktoren ein positiver Effekt auf die Heilung chronischer Wunden gefunden wurde, diese Therapie auf Grund einer geringen Konstanz der Konzentrationen der einzelnen Faktoren bei unterschiedlichen Patienten kaum standardisierbar war und wegen des potentiellen Infektionsrisikos bei der Herstellung wurde die Therapie mit autologen Faktoren weitgehend verlassen. Rekombinante Wachstumsfaktoren werden seit der ersten Publikation 1989 an Patienten mit Wunden (hrEGF bei Spalthaut-Entnahmestellen) [2] in klinischen Studien eingesetzt. Bei der Behandlung Diabetischer Fußulcera spielen vor allem Untersuchungen mit Platelet-derived Growth Factor-BB (PDGF-BB) eine besondere Rolle.

Basierend auf vier Multicenterstudien mit insgesamt 922 Patienten, die nach einer 20 wöchigen Behandlung neuropathischer diabetischer Ulcera eine absolute Steigerung der Abheilungsrate um 10–15% zeigten, erfolgte Ende 1997 die Zulassung dieses Präparates in den USA und im März 1999 in Deutschland. Die erste Studie von Steed et al. zeigte an 118 Patienten bei einer Konzentration von 30 µg PDGF-BB/g Gel eine signifikante Steigerung der Abheilung von 25% auf 48% binnen 20 Wochen [10]. In einer weiteren Untersuchung (Phase III) an 382 Patienten konnte bei einer Dosierung von 100 µg/g Gel (nicht jedoch bei 30 µg/g Gel) eine signifikante Verbesserung der Abheilungsrate nach 20 Wochen beschrieben werden (50 vs. 35%) [12]. Eine dritte Untersuchung an 252 Patienten zeigte keinen signifikanten Effekt (100 µg/g Gel) [9]; eine vierte Studie war nur hinsichtlich der Sicherheit und Toxizität des Vehikels ausgelegt und ließ daher keine statistische Untersuchung der 34 mit PDGF-BB behandelten (bei insgesamt 172) Studienpatienten zu [4]. Außer einer Publikation mit basis Fibroblast Growth Factor (kein signifikanter Effekt) [7] liegen keine weiteren Publikation hinsichtlich der Wirksamkeit anderer Wachstumsfaktoren als PDGF-BB beim Diabetischen Fußulcus vor.

Für die letztendlich geringe Wirksamkeit lokal applizierter Wachstumsfaktoren gibt es verschiedene Gründe. Die Hemmung oder Substitution einzelner Faktoren kann die komplexen Regulationsstörungen in Wunden nicht vollständig korrigieren. Auch werden lokal applizierte Faktoren schnell durch bakterielle und leukozytische Proteasen inaktiviert, so daß ihre Wirkung zeitlich limitiert ist. Basierend auf diesen Überlegungen sind Studien mit einer direkten in-vivo-Transfektion konzipiert worden, die eine kontinuierliche Proteinabgabe ermöglichen sollen. Neben diesen physiologischen Aspekten spielen natürlich auf Fragen des Studiendesigns ein Rolle. Heterogene Patientenkollektive in einigen Studien und offene Fragen der optimalen Wachstumsfaktoren-Konzentration und Galenik stehen hier im Vordergrund.

Ex-vivo und in-vivo Gentherapie

In-vitro und tierexperimentell konnte unter Verwendung verschiedener Vektoren sowohl ex-vivo als auch in-vivo die Effektivität einer Gentherapie hinsichtlich einer Heilungsstimulation gezeigt werden. Insbesondere mit Hinblick auf eine kontinuierlichere und möglicherweise auch in physiologischeren Größenordnungen stattfindende Produktion von stimulierenden Wundmediatoren wird der Vorteil einer solchen Therapie gesehen.

Bei der ex-vivo Gentherapie erfolgt eine Transfektion von Keratinozyten oder Fibroblasten mit Wachstumsfaktoren, wie EGF, IGF-1 oder PDGF, mit einer anschließenden Transplantation dieser Zellen auf Wunden. Hierbei handelt es um ein biologisches ‚drug delivery'-System, das es ermöglicht, verschiedene Mediatoren in definierten Konzentrationen in Wunden einzubringen [11]. Kontrollierte Studien liegen jedoch bislang nicht vor.

Bei der in-vivo Gentherapie wird die Ziel-DNA direkt (Gene Gun, Liposomen, retro- und adenovirale Vektoren, etc.) in Wunden eingebracht. Tierexperimentell konnte die Effektivität einer Transfektion mit Nachweis einer Proteinexpression und einer Heilungsverbesserung mit verschiedenen Wachstumsfaktoren, wie EGF, TGF-β, aFGF oder PDGF, gezeigt werden. Die erste Untersuchung zur in-vivo Transfektion (Gene Gun) wurde 1994 von Andree et al. mit EGF an Spalthaut-Entnahmestellen beim Schwein publiziert [1]. Bislang liegen jedoch keine Ergebnisse klinischer Studien zur direkten in-vivo Gen-Transfektion bei chronischen Wunden vor.

Neben der eigentlichen Gentherapie von Wunden ist möglicherweise beim ischämischen Typ des Diabetischen Fußsyndroms (Makroangiopathie) der experimentelle Ansatz über die Induktion einer Angiogenese mittels VEGF oder bFGF, ähnlich wie bei der arteriellen Verschlußkrankheit anderer Genese, vielversprechend.

In Vorbereitung und zur Begutachtung bei der amerikanischen FDA vorgelegt ist eine in-vivo Gentherapiestudie mit PDGF-B [6]. Hierbei soll bei Patienten mit einem neuropathischen Diabetischen Ulcus eine einmalige Transfektion über einen adenoviralen Vektor erfolgen.

Schlußfolgerung

Die Therapie des Diabetischen Fußulcus umfaßt als Basistherapie eine Kontrolle des Diabetes, eine Infektsanierung mit chirurgischem Debridement, eine konsequente Druckentlastung sowie eine feuchte Wundbehandlung. Beim Vorliegen einer arteriellen Verschlußkrankheit sollten Maßnahmen zur Revaskularisierung erfolgen. Klinische Studien zu Anwendung lokal applizierter Wachstumsfaktoren haben die hohen in sie gesteckten Erwartungen nicht erfüllt. PDGF-BB (bislang das einzige zugelassene Präparat) zeigt bei neuropathischen Ulcera nach 20 Wochen etwa eine absolute Steigerung der Abheilungsrate um 10–15%. Untersuchungen zu weiteren wirksamen Wachstumsfaktoren liegen nicht vor. Die ex-vivo und in-vivo Gentransfektions-Therapie ist Gegenstand experimenteller Studien. In Planung ist eine in-vivo Gentherapie-Studie beim neuropathischen Diabetischen Fußulcus mit PDGF-B mittels adenoviralem Vektor [6].

Literatur

1. Andree C, Swain WF, Page CP, Macklin MD, Slama J, Hatzis D, Eriksson E (1994) In vivo transfer and expression of a human epidermal growth factor gene accelerates wound repair. Proc Natl Acad Sci USA 91: 12188–12192
2. Brown GL, Nanney LB, Griffen J, Cramer AB, Yancey JM, Curtsinger LJ, Holtzin L, Schultz GS, Jurkiewicz MJ, Lynch JB (1989) N Engl J Med 321:76–79
3. Coerper S, Schäffer M, Enderle M, Schott U, Köveker G, Becker HD (1999) Die chirurgische Wundsprechstunde: Ein interdisziplinäres Zentrum zur Behandlung chronischer Wunden durch standardisierte und kontrollierte Therapiekonzepte. Chirurg 70: 480–484
4. D'Hemecourt PA, Smiell JM, Karim MR (1998) Sodium carboxymethylcellulose aqueous-based gel vs. Becaplermin gel in patients with non-healing lower extremity diabetic ulcers. Wounds 10: 69–75
5. Knighton DR, Ciresi KF, Fiegel VD, Austin LL, Butler EL (1986) Classification and treatment of chronic nonhealing wounds. Ann Surg 204: 322–330
6. Margolis DJ, Crombleholme T, Herlyn M (2000) Clinical Protocol I: Phase I trial to evaluate the safety of H5.020CMV.PDGF-B for the treatment of a diabetic insensate foot ulcer. Wound Rep Reg 8: 480–493
7. Richard JL, Parer-Richard C, Daures JP, Clouet S, Vannereau D, Bringer J, Rodier M, Jacob C, Comte-Bardonnet M (1995) Daib Care 18: 64–69
8. Schäffer M, Becker HD (1999) Immunregulation der Wundheilung. Chirurg 70: 897–908
9. Smiell JM, Wieman J, Steed DL, Perry BH, Sampson AR, Schwab BH (1999) Efficacy and Safety of becaplermin (hrPDGF-BB) in patients with nonhealing, lower extremity diabetic ulcers: a combined analysis of four randomized studies. Wound Rep Reg 7: 335–346
10. Steed DL, and Diabetic Ulcer Group (1995) Clinical evaluation of recombinant human PDGF for the treatment of lower extremity diabetic ulcers. J Vasc Surg 21: 71–81
11. Stark GB, Bannasch H, Schaefer DJ, Bittner K, Bach A, Voigt M (2000) Tissue Engineering – Möglichkeiten und Perspektiven. Zentralbl Chir 125 (Suppl 1): 69–73
12. Wieman TJ, Smiell JM, Su Y (1998) Efficacy and Safety of a topical gel formulation of rhPDGF-BB (Becaplermin) in patients with chronic neuropathic diabetic ulcers. Diab Care 21: 822–827

Wachstumsfaktoren zur Vermeidung von Amputation bei gestörter Wundheilung

E. S. Debus, K. Schmidt, D. Geiger, U. A. Dietz und A. Thiede

Chirurgische Universitätsklinik, Josef-Schneider-Straße 2, 97080 Würzburg

Growth Factors to Avoid Amputation in Delayed Wound Healing

Summary. Growth factors are mediators with essential importance for undisturbed repair process after wounding. The coordinated concert of these substances is necessary for healing with complete restoration of function and morphology. These complex mechanisms are disturbed during secondary and delayed repair. Local and systemic application of these growth factors seems to add important instruments for therapeutic use in the treatment of chronic wounds. Knowledge from experimental research is encouraging, although the exact mechanisms of synergistic action are not completely understood. However, the results from clinical use in controlled studies do not meet these expectations by far. Leading results from experimental and clinical studies are summarized in detail. Further intensive research however is required for the rational use of growth factors in the clinical setting.

Key words: Growth factors – Wound healing

Zusammenfassung. Wachstumsfaktoren sind wichtige Mediatoren in der Wundheilung. Das wohl koordinierte Zusammenspiel der einzelnen Substanzen stellt eine essentielle Voraussetzung für die ungestörte Gewebsreparation dar. Dieser komplexe Regelmechanismus ist bei chronischen Wunden gestört. Die lokale und/oder systemische Applikation von Wachstumsfaktoren scheint eine interessante Erweiterung des therapeutischen Armamentariums zu sein. Ergebnisse aus der Grundlagenforschung deuten darauf hin, daß der klinische Einsatz vielversprechend sein könnte. Allerdings bleiben die Ergebnisse aus den bisher vorliegenden kontrollierten klinischen Studien hinter den initialen Erwartungen zurück, wie im folgenden anhand der wichtigsten bislang vorliegenden Daten beschrieben wird. Weitere intensive Forschungsarbeit ist daher für den rationalen klinischen Einsatz von Wachstumsfaktoren unabdingbar.

Schlüsselwörter: Wachstumsfaktoren – Wundheilung

Einleitung

Seit der Entdeckung der ersten Wachstumsfaktoren haben diese heute großes Interesse in Klinik und Forschung erlangt. Zunehmendes Wissen über Struktur und Wirkung von Wachstumsfaktoren lassen heute Gemeinsamkeiten zwischen ihnen erkennen. Es handelt sich um Polypeptide, die in ihrem chemischen Aufbau oft eng miteinander verwandt sind. Sogenannte Wachstumsfaktorfamilien, wie z.B. die der Transforming Growth Factors (TGF) oder der Bone Morphogenic Proteins (BMP) wurden auf diese Weise identifiziert. Die Wirkung der Wachstumsfaktoren wird in der Regel durch Bindung an spezifische Oberflächenrezeptoren ihrer Zielzellen aktiv. Die biologische Antwort dokumentiert sich durch Induktion von Mitose, Transformation und Chemotaxis bestimmter Zellsysteme. Hierin liegt gleichzeitig die Pluripotenz vieler Wachstumsfaktoren begründet. Denn sie wirken nicht nur wundheilungsfördernd, viele von ihnen besitzen auch eine onkogene Potenz. Schon Betsholz et al. [3] konnten nachweisen, daß bestimmte Zellinien dazu angeregt werden können, Platelet Derived Growth Factor (PDGF) -AA und -BB zu bilden. Ein denkbarer klinischer Einsatz dieser Substanzen zur Anregung der Heilung chronischer Wunden etwa sollte aus diesem Grunde durchaus zurückhaltend beurteilt werden.

In der Wundheilung sind die Wachstumsfaktoren am besten für die kutane Wundheilung charakterisiert. Bis heute konnte eine Vielzahl experimenteller Untersuchungen in vitro und in vivo zeigen, daß sie Wundheilungsvorgänge erheblich beeinflussen. Unter den verschiedenen Einzelfaktoren, die in der Wundheilung von Bedeutung sind, besitzen einige Schlüsselfunktionen, da sie in verschiedenen Phasen der Wundheilung aktiv sind: TGF β3 und PDGF. Beide Faktoren sind experimentell gut untersucht und klinisch heute am besten evaluiert. Gegenstand mehrerer klinischer Studien in der kutanen Wundheilung ist auch das autologe thrombozytäre Wachstumsfaktorgemisch PDWHF® (Platelet Derived Wound Healing Formula®), bestehend aus PDGF, TGF β, EGF (Endothelial Growth Factor), PF 4 (Plättchenfaktor 4) und FGF (Fibroblast Growth Factor) gewesen. Aus den genannten Gründen wird im folgenden im wesentlichen auf diese Faktoren eingegangen.

Interaktionen von Wachstumsfaktoren in der Wundheilung

Die Biologie der Wundheilung wird auch heute noch in die drei Phasen Inflammation, Proliferation und Reparation eingeteilt. Nach Traumatisierung des Gewebes kommt es primär zu einer Extravasation von Blutbestandteilen. Hier fällt den Thrombozyten nicht nur wegen der Initiierung der Blutgerinnung, sondern auch durch Degranulation der α-Granula eine Schlüsselrolle zu. In diesen sind in hoher Konzentration Wachstumsfaktoren – v.a. PDGF – enthalten, der vermutlich der wesentlichste Initiator der Wundheilungskaskade ist. Durch PDGF werden Makrophagen und Fibroblasten aktiviert, die ihrerseits ebenfalls durch Freisetzung von Wachstumsfaktoren die *Proliferation* des verwundeten Gewebes bewirken [7]. Infiltrierende neutrophile Granulozyten wandern in die Wunde ein, bauen Detritus, Bakterien sowie Fremdkörper aus der Wunde ab und werden sodann von Makrophagen phagozytiert, die – angelockt durch Wachstumsfaktoren wie TGF-β – in die Wunde einwandern. Hier werden sie aktiviert und sezernieren dann ebenfalls PDGF und VEGF. Durch ihre Bindung an Matrixproteine wird zudem eine Metamorphose der Makrophagen in inflammatorische und reparative Zellen bewirkt. Sie bilden CSF-I, einen Faktor, der zum Überleben der Makrophagen eine essentielle Rolle spielt. Darüber hinaus wird eine Vielzahl von Wachstumsfaktoren von Makrophagen gebildet und sezerniert, u.a. PDGF, TGF-α, TGF-β, IGF-I. Es gilt als sicher, daß die von Makrophagen stammenden Wachstumsfaktoren essentiell für die Einleitung der *reparativen Phase* sind. Somit besitzen Makrophagen eine Schlüsselrolle im Übergang von der Granulationsphase zur reparativen Phase [15]. Das Granulationsgewebe beginnt sich bei primärer Heilung etwa von dem vierten Tag an in der Wunde zu formieren. Neben den Makrophagen wandern Fibroblasten in die Wunde. Sie bilden ein Gerüst von Kollagenfibrillen, transformieren zu Endothelzellen und formieren so unter dem Einfluß von VEGF neue Kapillaren (Neoangiogenese). Vor allen Dingen PDGF und TGF-β3 stimulieren zusammen mit extrazellulären Matrixmolekülen die Fibroblasten zu ihrer mitotischen und matrixsynthetisierenden Aktivität. Es scheint so zu sein, daß die Menge an Fibronektin zusammen mit fibrin- und fibronektin-bindenden Integrin-Rezeptoren verantwortlich für Menge und Qualität des Granulationsgewebes sind [25]. Die *Neoangiogenese* stellt für die Wunde einen essentiellen Prozeß dar, bei dem durch neu einsprossende Kapillaren der Sauerstofftransport in das Narbengewebe erfolgt und der im wesentlichen von den Wachstumsfaktoren VEGF, aFGF und bFGF vermittelt wird. Es scheint so zu sein, daß die verschiedenen Wachstumsfaktoren zeitlich versetzt ausgeschüttet werden. Nissen et al. [14] konnten zeigen, daß der Prozeß der Angiogenese bereits am ersten Tag nach Wundsetzung beginnt. Ist die Wunde mit Granulationsgewebe vollständig gefüllt, stoppt der Prozeß der Angiogenese, und eine Art *programmierter Zelltod* tritt ein: viele der neugebildeten Blutgefäße desintegrieren durch Apoptose, sodaß schließlich ein gefäßarmes Narbengewebe entsteht [9].

Die *Reepithelialisierung* der Wunde beginnt nicht erst nach Auffüllung des Wundgrundes mit Granulationsgewebe, sondern bereits wenige Stunden nach Wundsetzung. Keratinozyten aus dem Wundrand machen unter dem Einfluß von KGF eine bemerkenswerte Metamorphose durch: nach Abbau von Detritus, Blutgerinnsel und Fremdkörpern beginnen sie, sich durch Auflösung ihrer Desmosomen aus ihrem Zellkomplex zu lösen und an extrazellulären Aktinfilamenten in die Wunde einzuwandern [6]. Vermutlich ebenfalls unter dem Einfluß von KGF und TGF-α beginnen diese Zellen, ein bis zwei Tage später zu proliferieren und somit eine neue Epithelschicht auf der Wunde auszubilden [23]. Sobald die neugebildeten Epithelzellen fest mit der Basalmembran verbunden sind, mutieren sie wieder zu ihrem ursprünglichen Phänotyp.

Unter dem Einfluß extrazellulärer Matrixproteine und von Wachstumsfaktoren beginnt – wiederum parallel zur bereits einsetzenden Reepithelialisierung der Prozeß der *Wundkontraktion*. Im Verlauf der zweiten Woche der primär heilenden Wunde mutieren Fibroblasten unter dem Einfluß vorwiegend von FGF, TGF-β sowie PDGF zu Myofibroblasten. Durch Zell-Zell sowie Zell-Matrix Verbindungen entsteht ein ausgedehntes Kollagennetzwerk [22]. Im weiteren Verlauf der Narbenbildung nimmt der Kollagengehalt zu Gunsten von Fibronektin in der Wunde stetig ab. Kollagen wird durch Matrix Metalloproteasen (MMP's) abgebaut. Die verschiedenen Phasen der Wundheilung sind durch eine intensive Interaktion von MMP's und deren Inhibitoren gekennzeichnet, wodurch letztendlich die Qualität der Narbenbildung bestimmt wird [13]. Auf diese Weise erreichen Wunden innerhalb der ersten drei Wochen nach Wundsetzung etwa 20% der endgültigen Zugfestigkeit der verheilten Narbe. Durch Kollagenvernetzung gewinnt die Wunde allmählich an mechanischer Belastbarkeit, jedoch wird die Zugfestigkeit des unversehrten umgebenden Gewebes nie vollständig erreicht. Die maximale Belastbarkeit einer Narbe wird auf etwa 70% der normalen Haut angegeben [12].

Wichtige Wachstumsfaktoren in der Wundheilung

1978 wurde der erste Vorläufer der *Transforming Growth Factors (TGF's)* entdeckt und Sarcoma Growth Factor genannt. Später stellte man fest, daß dieser Faktor ein Konglomerat aus dem EGF-ähnlichen Faktor TGF-α und TGF-β ist [17]. Eine Vielzahl von physiologischen und neoplastischen Zellen produziert TGF-α, die höchsten Konzentrationen werden in Thrombozyten und Makrophagen gefunden. Aufgrund seines Vorkommens in Thrombozyten und Makrophagen ist es sehr wahrscheinlich, daß TGF-α eine zentrale Rolle in der Wundheilung zukommt [2].

1986 wurde von Sporn et al. [20] Struktur und Eigenschaften von TGF-β entdeckt. TGF-β kommt in drei Homodimeren vor, die eine 70%ige Sequenzhomologie aufweisen. TGF-β1 ist in vivo am häufigsten und kommt fast ubiquitär im Organismus vor. Hohe TGF-β Spiegel sind vor allem in Geweben mit hoher Transformationstendenz nachgewiesen worden, wie z.B. in Osteozyten und im hämatopoetischen System. Viele mesenchymale und epitheliale Zellen reagieren auf TGF-β, indem sie Fibronektin, verschiedene Subtypen von Kollagen und andere Zelladhäsionsmoleküle freisetzen [21]. TGF-β wirkt sowohl wachstumsstimulierend als auch wachstumshemmend. Es unterstützt die Bildung von Strukturproteinen der extrazellulären Matrix. Jedoch scheint TGF-β eine wesentliche Rolle bei exzessiver Narbenbildung und überschießender Fibrosierung zuzukommen. Darüber hinaus scheinen die TGF's einen differenzierten Einfluß auf die Reepithelialisierung zu haben: TGF-β hemmt im Gegensatz zu TGF-α das Epithelwachstum in vivo [11].

TGF-β wurde zur Wirksamkeit bei venösen Ulcera im Rahmen einer multizentrisch randomisierten Studie ausführlich untersucht. Die Auswertungen dieser Studie ergaben jedoch im Vergleich zur standardisierten feuchten Wundbehandlung keine Verbesserung der Abheilungsrate.

Die *Platelet-derived Growth Factors (PDGF's)* wurden im Jahr 1974 entdeckt [18]. PDGF kommt in drei Isoformen vor: PDGF-AA, PDGF-AB und PDGF-BB. Fast 70% des PDGF aus menschlichen Thrombozyten besteht aus dem Heterodimer PDGF-AB. Beide Peptidketten des PDGF weisen starke Strukturähnlichkeiten zu Protoonkogenen auf, was dem Wachstumsfaktor eine onkogene Potenz bescheinigt [19]. Neben seiner mitogenen Wirkung auf wundheilungsfördernde Zellen spielt PDGF eine wichtige Rolle in der Entstehung der Arteriosklerose. In vitro stimuliert PDGF die DNA-Synthese und Chemotaxis von Fibroblasten und glatten Muskelzellen. Indirekt fördert es dadurch die Kollagen-, Glycosaminoglykan- und Kollagenaseproduktion. Aus der Tatsache, daß PDGF nach Wundsetzung primär aus den α-Granula der Thrombozyten freigesetzt wird, läßt sich schließen, daß PDGF bei der Initiierung der Wundheilung eine wichtige Rolle spielt. Offensichtlich wirkt PDGF synergistisch mit anderen Wachstumsfaktoren wie IGF und EGF. Es ist bekannt, daß PDGF in bestimmten chronischen Wunden in niedrigeren Konzentrationen gebildet wird als in primär heilenden Wunden [4]. Zudem ist es offensichtlich so, daß der PDGF Rezeptor im Rahmen der Reparaturvorgänge nach Traumatisierung hoch- und auch wieder herunterreguliert wird [1]. Derzeit liegen mehrere randomisierte multizentrische Studien vor, die den positiven Effekt von lokal appliziertem PDGF beim diabetisch-neuropathischen Ulcus und beim Dekubitalulcus nachweisen konnten [8, 10, 24]. Insgesamt konnte in diesen Studien sowohl eine 20–30% erhöhte Abheilungsrate der Wunden beobachtet werden als auch eine um mehrere Wochen beschleunigte Wundheilungsdauer. Beide Wirkungen waren signifikant gegenüber dem konventionell behandelten Kontrollkollektiv.

Unter der Vorstellung, daß die Applikation von mehreren Wachstumsfaktoren quasi als Cocktail eine Potenzierung ihrer Wirkung erreichen kann (s.u.), wurde das sogenannte *Platelet derived Wound Healing Formula (PDWHF®)* entwickelt. Es handelt sich hierbei um ein Gemisch aus thrombozytären Wachstumsfaktoren, die durch Degranulation der thrombozyten-ständigen α-Granula gewonnen werden. Zusätzlich zu den beiden oben beschriebenen Faktoren zählen der Plättchenfaktor 4 und die Fibroblast Growth Factors (FGF's) dazu. FGF kommt in mehreren Isoformen vor, von denen zwei bei der Gewebereparation eine besondere Rolle spielen: die saure und die basische Form. Das saure FGF (aFGF) ist identisch mit dem VEGF. Die unterschiedlichen Namen sind Hinweis für das nahezu ubiquitäre Vorkommen dieses Wachstumsfaktors. Beide FGF Isoformen sind in vivo potente angiogenetische Wachstumsfaktoren. Zudem können sie die Entwicklung von Neuronen fördern [16]. Studien konnten nachweisen, daß die FGF's mitogen für viele andere Zellsysteme mesenchymalen und neuroektodermalen Ursprungs sind. Darüber hinaus können sie die Zellwanderung beeinflussen [5]. Die Wirkung von bFGF ist erheblich stärker als die von aFGF. Mit Konzentrationen von 5 pg/ml stimuliert bFGF bereits das Wachstum von Endothelzellen. Diese Konzentration ist bis zu 60fach niedriger als der Gehalt an TGF-α, EGF oder PDGF, um eine vergleichbare Wirkung zu erreichen. Bis heute liegen zum topischen Einsatz von FGF isoliert zur Behandlung von Wundheilungsstörungen keine Studien im humanen System vor. Jedoch existieren mehrere klinische Studien zu PDWHF® an differenten Ulcusentitäten, die jeweils eine unterschiedliche Ansprechrate im Vergleich zur standardisierten feuchten Wundheilung allein besitzen (Tabelle 1). Da die vorliegenden randomisierten Studien jedoch alle geringe Fallzahlen aufweisen und zudem die behandelten Wundentitäten sehr heterogen sind, ist die statistische Aussage dieser Untersuchungen zurückhaltend zu bewerten. Die Mehrzahl der vorliegenden Studien zu PDWHF scheinen jedoch eine positive Tendenz auf die Abheilungsrate im Vergleich zur konventionellen feuchten Wundbehandlung zu haben [4].

Tabelle 1. Zusammenstellung der wichtigsten Studien zu dem Wachstumsfaktorgemisch PDWHF®

Autor	Jahr	Patienten	Entität	Studie	Heilung [%]	S
Glover	1997	2811/1019	verschiedene	retrospektiv	66/50	ja
Knighton	1989	15/17	Diabetes	prospektiv	81/15	ja
Coerper	1995	36	venös	prospektiv	78	
Debus	1999	13/27	arteriell	prospektiv	65/41	ja
Knighton	1990	32/32	verschiedene	randomisiert, blind	81/14	ja
Krupski	1991	18/16	verschiedene	randomisiert, doppelblind	33/24	nein
Holloway	1993	40/39	Diabetes	randomisiert, doppelblind	80/29	ja

Literatur

1. Agren M, Haisa M, Grotendorst GR (1996) Differential expression of platelet-derived growth factor receptors in porcine fibroblasts cultured from skin and granulation tissue. Wound Rep Reg 4:288–296
2. Assoian RK, Komoriya A, Meyers CA, Miller DM, Sporn MB (1983) Transforming growth factor-beta in human platelets. J Biol Chem 258:7155–7169
3. Betsholtz C, Westermark B, Ek B, Heldin C-H (1984) Coexpression of a PDGF-like factor and PDGF receptors in a human osteosarcoma cell-line: implications for autocrine receptor activation. Cell 39:447–457
4. Debus ES, Schmidt K, Ziegler UE, Franke S, Thiede A (1999) Die Therapie chronischer arterieller Ulcera cruris mit thrombocytären Wachstumsfaktoren. Langenbecks Arch Chir Suppl:887–889
5. Gensburger C, Labourdette G, Sensenbrenner M. Brain basic fibroblast growth factor stimulates the proliferation of rat neuronal precursor cells in vitro. FEBS Lett 217:1–5
6. Golliger JA, Paul DL (1995) Wounding alters epidermal connexin expression and gap junction-mediated intercellular communication. Mol Biol Cell 6:1491–1501
7. Heldin C-H, Westermark B (1996) Role of platelet-derived growth factor in vivo. In: Clark RAF (Ed) The molecular and cellular biology of wound repair 2nd Edition, Plenum press:249–273
8. d'Hemecourt PA, Smiell JM, Karim MR (1998) Sodium carboxymethylcellulose aqueous-based gel vs. Becaplermin gel in patients with nonhealing lower extremity diabetic ulcers. Wounds 10:69–75
9. Ilan N, Mahooti S, Madris JA (1998) Distinct signal transduction pathways are utilized during the tube formation and survival phases of in vitro angiogenesis. J Cell Sci 111:3621–3631
10. Kallianinen LK, Hirshberg J, Marchant B, Rees RS (2000) Role of platelet derived growth factor as an adjunct to surgery in the management of pressure ulcers. Plast Reconstruct Surg 106:1243–1248
11. Kratz G, Compton CC (1997) Tissue expressin if transforming growth factor-β1 and transforming growth factor α during wound healing in human skin explants. Wound Reg Rep 5:222–228
12. Levenson SM, Geever EF, Crowley LV, Oates JF, Berard CW, Rosen H (1965) The healing of rat skin wounds. Ann Surg 161:293–308
13. Madlener M, Parks WC, Werner S (1998) Matrix metalloproteinases (MMP's) and their physiological inhibitors and their physiological inhibitors (TIMPs) are differentially expressed during excisional skin wound repair. Exp Cell Res 242:201–210
14. Nissen NN, Polverini PJ, Koch AE, Volin MV, Gamelli RL, DiPietro LA (1998) Vascular endothelial growth factor mediates angiogenetic activity during the proliferative phase of wound healing. Am J Pathol 152:1445–1452
15. Riches DWH (1996) Macrophage involvement in wound repair, remodelling, and fibrosis. In: Clark RAF (Ed) The molecular and cellular biology of wound repair 2nd edition, Plenum press:95–141
16. Risau W (1986) Developing brain produces an angiogenesis factor. Proc Natl Acad Sci USA 83:3855–3859
17. Roberts AB. Anzano MA, Lamb LC, Smith JM, Sporn MB (1981) New class of transforming growth factors potentiated by epidermal growth factor: isolation from non-neoplastic tissues. Proc Natl Acad Sci USA 78:5339–5343
18. Ross R, Glomset J, Kariya B, Harker L (1974) A platelet-dependent serum factor that stimulates the proliferation of arterial smooth muscle cells in vitro. Proc Natl Acad Sci USA 71:1207–1210
19. Ross R (1989) Platelet-derived growth factor. Lancet I:1353–1356
20. Sporn MB, Roberts AB, Wakefield LM, Assoian RK (1986) Transforming growth factor beta: biological function and chemical structure. Science 223:532–534
21. Weimann E, Kiess W (1991) Wachstumsfaktoren (Hrsg: Weimann E, Kiess W): Grundlagen, Biochemie und klinische Bedeutung. Schattauer, Seite 33–43
22. Welch MP, Odland GF, Clark RAF (1990) Temporal relationships of F-actin bundle formation, collagen and fibronectin matrix assembly, and fibronectin receptor expression to wound contraction. J Cell Biol 110:133–145
23. Werner S, Smola H, Liao X, Lonacker MT et al. (1994) The function of KGF in morphogenesis of epithelium and re-epithelialization of wounds. Science 266:819–823
24. Wieman TJ, and the Becaplermin Gel studies group (1998) Clinical efficacy of Becaplermin (rhPDGF-BB) gel. Am J Surg 176 (Suppl 2A):74–79
25. Xu J, Clark RAF (1996) Extracellular matrix alters PDGF regulation of fibroblast integrins. J Cell Biol 132:239–249

Poster

Viszeralchirurgie

Morbidität und Langzeitüberleben nach Resektion uni- und multizentrischer kolorektaler Karzinome

L. Staib, K. H. Link und H. G. Beger

Abteilung Allgemein- und Viszeralchirurgie, Universität Ulm, Steinhövelstraße 9, 89070 Ulm

Morbidity and Long-Term Survival After Resection of Uni- and Multicentric Colorectal Cancer

Summary. In this prospective follow-up study (1978–1999, mean observation time 110 months) of 2452 patients with unicentric colon cancer (44.6%, CC), unicentric rectal cancer (44.8%, RC) and multicentric colorectal cancer (10.6%, CRC) of UICC stages I (19%), II, (30%), III (21%), IV (20%), unknown (10%), we observed 5/10 year overall survival rates of 50/42% (all), 78/66% (R0), 46/36% (R1), 4/0% (R0), and 86/79% (I), 70/58% (II), 42/33% (III), 3/0% (IV) with P<0.0001. Recurrence was seen in 27% (all), mainly locally and distant (15%). Surgical morbidity was 18% (all), 14% (CC), 21% (RC), 20% (CRC). Perineal infections occurred in 4% (RC), anastomotic leaks in 1% (all). Perioperative mortality was 0.8% (all). In conclusion, this prospective follow-up ensures quality control in surgical oncology.

Key words: Colorectal Cancer – Long-term survival – Quality control

Zusammenfassung. In dieser prospektiven Nachsorgestudie (1978–1999, mittlere Beobachtungszeit 110 Monate) an 2452 Patienten mit unizentrischen Kolon- (44,6%, CC), Rektum- (44,8%, RC) und multizentrischen kolorektalen Karzinomen (10,6%, CRC) der UICC Stadien I (19%), II, (30%), III (21%), IV (20%), unbekannt (10%), fanden wir 5/10-J. Gesamtüberlebensraten von 50/42% (alle), 78/66% (R0), 46/36% (R1), 4/0% (R0), und 86/79% (I), 70/58% (II), 42/33% (III), 3/0% (IV) mit P<0,0001. Rezidive traten in 27% (alle) auf, hauptsächlich lokal und fern (15%). Die chirurgische Morbidität betrug 18% (alle), 14% (CC), 21% (RC), 20% (CRC). Perineale Infekte traten in 4% (RC) auf, Anastomoseninsuffizienzen in 1% (alle). Die perioperative Letalität betrug 0,8% (alle). Schlussfolgernd bietet die prospektive Nachsorge ein Instrument zur Qualitätssicherung in der Tumorchirurgie.

Schlüsselwörter: Kolorektales Karzinom – Langzeitüberleben – Qualitätskontrolle

Standardisierung immuncytochemischer Methoden zur Detektion disseminierter Tumorzellen

I. Vogel, C. Röder, H. Kalthoff und B. Kremer

Universitätsklinikum Kiel, Klinik für Allgemeine Chirurgie und Thoraxchirurgie, Arnold-Heller-Straße 7, 24105 Kiel

Standardization of Immunocytochemical Methods for the Detection of Disseminated Tumor Cells

Summary. The detection of disseminated tumor cells is performed by multiple methods that need to be standardized. We analyzed cytospins from bone marrow samples of 242 patients with gastrointestinal carcinoma. Two different methods (both APAAP staining) were used: 1. EPIMET Kit (Baxter), 2. own antibody cocktail (CEA, Ca-19-9, Ra 96). Conventional light microscopy and computer assisted evaluation with the ChromaVision system were performed in parallel by one investigator without knowledge of the clinical data. *Results: **EPIMET Kit:*** Corresponding results between both evaluation procedures were observed in 97.1% (235/242) of the patients. ***TAA Cocktail:*** Correspondence in 96.1% (74/77). The computer assisted evaluation after individual adjustment of the soft- and hardware offers the opportunity of a standardized and fast detection of disseminated tumor cells after immunostaining.

Key words: Disseminated tumor cells – Immunocytochemistry – Computer assisted evaluation

Zusammenfassung. Aufgrund der Vielzahl von Methoden zur Detektion disseminierter Tumorzellen und deren Auswertungsverfahren ist eine Standardisierung nötig. Zytospins mit Knochenmarkproben von 242 Patienten mit gastrointestinalen Karzinomen wurden mit zwei unterschiedlichen Ansätzen (beide APAAP) untersucht: 1. EPIMET-Kit® (Baxter), 2. mit einem eigenen Antikörper-Cocktail (CEA, Ca-19-9, Ra 96). Die Auswertung beider Ansätze wurde mittels konventioneller Mikroskopie und mit dem computergestützten ChromaVision®-System ohne Kenntnis der Patientendaten durch einen Untersucher analysiert. *Ergebnisse: **EPIMET-Kit:*** Übereinstimmung bei 97,1% (235/242) der Patienten. ***TAA-Cocktail:*** Übereinstimmung in 96,1% (74/77). Die computergestützte Auswertung ist nach individueller Einstellung des Gerätes in der Lage in kürzerer Zeit (ca. 40%) standardisiert eine präzise Detektion durchzuführen.

Schlüsselwörter: Disseminierte Tumorzellen – Immunhistochemie – Computergestützte Auswertung

Disseminierte Tumorzellen in Lymphknoten beim Pankreaskarzinom – Bedeutung des immunhistologischen Nachweises von Cytokeratin- und CA19-9-Antigen

F. Meyer, B. Matthies, U. Kasper, A. Roessner, H. Lippert und K. Ridwelski

Klinik für Chirurgie, Universitätsklinikum, Leipziger Straße 44, 39120 Magdeburg

Disseminated Tumor Cells in Lymph Nodes of the Pancreatic Carcinoma: Immunhistologic Detection of Cytokeratin and CA19-9 Antigen

Summary. *Aim:* To determine the frequency of tumor cell dissemination using immunohistology (Ab against Cytokeratin and CA19-9) in lymph nodes histopathologically classified as tumorfree. Patients with ductal pancreatic Ca (n=15) and Ca of the papilla of Vater (n=10) underwent surgical resection ($pT_xN_0M_0$ R_o; n_{total}=229 lymph nodes; control: n=81 lymph nodes obtained from patients with chronic pancreatitis). 55 of 229 lymph nodes (26.3%) were cytokeratin positive indicating disseminated tumor cells, whereas in all subjects (100%) with pancreatic Ca at least 1 lymph node was detected to be positive (Ca of the papilla of Vater: no tumor cells/chronic pancreatitis: no false-positive finding – specific/suitable). In contrast, in all 25 Ca patients CA19-9 was detected (control: 52 of 81 lymph nodes [64.2%] were false-positive – not suitable). Pancreatic Ca seems to generate earlier metastases than Ca of the papilla of Vater.

Key words: Pancreatic carcinoma – Disseminated tumor cells – Immunhistology

Zusammenfassung. Ziel war, die Häufigkeit einer Tumor(Tu)zelldissemination in histopathologisch als tumorfrei klassifizierten Lymphknoten (LK) durch Immunhistologie (Ak gegen Cytokeratin und CA19-9) zu bestimmen. Patienten mit duktalem Pankreas- (n=15) und Papillen-Ca (n=10) wurden chirurgisch radikal reseziert ($pT_xN_0M_0$ R_o; n_{Ges}=229 LK; Kontrolle: n=81 LK von Patienten mit chronischer Pankreatitis). 55 von 229 LK (26,3%) wiesen disseminierte Tu-Zellen auf (Cytokeratin-positiv), wobei bei allen (100%) mit Pankreaskopf-Ca mindestens 1 LK derartige Tu-Zellen aufwies (Papillen-Ca keine Tu-Zellen/chronische Pankreatitis: kein falsch-positiver Befund – spezifisch/sicher). Hingegen wurde bei allen 25 Ca-Patienten ein positiver CA19-9 – Ag-Nachweis in den LK geführt (Kontrolle: 52 von 81 LK [64,2%] falsch-positiv – nicht geeignet). Das heißt, das Pankreas-Ca scheint früher subklinische LK-Metastasen zu bilden.

Schlüsselwörter: Pankreaskarzinom – Disseminierte Tumorzellen – Immunhistologie

Lebensqualität nach operativer Therapie des renalen Hyperparathyreoidismus. Ergebnisse einer prospektiven Langzeitstudie

S. Walgenbach*, G. Hommel und Th. Junginger

Klinik und Poliklinik für Allgemein- und Abdominalchirurgie, Johannes Gutenberg-Universität Mainz, Langenbeckstraße 1, 55101 Mainz (* *neue Anschrift:* Städtisches Krankenhaus, Chirurgische Abteilung, Postfach 1244, 23925 Wismar)

Quality of Life After Operative Therapy of Renal Hyperparathyroidism. Results of a Prospective Long-Term Follow-up Study

Summary. The quality of life after surgery for renal hyperparathyroidism was evaluated in a prospective long-term follow-up study. From August 1, 1987, to August 31, 2000, 186 operations were performed. Total parathyroidectomy with autotransplantation to a forearm was our preferred procedure. Initial cervical exploration was successful in 98.2%. Within the first month after surgery 60% of the preoperatively affected patients completely recovered from pruritus, whereas the skeletal syndrome took longer to disappear. One year after surgery 75% of the patients with pruritus and 79% of those with skeletal syndrome had became asymptomatic. Morbidity of cervical exploration is influenced by patients' risk factors. The success rate of the operation is high. Therefore it should be performed in an early stage of hyperparathyroidism.

Key words: Renal hyperparathyroidism – Operative therapy – Quality of life

Zusammenfassung. In einer prospektiven Langzeituntersuchung wurde die Lebensqualität nach operativer Therapie des renalen Hyperparathyreoidismus untersucht. Vom 1.8.1987–31.8.2000 erfolgten 186 Eingriffe. Bevorzugte Operation war die totale Parathyreoidektomie mit autologer Epithelkörperchenreplantation. Die Erfolgsrate der erstmaligen Halsexploration betrug 98,2%. Juckreiz klang bei über 60% der betroffenen Patienten innerhalb von 4 Wochen nach dem Eingriff ab. Die Rückbildung ossärer Symptome bedurfte längerer Zeit. Ein Jahr postoperativ waren 75% der präoperativ von Juckreiz und 79% der vom ossären Syndrom betroffenen Patienten asymptomatisch. Patienteneigene Risikofaktoren bedingen eine niedrige Letalität der mit hoher Erfolgsrate durchführbaren Halsexploration. Die Operationsindikation sollte frühzeitig gestellt werden.

Schlüsselwörter: Renaler Hyperparathyreoidismus – Operative Therapie – Lebensqualität

Carcinoma of Unknown Primary-(CUP)-Syndrom – Rationelle Diagnostik mit der ^{18}Fluorodeoxyglukose-Positronenemissionstomografie

M. Wenzke, St. Leinung, P. Würl und M. Schönfelder

Klinik und Poliklinik für Allgemeine Chirurgie, Chirurgische Onkologie und Thoraxchirurgie, Zentrum für Chirurgie, Universität Leipzig, Liebigstraße 20a, 04103 Leipzig

Clinical Value of ^{18}Fluorodeoxyglucose Positron Emission Tomography in Carcinoma of Unknown Primary

Summary. We analysed our first experience with the ^{18}FDG-PET as a screening method for carcinoma of unknown primary. 7 patients had low-grade adenocarcinomas, one patient a plasmocytoma. The results of the histological and clinical examination gave no information about the origin of the primary tumour masses. In 2 of 8 patients the primary tumour was detected, in 4 patients a spreading tumour could be excluded. In 2 patients ^{18}FDG-PET was unable to identify the primary tumour. Additionally, in 3 of 8 patients false-positive results were found using ^{18}FDG-PET. In conclusion, when other diagnostic methods were not yet performed, patients undergo ^{18}FDG-PET at the beginning of the diagnostic procedure. After that, we complete the diagnostic procedure with a MRI or CT in order to stage the cancer and to differentiate false-positive results of ^{18}FDG-PET.

Key words: Positron emission tomography – Fluorodeoxyglucose – Carcinoma of unknown primary

Zusammenfassung. Anhand von 8 klinischen Fallbeispielen wurde der Stellenwert der ^{18}FDG-PET in der Diagnostik des Carcinoma of Unknown Primary (CUP) retrospektiv untersucht. Bei diesen Patientinnen waren ein Adenokarzinom (G3) (n=6), ein Karzinom (G4) (n=1) bzw. ein Plasmozytom (n=1) histologisch gesichert. In 2 CUP-Fällen konnten Primärmanifestationen erfasst werden. Bei 4 Patientinnen wurde eine Metastasierung des Tumors ausgeschlossen. Bei 2 Patientinnen ist kein Primum gefunden worden. Bei 3 von 8 Patientinnen wurden zusätzlich klinisch nicht relevante falsch positive Befunde erhoben. Schlussfolgernd führen wir bei latenter klinischer Symptomatik und noch nicht erfolgter bildgebender Untersuchung primär eine ^{18}FDG-PET zur Screeningdiagnostik und anschließend ein tomografisches Verfahren zur Staging- bzw. Differentialdiagnostik falsch positiver Befunde durch.

Schlüsselwörter: Positronenemissionstomografie – Fluorodeoxyglukose – Carcinoma of Unknown Primary

Chirurgisches Therapiekonzept und Prognose des perforierten Ulkus ventrikuli et duodeni anhand eines neuen Klassifikationssystems

O. Schwandner, P. Kujath und H.-P. Bruch

Klinik für Chirurgie, Universitätsklinikum Lübeck, Ratzeburger Allee 160, 23538 Lübeck

Surgical Concept and Prognosis of Perforated Gastroduodenal Ulcer Related to a Standardized Classification System

Summary. Gastroduodenal ulcer perforation was classified into three types and prospectively evaluated in 102 patients: type I (solitary gastric ulcer at the anterior wall in which laparoscopic closure by suture was treatment of choice and postoperative endoscopic biopsy was mandatory); type II (perforated ulcer with significant defect in which excision and suture was necessary); type III (perforated ulcer with destruction of proximal duodenum and penetration into adjacent organs in which resectional surgery was indicated). Closure of type I perforation could be managed laparoscopically in 100%, BII resection was necessary in 75% of type III. Morbidity and mortality were significantly lower in type I than types II and III. Age, comorbidity defined by ASA status and time of surgery were independent prognostic factors with increased mortality in patients older than 65 years, ASA III and IV and surgery after 24 hours following onset of symptoms.

Key words: Gastric ulcer – Duodenal ulcer – Perforation – Surgery

Zusammenfassung. Die Ulkusperforation wurde in drei Typen klassifiziert und bei 102 Patienten prospektiv evaluiert: Typ I (solitäre, vorderwandseitige Ulzera ad pylorum, ohne wesentlichen Substanzdefekt, die sicher laparoskopisch übernäht werden und postoperativ eine endoskopische Biopsie erfordern); Typ II (größere, perforierte Ulzera ventrikuli et duodeni, bei denen eine Exzision mit Übernähung anzustreben ist); Typ III (Ulzera mit weitgehender Zerstörung des proximalen Duodenums und potentieller Penetration in Pankreas, Gallenwege oder Leber, bei denen eine Resektion unumgänglich ist). Die Übernähung bei Typ I konnte bei allen Patienten laparoskopisch durchgeführt werden, die Rate an BII-Resektionen bei Typ III lag bei 75%. Typ I hatte eine signifikant geringere Morbidität und Mortalität als Typ II und III. Alter, ASA-Status sowie OP-Zeitpunkt waren unabhängige Prognosefaktoren - mit signifikant höherer Mortalität bei Patienten älter als 65 Jahre, bei ASA III+IV-Stadien und einer OP 24 Stunden nach Symptombeginn.

Schlüsselwörter: Ulkus ventrikuli - Ulkus duodeni - Perforation - Chirurgie

Multiviszerale Resektion beim colorektalen Karzinom – Benefit für den Patienten?

A. Fürst, S. Tange, M. Anthuber und K.-W. Jauch

Klinik und Poliklinik für Chirurgie, Universitätsklinik, Franz-Josef-Strauß-Allee 11, 93042 Regensburg

Extended Resection in Colorectal Cancer: Benefit for the Patient?

Summary. In cases of advanced colorectal cancer a curative surgical treatment is only possible if an extended resection is being performed. In this study we investigated the outcome of 67 patients following extended colorectal resection with or without a residual tumor in terms of morbidity and mortality. Beside the resection of the primary tumor, 133 adjacent organ structures were resected. The most frequent organ structures that were removed contained parts of the bladder, ovaries, seminal glands, and parts of the small intestine. Due to extended resection a R0 situation was achieved in 33 patients. In this group the cumulative survival time was significantly prolonged (29 months). In contrast, in patients with remaining macroscopic or microscopic tumor the survival time decreased to 12 months. Our results suggest that in cases of advanced rectal cancer a primary multivisceral resection is justified and necessary, if surgery is based on a curative intention.

Key words: Colorect cancer - Extended resection

Zusammenfassung. Beim fortgeschrittenen kolorektalen Karzinom ist eine kurative Operation in einigen Fällen nur durch eine erweiterte Resektion möglich. Wir untersuchten den Einfluß einer primären multiviszeralen Resektion bei 67 konsekutiven Patienten auf Morbidität, Mortalität und auf das Überleben mit und ohne Residualtumor. Neben dem Primärtumor wurden insgesamt 133 weitere Organstrukturen mitentfernt, am häufigsten waren dies Anteile von Harnblase, Ovar, Samenblasen und Dünndarm. Bei 33 Patienten konnte durch die erweiterte Resektion eine R0-Situation erreicht werden. In dieser Gruppe war die kumulative Überlebenszeit signifikant verlängert (29 Monate), verglichen mit Patienten bei denen ein mikroskopischer oder ein makroskopischer Tumorrest verblieb (12 Monate). In kurativer

Intention halten wir eine primäre multiviszerale Resektion gerechtfertigt und notwendig. Sofern eine R0-Situation erreicht werden kann, ist das mediane Überleben signifikant verlängert.

Schlüsselwörter: Multiviszerale Resektion – Kolorektales Karzinom

Bedeutung von PSA bei benignen und malignen Brusterkrankungen

S.K. Seelig und W.G. Rossmanith

Abteilung Gynäkologie/Geburtshilfe, Kreiskrankenhaus Sinsheim, Lehrkrankenhaus Universität Heidelberg, Waibstadter Straße 2, 74889 Sinsheim

Value of Serum PSA in Benigne and Malignant Breast Diseases

Summary. Using ultrasensitive chemiluminescence-testing PSA was determined in 128 patients with breast diseases, 60 with histologically proven benign and 68 with malignant neoplasms. The mean PSA-level in blood-sera was 0.013 ng/ml and 0.063 ng/ml in patients with benign and malignant diseases (p=0.21). 50% of the PSA values were below the reference value. There was no difference between patients with different AJCC-stage. Only in patients with advanced tumors (AJCC IV) there was a tendency to a higher mean PSA-level (0.574 ng/ml, p=0.81). Both, patients with positive vs negative estrogen receptor status (n=52, p=0.24) and positive vs negative progesterone receptor Status (n=51, p=0.24) showed no difference in their serum PSA levels. We conclude that there is no correlation between the level of serum PSA and benign and malignant breast tumors. Advanced tumor stage, positive estrogen- or progesterone receptor status are not associated with an increase in serum PSA level.

Key words: Prostatic specific antigene – Breast disease – Breast cancer

Zusammenfassung. Bei 128 Patientinnen, 60 benignen und 68 malignen Mamma-Neoplasien, wurde das Gesamt-Serum-PSA mittels eines ultrasensitiven Chemilumineszenztest gemessen. Der mittlere PSA-Gehalt der benignen Gruppe betrug 0,013 ng/ml und 0,063 ng/ml bei der malignen (p=0,21). Nur bei ca. 50% aller Patientinnen lag der PSA-Gehalt über der testspezifischen Nachweisgrenze. Hinsichtlich des Tumorstadium konnte keine Beziehung zwischen dem PSA-Gehalt und der UICC-Stadien festgestellt werden. Lediglich bei Patientinnen mit fortgeschrittenem Tumorstadium (UICC IV) waren die PSA-Werte tendentiell höher (0,574 ng/ml, p=0,24). Im Vergleich zeigten die Östrogenrezeptor pos. (n=52) vs. neg. Tumoren (p=0,24) und die Progesteronrezeptor pos. (51) vs. neg. Tumoren (p=0,24) keinen signifikanten Unterschied in der Höhe des Serum-PSA. Weder die Dignität, ein fortgeschrittenes Tumorstadium, positiver Östrogen- bzw. Progesteronrezeptorstatus gingen mit einem erhöhten PSA-Gehalt einher.

Schlüsselwörter: Prostata Spezifische Antigen – Mamma-Neoplasien – Mamma-Karzinom

Anti-angiogene Therapie reduziert das Tumorwachstum und verbessert das Überleben beim experimentellen Pankreaskarzinom

H. G. Hotz, T. Foitzik, R. Masood, P. S. Gill, O. J. Hines, H. A. Reber und H. J. Buhr

Chirurgie I, UK Benjamin Franklin, Freie Universität Berlin, Hindenburgdamm 30, 12200 Berlin

Anti-angiogenic Therapy Reduces Growth and Increases Survival of Experimental Pancreatic Cancer

Summary. The present study investigated the effect of two novel anti-angiogenic therapies on pancreatic cancer (PaCa). Human PaCa cells (AsPC-1) were exposed to an antisense oligonucleotide (AS-3) against vascular endothelial growth factor, or an inhibitor of endothelial cell proliferation (TNP-470). In addition, both substances were evaluated in an orthotopic nude mouse model of PaCa. AS-3 and TNP-470 did not inhibit the in vitro proliferation of PaCa cells. In contrast, both inhibitors of angiogenesis reduced primary tumor growth and metastasis, thereby increasing survival of the animals. A reduced microvessel density within the primary tumors and the in vitro data indicate that the effect of AS-3 and TNP-470 is due to inhibition of tumor neoangiogenesis rather than to direct inhibition of PaCa cell growth.

Key words: Pancreatic cancer – Angiogenesis – Antisense – TNP-470

Zusammenfassung. Die Studie untersuchte Wirksamkeit und Mechanismen von zwei antiangiogenen Therapien beim Pankreaskarzinom (PaKa). Humane PaKa-Zellen (AsPC-1) wurden in-vitro einem Antisense Oligonukleotid (AS-3) gegen Vascular Endothelial Growth Factor, oder einem Hemmer der Endothelzellproliferation (TNP-470) ausgesetzt. Beide Substanzen wurden auch in einem orthotopen PaKa-Nacktmausmodell getestet. Die in-vitro Proliferation der PaKa-Zellen wurde durch die beiden Angiogenesehemmer nicht beeinflußt. In-vivo reduzierten jedoch beide Substanzen Primärtumor-Wachstum sowie Metastasierung und verbesserten das Überleben der Tiere. Eine signifikant reduzierte mikrovaskuläre Gefäßdichte im Primärtumor sowie die in-vitro Ergebnisse lassen darauf schließen, daß der Effekt von AS-3 und TNP-470 auf einer Hemmung der Tumorangiogenese, nicht einer direkten Proliferationshemmung der PaKa-Zellen beruht.

Schlüsselwörter: Pankreaskarzinom – Angiogenese – Antisense – TNP-470

Funktionelle Langzeitergebnisse bei Anastomoseninsuffizienz nach Rektumresektion

B. Bittorf, J. Göhl, W. Hohenberger und K. E. Matzel

Chirurgische Universitätsklinik, Krankenhausstraße 12, 91054 Erlangen

Long-Term Functional Outcome After Anastomotic Leakage Following Rectal Resection

Summary. The functional outcome of 15 patients with symptomatic and endoscopically or radiologically confirmed anastomotic leakage after sphincter-preserving resection of the rectum due to rectal cancer was investigated by a standardized questionnaire (108±46 weeks postoperatively) and anorectal manometry (11 of 15 patients, 26±15 weeks postoperatively). The results were compared with the outcome of 128 patients with an uneventful recovery. The functional outcome of the two patient groups did not differ significantly in the Jorge and Wexner continence score, the sphincter function measured by anorectal manometry nor in neorectal reservoir function.

Key words: Rectal cancer – Anastomotic leakage – Functional outcome

Zusammenfassung. Die funktionellen Ergebnisse von 15 Patienten, die nach einer kontinenzerhaltenden Rektumresektion wegen eines Rektumkarzinoms eine klinisch manifeste und radiologisch bzw. endoskopisch gesicherte Anastomoseninsuffizienz zeigten, wurden mittels standardisiertem Fragebogen (108±46 Wochen postoperativ) und anorektaler Manometrie (11 der 15 Patienten, 26±15 Wochen postoperativ) erhoben und mit denen von 128 Patienten verglichen, die einen komplikationslosen Verlauf aufwiesen. Hierbei unterschied sich die Patientengruppe mit Anastomoseninsuffizienz von der mit komplikationslosem Verlauf weder im Kontinenzscore nach Jorge und Wexner noch in der manometrisch bestimmten Sphinkterleistung oder der Reservoirfunktion des Neorektums.

Schlüsselwörter: Rektumkarzinom – Anastomoseninsuffizienz – Kontinenz

Operatives Management des nonpalpablen Mammakarzinoms nach Vakuumstanzbiopsie

S. Leinung, P. Würl, R. Keitel, A. Udelnow, J.-P. Schneider, T. Schulz, L.-C. Horn und M. Schönfelder

Chirurgische Klinik I, Universität Leipzig, Liebigstraße 20a, 04103 Leipzig

Surgical Management of Occult Breast Carcinoma Detected by Vacuum Core Biopsy

Summary. Based on an analysis of 19 vacuum core breast biopsies and the following interventions for the management of the nonpalpable breast should be developed. We recommend a short interval between core biopsy and operation, a preoperative localization of the clips, e.g. the residual microcalcification and the controlled placement of the hooked wire that should also be performed at the Mammotome using the same way to the tumor. Furthermore, it is necessary to excise the core biopsy localization channel en bloc together with a wide tumour excision. An intraoperative histological examination of the specimen should be performed to confirm tumour-free excision borders. For this, the position of specimen should be marked by a thread and a specimen radiography should be made for the orientation of the pathologist and for documentation.

Key words: Breast carcinoma – Vacuum core breast biopsy

Zusammenfassung. Anhand einer Analyse von 19 Vakuumstanzbiopsien und der Nachfolgeeingriffe sollen Empfehlungen zum Management des nonpalpablen Karzinoms aufgestellt werden. Zu empfehlen sind ein kurzes Stanzbiopsie-Operationsintervall, die präoperative Markierung des Clips bzw. des residuellen Mikrokalks, wobei die Drahtmarkierung ebenfalls am Mammotome® unter Nutzung des gleichen Weges zum Tumor durchgeführt werden muß. Erforderlich ist ferner die Exzision des Stanzbiopsie-Markierungskanals en bloc mit der weiten Tumorexzision. Eine Schnellschnittuntersuchung zur Frage der Tumorfreiheit des Schnittrandes sollte erfolgen. Dazu muß eine Fadenmarkierung und ein Präparateradiogramm zur Orientierung des Pathologen und zur Dokumentation angefertigt werden.

Schlüsselwörter: Mammakarzinom – Vakuumstanzbiopsie

Die neoadjuvante Radiochemotherapie erhöht die R0-Resektionsrate des Rektumkarzinomrezidivs

J. Göhl, S. Merkel, C. Rödel und W. Hohenberger

Chirurgische Universitätsklinik mit Poliklinik, Krankenhausstraße 12, 91054 Erlangen

Neoadjuvant Radiochemotherapy Increases the Rate Curative Resections in Patients with Locoregional Recurrence of Rectal Carcinoma

Summary. The prospective collected data of 82 patients with locoregional recurrence of rectal carcinoma from Jan. 1, 1995, to Dec. 31, 1999, were analysed. In 50 patients neoadjuvant radiochemotherapy was administered. The rate of tumor resections was 78% (39/50) in neoadjuvant treated patients compared to 34% in patients without neoadjuvant treatment. Locoregional recurrence could be removed completely in 42% (21/50) of the neoadjuvant treated patients versus 13% (4/32) in the non-neoadjuvant treated group. In 30 cases multivisceral resections were performed. 3-year survival after curative (R0) resection of locoregional recurrence was 72%, while it was only 24% in patients with non-curative (R1/R2) resections.

Key words: Rectal carcinoma – Locoregional recurrence – Neoadjuvant radiochemotherapy

Zusammenfassung. Analysiert wurden prospektiv erhobene Daten von 82 Patienten mit histologisch nachgewiesenem lokoregionärem Rektumkarzinomrezidiv zwischen 1.1.1995 und 31.12.1999. Bei 50 Patienten wurde neoadjuvant eine Radiochemotherapie durchgeführt. In der Gruppe der neoadjuvant behandelten Patienten betrug die Resektionsrate 78% (39/50), lokale Tumorfreiheit konnte in 42% (21/50) erzielt werden. In der Gruppe der nicht vorbehandelten Patienten betrug die Resektionsrate 34% (11/32), lokale Tumorfreiheit wurde in 13% (4/32) erreicht. Multiviszerale Resektionen wurden in 30 Fällen durchgeführt. Nach R0-Resektion des lokoregionären Rektumkarzinomrezidivs belief sich die 3-Jahres-Überlebensrate auf 72%. War keine radikale Entfernung des Rezidivtumors möglich (R1/R2), so sank sie auf 24%.

Schlüsselwörter: Rektumkarzinom – Lokoregionäres Rezidiv – Neoadjuvante Radiochemotherapie

Letalitätsbestimmende Faktoren bei schwerer akuter Pankreatitis unter besonderer Berücksichtigung des Therapiewandels

W. Uhl, B. Gloor, C. Müller, Ph. Stahel und M. W. Büchler

Universitätsklinik Bern, Inselspital, Klinik für Viszerale und Transplantationschirurgie, 3010 Bern, Schweiz und Universitätsklinikum Heidelberg, Chirurgische Klinik, Abteilung für Allgemeine, Viszerale und Unfallchirurgie, Im Neuenheimer Feld 110, 69120 Heidelberg, Deutschland

Mortality Factors in Severe Acute Pancreatitis with Special Reference to a Conservative Treatment Strategy

Summary. Patients with severe acute pancreatitis still have a mortality rate of 15–20% despite new treatment concepts. In this study the role of infected pancreatic necrosis, germs and 26 other variables were analysed in a "conservative" treatment protocol with immediate start of antibiotics and intensive care therapy in proven necrotizing pancreatitis. A total of 263 patients stratified in 157 edematous and 106 with necrotizing pancreatitis entered the study. The total mortality rate was significantly increased in infected pancreatic necrosis versus sterile necrosis (24% versus 3%, p=0.01). The median day for death was 91 days (range 15–209), no patient died within the first two weeks after start of disease. Under this treatment concept multiresistent germs was a rare finding (3/34; 9%). However, prognosis was then markedly increased (p=0.018). In a multivariate analysis determining fatal outcome only one single factor was found, namely infected pancreatic necrosis.

Key words: Acute pancreatitis – Prognosis – Mortality – Infected pancreatic necrosis

Zusammenfassung. Patienten mit schwerer akuter Pankreatitis haben trotz neuer Therapiekonzepte eine Letalität von 15–20%. Vorgestellt wird die Analyse der Letalität in Bezug zum Infektstatus und von 26 weiteren Risikofaktoren unter besonderer Berücksichtigung des „konservativen" Therapiewandels mit sofortiger Initialisierung einer Antibiotikabehandlung und Intensivtherapie bei Nachweis einer nekrotisierenden Pankreatitis. Prospektiv wurden die Daten von 263 Patienten (157 ödematöse und 106 nekrotisierende Verlaufsformen) ausgewertet. Infizierte Pankreasnekrosen wurden bei 34/106 Patienten (32%) gefunden. Die Letalität war bei infizierten Pankreasnekrosen signifikant höher (24% versus 3% bei sterilen Nekrosen, p=0,01). Kein Patient verstarb innerhalb der ersten zwei Wochen, der mediane Todestag lag bei 91 Tagen (Range 15–209). Unter dem Therapieregime war das Auftreten multiresistenter Keime ein seltener Befund (3/34; 9%), war jedoch signifikant mit einer schlechteren Prognose behaftet (p=0,018). Einziger unabhängiger Risikofaktor für die Letalität im multivariaten Ansatz war der Nekroseinfekt.

Schlüsselwörter: Akute Pankreatitis – Prognosefaktoren – Letalität – Nekroseinfekt

Kein erhöhtes postoperatives Risiko nach neoadjuvanter Therapie des Ösophaguskarzinoms – Ergebnisse einer Fallkontrollstudie

H. Heep, J. W. Heise und H.-D. Röher

Allgemein- und Unfallchirurgie, Heinrich Heine-Universität, Moorenstraße 5, 40225 Düsseldorf

No Increased Perioperative Complications After Neoadjuvant Therapy of Esophageal Cancer: A Case Control Study

Summary. *Introduction:* An increase in perioperative complications (PC) is anticipated for patients after neoadjuvant therapy of squamous cell carcinoma of the esophagus. The present case control study (all tumors stage T3, patients matched by age and timepoint of operation) was designed in order to compare pc of patients after neoadjuvant therapy (NT, n=18) to those, who where operated without pretreatment (OP, n=18). *Results:* (NT vs. OP): age 55 vs. 54 years, ventilator treatment 16 vs. 33 hours, ICU-stay 6 vs. 7 days, pulmonary complications 30 vs. 44%, anastomotic leakage 0 vs. 6%, hospital lethality 6 vs. 11%, 2 year survival rate 50 vs. 17%, 5 year survival rate 17 vs. 11% (log rank p=0.2451). *Conclusion:* NT does not induce increase pc. Survival analysis reveals a median increase after NT, which is ablated after 5 years. A selection bias of the NT patients is possible. A proof of efficacy of NT is still lacking.

Key words: Esophagus - Carcinoma - Neoadjuvant therapy - Complications

Zusammenfassung. *Einleitung:* Nach neoadjuvanter Therapie des Plattenepithel-Ca des Ösophagus ist ein erhöhtes postoperatives Risiko gefürchtet. Ziel der Fallkontrollstudie (Alter, OP-Zeitraum <1 Jahr) war die exakt definierte Morbidität und Mortalität dieser Patienten (n=18, NT) gegenüber denen nach sofortiger Operation (n=18, OP) im Stadium T3 zu untersuchen. *Ergebnisse* (NT vs. OP): Alter: 55 vs. 54 Jahre, Beatmungsdauer: 16 vs. 33 Stunden, Intensivdauer: 6 vs. 7 Tage, pulmonale Komplikationen: 33% vs. 44% n.s., Anastomoseninsuffizienz: 0% vs. 6% n.s., Krankenhausletalität: 6% vs. 11% n.s., 2-J-ÜLR: 50% vs. 11%, 5-J-ÜLR: 17% vs. 11% (log-rank p=0,2451). *Schlussfolgerung:* Die NT geht nicht mit einer erhöhten postoperativen Morbidität einher. In der Überlebensanalyse zeigt sich im Median eine Lebensverlängerung allerdings ohne Überlebensverbesserung nach 5 Jahren. Denkbar ist ein Selektionsvorteil. Ein Effektivitätsnachweis für die NT fehlt bis heute.

Schlüsselwörter: Ösophagus – Karzinom – Neoadjuvante Therapie – Komplikationen

Adjuvante Therapie des Kolonkarzinoms mit 5-FU/Folinsäure/Levamisol: Überlegenheit in der Kosten-Nutzen Analyse der Multicenterstudie FOGT-1

L. Staib[1], K.H. Link[1], W.D. Harzer[2], A. Käsbohrer[2], V. Liebig[2] und H.G. Berger[1]
für die FOGT-Studiengruppe

[1] Abteilung für Allgemein- und Viszeralchirurgie, Universität Ulm, Steinhövelstraße 9, 89070 Ulm
[2] Wissenschaftliche Hochschule für Unternehmensführung (WHU), Koblenz-Vallendar

Adjuvant Chemotherapy in Colon Cancer with 5-Fluorouracil, Folinic Acid and Levamisole: Superiority in Cost-Efficacy Analysis of the FOGT-1 Multicenter Trial

Summary. In the randomized, controlled multicenter trial FOGT-1, three adjuvant treatment arms were studied in stage II (T 4N0M0) or stage III colon cancer. Survival and costs were analysed. Arm A ("standard", Machover-scheme) consisted of 5-FU (450 mg/m^2)/d weekly for 52 weeks and levamisole (3×50 mg/d for 3 d every 2 weeks), arm B of arm A plus folinic acid (200 mg/m^2), and arm C of arm A plus Interferon-alpha2a (6×10^6 IU/d) 3×/week. 4-year overall survival in 813 patients was superior (P=0.0036) in arm B (77%, n=283) vs. arm A (66%, n=279) and arm C (66%, n=251). Costs were: A (5000 DM), B (7000 DM), C (21 700 DM). Toxicity (≥WHO III) rates were 29% (A), 21% (B), 35% (C). In conclusion, arm B chemotherapy improved survival by 10% with a modest 2000 DM cost increase.

Key words: Colon cancer – Adjuvant chemotherapy – Cost-utility analysis

Zusammenfassung. In der randomisierten, kontrollierten FOGT-1 Multcenterstudie wurden drei adjuvante Therapiearme beim Kolokarzinom Stadium II (T4N0M0) oder III untersucht, überleben und Kosten wurden analysiert. Arm A („Standard", Machover-Schema) bestand aus 5-FU (450 mg/m^2/d wöchentlich) ein Jahr lang plus Levamisol (3×50 mg/d für 3 d alle 2 Wochen), Arm B aus Arm A plus Folinsäure (200 mg/m^2), und Arm C aus Arm A plus Interferon-alpha2a (6×10^6 IU/d, 3×/Woche). Das 4-J-Gesamtüberleben in 813 Patienten war höher (P=0,0036) in Arm B (77%, n=283) vs. Arm A (66%, n=279) und Arm C (66%, n=251). Die Kosten betrugen: A (5000 DM), B (7000 DM), C 21 700 DM). Die Toxizitätsraten (≥WHO III) betrugen 29% (A), 21% (B), 35% (C). Schlußfolgernd zeigte die adjuvante Behandlung nach Arm B einen 10%igen Überlebensgewinn bei geringen 2000,– DM an Mehrkosten.

Schlüsselwörter: Kolonkarzinom – Adjuvante Chemotherapie – Kosten-Nutzen Analyse

Endoskopisch makroskopisches versus apparatives Staging beim Ösophagus-, Barrett- und Kardiakarzinom

P. Kienle, K. Buhl, Ch. Kuntz, T. Lehnert, M. Düx, C. Hartmann und Ch. Herfarth

Chirurgische Universitätsklinik Heidelberg, Im Neuenheimer Feld 110, 69120 Heidelberg

Endoscopic Macroscopic Versus Endosonographic and CT Staging in Esophageal, Barrett and Cardia Cancer

Summary. In this prospective study the endoscopic macroscopic staging of esophageal, Barrett and cardia cancer was compared to technical staging by endosonography and computertomography. Only operated patients with a definite postoperative histology as the gold standard were included (n=110). T-staging accuracy in endoscopic macroscopic staging was comparable to accuracy in endosonographic staging. The accuracy for computertomographic T-staging was significantly lower and not different to what would randomly be expected. In N-staging only endosonography was significantly different to random correlation and was significantly more accurate than both other staging modalities. The worst results were seen in staging of pT2 cardia cancers, which is well explicable by the special anatomical situation (infiltration into the subserosal fat is still classified as T2 according to the TNM classification, infiltration into the serosa, which cannot be visualized by any diagnostic modality, is classified as T3).

Key words: Esophageal cancer - Cardia cancer - Endoscopic macroscopic staging

Zusammenfassung. In dieser prospektiven Studie wurde die endoskopisch makroskopische Einschätzung des Tumorstadiums beim Ösophagus-, Barrett- und Kardiakarzinom mit dem Ergebnis der apparativen Diagnostik mittels Endosonographie und Computertomographie verglichen. Eingeschlossen wurden Patienten, die operativ exploriert wurden und bei denen eine postoperative Histologie als Goldstandard vorlag (n=110). Die accuracy für das endosonographische und makroskopische T-Staging war vergleichbar, die accuracy für das computertomographische Staging war signifikant schlechter und nicht unterschiedlich von der zu erwartenden zufälligen Übereinstimmung. Beim N-Staging war nur die endosonographische Beurteilung unterschiedlich von der zu erwartenden zufälligen Übereinstimmung und war signifikant besser als beide anderen Stagingmodalitäten. Die schlechtesten Ergebnisse wurden beim pT2-Kardiakarzinom erzielt, was durch die besondere anatomische Situation erklärbar ist.

Schlüsselwörter: Ösophaguskarzinom - Kardiakarzinom - Endoskopisch makroskopisches Staging

Evolution sicherer und individualisierter chirurgischer Therapiekonzepte beim Ösophaguscarcinom im Verlauf von zwei Dekaden

H. J. Stein, M. Feith, B. L. D. M. Brücher, H. Bartels, U. Fink und J. R. Siewert

Chirurgische Klinik und Poliklinik, Klinikum rechts der Isar, Ismaningerstraße 22, 81675 München

Evolution of Safe and Individualized Surgical Therapy for Esophageal Cancer During the Past Two Decades

Summary. Between 1982 and 2000 a total of 1059 patients with primary esophageal cancer had resection in curative intention. During this time period there was a marked increase in the prevalence of esophageal adenocarcinoma (from less than 30% before 1985 to about 50% since 1997) among the resected patients. Postoperative mortality decreased from about 10% before 1991 to below 2% since 1995. The use of neoadjuvante therapeutic modalities in patients with locally advanced tumors increased from less than 10% before 1991 to about more than 50% since 1995. The surgical approach was increasingly adopted to the histologic tumor type, tumor location and tumor stage. The rate of limited resections increased from 5% before 1987 to 25% since 1997. These data indicate that surgical therapy of esophageal cancer has become safe and more differentiated in experienced centers.

Key words: Esophageal cancer – Mortality – Neoadjuvant therapy – Limited resection

Zusammenfassung. Zwischen 1982 und 2000 erfolgte bei insgesamt 1059 Patienten mit Ösophaguscarcinom eine Resektion in kurativer Intention. Im Untersuchungszeitraum zeigte sich eine Zunahme der Prävalenz von Adenocarcinomen von weniger als 30% vor 1985 auf etwa 50% seit 1997. Die postoperativen Letalität sank von 10% vor 1991 auf unter 2% seit 1995. Der Einsatz neoadjuvanter Therapieverfahren bei Patienten mit lokal fortgeschrittenen Tumorstadien stieg von weniger als 10% vor 1991 auf mehr als 50% seit 1995. Das Ausmaß der chirurgischen Resektion wurde zunehmend am histologischen Tumortyp, an der Tumorlokalisation und am Tumorstadium orientiert. Der Anteil limitierter Resektionen des distalen oder proximalen Ösophagus erhöhte sich von weniger als 5% vor 1987 auf nahezu 25% seit 1997. Diese Daten zeigen, daß die chirurgische Therapie des Ösophaguscarcinoms ist im Verlauf der letzten Dekaden in erfahrenen Zentren sicherer und differenzierter geworden ist.

Schlüsselwörter: Ösophaguscarcinom – Mortalität – neoadjuvante Therapie – Limitierte Resektion

Hepatobiliäres System, Pankreas, Dünndarm

S. Trzeczak, H. Riediger, U. Adam und U. T. Hopt

Chirurgische Universitätsklinik Rostock, Schillingallee 35, 18055 Rostock

Application of a Three-luminal Nasojejunal Tube for Early Enteral Feeding After Pylorus-preserving Partial Pancreatoduodenectomy

Summary. *Aim:* Retrospective investigation of postoperative nutrition in 165 patients after PPPD after intraoperative application of a three-luminal nasojejunal tube (NJT, n=127) for early enteral nutrition (EEN) in comparison to a gastric tube (GT, n=38) in respect to reaching full oral nutrition (ON). *Methods:* Patients were divided into 3 groups depending on reintubation or reoperation (group 1; 8.5% of all cases), intervention or conservative treatment of complications (group 2; 34.5%) or having no complications at all (group 3; 57%). *Results:* Start of EEN on day 1 postop., start of oral nutrition with NJT after 2 d vs. 4 d with GT ($p<0.05$). ON after 8 d with NJT vs. 10 d with GT ($p<0.05$). Group 1: no differences in reaching ON, group 3: shorter hospital stay with NJT ($p<0.05$). Group 2: ON after 8 d with NJT vs. 11 d with GT ($p<0.05$). *Conclusion:* Data show a positive effect of NJT after PPPD.

Key words: PPPD – EEN – Nasojejunal tube – Oral nutrition process

Zusammenfassung. *Ziel:* Retrospektive Untersuchung des Kostaufbaus von 165 Patienten nach PPPD nach intraop. Applikation einer Dreilumensonde (DLS, n=127) zur frühen enteralen Ernährung (EEN) bzw. Magensonde (MS; n=38). *Methode:* Gruppierung der Patienten; Gruppe 1: reintubationspflichtige und reoperationspflichtige Komplikationen (8,5% d. Fälle), Gruppe 2: interventionell oder konservativ behandelte Komplikationen (34,5%), Gruppe 3: keine Komplikationen (57%). *Ziel:* Volle orale Ernährung (ON). *Ergebnisse:* Beginn der EEN mit DLS am 1. p.o. Tag, Beginn des oralen Kostaufbaus mit DLS nach 2 d, mit MS nach 4 d (p<0,05). ON mit DLS nach 8 d, mit MS nach 10 d (p<0,05). Gruppe 1: keine sign. Unterschiede, Gruppe 3: kürzere Krankenhausverweildauer mit DLS (p<0,05). Gruppe 2: ON nach 8 d mit DLS vs. 11 d mit MS (p<0,05). Dies zeigt Vorteile einer DLS nach PPPD.

Schlüsselwörter: PPPD – Frühe enterale Ernährung – Dreilumensonde – Kostaufbau

Korrektur nicht eingegangen.

Laparoskopische Re-Fundoplicatio – Sicherheit und Effizienz

J. Lenglinger, H. Puhalla, G. Bischof, G. Stacher und J. Miholic

Universitätsklinik für Chirurgie, Währinger Gürtel 18–20, 1090 Wien, Österreich

Laparoscopic Re-fundoplication: Safety and Efficiency

Summary. Laparoscopic re-fundoplication was performed in 19 patients (12 m, age 51 [29–70] yr). 15 patients (9 after open surgery) had pH-metrically confirmed recurrent acid gastrooesophageal reflux, 4 patients persistent dysphagia. Operative time was significantly longer after previous laparotomy compared to previous laparoscopy (p=0.009). 16 re-fundoplications were completed laparoscopically. 3 conversions to open surgery and 3 operative revisions (1 for splenic rupture, 2 for cicatriceal hernias) occurred after previous laparotomy. In 6 of 15 patients who were re-operated because of recurrent acid gastrooesophageal reflux pathologic gastrooesophageal reflux activity was detected pH-metrically within 1 year after re-fundoplication. Dysphagia was diminished in all 4 patients who received Toupet-fundoplication because of persistent dysphagia.

Key words: Gastro-oesophageal reflux disease – Anti-reflux surgery – Fundoplication – Laparoscopy

Zusammenfassung. An 19 Patienten (12 männlich, Alter 51 (29–70] Jahre) wurde eine laparoskopische Re-Fundoplicatio durchgeführt. Bei 15 Patienten (9 davon offen voroperiert) bestand eine pH-metrisch nachgewiesene pathologische saure gastroösphageale Refluxaktivität, bei 4 Patienten persistierende Dysphagie. Die Operationsdauer war nach offener Voroperation signifikant länger als nach laparoskopischer (p=0,009). 3 Konversionen auf Laparotomie sowie 3 Komplikationen, die eine operative Revisionen erforderlich machten (1 Milzruptur, 2 Narbenhernien) betrafen Patienten, welche zuvor offen fundopliziert worden waren. Bei 6 von 15 wegen gastroösophagealer Refluxe reoperierten Patienten fand sich innerhalb eines Jahres postoperativ pH-metrisch wieder eine pathologische Refluxaktivität. Bei 4 Patienten konnte durch Re-Fundoplicatio nach Toupet die Dysphagie behoben werden.

Schlüsselwörter: Gastroösophageale Refluxkrankheit – Anti-Reflux-Chirurgie – Fundoplicatio – Laparoskopie

Laparoskopisch assistierte Kolektomie und ileoanale Pouchanlage bei der familiären Polyposis und der Colitis ulcerosa

P. Kienle, J. Weitz, F. Willeke, Ch. Herfarth und J. Schmidt

Chirurgische Universitätsklinik Heidelberg, Im Neuenheimer Feld 110, 69120 Heidelberg

Laparoscopic Assisted Colectomy and Ileoanal Pouch Construction for Familial Polyposis and Ulcerative Colitis

Summary. We performed laparoscopically assisted restorative proctocolectomy on 48 patients (19× FAP, 29× C.U.). The colon was completely mobilized with a 4-trocar technique and the colectomy and ileoanal pouch construction was then done through a Pfannenstiel incision. Laparoscopic colon mobilisation was successfull in 44 of 48 patients, 2 cases with ulcerative colitis were primarily converted due to heavy inflammation and obesity (median laparotomy) as the set time limit was exceeded. In two further cases the completion of the colectomy and mesenterial lengthening were not adequately possible through the Pfannenstiel incision, therefore an additional median incision had to be made. These 4 patients had a BMI between 29.4 and 34, which was significantly above the BMI of the other patients. The complication rate of patients operated laparoscopically assisted was comparable to the complication rate of conventionally operated patients.

Key words: Restorative proctocolectomy – Laparoscopically assisted

Zusammenfassung. Bei 48 Patienten (19× FAP, 29× C.U.) führten wir die laparoskopisch assistierte restaurative Proktokolektomie durch. Über eine 4-Trokartechnik erfolgte die komplette Kolonmobilisation und dann über einen Pfannenstielschnitt die Kolektomie und Pouchanlage. Die laparoskopische Kolonmobilisation gelang suffizient in 44 von 48 Fällen, bei 2 Fällen wurde wegen einer erheblichen Entzündungsreaktion und Adipositas das gesetzte Zeitlimit überschritten und daher primär konvertiert (mediane Laparotomie). Bei 2 weiteren Patienten gelang es trotz erfolgter laparoskopischer Kolonmobilisation nicht die Kolektomie über den Pfannenstielschnitt durchzuführen, so dass hier zusätzlich eine mediane Schnitterweiterung nach kranial notwendig wurde. Diese 4 Patienten hatten einen BMI zwischen 29,4 bis 34, was signifikant über dem der anderen Patienten lag. Die Komplikationsrate war vergleichbar mit der bei konventioneller Operationstechnik.

Schlüsselwörter: Restaurative Proktokolektomie – Laparoskopisch assistiert

Evaluation der Lebensqualität nach laparoskopischer Fundoplicatio

C. W. Kley, P. M. Markus, O. Horstmann und H. Becker

Klinik für Allgemeinchirurgie, Georg-August-Universität Göttingen, Robert-Koch-Straße 40, 37075 Göttingen

Evaluation of Quality of Life After Laparoscopic Fundoplication

Summary. Laparoscopic fundoplication is the surgical standard treatment of gastro-esophageal reflux disease (GERD). Using the 360° "floppy" fundoplication there is evidence of successful therapy. The well-being of patients after laparoscopic fundoplication can be evaluated by using the Gastrointestinal Quality of Life Index (GIQLI)

Key words: Fundoplication – Gastrointestinal Quality of Life Index

Zusammenfassung. Die laparoskopische Fundoplicatio ist das Verfahren der Wahl zur operativen Therapie der schweren Refluxerkrankung. Bei Anwendung des standardisierten Operationsverfahrens der 360°-„floppy"-Fundoplicatio läßt sich nicht nur ein dauerhafter Therapieerfolg erzielen, sondern es kommt auch zu einer statistisch signifikanten Befindlichkeitsbesserung bei den Patienten, die mit Hilfe des Gastrointestinalen Lebensqualitätsindex (GLQI) gemessen werden kann

Schlüsselwörter: Fundoplicatio – Gastrointestinaler Lebensqualitätsindex

MIC bei perforierter Appendizitis – ein praktikabler Weg?

H. Stöltzing und K.-P. Thon

Abteilung für Allgemein-, Viszeral- und Unfallchirurgie, Robert-Bosch-Krankenhaus, Auerbachstraße 110, 70376 Stuttgart

Minimally Invasive Surgery for Perforated Appendicitis: A Useful Method?

Summary. Laparoscopic and open operations for perforated appendicitis were compared in a retrospective study. *Operation:* Open procedure as usual. In laparoscopic operations monopolar dissection, appendicular stump closure with an Endo-GIA, lavage, drainage, antibiotic therapy. *Patients + results:* 45 patients had an open operation, 93 patients a primary laparoscopic approach. The conversion rate dropped to 16%. Septic wound complications were registered in 16% of the patients with primary open operation and in 20% after conversion, but only in 1.6% of the laparoscopically operated patients ($p<0.05$). *Conclusion:* Despite limitations in comparability, laparoscopy was associated with a very low rate of wound infection. No increase of intra-abdominal abscesses was observed. In selected patients, e.g. with perityphlitic abscess or fresh purulent peritonitis, laparoscopy has advantages compared to open operation.

Key words: Perforated appendicitis – Laparoscopic appendicectomy – Minimally invasive surgery

Zusammenfassung. In einer retrospektiven Studie wurden lap. und offene Op bei perf. Appendizitis verglichen. *Operationstechnik:* Offene Op in üblicher Technik. Bei lap. OP monopolare Hakenpräparation, Appendixstumpfverschluß mit Endo-GIA, Spülung, Drainage, antibiotische Therapie. *Patienten + Ergebnisse:* 45 Pat. wurden offen, 93 primär lap. operiert. Die Umstiegsrate sank auf 16%. Septische Wundkomplikationen entwickelten 16% der offen Operierten, 20% der Patienten mit Umstieg, aber nur 1,6% der minimal-invasiv Operierten ($p<0{,}05$). *Schlußfolgerung:* Trotz eingeschränkter Vergleichbarkeit wies die lap. Operation eine extrem niedrige septische Wundkomplikationsrate auf. Dies wurde nicht mit einer Häufung intraabdomineller Abszesse erkauft. Bei geeignetem Befund (z.B. perityphlitischer Abszeß) bietet der minimal-invasive Eingriff Vorteile gegenüber der offenen Op.

Schlüsselwörter: Perforierte Appendicitis – Laparoskopische Appendektomie – Minimal invasive Chirurgie

Ösophagus, Magen

S. Kastl, P. Czeczatka, J. Gusinde, E. Geister, W. Hohenberger und K. E. Matzel

Abteilung für Allgemeinchirurgie, Chirurgische Universitätsklinik Erlangen, Krankenhausstraße 12, 91054 Erlangen

Gastrografin Swallow as a Routine Check of Anastomoses of the Upper Gastrointestinal Tract: An Anachronism or an Additional Diagnostic Tool?

Summary. The aim of the present study was to clarify the importance of radiological follow-up of anastomoses (ANKO) for detecting an insufficiency following resections of the upper GI-tract. We analysed the retrospective data of 200 patients undergoing an ANKO and are currently performing a prospective study, in which patients are randomised to 2 groups of radiological follow-up "YES" or "NO". In 18/200 patients (9%) an insufficiency was clinically suspected and subsequently confirmed in 12/200 (6%). In 6 of these cases the diagnosis was established by the radiological findings, in another 6 patients a false negative diagnosis was made. In one case a fatal pulmonary edema following aspiration of the contrast agent was observed. To date 58 patients have been included in the prospective study and a radiological anastomotic check has been performed in 27 patients. 1/58 anastomotic insufficiencies has been found, not by ANKO, but by CT scan of the abdomen. On the basis of our data we may conclude that this examination does not provide additional diagnostic information.

Key words: Radiologic follow-up of anastomoses – Anastomotic insufficiency

Zusammenfassung. Studienziel war, den Stellenwert radiologischer Anastomosenkontrollen (ANKO) für die Diagnostik einer Insuffizienz nach Resektionen am oberen Gastrointestinaltrakt zu klären. Wir erhoben retrospektive Daten von 200 Patienten mit „ANKO" und führen derzeit eine prospektiv-randomisierte Studie durch, bei der die Randomisierung „ANKO JA – NEIN" erfolgt. Bei 18/200 Patienten (9%, davon 6 später bestätigte Insuffizienzen) wurde eine Insuffizienz vermutet bei 12/200 (6%) Patienten wurde diese später tatsächlich festgestellt: In 6 dieser Fälle wurde die Diagnose anhand der radiologischen Anastomosenkontrolle gestellt, bei 6 weiteren Patienten wurde ein falsch negativer Befund erhoben. Einmal trat nach Kontrastmittelaspiration ein Lungenödem mit letalem Ausgang auf. In der prospektiven Studie wurden bisher 58 Patienten rekrutiert, 27 Patienten davon waren radiologisch nachuntersucht worden; einmal wurde eine Anastomoseninsuffizienz beobachtet, dies wurde aber nicht durch die ANKO, sondern durch ein CT-Abdomen diagnostiziert. Die Untersuchung stellt somit keine Bereicherung des diagnostischem Repertoirs dar.

Schlüsselwörter: Radiologische Anastomosenkontrolle – Anastomoseninsuffizienz

Korrektur nicht eingegangen.

Candida-Infektionen bei Patienten mit nekrotisierender Pankreatitis – eine Folge antibiotischer Vorbehandlung?

R. Isenmann, M. Schwarz, B. Rau, M. Trautmann, W. Schober und H. G. Beger

Abteilung Chirurgie I, Chirurgische Universitätsklinik Ulm, Steinhövelstraße 9, 89075 Ulm

Candida Infection in Infected Pancreatic Necrosis: A Sequel of Prior Antibiotic Treatment

Summary. Candida infection was found in 22/92 patients (24%) undergoing surgical treatment for infected pancreatic necrosis. Patients positive for Candida had a poorer prognosis and a more severe course of pancreatitis than those without Candida (mortality 64% vs. 19%, p=0.0001). Prior to infection, Candida patients had received antibiotics for a longer period of time than patients without Candida (19.0 vs. 6.4 days, p<0.0001). These data provide evidence of the poor prognosis of Candida infection in necrotizing pancreatitis and the association with prior antibiotic treatment.

Key words: Necrotizing pancreatitis - Candida - Antibiotic treatment

Zusammenfassung. Bei 22/92 Patienten (24%), die aufgrund infizierter Pankreasnekrosen operiert wurden fand sich in den intraoperativen Abstrichen Candida. Candida-positive Patienten hatten einen schwereren Verlauf der Pankreatitis und eine höhere Letalität als solche ohne Candida (64% vs. 19%, p=0,0001). Candida-positive Patienten waren zuvor signifikant länger mit Antibiotika behandelt worden als Candida-negative (19,0 vs. 6,4 Tage, p<0,0001). Die Daten belegen die Relevanz von Candida-Infektionen bei nekrotisierender Pankreatitis und den Zusammenhang mit einer vorangegangenen antibiotischen Therapie.

Schlüsselwörter: Nekrotisierende Pankreatitis - Candida - Antibiotika

Management der Komplikationen nach colopouchanaler Rekonstruktion

M. Kruschewski, E. Riede, C. T. Germer und H. J. Buhr

Chirurgische Klinik I, Universitätsklinikum Benjamin Franklin, Freie Universität Berlin, Hindenburgdamm 30, 12200 Berlin

Management of Complications After Colopouchanal Reconstruction

Summary. Colopouchanal reconstruction (CPA-R) is a sophisticated technique whose complications require strict management. The aim of this study was to evaluate the results after complications requiring intervention. CPA-R was prospectively documented in 72 (42 ♂, 30 ♀) consecutive patients (mean age: 59 years (21–80)) between 1/95 and 6/00. A complication-free course was observed in 65%, 21% (15 pat.) had complications requiring intervention: 7 anastomotic insufficiencies (6 relaparotomies), 3 pouch necroses (3 explantations, 1 exitus), 3 abscesses of the minor pelvis (3 pigtail drainages), 1 flank abscess (drainage) and 1 vaginal fistula (oversewing and stoma). The pouch was preserved by consistent management except when pouch necrosis necessitated explantation.

Key words: Coloanal pouch - Complications - Management

Zusammenfassung. Bei der colopouchanalen Rekonstruktion (CPA-R) handelt es sich um eine anspruchsvolle Technik, deren Komplikationen ein striktes Management erfordern. Ziel der vorliegenden Studie war es, die Ergebnisse nach interventionspflichtiger Komplikation zu evaluieren. Von 1/95–6/00 wurden 72 (42 ♂, 30 ♀) konsekutive Patienten mit CPA-R prospektiv dokumentiert (Mittleres Alter: 59 Jahre (21–80)). 65% hatten einen komplikationslosen Verlauf, bei 21% (15 Pat.) traten interventionspflichtige Komplikationen auf: 7 Anastomoseninsuffizienzen (6 Relaparotomien), 3 Pouchnekrosen (3 Explantationen, 1 Exitus), 3 Abszesse im kleinen Becken (3 Pigtail-Drainagen), 1 Flankenabszeß (Drainage) und 1 Scheidenfistel (Übernähung und Stoma). Bis auf die notwendigen Explantationen bei Pouchnekrose gelang es durch konsequentes Management den Pouch zu erhalten.

Schlüsselwörter: Colonpouch – Komplikationen – Management

Endosonographisch gesteuerte Punktion von liquiden pararektalen Raumforderungen

M. Sailer, D. Bussen, K.-H. Fuchs und A. Thiede

Chirurgische Universitätsklinik Würzburg, Josef-Schneider-Straße 2, 97080 Würzburg

Endorectal Ultrasound Guided Drainage of Pelvic Fluid Collections

Summary. In 24 patients, a total of 28 endorectal ultrasound guided aspirations of pelvic fluid collections were performed. Complications did not occur. In 20 (71%) patients these fluid collections were observed postoperatively. In 13 (46%) cases no microorganisms were found on microbiologic examination. The diagnoses were: haematoma (n=6), seroma (n=4), peritoneal cyst (n=2) and one mucocoele. In the remaining 15 patients (54%) bacteria were cultured. This included 12 patients with a pelvic abscess and 3 cases of infected haematoma. In 12 patients these infected fluid collections were drained either transrectaly (n=10) or transvaginaly (n=2) by insertion of a pigtail catheter. Only 2 patients required an operation as a definite procedure.

Key words: Endorectal ultrasound guided drainage – Pelvic fluid collection

Zusammenfassung. Bei 24 Patienten wurden insgesamt 28 transrektal endosonographisch gesteuerte Punktionen von liquiden Raumforderung im kleinen Becken durchgeführt. Es traten keine punktions-assoziierten Komplikationen auf. In 20 Fällen (71%) handelte es sich um postoperative Flüssigkeitsansammlungen. In 13 Fällen (46%) konnte kein Keim isoliert werden. Hierbei handelte es sich um Hämatome (n=6), Serome (n=4), Peritonealzysten (n=2) und einer Mukozele. Bei 15 Punktionen (54%) gelang ein Keimnachweis, i.S. eines Abszesses (n=12) bzw. infizierten Hämatoms (n=3). Bei 12 dieser Patienten wurde in gleicher Sitzung transrektal (n=10) oder transvaginal (n=2) ein Pigtail-Katheter eingebracht. Eine Operation zur Herdsanierung war nur bei 2 Patienten notwendig.

Schlüsselwörter: Endosonographisch gesteuerte Punktion – Pararektale Raumforderung

Prospektive randomisierte Studie zur Wirkung der adjuvanten Immuntherapie mit Interferon-γ bei Patienten mit schwerer Pankreatitis und Peritonitis

K. L. Schuster, A. Richter, T. Bertsch, T. Nebe, W. I. Staiger und S. Post

Chirurgische Klinik, Fakultät für klinische Medizin, Universitätsklinikum Mannheim, Universität Heidelberg, Theodor-Kutzer-Ufer 1–3, 68135 Mannheim

Prospective Randomized Study on the Effects of Interferon-γ for Adjuvant Immune Therapy in Patients with Acute Severe Pancreatitis and Peritonitis

Summary. The immune system of 88 consecutive patients with acute pancreatitis and secondary peritonitis was daily monitored (HLA-DR expression $CD14^+$ monocytes, APACHE-II score, cytokines, procalcitonin) to screen for depressed monocyte function and risk for sepsis. 35 patients (severe pancreatitis/peritonitis) showed a continuous depression of HLA-DR expression (<100 MFI) for 3 days and were randomized. The verum group (pancreatitis n=9, peritonitis n=8) received 3 000 000 IU Interferon-γ-1b (IFN) subcutaneously every other day until HLA-DR expression increased to normal values or max. single 20 doses. HLA-DR expression increased significantly (p=0.01) in all verum group patients but stayed persistently low in the control group (pancreatitis n=8, peritonitis n=10). Mortality was significantly decreased in the collective verum group (p=0.005). IFN may beneficially influence the development of sepsis. Multicenter studies are required to investigate the effects of IFN in larger patient groups at risk for sepsis.

Key words: Interferon-γ – Sepsis – Pancreatitis – Peritonitis

Zusammenfassung. Bei 88 konsekutiven Patienten mit akuter Pankreatitis und sekundärer Peritonitis erfolgte ein tägliches Immunmonitoring (HLA-DR-Expression $CD14^+$-Monozyten, APACHE II-Score, Zytokine, Procalcitonin) auf erniedrigte Monozytenfunktion und damit erhöhtes Sepsisrisiko. 35 Patienten (schwere Pankreatitis/Peritonitis) mit anhaltend erniedrigter HLA-DR-Expression (<100 MFE) über 3 Tage wurden randomisiert. Die Verumgruppen (Pankreatitis n=9/Peritonitis n=8) erhielten 2-tägig 3 000 000 IE Interferon-γ-1b (IFN) s.c. bis zum Anstieg der HLA-DR-Expression auf Normwerte oder max. 20 Dosen. Die HLA-DR-Expression stieg signifikant (p=0,01) in beiden Verumgruppen. Die Kontrollgruppe (Pankreatitis n=8/Peritonitis n=10) zeigten persistierend niedrige Werte. Die Letalität der Verumgruppen war signifikant (p=0,005) erniedrigt. IFN kann möglicherweise die Entwicklung einer Sepsis günstig beeinflussen. Zukünftige Untersuchungen zur Evaluation der Ergebnisse mittels Multizenterstudien sind notwendig.

Schlüsselwörter: Interferon-γ – Sepsis – Pankreatitis – Peritonitis

Grenzen der minimal-invasiven Parathyreoidektomie

K. Cupisti, D. Simon, C. Dotzenrath, P.E. Goretzki und H.D. Röher

Klinik für Allgemein und Unfallchirurgie, Universitätsklinikum Düsseldorf, Moorenstraße 5, 40225 Düsseldorf

Limitations of Minimally Invasive Parathyroidectomy

Summary. *Introduction*: Technical feasibility and meaningful application of minimal invasive parathyroidectomy (MIP) should be assessed. *Patients and Methods*: Between 7/99 and 4/01 187 patients had a total of 191 operations for primary hyperparathyroidism (153 first operations in the neck). MIP was performed in 32 patients. Two different techniques were used: (1) video-assisted (n=22) and (2) minimal invasive open (n=10). *Results*: The video-assisted technique was successful in 14 cases, minimal invasive open in 10 cases. Reasons for conversion to open procedure were poor vision (5), wrong localization (1), failure of PTH-quick assay (1) and multiple gland disease (1). There were no severe complications. *Discussion*: Only 21% of the patients could be operated on by MIP. The main reason for exclusion was a concomitant nodular goiter. Both techniques were safe and free of complications. The video-assisted technique requires more specific experience.

Key words: Minimal invasive parathyroidectomy – Primary hyperparathyroidism

Zusammenfassung. *Einleitung:* Technische Machbarkeit und sinnvoller Einsatz der minimal-invasiven Parathyreoidektomie (MIP) werden untersucht. *Patienten und Methoden:* Zwischen 7/99 und 4/01 wurden bei 187 Patienten 191 Eingriffe wegen primärem Hyperparathyreoidismus durchgeführt (153 Ersteingriffe am Hals). Bei 32 Patienten erfolgte eine MIP. 2 verschiedene Verfahren kamen zur Anwendung: (1) video-assistiert (n=22) und (2) minimal-invasiv-offen (n=10). *Ergebnisse:* Die video-assistierte Technik führte in 14 Fällen zum Erfolg, die offene in 10 Fällen. Gründe für eine Konversion waren mangelnde Übersicht (5), falsche Lokalisation (1), PTH-Schnellassay-Fehler (1) und Mehrdrüsenerkrankung (1). Schwere Komplikationen traten nicht auf. *Diskussion:* Nur 21% der Patienten kamen für MIP in Frage. Hauptausschlußgrund war eine Struma nodosa. Beide Verfahren sind sicher und komplikationsarm. Die video-assistierte Methode erfordert die größere Lernkurve.

Schlüsselwörter: Minimalinvasive Parathyreoidektomie – Primärer Hyperparathyreoidismus

Postoperative Morbidität nach Ösophagektomie beim Plattenepithelcarcinom des Ösophagus: Prädisponierende Faktoren und prognostische Relevanz

H.J. Stein, B.L.D.M. Brücher, B. Ulmar und J.R. Siewert

Chirurgische Klinik und Poliklinik, Klinikum rechts der Isar, Technische Universität München, Ismaningerstraße 22, 81675 München

Postoperative Morbidity After Esophagectomy for Squamous Cell Esophageal Cancer: Predisposing Factors and Prognostic Relevance

Summary. Predisposing factors and the effect of postoperative morbidity on the long term prognosis was evaluated in 561 consecutive patients who had esophagectomy and cervical anastomosis for squamous cell esophageal cancer. Anastomotic leaks (28.9%), pulmonary complications (19.2%), septic complications (6.4%) and cardiac complications (3.2%) were the leading causes of postoperative morbidity. Active alcohol abuse ($p<0.01$), diabetes ($p<0.01$), hypertension ($p<0.01$), coronary artery disease ($p<0.01$) and peripheral vascular disease ($p=0.03$) predisposed to postoperative complications. In addition to the classic tumor dependent prognostic factors (N, T and R category of the UICC) there was a significant ($p<0.001$) and independent negative effect of 'postoperative complication' on the long term prognosis after resection.

Key words: Esophagectomy – Morbidity – Prognostic factor

Zusammenfassung. Prädisponierende Faktoren und Einfluß der postoperativen Morbidität auf die Langzeitprognose wurde bei 561 konsekutiven Patienten mit standardisierter Ösophagektomie bei Plattenepithelcarcinom des Ösophagus untersucht. Führend waren Anastomosenkomplikationen (28,9%), pulmonale Komplikationen (19,2%), septische Komplikationen (6,4%) und kardiale Komplikationen (3,2%). Florider Alkoholabusus ($p<0,01$), Diabetes mellitus ($p<0,01$), arterielle Hypertonie ($p<0,01$), koronare Herzkrankheit ($p<0,01$) und periphere arterielle Verschlußkrankheit ($p=0,03$) waren wesentliche Risikofaktoren für postoperative Komplikationen. Neben den klassischen tumorabhängigen Prognosefaktoren (R-, N- und T-Kategorie) fand sich auch für den Faktor ‚postoperative Komplikation' eine unabhängiger negativer Effekt auf die Langzeitprognose.

Schlüsselwörter: Ösophagektomie – Morbidität – Prognostischer Faktor

Ein „großer präsakraler Tumor unklarer Dignität" als einziger Hinweis auf einen kleinen, aber hochmalignen endokrinen Tumor des Rektums

F. Schönleben, T. Papadopoulos, W. Hohenberger, K. E. Matzel und S. Kastl

Chirurgische Klinik mit Poliklinik, Universität Erlangen, Krankenhausstraße 12, 91054 Erlangen

Large Lymph Node Metastasis Gives Hint to a Glicentin Positive Small Endocrine Rectal Carcinoma

Summary. In a patient with a small endocrine carcinoma of the rectum an unusually large lymph node metastasis was the only preoperative clinical finding. Low anterior rectal resection with total mesorectal excision and lymph node dissection was performed. The tumor demonstrated some highly unusual characteristics: it was classified as a small, low-grade neuroendocrine rectal carcinoma of L-cell type with three large lymph node metastases and morphologic consistency with an endocrine tumor and focal positivity of glicentin, demonstrating a proliferation of smooth muscle cells. The established Capella classification of endocrine tumors of the rectum by morphologic findings would have characterized this primary tumor as benign. In this case, however, clinical and histopathologic findings more accurately reflected it's malignant potential.

Key words: Colorectal neoplasma – Neuroendocrine tumour – Glicentin stain

Zusammenfassung. Bei einer Patientin mit einem kleinen endokrinen Rektumkarzinom war eine ungewöhnlich große Lymphknotenmetastase die einzige präoperative Auffälligkeit. Eine tief anteriore Rektumresektion mit totaler Mesorektum Exzision wurde durchgeführt.

Der Tumor zeigte einige sehr ungewöhnliche Charakteristika: er wurde als kleines, „low-grade" neuroendokrines Rektumkarzinom vom L-Zell Typ klassifiziert, zeigte aber drei große Lymphknotenmetastasen sowie die Morphologie entsprechend einem neuroendokrinen Tumor. Desweiteren eine Positivität für Glicentin, welche eine Proliferation glatter Muskelzellen demonstriert. Nach der durch Capella etablierten Klassifikation für endokrine Rektum Tumoren hätte dieser als benigne eingestuft werden müssen. In diesem Fall aber zeigten Klinik und histopathologische Untersuchung das maligne Potential des Tumors besser auf.

Schlüsselwörter: Kolon Tumor – Neuroendokriner Tumor – Glicentin Färbung

Kausch-Whipple Operation vs. duodenumerhaltende Pankreaskopfresektion bei chronischer Pankreatitis – Prospektive Studie zum Vergleich der Lebensqualität

H. Witzigmann, D. Max, S. Ludwig, R. Schwarz, F. Geißler, D. Uhlmann und J. Hauss

Universitätsklinikum Leipzig AöR, 2. Chirurgische Klinik, Liebigstraße 20a, 04103 Leipzig

Quality of Life in Chronic Pancreatitis: A Prospective Trial Comparing Classical Whipple Procedure and Duodenum-Preserving Pancreas Head Resection

Summary. There is no study comparing quality of life (QoL) using a standardized and valid QoL index in patients with chronic pancreatitis, who underwent Kausch-Whipple procedure (PD) and duodenum-preserving pancreatic head resection (DPPHR) respectively. In 32 patients after PD and 37 patients after DPPHR the EORTC-QoL index was evaluated prospectively preoperatively and postoperatively (6–9 and 30–36 months). The glucose metabolism was investigated using oGTT. Both groups were comparable in respect of QoL preoperatively. We found in the DPPHR group compared to the PD group a significant higher QoL with respect to functional and symptom scales at the first and second follow-up. With regard to pain attacks and pain medication there is a comparable significant improvement in both groups. We observed an impairment of glucose metabolism in 9/30 patients having PD and 4/31 having DPPHR. Both procedures led to a significant increase in QoL, especially pain. The DPPHR is superior to PD in main functional and symptom scales of the EORTC index and it seems, that less patients develop a diabetes mellitus compared to PD.

Key words: Quality of life – Duodenum-preserving pancreatic head resection – Pancreatoduodenectomy – Pancreatitis

Zusammenfassung. Es gibt keine Studie, welche bei Pat. mit chronischer Pankreatitis (cP) die Lebensqualität (LQ) nach Kausch-Whipple Operation (PD) und nach duodenumerhaltender Pankreaskopfresektion (DEPKR) unter Benutzung eines standardisierten und validierten Lebensqualitätsindex vergleicht. Bei 32 Pat. nach PD und bei 37 Pat. nach DEPKR wurde prospektiv zur Messung der Lebensqualität der EORTC-Index präoperativ und zweimal postoperativ (6–9 und 30–36 Mon.) erhoben, ebenso wurden der Glukosemetabolismus mit oGTT untersucht. Beide Gruppen waren präoperativ hinsichtlich der LQ vergleichbar. Bei der ersten und deutlicher bei der zweiten Nachuntersuchung fand sich in der DEPKR Gruppe eine signifikant bessere LQ im Vergleich zur PD Gruppe hinsichtlich Funktions- und Symptomskalen. Schmerzattacken und Schmerzmedikation zeigten in beiden Gruppen eine vergleichbare und signifikante Verbesserung der Situation. Nach PD kam es bei 9/30 Patienten und nach DEPKR bei 4/31 Patienten zur Verschlechterung des Glukosemetabolismus. Beide OP-Verfahren führten zu einer signifikanten Verbesserung der LQ, insbesondere der Schmerzsituation. Die DEPKR ist jedoch in allen wichtigen Funktions- und Symptomskalen des EORTC-Index der PD überlegen und scheint seltener zur Entwicklung eines Diabetes mellitus zu führen

Schlüsselwörter: Lebensqualität – Duodenum-erhaltende Pankreaskopfresektion – Duodenopankreatektomie – Pankreatitis

Der Minimal Invasive Arteria Hepatica-Katheter (MIAH). Ein Revisionsverfahren bei Defekten konventionell implantierter Therapiekatheter zur regionalen Chemotherapie bei inoperablen Lebermetastasen

U. Pohlen, A. Wagner, F. Wacker, G. Berger und H. J. Buhr

Chirurgische Klinik I, Universitätsklinikum Benjamin Franklin, Hindenburgdamm 30, 12200 Berlin

The Minimally Invasive Hepatic Artery Catheter (MIAH). A Revision Procedure for Defective Conventionally Implanted Therapy Catheters in Regional Chemotherapy of Nonresectable Liver Metastases

Summary. The MIAH catheter implanted into the hepatic artery via the subclavian artery offers the possibility for revision of defective surgically implanted catheters. The aim of his study was to compare 3 different MIAH catheters and their complications. Three different MIAH catheters were implanted during a revision procedure in 47 patients with defective catheter systems. *Group 1:* (n=15 SOS catheters connected to the port system by ligature and histoacrylic glue). Problem: 6 patients (40%) with disconnection of the catheter and port system. *Group 2:* (n=5 PIPS catheters directly connected to the port system). Problem: 4 patients (27%) with dislocation of the catheter in the abdominal aorta. *Group 3:* (n=17 SOS catheters directly connected to the port system via a compression/boot connector). No problems. Implantation of an SOS catheter with compression/boot connector is a safe and minimally invasive procedure for regional chemotherapy of nonresectable liver metastases.

Key words: Hepatic arterial infusion – Minimally invasive hepatic artery catheter – Liver metastases

Zusammenfassung. Eine Revisionsmöglichkeit bei Defekten operativ implantierter A. hepatica-Katheter ist der MIAH-Katheter, welcher via A. subklavia in die A. hepatica eingebracht wird. Ziel dieser Arbeit war der Vergleich dreier unterschiedlicher MIAH-Katheter und derer Komplikationen. Bei 47 Patienten mit defekten Kathetersystem kamen bei einem Revisionseingriff 3 unterschiedliche MIAH-Katheter zum Einsatz. *Gruppe 1* (n=15 SOS-Katheter mit Konnektion an das Portsystem mittels Ligatur und Histoacrylkleber) Poblem: 6 Patienten (40%) mit Diskonnektion der Verbindung zwischen Katheter und Portsystem. *Gruppe 2* (n=15 PIPS-Katheter mit direkter Konnektion an den Port) Problem: 4 Patienten (27%) mit Katheterdislokation in die abdominelle Aorta. *Gruppe 3* (n=17 SOS-Katheter mit dem Port direkt über einen compression/boot connector) keine Probleme. Der SOS-Katheter mit compression/boot connector ist eine sichere und minimal invasive Möglichkeit eine regionale Therapie durchzuführen/weiterzuführen.

Schlüsselwörter: Regionale Chemotherapie – Minimal Invasiver Arteria Hepatica Katheter – Lebermetastasen

Korrektur nicht eingegangen.

To clip or to suture? Ein prospektiv-randomisierter Vergleich biliärer Anastomosierungstechniken

M. Birth, U. Markert, J. Gerberding, Ch. Wohlschläger und H. P. Bruch

Klinik für Chirurgie, Medizinische Universität zu Lübeck, Ratzeburger Allee 160, 23538 Lübeck

To Clip or To Suture? Prospective Randomised Comparison of Different Biliary Reconstruction Techniques

Summary. To evaluate the surgical suitability of extramucosal titanium clips (VCS®, Fa. AutoSuture®) for biliary reconstruction this technique was prospective randomized compared to conventional manual suture for biliary end-to-end-anastomosis following transection of the common bile duct in 36 pigs. Extramucosal VCS® clip anastomosis, a non-penetrating everting tissue approximation technique, not only offers potential advantages in respect of optimal mucosal contact; investigation in animals also show it to be superior to conventional manual suture as regards anastomotic blood flow (Doppler measurements showed significantly higher perfusion values than after manual suture) and wall thickness and thus wall fibrosis (histomorphometric evaluated median wall thickness 6 month p.o.: 510 vs. 660 µm, p<0,001).

Key words: Iatrogenic bile duct injuries – Biliary anastomosis – VCS clips – Biliary stricture

Zusammenfassung. Zur Evaluierung der operativ-technischen Eignung extramucös platzierter Metallclips (Vascular Closure Staples, Fa. AutoSuture®) im Vergleich zur konventionellen Handnaht wurden insgesamt 36 Schweine randomisiert und der D. choledochus nach Durchtrennung mit VCS®-Stapler bzw. Handnaht End-zu-End anastomosiert. Die VCS®-Clip-Technik bietet als nichtpenetrierende und evertierende Gewebeadaptation mit optimalem Mucosakontakt nicht nur potentielle Vorteile für die Gallenwegsrekonstruktion, sondern erweist sich im Tierversuch bezüglich der Anastomosendurchblutung (laserdopplerflowmetrisch signifikant höhere Perfusionswerte als nach Handnaht) und Bindegewebsbildung (mediane Wandstärken im Anastomosenbereich 6 Monate p.o. in der Clip-Gruppe: 510 µm versus 660 µm in der Naht-Gruppe, p<0,001) der konventionellen Handnaht überlegen.

Schlüsselwörter: Iatrogene Gallenwegsläsionen – Biliäre Anastomose – VCS-Clips – Gallengangsstenose

Neurogene Appendikopathie: Ein häufiges, fast unbekanntes Krankheitsbild

U. Güller, D. Oertli, L. Terracciano und F. Harder

Allgemeinchirurgische Klinik, Departement Chirurgie, Universität Basel, Spitalstrasse 21, 4031 Basel, Schweiz

Neurogenic Appendicopathy: A Frequent Yet Unknown Condition

Summary. *Background:* Neurogenic appendicopathy (NA) represents an almost unknown pathology which clinically can not be differentiated from acute appendicitis. Diagnosis can only be established histologically. *Methods:* 816 appendix specimens were examined for the presence of NA. We analysed the indication for appendectomy. *Results:* 140 appendices (17.1%)

showed the histological criteria for NA. 25% of incidental appendectomies were positive for NA as opposed to 53% of negative appendectomies ($p<0.0001$, χ^2-Test). *Conclusions:* This study establishes that NA is a frequent, often asymptomatic pathology. In more than half of the negative appendectomies NA can be diagnosed, significantly more compared to incidental appendectomies. Therefore, it is imperative to remove and analyse a macroscopically normal appendix in a patient presenting symptoms of acute appendicitis if no other intraabdominal pathology can be found.

Key words: Neurogenic appendicopathy – Neuroimmune appendicopathy – Negative appendectomy

Zusammenfassung. *Einleitung:* Die neurogene Appendikopathie (NA) ist ein wenig bekanntes, klinisch nicht von der akuten Appendizitis abgrenzbares Krankheitsbild. Die Diagnose kann nur histologisch sicher gestellt werden. *Methodik:* 816 Appendizes wurden auf das Vorliegen einer NA untersucht und bezüglich Indikation zur Appendektomie ausgewertet. *Resultate:* In 140 Appendizes (17,1%) fand sich eine NA. Bei Gelegenheitsappendektomien (n=415) belief sich die Häufigkeit der NA auf 25%, bei den „negativen" Appendektomien (n=51) auf 53% ($p<0{,}0001$, χ^2-Test). *Schlussfolgerungen:* Die vorliegende Studie zeigt, dass die NA ein häufiges, oft asymptomatisches Krankheitsbild ist. In mehr als der Hälfte der „negativen" Appendektomien liegt eine NA vor, signifikant häufiger als bei Gelegenheitsappendektomien. Deshalb sollte bei intraoperativ blander Appendix trotz Appendizitissymptomatik ohne Hinweis auf andere entzündliche Veränderungen im Bauchraum der Wurmfortsatz entfernt und histologisch aufgearbeitet werden.

Schlüsselwörter: Neurogene Appendikopathie – Neuroimmune Appendikopathie – Negative Appendektomie

Karzinominzidenz bei Morbus Crohn

C. F. Eisenberger, W. T. Knoefel, T. E. Langwieler, A. Raedler und J. R. Izbicki

Klinik und Poliklinik für Chirurgie, Abteilung für Allgemeinchirurgie, Universitätsklinikum Hamburg-Eppendorf, Martinistraße 52, 20246 Hamburg

Incidence of Crohn's Carcinoma

Summary. *Introduction:* The risk of malignancy in patients with Crohn's disease has not been defined due to small numbers, but it seems to be higher than in the normal population. Risk factors are not known. We report about seven patients with Crohn's disease and malignancy. *Patients:* From 1987–2000 269 patients with Crohn's disease were treated surgically. All 7 cases with malignant disease occured after 1998. *Results:* The patients were 20–46 years old. Survival was between 4 and 14 months. Histology revealed 5 GIII adenocarcinoma (2× rectum, 3× ileum), 1 squamous cell carcinoma (rectovaginal fistula), and 1 neuroendocrine carcinoma (jejunum). The carcinomas occured between 7 and 30 years after the first diagnosis of Crohn's disease. All patients have had advanced tumour stage and metastasized disease in follow-up. *Conclusion:* Malignant disease has to be considered in patients with Crohn's disease and the incidence seems to be rising.

Key words: Crohn's disease – Carcinoma – Surgery

Zusammenfassung. *Einleitung:* Das Risiko eines Malignoms bei Patienten mit M. Crohn ist nicht definiert, scheint aber im Vergleich zur Normalbevölkerung erhöht. Risikofaktoren sind nicht sicher bekannt. *Patienten:* Wir berichten über 7 Patienten mit Malignomen bei M. Crohn seit 1998 (1987–2000: 269 Fälle). *Ergebnisse:* Die Patienten waren zwischen 20 und 46 Jahren alt. Das Überleben betrug zwischen 4 und 14 Monaten. Es handelte sich um 5 GIII Adenokarzinome fortgeschrittenen Tumorstadiums (2× Rektum, 3× Dünndarm), ein Plattenepithel Ca. (rektovaginale Fistel) und ein neuroendokrines Ca. Seit der Erstdiagnose des M. Crohn waren 7 bis 30 Jahre vergangen. Die Prognose war bei allen Patienten limitiert durch das Tumorstadium. *Schlußfolgerung:* Fulminanter Krankheitsverlauf und eine Änderung des Krankheitsbildes sollten an eine maligne Entartung denken lassen. Die Möglichkeit der malignen Entartung sollte in die Differentialdiagnostik dieser Patientengruppe einbezogen werden.

Schlüsselwörter: Morbus Crohn – Karzinom – Chirurgie

Prophylaktische Operation beim hereditären MTC – in welchem Alter, wie radikal?

B. Mann, L. Schiffmann und H. J. Buhr

Chirurgische Klinik I, Universitätsklinikum Benjamin Franklin, Freie Universität Berlin, Hindenburgdamm 30, 12200 Berlin

Prophylactic Thyroidectomy in Hereditary MTC: Time Point and Radicalicity

Summary. Mutations in the ret-protooncogen lead to hereditary MTC. The molecular detection enables us to perform prophylactic thyroidectomy in mutation carriers before MTC can develop. The time point of operation and the radicalicity of the procedure are still matter of discussion. We performed 20 prophylactic thyroidectomies with compartment I lymph node dissection in patients with detected mutation and normal basal calcitonin levels. Histology revealed normal histology, C-cell hyperplasia and MTC in 1, 8 and 11 patients. 3 patients had lymph node metastases. The youngest patients with MTC were 5 and 6 years, with lymph node metastases 9 years old. The patient with no histological changes had MEN IIa and was 46 years old. All patients are biochemically cured with no permanent complications. These data indicate that delay of prophylactic thyroidectomy to any specific age can not be recommended. Lymph node dissection of compartment I should be obligate part of the procedure.

Key words: Hereditary MTC – Prophylactic thyroidectomy – Ret-protooncogen

Zusammenfassung. Mutationen im Ret-Protoonkogen führen zu hereditärem MTC. Die molekulare Detektion ermöglicht prophylaktische Thyreoidektomien, bevor ein MTC entsteht. Der Zeitpunkt und die Radikalität dieses Eingriffes wird kontrovers diskutiert. Wir haben 20 prophylaktische Thyreoidektomien mit Kompartment I Ausräumung bei Mutationsträgern mit normalem basalen Calcitonin durchgeführt. Die Histologie zeigte Normalbefunde, C-Zell-Hyperplasie und MTC in 1, 8 bzw. 11 Fällen. 3 Patienten hatten Lymphknotenmetastasen. Die jüngsten Patienten mit MTC waren 5 und 6 Jahre, mit Lymphknotenmetastasen 9 Jahre alt. Der Patient ohne pathologischen Befund war 46 Jahre und hatte ein MEN IIa. Alle Patienten sind bis heute ohne bleibende Komplikationen des Eingriffs biochemisch geheilt. Diese Daten zeigen, daß eine Verzögerung der prophylaktischen Operation in ein bestimmtes Alter nicht gerechtfertigt ist und daß die Kompartment I Dissektion obligater Bestandteil der Operation sein soll.

Schlüsselwörter: Hereditäres MTC – Prophylaktische Operation – Ret-Protoonkogen

Karzinoide – 10-jährige Erfahrung an Schweizer Zentrumsklinik

B. Müller, Th. Clerici, Ch. Öhlschlegel und J. Lange

Klinik für Chirurgie, Kantonsspital St. Gallen, Rorschacherstrasse 95, 9007 St. Gallen, Schweiz

Carcinoid Tumors: 10-Year Experience at a Swiss General Hospital

Summary. *Objectives/Methods:* With the aim of analysing topographic distribution, malignancy, resectability and prognosis in patients with carcinoid tumors or neuroendocrine tumors, resp. we conducted a retrospective study of 68 consecutive patients with surgical treatment between 1990 and 2000. Mean follow-up was 46 (±33.7) months. *Results:* 33 patients (48%) were found to have a carcinoma, which metastasized in 8 cases (12%). In 86% a radical resection (R0) could be achieved. At follow-up 50 patients (76%) were tumor free. The actuarial 5-year survival in general was 83%. Regarding tumor localisation it was 100% for the appendix and the stomach, 67% for the small intestine and 50% for the colon. *Conclusion:* Almost half of the patients are found to have a carcinoma. Most of them can be radically operated on. Prognosis in general is good, depending on resectability and localisation. It is excellent for tumors of the appendix and the stomach. Tumors of the small intestine and the colon have the worst outcome.

Key words: Carcinoid tumor – Neuroendocrine tumor – Retrospective analysis – Prognosis

Zusammenfassung. *Einleitung/Methoden:* Mit dem Ziel, die topographische Verteilung, Malignität, Resektabilität und Prognose von Patienten mit Karzinoiden, bzw. neuroendokrinen Tumoren zu analysieren, untersuchten wir 68 konsekutive Fälle, welche zwischen 1990 und 2000 operiert wurden, retrospektiv. Die durchschnittliche Nachkontrollszeit lag bei 46 (±33.7) Monaten. *Resultate:* Es wurden 33 (48%) Carcinome gefunden, die in 8 Fällen (12%) metastasierten. 59 mal (86%) konnte R0-reseziert werden. Bei Nachkontrolle waren 50 (76%) der Patienten tumorfrei. Das 5-Jahresüberleben lag insgesamt bei 83%; für Appendix und Magen bei 100%, für den Dünndarm bei 67% und für das Colon bei 50%. *Schlussfolgerungen:* Bei fast der Hälfte der Diagnosen handelt es sich um Carcinome. Meist kann R0-reseziert werden. Der Verlauf ist in Abhängigkeit von Resektabilität und Lokalisation gut. Karzinoide in Appendix und Magen haben eine sehr gute, jene in Colon und Dünndarm die schlechteste Prognose.

Schlüsselwörter: Karzinoid – Neuroendokriner Tumor – Retrospektive Untersuchung – Prognose

Komplikationsrate der zentralen Lymphadenektomie bei differenzierten Schilddrüsenkarzinomen

F. Ulrich, T. Steinmüller, N. Seidel-Schneider, W. Schneider, N. Rayes, J. Klupp, M. Lang, D. Seehofer und P. Neuhaus

Klinik für Allgemein-, Viszeral- und Transplantationschirurgie, Charité, Campus Virchow-Klinikum, Augustenburger Platz 1, 13353 Berlin

Risks of Lymphadenectomy in Differentiated Thyroid Carcinoma

Summary. The benefit of systematic lymphadenectomy (LAD) of the central cervical compartment in surgery of differentiated thyroid carcinoma is still controversial. In a retrospective analysis we studied the morbidity of 186 patients who underwent surgery for differentiated thyroid carcinoma between 1979 and 1999. Patients with LAD (n=123) had higher rates of transient hypoparathyroidism (28.5% vs. 17.5%) and recurrent laryngeal nerve palsy (9.8% vs. 6.4%) without reaching statistical significance. Permanent complication rates in the group with LAD were similar or even lower, for permanent hypoparathyroidism 0.8% vs. 3.2% and for permanent laryngeal nerve palsy 1.6% in each group. We could show that higher complication rates in patients with central cervical LAD can be largely prevented by adequate surgical technique.

Key words: Differentiated thyroid carcinoma – Lymphadenectomy – Complication rate

Zusammenfassung. Die therapeutische Relevanz der zentralen zervikalen Lymphadenektomie (LAD) in der Therapie differenzierter Schilddrüsenkarzinome ist umstritten. In einer retrospektiven Analyse untersuchten wir die mit diesem Verfahren assoziierte Komplikationsrate bei 186 Patienten zwischen 1979–1999. Die Patientengruppe mit LAD (n=123) wies im Vergleich zur Kontrollgruppe (n=63) eine höhere Inzidenz an transientem Hypoparathyreoidismus (28,5% vs. 17,5%) und transienter Recurrensparese (9,8% vs. 6,4%) auf, ohne statistische Signifikanz zu erreichen. Die Rate permanenter Komplikationen war in der Gruppe mit LAD vergleichbar oder sogar niedriger, für den permanenten Hypoparathyreoidismus 0,8% vs. 3,2% und für die permanente Recurrensparese jeweils 1,6%. Eine Erhöhung der Komplikationsrate bei zentraler zervikaler LAD kann somit durch eine adäquate chirurgische Technik weitestgehend vermieden werden.

Schlüsselwörter: Differenzierte Schilddrüsenkarzinome – Lymphadenektomie – Komplikationsrate

Videothorakoskopische Exstirpation dystop-mediastinaler Nebenschilddrüsenadenome beim persistierenden primären Hyperparathyreoidismus

Th. Lesser

Wald-Klinikum Gera, Chirurgisches Zentrum, Department für Thorax- und Gefäßchirurgie, Straße des Friedens 122, 07548 Gera

Videothoracoscopic Exstirpation of Dystopic-Mediastinal Parathyroid Adenomas in Persistent Primary Hyperparathyroidism

Summary. In rare cases (3–8%), dystopic-mediastinal extrathymic parathyroid adenomas may cause a persistent primary hyperparathyroidism. Their pre-operative location is possible by imaging techniques and selective venous blood sampling, including from the mediastinum. Endobronchial ultrasonography may be helpful to detect para- and pretracheal parathyroid adenomas. After doubt-free topographic location, the mediastinal adenomas of five out of six patients were extirpated by videothoracoscopy. For intraoperative detection, mediastinal sonography by means of a thoracoscopically placed ultrasonic probe is recommendable. An example involving three dystopic-mediastinal adenomas demonstrates the advantages of the thoracoscopic approach.

Key words: Parathyroid adenomas – Dystopic-mediastinal – Videothoracoscopy – Thoracoscopic sonography

Zusammenfassung. Dystop-mediastinal extrathymisch gelegene Nebenschilddrüsen-Adenome sind mit 3–8% eine seltene Ursache eines persistierenden primären Hyperparathyreoidismus. Sie können durch bildgebende Verfahren und selektive Venenblutentnahme, die das Mediastinum einbeziehen, präoperativ lokalisiert werden. Eine endobronchiale Ultraschalluntersuchung kann zur Detektion para- und prätrachealer Nebenschilddrüsen-Adenome hilfreich sein. Nach sicherer topographischer Lokalisation konnten bei 5 von 6 Patienten die mediastinalen Adenome videothorakoskopisch entfernt werden. Für die intraoperative Detektion ist die mediastinale Sonographie mithilfe einer thorakoskopisch plazierten Ultraschallsonde empfehlenswert. Ein Fallbeispiel mit 3 dystop-mediastinalen Adenomen demonstriert die Vorteile des thorakoskopischen Vorgehens.

Schlüsselwörter: Nebenschilddrüsenadenom – Dystop-mediastinal – Videothorakoskopie – Thorakoskopische Sonographie

Die Rolle löslicher Adhäsionsmoleküle (sICAM-1, sVCAM-1) beim Transplantatüberleben nach Lebertransplantation

M. Schenk, A. Zipfel, O. Kinder und R. Viebahn

Universitätsklinik Tübingen, Abteilung Allgemeine Chirurgie, Hoppe-Seyler-Straße 3, 72076 Tübingen

The Role of Soluble Adhesion Molecules (sICAM-1, sVCAM-1) for Graft Survival After Liver Transplantation

Summary. Compared to their analogs of the cell surface, less is known about the role of soluble adhesion molecules in transplant immunology. Therefore, in 72 LTX the concentrations of sICAM-1 and sVCAM-1 were determined in donor and recipient pre- and postoperatively. Elevated sICAM-1 concentrations in donors and recipients correlated and increased graft function rate (additive effect). Elevated levels of sVCAM-1 in the recipient before LTX also had a positive impact on graft function. In the postoperative course an increase of ICAM-1 levels was observed in the context of a bad function prognosis. High levels of soluble adhesion molecules in donor and recipient *per se* indicate a protective environment for liver grafts. However, postoperatively increasing levels of sICAM-1 in the context of dysfunction may reflect the beginning of an immunological activation or be due to the shedding from a disintegrating graft.

Key words: Soluble adhesion molecules – Liver transplantation – Graft survival

Zusammenfassung. Über die Rolle der löslichen Adhäsionsmoleküle in der Transplantationsimmunologie ist weit weniger bekannt als über die ihrer membranständigen Analoga. Daher wurden bei 73 konsekutiven LTX die Konz von sICAM-1 und sVCAM-1 bei Spender und Empfänger prä- und postoperativ bestimmt. Eine erhöhte präoperative sICAM-1-Konz. im Spender und im Empfänger korrelierte mit einem verbesserten Transplantatüberleben (additiver Effekt). Erhöhte Konz. von sVCAM-1 beim Empfänger wurden ebenfalls im Kontext eines besseren Transplantatüberlebens beobachtet. Ein Anstieg der ICAM-1-Konz. in den ersten 2 Wochen post-OP korrelierte jedoch mit einer Verschlechterung der Prognose. Hohe Konz. löslicher Adhäsionsmoleküle sind *per se* Indikatoren für eine vorteilhafte Umgebung für das Transplantat. Der postoperative Anstieg der Konz. von sICAM-1 beim Organversagens könnte in Zusammenhang mit einer vermehrten Abscherung von der Oberfläche aktivierter oder letaler Zellen stehen.

Schlüsselwörter: Lösliche Adhäsionsmoleküle – Lebertransplantation – Transplantatüberleben

Lebertransplantation mit Lebendspende des rechten Leberlappens

T. Steinmüller, I. M. Sauer, A. Pascher, U. Settmacher, A. Müller und P. Neuhaus

Klinik für Allgemein-, Viszeral- u. Transplantationschirurgie, Charité, Campus Virchow, Humboldt Universität Berlin, Augustenburger Platz 1, 13353 Berlin

Right Lobe Living Donor Liver Transplantation

Summary. *Patients:* In 57 evaluated potential living donor candidates 32 living donor operations of the right lobe were realized. Accordingly 32 liver transplantations were performed, in 8 cases due to acute decompensation. *Results:* Two biliary fistulae (6%) and one heparin-induced diffuse bleeding (3%) occured as major complications. Minor complications were observed in 13 patients. The recipients showed patient survival rates of 91%. *Complications:* 3× retransplantation (9%), 2× biliary leakage (6%), 1× bleeding (3%). Three cases of death (aspergillosis, portal vein thrombosis, intracerebral bleeding). *Conclusions:* Liver transplantation with living donation represents a useful and feasible method both in elective and in emergency situations. Disadvantages of living donation are especially donor risk and donor morbidity. The question of indication expansion in relation to cadaveric donation is being discussed.

Key words: Liver transplantation – Living donation

Zusammenfassung. *Patienten:* Von insgesamt 57 evaluierten potentiellen Lebendspendekandidaten wurden 32 Lebendspendeoperationen des rechten Leberlappens realisiert. Entsprechend wurden 32 Lebertransplantationen durchgeführt, davon in 8 Fällen bei akuter Dekompensation. *Ergebnisse:* Als schwerwiegende Komplikationen traten zwei Gallefisteln (6%) und eine heparininduzierte diffuse Blutung (3%) auf. Geringgradige Komplikationen bzw. Beschwerden traten bei 13 Patienten auf. Auf der Empfängerseite ergab sich ein Patientenüberleben von 91%. *Komplikationen:* 3× Retransplantation (9%), 2× Galleleck (6%), 1× Blutung (3%). Drei Todesfälle (Aspergillose, Pfortaderthrombose, intrazerebrale Blutung). *Zusammenfassung:* Die Lebertransplantation mit Lebendspende stellt ein sinnvolles und durchführbares Verfahren dar, sowohl elektiv wie notfallmäßig. Nachteile der Lebendspende sind vor allem die Spenderrisiken und die Spendermorbidität. Die Frage der Indikationsausweitung im Vergleich zur Leichenspende ist in der Diskussion.

Schlüsselwörter: Lebertransplantation – Lebendspende

Endoluminale Therapie des Zenker Divertikels. Klinische und radiologische Ergebnisse

C. Chiari, M. Scharitzer, P. Pokieser, R. Függer, E. Wenzl und G. Bischof

Universitätsklinik für Chirurgie Wien, Währinger Gürtel 18–20, 1090 Wien, Österreich

Endoscopic Treatment of Zenker's Diverticulum

Summary. We report on 20 patients (mean age 75.5 years, 12 female, 8 male) with Zenker's diverticulum treated endoscopically by division of the common wall between esophagus and diverticulum with an endostapler between 5/97 and 9/00. The patients suffered from dysphagia of liquids in 62.5%, dysphagia of solid food in 94.7% and regurgitation in 100%. 18 patients were treated successfully, in 2 cases a switch to open surgery was necessary due to difficult exposure. There was one severe complication of mediastinitis and two aspirations. After a mean follow up of 18 months there were 3 recurrences, in the remaining patients dysphagia of liquids was present in 0%, dysphagia solid food in 8% and regurgitation in 8%. This method offers all advantages of minimally invasive surgery, especially to elderly patients.

Key words: Zenker's diverticulum – Endoscopic therapy – Stapling – Minimally invasive surgery

Zusammenfassung. Zwischen 5/97 und 9/00 wurden 20 Patienten (Durchschnittsalter 75,5 Jahre, 12 männlich, 8 weiblich) mit Zenker Divertikel durch transorale Spaltung des Septums zwischen Ösophagus und Divertikel mittels Endostapler behandelt. Dysphagie flüssiger Nahrung kam bei 62,5%, fester Nahrung bei 94,7% und Regurgitation bei 100% der Patienten vor. In 18 Fällen war der Primäreingriff erfolgreich, 2 mal musste aufgrund schwieriger Einstellbarkeit abgebrochen werden. An Komplikationen traten eine Mediastinitis und zwei Aspirationspneumonien auf. Nach einem Follow Up von durchschnittlich 18 Monaten gab es 3 Rezidive, bei den übrigen Patienten war Dysphagie flüssiger Nahrung in 0%, fester Nahrung in 8% und Regurgitation in 8% vorhanden. Vor allem alte Patienten profitieren von der minimal invasiven Therapie.

Schlüsselwörter: Zenker Divertikel – Endoskopische Therapie – Stapler – Minimal invasive Chirurgie

Laparoskopische Adrenalektomie im Vergleich zur konventionellen dorsalen Technik

K. K. J. Hallfeldt, A. Trupka und S. Schmidbauer

Chirurgische Klinik und Poliklinik Innenstadt, Klinikum der Universität München, Nußbaumstraße 20, 80336 München

Laparoscopic Adrenalectomy in Comparison to the Open Posterior Technique

Summary. Between 07/98 bis 06/00, 30 laparoscopic adrenalectomies in 28 patients were prospectively documented and compared to 25 conventional posterior adrenalectomies in 23 patients which were carried out between 1/95 and 6/98. Type of tumor and indication for surgery were similar in both groups. Laparoscopic adrenalectomy resulted in a significantly lower blood loss, a significantly lower demand for analgesics postoperatively and a significantly shorter hospital stay. However, average operating time was significantly longer. Major complications were not observed in both groups. We conclude, that laparoscopic adrenalectomy represents a safe and useful operating technique with a low complication rate.

Key words: Laparoscopic adrenalectomy – Open posterior adrenalectomy

Zusammenfassung. Im Zeitraum 07/98 bis 06/00 wurden 30 laparoskopische Adrenalektomien bei 28 Patienten prospektiv dokumentiert und den Ergebnissen von 25 Eingriffen bei 23 Patienten der Jahre 01/96 bis 06/98 nach dorsaler konventioneller Adrenalektomie gegenübergestellt. Bei identischer Indikationsstellung für beide Verfahren und vergleichbaren

Tumortypen war die laparoskopische Adrenalektomie mit einem signifikant geringeren Blutverlust, einem signifikant geringerem postoperativen Opiatbedarf und einem kürzeren postoperativen Hospitalaufenthalt verbunden. Die Operationszeiten bei laparoskopischer Adrenalektomie waren hingegen signifikant länger. Schwerwiegende Komplikationen wurden in beiden Gruppen nicht beobachtet. In unseren Augen stellt die laparoskopische Adrenalektomie ein sicheres und praktikables Operationsverfahren mit geringer Komplikationsrate dar.

Schlüsselwörter: Laparoskopische Adrenalektomie – Offene dorsale Adrenalektomie

Signifikante Adhäsiogenese-Hemmung mit Hyaluronsäure (HA)

K. Kramer, W. Probst, H. Herbst und N. Senninger

Klinik für Allgemeine Chirurgie, Westfälische Wilhelms-Universität Münster, Waldeyerstraße 1, 41849 Münster

Significant Adhesion Prevention with Hyaluronic Acid (HA)

Summary. *Objective of the study* was to examine the adhesion genesis-impeding effect of hyaluronic acid (HA). *M+M:* A peritoneal defect, 5 cm in diameter, was inserted laparoscopically into each side of the abdominal wall of 9 pigs. A polypropylene mesh with clips was fixed onto this defect. The synthetic mesh was additionally covered on one side by a hyaluronic acid membrane. After 45 days the development of adhesion on both sides in all the pigs was compared. With respect to side comparison, each pig served as a control in itself. *Results:* There were adhesions in 7 out of 9 cases (78%) in the mashes not covered by HA while there was no adhesion in 2 cases (22%). There was an adhesion in one case (11%) in the mashes covered with hyaluronic acid while there was no adhesion in 8 out of 9 cases (89%) in this regard. *Conclusion:* The bioresorbant hyaluronic acid membranes demonstrate a significant adhesion genesis-impeding effect (onesided sign test: $p<0.05$).

Key words: Peritoneal adhesion – Adhesion prevention – Hyaluronic acid – Hyaluronan

Zusammenfassung. *Ziel unserer Studie* war es, die adhäsiopräventive Wirkung von Hyaluronsäure (HA) zu untersuchen. *M+M:* Bei neun Schweinen wurde laparoskopisch beidseits in der Abdominalwand ein 5 cm im Durchmesser fassender Peritonealdefekt gesetzt. Auf diesen Defekt wurde ein Polypropylen-Netz mit Clips fixiert. Allein auf einer Seite wurde das Kunststoffnetz zusätzlich mit einer HA-Membran bedeckt. Nach 45 Tagen wurde bei allen Tieren die Adhäsionsentwicklung beider Seiten verglichen. Jedes Schwein diente im Seitenvergleich als eigene Kontrolle. *Ergebnisse:* Bei den nicht mit HA bedeckten Netzen fanden sich in 7 von 9 Fällen (78%) Adhäsionen, in zwei Fällen (22%) trat keine Verwachsung auf. Bei den mit Hyaluronsäure bedeckten Netzen fand sich in einem Fall (11%) eine Adhäsion, in 8 von 9 Fällen (89%) zeigte sich keine Adhäsion. *Schlußfolgerung:* Die Hyaluronsäure-(HA)-Membran zeigt eine signifikante Adhäsiogenese-Hemmung ($p<0,05$; einseitiger Vorzeichentest).

Schlüsselwörter: Peritoneale Adhäsionen – Adhäsiogenese-Hemmung – Hyaluronsäure

Korrektur nicht eingegangen.

Das pleurale Fibrom als seltene Differentialdiagnose des Lungenrundherdes

J. Pförtner, S. W. Schulz und G. Rahim

Chirurgische Abteilung, Evangelisches Krankenhaus Holzminden, Forster Weg 34, 37603 Holzminden

Pleural Fibroma as a Rare Diagnosis of a Solitary Lung Mass

Summary. Solitary round masses are frequently diagnosed on routinely performed radiographs of the lungs. Usually they proved to be lung cancers, the most frequent malign condition. Only about 0.9% of all tumors of the lung are benign, with pleural fibromas being the most common benign entity. They occur in every age (mean 50 years), and grow progressively. Malign transformation is rare, but relapses are found in 10–15% within five years, which have a higher risk for malignancy. We present the case of a 34-year old woman with unspecific short breath. A round-oval tumor was detected peripherically within the right upper field. Thoracoscopically, a benign submesothelial pleural fibroma was resected.

Key words: Pleural fibroma – Lung tumors

Zusammenfassung. Häufig finden sich in Routineaufnahmen des Thorax Lungenrundherde. Zumeist verbergen sich dahinter Bronchial-Karzinome, die häufigste maligne Erkrankung. Nur etwa 0,9% aller Lungentumoren sind gutartig, wobei Pleurafibrome am häufigsten sind. Sie treten in jedem Lebensalter auf (Mittel 50. Lebensjahr), und wachsen progredient. Eine maligne Entartung ist selten, aber Rezidive entstehen in 10–15% innerhalb von fünf Jahren, die häufiger maligne sind. In unserem Fallbeispiel einer 34-jährigen Patientin mit unspezifischer Atemnot fand sich ein rundovaler Tumor peripher im rechten Oberfeld. Die thorakoskopische Resektion bestätigte ein benignes submesotheliales Pleura-Fibrom.

Schlüsselwörter: Pleurafibrom – Lungenrundherd

Der Einfluß des inguinalen Polypropylen-Mesh auf die Strukturen des Samenstrangs im Tierversuch

Ch. Peiper, B. Klosterhalfen, K. Junge, A. Bühner, U. Klinge und V. Schumpelick

Chirurgische Universitätsklinik, RWTH Aachen, Pauwelsstraße 30, 52057 Aachen

The Influence of the Inguinal Polypropylene Mesh on the Structures of the Spermatic Cord in the Animal

Summary. The implantation of a polypropylene mesh during inguinal hernia repair is considered routine by some authors. 15 adult uncastrated male pigs underwent unilateral transinguinal preperitoneal implantation of a polypropylene mesh (Marlex), the other side with a Shouldice repair served as control. After 7, 14, 21, 28 and 35 days the spermatic cords of three animals were analysed histologically. After mesh implantation we saw a certain foreign body reaction in all samples. Venous thrombosis of the spermatic veins occurred in 5 of the 15 cases, and focal fibrinoid necrosis of the ductus deferens wall was observed in one case.

The controls presented only minor postoperative changes. As the effect of the observed changes on the testicular function remains uncertain, we see a narrow indication for inguinal mesh implantation.

Key words: Inguinal mesh implantation – Inflammatory changes – Spermatic cord – Ductus deferens

Zusammenfassung. Die Verwendung eines Polypropylen-Netzes zur Leistenhernienreparation wird von einigen Autoren als Routine-Maßnahme angesehen. Wir implantierten bei 15 Hausschweinebern auf einer Seite transinguinal präperitoneal ein Polypropylen-Mesh (Marlex®), die andere Seite wurde als Kontrolle nach Shouldice repariert. Nach 7, 14, 21, 28 und 35 Tagen erfolgte an jeweils drei Tieren die histologische Untersuchung beider Samenstränge. Nur nach Meshimplantation zeigten alle Proben eine charakteristische Fremdkörperreaktion mit venösen Abscheidungsthromben in 5 von 15 Fällen und einer flächigen fibrinoiden Nekrose des Ductus deferens in einem weiteren Fall. Bis der Einfluß der beobachteten Veränderungen auf die Hodenfunktion geklärt ist, empfehlen wir eine sehr strenge Indikationsstellung zur inguinalen Mesh-Implantation.

Schlüsselwörter: Inguinale Mesh-Implantation – Entzündungsreaktion – Samenstrang – Ductus deferens

Laparoskopische Cholecystektomie: Goldstandard auch bei der akuten Cholecystitis?

Th. Carus, W. Grebe und A. J. Coburg

Chirurgische Klinik I, Abteilung für Allgemein-, Viszeral- und Gefäßchirurgie, Städtische Kliniken, Lukaskrankenhaus, Preußenstraße 84, 41456 Neuss

Laparoscopic Cholecystectomy: Gold Standard in Acute Cholecystitis?

Summary: In a retrospective study the outcome of laparoscopic cholecystectomy (LC) in patients with acute cholecystitis was analyzed. From 1997 to 2000 we performed 641 LC. In 31.7%, acute cholecystitis was confirmed by histopathological examination. After routine blood test and ultrasound of the abdomen each patient with suspected cholecystitis underwent a diagnostic laparoscopy. In 87.7% of these patients (edematous 96%, gangrene or perforation 60%), the laparoscopic approach was successful with an average operation time of 63 min. 2 major complications (1 postoperative bleeding, 1 common bile duct injury) could be handled laparoscopically. LC is a safe and efficient procedure for acute cholecystitis. It seems to be the treatment of choice and should be performed as soon as possible after the onset of symptoms.

Key words: Laparoscopy – Acute cholecystitis – Gold standard

Zusammenfassung. In einer retrospektiven Studie wurde untersucht, ob die laparoskopische Cholecystektomie (CHE) auch bei der akuten Cholecystitis die Methode der Wahl ist. In den Jahren 1997 bis 2000 wurden 641 laparoskopische CHE durchgeführt, bei denen in 31,7% eine akute Cholecystitis vorlag. Nach üblicher Diagnostik (Routinelabor, Sonographie) erfolgte bei der Verdachtsdiagnose „akute Cholecystitis" primär die diagnostische Laparoskopie. 87,7% der Patienten mit Cholecystitis (ödematös 96%, gangränös-perf. 60%) konnten laparoskopisch therapiert werden, die durchschnittliche OP-Zeit betrug 63 min. 2 Komplikationen

(1 Nachblutung, 1 Choledochusverletzung) konnten laparoskopisch behandelt werden. Die laparoskopische CHE hat sich als sichere und effiziente Methode in allen Stadien der akuten Cholecystitis erwiesen. Sie sollte als Methode der Wahl frühestmöglich nach Symptombeginn durchgeführt werden.

Schlüsselwörter: Laparoskopie – Akute Cholecystitis – Goldstandard

Korrektur nicht eingegangen.

Benignes pulmonal metastasierendes Leiomyom – Metastasierung eines benignen Leidens?

S. Eggeling, J. Böttger, H. Martin und K. Gellert

Chirurgische Klinik, Oskar-Ziethen-Krankenhaus, Fanninger Straße 32, 10365 Berlin

Benign Pulmonary Leiomyomatosis: Metastases of Benign Origin?

Summary. Benign metastasizing leiomyoma (BML) occur in women with a history of uterus myomatosus. A 43-year-old woman was operated because of multiple pulmonary nodules between 0.5–8 cm in diameter. She had undergone hysterectomy for myoma uteri 5 years before. Thoracoscopic tumor excision revealed metastatic leiomyomas of the lung with expression of estrogen and progesteron receptors. Comparative genomic hybridisation (CGH) proved the common (monoclonal) origin of the different pulmonary lesions. Hormonal therapy with an analogue of LHRH resulted in a decrease in size and number of the pulmonary nodules. *Discussion:* Pathogenesis and biological behaviour of BML are still in discussion. They involve a spectrum between benign leiomyomas to low-grade leiomyosarcomas. Therapy of choice consists in surgical resection (solitary nodule) or hormonal therapy (non-resectable disease). In case of progression despite of hormonal therapy metastasizing low-grade leiomyosarcoma has to be considered.

Key words: Coin lesion – Metastasizing leiomyoma – Hormonal therapy

Zusammenfassung. Benigne metastasierende Leiomyome (BML) treten bevorzugt bei weiblichen Patienten mittleren Alters auf. Wir berichten über eine 43-jährige Patientin nach vaginaler Hysterektomie wegen multipler benigner Myome. Im CT bestanden über 60 pulmonale Rundherde unklarer Dignität mit einem Durchmesser von 0,5 bis 8 cm. Die Primärtumorsuche war negativ. Die thorakoskopische Herdresektion ergab Leiomyommetastasen der Lunge mit Expression von Östrogen- und Progesteronrezeptoren. Die CGH ergab Hinweise für einen gemeinsamen monoklonalen Ursprung der Tumore. Unter Hormontherapie (LHRH-Analoga) kam es zu einer Tumorreduktion. *Diskussion:* BML werden bei Frauen mittleren Alters beobachtet, die in 90% myomatöse Uterusveränderungen aufweisen. Pathogenese und Biologie der BML werden kontrovers diskutiert, die BML bilden eine Zwischengruppe zwischen benignen Leiomyomen und den hochdifferenzierten Leiomyosarkomen des Uterus. Die Therapie besteht in einer Hormontherapie. Bei fehlender Regression muß an das Vorliegen eines „low-grade" Leiomyosarkoms gedacht werden.

Schlüsselwörter: Lungenrundherd – Metastasierendes Leiomyom – Hormontherapie

Maligne Stenosen im Tracheobronchialsystem: Endoskopische Therapie mit Laser und Stentversorgung

F. W. Spelsberg, J. Reinmiedl, C. Müller und F. W. Schildberg

Chirurgische Klinik, Klinikum Großhadern, Ludwig-Maximilians-Universität, Marchioninistraße 15, 81377 München

Endoscopic Treatment of Malignant Tracheobronchial Stenosis with Laser and/or Stent Application

Summary. Between January 1993 and September 2000, 96 patients (pat.) with malignant tracheo-bronchial stenosis were treated with Laser or stent. 50 pat. were treated with Nd:YAG Laser only (1–8 times, 112 total). Large tumors were treated several times. In all pat. bronchoscopy was performed regularly. Location: trachea 22 pat., main bronchus (br.) 17 pat., both main br. 3 pat., lobar br. 8 pat. (up to 95% stenosis). Primary tumor: 16 BC, 16 metastatic (kidney, colon, sarcoma, hcc, ovar, hypopharynx); 15 tracheal infiltrations (5 thyroid, 4 laryngeal, 4 esophageal, 2 mediastinal, 1 tracheal); mean follow up 129 days (1–1409). 55 stents were implanted in 46 pat. (covered or uncovered wallstents): 35 tracheal stents, 20 bronchial stents (26 additional Laser applications); mean follow up 177 days (1–2058). Even almost complete malignant occlusions could be treated successfully.

Key words: Trachea – Laser – Stent – Bronchoscopy

Zusammenfassung. Von 1/93 bis 9/00 wurden 96 Pat. mit inoperablen malignen tracheobronchialen Stenosen behandelt. Alleinige Nd:YAG-Lasertherapie bei 50 Pat. (Mittel 2.2 Laserungen pro Pat. (1–8), gesamt 112). Große Tumore wurden in mehreren Sitzungen abgetragen, alle Pat. wurden regelmäßig Kontrollen zugeführt. Die Trachea war bei 22 Pat. betroffen, bei 17 Pat. ein Hauptbr., bei 3 beide Hauptbr., bei 8 ein Lappenbr. Der Stenosegrad betrug bis 95%. Primärtumor: 16 BC/BC-Rez., 16 Metas (Niere, Colon, Sarkom, HCC, Ovar, Hypopharynx), 15 Trachealinfiltrationen von außen (5 SD, 4 Larynx, 4 Ösophagus, 2 Mediastinal-Tu), 1 Tracheal-Ca. Mittl. Nachbeobachtung 129 d (1–1409 d). 46 Pat. wurden mit 55 covered oder uncovered Wallstents versorgt. 35 Stents wurden in der Trachea, 20 Stents in Haupt- oder Lappenbronchien implantiert, ergänzt durch 26 Laserungen. Mittl. Nachbeobachtung 177 d (1–2058 d). Endoskopisch wurden auch höchstgradige, inoperable maligne Stenosen rekanalisiert.

Schlüsselwörter: Trachea – Laser – Stent – Bronchoscopy

Hemmung der Magenmotilität durch viszerale Lymphe bei der Ratte

J. Glatzle, T. T. Zittel, E. C. Jehle und H. E. Raybould

Universitätsklinik Tübingen, Abteilung Allgemeinchirurgie, Hoppe-Seyler-Straße 3, 72076 Tübingen

Visceral Lymph Inhibits Gastric Motility in Rats

Summary. Abdominal surgery initiates inhibition of gastrointestinal function including motility. In the postoperative status, numerous mediators are released from mucosal mast cells, including pro-inflammatory cytokines. The visceral lymph system is possibly involved in the generation and drainage of these mediators. Visceral lymph collected during the postoperative status initiates negative feedback inhibition of gastric motor function in recipient rats. This effect can be significantly reduced by pre-operative treatment with a mast cell stabilizer. The pathway involved in negative feedback could be important under physiological and pathophysiological circumstances, since mast cells and the visceral lymph system are involved in a variety of abdominal diseases.

Key words: Motility – Lymph – Mast cells – Abdominal surgery

Zusammenfassung. Als Folge abdominalchirurgischer Eingriffe kommt es zur Hemmung verschiedener gastrointestinaler Funktionen inklusive der Motilität. In der postoperativen Phase werden zahlreiche Mediatoren, u.a. pro-inflammatorische Zytokine von Mukosa-Mastzellen, freigesetzt. Das viszerale Lymphsystem ist möglicherweise an der Generation und dem Abtransport dieser Mediatoren beteiligt. Postoperative viszerale Lymphe hemmt die Magenmotilität signifikant über einen negativen feed-back Mechanismus. Dieser Effekt wird durch die präoperative Gabe eines Mastzellstabilisators signifikant reduziert. Diesem Übermittlungsweg könnte physiologisch und pathophysiologisch erhebliche Bedeutung zukommen, da Mastzellen und das viszerale Lymphsystem bei zahlreichen abdominellen Erkrankungen mit beteiligt sind.

Schlüsselwörter: Motilität – Lymphe – Mastzellen – Abdominalchirurgie

Ausschüttung von Zytokinen im Lebertransplantat während der kalten Ischämie

M. Schenk, A. Zipfel, H. D. Becker und R. Viebahn

Abteilung Allgemeine Chirurgie, Universitätsklinik Tübingen, Hoppe-Seyler-Straße 3, 72076 Tübingen

The Release of Cytokines into the Liver Graft During Cold Ischemia Time

Summary. Since the de-novo synthesis of cytokines under ischemic conditions is thought to be unlikely, the presence of only marginal concentrations of cytokines during that period was assumed. The concentration of cytokines and their soluble receptors were determined in the donor and in perfusates from the right liver vein during the preparation of 35 liver grafts in the recipient centre. The median concentration in the graft perfusate ranged between the 0.2-fold (sIL-6R) to the 56-fold (IL-1β) of the donor concentration. An increasing release correlating to ischemic time was observed for TNF-RI, TNF-RII and IL-6. The number of leukocytes found in the perfusate correlated to the concentration of TNF-RI, -RII as well as IL-6, IL-1β was closely associated to hepatocellular damage. A considerable amount of cytokines and receptors was released into the perfusate during the conservation period which is possibly contributing to the immunological activation of the liver graft.

Key words: Liver transplantation – Cytokines – Cold ischemia – Preservation

Zusammenfassung. Weil eine de-novo-Synthese von Zytokinen unter kalter Ischämie sehr unwahrscheinlich ist, wurde für die Konservierungsphase die Anwesenheit von nur marginalen Konzentrationen angenommen. Bei 35 LTX wurde die Konz. von TNF-α a, IL-6 und IL-1β sowie der löslichen Rezeptoren TNF-RI, TNF-RII und sIL-6R beim Spender und in den Effluaten der Lebervene vor Implantation bestimmt. Die Konz. im Effluat lag zwischen einem

Fünftel (sIL-6R) und dem 56-fachen (IL-1β) der Spenderkonzentration. Ein Ansteigen mit der Dauer der kalten Ischämiezeit wurde für TNF-RI, TNF-RII und IL-6 beobachtet. Die Leukozytenzahl im Perfusat korrelierte zu TNF-RI, -RII und IL-6; IL-1β war eng mit dem Ausmaß der hepatozellulären Schädigung verknüpft. Nach der Konservierung befand sich eine zum Teil weit über das physiologische Maß hinausgehende Konz. von Zytokinen in der Leber, die zur immunologischen Aktivierung des Transplantats beitragen könnten.

Schlüsselwörter: Lebertransplantation – Zytokine – Kalte Ischämie – Konservierung

Unfallchirurgie

Neue Konzepte in der Therapie zugbelasteter Frakturen. Der Kleinfragmentkompressionsnagel (XS-Nagel) bei der Versorgung von Olekranonfrakturen

J. Gehr, T. Niebauer, W. Neber und W. Friedl

Abteilung Unfallchirurgie, Klinikum Aschaffenburg, Am Hasenkopf, 63739 Aschaffenburg

New Therapy Concepts for Tension Stressed Fractures: The Small Bone Compression Nail (Xs-Nail) in the Treatment of Olecranon Fractures

Summary. A lot of complications were found due to tension stress particularly after osteosynthesis of olecranon fractures. After exact reduction, the Xs-nail (4.5 mm ∅) is inserted with transverse interlocking or compression elements supporting the load. Since August 1999, 39 patients with olecranon fractures were treated with the Xs-nail. Twenty patients (including 16 patients with polyfragmented fractures) were checked according to the „Murphy" score. All patients subjectively recovered: objectively, 16 patients had an excellent, and four patients a good result. The introduced Xs-nail meets the demands for an implant for olecranon fractures that has to provide maximum protection of the soft tissue, safe fracture fixing, and early load-bearing capacity.

Key words: Xs-nail – Tension belt – Olecranon fracture

Zusammenfassung. Wegen der alternierenden Zugbelastung weisen Olekranonfrakturen wie andere zugbelastete Frakturen eine erhebliche Komplikationsrate auf. Der XS-Nagel (4,5 mm ∅) wird nach Reposition und Lagervorbereitung als zentraler Kraftträger mit Verriegelungs- oder Kompressionselementen eingebracht. Seit 8/1999 wurden 39 Pat., darunter 23 Mehrfragmentfrakturen mit dem XS-Nagel versorgt. 20 Pat. wurden mittels des Murphy-Scores nachuntersucht. Alle Pat. waren subjektiv beschwerdefrei. Objektiv hatten 16 Pat. ein exzellentes, 4 Pat. ein gutes Resultat. Der XS-Nagel stellt ein grundlegendes neues Prinzip in der Versorgung von Olekranonfrakturen dar. Es weist den Vorteil der Unabhängigkeit der Kompressionswirkung von Weichteilansätzen, der symmetrischen Frakturkompression aber auch der Fixation multipler Fragmente auf.

Schlüsselwörter: Xs-Nagel – Zuggurtung – Olekranonfraktur

Ergebnisse operativ versorgter Achillessehnenrupturen mit frühfunktioneller Nachbehandlung

T. Frebel, A. Joist, U. Frerichmann und U. Joosten

Klinik und Poliklinik für Unfall- und Handchirurgie, WWU Münster, Waldeyerstraße 1, 48149 Münster

Late Follow-Up Results in Patients with Sutured Achilles Tendon

Summary. In a prospective study over a period of 5 years (1993–1997), 76 patients from our department with ruptured Achilles tendon were included. All patients has been operated on using the *Bunnel* technique. On the fifth day following operative suturing, dynamic treatment was started with full weight-bearing in a specialised constructed brace over a period of 6 weeks. Follow-up examination of 73 patients at 12 and 24 months yielded excellent and good functional outcome in 93.1%, according to the *Thermann* evaluation score. In 6.9%, fair and poor results were obtained. Most patients reported poor comfort of the brace as a disadvantage of the treatment. The average period of unfitness for work was recorded to be 8.7±3.4 weeks. Recurrent ruptures of the Achilles tendon were not noticed.

Key words: Achilles Tendon – Ruptured Achilles Tendon

Zusammenfassung. In einem 5-Jahres-Zeitraum (1993–1997) wurden 76 Patienten mit einer Achillessehnenruptur operativ in der Technik nach *Bunnel* versorgt. Ab dem 5. postoperativen Tag wurde mit einer dynamischen Nachbehandlung in einer speziell konzipierten Schiene unter Vollbelastung begonnen. Die gesamte Behandlungsdauer dauerte 6 Wochen. Nach 1 und 2 Jahren erfolgte die Nachuntersuchung von 73 Patienten („drop out" 3,9%, n=3).

Das funktionelle Langzeitergebnis dokumentiert sich in der Bewertungsskala nach *Thermann* mit 72,6% (n=53) sehr guten, 20,5% (n=15) guten, 5,5% (n=4) befriedigenden und 1,4% (n=1) schlechten Ergebnissen. Nachteilig wurden von vielen Patienten (45,2%) der geringe Tragekomfort angegeben. Arbeitsunfähigkeit betrug 8,7±3,4 Wochen. Rerupturen bestanden keine.

Schlüsselwörter: Achillessehne – Achillessehnenruptur – Achillessehnennaht

Verletzungen des tiefen Venensystems nach offener Unterschenkelfraktur

J. Buchholz, F.-X. Huber, L. Herzog und P.-J. Meeder

Chirurgische Universitätsklinik Heidelberg, Sektion Unfall- und Wiederherstellungschirurgie, Im Neuenheimer Feld 110, 69120 Heidelberg

Damage of the Deep Venous System Following Open Leg Fracture

Summary. Osteoreconstructive treatment of open lower-leg fracture type Gustillo II and III is often associated with serious complications in the soft tissue, especially in the venous system. We conducted a prospective study from 1985 and 1993, including 80 surgical cases and comparing them with a collective of 50 healthy male volunteers. As read-out, we used venous occlusion plethysmography. Significant damage of the deep venous system was found in over

50% of the patients. A direct correlation exists to the time interval before initial treatment was started and to the seriousness of the injury. These findings indicate that initial treatment of the fracture must be completed by stringent thrombosis prophylaxis and frequent controls to prevent complications in the deep venous system.

Key words: Open lower leg fracture - Postthrombotic syndrom - Plethysmography

Zusammenfassung. Die osteorekonstruktive Versorgung von zwei oder dreigradig offenen Unterschenkelfrakturen vom Typ Gustillo II oder III ist häufig assoziiert mit erheblichen Weichteilkomplikationen insbesondere mit Störungen des tiefen Venensystems. Mittels Venenverschlußplethysmographie konnten wir in unsere prospektive Studie zwischen 1985 und 1993 80 operativ versorgte Patienten einschließen und mit einem Kontrollkollektiv von 50 gesunden Probanden vergleichen. In über 50% der untersuchten Patienten wurde eine Schädigung des tiefen Venensystems nachgewiesen. Es bestand eine direkte Korrelation zur verstrichenen Zeit bis zur Erstversorgung sowie zum Verletzungsausmaß. Entsprechend unserer Ergebnisse ist neben der Versorgung der stattgehabten Unterschenkelfraktur die konsequente Thromboseprophylaxe mit engmaschiger klinischer Kontrolle hinsichtlich möglicher Komplikationen des tiefen Venensystems erforderlich.

Schlüsselwörter: Offene Unterschenkelfraktur - Postthrombotische Syndrom - Plethysmographie

Indikation, Timing und Komplikationen der Metallentfernung nach Unterarmplattenosteosynthese – Ergebnisse einer Metaanalyse aus 635 Fällen

B. Evers, H. Reintges und H. Gerngroß

Bundeswehrkrankenhaus Ulm, Abteilung Chirurgie, Oberer Eselsberg 40, 89081 Ulm

Indication Timing and Complications of Plate Removal After Forearm Fractures

Summary. Since very little has been written on implant removal, which is one of the most frequently performed surgical procedures, 14 international studies including a total of 635 patients were analyzed with regard to indications, timing, and complications after forearm plate removal. Overall, 30.9% of the patients complained of tenderness, barometric pain, prominence of the implants and bone infections before surgery. The average (range) total frequency of complications was 24.0% (11.8%–40%): Nerve injuries: 11.5% (2.0%–29.1%); refractures: 7.7% (2.0%–26.1%); wound infections: 6.8% (4.8%–11.5%); consideration of the identified risk factors lead to a significantly reduced complication rate. Since the present analysis is based on only a few heterogeneous, retrospective studies, major prospective clinical studies are of essential importance to acquire reliable and representative data.

Key words: Implant removal - Complications - Forearm - Refractures

Zusammenfassung. Da zur Metallentfernung (ME), einem der am häufigsten durchgeführten Operationen, nur sehr wenige Publikationen existieren, wurden 14 internationale Studien mit insgesamt 635 Patienten nach ME am *Unterarmschaft* hinsichtlich Indikation, Timing sowie Komplikationen analysiert. 30,9% klagten vor ME über Druck- bzw. Berührungsschmerzen, Wetterfühligkeit, Prominenz der Implantate sowie Knocheninfekte. Die durchschnittliche Gesamtkomplikationsrate lag bei 24,0% (11,8%–40%): Nervenläsionen: 11,5% (2,0%–29,1%); Refrakturen: 7,7% (2,0%–26,1%); Wundinfektionen: 6,8% (4,8%–11,5%). Die Berücksichtigung der wichtigsten identifizierten Risikofaktoren führt zu einer erheblichen Reduzierung der Komplikationsrate; größere, prospektive Studien sind erforderlich, um weitere, klinikrelevante Erkenntnisse zu dieser kontroversen Problematik zu erarbeiten.

Schlüsselwörter: Metallentfernung – Komplikationen – Unterarm – Refrakturen

Gefäßchirurgie

Gefäßverletzungen beim Extremitätentrauma

S. Ockert, M. Winkler, A. Richter und S. Post

Chirurgische Klinik, Klinikum Mannheim, Theodor-Kutzer-Ufer 1–3, 68167 Mannheim

Peripheral Vascular Injuries

Summary. Two to four per cent of vascular injuries after trauma of the extremities need operative reconstruction. To minimize posttraumatic ischemia, prompt diagnosis and therapy is advisable. Between 1973 and 1999, 78 patients with peripheral vascular trauma were treated at the Department of Surgery of the University Hospital Mannheim. Of these patients, 46% (n=36) presented with arterial damage of the upper extremity and 54% (n=42) along the femoro-popliteal arteries. The most frequent location was the popliteal artery (28%) followed by the brachial artery (23%). 52% of patients were treated with autogenous vein bypasses and only 8% of patients received alloplastic graft caused by major trauma. Stabilisation of the fracture (Fixateur Externe) was first performed, followed by vascular reconstruction. Multidisciplinary emergency management causes low amputation rate of 3%.

Key words: Vascular Injury – Ischemia – Therapy

Zusammenfassung. Interventionsbedürftige Gefäßverletzungen der Extremitäten treten beim traumatisierten Patienten in 2–4% der Fälle auf. Wesentlich bei Kombinationsverletzungen ist die zügige Diagnostik und Therapie zur Verringerung der Ischämiezeit. Im Zeitraum von 1973–1999 wurden an der Chir. Univ.-Klinik Mannheim 78 Patienten mit traumatischen peripheren Gefäßverletzungen bei schweren Traumata versorgt. Die Lokalisationsverteilung zeigte in 46% der Fälle (n=36) eine Beteiligung der oberen und in 54% (n=42) der unteren Extremität. Die A. poplitea zeigte mit 28% die höchste Verletzungsrate vor der A. brachialis mit 23%. Therapeutisch konnte bei 52% der Patienten eine Veneninterposition als rekonstruktive Maßnahme durchgeführt und nur bei 8% musste alloplastisches Material eingesetzt werden. Als operative Strategie hat sich die schnelle Frakturstabilisierung (z.B. Fixateure Externe) vor der gefäßchirurgischen Versorgung bewährt. Zügige Diagnostik und Therapie durch interdisziplinäres Schockraummanagement hielten die Amputationsrate mit 3% niedrig.

Schlüsselwörter: Periphere Gefäßverletzungen – Ischämie – Therapie

Kinderchirurgie

Hämangiome – Behandlungsstrategie und Ergebnisse

D. Klima-Lange

Ostschweizer Kinderspital, Claudiusstrasse 6, 9006 St. Gallen, Schweiz

Hemangiomas: An Analysis of Therapeutic Strategy and Outcome

Summary. From May 1996 to March 2001, we treated 204 children with 261 hemangiomas. Treatment modalities included operative removal, laser therapy, and adjuvant therapy with interferon. The children were followed up, and conclusions for the indication for the various therapeutic options drawn. The neodym YAG laser (1064 nm) was applied percutaneously, interstitially, and directly to the lesion. In total, 194 patients received laser therapy, 131 of them as a single approach, and 63 in 2–5 treatments. Corticosteroids or interferon was used in five patients. In 180 patients, laser therapy was successful in stopping the growth of the hemangiomas. An operative approach was chosen in only 24 patients, in ten as a primary and in 14 as a secondary corrective intervention. It appears that early laser therapy is successful in preventing progression of the growth of hemangiomas and that adjuvant therapy with interferon is useful in particularly aggressively rapidly growing lesions. A volume reduction in preparation for operative intervention is always attained.

Key words: Hemangiomas – Laser – Interferon

Zusammenfassung. Von Mai 1996 bis März 2001 wurden 204 Kinder mit 261 Hämangiomen behandelt und nach Regression nachkontrolliert. Sie wurden operativ, mit Laser und adjuvant mit Interferon therapiert. Die Indikation für die einzelne Therapieform wird dargestellt. Der Neodym-Yag-Laser (1064 nm) wurde in percutaner, interstitieller und direkter Technik angewandt. 131 Patienten wurden einmal gelasert, 63 Patienten 2–5 mal. 5 Patienten hatten eine zusätzliche Therapie mit Interferon bzw. Corticosteroid. Bei 180 Kindern konnte das Wachstum durch die Lasertherapie zuverlässig gestoppt werden. 10 Patienten wurden primär, 14 sekundär operativ korrigiert. Die frühe Lasertherapie kann die Ausbreitung in der Regel verhindern, die adjuvante Interferontherapie scheint bei speziellen aggressiv wachsenden Formen hilfreich, die Volumenreduktion vor der Operation sinnvoll.

Schlüsselwörter: Hämangiome – Laser – Interferon

Die Lymphangiome des Pharynx

J. Waldschmidt, U. Waldschmidt, S. Grasshoff und D. Cholewa

St. Joseph-Krankenhaus, Abteilung für Kinderchirurgie, Bäumerplan 24, 12101 Berlin

Lymphangioma of the Pharynx

Summary. Lymphangioma of the throat shows different symptoms and clinical findings. A therapeutic standard does not exist. The most successful procedure is the laser surgery. We report our experience with the laser application in 37 children with pharyngeal lymphangioma, using the Nd:YAG laser 1064 nm and a 0.6-mm bare fibre. In type I, the ablation mode is sufficient, in type II and III, we have to add the ITT mode. In all of our cases, we reached a complete or partial regression of the lymphangioma.

Key words: Lymphangioma – Throat – Nd:YAG laser 1064 nm

Zusammenfassung. Pharynxlymphangiome zeigen viele Besonderheiten. Einheitliche Behandlungskonzepte liegen nicht vor. Am erfolgreichsten ist die endoskopische Lasertherapie. Wir haben seit 1985 37 Kinder behandelt. Meist waren diese bereits mehrfach voroperiert und wurden mit einem Tracheostoma und einer PEG zu uns verlegt. Wir behandeln mit dem Nd:YAG Laser. Das erfolgt endoskopisch mit der 0,6 „bare fiber". Die knolligen Tumore (Typ I) wurden mit dem Ablationsmodus 20 Watt abgetragen. Bei den Typen II und III wurde dies mit der ITT-Laseranwendung (4 Watt cw) kombiniert. Bei breiter Infiltration und großem Tumor wurde die Therapie fraktioniert. 9 Kinder befinden sich noch in der Behandlung, zeigen aber bereits gute Regressionen. Bei den anderen konnte ein schon bestandenes Tracheostoma und die PEG aufgelöst werden.

Schlüsselwörter: Lymphangiom – Pharynx – Nd:YAG Laser 1064 nm

Große AV-Malformation mit ausgeprägter cardialer Insuffizienz des Neugeborenen – die lokale Corticoidinstillation eine Therapieoption

H. J. Kirschner[1], P. Schweizer[1], A. Bosk[2], J. Breuer[3] und U. Schott[4]

[1]Klinik für Kinderchirurgie mit Poliklinik, [2]Abteilung Kinderheilkunde I, [3]Abteilung Kinderheilkunde II, [4]Radiologische Klinik, Universitätsklinik Tübingen, Hoppe-Seyler-Straße 3, 72076 Tübingen

Extensive AV Malformation with Cardiac Insufficiency in a Newborn: Local Steroid Instillation As an Option for Treatment

Summary. We report about a newborn with an extensive vascular malformation in the area of the right arm and cardiac insufficiency because of AV shunt in the tumor. At first (due to the clinical situation) an amputation of the arm seemed inevitable in the context of an extirpation of the vessel tumor. Because of cardiac insufficiency, artificial respiration, dopamin medication and digitalization were necessary. We reached the stabilization of the patient under preservation of the arm circulation by partial embolisation of the vascular malformation and compressing bandages. With instillation of Triamcinolon and Dexamethason and under initial systemic administration of steroids a stepwise involution of the vascular malformation was reached. Only the superficial and cutaneous, hemangiomatous parts are still present after 20 months

Key words: AV malformation – Cardial insufficiency – Local steroid administration

Zusammenfassung. Berichtet wird über ein Neugeborenes mit ausgedehnter arteriovenöser Malformation im Bereich des rechten Armes und massiver cardialer Insuffizienz wegen AV-Shunt im Tumor. Zunächst erschien aufgrund der klinischen Situation eine Amputation des Armes im Rahmen der Extirpation des Gefäßtumors unumgänglich. Wegen Herzinsuffizienz kontrollierte Beatmung, Dopamin-Gabe und Digitalisierung. Durch teilweise Embolisierung der Malformation und komprimierende Verbände gelangt die Stabilisierung unter Erhaltung der Armdurchblutung. Unter lokaler Instillation von Triamcinolon und Dexamethason und anfänglich systemischer Gabe von Corticoiden bildete sich die Gefäßmalformation schrittweise zurück. Nach 20 Monaten sind im wesentlichen noch die oberflächlichen, cutanen Hämangiomanteile zurückgeblieben.

Schlüsselwörter: AV-Malformation – Cardiale Insuffizienz – Lokale Corticoidinstillation

Die anale Sphinkterachalasie des Kindes – ist Botulinumtoxin indiziert?

Th. Doede und J. Waldschmidt

Klinik Kinderchirurgie, Klinikum der Friedrich-Schiller-Universität, Bachstraße 18, 07740 Jena

Anal Sphincter Achalasia in Childhood: Is Botulin Toxin Indicated?

Summary. *Introduction:* Botulin toxin is established in childhood in spasticity and dystonia, publication of other indications are missing largely. *Methods:* Intrasphinctare injection of 25 mouse units (ME) in every quadrant. *Results:* 17 children has been treated with 21 injections in the pediatric surgery of the Universitätsklinikum B. Franklin. In 13 children the clinical symptoms were better. The average duration of the therapeutic effect was 3 months, and longer than 6 months in only 3 children. Lynn myectomies were performed than in 4 children. *Discussion:* Botulin toxin is indicated in anal sphincter achalasia in childhood. Parental information must be documented because of the missing licence of toxin. The effect is passed, documenting the efficiency of lynn myectomy.

Key words: Botulin toxin – Anal sphincter achalasia – Child

Zusammenfassung. *Einleitung:* Botulinumtoxin ist im Kindesalter in der Behandlung der Spastizität und Dystonien etabliert, Mitteilungen zu sonstigen Indikationen fehlen weitgehend. *Methodik:* Intrasphinktäre Injektion von je 25 MU in alle vier Quadranten. *Ergebnisse:* 17 Kinder wurden mit 21 Injektionen in der Kinderchirurgie des Universitätsklinikums B. Franklin therapiert. Bei 13 stellte sich eine Verbesserung der Symptomatik ein. Die Dauer des Therapieerfolges war durchschnittlich 3 Monate, nur bei 3 Kindern länger als 6 Monate. Myektomien nach Lynn folgten bei 4 Kindern. *Diskussion:* Botulinumtoxin ist bei analer Sphinkterachalasie des Kindes indiziert, bedarf aber aufgrund der fehlenden Zulassung der elterlichen Aufklärung. Der Erfolg ist passager, der Einsatz ein präoperativer Effizienz-Nachweis der Lynn-Myektomie.

Schlüsselwörter: Botulinum-Toxin – Anale Sphinkterachalasie – Kind

Korrektur nicht eingangen.

Reitsportverletzungen im Kindesalter – eine retrospektive Untersuchung

T. Elouahidi, U. Rolle und J. Bennek

Klinik für Kinderchirurgie, Universität Leipzig, Oststraße 21-25, 04317 Leipzig

Horse Riding Injuries in Children: A Retrospective Study

Summary. Between 1/1997 and 12/2000, 43 children suffering from horse riding injuries have been treated at our hospital. Mean age at admission was 10 7/12 years (range 4 11/12 - 14 6/12 years), 95% of our patients were female. In most cases (72%) injuries occurred while riding the horse, in only 28% of our cases injuries took place at preparation time points immediately before or after riding. For 31 patients (72%), hospitalisation was necessary, for a mean of 9.1 days. Fractures of long bones (58%) and in particular fractures of the upper extremities (55%) were seen in most of the patients having fallen from the horse. In 2/3 of these cases an osteosynthesis was necessary. Injuries at time points before or after riding caused by horse biting or kicking lead to craniocerebral trauma, partly in connection with depressed skull or facial fractures, blunt thoracical or abdominal trauma or skin lacerations. No fractures of extremities were seen in this group of patients.

Key words: Horse riding injuries – Trauma – Children

Zusammenfassung. Im Zeitraum 1/1997 bis 12/2000 wurden an unserer Klinik 43 Kinder mit Reitsportverletzungen behandelt. Bei einer Altersverteilung von $4^{11}/_{12}$ bis $14^{6}/_{12}$ Jahren (Mittelwert $10^{7}/_{12}$) waren meist Mädchen (95%) betroffen. Es überwogen mit 72% (n=31) die Verletzungen durch aktives Reiten, nur 28% (n=12) traten in der Vor- und Nachbereitung der Tiere auf. 31 Patienten (72%) wurden stationär behandelt (Mittelwert 9,1 Tage). In der vom Pferd gestürzten Gruppe, dominierten die Frakturen langer Röhrenknochen (58%) und dabei hauptsächlich Frakturen der oberen Extremität (55%), die zu $^{2}/_{3}$ operativ versorgt wurden. In der Gruppe der nicht durch aktives Reiten resultierenden Unfälle dominierten Schädel-Hirn-Traumata teilweise verbunden mit Impressions- oder Mittelgesichtsfrakturen (33%), stumpfe Thorax- oder Bauchtraumata (25%) sowie Weichteilverletzungen (25%), meist durch Bisse und Tritte der Tiere. Frakturen der Extremitäten traten nicht auf.

Schlüsselwörter: Pferdesport – Trauma – Verletzungsmuster – Kindesalter

Art- und zeitgerechte Rehabilitation sporttraumatologischer Kniebinnenschäden im Wachstumsalter

A. Bettermann, P. Degenhardt, J. Wit und W. Kluwe

Kinderchirurgische Klinik, Humboldt-Universität Berlin, Charité VK, Augustenburger Platz 1, 13353 Berlin

Specific and Sufficient Rehabilitation After Sports Injuries of the Knee Joint in Childhood

Summary. Stability and function might be the highest aim for a sufficient rehabilitation therapy after injuries during sport activities. Lack of training because of wearing casts is contraindicated for physical activities after the first healing period. Instead of casts we use orthoses and combined orthoses-bandages for an early functional therapy after knee joint injuries. Depending to the kind of tissue damage and the invasive or noninvasive therapy we prepare individual and special plans for rehabilitation in a strict time table, which demonstrates the time - movement - training diagram (TMTD).

Key words: Knee joint sports injuries - Early functional rehabilitation therapy - Childhood

Zusammenfassung. Funktionalität und Stabilität müssen das oberste Ziel einer adäquaten Nachbehandlung von Kniebinnenschäden auch im Wachstumsalter sein. Hierbei ergeben sich nach Sportunfällen Besonderheiten für die Rehabilitation. Bei sportlich aktiven Kindern und Jugendlichen ist eine längerfristige Gipsruhigstellung überaus kontraproduktiv, da sie ein anschließendes, langfristiges Muskelaufbautraining erforderlich macht. In den meisten Fällen lässt sich nach Kniebinnenschäden eine Gipsruhigstellung vermeiden und durch eine frühfunktionelle Behandlung unter Zuhilfenahme einer Orthese ersetzen. Anhand des jeweiligen Verletzungsmusters lassen sich exakte Rehabilitationspläne entwickeln, die die zeitlichen Vorgaben mit den jeweiligen Bewegungs- und Belastungsausmaßen korrelieren.

Schlüsselwörter: Kniebinnenschäden - Wachtstumsalter - Frühfunktionelle Rehabilitation - Orthese

Kindliche Reitsportverletzungen

M. Barthel, K. Schulz, F. Kahl und H. Halsband

Klinik und Poliklinik für Kinderchirurgie, Universitätsklinikum Lübeck, Ratzeburger Allee 160, 23538 Lübeck

Pediatric Equestrian Injuries

Summary. During the period between 1996 and mid-1999, 136 children (121 girls and 15 boys), ranging in age from 19 months to 17 years, were treated for injuries sustained during contact with horses. More than half of the patients required in-patient treatment. Typical patterns of injuries and courses of accidents were determined by means of a questionnaire and results of clinical examinations. Fractures of the upper extremities were most frequent (n=46). Injuries to the face and the cranium were observed in 40 patients. 15 patients suffered blunt abdominal trauma (1 splenic rupture, 1 liver rupture, 1 small-intestine rupture). The cause of the accident was usually related to a miscalculation of either the horse's behaviour or of riding capability. The results clearly show that there is a great need for preventive measures for young riders.

Key words: Injuries - Children - Horseback riding - Handling horses

Zusammenfassung. In den Jahren 1996 bis Mitte 1999 behandelten wir 136 Kinder (121 Mädchen und 15 Jungen) im Alter von 19 Monaten bis zu 17 Jahren, die sich im Umgang mit Pferden verletzt hatten. Über die Hälfte der Patienten musste stationär behandelt werden. Typische Verletzungsmuster und Unfallhergänge wurden anhand eines Fragebogens und der klinischen Befunde untersucht. Frakturen traten insbesondere an der oberen Extremität auf (n=46). Bei 40 Kindern sahen wir Schädel- oder Gesichtsverletzungen, 15 Patienten erlitten ein stumpfes Bauchtrauma (1 Milzruptur, 1 Leberruptur, 1 Dünndarmruptur). Unfallursache war zumeist eine Fehleinschätzung des Pferdeverhaltens und/oder des reiterlichen Könnens. Die Ergebnisse zeigen, deutlich einen hohen Bedarf an präventiven Maßnahmen im kindlichen Reitsport.

Schlüsselwörter: Verletzungen - Kinder - Reitsport - Umgang mit Pferden

Auswertung von Sportunfällen im Kindesalter im eigenen Krankheitsgut

A. Rollow, E. Kuhlisch und D. Roesner

Burckhardtstraße 7, 01307 Dresden

Analysis of Sport Injuries in Children

Summary. For a public health project run by our department of pediatric surgery of the university hospital in Dresden, Germany, we investigated all 3253 unintentional injuries among school children (6 to 13 years) presenting in our emergency room during 1998–1999. Data were collected by questionnaire about injury circumstances and medical facts. The analysis of all 796 sport injuries shows 39.6% femail. Injuries during school sports we saw in 44%, during leisure time in 56% of all cases. Nearby half involved ball games (50% football), followed by running, inline skating and swimming. The most frequent diagnosis are fractures of the upper extremity (25%) and distorsion of the upper and lower extremity (25%). Sport injuries occurred in leisure we had to hospitalize in 17% and during school sports in 16% with an averaged ISS of 5.

Key words: Sportsinjuries – Children – Prevention – Injuries

Zusammenfassung. Im Rahmen eines Public Health Projekts der Klinik für Kinderchirugie des Uniklinikums Dresden wurden alle 3253 Unfälle im Schulkindalter (6 bis 13 Jahre) während der Jahre 1998/1999 in unserer Rettungsstelle erfasst. Die Datenerhebung zu Umfallumständen und Diagnosen erfolgte per Fragebogen. Eine gesonderte Untersuchung der 796 Sportunfälle betraf zu 39,6% Mädchen. Eine Verletzung ereignete sich je zur Hälfte im Freizeit- und Schulsport. Ballsportarten stellen fast die Hälfte der Sportarten dar (50% Fussball), gefolgt von Laufen, Inlineskaten und Schwimmen. Häufigste Verletzungsdiagnosen sind Frakturen der oberen Extremitäten (25%), Distorsionen der oberen und unteren Extremitäten (25%). Eine stationäre Behandlung war bei 17% der Freizeit- und 16% der Schulsportunfälle notwendig (mittlerer ISS von 5).

Schlüsselwörter: Sportunfälle – Kinder – Unfallprävention – Verletzungen

Plastische Chirurgie

M. Richter-Turtur, M. Legner und L. Schweiberer

Kreiskrankenhaus, Moosbauerweg 5–7, 82515 Wolfratshausen

The Omentoplasty of Kiricutta: A Safe Method in Difficult Situations

Summary. Defects of the trunk can be located at thoracic wall or the abdomen. It might be defects of the musculocutaneous wall or cavities in one of both anatomical regions. The reason for such defects can be tumours but also progressed chronical infections caused by radiation. After the resection of the tumour or the infected part of the wall, a large soft tissue or bony defect has to be closed. In such difficult situations the omentoplasty, described by Kiricutta, a Romanian surgeon and gynecologist, has been shown to be a simple, safe and always applicable operative procedure. After correct anatomical preparation, the omentum always represents a large and extended tissue flap without necessity of microvascular anastomosis. Over 20 years the authors have seen 171 cases of omentoplasty. In spite of the multimorbidity of the patients, local healing was achieved in 99% of the patients.

Key words: Defects of thoracic wall and abdominal wall – Omentoplasty

Zusammenfassung. Defekte am Rumpf können im thorakalen oder abdominellen Bereich lokalisiert sein. Es kann sich um Wanddefekte oder auch um Defekthöhlen im Bereich von Rumpf oder Abdomen handeln. Ursache der Defekte können Tumore oder auch fistelnde Infekte möglicherweise durch Strahlenschaden sein. Nach chirurgischer Entfernung des Tumors oder des chronisch infizierten Empyems verbleibt der muskulofasciale oder ossäre Defekt, dessen Verschluß wegen seiner Flächenhaftigkeit oder dem Volumen der aufzufüllenden Höhle mit plastisch-chirurgischen Verfahren Probleme bereiten kann. In solch schwierigen Situationen hat sich die Omentumplastik nach Kiricutta als technisch einfaches, einheilungsstarkes und jederzeit verfügbares Verfahren bewährt. Bei anatomisch korrekter Präparation erreicht das Omentum immer ausreichende Reichweite und Flächendeckung. Seit 20 Jahren wurden von den Autoren 171 Patienten mit Hilfe einer Omentumplastik lokal saniert. Trotz Multimorbidität wurde in 99% der Fälle eine lokale Sanierung erreicht.

Schlüsselwörter: Defektdeckung an Thorax und Abdomen – Omentumplastik nach Kiricutta.

Nikotinkonsum, Übergewicht oder hohes Alter sind keine Risikofaktoren bei freien Perforans-Lappenplastiken

A. Geisweid, R. Giunta und A.-M. Feller

Klinik für Plastische und Handchirurgie, Behandlungszentrum Vogtareuth, Krankenhausstraße 20, 83569 Vogtareuth

Smoking, Excess Weight and High Age Are No Risk Factors in Free Perforator Flaps

Summary. The dissection of perforator flaps, in which the muscle stays intact and innervated, is technically demanding. Postoperative disturbances in flap perfusion can often be seen. The aim of the study was to determine whether risk factors of patients influence the blood supply of perforator flaps. 117 patients undergoing breast reconstruction (74 DIEP flaps and 43 TRAM flaps) were divided into groups of risk factors: smoking, overweight (BMI>26) and elderly (>55 years). Each flap was analyzed concerning quality of blood perfusion. In our study there was no significantly higher incidence of perfusion disturbances in any group of risk factor, neither after DIEP flaps nor after TRAM flaps. Therefore, we conclude that smoking, excess weight and higher age are not considered to be contraindications for perforator flaps.

Key words: Perforator flap – Risk factor – Perfusion – Breast reconstruction

Zusammenfassung. Der präparatorische Aufwand von Perforans-Lappenplastiken, bei welchen im Gegensatz zu den muskulokutanen Lappenplastiken die Muskulatur intakt und innerviert bleibt, ist erhöht. Häufig kommt es zu postoperativen Durchblutungsstörungen. Ziel der Studie war es festzustellen, ob Risikofaktoren von Seiten der Patienten das Auftreten einer Durchblutungsstörung bei Perforans-Lappenplastiken beeinflussen. Bei 74 Epigastrica inferior-Perforans-Lappenplastiken (DIEP) und 43 Transverse M. rectus abdominis-Lappenplastiken (TRAM) wurden Gruppen für die Risikofaktoren Alter (>55 Jahre), Übergewicht (BMI>26) und Nikotinabusus gebildet und jede Art einer Durchblutungsstörung prospektiv analysiert. Die statistische Analyse ergab weder bei den muskulokutanen (TRAM) noch bei den Perforans-Lappenplastiken (DIEP) einen signifikanten Unterschied an Durchblutungsstörungen weder bei Patienten mit noch ohne Risikofaktoren. Nikotinkonsum, Übergewicht und erhöhtes Alter sollten daher keine Kontraindikationen für freie Perforans-Lappenplastiken darstellen.

Schlüsselwörter: Perforans-Lappenplastik – Risikofaktor – Durchblutungsstörung.

Komplikationen nach freien Lappenplastiken: Verluste und Ergebnisse von Behandlungsmaßnahmen

R. Giunta, A. Geisweid und A.-M. Feller

Abteilung für Plastische und Wiederherstellungschirurgie, Klinikum rechts der Isar, Technische Universität München, Ismaningerstraße 22, 81675 München

Complications with Free Flaps: Results of Various Treatment Measurements

Summary. Intra- and postoperative perfusion complications have a rate of up to 40% of all cases and need immediate interventions. Aim of the present study is a prospective evaluation of the result of various treatment options in dealing with postoperative perfusion complications. From January 1998 to May 2000 208 free flaps were performed. The majority of which were used for reconstruction of the female breast (70%). 28 (13%) served for reconstruction of the upper extremity and a further 30 (14%) were used for defect coverage on the lower limb. In 7.2% of the cases a complete flap loss had to be accepted and in 9% partial losses. The most frequent treatment was the reanastomosis of the flap's artery (n=21). In patients with operative revisions (n=32) in 25% of the cases a total loss had to be accepted. With two (40%) or three operative revisions (67%) the rate of total loss was increasingly higher.

Key words: Free Flaps – Complications

Zusammenfassung. Intra- und postoperative Durchblutungsstörungen sind mit bis zu 40% der Fälle keine Seltenheit und verlangen schnelles und konsequentes Handeln. Ziel der vorliegenden Studie ist es, prospektiv die Ergebnisse, die Verlustraten sowie das Ergebnis einzelner Behandlungsmaßnahmen zu evaluieren. Von Januar 1998 bis Mai 2000 wurden 208 freie Lappenplastiken durchgeführt. Der überwiegende Anteil wurde zur Rekonstruktion der weiblichen Brust angewandt (70%). 28 (13%) dienten der Wiederherstellung der oberen Extremität und 30 (14%) zur Defektdeckung an der unteren Extremität. Im Gesamtkollektiv mußten 7,2% Totalverluste und 9% Teilverluste hingenommen werden. Die häufigste Maßnahme war die Neuanlage der arteriellen Anastomose (n=21). Bei Patienten bei denen eine Revisionsoperation nötig war (n=32) mußte in 25% der Fälle ein Totalverlust hingenommen werden. Bei Zweit- (40%) und Drittrevisionen (67%) entsprechend höher.

Schlüsselwörter: Freie Lappenplastiken – Komplikationen

Rekonstruktion perforierender Gesichtsweichteildefekte durch einen mit Wangenmukosa präfabrizierten Forearm-Flap

R. Sader, H.-F. Zeilhofer, E. Biemer und H.-H. Horch

Klinik und Poliklinik für Mund-Kiefer-Gesichtschirurgie, Klinikum rechts der Isar, Technische Universität München, Ismaningerstraße 22, 81675 München

Reconstruction of Perforating Defects of the Facial Soft Tissues by Prefabricated Foream Flap Using Mucosa of the Cheek

Summary. For the purpose of lining broad and perforating soft tissue defects of the face, in 16 patients the fascial bottom side of a forearm flap was prelaminated with mucosa of the cheek. After one week healing the microvascular anastomozed closure of the defect was performed whereby the both epithelialized sides of the flap could be used for the inner and outer lining of the defect. In all cases the defect was closed in a reliable and aesthetically and functionally favourable way. One flap was lost because of thrombosis. Five patients suffered from a slight, but functionally not hindering reduction of mouth opening because of the withdrawal of the cheek mucosa. The prelaminated forearm flap using cheek mucosa is an ideal transplant to line perforating defects of the facial soft tissues.

Key words: Forearm flap – Soft tissue defect – Prefabrication – Prelamination

Zusammenfassung. Zum Verschluß ausgedehnter perforierender Defekte der Gesichtsweichteile wurde bei 16 Patienten zunächst die Faszienunterseite eines Forearm-Flaps mit Wangenmukosa prälaminiert. Anschliessend erfolgte nach einer Woche Einheilzeit der mikrovaskuläre Defektverschluß, wobei durch die beiden epithelbedeckten Lappenseiten die innere und äußere Defektauskleidung erfolgen konnte. In allen Fällen liess sich der Defekt sicher und ästhetisch und funktionell günstig verschliessen. In einem Fall trat nach Thrombose ein Lappenverlust ein. 5 der Patienten gaben postoperativ aufgrund der Wangenmukosaentnahme eine leicht eingeschränkte, funktionell nicht behindernde Mundöffnungseinschränkung an. Der mit Wangenmukosa prälaminierte Forearm-Flap stellt ein ideales Transplantat zur Deckung perforierender Gesichtsweichteildefekte dar.

Schlüsselwörter: Unterarmlappen – Weichteildefekt – Präfabrikation – Prälaminierung

Herz- und allgemeine Thoraxchirurgie

FDG-PET zur Evaluation der Dignität pulmonaler Rundherde – wann ist Vorsicht geboten

A. Imdahl, I. Brink, E. Stoelben und J. Hasse

Abteilung Thoraxchirurgie, Chirurgische Universitätsklinik Freiburg, Hugstetter Straße 55, 79106 Freiburg

FDG-PET for Evaluation of Pulmonary Coin Lesions: Always Safe?

Summary. The impact of FDG-PET for the discrimination of pulmonary lesions was investigated in a prospective single center study (n=109). Resection was performed in 87 patients. The PET findings were correlated with the histological findings. Sensitivity was 0.87 (n=109). The discrimination between malignant (n=82) and benign lesion revealed a sensitivity of 0.9 and 0.74 resp.

The standard uptake value was significantly increased in malignant lesions compared with benign lesions (9.9 vs 1.6: p=0.035). Sensitivity was clearly correlated with grading and size of tumors. FDG-PET clearly contributes to the discrimination of malignant and benign pulmonary lesions. However, there maybe false positive findings in inflammatory processes as well as false negative findings in metastases of specific primary tumors such as renal cell carcinoma.

Key words: FDG-PET – Pulmonary lesion

Zusammenfassung. Die Bedeutung der FDG-PET zur Diskriminierung von unklaren Lungenbefunden wurde in einer offenen, prospektiven Einzelzentrums-Studie untersucht (n=109). 87 Patienten wurden operiert, deren PET-Befunde mit dem histologischen Ergebnis korreliert. Die Sensitivität betrug 0,87 (n=109). Die Differenzierung in bösartige (n=82) und gutartige Läsionen (n=27) ergab eine Sensitivität von 0,9 und 0,74 resp. Der Standard uptake Wert war bei malignen Befunden signifikant erhöht im Vergleich zu benignen Befunden (9,9 vs. 1,6; p=0,035). Es bestand eine deutliche Korrelation der Sensitivität mit der Grösse und dem Grading der Tumore. FDG-PET kann zwischen benignen und malignen Lungenprozessen unterscheiden, allerdings ist Vorsicht geboten bei entzündlichen Prozessen (falsch positiv) und bei bestimmten Tumormetastasen (z.B. Nierenzellkarzinom; falsch negativ).

Schlüsselwörter: FDG-PET – Lungenrundherd

Notfallmäßige Bypasschirurgie unter Medikation mit Aggrastat®

I. Guthoff[1], A. M. Brune[2], A. Hannekum[1] und B. Schumacher[1]

[1]Klinik für Herzchirurgie, Universitätsklinikum Ulm, Steinhövelstraße 9, 89075 Ulm
[2]Klinik für Allgemeinchirurgie, Universitätsklinikum Marburg, 35043 Marburg

Emergency Coronary Artery Bypass Surgery After Treatment with Tirofiban (Aggrastat)

Summary. In this retrospective trial we analyzed 16 patients undergoing emergency or urgent surgery from 7/1/1999 to 6/30/2000 after treatment with aggrastat or heparin. From the beginning of the failure of ballon angioplasty or stenting, 6 patients obtained Aggrastat (group I) (400 µg/h) amean 100 minutes before operation. 10 patients obtained heparin (group II) (1000 IU/h) from the moment of failed balloon angioplasty or stenting until the operation. The intraoperative surgical procedure was the same for all the patients. We compared the intra- and postoperative need for red blood cell (rbct) and platelet (pt) transfusions, the postoperative blood loss, the number of rethoracotomies due to major bleeding, and the peri- and postoperative enzymatic course after acute ischemic complication of percutaneous coronary intervention. Both in group I and in group II died 1 patient only. Intraoperative need for transfusion for group I was mean 3 rbct and 3.3 pt; for the patients from group II 3.9 rbct and 4.9 pt. Postoperative transfusion was required for group I 5 rbct and 0 pt; for the patients from group II 7.2 rbct and 2.7 pt. The blood loss after 48 h was 1108 ml for group I, and 1466 ml for group II. None of the patients required rethoracotomy due to major bleeding. The perioperative CK maximum was 1464 U/l in group I, and 1034 U/l in group II. After 6 days the decrease of CK was 1094 U/l to 370 U/l in group I, and 546 U/l to 488 U/l in group II. The decrease of CKMB was similar (group I 87 U/l to 11 U/l, and group II 48 U/l to 10 U/l).

Key words: Tirofiban – Emergency cabg – Glycoprotein IIb/IIIa inhibitor

Zusammenfassung. 16 Patienten, die vom 1/7/99 bis 30/8/2000 mit Aggrastat- oder Heparinmedikation notfallmäßig operiert wurden, wurden in dieser retrospektiven Studie untersucht. 6 Patienten erhielten Aggrastat (Gruppe I) in einer Dosierung von 400 µg/h vom Zeitpunkt der frustranen PTCA bzw. Stentimplantation bis durchschnittlich 120 Minuten vor OP-Beginn, 10 Patienten Heparin (Gruppe II) in einer Dosierung von 1000 IU/h. Das intraoperative Vorgehen war für alle Patienten vergleichbar. Untersucht wurden der intra- und postoperative Erythrozytenkonzentrate (Ek)- und Thrombozytenkonzentrate (Tk)-bedarf, die postoperative Blutungsmenge, die Anzahl der revisionsbedürftigen Blutungskomplikationen sowie der peri- und postoperative Enzymverlauf bei stattgehabter frischer Ischaemie im Rahmen der PTCA bzw. Stentimplantation. In beiden Gruppen verstarb jeweils 1 Patient. Intraoperativ erhielten die Patienten aus Gruppe I durchschnittlich 3 Ek und 3,3 Tk; die Patienten der Gruppe II 3,9 Ek und 4,9 Tk. Postoperativ mussten den Patienten der Gruppe I 5 Ek und 0 Tk, denen der Gruppe II 7,2 Ek und 2,7 Tk transfundiert werden. Nach 48 Stunden lag der Blutverlust über Drainagen bei Gruppe I bei durchschnittlich 1108 ml, bei Gruppe II bei 1466 ml. Bei keinem der Patienten musste aufgrund der Blutungsmenge die Indikation zur Revision gestellt werden. Perioperativ lag das CK-Maximum bei Gruppe I im Mittel bei 1464 U/l, bei Gruppe II bei 1034 U/l. Nach 6 Tagen fand sich bei Gruppe I ein Abfall der CK um 1094 U/l auf 370 U/l wohingegen bei Gruppe II die CK nur um 546 U/l auf 488 U/l absank. Der CKMB-Verlauf stellte sich analog dar (Gruppe I von 87 U/l auf 11 U/l nach 7 Tagen; Gruppe II von 48 U/l auf 21 U/l).

Schlüsselwörter: Tirofiban – Notfallmäßige ACB-OP – Glykoprotein IIb/IIIa-Antagonist

Thoraxchirurgie: Varia

J. N. Hoffmann, R. Weidenhagen, R. Kopp und H. Fürst

Chirurgische Klinik Großhadern, Marchioninistraße 15, 81377 München

Reduction of Pleural Effusion by Hydrochlorothiazide

Summary. Prolonged postoperative pleural effusion is known to increase hospital stay and costs due to a longer necessity of pleural drainage (PD). In a prospective pilot study, we tested the effect of oral hydrochlorothiazide (HCT) on pleural effusion after lung resections (lung lobe resection with lymph node dissection). Between 7/2000 and 2/2001 n=11 patients with pleural effusion >150 ml at postoperative (pop) day 3 received HCT (3×25 mg p.o.), whereas controls (CON) did not receive HCT. Removal of PD was performed when effusion amounted <150 ml. In all HCT patients reduction in pleural secretion after HCT administration allowed removal of PD after 2.0±0.4 days post HCT treatment (mean±SE) leading to a necessity of PD during 5.5±1.0 days, whereas PDs could not be removed in CON patients (total necessity of PD: 9.1±0.4 days; p<0.05). In this prospective open pilot trial, HCT significantly reduced the need of PD and allowed earlier discharge from the surgical ward.

Key words: Thoracic surgery – Lung resection – Pleural effusion – Hydrochlorothiazide

Zusammenfassung. Die postoperative prolongierte Sekretion (>150 ml nach 3. pop Tag) über Pleuradrainagen (TDs) kann die thoraxchirurgische stationäre Therapie verlängern. In einer prospektiven Pilotstudie wurde der Einfluss von Hydrochlorothiazid (HCT) bei Patienten mit prolongierter Sekretion nach Lungenresektion untersucht. Zwischen 7/2000 und 2/2001 wurden n=11 Patienten (HCT Gruppe) ab dem 3. pop Tag mittels HCT (3× tgl. 25 mg Esidrix® p.o.) behandelt. In der Kontrollgruppe (CON, n=7) wurde kein HCT verabreicht. Die Entfernung der TDs erfolgte bei einer Sekretionsmenge <150 ml. Bei den HCT Patienten fiel die Sekretion nach HCT ab, so dass die TDs innerhalb von 2,5±0,4 (Mittelwert±SE) Tagen nach HCT Gabe entfernt werden konnten (TD-Verweildauer: 5,5±1,0 Tage), wohingegen bei CON Patienten die TDs länger verbleiben mussten (9,1±0,4 Tage, p<0,05). HCT reduzierte die postoperative Pleurasekretion, so dass die Krankenhausverweildauer niedriger war.

Schlüsselwörter: Thoraxchirurgie – Lungenresektion – Pleurasekretion – Hydrochlorothiazid

Differentialindikation und therapeutische Konzeption in der notchirurgischen Versorgung des Spontanpneumothorax

A. Hunsicker, I. K. Schumacher, A. Grebe, S. Mutze, J. Friemann und D. Lorenz

Unfallkrankenhaus Berlin e. V., Klinik Allgemein- und Viszeralchirurgie, Warener Straße 07, 12683 Berlin

Differential Indication and Therapeutic Approach in Emergency Treatment for Spontaneous Pneumothorax

Summary. The therapeutic approach for spontaneous pneumothorax requires uncompromising diagnostics and a surgical concept to prevent recurrent episodes. As the most efficient method the videoassisted thoracic surgery (VATS) is accepted. Treatments were non-invasive observation 4× (10%), drainage tube exclusively 12× (31%) and apical wedge resection of the upper lobe/bullae resection combined with parietal pleurectomy 23× (65%). VATS was indicated for recurrent episodes (n=9) and/or bullae/blebs in high resolution (HR) CT (n=9), persistent air leak more than 3 days (n=4) and tension pneumothorax (n=1). The pneumothorax patient needs urgent surgical therapy by drainage over minimal thoracotomy and a efficient treatment within a therapeutical concept, whereby VATS is the most preferable procedure against future recurrences.

Key words: Spontaneous pneumothorax – Therapeutic approach – Videoassisted thoracic surgery

Zusammenfassung. Der Spontanpneumothorax erfordert eine kompromisslose diagnostische Abklärung und ein differenziertes therapeutische Konzept mit dem Ziel der Rezidivvermeidung. Als effizienteste Methode gilt die minimalinvasive Thoraxchirurgie (VATS). Die Behandlung bestand 4× (10%) in Beobachtung, 12× (31%) in alleiniger Thorax-Saugdrainage und 23× (65%) durch Oberlappenspitzen- bzw. Bullae-Resektion mit parietaler Pleurektomie (VATS). VATS-Indikationen waren, Rezidiv (n=9) und/oder Bullae/Blebs im HR-CT (n=9) persistierende Parenchymfistelung >3 Tage (n=4) und Spannungspneumothorax (n=1). Der Pneumothorax-Patient muss notchirurgisch über Minithorakotomie versorgt und innerhalb eines differentialindikatorischen Therapiekonzepts behandelt werden, wobei der VATS eine Bevorzugung zukommt.

Schlüsselwörter: Spontanpneumothorax – Differentialindikation – Minimal-invasive Thoraxchirurgie

Korrektur nicht eingangen.

Langzeitergebnisse nach thoracoskopischer Behandlung des Spontanpneumothorax

L. Marti, J. Knaus, D. Sege und J. Lange

Klinik für Chirurgie, Kantonsspital St. Gallen, 9007 St. Gallen, Schweiz

Long-Term Follow-up After Thoracoscopic Treatment of Spontaneous Pneumothorax

Summary. *Methods:* We retrospectively studied all patients admitted to our department between January 1992 and April 2001 with a self-reported questionnaire. Patients with recurrence of a spontaneous pneumothorax or persistent air leak at first episode were treated with an operation. *Results:* Of a total of 136 cases, 90 spontaneous pneumothoraces underwent a video-assisted thoracoscopic therapy. Mean follow-up was 61 months. In 74 patients a combination of a parietal pleurectomy and an apical wedge resection was performed (group A). Sixteen patients were treated only by one of these two procedures (group B). There were eight recurrences (10.8%) in group A and four (25%) in group B (p=0.13). *Conclusion:* There is a trend towards fewer recurrences after video-assisted thoracoscopic treatment of spontaneous pneumothorax when a pleurectomy is combined with wedge resection of the apical lung.

Key words: Pleurectomy – Spontaneous pneumothorax – Thoracoscopy – Wedge resection

Zusammenfassung. *Methode:* Wir kontrollierten die Patienten, welche vom 1.1.1992 bis zum 1.4.2001 wegen eines Spontanpneumothorax behandelt wurden, nach. Indikationen für eine

Operation waren: Erstes Rezidiv eines Spontanpneumothorax oder persistierendes Luftleck beim Erstereignis. *Resultate:* Insgesamt behandelten wir 136 Spontanpneumothoraces, davon wurden 90 thoracoskopisch operiert. Die durchschnittliche Nachkontrolldauer betrug 61 Monate (3 bis 123 Mt.). Bei 74 Patienten führten wir thoracoskopisch eine partielle Pleurektomie und eine apikale Wedgeresektion durch (Gruppe A). Bei 16 Patienten wurde eines der beiden Verfahren durchgeführt (Gruppe B). In der Gruppe A traten 8 Rezidive (10.8%), in der Gruppe B 4 Rezidive (25%) auf (p=0.13). *Konklusion:* Eine Kombination der parietalen Pleurektomie mit der Resektion des Lungenapex zeigt einen Trend zu weniger Rezidiven.

Schlüsselwörter: Pleurektomie – Spontanpneumothorax – Thoracoskopie – Wedgeresektion

Einführung der Thoraxchirurgie in einem Kantonsspital mit erweiterter Grundversorgung

B. Boldog, M. Klopp, B. Ris, J. Häggi und W. Schweizer

Chirurgische Abteilung, Kantonsspital, Geissbergstraße 81, 8208 Schaffhausen, Schweiz

Introducing Thorax Surgery to a General Hospital with Extended Basic Care

Summary. Thorax surgery was only used sporadically up to 1996. We then began to extend its use with the support of university clinics. With their help we put the necessary infrastructure together and educated our medical staff by means of specialised courses. We followed the advice of the university clinics regarding the implementation of the necessary staging and preoperative procedures and consolidated the data regarding positioning of the patient and postoperative treatment schemes. Patients with malignant tumours were primarily evaluated by an interdisciplinary oncology team. Borderline and special cases were assessed in conjunction with the university clinics and their assistance was occasionally requested during thorax surgery. 481 patients were operated on between 1996 and 2000. Seven were re-operated due to either empyema or bronchial insufficiency. We have demonstrated that a general hospital with extended basic care can perform thorax surgery satisfactorily provided support is given by university clinics in establishing diagnosis lists, programmes and procedures.

Key words: Thorax surgery – Basic treatment

Zusammenfassung. Bis 1996 wurde in unserem Kantonsspital nur sporadisch kleinere thoraxchirurgische Eingriffe durchgeführt. Wir begannen mit Unterstützung des Universitätsspitals das Instrumentarium zusammen zu stellen. Die Mitarbeiter und Hausärzte wurden in Fortbildungsveranstaltungen informiert und vorbereitet. Wir übernahmen die Staging- und präoperativen Vorbereitungsschemata der Universität. Patienten mit malignen Tumoren sind primär auf unserer interdisziplinären onkologischen Konferenz evaluiert worden. Bei Grenz- und Spezialfällen waren wir in Kontakt mit der Universitätsklinik und operierten gemeinsam. 481 Eingriffe führten wir in den letzten 5 Jahren (1996–2000) erfolgreich durch. Ein Patient verstarb postoperativ im Rahmen eines ARDS. Ausser 6 Re-Thorakotomien wegen Re-Empyem (5×) oder Bronchusstumpfinsuffizienz traten keine grösseren Komplikationen auf. Auch Kliniken der erweiterten Grundversorgung können thoraxchirurgische Eingriffe sicher durchführen. Voraussetzung ist eine universitäre Begleitung bei der Etablierung des Programms sowie eine klare Indikationsliste und Strategie.

Schlüsselwörter: Thoraxchirurgie – Grundversorgung

Häufigkeit und Beschwerdesymptomatik der Gynäkomastie: Ergebnisse einer Analyse von 853 jungen Soldaten

B. Evers und H. Gerngroß

BWK Ulm, Abteilung Chirurgie, Oberer Eselsberg 40, 89081 Ulm

Incidence and Complaints of Gynecomastia: Results of an Analysis Among 853 Young Soldiers

Summary. Body mass index (BMI) and size of the breast were evaluated in 853 young soldiers (20.3±1.1 years); detailed information on psychologic and somatic complaints was also obtained applying a standardized questionnaire. In 48.3% the diameter of the breast was greater than 2 cm, while increasing size was clearly associated with higher BMI and increasing incidence of complaints. 16.9% complained of either somatic or psychological problems; 46.8% of the symptomatic group reported about moderate to severe psychologic problems. Among somatic complaints hypersensitivity (26.4%), tenderness (18.4%), pruritus (14.1%) and pain at rest (4.2%) were most common. This prospective study for the first time delivers reliable and representative data on male breast size, size distribution and incidence of associated symptoms and emphasises the high relevance of the enlargement of the male breast, accompanied with a remarkably high rate of complaints.

Key words: Gynaecomastia – Incidence – Size distribution – Complaints

Zusammenfassung. Bei 853 Soldaten (20,3±1,1 Jahre) wurden body mass index (BMI) und Größe der Brustdrüse ermittelt sowie somatische und psychische Beschwerden anhand eines standardisierten Fragebogens erfaßt. In 48,3% lag der Durchmesser der Brust über 2 cm, wobei zunehmende Größe der Brustdrüse mit ansteigendem BMI und höherer Inzidenz von Beschwerden einherging. Insgesamt klagten 16,9% über Beschwerden. 46,8% der symptomatischen Soldaten empfanden mäßig bis starke psychische Belastungen. Unter den somatischen Beschwerden fanden sich Hypersensitivität (26,4%), Druckschmerz (18,4%), Juckreiz (14,1%) sowie Ruheschmerz (4,2%). Die vorliegende prospektive Studie liefert erstmals repräsentative Daten zu Brustdrüsengröße, deren Verteilung und damit verbundenen Beschwerden und unterstreicht den hohen Stellenwert dieses häufigen Erscheinungsbildes, welches mit einer erstaunlich hohen Beschwerdesymptomatik verbunden ist.

Schlüsselwörter: Gynäkomastie – Häufigkeit – Größenverteilung – Beschwerden

Die fibröse Implantatkapsel als Pleuraersatz in der Thoraxwandrekonstruktion

O. Scheufler, A. Peek und K. Exner

Klinik für Plastische, Wiederherstellungs- und Handchirurgie, Markus Krankenhaus, Wilhelm-Epstein-Straße 2, 60431 Frankfurt/Main

Fibrous Capsule for Pleural Substitution in Chest Wall Reconstruction

Summary. A new fibrous capsular flap was used for pleural and chest wall reconstruction in 8 selected cases. A fibrous capsule is created by the foreign body reaction of tissues surrounding a silicone breast implant and consists of a fibrous and a nutrient vascular layer. The preparatory process leading to a new combination of tissues in flaps is called prefabrication. In breast reconstructions with silicone implants a fibrous capsule develops and can be used as a prefabricated flap in case of recurrent breast cancer. After treatment of the local tumor recurrence by radical resection of a chest wall segment including the parietal pleura, soft tissue coverage is accomplished by pedicled muscular, musculocutaneous, and omental flaps in most instances. In selected cases the fibrous capsular flap may yield a valuable technique for pleural reconstruction.

Key words: Chest wall reconstruction – Breast cancer – Breast implant capsule

Zusammenfassung. In 8 ausgewählten Fällen wurde ein neuer fibröser Kapsellappen zur Pleura- und Brustwandrekonstruktion eingesetzt. Eine fibröse Kapsel bildet sich als Fremdkörperreaktion des angrenzenden Gewebes um jedes Brustimplantat und besteht aus einer fibrösen und einer vaskulären Schicht. Die Bildung neuer Gewebekombinationen durch vorbereitende Maßnahmen wird bei Lappenplastiken als Präfabrikation bezeichnet. Nach Brustrekonstruktionen mit Silikonimplantaten formt sich eine fibröse Kapsel, die als präfabrizierter Lappen bei Mammakarzinomrezidiven genutzt werden kann. Nach radikaler Resektion des Lokalrezidivs mit einem Thoraxwandsegment und der parietalen Pleura wird der Defekt zumeist mit gut durchbluteten Muskel-, Hautmuskel- oder Omentumlappen gedeckt. In Einzelfällen bietet sich der fibröse Implantatkapsellappen an.

Schlüsselwörter: Brustwandrekonstruktion – Brustkrebs – Brustimplantatkapsel

Vakuumversiegelung zur Behandlung der Sternumosteomyelitis nach herzchirurgischen Eingriffen

J. Sirch, F. Oertel, M. Beyer und M. Weyand

Abteilung 1–6, Klinikum Nürnberg, Breslauer Straße 201, 90471 Nürnberg

Vacuum Sealing in the Treatment of Deep Sternal Wound Infection After Cardiac Surgery

Summary. An infected sternotomy wound accompanied by osteomyelitis after median sternotomy is a rare but serious complication and is associated with high morbidity. Since the 1980s, the colleagues of the trauma surgery department have used vacuum sealing for the treatment of infected wounds with good clinical results. Due to these results, we used the method successfully in 14 cases of sternumosteomyelitis after cardiac surgery. Vacuum sealing, using polyvinyl foam combines the advantage of open and closed wound management. Mechanical stability of the chest allows early mobilization. Polyvinyl foam under negative pressure generates an area of high contact forces at the wound-foam interface, facilitating granulation tissue production while maintaining a clean wound bed. After changing 2 or 3 times and reducing the size of the foam, a secondary closure of the wound is possible.

Key words: Cardiac surgery – Sternal wound infection – Vacuum sealing

Zusammenfassung. Die Sternuminfektion mit konsekutiver Osteitis nach medianer Sternotomie ist zwar eine seltene, jedoch sehr schwere und gefürchtete Komplikation. Vor Einführung der lokalen Spülbehandlung sowie lokaler und systemischer Antibiose war der Verlauf dieser Komplikation meist letal. Nachdem in der Unfallchirurgie seit Mitte der achtziger Jahre gute Ergebnisse in der Behandlung infizierter Wunden mittels Vakuumversiegelung erzielt werden konnten, setzten wir diese Methode nun ebenfalls bei insgesamt 14 Patienten mit Sternumosteitis nach herzchirurgischen Eingriffen erfolgreich ein. Durch diese Methode wird neben einer mechanischen Stabilisierung des Thorax auch eine Säuberung der Wunde erreicht und dadurch eine Verkürzung der Liegezeit des Patienten. Die Vorteile der geschlossenen sowie der offenen Wundbehandlung werden kombiniert.

Schlüsselwörter: Herzchirurgie – Sternumosteitis – Vakuumversiegelung

Reduktion der tiefen sternalen Wundinfektion nach Herzoperationen durch chirurgisches Vorgehen?

S. Adam, B. Westphal, G. Kundt, K. Emmrich und G. Steinhoff

Klinik für Herzchirurgie, Universität Rostock, Schillingallee 35, 18055 Rostock

Reduction of Deep Sternal Wound Infection (DSWI) Through Surgical Procedure?

Summary. DSWI in cardiac surgical patients after median sternotomy constitutes a rare but very serious complication. This complication produces not only prolonged hospital stay, it also increases mortality and hospital costs. DSWI was investigated in 2238 consecutive patients, who underwent cardiac operation in the Department of Cardiac Surgery of the University Hospital in Rostock. We performed a multiple logistic regression analysis. 7 of 27 examinated risk factors were identified. There were not only constitutional factors, such as diabetes or obesity a significant risk, also other intra- and postoperative parameters such as bilateral IMA grafting or reoperation because of hemorrhage. The results of this study facilitate the identification of reliable risk factors for DSWI. The incidence may be reduced by careful assessment of indications for surgical procedure.

Key words: Cardiac Surgery – Deep sternal Wound Infection – Risk Factors

Zusammenfassung. Die TSWI ist eine seltene, jedoch schwerwiegende Komplikation bei Patienten nach herzchirurgischen Eingriffen mittels medianer Sternotomie. Sie führt zur verlängerten Hospitalisierung, zur Steigerung der Mortalität und der Behandlungskosten. Es wurden 2238 konsekutiv am Herzen operierte Patienten der Klinik für Herzchirurgie Rostock hinsichtlich des Auftretens TSWI mittels logistischer Regression untersucht. 7 von 27 untersuchten optionalen Risikofaktoren wurden identifiziert. Es waren nicht wie angenommen konstitutionelle Faktoren, wie Diabetes mellitus oder Adipositas, sondern es dominierten intra- und postoperative Variablen, wie die beidseitige Benutzung der IMA oder die postoperative Rethorakotomie aufgrund Blutungskomplikationen. Die Ergebnisse dieser Studie sollen bei der Identifikation der Risikofaktoren von TSWI helfen und die Inzidenz durch sorgfältige chirurgische Indikation und Vorgehen reduzieren.

Schlüsselwörter: Herzchirurgie – Tiefe sternale Wundinfektion – Risikofaktoren

Die temporäre arterio-venöse Gefäßschlinge (a-v-Loop) als Empfängergefäß für freie Lappentransplantate ohne lokale Anschlußmöglichkeit

P. M. Vogt, T. Q. V. Phan, F. W. Peter, D. Hebebrand und H. U. Steinau

Universitätsklinik für Plastische Chirurgie und Schwerbrandverletzte, BG-Kliniken Bergmannsheil, Bürkle-de-la-Camp-Platz 1, 44789 Bochum

Temporary Arteriovenous Fistula for Free Flap Reconstruction in Areas Lacking Recipient Vessels

Summary. The experience with temporary arteriovenous fistula constructed to provide recipient vessels for free flap reconstruction is reviewed. In 18 patients different defects in the head and neck region, trunk and lumbar region, and lower leg lacking adequate recipient vessels for free flaps were first supplied by a venous loop that was left undisturbed up to 7 days. At the time of free flap transfer (1 Jejunal loop, 1 radial forearm flap, 16 latissimus flaps) the arteriovenous loop was divided and the flap connected to the arterial and venous limb. All flaps were perfused well and there was no flap loss in this group of patients. It is concluded that construction of a temporary arteriovenous fistula is a safe method for microvascular free flap transfer to areas lacking sufficient recipient vessels.

Key words: Arteriovenous fistula – Free flaps – Difficult defects – Lack of recipient vessels

Zusammenfassung. Beim Fehlen suffizienter Anschlußgefäße in komplexen Defekten kann eine arteriovenöse Gefäßschlinge gespeist von einer entfernten Gefäßregion vor Ort ausreichende Anschlußverhältnisse für freie Lappen schaffen. Bei 18 Patienten wurden insgesamt 17 freie mikrovaskuläre Lappentransplantate (Latissimus, Radialislappen) und 1 freies Dünndarmtransplantat mit Hilfe eines zweizeitigen temporärem A-V-Loop verpflanzt. Zum Zeitpunkt des freien Gewebetransfers (Kopf-Hals Region, Lumbalregion, Unterschenkel) wurden die bis zu 7 Tage vorher angelegten Shunts am Scheitelpunkt durchtrennt und an den arteriellen und venösen Anteil die Lappengefäße mikrochirurgisch anastomosiert. Es kam zu keinem Lappenverlust. Das Verfahren eröffnet die Möglichkeit auch bei fehlenden Anschlußgefäßen einen sicheren freien Gewebetransfer durchzuführen.

Schlüsselwörter: Freier Gewebetransfer – Fehlende Anschlußgefäße – Temporäre arteriovenöse Gefäßschlinge

Chirurgische Forschung

Die operative Versorgung des Leistenbruches nach „Shouldice" versus „Lichtenstein". Zwischenergebnisse einer prospektiv randomisierten Studie

C. Simanski, A. Paul, R. Lefering, I. Nesseler und H. Troidl

II. Lehrstuhl für Chirurgie Universität zu Köln, Ostmerheimerstraße 200, 51109 Köln

Operative Inguinal Hernia Repair in the Technique of „Shouldice" versus „Lichtenstein". Preliminary Results of a Randomized Controlled Trial

Summary. The aim of this prospective randomized trial was to examine the Shouldice vs. Lichtenstein repair. Endpoints are patient comfort, convalescence and pain intensity. Since 3/1997 all male patients with an primary, reducible inguinal hernia were included. The SF36 questionnaire was answered preoperatively and at the 5th and 30th day post-OP. 6 and 12 month follow up investigations were performed noting rate of recurrence, patient satisfaction, complications and pain intensity. *Results:* 168 men were included, 61 were operated in Shouldice technique, while 81 patients received a Lichtenstein repair (including 9 patients randomized to Shouldice). Bilateral hernia: 12 Shouldice, 14 Lichtenstein repairs. Mean age was comparable across groups: 53 and 55 years in the unilateral group and 55 and 56 years in the bilateral group. Mean operation time was shorter for Lichtenstein (50 vs. 57 min, p=0.03, U-Test) as well as hospital stay (difference 1.3 days, p=0.012; U-Test). In the bilateral hernia group, sample size was too small to prove differences. The post-OP pain intensity was significant lower in the Lichtenstein Grp, convalescence and quality of life showed no significant differences.

Key words: Randomized controlled trial – Inguinal hernia – Pain intensity – Outcome

Zusammenfassung. Prospektiv-randomisiert wurde die Leistenhernien OP nach Shouldice vs. Lichtenstein hinsichtlich der Zielkriterien Patientenkomfort, Rekonvaleszenz und postoperativer Schmerzverlauf untersucht. Seit 3/1997 wurden alle Männer zwischen 18–75 Jahren mit primärer, reponibler Leistenhernie in die Studie eingeschlossen. Die Befragung mittels SF36-Fragebogen wurde am 5 und 30 Tag post OP, eine systematische Follow up Untersuchung nach 6 und 12 Monaten durchgeführt. 168 Patienten wurden bisher eingeschlossen. 61 Patienten wurden nach „Shouldice"(Grp. I), 81 nach „Lichtenstein"(Grp. II) operiert. 12 „Shouldice-" (Gip. III) und 14 Lichtenstein-Patienten (Grp. IV) hatten bds. Hernien. Das mittlere Alter der Gruppen betrug 53–56 Jahre. Die OP-Dauer lag bei Grp. I mit 7 Min. über der Grp. II (50 vs. 57 Min., p=0,03, U-Test), ebenso bei bds. Operierten (88 [Grp. IV] vs. 112 Min. [Grp. III], p=0,14; U-Test). Die Krankenhausverweildauer lag bei der Grp. I 1,3 Tage über der der Grp. II (p=0,012, U-Test). Die Schmerzniveaus waren signifikant niedriger in der Grp. II vs. Grp. I, Komplikationsraten und Lebensqualität post OP (SF36-Fragebogen) zeigten keine signifikanten Unterschiede.

Schlüsselwörter: Randomisiert kontrollierte Studie – Leistenhernie – Schmerzintensität – Outcome

Frühkomplikationen nach Netzimplantation in der Hernienchirurgie

S. Paech, T. Windhorst und K. Hupe

Ärztekammer Westfalen-Lippe, Abteilung Qualitätssicherung, Gartenstraße 210–214, 48147 Münster

Early Complications of Inguinal Hernia Repair with Mesh Implantation

Summary. Statistical analysis of data (1998–99) of the external quality assurance database in Westfalia-Lippe, Germany, concerning inguinal hernia repair (n=31673). 32.7% of the unilateral operations and 70% of the bilateral operations were performed with mesh implantation. Patient age and early postoperative complications were significantly higher in the group of open mesh implantation (9% vs. 7%) because of an increased number of seroms and hematomas. Laparoscopic procedures had a significantly reduced rate of postoperative complications (3.5% vs. 4.5%).

Key words: Inguinal hernia repair - Mesh implantation - Complications - External quality assurance

Zusammenfassung. Statistische Analyse der Daten (1998–99) der Externen Qualitätssicherung Westfalen-Lippe für uni- und bilaterale Leistenhernienoperationen. 32,7% der unilateralen (Lichtenstein 13,2%, TAPP 9,6%, TEP 9,9%) und 70% (Lichtenstein 6,9%, TAPP 20,4%, TEP 33,7%) der bilateralen Eingriffe werden mit Netzimplantation durchgeführt. Das durchschn. Lebensalter (63 vs. 55 LJ) und die frühpostoperativen Komplikationen (9% vs. 7%) sind bei der OP n. Lichtenstein im Vergleich zur Shouldice-Technik signifikant erhöht, wobei die erhöhte Komplikationsrate auf vermehrten postop. Seromen und Hämatomen beruht. Die laparoskopischen Verfahren zeigen signifikant niedrigere Komplikationsraten (3,5 bzw. 4,5%).

Schlüsselwörter: Leistenhernien-OP - Netzimplantation - Komplikationen - Externe Qualitätssicherung

Narbenhernieninzidenz an einer chirurgischen Universitätsklinik. Retrospektive Analysen der Einflußfaktoren an 2983 Patienten

J. Höer, A. G. Lawong, U. Klinge und V. Schumpelick

Chirurgische Universitätsklinik, RWTH Aachen, Pauwelsstraße 30, 52074 Aachen

Factors Influencing Incisional Hernia Development After Primary Laparotomies. Retrospective Analysis of 2983 Patients

Summary. This was a retrospective analysis of factors influencing IH formation over a 10-year period. Data collection with questionnaire; clinical investigation and ultrasonography. Statistical analysis of 42 influencing factors. Mean follow up 21.1 months; IH incidence 4.3%; 10 year IH incidence (Kaplan-Meier estimate) 18.7%. Incisional hernia manifestation: 31.5% (6 months), 54.3% (1 year), 74.8% (2 years) 88.9% (5 years). Factors with significant influence (Log rank test): Renal insufficiency, ASA class III, anaemia; wound complications, blood transfusion, Catecholamin therapy. *Conclusion:* Our IH incidence is comparable to that in the literature. 50% of IHs occur more than 12 months after the operation. Structural deficiencies in collagen have to be discussed as causes. Treatment of anaemia and aseptic techniques may be measures suitable to reduce IH incidence.

Key words: Incisional hernia – Wound healing – Laparotomy closure

Zusammenfassung. Retrospektive Analyse von 42 Einflußfaktoren auf die Narbenhernien-(NH)-Entstehung über 10 Jahre mit klinischer und sonographischer Nachuntersuchung. Mittlere Nachbeobachtung 21.1 Monate. NH-Inzidenz 4.3%, NH-Inzidenz (10-Jahre) nach Kaplan Meier 18.7%. Manifestationszeitpunkte: 31.5% (6 Monate), 54.3% (1 Jahr), 74.8% (2 Jahre) 88.9% (5 Jahre). Einflußfaktoren im Log-rank-Test: Niereninsuffizienz, ASA-Klasse III, Anämie, Wundheilungsstörung, Bluttransfusion, Katecholamintherapie. Die NH-Inzidenz der Studie entspricht den Angaben in der Literatur. 50% der NH manifestieren sich mehr als 1 Jahr nach der Operation. Strukturelle Störungen des Kollagens müssen als Ursache der NH-Bildung diskutiert werden. Möglicherweise wirken der Ausgleich einer Anämie und die Vermeidung von Wundkontaminationen protektiv.

Schlüsselwörter: Narbenhernie – Wundheilung – Laparotomieverschluß

Leistenhernienversorung nach Shouldice versus TAPP: Langzeitergebnisse einer prospektiven randomisierten Studie

A. Schwarz, R. Kunz, N. Mürter und H. G. Beger

Universität Ulm, Chirurgische Klinik I, Steinhövelstraße 9, 89075 Ulm

Shouldice Repair versus Transabdominal Preperitoneal (TAPP) Hernioplasty: Late Results of a Prospective Randomized Clinical Trial

Summary. At the Department of Surgery at the University of Ulm, a prospective and randomized trial on inguinal hernia repair was carried out comparing TAPP vs Shouldice repair. The trial was carried out with 50 adult male patients with unilateral, primary inguinal hernias. We demonstrate our late results with a follow-up of 6 years. Hospital stay was shorter after TAPP procedure (6±2.8 vs 8±2.9 days, $p<0.01$) and patients returned to work earlier (18±12 vs 34±10 days, $p<0.01$). With respect to postoperative pain perception under stress like cough and getting up ($p<0.01$) measured by a visual analogue scale (VAS), TAPP was found to be superior to shouldice repair for a period of 4 weeks. After 6 years there was no significant difference in size of testis, perfusion of testis and rate of recurrency (3.7% vs 4.3%).

Key words: Inguinal hernia – Shouldice repair – TAPP – Late results

Zusammenfassung. In der Chirurgischen Klinik I der Universität Ulm wurden 50 männliche Patienten mit unilateraler primärer Leistenhernie in eine prospektive randomisierte Studie aufgenommen. 27 Patienten erhielten eine Operation nach Shouldice, 23 Patienten eine laparoskopische Hernienversorgung in TAPP-Technik. Engmaschige Follow-up-Untersuchungen erfolgten über mittlerweile 6 Jahre. TAPP-Patienten hatten im Vergleich zur Shouldicegruppe einen signifikant kürzeren Krankenhausaufenthalt (6±2,8 vs 8±2,9 Tage; $p<0{,}01$) und eine signifikant kürzere Arbeitsunfähigkeit (18±12 vs 34±10 Tage; $p<0{,}01$). Laparoskopisch operierte Patienten hatten beim Husten und Aufstehen über insgesamt 4 Wochen signifikant weniger Schmerzen. Keine signifikanten Unterschiede ergaben sich im 6-Jahres-Follow-up hinsichtlich Hodengröße, Hodenperfusion und Rezidivrate (3,7% vs 4,3%).

Schlüsselwörter: Leistenhernie – Shouldice – TAPP – Spätergebnisse

Ergebnisse von 3000 laparoskopischen Leistenhernienreparationen

H. Herzing, I. Baca, Ch. Schultz und V. Götzen

Abteilung für Allgemein- und Unfallchirurgie, Zentralkrankenhaus Bremen-Ost, Züricher Straße 40, 28325 Bremen

Results of 3000 Laparoscopic Hernia Repairs

Summary. A prospective study was performed to evaluate the safety and efficiency of laparoscopic hernia repair. Since 1992, 3000 laparoscopic transabdominal hernia repairs (TAPP) were performed in 2342 patients. There were 22% bilateral and 17.3% recurrent hernias. Average age was 59 years. We had a recurrence rate in our population of 1.27%. There were 107 complications (3.57%). Twice an infection of the mesh was observed. There was a significant decline over time in our complication rate. Laparoscopic hernia repair can safely be performed, the rates of recurrences and complications are low. Our experience with this technique shows good results combined with the benefits of minimal invasive procedures.

Key words: Hernia – Laparoscopic hernia repair

Zusammenfassung. Eine prospektive Studie wurde durchgeführt, um die Sicherheit und Effizienz der laparoskopischen Hernienreparation zu evaluieren. An 2342 Patienten wurden seit 1992 3000 Leistenhernien transabdominal laparoskopisch (TAPP) operiert. Es fanden sich in 22% beidseitige und in 17,3% Rezidivhernien. Bei 59 Jahren lag das Durchschnittsalter. Die Rezidivquote lag bei 1,27%. Es gab 107 Komplikationen (3,57%). Zweimal wurde eine Netzinfektion beobachtet. Nach Abschluß der Lernkurve verringerte sich die Komplikationsrate signifikant. Die laparoskopische Hernienreparation kann sicher durchgeführt werden, die Rezidiv- und Komplikationsraten sind niedrig. Unsere Erfahrungen zeigen gute Resultate in Kombination mit den Vorteilen der minimal invasiven Chirurgie.

Schlüsselwörter: Hernie – Laparoskopische Leistenhernienreparation

Osteoradionekrose der Mandibula

P. F. Graf und R. Sader

Rosental 10, 80331 München

Osteoradionecrosis of the Mandible

Summary. From 1997 to 1999, 21 free microvascular flaps were performed in 18 patients with osteoradionecrosis of the mandible. Three fibula- and 18 iliac bone flaps were used. 20 flaps showed good vascularisation after transplantation. In all cases bone healing could be established. Free microvascular bone transfer is the best treatment option for osteoradionecrosis of the mandible. However, it is a difficult operation from a technical standpoint and thorough postoperative follow up is necessary.

Key words: Osteoradionecrosis – Free flaps – Microsurgery

Zusammenfassung. Zwischen 1997 und 1999 wurden 18 Patienten wegen ORN der Mandibula mit 21 freien, mikrovaskulären Gewebetransplantaten (inklusive drei bilateraler Transplantationen) behandelt. Drei Fibulatransplantate und 18 freie, mikrovaskuläre Beckenkammtransplantate wurden verwendet. Mit einer Ausnahme zeigten alle Transplantate postoperativ eine gute Durchblutung der Weichteilinseln bzw. im Knochenszintigramm. In allen Fällen kam es zu einer knöchernen Konsolidierung. Die freie, mikrovaskuläre Knochentransplantation ist die beste Behandlungsmethode für das schwierige Problem der Osteoradionekrose der Mandibula. Allerdings ist die freie Gewebetransplantation bei ORN technisch schwierig und eine Reihe von kleineren Komplikationen können auftreten, die eine sorgfältige postoperative Überwachung erfordern.

Schlüsselwörter: Osteoradionekrose – Freie Lappenplastik – Mikrochirurgie

Langzeitverlauf des Peutz-Jeghers-Syndrom – eine Analyse von 8 Patienten

C. Wölfl, K. Günther, G. Braunrieder, A. Abed, W. Ballhausen und W. Hohenberger

Chirurgische Universitätsklinik Erlangen, Krankenhausstraße 12, 91054 Erlangen

Long-Term Results of the Peutz-Jeghers Syndrom: An Analysis of 8 Patients

Summary. Since 1998, the STK 11 gene is known and the possibility of a mutation analysis is given. Beside the clinical signs, patients with PJS are known to have a higher risk of developing carcinomas. The clinical signs, the long time run in view of a higher tendency of malignomas and the gene mutation was our interest in this paper. All data from the patients treated in our clinic with PJS since 1950 were collected, a clinical examination and a family tree was performed. If possible we also did a human genetic consultation and genetic tests. In 8 cases we had the clinical and pathological diagnosis of PJS. Two of the patients had no follow-up, 2 died very young. In 4 cases we got a mutation analysis. There were three cases of a mutation of the STK11 gene and one promotor inactivation of this gene. We proved the higher incidence of malignomas with our patients. A clinical provision seems to be important for these patients. We should also try to collect data from more clinics.

Key words: Peutz-Jeghers Syndrom – STK11 – Mutation analysis

Zusammenfassung. Seit 1998 ist das verantwortliche STK 11 Gen bekannt. Somit besteht die Möglichkeit einer Mutationsanalyse. Neben der klinischen Manifestation wird eine erhöhte Inzidenz an Malignomen konstatiert. Das klinische Bild, der Verlauf im Hinblick auf eine erhöhte Krebsanfälligkeit sowie die Genmutation wurden untersucht. Die Daten aller seit 1950 bei uns wegen PJS behandelten Patienten wurden erfasst. Der Verlauf, ein aktueller Befund und die Familienanamnese wurden erhoben, nach Möglichkeit wurde eine humangenetische Beratung und molekulargenetische Untersuchung durchgeführt. Acht mal wurde die Diagnose gesichert. 2 entgingen der Nachsorge, 2 starben, 4 wurden nachuntersucht und eine Genanalyse durchgeführt. 3mal zeigte sich eine STK 11 Mutation, einmal ergaben sich Hinweise auf eine Promotorinaktivierung. Es zeigte sich eine erhöhte Malignominzidenz. Ein Vorsorgeregime erscheint sinnvoll. Ebenfalls die Datensammlung mehrere Zentren.

Schlüsselwörter: Peutz-Jeghers-Syndrom – STK11 – Mutationsanalyse – Vorsorgeregime

Reproduzierbarkeit der Pudenduslatenzzeit (PNTML)

D. Bussen, M. Sailer, K.H. Fuchs und A. Thiede

Chirurgische Universitätsklinik, Josef-Schneider-Straße 2, 97080 Würzburg

Reproducibility of Pudendal Nerve Terminal Motor Latency (PNTML)

Summary. *Background:* The aim of this study was to investigate the inter- and intraindividual variability of the pudendal nerve terminal motor latency (PNTML) in healthy volunteers to evaluate the reproducibility of this method. *Method:* Eleven young healthy volunteers underwent measurements of PNTML on two different days within an interval of two months three times a day under absolutely standardized conditions. The examinations were performed by one investigator. *Results:* Values of 2.1±0.3 ms were measured for the right pudendal nerve and of 2.0±0.3 ms for the left side. Low inter- and intraindividual variability was found with median changes between 7.4 and 16.7% and between 0.0 and 12.5%, respectively. Morning values were reproducible on the right as well as on the left side, whereas noon and evening values differed significantly. *Conclusion:* To get reproducible results we conclude that the measurement of PNTML should be performed in the morning.

Key words: PNTML – Anal incontinence – Reproducibility

Zusammenfassung. *Einleitung:* Ziel dieser Arbeit war, die inter- und intraindividuelle Variabilität der Pundenduslatenzzeit (PNTML) zu untersuchen, um die Reproduzierbarkeit dieser Methode zu überprüfen. *Methode:* Bei 11 jungen und gesunden Probanden wurde die Pudenduslatenzzeit an zwei unterschiedlichen Tagen mit einem Abstand von 8 Wochen zu drei verschiedenen Tageszeiten unter absolut standardisierten Bedingungen gemessen. *Ergebnis:* Rechts zeigte sich eine mittlere Latenzzeit von 2,1±0,3 ms und links von 2,0±0,3 ms. Es fand sich nur eine geringe *inter*- als auch *intra*individuelle Variabilität mit mittleren Veränderungen zwischen 7,4 und 16,7% bzw. 0,0 und 12,5%. Lediglich die am Morgen gemessenen Werte ließen sich beidseitig reproduzieren, die am Mittag und Abend gemessenen Werte unterschieden sich signifikant. *Schlußfolgerung:* Um zuverlässige reproduzierbare Ergebnisse bei der Messung der PNTML zu erhalten, sollte diese am Morgen durchgeführt werden.

Schlüsselwörter: PNTML – Anale Inkontinenz – Reproduzierbarkeit

Adjuvante Sepsistherapie mit polyvalenten Immunglobulinen. Eine prospektive Beobachtungsstudie

F. Endter, H. B. Reith, U. Mittelkötter und A. Thiede

Chirurgische Universitätsklinik, Josef-Schneider-Straße 2, 97080 Würzburg

Adjuvant Sepsis Therapy with Polyvalant Immunoglobulines: A Prospective Valuation

Summary. The effect of adjuvant high dose therapy with polyvalant immunoglobulines was evaluated prospectively in 67 patients with severe sepsis or septic shock. All patients in whom the therapy could be started within 6 h after diagnosis received immunoglobulines; all other patients served as controls. The high dose therapy with 0.4 ml/kg/h was done for 3 days. *Results:* In patients with severe sepsis the lethality was 15.4% in patients receiving immunoglobulines versus 32% in controls. In patients with septic shock lethality was 22.2% versus 57.1% in controls. The positive effect of IVIgGMA therapy was also demonstrated in the parameters of infection and sepsis, especially for procalcitonin.

Key words: Severe sepsis – Immunoglobuline – Procalcitonin

Zusammenfassung. In einer prospektiven Beobachtungsstudie an 67 Patienten sollte der Effekt einer adjuvanten hochdosierten Therapie mit polyvalenten Immunglobulinen bei Patienten mit schwerer Sepsis oder septischem Schock untersucht werden. Es erhielten alle Patienten Immunglobuline, bei denen die Therapie innerhalb von 6 Stunden nach Diagnosestellung beginnen konnte, alle anderen Patienten dienten als Kontrollgruppe. Die Therapie erfolgte hochdosiert mit 0,4 ml/kgKG/h über einen Zeitraum von 3 Tagen. Die Ergebnisse zeigen bei der schweren Sepsis eine Letalität von 15,4% in der Therapiegruppe vs. 32% in der Kontrollgruppe. Beim septischem Schock lag die Letalität bei 22,2% vs. 57,1% in der Kontrolle. Auch bezüglich der Infektions- und Sepsisparameter, insbesondere beim Procalcitonin, läßt sich ein positiver Effekt bei der IVIgGMA – Therapie nachweisen.

Schlüsselwörter: Schwere Sepsis – Immunglobuline – Procalcitonin

Ist eine Isolierung von MRSA-Kontaktpatienten notwendig?

L. Schiffmann, J. Gröne, E. Steinbrecher, H. Rüden, B. Mann und H. J. Buhr

Chirurgische Klinik I, Universitätsklinikum Benjamin Franklin, Freie Universität Berlin, Hindenburgdamm 30, 12200 Berlin

Is Isolation of Contact Patients to MRSA Positive Patients Necessary?

Summary. Methicillin resistent *Staphylococcus aureus* is one of the most problematic germs. Contaminated or infected patients have to be isolated. Patients who were in the same room with MRSA positive patients at the time of diagnosis are defined as contact patients °I. We investigated how many of the contact patients get contaminated or infected. In 2000, 9.1% of all 154 contact patients to our 106 MRSA positive patients had a positive testing for MRSA, and 2.6% had a manifest infection. These figures show that at least a contact isolation is necessary to avoid further spreading of the germ. Results of MRSA testing of the contact patients should be available quickly to determine the isolation.

Key words: MRSA – Contact patients – Isolation

Zusammenfassung. Der methicillin resistente Staphylococcus aureus (MRSA) ist einer der gefürchtesten Krankenhauspathogene. Kontaminierte und infizierte Patienten bedürfen einer Isolation. Dieses stellt einen erheblichen ökonomischen und logistischen Aufwand dar. Patienten, die sich zum Zeitpunkt der Diagnose im selben Zimmer befanden, werden als °I Kontaktpatienten definiert. Wir untersuchten, wie viele dieser Kontaktpatienten einen positiven Keimnachweis hatten. 2000 wurde bei 9,1% unserer 154 Kontaktpatienten von 106 MRSA-Trägern ein positiver Keimnachweis geführt, 2,6% hatten eine manifeste Infektion. Daher ist zumindest eine Kontaktisolierung der Kontaktpatienten bis zum Ergebnis der Testung notwendig.

Schlüsselwörter: MRSA – Kontaktpatienten – Isolierung

Video-Film Nummer Gastrektomie und Ausmass der Lymphadenektomie

A. H. Hölscher, W. Schröder und P. Mönig

Klinik und Poliklinik für Visceral- und Gefäßchirurgie, Universität zu Köln, Joseph-Stelzmann-Straße 9, 50931 Köln

Gastrectomy and Extent of Lymphadenectomy

Summary. If total gastrectomy is indicated in gastric cancer the extent of gastrectomy depends on the topography of the tumour. Whereas in case of carcinoma of the antrum or corpus total gastrectomy is sufficient, subcardiac carcinoma or cardia carcinoma need transhiatal extension and resection of the distal esophagus in advanced cases with excision of parts of the crura. The lymphadenectomy usually represents a D2 lymphadenectomy that means that compartment 1 (lymph nodes 1–6) and compartment 2 (lymph nodes 7–12) are removed.

Pancreas preserving splenectomy may be performed in cardia cancer or subcardial gastric cancer, especially if the splenic hilus is directly infiltrated or suspicious lymph nodes exist in lymph node area 10.

Key words: Gastric cancer – Gastrectomy – D2-lymphadenectomy – Splenectomy

Zusammenfassung. Bei Indikation zur totalen Magenentfernung beim Magenkarzinom richtet sich das Ausmass der Gastrektomie nach der Topografie des Tumors. Während bei Antrum- und Korpuskarzinomen in der Regel die totale Gastrektomie ausreichend ist, erfordert das subkardiale Karzinom oder das Kardiakarzinom die transhiatale Erweiterung mit Resektion des distalen Ösophagus unter eventueller Exzision von Anteilen der Zwerchfellschenkel. Die Lymphadenektomie ist in der Regel eine D2-Lymphadenektomie, d.h., das das Kompartment 1 (Lymphknotenstation 1–6) und das Kompartment 2 (Lymphknotenstation 7–12) mit entfernt werden. Eine pankreaserhaltende Splenektomie kann beim Kardiakarzinom oder subkardialen Karzinom vorgenommen werden, insbesondere wenn der Milzhilus direkt infiltriert ist oder im Milzhilus deutlich auffällige Lymphknotenvergrösserungen vorliegen.

Schlüsselwörter: Magenkarzinom – Gastrektomie – D2-Lymphadenektomie – Splenektomie

Video

Viszeralchirurgie

Vaguserhaltende Kardiaresektion bei T1-Adenokarzinomen des gastroösophagealen Übergangs

A. H. Hölscher, W. Schröder, K. T. E. Beckurts und P. M. Schneider

Klinik und Poliklinik für Visceral- und Gefäßchirurgie, Universität zu Köln, Joesph-Stelzmann-Straße 9, 50931 Köln

Vagus Sparing Cardia Resection for T1 Adenocarcinoma of the Gastroesophageal Junction

Summary. In mucosal carcinoma (pT1a) of the gastroesophageal junction the necessity of a radical resection by subtotal esophagectomy or extended gastrectomy is still a matter of controversial discussion and has to be compared to limited therapies such as endoscopic mucosal resection or photodynamic therapy. An alternative treatment of early carcinoma of the gastroesophageal junction is the resection of the cardia with preservation the vagal nerves. The approach is by laparotomy and transhiatal extension to the lower mediastinum. After resection of the distal esophagus and the cardia a jejunal interposition with end-to-side esophagojejunostomy and end-to-side jejunogastrostomy is performed. The functional results 3 months after the operation showed normal contrast swallow, no esophagitis, propulsive peristalsis in manometry and no reflux in 24 hours pH monitoring and bilitec measurement.

Key words: Cardia cancer – Barrett carcinoma – Cardia resection – Merendino operation

Zusammenfassung. Beim Mukosakarzinom (pT1a) des gastroösophagealen Übergangs wird die Notwendigkeit einer radikalen Resektion durch subtotale Ösophagektomie oder erweiterte Gastrektomie weiterhin kontrovers diskutiert und muss verglichen werden mit limitierten Behandlungen durch endoskopische Mukosaresektion oder photodynamische Therapie. Eine alternative Behandlung des Frühkarzinoms des gastroösophagealen Übergangs stellt die Resektion der Kardia mit Erhaltung der Vagusnerven dar. Der Zugang ist dabei eine Laparotomie und transhiatale Erweiterung zum unteren Mediastinum. Nach Resektion des distalen Ösophagus und der Kardia wird eine Jejunuminterposition vorgenommen mit End-zu-Seit-Ösophagojejunostomie und End-zu-Seit-Jejunogastrostomie. Die funktionellen Ergebnisse 3 Monate nach der Operation zeigten einen normalen Kontrastmittelschluck, keine Ösophagitis, propulsive Peristaltik in der Manometrie und keinen Reflux im Rahmen der 24 Std. pH-Metrie und der Bilitec-Messung.

Schlüsselwörter: Kardiakarzinom – Barrett-Karzinom – Vaguserhaltung – Merendino-Operation

Wertigkeit der prä- und intraoperativen Diagnostik bei pHPT

L. Schiffmann, B. Mann und H. J. Buhr

Chirurgische Klinik I, Universitätsklinikum Benjamin Franklin, Freie Universität Berlin, Hindenburgdamm 30, 12200 Berlin

How Useful are Pre- and Intraoperative Diagnostic Procedures for Primary Hyperparathyroidism (pHPT)?

Summary. Standard treatment of pHPT is the intraoperative exploration of all four glands. Using the Quick PTH assay, patients with a singular adenoma might be candidates for a minimally invasive approach with the exploration of only the preoperatively diagnosed and localized diseased gland. We analysed, retrospectively, in which of our 86 patients operated between 1995 and 2000 preoperative imaging diagnosed and localized a singular adenoma correctly. In 2000, Quick PTH was done in all patients with a potential singular adenoma. Ultrasound and/or mibiscan were compared with the intraoperative and histopathological findings. Sensitivity, specificity, positive and negative predictive value were 51.1% 30.8%, 55% and 27.6%. Quick PTH assay was 100% successful. Preoperative imaging appears still to be disappointing. It is important to focus on operating methods that allow the surgeon to explorate all four glands through the same access if Quick PTH assay indicates a failure of the initial procedure.

Key words: pHPT - Quick PTH assay - Preoperative imaging

Zusammenfassung. Standard Therapie beim pHPT ist die Darstellung aller Drüsen. Beim minimal invasiven/endoskopischen Vorgehen ist präoperativ die sichere Lokalisation des Adenoms und die intraoperative Qualitätskontrolle durch den Quick-PTH-Test obligat. Ziel dieser retrospektiven Untersuchung war die Überprüfung der prä- und intraoperativen Diagnostik beim pHPT bei unseren 86 zw. 1995 und 2000 konventionell operierten Patienten. Im Vergleich mit dem intraoperativen und histopathologischen Befund zeigten Sonographie und MIBI-Szintigraphie eine Spezifität von 30,8%, eine Sensitivität von 51,1% sowie eine positive und negative Treffsicherheit von 55% bzw. 27,6%. Der 2000 bei potentiellem singulärem Adenom durchgeführte Quick-PTH-Test war 100%ig zuverlässig. Es erscheint anhand dieser Daten fraglich, ob der präoperativen Bildgebung nicht ein zu hoher Stellenwert eingeräumt wird und nicht besser das Operationsverfahren so gewählt werden sollte, dass es bei neg. Quick-PTH-Test eine Exploration aller 4 Drüsen über den gewählten Zugang zulässt.

Schlüsselwörter: pHPT - Quick-PTH-Test - Präoperative Bildgebung

Wertigkeit der Sonographie in der Appendizitisdiagnostik: Eine Analyse der Handhabung an chirurgischen Kliniken in Deutschland

R. Obermaier, S. Benz, R. Kirchner und U. T. Hopt

Universität Rostock, Klinik und Poliklinik für Chirurgie, Schillingallee 35, 18055 Rostock

Value of Ultrasound in the Diagnosis of Acute Appendicitis: How Is It Handled in German Surgical Departments?

Summary. Ultrasound is an important diagnostical tool in surgery. Its meaning in various diseases has to be valuated differently. Particularly in acute appendicitis, personal opinions and study results are judged differently. Two topical surgical multicenter trails show the diagnostical limits (Franke et al. World J Surg 1999, Marusch et al. Zentralbl Chir 1998). A survey in German surgical departments showed that ultrasound has a role in differential diagnosis in unclear abdominal findings. The value in the diagnosis of acute appendicitis remains still unclear. Particularly it seems to be dubious to perform appendectomy always in cases of positive ultrasound and doubtful clinical signs. With a view on quality control, the departments should evaluate their own results to decide if the high expenditure of staff and apparature is justified.

Key words: Appendicitis – Ultrasound – Diagnostic

Zusammenfassung. Die Sonographie ist ein wichtiges diagnostisches Werkzeug in der Chirurgie. Die Bedeutung bei verschiedenen Krankheitsbildern ist aber unterschiedlich zu sehen. Besonders in der akuten Appendizitis werden Studienergebnisse und persönliche Meinungen unterschiedlich bewertet. Zwei aktuelle chirurgische Multicenterstudien zeigten hier die diagnostischen Grenzen auf (Franke et al. World J Surg 1999, Marusch et al. Zentralbl Chir 1998). Die durchgeführte Umfrage bestätigt den Stellenwert der Sonographie als Werkzeug in der Differentialdiagnostik bei unklarem Befund. Die Wertigkeit in der Appendizitisdiagnostik bleibt aber weiter unklar. Insbesondere scheint es bedenklich, bei positiver Appendizitissonographie bei fraglicher Klinik immer eine Appendektomie durchzuführen. Die Kliniken sollten vor dem Hintergrund der Qualitätssicherung die eigenen Ergebnisse aktuell bewerten und dann entscheiden ob der personelle und apparative Aufwand gerechtfertigt ist.

Key words: Appendizitis – Sonographie – Diagnostik

Laparoskopische Sigmaresektion bei der Divertikulitis

E. Bärlehner, St. Anders und B. Heukrodt

HELIOS Klinikum Berlin-Buch, Chirurgische Klinik, Hobrechtsfelder Chaussee 100, 13125 Berlin

Laparoscopic Sigmoid Resection for Diverticulitis

Summary. We demonstrate a standardized operating technique of laparoscopic sigmoid resection as a result of 202 performed operations for sigmoid diverticulitis. The operation is carried out in dorsosacral position (extreme Trendelenburg's position). All the principles of the "open" surgery are fulfilled by a 5portal technique. Essential demands are the mobilisation of the left colic flexure, the general preparation of the left ureter, mobilisation of proximal rectum, the arterial dissection distal of the left colic artery, the resection of the high pressure segment of rectum, and a stapled anastomosis.

Key words: Laparoscopic sigmoid resection – Diverticulitis

Zusammenfassung. Aus der Erfahrung mit 202 laparoskopischen Sigmaresektionen wegen Divertikulitis wird eine standardisierte Operationstechnik demonstriert. Die Operation erfolgt in Steinschnittlage mit extremer Trendelenburg-Position. Über eine 5-Portal-Technik werden alle Prinzipien der offenen Chirurgie realisiert. Wesentliche Forderungen sind die Mobilisierung der linken Flexur, die generelle Darstellung des linken Ureters, Mobilisierung des proximalen Rektums, Mesenterica-Absetzung distal der A. colica sin., Mitentfernung der Hochdruckzone im Rektum und Stapleranastomose.

Schlüsselwörter: Laparoskopische Sigmaresektion – Divertikulitis

Laparoskopische totale Gastrektomie

I. Baca

Zentralkrankenhaus Bremen-Ost, Klinik für Allgemein- und Unfallchirurgie, Züricher Straße 40, 28325 Bremen

Laparoscopic Total Gastrectomy

Summary. The operative technique with lymphadenectomy is shown in video. The patient with superficial gastric carcinoma of the lesser curvature is placed in a modified lithotomy position. The surgeon is between his legs. Four port sites are used. After the stomach is completely, mobilized, the gastro-esophageal junction is cut. The left lateral trocar incision is enlarged to a mini-laparotomy to extract the specimen. The anvil of the circular stapler is placed into the abdominal cavity, the mini-laparotomy is closed. After reinstitution of the pneumoperitoneum, a purse string suture is created and the anvil is introduced into the esophagus. The reconstruction is created as a direct Roux en Y-esophago-jejunostomy performed by a circular stapler. As our technique shows, the laparoscopic total gastrectomy in suitable cases of gastric cancer can be performed safely and exactly. It respects all the rules of oncologic surgery and is combined with all benefits of the minimal access technique.

Key words: Laparoscopic – Gastrectomy – Gastric carcinoma

Zusammenfassung. Die Technik mit Lymphadenektomie wird im Video vorgeführt. Die Patientin mit einem kleinen Magenkarzinom wird in modifizierte Steinschnittlagerung gebracht. Es werden vier Trokars verwendet. Nach vollständiger Mobilisation des Magens wird dieser am oesophagogastralen Übergang abgesetzt. Die Bergung des Präparates erfolgt über die Minilaparotomie li. lateral. Zur Herstellung der Anastomose wird die Andruckplatte ins Abdomen eingebracht und die Minilaparotomie verschlossen. Nach Aufbau des Pneumoperitoneums wird eine Tabaksbeutelnaht am Oesophagusstumpf angelegt, die Andruckplatte eingeführt. Rekonstruktion wird nun als End zu Seit Roux Y Anastomose mit dem zirkulären Klammernahtgerät hergestellt. Unsere Technik zeigt, daß die laparoskopische Gastrektomie, bei entsprechender Indikation bei Magenkarzinom sicher und onkologisch gerecht mit allen Vorteilen der minimal invasiven Technik durchgeführt werden kann.

Schlüsselwörter: Laparoskopie – Magenkarzinom – Gastrektomie

Laparoskopische Rektumresektion

E. P. M. Lorenz, F. Ernst, G. Ehren, P. Peisdersky und J. Konradt

Chirurgische Klinik, Zentralklinik Emil von Behring, Gimpelsteig 9, 14165 Berlin

Laparoscopic Rectal Resection

Summary. Laparoscopic techniques in surgical treatment of colorectal cancer are performed in prospective trials. Oncological criteria concerning resection margins and lymphatic dissection are comparable with open surgery. Indications for the laparoscopic rectal resections are the endoscopic non removable adenoma and cancer of the upper and lower rectum endosonographic up to maximum uT3 stage. All laparoscopic resections are performed under conventional oncological criteria: after exploration of the abdominal cavity we perform the ligature of the inferior mesenteric vein and artery. Dissection and resection of the mesorectum is done by Ultracision. The rectum is taken out by mini laparotomy an anastomosis is done by transanal stapler.

Key words: Laparoscopic rectum resection – Technique – Total mesorectal excision

Zusammenfassung. Laparoskopische Techniken zur chirurgischen Behandlung kolorektaler Karzinome werden zu gegenwärtigen Zeitpunkt in prospektiven Beobachtungsstudien durchgeführt. Hinsichtlich des Operationsausmaß unter Berücksichtigung der onkologischen Kriterien werden die gleichen Standards wie in der offenen Chirurgie beachtet. Laparoskopische Rektumresektionen werden durchgeführt zur Behandlung transluminal nicht abtragbarer großer Adenome und zur Behandlung von Karzinomen des oberen und mittleren Rektumdrittels, wenn präoperativ endosonographisch ein uT3-Stadium nicht überschritten ist. Die Tumoren werden en bloc nach trunkulärer Ligatur der Vena und Arteria mesenterica inferior, systematischer Lymphadenektomie und totaler mesorectaler Exzision mit Hilfe des Ultracision© entfernt.

Schlüsselwörter: Laparoskopische Rektumresektion – Technik – Total mesorektale Exzision

Lymphknotendissektion unter Berücksichtigung des Sentinel Lymphknoten (SN) Exstirpationsverfahrens

U. Liebeskind, A. Bembenek, S. Gretschel und P. M. Schlag

Klinik für Chirurgie und Chirurgische Onkologie, Robert-Rössle-Klinik, Universitätsklinikum Charité, Campus Buch, Lindenberger Weg 80, 13125 Berlin

Lymph Node Dissection: The Sentinel Procedure

Summary. Axillary lymph node dissection is a standard procedure in surgical treatment of primary breast cancer. It is staging as well as therapy. With a negative status of the lymph nodes this is, however, an excessive therapy and does not warrant a morbidity of 10–30% as consequence of this treatment. The detection of potential lymphogenic metastasis in the first draining regionary lymph node (SN) is also possible using blue dye or radionuclide. The exploration and histological examination of this lymph node can lead to a prediction of axillary lymph node status with 97% accuracy. Patients without metastasis of the SN can therefore in principle have the possibility of avoiding a conventional axillary dissection. In how much this can be generally indicated or with additional criteria are required is currently subject to prospective trials.

Key words: Breast cancer – Axillary lymph node dissection – Sentinel node

Zusammenfassung. Die axilläre Lymphknotendissektion stellt ein Standardverfahren in der chirurgischen Behandlung des primären Mammakarzinoms dar. Sie ist gleichsam Staging und Therapie. Bei negativem Lymphknotenstatus ist dies jedoch eine Übertherapie und rechtfertigt nicht die mit dem Eingriff in 10–30% verbundene Morbidität. Durch Farbstoff- oder Nucleidmarkierung kann der im Hinblick auf eine mögliche lymphogene Metastasierung relevante Lymphknoten (SN) detektiert werden. Durch gezielte Exploration und histologische Untersuchung kann mit einer 97%igen Vorhersagegenauigkeit eine Aussage über den axillären Lymphknotenbefall getroffen werden. Bei Patienten mit nicht tumorbefallenem SN wäre damit vom Prinzip her die Möglichkeit gegeben, auf eine konventionelle Axilladissektion zu verzichten. Inwieweit dies generell indiziert ist bzw. welche zusätzlichen Kriterien beachtet werden müssen, wird derzeit in prospektiven Studien untersucht.

Schlüsselwörter: Mammakarzinom – Axilläre Lymphknotendissektion – Sentinel Lymphknoten

Chirurgie des Mammakarzinoms: Brusterhaltende Therapie

K.-J. Winzer und J. M. Müller

Klinik für Allgemein-, Viszeral-, Gefäß- und Thoraxchirurgie, Universitätsklinikum Charité, Campus Mitte, Humboldt-Universität Berlin, Schumannstraße 20/21, 10117 Berlin

Surgery of Breast Cancer: Breast Conserving Therapy

Summary. The operation of choice in breast conserving surgery is a parenchyma saving lumpectomy with axillary lymph node dissection (sentinel node exstirpation). Mastectomy is indicated to prevent in-breast cancer recurrence because of the potential of malignancy development in remaining breast tissue. Contraindications for breast conserving surgical therapy are (1) an unfavourable ratio of tumor to breast size, (2) multicentricity of the cancer, and (3) a predominant excentric growing ductal carcinoma in situ. Because of a high rate of in breast tumor recurrence a patient age under 35 years seems to be a relative contraindication for breast conserving therapy. Clinical occult carcinoma can be detected by specimen radiography securely. The necessary safe excision margins are dependent on the growth characteristics of the mass, the surrounding intraductal tissue and the technical operability of the peritumorous tissue.

Key words: Breast conserving surgery – Contraindications – Lumpectomy

Zusammenfassung. Die bevorzugte Methode der brusterhaltenden Operation ist die parenchymsparende Lumpektomie mit axillärer Lymphonodektomie (Sentinel lymph node). Die Mastektomie soll ein In-Brust-Rezidiv durch das potentielle Entartungsrisiko des Drüsengewebes und somit eine erneute Metastasierungsgefahr verhindern. Kontraindikationen für eine brusterhaltende Therapie: 1. Eine ungünstige Relation von Tumor- und Mammagröße. 2. Ein multizentrisches Wachstum. 3. Ein prädominantes und randständig schlecht begrenztes duktales Carcinoma in situ. Wegen der hohen Rate von In-Brust-Rezidiven besteht eine relative Kontraindikation bei einem Erkrankungsalter von unter 35 Jahren. Bei klinisch okkulten Läsionen ermöglicht die Präparatradiografie eine sichere Gewebeselektion. Die notwendige Größe des tumorfreien Randes ist abhängig von der Begrenzung des Tumors, der umgebenden intraduktalen Komponente sowie von der technischen Bearbeitungsmöglichkeit des umgebenden Gewebes.

Schlüsselwörter: Brusterhaltende Operation – Kontraindikationen – Lumpektomie

Intraoperatives neurophysiologisches Monitoring (IONM) des Nervus recurrens in der Schilddrüsenchirurgie

H. J. Neumann

Städt. Krankenhaus Martha-Maria Halle-Dölau gGmbH, Klinik für HNO-Heilkunde, Kopf- u. Halschirurgie, Röntgenstraße 1, 06120 Halle

Intraoperative Neurophysiological Monitoring of the Recurrent Laryngeal Nerve on the Thyroid Gland Surgery

Summary. Intraoperative neuro-physiological monitoring (IONM) is a valuable method for monitoring the functioning of nerve structures in various specialist fields. In combination with micro-surgical operative techniques, the technical management of the operation for retaining the full functioning of the motoric nerve could be considerably improved to avoid lesions caused by the operation. The IONM of the recurrent laryngeal nerve is highly recommendable in thyroid and parathyroid gland surgery, neuro-surgery, neck and head surgery, and heart and thorax surgery. Routine use of this method can lower the rate of permanent recurrent palsy to well under 1%.

Key words: Thyroid gland surgery – Intraoperative neuro-physiological monitoring – Recurrent laryngeal nerve palsy

Zusammenfassung. Das intraoperative neurophysiologische Monitoring (IONM) ist eine wertvolle Methode zur Funktionsüberwachung nervaler Strukturen in den unterschiedlichsten Fachdisziplinen. In Kombination mit mikrochirurgischen Operationstechniken konnte das operationstechnische Management zum Funktionserhalt motorischer Nerven deutlich verbessert werden, um operativ bedingte Läsionen zu vermeiden. Das IONM des N. recurrens empfiehlt sich für die Schilddrüsen- und Nebenschilddrüsenchirurgie, die Neurochirurgie, die Kopf- u. Halschirurgie sowie für die Herz- und Thoraxchirurgie. Mit dem routinemäßigen Einsatz kann die Rate an permanenten Recurrensparesen deutlich unter 1% gesenkt werden.

Schlüsselwörter: Schilddrüsenchirurgie – Intraoperatives neurophysiologisches Monitoring – Nervus recurrens-Paresen

Die laparoskopische Adhäsiolyse

B. Marquardt und C. Hottenrott

St. Elisabethen Krankenhaus/Chirurgie, Ginnheimerstraße 3, 60487 Frankfurt

Laparoscopic Adhesiolysis

Summary. It is difficult to define the clinical importance and implication of intraabdominal adhesions. Clinical studies show considerable differences. Up to 90% of all patients after laparotomy present intraabdominal adhesions. More than half of them develop an acute intestinal obstruction, the other half suffers from chronic pain. This large number of patients request an efficient, safe and indulgent therapy. A lot of experimental trials with animals demonstrated the benefit of laparoscopic adhesiolysis already, the results seem to be comparable with the operations on mankind. We make a difference between surgery just for adhesiolysis purpose, accompanied adhesiolysis during a main surgical intervention and the emergency adhesiolysis. The video exposes the procedures in principle and the different possibilities of adhesiolysis during laparoscopic surgery. We have to discuss the selection of patients, the indications and contraindications, the techniques, risks and results.

Key words: Laparoscopic adhesiolysis - Adhesions - Intestinal obstruction

Zusammenfassung. Der genaue Krankheitswert von intraabdominellen Verwachsungen ist schwer zu erfassen und klinische Statistiken zeigen erhebliche Unterschiede. So leiden 12–90% aller Patienten nach Laparotomie an intraabdominellen Verwachsungen. Bei ca. mehr als der Hälfte dieser Klientel entsteht ein Ileus und die andere Hälfte der Patienten leidet an chronischen Schmerzen. Diese großen Patientenzahlen erfordern eine effiziente, sichere und schonende Therapie. Viele tierexperimentelle Studien haben die Vorteile der laparoskopischen Adhäsiolyse bereits bewiesen. Diese Ergebnisse decken sich mit Erfahrungen von Operationen am Menschen. Wir unterscheiden die gezielte und Notfall-Adhäsiolyse (Haupteingriff), die begleitende Adhäsiolyse (Nebeneingriff), die Gelegenheits-Adhäsiolyse („Zweiteingriff"). Im Video werden prinzipielle Vorgehensweisen sowie verschiedene Möglichkeiten der Adhäsiolyse aufgezeigt. Diskutiert werden Patientenauswahl, Indikation, Kontraindikation, Technik, Gefahren und Ergebnisse.

Schlüsselwörter: Laparoskopische Adhäsiolyse - Verwachsungen - Ileus

Unfallchirurgie

Das Management akuter Luxationen und komplexer Mehrbandverletzungen des Kniegelenkes

P. Hochstein, Th. Schmickal, P. A. Grützner und A. Wentzensen

BG Unfallklinik Ludwigshafen, Unfallchirurgische Fakultät, Universität Heidelberg, Ludwig-Guttmann-Straße 13, 67071 Ludwigshafen

Management of Luxations or Multiple Ligament Ruptures of the Knee Joint

Summary. The number of heavy injuries of the knee including luxation increase because of high energie accidents. Mostly the patients have multiple traumas and other injuries have to bee treated first. After luxation, an immediate reposition and a thorough control of pulsation is necessary. After multiple ligament ruptures including ACL and PCL we prefer an early reconstruction of the PCL and the lateral or medial ligament/capsular complex. Usually we use an augmentation of the reconstructed ligaments for the PCL. We implant a trevira advice as a subluxation plastic.

Key words: Knee joint – Luxation – Augmentation – PCL

Zusammenfassung. Auf Grund der steigenden Zahl von Hochenergietraumen steigt die Anzahl kombinierter Bandverletzungen des Kniegelenkes einschließlich Verrenkungen. Viele Patienten haben Mehrfachverletzungen, andere Verletzungen besitzen bei der Primärversorgung eine höhere Priorität. Nach einer Verrenkung ist die sofortige Reposition obligatorisch, eine sorgfältige Überwachung des Pulsstatus ist notwendig. Nach kombinierten Verletzungen mehrerer Bänder incl. PCL und ACL, bevorzugen wir eine möglichst rasche Rekonstruktion des PCL und der Seitenband-Kapselkomplexe. Um eine frühfunktionelle Behandlung durchführen zu können wird eine Augmentation durchgeführt, wobei für das PCL eine Subluxationsplastik mit Treviraband erfolgt.

Schlüsselwörter: Kniegelenk – Verrenkung – Augmentation – PCL

Vordere Kreuzbandersatzplastik mit dreifacher Semitendinosussehne

M. Lais, A. Scheibe und J.-J. Suhas

Praxisklinik 2000, Wirthstraße 11A, 79110 Freiburg

ACL Reconstruction with a Triple Semitendinosus Tendon

Summary. In our practice we perform "one man medicine", which means indication, operation and regular wound checks are done by the same surgeon. For ACL reconstruction we use a triple or quadrupled Semitendinosus tendon as a transplant, because this tendon has a minimal morbidity, a high tensile strength and a comparable elasticity to an intact ACL. Complications like anterior knee pain, arthrobibrosis or loss of extension are quite rare. In our opinion it is the best choice for an arthroscopic procedure. The videofilm shows our technique including our postoperative management. More than 95% of our operations are done on outpatient basis. With this operation technique we reached in the last 7 years very good results.

Key words: ACL – Reconstruction – Semitendinosus – Outpatient – "One man medicine"

Zusammenfassung. Die operative Versorgung unserer Patienten liegt in einer Hand d.h. Indikation, Operation und die postoperativen Kontrollen werden vom selben Chirurgen durchgeführt („one man medicine"). Für die Rekonstruktion des vorderen Kreuzbandes verwenden wir eine dreifache oder vierfache Semitendinosussehne. Diese Sehne zeichnet sich durch eine geringe Morbidität, eine hohe Reißfestigkeit sowie einem im Vergleich zum intakten Kreuzband ähnlichen Elastizitätsverhalten aus. Komplikationen wie vorderer Knieschmerz, Arthrofibrose oder einem Streverlust sind sehr selten. Unserer Meinung nach stellt diese Operationstechnik die beste Wahl für eine arthroskopische Rekonstruktion dar. Der Videofilm zeigt unser operatives Vorgehen sowie Nachbehandlungskonzept. Über 95% der Patienten werden ambulant operiert. Mit dieser Operationstechnik haben wir in den vergangenen 7 Jahre sehr gute Resultate erzielt.

Schlüsselwörter: Vorderes Kreuzband – Kreuzbandrekonstruktion – Semitendinosus – Ambulante Operation

Die perilunäre Luxation der Handwurzel

U. Bartelmann, K. Hofbeck, K. Kalb und B. Landsleitner

Klinik für Handchirurgie, Salzburger Leite 1, 97616 Bad Neustadt

Perilunate Dislocation and Perilunate Fracture Dislocation

Summary. Perilunate dislocation and fracture dislocation are serious carpal injuries. By compression of the median nerve there is an absolute emergency. Regarding the literature up to 25% of these injuries are missed at primary diagnosis. A remaining dislocation leads to strong limitation of motion, to osteoarthritis and in the end to wrist arthrodesis. Early primary therapy and especially early reduction of the dislocated lunate has an decisive effect on prognosis. From 1992 to 1999 there have been treated 20 patients with perilunate dislocation primary surgical. 15 of these had an additional scaphoid fracture and one a capitate fracture. 6 patients developed arthritis of the wrist, which required denervation and wrist arthrodesis each in two patients. Necrosis of the lunate and proximal scaphoid pole was found in one case, which leaded to proximal row carpectomy. In 5 of these 7 cases the injury was missed in the primary hospital (in 9 of all 20 cases). This confirms the demand for immediately treatment of perilunate dislocation and perilunate fracture dislocation. This includes open reduction of the lunate, fracture stabilisation and ligamentous reconstruction.

Key words: Perilunate – Dislocation – Wrist injury

Zusammenfassung. Die perilunäre Luxation ist eine schwere Verletzung der Handwurzel und stellt durch die Kompression des N. medianus eine absolute Notfallsituation dar. Nach Literaturangaben wird in bis zu 25% der Fälle diese Verletzung primär übersehen. Eine belassene Fehlstellung führt zu gravierenden Bewegungseinschränkungen und über eine schwere Arthrose schließlich zur Versteifung des Handgelenkes. Maßgeblichen prognostischen Einfluß hat die frühzeitige Primärversorgung, insbesondere die Reposition des luxierten Os lunatum. Von 1992 bis 1999 wurden in unserer Klinik 20 Patienten mit einer perilunären Luxation primär operativ behandelt Bei 15 Patienten lag zusätzlich eine Fraktur des Os scaphoideum vor, bei einem eine Fraktur des Os capitatum. In 6 Fällen entwickelte sich eine schwere Arthrose, die in je 2 Fällen eine Denervation bzw. Arthrodese des Handgelenkes erforderlich machte. In einem weiteren Fall kam es zu einer Nekrose des Os lunatum und des proximalen Skaphoidpoles; eine Proximal row carpectomy mußte erfolgen. In 5 dieser 7 Fälle wurde die Verletzung in der erstversorgenden Klinik nicht erkannt (in 9 von allen 20 Fällen). Dies bestätigt die Forderung nach der sofortigen Versorgung der perilunären Luxation und der perilunären Luxationsfraktur. Dazu zählt die offene Reposition des Os lunatum, die Stabilisierung der Fraktur(en) und die Rekonstruktion des Bandapparates.

Schlüsselwörter: Perilunäre Luxation – Handwurzelverletzung

Stabilisierung einer distalen Femurfraktur mit dem „Less Invasive Stabilization System" (LISS)

B. Könemann, P. Schandelmaier, A. Partenheimer und C. Krettek

Unfallchirurgische Klinik, Medizinische Hochschule Hannover, Carl-Neuberg-Straße 1, 30625 Hannover

Treatment of a Distal Femur Fracture Using the Less Invasive Stabilization System (LISS)

Summary. The case presented in this video shows a 49-year-old patient with a supracondylar fracture on the right and tibia head fractures on both sides. All fractures were treated by using the LISS (Less Invasive Stabilization System) secondary. This video shows the operation procedure of the distal femur fracture including anatomical structures, reposition, implantation und placement of the LISS. The technical details that have to be known for using the LISS are shown especially. Finally the soft tissues conditions are explained after implant removal and the result of treatment is shown. In this case we have seen a very good functionel and plastic result.

Key words: LISS – Femurfracture – Minimally invasive – Supracondylar

Zusammenfassung. Bei dem im Video gezeigten Fall handelt es sich um einen 49jährigen Patienten mit einer suprakondylären Femurfraktur rechts, sowie Tibiakopffrakturen beidseits. Alle Frakturen wurden sekundär mit dem LISS (Less Invasive Stabilization System) versorgt. Dieses Video zeigt die Versorgung der distalen Femurfraktur inklusive Zugangsweg, Reposition, Implantateinbringung und Plazierung. Im besonderen wird auf die technischen Einzelheiten, die speziell für das LISS beachtet werden müssen, eingegangen. Abschließend wird auf die Weichteilsituation nach bereits erfolgter Implantatentfernung eingegangen und das Ergebnis der Versorgung dargestellt. Die Frakturbehandlung mit dem LISS zeigt in diesem Fall ein sehr gutes funktionelles und kosmetisches Ergebnis.

Schlüsselwörter: LISS – Femurfraktur – Minimalinvasiv – Supracondylär

Reparatur von Bauchwandhernien

C. Hottenrott

St. Elisabethenkrankenhaus, Katharina-Kasper-Kliniken Frankfurt, Ginnheimer Straße 3, 60487 Frankfurt/M.

Abdominal Wall Hernia Repair

Summary. Primary closure of large abdominal and incisional hernia has a recurrence rate of 50%. The use of mesh is favourable. These might be placed laparoscopically (still experimental), in sublay or onlay technique. The video shows the technique and results of over 350 onlay hernia repairs. This method has a wide indication and optimal results. This tension free mesh plastic however shows frequent formation of seroma and some infections, however without the necessity of removing the mesh. The technique is recommended as first choice in all cases.

Key words: Abdominal Wall Hernia – Incisional Hernia – Tension Free Repair – Onlay Mesh Technique

Zusammenfassung. Die Primärnaht großer Bauchwand- (Narben-) hernien zeigt Rezidive in bis zu 50%. Die Implantation eines Netzes ist empfehlenswert. Dieses kann laparoskopisch (noch experimentell), sublay oder onlay eingebracht werden. Das Video zeigt die Technik und Ergebnisse bei über 350 Bauchwandhernien in Onlay-Technik. Diese ist praktisch allseits einsatzfähig, einfach und zeigt optimale Ergebnisse. Komplikationen bestehen in der Bildung von Seromen und ggl. Infekten, wobei niemals ein Netz explantiert werden mußte. Wichtige Kriterien wie die weite Überlagerung des Netzes auf der Fascie sind zu beachten. Die Methode ist z.T. auch in Lokalanaesthesie möglich.

Schlüsselwörter: Bauchwandbrüche – Narbenhernien – Spannungsfreier Verschluß – Onlay-Netzplastik

Lungenmetastasenresektion – Klemmenresektion

M. Kästel

Klinik für Abdominal-, Thorax- und Endokrine Chirurgie, Klinikum Nürnberg Nord, Prof.-Ernst-Nathan-Straße 1, 90419 Nürnberg

Lung-Metastasectomy: Stapler Resection

Summary. The prognosis in pulmonary metastasectomy is determined by the type of the primary tumor and a complete resection. Metastasectomy is possible with a curative, diagnostic or palliative intent. This intent, the type of primary and the type of treatment concept are the principal factors influencing the decission between thoracotomy, sternotomy or thoracoscopy as the ideal surgical approach. Resection using stapling devices is the appropriate methode in most of the procedures, as long as the metastases are not to big or not in a position located too centrally for wedge resection. Gold standard for identification of known or unknown lesions is the palpation of the lung, often with an exclusion from ventilation, which is not always feasible in minimally invasive technique and therefore refers to a conversion to the open technique. The film shows guidelines for indication, surgical approach and especially, in a couple of examples, different resections of metastases of different sizes and at various anatomical positions.

Key words: Lung – Metastasectomy – Stapler Resection

Zusammenfassung. Die Prognose der Resektion von Lungenmetastasen wird durch den Primärtumor und die komplette Entfernung bestimmt. Resektion von Metastasen ist in kurativem, diagnostischem oder palliativem Ansatz möglich. Dieser Ansatz, Typ des Primärtumors und Therapiegesamtkonzept bestimmen die operative Zugangswahl: Thorakotomie, Sternotomie oder Thorakoskopie. Die Klemmenresektion mit entsprechenden Klammernahtgeräten ist meist die adäquate Methode, solange die Metastase nicht zu groß oder zu zentral lokalisiert ist. Goldstandard zur Identifizierung von bekannten oder unbekannten Herden ist die Palpation der – meist von der Beatmung ausgeschalteten – Lunge. Dies ist thorakoskopisch nicht immer möglich und führt dann zum Umstieg auf die konventionelle OP-Technik. Der Film zeigt Richtlinien für die Indikationsstellung, Wahl der Zugangswege und vor allem an einer Reihe von Beispielen verschiedene Metastasenresektionen unterschiedlicher Größe und an unterschiedlicher Position in der Lunge.

Schlüsselwörter: Lunge – Metastasenresektion – Klemmenresektion

Sachverzeichnis